U0736840

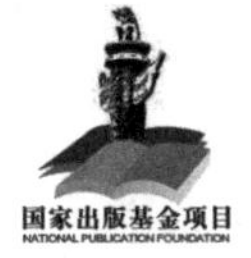

承淡安医集

（上卷）

主编　张建斌　夏有兵

中国中医药出版社
·北京·

图书在版编目（CIP）数据

承淡安医集：全2册 / 张建斌，夏有兵主编．—北京：中国中医药出版社，2017.6（2025.5重印）

ISBN 978-7-5132-4146-5

Ⅰ．①承…　Ⅱ．①张…　②夏…　Ⅲ．①中医临床—经验—中国—现代　Ⅳ．①R249.7

中国版本图书馆CIP数据核字（2017）第076238号

中国中医药出版社出版

北京经济技术开发区科创十三街31号院二区8号楼

邮政编码　100176

传真　010 64405721

北京盛通印刷股份有限公司印刷

各地新华书店经销

开本 710×1000　1/16　印张 125　字数 2312 千字

2017年6月第1版　2025年5月第3次印刷

书号　ISBN 978－7－5132－4146－5

定价　398.00元

网址　www.cptcm.com

服务热线　010-64405510

购书热线　010-89535836

侵权打假　010-64405753

微信服务号　zgzyycbs

微商城网址　https://kdt.im/LIdUGr

官方微博　http://e.weibo.com/cptcm

天猫旗舰店网址　https://zgzyycbs.tmall.com

如有印装质量问题请与本社出版部联系（010 64405510）

《承淡安医集》编委会

主　编

张建斌　夏有兵

副主编

王欣君　余　芝　金　洵　邵海鸿

编　委

邹洋洋　胡光勇　徐修竹　邱　悦

施　睿　陆　露　蒋晓烨　武九龙

陆梦江　王　明　寇任重　黄凯裕

孙　征　蔡　辉　周　颖　芦　芸

吴家昊　金传阳　薛　昊　薛铭超

江泓成

前言

承淡安（1899—1957）是近现代杰出的针灸医学家、医学教育家。他以“东方学术自有其江河不可废”的自信，以“提高和弘扬针灸学术为己任”的责任感，系统构建了现代针灸学体系和范式、确立了现代中医高等教育模式，开创了近现代中医学术史上具有科学学派性质的“澄江针灸学派”。

承淡安原名启桐、秋梧、澹盦，江苏江阴人。他出生于中医针灸世家，19岁时跟同乡瞿简庄学习中医内科和外科；22岁参加西医函授，后又到上海实习西医。1925年春，独立开诊。1930年在苏州望亭创办“中国针灸学研究社”，以弘扬针灸学术为己任，开始了为之一生的针灸事业。1931年秋出版《中国针灸治疗学》；1933年10月创办《针灸杂志》；1934年10月东渡日本，学习和考察针灸；1935年5月创办中国针灸讲习所，1936年春末改名“中国针灸医学专门学校”，并开设针灸医院等，构建了医教研一体化的现代针灸学术模式。1937年沪淞战争后，承淡安避难西迁，在“战争缺医少药，针灸亦利民生”的思想指导下，开设各种针灸培训学习班、出版多种针灸专著。1947年冬返回家乡，1950年底在苏州恢复中国针灸学研究社。1954年夏，承淡安受江苏省政府邀请参加筹办江苏省中医院和江苏中医进修学校等工作，同年9月3日到江苏省中医院工作，10月30日受聘为江苏中医进修学校（南京中医药大学的前身）首任校长。他以“提高中医学术为宗旨”，规划和开创了现代中医医院模式和现代中医高等教育模式。1955年6月1日，受聘为中国科学院生物学学部委员，并任中华医学会副主席、第二届全国政协委员等。1957年7月10日，承淡安因积劳成疾在苏州病故。

作为现代杰出的针灸学家和中医教育家，承淡安一生著述颇丰，不仅亲自编撰了一系列针灸著作，而且整理、校注了《内经》《伤寒论》等中医经典和其他相关针灸文献，同时翻译或指导弟子门人翻译了一批日本针灸医籍。另外，他还留下了大量的论文、讲稿、手稿、日记等；还有部分门人弟子记录承淡安讲课和口述文稿资料等。但是，由于多种原因，承淡安的著作散落多处，有些著作已经残缺不全，我们在历时十余年系统收集和整理的基础上，编撰出版《承淡安医集》，以期全面保留承淡安的学术资料、系统呈现承淡安的学术思想、全面真实地反映承淡安的学术贡献。

《承淡安医集》的编撰，共分上下两卷，分别为“针灸精粹”和“医学传薪”。

上卷“针灸精粹”，收集和汇编了承淡安在针灸方面的著作精华。承淡安先生编撰的《中国针灸治疗学》（1931年）、《中国针灸学讲义》（1940年）、《中国针灸学》（1955年）。这三部著作体现了承淡安在三个不同阶段对针灸学术框架的界定，也体现了现代针灸学术模式的构建过程和轨迹，这是此次汇编的重点。我们按照“针科学”“灸科学”“经穴学”和“治疗学”四大模块对其进行重新整理：其中“针科学”“灸科学”“经穴学”在定位和取穴等内容上，三部著作比较接近，故以《中国针灸学》（人民卫生出版社，1955年）为依据；“经穴学”的主治部分，包括了《中国针灸学讲义》（中国针灸研究社，1940年）和《中国针灸学》（人民卫生出版社，1955年）两书的相关内容；“治疗学”的内容则分别以《中国针灸学讲义》（中国针灸研究社，1940年）和《中国针灸学》（人民卫生出版社，1955年）为依据。此外，承淡安还吸纳新知，以问答的形式编著了《针灸精华》，涵盖了与针灸相关的生理解剖、消毒卫生及病理诊断治疗等常识；考证腧穴，编撰了《铜人经穴图考》；研究无痛针刺操作，编撰《运针不痛心法要诀》等。

下卷“针灸传薪”，包括医学传薪、经典校译、医论医话等部分。医学传薪部分主要收集了承淡安的遗著及其门人弟子记录、整理的文稿等。《子午流注针法》为与人合作的著作、《针灸薪传集》为其门人弟子记录的著作。承淡安遗著包括《针灸学术讲稿》和《简易灸治、丹方治疗集》，前者主要介绍经络学术，后者主要是灸法的临床应用。经典校译部分主要收集了承淡安一生校注的中医经典著作和针灸相关著作。其中，承淡安曾校注过《内经》，谢锡亮保留了部分手稿，此次以《内经新注》（部分）结集；承淡安还从针灸视角注解《伤寒论》，并以《伤寒论新注》为名出版（江苏人民出版社，1956 年）。此外，他还注解了《十四经发挥》《百症赋》《杂病穴法歌》，编撰《经络要穴歌诀》《经外奇穴汇编》等，一并收录。医论医话部分为承淡安发表的论文、未刊手稿及译著序文等。其中发表论文共 41 篇，包括《针灸杂志》26 篇，《杏林医学月报》《光华医药杂志》《医界春秋》等杂志 15 篇。承淡安未刊手稿包括《一年来的教务工作和今后的任务》《新内经》等，前者是江苏中医进修学校办学一年后的总结，后者是最近在湖南中医药大学针灸博物馆发现的，虽然仅一册，足以体现了承淡安对于人体组织器官和功能上中西医沟通和融汇之间的努力。此外，本部分还收录了承淡安为译著《经络之研究》（上海千顷堂书局，1955 年）、《经络治疗讲话》（江苏人民出版社，1957 年）、《针灸真髓》（江苏人民出版社，1958 年）、《知热感度测定法针灸治疗学》（上海卫生出版社，1956 年）等撰写的序文。

正文后附有承淡安自传和日记。自传是承淡安 1954 年夏即将出任江苏省中医进修学校校长前所写，由受业门人杨福祥整理并保留。承淡安日记为 1934 年 11 月到 1935 年 6 月旅日时期、1954 年到 1956 年南京中医药大学建校之初，两个时期承淡安的所见所闻、所思所想。

《承淡安医集》不仅是承淡安个人学术思想和临床经验的结晶，也是民国时期针灸学术和现代针灸学科体系演变的历史定格。

从这里，我们可以看到：

承淡安先生在诊室里，静心诊治、体悟医理的眼神；

承淡安先生在黑板前，循循诱导、示教垂范的手势；

承淡安先生在油灯下，整理旧学、发掘新知的侧影。

从这里，我们还可以看到：

承淡安先生在望亭，公开家学、结社继绝的决心；

承淡安先生在无锡，薪火相续、光耀四海的波澜；

承淡安先生在金陵，布道明堂、惠泽天下的壮阔。

在承淡安资料收集和整理的过程中，得到澄江针灸学派第二代传人程莘农、肖少卿、杨长森、杨兆民、谢锡亮、仲谟、戚淦等前辈的帮助和指点；得到承淡安的后人梅家真女士，湖南中医药大学严洁、常小荣、刘密等提供史料和帮助；也得到南京中医药大学相关人员的大力帮助和支持；黄煌教授、王玲玲教授和徐斌研究员也给予了指导和帮助；在收集整理承淡安资料和史料时，在香港还机缘获得了江泓成珍藏的赵朴初生前手书墨宝，在此一并感谢。

编者

2017 年 1 月 21 日

总目录

上卷　针灸精粹

下卷　医学传薪

上卷 针灸精粹

中国针灸学·针科学

目 录

第一章 总 论

一、针术之由来

针术治病之发轫，远在五千年以上，绝非一人一时之发明。溯自我国石器时代，即有人利用尖锐之石块，作为发溃决脓、捶击筋骨及缓解疼痛之工具；复由脑力，不断精进，于缓解病苦中，寻取捶击点；经无数人民千百年之经验累积，并随工具之改进，由石器时期而转入冶金时期，因而创作铁针，代替砭石；更从无数人民治疗经验之汇集，始成为后来独立之针疗技术。

我国自有文字后，关于医疗技术而兼有条理者，首推《内经》一书。于疗病诸法中，虽有汤液、膏醴、针石、灸焫、毒药、导引诸法，而十之九为针术治疗。《内经》中之《素问》九卷，有刺热病、刺疟疾、刺腰痛诸篇，纯为针疗之详录；而《灵枢》九卷，则专言针之形式与使用各病治疗之刺点部位，故后人称其为《针经》。

《内经》一书，咸称黄帝所作，实则为战国时期之作品，而托名于黄帝。寻绎书中记述，推究针术之由来，如《素问·异法方宜论》一篇中有“南方者……其民……其病挛痹，其治宜微针，故九针者，亦从南方来”，则针术应用最多之地区与针术创造之地区，首自南方先哲；而其创造时代，必更在数千百年之前，《内经》仅集当时先哲之记录或传述，整理成为专书而已。

总而言之，针术在冶金术成功之后，由砭石改进而成可无疑义。初为铍针、镵针、圆针之类，渐进而为锋针、鍉针，再进而为圆利针、毫针之类。其间又不知经过几多岁月，若干先民之不断改造，而成为微针。又经若干岁月始入《内经》之记录，而流传至今，成为治疗部门之一种学术。

二、针术之定义

所谓针术，是以一定方法，用金属制成之细针，在身体一定部位刺激点，如骨关节之间、肌肉组织之中而刺入之，行一定之手法，以刺激其内部之神经，激发其本体主宰之大脑皮质，发生调整其生理生活功能变异之作用，以达到治愈疾病之一种医术。

三、针之构造与种类

针之本身，稽古以马衔铁制；以其质脆易折，近代改用钢丝；复以其易锈，有以金或银或合金制成。针分针柄、针体、针尖三部：针尖卵圆尖形，不钝亦不锐；针体全部圆柱形，上下粗细一致，光滑尖韧，富有弹力；针柄缠绕铜丝或金银丝，易于捻持旋转提插。

言其种类，分古代针式与近代针式两类：

古代针式分 9 种：镵针、圆针、鍉针、锋针、铍针、圆利针、毫针、长针、大针，总称九针，可以进行浅刺、深刺、放血、决脓等。近代已不适合，故不复详述。

近代针则分毫针粗细长短、放血用三棱针、浅刺之皮肤针三种（图 1、图 2）。

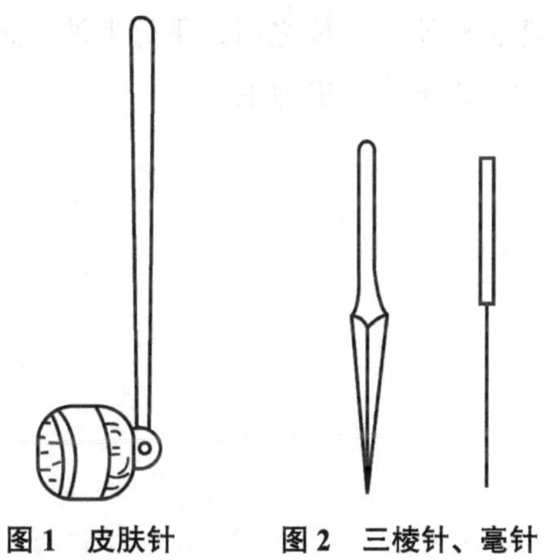

图 1　皮肤针　　**图 2　三棱针、毫针**

针之粗细长短，至不一致。黄河流域与长江上游所用之针，大都银制或铁制，粗而短，针体自针尖向上渐粗，约有麦穗管大小或有过之，长只寸余，最长者二寸，为古代之毫针遗法；近年渐改用细针矣。笔者使用与教学概用细针。细针分 26 号、28 号、30 号三种。长短以针体计，自 0.7 寸、1 寸、1.5 寸、2 寸、2.5 寸、3 寸、3.5 寸数种。三棱针为三角形之尖锐针，做点刺放血之用。皮肤针用六七支小针聚于半方寸之特制针柄上，仅露针锋于外面，槌击皮肤之用。本书所言之针，悉以细针为标准。

四、针之选择与保存

近年针科医师所用针具都以钢丝制成，亦有用金丝银丝者，惟质地柔软易屈，不如钢针之有弹性，其滑利亦不及，针尖则更易钩屈，故比较以钢针为佳；惟易锈蚀，乃其缺点，故于选择上必须注意以下几点。

1. 针尖之尖度不太尖锐，亦不太圆钝，不扁不缺，匀净滑利，方称合格。

2. 针体检查无锈斑，无蚀痕，必须圆滑一致。以致密之薄型纸绷糊在碗口上，以针捻刺而全没针体，捻转而退出，往返数回，不觉滞涩，而纸亦不顿挫振动，方称合格。

3. 针体与针柄接合之处最易锈蚀，锈蚀之处最易断折。

4. 凡钢针起锈，虽可用针砂擦去，但为安全计，还是废弃为佳。

5. 金银丝制之针虽不起锈，必须随时注意其针锋有否起毛，针体则须检视其圆度如何。

6. 针柄至少有一寸二分至一寸半长，如太短则在使用上不甚合度。

新针具必须用细砂擦针纸勤擦，以后则愈用愈滑利。用过之后，必须妥善保存。如久置不用，必须涂上凡士林乃可久藏；但每经二三月仍须取出擦去油质，拭擦之后，重行上油。金银针则不必上油，但宜置于固定之针夹中，以不伤针尖为主。

第二章 各 论

一、刺针之练习

（一）指力之练习

学习针术，对于锻炼指力与刺针手法练习，如书画家之运用腕力与笔法，雕琢家之运用指力与刀法，同有练习之必要。意在能进针迅速，捻转提插纯熟，减少患者之进针刺痛与提高疗效。稍稍练习，即能运用，并不如书画、雕琢家之必经长久岁月而后精也。

指力练习之法有二：

1. 棉线球练习法 以棉花搓紧如小皮球大，外绕棉纱线一层，每日以 28 号二寸长针，用右手拇、食、中三指持针柄，做回旋式之捻进捻出（图 3）。棉球每日加纱线一层；经十天后，二日加纱线一层；再经半月以上，三日加纱线一层。棉球屡经加线，则大而结实，已能不十分用力将针捻进，则指力已有，施于人体，即可一捻而迅速穿过皮层之知觉神经末梢区，深入肌肉，如此可以减少捻入摩擦之痛感，或竟不痛。

2. 纸张练习法 以手工纸制之旧账册，悬挂壁间，高与肩齐，初取二三页，以针如上法捻进退出（图 4）。以后日加 1 页；至 10 页以上，二日加 1 页；20 页以上，三日加 1 页。至 40 页左右，能不十分用力，可将二寸长针捻入，则在临针入体时，有减轻痛感之效。

又法：以杂货店出售之稻草纸制成八寸方之包干果纸，切成四开，40 ～ 50 小页，重叠之，四周用麻线扎紧，初以一寸长针捻入练习，渐用一寸五分长针练习，逐加至二寸五分长针，捻入时不甚费力，则刺肌肤可以迅速而入。

练习之时间不拘，能每日有 10 ～ 20 分钟即可。

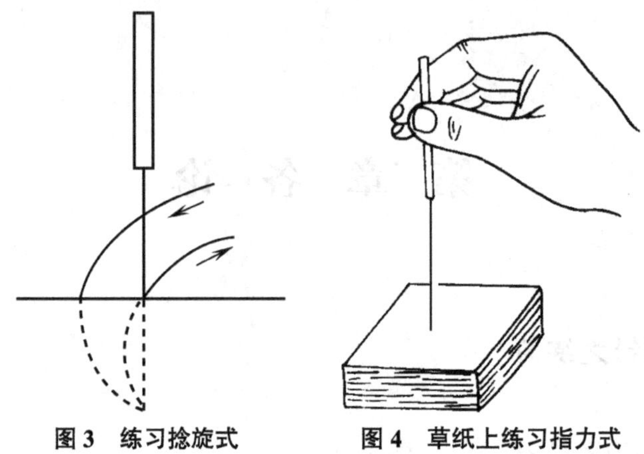

图 3　练习捻旋式　　　　图 4　草纸上练习指力式

（二）捻运之练习

用针之技术，首要为进针不痛，其次则为捻运提插。做刺激神经之手法，视病候之情况，或需兴奋，或需抑制，或做诱导，或做反射，针刺激之强弱与深浅，完全有赖于手法。古今相传，皆从经验中来，故有练习捻运之需要。

练习之法：制一小枕，中实棉花，以针插入，三指持针柄，先练习捻旋形式，或为大指一退一进，或为食指一退一进，以两指能随意捻旋为目的。

捻转提插法

（1）*捻提法*　先将针进入深部，乃用大指、食指捻持针柄，大指向后一捻，针丝提起分许，大指复旋转向前，针又随之插下少许，大指再向后，针又随之提上分许，大指复向前旋转，针又随之插下少许。如是一退一进，针即随其捻转而自上自下，提上之距离较多，插下之距离较少，因此随捻随提，针丝提至肌肉中部时，即做一深插法，达至原深度，如是往返，名捻提法。

（2）*捻插法*　针先达肌肉中部，拇、食二指持针，用大指捻转向前，针丝随之捻转插下分许，大指向后退转，针丝复提起少许，如是大指捻转向前向后，针则随之自下自上，以插下之距离多，提上少，因此三次之插提，即达肌肉深部，于是乘大指捻转向后，即一提而至中部原处，再行上法，随捻随插，随退随提，至深部仍一提而上。如是往返，名曰捻插法。

二、刺针之方式

刺针之方式有三：一为打入式，二为插入式，三为捻入式。

（一）打入式

其针短而粗，针尖夹于左手拇指、食指之间，按住穴位，尖着皮肤，二指保持其针体之角度，然后以右手食指叠于中指之上，借中、食二指分离之弹力，用食指叩打而入，约二三分深，乃持针柄而捻运之。此法今已不用。

（二）插入式

其针似古针之圆利针，针体亦粗。其法以左手拇、食两指固定穴位，右手拇、食二指夹持针体下端，露出针尖一二分，针柄上端支于虎口，然后以针尖紧接于穴点，配准入针角度，借虎口掌腕之力，一压而刺入皮内一二分或三四分，转由左手拇、食二指夹持针体，右手行爪括指循摇摆提插等法。此法即针灸大成之杨氏行针八法，近人用者已少，故不复详述。

（三）捻入式

近今所用之针，皆为细针，一般多做捻入法，大都用右手拇、食二指持针柄，针尖着肤，即旋捻入至适当之深度。笔者则用一捻压进法。兹将短针与长针捻进法分述如下。

1. 短针进针法　一寸五分以下之针，皆做短针进针法。经消毒后，以左拇指爪甲掐在进针点上，右手拇、食二指持针柄，中指旁扶针体，针尖紧靠左拇指爪边，按着皮面，于是右手拇、食二指将针柄做90°之旋动，同时加以压力，将针尖直透皮下进入肌肉，当针柄旋动进针时，左拇指爪甲亦协同向下掐，针尖迅速刺入肌中后，微停数秒钟，两手协同动作，一掐一压，将针送到适当之深处，然后做

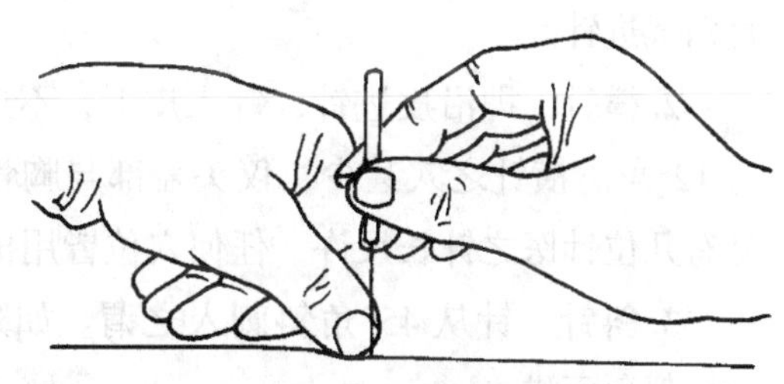

图5　短针进针法

捻运提插之术（图 5）。

2. 长针进针法 经消毒后，在应刺点上，先以左手爪甲掐一爪痕，即以右手持针，轻点在爪痕中心，以左手拇、食二指持针尖部分与右手协同动作，当右手拇、食二指旋动针柄时，左手持针随同压入皮下，于是移上三四分，随右手之旋动，助针体压进肌肉，随旋随压，至应适当之深度，乃做捻运之术（图 6）。

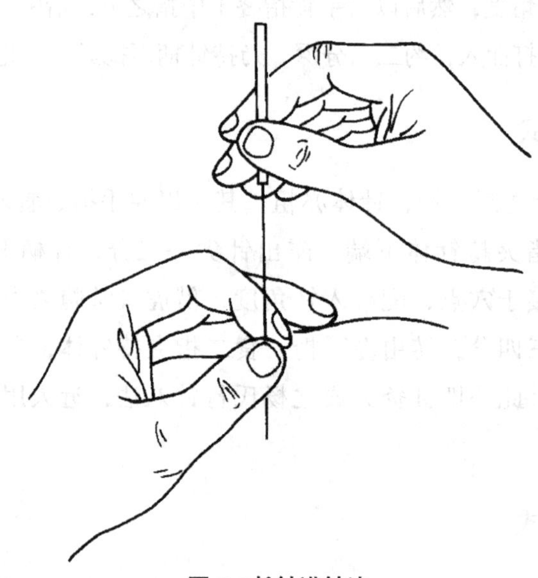

图 6 长针进针法

三、刺针之方向

进针之方向，系针进肌肉中应保持之角度，可分为直针、横针、斜针三种（图 7）。

1. 直针 不论直下或并进，皆保持其 90°之直角。人体经穴大部分皆从直角式进针。

2. 横针 即沿皮进针，针入皮下，不进肌肉，针从锐角进入之谓：大约为 12°角。横针之穴甚少，仅头盖部与胸骨部数穴用之（笔者 18 年前入川，见有几位针医之针长尺许，任何穴位皆用横针循皮下而进亦有效）。

3. 斜针 针从 45°角斜刺入之谓。如列缺穴、背脊胸椎七节以下诸穴，皆从斜角而进之。

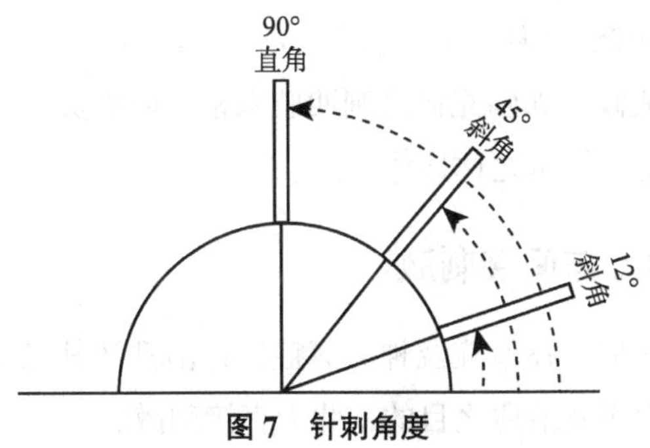

图 7　针刺角度

四、刺针之目的

《灵枢 · 九针十二原》有曰："欲以微针通其经脉，调其血气……" 又曰："虚则实之，满则泄之，菀陈则除之，邪胜则虚之。" 此为古人用针之目的。从今日科学观点言，通经脉、调血气，即为刺激其神经，使功能复常。虚则实之，乃指某组织之生理功能减退而予以兴奋；满则泄之，乃指某组织之生理功能亢进而予以抑制；菀陈则除之，邪胜则虚之，乃指充血瘀血之病候，予以放血或诱导缓解。综合言之，针刺目的，视证候之如何，在身体之肌肉上予以刺激，或为兴奋，或为抑制，或用反射，或用诱导，发生调整生理机转之作用。

1. 兴奋者　言某组织生理之生活功能发生衰弱而成之证候，如知觉神经发生麻木、感应不灵敏，运动神经发生麻痹，肌肉关节不能随意活动，内脏功能减弱（如肺萎、心脏衰弱、胃肠消化不良等），此等证候，予以轻微之刺激，可以激动其生活功能；中等度之刺激，可以兴奋其功能，使之旺盛。因此刺激能达到功能之恢复，是为针术之兴奋作用。

2. 抑制者　言某组织生活功能之异常亢进所引起之证候，如肌肉痉挛、搐搦，神经过敏、疼痛，分泌与血液充血炎肿等。此等证候，予以持久强刺激，可使之缓解、镇静、消炎，达到其功能正常，是为针术之抑制作用。

3. 反射者　凡内脏、五官、脑髓所发生之证候，针术不能直接刺激其局部，而于其组织之神经干或于其组织能起反射之联系点（即过敏点），予以适当之刺激，以调整其生理功能之异常，如四肢末梢及风池、天柱之于脑病、五官病，肺俞、太渊之于肺病等，是为针术之反射作用。

4. 诱导者　凡属功能亢进之证候，不从其患部直接使用刺激抑制，而在远隔之部位加强刺激，以吸引其患部之充血，或分散其患部之神经兴奋性，而缓解其患部之证候，如脑充血之刺四肢末梢、内脏炎症或充血瘀血而取四肢之刺激点等，是谓针术之诱导作用。

五、直接刺激与间接刺激

各种肌肉麻痹症、痉挛症及神经痛症，针治都从其患部取刺激点，使用各种手法，以达到疾病治愈之目的，此为直接刺激。

如头部、五官、内脏等，因充血、瘀血、炎症等，都从四肢取适当之刺激点，利用反射作用或诱导作用，以达到解除疾病之目的，此为间接刺激。

六、刺针之感通作用

当针刺入身体肌肉中，如电气之感传，发生一种电掣样之刺激，向他处放散；亦有始终如酸如痛、如胀如麻者，此随部位而异，或随人而异，统称之为针之感通作用。以前针家谓之针下得气，或以针行气。其感通之范围不一，有仅发生于其一部而不放散至他处者，如针上臂，仅在其针之一二寸周围有针感。有沿其神经通路而发感通者，如针上臂而感传至指，或感传至肩。亦有不循神经之径路感传者，如针足部有感传至头者、针胸部有感传至足者、针腹部有感传至头面者。此等现象，由于神经之交综错杂，在临床上时有发现。按巴甫洛夫研究神经学说中，当谓神经感传另有反射弧，并不皆从神经通路传达。即中医相传之十二经及奇经八脉，亦视为内脏五官与四肢躯体表层之道路。此中西两学说，与针灸之作用颇有关系，倘得生理学家与针灸家进一步研究，求得真相，则针灸之学理，更可得一实际证明。

更因感通作用之强弱，可以预知其证候之是否易于解除。凡下针即感觉酸胀，感传至远者，其病有即愈之希望；感觉有传达而不远者，治愈则较需时日；如酸胀之感甚微者，且不向外放散，其病有相当之时日乃可向愈，或竟不能向愈。

七、刺针前之准备与注意

在临床施术前，应将术者之手掌、手指与诊察用具进行严格消毒。诊病时，审明症状，以定治疗之方针，确定应取之穴位，次就手术室，使患者或卧或坐，端正其适当之体位，于应针部位充分消毒，乃取已经消毒之针具，择定适当之针，进行针治。

在未针之前，须注意下列几点：

1. 患者是否有受针经验，如从来未经针治，必先告以进针时与进针后之感应情状，劝其勿惊骇，不要随时移动。又告以或有晕针之情状，如觉头晕、欲呕，须立即说出，可以停针。取穴位应尽量减少，俟经一二次针治后，方可多取。

2. 患者呈衰弱与贫血现象者，须注意发生晕针，必做卧式针治。对于强刺激之捻运与持久之捻运应绝对避免，虽欲为抑制之手术，只可采用留针方法。关于取穴，不可超过三穴以上。即不发生晕针，亦应适宜停止，以防针后疲劳。

3. 在针治中，有于下针后发生肌肉挛急，捻动不能、提插亦不能时，切不可强力捻提，必须沿针之上下左右用爪甲切循，待其肌肉挛急缓解，然后徐徐提出。原位必经一二日后乃可针治。

4. 如遇皮肤过于紧张者，刺下每感剧烈疼痛。皮肤十分松弛者，坚韧不易进针，痛感较常人为重。凡遇此等患者，必先施以强烈之按揉。松弛者，以左手拇、食二指张紧其皮肤，然后进针，可减少痛感。

5. 对于小儿、妇女之针刺，尤宜注意患者体位之移动。下针宜浅而速，不能久留，否则有折针屈针之可能。小儿以使用皮肤针为适合。

6. 慢性病症，如久经岁月，病势衰弱已极，绝不可施用针治。

急性病症，形似虚脱（休克），若予以强刺激之反射急救，每有因此更生者。但须与病家说明其病情之危险后果，绝不可许其必效。如附近有医院，以送院治疗为是，或与他医配合药剂治疗。

八、刺针时之消毒

施行针治之前，医者两手与应刺之部位，皆用 75% 酒精消毒。针则应煮沸 10 分钟，取起用消毒纱布擦干后应用。凡经煮沸消毒之钢针，其针柄与针体结合部分，水汽未干，易生锈蚀，故每日针治时间过后，必将钢针在炭火上烤干保存。如属不锈钢针或金针、银针，则可不必。

九、刺针时医者与患者之体位

将为针治之先，医者与患者需有一定之体位。如患者之体位不正，则按取骨骼、肌肉亦不正确，神经径路之索取亦不可能，欲求穴位之准确，亦不可能。医者之体位不正，而草率施术，往往因为偏侧，难于进针，或者发生屈针。故针治时之体位，至为重要。

后文《经穴学》中各经穴条下，关于取穴之法，皆有说明，如仰卧、俯伏、正坐、拱伸、蹲跪等各有定法。然病有轻重，力有盛衰，因而所取体位，坐卧侧伏，可随宜权变。

（一）患者之体位

患者之体位，以患者舒适与肌肉弛张为宜。若姿势出于勉强，必难持久，每因中途转侧，可能引起屈针折针。故列各部施术采取体位如下：

1. 在头部侧面施术之时，用坐式、仰卧式或侧卧式；如属头之后面，则取坐式、伏卧式或侧卧式。

2. 在颜面部施术，取正坐、仰卧式或侧卧式均可。

3. 在前颈部及胸部、腹部之前面施术，则使其仰卧而针之，正坐亦可。

4. 在侧胸部、侧腹部施术，取侧卧式为妥。

5. 在后颈部及肩胛部、背部施术，则用坐式或伏卧式。

6. 在四肢及臀部施术，取坐式或侧卧式，以患部向上方或侧方为原则。两肘、两膝腘使其屈曲为合式。

（二）医者之体位

医者之体位无定，必随患者之体位如何，而采取适当位置，总以易于进针、易于发挥腕力与指力为原则。

十、进针程序

进针之时，其先决条件为消毒，于前文“刺针时之准备”已详言之。刺针之实施程序有三：

1. 爪切　医者进针，必先在穴位上按摩，或在骨隙，或在腱侧，或在肌肉间，寻取进针点。穴位既确，以爪掐一横纹或十字纹，即以爪甲掐定，用针于纹之中心刺入之。如此可减少进针时之痛楚，并可固定穴位。故中医甚重视爪切手技。

2. 持针　持针之事，《内经》甚重视之。即至明代，针家杨继洲仍极言其重要："持针者，手如搏虎，势若擒龙，心无外慕，若待贵人。"盖言持针者必须端正心情，聚精会神，属意于指端针端，采用直刺、横刺或斜刺时，以保持其进针角度而后下针。

3. 进针　古人于进针时，先定其应补应泻之要，而后行进针之法。马莳在注解《灵枢·经别》时说："凡泻者必先吸入针……补者必先呼入针。"后之医者，令咳嗽一声以代呼，口中收气以代吸，乘患者呼气吸气之间而进针，其规则本极谨严。然今从人体生理解剖学言之，除转移患者之注意以减少其痛感外，别无其他理由，故不必尽泥古说。惟医者总须心静、手稳，依照上面进针之方式进针，最为妥善。

附：徐鉴泉先生的新进针法——"押手压刺法"

过去针灸医生使用铁质粗针，往往容易损坏组织和刺破血管而引起出血，或因不重视消毒，引起化脓、发炎等现象，并且患者看到针体粗大，就会先建立一个刺入"必痛"的信号。因为患者怕痛，这是针灸不易推广很大的原因。在人体神经末梢，本散布着各种不同的痒、冷、热、压、痛点，粗针接触面比细针大，触到痛点则更加疼痛，如果扎层两个痛点的中间，用细针刺入可以无痛。当然这很理想，事实上这种情况可遇而不可求。同时使用细针较短者虽比较容易掌握，但需要找深在部位神经感觉时，如果技术不熟练，就会感到针体柔软，不易着力刺进，在未通过真皮之前，往往捻转困难，也会引起痛感；即便通过真皮之后，因针体柔长，难掌握重心，进针捻转费时，影响医生的工作。

为了使进针安全迅速，为了使患者尽可能减轻不必要的痛苦，提高工作效率，不能不从多方面改良进针方法，希望发明一种便于初学者掌握的既无痛又快速的进针方法。

近年来，在临床上曾试用一种较好用的进针方法，根据经验，可以较快刺入，并可以减少疼痛，甚至毫无疼痛，命之以名为"押手压刺法。"

1. 针前准备

（1）针越细越有弹性越好。钢针、铜针和马口铁针都易锈，不便消毒；

用合金、合银和不锈钢制成的针最好。

（2）详细检查针体不要弯曲，针尖不要过钝，亦不要过尖。

（3）施术前把手洗干净消毒。

（4）所使用的针和纱布、棉球，须经过消毒。

（5）患者和医生体位要适当，以都能自然舒适为原则。

2. 如何操作 “扎针必痛”的信号一部分是由于社会条件语言文字（第二信号系统）引起的反射，更重要的部分是刺激物加于感受器强化作用所造成。肯定这点，就可找到“压刺法”新技术的窍门，无痛快速进针。

这是系列地应用条件反射的外抑制法而操作的技术：先确定刺激点（穴位），消毒后，以左手拇、食两指捏一小块干纱布或脱脂棉夹住针尖，使指端与针尖并齐，针尖要稍突出（图 8 ①），轻置刺激点上，左手其他三指则稍稍着力压在皮肤上面，有意使患者产生一种错觉——有多处压触，让大脑皮质分析器分析不出何处有痛感，患者肌肉就会松弛，不致注意集中于滞针难进之处（图 8 ②）。此时左手五指微微续加压力，在五个指头很轻微的压力下，压力重点放在食、拇二指上，特别是针尖重压表皮，使该刺激点产生麻痹，不让向心性神经纤维过度兴奋去强化大脑皮质。此时右手便可轻加压刺的力量，徐徐将针柄捻转（角度越小越好，最多不超过 180°），稍稍再行压捻。如是反复实施十几秒钟，麻痹加深，遂即用右手食、拇两指与左手食、拇二指四个指头协力合作掌握针柄针体的全部重心，续加压力，通过皮肤层感觉游离细胞，进入组织肌肉内，当敏感的痛觉消失或减弱，能够迅速行针，便可专用右手（左手收回），使针体达到一定深度，探寻适当感觉（图 8 ③），以期获得疗效。

这一系列操作过程中，要聚精会神，要手法轻巧，这样就会避免强烈的刺激去冲撞大脑，达到无痛快速的目的。

3. 讨论 过去针灸医生常令患者咳嗽或深呼吸，使患者痛觉意识转移到别处，趁机刺入。这个方法（把阳性刺激诱导为阴性刺激）原理上很符合巴甫洛夫学说。但施术时往往因针体粗大，不懂得皮肤神经的生理现象，很难达到目的；相反，有时患者烦厌不舒适，更建立必痛的信号；并且在空气不好的室内，呼吸咳嗽，更易感染他病。因之这一原理虽可以采纳，但方法还是需要改进的。

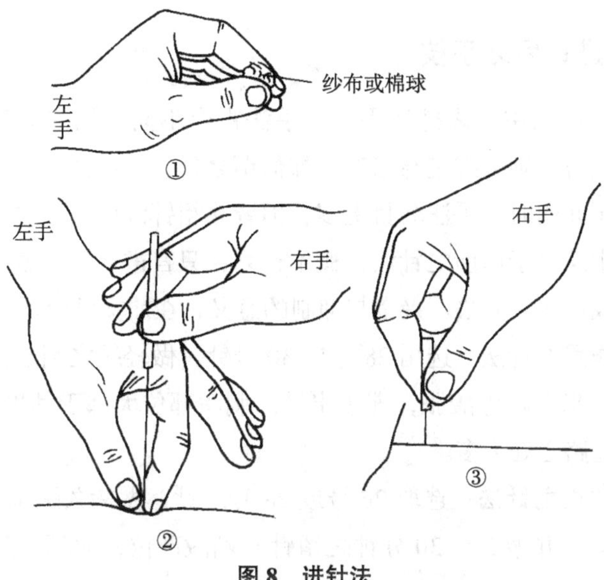

图 8　进针法

改进的方法，在实施“压刺法”时，医者应保持庄严和蔼的态度，询问患者有无压痛，或说明这样进针的优点及其他有趣的故事，用言语方法消除或减弱其“扎针必痛”第二信号系统的反射，作为消失性内抑制法的重要诱导手段，也是非常必要。

另外，很多医生用“押手重切法”，即用左手拇指压紧刺激点（穴位），右手持针靠紧指甲，或随咳刺入，或捻转刺入。这种刺法只适用于钢铁之类的针和较粗的其他金属针，不适用于上述细软的毫针；同时，指甲重切有感染细菌的可能，且用力猛时又易刺破血管，损伤组织，发生不良后果。其优点为重切处产生麻痹，固然也可使痛感减轻，但指甲重切所产生的麻痹，则是构成一个面，和用针尖重压下只产生一个麻痹点相比较，“押手重切法”还不如“压刺法”之无痛、轻巧、安全。

4. 结论　在巴甫洛夫学说指导下，医学理论和技术获得了初步结合和提高，在针灸临床操作上也同样可以应用巴氏学说改进手法。这一“压刺法”还是一种不够成熟的东西。根据临床统计，它比旧式手法有了进步。如果掌握好内外抑制诱导方法，把针刺必痛的阳性反应转为阴性的条件反射，是完全可以做到的。

十一、进针后之手技

进针后，即做主要之捻运手法。手法古今不同，就古法言，目的为补泻；以新理论言，则为抑制与兴奋。如何谓之补，如何谓之泻，古今各家所说不一致。至元明时，手法名目更多，但皆属粗针浅刺，今之细针，不能效仿其法。故本编对于以前之针法，概不论列，只言进针后应做兴奋或抑制之手技及反射或诱导之针法。兴奋与抑制的意义，在前文已论及。

1. 兴奋作用之针法 选用 28 号或 30 号针，做轻缓之刺激，约数秒或半分钟之捻运，患者略感酸胀，即予出针。刺激部位大都于其患部及其周围，或为其神经通路之处为多。

2. 抑制作用之针法 选取 26 号或 28 号之针，做持久强刺激，1 ～ 2 分钟之强力捻运，并做 5 ～ 30 分钟之留针。刺激部位，大都于其患部周围及其神经通路之处为多。

3. 反射作用之针法 视其证候之如何而手法不同。如需使之起兴奋，以加强其功能作用时，可选用 28 号或 30 号之针，予以短时间之中度刺激（捻运不轻不重不疾不徐，提插均等）；如需使之起抑制，以减低其亢奋作用时，可选取 28 号针做稍长时间之中度刺激。

4. 诱导作用之针法 选用 26 号或 28 号针，做强刺激一二分钟，并做留针法。

本条针法可与前文“刺针之目的”及后文“一般应用之新针法”参阅。

十二、一般应用之新针法

1. 单刺术 单刺术系刺达肌层间，立即将针拔出，是属于极轻微之刺激。此法应用于小儿及无受针经验，或身体极度衰弱者。

2. 旋捻术 旋捻术在针刺入中或刺入后，或拔出之际，右手之拇、食指，将针左右捻旋之一种稍强刺激之手法，适用于抑制（强力捻）或兴奋（轻缓捻）为目的之针法。

3. 雀啄术 雀啄术在针尖到达其一定深度后，将针体提上插下，如雀之啄食，频频急速上下运动，专用于以刺激为目的之一种手法。然而在提插之缓急强弱中，不仅能起抑制作用，亦能应用于以兴奋为目的之一种针法。

4. 屋漏术 屋漏术与雀啄术之运用稍有不同，即针体之 1/3 刺入，微行雀啄术；再进 1/3，仍行雀啄术；更以所剩之 1/3 进之，仍行雀啄术。在退针之际，亦如刺入时，每退 1/3，行雀啄术而出针。此为专用于一种强刺激为目的之手法，适用于抑制、诱导法。

5. 置针术（留针术） 置针术为以一针乃至数针，刺入身体各穴，静留不动，放置 5 ～ 10 分钟，然后拔针之一种手技，适用于抑制、镇静为目的之针法。对身体衰弱或畏针者，须用强刺激做抑制及镇静之手法，此法最好。留针时间由 5 分钟至 2 小时皆可，视其证候缓解之情况而出针。

6. 间歇术 间歇术为针刺入一定深度之后，时而捻动提插数次，复留置片刻，再提插捻动数次，再留置之，往复数回。此术应用于血管扩张，或肌肉弛缓时，为兴奋目的之针法。如用强刺激，亦可作为抑制法。

7. 震颤术 医者在针刺后，行一种轻微上下震颤手技，或于针柄上以爪搔数回，或以食指频频轻叩，摇动针柄之上端。此术专用于血管肌肉神经之弛缓不振者，即兴奋法。

8. 乱针术 在针刺入一定深度后，立即提至皮下，再行刺入，或快或迟，或向前向后，向左向右，随意深进，此为强刺激。此术专应用于诱导及解散充血瘀血之针法。

以上 8 种针法，参酌日本新针法编写，彼亦由我国旧针法中改进而来。其中应用最多者为雀啄术、旋捻术、置针术三种。

十三、出针之手技

古法出针有补泻二法之区别：泻则摇大其孔，补则疾闭其孔。今则不复分别，不论何种手法，出针时，必须将针做轻缓之捻动，徐徐退出，而在针孔处以消毒棉花盖上，略揉数转。绝对不许将针一抽而出，否则有遗感觉之发生，或血液随之而出。

十四、晕针之处置

神经质、腺病质之患者或身体衰弱者，在下针时，往往因神经受刺激而起剧烈反射，发生急性脑贫血，名曰晕针（休克），危险殊甚；尤以腺病质之患者，发生晕针更严重。故下针前后，应予特别注意，前文“刺针前之准备与注意”中，已经详述。如发生晕针，宜急速予以救治，万不可惊慌失措，忽于处置。

兹略述晕针之病理与情况，俾知处置挽救之办法。

1. 晕针病理 神经衰弱与贫血者，在下针捻拨时，神经猝受刺激而反射脑部，先为兴奋，旋即麻痹，血压急速下降，全身微血管猝然收缩，尤以头部为甚，形成急性脑贫血，意识不清，心脏功能亦急速减退，或竟停止搏动。

2. 晕针之情状 轻者头晕目眩、恶心欲呕、心悸亢进，重者面色陡白、四肢厥冷、汗出淋漓，甚至脉伏心停，知觉尽失，陷于危险状态。

3. 救治之法 不外重复刺激其知觉神经，再反射脑皮，唤醒其功能。当发觉患者有头晕恶心时，立即出针。如坐者，使其卧床，给予热开水，稍停即复。如眩晕甚者，面色苍白，知觉半失，肢冷脉细，则使其卧床后，灸百会穴，复以爪掐水沟穴，使其感受剧痛；在灸时一手按其脉，脉搏由细微而渐明显，即可停灸，并减轻水沟之爪掐，同时饮以葡萄酒或热开水，亦可注射樟脑强心注射剂。晕针虽可救治，但应尽量避免，故对体弱与未经受针之人，以卧位施针为宜。进针必在刺激点先予爪掐，使其感受成习惯而后进针。进针透过皮下分许，即停止不进，视其面色与感觉，如无反常现象，始可轻缓深入，并将捻动减轻。应做抑制时，则用留针法。如是，晕针事故则不致发生。

十五、出针困难之处置

施行针治时，每有发生出针困难之事。其理由不外三点：一为体位移动，致针丝屈曲；二为针身有伤蚀痕，肌纤维嵌入伤痕中；三为运动神经突然兴奋，引起肌肉痉挛，吸住针身。欲解决出针困难，必先分别其原因，再予以适宜之处置。若不明其因而欲强力拔出，徒使患者感受剧痛，非惟不能出针，且有折针之危险。

如发现针柄角度与进针时不一致，捻动不能，深进不能，退出亦不能，乃因针体弯曲，应矫正其体位，再探求其屈度与方向。如针柄仅略偏，乃为小屈，以左手拇、食二指重按针下肌肉，右手持针柄，轻微用力即可提出。若针柄偏侧过甚，则曲度较甚，左手二指不可重按，右手起针，须顺其偏侧之方向，与左手协同动作，轻提轻按，一起一伏，两手互相呼应，则针可取出。千万不可用力强拔。

针体可以捻转，而提起或深进时觉痛者，属于针体有伤痕，宜反其方向而捻动。于捻转之中，轻轻上退前进，反复行之，觉针疏松，即可出针。若较前仅可多退，犹不能全部提出时，再依上法捻动。如引出时，痛感较前大减者，可如前法，微用力提出之。此针不可再用。

如觉针下沉紧，捻动困难，按其肌肉结硬者，属于肌肉痉挛，当以爪甲于针之上下左右掐切，以缓解其挛急。如仍不解，另以一针或二针，于其上下相去二三寸处针之，用中度刺激之捻法，即可使之缓解出针。

十六、折针之处置

针丝坚韧，本来不易折断，偶或有之，必针丝已有伤痕，或医者疏忽而未检出，患者复不守医戒而移动体位；或医者用强刺激时，患者之肌肉突起痉挛强直，遂致针折于内。此时医者态度宜镇静，告患者保持原来位置不要稍移。如折在与针柄接合之处，则有一段针身露出外，可以用钳摄出之。如折在皮面时，则以左手食中两指重压针孔之周围，使折针外透，露出皮肤面时，以钳摄出。如在皮下可按得而不外露者，以指按准针端，以刀消毒，微剖开其皮，检视针端，以钳摄出。若折在深层，可送医院剖开取出。有医者主张可不必摄出，任其自化，然总不如取出之为愈。

十七、出针后后遗感觉之处置与防止

通常针刺之中，发生酸、胀感应，即前文“刺针之感通作用”，出针后立即消失。然有时依旧酸痛，持续一二日始失者，此谓之后遗感觉。由于医者手法过重，予以极强之刺激后，未待其酸胀减低而即行出针之故；或在施术中强刺激之时间太长，引起该神经周围发生炎症状态所致。有此情状，在其附近予以按摩轻擦，或于其相距尺许处针之，此种后遗感即消失。

欲防止后遗感觉之发生，在施行强刺激时，患者已有极重之酸胀感，即不能再继续做强刺激之手法，应将捻动之力渐次减弱，捻动速度渐次减缓，使其酸胀感逐渐减弱而至于无，乃可渐渐出针，即无后遗感之发生。

十八、出针后皮肤变色及高肿之处置

出针之后，时有小红赤点，在针孔部位发现，或皮肤呈青色而高肿，患者感觉酸楚不舒，此为微血管被针刺后之出血现象，一为略粗之静脉管支受刺激而发生血管痉挛之现象，在十数小时后，自然平复。但欲促使其速愈时，可予轻揉抚摩，在数小时中即能平复。

十九、针尖刺达骨节时之处置

在刺针时，觉针尖刺达骨节时，宜急速提起二三分或提至皮下处，转其他方向而入；否则刺伤骨膜，有发生炎症之危险，行针时不可不注意。如出针后骨部觉有微痛，应用热水毛巾敷之。

二十、针治之适应证及不适应证

（一）适应证

针治之适应证虽多，但对于功能性疾患，能奏特异之效果；于机质的疾患或炎症性疾患，以其病症之施术方法，亦有时可收显效。今于其适应证中，举其主要者如次。

1. 神经系统之疾病 各种末梢神经之神经痛、麻痹、痉挛、衰弱，以及癔病、头痛、偏头痛、齿痛、书痉、脚气。

2. 血行器系统之疾病 神经性心悸亢进、神经性狭心。

3. 运动器系统之疾病 急性慢性之关节风湿病、肌炎、关节炎。

4. 消化器系统之疾病 耳下腺炎、急慢性胃炎、胃痉挛、神经性消化不良、胃肌衰弱、急慢性肠炎、肠疝痛、肠肌衰弱、肠痉挛、便秘、下痢、痔。

5. 泌尿生殖器系统之疾病 肾脏炎、膀胱炎、膀胱痉挛、淋病、尿道炎、睾丸炎。

6. 妇人科之疾病 子宫内膜炎、卵巢炎、子宫痉挛、月经异常。

7. 小儿科之疾病 消化不良、夜惊、急痟、遗尿。

其他诸症之恢复期应用之亦有著效。

（二）不适应证

不适应证者，对于其证候施以针治，不仅不收效果，反而使其病有恶化之势，故谓之不适应证。今举其主要者如次：恶性皮肤病、恶性热性病、急性腹膜炎、急性阑尾炎、寄生虫、变性及肥大、坏疽、血友病、败血病、梅毒等。

二十一、针治之禁忌

旧针家，于针治上有时日之禁忌，例如：甲不治头，乙不治喉，子踝丑腰、一脐二心等，谓有人神相值，犯之不利者，以其属于前人迷信，略而不述。至经穴之禁忌，有合于现代解剖观点上之重要部位，故附录于后。

禁止针刺者：脑户、囟会、神庭、玉枕、络却、承灵、颅息、角孙、承泣、神道、灵台、膻中、水分、神阙、会阴、横骨、气冲、箕门、承筋、手五里、三阳络、青灵。

不能过深者：云门、鸠尾、客主人、肩井、血海等穴。

妊娠及妇女避忌者：合谷、三阴交、石门。

就临床之经验而言，今日针家所用之针，仅为 0.2 ～ 0.4mm 之细针，比从前之针要小六至十倍，故古人认为禁针穴，每有行之反得良好之效果者，亦有发生恶影响者。日本若干针家，谓今日之针细，不论如何之部位，皆可刺云。虽然，古人之认为禁穴，悉从经验而来，决非向壁虚构，吾人若手技不精，经验未宏，总以慎重避免为是。其他关于身体之重要器官部分，如延髓、大囟门、眼球、鼓膜、心脏、肺脏、喉头、气管、胸膜、睾丸、阴核、乳头等部，虽手术娴熟者，亦应禁针或不能深刺，毋冒险以蹈危机。

此外对于孕妇，不论其怀孕已有三个月或六七个月，关于荐骨部、腹部、侧腹部诸穴，皆不可深针。

二十二、皮肤针之应用法

皮肤针，即所称之小儿针，今有称为七星针者（汉口孙惠卿老医师以之治病，奏效显著，时人以其所用之针为七枚并陈，故称七星针），使用简便，痛感极微，尤以妇幼等之畏针刺者更适用之。其作用借皮肤之敏感，因针刺之叩打刺激，起反射作用，引起中枢神经的功能调整，在刺激之局部有旺盛新陈代谢，增进营养功能，活泼神经与血行等作用。

皮肤针之适应证颇广，凡一切慢性疾患，需要针治灸治之病症皆适用之。

使用之方法，分轻叩打、重叩打两种方式：久病体气已衰，则轻叩打三下；体气衰弱不过分者，则重叩打三至五下。

叩打之法分下列三种：

1. 局部叩打法 于有病之一部及其四周叩打之。叩打之距离，每隔四五分部位叩打三下。例如目疾红痛，于眼眶周围叩打三下。耳鸣于耳壳周围叩打三下。肘关节痛，则绕肘关节及其疼痛点上下四周叩打三下。前臂酸痛，则沿其酸痛范围叩打之。

2. 脊髓中枢叩打法 自后头骨下方之颈椎起至尾闾骨及其两侧止，皆为可以叩打之处。视其病之所属，择其应叩打部位叩打之。

3. 末梢叩打法 上肢自肘至指尖，下肢自膝至趾端，皆属末梢叩打之范围。可视其病之所属而叩打之。

叩打之次序有一定，先打中枢脊椎，次打局部，三打肢末。

例如上举之耳目疾患，先打二三四颈椎，次打局部，最后打肢末之大趾、四趾、小趾外侧。

吾人应用皮肤针，如能再与针灸取穴配合，如上述之目疾，于风池、太阳、攒竹、睛明、合谷、光明等穴做叩打帮助，效果定可增加。

在叩打之前，应消毒，将针浸在酒精内10分钟，叩打处用酒精擦过拭干。

第三章　针科之科学原理

一、刺针刺激之种类

关于针治刺激之医学科学理论，经日人三浦博士等学者研究，其说各异，今译其主要各说，作为研究之参考。

1. 电气说（冈本爱雄研究） 冈本氏之说：根据"佩尔兹利斯之电气分析法"理论，针为金属所制，含有积极性及消极性电气，故针刺入身体组织中时，组织中发生消极性电气，因此两者相交流之电气，发生针治之效果。但是，其说不足信，因与身体组织之刺激，不独为金属所制之针，用木制、竹制者，亦能发生同一程度之作用也。

2. 机械的刺激（大久保适斋研究） 针治为一种机械性刺激，此说信者最多。即针刺激神经及肌肉，予以冲动时，因其刺激之轻重、时间之长短等，神经分子之形态及配列发生变化，或使神经功能亢进，或使之减弱，此皆因机械的刺激而发生之证明。

3. 变质说 据日本医学博士三浦谨之助研究，以不同之大小长短针，予肌肉、神经以损伤，其损伤部分之下，可看出发生变质及所损伤之程度量，其部发生麻痹，在麻痹之前段为兴奋，故能善于应用，因而对疾病能起作用。

就上述之针治作用，诸说各有不同，何者可信为正确，尚待研究。

二、刺针刺激之绝缘传导

神经在身体各部，无处不至，恰如网状之分布。神经纤维，各处交通，复集合而成一般之神经干，以针刺之，仅传达其刺激于神经纤维，而不放散于他部。大久保适斋之研究，以为理学上一般的选择功能之故，恰如药品之仅对有病变之脏器发生作用，同一原理。即有病的神经比其他神经之感受力为敏锐，须待其他之刺激而可恢复常态。

据以上之理由，于病体连日施术，患部渐次恢复，并不诱发其他之弊害。

三、针治对血液之影响

不问病体与健体，予以适度之刺针刺激，则白细胞增多，尤以幼小之中性多形核白细胞之增多为显著；而且血液中之纤维素原亦增加，血清中之凝集素及溶血素并有增加数量之作用。

四、针治止血法之理由

凡轻度出血，应用针治之固有刺激作用，刺激末梢神经，反射性传达其刺激于血管神经，使出血部之血管收缩；或从出血部之远隔处所行兴奋术，使其部之血管扩张，诱导出血部之血液，得以止血。

五、针治之科学研究

（一）小儿针对于血象之影响

小儿针，于一定之时间中对皮肤表面为极轻微之施针刺激，不论动物实验、人体实验、乳儿与年长儿，皆有血象之变化，尤其白细胞一定变化。其变化于免疫学上意义最深，尤以中性多形核白细胞之增加，阿尔纳笃所谓之第一型及第二型，即幼小型之元气旺盛的中性多形核白细胞显著增多。

如血象之变化，在皮肤知觉失去之时及皮肤知觉功能虽健全而交感神经之功能废绝之时，则不能发生变化。

从小儿针之刺激，先自皮肤之知觉神经起兴奋，其兴奋从其刺激部位，到达交感神经节，在交感神经节内，传达到交感神经固有之远心性神经，经由末梢之交感神经，再经过今尚未明之复杂径路，遂达到造血器官，刺激该脏器使新生中性多形核白细胞而输送于血液中。

（二）交感神经紧张状态下施针之影响

切除交感神经节，使其功能废绝时而施针，因不起血象变化之事实，复因施针而中性多形核白细胞之幼小型增加，基于交感神经之媒介作用，而同时使交感神经之兴奋比平常更易于兴奋时再施针时，更可招致显著的血象变化。

为阐明上述事实，于兔之耳静脉注射一定分量之阿托品，使全身副交感神经麻痹，交感神经紧张，于胸部、腹部、背部、头部等施针之后，采其血液检验，白细胞之各种类型之比率，并阿尔纳笃核之移动状态，比不注射该药品之兔施针时更显著，即施针前 10% 以下的第一型施针后 30 分钟、1 小时、3 小时、6 小时，随时间经过而渐次增加，由 20% 至 25%。若不注射阿托品之兔，大概到达顶点之时期，再经过 24 小时，乃至 48 小时，则返回原有数目。由注射阿托品而交感神经紧张状态时，更进 24 小时、48 小时，甚至 72 小时，而且核之向左偏移度增加至 40% 或 50% 以上，毫无减少之倾向；而第四、第五之老衰型，适得其反，每随时间之增长而减少。

（三）对于血管之广径影响

对于施针血管之影响，探求其原理，且确定其效果，亦为重要问题。为此实验的证明者仅二十余年前三浦谨之助博士，于蛙之坐骨神经施针，其泳皮之血管起收缩作用的事实报告外，其他仅为想象之学说。其后藤井氏从小儿针与血管之关系，得发表新成绩。

藤井氏将家兔之耳之毛细血管固定于显微镜下，以测分布于皮肤血管之米克龙计测器测定之，于兔之背部腰部耳部施针，计测血管之变化状态。起初针时，血管缩小，少则 1/5、多则 1/3 之收缩。如此变化，虽由动物之个性程度不同而异，但皆呈收缩现象，与三浦博士之实验完全一致，即直接刺激神经干，刺激皮肤之知觉神经，达到同样结果。

又，以针施之于耳，或背部、腰部、下肢等远隔部位针之，亦有如上述同样的耳之血管反应现象。并且不仅为耳之血管收缩，分布于皮肤之表在性血管，皆一律同样收缩。而收缩之状态，于施针中持续 1 分钟乃至 2 分钟时间，施针停止，立即如旧。又，刺激之时间及 3 分钟以上时，在施针中，亦渐次见到扩大。即刺激持续超过一定限度时，其反应渐渐迟钝，与血象之变化相同，亦与生理学上之刺激原则一致。

另一实验施针之刺激，能使血管收缩之原因。首先注射阿托品（副交感神经麻醉剂）于家兔，为麻醉副交感神经，破坏交感神经之平衡状态，激起交感神经之过度兴奋状态（即交感神经紧张），然后施针，与普通之情形相比，血管之收缩程度，并不显著。但停针之后，恢复原状之时间则显著延长。又以相反之扣灵（副交感神经兴奋剂）注射，激起副交感神经之兴奋，抑制交感神经之作用后（即副交感神经紧张），为之施针，不见血管收缩现象。

从以上两种之事实考之，施针确于皮肤血管收缩作用有关系，可予证明。

又为更进一步明了其关系，切除一侧之上颈神经节（行于头部之交感神经根部），于两侧之耳交互施针，于切除神经一侧之耳施针时，其侧之血管不起收缩现象；他侧之耳施针时，其侧之血管忽然收缩。

然于此有一疑问：皮肤面积颇广，皮肤之血管总量比全身之血管占重要地位之关系上，皮肤之毛细血管、小血管皆收缩，其中之血液量亦同时减少，此减少之血液，从广大的皮肤走后流向何处？即头部之皮肤血管，即在施针时收缩，则内部之血管尤其是脑之血管，此际为如何状态？为欲解决此问题，可做尝试实验：先将家兔固定于台上，乃于其颅顶骨凿一小孔，露出脑膜，注意脑膜为之徐徐切开，分布于大脑表皮之血管明显展开，装置一毛细血管显微镜，计测其血管之广径。

如是，在兔之腰背部施行皮肤针，观测脑血管之变化，皮肤之血管于施针同时，与脑血管同收缩；施针之持续中，血管亦持续收缩；施针终止，渐次回复其原样，与皮肤血管之情形完全一致。

另外，为确知皮肤针与腹腔血管之关系，可切家兔之腹壁，引出小肠，展开于毛细血管显微镜之下，注视其血管分布。在兔之胸部皮肤施针时，血管立刻扩张，在施针中持续扩张；终止施针时，回复旧广径。由此推知，施针时，皮肤与脑之大部分血液，被逐流入于腹腔脏器。

六、吉村、后藤、越智三博士之研究报告

吉村喜作博士，有应用针术之便，检出颜面神经之库保斯特克现象的报告。后藤道雄博士，有针术奏效之理由，为应用黑特知觉过敏带的反射作用之报告。越智真逸博士，有于家兔之肾脏部试取相当之要穴施针不发生尿之变化报告。

七、刺针孔之大小

关于刺针孔之大小，依二木博士之研究发表，如以五号针的针孔计算，

中等大之霉菌 218965 个可以并列而入。以中等大之霉菌比作蚂蚁，则五号针之周围五尺四寸七分，即等于一抱粗之松树。又于显微镜注视之，针之周围有无数之纵沟，为制针时之痕迹。因其纵沟之媒介，细菌侵入身体，极为容易。因此，刺针之时，针具不可不充分消毒。

八、关于刺针点

刺针点即经穴，于经穴学中已有详记。为初学者更明了起见，以古来先哲之说引证如下。

凡诸病之起，皆为气（神经）血（血液）不能宣通所致，故以针开导之。欲施针之得效，必详知脏腑与经络，洞悉邪气所伏之处，揆取俞穴，必中肯綮。故俞穴为针科之金科玉律，诸般之病，皆循此而施行之。

在《医心方》，俞穴定六百六十穴；在《千金方》，举六百五十穴；至日本大正七年十二月由文部省经穴调查员之研究，改正为一百二十穴，即左右合二百二十四穴。然而，在针科之临床上，俞穴尚嫌不足。依笔者常于解剖学、生理学之基础上研究所得各脏器之位置与作用，神经、血管之分布情状，以定刺点及应用之经穴多能奏效显著。故希望有志于斯道之士，不可不通晓解剖学、生理学。

九、结论

笔者本 30 年之临床观察，复参酌日人针科学而编写，举凡针之常识与临床实施及应变，已罗列条陈。复简述针之科学原理，可得针对生理作用的概要。吾人诚能因此益求精进，使中国数千年之针术步上科学之途，实深企幸；今再以坂本贡之“针刺之关于健体病体之作用”一文，为本编之结论。

针术为一种器械刺激，由一定之刺激手术，使神经功能发生兴奋作用或抑制作用。故健体与病体，由针刺激不同性质之神经与刺激之强弱，而呈不同之效果，兹分别述之。

（一）针对健体之刺激影响

1. 知觉神经支 在刺针时，发生如通电之感觉；针拔除，则感觉立即消失。若予短时间轻刺激，从求心性神经传至中枢起兴奋作用，以其兴奋向其有联系之远心性神经末梢传布，此一作用谓之反射运动。此运动能使肌肉收缩或弛缓，血管则初为收缩，继仍扩张，导致血液循环之旺盛。然而，以长时间之刺激，神经之兴奋性反而衰弱，甚至完全消失，遂致传导功能亦为之降低。

2. 运动神经支 于此刺针之时，肌肉发生痉挛，若经去针，痉挛立止。此种现象，与知觉神经之发现显著作用相同。予以短时间之轻刺，起兴奋作用；长时间之强刺，则兴奋性完全消失，肌肉反陷于麻痹状态。

3. 交感神经支 刺激之时，神经所分布之脏器起索引样之感觉；去针后，脏器之功能有若干之旺盛，故谓健体。常行此种刺激，能使抵抗力增加，以达养生之目的。

（二）针对病体之刺激影响

1. 知觉神经支 知觉神经支若有异状之兴奋，其结果发为神经痛或知觉过敏。此种异状，欲使其复常时，宜以针为持续强刺激以制止之。如对于功能减弱疾患，予以轻而且短之刺激，使其兴奋，可恢复其固有功能。

2. 运动神经支 运动神经支有异状兴奋时，其神经所分布领域内之肌肉发生痉挛或强直；若予强烈之刺激，可发挥镇静缓解之作用。如运动神经因功能减弱，而发生麻痹性疾病，若予以轻度刺激，可引起其兴奋而恢复常态。

3. 交感神经支 此神经之异常亢奋，则引起心运动之急速，呼吸迫促，胃肠蠕动增进，各脏器分泌功能亢进等。对于此类症状，以强刺激之抑制，可使复归正常。反之，在交感神经功能减弱之疾病，则以轻刺激之兴奋作用，可促进其生理功能复盛。

中国针灸学·灸科学

目 录

第一章 总 论

一、灸法之起源

灸法《内经》已有记载。《素问·异法方宜论》曰："北方者，天地所闭藏之域也，其地高陵居，风寒冰冽，其民乐野处而乳食，脏寒生满病，其治宜灸焫。"灸焫，即灸法。按《内经》之文，灸法之发源，当自北方始，究其发明之时期，则不可考矣。

推想灸法之起源，当在针术之前，发明取火之后，与砭石之应用或在同时。盖石器时代，民皆穴居野处，病多创伤，风雨侵袭，病多筋挛痹痛，治宜灸焫，以得温则舒、得热则和，故当时发明砭石针焫之法，殆可谓出于自然。人具有自卫自治之本能，如身体酸麻疼痛，自然以手按压，或取石片以杵击，或就火热以熏灼，或置燃烧物于皮肤，用种种之尝试。求病痛之免除，每在无意识之中，获得治疗之方法。无数先民，积长时期之自然经验，知何种病苦，宜贬石杵击，何种疾患，宜用火热熏灼，并从经验中得出施治的部位，流传愈久，即成为贬石之法，灸焫之方，传数千百年而至于今，逐为中国最古之疗法。

二、灸术之定义

以特制之艾，在身体表皮一定之部位（经穴）点上燃烧之，使其发生特有之气味与温热之刺激，以调整生活功能，且增强身体抵抗力，而收治病防病之效。

三、施灸之原料

灸必用艾，古人言其性温而降，能通经络，治百病。然古人最初未必能知艾之功用，而以之做艾炷。乃因艾蒿遍地皆有，可为燃料，最易引火，且气味芬芳，闻之可清心醒脑，于是用做灸炷。久之效验颇著，乃为灸治之要品。

艾属菊科植物，为多年生草。我国各地皆产，春日生苗，高二三尺，叶形似菊，表面深绿色，背面为灰白色，有绒毛，叶与茎中有多数之细胞孔，具有油腺，发特有之香气。夏秋之候，于梢上开淡褐色花，为筒状花冠，作小头状花序排列，微有气息，但不入药用。入药或做灸炷者，乃为艾叶，每于旧历五月中采之。

四、艾绒之制法

艾虽遍地皆有，而以蕲县产者最良，以其得土之宜，叶厚而绒毛多，性质浓厚，功力最大，称为蕲艾。于五月中采其艾而晒之，充分干燥，于石臼中反复筛捣，去其粗杂尘屑，存其灰白色之纤维如棉花者用之，称为艾绒，亦称熟绒。为灸之无上妙品。

艾绒愈陈愈佳，因艾叶中含有一种带黄绿色之挥发性油，新制艾绒，其油质尚存，灸时因火力强而经燃，患者较为痛苦；若久经日晒，油质已经挥发，艾质更为柔软，灸之则火力柔和，不仅痛苦较少，而反有快感，精神亦为之振奋。

五、艾绒之保存法

艾绒易吸收空中湿气，艾绒过湿则灸时不易着火而痛增，故艾绒应置于干燥箱中而密盖之，于风和日丽时取出晒之二三时，晒过复密盖之。日常施用者，取出一部分，置于紧密之小匣中，用完再取，则大部分不致受潮。

六、艾灸之特殊作用

日本东京针灸学院院长坂本贡曰："在人体予以温热之刺激，其最适宜之燃料，莫如艾叶，因其有种种特长。兹就施灸言之，艾叶燃烧将终，在瞬息间，艾之温度直入深部，感觉上似有物质直刺之状，且发生畅快之感觉。若试以燃热之火箸或烟草，则觉表面热痛而无畅快感觉，且灸点在同一点上，不论何壮，皆有快感。其灸迹虽予以极强按压，或水浸，或热蒸，皆不变若何异状。此种奇效，实为灸时特有之作用，发明用艾灸治，诚古人之卓见也。"按其之说，与中国本草所谓性温而下降之说相合。笔者以为艾灸之特殊作用，不在热而在其特具之芳香气味。中国对于芳香性之药，多谓其能行气散气。所谓行气散气，乃对神经引起兴奋传达作用，与神经细胞之活泼现象。艾灸后有快感，即因艾之芳香气味，由皮下淋巴液吸收，而渗透皮下诸组织，于是神经因热与芳香之两种刺激，特殊兴奋，活力为之增加，得发挥其固有之作用，而病苦即可解除。

七、艾炷之大小

艾炷大小，稽之书册，各从灸之部分而定，头部肢末宜小，胸腹背部宜大。小者如雀粪、如麦粒，大者如箸头、如枣核。《明堂下经》云“凡灸炷欲下广三分，若不三分则火气不达，病不能愈”，是用较大之艾炷。《明堂上经》则曰：艾炷以小箸头作，如其病脉粗细，状如细线，但令当脉灸之，雀粪大者，亦能愈矣。用较小之艾炷，皆古之灸法。

清末，艾灸之法已不多用，几乎失传。考扶桑针灸，彼灸炷之大小，大者如米，小者如粞，如饭粒大者，甚少见，大如枣核者，间亦有之，但须病家同意而后行之。

笔者以为灸炷大小，不但以其部位而有不同，大人小儿，壮体羸躯，亦当有别。大者壮者，炷如绿豆，小则如鼠粪；幼或弱者，如麦粒，如雀粪。灸炷过大，效益虽有，而害亦随之。古法灸之不能盛传于后，虽因火灼苦痛，人所畏避，更以炷大则利害兼有，不大乐用，亦为主因。

八、艾炷之壮数

燃烧艾炷一枚，谓之一壮。凡灸，少则三壮，多则至数百壮，如《千金》有灸至三百壮者。《扁鹊灸法》有三五百壮至千壮者，未免用火太过。吾人施灸，固宜遵循古人遗规，然气候有变迁，人体有偏胜，体格有大小强弱，疾病有轻重久新，既有不同，壮数则必因而各异。若泥于一说，不予变通，则有太过或不及之弊。不及不足以去病，太过则体有所不胜。

九、灸刺激之强弱与温度

灸术原属温热性刺激疗法，病有轻重，体有强弱，则治疗时所予之刺激，当分强弱，以适应其症状，此炷之所以分大小与壮数之多寡也。大体标准，刺激可分强、中、弱三种。

1. 强刺激之标准　其艾炷如绿豆大，捻为硬丸，自十二壮至十五壮。

2. 中度刺激之标准　艾炷如鼠粪大，捻成中等硬丸，自七壮至十壮。

3. 弱刺激之标准　艾炷如麦粒大，宜松软而不宜紧结。

因艾炷之大小与软硬，其燃烧之热度，亦有高低。日人樫田、原田在东京帝国大学医学部，就动物尸体及患者行学理之试验，以各种大小之艾炷，测计其温度，结果得下列之报告。

在空气中，以寒暑表之水银柱，裹以鸠卵大乃至鸡卵大之艾绒，从周围燃烧之，呈 640℃之高热，更送以风，助之燃烧，则达 670℃。又以电温计测算之，巨大艾（枣核大）之热度在 350℃上下，大切艾（绿豆大）为 130℃，中切艾（大米粒大）为 100℃，小切艾（麦粒大）为 60℃。当于家兔之腹壁上，以寒暖计测之，巨大艾平均为 100℃，大切艾为 93.5℃，中切艾为 82.5℃，中小切艾为 62.5℃，小切艾为 61℃。

于身体施用灸法，以血液不绝流行，其温度较低。

第二章 各 论

一、灸法之种类

以艾灼肉体，为达疗病或防病之目的，是谓灸法。后人以其灼肤伤肌，痛苦难堪，改变其法，下衬姜、蒜、附子、盐、泥，以冀减少痛楚，名曰隔姜灸法或隔蒜灸法。所以灸法在中国有五六种之多，即隔姜灸、隔蒜灸、附子灸、麦饼灸、盐灸、黄土灸等。日本灸法尤多，有二十余种，为我国古昔所流入，但在我国除上述数种外，其余都已失传。

又有名雷火针及太乙神针者，以艾绒与其他药料卷成纸卷，着火隔布按于肌肉以治病，为灸法中之特殊者，通经疏络，效果亦佳。

近年日人后藤道雄发明温灸，灸不着肉，隔器温针，以无灸痕为标榜，但费时费药，既不经济而效力极微，较之雷火针、太乙神针，相去不可以道里计。

念盈药条艾灸，以麝香、沉香等不甚辛烈之药物，如太乙神针作法，改为小型之灸条熏灸，火力轻而流弊少，效果亦较太乙神针等为佳。

温针灸法，以艾绒置于针柄上点燃，其热力由针丝传入深部，为针灸并用之法。

二、灸术之现象

直接灸术，于皮肤必呈火伤现象，是谓灸术现象。但火伤现象，因灸法轻重之不同，其所呈现象亦有不同：轻度之施灸，其局部发现赤晕，且感热痛，停灸后其赤晕渐消失，经数小时后，留一黄色之瘢痕。如稍强之灸，则表皮浮起，成一水泡，经数日结痂而愈。其最强度之灸，皮下肌肉呈坏死状态，表皮起大水泡，即陷于化脓溃烂，周围扩大，经若干之时日，新肌生长，表面结成痂皮而愈，但留一黑色之斑痕，经一二年后，黑色渐退，惟灸痕永不消灭。此皆为直接灸法。

三、灸术之应用

不论何种灸法，当应用于临床之时，医者必先有一番详细诊察，如男女、年龄、体质、疾病轻重及受灸经验之有无等，然后定灸炷之大小、软硬、壮数，予以适度之刺激，则不使太过，亦不致不及。若太过失度，不特不能奏效，疾病亦成恶化。兹为便于初学计，定其适度之标准如下。

1. 小儿与衰弱者　炷如雀粪，10 岁前后之小儿，以五壮至十壮为度。大人灸炷如米，以五壮至十壮为度。灸穴以五穴或七穴为适当，否则灸炷过多，反令发生疲劳。

2. 男女之分别　男子灸炷之壮数可以稍多，普通男子胜任力较女子为大。

3. 肥瘦之不同　肥人脂肪较多，肌厚肤壅，不易传热，感艾气不足，壮炷宜较瘦者为多，炷大如米粒。

4. 敏感性者与迟钝性者　对于感受性之敏感者，当灸炷燃至中途时，即移去之，重更一枚，待燃近皮肤，即去之，反复更换，至着肤为止。灸小儿亦须如此。迟钝性者，炷宜稍大。

5. 受灸经验之有无　对于未经受艾灸者，初起亦宜小炷，壮数亦宜少，以后逐日增加。

6. 症状情况　凡病属亢进性疾患（如疼痛、痉挛、搐搦等）炷宜稍大，壮数宜多。虚弱证候、功能减退、麻痹不仁、痿弛无力，宜小炷而壮多。

7. 劳动情况　体力劳动者比精神劳动者，其炷宜大，壮数亦多。

8. 营养不良者　壮炷宜小而数适中，大炷则绝对禁忌之。

上列 8 条，系参考日人所定者，不能云为详尽。总之灸炷大小、施灸壮数，须视病之种类与患者之体质等而变通之。

四、灸术之医治作用

日本樫田、原田两博士之研究，谓施灸后，白细胞显著增加，几达平时二倍。樫田博士研究白细胞之增加，至第九日达最高度，以后能持续一个月。原田博士之研究，谓施灸之初期，嗜酸性粒细胞增加，后淋巴细胞亦增加，同时红细胞、血红蛋白亦增加，旺盛最良之营养。宫人之研究，谓与紫外线有同样作用。

诸氏研究之结论：施灸后，机体对有害物及细菌之吞噬作用与血液之新陈代谢一致旺盛，因此对于生活功能之诸种病变，如疼痛痉挛，能镇静缓解。属于生活功能之衰弱不振，可鼓舞兴奋。对于充血瘀血，能解散与调节。其他营养增加，能抵抗一切病变，而恢复健康。

综合日人研究，证明灸术有消炎、镇痛、促进营养诸作用，与古人之散热解郁、起陷复温之理契合。

五、灸术之健体作用

孙思邈曾云："若要安，三里常不干。"是言常灸足三里，可免除一切疾病。《千金要方》云："凡宦游吴蜀，体上常须三两处灸之，勿令疮暂瘥，则瘴疠瘟疟毒不能着人。"是灸之能预防毒疠，预防疾病，亦是保健作用。前文所述灸能增加细胞，活泼功能，促进营养，则自有保健作用，用艾灸病，复能利用防病，此古人之卓见也。日本帝国文库《名家漫笔》记载，灸足三里，寿长 340 余岁，则艾灸又能益寿延年。

六、施灸之目的

灸术应用于临床时，其所取之部位，必从疾病之症状而定治疗之目的。《内经》中有病在上取之下、病在下取之上、病在中旁取之，深合今日所谓诱导法、反射法。当病痛之处取穴，名曰阿是穴，而灸之，即得快，此所谓直接灸法。兹将直接灸、诱导灸、反射灸，其学理如何，分述于后。

1. 直接灸 直接灸者，于病苦之局部，直接施灸，以刺激其内部之知觉神经，使其传达中枢，更于中枢传于运动神经，使之兴奋，血管扩张，血流畅行，促进渗出物之吸收，而治疗浮肿、痉挛、疼痛、知觉异常等症状。

2. 诱导灸 诱导灸者，对于患部充血或瘀血而起之炎症疼痛等疾患，从其有关系之远隔部位施灸，刺激其分布之血管、神经，诱导其血液疏散，调整其神经之生理，以达治疗之目的。

3. 反射灸 其病变属于内脏诸器官在深层时，非直接刺激所能达其目的时，乃择神经干或神经支之相当要穴，利用生理反射功能，为间接之刺激，以达治疗之目的。

七、灸法

1. 隔姜灸法　隔姜灸是将姜切片，约三分厚，针刺数孔，置于应灸之穴上，上置艾丸如豆大燃之。感觉灼痛，则以姜片稍微提起，热觉稍减仍放原处，或持姜片往复移之，视其肤上汗湿红润，按之灼热，即可止灸。如不知火热之轻重，任其灸燃，可能发生水泡。处置水泡之方法，以微针在水泡边，刺入贯透之，压去其水液，以脱脂棉拭干，外以消炎油膏敷于纱布盖之，外衬棉花，为之包扎，每日更换，至愈而止。

2. 隔蒜灸法　隔蒜灸与隔姜灸相同，惟觉灼痛时不移动。隔姜灸通用于慢性疼痛麻痹性疾患，隔蒜灸则适用痈疡初起之症。《医学入门》谓隔蒜灸法，治痈疽肿大痛，或不痛而麻木。先以湿纸覆其上，候先干处为疮头，以独头大蒜，切片三分厚，按疮头上，艾炷灸之，每五炷换蒜片。如疮大有十余头作一处生者，以蒜捣烂摊患处，铺艾灸之，若痛灸至不痛，不痛灸至痛。若疮色白不发红，不作脓，不问日期，最宜多灸。

3. 豉饼灸法　治疽疮不起，以豆豉和椒、姜、盐、葱，捣烂做成饼，厚三分，置疮上灸之，觉大热，稍提起复置于上，灸至内部觉热，外肌红活为止，如脓已成者不可灸。

4. 附子灸法　治诸疮瘘，以附子研粉，微加白及粉，以水和之成饼，约厚三分，覆瘘孔上以艾灸之，使热气入内，附子饼干则复易一饼，至内部觉热为止。

5. 雷火针灸法　雷火针灸以沉香、木香、乳香、茵陈、羌活、干姜、穿山甲各三钱，麝香少许，蕲艾二两，以棉纸二方，一薄一厚，重复几上，先铺艾绒于其上，然后以药末掺匀，乃卷之如爆竹，外以鸡子清涂之，糊一层薄纸，防其散开。应用时，一端着火燃红，另以红布一尺，折成六层或八层，垫于穴上，将燃红之艾针，即按于布上，随离随按，如针端火熄，即另换一针继之。按时热气、药气，俱从布孔中直透肌肤，每穴按数十次，内部觉热而后止，另按他穴。治筋骨疼痛，经络不舒，沉寒积冷，功效甚伟。

6. 太乙神针灸法　太乙神针灸是为雷火针药方，加味所制者，制法用法俱相同，效亦无甚上下，其药方如下。

艾绒三两，硫黄二钱，麝香一钱，乳香一钱，没药一钱，丁香一钱，檀香一钱，桂枝一钱，雄黄一钱，白芷一钱，杜仲一钱，枳壳一钱，皂角刺一钱，独活一钱，细辛一钱，穿山甲一钱。

按：此方与原方已更改，原方有人参、千年健、钻地风、山羊血等。立方者，取参与血，无非为补气补血，千年健、钻地风、不识为何药，顾名思义，无非取其健筋骨、通经络之意。血、参二药，力在质地，宜乎内服，断非熏其气味，能得功效者，因去之，余二药，普通药铺不备，亦为删去。

7. 温针法　温针法，亦名热针，苏南病家每喜热针，言其收效较大也。针医家以灸治灼痛，用温针法即认为灸治，温热由针丝传入肌肉之内，较之单用针丝刺激，于生理变化上是否有不同之处，则待生理学家去实地研究。就表面而言，至少有两种作用，一为合乎留针法，一为灸之温热刺激。

温针法之操作有一定技术，先审视应用之穴位，其肌层厚度，择取适当之针针入肌肉，其针体露出皮肤外者，至多一分半，最适当为一分。乃以薄纸板剪一寸方，中央钻一小孔，从针柄套下按着皮肤上，以粗制艾绒捻作一小球（如枣核大）包于针柄上，与针体须接近，针柄之下段露一分余，离皮肤面二三分，将艾燃着，觉皮肤灼痛太甚时即去之，第二次之艾炷可略小，以燃至内部觉热为止。但经五六炷灸后，皮肤觉热，而内部仍不觉热，亦只可停止，俟二次再灸，否则必将针捻动提起，重复插下再灸。因针体已热，知觉敏感降低而不觉热，灸时过久，则组织中之胶液胶着针上而不易抽出。有许多针灸医师，针体露出皮肤寸许，仅于针柄上端置一艾炷燃着，距离皮肤二三寸，虽名温针，实为留针，不足法也。

8. 温灸法　温灸以金属所制之圆筒，下置木制之圈，圆筒中另有小圆筒，内装药物与艾绒，筒外置一木柄，持之而按于穴上，艾之燃烧，热传于皮肤，即发生治疗之功能。

9. 艾炷灸法　艾炷灸以艾作炷，直接燃灼皮肤，一炷为一壮，为中国最古之灸法，亦为灸术之滥觞。这里所讲之灸，即此灸法。上述数种，仅供参考，惟雷火针、太乙神针改制之念盈药条艾灸，确有伟大之价值，较之今日流行之温灸，相去不可以道里计。

八、施灸之方法

灸法与针法，手术不同，灸必先以墨点穴，然后行灸，坐点则坐灸，立点则立灸，取穴既正，万不能移动姿势，于是于墨点上以水微润之，即以艾炷粘上，以线香燃着去点引之，待其燃毕，不去艾灰，即另黏上一枚续灸，如需续灸五六枚以上，则去其积灰续灸。

另一直接灸法，以稍大如饭粒之艾炷，置于皮肤上点燃，待燃至中途，受者已感热痛，即以一狭长之物如钳子之柄，压在灸炷上，一面将火压熄，一面使其火力直透皮下而深入，待其灼热直入之感已解，再换一艾炷续灸，其效与针之直刺深部神经相同，并不起泡。

九、施灸之前后

自 19 世纪显微镜发明后，随之而发现细菌。很多病症，都因病原菌感染而成，故消毒之学，应予注意。针灸之术属于创伤治疗，若不严密消毒，难免细菌侵入，故当施灸之前，应有两种准备。

1. 施灸用具　坐则须椅，卧则须床，点穴之笔，燃烧之艾，引火之香，皆须具备。

2. 消毒　从简单方面言，棉花，石炭酸水，或 75% 酒精，为必需之品。术者手指应先自消毒，然后为之点穴施灸。灸毕之后，以棉花拭去其灰烬，复以棉花蘸石炭酸水于灸点上及其周围拭之，可防止细菌从创伤之处侵入。

十、施灸之注意

施灸之际，患者之姿势既正，而医者为施术上便利，亦须采取适当之位置，且旋灸直接着于皮肤，故医者之态度，尤宜谨慎沉着。施灸之时，初灸二三壮，艾炷宜小，当火将着皮肤时，按压其周围，以减少灼热痛感，后数壮，以右手中指轻抚其周围即可。

施灸室之选择上，亦有注意者二：一为光线充足，窗明几净，与室外有障隔，既避外人之窥视，又可免施术者与受灸者之分心。二为室内之温度，夏秋之间，气候温暖，裸裎受灸，原无感受风寒之弊。若在春冬，气候寒冷，易于感冒，故宜有火炉设置，以调节室内之温度，决不可草率为之。

十一、灸痕化脓之理由

直接施灸，不论壮数多寡，必起一水泡。水泡不论大小，若以其有痒感而抓破之，则化脓菌易于潜入，遂引起化脓，此为化脓理由之一。灸后水泡大者，其内部组织为灸火所伤，引起炎症，分泌物增多，贮留于泡皮之下，易于擦破，即引起化脓之症状，此又为化脓理由之二。惟水泡之小者，可能不尽化脓，盖其范围小，炎性产出物甚少，容易干燥结痂，肉芽之形成，可较迅速。

十二、灸后处置法

因灸而起之水泡，如为米粒大，或麻实大者，若注意不予擦破，则不易化脓，可以自然干燥而愈。若水泡如饭粒大，或指头大者，当以微针沿肌贯透之，使水液外流，然后以硼酸软膏，敷于纱布上盖之。若水泡之大者，内部起糜腐之状，当剪去其泡皮而后盖药。每日更换两次，见其炎性已退，已无水液分泌，乃以锌氧粉软膏盖之，至愈为止。

如因火伤过度，发生化脓溃烂时，先去其泡皮，以黄碘软膏盖之，待脓腐已尽，呈露粉红色之肉芽时，换以锌氧粉软膏，以竟其功。

十三、灸痕化脓之防止法

灸痕之所以化脓，已于前文言之。就其原因而加以防范，则化脓溃烂之弊，不致发生。

1. 避免大炷，凡宜以强刺激为目的者，则不妨将灸炷捻紧，不使灸痕扩大，则火伤之范围小而水泡亦小，因而炎症性分泌之液汁亦少，痂皮易于干燥而成硬盖。

2. 于灸后注意消毒，发生痒感时，绝对不予抓擦，偶因不慎而擦破时，即重行消毒后严密包扎，如是绝不致化脓溃烂。

十四、灸疮之洗涤法

直接施灸，不论灸炷大小，皆有灸痕，如灸炷大者，则灸痕大而皮之组织伤，往往发生溃烂疼痛，不易收功，善后之法，古人有药汤淋洗法，略述于后：

大炷灸后，以赤皮葱、薄荷等煎汤，淋洗疮之周围，约一时之久，自然易愈。若灸疮愈后，新肌黑色不退，可以取东南向之桃枝嫩皮煎汤温洗之。若灸疮黑色而烂，用桃枝、柳枝、胡荽等分煎汤洗之。如灸疮发生疼痛者，再加黄连煎汤洗之，立可止痛，此皆古法也。若此法嫌不便，宜从前文灸后处置法，惟于天热之时，灸疮之分泌液较多，宜常以净纸或棉花纱布拭干之，不宜用凉水洗涤。天寒时，肉芽不易生长，宜常以葱汤淋洗其周围，以助药膏之不及，如是疮痕之收效甚速。

十五、灸痕续行施灸之方法

灸法所治疾病大都属于慢性病症，必连续施灸，方收功效。施灸之后，必有灸痕水泡，续行施灸之时，宜以微针贯透之，去其水液，痂皮涂以墨汁，然后置灸。如灸痕之痂皮已擦去，仍以墨汁涂上而后灸之，不但不再化脓，且结痂甚速，然此指灸炷小者而言，若用大炷而形成大如龙眼之灸痕，则不宜再灸。

十六、灸与摄生

古人对施灸异常慎重，于施灸之前三日，禁房事，避劳役，节饮食，戒忧愁忿怒。灸后不能立刻饮茶进食，宜静卧片刻，平心静气。饮食务宜清洁，禁厚味生冷，此所以养气和胃也。

十七、施灸之禁忌

古法施灸，关于月日每多禁忌，《千金要方》言之最详，不能以科学解释，故略而不述。其他关于风雨雷电、大雾大雪、奇寒盛暑，亦在禁忌之例，此由于气候暴变，气压猝起变化，不适于施灸，理有可通，吾人可以参酌采择。惟对于症状上应否禁忌，甚少涉及，今采日人研究所得，不适宜灸治之病举其大者如下。

伤寒、赤痢、麻疹、鼠疫、天花、白喉、脑脊髓膜炎（惊风刚痉之类）、猩红热（喉痧）、丹毒、恶性肿疡（疔疽癌肿之类）、急性阑尾炎（缩脚小肠痈）、心脏瓣膜炎（心痛寒热）、急性大叶性肺炎（肺风痰喘）、急性腹膜炎（脐腹绞痛寒热）、传染性皮肤病（疥疮之类）、肺结核之末期（肺痨）、高血压、重度贫血症（失血症）。

古法禁灸之穴如下：哑门、风府、天柱、承光、临泣、头维、攒竹、睛明、素髎、禾髎、迎香、颧髎、下关、人迎、天牖、天府、周荣、渊腋、乳中、鸠尾、腹哀、肩贞、阳池、中冲、少商、鱼际、经渠、阳关、脊中、隐白、漏谷、条口、犊鼻、阴市、伏兔、髀关、申脉、委中、殷门、心俞、承泣、承扶、瘈脉、耳门、石门、脑户、丝竹空、地五会、白环俞。

以上诸穴，虽未说明灸之发生何种危害，然古人经验，未可忽视，吾人当从生理解剖学上观测其确有可信之处。此外，颜面有关美观，亦不宜大炷，而眼球与近眼之部，以及心脏部、睾丸、妇人阴部、妊娠后之腹部、血管神经之浅在部等，亦应禁灸。酒醉之后，身心极度疲乏时，则尤须绝对禁忌。

第三章　灸之科学研究

灸法发明于我国周、秦之前，迄今五千余年。关于灸之应用于疾病之记载，如《明堂灸经》《千金要方》《扁鹊心书》等，可谓详尽矣，于学理方面，仅从其治疗之成绩而推测之，谓能助元阳、通经络、温中逐冷、补虚泻实、发郁散邪，历数千百年，一贯相传，未尝有进一步之新理发现。三十余年前，日本医学博士三浦谨之助及医学士大久保适斋等，为针灸医学术做科学化原理之研究，其成绩发表之后，世界医者为之震动。迨后日本医学界继续研究者甚多，屡有新之成绩发表，故各国医者对灸术亦一致推崇。今摘录日人之研究，以资借镜，若谓日人已洞明灸之原理，则犹未也，吾人当更努力，做进一步之研究。

日本医学界研究灸之总括

一、灸对红细胞及血色素之影响

1. 樫田、原田两博士之研究已述如前，以为红细胞之增减，未能得出定论。

2. 青地博士之研究，谓施灸后，从 15 分钟至 3 日间，检验其红细胞与血红蛋白，断定皆无大影响。

3. 时枝博士之研究，与青地之说大致相同。

4. 原博士之研究，其发表之结果，与青地、时枝两氏之结论相反，即其以红细胞与白细胞共同研究，6 周间长期施灸，行每日检查。在施灸中，红细胞、血红蛋白虽不起明显变化，而施灸中止后，从第 1 周渐渐增加，平均至第 8 周而达顶点，是后有持续至 10 周间之效果，以后乃复旧状。原博士之由实验 7 名（男子 4 名、女子 3 名）之人体中，其结果，平均血红蛋白增加 16% 内外，红细胞每立方毫米增加 50 万个乃至 100 万个。

二、灸对白细胞之影响

1. 樫田、原田两博士之研究报告，在家兔施灸，于2分钟内，采其血而验之，白细胞常见增多，最多时约为平常时之两倍，少时亦有34%之增加。

2. 青地博士更以两氏之说，为详细之观察，从时间上计算之，在家兔之实验，从施灸后15分钟，渐渐明显，在1～2小时为平常之2倍，至4～5小时略感稍稍减少，至8～12小时又复增多。其多时达两倍半以上，持续之时间，短者3日，长者一周间，平均为四五日。对于人体亦行同样之实验，所得成绩与家兔之试验相同。施灸后，白细胞立即增多，在1～2小时间，已达平常之2倍，在24～25小时后，尚可认出其在增多。

3. 时枝博士实验白细胞之增多，在施灸后2～4小时为最多，平常之2～3倍，其后即渐减少，在24小时复旧状。

4. 原博士之报告与以上四氏之报告，有若干不同点，即博士在施灸后，要确知白细胞之增加或减少。对于家兔，每次施行十点七壮之灸，灸后立即在一定时间采血，继续一周，检索其数之消长。施灸之后白细胞之数在8小时前后到达最高点，满24小时持续其高度。虽在第三日有减少，但数日间又继续增加。更在同点、同壮数，每日反复，在4日外各7壮，在6周间连续施灸之动物，施灸中止后，约13周间，白细胞持续增加，而在人体大略亦为同一之现象。但需注意者，在连续施灸之时，有多少之相差，施术后，假定嗜酸性粒细胞增加，虽比一次施灸时低，而淋巴细胞则明显增加，为白细胞增加之主因。而大单核及移行型细胞，施灸后一时减少，于一定时间后复旧，而盐基性嗜好细胞则不定。

以上由施灸关于白细胞之增加，三者之意见，大略一致，在时间的关系上亦大致相同。惟关于白细胞之种类，时枝、青地两博士，断定其增加之主因，为中性多形核白细胞之增加，原博士则述前为中性多形核白细胞增多，后为淋巴细胞之增多。

三、灸对噬菌作用之影响

白细胞之作用为噬菌作用，所谓噬菌作用者，存在血浆中之血细胞，与调理素共同协力吸食从体外侵入之细菌或异物而杀灭之，或移运至无害场所之现象，故噬菌作用乃为人体之自然抵抗力，甚为重要。据青地博士之实验，噬菌作用在施灸后 15 分钟开始亢进，2 ～ 3 小时达 2 ～ 3 倍。其持续之时间约为一周。以上试验，专从家兔之胸腹背腰等部，随意选定左右各两个，合计四点，各点三回乃至四回施灸之，后在种种之时间（30 分钟乃至 6 日）采血，分离其血清，而后测知之。又博士在人体为同样之实验，其结果与前者略同，平常增进 1.5 ～ 2 倍。在最近受灸之人体，亦认为有亢进效果。

四、灸对补体之影响

所谓补体者，为存在血浆中之杀菌性物质，有溶菌性补体与溶血性补体之两种。

青地博士对于溶血性补体，欲检索灸之影响，曾做多次实验，其结果认为补体量之增加为适当。

时枝博士亦与青地同样之实验补体量，在施灸后第 2 天开始增加，至第 11 天达最高度，后渐减少，约一个月后恢复旧状。

五、灸对免疫体之影响

免疫体者，是从其他之免疫处置，而血清中新产生之抗体。时枝博士研究灸之对于免疫产生之影响，有良好结果。以伤寒杆菌为例，免疫家兔做第一次注射后，其凝集价为 400，以对照之普通家兔为 1200。由此可知免疫家兔，从施灸之影响，所产生之凝集素，比普通家兔有明显增加。

六、灸对血液凝固时间之影响

就时枝博士之实验，施灸之家兔，30 分钟后有明显之血液凝固时间迟缓，至 6 小时后尚不能复常，24 小时后渐复常态。但有 1 例，其复常时间尚有缩短。依灸之作用，已明了血之凝固时间迟缓，且其经过与血糖量之变化平衡。

七、灸对血糖之影响

时枝博士更以研究灸之对于血糖量之影响，发表其结果，谓以家兔施灸后，血糖量立即增加，在多数之场合，于 20 分钟达至高峰，其量为 2 倍或 2.5 倍，从此渐成减少之倾向，至翌日较施灸前减少，或反增加，再至翌日而复旧，亦有不复旧者，共得三种结果。如此家兔之血糖量，由施灸而得确实明显之增加，可以无疑。

八、灸法之本质

原博士为了研究灸之本质，曾观察施灸后之皮肤组织，灸痕之状态，发现灸不但为一种热刺激，或许为何种物质溶入血液中，为第二次之时间发挥其作用。于是又从内科诸学者之研究，被认为火伤之关系，从古来诸说纷纭之火伤死之真原因，察知其局部所发生加热蛋白体之异常分解，产生之毒素（火伤毒素）为其起因。原博士研究灸作用之本质以后，检索火伤及火伤毒素关于血细胞之影响，即以火伤家兔及施灸之家兔，对于血细胞数量之影响，不单纯为热刺激之结果，且得推断为血清中，火伤毒素特别刺激造血器之作用为起因。更从灸之分量察之，过度施灸之动物，徐徐憔悴，食欲减少，体重减轻而不活泼。其状态恰与误用蛋白体之分量时之副作用，现蛋白体憔悴相似。若即终止施灸，或减少回数与壮数，即渐渐恢复其元气，于此点察知之灸法本质，得归为一种蛋白体之作用。

结　论

本编自第一章灸法之起源，至第二章施灸之禁忌止，凡关于灸法之应用设施，虽未敢云为详尽，然已括其大概，若能细加体会，可供临床应用。至第三章介绍日人之以科学方法，研究所得之学理，亦皆举其概要，以其于灸之普通一般学说，不适合于临床研究，吾人知其梗概，可矣。灸科学理之真面目，亦仅窥豹之一斑，如百会之治脱肛、肘尖之治肠痈，彼日人均认为有特殊效果，然未能以前者之研究，可得而解释之。夫灸之于疾病，有成效者，何止数百种，所谓治脱肛、肠痈，仅其一端，然而千百年流传之学术，欲一一释其真理之所在，则非易事。一人之学识有限，虽穷年竭力研究，恐亦未必能尽，是希望有志者，引为己任，不断研究，庶真理明而道长存。

中国针灸学·经穴学

目　录

第一章　总　论

一、经穴之定义

研究针灸疗病，必须熟谙经穴。经穴之说，凡研究中国古医学家，无不知人身有十二经络、三百六十五穴。关于经穴学说之记载，出于《内经》，谓直行者曰经，支出者曰络，穴为孔穴，则附属于经络之中，在针灸治疗上，确有治疗价值，但无科学指引，故历四五千年，经穴之学识不少变。近代因世界交通，吸收外来学识，一切皆从科学方面研究，于是知十二经络与孔穴，悉为假定名词。所谓孔穴，亦称经穴，为人体之外表，被定之针治或灸治之刺激点；经络，可谓各孔穴之假定联络线，亦可谓刺激点之反射线。笔者于二十年前编著《中国针灸学讲义》中对经穴解释："穴者，为调整或预防脏腑百骸各种组织发生病变时之刺激点耳；经者，刺激点之反射线耳。"日人后藤道雄博士，研究经穴，谓与黑特带相一致。其主要谓经穴之主治症，适为其脏器有病之感应点（压痛点）。自巴甫洛夫发表高级神经生理活动学说之后，益足以证明经穴刺激点之刺激，反射大脑皮质，发生调整措施，传导组织起调整运动而达症状之解除为可信。巴氏神经学说中，刺激反射之传达，并不完全沿神经通路进行，另有其反射弧。则经络之说，虽属假定，亦有其一定之理由，如手腕部附近之尺泽、太渊治咳嗽，定为肺经；郄门、内关、大陵治心绞痛，定为心包经；曲池、合谷可治大肠下痢，定为大肠经。诸穴皆在前膊内侧，相去无几，而定为三经，则经络称为有系统之反射线，亦可称合理。人身经穴，自元代滑伯仁著《十四经发挥》之后，确定为十四经六百五十七穴；而唐、宋、明、清诸医书中未列入十四经络中者，有百位以上，称为奇穴。可见人身穴位甚多，并不限于三百六十五穴。关于经络，虽另有奇经八脉之规定，以原定经线之各穴，从其主治各症状言，其反射方向虽如百川归海，统向脑部；但由脑部传向各器官言，则不知有若干之间接反射线。此皆有待于医学家与科学家共同研究。

附：黑特带与经穴之关系

所谓黑特带者，是指于内脏有疾患时，与此脏器相当部或一定之皮肤上，有痛感过敏带之存在。自西特赫姆之研究发表后，为学者所注意；其次又经德兰克及黑特等之更深研究，乃得冠以黑特带之名称（图 9、图 10）。

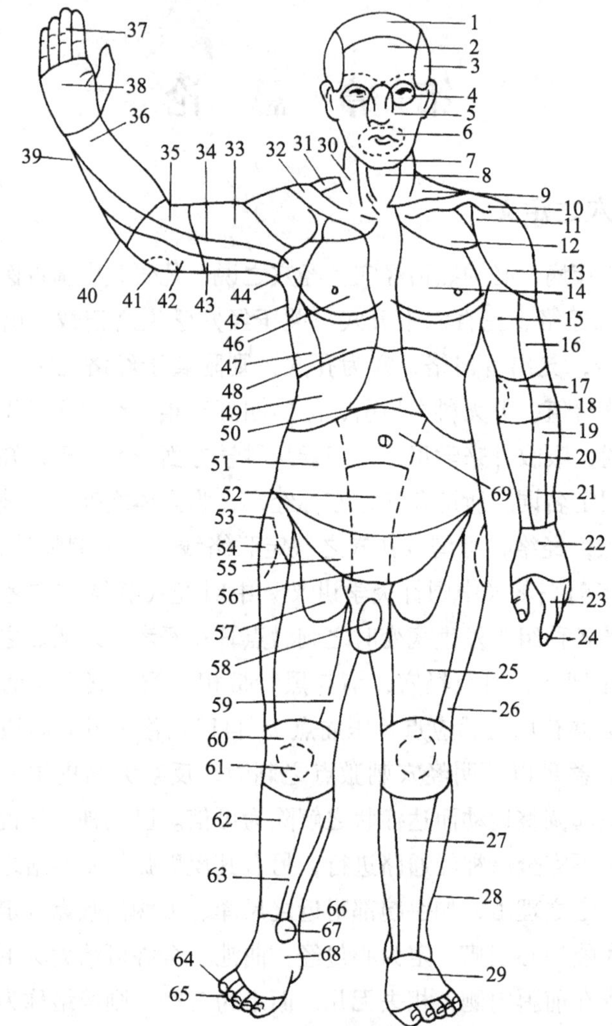

图 9　全身前面分部图

1. 颅顶部；2. 前头部；3. 颞颥部；4. 眼窠部；5. 鼻部；6. 口部；7. 颐（颔）部；8. 前颈部；9. 颈侧部；10. 肩胛部；11. 三角胸部；12. 锁骨下部；13. 三角肌部；14. 胸骨部；15. 肱前部；16. 肱外侧部；17. 肘前部；18. 肘外侧部；19. 桡骨侧臂前部；20. 前臂指掌侧部；21. 前臂背侧部；22. 手背部；23. 指背部；24. 爪部；25. 大腿前部；26. 大腿外侧部；27. 下腿前部；28. 下腿外侧部；29. 足背部；30. 胸锁乳突肌部；31. 后颈部；32. 锁骨部；33. 肱前部；34. 肱内侧部；35. 肘前部；36. 前臂掌侧部；37. 指掌侧部；38. 掌侧；39. 前臂尺骨侧部；40. 后肘部；41. 鹰嘴部；42. 肘内侧部；43. 肱内侧部；44. 腋部；45. 腋窝；46. 乳部；47. 胸侧部；48. 乳下部；49. 季胁部；50. 腹上部；51. 腹侧部；52. 腹下部；53. 腹股沟部；54. 髋（肠）骨部；55. 耻骨部；56. 腹股沟下部；57. 转子部；58. 外阴部；59. 大腿内侧部；60. 膝前部；61. 膝盖部；62. 前下腿部；63. 下腿内侧部；64. 跖背部；65. 爪部；66. 内踝后部；67. 踝内部；68. 跟骨部；69. 脐部

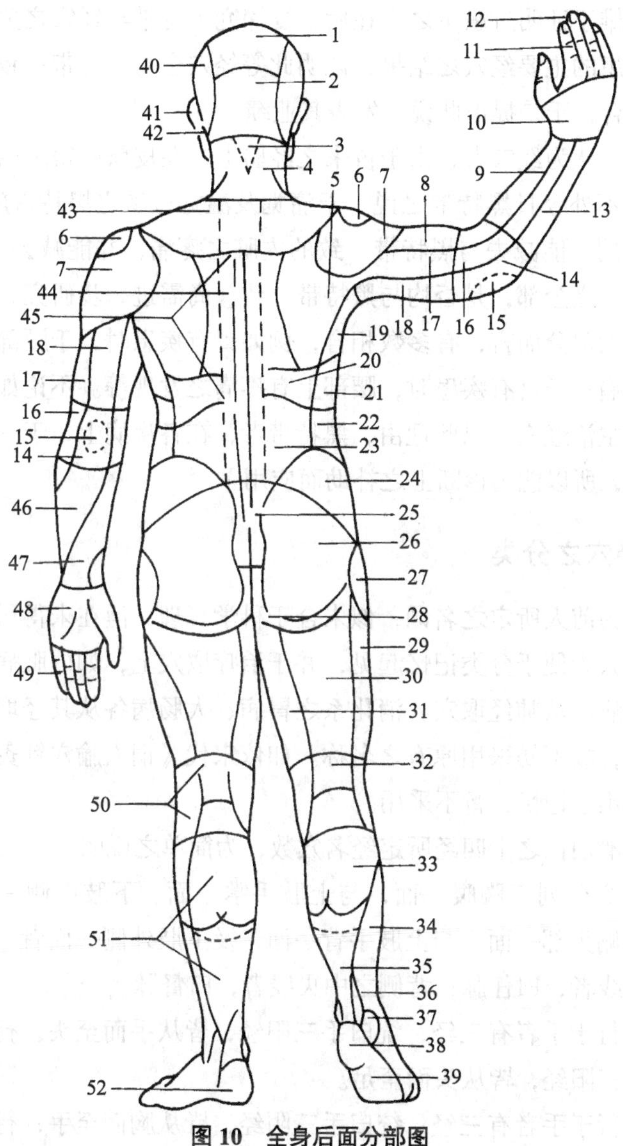

图10　全身后面分部图

1. 颅顶部；2. 后头部；3. 项窝；4. 项部；5. 肩胛部；6. 肩峰部；7. 三角肌部；8. 肱前部；9. 前臂桡骨侧部；10. 手背部；11. 指背部；12. 爪部；13. 前臂背侧部；14. 后肘部；15. 鹰嘴部；16. 肘外（侧）部；17. 肱外侧部；18. 肱后部；19. 胸（外）侧部；20. 肩胛下部；21. 季胁部；22. 腹（外）侧部；23. 腰部；24. 髋（肠）骨部；25. 骶骨部；26. 臀部；27. 转子部；28. 会阴部；29. 大腿外（侧）部；30. 大腿后（侧）部；31. 大腿内（侧）部；32. 膝窝部；33. 腓肠部；34. 下腿外侧部；35. 下腿后部；36. 外踝后部；37. 外踝部；38. 跟（骨）部；39. 足跖部；40. 颞颥部；41. 耳壳部；42. 乳突部；43. 肩胛上部；44. 肩胛间部；45. 背正中部；46. 前臂尺骨侧部；47. 前臂掌侧部；48. 掌部；49. 指掌侧部；50. 膝后部；51. 下腿后部；52. 跟（骨）部

后藤道雄于证明过敏带之存在后，复探究黑特带与经穴之关系，在研究关于内脏疾患的主要经穴之结果，证明此等经穴全与黑特带一致，尤与黑特之最高点符合，于是提倡此说，发表其业绩。

其结论，认为经穴者，由于古来之经验上，在皮肤所得之内脏知觉过敏带之谓，亦不外今日黑特带之说。于痛觉及温觉过敏之黑特带施行针灸时，因反射的作用，能减去与黑特带一致的内脏之疼痛，并能减去自觉的障碍。然而全身经穴之全部，是否均与黑特带一致，尚需进一步研究，不能遽认为真理。但就大部分而言，有多数相合，例如胃有疾患时，于腰部或胸背部自觉钝重或钝痛；子宫有疾患时，腰部上有疼痛之发现等。不论如何，皆相当于该疾患之主治经穴。以此理由，黑特带者，在各疾病上，于一定之皮肤发现其过敏带，所以能为诊断上之补助而应用。

二、经穴之分类

十四经为前人所定之名词，似未合于科学真理，但在未得科学确定其真相之前，吾人为便于分类记忆起见，并于治疗取穴上，如内脏病取四肢诸穴时，呼吸系病都从肺经取穴，消化系之胃病、大肠病各从其经取穴等，多少有若干帮助，故不妨采用原有之名称。如依宋代《铜人腧穴针灸图经》分部取穴，似较难于记忆，暂不采用。

兹归纳滑伯仁之十四经所定经名穴数，为简单之说明。

经络上之分列于胸腹一面，与上肢手掌一面、下肢内侧一面者，曰阴经；分列背侧头部一面，与上肢手背一面，及下肢外侧一面者，曰阳经；在胸腹之中央线者，曰任脉；背侧之中央线者，曰督脉。

阳经之行于手者有三经，统曰手三阳经，皆从手而至头；行于足者有三经，统曰足三阳经，皆从头而至足。

阴经之行于手者有三经，统曰手三阴经，皆从胸而至手；行于足者有三经，统曰足三阴经，皆从足而至胸。

任脉从会阴部，由腹上行，直至下唇。

督脉由尾闾部，循脊上行，直至上唇。

手三阴经，为手太阴肺经（计 11 穴）、手少阴心经（计 9 穴）、手厥阴心包络经（计 9 穴）。下文则统称肺经、心经、心包络经。

足三阴经，为足太阴脾经（计 21 穴）、足少阴肾经（计 27 穴）、足厥阴肝经（计 14 穴）。下文统称脾经、肾经、肝经。

手三阳经，为手太阳小肠经（计19穴）、手少阳三焦经（计23穴）、手阳明大肠经（计20穴）。下文统称小肠经、三焦经、大肠经。

足三阳经，为足太阳膀胱经（计67穴）、足少阳胆经（计44穴）、足阳明胃经（计45穴）。下文统称膀胱经、胆经、胃经。

任脉一经（计24穴）。

督脉一经（计28穴）。

三、人体各部之区别

人体各部，区分为头部、颈部、项部、躯干及四肢五部。

（一）头部

头部位于身体之最上部，复区别头盖及颜面二部。

1. 头盖部 毛发所生之处为头盖部，又名生发部，亦称头盖。

（1）前头 生发部之在前面者，一名前头部，即从前额际有一掌横径之部位。

（2）头顶 前部中央之最上部，称为颠顶，又称颅顶部。

（3）后头 为头之最后部，亦名后头部，即毛发所尽之上部，后头结节存着之所。

（4）左右耳上部 为头顶之两侧与耳轮之间。

（5）左右耳后部 为左右耳轮之后面。

2. 颜面部 从毛发所生之下方，而至颐下，以左右耳为境界，称为颜面部。

（1）前额 前头之下部，眉毛之上部，为颜面中最平滑之部分。

（2）眉间 左右眉毛之间，鼻根上部。

（3）左右颞颥 俗称太阳穴处，为眉毛之外侧与耳门前之间。

（4）左右颊部 为眼之下方，口鼻与耳之中间，头部肌肉最多最广之处。

（5）颐部 为颜面最下部之中央，下颚隆起之处。

（6）左右颚部 从下颚之隅角至上下颚关节之处。

（二）颈部及项部

颈部及项部为头颅与躯干连接之圆柱状部分，通常有前颈部、后颈部、左右侧颈部之区分。

1. 前颈部 从颐部至胸之上部之间。颈前又称为“喉。”突出头颈之中央部，名喉头结节。结节下之陷凹处，称为颈窝。

2. 后颈部 为后颈之下方，从左右耳后部到达背部之间之所，亦称为“项。”于后头结节之下方，稍稍陷凹之所曰项窝。

3. 左右侧颈部 前颈部与后颈部之谓，一名颈侧。侧颈部之下方，锁骨之上部稍稍陷凹处，称为锁骨上窝。

（三）躯干

躯干分为胸、腹、脊柱及骨盆四部。

1. 胸部 诸骨联合成为胸廓，有前面、后面、左右侧面之区分。前面称胸，后面称背，侧面称腰或腋下。

（1）胸廓前面

①胸骨部：在胸前面之中央，从颈窝之下，抵达腹部之狭长部分。

②锁骨下部：在胸骨部之左右上部，称为锁骨之下部，或称锁骨下窝。

③乳房部：在锁骨之下方，左右乳房之处。

（2）胸廓后面

①肩胛骨间：在背之中央，一称脊柱部，即左右肩胛骨之中间，其正中微成沟状，因有棘突而隆起。

②肩背：为左右肩之上部，肌肉最丰满之处。

③肩胛部：为左右肩胛骨部。

④肩胛下部：为左右肩胛骨下部。

（3）胸廓侧面 胸廓侧面为狭长之部。上方陷凹处生毛，称为腋窝，其毛称腋毛。

2. 腹部 腹部分为前面、后面。前面称为腹，后面称为腰。

（1）腹部前面

①上腹部：为腹前中央之上部。在其最上部为三角形之小窝，称为心窝。

②脐部：为腹之正中，存在脐之周围。脐部之陷凹处，称为脐窝。

③下腹部：为脐之下部。其下际称为阴部或耻骨部。阴部有毛之丰隆处，称为阴阜。

④左右季胁部：腹上部两侧。

⑤左右侧腹部：脐部两侧。

⑥左右肠骨部：下腹部之两侧。

⑦左右腹股沟部：为肠骨[①]部之下部，从腹部移行于大腿处。

（2）腹部后面

①腰椎部：为腰部之中央，腰椎骨存在之处。

②腰侧：从腰椎部之两侧至侧腹部之间。

③骶椎部：为腰椎部之下部，坚硬骨质之处。

④臀部：为骶椎部之两侧，肌肉丰满之处，又为下腹部与腰部下部之总称，名骨盆部。

（四）四肢

四肢位于躯干之上下，分为上肢与下肢二部。

1. 上肢　上肢复分为肱、前臂、手三部。

（1）肱　于胸廓之上部的肩胛部，与躯干连接部分之关节，称肩胛关节。其上面丰隆圆满之部，称肩头；下面陷凹之处称腋窝。肱又分内、外、前、后四面。

（2）前臂　肱之下部与前臂之上部为肘关节，称为肘，前面浅窝称为肘窝。前臂区分为前面、后面、内侧、外侧。拇指侧为外侧，小指侧为内侧。前臂前面之外侧，即拇指侧之下端，现桡骨动脉之明显搏动，为诊断上检查脉搏重要之所。

（3）手　为上肢之末端，与前臂相连者称腕关节。手掌手背之两面拇指侧为外缘，小指侧为内缘。复有拇指、示指（食指）、中指、环指（无名指，四指）、小指之名称。拇指计两节，其他之指皆三节。指节与掌骨联结之关节，称本节。靠本节之指节谓指之第一节，有爪甲之一节谓之第三节（拇指为第二节），中间一节为第二节。

2. 下肢　下肢分为大腿、下腿、足三部。

（1）大腿（或称上腿，或称腿）　连接于躯干之骨盆部。前面接于肌肉丰满之腹下部分之处，称为腹股沟部，外面称股侧，其上部骨之隆突处称肠骨，内面称股内。大腿后面之上部与臀部之间有半轮状细沟，称臀皱襞（或

---

① 肠骨：即髂骨。

臀横纹)。

(2)下腿(或称小腿,或称脚) 自膝关节与足跟之间谓之下腿。膝之前面为膝盖或称膝头,后面之陷凹称膝腘,其部之凹窝称膝腘窝。下腿之前面,皮下有长骨成隆起状称胫骨;后面肌肉丰满部称腓肠。下腿有内外两面。在外面之最下部,有骨突出之处称外踝;内面之下端,有骨隆突处称内踝。

(3)足 位于身体之最下部,为下肢之末端,有足背、足跖、内缘及外缘四部之分。足背为有趾甲之一面,足跖为足之里面,内缘为踇趾侧,外缘谓小趾侧。其他复有五趾,从踇趾侧起算,称第一趾(或踇趾)、第二趾(或次趾)、第三趾(或中趾)、第四趾(或小趾之次趾)、第五趾(或小趾)。

四、骨度法

骨度法,又名同身寸法,是针灸家以之测量人身长短而定穴位之法。此测量之标准,依人身部位而不同,与一般工业用具之各种计算尺不同,完全要随人之本体长短以定之。例如头部之正中线,规定自前发际至后发际为 12 寸,不论成人与小儿,皆依此规定去推算。其测量法:以无伸缩之麻绳(用定制之尺亦可)[①] 自前发际正中起,至后发际正中止,量得之长短,分为十二分,每分即为 1 寸,即以此寸测度其头部穴位。12 寸之规定,曰"骨度法。"以绳(或尺)量得之分寸,曰"同身寸。"换言之,成人头大,其寸长,小人头小,其寸短,必依其本人之长短去定寸,故曰同身寸。针灸家在临床应用上,定头部之穴,必依头部之规定寸法去推算;手足部之穴,必依手足部之规定寸法去定穴。今录人身部位之规定寸法如下。

1. 前发际至后发际,为一尺二寸之规定,作头盖部之直寸标准。

2. 两头维穴之距离,为九寸之规定,作头盖部之横寸标准[②]。

3. 两乳间之距离,为八寸之规定,作颈、胸、腹、肩背、腰部等之横开

① 可自制较裁尺分寸稍短之尺,以尺量前后发际所得之分寸,用十二除之,所得商数,作为头盖部直寸之一寸,去推算头盖部各穴之距离。其他手足胸背仿此推算。

② 头部横寸,可分正中一线、两侧三线。正中线:以两眉之中心直上为标准。第一侧线:以内眦角直上为标准。第二侧线:以正视,瞳孔直上为标准。第三侧线:以外眦角直上为标准。

寸标准[①]。

4. 天突至膻中，为六寸八分之规定，作胸前部直寸之标准[②]。

5. 歧骨（胸骨下端）至脐，为八寸之规定，作腹上部直寸之标准。

6. 从脐至曲骨（耻骨上边缘），为五寸之规定，作腹下部直寸之标准。

7. 腋窝横纹之前端至尺泽穴（肘窝横纹处），为九寸之规定，作肱前面直寸之标准。

8. 肩髃穴至曲池穴，为一尺之规定，作肱后面之直寸标准。

9. 尺泽穴（肘横纹处）至大陵穴（腕横纹处），为一尺之规定，作前臂前面之直寸标准。

10. 曲池穴（曲肘横纹端）至阳溪穴（腕横纹端外侧），为一尺之规定，作前臂后面之直寸标准。

11. 章门穴（十一肋骨下端）至环跳穴（股关节外侧），为九寸之规定，作侧腹部之直寸标准。

12. 三里穴（胫腓两骨间之上端）至解溪穴（足关节前面中央），为一尺一寸之规定，作下肢直寸之标准。

---

① 妇女乳头偏向外侧，以锁骨正中为标准。

② 胸部诸穴，以胸肋骨罅隙中央为标准；胸骨中央之穴，以两肋骨与胸骨接合处正中为标准。

第二章 各论（十四经穴）

第一节 肺经（左右各11穴）

一、中府

【别名】膺中俞、肺募。

【部位】胸壁前之外上部，第一肋骨之下。

【局部解剖】外层为胸大肌，有胸廓侧神经、肋间神经侧行支、腋窝动脉。

【主治症】喘息（喘逆）、支气管炎（咳嗽上气）、鼻茸（流稀涕）、四肢浮肿（肺风面肿）、扁桃腺炎（喉痹）、回归热（伤寒、肺胆寒热）、肺病（少气肩息、尸注）、心脏病（胸满）。

主治[①]：伤寒，肺急、胸满、喘逆、咳嗽、上气不得卧、肺风面肿、肩背痛、流稀涕、喉痹、少气、肩息、汗出。

【摘要[②]】此穴为肺之募穴，又手足太阴之会也。主泻胸中之热，及身体之烦热。《百症赋》：胸满更加噎塞，中府意舍所行。《千金翼方》：上气、咳逆短气、气满食不下，灸五十壮。

【取穴法】正坐或仰卧，自乳头外开二寸，向上按取三支肋骨与第四肋骨之间是穴位，与任脉之华盖穴平行，相去六寸。若自锁骨向下按，当第一肋骨与第二肋骨之间，去中行华盖穴六寸是穴点。妇女应照此法按取之。

【针灸法】针三分至七分深，灸三壮至七壮，坐卧皆可施治。

---

① 主治：为《中国针灸学讲义》中的腧穴主治描述，主要以中医病症名罗列，与《中国针灸学》按照西医病症名罗列不同，故录之，以对照鉴别。

② 摘要：《中国针灸学》缺，依据《中国针灸学讲义》补。

附注：主治条，新书病名病状并列者，为便于西医或中医学习，易于沟通起见。国内中医多西医少，政府虽在改进中医，一时尚未能彻底普及，故作此编写，对于中西医之病名病状，或稍可沟通。但新病名下所注中医名称，如本条之鼻茸，应注鼻痔或息肉，不应注流稀涕；四肢浮肿，应注浮肿、肤肿、水气肿，不应注肺风面肿；扁桃腺炎，应注乳蛾或喉蛾，不应注喉痹；以下如回归热、肺病、心脏病等，所注皆不能完全符合新病名，而本编所以如此者，是根据每穴的新旧主治去配合的。因为鼻茸有流稀涕症状，肺风面肿有四肢浮肿症状，扁桃腺炎有喉痛症状，中医治病多以症状作根据，不似西医有确定病名，如果单取中医一种症状，去配合西医病名，不能完全适合。所以只有根据每穴西医中医的主治去分配，如此，可以知道中医针中府穴所主治之流稀涕是鼻茸病之流稀涕，不是感冒之流稀涕，亦不是鼻窦炎的流稀涕；四肢浮肿是指中医所称之肺风面肿，不是指水肿；喉痹是指扁桃腺炎之喉头痛，不是指喉头炎之喉痛，或咽头炎之喉痛。以下诸病注释，皆同此意，不再赘述。如此，可知中医书各穴所记之主治，有一定所指，不会张冠李戴或无所适从。本编以后主治各条，亦一如本条立意，不再附释。

二、云门

【部位】在锁骨下部之外端，胸大肌之上缘与锁骨之间。

【局部解剖】胸大肌之外上部，有胸廓侧神经、肋间神经、胸肩峰动脉、颈静脉。

【主治症】咳嗽（咳逆）、扁桃腺炎（喉痹）、肩背神经痛（肩痛不举）、胸背痉挛（胸胁彻背痛）、心脏病（喘不得息）、肺病等。

主治：伤寒、喉痹、咳逆喘不得息、四肢热不已、胸胁烦满、肩痛不举、胸胁彻背痛。

【摘要】此穴主泻四肢之热。《千金翼方》：治瘿上气胸满，可灸百壮。

【取穴法】正坐或仰卧，按取中府穴，上行一寸部位，适当锁骨下窝外端之处，与中行璇玑相去六寸是穴位。

【针灸法】针三分至五分深（过深则令人气短促），灸三至七壮，正坐或仰卧以上臂举平而后施治。

三、天府

【部位】在肱内侧之上方约1/3部，当内侧肱二头肌沟处。

【局部解剖】三角肌内缘，有肱二头肌、腋窝动静脉，为臂外侧皮神经、正中神经之分布区。

【主治症】脑充血（中风）、肺出血（肝肺相搏口鼻出血）、衄血（口鼻衄血）、呕吐（中恶）、风湿病（暴痹）。

主治：中风中恶、口鼻衄血、暴痹、寒热咳疟、目眩善忘、喘息不得卧、瘿气。

【摘要】《百症赋》：天府合谷，鼻中衄血宜追。《千金翼方》：治身重嗜卧不自觉，灸五十壮，针三分补之。《素问·至真要大论》：天府绝，死不治。绝者腋窝动脉不搏动也。

【取穴法】以手下垂，靠着胸侧，手掌向前，当腋窝横纹之前端起，向尺泽穴点下行三寸是穴位。

【针灸法】以手平举，针三至五分。此穴《甲乙经》禁灸，云灸之令人气逆，但《千金翼方》主灸治。可见禁针、禁灸各书无定，良以其本人之经过中或传闻中，因用针用灸，发生不良反应，遂相戒禁针或禁灸。吾人应根据解剖，如为重要神经，或重要动脉，或重要器官，则禁针灸之。

四、侠白

【别名】夹白。

【部位】在肱前内侧之中央部，肱二头肌与肱前肌沟之处。

【局部解剖】有肱二头肌，为后臂皮神经、正中神经之分布区，有肱动脉、头静脉。

【主治症】心脏疾患（心痛短气），尤以神经性心悸亢进症及肋间神经痛有效。

主治：心痛短气、呕逆烦满。

【摘要】与内关合针，能开胸满。

【取穴法】从尺泽穴直上行五寸，重按有动脉处是穴位。《寿世保元》取法：以乳头点墨，两手直伸夹之，染墨处是穴位。

【针灸法】以手平举，针三至五分，灸三至七壮。

五、尺泽

【别名】鬼受、鬼堂。

【部位】在内肘部之前方，当肱二头肌腱之外缘，肱桡骨肌起始部之内缘，肘窝横纹中央。

【局部解剖】有肱二头肌腱，为后臂皮神经及桡骨神经、正中神经之分布区，有桡骨动静脉、头静脉。

【主治症】肩胛神经痛（风痹）、半身不遂（中风）、小儿搐搦（振寒瘛疭）、喘息（肺胀息贲）、肺结核（咳嗽）、咯血（吐血）、支气管炎（咳逆上气）、胸膜炎（胸胁支满）、尿意频数（溺数）。

主治：汗出中风、寒热咳疟、喉痹鼓颔、呕吐上气、心烦身痛、口干喘满、咳嗽吐浊、心痛气短、肺胀息贲、心疼腹痛、风痹肘挛、四肢肿痛不举、溺数遗矢、面白善嚏、悲愁不乐。

【摘要】《千金翼方》：邪病四肢重痛诸杂候，尺泽主治。《席弘赋》：五般肘痛寻尺泽。《杂病穴法歌》：吐血尺泽功无比。《玉龙歌》：筋急不开手难伸，尺泽从来要认真。又：两肘拘挛筋骨连，艰难动作欠安然，只将曲池针泻动，尺泽兼行是圣传。

【取穴法】手臂斜伸，手掌向上，前膊略向上使肘少屈，从肘窝横纹之中央二筋之间，稍偏桡侧，即二头肌腱之侧，膊桡骨肌之内缘。

【针灸法】针三至五分深，灸三至七壮（《医宗金鉴》禁灸）。

六、孔最

【部位】在掌侧前臂之上，约前臂 1/3 部，当回旋圆肌之停止部。

【局部解剖】肱桡骨肌内缘，拇长屈肌外缘，正中神经之分支，为桡骨神经与后臂皮神经之分布区，有桡骨动脉、头静脉。

【主治症】前臂肌炎（臂厥热痛）、手指关节炎（手指不能屈伸）、肘关节炎（肘臂痛屈伸难）、有发汗作用（热病汗不出）、咳嗽嘶哑失声（吐血失音）、咽喉痛（咽痛）。

主治：伤寒发热汗不出、咳逆、肘臂痛屈伸难、吐血失音、头疼咽痛。

【摘要】热病汗不出，灸三壮即汗出。

【取穴法】手臂前伸，手掌向上，从尺泽穴直对鱼际穴，下行三寸是穴位。

【针灸法】针三分至七分深，灸三至七壮。

七、列缺

【别名】童玄、腕劳。

【部位】在前臂桡侧之下端，桡骨茎状突起之直上。

【局部解剖】有内桡骨肌，拇长屈肌之外缘，有后臂皮神经及桡骨神经之分布，有桡骨动脉、头静脉。

【主治症】三叉神经痛（偏正头痛）、颜面神经痉挛及麻痹（口噤不开、口眼歪斜）、桡骨部肌炎（手肘痛）、半身不遂（偏风）、阴茎痛溺血（阴中疼痛、溺血精出）。

主治：偏风口眼歪斜、手肘痛无力、半身不遂、口噤不开、咳疟寒热、烦躁、咳嗽、喉痹、呕沫、纵唇、健忘、惊痫、善笑、妄言妄见、面目四肢疼肿、小便热痛、实则肩背暴肿汗出、虚则肩背寒栗、少气不足以息。

【摘要】此穴为手太阴之络，别走阳明。《千金翼方》：治男子阴中疼痛，尿血精出，灸五十壮。《玉龙歌》：寒痰咳嗽更兼风，列缺二穴最堪攻，先把太渊一穴泻，加多艾火即收功。《席弘赋》：气刺两乳求太渊，未应之时泻列缺。又：列缺头痛及偏正，重泻太渊无不应。《四总穴》：头项寻列缺。《马丹阳十二诀》：养疗偏头患，遍身风痹麻，痰涎频壅上，口噤不开牙。

【取穴法】以两手之拇指、食指张开，两虎口接合成交叉形，右手食指押在左手之桡骨茎状突起之上部，食指尖到达之处，约去腕关节一寸五分，是穴位。以手侧置，穴位向上，以拇指爪甲在茎状突起之直上探取筋骨陷中，按定下针。

【针灸法】针入二至三分，针尖略向肘部微斜进去，灸三至五壮。

八、经渠

【部位】在桡骨茎状突起之内侧，腕横纹之上一寸处。

【局部解剖】内桡骨肌腱之外缘，有旋前方肌，为后臂皮神经与桡骨神经之分布区，有桡骨动脉、头静脉。

【主治症】扁桃腺炎（喉痹）、喘息（喘逆）、食管痉挛（心痛呕吐）、呕吐、呃逆、欠伸、桡骨神经痛等，小儿急性支气管炎有特效。

主治：伤寒热病汗不出、心痛呕吐、咳疟寒热、胸背拘急、胸满胀、喉痹、咳逆上气、掌中热。

【摘要】《百症赋》：热病汗不出，大都更接于经渠。

【取穴法】手侧伸，拇指与掌心侧向上，从腕部横纹端上行一寸部位，当三指按脉时，中指所着处是穴位。

【针灸法】针直下二三分，禁灸。

九、太渊

【别名】太泉、鬼心。

【部位】在掌侧桡骨之桡侧，舟状骨结节之外上部。

【局部解剖】旋前方肌之下缘，有后臂皮神经与桡骨神经分布，有桡骨动脉、头静脉。

【主治症】前臂神经痛（臂内廉痛）、肋间神经痛（肩膺胸满痛）、结膜炎（目痛生翳赤筋）、角膜炎（目中白翳）、肺及支气管出血（喘咳、吐血）、咳嗽（咳逆）、肺脏肥大（胸中满喘）。

主治：乍寒乍热、烦躁狂言、胸痹气逆、肺胀喘息、呕哕噫气、咳嗽咯血、咽干心痛、目痛生翳赤筋、口噼、缺盆痛、肩背痛引臂、溺色变、遗矢、烦闷不得眠。

【摘要】《席弘赋》：气刺两乳求太渊，未应之时泻列缺。又：列缺头痛及偏正，重泻太渊无不应。又：五般肘痛寻尺泽，太渊针后却收功。《玉龙歌》：寒痰咳嗽更兼风，列缺二穴最堪攻，先把太渊一穴泻，加多艾火即收功。《神应经》：治牙疼及手腕无力疼痛，可灸七壮。

【取穴法】腕之拇指侧横纹头，按其陷凹中有脉搏动处是穴位，适当经渠穴之直下部位。

【针灸法】针二至三分深，灸三壮。

十、鱼际

【部位】在第一掌骨后部之掌侧，当短外转拇肌之停止部。

【局部解剖】有桡骨神经之分布与桡骨动脉。

【主治症】头痛、眩晕、神经性心悸亢进症、癔病（心痹悲恐）、书痉、胃出血（吐血）、舌上黄色（舌上黄）、咽喉炎（喉痛咽干）、乳腺炎

（乳痈）。

主治：酒病身热恶风、寒热舌上黄、头痛、咳吐血、伤寒汗不出、痹走胸背痛不得息、目眩烦心、少气寒栗、喉嗓咽干、咳引尻痛、吐血、心痹悲痛、腹痛食不下、乳癖。

【摘要】《百症赋》：喉痛兮，液门鱼际去疗。一传汗不出者，针太渊经渠通里，便得淋漓，更兼二间三间，便得汗至遍身。一传齿痛不能饮食，左患灸右，右患灸左。

【取穴法】第一掌骨与舟状骨关节之内侧前方，即第一掌骨后端略前之掌侧赤白肉际是穴位。

【针灸法】针三至五分深，灸三至五壮。

十一、少商

【别名】鬼信。

【部位】在拇指桡侧，去爪甲角一分许。

【局部解剖】拇长屈肌附着部之外缘，有桡骨神经、桡骨动脉之终支。

【主治症】脑充血（中风）、耳下腺炎（腮颔肿大）、扁桃腺炎（乳蛾）、食管狭窄（呕吐饮食不下）、黄疸、呃逆（善哕）、小儿疳（腹胀膨膨然）、舌下软瘤（重舌）、唇焦（口干引饮）、手指痉挛（手挛指痛）、小儿慢性肠炎与乳蛾有效。

主治：颔肿、喉痹、乳蛾、咽肿喉闭、咳逆、咳疟、烦心呕吐、腹胀肠鸣、寒栗鼓颔、手挛指痛、掌中热、口干引饮、食不下。

【摘要】此穴微刺出血，能泄诸脏之热。《乾坤生意》：凡初中风卒暴昏沉，痰涎壅盛，不省人事，牙关紧闭，药水不下，急以三棱针刺此穴与诸井穴，使气血流行，乃起死回生急救之妙穴。《百症赋》：少商曲泽，血虚口渴同施。《天星秘诀》：指痛挛急少商好。《资生》：咽中肿塞，水粒不下，针之立愈。《肘后歌》：刚柔二痉最乖张，口噤眼合面红妆，热血流入心肺腑，须要针刺少商。《胜玉歌》：颔肿喉痹少商前。《杂病穴法歌》：小儿惊风刺少商，人中涌泉泻莫深。

【取穴法】取拇指内侧爪甲角一分许为穴位。

【针灸法】针一分，针尖略向上方。禁灸。

凡中风暴起，或咽喉急性肿胀，以三棱针刺入半分，立即去针使之出血，有消炎、退热、收缩脑部血管之效用。其他四指放血法皆如此，不复赘。

附：肺经穴分寸歌

太阴中府三肋间，上行云门寸六许，云在璇玑旁六寸，天府腋三动脉求，侠白肘上五寸主，尺泽肘中约纹是，孔最腕侧七寸拟，列缺腕上一寸半，经渠寸口陷中取，太渊掌后横纹头，鱼际节后散脉里，少商大指内侧端，鼻衄喉痹刺可已。

第二节　大肠经（左右各 20 穴）

一、商阳

【别名】绝阳。

【部位】在示指（食指）之拇指侧，爪甲根部。

【局部解剖】固有示指伸肌与屈肌，有桡骨神经之手背支分布，有指骨动脉。

【主治症】脑充血（中风）、面疔（额肿）、齿痛（下齿痛）、颊颌炎（颐肿）、扁桃腺炎（喉痹不能言）、桡骨神经痛及麻痹（肩背肢臂肿痛）、听觉脱失（耳鸣聋）、间歇热（痎疟）、青光眼（青盲）、喉头炎（喉中闭塞）。

主治：伤寒热病汗不出、耳鸣耳聋、咳疟、胸中气满、喘咳口干、颐肿齿痛、目盲恶寒、肩背肢臂肿痛、急行缺盆中痛。

【摘要】《乾坤生意》：治中风猝倒，暴卒昏沉，痰盛不省人事，牙关紧闭，药水不下，急以三棱针出血之。《百症赋》：寒疟兮，商阳太溪验。

【取穴法】取食指之拇侧爪甲角一分，当赤白肉际是穴位。

【针灸法】针一分，针尖略斜向上方，禁灸。出血法如少商。

二、二间

【别名】间谷、周谷。

【部位】在示指第一节后部之拇指侧，背侧骨间肌停止部之处。

【局部解剖】有桡骨神经手背支与指背动脉。

【主治症】喉头炎（喉痹如梗）、扁桃腺炎、齿痛（牙疼）、衄血（鼻衄多血）、肩背与肱部之神经痛（肩背臑痛）。

主治：颔肿喉痹、肩背臑痛、衄衄、齿痛舌黄口干、口眼歪斜、饮食不思、振寒、伤寒水结。

【摘要】《席弘赋》：牙疼头痛并咽痹，二间阳溪疾怎逃。《百症赋》：寒栗恶寒，二间疏通阴郄谙。《天星秘诀》：牙疼头痛兼喉痹，先刺二间后三里。《玉龙歌》：牙疼阵阵苦相煎，穴在二间要得传。

【取穴法】手指蜷屈，当食指本节之前陷中，赤白肉际取之。

【针灸法】针入二三分，灸三壮。

三、三间

【别名】少谷。

【部位】在第二掌骨拇指侧方之前端，固有示指肌之外缘。

【局部解剖】有桡骨神经手背支与指背动脉。

【主治症】肩背神经痛（肩背浮风劳）、肱神经痛、齿痛（下齿龋痛）、扁桃腺炎、呼吸困难（喉痹咽痛）、肠雷鸣下利（肠鸣洞泄）、眼睑痒痛（目眦急痛）。

主治：衄衄、热病、喉痹咽塞、气喘多吐、唇焦口干、下齿龈痛、目眦急痛、吐舌捩颈、嗜卧、腹满肠鸣洞泄、寒热疟、急食不通、伤寒气热、身寒善惊。

【摘要】《席弘赋》：更有三间肾俞妙，善治肩背浮风劳。《百症赋》：目中漠漠，即寻攒竹三间。《捷经》：治身热气喘、口干目急。

【取穴法】食指之拇指侧，本节之后陷中，握拳取之。

【针灸法】针三至七分深，灸三至五壮。治五指疼痛时，针入一寸五分，名透掌心针法。

四、合谷

【别名】虎口。

【部位】在第一、第二掌骨接合部之上端。

【局部解剖】有背侧骨间肌腱、拇长伸肌腱、骨间肌，有桡骨神经、桡骨动脉。

【主治症】反射性的头痛（头疼）、耳聋、耳鸣、衄血、鼻茸（鼻痔）、齿痛、扁桃腺炎、角膜白翳（目翳）、视力缺乏（目痛瞑）、肩胛神经痛（手连肩背痛）。

主治：伤寒大渴、脉浮在表、发热、恶寒、头痛脊强、风疹寒热、咳疟、热病汗不出、偏正头痛、面肿、目翳、唇吻不收、喑不能言、口噤不开、腰脊引痛痿躄、小儿乳蛾、一切齿痛。

【摘要】《千金翼方》：产后脉绝不还，针合谷三分，急补之。《神应经》：鼻衄、目痛不明、牙疼、喉痹、疥疮，可灸三壮至七壮。《拦江赋》：伤寒无汗，泻合谷，补复溜。若汗多不止，补合谷，泻复溜。《席弘赋》：手连肩脊痛难忍，合谷太冲随手取。又：曲池两手不如意，合谷下针宜仔细。又：睛明治眼未效时，合谷光明安可缺。又：冷嗽先宜补合谷，又：须针泻三阴交。《百症赋》：天府合谷，鼻中衄血宜追。《天星秘诀》：寒疟面肿及肠鸣，先取合谷后内庭。《四总穴》：面口合谷收。《马丹阳天星十二诀》：头疼并面肿，疟病热还寒，齿龋及衄血，口噤不开言。《肘后歌》：口噤眼合药不下，合谷一针效甚奇。又：伤寒不汗合谷泻。《胜玉歌》两手酸重难执物，曲池合谷共肩髃。《杂病穴法歌》：头面耳目口鼻病，曲池合谷为之主。又：赤眼迎香出血奇，临泣太冲合谷侣。又：耳聋临泣与金门，合谷针后听人语。又：鼻塞鼻痔及鼻渊，合谷太冲随手取。又：舌上生苔合谷当。又：牙风面肿颊车神，合谷临泣泻不数。又：手指连肩相引疼，合谷太冲能救苦。又：痢疾合谷三里宜。又：妇人通经泻合谷。

【取穴法】以手平伸，拇食二指伸张，视其歧骨前（即第一、二掌骨）现微凹窝是穴位。

【针灸法】针三分至七分深，灸三壮至七壮。按本穴针之可以治妇女经闭；凡孕妇忌针灸，针之有坠胎之虞，其理尚未明。

五、阳溪

【别名】中魁。

【部位】在腕关节之桡骨侧，当伸拇长短肌腱间之陷凹中。

【局部解剖】有伸拇长肌、伸拇短肌、桡骨神经、桡骨动脉之分支。

【主治症】头痛（厥逆头痛）、耳鸣、耳聋、扁桃腺炎、齿痛、半身不遂、癔病（狂言笑）、小儿疳等。

主治：热病狂言、傻笑、烦心掌中热、目赤翳烂、厥逆头痛、胸满不得息、寒热咳疟呕沫、喉痹、耳鸣、齿痛惊掣、肘臂不举、痂疥。

【摘要】《席弘赋》：牙疼头痛兼喉痹，二间阳溪疾怎逃。《百症赋》：肩髃阳溪，消瘾风之热极。

【取穴法】以手掌侧置，拇食二指伸直，拇指向上翘起，当歧骨（即第一、第二掌骨）之后方，现深凹处是穴位，即舟状骨与桡骨端之间。

【针灸法】针三四分深，灸三、五壮。

六、偏历

【部位】在桡侧前臂下约 1/3 处，约离腕横纹三寸部位。

【局部解剖】为桡骨神经之后支与外臂皮神经之分布区，有桡骨动脉之分支与头静脉。

【主治症】反射性的衄血（鼻鼽衄）、耳鸣、耳聋、齿痛、癫痫（癫疾多言）、肩膊以下后腕部之神经痛与麻痹或痉挛皆有效。

主治：咳疟寒热、癫疾多言、目视𥆨𥆨、耳鸣、喉痹、口渴咽干、鼻衄、齿痛、汗不出。

【摘要】此穴为手阳明之络别走太阴。《标幽赋》：利小便，治大人水蛊，针偏历。

【取穴法】以手肘屈置，自阳溪穴与曲池穴对直，上行三寸，当桡骨之外面，稍稍陷凹之处是穴位。

【针灸法】针三四分深，灸三至七壮。

七、温溜

【别名】逆注、蛇头、池头。

【部位】桡侧前臂之中央部，即桡腕关节之上方五寸之处。

【局部解剖】有臂桡骨肌、长外桡骨肌，有桡骨神经与后臂皮神经分布，有桡骨动脉。

【主治症】舌炎、舌肥大（口舌肿痛）、卡他性口内炎（口齿痛）、痈疔等之肿胀有效。

主治：伤寒寒热头痛、喜笑狂言、哕逆吐沫、噎膈气闭、口舌肿痛喉痹、四肢肿、肠鸣腹痛、肩不得举、肘腕酸痛。

【摘要】《百症赋》：伤寒项强，温溜期门而主之。

【取穴法】以肘屈置，从阳溪穴与曲池穴之中间，当骨之凹陷处，试以手指握拳，前膊部用力，即有肌肉（即短桡腕伸肌）隆起如蛇头之形，其下端即是穴位。

【针灸法】针三、五分深，灸三至七壮。

八、下廉

【部位】在桡侧前臂中央部之上一寸。

【局部解剖】有臂桡骨肌、长外桡骨肌，有桡骨神经、后臂皮神经、桡骨动脉。

【主治症】支气管炎（气喘涎出）、胸膜炎、肺结核（痨瘵）、喘息、乳腺炎（乳痈）、下腹部之疼挛（腹痛不可忍）、尿黄色（溺黄）、便血（小便血）、肠雷鸣（飧泄）。

主治：劳瘵狂言、头风痹痛、飧泄小腹满、小便血、小肠气面无颜色、痃癖腹痛不可忍、食不化、气喘涎出、乳痈。

【摘要】此穴与巨虚、三里、气冲、上廉主泻胃中之热。

【取穴法】温溜之上一寸，分肉之间取之，即指总伸肌与短桡腕伸肌之间。

【针灸法】针三至五分深，灸三至七壮。

九、上廉

【部位】在前臂桡侧之上，约 1/3 处。

【局部解剖】与下廉穴同。

【主治症】半身不遂、喘息、肠雷鸣（肠鸣）、桡骨神经痛。

主治：脑风头痛、咽痛喘息、半身不遂、肠鸣、小便涩、大肠气滞、手足不仁。

【摘要】此穴主泻胃中之热，与气街、三里、巨虚、下廉同。

【取穴法】屈肘侧置，阳溪穴上七寸、曲池穴下三寸之所取之。

【针灸法】针五至八分深，灸三至七壮。

十、三里

【别名】手三里、鬼邪。

【部位】在前臂桡侧之上约 1/4 处，当曲池穴之下方二寸所在。

【局部解剖】同上廉穴。

【主治症】脑充血（中风）、齿痛、耳下腺炎（颊肿）、瘰痈、肘臂神经麻痹（手痹不仁）、半身不遂（手足不遂）、颜面神经麻痹（口噼）、乳痈等。

主治：中风口噼、手足不遂、五劳虚乏羸瘦、霍乱遗矢失音、齿痛颊肿、瘰疬、手痹不仁、肘挛不伸。

【摘要】《席弘赋》：腰背痛连脐不休，手中三里使须求。又：手足上下针三里，食癖气坏凭此取。《百症赋》：两臂顽麻，少海就傍于三里。《通玄赋》：肩背痛治三里宜。《胜玉歌》：臂痛背疼针三里。《杂病穴法歌》：头风目眩项捩强，中脉金门手三里。又：手三里治肩连脐。又：手三里治舌风舞。

【取穴法】屈肘侧置，从阳溪穴上八寸、曲池穴下二寸，起肉之中取之，即长桡腕伸肌与短桡腕伸肌之间。

【针灸法】针五至七分深，灸三至七壮。

十一、曲池

【别名】鬼臣、阳泽。

【部位】在外肘部之中央，即肱骨外上髁，与桡骨小头之关节间，当肘窝横纹之端。

【局部解剖】有臂桡骨肌、后臂皮神经与桡骨神经之分支，有回返桡骨动脉。

【主治症】肱神经痛（臂痛背疼）、臂肘神经痛（手肘臂膊疼细无力）、肩胛神经痛（肩肘中痛难屈伸）、半身不遂、脑充血（中风）、扁桃腺炎（喉闭）、胸膜炎（发热胸中烦满）等。

主治：伤寒振寒、余热不尽、胸中烦满热渴、目眩耳痛、喉痹不能言、瘛疭癫疾、绕踝风、手臂红肿。

【摘要】善治肘中痛、偏风半身不遂、风邪泪出、臂膊痛、筋缓无力、屈伸不便、皮肤干燥痂疥、妇人经水不行。《神应经》：治手肘臂膊疼细无力，半身不遂，发热胸前烦满，灸十四壮。《玉龙歌》：偏补曲池泻人中。《百症赋》：半身不遂，阳陵远达于曲池。又发热仗少冲曲池之津。《标幽赋》：曲池肩井，甄权针臂痛而复射。《席弘赋》：曲池两手不如意，合谷下针宜仔细。秦丞祖：主大人小儿遍身痂疥风疹，灸之。《马丹阳十二诀》：善治肘中痛，偏风手不收，挽弓开不得，筋缓莫梳头，喉闭促欲死，发热更无休，遍身风癣癞，针着即时疗。《肘后歌》：鹤膝肿劳难移步，尺泽能舒筋骨疼，更有一穴曲池妙。又：腰背若患挛急风，曲池一寸五分攻。《胜玉歌》：两手酸重难执物，曲池合谷共肩髃。《杂病穴法歌》头面耳目口鼻病，曲池合谷为之主。

【取穴法】两臂屈肘作拱手式，在肘窝横纹端近肘关节部取穴位。

【针灸法】针八分至一寸半深，灸三至七壮。

十二、肘髎

【别名】肘窌（《甲乙经》）、肘尖。

【部位】在前肱之下端，肱三头肌之外缘。

【局部解剖】有肱三头肌，为后臂皮神经与中臂皮神经分布之区，有深在肱动脉与头静脉。

【主治症】肱神经痛（臂痛不可屈伸）、肩臂部之关节风湿病（肘节风痹）、肩胛部及臂肘部之麻痹（手臂痛麻木不仁）。

主治：肘节风痹臂痛不举、麻木不仁、嗜卧。

【摘要】手臂痛麻木。

【取穴法】屈肘，从曲池穴向外斜上约一寸，当肘关节上侧之处是穴位。

【针灸法】五至八分深，灸三至七壮。

十三、五里

【别名】尺之五里、大禁。

【部位】前肱 1/3 弱之所在，当肱三头肌之外缘。

【局部解剖】同肘髎穴。

【主治症】肺炎（胀满气逆寒热）、咳嗽（吐血咳嗽）、风湿病（肘臂疼痛难动）、腺病（瘰疬）、前膊神经痛、四肢之运动麻痹（风劳）、嗜卧、恐惧症（惊恐）。

主治：风劳惊恐、吐血咳嗽嗜卧、肘臂疼痛难动、胀满气逆、寒热、瘰疬、目见𥆧𥆧、痃癖。

【摘要】《百症赋》：五里臂臑，生瘾疮而能治。

【取穴法】屈肘侧置，从曲池与肩髃成直线，由曲池直上三寸是穴位。

【针灸法】禁针，灸七壮至十五壮。

十四、臂臑

【别名】头冲、颈冲。

【部位】前肱之上，约 1/3 部，为三角肌之停止处。

【局部解剖】有三角肌，为后臂皮神经及腋窝神经分布之所，有后旋肱动脉。

【主治症】肱神经痛（臂痛无力）、颅顶部诸肌之痉挛（颈项拘急）、瘰疬、言语不能。

主治：臂痛无力、寒热、瘰疬、颈项拘急。

【摘要】《百症赋》：五里臂臑，生疬疮而能治。《千金翼方》：治瘿气灸随年壮。

【取穴法】屈肘侧置，从曲池直上七寸直对肩髃穴，当三角肌停止部取之。

【针灸法】针三至五分，不宜深针，灸七壮。

十五、肩髃

【别名】中肩井、偏肩、扁骨、肩尖、髃骨。

【部位】在前肱之上端，三角肌上缘之中央。

【局部解剖】有三角肌，为腋窝神经与锁骨上神经肩胛上神经之分布所在，有前回旋肱动脉、头静脉。

【主治症】半身不遂（中风、偏风）、头部及肩胛部诸肌之痉挛（手臂挛痹、不能仰头）、肱神经痛（肩臂筋骨酸痛）、肩胛关节炎（肩端红肿痛）、三角肌风湿病等。

主治：中风偏风、半身不遂、肩臂筋骨酸痛、不能仰头、伤寒作热不已、劳气泄精憔悴、四肢热、诸瘿气、瘰疬。

【摘要】此穴主泻四肢之热。《千金翼方》：灸瘿气须十七八壮。《玉龙歌》：肩端红肿痛难当，寒湿相争气血狂，若向肩髃明补泻，管君多灸自安康。《天星秘诀》：手臂挛痹取肩髃。《百症赋》：肩髃阳溪，消瘾风之热极。甄权：唐臣狄饮患风痹，手不得伸，甄权针此穴立愈。《胜玉歌》：两手酸重难执物，曲池合谷共肩髃。

【取穴法】以手臂平举，于肩端之上髆骨大结节与锁骨外端之关节间空陷中央取之。

【针灸法】针六分至一寸半深，灸七壮至四十九壮。

十六、巨骨

【部位】在肩胛上部，当锁骨外端与肩关节之间。

【局部解剖】有三角肌，有腋窝神经与肩胛上神经之分布，有横肩胛动脉。

【主治症】齿痛、肱部麻痹（肩背痹不举）或肘不能屈伸（臂痛不得屈）。

主治：惊痫、吐血、胸中有瘀血、臂痛不得屈伸。

【摘要】一说此穴不宜针灸。

【取穴法】从锁骨外端之下与肩关节之间陷中取之。

【针灸法】针四分至七分，灸七壮至十五壮。

十七、天鼎

【别名】天顶。

【部位】在锁骨上窝之上部中央，当胸锁乳突肌之后缘。

【局部解剖】有胸锁乳突肌，肌下有迷走神经干，下行于胸腔，有颈下皮神经与锁骨上神经，有肩胛横动脉。

【主治症】扁桃腺炎（喉痹）、咽喉炎（咽痛不得息）、舌骨肌麻痹（失音嗫嚅）、咽下困难（食欲不下）。

主治：喉痹咽肿、不得食、暴喑气哽。

【摘要】《百症赋》：天鼎间使，失音嗫嚅而休迟。

【取穴法】正坐，按取喉结中央，向颈侧移动约一寸五分，有颈动脉跳动之处为人迎穴，依此为据点，再向侧方移至胸锁乳突肌，由人迎至此一寸五分为扶突穴，再下一寸，即是天鼎穴位。与缺盆穴直对，与气舍穴相隔一肌。

【针灸法】针三至五分，灸五壮。

十八、扶突

【别名】水穴。

【部位】在侧颈部之前上部，胸锁乳突肌中。

【局部解剖】与天鼎穴同。

【主治症】咳嗽、喘息（上气喘息）、唾液分泌过多（多唾）、胸锁乳突肌麻痹、急性舌骨肌麻痹（暴喑气梗）。

主治：咳嗽多唾、上气喘息、喉中如水鸡声、暴喑气哽。

【取法】从天鼎穴量上一寸。

【取穴法】参阅上条，由天鼎穴上行一寸取之。

【针灸法】针三至五分，灸三至五壮。

十九、禾髎

【别名】禾帘、顺、长频、长髎。

【部位】在上颚骨犬齿窝部。

【局部解剖】有方形上唇举肌及鼻翼下掣肌，有三叉神经第二支、下眼窝神经之分支，有上唇动脉与颜面动脉。

【主治症】急性鼻卡他（清涕出不可止）、鼻腔闭塞（鼻室）、嗅能减退、衄血（鼽衄）、鼻茸（鼻疮息肉）、咬肌痉挛（口不可开）、耳下腺炎等。

主治：尸厥、口不可开、鼻疮息肉、鼻塞鼽衄。

【摘要】《灵光赋》：两鼽鼻衄针禾髎。《杂病穴法歌》：衄血上星与禾髎。

【取穴法】鼻翼与上唇之间，水沟穴旁五分取穴位。

【针灸法】针三分，禁灸。

二十、迎香

【别名】冲阳。

【部位】在鼻翼根之外端，鼻唇沟之上部。

【局部解剖】有鼻翼上唇举肌、鼻翼下掣肌，有三叉神经与下眼窝神经、颜面神经等分布，有下眼窝动脉及颜面静脉。

【主治症】急性鼻卡他（多涕）、鼻腔闭塞（鼻室），嗅能减退（不闻香臭）、衄血（鼽衄）、鼻茸（息肉）、鼻疮（有痈）、颜面神经麻痹（偏风㖞斜）、颜面组织炎（风动面痒）、喘息（喘息不利）。

主治：鼻塞不闻香臭息肉、多涕有疮、鼽衄喘息不利、偏风歪斜、浮肿、风动面痒（状如虫行）。

【摘要】《玉龙歌》：不闻香臭从何治，迎香二穴可堪攻。《席弘赋》：耳聋气闭听会针，迎香穴泻功如神。

【取穴法】患者正视，从睛明穴直下，鼻孔之两旁五分取之。

【针灸法】针三分，禁灸。

附：大肠经穴分寸歌

商阳食指内侧边。二间寻来本节前。三间节后陷中取。合谷虎口歧骨间。
阳溪腕上筋间是。偏历交叉中指端。温溜腕后去五寸。池前四寸下廉看。
池前三寸上廉中。池前二寸三里逢。曲池曲肘纹头尽。肘髎大骨外廉近。
大筋中央寻五里。肘上三寸行向里。臂臑肘上七寸量。肩髃肩端举臂取。
巨骨肩尖端上行。天鼎扶下一寸真。扶突人迎后寸五。禾髎水沟旁五分。
迎香禾髎上一寸。大肠经穴是分明。

第三节　胃经（左右各45穴）

一、承泣

【别名】面窌、鼷穴。

【部位】在下眼窝部之中央，眼轮匝肌中。

【局部解剖】有眼轮匝肌，有颜面神经与三叉神经之分布，有下眼窝动脉。

【主治症】角膜炎（目不明）、泪液过多（泪出）、近视（远视䀮䀮）、夜盲（昏夜无见）、眼睑及眼角诸肌之痉挛（目瞤动与歪僻口不能言）。

【取穴法】正视，从瞳孔直下，当下眼睑半月缘正中靠骨边取穴位。

【针灸法】医书皆言禁针灸，针之则目珠乌色。近十年来试针之，其效甚佳，与睛明同。宜用30号微针，深入三四分，留捻半分钟。灸则未试。

二、四白

【部位】在下眼窝缘之下际，下眼窝孔部。

【局部解剖】有方形上唇举肌，有颜面神经与三叉神经之分布，有下眼窝动脉。

【主治症】眼球神经痛（目痛）、眼瘙痒（眼弦痒）、白膜翳（目赤生翳）、头痛、眩晕（目眩）、蓄脓、颜面神经痉挛（口眼歪斜）、不能言语（不能言）。

主治：头痛目眩、目赤生翳、瞤动、流泪、眼眩痒、口眼歪僻不能言。

【取穴法】正视，从瞳孔直下一寸，当下眼窝孔部取之。

【针灸法】针四五分，过深则眼球成青黄色。其理尚未明。灸以五壮为最多。

三、巨髎

【别名】巨窌。

【部位】在鼻孔之外方约一横指之处，当第一小臼齿齿龈部。

【局部解剖】有鼻翼上唇举肌，神经血管与上穴同。

【主治症】颜面神经痛及麻痹（唇肿痛及瘛疭）、角膜炎（目障）、白膜翳（白膜覆瞳子）、眼球青色（目中淫肤）、青光眼（青盲无所见）、近视（远视䀮䀮）、三叉神经痛（面风）。

主治：瘛疭、唇颊肿痛、口歪、目障青盲无见、远视䀮䀮、面风臂肿、脚气膝胫肿痛。

【摘要】《百症赋》：胸膈停留瘀血，肾俞巨髎宜针。

【取穴法】正视，从鼻孔旁八分处，与瞳子成直线之所是穴位。

【针灸法】针三四分，灸五壮。

四、地仓

【别名】会维，胃维。

【部位】在口角之外方，口轮匝肌中。

【局部解剖】有口轮匝肌，有颜面神经与三叉神经，有颈外动脉之分支。

【主治症】颜面神经痛、颜面神经麻痹（口眼歪斜）、口裂诸肌痉挛（牙关不开）、不能远视（远视䀮䀮）、不能言语（失音不语）、眼肌痉挛（目不得闭）、三叉神经痛（齿痛颊肿）。

主治：偏风口眼歪斜、牙关不开、齿痛颊肿、目不得闭、失音不语、饮食不收、水浆漏落、眼瞤动、远视䀮䀮、昏夜无见。

【摘要】《百症赋》：颊车地仓穴，正口歪于片时。《灵光赋》：地仓能治口流涎。《肘后歌》：治虫在脏腑食肌肉。《杂病穴法歌》：治口噤歪斜流涎多。

【取穴法】从口角之外侧四分取之。

【针灸法】针三至七分，针尖斜向颊车，灸三至七壮。

五、大迎

【别名】髓孔。

【部位】在下颚骨颚舌沟之下端咬肌部。

【局部解剖】有咬肌，神经血管同上穴。

【主治症】颜面痉挛（口歪）、唇吻痉挛（口噤不开）、下齿神经痛（牙痛）、间歇热（寒热）、耳下腺炎（颊肿）。

主治：风痉口喑、口噤不开、唇吻瞤动、颊肿牙痛、舌强不能言、目痛不能闭、口歪、数欠风壅而肿、寒热瘰疬。

【摘要】《百症赋》：目眩兮、颧髎大迎。《胜玉歌》：牙颚疼紧大迎前。

【取穴法】从下颚隅，沿下颚骨之前缘，距颐前一寸三分之处，试闭口唇，使两腮鼓起，在下颚骨边缘现一沟形，按之有动脉应手之处是穴位。

【针灸法】针三分，灸三壮。

六、颊车

【别名】曲牙、机关、鬼床。

【部位】在下颚隅之后端，当下颚骨乌喙突起后端之下部。

【局部解剖】与大迎穴同。

【主治症】颜面神经痛及麻痹（口眼歪斜）、嘶嘎失声（失音不语）、颔颊炎（颊肿口急颊车痛）、颈部诸肌之神经痛及肌收缩（颈强不得回顾）。

主治：中风牙关不开、失音不语、口眼歪斜、颊肿牙痛、不可嚼物、颈强不得回顾。

【摘要】《百症赋》：颊车地仓穴，正口歪于片时。《玉龙歌》：口眼歪斜最可瘥，地仓妙穴连颊车。《胜玉歌》：泻却人中及颊车，治疗中风口吐沫。《杂病穴法歌》：口噤歪斜流涎多，地仓颊车仍可与。又：牙风面肿颊车神。

【取穴法】在耳垂下曲颊端按取陷中，试以指按压之，口乃大张，其按压处即现陷孔，如上下齿用力咬紧，则按压处立即弹起，其处即是穴位。

【针灸法】针四分，灸三至七壮。

七、下关

【部位】在颧骨弓之下缘，下颚骨髁状突起之前方。

【局部解剖】有咬肌与外翼状肌，神经血管与颊车穴同。

【主治症】耳疾患（耳聋、耳鸣、耳痛）及下颚脱臼（牙关脱臼）、齿神经痛（下牙痛）、颜面神经麻痹（口眼歪斜）、欠伸（失欠）、眩晕（久风、卒风）。

主治：伤风口眼歪斜、耳鸣耳聋、痛痒出脓、失欠牙关脱臼。

【取穴法】以指按压耳珠之前约七八分处，当颧骨弓之下端，有一凹陷，口合有空，口张则闭，即是穴位。

【针灸法】针三四分，禁灸。

八、头维

【别名】颡大。

【部位】在额角发际，当前头骨与颅顶骨之缝合部。

【局部解剖】有前头肌，有颜面神经之颞颥支、颞颥浅动脉。

【主治症】脑充血与前额神经痛（头风、疼痛如破、目痛如脱）、脓漏性结膜炎（目风泪出）。

主治：头风疼痛如破、目痛如脱、泪出不明。

【摘要】《玉龙歌》：眉间疼痛苦难当，攒竹沿皮刺不妨、若是眼昏皆可治，更针头维即安康。《百症赋》：泪出刺临泣头维之处。

【取穴法】正坐，从眉心直上发际五分为据点，向外侧平行横开，约四寸五分处，或自耳前之发鬓尖直上，与发际上五分横开平行线之接合点即是穴位。

【针灸法】针五分至七分，针尖沿皮向下方，禁灸。

九、人迎

【别名】天五会。

【部位】在前颈部喉头隆起喉结之外方，当胸锁乳突肌之内缘。

【局部解剖】有胸锁乳突肌、阔颈肌，有迷走神经、舌下神经、舌咽神经、颈上皮神经等分布，有颈总动脉。

【主治症】咽喉炎（咽喉痈肿）、扁桃腺炎、腺病、肺充血（胸中满喘呼不得息）。

主治：吐逆霍乱、胸中满、喘呼不得息、咽喉痈肿。

【取穴法】从结喉旁一寸五分之处，有动脉应手之所是穴位。

【针灸法】针三分，不可过深，禁灸。

十、水突

【别名】水门、水天。

【部位】前颈部喉头隆起（喉结）之外下方，当胸锁乳突肌之内缘。

【局部解剖】与人迎穴同。

【主治症】扁桃腺炎与咽喉炎（咽喉痈肿）、支气管炎（咳逆上气）、喘息（短气喘息不得卧）、胸锁乳突肌麻痹。

主治：咳逆上气、咽喉痈肿、短气喘息不得卧。

【取穴法】人迎穴与气舍穴之中间取之。

【针灸法】针三四分，灸三至五壮。

十一、气舍

【部位】在锁骨上窝，当胸锁乳突肌之二头间。

【局部解剖】与人迎穴同。

【主治症】咳嗽（咳逆）、扁桃腺炎与喉头炎（喉痹哽咽食不下）、颈项强不得回顾、瘰疬。

主治：咳逆上气、喉痹哽咽食不下、手肿项强不能回顾。

【取穴法】从人迎穴直下，当天突穴横开一寸五分之处是穴位。

【针灸法】针三至五分，灸三至五壮。

十二、缺盆

【别名】天盖。

【部位】在锁骨上窝之中央，内当肺尖之部。

【局部解剖】有颈阔肌、胸骨舌骨肌，有锁骨上神经、颈下皮神经、锁骨下动脉。

【主治症】喘息（喘急息贲）、胸膜炎（咳逆胸满）、扁桃腺炎（喉痹）、瘰疬、颈肩部诸肌之炎症（项臂不举、缺盆中肿痛）。

主治：伤寒胸中热不已、喘急息贲、咳嗽胸满、水肿、瘰疬、缺盆中肿外溃、喉痹汗出。

【摘要】主泻胸中之热，与大杼中府同。

【取穴法】正坐，从天突穴外开四寸，当锁骨之上凹陷中，下与乳头成直线，乃是穴位。

【针灸法】针三至五分深，下为肺尖，过深则压力及肺尖，立生咳嗽、呃逆等不良症状，是应注意。灸三至五壮。

十三、气户

【部位】在胸前部锁骨之下，乳头之直上。

【局部解剖】有胸大肌、肋间内外肌，有锁骨下神经、胸廓前神经、肋间神经之分布，有长胸动脉、第一肋间动脉。

【主治症】胸膜炎（胸胁支满疼痛）、慢性支气管炎（咳逆上气）、横膈膜痉挛（噎不住）、百日咳。

主治：咳逆上气、胸背痛、支满喘急不得息、不知味。

【摘要】《百症赋》：胁肋疼痛，气户华盖有灵。

【取穴法】正坐或仰卧，从璇玑外开四寸处，当锁骨下与乳头直对之处是穴位。

【针灸法】针三至五分，灸三至五壮。

十四、库房

【部位】在胸前部第一肋间，乳头之直上。

【局部解剖】与气户穴同。

【主治症】肺充血（胸胁满）、支气管炎（咳逆上气）、因胸膜炎而呼吸困难（呼吸不利）。

主治：胸胁满、咳逆上气、呼吸不利、唾脓血浊沫。

【取穴法】正坐或仰卧，从锁骨之内侧端轻按下一肋间而向外侧移行，上与气户直，下与乳头直对之处是穴位，适与中线华盖穴平，相去四寸之处。

【针灸法】针三至七分，灸三至七壮。

十五、屋翳

【部位】在胸前部第二肋间，心脏之部位。

【局部解剖】与气户穴同。

【主治症】咳嗽（咳逆上气吐脓血浊痰）、胸膜炎（胸胁支满）、肋间神经痛与胸肌风湿病（皮痛不可近衣）、全身浮肿等。

主治：咳逆上气、唾脓血浊痰、身肿皮肤痛不可近衣。

【摘要】《百症赋》：至阴屋翳，疗痒疾之疼多。

【取穴法】仰卧，自库房按下一肋间，与乳直对，即是穴位。

【针灸法】针三分，灸七壮。

十六、膺窗

【部位】在胸前部第三肋间，乳头之直上。

【局部解剖】与气户穴同。

【主治症】肺充血（胸满短气）、胸膜炎、支气管炎、肠炎（肠鸣飧泄）、乳腺炎（乳痈）。

主治：胸满短气不得卧、肠鸣注泄、乳痈寒热。

【取穴法】仰卧自库房按下二肋间，即第三肋之下，对准乳头是穴位，当玉堂之旁四寸。

【针灸法】针三四分深，灸三至七壮。

十七、乳中

【部位】在胸前部第四肋间，乳头中央。

【局部解剖】同上穴。

【针灸法】本穴不针不灸。

十八、乳根

【别名】薜息。

【部位】在前胸部第五肋间，乳房之直下心尖之部。

【局部解剖】有胸大肌、肋间内外肌、胸前廓神经、肋间神经、胸长动脉。

【主治症】乳腺炎与乳房脓肿（乳痈、乳痛）、乳汁不足、咳嗽（咳逆）、胸膜炎（胸痛）、肋间神经痛及麻痹、手臂神经痉挛、呃逆。

主治：咳逆、膈气不下食、噎病、胸下满闷、臂痛肿、乳痛、乳痈、霍乱转筋。

【摘要】主噎食膈气、食不下。

【取穴法】仰卧从其乳头按下一肋间，或从中庭穴旁开四寸取之。妇女以缺盆穴直下，按取肋间取之。

【针灸法】针三四分，灸五壮。

自膺窗穴起至本穴止，胸之左侧为心脏部，针不可深，灸不可多。

十九、不容

【部位】在季肋部，第八肋软骨附着部之下端。

【局部解剖】有腹直肌、腹内外斜肌、肋间神经前穿行支与腹壁上动脉。

【主治症】胃扩张（腹虚鸣不嗜食）、喘息（喘嗽）、咳嗽、呕吐、肋间神经痛（胸背胁引痛）、腹直筋痉挛（痃癖疝瘕）、肩胛部痉挛。

主治：腹满、痃癖、胸背肩胁引痛、心痛唾血、喘嗽呕吐、痰癖、腹虚鸣不嗜食、疝瘕。

【取穴法】仰卧，从胸歧骨至脐分作八寸，由脐上六寸，横开二寸是穴位。

【针灸法】针五分至一寸深，灸七壮至十五壮。

二十、承满

【部位】在第八肋软骨附着部之下端一寸。

【局部解剖】与不容穴同。

【主治症】咳嗽、咽下困难（食饮不下）、腹部膨胀（腹胀）、黄疸、腹直肌强直（胁下坚痛）、吐血下痢、肠中雷鸣（肠鸣）。

主治：腹胀肠鸣，胁下坚痛、上气喘急、饮食不下，肩息膈气、唾血。

【摘要】《千金翼方》：肠中雷鸣相逐痢下，灸五十壮。

【取穴法】仰卧，脐上五寸横开二寸取之。

【针灸法】同上穴。

二十一、梁门

【部位】在第八肋软骨附着部之下二寸处，内为胃腑。

【局部解剖】同不容穴。

【主治症】各种胃痛，尤以急性胃炎（呕吐）、食欲不振（饮食不思）、消化不良（大肠滑泄）为有效。

主治：胸胁积气、饮食不思、气块疼痛、大肠滑泄。

【取穴法】同上穴，下行一寸即是穴位。

【针灸法】同上穴。旧医书注孕妇禁灸。

二十二、关门

【部位】在梁门之下一寸。

【局部解剖】同不容穴。

【主治症】急性胃炎、食欲不振（不食）、消化不良、胃痉挛（侠脐急痛）、水肿、肠疾患（肠鸣切痛、泻痢）、间歇热（痎疟）、遗尿、便秘等。

主治：积气胀满、肠鸣切痛、泄痢不食、侠脐急痛、痎疟振寒遗溺。

【取穴法】同上，由脐上三寸，横开二寸之处取之。

【针灸法】同上穴。

二十三、太乙

【部位】在小肠部，当第八肋软骨附着部之下四寸处。

【局部解剖】同不容穴。

【主治症】急性胃炎、食欲不振、消化不良、胃痉挛、心窝苦闷（心烦）、肠疝痛、癫狂病、脚气病之心下烦满。

主治：心烦癫狂吐舌。

【取穴法】同上穴，再下一寸取之，即脐上二寸，外开二寸之处。

【针灸法】同上穴。

二十四、滑肉门

【别名】滑幽门。

【部位】在上穴之下一寸。

【局部解剖】同不容穴。

【主治症】慢性胃肠病、呕吐（呕逆）、胃出血（吐血）、胃痉挛、肠疝痛，慢性下痢、舌炎（舌强）、舌下腺炎（重舌）、精神病（癫狂）、子宫内膜炎、月经不顺、不孕症等。

主治：癫疾狂走、呕逆吐血、舌重舌强。

【取穴法】仰卧，脐上一寸，横开二寸处取之。

【针灸法】针五分至一寸，灸七至十五壮。

二十五、天枢

【别名】长溪、谷门、长谷、循际、补元。

【部位】在脐旁二寸之处。

【局部解剖】有腹直肌与腹内外斜肌，有肋间神经前穿行支与肠骨下腹神经，有上腹壁动脉与下腹壁动脉。

【主治症】慢性胃肠炎（呕吐、泄泻、下痢、食不化、腹胀、肠鸣）、寄生虫病、绕脐切痛、水肿病、肾炎（小便不利、大便数）、子宫内膜炎（女子胞中痛，月水不以时休止）、月经不顺（月潮违限）、不妊症（久冷）、慢性下痢（久泻不止）。

主治：奔豚泄泻、赤白痢下、痢不止食不化、水肿腹胀肠鸣、上气冲胸、不能久立、久积冷气、绕脐切痛、时上冲心烦满、呕吐霍乱、寒疟不嗜食、身黄瘦、女人癥瘕血结成块、漏下、月水不调、淋浊带下。

【摘要】此穴为手阳明大肠之募，主治肠鸣泻痢，腹痛气块，虚损劳弱，可灸自二十七壮至百壮。《百症赋》：月潮违限，天枢水泉须详。《胜玉歌》：肠鸣大便时泄泻，脐旁两寸灸天枢。

【取穴法】仰卧，脐旁二寸取之。

【针灸法】针五分至一寸，灸七壮至十五壮。小儿慢性疾患，灸之有大效。

二十六、外陵

【部位】在脐之外下方，当天枢下一寸之处。

【局部解剖】腹直肌之外缘，有肋间神经前穿行支及肠骨下腹神经、肠骨腹股沟神经等分布，有下腹壁动脉。

【主治症】腹直肌痉挛（腹中尽痛）、腹下神经痛（腹痛）、肠痉挛、脱肠（疝气）。

主治：腹痛心下如悬，下行腹痛。

【取穴法】仰卧从天枢穴下一寸取之，当耻骨边缘直上四寸外开二寸之处。

【针灸法】同上穴。

二十七、大巨

【别名】腋门。

【部位】在腹股沟窝之中央直上，天枢直下二寸之处。

【局部解剖】同外陵穴。

【主治症】腹直肌痉挛（小腹胀满）、肠疝痛（厥疝）、便秘、尿闭（小便难）、不眠（惊悸不眠）。

主治：小腹胀满、烦渴、小便难、癀疝、四肢不收、惊悸不眠。

【取穴法】仰卧从天枢穴直下二寸取之。

【针灸法】同上穴。

本穴与下髎穴同灸，治男子失精、早泄。

二十八、水道

【部位】天枢直下三寸之处，当腹直肌之外缘。

【局部解剖】同外陵穴。

【主治症】肾炎及膀胱炎与尿闭（三焦膀胱肾气热结大小便不利）、睾丸炎与肠脱（疝气偏坠）、子宫病与卵巢病（妇人小腹胀，痛引阴中，月经至则腰腹胀痛，胞中瘕，子门寒）。

主治：肩背强急酸痛、三焦膀胱肾气热结、大小便不利、疝气偏坠、妇人小腹胀痛引阴中、月经至则腰腹胀满、胞中瘕、子门寒。

【摘要】主三焦膀胱肾中热气。《百症赋》：脊强兮水道筋缩。

【取穴法】仰卧由天枢直下三寸取之。

【针灸法】同上穴。

二十九、归来

【别名】溪谷、溪穴。

【部位】在腹股沟窝中央之上约一寸。

【局部解剖】同外陵穴。

【主治症】睾丸炎（七疝）、阴茎痛（痛引茎中）、卵巢炎与子宫冷却（妇人阴冷肿痛）、月经闭止（妇人血脏积冷）、男女生殖器病。

主治：奔豚七疝、阴丸上缩入腹、痛引茎中、妇人血脏积冷。

【摘要】《胜玉歌》：小肠气痛归来治。

【取穴法】仰卧从耻骨缝边缘上一寸，外开二寸，当天枢直下四寸之处取之。

【针灸法】同上穴。

三十、气冲

【别名】气街、羊屎。

【部位】在腹股沟窝内，腹股沟韧带中央之内下部。

【局部解剖】腹直肌停止处，有肠骨腹股沟神经、肠骨浅旋动脉。

【主治症】男女生殖器疾患与腰痛（阴肿茎痛、妇人月水不利、小腹痛无子、产难、胞衣不下）。

主治：逆气上攻心腹、胀满不得正卧、奔豚、癞疝、大肠中热、身热腹痛、阴中茎痛、妇人月水不利、小腹痛无子、妊娠子上冲心、难产胞衣不下。

【摘要】此穴主泻胃中之热。《千金翼方》：治石水灸然谷气冲四满章门。《百症赋》：带下产崩，冲门气冲宜审（注：主血多诸症状，以三棱针此穴出血立愈）。

【取穴法】仰卧从耻骨缝际上边缘外开二寸取之。

【针灸法】针三至五分，灸三至七壮。

三十一、髀关

【部位】在前大腿部之上端，髂前上棘之下部。

【局部解剖】在髂前上棘之外下侧，有股外大肌、股外皮神经、臀上神经、臀下动脉。

【主治症】腰神经痛（腰痛膝寒）、股内外肌之痉挛（股内筋络急）、脚气与下肢之麻痹（足麻木不仁）。

主治：腰痛膝寒、足麻木不仁、黄疸痿痹、股内筋络急、小腹引喉痛。

【取穴法】仰卧，从气冲至伏兔成一斜线，即从伏兔穴上行六寸处是穴。又一取法：患者正坐屈膝，术者以右手掌后之横纹，对准患者之左膝盖按覆之，中指尖着处即是伏兔穴，于是以中指点定伏兔穴上不稍移动，将手掌立起，中指成垂直状，指尖着穴，乃将中指第二节弯曲向前如下跪状，手掌覆在中指面上，于是手掌按定，让中指直伸，指尖到达处即是髀关穴位。

【针灸法】针六分至一寸，灸三壮，不宜多。

三十二、伏兔

【别名】外丘、外勾。

【部位】在大腿前侧之中央，股直肌之外缘。

【局部解剖】有股外大肌、股外皮下神经与股神经之分支，有股外旋动脉。

【主治症】膝盖部厥冷（膝冷不得温）、下肢麻痹及冷却（风痹）、下肢神经痛、脚气、子宫病（妇人下部诸疾）。

主治：脚气膝冷不得温、风痹。

【取穴法】膝盖骨上缘起向上六寸取之（参阅髀关之取穴法）。

【针灸法】针五分至一寸，灸三至五壮不宜多。旧医书上禁灸。

三十三、阴市

【别名】阴鼎。

【部位】在大腿前侧之下约 1/4 处。

【局部解剖】与伏兔同。

【主治症】腰腿膝盖部之厥冷（腰膝寒如注水）、腿膝麻痹及脚气（腰膝痿痹不仁）、下腹神经痛（寒疝小腹痛满）、糖尿病、腹水（水肿大腹）。

主治：腰膝寒如注水、痿痹不仁、不得屈伸、寒疝小腹痛满少气。

【摘要】《玉龙歌》：腿足无力身立难，原因风湿致伤残，倘若二市穴能灸，步履悠然渐自安。《千金翼方》：水肿大腹灸随年壮。《席弘赋》：心疼手颤少海间，若要除根觅阴市。《通玄赋》：膝胻痛阴市能治。《灵光赋》：两足拘挛觅阴市。《胜玉歌》：腿股转酸难移步，环跳风市及阴市。

【取穴法】膝盖之上三寸，先取伏兔，与膝盖上缘之中央陷中取之。

【针灸法】针三至五分，灸三至五壮。旧医书有禁灸者。

三十四、梁丘

【别名】鹤顶。

【部位】在大腿前侧之下部，膝盖骨上二寸之处。

【局部解剖】与前穴同。

【主治症】腰部与膝盖部之神经痛及麻痹（脚膝痛冷痹不仁）、膝关节炎（膝痛不可屈伸）、乳腺炎（乳肿痛）。

主治：脚膝痛、冷痹不仁、不可屈伸、足寒大惊、乳肿痛。

【摘要】《神应经》：治膝痛不得屈伸。

【取穴法】正坐屈膝，从膝盖上际正中向上二寸，再往外开一寸，以手按之微有陷凹是穴位。

【针灸法】针三至五分深，灸三至七壮。

三十五、犊鼻

【部位】在胫骨上端之外侧，膝盖固有韧带之外下方。

【局部解剖】有足趾长伸肌、胫骨及腓骨神经之关节支，有膝关节动脉网。

【主治症】关节风湿病与膝盖部神经痛及麻痹（膝中痛、不仁、难跪起）、脚气。

主治：膝痛不仁、难跪起、脚气、膝髌痈肿（溃者不可治，不溃者可治）。

【摘要】善治风淫邪郁之膝痛及脚气。

【取穴法】正坐屈膝，当外膝眼正中之下方，胫骨上端外侧陷中取之。

【针灸法】针五至七分深，灸三至七壮。

三十六、三里

【别名】下陵、鬼邪。

【部位】在下腿外侧之前上部，胫腓两骨间之下方二寸处。

【局部解剖】有胫前肌及足趾长伸肌，有腓深神经、胫前动脉。

【主治症】消化不良（食不化）、胃痉挛（胃中寒）、食欲不振（恶闻食臭)、羸瘦(羸瘦虚乏)、口腔疾患、腹膜炎(少腹肿痛不得小便)、肠雷鸣(肠鸣)、便秘及四肢倦怠(大便虚秘、股膝胫酸)、麻痹或神经痛(冷风湿痹)、脚气、头痛、眩晕(目昏花)、眼疾(目䀮䀮不能远视)、其他慢性诸疾患(耳鸣、腰痛、乳痈、泻痢、虚喘、食积气块、脏气虚惫、霍乱、伤寒、水肿、气臌诸病皆可取之)。

主治：胃中寒、心腹胀痛、逆气上攻、脏气虚惫、胃气不足、恶闻食臭、腹痛肠鸣食不化、大便不通、脊痛腰弱、不得仰卧、小肠气。

【摘要】此穴主泻胃中之热，与气冲巨虚上下廉同。秦承祖：治食气水气、虫毒、痃癖、四肢肿满膝胻酸痛、目不明。华佗：疗五劳七伤、羸瘦虚乏、瘀血痈乳。《百症赋》：中邪霍乱，寻阴谷三里之程。《席弘赋》：手足上下针三里，食癖气块凭此取。又：虚喘须寻三里中。又：胃中有积刺璇玑，三里功多人不知。又：气海专能治五淋，更针三里随呼吸。又：耳内蝉鸣腰欲折，膝下明存三里穴。又：若针肩井须三里，不刺之时气未调。又：腰连胯痛急，便于三里攻气隘。又：脚痛膝肿针三里，悬钟二陵三阴交。又：腕骨腿疼三里泻。又：倘若膀胱气未散，更宜三里穴中寻。《天星秘诀》：耳鸣腰痛先五会，次针耳门三里内。又：若患胃中停宿食，后寻三里起璇玑。又：牙疼头痛并咽痹，先刺二间后三里。《玉龙歌》：寒湿脚气不可熬，先针三里及阴交，再将绝骨穴兼刺，肿痛顿时立见消。又：肝家血少目昏花，宜补肝俞力便加，更把三里频泻动，还光益血是无差。又：水病之疾最熬，腹满虚胀不肯消，先灸水分并水道，后针三里及阴交。又：伤寒过经犹未解，须向期门穴上针，忽然气喘攻胸膈，三里泻多须用心。《马丹阳十二诀》：能愈心腹胀，善治胃中寒，肠鸣并泄泻，腿股膝胫酸，伤寒羸瘦损，气臌及诸般。《胜玉歌》：两膝无端肿如斗，膝眼三里艾常施。《灵光赋》：治气上壅足三里。《杂病穴法歌》：霍乱中脘可入深，三里内庭泻几许。又：泄泻肚腹诸般疾，三里内庭功无比。又：胀满中脘三里揣。又：腰连腿疼腕骨升，三里降下随拜跪。又：脚膝诸痛羡行间，三里申脉金门侈。又：冷风湿痹针环跳，阴陵泉三里烧针尾。又：大便虚闭补支沟，泻足三里效可拟。又：小便不通阴陵泉，三里泻下溺如注。又：内伤食积针三里。又：喘急列缺起三里。

【取穴法】正坐屈膝，以本人之手掌按在膝盖，指抚于膝下胫骨，当中指尖着处是穴位。适在外膝眼之下方三寸，胫骨之外缘，当前胫骨肌与长总趾伸肌起始部之间。

【针灸法】针五分至一寸，灸七壮至二十壮。

三十七、上巨虚

【别名】巨虚上廉、足之上廉。

【部位】在下腿前外侧之上约 1/3 处，当胫腓两骨之间。

【局部解剖】同足三里。

【主治症】腰痛与下肢麻痹（腰腿手足不仁足胫酸）、浮肿性脚气（风水膝肿）、胃肠疾患（肠鸣、腹满、侠脐痛、食不化、飧泄）。

主治：脏气不足、偏风脚气、腰腿手足不仁、足胫酸、骨髓冷疼不能久立、侠脐腹痛、肠中切痛、飧泄食不化、喘息不能行、腹胁支满。

【摘要】此穴主泻胃中之热。

【取穴法】正坐屈膝垂足，从足三里直下三寸取之。

【针灸法】针五分至一寸深，以足跟着地，足尖足背耸起针之。灸三壮至七壮。

三十八、条口

【部位】在下腿前外侧中央之处，当胫腓两骨之间。

【局部解剖】同上穴。

【主治症】下肢神经麻痹（足膝麻木）、膝关节炎（寒酸肿痛）、脚气（胫痛、足缓失履）、肠出血、扁桃腺炎等。

主治：足膝麻木、寒酸肿痛、转筋湿痹足下热、足缓不收、不能久立。

【摘要】《天星秘诀》：足缓难行先绝骨，次寻条口及冲阳。

【取穴法】同上再下二寸取之。

【针灸法】针法同上巨虚，三分至七分深。灸三至五壮，不宜多。

三十九、下巨虚

【别名】巨虚下廉。

【部位】在下腿前外侧之中央约再下一寸之处，当胫腓两骨之间。

【局部解剖】与足三里穴同。

【主治症】脚气、风湿病（胫骨痛不可忍、寒热身痛）、膝关节炎、下肢之麻痹痉挛等（冷痹胫肿、足跗不收、偏风腿酸、足不履地）、脑贫血（面无颜色)、食欲不振(少气不嗜食)、下痢(飧泄脓血)。

主治:胃中热、毛焦肉脱、汗不出、少气不嗜食、暴惊狂言、喉痹、面焦颜色、胸胁痛、飧泄脓血、小肠气、偏风腿酸、脚不履地、热风风淫、冷痹胻肿、足跗不收、女子乳痈。

【摘要】此穴主泻胃中之热。

【取穴法】正坐垂足,从三里穴直下六寸取之。

【针灸法】针法同上巨虚,针三分至七分深,灸七 壮至十五壮。

四十、丰隆

【部位】在下腿前外侧,约中央之处,再向后方一横指之部。

【局部解剖】有足趾长伸肌、腓骨神经浅支、胫前动脉。

【主治症】下肢之神经痉挛及麻痹(腿膝胫酸、屈伸不便、足冷寒湿)、头痛(头痛面肿)、便秘尿闭(大小便难)、癔病(烦心、狂见鬼、好笑)、胸腔内之疾患(胸痛如刺、哮喘、心痛、呕吐)。

主治:头痛面肿、喉痹不能言、风逆癫狂好笑、厥逆胸痛如刺、大小便难。怠惰腿膝酸痛屈伸不便、腹痛肢肿足冷寒淫。

【摘要】此穴为足阳明络别走太阴者。《玉龙歌》:痰多须向丰隆泻。《百症赋》:强间丰隆之际,头痛难禁。《席弘赋》:丰隆专治妇人心中痛。《肘后歌》:哮喘发来寝不得,丰隆刺入三分深。

【取穴法】正坐垂足,从外踝上五寸取之,适当下廉之外侧。

【针灸法】针五分至一寸深,灸七壮至十五壮。

四十一、解溪

【别名】鞋带。

【部位】足关节前面之中央,十字韧带部。

【局部解剖】有足趾长伸肌、腓骨神经、胫前动脉。

【主治症】风湿病(风从头至足)、下肢之肌炎(股膝胫肿)、眩晕(目眩)、头痛、癫痫(癫疾)、癔病(烦心悲泣惊瘛)、便秘(大便下重)、鼓肠(腹胀满)、颜面浮肿(风气面浮)、前额痛(头眩痛)。

主治:风气面浮头痛、目眩生翳、气上冲喘咳腹胀、癫疾烦心悲泣惊瘛、转筋霍乱、大便下重、股膝胻肿。又:泻胃热善饥不食,食即支满腹胀，及疗痎疟寒热。

【摘要】《神应经》：治腹胀脚腕痛，目眩头疼，可灸七壮。《玉龙歌》：脚背疼起丘墟穴，斜针出血即时轻，解溪再与商丘识，补泻行针要辨明。《百症赋》：惊悸怔忡，取阳交解溪弗误。一传气发噎将死，灸之效。又腹虚肿、足胫虚肿，灸之效。《肘后歌》：伤寒脉洪当泻解，沉细之时补便瘳。

【取穴法】从第二趾直上至足关节前面横纹，两筋之间陷凹中取之。又一取法：医者以两中指从后跟正中，左右向前面移转，两中指相会处陷中是穴位，即系鞋带之处。

【针灸法】针五至八分深，针尖对准后面足跟而入。灸三至五壮。

四十二、冲阳

【别名】会原、趺阳、会涌、会骨。

【部位】在足背第二、第三跖骨之间。

【局部解剖】有伸踇长短肌、腓骨神经、胫前动脉。

【主治症】下肢神经痛及麻痹（枢股腨外廉骨痛、瘛疭痹不仁）、足关节炎（跗肿）、齿痛（齿龋）、呕吐（善呕）、鼓肠（腹中满胀不得前后）、食欲不振（腹大不嗜食）。

主治：偏风面肿口眼歪斜、龋齿、伤寒发狂振寒汗不出、腹坚大不嗜食、发寒热、足痿跗肿，或胃疟先寒后热、喜见日月光得火乃快然者，于方热时针之出血立寒。

【摘要】此穴针之出血不止者死。《天星秘诀》：足缓难行先绝骨，次寻条口及冲阳。

【取穴法】从第二、第三跖骨之接合处微前，有动脉处陷中。

【针灸法】针三分（禁用粗针），灸三壮，不能多

四十三、陷谷

【部位】在第二、第三跖骨间之前方中央。

【局部解剖】有骨间肌、腓骨神经、胫骨动脉。

【主治症】间歇热及热病（痎疟，热无度不可止）、盗汗过多、颜面浮肿（面目浮肿）、眼球充血、欠伸（痎疟少气）、肠雷鸣（肠鸣）、肠疝痛（腹痛）、腹水（水病，通身肿）。

主治：面耳浮肿及水病善噎、肠鸣腹痛、汗不出、振寒痎疟、疝气少腹痛。

【摘要】胃脉弦者泻此则木平而胃气自盛。《百症赋》：腹内肠鸣，下脘陷谷能平。

【取穴法】第二趾外方，本节之后陷中取之。

【针灸法】针四五分，灸三至七壮。

四十四、内庭

【部位】在第二趾第一节之后外侧。

【局部解剖】同上穴。

【主治症】齿痛（齿龋）、衄血（鼻衄）、颜面浮肿（面肿）、肠雷鸣（肠鸣）、肠疝痛（侠脐急痛）、间歇热（疟不嗜食）、脚气等。

主治：四肢厥逆、腹满不得息、恶闻木声、振寒咽痛齿龋、口歪、鼻衄、瘾疹、赤白痢疾不嗜食。

【摘要】此穴主疗久疮不愈并腹胀。《玉龙歌》：小腹胀满气攻心，内庭二穴要先针。《天星秘诀》：寒疟面肿及肠鸣，先取合谷后内庭。《千金翼方》：三里内庭，治肚腹之病妙。《捷经》：治石虫。又：大便不通，宜泻此。《马丹阳十二诀》：能治四肢厥，喜静恶闻声，瘾疹咽喉痛，数欠及牙疼，疟疾不思食，耳鸣即便清。《杂病穴法歌》：霍乱中脘可入深，三里内庭泻几许。又：泄泻肚腹诸般疾，三里内庭功无比。又：两足酸麻补太溪，仆参内庭盘根楚。

【取穴法】从第二趾外侧，本节之前陷中，当次趾与中趾合缝处之上际取之。

【针灸法】针四至五分，灸三至五壮。

四十五、厉兑

【部位】在第二趾之外侧，爪甲根部。

【局部解剖】有趾长伸肌附着、腓深浅神经末支、胫前动脉。

【主治症】肝脏炎（心腹满）、脑贫血（尸厥口噤气绝脉动如故其形无知）、癫狂（多惊发狂）、扁桃腺炎（喉痹）、齿龈炎（龋齿恶风）、腹股沟部以下之神经痛并组织炎、腹水与水肿（水肿）、口肌麻痹及萎缩、急性鼻炎

（鼻不利）、夜卧多梦（梦魇不宁）、足冷（足寒）。

主治：尸厥口噤气绝（状如中恶）、心腹满水肿、热病汗不出、寒热疟不食、面肿喉痹、齿龋恶风鼻不利、多惊发狂好卧、足寒膝髌肿痛。

【摘要】《百症赋》：梦魇不宁，厉兑相谐于隐白。

【取穴法】取第二趾外侧爪甲角约一分许。

【针灸法】针一分，灸三壮。

附：胃经穴分寸歌

胃之经兮足阳明，承泣目下七分寻，四白目下方一寸，巨髎鼻孔旁八分，
地仓挟吻四分近，大迎颔前寸三分，颊车耳下曲颊陷，下关耳前动脉行，
头维神庭旁四五，人迎喉旁寸五真，水突筋前迎下在，气舍突外穴相乘，
缺盆舍外横骨内，相去中行四寸明，气户璇玑旁四寸，至乳六寸又分明，
库房屋翳膺窗近，乳中正在乳头心，次有乳根出乳下，各一寸六不相侵，
却去中行须四寸，以前穴道为君陈，不容巨阙旁二寸，却近幽门寸五新，
其下承满与梁门，关门太乙滑肉门，上下一寸无多少，共去中行二寸寻，
天枢脐旁二寸间，枢下一寸外陵安，枢下二寸大巨穴，枢下三寸水道全，
水下一寸归来好，共去中行二寸边，气冲鼠蹊上一寸，又在曲骨二寸间，
髀关膝上有尺二，伏兔膝上六寸是，阴市膝上方三寸，梁丘膝上二寸记，
膝膑陷中犊鼻存，膝下三寸三里至，膝下六寸上廉穴，膝下八寸条口位，
膝下九寸下廉看，下廉之旁丰隆系，却是踝上八寸量，解溪跗上系鞋处，
冲阳跗上五寸唤，陷谷庭后二寸间，内庭次趾外间陷，厉兑大次趾外端。

第四节　脾经（左右各 21 穴）

一、隐白

【别名】鬼垒、鬼眼。

【部位】在蹈趾之内侧爪甲根部。

【局部解剖】有外转蹈肌、腓深神经、趾背动脉。

【主治症】失神（尸厥不识人）、急性肠炎（暴泄）、下肢冷却（足寒不得温）、月经过多（月事过时不止）、子宫痉挛（腹中有寒气）、小儿搐搦

（小儿客忤惊风）。

主治：腹胀喘满不得卧、呕吐食不下、胸中痛、烦热暴泄、衄血、尸厥不识人、足寒不得温、妇人月事过时不止、小儿客忤惊风。

【摘要】妇人月事过时不止针之立愈。《百症赋》：梦魇不宁，厉兑相谐于隐白。《杂病穴法歌》：尸厥百会一穴美，更针隐白效昭昭。

【取穴法】蹈趾内侧之爪甲角，去一分许处取之。

【针灸法】针一二分，灸二三壮。

二、大都

【部位】在蹈趾第一节之后内侧。

【局部解剖】同上穴。

【主治症】胃痉挛（胃心痛）、腹直肌痉挛（腹满呕吐）、腰神经痛（气滞腰疼不能立）、全身倦怠（身重骨痛）、心内膜炎（厥心痛、腹满呕吐闷乱）、小儿搐搦等。

主治：热病汗不出、不得卧、身重骨痛、伤寒手足逆冷、腹满呕吐闷乱、腰痛不可俯仰、四肢肿痛。

【摘要】此穴凡妇人孕后或新产未及三月不宜灸。《千金翼方》：治大便难，灸如年壮（每一岁一壮），霍乱下泻不止，灸七壮。《席弘赋》：气滞腰疼不能立，横骨大都宜救急。《百症赋》：热病汗不出，大都更接于经渠。《肘后歌》：腰腿疼痛十年春，服药寻方枉费金，大都引气探根本。

【取穴法】趾内侧本节之前陷中取之。

【针灸法】针一二分，灸三壮（孕妇不论月数及生产未满百日者皆不宜灸）。

三、太白

【部位】在第一跖骨内侧之下缘。

【局部解剖】同上。

【主治症】胃痉挛（腹胀心痛尤甚）、肠疝痛（腹中切痛）、肠出血（泄有脓血）、肠雷鸣（肠鸣）、下肢之神经痛及麻痹（膝股胫酸、转筋身重骨痛、痿不相知）、消化不良（腹胀食不化）、便秘（大便难）、腰神经痛（腰痛不可俯仰）。

主治：身热烦满、腹胀食不化、呕吐泄痢脓血、腰痛大便难、气逆霍乱、腹中切痛肠鸣、膝股胻酸转筋、身重骨痛。

【摘要】《通玄赋》：太白一穴能宣导于气冲。

【取穴法】第一跖骨之内缘前方，即本节后（即核骨赤白肉际）取之。

【针灸法】针三分，灸三至五壮。

四、公孙

【部位】在第一跖骨与第二楔状骨之关节部之内侧。

【局部解剖】有外转踇肌及踇长伸肌、腓深神经、足背动脉。

【主治症】下腹部痉挛（肠中切痛）、肠出血、颜面浮肿（卒面肿）、癫痫（痫气好太息）、呕吐（喜呕）、食欲不振（不嗜食）、心内膜炎（心烦多饮）。

主治：寒疟不食、痫气好太息、多寒热汗出喜呕、卒面肿、心烦多饮、胆虚腹虚、水肿腹胀如鼓、脾冷胃痛。

【摘要】此穴为足太阴之络别走阳明者，又为八法穴之一。《神应经》：治腹胀心疼，灸七壮。《席弘赋》：肚疼须是公孙妙。《标幽赋》：脾冷胃疼，泻公孙而立愈。《杂病穴法歌》：腹痛公孙内关原。

【取穴法】按取足背第一跖骨与第一楔状骨接合之处，为足背骨部之最高点，按其高点，向内侧移下，当骨边陷中取之。

【针灸法】针五分至八分深，使正坐两足掌相合而后下针，灸三至五壮。

五、商丘

【部位】在内踝之前下部，前胫骨筋腱之内侧。

【局部解剖】有胫前肌、有胫骨神经、胫前动脉之分支。

【主治症】腹部膨胀（脾虚腹胀）、肠雷鸣（腹满响响然）、呕吐（胃反食即吐）、消化不良（脾虚），黄疸、小儿搐搦（小儿痫瘛）、便秘（不便）、痔（痔漏），癔病（身寒善太息、心悲气逆）、百日咳（小儿咳而泄不欲食）。

主治：胃脘痛、腹胀肠鸣不便、脾虚令人不乐、身寒善太息、心悲气逆、喘呕舌强、脾积痞气、黄疸、寒疟、体重肢节痛、怠惰嗜卧、黄疸痔疾、阴股内痛、狐疝走引小腹、疼痛不可俯仰。

【摘要】《神应经》：治脾虚腹胀胃脘痛，灸七壮。《玉龙歌》：脚背疼起丘墟穴，斜针出血即时轻，解溪再与商丘识，补泻行针要辨明。《百症赋》：商丘痔漏而最良。《胜玉歌》：脚背痛时商丘刺。

【取穴法】足内踝之前下方五分当足腕之横纹端，中封穴与内踝间之陷中取之。

【针灸法】针三四分，灸三至五壮。

六、三阴交

【别名】承命、大阴、下三里。

【部位】在内踝之直上约三寸之处。

【局部解剖】有长总趾伸肌、胫骨神经、胫骨动脉。

【主治症】男女生殖器疾患、月经过多（月水不禁）、子宫出血（女人漏下赤白）、阴茎痛、遗精（梦泄精）、淋病（劳淋白浊）、睾丸炎（肾肿痛）、慢性胃弱（脾胃虚弱）、食欲不振（不思饮食）、消化不良（食饮不化）、腹部膨满（心腹胀满）、肠疝痛（脐下痛不可忍）、肠雷鸣（腹鸣）、下痢（溏泄）、下肢神经痛及麻痹（膝内廉痛、足痿不能行）。

主治：脾胃虚弱、心腹胀满、不思饮食、脾病身重、四肢不举、飧泄血痢、痃癖脐下痛不可忍、中风卒厥、不省人事、膝内廉痛、足痿不行。

【摘要】此穴为足太阴厥阴少阴之会。凡女人难产、月水不禁、赤白带下先泻后补；小肠疝气偏坠、木肾肿痛、小便不通、浑身浮肿，先补后泻。《玉龙歌》：寒湿脚气不可熬，先针三里及阴交。《席弘赋》：脚痛膝肿针泻三阴交。《百症赋》：针三阴于气海，专司白浊重遗精。《天星秘诀》：脾病气痛先合谷，后针三阴交莫迟。又：胸膈痞满先阴交，针到承山饮食美。《乾坤生意》：小肠疝气，针大敦阴交不可缓。《杂病穴法歌》：舌裂出血寻内关，太冲阴交走上部。又：冷嗽只宜补合谷，三阴交泻即时住。又：呕噎阴交不可饶。又：死胎阴交不可缓。

【取穴法】以三指平按在内踝骨边上，当内踝正中心之直上三寸之处取之。其穴位适在胫骨之后缘。

【针灸法】针五至八分深，灸五至十壮。

七、漏谷

【别名】太阴络。

【部位】在下腿内侧之中央，胫骨后缘与腓肠肌内缘之间。

【局部解剖】有胫前肌与腓肠肌、比目鱼肌，有腓深神经、胫骨神经、胫骨动脉。

【主治症】癔病与神经衰弱（心悲气逆）、肠雷鸣与腹部膨胀（肠鸣腹胀、少腹胀急）、脚气（膝痹，脚冷不仁）、白带、淋病等。

主治：膝痹脚冷不仁、肠鸣腹胀、痃癖冷气、小腹痛、饮食不为肌肤、小便不利、失精。

【取穴法】从三阴交直上三寸取之，当胫骨后缘之处。

【针灸法】针五至八分，灸三至五壮。

八、地机

【别名】脾舍、地箕。

【部位】在下腿内侧之上方约 1/3 处，当胫骨后缘与腓肠肌内缘之间。

【局部解剖】同漏谷穴。

【主治症】尿闭（小便不利）、精液缺乏（精不足）、子宫充血（妇人经事改常）、腰痛（腰痛不可俯仰）、胁腹部痉挛（腹胁胀）、食欲不振（不嗜食）。

主治：腰痛不可俯仰、溏泻腹胀、水肿不嗜食、精不足、小便不利、足痹痛、女子癥瘕。

【摘要】《百症赋》：女子经事改常，自有地机血海。

【取穴法】以足直伸，从膝盖骨正中之内缘直下五寸取之，当胫骨后缘之际。

【针灸法】针五分至八分深，伸足针之，灸三至七壮。

九、阴陵泉

【部位】在下腿内侧之上端，缝匠肌之附着部。

【局部解剖】有腓肠肌、比目鱼肌，胫骨神经与腓深神经之分布。

【主治症】腹膜炎（小肠连脐痛）、肠疝痛（肠中切痛）、遗尿（小便失禁）、尿闭（小便不利）、脚气、阴道炎（妇人阴中痛）。

主治：霍乱寒热、胸中热、不嗜食、喘逆不得卧、疝瘕腹中寒、胁下满、水胀腹坚、腰痛不可俯仰、阴痛气淋遗精、小便不利、遗尿、泄泻、足膝红肿。

【摘要】《神应经》：治小便不通、疝癖，可灸七壮。《千金翼方》：小便不禁，针五分，灸随年壮。又：水肿不得卧，灸百壮。《玉龙歌》：膝盖红肿鹤膝风，阳陵二穴亦可攻，阴陵针透尤收效。《太乙歌》：肠中疼痛阴陵沃。《席弘赋》：阴陵治心胸满。又：脚痛膝肿针三里，悬钟二陵三阴交。《百症赋》：阴陵水分，治水肿之脐盈。《天星秘诀》：若是小肠连脐痛，先刺阴陵泉后涌泉。《通玄赋》：阴陵开通于水道。《杂病穴法歌》：小便不通阴陵泉，三里泻下溺如注。

【取穴法】以足直伸，从胫骨头之内侧陷中取之，正与阳陵泉穴相对。

【针灸法】针五分，以足伸直针之。灸三至五壮，不宜多。

十、血海

【别名】百虫窠、血郄。

【部位】在大腿内侧之前下部，内上髁之上缘。

【局部解剖】有缝匠肌、股内大肌、股直肌，有股内皮下神经、膝腘动脉之分支。

【主治症】慢性腹膜炎（腹胀）、月经不顺（月事不调）、子宫出血（女子崩中漏下）、子宫内膜炎（带下逆气）、睾丸炎、淋病、两腿疮湿痒。

主治：女子崩中漏下、月事不调、带下逆气腹胀、又主肾脏风、两腿疮痒湿不可当。

【摘要】《百症赋》：妇人经事改常，自有地机血海。又痃癖兮，冲门血海强。《灵光赋》：气海血海疗五淋。《胜玉歌》：热疮臁内年年发，血海寻来可治之。《杂病穴法歌》：五淋血海男女通。

【取穴法】从膝盖骨内缘之上二寸。普通取法，正坐垂足，医者以右手掌按其左膝盖，食中等四指在膝上面，拇指在膝盖内侧之上方，拇指尖到处是穴位。

【针灸法】针五分至一寸，灸三至五壮。

十一、箕门

【部位】在大腿内侧之前上方约 1/3 处，当缝匠肌与股薄肌之间。

【局部解剖】有缝匠肌、股薄肌、股神经、股动脉。

【主治症】淋病（五淋）、尿闭（小便不通）、遗尿（遗溺）、遗精、阴痿、睾丸炎、腹股沟腺炎（鼠蹊肿痛）、子宫痉挛等。

主治：五淋小便不通、遗溺、鼠鼷肿痛。

【取穴法】正坐，从膝盖内缘直上八寸之处，有动脉应手之所取之。

【针灸法】针三至五分，不可过深。灸三至五壮。

十二、冲门

【别名】慈宫、前章门、上慈宫。

【部位】在腹股沟部耻骨弓之外端。

【局部解剖】有腹内外斜肌、肠骨腹股沟神经、腹壁下动脉。

【主治症】睾丸炎（阴疝）、精系炎（腹满癃疼痛）、阴道炎（带下）、淋病、腹部厥冷（中寒积聚）与鼓肠（痃癖腹中积聚）、胃痉挛。

主治：中寒积聚、淫泺、阴疝、妊娠冲心、难乳。

【摘要】带下产崩，冲门气冲宜审。又：痃癖兮，冲门血海强。

【取穴法】仰卧从曲骨穴外开三寸五分之处，即耻骨端动脉应手处。

【针灸法】针七分至一寸，仰卧针之。灸三至七壮。

十三、府舍

【部位】在肠骨窝部，当耻骨平线之外上一横指之处。

【局部解剖】有腹内外斜肌、肠骨下腹神经、肠骨腹股沟神经、腹壁下动脉。

【主治症】便秘、阑尾炎（积聚痹痛）、肠炎与霍乱（厥逆霍乱）、腹部麻痹等。

主治：疝癖、腹胁满痛、上下呛心、积聚痹痛、厥气霍乱。

【取穴法】仰卧，从冲门上七分，脐旁四寸大横穴直下四寸三分取之。

【针灸法】针五至七分，灸三至七壮。

十四、腹结

【别名】肠结、腹屈。

【部位】在腹侧部中央之微下，腹内外斜肌部。

【局部解剖】有腹内外斜肌、腹横肌、肠骨下腹神经、腰动脉之分支、腹壁下动脉。

【主治症】咳嗽（咳逆）、腹膜炎（绕脐腹痛）、肠疝痛、阴痿、下痢（中寒泻痢）、脚气等。

主治：咳逆绕脐腹痛、中寒泻痢心痛。

【取穴法】仰卧，从脐旁四寸大横穴直下一寸三分取之。

【针灸法】针五分至一寸，灸三至七壮。

十五、大横

【别名】肾气、人横。

【部位】在腹侧部之中央，当脐之外方四寸之处。

【局部解剖】同上穴。

【主治症】流行性感冒（大风逆气）慢性下痢（中焦虚寒）、多汗（多汗）、习惯性便秘、下痢（洞泄）、寄生虫、四肢痉挛（四肢不可举动）。

主治：大风逆气、四肢不举、多寒善悲。

【摘要】《百症赋》：反张悲哭，仗天冲大横须精。

【取穴法】仰卧，从脐中心横开四寸取之。

【针灸法】针五分至一寸，灸五至十五壮。

十六、腹哀

【别名】肠哀。

【部位】在第九肋软骨附着部之下约一寸之处。

【局部解剖】有腹内外斜肌、肋间神经侧穿行支、腰动脉之分支。

【主治症】胃痉挛（腹中痛）、胃部厥冷（寒中）、消化不良（食不化）、肠出血（大便脓血）。

主治：寒中食不化、大便脓血、腹痛。

【取穴法】正坐或仰卧，手外开，从乳头直下与建里横开四寸之直角线上是穴位。

【针灸法】针五分至八分，灸三至五壮。

十七、食窦

【别名】命关。

【部位】在第五肋间，胸壁前与胸壁侧之间。

【局部解剖】有前大锯肌、胸圆肌、胸廓侧神经，肋间神经、长胸动脉。

【主治症】卡他性肺炎与胸膜炎、（胸胁支满、咳吐逆气）、肋间神经痛、肝痛、肺充血（胸胁苦闷）。

主治：胸胁支满、咳吐逆气、饮不下、膈有水声。

【取穴法】仰卧，手外开，自中庭旁开六寸，当第五、第六肋之间取之。

【针灸法】针三四分。灸三至五壮，本穴可以多灸，旧医书有灸至三五百壮，专治一切慢性病危重诸症。

十八、天溪

【部位】在第四肋间，胸壁前与胸壁侧之处。

【局部解剖】同上穴。

【主治症】卡他性肺炎（胸满喘逆）、支气管炎（咳逆上气）、乳腺炎（乳肿）、乳汁不足、胸膜炎（胸中满痛）、肺充血、呃逆不止。

主治：胸满喘逆上气、喉中作声、妇人乳肿、乳痈。

【取穴法】仰卧，手外开，从乳旁二寸，肋间陷中取之。

【针灸法】针四五分，灸三至七壮。

十九、胸乡

【部位】在胸壁前之外端，第三肋间。

【局部解剖】同食窦穴。

【主治症】胸背痉挛与胸膜炎及肋间神经痛（胸胁支满引背痛、卧不得转侧）、肺充血、咽下困难等。

主治：胸胁支满、引背痛、不得卧转侧。

【取穴法】仰卧，手外开，从乳旁二寸肋间之天溪穴，再上行一肋间是穴位。

【针灸法】针四至五分，灸三至五壮。

二十、周荣

【别名】周营。

【部位】在胸壁前之外端，第二肋间。

【局部解剖】有前大锯肌、内外肋间肌、胸小肌、侧胸廓神经、肋间神经、长胸动脉。

【主治症】支气管炎（咳吐陈脓）、胸膜炎与肋间神经痛（胸胁支满、不得俯仰）、咽下困难（饮食不下）、肺充血、呃逆、唾液过多等。

主治：胸满不得俯仰、咳逆食不下。

【取穴法】仰卧，由乳头外开二寸肋间之天溪穴，再上行二肋间，当中府穴之下一肋间是穴位。

【针灸法】针四至五分，灸三至五壮。

二十一、大包

【别名】大胞。

【部位】胸壁侧之正中，当第六肋间。

【局部解剖】有前大锯肌、内外肋间肌、肋间神经、长胸动脉。

【主治症】肺炎（胸中喘痛），喘息（大气不得息）、胸膜炎（胸胁中痛）、膀胱麻痹，消化不良等。

主治：胸中喘痛、腹有大气不得息（实则身尽痛，虚则百节尽皆纵）。

【摘要】此穴为脾之大络，四肢百节皆纵者补之。

【取穴法】仰卧手外开，从食窦穴外开二寸取之。

【针灸法】针四至五分，灸三至五壮。

附：脾经穴分寸歌

大趾内侧端隐白。节前陷中求大都（原作节后）。太白核前白肉际。
节后一寸公孙呼。商丘踝前陷中遭。踝上三寸三阴交。踝上六寸漏谷是。
膝下五寸地机朝。膝下内侧阴陵泉。血海膝膑上内廉。箕门穴在鱼腹取。
动脉应手越筋间。冲门横骨两端同。去腹中行三寸半。冲上七分府舍求。
舍上三寸腹结算。结上寸三是大横。却与脐平莫胡乱。中脘之旁四寸取。
便是腹哀分一段。中庭旁六食窦穴。膻中去六是天溪。再上寸六胸乡穴。
周荣相去亦同然。大包腋下有六寸。渊腋之下三寸半。

第五节　心经（左右各9穴）

一、极泉

【部位】在腋窝之前端，胸大肌停止部。

【局部解剖】有胸大肌、第一肋间神经之分支、腋窝神经、腋窝动脉。

【主治症】心肌炎（嗌干心痛、渴而欲饮）、肋间神经痛（胁痛）、胸部神经痉挛、癔病、干呕（干呕哕）、臂肘厥冷（肘臂厥冷）。

主治：心胁满痛、肘臂厥塞、四肢不收、干呕烦渴目黄。

【取穴法】手平伸举，按其腋下当腋窝横纹内侧两筋间有动脉应手处是穴。

【针灸法】针三分，灸七壮。

二、青灵

【部位】在肱内侧之下约1/3处，为肱二头肌内缘沟部。

【局部解剖】有肱二头肌与内侧肌接合处、有尺骨神经与正中神经、后臂皮神经之分布、有肱动脉、重要静脉。

【主治症】恶寒（振寒）、头痛、前额痛、肋间神经痛（胁痛）、肱神经痛及痉挛（肩臂不举、不能带衣）。

主治：头痛目黄振寒、胁痛肩臂不举。

【取穴法】举臂，少海穴直上三寸，与极泉成直线位上。

【针灸法】禁针，灸三至七壮。

三、少海

【别名】曲节。

【部位】在肘窝横纹之内端，肱骨内上髁之前内侧。

【局部解剖】有肱前肌、尺骨神经、前臂内侧皮神经、尺骨返回动脉、重要静脉。

【主治症】腺病（瘰疬）、手指厥冷、癫狂症（目眩发狂、癫痫羊鸣）、齿痛（齿龋痛）、头痛（头风疼痛）、眩晕、肋间神经痛（胁痛）、颜面神经痛、臂肘部痉挛（手臂挛）、手震颤（手颤）、肺结核、胸膜炎等。

主治：寒热齿痛目眩、发狂、癫痫（痫）羊鸣、呕吐涎沫、项不得回、头风疼痛、气逆、瘰疬、肘臂腋胁痛挛不举。

【摘要】《席弘赋》：心痛手颤少海问，若要除根觅阴市。《百症赋》：两臂顽麻，少海就傍于三里（手）。《杂病穴法歌》：心痛肘颤少海求。《胜玉歌》：瘰疬少海天井边。

【取穴法】手肘略屈，手掌向上，于肘窝之横纹内侧端取之。

【针灸法】针五至八分，灸三至五壮。

四、灵道

【部位】在前臂掌侧之下端尺骨侧，腕横纹之上约一寸五分之处。

【局部解剖】在内尺骨肌腱之桡侧，有旋前方肌、尺骨神经、尺骨动脉。

【主治症】肘关节炎（臂肘挛）、肘部神经痛、尺骨神经麻痹、癔病（心痛悲恐）、急性舌骨肌麻痹及萎缩（暴喑不能言）。

主治：心痛悲恐干呕、瘛疭肘挛、暴喑不能言。

【摘要】此穴主治心痛。《肘后歌》：骨寒髓冷火来烧，灵道妙穴分明记。

【取穴法】从掌后豆骨之上横纹端，直上一寸五分筋间取之。

【针灸法】针三至四分，灸三至七壮。

五、通里

【部位】在前臂掌侧下端之尺侧，腕横纹之上一寸处。

【局部解剖】同上穴。

【主治症】头痛（目眩头痛）、眩晕、神经性心悸亢进（心悸）、扁桃腺炎（喉痹）、急性舌骨肌麻痹（暴喑）、上肢之神经痉挛（臂臑肘痛）、癔病（悲恐畏人）、子宫出血（妇人崩漏）。

主治：热病头痛目眩面热、无汗懊侬暴喑、心悸悲恐畏人、喉痹苦呕、虚损数欠、少气遗溺、肘臂肿痛、妇人经血过多崩漏。

【摘要】此穴为手少阴络别走太阳者。《神应经》：治目眩头疼，可灸七壮。《玉龙歌》：连日虚烦面赤妆，心中惊悸亦难当，若须通里穴能得，一用金针体便康。《百症赋》：倦言嗜卧，往通里大钟而明。《马丹阳十二诀》：欲言声不出，懊恼及怔忡，实则四肢重，头腮面颊红，虚则不能食，暴喑面无容。

【取穴法】从掌后豆骨之上横纹端，上行一寸是穴位。

【针灸法】针三至五分，灸三至七壮。

六、阴郄

【别名】手少阴郄。

【部位】在通里穴之下五分处。

【局部解剖】同灵道穴。

【主治症】衄血（鼻衄）、眩晕、头痛、神经性心悸亢进症、扁桃腺炎、上肢之神经痉挛。癔病（惊恐）、逆上（逆气）、恶寒（洒洒恶寒）、子宫内膜炎、盗汗等。

主治：鼻衄吐血、失音不能言、霍乱中满、洒淅恶寒、厥逆惊恐心痛。

【摘要】《百症赋》：寒栗恶寒，二间疏通阴郄谙。又：阴郄后溪，治盗汗之多出。《标幽赋》：泻阴郄止盗汗。

【取穴法】同上。从通里穴下行五分之处取之。

【针灸法】针三至四分，灸三至五壮。

七、神门

【别名】兑冲、中都、锐中。

【部位】在掌面横纹之小指侧，内尺骨肌之停止部。

【局部解剖】同灵道穴。

【主治症】精神病及心脏病之要穴。心脏肥大（喘逆上气）、神经性心悸亢进（惊悸）、鼻炎、舌肌麻痹（失音）、癔病（少气身热、面赤发狂、喜笑上气）、食欲不振（不知食味）、精神病（痴呆癫痫失意、发狂奔走）。

主治：疟疾心烦、欲得冷饮、恶寒则欲就温、咽干不嗜食、惊悸心痛、少气身热面赤、发狂喜笑上气、呕血吐血、遗溺失音、健忘、心积伏梁、大人小儿五痫（痫）、手臂挛掣。

【摘要】《百症赋》：发狂奔走，上脘同起于神门。《玉龙歌》：痴呆之症不堪亲，不识尊卑枉骂人，神门独治痴呆病。《杂病穴法歌》：神门专治心痴呆。《胜玉歌》：后溪鸠尾及神门，治疗五痫（痫）立便瘥。

【取穴法】伸手，掌向上方，小指与无名指掌转侧向外方，掐取豆骨下尺骨端之陷中取之。

【针灸法】针三至五分，依取穴法，于豆骨下肌腱外侧（尺骨侧）进针，灸三至七壮。

八、少府

【别名】兑骨。

【部位】在手掌部第四、五掌骨间，小指屈肌之停止部。

【局部解剖】有小指屈肌、尺骨神经手掌支、尺骨动脉手掌支。

【主治症】一切心脏疾患、神经性心悸亢进症、癔病（悲恐畏人）、间歇热（痎疟久不愈）、上膊神经麻痹（手蜷不伸）、前膊神经痛（臂酸肘腋挛急）、遗尿、妇女生殖器疾患（阴挺出、阴痛、阴痒）。

主治：痎疟久不愈、振寒烦满少气、胸中痛、悲恐畏人、背酸腋肘挛急、阴挺出、阴痒、阴痛、遗尿、偏坠、小便不利。

【摘要】此穴主治心胸痛。《肘后歌》：心胸有病少府泻。

【取穴法】以小指无名指屈向掌中，当小指与无名指尖之中间是穴位，与劳宫穴相并行。

【针灸法】针三至四分，灸三至五壮。

九、少冲

【别名】经始。

【部位】在小指之拇指侧，爪甲根部。

【局部解剖】有指总伸肌、尺骨神经手掌支、尺骨动脉手掌支。

【主治症】一切心脏疾患、神经性心悸亢进症、上肢之神经痉挛（手蜷不伸、掌痛引肘腋）、肋间神经痛（胸胁痛）、喉头炎（咽喉肿痛）、热性病（热病）。

主治：热病烦满上气、心火炎上眼赤血少、呕吐血沫及心痛、冷痰少气、悲恐善惊、口热咽酸、胸胁痛、乍寒乍热、臂臑内后廉痛、手挛不伸。

【摘要】《百症赋》：发热仗少冲曲池之津。《玉龙歌》：胆寒心虚病如何，少冲二穴功最多。凡初中风、猝倒暴厥昏沉、痰涎壅盛、不省人事、牙关紧闭、水药不下，亟以三棱针刺少商、商阳、中冲、关冲、少冲、少泽，以流通气血，乃起死回生之妙穴。

【取穴法】取小指内侧之爪甲角一分许之处。

【针灸法】针一二分，灸三壮。

附：心经穴分寸歌

少阴心起极泉中。腋下筋间动引胸。青灵肘上三寸觅。少海肘后五分充。灵道掌后一寸半。通里腕后一寸同。阴郄去腕五分的。神门掌后锐骨逢。少府小指本节末。小指内侧是少冲。

第六节　小肠经（左右各19穴）

一、少泽

【别名】小吉。

【部位】在小指之外侧爪甲根部，当指总伸肌腱之停止处。

【局部解剖】有指总伸肌、尺骨神经指背支、尺骨动脉指背支。

【主治症】头痛、喉头炎（喉痹）、心脏肥大（心痛行动气逆）、前臂神经痛（瘛疭臂痛）、颈项神经痉挛（项痛不可回顾）、肋间神经痛（短气胁痛）、乳闭、（妇人无乳）、白膜翳（目生翳）、热性病（寒热）。

主治：咳疟寒热汗不出、喉痹舌强、心烦咳嗽、瘛疭、臂痛项痛不可回头、目生翳、妇人无乳。

【摘要】《千金翼方》：治耳聋不得眠补之。《玉龙歌》：妇人吹乳痛难消，吐血风痰稠似胶，少泽穴内明补泻。《百症赋》：攀睛攻肝俞少泽之所。《灵光赋》：少泽应除心下寒。注：凡初中风、卒暴昏沉、痰涎壅盛、不省人事，急以三棱针刺少商、商阳、中冲、少冲、少泽出血，使气血流通，乃起死回生救急之妙穴。《杂病穴法歌》：心痛翻胃刺劳宫，寒者少泽灸手指。

【取穴法】从小指外侧端爪甲角一分许取之。

【针灸法】针一分，灸三壮。

二、前谷

【部位】小指第一节之后外部。

【局部解剖】同上穴。有短屈指肌。

【主治症】间歇热（痎疟）、呃逆、吐血（咳血）、扁桃腺炎（喉痹）、颊部红肿（颊肿）、耳鸣、鼻孔闭塞（鼻塞）、母乳不足（妇人无乳）、乳腺炎（乳痈）、前臂神经痛（臂痛不举）。

主治：热病汗不出，咳疟、癫疾、耳鸣喉痹、颈项颊肿引耳后、咳嗽、目翳、鼻塞吐乳、臂痛。

【摘要】此穴主治热病无汗补之。

【取穴法】握拳，于小指本节前骨边陷中取之。

【针灸法】针二三分，握拳针之，灸三至七壮。

三、后溪

【部位】手背第五掌骨尺骨侧之前下部。

【局部解剖】有外臂小指肌、短屈指肌、指总伸肌、尺骨神经指背支、尺骨动脉指背支。

【主治症】癫痫（癫狂）、衄血（鼻衄）、耳聋、角膜炎（目赤痛）、白膜翳（目翳）、扁桃腺炎、肘臂痉挛（臂挛急、五指尽痛）、颈项痉挛（项强不得回顾）。

主治：咳疟寒热、目翳、鼻衄、耳聋、胸满项强、癫痫、臂攣急、五指尽痛。

【摘要】《神应经》：治项颈不得回头，臂寒肘疼，灸七壮。《玉龙歌》：时行疟疾最难禁，穴法由来未审明，若把后溪穴寻得，多加艾火即时轻。《拦江赋》：后溪专治督脉病，癫狂此穴治还轻。《百症赋》：阴郄后溪，治盗汗之多出。又后溪环跳，腿疼刺而即轻。又治疸消黄，皆后溪劳宫而看。《通玄赋》：痫发癫狂兮，凭后溪而疗理。《千金翼方》：后溪列缺治胸项之痛。《肘后歌》：胁肋腿痛后溪妙。《胜玉歌》：后溪鸠尾及神门，治疗五痫立便瘥。

【取穴法】以手握拳，从本节后陷中取之。

【针灸法】针五至八分深，握拳，从拳尖上一分许处进针。灸三至七壮。

四、腕骨

【别名】椀骨。

【部位】在手背内侧，第五掌骨与钩状骨之间。

【局部解剖】有外臂小指肌、尺骨神经分支、尺骨动脉。

【主治症】肘腕及五指关节炎（臂腕发痛、五指掣挛）、书痉（五指掣不可屈伸战栗）、颊颔炎（颊肿）、白膜翳与泪液过多（目出冷泪生翳）、耳鸣、头痛、呕吐（热病汗不出善呕苦）。

主治：热病汗不出、胁下痛不得息，颈项肿寒热、耳鸣、目出冷泪、生翳、狂惕、偏枯臂肘不得屈伸、疟疾烦闷头痛、惊风契疭、五指掣攀。

【摘要】《通玄赋》：固知腕骨祛黄。《玉龙歌》：腕中无力痛艰难，握物难兮体不安，腕骨一针虽见效，莫将补泻等闲看。又：脾疾之症有多般，致成翻胃吐食难，黄疸亦须寻腕骨，金针必定夺中脘。《杂病穴法歌》：腰连腿疼腕骨升，三里降下随拜跪。

【取穴法】从后溪穴第五掌骨之外缘，沿前边向上移灯，到钩状骨为止，穴即在此两骨接合之处。

【针灸法】针三至五分深，灸三至七壮。

五、阳谷

【部位】在腕关节之尺侧，尺骨茎状突起之前下际。

【局部解剖】有固有小指伸肌、尺骨神经支、尺骨动脉。

【主治症】眩晕（头眩目痛）、耳鸣、耳聋，口内炎（小儿舌强不嗍乳）、齿龈炎（齿龋痛）、尺骨神经痛（臂腕外侧痛不举）、小儿搐搦（小儿瘛疭）、小儿疳等。

主治：癫疾发狂妄言左右顾、热病汗不出、胁痛项肿寒热、耳鸣耳聋、齿痛、臂不举、小儿瘛疭舌强。

【摘要】《百症赋》：阳谷侠溪，颔肿口噤并治。

【取穴法】以腕关节向肩屈，按取豌豆骨（旧称掌后锐骨）之下际，当横纹之端陷中取之。

【针灸法】针三至四分，依取穴式进针。灸三至七壮。

六、养老

【部位】在尺骨茎状突起直上之中央凹陷部。

【局部解剖】有外尺骨肌腱、尺骨神经、尺骨动脉。

【主治症】肩臂运动神经痉挛及麻痹（肩臂酸疼，肩欲折，臂如拔，手不能自上下）、眼充血与视力减退（目视𥇦𥇦）。

主治：肩骨酸疼、肩欲折、臂如拔、手不能自上下、目视不明。

【摘要】《百症赋》：目觉𥇦𥇦，急取养老天柱。注：疗腰重痛不可转侧、起坐艰难、筋挛脚痹、不可屈伸。

【取穴法】以手肘屈，手掌对向颜面，以指尖按尺骨茎状突起部有一凹陷沟，即是穴位。如将手掌转向，其沟即闭。

【针灸法】针一二分，依取穴法进针，灸三壮。

七、支正

【部位】在前臂尺侧之中央，即外尺骨肌之中央部。

【局部解剖】有外尺骨肌、尺骨神经、尺骨动脉、前骨间动脉。

【主治症】肱神经痛与前臂痉挛（肘臂不能屈伸），手指疼痛（指痛不能握）、神经衰弱（风虚惊恐悲忧）、颜面充血与眩晕（寒热，颔肿，头痛，目眩）。

主治：五劳癫狂、惊风寒热、颔肿项强、头痛目眩、风虚惊恐悲愁、腰背酸、四肢乏力、肘臂不能屈伸、指痛不能握。

【摘要】此穴为手太阳之络脉，别走少阴者。《百症赋》：目眩兮，支正飞扬。

【取穴法】从阳谷穴与肘部鹰嘴突起之尖端，作一直线在其中央处取之。

【针灸法】针三至五分，灸三至五壮。

八、小海

【部位】在后肘部鹰嘴突起之尖端与内上髁之间

【局部解剖】有内尺骨肌起始部、尺骨神经、下尺侧副动脉。

【主治症】肩、肱、肘、臂之诸肌痉挛及尺骨神经痛（肘臂肩臑颈项痛）、眼睑充血（风眩）、听觉麻痹，齿龈炎（齿根肿痛）、舞蹈病（五痫、瘛疭）、下腹痛（腰痛引少腹中）。

主治：肘臂肩臑颈项痛寒热、齿根肿痛、风眩疡肿、小肠痛、五痫瘛疭。

【摘要】此穴主肘臂痛。

【取穴法】屈肘，按取鹰嘴突起之尖端与内上髁之间陷中取之。

【针灸法】针三分，灸三至七壮。

九、肩贞

【部位】在肱后侧之上端，小圆肌部。

【局部解剖】有小圆肌、三角肌、棘下肌、腋窝神经、肩胛下神经、旋肱后动脉。

【主治症】耳鸣、耳聋、头痛、上肢之关节炎及神经痛（缺盆肩中热痛，风痹手足不举）。

主治：伤寒寒热颔肿、耳鸣耳聋、缺盆肩中热痛、风痹手足不举。

【取穴法】使肩臂与胁密接，从腋缝之尖端上一寸之处取之。当肩峰突起之后下际。

【针灸法】针五分至一寸深，灸三至七壮。

十、臑俞

【部位】在肩胛棘之下际，肩胛关节窝之后方。

【局部解剖】有僧帽肌、棘下肌、肩胛下神经、肩胛下动脉。

【主治症】肩胛部、上膊部之神经痛（肩痛引胛，臂酸无力）、关节炎及麻痹（寒热肩肿、不举）。

主治：臂酸无力、肩痛引胛、寒热气肿酸痛。

【摘要】此穴为手太阳阳维阳跻三脉之会。

【取穴法】肩端后侧，肩胛骨外端下陷中，当肩贞穴之上微外些取之。

【针灸法】针八分至一寸，灸三壮。

十一、天宗

【部位】在棘下窝之中央，棘下肌部。

【局部解剖】有棘下肌、僧帽肌、肩胛下神经、副神经、肩胛横动脉。

【主治症】肩胛神经痉挛及麻痹及肱神经痛、上肢上举不能（肩臂酸疼，肘外后廉痛，肩重肘臂不可举）。

主治：肩骨酸痛、肩胛后廉痛、颊颔肿。

【取穴法】按取肩胛棘（旧医书名肩胛骨）之中央部分，当棘之下际是穴位，约当肩贞斜上一寸七分横内开一寸之处。

【针灸法】针五分至一寸，灸三至七壮。

十二、秉风

【部位】在肩胛棘外端之上方。

【局部解剖】有僧帽肌、副神经、肩胛上神经、肩胛横动脉。

【主治症】肩胛部及肱部之神经痛及麻痹、与尺骨神经痛（肩痛不可举）、肺炎、胸膜炎等。

主治：肩痛不可举。

【取穴法】按取肩胛横骨（即肩胛棘）上侧外端陷中取之。

【针灸法】针五至八分，灸三至五壮。

十三、曲垣

【部位】在肩胛上部，棘上窝中。

【局部解剖】有僧帽肌、肩胛举肌、肩胛上神经、肩胛横动脉。

【主治症】肩胛及肱部之神经痛与麻痹、并尺骨神经痛（肩痹热痛，肩胛拘急）。

主治：肩臂热痛、拘急周痹。

【取穴法】由秉风穴向内开，约一寸五分微上些，当肩胛棘上际之中央陷中取之。

【针灸法】针五至八分，灸三至七壮。

十四、肩外俞

【部位】在第一、第二胸椎横突起间外端，肩胛骨内上髁之骨际。

【局部解剖】有僧帽肌、菱形肌、后上锯肌、副神经、背椎神经、横颈动脉。

【主治症】肩胛部之神经痛、痉挛、麻痹及肱部麻痹（肩胛中痛，引项挛急，周痹寒至肘）、肺炎、胸膜炎等。

主治：肩胛痛、发寒热、引项挛急、周痹寒至肘。

【取穴法】从陶道穴外开三寸取之。

【针灸法】针五至八分，灸三至七壮。

十五、肩中俞

【部位】在第七颈椎与第一胸椎之棘状突起之外方二寸之处。

【局部解剖】有僧帽肌、菱形肌、肩胛举肌、副神经、第一肋间神经、背椎神经、颈横动脉。

【主治症】支气管炎（咳嗽上气）、喘息及颈项部痉挛、视力缺乏（目视不明）。

主治：咳嗽上气吐血、寒热目视不明。

【取穴法】从大椎穴外开二寸处取之。

【针灸法】针五至八分，灸五至十壮。

十六、天窗

【别名】窗笼、窗聋。

【部位】在颈侧部，胸锁乳突之中央。

【局部解剖】有胸锁乳突肌、颈下皮神经、迷走神经、颈外动脉之分支、胸锁乳突肌动脉。

【主治症】半身不遂（中风失音不能言语，缓纵不随）、斜颈、颈部及肩胛部之痉挛（肩胛引项，不得回顾）、耳聋、耳鸣（偏耳鸣）。

主治：颈瘿肿痛、肩胛引项不得回顾、颊肿齿噤、耳聋喉痛暴喑。

【取穴法】以人迎、扶突为准点，从扶突向后开一寸取之。

【针灸法】针三至四分，灸三至五壮。

十七、天容

【部位】在耳下腺部，胸锁乳突肌之停止部之前缘。

【局部解剖】有胸锁乳突肌、大耳神经、后头动脉。

【主治症】胸膜炎（咳逆胸中痛）、呼吸困难（肩息）、肋间神经痛（胸痛不得躬屈）、颈项部神经痛（颈肿不可回顾）、耳鸣、耳聋、重舌、齿龈炎。

主治：瘿气颈肿不可回顾、齿噤不能言、耳鸣耳聋、喉痹咽中如哽、寒热胸满、呕逆吐沫。

【取穴法】从下颚隅之直后，当天窗穴之上一寸微前陷中取之。

【针灸法】针五至八分，灸三至五壮。

十八、颧髎

【别名】兑骨、椎髎、颧窌。

【部位】在下眼窠孔部，当大颧骨肌之停止部。

【局部解剖】有大颧骨肌、笑肌、三叉神经分支、颜面神经分支、横颜面动脉。

【主治症】三叉神经痛（口僻痛面赤口不能嚼）、颜面神经麻痹及痉挛（口歪，眼瞤不止）、上齿痛（颊肿齿痛）。

主治：口歪、面赤目黄、眼瞤不止、頔肿齿痛。

【摘要】《百症赋》：目眩兮，颧髎大迎。

【取穴法】从眼外眦角直下，颧骨际陷中取之。

【针灸法】针二至三分，禁灸。

十九、听宫

【别名】多所闻。

【部位】在外耳道之前下方，下颚骨髁状突起之直后。

【局部解剖】有咬肌、三叉神经之分支、耳前动脉。

【主治症】耳鸣（耳内蝉鸣）、耳聋、耳道炎、嘎嘶失声（喑不能言）。

主治：失音、癫疾、心腹痛、耳内蝉鸣耳聋。

【摘要】《百症赋》：听宫脾俞，祛尽心下之悲悽。

【取穴法】耳孔前之小瓣（中医书名耳珠）下角端陷中，以手指重压之，耳内发响者，即是穴位。

【针灸法】针三至四分，灸三至五壮（旧医治牙疳腿痛名青腿牙疳，延久不愈，灸此大效，理不可解）。

附：小肠经穴分寸歌

小指端外为少泽。前谷外侧节前觅。节后捏拳取后溪。腕骨腕前骨陷侧。
兑骨下陷阳谷讨。腕后锐上觅养老。支正腕后五寸量。小海肘端五分好。
肩贞胛下两筋解。臑俞大骨下陷保。天宗秉风后骨中。秉风髎外举有空。
曲垣肩中曲肩陷。外俞去脊三寸从。中俞二寸大椎旁。天窗扶突后陷详。

天容耳下曲颊后。颧髎面鸠锐端量。听宫耳中大如菽。此为小肠手太阳。

第七节　膀胱经（左右各67穴）

一、睛明

【别名】泪孔。

【部位】在眼窠内壁与鼻根之间。

【局部解剖】有内眼睑韧带部、三叉神经之分支、颜面神经之分支、内眦动脉。

【主治症】一切眼疾、角膜炎、网膜炎、眼球充血等（目痛视不明、迎风流泪、胬肉攀睛、白翳、眦痒、疳眼、雀目）。

主治：目痛视不明、迎风流泪、胬肉攀睛、白翳眦痒、疳眼头痛、目眩。

【摘要】此穴为手足太阳足阳明阴跻阳跻五脉之会，凡治雀目者可久留针而速出之。《百症赋》：雀目肝气，睛明行间而细推。《灵光赋》：睛明治眼胬肉攀。《席弘赋》：睛明治眼未效时，合谷光明安可缺。

【取穴法】正坐合目，掐取内眦角内约一分之处，鼻骨边际取之。

【针灸法】针一二分深，不可灸。

二、攒竹

【别名】明光、光明、夜光、始光、员柱。

【部位】在眉毛之内端。

【局部解剖】有前头肌、三叉神经之分支、颜面神经之分支、前头动脉。

【主治症】角膜白翳、夜盲、视力缺乏（目视䀮䀮）、泪液过多（泪出目暗）、前额神经痛（眉头痛）。

主治：目视䀮䀮、泪出目眩、瞳子痒、眼中赤痛、腮脸瞤动、不得卧、烦热面痛。

【摘要】《玉龙歌》：眉间疼痛苦难当，攒竹沿皮刺不妨，若是眼昏皆可治，更针头维即安康。《通玄赋》：脑昏目赤，泻攒竹以偏宜。《胜玉歌》：目内红肿苦皱眉，攒竹丝竹亦堪医。《百症赋》：目中漠漠，却寻攒竹三间。

【取穴法】从眉端取之。

【针灸法】针三至五分，挤起眉端之肌皮，从眉端横针入之。

三、眉冲

【部位】在前额部，眉端之直上发际处。

【局部解剖】有前头肌、三叉神经之分支、颜面神经之分支、前头动脉。

【主治症】头痛、眩晕（目眩）、鼻闭塞（鼻塞不闻香臭）。

主治：头痛、目眩、鼻塞不闻香臭。

【取穴法】从前额正中入发际五分之神庭穴外开五分之处，下与眉端直，取之。

【针灸法】针二至三分，针尖向下方。灸三壮。

四、曲差

【别名】鼻冲。

【部位】在前额部，眉弓之直上发际。

【局部解剖】同上穴。

【主治症】后头及颜面神经痛（头痛）、麻痹、颅顶部炎症（颠顶痛）、鼻闭塞（鼻窒）、鼻茸（鼻疮）、衄血（鼽衄）、视力缺乏（目不明）。

主治：目不明、头痛鼻塞、鼻衄臭涕，颠顶痛、心烦身热汗不出。

【取穴法】从神庭穴外开一寸五分取之。

【针灸法】针三至四分，针尖向下方或上方。灸三至五壮。

五、五处

【别名】巨处。

【部位】在前头结节之后内方。

【局部解剖】有僧帽腱膜、三叉神经之分支、颜面神经之分支、前头动脉。

【主治症】头痛、鼻茸（鼻息）、头肌麻痹。

主治：脊强反折、瘛疭癫疾、头痛戴眼眩晕、目视不明。

【摘要】入发际一寸，外开一寸五分，针头向下或向上取之。

【取穴法】前额正中直上发际一寸之上星穴，旁开一寸五分处，当曲差穴之上五分取之。

【针灸法】针三至四分，如上穴。灸三至五壮。

六、承光

【部位】在前头骨与颅顶骨之缝合部，大颅门之外方一寸五分处。

【局部解剖】有帽状腱膜、三叉神经之分支、颜面神经之分支、浅颞颥动脉。

【主治症】头痛（头风）、眩晕（风眩呕吐）、鼻茸、鼻腔闭塞（鼻塞不利）、角膜白翳（目生白翳）、感冒（鼻多清涕）。

主治：头风风眩、呕吐心烦、鼻塞不利、目翳口歪。

【取穴法】从头顶正中线之外方一寸五分，五处穴之直上一寸五分之处取之。

【针灸法】针二至三分，针尖向下。不宜灸。

七、通天

【别名】天臼、天白。

【部位】在颅顶部，后头肌附着部。

【局部解剖】有帽状腱膜、后头肌、颜面神经、大后头神经、后头动脉、浅颞颥动脉。

【主治症】鼻炎、鼻腔闭塞（鼻窒）、衄血（鼽衄）、口筋收缩（口歪）、颅顶部痉挛（头重耳鸣）、慢性支气管炎等。

主治：头旋项痛不能转侧、鼻塞、偏风口歪、衄血，头重、耳鸣、狂走、瘛疭、恍惚、目青盲内障。

【摘要】《百症赋》：通天去鼻内无闻之苦。《千金翼方》：瘿气面肿，灸五十壮。

【取穴法】同上，从承光向后上一寸五分取之。

【针灸法】同上穴。

八、络却

【别名】强阳、脑盖、络郄。

【部位】在三角缝合部，后头肌附着之处。

【局部解剖】有后头肌、帽状腱膜、大后头神经、后头动脉。

【主治症】眩晕（头眩）、耳鸣、青光眼（青盲）、忧郁（恍惚不乐）。

主治：头旋、口歪鼻塞、项肿瘿瘤、内障耳鸣。

【取穴法】同上，从通天穴后下一寸五分之处取之。

【针灸法】同上穴，本穴近颅顶孔，针时要注意，前人列入禁针之穴。

九、玉枕

【部位】在后头骨上项线之中央，夹板肌之停止部。

【局部解剖】有夹板肌、大小后头神经、后头动脉。

【主治症】脑充血（卒起僵仆）、眩晕（头眩）、头痛（头项痛）、眼神经痛（目痛如脱）、近视眼（不能远视）、嗅觉减退（鼻塞无闻）。

主治：目痛如脱、不能远视、脑风头项痛、鼻塞无闻。

【摘要】《百症赋》：囟会连于玉枕，头风疗以金针。

【取穴法】从络却之后下四寸，脑户穴之旁一寸三分取之。

【针灸法】针三分，针尖向下。灸三壮。

十、天柱

【部位】在项窝之旁，僧帽肌起始部之外侧。

【局部解剖】有僧帽肌、夹板肌、大后头神经、后头动脉。

【主治症】脑病（头眩脑痛）、后头及肩胛肌之挛缩（项直不可回顾）、咽喉炎（咽肿难言）、鼻腔闭塞、嗅能减退（不知香臭）、神经衰弱（足不任身、目瞑不欲视）、癔病（狂易多言不休）、头痛（头痛重）、衄血。

主治：头旋脑痛、鼻塞泪出、项强肩背痛、足不任身，目瞑不欲视。

【摘要】《百症赋》：目觉䀮䀮，亟取养老天柱。又：项强多恶风，束骨相连于天柱。

【取穴法】从项之正中入发际五分之哑门穴，旁开一寸三分取之。

【针灸法】针五分，灸二壮。

此处常加按摩，可使脑部轻快，增记忆力。

十一、大杼

【别名】背俞。

【部位】在第一、第二胸椎横突起间，脊柱之旁一寸五分之处。

【局部解剖】有僧帽肌、菱形肌，有副神经，胸椎神经后支、后胸廓神经、横颈动脉。

【主治症】支气管炎、肺疾患（咳嗽、大气满喘）、胸膜炎（水结胸）、头痛、眩晕（目眩）、项肌痉挛（项强急）、肩凝、膝关节炎（膝痛不可屈伸）、癫痫（癫疾）。

主治：伤寒汗不出，腰脊项背强痛不得卧、喉痹烦满、咳疟头痛、咳嗽身热、目眩癫疾、筋挛瘛疭、膝痛不能屈伸。

【摘要】《席弘赋》：大敦若连长强寻，小肠气痛即行针。《胜玉歌》：五疟寒多热更多，间使大杼真秒穴。《肘后歌》：风痹痿厥如何治，大杼曲泉真是妙。

【取穴法】正坐，从陶道穴旁开一寸五分处取之。

【针灸法】针五至八分，灸三至七壮。

十二、风门

【别名】热府。

【部位】在第二、第三胸椎横突起间，脊柱之旁一寸五分之外。

【局部解剖】同上穴。

【主治症】胸膜炎（咳逆胸背痛）、支气管炎（上气）、百日咳（咳逆）、颈项部之痉挛（头项强）、发于背之痈疽（痈疽发背）、感冒（伤风咳嗽、头痛发热）。

主治：伤寒头痛项强、目瞑嚏、胸中热、呕逆上气、喘卧不安、身热黄疸、痈疽发背。

【摘要】此穴能泻一身热气。《神应经》：伤寒咳嗽头痛，鼻流清涕、可灸十四壮及治头疼风眩鼻衄不止。

【取穴法】按取第二胸椎下之旁一寸五分处取之。

【针灸法】同上穴。

此穴多灸可以预防感冒。

十三、肺俞

【部位】在第三、第四胸椎横突起间，脊柱之外方一寸五分之处。

【局部解剖】同大杼穴。

【主治症】肺结核（传尸骨蒸）、肺炎（上气喘满）、肺出血（吐血）、支气管炎（咳上气）、心内外膜炎（胸满、胁膺急、息难、振栗）、黄疸、皮肤瘙痒、口内炎（虚烦口干）、小儿佝偻病（背偻如龟）、一切肺疾患。

主治：五劳传尸骨蒸、肺风肺痿、咳嗽呕吐、上气喘满、虚烦口干、目眩支满汗不出、腰脊强痛背偻如龟、寒热瘿气黄疸。

【摘要】此穴主泻五脏之热。《神应经》：治咳嗽吐血，唾红骨蒸、虚劳，可灸十四壮。《乾坤生意》：同陶道身柱膏肓，治五劳七伤虚损。《百症赋》：咳嗽连声，肺俞须临天突穴。《玉龙歌》：伤风不解嗽频频，久不医时痨便成，咳嗽须针肺俞穴，痰多易向丰隆行。《胜玉歌》：若是痰涎并咳嗽，治却须当灸肺俞。

【取穴法】正坐或俯卧，从第三椎下身柱穴旁开一寸五分取之。

【针灸法】针五分至八分，灸五至十五壮。此穴可以多灸，灸后必再灸足三里，以引去上部之充血。

十四、厥阴俞

【别名】厥俞、阙俞。

【部位】在第四、第五胸椎横突起间，脊柱外方一寸五分之处。

【局部解剖】同大杼穴。

【主治症】心外膜炎（胸中膈气聚痛）、心脏肥大（心痛胸满）、呃逆、呕吐、齿痛（牙痛）、肩凝等。

主治：咳逆头痛、心痛结胸、呕吐烦闷。

【摘要】主治胸中膈气、积聚好吐。

【取穴法】正坐或俯卧，按第四胸椎下之旁一寸五分处取之。

【针灸法】针五分至八分，灸五至七壮。

十五、心俞

【别名】背俞。

【部位】在第五、第六胸椎横突起间，脊柱之外方约一寸五分之处。

【局部解剖】同大杼穴。

【主治症】心脏诸疾患（心痛、胸中悒悒、心气闷乱、烦心短气）、胃出血（吐血）、呕吐、癫痫（风痫常发）。

主治：偏风、半身不遂、食噎、积结、寒热心气闷乱、烦满恍惚、心惊汗不出、中风偃卧不得、发痫悲泣、呕吐咳血、发狂健忘。

【摘要】此穴主泻五脏之热，《神应经》：小儿气不足者，数岁不能语，可灸五壮（如麦粒）。《胜玉歌》：遗精白浊心俞治。《百症赋》：风痫常发，神道还须心俞宁。《捷经》：治忧噎。

【取穴法】正坐按取第五胸椎下神道穴，外开一寸五分取之。

【针灸法】针五分，灸三至七壮。

本穴可灸结核病，《资生经》灸治患门穴法，即此穴也。

十六、督俞

【别名】高益、高盖。

【部位】在第六、第七胸椎横突起间，脊柱外开一寸五分之处。

【局部解剖】同大杼穴。

【主治症】心内外膜炎（寒热心痛）、腹痛、肠雷鸣（雷鸣气逆）、疔疮。

主治：寒热心痛、腹痛雷鸣气逆。

【取穴法】正坐或俯卧，从第六椎下灵台穴外开一寸五分取之。

【针灸法】同上穴。

十七、膈俞

【部位】第七、第八胸椎横突起间，脊柱之外方一寸五分之处。

【局部解剖】同大杼穴。

【主治症】心脏内外膜炎（暴痛心满气急）、心脏肥大、胸膜炎、喘息、支气管炎（咳逆）、胃炎（胃脘暴痛）、食管狭窄（食不下）、食欲不振、肠出血（大便血）、盗汗（虚损）、肠炎、小儿急疳及营养不良。

主治：心痛周痹、膈胃寒痰、暴痛心满，气急吐食、翻胃痃癖、五积气块血块、咳逆四肢肿痛、怠惰嗜卧、骨蒸喉痹、热病汗不出、食不下、腹胁胀满。

【摘要】此穴专治血病，针灸均宜。《千金翼方》：治吐逆翻胃灸百壮。

【取穴法】正坐或俯卧，按第七椎下至阳穴旁开一寸五分取之。

【针灸法】针五至八分，灸五至七壮。

本穴与下穴胆俞可灸治结核病，崔知悌之四花穴灸法，即此穴也。

十八、肝俞

【部位】在第九、第十胸椎横突起间，当脊椎之外方约一寸五分之处。

【局部解剖】有背阔肌、骶骨脊柱肌、后下锯肌、背椎神经、后胸廓神经、后肋间动脉。

【主治症】黄疸、慢性胃炎（气痛吐酸）、胃扩张与胃痉挛（胸满心腹积聚疼痛）、胃出血（呕血）、支气管炎（咳而胁满、急不得息）、肋间神经痛（咳引胸痛）、胸背部痉挛（脊背急痛转侧难反折）、夜盲症（眼暗如雀目）、小儿搐搦（惊狂反折目上视）、一切目疾（眼目诸疾）。

主治：气短咳血、多怒胁肋满闷、咳引两胁、脊背急痛不得息、转侧难、反折上视、惊狂鼻衄、眩晕、痛循眉头、黄疸鼻酸、热病后目中出泪、眼目诸疾、热痛生翳，或热瘥后因食五辛患目、呕血或疝气、筋痉相引转筋入腹。

【摘要】此穴主泻五脏之热，《千金翼方》：胸满心腹积聚疼痛，灸百壮。又：气短不语，灸百壮。《玉龙歌》：肝家血少目昏花，宜补肝俞力便加，更把三里频泻动，还光益血自无差。《胜玉歌》：肝血盛兮肝俞泻。《标幽赋》：取肝俞与命门，使瞽士视秋毫之末。《百症赋》：攀睛攻肝俞少泽之所。

【取穴法】正坐或俯卧，从第九椎下筋缩穴之旁开一寸五分处取之。

【针灸法】针五至八分，灸三至七壮。

本穴可灸治一切恶疮、大麻风、瘰疬，《医学入门》之骑竹马灸法，即此穴也。

十九、胆俞

【部位】在第十、第十一胸椎横突起间，脊柱之外方一寸五分处。

【局部解剖】同上穴。

【主治症】胆囊之疾病（口苦干，呕吐、目黄、胸胁痛不得转侧）、黄疸、呕吐、咽下困难（反胃食不下）、腋窝腺炎（下腋肿）、胸膜炎（腰痛不得卧）、咽喉炎（咽痛）、恶寒发热头痛（头痛振寒）、结核病（骨蒸劳热）。

主治：头痛振寒汗不出、腋下肿、心腹胀满、口干苦咽痛、呕吐翻胃食不下、骨蒸劳热、目黄胸胁不能转侧。

【摘要】《百症赋》：目黄兮阳刚胆俞。《捷经》：胆俞膈俞治劳噎。

【取穴法】正坐或俯卧，按取第十椎下正中，旁开一寸五分之处取之。

【针灸法】同上穴。本穴可灸治结核病、虚弱，中医书之四花穴灸法，本穴即其下方之灸点也。

二十、脾俞

【部位】在第十一与第十二胸椎横突起间，脊椎之外方约一寸五分之处。

【局部解剖】同肝俞穴。

【主治症】胃弱（脾虚）、消化不良（饮食不化）、胃痉挛（胸脘暴痛）、肠炎（泻痢）、下痢、呕吐（吐食）、喘息（少气不得卧）、黄疸、小儿夜盲、食管狭窄（食噎）、水肿（水肿膨胀）。

主治：痃癖积聚胁下满，咳疟寒热、黄疸腹胀痛、吐食不食、饮食不化或饮食倍多、烦热嗜卧、身体羸瘦、泄痢善欠体重、四肢不收。

【摘要】此穴主泻五脏之热。《百症赋》：听宫脾俞，祛残心下之悲悽。又：脾虚谷食不消，脾俞膀胱俞见。《捷经》：治思噎食噎。《千金翼方》：治食不消化、泻痢、不作肌肤、胀满水肿，灸随年壮。

【取穴法】正坐或俯卧，按取第十一椎下脊中穴，旁开一寸五分取之。

【针灸法】同上穴。

二十一、胃俞

【部位】在第十二胸椎与第一腰椎之横突起间，脊柱之外方一寸五分之处。

【局部解剖】同肝俞穴。

【主治症】胃炎（胃寒吐逆）、胃痉挛（腹痛）、胃扩张（腹膜）、胃癌（翻胃）、消化不良（胃寒食不化）、肠炎（泄泻）、呕吐、腹部膨胀（腹胀虚满）、肠雷鸣（肠鸣）、肝肥大（鼓胀）、小儿夜盲、吐乳、青便（小儿痢下）、十二指肠虫病（小儿羸瘦）。

主治：胃寒吐逆翻胃、霍乱腹胀支满，肌肤羸瘦、肠鸣腹痛不嗜食、脊痛筋挛、小儿羸瘦、食少不生肌肉、小儿痢下赤白，秋末脱肛、肚疼不可忍。

【摘要】《百症赋》：胃冷食不化，魄门胃俞堪责。

【取穴法】正坐或俯卧，按取第十二椎下正中外开一寸五分取之。

【针灸法】同上。

二十二、三焦俞

【部位】在第一、第二腰椎横突起间，脊柱外开一寸五分之处。

【局部解剖】有背阔肌、骶骨脊柱肌、肠腰肌、腰椎神经后支、腰动脉。

【主治症】胃痉挛（积聚膈塞不通）、食欲不振与消化不良（食饮不消）、呕吐（饮食吐逆）、肠炎（腹痛下利）、肠雷鸣（肠鸣）、肾炎（小便不利）、腰痛（腰背痛）、神经衰弱（羸瘦少气）、诸脏器之慢性疾患等。

主治：伤寒身热、头痛吐逆、肩背急、肩背强不得俯仰、脏腑积聚满胀、膈塞不通、饮食不化、羸瘦、水谷不分、腹痛下痢、肠鸣目眩。

【摘要】《千金翼方》：少腹坚大如盘盂、胸腹胀满、饮食不消、妇人癥聚，同气海各灸百壮。

【取穴法】正坐或俯卧，按取第十三节之脊椎下第一腰椎悬枢穴之旁一寸五分取之。

【针灸法】同上。

二十三、肾俞

【别名】高盖。

【部位】在第二、第三腰椎横突起间，脊柱之外方约一寸五分之处。

【局部解剖】有肠腰肌、腰背肌膜、方形腰肌、骶骨脊柱肌、腰椎神经后支，腰动脉。

【主治症】肾炎（身肿）、膀胱麻痹及痉挛（转胞小便不得、小便淋、少腹强急）、腰神经痛（腰痛不可俯仰）、淋病（便浊）、血尿（溺血）、糖尿病（消渴小便数）、精液缺乏、身体羸瘦（食多身羸瘦）、月经不顺（月经不调）、失精（梦遗）、一切泌尿器疾患。

主治：虚劳羸瘦面目黄黑，耳聋肾虚、水肿肢冷、腰痛梦遗、精滑精冷、膝脚拘急、身热头痛振寒、心腹膜胀、两胁满、痛引少腹、少气溺血便浊，淫泺、赤白带下、月经不调、阴中痛、五劳七伤、虚惫无力、足寒如冰、洞泄食不化、身肿如水、男女久积气痛，变成痨疾。

【摘要】此穴主泻五脏之热。《千金翼方》：梦遗失精、五脏虚劳、小腹强急、各灸百壮。《玉龙歌》：肾败腰虚小便频，夜间起止苦劳神，命门若得金针助，肾俞艾灸起邅迍。《胜玉歌》：肾败腰疼小便频，督脉两旁肾俞治。《百症赋》：胸膈停留瘀血，肾俞巨髎（疑作阙）宜针。

【取穴法】正坐或俯卧，从第十四节即第二腰椎之下命门穴，旁开一寸五分取之。简便取法，由医者两手中指按其脐心，左右平行移向背后，两指会合之处为命门穴，由此旁开一寸五分之处取之。对于肥人腹下垂者不甚准确。

【针灸法】针五分至一寸，灸三至七壮。

二十四、气海俞

【部位】在第三、第四腰椎横突起间，脊柱外开一寸五分之处。

【局部解剖】同上穴。

【主治症】腰神经痛（腰痛）、痨（痔漏）。

主治：腰痛、痔漏。

【取穴法】正坐或俯卧，从命门穴下一节，外开一寸五分取之（即第十五椎下）。

【针灸法】同上。

二十五、大肠俞

【部位】在第四、第五腰椎横突起间，脊柱之外方一寸五分之处。

【局部解剖】同肾俞穴。

【主治症】肠炎（泄痢食不化）、肠雷鸣（肠鸣）、肠出血下痢（肠澼）、习惯性便秘（大便难）、阑尾炎（吊脚肠痈）、淋病、遗尿、肾炎、脚气、脊柱肌痉挛（脊强不得俯仰）、腰神经痛（腰痛）、一切肠之疾患。

主治：脊强不得俯仰、腰痛腹胀、绕脐切痛、肠鸣泻痢、食不化、大小便不利。

【摘要】《千金翼方》：胀满雷鸣灸百壮。《灵光赋》：大小肠俞大小便。

【取穴法】正坐或俯卧，由命门穴下二节，为阳关穴，旁开一寸五分取之（即第十六椎下）。

【针灸法】针五至八分，灸七至十五壮。

二十六、关元俞

【部位】在第五腰椎下，外开一寸五分之处。

【局部解剖】有肠腰肌、腰背肌膜、骶骨脊柱肌、骶骨神经后支、腰动脉。

【主治症】腰神经痛（风劳腰痛）、肠炎（泄利）、膀胱肌麻痹（小便难）、卵巢炎（妇女癥瘕）。

主治：风劳腰痛、泻痢虚胀、小便难、妇人癥瘕。

【取穴法】正坐或俯卧，由阳关穴按下一节，外开一寸五分当骶骨上关节突起之外侧取之（即第十七椎下）。

【针灸法】针三至五分，灸三至七壮。

本穴可灸治结核病（医说灸腰眼穴治痨瘵，即此穴也）。

二十七、小肠俞

【部位】在骶骨上部之外侧，第一骶后孔之外方。

【局部解剖】有腰背肌膜、臀大肌、臀中肌、骶骨神经后支、臀上动脉。

【主治症】肠及生殖器之疾患、肠炎（泄注）、肠疝痛（腹痛）、下痢（五痢便脓血）、便秘、淋病、痔（五痔疼痛）、腰痛、子宫内膜炎（妇人带下）、精系痛（小腹控睾而痛）、膀胱疾患（小便赤、不利、淋沥）。

主治：膀胱三焦津液少、小便赤不利、淋沥、遗尿、小腹胀满、腹痛泻痢脓血，脚肿心烦短气、五痔疼痛、妇人带下。

【摘要】《千金翼方》：泄注、五痢，便脓血，腹痛，灸百壮。《灵光赋》：大小肠俞大小便。

【取穴法】从骶骨正中线之上方外侧按取第一骶骨棘状突起之两旁一寸五分取之（即第十八椎下）。

【针灸法】针三至五分，俯伏针之。灸三至七壮。

二十八、膀胱俞

【部位】在第二后骶孔之外上方，外侧骶骨节之外方。

【局部解剖】有腰背肌膜、臀大肌、臀中肌、骶骨神经后支、侧骶骨动脉。

【主治症】一切膀胱疾患、膀胱炎（小便赤涩）、遗尿、便秘、下痢（泄痢）、脚气（脚膝寒冷无力）、糖尿病、子宫内膜炎（女子癥瘕）、腰神经痛（腰脊强痛）、下腹神经痛（腰脊腹痛）、骶骨神经痛（尻臀内痛）、前列腺炎（尿精）、阴道炎（阴疮）。

主治：小便赤涩、遗尿泄痢、腰脊腹痛、阴疮、脚膝寒无力、女子癥瘕。

【摘要】《百症赋》：脾虚谷食不消，脾俞膀胱俞觅。

【取穴法】按取第二骶骨假棘状突起之两旁一寸五分处取之（即第十九椎下）。

【针灸法】同上穴。

二十九、中膂俞

【别名】脊内俞、中膂内俞。

【部位】在第三后骶孔之外侧。

【局部解剖】有臀大肌、臀中肌、骶骨神经之后支、臀上动脉。

【主治症】肠炎（肠泄赤白痢）、肠疝痛（疝痛）、腰脊神经痛（腹脊强痛）、坐骨神经痛、腹膜炎（胁腹胀痛）、脚气、糖尿病（肾虚消渴）。

主治：肾虚消渴、腰脊强痛不得俯仰、肠泄赤白痢、疝痛汗不出、胁腹肿胀。

【摘要】《杂病穴法歌》：痢疾合谷三里宜，甚者必须兼中膂。

【取穴法】按取第三骶骨假棘状突起之两旁一寸五分处取之（即第二十椎下）。

【针灸法】同上穴。

三十、白环俞

【别名】玉环俞、玉房俞。

【部位】在骶骨管裂孔之外方，臀大肌中。

【局部解剖】有臀大肌、臀中肌、梨子状肌、骶骨神经之后支、臀下动脉。

【主治症】骶骨部之神经痛及痉挛（腰脊痛不得坐卧，筋挛痹痛）、肛门诸肌痉挛（疝痛）、坐骨神经痛，尿秘便秘（二便不利）、子宫内膜炎（赤白带）。

主治：腰脊痛不得坐卧、疝痛、手足不仁、二便不利、瘟疟、筋挛痹缩、虚热闭塞（大便）。

【摘要】《百症赋》：背连腰痛，白环委中会经。

【取穴法】伏卧从臀缝尖外开一寸五分，当中膂俞之直下取之（即第二十一椎下）。

【针灸法】针五至七分，不宜灸。

三十一、上髎

【部位】在第一骶后孔中。

【局部解剖】有腰背肌膜、骶骨神经、骶骨动脉。

【主治症】男女之生殖器疾患、淋病、睾丸炎、卵巢炎、月经不顺、子宫内膜炎等（女人绝子、阴挺出、不禁白沥、阴中痒痛等）、便秘、尿闭（大小便不利）、呕吐（呕逆）、坐骨神经痛（腰膝冷痛）、腰神经痛（腰痛不可以转摇）。

主治：大小便不利、呕逆、腰膝冷痛、寒热疟、鼻衄、妇人绝嗣、阴中痒痛、阴挺出、赤白带下。

【取穴法】正坐或伏卧，按取第五腰椎之外下方，第一骶后孔处取之（即第十八椎下旁）。

【针灸法】针三至八分，灸五至十五壮。

三十二、次髎

【部位】在第二骶后孔中。

【局部解剖】同上穴。

【主治症】男女生殖器疾患、淋病（小便淋赤不利）、睾丸炎（疝气下坠引阴痛不可忍）、卵巢炎与子宫内膜炎（女子赤白沥）、月经不顺、便秘尿闭、呕吐、骶骨神经痛与腰神经痛（腰痛不可俯仰、腰以下至足不仁）、膝盖部厥冷等。

主治：大小便淋赤不利、心下坚胀、腰痛足肿、疝气下坠、引阴痛不可忍、肠鸣泄泻、赤白带下。

【取穴法】按取上髎穴，稍偏向内侧，向下移行，第二骶骨孔处取之（即第十九椎下旁）。

【针灸法】同上穴。

三十三、中髎

【别名】中空。

【部位】在第三骶后孔中。

【局部解剖】同上髎穴。

【主治症】男女生殖器疾患、淋病（小便淋沥）、睾丸炎、卵巢炎（小腹膜胀、引腰而痛）、子宫内膜炎（女子赤淫带下）、月经不顺（月经不调）、便秘（大便难）、尿闭（小便不利）、呕吐、坐骨神经痛（腰尻中寒）、腰神经痛（腰痛）。

主治：五劳七伤、二便不利、腹胀飧泄、妇人少子、白带月经不调。

【取穴法】从次髎之下稍偏内侧第三骶骨孔处取之（即第二十椎下）。

【针灸法】同上穴。

三十四、下髎

【部位】在第四骶后孔中。

【局部解剖】同上髎穴。

【主治症】同中髎次髎穴。

主治：肠鸣泄泻、二便不利、下血、腰痛引小腹急痛、女子淋浊不禁。

【摘要】《百症赋》：淫寒淫热下髎定。

【取穴法】从中髎穴下行稍偏内侧之第四骶骨孔处取之（第二十一椎下）。

【针灸法】同上穴。

三十五、会阳

【别名】利机。

【部位】在骶骨下端之外侧，臀大肌之起始部。

【局部解剖】有臀大肌、外肛门括约肌、骶骨神经后支、会阴神经、下痔动脉。

【主治症】肠炎（腹中寒气泄泻）、肠出血（肠澼便血）、慢性痔疾（久痔）、阴道炎（阴中痒痛）、子宫内膜炎（女子下苍汁不禁赤沥）、淋病及坐骨神经痛等。

主治：腹中寒气泄泻，肠癖便血久痔，阳气虚乏、阴汗淫痒。

【取穴法】从骶骨端之外上方五分之处取之。

【针灸法】针五至八分，灸三至七壮。

三十六、附分

【部位】在第二、第三胸椎间，外开三寸，第二肋间之处。

【局部解剖】有僧帽肌、菱形肌、后上锯肌、副神经、背椎神经、后胸廓神经、横颈动脉。

【主治症】颈部之诸肌痉挛（肩背拘急、颈痛不得回顾、肘臂不仁）、肋间神经痛、副神经麻痹（不能回顾）。

主治：肘肩不仁、肩背拘急、风客腠理、颈痛不得回顾。

【取穴法】从第二胸椎下外开三寸，与风门穴并行处靠肩胛骨边缘取之。

【针灸法】针五分至一寸深，灸三至七壮。

三十七、魄户

【部位】在第三、第四胸椎间外开三寸，第三肋间之处。

【局部解剖】同上穴。

【主治症】肺萎缩（虚劳肺萎）、支气管炎、咳逆上气、胸膜炎（胸背痛）、喘息（喘逆）、呕吐（烦满呕吐）、肩胛部神经痛（背膊痛）。

主治：虚劳肺痿、肩膊胸背痛、三尸走注、项强喘逆、烦满呕吐。

【摘要】此穴主泻五脏之热。《神应经》：治虚劳发热，灸十四壮。《百症赋》：痨瘵传尸，取魄户膏肓之路。《标幽赋》：体热劳嗽而泻魄户。

【取穴法】从第三胸椎下身柱穴外开三寸处取之与肺俞穴平。

【针灸法】同上穴。

三十八、膏肓

【部位】在第四、第五胸椎间外开三寸，第四肋间。

【局部解剖】同附分穴。

【主治症】一切慢性诸疾患、肺结核（痨瘵）、胸膜炎、支气管炎（上气咳逆）、神经衰弱、遗精失精（梦遗失精）、健忘、呕吐等。

主治：百病皆疗、虚羸受损、五劳七伤、梦遗失精、上气咳逆、痰火发狂、健忘。

【摘要】《百症赋》：痨瘵传尸，取魄户膏肓之路。《灵光赋》：膏肓穴灸治百病。《乾坤生意》：膏肓陶道身柱肺俞，为治虚损五劳七伤紧要之穴。

【取穴法】正坐，左手掌指搭在右肩前，右手掌指搭在左肩前，使肩胛骨外开，医者自第四、第五胸椎之间外开三寸之处，以中指按取第四肋间感酸痛者是穴位。

【针灸法】针五至八分，灸七至十五壮。本穴多灸可以治一切慢性病与结核病，灸后必灸足三里以降上部充血。

三十九、神堂

【部位】在第五、第六胸椎间，外开三寸第五肋间处。

【局部解剖】有僧帽肌、后下锯肌、副神经、胸椎神经之后支、横颈动脉。

【主治症】心脏病、支气管炎、喘息、肩膊疼痛（脊背急强）。

主治：腰脊强痛、不可俯仰、洒淅恶寒、胸腹满热、时噎。

【取穴法】从第五胸椎下神道穴外开三寸处取之与心俞平。

【针灸法】针五至八分，灸七至十五壮。

四十、譩譆

【部位】在第六、第七胸椎间，外开三寸第六肋间处。

【局部解剖】有阔背肌、后下锯肌、副神经、胸椎神经之后支、横颈动脉。

【主治症】心脏外膜炎（胸腹胀闷气噎、腋拘挛、引胁而痛、内引心肺）、肋间神经痛（肩背胁肋痛急）、腰背部痉挛（痓互引身热）、呃逆、呕吐、眩晕、盗汗、间歇热（疟病）。

主治：大风热病汗不出、劳损不得卧、瘟疟久不愈、胸腹胀闷气噎，肩背胁肋痛急、目痛、咳逆鼻衄。

【摘要】《千金翼方》：多汗、疟病，灸五十壮。

【取穴法】从第六胸椎下灵道穴外开三寸处取之，与督俞穴平。

【针灸法】同上穴。

四十一、膈关

【部位】在第七、第八胸椎间外开三寸，第七肋间处。

【局部解剖】同上穴。

【主治症】肋间神经痛、食管狭窄（饮食不下）、呕吐（呕哕多涎唾）、呃逆、胃炎（胸中噎闷）、蛔虫（大便不节）等。

主治：背痛恶寒、脊强呕吐、饮食不下、胸中噎闷、大小便不利。

【摘要】此穴亦血之所会，治诸血病。

【取穴法】第七胸椎下至阳穴旁三寸，当肩胛骨下端之内侧处取之。

【针灸法】同上穴。

四十二、魂门

【部位】在第九、第十胸椎间外开三寸，第九肋间处。

【局部解剖】有背阔肌、后下锯肌、胸椎神经、后肋间动脉。

【主治症】肝病（胸胁胀满）、胸膜炎（胸背痛恶风）、心内膜炎（胸背连心痛）、胃痉挛（逆上食不下）、肠雷鸣（腹中雷鸣）、消化不良（胃寒食而难化）、食管狭窄（饮食不下）、肌肉风湿病。

主治：尸厥、胸背连心痛、食不下、腹中雷鸣、大便不节、小便黄赤。

【摘要】此穴主泻五脏之热。《百症赋》：胃冷食而难化，魂门胃俞堪责。《标幽赋》：筋挛骨痛而补魂门。

【取穴法】从第九胸椎下筋缩穴外开三寸取之，与肝俞穴平。

【针灸法】同上穴。

四十三、阳纲

【部位】在第十、第十一胸椎间外开三寸，第十肋间处。

【局部解剖】同上穴。

【主治症】因蛔虫之腹痛，其余所治诸症与上穴相同。

主治：肠鸣腹痛、食不下、小便涩、身热消渴、目黄、腹胀泄泻。

【摘要】《百症赋》：目黄兮，阳纲胆俞。

【取穴法】从第十胸椎下外开三寸，胆俞穴旁取之。

【针灸法】同上穴。

四十四、意舍

【部位】在第十一、第十二胸椎间外开三寸，第十一肋间处。

【局部解剖】同魂门穴。

【主治症】肝病（腹满）、胸膜炎（胸背胁痛恶寒）、心内膜炎、胃痉挛、肠雷鸣、食管狭窄、呕吐、食欲不振、消化不良、肌肉风湿病、腹直肌痉挛等。

主治：背痛腹胀、大便泄、小便黄、呕吐、恶风寒、饮食不下、消渴目黄。

【摘要】此穴主泻五脏之热。《百症赋》：胸满更加噎塞，中府意舍所行。

【取穴法】第十一胸椎下脊中穴外开三寸，脾俞穴旁取之。

【针灸法】同上穴。

本穴即医书所称之痞根穴，专治脾肿，中医名痞块，多灸左边。

四十五、胃仓

【部位】第十二胸椎与第一腰椎间外开三寸之处。

【局部解剖】同魂门。

【主治症】呕吐、腹部膨胀（腹满）、便秘、胸椎神经痛（恶寒背脊痛不可俯仰）、水肿。

主治：腹满水肿、食不下恶寒、背脊痛不可俯仰。

【取法】正坐，从胃俞旁开一寸五分取之。

【取穴法】从十二胸椎下外开三寸处取之，与胃俞穴平。

【针灸法】同上穴。

四十六、肓门

【部位】第一、第二腰椎间外开三寸之处。

【局部解剖】有背阔肌、腰椎神经之后支、腰动脉之分支。

【主治症】内脏慢性疾患、习惯性便秘（大便坚）、乳腺炎（妇人乳痛）。

主治：心下痛、大便坚、妇人乳痛。

【取穴法】第十三节（第一腰椎）下悬枢穴外开三寸处取之，与三焦俞平。

【针灸法】针五分至一寸深，灸七壮至三十壮。

四十七、志室

【别名】精宫。

【部位】在第二、第三腰椎之间，外开三寸之处。

【局部解剖】有腰背肌膜、腰椎神经之后支、腰动脉之分支。

【主治症】生殖器疾患、遗精（梦遗）、失精、淋病（小便淋沥）、阴门脓肿与阴部诸疮（阴肿阴痛）、肾炎、消化不良、呕吐、吐泻等（吐逆不食、霍乱等）。

主治：阴肿阴痛、失精、小便淋沥、脊背强、腰胁痛、腹中坚满、霍乱吐逆不食、大便难。

【取穴法】从第十四椎下（即二三腰椎之间）命门穴外开三寸之处，与肾俞穴平取之。

【针灸法】针五至八分，灸七至十五壮。

四十八、胞肓

【部位】在髋骨部，第二骶骨假棘状突起之外方三寸处。

【局部解剖】有臀大肌、臀中肌、骶骨神经之后支、臀上神经、臀上动脉。

【主治症】肠炎、肠雷鸣（肠鸣）、便秘尿闭（大小便不利）、淋病、腰痛（腰脊痛）、睾丸炎、膀胱麻痹及痉挛（癃闭下重、小腹满坚）。

主治：腰脊痛、恶寒、小腹坠、肠鸣、大小便不利。

【取穴法】伏卧，从骶骨正中线，第二假棘状突起外开三寸之处，与膀胱俞平取之（即十九椎下旁三寸处）。

【针灸法】针五至八分，伏而针之。灸七至十五壮。

四十九、秩边

【部位】在第三骶骨假棘状突起之外方三寸处。

【局部解剖】有臀大肌、臀中肌、骶骨神经之后支、臀下神经、臀下动脉。

【主治症】膀胱炎（阴痛下重、小便赤涩）、痔（五痔）、腰神经痛（腰痛）、坐骨神经痛（腰痛骶寒、俯仰急难）。

主治：腰痛、五痔、小便赤涩。

【取穴法】伏卧，按取第三骶骨假棘状突起，外开三寸之处，与中膂俞平取之（即二十椎下旁三寸）。

【针灸法】同上穴。

五十、承扶

【别名】内郄、阴关、皮郄。

【部位】在大腿部后侧之上端，臀大肌之下际。

【局部解剖】有臀大肌、股二头肌、坐骨神经、股后皮神经、臀下神经、坐骨动脉。

【主治症】腰背神经痛及痉挛（腰脊痛）、坐骨神经痛（尻脊股臀阴寒大痛）、痔（久痔）、便秘（大便难）、尿闭（小便不利）、臀部焮肿（臀肿）、子宫内膜炎（胞寒）。

主治：腰脊相引如解、久痔臀肿、大便难、胎寒、小便不利。

【取穴法】直立或伏卧，从臀肉下缘之横纹中央取之。

【针灸法】针八分至寸半，不宜灸。

五十一、殷门

【部位】在大腿后侧，约中央处，当股二头肌与半膜肌之间。

【局部解剖】有股二头肌、半膜肌、坐骨神经后支、股后皮神经、股动脉。

【主治症】腰脊神经痛及痉挛（腰痛得俯不得仰）、坐骨神经痛、痉挛、大腿部焮肿（外股肿）。

主治：腰脊不可俯仰、恶血流注、外股肿。

【取穴法】直立或伏卧，从承扶直下六寸取之。

【针灸法】针八分至一寸，不宜灸。

五十二、浮郄

【部位】在膝骨窝之外上方，股二头肌之外缘。

【局部解剖】有股二头肌、股外大肌、腓骨神经、股后皮神经、膝腘动脉之分支。

【主治症】膀胱炎（小肠膀胱热）、便秘（大肠结）、尿闭（小便热）、下肢外侧麻痹（髀枢不仁）、局发性痉挛（股外筋急）。

主治：霍乱转筋、小腹膀胱热、大肠结、股外急筋、髀枢不仁。

【取穴法】按取膝腘正中外开一寸，两筋之间陷中为委阳穴，由委阳上行一寸，略偏内侧取之。

【针灸法】针五分至一寸，灸三至七壮。

五十三、委阳

【部位】在膝腘窝之外端，股二头肌腱之内侧。

【局部解剖】有股二头肌、腓肠肌、腓骨神经、股后皮神经、膝腘动脉之分支。

【主治症】腹直肌痉挛（腹气满、小腹尤坚、不得小便）、腰背神经痛及痉挛（腰背腋下肿痛、不可俯仰）、腓肠肌痉挛（脚急竞竞然、筋急痛）、癫痫（瘛疭癫疾）、热病（身热）。

主治：腰脊腋下肿痛不可俯仰、引阴中不得小便、胸满身热、瘛疭癫疾、小腹满、飞尸遁注、痿厥不仁。

【摘要】此穴为足太阳之别络。《百症赋》：委阳天池，腋肿针而速散。

【取穴法】从委中外开一寸取之，参阅浮郄取穴法。

【针灸法】针五至八分，灸三至七壮。

五十四、委中

【别名】血郄、中郄、郄中。

【部位】膝腘窝之正中，腓肠肌两颈之间。

【局部解剖】有腓肠肌、膝腘肌、胫骨神经、膝腘动脉。

【主治症】感冒（太阳疟先寒后热，汗出难已）、由于风湿病之膝关节炎、腰痛、坐骨神经痛等（腰痛引项脊尻背、尻股寒髀枢痛、膝痛等）、中风（半身不遂）、腹膨胀（小腹坚肿时满）、癫痫（癫疾瘛疭反折）、大麻风、霍乱。

主治：大风眉发脱落、太阳疟从背起（先寒后热，熇熇然汗出难已）、头重、转筋、腰脊背痛、半身不遂、遗溺、小腹坠、髀枢风痛、膝痛、足软无力。

【摘要】此穴主泻四肢之热。委中者，血郄也。凡热病汗不出、小便难、衄血不止、脊强反折、瘛疭癫疾、足热厥逆、不得屈伸，取其经出血立愈。《太乙歌》：虚汗盗汗补委中。《玉龙歌》：环跳能除腿股风，居髎二穴亦相同，委中毒血更出尽，愈见医科神圣功。又：强痛脊背泻人中，挫闪腰酸亦堪攻，更有委中之一穴，腰间诸疾任君攻。《百症赋》：背连腰痛，白环委中会经。《胜玉歌》：委中驱疗脚风缠。《千金翼方》：委中昆仑治腰腿相连痛。《四总穴歌》：腰背委中求。《马丹阳十二诀》：腰痛不能举，沉沉引脊梁，酸疼筋莫转，风痹复无常，膝头难伸屈，针入即安康。《肘后歌》：腰软如何去得根，神妙委中立见效。《杂病穴法歌》：腰痛环跳委中求，若连背痛昆仑试。

【针灸法】针一至二寸深，依取穴法进针。不宜灸，只宜放血。凡急性病症之上部充血、内脏及腰背腹腔等之瘀血，以及炎性症而起之大痛大吐泻诸症状，皆可于委中部之四围静脉上放血。放血法：使患者直立，两手扶几上，膝腘挺直，就腘之范围内寻取青紫色之络用三棱针刺之，约进半分至一分深，一刺而去，污黑之血随针而流，任其自止。如不易寻出青色紫络时，以手之四指相并，在膝腘窝拍击二三下，即有青紫色点显出，即是静脉血络。出血后，以橡皮布封之。但不能深刺于动脉上。

五十五、合阳

【部位】在下腿后侧之上端，腓肠肌之上端。

【局部解剖】有腓肠肌、胫骨神经、胫后动脉。

【主治症】腰痛、下腹痉挛（腰脊痛引腹）、肠出血（肠澼）、睾丸炎（癞疝）、子宫出血（女子少气下血）、子宫内膜炎（崩中腹上下痛）。

主治：腰脊强引腹痛、阴股热、胫酸肿、寒疝偏坠、女子崩带不止。

【摘要】《百症赋》：女子少气漏血，不无交信合阳。

【取穴法】从正坐垂足，于委中直下二寸取之。

【针灸法】针八分至一寸余，灸三至七壮。

五十六、承筋

【别名】腨肠、直肠。

【部位】在下腿后侧之中央，当腓肠肌部之中央。

【局部解剖】同上穴。

【主治症】腰背部神经痉挛（寒痹、腰背拘急）、腓肠部神经痉挛及麻痹（转筋足挛、脚腨酸重、战栗不能久立）、便秘（大便难）、吐泻、痔（五痔）。

主治：寒痹腰脊拘急、腋肿大便闭、五痔腨酸、脚跟痛引少腹、转筋霍乱衄衄。

【摘要】霍乱转筋，灸五十壮。

【取穴法】正坐垂足、腓肠肌之中央处取之，当合阳与承山穴之间。

【针灸法】不针，灸三至七壮。

五十七、承山

【别名】肠山、肉柱、鱼腹。

【部位】在下腿后侧之中央，腓肠肌丰隆部之下缘。

【局部解剖】同合阳穴。

【主治症】局发性痉挛（足挛、转筋）、吐泻（时疫吐泻）、腰神经痛（腰背痛）、颜面神经痛、大腿部之神经痛（膝肿胫酸痛、腨如裂、足跟急痛）、四肢麻痹、痔（久痔）、肠出血（便血）、腺肿（横痃）。

主治：头热鼻衄、寒热癫疾、疝气腹痛、痔肿便血、腰背痛、膝肿胫酸、痞痛、霍乱转筋、站栗不能行立。

【摘要】《千金翼方》：灸转筋随年壮神验。《玉龙歌》：九般痔漏最伤人，必刺承山效若神，更有长强一穴刺，呻吟大痛穴为真。《胜玉歌》：两股转筋承山刺。《席弘赋》：阴陵泉治心胸满，针到承山饮食思。又：转筋目眩针鱼腹，承山昆仑立便消。《百症赋》：针长强于承山，善治肠风新下血。《灵光赋》：承山转筋并久痔。《天星秘诀》：脚若转筋并眼花，先针承山次内踝。又：胸膈痞满先阴交，针到承山饮食美。《马丹阳十二诀》：善治腰疼痛，痔疾大便难，脚气并膝肿，辗转战疼酸，霍乱及转筋，穴中刺便安。《肘后歌》：五痔原因热血作，承山针下病无踪。又：打扑伤损破伤风，须于痛处下针攻，又：向承山立作效。《杂病穴法歌》：心胸痞满阴陵泉，针到承山饮食美，脚若转筋并眼花，然谷承山法自古。

【取穴法】直立，两手上举，按着墙壁，足尖站着，足跟离地，在腓肠肌下现出∧字纹下取之。或伏卧，下肢伸直，足掌挺而向上，其腓肠部现出∧字纹，从其尖下取之。

【针灸法】针八分至一寸余，依取穴法进针。灸五至十壮。

五十八、飞阳

【别名】飞扬、厥阳。

【部位】在足之外踝上方七寸之处，当腓肠肌之外缘。

【局部解剖】有腓肠肌、比目鱼肌、深腓骨神经、腓骨动脉。

【主治症】痔（痔痛不得起坐）、关节风湿病（历节风不得屈伸）、脚气（脚酸肿不能立）、眩晕（头晕目眩）、癫痫（癫疾）。

主治：痔痛不得坐起、脚酸肿不能立、历节风不得屈伸、癫疾寒疟、头晕目眩、逆气。

【摘要】《百症赋》：目眩兮，支正飞扬。

【取穴法】正坐垂足着地，于外踝骨后直上七寸，当承山穴外开一寸之处取之。

【针灸法】针五至八分，灸三至七壮。

五十九、跗阳

【别名】附阳。

【部位】在下腿后侧之下 1/3 处，腓骨后面之外缘。

【局部解剖】同上穴。

【主治症】局发性痉挛（转筋）、吐泻（霍乱）、腰神经痛与大腿部之神经痛（腰痛不能久立，坐不能起，髀枢股胻痛）、颜面神经痛（頄痛）、四肢之麻痹（四肢不举，屈伸不能）。

主治：霍乱转筋、腰痛不得立、髀枢股胫痛、痿厥风痹不仁、头重頄痛、时有寒热、四肢不举、屈伸不能。

【取穴法】从足外踝骨后昆仑穴直上三寸取之。

【针灸法】针五至六分，灸三至五壮。

六十、昆仑

【部位】在足外踝之后侧陷凹中。

【局部解剖】有腓长肌腱、腓浅神经、腓骨动脉。

【主治症】头痛、眩晕（目眩）、衄血（鼽衄）、肩背神经痉挛（肩背拘急）、腰神经痛（腰痛不能俯仰）、坐骨神经痛（腰尻痛足痛不能履地）、关节炎（足踝肿痛）、脚气、小儿搐搦（小儿发痫瘛疭）、喘息（咳喘）、难产（产难胞衣不下）。

主治：腰尻脚气、足踝肿痛、不能步立、头痛鼽衄、肩背拘急、咳喘目眩、阴肿痛产难、胞衣不下、小儿发痫瘛疭。

【摘要】《玉龙歌》：红肿腿足草鞋风，须把昆仑两穴攻，申脉太溪如再刺，神医妙诀起疲癃。《灵光赋》：住喘脚气昆仑愈。《席弘赋》：转筋目眩针鱼腹，承山昆仑立变消。《千金翼方》：治疟多汗，腰痛不能俯仰，目如脱项似拔，昆仑主之。又：胞衣不出，针入四分。《捷经》：治偏风。《马丹阳十二诀》：转筋腰尻痛，暴喘满中心，举步行不得，一动即呻吟，若欲求安乐，须于此穴针。《肘后歌》：脚膝经年痛不休，内外踝边用意求，穴号昆仑并吕细。《杂病穴法歌》：腰痛环跳委中求，若连背痛昆仑试。

【取穴法】以指从跗阳穴按下，至指到达足跟骨之处取之，适当外踝与跟腱之中央部分。

【针灸法】针五至八分，依取穴法进针，针尖要对向前面之内踝前缘而进。孕妇禁针。灸三至七壮。

六十一、仆参

【别名】安邪。

【部位】在足外踝后下方，跟骨结节之外部。

【局部解剖】同上穴。

【主治症】脚气（足痿不收），膝关节炎（膝痛）、腓肠肌及足趾肌麻痹（两足酸麻）、局发性痉挛（转筋）。

主治：腰痛足痿不收、足跟痛、霍乱转筋、吐逆膝痛。

【摘要】《灵光赋》：后跟痛在仆参求。《杂病穴法歌》：两足酸麻补太溪，仆参内庭盘根楚。

【取穴法】从昆仑穴直下一寸五分，当跟骨下陷中取之。

【针灸法】针二至三分，灸三至五壮。

六十二、申脉

【别名】阳跻、鬼路。

【部位】在足之外踝直下，外转小趾肌之上端处。

【局部解剖】有外转小趾肌、腓浅神经、腓骨动脉。

【主治症】头痛眩晕（偏正头风）、腰部及下肢神经痛（腰背痛牵引腰脚）、胫骨神经麻痹（膝胻寒酸，不能坐立）、中风、四肢麻痹（麻木）、脚气。

主治：风眩癫疾、腰脚痛、膝胫寒酸不得坐立（如在舟车中）、气逆腿足不能屈伸、妇人气血痛、腓部红肿。

【摘要】此穴位阳跻脉之所生。《神应经》：治腰痛灸五壮。《玉龙歌》：红肿腿足草鞋分，须把昆仑两穴攻，申脉太溪如再刺，神医妙诀起疲癃。《标幽赋》：头风头痛，针申脉与金门。《拦江赋》：申脉能治寒与热，头风偏正及心惊，耳鸣鼻衄胸中满，但遇麻木虚即补，如逢疼痛泻而迎。《灵光赋》：阴跻阳跻两踝边、脚气四穴先寻取，阴阳陵泉亦主之。又：阴跻阳跻与三里，诸穴一般治脚气，在腰玄机宜正取。《杂病穴法歌》：头风目眩项捩强，申脉金门手三里。又：脚膝诸痛羡行间，三里申脉金门侈。

【取穴法】外踝直下四分之部空陷中取之。

【针灸法】针三分，不宜灸。

六十三、金门

【别名】关梁、梁关。

【部位】跟骨与骰子骨之间。

【局部解剖】同上穴。

【主治症】下腹痛、腹膜炎、膝盖部麻痹（膝胻酸）、癫痫（小儿马痫）、小儿搐搦（小儿张口摇头、身反折）。

主治：霍乱转筋、尸厥、癫痫、疝气、膝胻酸不能立、小儿张口摇头、身反折。

【摘要】《百症赋》：转筋兮，金门丘墟来医。《标幽赋》：头风头痛，刺申脉与金门。《杂病穴法歌》：头风目眩项捩强，申脉金门手三里。又：耳聋临泣与金门，合谷针后听人语。又：脚气诸痛羡行间，三里申脉金门侈。《肘后歌》：疟疾连日发不休，金门刺深七分是。

【取穴法】从申脉穴之前下方五分，弯形陷中取之。

【针灸法】针三分，灸三至七壮。

六十四、京骨

【部位】在第五跖骨后端之外侧处。

【局部解剖】有外转小趾肌、短小趾屈肌、腓浅神经、足背动脉。

【主治症】心脏病（厥心痛，与背相控）、脑膜炎（痉，目反白多）、脑充血（头痛如破，两足寒）、腰神经痛（腰肌痛如折）、癫痫、小儿搐搦（自啮頞、摇头）、目疾（目赤、眦烂、白翳）、衄血（鼽衄）。

主治：腰脊痛如折、髀不可屈、项强不能回顾、痉挛善惊、痎疟寒热、目眩内眦赤烂、头痛鼽衄、癫病狂走。

【取穴法】按取足部外侧跖骨之膨大部，在其前之下部中取之。

【针灸法】针三至四分，灸三至七壮。

六十五、束骨

【部位】在第五跖骨外侧之前下部，足趾长伸肌附着之部。

【局部解剖】有足趾长伸肌、腓浅神经、足背动脉。

【主治症】头痛、眩晕（头痛目眩）、耳聋、泪管狭窄（冷泪）、内眦炎（目眦赤烂）、眼球黄色（目黄）、前头及后头神经痛（头痛项强恶风）、项肌收缩（项不可以顾）、痈疽疔疮有良效。

主治：肠澼泄泻、疟痔癫痫、发背痈疔、头痛目眩、内眦赤痛、耳鸣腰膝痛、项强不可回顾。

【摘要】秦承祖：治风热胎赤，两目眦烂。《百症赋》：项强多恶风，束骨相连于天柱。

【取穴法】按取小趾外侧本节之后陷中取之。

【针灸法】针二至三分，灸三至七壮。

六十六、通谷

【部位】在第五趾第一节之后端外侧。

【局部解剖】同上穴。

【主治症】头痛眩晕（头痛目眩）、衄血（鼽衄）、颈项神经痛（项痛）、慢性胃炎（留饮、食不化），子宫充血有良效。

主治：头痛目眩项痛、鼽衄善惊、目𥆨𥆨、留食、食不化。

【摘要】东垣曰：胃气不留，五脏气乱在于头，取天柱大杼，在于足深取通谷束骨。

【取穴法】从小趾外侧，本节之前陷中取之，以趾屈之，当横纹之端。

【针灸法】针二至三分，灸三至七壮。

六十七、至阴

【部位】在小趾外侧之爪甲根部。

【局部解剖】同束骨。

【主治症】半身不遂、足关节炎（足膝肿）、头痛（风寒头痛）、鼻腔闭塞（鼻塞目痛）、遗精、身痒、妇人难产等。

主治：风寒头重、鼻塞目痛生翳、胸胁痛、转筋寒疟、汗不出、烦心足下热、小便不利。

【摘要】《百症赋》：至阴屋翳，疗痒疾之疼多。《席弘赋》：脚膝肿时寻至阴。注：妇人横产手先出，诸符药不效，为灸右足小指尖三壮（炷如小麦），下火立产。《肘后歌》：头面之疾针至阴。

【取穴法】足小趾外侧爪甲角取之。

【针灸法】针一分，针尖斜向上进。灸三至五壮，孕妇禁灸。

附：膀胱经穴分寸歌

足太阳是膀胱经。目内眦角始睛明。眉头头中攒竹取。眉冲直上旁神庭。曲差入发五分际。神庭旁开寸五分。五处旁开亦寸半。细算却与囟会平。承光通天络却穴。相去寸五调匀看。玉枕夹脑一寸三。入发三寸枕骨取。天柱项后发际中。大筋外廉陷中献。自此夹脊开寸五。第一大杼二风门。三椎肺俞厥阴四。心五督六椎下论。膈七肝九十胆俞。十一脾俞十二胃。

十三三焦十四肾。气海俞在十五椎。大肠十六椎之下。十七关元俞穴椎。小肠十八胱十九。中膂俞穴二十椎。白环念一椎下当。以上诸穴可推之。更有上次中下髎。一二三四腰空好。会阳阴尾尻骨旁。背部第二诸穴了。又从脊上开三寸。第二椎下为附分。三椎魄户四膏肓。第五椎下神堂尊。第六譩譆膈关七。第九魂门阳纲十。十一意舍之穴存。十二胃仓穴已分。十三肓门端正在。十四志室不须论。十九胞肓廿一秩。背部三行诸穴匀。又从臀下横纹取。承扶居下陷中央。殷门扶下方六寸。委阳腘外两筋乡。浮郄实居委阳上。相去只有一寸长。委中在腘约纹里。此下三寸寻合阳。承筋合阳之下直。穴在腨肠之中央。承山腨下分肉间。外踝七寸上飞阳。跗阳外踝上三寸。昆仑后跟陷中央。仆参跟下脚边上。申脉踝下五分张。金门申前墟后穴。京骨外侧骨际量。束骨本节后肉际。通谷节前陷中强。至阴却在小指侧。太阳之穴始周详。

第八节　肾经（左右各27穴）

一、涌泉

【别名】蹶心、地冲。

【部位】在足跖骨中央之微前，长屈蹋肌腱之外侧。

【局部解剖】有长屈蹋肌腱、足跖神经、足跖动脉。

【主治症】心肌炎及心悸亢进症（心中结热、心痛）、黄疸（胸结身黄）、头痛（顶心头痛）、眩晕（眩冒）、子宫下垂与不孕（妇人无子）、小儿搐搦（小儿惊风）、咳嗽失音（痨症）、五趾尽痛（足不践地）。

主治：尸厥、面黑、喘嗽有血、目视䀮䀮无所见、善恐心中结热、风疹、风痫、心痛不嗜食、男子如蛊、女子如妊、咳嗽气短身热、喉痹目眩、头痛胸胁满、小便痛、肠澼泄泻、霍乱转胞不得尿、腰痛大便难、转筋足胫寒痛、肾积奔豚、热厥、五趾尽痛、足不践地。

【摘要】足下热喘满，淳于意曰：此热厥也，针足心立愈。《玉龙歌》：传尸痨病最难医，涌泉出血免灾危。《席弘赋》：鸠尾能治五般痫，若下涌泉人不死。又：小肠气结痛连脐，速泻阴交莫再迟，良久涌泉针取气，此中玄妙人少知。《百症赋》：厥寒厥热涌泉清。又：行间涌泉，去消渴之肾竭。

《通玄赋》：胸结身黄，取涌泉而即可。《灵光赋》：足掌下去寻涌泉，此法千金莫妄传，此穴多治妇人疾，男蛊女孕两病痊。《天星秘诀》：如是小肠连脐痛，先刺阴陵后涌泉。《杂病穴法歌》：劳宫能治五般痫，更刺涌泉疾若挑。又：小儿惊风刺少商，人中涌泉泻莫深。《肘后歌》：顶心头痛眼不开，涌泉下针足安泰。又：伤寒痞气结胸中，两目昏黄汗不通，涌泉妙穴三分许，速使周身汗自通。

【取穴法】足底去跟，取足掌部之中央处，以趾蜷屈，掌之中心发现凹陷形处是穴位。

【针灸法】针三至五分，灸三至七壮。

二、然谷

【别名】然骨、龙渊、龙泉。

【部位】在足之内踝前下方，舟状骨之下际。

【局部解剖】有外转蹈肌、内足跖神经、胫骨神经、后胫骨动脉。

【主治症】咽喉炎（喉痹）、心肌炎（喘呼烦满猝心痛）、扁桃腺炎（嗌内肿）、呕吐、糖尿病（消渴）、盗汗、膀胱炎（小腹胀癃疝）、睾丸炎（寒疝）、失精（遗精）、月经不顺（月经不调）、子宫充血（妇人阴挺出、子宫出血）、小儿破伤风（小儿脐风撮口）。

主治：喘呼烦满、咳血、喉痹、消渴、舌纵、心恐、少气涎出、小腹胀、痿厥、寒疝、足跗肿、胻酸、足一寒一热、不能久立、男子遗精、妇人阴挺出、月经不调不孕、初生小儿脐风撮口、痿厥洞泄。

【摘要】此穴主泻肾脏之热。《百症赋》：脐风须然谷而易醒。《杂病穴法歌》：脚若转筋眼发花，然谷承山法自古。注：然谷出血，能使立饥。

【取穴法】从足内踝之前下方，即足踝前高骨之下舟状骨下，当公孙穴后一寸取之。

【针灸法】针五至八分，灸三至七壮。

三、太溪

【别名】吕细。

【部位】在足之内踝后下方跟骨上。

【局部解剖】有长屈蹈肌、胫骨神经、胫后动脉。

【主治症】热病后之四肢厥冷（伤寒手足厥冷）、心内膜炎（烦心、心痛、心闷不得卧）、横膈膜痉挛（善噫）、喘息（咳逆上气）、咽喉炎（嗌中肿痛）、口内炎（口中热唾如胶）、乳痈（乳痈肿溃）、呕吐（呕吐不嗜食）、子宫病（妇人月水不调）。

主治：热病汗不出、伤寒手足逆冷、嗜卧、咳嗽咽肿、衄血、唾血、溺赤消瘅、大便难、久疟、咳逆烦心不眠、脉沉手足寒、呕吐不嗜食、善噫腹疼瘠瘦、寒疝痃癖。

【摘要】《神应经》：牙疼红肿者泻之。又：阴股内淫痒生疮、便毒，先补而后泻之。又：肾疟、呕吐多寒，闭户而处，其病难已，太溪大钟主之。又：腰脊痛、大便难、手足寒，针太溪委中与大钟。《玉龙歌》：红肿腿足草鞋风，须把昆仑两穴攻，申脉太冲如再刺，生意妙诀起疲癃。《百症赋》：寒疟兮，商阳太溪验。《杂病穴法歌》：两足酸麻补太溪，仆参内庭盘根楚。

【取穴法】从内踝后侧，与跟骨筋腱之间陷中取之，适与昆仑穴相对。

【针灸法】针五至八分深，针尖对向外踝骨前缘而进。灸三至七壮。

四、大钟

【部位】在足内踝之后下方，后跟筋腱之内侧。

【局部解剖】有比目鱼肌下端内侧、踇长屈肌、胫骨神经、胫后动脉。

【主治症】口内炎（口中热）、呕吐（呕逆）、舌出血（舌本出血）、食管狭窄（食噎不得下）、便秘（大便秘涩）、淋病（小便淋闭）、子宫痉挛、癔病（惊恐畏人、善怒恐不乐、心性痴呆）。

主治：气逆烦闷、小便淋闭、洒洒腰脊强痛、大便秘涩、嗜卧、口中热（虚则呕逆多寒，欲闭户而处）、少气不足、胸胀喘息、舌干、食噎不得下、善惊恐不乐、喉中鸣、咳吐血。

【摘要】此穴为足少阴络别走太阳。《百症赋》：倦言嗜卧，往通里大钟而明。《标幽赋》：大钟治心内之痴呆。

【取穴法】从太溪下五分处略向后侧之后跟筋腱侧边取之。

【针灸法】针二三分深，灸三至七壮。

五、水泉

【部位】足跟骨结节之前上部凹陷处。

【局部解剖】同上穴。

【主治症】月经闭止或过多（女子月事不来，来即多）、月经减少、膀胱痉挛（小腹痛、小便淋）、近视眼（目𥇦𥇦不能远视）、子宫外出（阴暴出）、子宫内膜炎（淋沥）。

主治：目𥇦𥇦不能远视、女子月事不来（来即多）、心下闷痛、小腹痛、小便淋、阴挺出。

【摘要】《百症赋》：月潮违限，天枢水泉须详。

【取穴法】照海之后下方跟骨之内侧陷中取之。

【针灸法】针二三分，灸三至七壮。

六、照海

【别名】阴跻

【部位】在足内踝尖直下一寸之处，距骨结节与内踝骨之间。

【局部解剖】有踇长屈肌、外转踇肌、胫骨神经、胫后动脉。

【主治症】癔病（善悲不乐）、月经不顺（月水不调）、子宫外出（阴挺出）、淋病（小腹淋痛）、阴茎异常勃起、扁桃腺炎（咽喉痛）、四肢倦怠（四肢懈惰）、咽喉干燥（咽干）、失眠等。

主治：咽干呕吐、四肢懈惰、嗜卧、善悲不乐、大风偏枯、半身不遂、久疟、卒疝腹中气痛、小腹淋痛、阴挺出、月水不调。

【摘要】此穴为阴跻脉所出。《玉龙歌》：大便秘结不能通，照海分明在足中，曾把支沟来泻动，方知妙穴有神功。《神应经》：治月事不行，可灸七壮。《拦江赋》：噤口喉风针照海。《杂病穴法歌》：胞衣照海内关寻。《百症赋》：大敦照海患寒疝而善蠲。《席弘赋》：若是七疝小腹痛，照海阴交曲泉针。《通玄赋》：四肢之懈惰，凭照海以消除。

【取穴法】坐稳，两足跖底相对合，从内踝骨下陷中取之。

【针灸法】针三至五分，依取穴式进针，灸三至七壮。

七、复溜

【别名】伏白、昌阳、伏臼、外命。

【部位】足之内踝后上方二寸，胫骨后侧，靠后根筋腱之内侧边。

【局部解剖】有胫后肌、踇长屈肌、胫骨神经、胫后动脉。

【主治症】脊髓炎（腰肌内引痛不得俯仰、善怒、多懈、舌干涎出）、腹膜炎（腹痛如瘫状）、淋病（五淋）、睾丸炎、肠雷鸣（腹中常鸣）、赤痢（脓澼、便脓血）、下肢麻痹（足痿胻寒不得履）、盗汗、水肿、痔（血痔）、视力减退（目晾晾）。

主治：肠癖痔疾。腰脊内引痛不得俯仰、善怒多懈、舌干、涎出、足痿、胻寒不得履、目视晾晾、肠鸣腹痛、四肢肿、各种水病、五淋、盗汗、齿龋脉微细。

【摘要】《神应经》：治盗汗不收，面色萎黄，灸七壮。《玉龙歌》：伤寒无汗泻复溜。《杂病穴法歌》：水肿水分与复溜。《胜玉歌》：脚气复溜不须疑。《肘后歌》：疟疾寒多热少取复溜。又：伤寒四支厥逆冷，复溜二寸顺骨行。又：自汗发黄复溜凭。《席弘赋》：复溜气滞便离腰，复溜治肿如神医。

【取穴法】从内踝骨后太溪穴外侧筋腱边直上二寸处取之。

【针灸法】针三至五分，灸七至十五壮。按此与交信穴治病大致相同，《内经》《甲乙经》与其部位在前在后不一致，今从《内经》《甲乙经》。

八、交信

【部位】足之内踝直上约二寸之处。

【局部解剖】同上穴。

【主治症】淋病（五淋）、尿闭便秘（大小便难）、肠炎（泻痢赤白）、睾丸炎（㿗疝）、水肿、子宫下垂（阴挺）、子宫出血（漏血）、月经不调等。

主治：五淋㿗疝阴急、股腨内廉引痛、泻痢赤白、大小便难、女子漏血不止、阴挺月事不调、腹痛盗汗。

【摘要】此穴为阴跻脉之郄。《百症赋》：女子少气漏血，不无交信合阳。《肘后歌》：腰脊强痛交信凭。

【取穴法】复溜穴之前五分，胫骨后缘取之。

【针灸法】针五至八分，灸五至七壮。

九、筑宾

【别名】腿肚、腨肠。

【部位】在下腿内侧近中央部分，当比目鱼肌与腓肠肌下垂部之间。

【局部解剖】有腓肠肌、比目鱼肌、胫骨神经、胫后动脉。

【主治症】比目鱼肌痉挛（足腨痛）、癫狂（癫疾狂言）、舌肥大、精力减退（阴痿精怯）。

主治：小儿胎疝、癫疾吐舌、发狂骂詈、腹痛呕吐涎沫、足胫痛。

【取穴法】正坐垂足，从太溪穴直上五寸，直对阴谷取之。

【针灸法】针五分至八分，灸三壮至七壮。

十、阴谷

【部位】在膝腘横纹之内侧。

【局部解剖】有股薄肌、半腱肌、半膜肌、股神经、胫骨神经、膝腘动脉之分支。

【主治症】膝关节炎（膝痛如锥）、内股痉挛（少腹急引阴痛、股内廉痛）、淋病（溺难）、阴痿（阴痿不用）、阴茎痛（阴痛）、阴道炎、大阴唇炎、子宫出血等（妇人漏血、腹胀满等）。

主治：舌纵涎下、腹胀烦满、溺难、小腹疝急引阴、阴股内廉痛、为痿为痹、膝痛不可屈伸、女人漏下不止、少妊。

【摘要】《通玄赋》：阴谷治腹脐痛。《太乙歌》：利小便，消水肿，阴谷水分与三里。《百症赋》：中邪霍乱，寻阴谷三里之程。

【取穴法】正坐垂足，从腘横纹内侧端，按取小筋与大筋之间陷中取之。

【针灸法】针五至八分，依取穴法进针，灸三至五壮。

十一、横骨

【别名】下极、屈骨、曲骨。

【部位】在耻骨软骨接合之上缘，腹直肌之停止部。

【局部解剖】有腹直肌、肠骨腹股沟神经、腹壁下动脉。

【主治症】肠疝痛（少腹痛）、腰痛、淋病（五淋）、膀胱麻痹或痉挛（小腹满、小便难）、眼球充血（目赤痛）。

主治：五淋小便不通、阴器下纵引痛、小腹满、目眦赤痛、五脏虚。

【摘要】此穴为足少阴冲脉之会。《百症赋》：肓俞横骨，泻五淋之久积。《席弘赋》：气滞腰痛不能立，横骨大都宜救急。

【取穴法】仰卧，按小腹毛际耻骨上缘之正中，外开五分之处取之。

按：横骨至肓俞，《内经》《甲乙经》作去腹中行一寸，《千金翼方》《类经图翼》作去腹中行五分，今从《千金》。

【针灸法】针五至八分，灸三至五壮。

十二、大赫

【别名】阴维、阴关。

【部位】耻骨软骨接合部上缘之上一寸，白线之两侧。

【局部解剖】有腹直肌、肠骨腹股沟神经、肠骨下腹神经、腹壁下动脉。

【主治症】生殖器疾患，阴痿、阴茎痛、遗精、早泄等（虚劳、失精、阴痿、阴茎痛、阴上缩、女子赤带）、膀胱炎（小腹热），眼球充血（目赤痛）。

主治：虚劳失精、阴萎下缩、茎中痛、目赤痛、女子赤带。

【取穴法】仰卧，从横骨上一寸取之，参阅上条。

【针灸法】同上穴。

十三、气穴

【别名】胞门、子户。

【部位】在耻骨上缘之二寸，白线之两侧。

【局部解剖】同上穴。

【主治症】生殖器病、肾炎、腰背痉挛（奔豚痛引腰脊）、膀胱麻痹（小便不禁）、月经不调等。

主治：奔豚痛引腰脊、泻痢、经不调。

【取穴法】仰卧，从横骨直上二寸取之，参阅横骨取穴法。

【针灸法】同横骨穴。

十四、四满

【别名】髓府、髓中。

【部位】在耻骨之上缘三寸，白线之外侧。

【局部解剖】同大赫穴。

【主治症】肠炎（肠澼）、肠疝痛（疝瘕）、月经痛（女人恶血腹痛）、月经不调、不孕（无子）。

主治：积聚疝瘕肠癖、切痛、石水、奔豚、脐下痛、女人月经不调、恶血腹痛无子。

【取穴法】仰卧，自横骨直上三寸取之。

【针灸法】同上。

十五、中注

【部位】在耻骨之上缘四寸，白线之两侧。

【局部解剖】有腹直肌、肠骨下腹神经、肋间神经前穿行支、下腹壁动脉。

【主治症】下腹部之炎肿（小腹热）、便秘（大便坚燥）、肠炎、目内眦赤痛、月经不调。

主治：小腹热、大便坚燥、腰脊痛、目眦痛、女子月事不调。

【取穴法】仰卧，从脐旁五分，下行一寸取之，直对横骨穴。

【针灸法】同上穴。

十六、肓俞

【部位】在脐之两侧五分之处。

【局部解剖】有腹直肌、肋间神经前穿行支、腹壁上动脉、腹壁下动脉。

【主治症】黄疸、胃痉挛（心下大坚）、肠疝痛（寒疝腹痛）、习惯性便秘（大便坚燥）、月经痛（女子月事不调）、子宫痉挛、睾丸炎、肠炎、胃部厥冷（大腹寒中）、眼球充血及角膜炎（目赤痛自内眦始）。

主治：腹痛寒疝、大便燥、目赤痛从内眦始。

【摘要】《百症赋》：肓俞横骨，泻五淋之久积。

【取穴法】从脐旁五分取之。

【针灸法】针五分至一寸，灸五至十壮。

十七、商曲

【别名】高曲。

【部位】在脐轮之上二寸处，白线之两侧。

【局部解剖】有腹直肌、腹内外斜肌、腹横肌之腱、肠间神经前穿行支、腹壁上动脉。

【主治症】胃痉挛（腹中积聚时切痛）、肠疝痛（肠中切痛）、腹膜炎

（腹痛）、食欲不振（不嗜食）、黄疸、目痛等。

主治：腹中切痛、积聚不嗜食、目赤痛内眦始。

【取穴法】从肓俞穴上二寸取之。

【针灸法】针五分至寸余，灸五至十壮。

十八、石关

【别名】石阙。

【部位】在脐上三寸白线之两侧。

【局部解剖】同上穴。

【主治症】胃痉挛（气结心坚满）、呃逆（噫哕）、便秘（大便难）、淋病（气淋）、子宫充血与子宫痉挛（妇人子脏中有恶血、逆满痛）、眼球充血（目赤痛）、多唾液（多唾）、呕吐（呕逆）。

主治：哕噫、呕逆、脊强腹痛、气淋、小便不利、大便燥闭、目赤痛、妇人无子，或脏有恶血、上冲腹痛不可忍。

【摘要】《神应经》：治积气疝痛，可灸七壮。《千金翼方》：呕噫呕逆灸百壮。《百症赋》：无子搜阴交、石关之乡。

【取穴法】从肓俞上三寸，建里穴旁五分取之。

【针灸法】针五分至寸余，灸五至十五壮（孕妇禁灸）。

十九、阴都

【别名】通关、食宫。

【部位】在第七肋软骨附着部下三寸之处。

【局部解剖】同商曲穴。

【主治症】肺气肿（肺胀）、胸膜炎（胁下热痛）、呕吐（气逆呕沫）、喘息（心满气逆）、肠雷鸣（肠鸣）、黄疸、眼球充血（目赤）、子宫痉挛（妇人无子脏有恶血腹绞痛）。

主治：心烦满、恍惚、气逆、肠鸣、肺胀、气呛、呕沫、大便难、胁下热痛、目痛、寒热痎疟、妇人无子、脏有恶血腹绞痛。

【取穴法】肓俞穴上四寸，中脘旁五分取之。

【针灸法】针五分至寸余，灸五至十壮。

二十、通谷

【别名】通穀。

【部位】在腹上部，第七肋软骨附着部之直下二寸之处。

【局部解剖】同商曲穴。

【主治症】肺气肿、喘息、呕吐（肠结呕吐）、消化不良（胸满食不化）、胃扩张与慢性胃炎（积聚饮癖）、舌肌麻痹（暴喑）、欠伸，目赤痛等。

主治：口歪暴喑、积聚痃癖、胸满食不化、膈结呕吐、目赤痛不明、清涕、项似拔、不可回顾。

【取穴法】肓俞穴上五寸，上脘穴旁五分取之。

【针灸法】同上穴。

二十一、幽门

【别名】上门。

【部位】在腹上部，第七肋软骨附着部之下际。

【局部解剖】同商曲穴。

【主治症】一切胃疾患、呕吐、吞酸、吐涎沫（呕吐涎沫）、腹上部之鼓肠（逆气支满）、肋间神经痛（胸胁背相引痛）、支气管炎（气逆数咳）、肝病（心下痞胀、积聚疼痛）、恶阻（女子受孕逆气善吐）。

主治：胸中引痛、心下烦闷、逆气、里急支满不嗜食、数咳干哕、呕吐涎沫、健忘、泻痢脓血、少腹胀满、女子心痛、逆气善吐食不下。

【摘要】《神应经》：治心下痞胀、饮食不化、积聚疼痛，灸四十壮。《百症赋》：烦心呕吐，幽门开彻玉堂明。

【取穴法】肓俞上六寸，巨阙旁五分取之。

【针灸法】同上，孕妇禁灸。

二十二、步廊

【别名】步郎。

【部位】在胸骨外缘之第五肋间。

【局部解剖】有腹直肌，肋间内外肌、肋间神经、胸前廓神经、乳内动脉。

【主治症】肋间神经痛与胸膜炎（胸胁满痛、呼吸少气、喘息不得举臂）、支气管炎（咳逆不得息）、腹直肌痉挛、呕吐、食欲不进（食不下）、鼻孔闭塞、嗅能减退（鼻塞）。

主治：胸胁满痛、鼻塞少气、咳逆不得息，呕吐不食、臂不得举。

【取穴法】仰卧，按取两乳相距之正中膻中穴，由膻中下一寸六分为中庭穴，从中庭穴旁开二寸肋间陷中取之。

【针灸法】针三至五分，灸三至五壮。

二十三、神封

【部位】在胸骨外缘之第四肋间。

【局部解剖】有肋间内外肌、肋间神经、胸前廓神经、乳内动脉。

【主治症】肋间神经痛、胸膜炎、支气管炎（胸胁满痛、咳逆不得息）、鼻孔闭塞、乳痈等。

主治：胸胁满痛、咳逆不得息、呕吐不食、乳痈沥淅恶寒。

【取穴法】膻中穴旁开二寸肋间陷中取之，参阅步廊取穴法。

【针灸法】同上穴。

二十四、灵墟

【部位】在胸骨外缘第三肋间。

【局部解剖】同上穴。

【主治症】肋间神经痛、胸膜炎、支气管炎（胸中支满痛引膺不得息、闷乱烦满、咳逆）、呕吐（呕吐不食）、鼻孔闭塞、嗅觉减退、乳痈等。

主治：胸满不得息，咳逆、乳痈、呕吐、洒淅恶寒不嗜食。

【取穴法】从神封穴按上一肋陷中取之，当第三肋之下。

【针灸法】同上穴。

二十五、神藏

【部位】在胸骨外缘第二肋间。

【局部解剖】有胸大肌、胸小肌、肋间内外肌、肋间神经、胸前廓神经、乳内动脉。

【主治症】呼吸困难（喘不得息）、肺充血（胸满）、支气管炎（咳逆）、肋间神经痛、胸膜炎、呃逆、呕吐等。

主治：呕吐咳逆、喘不得息、胸满不嗜食。

【摘要】《百症赋》：胸满项强，神藏璇玑宜试。

【取穴法】由灵墟穴按上一肋间陷中，当第二肋之下取之。

【针灸法】同上穴。

二十六、彧中

【部位】在胸骨外缘第一肋间陷中。

【局部解剖】同上穴。

【主治症】肺充血、支气管炎、肋间神经痛、胸膜炎（咳逆不得喘息、胸胁支满、咳嗽、哮病、多吐）、呃逆、呕吐、盗汗、唾液分泌过多等。

主治：咳逆不得喘息、胸胁支满多吐、呕吐不食。

【摘要】《神应经》：治气喘胀壅，灸十四壮。

【取穴法】从神藏穴按上一肋陷中，当第一肋间处取之。

【针灸法】针三至五分，灸三至五壮。

二十七、俞府

【别名】输府。

【部位】在胸骨之旁，锁骨与第一肋软骨附着部之间。

【局部解剖】有胸大肌、锁骨下肌、锁骨下神经、肋间神经、胸前廓神经、锁骨下动脉。

【主治症】肺充血（胸满）、支气管炎（咳逆上气）、肋间神经痛、胸膜炎、胸中痛久喘、呼吸困难（气嗽痰哮）。

主治：咳逆上气、呕吐不食，胸中痛。

【摘要】《玉龙歌》：吼喘之症嗽痰多，若用金针疾自和，俞府乳根一样刺，气喘风痰渐消磨。

【取穴法】仰卧，从锁骨内端之下凹陷中，离胸骨正中二寸之处取之。

【针灸法】同上穴。

按以上六穴，以胸骨正中与乳头之直线，取其中央线为准，不必拘泥于距胸中二寸；每穴之相距，皆以每肋间为准，不必拘泥相去一寸六分之旧说。

附：肾经穴分寸歌

足掌心中是涌泉。然谷踝前大骨边。太溪踝后跟骨上。照海踝下四分安。
水泉溪下一寸觅。大钟跟后踵筋间。复溜踝上前二寸。交信踝上二寸连。
二穴止隔筋前后。太阴之后少阴前。筑宾内踝上腨分。阴谷膝下内辅边。
横骨大赫并气穴。四满中注亦相连。五穴上行皆一寸。中行旁开半寸边。
肓俞上行亦一寸。俱在脐旁半寸间。商曲石关阴都穴。通谷幽门五穴缠。
下上俱是一寸取。各开中行半寸间。步廊神封灵墟穴。神藏彧中俞府安。
上行寸六旁二寸。俞府璇玑二寸观。

第九节　心包络经（左右各9穴）

一、天池

【别名】天会。

【部位】在第四肋间，乳房之外一寸处。

【局部解剖】有胸大肌、前大锯肌、肋间内外肌、肋间神经侧穿行支、胸侧廓神经、长胸动脉，肋间动脉。

【主治症】心脏外膜炎（寒热、心烦、胸满）、脑充血（头痛）、腋窝腺炎（腋下肿）、乳腺炎、肋间神经痛、间歇热（疟）。

主治：目睆睆不明、头痛胸胁烦满、咳逆、臂腋肿痛、四肢不举、上气、寒热疟、热病汗不出。

【摘要】《千金翼方》：颈漏瘰疬灸百壮。《百症赋》：委阳天池，腋肿针而速散。

【取穴法】从乳头外开一寸，当第四肋间陷中取之。

【针灸法】针二三分（左乳之侧，内为心脏，慎不可再深），灸三至五壮。

二、天泉

【别名】天温、天湿。

【部位】在肱内侧之前上部，胸大肌附着部之直下。

【局部解剖】有胸大肌、肱二头肌、正中神经、尺骨神经、臂内皮神经、肱动脉。

【主治症】心内膜炎（心痛、身热烦渴）、心悸亢进、肋间神经痛（胸中痛、胁支满痛）、呃逆（气逆）、肺充血、胸中热、支气管炎、呕吐等。

主治：恶风寒、胸胁痛、支满、咳逆、膺背胛臂间痛。

【取穴法】从腋窝横纹之前端，与曲泽穴对成直线，直上七寸，横纹端下二寸之处，当二头膊肌沟中取之。

【针灸法】针五至八分，以手平举进针。灸三至七壮。

三、曲泽

【部位】在肘窝之正中。

【局部解剖】有肱二头肌、正中神经、尺骨神经分支、肱动脉。

【主治症】心肌炎（心憺憺然、心痛、身热烦心），支气管炎（咳逆）、肱神经痛（臂肘摇动、掣痛）、肺结核、呕血、风疹、妊娠恶阻等。

主治：心痛善惊、身热烦渴、臂肘摇动、掣痛不可伸、伤寒呕吐气逆。

【摘要】《百症赋》：少商曲泽，血虚口渴同施。

【取穴法】伸肘，从肘窝横纹正中，大筋（即肱二头肌腱）内侧取之，当尺泽与少海两穴之间。

【针灸法】针三至五分，灸三至七壮。

四、郄门

【部位】在前臂前面之正中，拇长屈肌与指浅屈肌之间。

【局部解剖】有拇长屈肌、指浅屈肌、正中神经、骨间前动脉。

【主治症】心肌炎（心痛）、衄血、咳逆（咳血）、癔病（惊恐畏人、神气不足）、久痔。

主治：呕吐衄血、心痛呕哕、惊恐、神气不足、久痔。

【取穴法】伸手，从肘窝横纹之中央与腕横纹之正中垂直线之中间取之，当曲泽与大陵二穴之中间。

【针灸法】针五至八分，灸三至七壮。

五、间使

【别名】鬼路。

【部位】在前臂前面 1/3 下部，拇长屈肌与指浅屈肌之间。

【局部解剖】同上穴。

【主治症】心肌炎与心脏内外膜炎（热病烦心、心中痛、澹澹大动）、咽喉炎（咽中如鲠）、胃炎（心悬如饥）、中风、癔病（善悲而惊恐歌笑）、月经不调、子宫充血（血结成块）、子宫内膜炎，小儿搐搦（小儿客忤）、疳虫、夜惊症等。

主治：伤寒结胸、心悬如饥、呕沫、少气、中风气塞、昏危不语、卒狂、胸中澹澹恶风寒、霍乱干呕、腋肿肘挛、卒心痛、多惊、咽中如鲠。妇人月水不调、小儿客忤、久疟。

【摘要】《千金翼方》：干呕不止，所食即吐不停，灸三十壮，四肢脉绝不至者，灸之便通。《神应经》：脾寒寒热往来、浑身疮疥，灸七壮。《百症赋》：天鼎间使，失音嗫嚅而休迟。《灵光赋》：水沟间使治邪癫。《捷经》：热病频哕针间使。《肘后歌》：狂言盗汗如见鬼，惺惺间使便下针。又：疟疾热多寒少用间使。《胜玉歌》：五疟寒多热更多，间使大杼真妙穴。《杂病穴法歌》：人中间使去癫妖。

【取穴法】从腕横纹正中直上三寸两筋间取之。

【针灸法】针五至八分，灸三至七壮。

六、内关

【部位】在前臂前面之下端，约腕上二寸之处，拇长屈肌，指浅屈肌之间。

【局部解剖】同上穴。

【主治症】心肌炎与心脏内外膜炎（心暴痛、心烦惕惕、胸满、失智）、黄疸（目赤黄）、前臂神经痛、产后眩晕、胸腔一切诸疾患。

主治：中风失志、实则心暴痛、虚则心烦惕惕，面热目昏、支满、肘挛、久疟不已、胸满胀痛。

【摘要】此穴为手厥阴心包脉之络脉，别走少阳者。《神应经》：心痛腹胀、腹内诸疾，灸七壮。《玉龙歌》：腹中气块痛难当，穴法宜向内关防。《杂病穴法歌》：舌裂出血寻内关，太冲险交走上部。又：腹痛公孙内关尔。又：一切内伤内关穴，痰火积块退烦潮。又：死胎阴交不可缓，胞衣照海内关寻。《席弘赋》：肚疼须是公孙妙，内关相应必然瘳。《百症赋》：建里内关，扫尽胸中之苦闷。《标幽赋》：胸满腹痛针内关。《拦江赋》：伤寒四日太阴辨，公孙照海一同行，再用内关施绝法。

【取穴法】从横纹上二寸，两筋之间取之。

【针灸法】针五至八分，灸三至七壮。

七、大陵

【别名】鬼心。

【部位】在腕关节前面，桡骨尺骨之间，横腕韧带中。

【局部解剖】有旋前方肌之下缘、正中神经，尺骨神经分支、腕关节动脉网。

【主治症】心肌炎（热病烦心、心中痛）、肋间神经痛（胸胁痛）、腋窝腺炎（腋肿）、扁桃腺炎（喉痹）、头痛、发热（热病）、疥癣（疮疥）、急性胃炎（呕逆、心悬如饥）、胃出血（呕血）。

主治：热病汗不出、舌本痛、喘咳呕血、心悬如饥、善笑不休、头痛气短、胸胁痛、惊恐悲泣、呕逆喉痹、目干目赤、肘臂挛痛、小便如血。

【摘要】《神应经》：治胸中疼痛，胸中疮疥，灸三壮。《千金翼方》：吐血呕逆，灸五十壮。又：凡卒患腰肿，附骨痈疽，节肿游风热毒，此等疾，但初觉有异，即急灸五壮立愈。《玉龙歌》：口臭之疾最可憎，大陵穴内人中泻。又：劳宫穴在掌中寻，满手生疮痛不禁，心胸之病大陵泻，气攻胸腹一般针。《胜玉歌》：心热口臭大陵驱。

【取穴法】从腕横纹正中，两筋间陷中取之。

【针灸法】针三至五分，灸三至五壮。

八、劳宫

【别名】五里、掌中。

【部位】在手掌之中央，第二、第三掌骨间。

【局部解剖】有指浅屈肌与深肌、骨间肌、手掌腱膜、正中神经之手掌支、尺骨动脉手掌支。

【主治症】胸膜炎（胁痛不能转侧）、咽下困难（食不下）、口腔炎（口中肿臭）、衄血（吐衄）、黄疸（黄疸目黄）、呃逆（噫逆），书痉（手痹）、中风、小儿疳（小儿口有疮蚀、龈臭秽食、大小便血）、癔病（善怒喜悲思慕欷歔）、痔（热痔）、鹅掌风等。

主治：中风悲笑不休、热病汗不出、胁痛不可转侧、吐衄噫逆、烦渴食不下、胸胁支满、口中腥气、黄疸、手痹、大小便血、热痔。

【摘要】《千金翼方》：心中懊恼痛针入五分补之。《玉龙歌》：劳宫穴在掌中寻，满手生疮痛不禁。《杂病穴法歌》：劳宫能治五般痫，更刺涌泉疾若挑。《灵光赋》：劳宫医得身劳倦。《百症赋》：治疸治黄，谐后溪劳宫而看。《通玄赋》：劳宫退胃翻心痛以何疑。

【取穴法】以中指与第四指屈向掌心，当两指尖所着之中间取之。

【针灸法】针三至五分，灸三至七壮。

九、中冲

【部位】中指之指端。

【局部解剖】有指总伸肌、正中神经指掌支、尺骨动脉之指掌支。

【主治症】心脏炎（热病心痛烦满）、小儿疳虫（小儿多哭夜惊）、热病无汗、脑充血（头痛如破）。

主治：热病汗不出、头痛如破、身热如火、心痛烦满、舌强痛、中风不省人事。

【摘要】《神应经》：治小儿夜啼多哭、灸一壮（如麦炷）。《百症赋》：廉泉中冲，舌下肿疼堪取。《乾坤生意》：凡初中风、暴仆昏沉、痰涎壅盛、不省人事，牙关紧闭、药水不入，急以三棱针刺十井穴，使气血流通，乃起死回生之妙诀也。

【取穴法】于中指之尖端取之。

【针灸法】针一分，灸一壮。

附：心包络经穴分寸歌

心包穴起天池间。乳后旁一腋下三。天泉曲腋下二寸。曲泽肘内横纹端。
郄门去腕方五寸。间使腕后三寸安。内关去腕止二寸。大陵掌后两筋间。
劳宫屈中名指取。中冲中指之末端。

第十节 三焦经（左右各23穴）

一、关冲

【部位】在第四指小指侧之爪甲根部。

【局部解剖】有指总伸肌、尺骨神经手背支、正中神经、指掌动脉。

【主治症】头痛、角膜白翳（目昏昏）、前臂神经痛（肘臂痛，手不及头）、五指疼痛、小儿疳、干呕等。

主治：头痛口干喉痹、霍乱、胸中气噎不食、肘臂痛、不能举、目昏昏。

【摘要】此穴主三焦邪热，口渴唇焦口气，泻此出血。《玉龙歌》：三焦热气壅上焦，口苦舌干觅易调，针刺关冲出毒血，口生津液病俱消。《百症赋》：哑门关冲，舌缓不语而要紧。《捷经》：治热病烦心、满闷、汗不出、掌中大热如火、舌本痛、口干消渴、久热不去。注：凡初中风、卒仆昏沉、痰涎壅盛、不省人事、牙关紧闭、药水不下，急以三棱针刺各井穴出血，使气血流通，乃起死回生之急救妙法。

【取穴法】从第四指端小指侧爪甲角一分许取之。

【针灸法】针一分，灸三壮。

二、液门

【别名】掖门、腋门。

【部位】在第四、第五指之本节前歧缝之间，握拳取之。

【局部解剖】有指总伸肌腱、尺骨神经、指背动脉。

【主治症】肱及前臂肌之痉挛及麻痹（寒厥臂痛、不得上下）、贫血性头痛、眩晕、耳聋耳鸣（头痛目涩耳聋鸣眩）、咽喉炎（咽痛）、齿龈炎（牙龈痛）。

主治：惊悸妄言、寒厥臂痛不得上下、痃疟寒热、头痛目眩、赤涩泪出、耳暴聋、咽外肿、牙龈痛。

【摘要】手臂红肿出血泻之。《千金翼方》：耳聋不得眠，针入三分补之。《玉龙歌》：手臂红肿连腕疼，液门穴内用针明。《百症赋》：喉痛兮，液门鱼际可疗。

【取穴法】握拳，于小指与第四指歧缝之间握拳取之。

【针灸法】针三至五分，灸三至五壮。

三、中渚

【部位】在小指与次指之间，与液门相去一寸处。

【局部解剖】骨间肌、尺骨神经、指背动脉。

【主治症】肱神经痛（臂指痛不得屈伸）、关节炎之五指不能屈伸（五指掣不可屈伸）、头痛、眩晕、耳鸣、咽喉肿疡（咽肿）、肱肌炎（手臂红肿）。

主治：热病汗不出、臂指痛不得屈伸、头痛目眩生翳、目不明、耳聋、咽肿、久疟、手臂红肿。

【摘要】手臂红肿，泻之出血。《太乙歌》：针久患腰疼背痛。《玉龙歌》：手臂红肿连腕疼，液门穴内用针明，更将一穴名中渚，多泻中间疾自轻。《席弘赋》：久患伤寒肩背痛，但针中渚得其宜。《肘后歌》：肩背诸疾中渚下。《胜玉歌》：髀疼背痛中渚泻。《杂病穴法歌》：脊间心痛针中渚。《通玄赋》：脊间心后痛，针中渚而立痊。《灵光赋》：五指不伸取中渚。

【取穴法】握拳，于第四、第五掌骨间中央处取之。

【针灸法】针三至五分，灸三壮。

四、阳池

【别名】别阳。

【部位】腕关节背面之中央。

【局部解剖】指总伸肌与固有小指伸肌之间、桡骨神经与尺骨神经之分支、后臂皮神经、尺骨动脉之分支。

【主治症】感冒（寒热）、风湿病、关节炎（折伤手腕，捉物不得）、前臂诸肌之痉挛及麻痹（肩臂痛不得举）、子宫前屈或后屈、糖尿病（消渴）。

主治：消渴、口干、烦闷、寒热疟，或因折伤手腕、捉物不得、臂不能举。

【取穴法】按取第四掌骨之上端横纹中间，上直第四指，下为尺骨上髁陷中取之。

【针灸法】针三分，不宜灸。

五、外关

【部位】在前臂之后侧，腕之上方二寸之处。

【局部解剖】有长外桡骨肌、桡骨神经后支、后臂皮神经、后骨间动脉。

【主治症】半身不遂、前臂神经痛（臂内廉痛，不可及头）、上肢关节炎（臂膊红肿、肢节疼痛）、书痉、听觉脱失（耳聋）、齿痛、一切目疾患（目生翳膜、风沿烂、迎风流泪、胬肉攀睛、暴赤肿痛）、腺病（瘰疬）、热病等。

主治：耳聋浑浑无闻、肘臂不得屈伸、五指痛不能握。

【摘要】此穴为手少阳脉络，别走心主厥阴脉。《杂病穴法歌》：一切风寒暑淫邪，头疼发热外关起。

【取穴法】从阳池穴上二寸，两骨缝际取之。

【针灸法】针五至八分，灸三至七壮。

六、支沟

【别名】飞虎。

【部位】前臂后侧之下，约 1/3 处，当尺骨之内缘。

【局部解剖】有指总伸肌、桡骨神经之后支、后臂皮神经、后骨间动脉。

【主治症】心脏炎（心痛如锥刺）、胸膜炎（腋胁急痛）、肺尖卡他（支满逆气汗出）、肱神经痛（肩臂酸重）、肋间神经痛（胁肋疼痛）、产后血晕等。

主治：热病汗不出、肩臂酸重、胁肋痛、四肢不举，霍乱呕吐、口噤暴喑、产后血晕、不省人事。

【摘要】三焦相火炽盛，及大便不通，胁肋疼痛泻之。《千金翼方》：治颈漏马刀灸百壮。《杂病穴法歌》：大便虚秘补支沟，泻足三里效可拟。《胜玉歌》：腹疼秘结支沟穴。《肘后歌》：飞虎（即本穴）一穴通痞气。又两足两胁满难伸，飞虎神灸七分到。

【取穴法】从阳池穴上三寸取之。

【针灸法】针五至八分，灸三至七壮。

七、会宗

【部位】前臂后侧之下 1/3 部，与支沟并列。

【局部解剖】有指总伸肌、固有小指肌、后臂皮神经、桡骨神经分支、后骨间动脉。

【主治症】肱及前臂神经痛、痉挛、萎缩、皮肤疼痛（肌肉痛）、耳聋、癫痫。

主治：五痫耳聋肌肤痛。

【取穴法】在支沟穴旁，尺骨侧，第五掌骨之直上，以指爪切之，微有上下缝（即尺骨缘）是穴位。

【针灸法】禁针，灸三至七壮。

八、三阳络

【别名】通间、通门。

【部位】在前臂后侧之中央下约一寸之处。

【局部解剖】有指总伸肌、外尺骨肌、固有小指肌、后臂皮神经、桡骨神经后支、后骨间动脉。

【主治症】肱及前臂神经痛、痉挛、萎缩（皮寒热、皮不可附席、毛发焦、嗜卧、身体不可动摇）。

主治：暴喑不能言、耳聋齿龋、嗜卧身不欲动。

【取穴法】从阳池穴直上四寸骨罅间，与肘骨尖（即鹰嘴突起之尖端）对直处是穴位。

【针灸法】禁针，灸三至七壮。

九、四渎

【部位】在前臂后侧之中央。

【局部解剖】有指总伸肌、固有小指肌、桡骨神经后支、后臂皮神经、骨间动脉。

【主治症】肱及前臂神经痛、痉挛、萎缩、咽喉炎（呼吸气短、咽中如有息肉状）、肾炎等。

主治：暴气耳聋、下齿龋痛。

【取穴法】后阳池穴直上五寸，尺骨外侧，以手指搭在肩上取之。

【针灸法】针五六分，依取穴法进针。灸三至七壮。

十、天井

【部位】在尺骨上端之上方一寸，肱三头肌停止部之腱间。

【局部解剖】有肱三头肌、小肘肌、桡骨神经后支、臂内侧皮神经、后旋肱动脉。

【主治症】支气管炎（咳嗽上气）、咳嗽、咽喉炎、癫狂（癫疾）、忧郁（惊悸悲伤），耳聋、颈项神经痛（头颈肩背痛）、肘腕关节炎（肘肿痛、臂腕不得提物）、腺病（一切瘰疬疮肿疹）。

主治：咳嗽上气、胸痛不得语、唾浓不嗜食、寒热凄凄不得卧、惊悸悲伤、瘛疭、癫疾、五痫、风痹头颈肩背痛、耳聋目锐眦颊肘肿痛、臂腕不得提物及泻一切瘰疬疮肿疹。

【摘要】《胜玉歌》：瘰疬少海天井边。

【取穴法】屈肘，右手按左肩头，左手按右肩头，于肘尖（鹰嘴突起）直上一寸关节罅陷中。

【针灸法】针三至五分，依取穴式进针，灸三至十五壮。

十一、清冷渊

【别名】清冷泉、青昊。

【部位】在肘尖上二寸之处。

【局部解剖】有肱三头肌、桡骨神经、臂内侧皮神经、下尺侧副动脉。

【主治症】肩胛部、前臂部之痉挛或麻痹（肩痹痛、肩臂肘臑不能举）、目痛。

主治：诸痹痛、肩臂肘臑不能举。

【摘要】《胜玉歌》：眼痛须觅清冷渊。

【取穴法】如上穴取穴法，于肘尖上行二寸处取之。

【针灸法】针二三分，灸三至七壮。

十二、消泺

【别名】消烁。

【部位】在上膊外面，三角肌停止部之后下方一寸处。

【局部解剖】肱骨结节后下方，螺旋状沟部，有肱三头肌、后臂皮神经、桡骨神经、后旋肱动脉。

【主治症】头痛（寒热头痛）、后头神经痛或麻痹（颈项强急肿痛等）、后头及肩胛部痉挛（风痹肩背急）。

主治：风痹、头颈强急肿痛、寒热头痛、肩背急。

【取穴法】正坐自肩端后侧直下从肘尖上四寸五分之处取之，试以手握拳平伸，拳掌向下，再以拳握紧与前臂尽力转向背方，则肩臂向肘斜下之处有肌肉一股高起，当起肉所止之处是穴位。

【针灸法】针三至五分，灸三至七壮。

十三、臑会

【别名】臑俞、臑交、臑窌。

【部位】在肱后侧外面之上部约 1/3 处。

【局部解剖】有三角肌、肱三头肌、桡骨神经、后臂皮神经、后旋肱动脉。

【主治症】肩臂部及前臂之诸肌痉挛麻痹等。

主治：肘臂气肿、酸痛无力不能举、项瘿气瘤、寒热瘰疬。

【取穴法】正坐，从肩头之后侧端肩髎穴之直下三寸处取之，与天井成直线。

【针灸法】针五至七分，灸三至七壮。

十四、肩髎

【别名】肩窌。

【部位】在肩峰突起之后下部，肩胛棘外端之下际。

【局部解剖】有大圆肌、三角肌、腋窝神经、肩胛上神经、后旋肱动脉。

【主治症】肩胛肌麻痹及痉挛、肱神经痛等（臂重肩痛不能举）、胸膜炎。

主治：臂重肩痛不能举。

【取穴法】正坐，从肩髃后一寸余，当肩后侧端取之，试将臂膊上举，肩端后侧有陷凹者是。

【针灸法】针三至七分深，灸三至七壮。

十五、天髎

【部位】在肩胛骨之上部，肩胛棘中央之前方一寸之处。

【局部解剖】有僧帽肌、棘上肌、副神经、肩胛上神经、肩胛横动脉。

【主治症】颈项部之神经痉挛与厥冷（颈项急寒热）、肩臂痛不可举。

主治：肩臂酸痛、缺盆痛、汗不出、胸中烦满、颈项急、寒热。

【取穴法】肩胛骨之上部，从曲垣上前一寸取之，参阅小肠经曲垣取穴法。

【针灸法】针三至五分，不可太深，灸三至七壮。

十六、天牖

【别名】天听。

【部位】在乳突之后下部，胸锁乳突肌停止部之后缘。

【局部解剖】有胸锁乳突肌、夹板肌、副神经、大后头神经、颈椎神经分支、后头动脉。

【主治症】胸锁乳突肌及夹板肌之痉挛（项强不得回顾）、咽喉炎（喉痹）、耳鸣耳聋（暴聋气蒙）、眼球充血（目泣、目不明）、颜面浮肿（面肿头风）、腺病（瘰疬）。

主治：面肿头风、项强不得回顾。

【取穴法】正坐，从天柱穴（参阅膀胱经天柱条）与天容穴（参阅小肠经天容条）之中间，当乳突（旧称完骨）之后下部取之。

【针灸法】针三至五分，不宜过深。不宜灸。旧说灸之则面肿眼合，应针譩譆、天牖、风池解之。

十七、翳风

【部位】在耳下腺部，耳垂之后面。

【局部解剖】有二腹颚肌、大耳神经、颜面神经、听神经、耳后动脉、后头动脉。

【主治症】耳下腺炎（耳红肿痛、颊痛）、耳鸣、耳聋、颜面神经麻痹（口眼歪斜）、笑肌麻痹（口噤不开、脱颔）、言语不能（暴喑不能言）。

主治：耳聋、口眼歪斜、口噤不开、脱颔颊肿、牙车急痛、暴喑不能言。

【摘要】耳红肿痛泻之，耳虚鸣补之。《百症赋》：耳聋气闭，全凭听会翳风。

【取穴法】正坐，从耳翼根之后下部，当完骨之下边，以耳垂按贴，于其边际处取之。

【针灸法】针三至五分，灸三至五壮。

十八、瘈脉

【别名】资脉、体脉。

【部位】在耳翼之后部，翳风穴上一寸。

【局部解剖】有耳后肌、耳后神经、迷走神经、耳后动脉。

【主治症】头痛（头风）、瞳孔异状、耳鸣、小儿搐搦与呕吐（小儿呕吐、瘈疭惊痫）。

主治：头风耳鸣、小儿惊痫瘈疭、呕吐泻痢无时、惊恐目涩多眵。

【取穴法】在耳孔之直对，耳翼后面，乳突骨之中央部骨边陷中取之。

【针灸法】针一二分，灸三壮。

十九、颅息

【部位】在颞颥骨部，耳翼根之后上方。

【局部解剖】同上。

【主治症】耳鸣、喘息、头痛、脑充血（身热头痛不得卧）、小儿呕吐（小儿呕吐、瘈疭惊恐）

主治：耳鸣喘息、小儿呕吐瘈疭，惊恐发痫、身热头痛不得卧。

【取穴法】从瘈脉穴上行一寸取之。

【针灸法】不宜针，灸三壮。

二十、角孙

【部位】在颞颥骨下，耳翼上角之上际。

【局部解剖】有颞颥肌、三叉神经耳颞颥支、颜面神经、颞颥浅动脉、耳前动脉。

【主治症】角膜白翳（目生翳）、齿龈炎（齿龈肿）、唇吻痉挛（唇吻燥）、口内炎、咀嚼困难、呕吐等。

主治：目生翳、齿龋肿不能嚼、唇吻燥、颈项强。

【取穴法】以耳翼向前方折屈，当耳翼尖所着之处取之。或以指按着，使口张合，其处牵动者是。

【针灸法】同上穴。

二十一、耳门

【部位】在耳前小瓣（旧名耳珠）之上缺处，旧名耳缺。

【局部解剖】有耳前肌、三叉神经耳颞颥支、颜面神经、耳前动脉。

【主治症】耳鸣、耳聋、耳疮（耳生疮）、耳道炎（聤耳脓汁）、齿痛（上齿龋）。

主治：耳聋聤耳脓汁、耳生疮、龋齿唇吻强。

【摘要】《席弘赋》：但患伤寒两耳聋。《百症赋》：耳门丝竹空，住牙疼于顷刻。《天星秘诀》：耳鸣腰痛先五会，次针耳门三里内。

【取穴法】于耳翼前方，耳珠之上部缺口处微前陷中取之。

【针灸法】针一二分，灸二三壮。

二十二、和髎

【别名】和窌、禾髎。

【部位】在颞颥骨下端与颧骨之关节部分。

【局部解剖】有耳前肌、三叉神经末支、颜面神经之分支、颞颥浅动脉。

【主治症】头痛（头痛耳鸣）、颜面神经痉挛及麻痹（牙车引急、口噼）、鼻炎（鼻涕）、外耳道炎（耳中嘈嘈）、鼻茸等。

主治：头痛耳鸣、牙车引急、颈项肿、口癖瘛疭。

【取穴法】从耳门之前微上方，发锐角之部分取之。

【针灸法】针一二分，灸一二壮。

二十三、丝竹空

【别名】巨髎、目髎。

【部位】在眉之外端。

【局部解剖】有前头肌、三叉神经分支、颜面神经分支、颞颥浅动脉。

【主治症】头痛、眩晕（目眩）、颜面神经麻痹、小儿搐搦（风痫）、眼球充血（目赤痛）、角目白翳（目视𥆨𥆨）、倒睫毛（拳毛倒睫）、沙眼（目中赤𥆨𥆨）。

主治：头痛、目赤目眩、视物𥆨𥆨、拳毛倒睫、风前戴眼、发狂吐涎沫、偏正头风。

【摘要】治头风宜出血。《胜玉歌》：目内红肿苦皱眉，丝竹攒竹亦堪医。《百症赋》：耳门丝竹空，治牙疼于顷刻。《通玄赋》：丝竹疗头痛难忍。

【取穴法】从眉毛稍外端陷中取之。

【针灸法】针三至五分（针尖向眉毛中央，沿皮进针），不宜灸。

附：三焦经穴分寸歌

无名指外端关冲。液门小次指陷中。中渚液上止一寸。阳池手表腕陷中。
外关腕后方二寸。腕后三寸支沟容。支沟横外取会宗。空中一寸用心攻。
腕后四寸三阳络。四渎肘前五寸着。天井肘外大骨后。骨罅中间一寸膜。
肘后二寸清冷渊。消泺对腋臂外落（臑会下二寸半）。臑会肩前三寸量。
肩髎臑上陷中央。天髎宓骨陷内上。天牖天容之后旁。翳风耳后尖角陷。
瘈脉耳后鸡足张（在翳风上一寸）。颅息亦在青络上。角孙耳廓上中央。
耳门耳缺前起肉。和髎耳后锐发乡。欲知丝竹空何在。眉后陷中仔细量。

第十一节　胆经（左右各44穴）

一、瞳子髎

【别名】太阳、前关、后曲。

【部位】在外眦之外方五分处。

【局部解剖】有眼轮匝肌、三叉神经之第二支之分支、颜面神经之颞颥支、颧骨眼窠动脉。

【主治症】一切眼病、角膜炎、网膜炎、眼球充血等（目痒、外眦赤痛、翳膜青盲、远视𥆨𥆨、泪出多眵等）、三叉神经痛（头痛目痛）、颜面神经痉挛及麻痹（目瞤动、口眼歪斜）。

主治：头痛目痒、外眦赤痛、翳膜青盲、远视𥆨𥆨、泪出多眵。

【取穴法】令患者闭目，当外眦角纹之终止处取之。

【针灸法】针二三分，针尖沿皮向外方，灸二三壮。

二、听会

【别名】听呵、后关。

【部位】在颧骨弓与下颚关节窝之际。

【局部解剖】有咬肌、耳前肌、三叉神经之分支、颜面神经、颞颥浅动脉。

【主治症】一切耳疾患（耳聋耳鸣）、额面神经麻痹（口歪）、下颚脱臼（牙车臼脱）、齿痛、半身不遂（中风手足不遂）。

主治：耳鸣耳聋、牙车脱臼、齿痛、中风瘛疭歪斜。

【摘要】《玉龙歌》：耳聋腮肿听会针。《席弘赋》：但患伤寒两耳聋，金门听会疾如风。《胜玉歌》：耳闭听会莫迟延。

【取穴法】以指按取耳前小瓣（即耳珠）下，当颧骨弓与下颚骨接合之所，口张大按之有空现出者是穴位。

【针灸法】针二三分，依“取穴法”用笔杆横咬口中而后针之，灸三壮。

三、客主人

【别名】客王、客主、上关。

【部位】在颧骨弓中央之直上部，为颞颥骨、颧骨、蝴蝶骨之三骨关节部。

【局部解剖】有耳前肌、颞颥肌、神经之分支、横颜面动脉。

【主治症】偏头痛（头风）、眩晕（目眩）、耳鸣、耳聋、耳道炎（聤耳）、口眼歪斜（口眼偏斜）、齿痛（齿龋痛）、青盲、小儿搐搦（瘛疭）。

【取穴法】按取耳前颧骨弓上侧，张口有空取之。

【针灸法】此穴古书禁针，针不宜超过三分，深则耳聋。灸三至五壮。

四、颔厌

【部位】在额角发际之后上部。

【局部解剖】有颞颥肌、三叉神经、颜面神经之分支、颞颥浅动脉。

【主治症】头痛（偏头痛引外眦）、眩晕（目眩无所见）、耳鸣、颜面神经麻痹、鼻炎、齿痛等。

主治：头风、偏头颈项俱痛、目眩耳鸣、多嚏、惊痫、历节风、汗出。

【摘要】《百症赋》：悬颅颔厌之中，偏头痛止。

【取穴法】从发际曲角（旧名曲周）入三分，当头维穴之下一寸处取之（参阅胃经头维穴取穴法）。又一取法，试作咀嚼食物状，其处随咀嚼而微动，穴即在其上。

【针灸法】针二三分，针尖沿皮向下方，灸二三壮。

五、悬颅

【部位】在额厌穴下方之处。

【局部解剖】同上穴。

【主治症】脑神经衰弱、脑充血、偏头痛、齿痛、鼻炎等。

主治：头痛齿痛、偏头痛引目、热病汗不出。

【摘要】《百症赋》：悬颅颔厌之中，偏头痛止。

【取穴法】按取颔厌穴直下六分，向后一分之处取之，当咀嚼时该处筋动之正中部。

【针灸法】如上穴，不宜深针。

六、悬厘

【部位】在悬颅穴之后下方。

【局部解剖】同颔厌穴。

【主治症】脑充血、偏头痛、齿痛、鼻炎（善嚏）、颜面浮肿（面皮赤肿）、间歇热无汗等。

主治：偏头痛、面肿、目锐眦痛、热病烦心、汗不出。

【取穴法】从悬颅下半寸微后一分之处取之。

【针灸法】如上穴。

七、曲鬓

【别名】曲发。

【部位】在颧骨弓之后上方。

【局部解剖】同颔厌穴。

【主治症】酒精中毒后之颅顶部疼痛、颞颥肌痉挛（痛引牙齿，口噤不开）、偏头痛（头痛连齿，时发时止）、眼疾（目眇）。

主治：颔颊肿引牙关不得开、口噤不得言、项强不得顾、头角痛、巅风目眇。

【取穴法】从耳上微前，人发际一寸之处，当三焦经角孙穴之前约一寸。

【针灸法】针二三分，灸三、五壮。

八、率角

【别名】蟀谷、率骨。

【部位】在颅顶结节之下方一寸，颞颥肌之前端。

【局部解剖】有耳上肌、颞颥肌、三叉神经、颜面神经之分支、颞颥浅动脉。

【主治症】从酒精中毒而致之颅顶部疼痛（醉酒风热发二角眩痛）、偏头痛（头角痛）、呕吐、咳嗽咯痰、宿醉烦渴、小儿搐搦等。

主治：脑痛、两头角痛、胃脘寒痰、烦闷呕吐、酒后皮风肤肿。

【取穴法】从耳上入发际一寸五分之处，即角孙穴之直上，曲鬓穴向后斜上一寸之处，以指按之，咀嚼时随之而动。

【针灸法】针二三分，针尖向后穴或前穴，灸三至五壮。

九、天冲

【部位】在率角穴之后方，乳突之直上。

【局部解剖】有颞颥肌、颜面神经之分支，后头神经、耳后动脉。

【主治症】头痛、齿龈炎（牙龈肿）、强直性痉挛（风痉）、癫痫（癫疾）。

主治：癫疾风痉、牙龈肿、惊恐头痛。

【摘要】《百症赋》：反张悲哭，仗天冲大横须精。

【取穴法】从耳翼上入发际二寸，再向后五分之处取之。

【针灸法】针三分，针尖向后穴或前穴。

十、浮白

【部位】在乳突根之后上际。

【局部解剖】有耳后肌、耳后神经、耳后动脉。

【主治症】耳鸣耳聋（耳聋嘈嘈）、齿神经痛（牙齿痛）、咳逆、扁桃腺炎（喉痹）、四肢麻痹（肩背不举、足缓不收、痿不能行）、呼吸困难（胸中满不得喘息）。

主治：咳逆、胸满、喉痹、耳聋齿痛，项瘿痰沫不得喘息，肩臂不举，足不能行。

【摘要】《百症赋》：瘿气须求浮白。

【取穴法】从天冲穴之下方一寸处取之，当耳翼上角之后陷中。

【针灸法】针三分，针尖向下穴。灸三至七壮。

十一、窍阴

【别名】枕骨。

【部位】在乳突根之后缘，当耳后肌部。

【局部解剖】有耳后肌、后头肌、小后头神经、后头动脉。

【主治症】脑膜炎（四肢转筋、目痛头项痛）、脑充血（头痛如锥刺、不可以动）、三叉神经痛、耳鸣耳聋（耳鸣无所闻）、痈疽（鼻管疽，痈疽发热）。

主治：四肢转筋、目痛头项痛、耳鸣、痰疽发热、汗不出、咳逆喉痹、舌强、胁痛、口苦。

【取穴法】从浮白穴下一寸取之。

【针灸法】同上穴。

十二、完骨

【部位】在乳突中央之后缘，当胸锁乳突肌附着部之上际。

【局部解剖】为胸锁乳突肌之停止部，有耳后神经、小后头神经、耳后动脉。

【主治症】颜面浮肿（头面气浮肿）、口裂肌萎缩（口歪僻）、扁桃腺炎（喉痹）、不能言语、齿龈炎（牙齿龋痛）、偏头痛（头风耳后痛）、不眠、中耳炎等。

主治：头痛头风耳鸣齿龋、牙车急、口眼㖞斜、喉痹颊肿、瘿气便赤、足痿不收。

【取穴法】从窍阴穴下七分，当耳后人发际四分，乳突之下际陷中取之。

【针灸法】针三至四分，灸三至五壮。

十三、本神

【部位】在前头部，前头结节之外上方。

【局部解剖】有前头肌、三叉神经及颜面神经之分支、眶上动脉、颞颥浅动脉。

【主治症】脑充血（头痛）、眩晕（目眩）、颈项部之痉挛（颈项强急，胸胁相引，不得倾侧）、癫痫（癫疾不呕沫），小儿搐搦（惊痫）。

主治：惊痫吐沫、目眩、项强急痛、胸胁相引不得转侧、偏风癫疾。

【取穴法】正坐从神庭穴外开三寸之处（参阅督脉神庭穴），当丝竹空穴之直上入发际五分（参阅三焦经丝竹空穴）。

【针灸法】针三四分，针尖向上或向下，沿皮而进，灸三至五壮。

十四、阳白

【部位】在前额部，眉之中央上方一寸许。

【局部解剖】有前头肌、三叉神经及颜面神经之分支、眶上动脉。

【主治症】眼病（瞳子痛、目瞳痛痒、目昏多眵、远视䀮䀮）、夜盲（昏夜无所见）、三叉神经痛（头痛）、呕吐等。

主治：头痛目昏多眵、背寒栗、重衣不得温。

【取穴法】在眉之中部，直上一寸，下与瞳子髎直对，取之。

【针灸法】针二三分，针尖向下。灸三壮。

十五、临泣

【部位】在前头部，阳白穴之直上。

【局部解剖】同上穴。

【主治症】角膜炎及泪液过多症、外眦充血（目生白翳、目泪、目外眦痛）、中风（中风不识人）、蓄脓症（鼻塞）。

主治：鼻塞，目眩生翳，眵䁾冷泪，眼目诸疾，惊痫反视，卒暴中风不识人，胁下痛，疟疾日再发。

【摘要】《百症赋》：泪出刺临泣头维之处。

【取穴法】从阳白直上入发际五分之处取之。

【针灸法】针三至五分，向上或向下沿皮而进。灸三壮。

十六、目窗

【别名】至荣。

【部位】在前头部临泣穴之直上。

【局部解剖】有僧帽腱膜、三叉神经之分支、眶上动脉。

【主治症】眼球充血（目赤痛）、眩晕（忽头眩）、视力缺乏（远视𥆧𥆧）、颜面浮肿（头面浮肿）、头痛、蓄脓症、齿痛（上齿龋痛）、青盲翳膜等。

主治：头目眩痛引外眦、远视不明、面肿、寒热汗不出。

【取穴法】从临泣直上一寸五分取之。

【针灸法】针三四分，灸三至五壮。

十七、正营

【部位】在颅顶结节之前部。

【局部解剖】同上穴。

【主治症】眩晕（目眩瞑）、头痛、偏头痛（头项偏痛）、齿痛（上齿龋痛）。

主治：头痛目眩、齿龋痛、唇吻强急。

【取穴法】从临泣直上三寸取之。

【针灸法】同上穴。

十八、承灵

【部位】在颅顶骨结节之后际。

【局部解剖】有帽状腱膜、大后头神经、后头动脉。

【主治症】衄血（鼽衄）、喘息、头痛（脑风头痛）、恶寒及发热（恶见风寒）。

主治：脑风头痛、鼻塞不通、恶风。

【取穴法】从正营向后一寸五分取之。

【针灸法】禁针，灸三至五壮。

十九、脑空

【别名】颞颥。

【部位】在风池穴之直上，承灵之后四寸五分处，当后头结节之外侧。

【局部解剖】有后头肌、大后头神经、后头动脉。

【主治症】头痛（头痛身热）、恶寒发热、颈项部痉挛（项强不得顾）、心悸亢进（惊悸）、偏头痛或左或右痛连目齿。

主治：劳瘵身热羸瘦、脑风头痛不可忍、项强不得顾、目瞑鼻衄、耳聋惊悸、癫风引目鼻痛。

【取穴法】在承灵后四寸五分，脑户旁二寸取之，以三指并排在耳翼边角上缘所着之处，当三指之侧边是穴位。

【针灸法】针三四分，灸三至五壮。

二十、风池

【部位】在后头骨之下，发际陷中，即僧帽肌起始部与胸锁乳突肌附着部之间之陷凹部。

【局部解剖】有胸锁乳突肌、僧帽肌、大小后头神经、副神经、迷走神经、舌下神经、后头动脉。

【主治症】一切脑疾患（中风、偏正头痛、目眩）、眼疾患（目泣出、多眵、赤痛、不明）、耳鼻疾患（耳鸣、耳聋、鼽衄）、咽喉疾患（咽喉痛）、半身不遂、腰痛伛偻、脑神经衰弱、迷走神经与副神经异常。

主治：中风偏正头痛、伤寒热病汗不出、痎疟颈项如拔、痛不得回顾、目眩赤痛泪出、鼽衄、耳聋腰背俱痛、佝偻引项、肘力不收、脚弱无力。

【摘要】《玉龙歌》：凡患伛者，补风池泻绝骨。《胜玉歌》：头风头痛灸风池。《席弘赋》：风府风池寻得到。伤寒百病一时消。《通玄赋》：头晕目眩觅风池。《捷经》：治温病烦满汗不出。

【取穴法】以指按取脑空穴直下，到达后头骨下之陷凹处即是穴位，适当项肌（僧帽肌）之外侧陷凹中。

【针灸法】针五至八分，左风池，针尖对向前面右眼窝而进，右风池则对向左眼窝。灸三至七壮。

二十一、肩井

【别名】膊井。

【部位】在肩胛骨与锁骨中央之间，当僧帽肌之前缘。

【局部解剖】有僧帽肌、棘上肌、肩胛上神经、副神经、横肩胛动脉、横颈动脉。

【主治症】脑神经衰弱、半身不遂（中风、气塞、涎上不语）、肩背疼痛（肩背髀痛）、副神经麻痹即颈项部之肌痉挛及萎缩不能回顾、肺尖炎（上气咳逆）、四肢冷却（手足厥逆）、乳腺炎（乳痈）、脑充血、脑贫血、产后子宫出血等。

主治：中风气塞、涎上不语气逆、五劳七伤、头项颈痛、臂不能举，或因扑伤腰痛、脚气上攻，若妇人难产坠产后、手足厥冷，针之立愈。

【摘要】《席弘赋》：若针肩井须三里，不刺之时气未调。《百症赋》：肩井乳痈而极效。《通玄赋》：肩井除两臂难任。《标幽赋》：肩井曲池，甄权针臂痛而复射。《天星秘诀》：脚气酸痛肩井先，次寻三里阳陵泉。

【取穴法】从大椎与肩髃两穴之正中略向前些，当缺盆穴之直上（参阅胃经缺盆取穴法）。

【针灸法】针五分，过深则令人晕。灸三至七壮。

二十二、渊腋

【别名】腋门、泉腋。

【部位】在胸侧部第四肋间，腋窝之前端。

【局部解剖】有前大锯肌、肋间内外肌、肋间神经侧穿行支、胸侧廓神经、长胸动脉、肋间动脉。

【主治症】胸膜炎（胸满，胸中暴满不得喘息）、肋间神经痛、胸肌痉挛，恶寒发热等。

【取穴法】举臂，从腋窝直下约三寸之处，与乳相并微上些，可以指按乳头下之肋罅，循肋罅移向外侧，直对腋窝之处取之。

【针灸法】针三分，禁灸。

二十三、辄筋

【部位】在胸侧部第四肋间，腋窝之前方一寸之处。

【局部解剖】同上穴。

【主治症】呕吐及吞酸（呕吐宿汁吞酸）、下腹部之鼓肠、四肢痉挛（四肢不遂）、言语涩滞（言语不正）、神经衰弱（太息多唾善悲）。

主治：太息多睡、善悲、言语不正、四肢不收、呕吐宿汁吞酸、胸中暴满不得卧。

【取穴法】从渊腋穴沿肋间隙向前行一寸处取之。

【针灸法】针三四分，侧卧针之，灸三至五壮。

二十四、日月

【别名】神光、胆募。

【部位】在季肋部，当第九肋软骨附着部之尖端之下部。

【局部解剖】有腹内外斜肌、腹横肌、肋横神经侧穿行支、腹壁上动脉。

【主治症】胃疾患（欲呕多吐）、肝疾患（太息善唾）、癔病、黄疸、横膈膜痉挛、肠疝痛、鼓肠等。

主治：太息善唾、小腹热、欲呕多吐、言语不正、四肢不收。

【取穴法】仰卧，从乳头之直下，第九肋软骨之下期门穴，再下五分之处取之（参阅肝经期门穴取法）。

【针灸法】针三至五分，灸三至五壮。

二十五、京门

【别名】气府、气俞、肾募。

【部位】在腹侧部，第十二肋骨前端之下际。

【局部解剖】有腹内外斜肌、腹横肌、背阔肌、肋间神经侧穿行支、腹壁上动脉、肋间后动脉。

【主治症】肾炎（溢饮、水道不通）、肠疝痛（少腹急痛）、肠雷鸣（肠鸣）、肋间神经痛、腰痛（腰痛不可久立俯仰）。

主治：肠鸣洞泄、水道不利、少腹急痛、寒热嗔胀、肩背腰髀引痛、不得俯仰久立。

【取穴法】侧卧，按取第十二肋骨之端下际，屈上足伸下足取之。

【针灸法】针三至五分，依取穴式进针。灸三至七壮。

二十六、带脉

【部位】在第十一肋骨前端之下际约一寸八分之处。

【局部解剖】同上穴。

【主治症】肠疝痛、下痢（小腹痛里急后重）、膀胱炎、月经不顺（月事不调、赤白带下）、子宫痉挛（妇人小腹坚痛）、腰痛等。

主治：腰腹肿、溶溶如坐水中状、妇人小腹痛急、瘛疭、月经不调、赤白带下、两胁气引背痛。

【取穴法】侧卧，按取第十一肋前端直下与脐相平之处取之。

【针灸法】针五至八分，灸五至七壮。

二十七、五枢

【部位】在肠骨栉之前上缘，腹内外斜肌之附着部。

【局部解剖】有腹内外斜肌、腹横肌、肠骨下腹神经、肠骨腹股沟神经、腰动脉之分支。

【主治症】泌尿器疾患（小肠膀胱，气攻两胁）、胃痉挛（痃癖）、肠疝痛（小腹痛）、腰痛（腰腿痛）、便秘、子宫痉挛（里急）、子宫内膜炎（赤白带下）、睾丸炎（阴疝）。

主治：痃癖、小肠膀胱气攻两胁、小腹痛、腰腿痛、阴痛睾丸上入腹、妇人赤白带下。

【摘要】《玉龙歌》：肩背风气连臂痛，背缝二穴用针明，五枢亦治腰间痛，得穴方知病顿轻。

【取穴法】侧卧，从带脉斜向前上棘（旧称胯骨上际）下行三寸之处取之。

【针灸法】针五分至一寸，灸五至十壮。

二十八、维道

【别名】外枢。

【部位】在肠骨前上棘之内际。

【局部解剖】有腹内斜肌、腹横肌、肠骨下腹神经、肠骨腹股沟神经、腰动脉之分支。

【主治症】阑尾炎、睾丸炎、肾炎（三焦有水气）、呕吐（呕逆不止）、子宫病、肠炎、腹水（水肿）。

主治：呕逆不止、三焦不调、不食水肿。

【取穴法】在五枢下五分取之。

【针灸法】针五至八分，灸五至十壮。

二十九、居髎

【别名】居窌。

【部位】在肠骨前下棘内缘之际。

【局部解剖】同上穴。

【主治症】睾丸炎、肾炎、阑尾炎、腰痛、子宫病、膀胱炎等。

主治：痛引胸臂、挛急不得举、腰引小腹痛。

【摘要】《玉龙歌》：环跳能治腿股风，居髎二穴认真攻。

【取穴法】侧卧从维道穴斜向内方下行三寸，即维道下三寸，再向前五分之处取之。

【针灸法】针五分至一寸，灸五至十壮。

三十、环跳

【别名】环谷、髋骨、髀枢。

【部位】在大腿部之外侧，大转子之前上部，臀大肌之附着部。

【局部解剖】有张股鞘肌、臀大肌、下臀神经、股外侧皮神经后支、股动脉之分支。

【主治症】坐骨神经痛（腰股相引痛）、半身不遂症（中风、半身不遂）、腰部、大腿部、膝部等之肌炎（冷风湿痹）、风疹（风疹遍身）、脚气。

主治：冷风湿痹不仁、胸胁相引、半身不遂、腰胯酸痛、膝不得伸、遍身风疹。

【摘要】《玉龙歌》：环跳能除腿股风。《天星秘诀》：冷风湿痹针可处，先取环跳次阳陵泉。《百症赋》：后溪环跳，腿痛刺而即轻。《标幽赋》：悬钟环跳，华佗针躄足而能行。《席弘赋》：冷风冷痹疾难愈，环跳腰俞针与烧。《胜玉歌》：腿股转酸难移步，妙穴说与后人知，环跳风市及阴市，泻却金针病自除。《杂病穴法歌》：腰痛环跳委中求。又：腰连脚痛怎生医，环跳风市与行间。又：冷风湿痹针环跳。又：脚连胁腋痛难当，环跳阳陵泉内杵。《马丹阳十二诀》：折腰莫能愿，冷风并湿痹，腿髋连腨痛，转侧重嘘唏，若人针灸后，顷刻病消除。

【取穴法】侧卧屈上足，伸下足，股关节外侧之横纹头取之。

【针灸法】针一寸半至二寸半，灸十至二十壮。

三十一、风市

【部位】在大腿外侧之正中线上之中部。

【局部解剖】有股二头肌、股鞘张肌膜、有股外侧皮神经、旋股外侧动脉。

【主治症】中风、脚气、下肢之神经痛及麻搏（腿膝无力、脚气）、遍身瘙痒、麻痹、大麻风。

主治：腿膝无力、脚气、浑身瘙痒、麻痹厉风症。

【摘要】《胜玉歌》：腿股转酸难移步，妙穴说与后人知，环跳风市及阴市，泻却金针病自除。《杂病穴法歌》：腰连脚痛怎生医，环跳风市与行间。

【取穴法】直立，两手下垂，中指所至之处取之，约在中渎穴上二寸部位。

【针灸法】针五至八分，灸五至七壮。

三十二、中渎

【部位】在大腿外侧之中央部，股鞘与外大股肌之间。

【局部解剖】有股外大肌、臀下神经、股外侧皮神经、股动脉之分支。

【主治症】半身不遂，脚气、下肢麻痹及痉挛（寒气在分肉间痛上下痹不仁）。

主治：寒气客于分肉间、攻痛上下、筋痹不仁。

【取穴法】屈膝，从膝腘横纹头直上五寸之处，与环跳穴成直线。

【针灸法】针五至八分，灸五至七壮。

三十二、阳关

【别名】关陵、寒府、阳陵泉、关阳。

【部位】在大腿骨外上髁之直上陷凹中。

【局部解剖】有股外大肌、股神经之分支、股外侧皮神经、膝上外动脉。

【主治症】膝关节炎（筋挛膝不得屈伸）、大腿外侧部麻痹（胫痹不仁）、半身不遂及风湿病（风痹不仁、股膝冷痛）、坐骨神经痛及脚气、呕吐等。

主治：风痹不仁、股膝冷痛、不可屈伸。

【取穴法】膝关节外侧，屈膝于横纹之上端陷中，当阳陵泉穴直上三寸之处取之。

【针灸法】针五至八分深，禁灸。

三十四、阳陵泉

【部位】在腓骨小头之前下部。

【局部解剖】有足趾长伸肌、腓骨长肌、腓浅神经、胫前动脉。

【主治症】膝关节炎（膝肿）、半身不遂症、脚气（足膝冷痹不仁）、下肢痉挛（膝股外廉痛不仁筋急）、习惯性便秘、颜面浮肿、胆石病（胆病善太息口苦呕宿汁）、胸膜炎与肋间神经痛（胁肋疼痛、呕逆、胁下支满）、遗尿等。

主治：偏风半身不遂、足膝冷痹不仁、无血色、脚气痉挛。

【摘要】《玉龙歌》：膝盖红肿鹤膝风，阳陵泉二穴亦可攻。《席弘赋》最是阳陵泉一穴，膝间疼痛用针烧。又：脚痛膝肿针三里，悬钟二陵三阴交。《百症赋》半身不遂，阳陵远达与曲池。《杂病穴法歌》：胁痛只需阳陵泉。又：脚连腰腋痛难当，环跳阳陵泉内杵。又：冷风湿痹针环跳，阳陵三里烧针尾。又：热闭气闭先长强，大敦阳陵堪调护。《通玄赋》：胁下肋痛者，刺阳陵而即止。《天星秘诀》：冷风湿痹针何处，先取环跳次阳陵。又：脚气酸痛肩并先，次寻三里阳陵泉。《马丹阳十二诀》：膝肿并麻木，冷痹及偏风，举足不能起，坐卧似衰翁，针入六分止，神功妙不同。

【取穴法】正坐屈膝垂足，从膝外侧关节之下，按取腓骨小头之微前下陷中取之。

【针灸法】针八分至寸余，依取穴法进针。灸五至七壮。

三十五、阳交

【别名】别阳、足窌、足髎。

【部位】在下腿外侧之中部，足趾长伸肌与腓骨长肌之间。

【局部解剖】同上穴。

【主治症】腓骨神经痛及麻痹（寒热髀胫不收、足不仁）、喘息及胸膜炎（胸满肿塞）、脚气、癔病（惊狂）、颜面浮肿（面肿）。

主治：胸满喉痹、足不仁、膝痛寒厥、惊狂面肿。

【取穴法】从昆仑穴外踝边直上七寸之处取之。

【针灸法】针五至八分，灸三至七壮。

三十六、外丘

【部位】在下腿外侧之中部，当腓骨前缘与短腓骨肌之间。

【局部解剖】有足趾长伸肌、腓骨短肌、腓浅神经、胫前动脉。

【主治症】腓肠肌痉挛、腓骨神经痛及脚气（肤痛痿痹）、古说狂犬病之恶寒发热。

主治：颈项痛、胸满、痿痹、癫风、恶犬伤毒不出。

【取穴法】从外踝骨中央线直上七寸之处，与阳交穴相并，外丘在前，阳交在后。

【针灸法】同上穴。

三十七、光明

【部位】在大腿外侧中央之下方，足趾长伸肌与长腓骨肌之间。

【局部解剖】有足趾长伸肌、腓骨长肌、腓浅神经、胫前动脉。

【主治症】胫腓部之神经痛（胫热时痛）、脚气（痿躄不仁）、恐水病（猘犬伤毒不出发寒热，速灸啮处及少阳络即本穴）、目疾（眼痒痛）、佝偻病（小儿龟胸）。

主治：热病汗不出、卒狂、嚼颊、淫泺胫胻痛不能久立（虚则痿痹偏细、坐不能起、实则足胻热膝痛、身体不仁）。

【摘要】此穴为足少阳络别走厥阴。《席弘赋》：睛明治眼未效时，合谷光明不可缺。《标幽赋》：眼痒眼痛，泻光明于地五。

【取穴法】从外踝正中线直上五寸，阳交之下二寸处取之。

【针灸法】针五至六分，灸三至五壮。

三十八、阳辅

【别名】绝骨、分间。

【部位】在下腿外侧之中央下方，腓骨与胫骨之间。

【局部解剖】有足趾伸长肌、腓浅神经、胫前动脉。

【主治症】膝关节炎（膝下肤肿筋挛）、全身神经痛（百节酸疼痿痹）、腰部冷却症（腰溶溶如水浸）、脚气、腋下腺炎（马刀）。

主治：腰溶溶如水浸、膝下肤肿筋挛、百节酸痛痿痹、马刀、颈项痛、喉痹汗不出及汗出振寒、痎疟、腰胻酸痛不能行立。

【取穴法】从外踝之上四寸，微前三分之处取之。

【针灸法】针三至五分，灸三至七壮。

三十九、悬钟

【别名】绝骨。

【部位】在下腿外侧之下部，足趾长伸肌与腓骨长肌之间。

【局部解剖】有足趾长伸肌、腓骨长肌、腓浅神经、胫前动脉。

【主治症】下肢神经痛（髀枢痛膝胫骨酸痹不仁）、半身不遂（中风）、脚气、急性鼻炎（鼻中干）、扁桃腺炎（喉痹）、衄血（鼻衄）、痔出血（痔血）、食欲不振（腹满胃中有热不嗜食）、脊髓疾患（痿厥、身体不仁、手足偏小）。

主治：心腹胀满、胃热不食、喉痹、咳逆头痛、中风虚劳、颈项痛、手足不收、腰膝痛、脚气筋骨挛。

【摘要】《玉龙歌》：凡患伛者补风池、泻绝骨。又：寒湿脚气不可熬，先针三里及阴交，再将绝骨穴兼刺，肿痛顿时立见消。《席弘赋》：脚气膝肿针三里，悬钟二陵三阴交。《标幽赋》：环跳悬钟，华佗针躄足而立行。《天星秘诀》：足缓难行先绝骨，次针条口及冲阳。《肘后歌》：伤寒则须补绝骨是，热则绝骨泻无忧。《胜玉歌》：踝跟骨痛灸昆仑，更有绝骨共丘墟。《杂病穴法歌》：两足难移先悬钟，条口复针能步履。

【取穴法】外踝骨中线上三寸，阳辅穴之后下方陷中。

【针灸法】针四五分，灸三至七壮。

四十、丘墟

【部位】在外踝之前下隅，胫腓关节之下端。

【局部解剖】有足趾长伸肌、腓浅神经、腓骨动脉穿行支。

【主治症】腓肠肌痉挛（转筋）、坐骨神经痛（腰腿酸痛、髀枢中痛）、脚气（痿厥寒足腕不收）、肺炎及胸膜炎（胸胁满痛不得息寒热）、肠疝痛（大疝腹坚）。

主治：胸胁满痛不得息、寒热、目生翳膜、颈肿、久疟振寒、痿厥腰腿酸痛、髀枢中通、转筋足胫偏细、小腹坚卒疝。

【摘要】《玉龙歌》：脚背疼起丘墟穴。《灵光赋》：髀枢疼痛泻丘墟。《百症赋》：转筋兮，金门丘墟来医。《胜玉歌》：踝跟骨痛灸昆仑，更有绝骨共丘墟。

【取穴法】从第四趾直上，外踝骨前横纹陷中取之。

【针灸法】针三至五分，针尖对向内踝骨后面。灸三至五壮。

四十一、临泣

【别名】足临泣。

【部位】在第四、第五跖骨接合部之前。

【局部解剖】有足趾长伸肌、胫骨神经分支、腓骨骨间动脉。

【主治症】间歇热（疟日两发）、全身麻痹及疼痛（手足麻痹不知痛痒、手足指拘挛疼痛、足心足踝足跗膝胫发热，或为红肿、两手发热、臂膊痛连肩背、腰脊腿膝疼痛，白虎历节走注、游风疼痛、浑身瘙痒等）、心内膜炎（心痛）、眩晕（目眩）、月经不调、乳腺炎（乳痛）、瘰疬（马刀伤），胸痛（胸痹心痛不得息，痛无常处）。

主治：胸满气喘、目眩心痛、缺盆中及腋下马刀疡、痹痛无常、厥逆、痃疟日西发者、胻酸洒洒振寒、妇人月经不调、季胁支满乳痈。

【摘要】此穴为足少阳脉之所注为俞木。《玉龙歌》：小腹胀满气攻心，内庭二穴要先针，两足有水临泣泻。《杂病穴法歌》：赤眼迎香出血奇，临泣太冲合谷侣。

【取穴法】按取小趾、次趾，本节后跖骨上髁之前陷中取之。

【针灸法】针三至五分，灸三至五壮。

四十二、地五会

【部位】在第四、第五跖骨间隙之前端。

【局部解剖】有足趾长伸肌、背骨间肌、胫骨神经分支、腓骨骨间动脉。

【主治症】风湿痛（痛风）、腋窝神经痛（腋痛）、肺结核咯血（内伤吐血不足，外无膏泽）、乳腺炎（乳肿）、眼疾（眼痒、眼疼）。

主治：腋痛内损吐血、足外无膏泽、乳痈。

【摘要】《席弘赋》：耳内蝉鸣腰欲折，膝下明存三里穴，后再补泻五会间。《标幽赋》：眼痒眼疼，泻光明与地五。《天星秘诀》：耳内蝉鸣先五会，次针耳门三里内。

【取穴法】第四趾外侧，本节之后陷中取之。

【针灸法】针三至四分，灸三至五壮。

四十三、侠溪

【别名】夹溪。

【部位】在第四趾第一节之后外侧。

【局部解剖】有足趾长伸肌、胫骨神经穿行支、跖背动脉。

【主治症】耳聋、眩晕（头眩）、脑充血、下肢麻痹、肺充血（胸胁支满）、咯血、乳腺炎（乳痈肿溃）、胸部神经痛（胸中痛不可反侧，痛无常处）。

主治：胸胁支满、寒热病、汗不出、目赤颌肿、胸痛耳聋。

【摘要】《百症赋》：阳谷侠溪，颔肿口噤并治。

【取穴法】第四趾外侧，本节之前陷中取之。

【针灸法】针二三分，灸二三壮。

四十四、窍阴

【别名】足窍阴。

【部位】在第四趾外侧之爪甲根部。

【局部解剖】同上穴。

【主治症】胸膜炎（胁痛咳逆不得息）、心脏肥大、呃逆、头痛、口内干燥（舌卷干）、眼球痛、脑贫血（耳鸣）、咯血等。

主治：胁痛咳逆不得息、手足烦热、汗不出、痈疽、口干口痛、喉痹舌强、耳聋、转筋肘不可举。

【取穴法】第四趾外侧爪甲角一分许取之。

【针灸法】针一二分，灸二三壮。

附：胆经穴分寸歌

外眦五分瞳子髎。耳前陷中听会绕。上关上行一寸是。内斜曲角颔厌照。后行颅中厘下廉。曲鬓耳前发际看。入发寸半率角穴。天冲率后斜三分。浮白下行一寸间。窍阴穴在枕骨下。完骨耳后入发际。量后四分须用记。本神神庭旁三寸。入发五分耳上系。阳白眉上一寸许。入发五分是临泣。目窗正营及承灵。后行相去寸半寻。灵后四五脑空计。风池耳后发际陷。肩井肩上陷解中。大骨之前寸半取。渊腋腋下三寸逢。辄筋复前一寸行。日月乳下二肋逢。期门之下五分存。脐上五分旁九五。季肋侠脊是京门。季下寸八寻带脉。带下三寸五枢真。维道章下五三定。章下八三居髎名。环跳髀枢宛中陷。风市垂手中指寻。膝上五寸是中渎。阳关阳陵上三寸。阳陵膝下一寸任。阳交外踝上七寸。外邱外踝七寸分。此系斜属三阳络。踝上五寸定光明。踝上四寸阳辅地。踝上三寸是悬钟。邱墟踝下陷中立。邱下三寸临泣存。临下五分地五会。会下一寸侠溪呈。欲觅窍阴归何处。小趾次趾外侧寻。

第十二节　肝经（左右各 14 穴）

一、大敦

【别名】大顺、水泉。

【部位】在蹰趾之内侧，爪甲根部。

【局部解剖】有蹰长伸肌、腓浅神经终支、跖背侧动脉。

【主治症】遗尿（小便频数不禁）、淋病（五淋）、睾丸炎（阴卵肿）、精系神经痛（阴痛引小腹）、子宫脱出（阴挺出）、月经过多（血崩）。

主治：卒心痛汗出、腹胀肿满、中热喜寐、五淋七疝、小便频数不禁、阴痛引小腹、阴挺出、血崩、尸厥如死。

【摘要】凡疝气腹胀足肿者，皆宜灸之，以泄肝木之气，而安脾胃。《玉龙歌》：七般疝气取大敦。《席弘赋》：大便秘结大敦烧。《百症赋》：大敦照海，患寒疝而善蠲。《通玄赋》：大敦能治七疝之偏坠。《杂病穴法歌》：七疝大敦与太冲。《天星秘诀》小肠气痛先长强，后刺大敦不用忙。《胜玉歌》：灸罢大敦除疝气。《杂病穴法歌》：七疝大敦与太冲。又：热闭气闭先长强，大敦阳陵泉堪调护。

【取穴法】从蹞趾第一与第二节之关节间，与爪甲根部之中央，偏向外侧一分许取之。

【针灸法】针一二分，针尖直下，与其他指端或趾端之穴，针尖斜进者不同。灸三至五壮。

二、行间

【部位】在蹞趾与第二趾之间，蹞长伸肌腱间。

【局部解剖】有蹞长伸肌、趾长伸肌、腓浅神经、跖背侧动脉。

【主治症】肠疝痛（寒疝少腹肿）、便秘、遗尿、阴茎痛（茎中痛）、月经过多、小儿急性搐搦（癫疾善惊）、糖尿病（消渴）、心悸亢进、腹膜炎（腹痛上抢心、心下满癃）。

主治：呕逆、咳血、心胸痛、腹胁胀、色苍苍如死状、中风口歪、嗌干烦渴、瞑不欲视、目中泪出、太息、癫疾短气、肝积肥气、痎疟、洞泄、遗尿、癃闭、崩漏、白浊、寒疝、少腹肿、腰痛不可俯仰、小儿惊风。

【摘要】《百症赋》：雀目肝气，睛明行间而细推。又：行间涌泉，治消渴之肾竭。《通玄赋》：行间治膝肿目疾。《杂病穴法歌》：脚膝诸痛羡行间。《胜玉歌》：行间可治膝肿病。

【取穴法】从蹞趾外侧本节后，离趾缝约五分之处取之。

【针灸法】针三四分，灸三至五壮。

三、太冲

【部位】在足背部第一、第二跖骨连接部之前方。

【局部解剖】有蹞长伸肌、足趾长伸肌、腓深神经终支、胫前动脉。

【主治症】肠疝痛（小腹疝气）、肠炎（飧泄）、肾脏炎（浮肿小腹满）、脱肠症（狐疝）、乳腺炎（乳痈）、肠出血、子宫出血（女子漏血）、腋下腺肿（马刀）、淋病（小便淋癃）、阴茎痛（阴痛）、便秘（大小便难）、下肢冷却（足胫逆冷）、胸胁腰等部神经痛。

主治：虚劳呕血、恐惧气不足、呕逆发寒、肝疟令人腰痛、嗌干、胸胁支满、太息、浮肿、小腹满、腰引少腹痛、足寒、大小便难、阴痛遗溺、溏泄、小便淋癃、小腹疝气、腋下马刀疡瘘、胻酸踝痛、女子月水不通，或漏血不止、小儿卒疝。

【摘要】产后出汗不止，针太冲亟补之。《席弘赋》：手连肩脊痛难忍，合谷针时要太冲。又：脚痛膝肿针三里，悬钟二陵三阴交，更向太冲须引气，指头麻木自轻飘。又：咽痛最急先百会，太冲照海及阴交。《标幽赋》：心胀咽痛，针太冲而必除。《通玄赋》：行步难移，太冲最奇。《胜玉歌》：若人步苦艰难，中封太冲针便痊。《肘后歌》：股膝肿起泻太冲。《杂病穴法歌》：赤眼迎香出血奇，临泣太冲合谷侣。又：鼻塞鼻痣及鼻渊，合谷太冲随手取。又：舌裂出血寻内关，太冲阴交走上部。又：手指连肩相引疼，合谷太冲能救苦。又：七疝大敦与太冲。《马丹阳十二诀》：动脉知生死，能医惊痫风，咽喉并心胀，两足不能行，七疝偏坠肿，眼目似云蒙，亦能疗腰痛，针下有神功。

【取穴法】按取第一、第二跖骨连接部之直前陷中取之，或以指从蹞趾次趾之间，循歧缝上压，压至尽处，即是穴位。

【针灸法】针三至四分，灸三至五壮。

四、中封

【别名】悬泉。

【部位】足关节之前内侧，舟状骨结节部。

【局部解剖】有胫前肌腱、腓深神经终支、胫前动脉。

【主治症】膀胱炎（疝癃脐少腹引痛）、淋病（五淋）、黄疸（身黄时有微热）、全身麻痹（痿厥、身体不仁、手足偏小）、下肢冷却（足厥冷）、腺病（瘿）、失精、阴缩、阴肿痛等之生殖器疾患。

主治：痎疟、色苍苍如死状、善太息、振寒、溲白、大便难、小便肿痛、五淋、足厥冷、嗜食、身体不仁、寒疝痿厥、筋挛、失精、阴缩入腹、相引痛或身微热。

【摘要】此穴为足厥阴肝脉所行为经金。《胜玉歌》：若人行步苦艰难，中封太冲针便痊。《玉龙歌》：行步艰难疾转加，太冲二穴效堪夸，更针三里中封穴，去病如同用手抓。

【取穴法】以足背仰举，从内踝之前下方一寸陷中，与解溪平，相离四五分之处取之，当解溪与商丘之中间。

【针灸法】针三四分，灸三至五壮。

五、蠡沟

【别名】交仪。

【部位】在胫骨前内侧面之中部。

【局部解剖】有比目鱼肌、胫神经、胫后动脉之分支。

【主治症】肠疝痛（少腹痛）、下腹痉挛（脐下积气如杯）、由脊髓炎而致之下腹麻痹（腰背拘急、足胫寒酸、屈伸难）、尿闭（小便不利）、心悸亢进（恐悸气不足）、子宫内膜炎（少腹肿，赤白沥，时多时少）、月经不顺（月经不调）、癔病等。

主治：疝痛、小腹满痛癃闭、脐下积气如杯、数噫恐悸、少气、足胫寒酸、屈伸难、腰背拘急、不可俯仰、月经不调、溺下赤白。

【摘要】此穴为足厥阴络，别走少阳者。

【取穴法】内踝之前上方五寸，下与中封对直，当胫骨上。

【针灸法】针一二分，针尖沿皮向下进。灸二三壮。

六、中都

【别名】中郄、太阴。

【部位】在胫骨前内侧面之中部。

【局部解剖】同上穴。

【主治症】肠疝痛（少腹痛）、下腹痉挛、由脊髓炎而致之下肢麻痹（足胫寒，不能行立）、赤痢（肠澼）、子宫出血（崩中）、产后恶露不绝等。

主治：肠澼积疝、少腹痛、湿热足胫寒、不能行立、妇人崩漏、产后恶露不绝。

【取穴法】从蠡沟穴直上二寸，当胫骨上。

【针灸法】同上穴。

七、膝关

【部位】在胫骨后内侧之上端。

【局部解剖】有腓肠肌、胫神经、胫后动脉。

【主治症】关节风湿病（膝内廉痛，引膑不可屈伸，寒湿走注，白虎历节风痛）、膝关节炎（膝内肿痛，不可屈伸）、半身不遂、喉头炎（咽喉肿痛）。

主治：风痹膝内肿痛、引膑不可屈伸、寒湿走注、白虎历节风痛、不能举动、咽喉中痛。

【取穴法】正坐屈膝垂足，从内踝膝眼下二寸，再向内开一寸五分，即膝关节之内侧曲泉穴之下约二寸之处。

【针灸法】针五至六分，灸三至七壮。

八、曲泉

【部位】在膝盖骨内缘之微下方。

【局部解剖】有半腱肌及半膜肌停止部之前部、有胫神经、膝关节动脉。

【主治症】大腿内侧部之神经痛，或痉挛，或麻痹（阴股痛、膝痛筋挛、膝胫冷）、膝关节炎、心悸亢进、肠疝痛（七疝小腹痛）、痔（下血）、遗精（失精）、子宫下坠（阴挺出）、阴道炎（阴肿、阴痒）、月经不调、月经闭止、阴茎痛等。

主治：溃疝、阴股痛、小便难、少气、泄痢脓血、肠胁支满、膝痛筋挛、四肢不举、不可屈伸、风劳失精、身体极痛、膝胫冷、阴茎痛、实则身热、目痛、汗不出、目䀮䀮、发狂、衄血、喘吁、痛引咽喉、女子阴挺出、少腹痛、阴痒血癖。

【摘要】《席弘赋》：男子七疝小腹痛，照海阴交曲泉针，更不应时求气海，关元同泻效如神。《肘后歌》：风痹痿厥如何治，大杼曲泉真是妙。

【取穴法】正坐屈膝，从膝关节内侧之中央部分、膝腘横纹之上端，沿关节边陷中取之。

【针灸法】针五至八分，灸三至七壮。

九、阴包

【别名】阴胞。

【部位】在大腿内侧之下，约1/3处，股四头肌之内缘。

【局部解剖】有股内大肌、股薄肌、股神经、股内皮下神经、股动脉之分支。

【主治症】腰部、臀部、下肢之痉挛或麻痹（股尻引小腹痛）、月经不调（月水不调）、便秘（小便难）。

主治：腰尻引小腹痛、小便难、遗尿、月水不调。

【摘要】《肘后歌》：中满如何得根，阴包如刺效如神。

【取穴法】正坐垂足，从大腿骨内上髁之直上四寸处取之。

【针灸法】针六至七分，灸三至五壮。

十、五里

【部位】在大腿内侧之上端，内转股肌之内缘。

【局部解剖】有内收大肌、股内侧皮神经、闭锁神经、股动脉之分支。

【主治症】多汗（风劳）、好眠（嗜卧）、慢性感冒之衰弱（风劳四肢不能举）、肠管闭塞（肠风热闭）。

主治：肠风热闭不得溺、风劳嗜卧、四肢不能举。

【取穴法】仰卧伸足，从气冲之旁五分，再下三寸取之（参阅胃经气冲取穴法）。

【针灸法】针五至八分，灸三至五壮。

十一、阴廉

【部位】在鼠蹊沟之中央直下，五里穴上一寸之处。

【局部解剖】有内收大肌、肠腰肌、股内侧皮神经，闭锁神经、肠骨腹股沟神经、外阴部动脉。

【主治症】大腿之索引性疼痛、淋病、股关节炎、不感症、白带过多、阴门瘙痒、不孕症等。

主治：妇人不孕（月经不调未有孕者，灸三壮）

【取穴法】仰卧，从气冲旁开五分，再下二寸取之。

【针灸法】针三至五分。灸三至五壮，不孕症灸大炷三壮。

十二、急脉

【部位】在腹股沟部之下端，耻骨肌部。

【局部解剖】为腹直肌停止部、有肠骨下腹神经、肠骨神经、腹下壁动脉。

【主治症】睾丸炎（癞疝）、阴茎痛、大阴唇炎、子宫下脱（妇人胞下垂）。

主治：癞疝小腹痛。

【取穴法】从曲骨穴旁开二寸五分之处，当阴毛之际取之。

【针灸法】不针，灸三至五壮。

十三、章门

【别名】长平、胁窌、肋髎、肘尖、后章门。

【部位】在第十一肋骨前端之下际。

【局部解剖】有腹内外斜肌、腹横肌、肋间神经侧穿行支、腹壁上动脉。

【主治症】肺结核（咳喘）、胸膜炎（烦热支满）、支气管炎（喘息）、神经性心悸亢进（少气郁热不得息）、消化不良（伤饱）、黄疸（身黄疾）、呕吐、肠疝气、肠炎（泄泻）、肠雷鸣（肠鸣）、膀胱炎及血尿、小儿疳疾痞块等。

主治：两胁积气如卵石、膨胀肠鸣、食不化、胸胁痛、烦热、支满呕吐、咳喘不得卧、腰脊冷痛、不得转侧、肩臂不举、伤饱身黄瘦弱、泄泻、四肢懒、善恐、少气厥逆。

【摘要】此穴为脾之募穴。《百症赋》：胸胁支满何疗，章门不用细寻。《胜玉歌》：经年或患劳怯者，痞满脐旁章门决。

【取穴法】侧卧，从脐上二寸旁开六寸，屈上足伸下足取之。

【针灸法】针八分至一寸，灸三至七壮。

十四、期门

【别名】肝募。

【部位】在第九肋软骨与第八肋软骨接合部之下际。

【局部解剖】同上穴。

【主治症】喘息（喘不得卧）、胆囊炎（胁下满不能转侧、目青而呕）、胸膜炎（胸胁积痛支满）、肝病（胁下积聚）、慢性腹膜炎（腹硬满）、胃弱吐泻（伤食）、心肌炎（胸痹痛、心痛）、鼠蹊痛、小便闭、遗尿、阴中痛等。

主治：伤寒胸中烦热、奔豚上下、目青而呕、霍乱泻痢、腹硬胸胁积痛、支满、呕酸、善噫、食不下、喘不得卧。

【摘要】《席弘赋》：期门穴主伤寒患，六日过经犹未汗，但向乳根二肋间，又治女人生产难。《百症赋》：项强伤寒，温溜期门而主之。《通玄赋》：期门退胸满血膨可止。《天星秘诀》：伤寒过经不出汗，期门通里先后灸。《肘后歌》：伤寒痞结胁积痛，宜向期门见深功。

【取穴法】仰卧，从乳头直下，按取第九肋端下取之。

【针灸法】针五六分，灸三至五壮。

附：肝经穴分寸歌

足大趾端名大敦。行间大趾缝中存。太冲本节后寸半（原作二寸）。
踝前一寸号中封。蠡沟踝上五寸是。中都踝上七寸中。膝关犊鼻下二寸。
曲泉屈膝尽横纹。阴包膝上方四寸。气冲三寸下五里。阴廉冲下有二寸。
急脉阴旁二寸半。章门直脐季肋端。肘尖尽处侧卧取。期门又在乳直下。
四寸之间无差矣。

第十三节　督脉（中线凡 28 穴）

一、长强

【别名】气之阴郄、厥骨、尾翠骨、穷骨、龟尾、骨骶、龙虎。

【部位】在骶骨尖端之下际。

【局部解剖】有外肛门括约肌、臀大肌、骶神经、会阴神经、痔下动脉、臀下动脉。

【主治症】慢性淋病（五淋）、痔（五痔）、肠出血（肠风下血）、失精（遗精）、腰神经痛（腰脊强急）、肠炎（洞泄）、癫狂病（狂病）、癫痫（惊痫瘛疭）、脱肛等。

主治：腰脊强急、不可俯仰、狂病、大小便难、肠风下血、五痔五淋、下部疳蚀、洞泄失精、呕血、小儿囟陷、惊痫瘛疭、脱肛泻血。

【摘要】《玉龙歌》：长强承山，灸痔最妙。《席弘赋》：大敦若连长强寻，小肠气痛即行针。又：小儿脱肛患多时，先灸百会后尾闾。《百症赋》：针长强与承山，善主肠风新下血。《灵枢·经脉》：百会龟尾治痢疾。《天星秘诀》：小肠气痛先长强，后刺大敦不用忙。

【取穴法】俯伏，按取骶骨下端，与肛门之间陷凹中取之。

【针灸法】针五分至八分，依取穴法进针，灸三至十五壮。

二、腰俞

【别名】背解、髓空、腰户、腰柱。

【部位】在第四骶骨下，骶骨管裂空中。

【局部解剖】有腰背肌膜、骶骨神经后支、臀下动脉。

【主治症】腰痛及下肢冷却（腰脊重痛、腰以下至足冷痹不仁）、月经闭止（月闭）、尿黄色（溺赤）、淋病及痔（脱肛）。

主治：腰脊重痛、不得俯仰、腰以下至足、冷痹不仁、强急不能坐卧（灸随年壮）。

【摘要】《席弘赋》：冷风冷痹疾难愈，环跳腰俞烧针尾。

【取穴法】俯伏，按取骶骨第四假椎之下取之。

【针灸法】针三至七分深，针尖斜向上而进。灸三至十五壮。

三、阳关

【部位】在第四、第五腰椎棘状突起间。

【局部解剖】有棘间肌、腰背肌膜、腰椎神经后支，腰动脉。

【主治症】膝关节炎（膝痛不可屈伸）、腰神经痛、脊髓炎、肠疝痛、慢性肠炎等。

主治：膝痛不可屈伸、风痹不仁、筋挛不行。

【取穴法】正坐或伏卧，按取十六椎之下陷中取之，即第四腰椎之下。

【针灸法】针五至八分，灸三至七壮。

四、命门

【别名】属累、竹杖。

【部位】在第二、第三腰椎棘状突起间。

【局部解剖】同上穴。

【主治症】脊髓疾患、泌尿生殖器疾病、肠疝痛、腰神经痛（腰痛）、痔

（痔漏下血）、头痛（头痛如破）、恶寒发热（身热、骨蒸）、遗尿（遗溺）、子宫内膜炎（里急腹痛）、白带（赤白带下）、耳鸣、四肢冷却（手足冷痹）、肠出血（大便下血）、阴萎失精、慢性淋病等。

主治：肾虚腰痛、赤白带下、男子泄精、耳鸣、手足冷痹挛急、惊恐、头眩头痛如破、身热如火、骨蒸汗不出、痎疟、瘛疭、里急腹痛。

【摘要】《标幽赋》：取肝俞与命门，能使瞽士视秋毫之末，痔漏下血，脱肛不食，泄痢血崩，带下淋浊，皆宜灸之，为年满二十左右者，灸之有绝子之患。

【取穴法】正坐或伏卧，按取十四椎下陷中取之，即第二腰椎之下，旧法左右两中指，按其脐心，同时向左右移至背脊正中是穴位，肥体不准确。

【针灸法】针五至八分，针尖平进。灸三至十五壮。

五、悬枢

【部位】在第一、第二腰椎棘状突起间。

【局部解剖】同阳关穴。

【主治症】腰背神经痉挛（腰脊强，不得屈伸）、急性肠炎（泻痢不止）、胃肠疼痛（腹中积气，上下疼痛）。

主治：腰脊强不得屈伸、腹中积气、上下疼痛、水谷不化、泄痢不止。

【取穴法】正坐或伏卧，按取第十三椎下陷中取之，即第一腰椎之下际。

【针灸法】针三至五分，针尖微向上斜入。灸三至五壮。

六、脊中

【别名】神宗、脊俞、脊柱。

【部位】在第十一、第十二胸椎棘状突起间。

【局部解剖】有棘间肌、背阔肌、脊柱神经后支、后肋间动脉。

【主治症】感冒（风邪）、癫痫、痔（脱肛）、黄疸（黄瘅）肠炎（下痢）、小儿脱肠（小儿痢下赤白脱肛）。

主治：风痫癫邪、腹满不食、五痔、积聚下痢、小儿痢下赤白、秋末脱肛（每厕则肛痛不可忍，灸之）。

【取穴法】正坐，略向前俯，按取第十一椎下陷中取之。

【针灸法】针三至五分，针尖微向上斜入之。灸三至五壮，不宜大灸炷。

七、中枢

【部位】在第十、第十一胸椎棘状突起间。

【局部解剖】同上穴。

【主治症】腰背神经痛（腰疼不得俯仰）、黄疸（身黄腹满）、热病（四肢寒热）、视力减退（眼暗）。

【取穴法】正坐，略向前俯，按第十椎下取之。

【针灸法】同上。

八、筋缩

【部位】在第九、第十胸椎棘状突起间。

【局部解剖】有棘状肌、背阔肌、僧帽肌、背椎神经、肋间后动脉。

【主治症】强直性痉挛（脊急强、目上插）、胃痉挛、癫痫（风痫瘛疭）、腰背神经痛、言语不能、神经衰弱、癔病等。

主治：癫疾惊狂，脊强风痫目下视。

【摘要】脊强兮，水道筋缩。

【取穴法】同上，从第九椎下取之。

【针灸法】同上。

九、至阳

【部位】在第七、第八胸椎棘状突起间。

【局部解剖】同上穴。

【主治症】腰背神经痛（腰脊强痛）、黄疸（身黄）、消化不良（胃中寒不食）、肠雷鸣、胸膜炎与肋间神经痛（胸胁支满）。

主治：腰脊强痛，胃中寒不食，少气难言，胸胁支满，羸瘦身黄，胫酸，四肢重痛，寒热解衣。

【摘要】《胜玉歌》：黄疸至阳便能离。《玉龙歌》：至阳却疸，善治神疲。[一云]灸三壮，喘气立已。

【取穴法】正坐，略前俯，于第七椎下陷中取之。

【针灸法】针五六分，针尖略向上斜进。灸三至五壮。

十、灵台

【部位】在第六、第七胸椎棘状突起间。

【局部解剖】有棘间肌、僧帽肌、背椎神经后支、肩胛下神经、颈横动脉、肋间动脉。

【主治症】支气管炎（气喘不得卧）、肺疾患（久嗽）、恶寒（风冷）、感冒、痈疽、疔疮等。

主治：今俗以灸气喘不能卧，及风冷久嗽，火到便愈。

【取穴法】正坐，略前俯，于第六椎下陷中取之。

【针灸法】禁针，灸三至七壮。

十一、神道

【部位】在第五、第六胸椎棘状突起间。

【局部解剖】同上穴。

【主治症】头痛及脑神经衰弱（头痛、健忘、惊悸）、颊颔炎（牙车急，口张不合）、下颚骨[①]脱臼（失欠颊车蹉）、小儿搐搦（风痫瘛疭）、肋间神经痛、癔病（悲愁惊悸）、伤寒（伤寒，寒热往来）。

主治：伤寒头痛、寒热往来、痃疟悲愁、健忘惊悸、牙车急、口张不合、小儿风痫瘛疭。

【摘要】风痫常发，神道还需心俞宁。

【取穴法】同上，从第五椎下取之。

【针灸法】同上。

十二、身柱

【部位】在第三、第四胸椎棘状突起间。

【局部解剖】有棘间肌、僧帽肌、背椎神经后支、副神经、颈横动脉、肋间后动脉。

【主治症】脑及脊髓疾患、癫痫（癫狂、风痫）、夜惊（小儿惊痫夜啼）、衄血、支气管炎（哮吼）、小儿搐搦（瘛疭身热）、癔病（妄见妄言）、热病

① 下颚骨：现作“下颌骨”。

（寒热）、感冒、肺结核等。

主治：腰背痛，癫痫狂走，怒欲杀人，瘛疭身热，妄见妄言，小儿惊痫。

【摘要】《玉龙赋》：身柱蠲嗽，能除膂痛。《百症赋》：癫疾仗身柱本神之令，同陶道、肺俞、膏肓为治肺痨要紧之穴。

【取穴法】正坐，从第三椎下陷中取之。

【针灸法】针三至五分，灸三至五壮。

十三、陶道

【部位】在第一、第二胸椎棘状突起间。

【局部解剖】同上穴。

【主治症】头项部及肩胛部之诸肌痉挛（项强、脊强）、神经衰弱、癔病（恍惚不乐）、间歇热（痎疟）、感冒、热病、结核病之发热等。

主治：痎疟寒热、洒淅脊强、烦满汗不出、头重目眩、瘛疭、恍惚不乐。

【摘要】《百症赋》：岁热时行，陶道复求肺俞理。又：兼身柱、肺俞、膏肓，为治疗肺痨之紧要穴。一云此穴善退骨蒸之热。

【取穴法】正坐，于第一椎下取之。

【针灸法】针五至八分，灸三至七壮。

十四、大椎

【别名】百劳。

【部位】在第七颈椎与第一胸椎棘状突起间。

【局部解剖】同身柱穴。

【主治症】感冒（伤风）、间歇热（疟疾）、肺气肿（肺胀胁满）、肺结核（五劳七伤）、衄血、呕吐（烦呕）、黄疸、小儿痞、癫痫热病等。

主治：五劳七伤乏力，风劳食气，痎疟久不愈。肺胀胁满，呕吐上气，背膊拘急，项颈强不得回顾。

【取穴法】正坐，从第一椎上陷中取之，此穴适与肩平。

【针灸法】针三至五分，灸三至十五壮。

十五、哑门

【别名】舌横、喑门、舌厌。

【部位】在第一、第二颈椎之间。

【局部解剖】有僧帽肌、颈椎神经后支、副神经、后头动脉之分支、横头动脉之分支。

【主治症】习惯性头痛（头风疼痛）、脑充血（暴死不省人事）、脑膜炎（寒热痉，脊强反折）、衄血、言语涩滞（舌缓暗不能言）、重舌、咽头炎、脊髓病等。

主治：颈项强急不语，诸阳热盛，衄血不止。脊强反折，瘛疭癫疾，头风疼痛汗不出，寒热风痉，中风尸厥，暴死不省人事。

【摘要】《百症赋》：哑门关冲，舌缓不语而要紧。

【取穴法】项后人发际五分陷中取之。

【针灸法】针三四分，不宜过深，不宜灸。

十六、风府

【别名】舌本、思枕、曹溪。

【部位】项窝之上端，后头结节之下方。

【局部解剖】有僧帽肌、头后神经、头后动脉。

【主治症】全身性强直、发狂（狂易）、中风（偏风，半身不遂）、感冒（伤风）、热性病（伤寒热病）、衄血（鼻衄）、咽头炎（咽痛）、癔病（悲恐惊悸）、头痛眩晕，项强等。

主治：中风舌缓暴暗不语，振寒汗出身重，偏风半身不遂，伤风头痛，项急不得回顾，目眩反视，鼻衄咽痛，狂走悲恐惊悸。

【摘要】主泻胸中之热。《席弘赋》：风府风池寻得到，伤寒百病一时消。又：阳明二日寻风府。《通玄赋》：风伤项急求风府。《肘后歌》：腿脚有疾风府寻。

【取穴法】正坐，从项后发际以指上压至后头骨而止，即是穴位。

【针灸法】针三四分，不宜过深，不宜灸。

十七、脑户

【别名】匝风、会额、合颅。

【部位】在外后头结节之直上。

【局部解剖】有头后肌、头后大小神经、头后动脉。

【主治症】脑充血（风眩、头中恶风、痉目不眴）、三叉神经痛、颜面神经痉挛或麻痹、中耳炎。

【取穴法】从风府穴之上一寸五分取之。

【针灸法】不宜针，灸一壮至三壮。

十八、强间

【别名】大羽。

【部位】在三角缝合部，矢状缝合之后端。

【局部解剖】有帽状腱膜、头后神经、后头动脉。

【主治症】头痛（头痛项强）、眩晕（目眩脑旋）、呕吐涎沫（烦心呕吐涎沫）、小儿急痫（瘛疭摇头）、失眠、神经衰弱、癔病等。

主治：头痛项强、目眩脑旋、烦心呕吐涎沫、狂走。

【摘要】《百症赋》：强间丰隆之际，头痛难禁。

【取穴法】从脑户之上一寸五分，正坐取之。

【针灸法】针二三分，针尖向上或向下，沿皮而进，灸三至五壮。

十九、后顶

【别名】交冲。

【部位】在矢状缝合后半部之中央。

【局部解剖】同上。

【主治症】脑充血（风眩颅顶上痛）、眩晕（目眩）、偏头痛、颅顶部之痉挛等。

主治：颈项强急、额颅上痛、偏头痛、恶风目眩不明。

【取穴法】从强间直上一寸五分，正坐取之。

【针灸法】同上。

二十、百会

【别名】三阳五会、巅上、天满、泥丸宫。

【部位】在两颅顶结节之中间，矢状缝合之中央。

【局部解剖】同强间穴。

【主治症】头痛眩晕（头风头痛）、中风（中风语言謇涩、口噤不开）、脑神经衰弱（健忘）、脑贫血（头疼眩晕）、鼻孔闭塞（鼻塞）、百日咳、痔疾脱肛（脱肛）、小儿痫风。

主治：头风头痛、耳聋鼻塞、鼻衄、中风语言蹇涩、口噤不开或多悲哭、偏风半身不遂、风痫卒厥、角弓反张、吐沫、心神恍惚、惊悸健忘、痎疟、女人血风、胎前产后风疾、小儿痫风惊风、脱肛久不瘥。

【摘要】《灵光赋》：百会龟尾治痢疾。《席弘赋》：小儿脱肛患多时，先灸百会后尾骶。又：咽喉最急先百会。《玉龙歌》：中风不语最难医，发际顶门穴要知，更向百会明补泻，即时苏醒免灾危。《胜玉歌》：头痛眩晕百会好。《杂病穴法歌》：尸厥百会一穴美。

【取穴法】正坐，从两耳尖直上，当头之正中取之。

【针灸法】同上。

二十一、前顶

【部位】在矢状缝合前半部之中央。

【局部解剖】有帽状腱膜、颜面神经之分支、三叉神经之分支、颞颥浅动脉。

【主治症】头痛、眩晕及脑贫血（头风目眩、面肿虚浮）、颜面充血（面赤肿）。

主治：头风目眩、面赤肿、小儿惊痫瘛疭、鼻多清涕、颈项肿痛。

【摘要】《百症赋》：面肿虚浮，须仗水沟前顶。

【取穴法】从百会向前一寸五分取之。

【针灸法】同上。

二十二、囟会

【别名】囟门、顶门、前头百会。

【部位】在前头骨与颅顶缝合部。

【局部解剖】同上穴。

【主治症】脑贫血之头痛眩晕、颜面苍白（脑虚冷痛）、衄血、鼻塞、小儿疳、惊痫目上视等。

主治：脑虚冷痛、头风肿痛、项痛目眩、鼻塞不闻香臭、惊痫戴目。

【摘要】《百症赋》：囟会玉枕，头风疗以金针。《玉龙歌》：卒暴中风，囟门百会。

【取穴法】正坐，从百会前行三寸取之。

【针灸法】禁针，灸三至七壮。

二十三、上星

【别名】神堂、明堂、思堂。

【部位】在前头骨之上方，大囟门之前。

【局部解剖】有前头肌、颜面及三叉神经之分支、前头动脉。

【主治症】颜面充血、头皮肿、前额神经痛（头风头痛）、鼻茸（鼻中息肉）、鼻炎（鼻流清涕）、鼻孔闭塞（鼻塞不闻香臭）、衄血（脑衄）、角膜炎及眼球充血（目中痛不能视）、间歇热（痎疟寒热）。

主治：头风头痛、头皮肿、面虚、恶寒、痎疟寒热、汗不出、鼻衄、鼻涕、鼻塞不闻香臭、目眩睛痛、不能远视，以三棱针刺之。

【摘要】《胜玉歌》：头风眼痛上星寻。《玉龙歌》：头风鼻渊，上星可用。

【取穴法】正坐，从前发际入发一寸取之。

【针灸法】针三至四分，针尖沿皮向下方。灸三至五壮。

二十四、神庭

【别名】发际。

【部位】在前额部之中央。

【局部解剖】同上穴。

【主治症】前额之神经痛及眩晕（风眩善呕）、急性鼻炎（鼻渊流清涕）、泪腺炎（泣出）、白翳膜（目翳）。

主治：发狂、登高妄走、风痫癫疾、角弓反张、目上视不识人、头风鼻渊、流清涕不止、头痛目泪、烦满喘咳、惊悸不得安寝。

【摘要】《玉龙歌》：头风鼻渊，上星可用。又：神庭理乎头风。

【取穴法】从前额上入发际五分取之。

【针灸法】禁针，灸三至五壮。

二十五、素髎

【别名】面王、准头。

【部位】在鼻之尖端。

【局部解剖】有鼻压缩肌、三叉神经之分支、颜面神经之分支、颜面横动脉之分支、鼻背动脉。

【主治症】鼻腔疾患、鼻茸（鼻中息肉）、鼻疮、鼻孔闭塞（鼻塞不利）、鼻炎（流清涕）、衄血、霍乱等。

主治：鼻中息肉不消、喘息不利、多涕、衄血、霍乱。

【取穴法】于鼻之尖端取之。

【针灸法】针一二分，针尖从鼻尖端直入。不灸。

二十六、水沟

【别名】人中、鬼宫。

【部位】在鼻柱下，唇沟中央。

【局部解剖】有口轮匝肌、三叉神经及颜面神经之分支、颚外动脉之别支上唇动脉。

【主治症】失神（猝然不省人事）、糖尿病（消渴多饮水）、水肿（风水面肿）、脑充血（卒倒中风）、癫痫、口部及眼窝诸肌之痉挛及麻痹（口眼歪僻）、小儿搐搦（小儿惊风）。

主治：中风口噤、牙关不开、卒中恶邪、不省人事、癫痫卒倒、消渴多饮水、口眼歪斜，俱宜针之。若风水面肿，针此一穴，出水尽立愈。

【摘要】《玉龙歌》：人中委中，除腰脊痛闪之难制。又：大陵人中频泻，口气全除。《百症赋》：面肿虚浮，须仗水沟前顶。《灵光赋》：水沟间使治邪癫。

【取穴法】于鼻中隔之直下、唇沟（俗名人中）之上段，约 1/3，接近鼻柱根（即鼻中隔）之处取之。

【针灸法】针二三分，针尖略向上斜进，以剧痛为度。灸三至五壮。

二十七、兑端

【部位】在上唇游离缘之正中。

【局部解剖】同上穴。

【主治症】癫痫（癫痫吐沫）、黄疸、口噤、口疮、消渴、门牙等。

主治：癫痫吐沫、齿龈痛、消渴衄血、口噤口疮。

【摘要】《百症赋》：小便赤沥，兑端独泻太阳经。

【取穴法】上唇之尖端、外皮与黏膜之中间取之。

【针灸法】针二三分，不灸。

二十八、龈交

【部位】在上唇之内面，门齿缝之微上。

【局部解剖】有上齿槽神经、口冠状动脉。

【主治症】鼻茸（鼻中息肉）、鼻窦炎（鼻头頞頞中痛、鼻中有蚀疮）、鼻闭塞（鼻窒）、角膜炎（目痛不明）、泪液过多（目泪多眵）、牙龈溃疡（牙痟肿痛）、小儿面疮等。

主治：面赤心烦痛、鼻生息肉不消、颈额中痛、头项强、目泪多眵赤痛、牙痟肿痛、小儿面疮。

【摘要】《百症赋》：鼻痔必取龈交。

【取穴法】于上唇之内，从门牙缝之上三分之处，龈肉略凹处取之。

【针灸法】针一二分，不灸。

附：督脉穴分寸歌

尾闾骨端是长强，二十一椎腰俞当，十六阳关十四命，十三悬枢脊中央，十一椎下寻脊中，十椎中枢穴下藏，九椎之下筋缩取，七椎之下乃至阳，六灵五神三身柱，陶道一椎之下乡，一椎之上大椎穴，上至发际哑门行，风府一寸宛中取，脑户二五枕之方，再上四寸强间位，五寸五分后顶强，七寸百会顶中取，耳尖直上发中央，前顶前行八寸半，前行一尺囟会量，一尺一寸上星会，入发五分神庭当，鼻端准头素髎穴，水沟鼻下人中藏，兑端唇尖端上取，龈交齿上龈缝里。

第十四节　任脉（中线凡 24 穴）

一、会阴

【别名】屏翳、下极、金门。

【部位】在会阴部之正中。

【局部解剖】有会阴肌、会阴神经、会阴动脉、痔外动脉。

【主治症】阴部多汗（阴汗）、淋病（小便难、窍中热）、痔（久痔）、便秘尿闭（二便不通）、阴道炎（阴门肿痛）、月经不顺（女子经水不通）、男子阴中痛、阴头寒、一切生殖器病、谷道病等。又溺死及气闭针之能开窍。

主治：阴汗阴中诸病、前后相引痛、不得大小便、谷道病、久痔相通、男子阴寒冲心、女子阴门痛、月经不通、卒死溺死。

【取穴法】跪取，男子于阴囊后端与肛门之间取之，女子大阴唇后连合部与肛门之间取之。

【针灸法】针五至八分，灸三至七壮，遗精，针之极效。

二、曲骨

【别名】屈骨、回骨、尿胞。

【部位】在耻骨缝际中央之直上，左右腹直肌停止部之中间。

【局部解剖】有腹直肌、肠骨下腹神经、肠骨腹股沟神经、腹壁下动脉。

【主治症】失精（失精虚冷）、淋病（小便淋涩）、膀胱麻痹（小腹满而气癃）、膀胱炎（小腹膜坚小便闭）、子宫内膜炎（妇人赤白带下）、产后宫肌收缩不全（转胞不得溺）。

主治：小便胀满、小便淋沥、血癃、癞疝、小腹痛、失精、虚冷、妇人赤白带下。

【取穴法】仰卧，从脐之中心按下至横骨边而止，其处即穴位（自脐至此，作五寸计算，腹下诸穴分寸，依此推算）。

【针灸法】针五分至寸余，灸七壮至十五壮。

三、中极

【别名】气原、玉泉。

【部位】在耻骨弓之上方，当膀胱部白线中。

【局部解剖】同上。

【主治症】肾炎（水肿）、腹膜炎（绕脐痛冲胸）、失精（失精无子）、淋病（白浊）、睾丸炎（阴卵偏大）、膀胱括约肌麻痹（小便不利、遗溺）、子宫痉挛（妇人脐下积聚疼痛）、子宫内膜炎（产后恶露不止）、输卵管炎（女子腹热病、绝子内不足、赤白带下）、子宫不正（子门不端）。

主治：阳气虚惫、冷气时上冲心、尸厥恍惚、失精、无子、腹中脐下结块、水肿、奔豚疝瘕、五淋、小便赤涩不利、妇人下元虚冷、血崩白浊、因产恶露不行、胎衣不下、经闭不通、血积成块、子门肿痛、转脬不得小便。

【取穴法】仰卧，于脐下四寸取之。

【针灸法】针八分至寸余，灸七壮至数十壮。

四、关元

【别名】次门、下纪、大中极、丹田。

【部位】约在腹下部之中央。

【局部解剖】有腹直肌、肠骨腹下神经、腹壁下动脉。

【主治症】泌尿生殖器疾患之肾炎（溺血、小便赤涩、气癃、溺黄）、睾丸炎（七疝）、淋病（五淋）、前列腺炎（气淋）、慢性子宫病（妇人带下瘕聚、经水不通、不妊，或妊娠下血，或产后恶露不止，或月经不调、阴冷、阴痒）、尿闭、溺数、遗精、全身衰弱、结核病。此穴所治甚多，为强壮之要穴。

主治：积冷、诸虚百损、脐下绞痛、渐入阴中、冷气入腹、少腹奔豚、夜梦遗精、白浊五淋、七疝、溲血、小便赤涩、遗沥、转胞不得溺、妇人带下瘕聚、经水不通、不妊或妊娠下血，或产后恶露不止，或血冷、月经断绝。

【摘要】《玉龙歌》：传尸痨病最难医，涌泉出血免灾危，痰多须向丰隆泻，气喘丹田亦可施。《席弘赋》：小便不禁关元妙。又：若是七疝小腹痛，照海阴交曲泉针，关元同泻效如神。《玉龙歌》：肾气冲心得几时，若得关元并带脉。又：肾强疝气发甚频，关元兼刺大敦穴。

【取穴法】仰卧，脐下三寸取之。

【针灸法】针八分至寸余，灸七壮至百数十壮。

五、石门

【别名】利机、精露、丹田、命门。

【部位】在脐下二寸之处。

【局部解剖】有腹直肌、肠骨腹下神经、肋间神经前穿行支、腹壁下动脉。

【主治症】专治泌尿生殖器之疾患、与关元穴相同及慢性肠炎（泄痢不禁）、消化不良（不欲食、谷入不化）、水肿（水肿腹大、水胀、水气行皮中）、吐血（咳嗽发热、四肢常冷、咯血吐血）、阑尾炎（小腹疼及脚中拘急）、肠内膜炎（小腹拘急痛）。

主治：腹胀坚硬、水肿支满、气淋、小便黄赤不利、小腹痛、泄泻不止、身寒热、咳逆上气、呕血、卒疝疼痛、妇人因产恶露不止、遂结成块、崩中漏下血淋。

【取穴法】从脐下二寸取之。

【针灸法】针八分至寸余，灸七壮至十五壮。此穴妇女禁针灸，因能使卵巢受伤而不成孕。

六、气海

【别名】脖胦、下肓、丹田。

【部位】在脐下一寸五分之处。

【局部解剖】同上穴。

【主治症】肠疝痛（小腹疝气游行腹中切痛）、肠出血（便血）、慢性腹膜炎（绕脐腹痛）、神经衰弱（脏虚气惫、一切真气不足）、癔病（惊恐不卧）、小儿发育不全、遗溺（小儿遗尿）、慢性阑尾炎（小肠膀胱瘕癖）、月经异常（月事不调）、子宫出血（血崩、漏血、赤白带下、产后恶露不止等），凡泌尿生殖器肠疾患皆可取用。

主治：下焦虚冷、上冲心腹、呕吐不止、阳虚不足、惊恐不卧、奔豚七疝、小肠膀胱癖瘕结块状如覆杯、脐下冷气、阳脱欲死、阴证伤寒、卵缩、四肢厥冷、小便赤涩、羸瘦、白浊、妇人赤白带下、月事不调、产后恶露不止、绕脐腹痛、小儿遗尿。

【摘要】《席弘赋》：气海专能治五淋，更针三里随呼吸。《百症赋》：针三阴于气海，专司白浊从遗精。《灵光赋》：气海血海疗五淋。《胜玉歌》：诸般气症从何治，气海针之灸亦宜。

【取穴法】仰卧，从脐下一寸五分取之。

【针灸法】针八分至寸余，灸五至十五壮。

七、阴交

【别名】少关、横户、丹田。

【部位】在脐下约一寸之处。

【局部解剖】同石门穴。

【主治症】女子尿道炎（小便痛）、子宫内膜炎（崩中带下）、月经不顺（月事不调）、产后贫血、不孕妇女生殖器病、男子肠疝痛（奔豚从少腹冲心而痛）、阴汗湿痹等。

主治：冲脉生病、从少腹冲心而痛、不得小便、疝痛、阴汗湿痒奔豚、腰膝拘挛、妇人月事不调、崩中带下、产后恶露不止、绕膝冷痛。

【摘要】《玉龙歌》：水病之疾最难熬，腹满虚胀不肯消，先灸水分并水道，后针三里及阴交。《席弘赋》：若是七疝小腹痛，照海阴交曲泉针。又：小肠气寒痛连脐，速泻阴交莫再迟。又：咽喉最急先百会，照海太冲及阴交。《百症赋》：无子搜阴交石关之乡。

【取穴法】仰卧，从脐下一寸取之。

【针灸法】针八分至寸余，灸七至十五壮。

八、神阙

【别名】气舍、脐中。

【部位】在脐窝之中央。

【局部解剖】有腹直肌、肋间神经前穿行支下动脉。

【主治症】脑溢血（中风不省人事）、慢性肠炎下痢（腹中虚冷、泄泻不止）、腹部鼓胀（腹大）、水肿（水肿鼓胀）、肠雷鸣（肠鸣）、女子脱肛（脱肛）、小儿乳痢、风痫等。

主治：阴证伤寒、中风不省人事、腹中虚冷、阳惫肠鸣泄泻不止、水肿鼓胀、小儿乳痢不止、腹大风痫、角弓反张、脱肛（妇人血冷不受胎者、灸此永不脱肛）。

【摘要】灸此穴需纳盐脐中灸之，灸百壮以上，并可灸霍乱。

【取穴法】仰卧，脐之正中取之。

【针灸法】此穴不针，灸七壮至二三百壮，灸时用盐填脐心，上置艾丸灸之，霍乱病多灸有效。

九、水分

【别名】分水、中守。

【部位】在脐上一寸之处。

【局部解剖】有腹直肌、肋间神经前穿行支、腹壁上动脉。

【主治症】水肿（水病腹坚）、腹部鼓胀（黄肿如鼓）、胃弱、慢性胃炎（胃反食则吐）、肠雷鸣疝痛（绕脐痛、肠鸣）、小儿囟门陷（小儿囟陷）、洞泄、寒中、脱肛等。

主治：水病腹坚、黄肿如鼓、气冲胸不得息、绕脐痛、肠鸣泄泻、小便不通、小儿陷囟。

【摘要】《玉龙歌》：水病之疾最难熬，腹满虚胀不肯消，先灸水分并水道。《百症赋》：阴陵水分，去水肿之脐盈。《天星秘诀》：肚腹浮肿胀膨膨，先灸水分泻建里。《灵光赋》：水肿水分灸即安。

【取穴法】仰卧，脐上一寸取之（自胸骨尖端下岐骨间，直至脐心作八寸计算之，腹上诸穴分寸依此推算）。

【针灸法】针五分至一寸，肿胀病禁针。灸七至百余壮。

十、下脘

【别名】下管。

【部位】在脐上约二寸，属十二指肠部。

【局部解剖】同上穴。

【主治症】胃扩张（腹胀满）、胃痉挛（脐上厥气坚痛）、消化不良（瘦弱少食）、慢性胃炎（胃寒谷不化）、肠炎（肠鸣泄泻）。

主治：脐上厥气坚痛、厥胀满、完谷不化、虚肿癖块、瘦弱少食、翻胃、小便赤。

【摘要】《灵光赋》：中脘下脘治腹坚。《百症赋》：腹内肠鸣，下脘陷谷能平。《胜玉歌》：胃冷下脘却为良。

【取穴法】仰卧，于脐上二寸取之。

【针灸法】针八分至寸余，灸五至十五壮。

十一、建里

【部位】在脐上三寸之处。

【局部解剖】同水分穴。

【主治症】水肿（腹胀身肿）、腹膜炎（卒腹痛）、呕吐（呕逆不食）、消化不良（腹胀逆气）、腹膜痉挛（支满引膈）。

主治：腹胀身肿、心痛上气、肠鸣呕逆不食。

【摘要】《百症赋》：建里内关，扫尽胸中之苦闷。《天星秘诀》：肚腹浮肿胀膨膨，先灸水分并建里。

【取穴法】仰卧，从脐上三寸取之。

【针灸法】同上穴。

十二、中脘

【别名】太仓、胃脘、上纪、中管、胃募。

【部位】在腹上部之中央。

【局部解剖】同水分穴。

【主治症】急性胃炎（伤饱食不化、疼痛、吐泻）、胃扩张（心下胀满）、胃痉挛（寒癖结气）、食欲不振（饮食不进不化）、消化不良（食不化、飧泄）、胃出血（呕逆吐血）、吐泻、霍乱、子宫病（妇人无故风搐发昏）、一切胃痛皆取之。

主治：心下胀满、伤饱食不化、噎膈翻胃不食、心脾烦热疼痛、积聚痰饮面黄、伤寒饮水过多、腹胀气喘、温疟、霍乱吐泻、寒热不已，或因读书得奔豚气上攻、伏梁心下、寒癖结气。凡脾冷不可忍、心下胀满、饮食不进不化、气结疼痛雷鸣者、皆宜灸之。

【摘要】《玉龙歌》：九种心痛及脾疼，上脘穴内用神针，若还脾败中脘补。又：脾家之症有多般，致成翻胃吐食难，黄疸亦须寻腕骨，金针必定夺中脘。《肘后歌》：中脘回还胃气通。《杂病穴法歌》：霍乱中脘可入深。《灵光赋》：中脘下脘治腹坚。

【取穴法】仰卧，自胸歧骨至脐心之中央处取之。

【针灸法】针一寸至二寸，灸七壮至十五壮。

十三、上脘

【别名】上纪、上管、胃管。

【部位】在腹上部中央之上方一寸处。

【局部解剖】同水分穴。

【主治症】急性慢性之胃炎（心中烦热、痛不可忍、呕吐）、胃扩张（五脏膜满胀)、胃痉挛(心下坚积聚冷胀、奔豚伏梁)、食欲不振、消化不良(脾胃虚、腹满、饮食不化)、胃出血(心下有隔、呕血目眩)、肠疝痛、寄生虫(蛔虫心痛)、小儿惊风等。

主治:心中烦热、痛不可忍、腹中雷鸣、饮食不化、霍乱翻胃、呕吐、三焦多涎、奔豚伏梁、气胀积聚、黄疸、心风惊悸呕血、身热汗不出。

【摘要】《玉龙歌》:九种心痛及脾痛,上脘穴内用神针,若还脾败中脘补。《百症赋》:发狂奔走,上脘同起与神门。《胜玉歌》:心疼脾痛上脘先。

【取穴法】仰卧,从中脘上行一寸取之。

【针灸法】针八分至寸余,灸五至十五壮,多可百壮。

十四、巨阙

【别名】心募。

【部位】在腹上部之上方。

【局部解剖】同水分穴。

【主治症】横膈膜痉挛(胸中逆气噎塞不通)、胃痉挛(心腹积气)、腹直肌痉挛(腹满暴痛)、吐泻(吐痢)、呕吐(呕吐胸满)、胃溃疡(呕血)、心外膜炎(心痛)、心悸亢进(惊悸少气)、精神病(恍惚发狂)、胸膜炎(胸中引胁痛、胸中有水气)、支气管炎(痰饮咳嗽)。

主治:上气咳逆、胸满气疼、九种心痛、冷痛、少腹蚘痛、痰饮咳嗽、霍乱腹胀、恍惚、发狂、黄疸、膈中不利、烦闷、卒心痛、尸厥、蛊痛、息贲、呕血、吐痢不止。

【摘要】《百症赋》:膈痛饮蓄难禁,膻中巨阙便针。

【取穴法】正坐或仰卧,从中脘上二寸取之。

【针灸法】针五分至八分,灸五至十五壮。

十五、鸠尾

【别名】尾翳、䯏骭。

【部位】在白线之上端,胸骨剑尖之直下。

【局部解剖】同水分穴。

【主治症】心脏炎(心痛暴绞急绝欲死)、支气管炎(胸满咳逆)、喘息(少气劳多短气)、扁桃腺炎(喉痹)、急性胃炎、癫痫、狂病等。

主治：心惊悸、神气耗散、癫痫狂病。

【摘要】鸠尾能治五般痫、若泻涌泉人不死。

【取穴法】正坐或仰卧，从歧骨下一寸处取之，当中脘之上三寸处。

【针灸法】针五至八分，先使两手举之，然后进针。灸三至五壮。

十六、中庭

【部位】在胸骨之下部。

【局部解剖】有胸大肌、肋间神经前穿行支、乳内动脉。

【主治症】肺充血（胸胁支满）、喘息、扁桃腺炎、食管狭窄（吐逆、食入还出）、呕吐、小儿吐乳。

主治：胸胁支满、噎塞吐逆、食入还出、小儿吐乳。

【取穴法】正坐，从两乳中间膻中穴之下方一寸六分取之，或循左右第五肋间隙，按至胸骨中央取之（自天突至膻中以六寸八分计算，如以肋间取穴，较为准确）。

【针灸法】针三四分，针尖沿皮向下方。灸三至五壮。

十七、膻中

【别名】元儿、元见、上气海、胸堂。

【部位】在胸骨体之中央。

【局部解剖】同上穴。

【主治症】胸部瘀血（上气厥逆）、胸膜炎（胸膈痛蓄饮）、支气管炎（咳逆上气）、肋间神经痛（胸痹背痛）、咳嗽（肺痈咳嗽）、心脏病（心痛）、心悸亢进（心下悸）、乳腺炎、乳汁少等。

主治：一切上气短气、痰喘哮嗽、咳逆、噎气、膈食反胃、喉鸣气喘、肺痈、呕吐涎沫脓血、妇人乳汁少。

【摘要】《百症赋》：膈痛饮蓄难禁，膻中巨阙便针。《胜玉歌》：膻中气壮除膈热。

【取穴法】胸骨中央当两乳头中间取之，妇女按取第四肋骨间隙之中间取之。

【针灸法】针三至五分，针尖沿皮向下方。灸三至七壮。

十八、玉堂

【别名】玉英。

【部位】在胸骨体部，左右第三肋骨之中间。

【局部解剖】同中庭穴。

【主治症】胸膜炎（胸膺满痛）、支气管炎（咳逆）、喘息（喘息不得息）、呕吐（呕吐寒痰）、小儿吐乳等。

主治：胸膺满痛、心烦咳逆、上气喘急不得息、喉痹咽壅、水浆不入、呕吐寒痰。

【摘要】《百症赋》：烦心呕吐，幽门开彻玉堂明。

【取穴法】膻中穴上一寸六分取之，或按取左右第三肋骨内端之中间取之。

【针灸法】针二三分，针尖沿皮向下，灸三至五壮。

十九、紫宫

【部位】在胸骨体部左右第二肋骨之中间。

【局部解剖】同中庭穴。

【主治症】胸膜炎（胸肋支满膺痛）、食管狭窄（咽壅水浆不食）、肺充血（逆气烦心）、肺结核（咳、吐血）、支气管炎等。

主治：胸胁支满膺痛、喉痹咽壅、水浆不入、咳逆上气、吐血烦心。

【取穴法】膻中穴之上三寸二分，或按取第二肋骨内端中间取之。

【针灸法】同上穴。

二十、华盖

【部位】在胸骨柄与胸骨体之接合部。

【局部解剖】同中庭穴。

【主治症】喘息（喘急上气）、支气管炎（咳逆）、胸膜炎（胸胁满痛）、扁桃腺炎及咽喉炎（喉痹）。

主治：咳逆喘急上气、哮嗽，喉痹、胸胁满痛、水饮不下。

【摘要】《百症赋》：胁肋疼痛，气户华盖有灵。

【取穴法】仰卧，从膻中穴上四寸八分取之，或自天突穴下二寸取之。

【针灸法】同上穴。

二十一、璇玑

【部位】在胸骨柄之前面，胸骨柄端陷凹中。

【局部解剖】同中庭穴。

【主治症】胸膜炎（胸胁满痛）、肋间神经痛及麻痹（胸胁痛、尪羸喘促）、喘息（咳逆上气、喘不能言）、扁桃腺炎（喉痹咽肿）。

主治：胸胁满、咳逆上气、喘不能言、喉痹咽肿、水饮不下。

【摘要】《席弘赋》：胃中有积刺璇玑，三里功多人不知。《杂病穴法歌》：内伤食积针三里，璇玑相应块亦消。

【取穴法】仰卧或仰头，于天突穴之下一寸处，胸骨上陷中取之。

【针灸法】针二至三分，灸三至五壮。

二十二、天突

【别名】天瞿、玉户。

【部位】在胸骨之上端，胸锁乳突肌之起始间。

【局部解剖】有胸锁乳突肌、颈阔肌、颈下皮神经、舌下神经、甲状腺下动脉。

【主治症】颜面充血（头痛、面皮赤热）、喘息（上气哮喘）、声门肌痉挛（暴喑不能言）、扁桃腺炎及咽喉炎（喉痹、咽肿、咽干）、甲状腺肥大（瘿气）、支气管炎、咳嗽、百日咳。

主治：上气、哮喘、咳嗽、喉痹、噎气、肺痈咳吐脓血、咽肿暴喑、身寒热、咽干、舌下、急不得食。

【摘要】《玉龙赋》：天突膻中医喘嗽。《灵光赋》：天突膻中治痰喘。《百症赋》：咳嗽连声，肺俞需迎天突穴。

【取穴法】仰头，于胸骨端半月状截痕之上缘约三分陷凹中取之。

【针灸法】针五分至一寸，仰头，针尖向喉管而进约二三分，于是将针柄竖起，针尖斜向下方而深入至一寸或寸余。灸三至七壮。

二十三、廉泉

【别名】本池、舌本。

【部位】在前颈部之正中线，喉头结节上方陷中。

【局部解剖】有颈阔肌、颈上皮神经、颈下皮神经、甲状腺上动脉。

【主治症】支气管炎（咳逆）、喘息（上气喘息）、咽喉炎及呕吐、舌下肿、流涎、舌根急缩。

主治：咳嗽喘息上气、吐沫、舌纵、舌下肿、舌根急缩。

【摘要】《百症赋》：廉泉中冲，舌下肿疼可取。

【取穴法】按取结喉上方颈横纹中央之微上二分处，仰头取之。

【针灸法】针五分至八分，依取穴法，针尖斜向上方而进。灸二三壮。

二十四、承浆

【别名】天池、悬浆、鬼市。

【部位】在下唇之下方，颐唇沟之中央。

【局部解剖】有方形颐肌、三叉神经之颐神经、颚下皮神经、唇下动脉。

【主治症】中风（偏风半身不遂）、颜面神经麻痹（口眼歪斜）、颜面浮肿（面肿）、糖尿病（消渴饮水不休）、齿神经痛（牙疼）、男子疝气、女子瘕聚、头项强痛、小便赤黄等。

主治：偏风半身不遂、口眼歪斜、口噤不开、暴喑不能言。

【摘要】《百症赋》：承浆泻牙疼而即移。《通玄赋》：头项强，承浆可保。

【取穴法】于颐唇沟之中央陷中取之。

【针灸法】针二三分，灸三至五壮。

附：任脉穴分寸歌

任脉会阴两阴间。曲骨毛际陷中安。中极脐下四寸取。关元脐下三寸连。脐下二寸石门是。脐下寸半气海全。脐下一寸阴交穴。脐之中央即神阙。脐上一寸为水分。脐上二寸下脘刊。脐上三寸名建里。脐上四寸中脘计。脐上五寸上脘在。巨阙脐上六寸步。鸠尾蔽骨下五分。中庭膻下寸六取。膻中却在两乳间。膻上寸六玉堂主。膻上紫宫三寸二。膻上四八华盖举。膻上璇玑六寸四。玑上一寸天突取。天突结喉下四寸。廉泉颔下结上已。承浆颐前下唇中。龈交齿下龈缝里。

附：经外奇穴

本表（表1）录自各新旧针灸书中，备临床采用。

表1　经外奇穴

编号	穴名	位置	针灸	主治
1	太阳（又名当阳）	眉棱骨后一寸之处凹陷中	针五分	偏头痛、一切目疾
2	耳尖	以耳翼卷折，取耳尖上	灸五壮	沙眼、眼有翳膜
3	当阳	瞳子直上、入发际一寸之处	针二分，灸三壮	眩晕、鼻塞
4	前神聪	自神庭穴直上四寸之处	灸三壮	小儿癫痫
5	后神聪	百会穴前一寸	灸三壮	小儿癫痫
6	四神聪	百会之前后左右各一寸，计四穴	各针三分	头痛、眩晕、狂乱、癫痫
7	发际	神庭下五分发边际	灸三壮	头痛、眩晕久不愈
8	印堂	两眉之正中	灸三壮	小儿痉挛、小儿脑膜炎、眩晕、头汗
9	鱼腰	眉之中间	针沿皮向两旁刺	眼生翳膜
10	机关	耳下八分，微前取之	灸五壮至七壮	中风、口噤不开
11	鼻交（又名鼻交頞中）	以指从眉心沿鼻茎按下，至鼻骨最高处微上陷凹中	灸一壮	角弓反张、眩晕、脑溢血、脑震荡、人事不省、肝病

续表

编号	穴名	位置	针灸	主治
12	内迎香	在鼻孔中上端	以长三棱针刺出血	两目暴赤肿痛
13	侠承浆	承浆两边各一寸	针二分	齿龈溃烂
14	唇里	下唇之里，外直承浆穴，与齿龈接近之唇沟中	针三分	肝病、齿龈肿、口噤
15	燕口	口吻两角，赤白肉际，接近地仓穴	灸一壮至七壮	小儿痉挛、便秘、尿闭
16	颊里	口角入颊肌内侧一寸处	针二分，出血	口疳齿龈溃烂、黄疸
17	悬命	在上唇里之中央系带上	灸十四壮	神识错乱、妄言妄语、其系带上有青色息肉如黍米大、以针决去之
18	金津、玉液	舌下面正中之舌系两侧之静脉上，左曰金津，右名玉液	针二分，出血	口疮、扁桃腺炎、舌炎、消渴
19	海泉	舌下中央系带上，金津、玉液之中间微后些	针二分，出血	消渴、呃逆
20	聚泉	舌上面中央	针三分，出血	消渴、舌肌麻痹
21	气堂	天突穴之外侧，当锁骨与胸骨之关节部	灸七壮至九壮	沙眼
22	龙颔	在鸠尾上一寸半	灸十五壮	胃痛、胃寒
23	乳上	量口吻之阔度，以之从乳头正中量上，尽处是穴	灸五壮	一切乳病
24	传尸	乳头外开三寸处	灸五壮	心内膜炎、肋间神经痛、腰背痉挛

续表

编号	穴名	位置	针灸	主治
25	胁堂	腋窝下二寸陷中，当渊腋穴斜上一寸之处	灸三壮	心内膜炎、肝病、胸膜炎
26	旁庭	在胁堂下二骨间陷中	灸三壮	心内膜炎、胸膜炎
27	疰市	乳边斜下三寸当肋间	针五分，灸五十壮	胸膜炎、急性腹膜炎
28	九曲中府	在疰市下三寸	针五分，灸三十壮	胸膜炎、急性腹膜炎
29	肋罅（又名乳后三寸）	以纸绳量两乳间之长度，切去一半，一端当乳头，一端向乳后，绳端尽处，肋骨罅间即是	灸五壮至十五壮	肋间神经痛、胸膜炎、腹膜炎
30	后腋下	腋窝之后侧横纹头	灸十五壮，针七分	颈项瘰疬、扁桃腺炎、手臂挛急不举
31	通关	中脘旁五分	灸七壮	食欲不振、消化不良、吐食
32	身交	脐下三寸处	灸十五壮	便秘、尿闭、遗尿、白带
33	横骨	妇人耻骨软骨接合部之中央	灸七壮	妇人遗尿
34	直骨（一说即乳根）	乳下一寸处，妇人以乳头攀下所着处	灸七壮	久咳、支气管炎
35	食仓	中脘旁三寸	灸十五壮	妇人腹中血块
36	魂舍	脐旁各一寸	灸五壮	肠炎、消化不良

续表

编号	穴名	位置	针灸	主治
37	肠遗	中极穴旁开二寸半	灸十五壮至三十壮	便秘
38	长谷（又名循际）	脐旁开二寸五分	灸七至十五壮	消化不良、下痢、不嗜食
39	气门	关元穴旁开三寸	灸五十壮	子宫出血、睾丸炎
40	胞门、子户	关元左边二寸为胞门，右边二寸为子户	针一寸，灸十五壮至五十壮	不孕、腹中积聚
41	子宫	中极旁开三寸	针二寸，灸十五壮	妇人不孕
42	泉阴	耻骨软骨接合部，旁开三寸	灸三壮	睾丸炎
43	急脉	阴茎微上旁开二寸五分阴毛中	灸五壮	睾丸炎、下腹痉挛
44	兰门	阴茎根之两旁三寸处	针六分，灸十五壮	阴茎强直不衰
45	下曲骨	耻骨软骨之下边际	针五分，灸五壮	月经不调、月经闭止
46	囊底	阴囊下十字纹中	灸七壮	肾囊湿痒、睾丸炎
47	肓募	以乳头斜至脐中之长度折半，一端当乳头，一端下垂尽处即是	灸七壮至十五壮	病后极度衰弱、萎黄病
48	新识	第三、第四颈椎之间，旁开一寸五分	针三分	项强、背弓反张、咽喉痛、颈神经痛

续表

编号	穴名	位置	针灸	主治
49	椎顶（又名太祖）	第六颈椎与第七颈椎之间	针三分，灸七壮	疟疾
50	喘息	第七颈椎旁开一寸	针三分，灸三至五壮	呼吸困难、荨麻疹
51	百劳	自大椎穴上行二寸，旁开一寸取之	灸七壮	瘰疬、结核
52	巨阙俞	在第四胸椎之下	灸二十壮，禁针	支气管炎，喘息
53	气喘	第七胸椎旁开二寸	灸七壮	哮喘
54	巨觉（又名臣觉）	肩胛骨上角边下际，手相抱取之	灸随年壮	癔病
55	接骨	在第十二胸椎之下陷中	灸五至七壮，禁针	脊背神经痛、胃痉挛、消化不良、小儿癫痫
56	脊背之五穴	先自第二胸椎骨上点上一墨，骶骨之尖端亦点上一墨，从两墨点之中央亦作一墨点，再以第二胸椎墨点与中间墨点之距离长度折半，复以折半之长度，折成Δ角，上角置于背脊之中央点上，其下两角各作一墨点，全背面计五墨点，即是五穴位	每墨点各灸三十壮，小儿减半	成人癫痫、小儿痉挛
57	督俞	第六胸椎之下，去脊柱一寸五分	灸十五壮，禁针	心内膜炎、胃痉挛、腹鸣、逆上、寒热往来
58	脺俞	第八、第九胸椎之间，外开一寸五分	针七分，灸七壮	糖尿病

续表

编号	穴名	位置	针灸	主治
59	四华患门	大椎之上，作一假点，以纸绳环颈项上，两端由胸前下垂至胸骨尖尽处，绳之中央与大椎上假点平，于是将绳之两端切平，转向背后，其端当背脊尽处作一假点，再以纸绳作∧字形，中间置鼻中隔之下，两端齐口角，比准切平，即以此纸绳之中央直置脊背之假点上，在纸绳之上下端各一点，复横置假点上，在其左右之两端各一点，共计四点，即是四华穴。又：以纸绳于膝腘正中央比平，沿下腿后面之中央向足跖引申，至蹋趾尖端切断，即以此绳自鼻之尖端比上，向颈之正中引至后颈，垂向背脊，其尽处作一假点，再以此绳作∧字由鼻中隔下齐口角切断，以此绳中央按背脊假点上，向两侧引伸，绳之两端，即是患门穴	灸七至三十壮	肺结核、肺气肿、喘息、支气管炎、虚弱、羸瘦
60	经门之六穴	以纸绳环颈项，向胸前下垂至鸠尾骨尖端切断，乃以纸绳转向背脊，纸绳之中央，前当结喉，绳之两端在背脊相平处作一假点，另以纸绳量口角阔度，即以此绳折取中心，置于背之假点上，上下展直，尽处各一点，成为三假点，再以此绳从上中下三假点上各平比之，两端为穴，共计六穴，即为经门之六穴	灸十五壮	肺结核、支气管炎、喘息、虚弱

续表

编号	穴名	位置	针灸	主治
61	灸哮	以纸绳环颈项向前下垂至鸠尾骨尖端，切断，转向后背，绳之中央平结喉，绳之两端并脊上，尽处即是	灸七壮	支气管炎、喘息
62	灸劳	令人直立，以纸绳自中趾尖端，通过足心直上膝腘中央委中穴处切断，即以此绳从鼻尖上量过头之正中至脊中，绳尽处即是穴位	灸七壮	盗汗、精神病、关节痛、咳嗽、咯血
63	华佗侠脊	自第一胸椎之下至第五腰椎之下为止，每椎从脊中旁开五分，计左右共三十四点	灸七壮至十五壮	神经衰弱、肺结核、支气管炎
64	阶段之灸	从第七胸椎下至第十一胸椎下止，各椎去脊柱各二寸，计左右十点	各灸十五壮	脑神经衰弱、肺结核、支气管炎
65	浊浴	第十胸椎之下，去脊柱各二寸半	灸一十壮	肝脏病、癔病、食欲减退
66	中枢	第十胸椎之下陷中	灸五壮，禁针	肋间神经痛、脊髓炎
67	肠风	第二腰椎之下，去脊柱各一寸	灸一十壮	诸脏慢性病，其他慢性痔疾
68	骑竹马	以纸绳从尺泽穴起，比至中指尖为止，另以纸绳比中指寸之长度，乃令患者跨大竹杆上，复令二人扛抬之，患者足尖约离地半寸许背挺直，即以比尺泽至中指尖之绳，自其骶骨尖端起，随脊骨直上，绳尽处作假点，再以比中指之绳之中央置假点上，两端向左右开，尽处点之，此二点即为骑竹马穴，此穴取法困难，取第十胸椎之两侧各五分即是	灸三十壮	痈疔等之恶疡

续表

编号	穴名	位置	针灸	主治
69	六之灸	膈俞二穴，肝俞二穴，脾俞二穴，共六穴，名六之灸	各灸七壮至十五壮	胃扩张、胃痉挛、胃癌、肠炎、食欲减退、消化不良、横膈膜痉挛、喘息、胸膜炎
70	斜差	肝俞左一穴，脾俞右一穴，二穴成斜形，故曰斜差之灸	灸七壮至十五壮	胃弱、胃痉挛、胃扩张、其他小儿之胃肠病
71	积聚痞块	第二腰椎之下，命门穴旁开四寸	病在左灸左七壮，病在右灸右七壮	胃痉挛、胃扩张、肠疝痛、肠鸣、胸膜炎
72	竹杖	令人直立，以竹杖立地上比脐心，截痕再比背脊，当痕处即是	灸七壮至十五壮	食欲不振、慢性肠炎、脱肛、痔、腰痛
73	下极之俞	第三腰椎之下，当命门阳关之中间	灸二十壮，小儿半数	膀胱炎、肠炎、腰神经痛
74	回气	骶骨尖端	灸五壮	大便血、大便不禁
75	夹脊（又名肘椎）	伏卧，两手并身体，以纸绳在其两肘尖横引，当绳下之脊柱处作假点，复从假点各外开一寸半即是穴位	灸五十壮	局限性痉挛、转筋、腓肠肌痉挛
76	精宫（即志室）	第二腰椎下，旁开三寸取之	针七分，灸七壮	遗精
77	气海俞	第三腰椎之下，去脊柱一寸五分陷中	针七分，灸七壮	腰神经痛、痔
78	关元俞	第五腰椎下，去脊柱一寸五分陷中	针七分，灸七壮	感冒后之虚弱症、腰神经闭、妇人病

续表

编号	穴名	位置	针灸	主治
79	子宫出血	从骶骨尖端之上五寸作为本点，从本点之两侧各一寸五分点之，再从本点上一寸点之，又再各开一寸五分点之，共计六点	灸七壮至十五壮	子宫出血
80	下腰	第二骶骨假棘与第三骶骨假棘之中间	灸十五至百壮	慢性肠炎、泄痢久不愈
81	灸血病	第三骶骨之上脊骨高处	灸七壮	吐血、衄血
82	腰眼（又名癸亥）	伸足伏卧，两掌重叠按额，于第四及第五腰椎之左右凹陷中	灸七壮至十五壮，针二分	肺结核、气管炎、羸瘦、虚弱、腰神经痛、睾丸炎
83	痞根	第十一胸椎之下两侧，相去三寸半陷中	灸七壮至十五壮，针三分至五分	不食、胃痉挛、胃扩张、肠炎、肠疝痛、腰神经痛、咳逆
84	环中	环跳与腰俞之中间	针一寸五分，灸十五壮	坐骨神经痛
85	新建	大转子与肠骨线上之中央	针一寸五分，灸十五壮	股神经痛
86	痰喘	以纸绳从腋窝横纹头之极泉穴起至乳中穴止，分为二折切断，再以其一端置极泉穴向敝中穴斜引，绳端尽处之肋间是穴。左右共二穴	灸五壮	肺气肿、喘息
87	腋下（又名腋门）	腋窝聚毛之下陷中，当腋下胁堂穴之微上	灸三壮	呃逆、食管狭窄、狐臭
88	腋气	剃去腋毛，以好铅粉调水涂腋窝六七日，腋窝处发现黑点是穴	灸三至四壮	腋臭

续表

编号	穴名	位置	针灸	主治
89	肘尖	肘外大骨，鹰嘴突起之尖上，屈肘取之	灸七壮至十五壮	瘰疬、痈疔等之恶疡
90	泽前	尺泽之前一寸，与中指对直	针五分	甲状腺肥大症
91	手逆注	左手腕后六寸	灸三十壮	癔病
92	中泉	阳池穴与阳溪穴之中间陷中	灸七壮，针三分至五分	角膜白翳、胃痉挛、肠疝痛、中风、脑溢血
93	手足髓孔	手髓孔即腕骨孔，足髓孔即昆仑穴	灸五十至百壮	手足肌肉萎缩
94	虎口	拇指与食指之间，合谷穴之前，中央白肉际	灸五壮	头痛、眩晕
95	大骨孔	指背侧中节关节中央	灸三至五壮	一切目疾及吐泻
96	小骨空	小指背侧第一、二节之关节中央	灸三至五壮	一切目疾
97	鬼当	指外侧第二关节横纹之头	针二分，灸五壮	小儿胃肠病、结膜炎、角膜白翳
98	大指头	拇指之尖端	灸五壮	肾炎、水肿
99	十宣	两手十指之尖端	刺出血	一切急性病症之失神、吐泻
100	鬼哭（又名鬼眼四穴）	两手足大蹈指（趾）相并，于爪甲根角上取之	灸三壮	于癫痫发作时灸之
101	五虎	食指及无名指本节之骨尖上，各一穴，握拳取之	灸三壮	手指痉挛
102	八邪	在手五指歧缝间	针五分	手臂红肿
103	拳尖	中指本节前之骨尖上，握拳取之	灸三壮	眼球充血、翳膜疼痛

续表

编号	穴名	位置	针灸	主治
104	指根	指第一节近掌处	针刺	手生痈疔
105	中魁	中指二节骨尖上，屈指取之	灸三壮	食管狭窄、食欲减退、胃扩张、白癜风
106	高骨	在掌后寸部前之桡骨踝上	灸七壮	手痛
107	二白	掌后大陵穴直上四寸，郄门穴两侧各二分	针一寸	痔疾脱肛
108	中指之节	中指三节之前，爪甲后之陷中	灸三壮	齿神经痛
109	四缝	两手除拇指外之四指，掌面之第一指节与第二指节横纹缝之两头（每指二穴）	刺出黄白色之透明液体	小儿疳疾
110	髋骨	膝盖之上梁丘穴外开一寸陷中	针三分，灸五壮	膝关节炎
111	风市	膝上七寸，大腿部外侧两筋之间，直立，两手下垂，中指尖着处即是	针五分，灸七至二十壮	半身不遂、膝部神经痛及麻痹、脚气
112	交仪	在内踝上五寸	灸三十壮	月经不调、赤白带
113	承命	太溪上三寸	灸七壮至三十壮	癫痫
114	膝上二穴	膝盖骨上部之两外侧凹陷中，伸足取之	针五分，灸七壮	膝关节炎、膝部疼痛
115	鹤顶	膝盖骨正中，再上一寸取之	灸七壮	膝关节炎、膝无力
116	膝眼	膝盖之下，两旁陷中	针五分，灸七壮	膝关节炎、膝盖冷感症、中风

续表

编号	穴名	位置	针灸	主治
117	关仪	膝盖外侧上一寸宛宛中	灸五十至百壮	女子生殖器病、阴中痛、小腹绞痛
118	治转筋	内踝骨上中央陷中	灸七壮。疮有一年灸六壮，疮有三年灸九壮	治恶疮溃烂、息肉出、转筋、腓肠肌痉挛、关节痛风
119	足太阴、太阳	足内踝之后与足外踝后各一寸取之	针三分，灸三壮	难产、胞衣不下
120	女膝	足后跟骨上赤白肉际	灸七壮至十五壮	齿槽炎、齿槽脓疡
121	八冲（又名八风）	足五趾歧骨间，两足计八穴	灸五壮	脚气
122	气端	足趾尖端，两足计十穴	灸三壮	脚气、趾麻痹
123	趾表横纹	蹞趾背第二节横纹之中央	灸七壮	淋病、睾丸炎、肠疝痛、腰神经痛
124	趾里横纹	蹞趾之里第二节横纹之中央	灸三壮	睾丸炎、病左灸左、病右灸右
125	内外踝尖	内踝骨与外踝骨尖	灸七壮	齿痛、扁桃腺炎
126	趾聚毛	趾本节尖与二节之中间聚毛之中	灸三壮	心脏停搏、脑溢血、脑贫血、眩晕
127	趾横理三毛	趾背本节，横如新月之纹理中	灸七壮	衄血
128	足小趾尖	足小趾尖端	灸三壮	催产

续表

编号	穴名	位置	针灸	主治
129	阴阳	押屈踇趾本节，其本节骨高突显有白晕之处	灸三壮	子宫内膜炎、赤白带下
130	泉生足	跟骨之后横纹之中	灸三壮	难产
131	里内庭	足掌面，大趾与次趾之缝中	针三至五分，灸三至五壮	小儿搐搦、五趾痛
132	独阴	第二趾之里，第二节横纹之中央	灸三壮	河豚鱼中毒

中国针灸学·治疗学

目 录

第一章　总　论

第一节　针灸与疾病

人体的生理功能中，原具有抵抗外来之一般侵袭与维持内部各组织之平衡运动的两种作用，掌握此权衡之作用者为脑，执行此运动者为神经。无论何种性质之疾病，机质的或功能的，内在的或外来的，如能克服则症状易于消除，如不能克服则疾病之扩展即不能抑制。虽然一切疾病之克服、组织功能之调整，固皆在于大脑皮质，但人体组织之繁复、各种生活运动之变化，千端万绪。大脑皮质统率各种运动之中枢，倘某一组织受外来之侵袭或内在之失调不能克服时，势必发生疾病，甚至死亡。故在发生疾病时，为辅助身体战胜疾病，当有两种措施——在内不断补充营养以维持健康，在外先为预防以增加抵抗力。至于已被伤害者，即做辅助消灭运动与维持体力运动，是谓疾病治疗。

疾病治疗之方式有二,一为化学的，一为理学的。药物治疗即为化学治疗，针灸治疗则为理学治疗，如免疫、杀菌、消炎、营养、镇静、强壮、收敛、强心、利尿、发汗、通利等，与药物治疗之作用并无差别。所不同者，药物有物质之供应，为直接补充之作用。针灸无物质之补充，仅属于间接之辅助，而为直接之激发。所以针灸与药物功效虽同，而施用之方式则异。

一、针灸与免疫

吾人对各种病原菌之侵袭，原有抵抗之功能，其质素名曰抗体。抗体之产生，多在血液中，如以某种病菌之疫苗，注入人体，发生刺激，即能于血液中产生大量抗体，在此类抗体未消失期中，遇有某病之病菌，即不能为害，称为对某病之免疫性。上工治未病，即为防病，今日之预防工作中，普通注射疫苗与种痘，即为提高体内之抗体，增强免疫力，可在某病之流行期中不受传染。

针灸亦属刺激作用，在刺激作用中，以刺点之关系，与方式之关系，能产生大量血清而增加抗体，促进白细胞之噬菌作用，消灭病菌。《千金要方》中记载，有宦游吴蜀，体上常须两三处灸之，勿令疮暂瘥，则瘴疠瘟疟毒气不能着人，即为免疫作用。近世医家从研究中亦已证明针灸有促使白细胞之噬菌与产生血清作用，则针灸于免疫方面，自是有其价值。针灸刺激之预防效果较为广泛，不若预防注射之某种疾病必须注射某种疫苗。但针灸免疫作用之持久期如何，尚无确定之研究。

二、针灸与杀菌

外因病证中，除跌仆、机械、化学、温热等创伤之外，几皆为病原菌之感染。在人体生理功能中，原有自卫之能力，最显著者，如呕吐、下痢、咳嗽、排痰、体温升高等之抵抗与消灭机变；在不知不觉中，细菌为消化液所杀灭，为白细胞所吞噬。如能消灭病菌，则复正常。吾人为维护受害者之体力消耗，消灭细菌，此即为治疗。

针灸为治疗方式之一，与药物治疗之有直接杀菌性能者不同，针灸仅对各组织所受病毒之刺激反应，予以安抚，助以调遣。如降低各部分之神经痛，使抗力集中，疏通病灶之血行，皆是针灸任务。药物治疗可谓直接辅助杀菌，针灸治疗乃为间接杀菌。此外，虽有增加血清与旺盛白细胞等杀菌能力，但数量有限，不能应付繁殖至速之病菌，不若杀菌药物之直接。故针灸虽有杀菌之间接能力，然急性传染病之治疗，则应以药物为主。

三、针灸与消炎

炎症之原因，为由各种理化之刺激，与细菌毒素刺激而来之充血现象，亦为生理的自然抵抗与保卫之机变。但是能引起生理上之不安，如疼痛灼热，因而加强体力的消耗与食欲减退，反而影响抗力，削弱保卫效能，为维护生活健康，必须予以治疗补助，做消炎工作。在药物疗法上，消炎必配合杀菌或促进血管收缩与渗出物之吸收。

针灸之于炎症，虽有对于部分之直接刺激，大都则为远隔治疗。或为诱导，或为反射，借神经之感传与激发，调整其部之血行，使充血部分之血液有新陈之交替，则杀菌能力与炎性渗出物之吸收得以加强。同时因血行通畅之故，患部之压力降低，亦可以解除神经之疼痛或灼热感，因而促进食欲，恢复体力，使白细胞之噬菌力随之加强，炎症自可迅速消灭。

四、针灸与营养

营养为维持健康重要之一环，因体力之来源端赖营养，一切生活运动之消耗亦赖营养补充。但营养之摄取属大脑支配下之神经所主持，其过程至为繁复，非本文所及。

针灸之于营养，则为刺激主持消化功能之神经，加强生理的摄取功能，与助长消化机转，故针灸后并不供应富有营养之物质，虽照日常生活之进餐，而有显著之效果。

营养不良者，不一定是营养物质之缺少，可能因主持摄取营养功能之神经衰弱，纵有丰富之滋养料，而不被吸收。针灸即针对其主持消化与摄取之神经予以刺激，促进其消化功能，加强其摄取能力，如 B 族维生素缺乏之脚气病，维生素 A 缺乏之视力减退与眼球干涩，每经数次之针治，其症皆消失。诸如此类病症，可见不一定缺乏某质而实为某质不被吸收之所致。故消化不良，营养障碍之病症，若非机质上之变化，针灸较药物治疗有效。

五、针灸与镇静

运动性神经受某种病因之刺激而痉挛，知觉性神经受某种病因之刺激或压迫而疼痛。在一般医疗上，一面做原因疗法，亦有同时做镇痉镇痛疗法，或单纯做镇痉镇痛疗法，统称之曰镇静法。

针灸于镇静治疗之价值并不逊于用麻醉剂之镇静法，且较一般治疗价值为高。以其能针对病灶部之主神经，并沿其神经干线直接予以强烈刺激而抑制之；同时以针运动之激动，得旺盛其部之血流，减轻其压迫，或消退其发炎；并配合反射法刺激副神经，抑制其兴奋，俾趋于正常；复与远隔之肢末用诱导法之刺激反射，分散中枢之兴奋，导去中枢之充血；于是患部组织得到宁静，则痛可止而痉亦因而缓解。

六、针灸与强壮

不论神经，不论细胞，内而脏腑，外至五官，或为全部，或为一部，生理功能发生衰弱现象，如四肢麻痹、肌肉萎缩、视力减退、嗅觉失常、心脏衰弱、消化不良、健忘、失精、体倦、神惫等，不论因病而起，或因衰老所致，除原因疗法之外，皆得用强壮疗法治之。

针灸之兴奋作用，即为强壮作用，但与药物有异。药物治疗以体内缺少某种物质而功能衰退者，即以某种物质制剂或含有某种物质之食品与之。如缺乏钙或磷者，以钙或磷之制剂与之；缺乏维生素某者，以某维生素之制剂与之；缺乏某种内分泌者，以某内分泌之制剂与之。有物质之实际补充，亦有刺激素之作用，此为药物之强壮疗法。针灸则仅具与刺激素相类之刺激作用，如细胞、血行、神经、内分泌腺之内分泌功能，借针灸之轻微刺激，由大脑起调整作用，从病候上渐见好转，即是证明其趋于活泼而回复正常，衰弱症状因而消失。针科学、灸科学中述针灸之功用有种种健体作用，可见功能衰弱之不用物质补助，仅以针灸刺激而有效者，自是有其理由。但此类治愈病例，有一定限度，或者年龄已至衰老时期，或因脏器硬变而来，或为癌肿而致，则针灸之取效至微，或竟无效。他如内脏部分衰弱、外体部分麻痹等证候，由于部分之神经发生障碍而致者，一经针灸之激发，皆能迅速就愈。

七、针灸与收敛

治疗上之所谓药物收敛作用，是指腺管口之括约失常，如常流眼泪水、唾液不收、自汗盗汗、漏精、脱肛、二便不禁等症状，以及痰液、胃液之分泌太多，瞳孔血管之部分扩大，心悸亢进，肠蠕动太速等。除原因疗法外，直接用有止涩收缩作用之药物，可予收敛或抑制之治疗。

针灸对于此类症状之治疗亦属适用，每视其病灶部位之所在，直接刺激其部分有关之神经，反射大脑，由大脑传令其组织而发生兴奋紧张作用，同时其部之血行发生旺盛而畅通，细胞活泼而有力，管口之括约能力因之加强而达到收缩之目的，如上星、迎香之于鼻流清涕，睛明、临泣之于流泪，会阴之于漏精，长强之于脱肛等。亦有用反射刺激，传达其刺激于大脑，发生调整或抑制之作用，如大小骨空之于流泪，三阴交之于漏精，阴郄之于自汗、盗汗，内关、通里之于心悸，三里、公孙之于胃肠泻痢等，皆足以证明针灸对于刺激点之选择与刺激之手术得宜，亦有发挥收敛或抑制之作用，并不逊于药物止涩之价值。

八、针灸与强心

在生理活动中，维持生命之持续，而一息不容稍停者，只有心脏之输血运动，当身体发生疾病之后，医疗工作者，首先注意心力之如何，若有衰弱现象，除原因治疗之外，每辅以强壮心力之药物，发现心力不支时，必予以大量维持心力之制剂。

在针灸刺激作用中，因痛之反射，几乎每一刺激点，皆有强心作用，尤以四肢末梢部分之刺激点更强。如忽然昏倒，神识不清，四肢厥冷，脉搏细微或停止，一般认为脑贫血与心脏衰弱之症状，每因刺激四末而即恢复，都认为针灸有强心作用。其实四末刺激，只可谓有兴奋神经作用及间接强心作用，盖猝然失神之脑贫血，固为心脏功能之不强，亦由主持心运动与主持血管扩张神经等中枢之功能不强，因一时之某种刺激，致发生一时性之麻痹状态，今借剧痛之反射，神经迅速恢复原状而已，若竟谓为强心，似未尽合理。

然针灸亦自有其强心作用。在大病或久病之后，体力衰弱，心机不健，脉搏缓小或细数，易有出汗、心悸、眩晕、气促等症状，以适当之刺激点，直接与心脏有关之主干神经以适当刺激，并同时与内分泌刺激素有同等效能之灸法配合，确能有强壮心脏功能之作用，其效用且有持续数周至数月之价值。此以针灸持续之应用如何，与其本体之素质如何而定。

九、针灸与利尿、通便、发汗

肾脏功能，发生障碍，则尿量减少；肠之蠕动减少或有阻塞，则大便不通；皮肤汗腺紧缩，则不发汗；故肾、肠、汗腺等，为代谢产物之排泄组织，如因大脑皮质管理排泄中枢之功能失调，即发生障碍，排泄不畅，代谢产物蓄积，成为有毒物质，即能产生自家中毒证候，或助使体温升高。医疗界所以在药物中有利尿、通便、发汗等制剂，以为适当之治疗。

科学家根据人体生理之活动现象，知一切组织各有其生理功能，由其主干神经发挥作用；并知内脏神经为大脑皮质管理下之内分泌所营养维持，如排泄组织，发生障碍，即属其神经功能作用之发挥降低。古昔之针灸家，对于排泄障碍，按其所属，寻取有关之部位，予以适宜之针灸刺激，皆能得到利尿、通便、发汗之作用。即是以其刺激，反射于大脑皮质，由大脑皮质起调整作用，传达其组织之神经，发挥其功能之结果。从临床经验之实地观察，针灸之所以能调整排泄障碍，是在刺激其有关之神经传达大脑时，似有间接调整其部之血行，与内分泌同等之刺激素产生之故，故其发生效用之后，往往较药物效用为持久（如胃病之水肿，肠病之习惯性便秘）。惟其效用，仍属于本身之固有能力，盖大脑本自有其兴奋功能，今借针灸之激发作用恢复其本态而已，如其本身之精力，或因久病消耗殆尽，或因年老泉源将竭，则针灸之效用，不如药物之显著矣。

第二节　刺激点与疾病

疾病繁多，难于列举，类而别之，可分为神经系病、呼吸器病、循环系病、消化器病、泌尿生殖器病、内分泌病、运动器病、五官器病等，兹悉从其组织器官之主要作用而分之。

合而言之，组织器官之功能，无一非神经之作用，亦无一不受其中枢之大脑领导指挥，而为有规律之行动。假使某部器官受外来之袭击，或大脑皮质失却调整作用，为其自卫或维持生活需要之作用而失去平衡，即发生病候，因发生部位之不同，则病候亦不同。但千态万变，不外乎太过或不及。

所谓太过，即是其组织受中枢之指挥，发生紧张状态，呈亢进现象。如体温升高、分泌增加、充血发炎、疼痛痉挛诸证候。

所谓不及，即是神经呈衰弱现象。如体倦无力、食欲不振、心悸气促、麻痹不仁诸证候。

针灸治疗，即从病候上寻取其有关之神经，予以刺激，反射大脑，引起其调整作用。对紧张者为抑制之手术，对衰弱者为兴奋之手术，以达到产生疗效之结果。

以组织作用不同，症状不同，刺激点即随之不一，当于治疗各论中列举之。但综合刺激之目的，不外为强壮、镇静、调整三种作用，再分别择要言之。

一、强壮作用之刺激点

强壮作用之刺激，包括营养摄取、功能兴奋、免疫预防三种作用之增强。其刺激点则随疾病系统而不同，分别言之如次。

神经系之疾病，分中枢性与末梢性两类。两者之掌握，虽皆在大脑皮质，而关于强壮疗法刺激点，则有分别。

中枢性疾患之强壮刺激点，则在头皮有发之部。如上星、囟会、百会、通天、承光、后顶、风府、哑门、风池、天柱、完骨诸穴位。

神经末梢疾患之强壮刺激点，则就其病部范围之附近穴位，与沿其神经干线之穴位为刺激点。

呼吸系有鼻、喉、肺、气管诸疾患，关于需用强壮法者，鼻部病以上星、通天为主要刺激点；喉头病以风池、天柱、肩井为主要刺激点；肺与气管病，以身柱、肺俞、魄户、膏肓、督俞为主要刺激点；预防感冒，以风门、身柱为主要刺激点。

循环系有心脏疾患及血液循环、淋巴循环诸疾患。关于需用强壮疗法者，心脏病候，以厥阴俞、心俞、督俞、食窦为主要刺激点；血液循环，以关元、气海为主要刺激点；淋巴循环，以膈俞、章门为主要刺激点。

消化系疾患之需强壮疗法者，如胃肠诸疾患，以肝俞、脾俞、胃俞、大肠俞、上髎、足三里、上巨虚为强壮之刺激点。

泌尿生殖器诸疾患之需强壮疗法者，以命门、肾俞、阳关、关元俞、小肠俞、膀胱俞、八髎、关元、气穴、水道为主要刺激点。

内分泌中，只有生殖腺之强壮一法，以百会、命门、阳关、关元为主要刺激点。

运动器诸疾患，需做强壮疗法者，以百会、陶道、大杼、阳关、上髎为主要刺激点。

五官器病，以耳目为主体，需用强壮疗法者，以肝俞、肾俞、命门、关元为主要刺激点。

一般之健体针灸，以关元、足三里为主要刺激点，能使血液旺盛，抗体增加，病菌易于消灭，即含有免疫预防之作用。

二、镇静作用之刺激点

镇静作用之刺激点，包括消炎、止逆、镇静、镇痉四种作用之发挥，抑制其组织之生理异常亢进，其刺激点则随症状而不一致。

消炎作用之刺激点，每多远隔病灶。如头面五官之炎症，以后溪、合谷、足临泣、至阴为主要刺激点。口腔咽喉之炎症，以少商、鱼际、内庭、照海为主要刺激点。心肺之炎症，以内关、大陵、列缺、太渊为主要刺激点。胸腔之炎症，以少府、内关、阳陵泉、丘墟为主要刺激点。胃肠炎症，以三里、公孙、内庭、行间为主要刺激点。肝胆炎症，以丘墟、太冲、外关、合谷为主要刺激点。泌尿器炎症，以列缺、照海、曲泉、阴陵泉为主要刺激点。他如委中、尺泽部之放血，指趾之刺出血等，皆为急性炎症，必须采用之刺激点。

止逆之意义，乃指呛咳、呕吐、疝痛等有痉挛性、上冲性之症状之治疗，天突、中脘、气海、太渊、内关、三里、公孙、大敦、三阴交，皆为止逆之主要刺激点。

痛与痉挛之病症至多，内脏、躯体皆有，针灸刺激疗法之大要，分急性、慢性之不同，选取刺激点。急性都与消炎作用之刺激点相同。慢性则于病灶部位取刺激点，略配合消炎作用之刺激点诱导。但同一刺激点，如以消炎作用为目的，则手术为短时之强刺激；如为诱导之目的时，则刺激略轻而刺激时间要长。

三、调整作用之刺激点

调整作用之刺激者，在一般之生理作用发生异常而成为病候上，不论其性质为亢进，为衰弱，经针灸刺激而消除症状，均得谓之调整作用之刺激，但本条所指者，则为通便、利尿、发汗之三种刺激点。

通便以大肠俞、天枢、水道、支沟、承山为主要刺激点。

利尿以中极、阴陵泉、足三里、三阴交为主要刺激点。

发汗以大椎、合谷、外关、经渠为主要刺激点。

通便、利尿、发汗三者，必须属于病候，必须属于其主管神经之障碍，始起作用。在平常人体而欲为刺激之试验，则不生效果，所有一般之刺激效果，亦复如是。

四、其他疾病之刺激点

非结核性之淋巴结肿之主要刺激点为肝俞、天井。

非淋毒性之腹股沟淋巴结肿之主要刺激点为承山。

脾脏肿大之主要刺激点为意舍、肓门。

肺结核之主要刺激点为身柱、肺俞、督俞。

心脏病之主要刺激点为心俞、神门、通里、内关。

肾脏病之主要刺激点为三焦俞、肾俞。

膀胱病之主要刺激点为次髎、膀胱俞、中极。

肛门病之主要刺激点为长强、郄门、承山。

胃病之主要刺激点为中脘、内关、足三里。

大肠病之主要刺激点为大肠俞、天枢。

小肠病之主要刺激点为气海、关元俞。

卵巢子宫病之主要刺激点为水道、中极、三阴交。

目疾之主要刺激点为风池、太阳、睛明、攒竹。

鼻病之主要刺激点为上星、迎香、合谷。

耳疾之主要刺激点为翳风、听宫。

口腔疾患之主要刺激点为大陵、中冲。

齿痛之主要刺激点为下关、合谷。

咽喉病之主要刺激点为少商、鱼际。

上肢病之主要刺激点为陶道、大杼、肩髃、曲池。

下肢病之主要刺激点为阳关、环跳、委中、阳陵泉。

精神病癫痫疾患之主要刺激点为鸠尾、上脘、神门。

疟疾之主要刺激点为大椎或陶道。

黄疸病之主要刺激点为至阳、腕骨。

五、结论

针灸为对症治疗法，亦可谓对病灶治疗法，多数视其发生病变部分，选取适当之刺激点，依其症状之性质，做不同之刺激手术。同一刺激点，可以引起其组织部分之神经发生兴奋，亦可起抑制之作用，达到调整神经生理而消除症状。故与药物之注重原因治疗，与发生理化作用者不同。

本文之主要刺激点，虽从经验之累积而来，其病灶部分与刺激点之神经实有联系，或属其组织功能作用之主管神经，或为其组织神经之中枢之反射点。在临床实用上，此主要刺激点，因每一患者年龄、素质、营养等之不同，症状上亦略有偏重偏轻之不同，故选择刺激点亦有变通，或取其一，或取其二，配合其他症状所需之刺激点，做共同治疗，不以主要刺激点做固定之规定。

1. 皮肤针之叩打部位 关于皮肤针之应用，参阅针科学相关内容。

（1）脊髓中枢叩打

脑部头盖部之疾患：叩打第一、二、三、四颈椎及其两侧。

颜面及五官之疾患：叩打第二、三、四、五颈椎及其两侧。

肩臂之疾患：叩打第五、六、七颈椎与第一胸椎及其两侧。

肺与气管、肋间之疾患：第叩打六、七颈椎及第一、二、三、四胸椎，以及其两侧。

心脏与膈膜之疾患：叩打第三、四、五、六胸椎及其两侧。

胃与十二指肠肝胆疾患：叩打第五、六、七、八、九胸椎及其两侧。

小肠与腹腔之疾患：叩打第八、九、十胸椎及其两侧。

大肠、直肠、肛门之疾患：叩打第九、十胸椎及第三、四、五腰椎及其两侧。

腰肾疾患：叩打第十一、十二胸椎及一、二腰椎及其两侧。

膀胱男女生殖器疾患：叩打第三、四、五腰椎及其两侧与骶骨全部。

下肢疾患：叩打第三、四、五腰椎及其两侧与骶骨全部。

关节疾患：叩打第五、六胸椎与第十一、十二胸椎及其两侧。

寒热：叩打第四、五颈椎与第一、二胸椎及其两侧。

增进营养吸收：叩打第四、五颈椎，第四、五、十一、十二胸椎，第三、四腰椎及其两侧。

（2）局部叩打　在病痛之局部及其上下周围叩打之。

（3）末梢叩打

脑与头面疾患：叩打足之大趾、小趾及四趾之外侧一面。

肺与心脏疾患：叩打前臂掌侧一面之桡骨近掌一段。

消化系疾患：叩打下肢胫骨外侧上段与大趾内侧一段。

泌尿生殖系疾患：叩打下肢膝下内侧下段及膝上内侧一段。

2. 吸筒应用法 吸筒应用始于何时，尚无考证。以前多用于肌表方面之炎症，近三十年来，苏南针灸医，对于神经痛、内脏疾患，每于针灸治后亦习用之。如习惯性头痛：吸太阳、印堂、额角。感冒：吸风门、大椎。气管炎轻肺病：吸肺俞、身柱。腰痛：吸肾俞。膝关节炎：吸膝眼、阴市等，颇收效果。笔者 18 年前，曾往内地湘川一带，见有专门应用吸筒，不用针具而亦能治各患者，可见其风行已极广泛。

就其吸后，皮肤发生紫色之吸筒影（有时吸出血液水液），经一二日而消失，大概与大炷艾灸同样之变质作用，毛细血管淋巴管破裂，血液淋巴溢出管外，复被毛细血管吸收，可能即此外溢之血与淋巴发生变质，再被吸收后所发生之效果，是否与今之溶血疗法有同样作用，则有待于生理学者之实际研究论定之。下述制作吸筒法与操作法。

（1）吸筒制作法　以三寸高、一寸二至二寸直径之粗厚竹筒，一端有节，将外层削去，只需有一半厚度，磨至光滑，管口加以磨平，比本身再薄一些即成（北京有以白泥烧制者，口小身大，吸力较竹筒强，惟易于跌碎，不若竹筒之经久耐用）。

（2）使用法　吸筒分大中小三种，小者直径一寸二（再小亦可），中者一寸半，大者二寸，视应吸之部位，择适用之竹筒，以易燃之纸一小角（约二寸长一寸宽）略折燃火，投入筒中，即速按于应吸之皮肤上，即被吸住不脱（或用少许棉花，蘸酒精燃着投入吸筒底，即按于皮肤上），经二三分钟取下，凡有头发及骨棱关节等处肌肉不平者，不易按稳，亦有用面粉调作面条，先围上而后用吸筒者，亦一法也。

第三节　提供初学针灸之临床应用及参考一些问题

一、针灸取穴多少及治疗间隔问题

针术效用，是在用针去刺激神经，由其传导作用与反射作用，促进大脑皮质之正常功能，从而调整各组织之生理的变调而发生疗效。然每一针刺，必刺伤神经纤维与肌纤维 20 支以上（见《针科学》相关内容），且刺针太多，常易引起身体疲劳、食欲减退，甚至体温上升等现象，有时要经二三日之休息，始得恢复，此种情况，屡见不鲜。灸点太多，亦有如是反应。无论其原理为何，根据实际现象而言，总以重点取穴，不必多用为宜，即所谓精简疏针之法，以免组织损伤过甚及反应过甚之弊。然亦有初针二三穴，经数次治疗，不见效果，多取几穴始见功效者，或兼症复杂，必须取穴较多照顾全面者，则又不可机械论断。笔者对于取穴之宜多宜少，从历年临床体验，约得如下之总结。

新病体力未衰者，每以 10 个穴位最多，如为初诊，还需减少三四穴，体衰者及老年妇孺等，亦需减少取穴。

慢性病，一般不宜超过 8 个穴位，如体力已衰者，以不超过 5 个穴位为宜。

神经素质之患者，反应较一般为强，取穴更不宜多，五六穴位已足，体气较弱者，更宜减至三四穴，且不宜做每日连续之针治与强烈刺激。

新病可以每日针治一次，但在原穴位上，不宜连针 4 次以上，针三四次后，需停止二三日再取，使其受伤之神经与肌肉有新生的机会。

久病以间日针治一次为宜，体衰者间二日治一次为适合。

此外，在临床经验上，往往会有初针四五次或六七次时，效果逐日进展，经六七次后，进展反迟缓，甚至退步。在此种情况下，必须停止针治四五日或一周再做续治。此种顿挫，殆为功能之恢复力，不敌针灸刺激之破坏力（针灸原有创伤疗法之说）。此种现象，皆为体气衰弱者所发生，如间日或间二日针治者，则少见。

总之，治病取穴，在可能范围内，应尽量少取，做到精简疏针，避免多针滥刺，以期减少患者遭受不必要之痛苦。其治疗间隔时间，则视病症的缓急与患者体力的强弱而定，一般总以患者不感到疲劳为原则。

二、如何决定病症之应针或应灸

初习针灸者，无临床经验，往往遇一病症，究竟应针应灸，常有踌躇不决之感。笔者凭临床经验所得之效果上分析：急性新病宜针，慢性久病宜灸，为一般之措施。再以症状分之，属于神经性痛与痉挛性者，宜用针治；神经性炎症与麻痹性者，宜用灸治。血管末梢部分之充血瘀血症，则针治后加以吸筒。脑脊髓病宜用针，而慢性者宜用灸。消化系与泌尿生殖系病之急性者宜用针，而慢性者宜用灸。结核病与腺病，在急性进行期中者，宜多用针。运动器病初起用针，久病用灸。对于疾病应针应灸之决定，大抵依此分之。

针与灸之应用，虽大率如此，而一般患者，每畏灸痛而不愿接受，则应灸者改用轻刺激之针法，复以念盈药艾灸条[①]熏之，亦可代替灸治，但总不

① 念盈药条是承淡安为纪念其父乃盈公而将自己常用的药条改名的。

及直接灸治之为愈也。

三、如何避免针治危险

在一般初习针术者，每有深针或浅针，能否伤及血管内脏及重要器官，立即致人于危之疑问。复见古书中有“刺中心一日死，刺中肝五日死”等，以及“冲阳出血赴幽冥”之类的惊人告诫。尚有“禁针二十八穴”之垂示，更觉疑惧而不敢尝试。此一问题，在针术操作上确为值得重视与研究，爰作如下分析，以避免危险。

1. 针具　在古昔以冶金技术与工具不精，针具较现在粗拙，肥而易折，且不致密，不但易于带菌侵入，且易刺伤组织，故有禁针之穴与刺中某脏几日死之垂戒，以其确有致人于危之事实发生。

2. 消毒　细菌学识未昌明以前，皆不知消毒之重要，取穴用针，皆不消毒，带菌深入为必然之事。

3. 破坏　针疗为刺激疗法，亦属损伤疗法，如重要器官，损伤太重，必然发生不良后果。

4. 摩擦　捻动提插之过分，则损伤大而可能使有害的物质，冲进破伤之血管，或侵入其他组织，又可能在强力摩擦中引起强力突击的反射，而影响呼吸循环中枢之急剧变化。

笔者所知有限，仅就临床经验上有如上之几点体察。针术工作者，能选取适当之针具，最粗者以26号针为限，一般粗针不用；针与手指及穴位，务必消毒，不做隔衣针治；捻运刺激，由渐加强，而转动角度，不超过90°，提插不十分急促。于禁针穴位，审慎注意，则危险自能避免。人为之危险，亦可由人为防止之。其次则注意晕针发生，亦属要图。

四、针灸刺激强弱之适用及针刺程序

一般属于神经兴奋之证候，如痛、痉挛、炎症，其初起者，每用强刺激以抑制之，久病或体气已衰者，则用中度刺激做持久之捻运，或用留针法以解散之，功能衰弱，麻痹、萎缩，则用轻刺激以调整之，此常法也。在临床应用上，随视其所刺激之部位而使用刺激之强弱，亦有分别。凡内脏病症、五官病症，在身半以上者，如需用强刺激，只可减为中度刺激，须用中度刺激者，只可减少捻运或减少壮炷。在身半以下之肢末，其刺激程度，须较上半身为强，此为笔者临床应用之法则，供参考。

关于刺激程序，则由上而下、由后而前，譬如取百会、内关、陶道、肝俞、中脘、风池、内庭、足三里、攒竹等穴，必先自百会，次则风池，再次则攒竹、陶道、肝俞、中脘、内关、足三里，最后为内庭。如是安排，作为一定之程序，则刺激反射不致紊乱。此为笔者之治症方式，是否合理，有待讨论。

五、针灸效果不一致之原因

针灸刺激之治病，与药物之治病不同。药物含有抗生素与维生素及化学作用，对病体有物质上之补充，针灸则全凭刺激作用，激发其本身之自卫自治能力。故有同一之病候，但因患者此种能力之各自不同，而收效亦不能一致，如习见之肩臂痛，则取常用之肩髃穴，有略针即效，有久捻乃效，有留针即效，有加灸乃效，亦有因久捻或灸而病反更增者。其间虽有年龄、体质，或病之新久关系，但在临床上，即使正确地根据这些情况推断，每有预测为一时难效或认为一时可收速效者，其结果适得其反。如年老久患者，收效应迟而未必迟；年轻新患者，收效应速而又未必速。此种情况，于临床上数见不鲜，尤以妇女为多。其故不明，只有认为恢复能力之强弱不同而已。至真实理由，尚有待于学者再做实际之观察与研究。

六、针与灸效果之特点

就临床上实际观察，针之收效较灸治为速；而效果之持久性，灸治较针治为强。事实表现如此，其理由尚待研究，虽有人认为针刺能直达其深层神经而激发其功能，故收效速。灸则因其影响于血细胞关系及抗体增加，故效用较能持久，此亦仅属于合理之推测而已。而一般疾病之反复，则以其已病之神经组织，其感应性较原有健区为强，每因气候转换，情感变动，过劳不节，调摄失宜，而激发其复病，此无关针灸效果之持久问题，而为其本身之调摄问题与生理机变之自然问题耳。

七、结论

上述皆初学针灸之所急欲了解者，因就日常临床所得，提供参考，作为讨论之印证，其原理则有待于生理学家与针灸家之共同研究。

第二章　各　论

第一节　呼吸器病

一、喉头疾患

（一）急性喉头炎（喉风、急喉痹）

【原因】本病之主因，由感冒而起者居多，亦有由吸入刺激性之气息或尘灰而起，亦有由恶性之热性病及麻疹、腺病、结核病、梅毒等而引起。其他如饮酒、吸烟、长谈、唱歌，常使喉头过劳，亦能引起。

【症状】本病之主症为声音嘶哑。自觉症状为喉头部有灼热瘙痒之感，咽下时疼痛，甚则有时作剧烈咳嗽而头痛，或者兼有呼吸困难之感。他觉症状为喉头黏膜发赤而肿胀、咳嗽、咯痰不畅。如因感冒而起者，复有恶寒发热、食欲不振等症状。

【疗法】以反射法及诱导法，旺盛喉头之血行，解除其喉头炎肿为目的。

【取穴】以风池、液门、鱼际为主，甚者可加肺俞、手三里、少商刺出血等法。有感冒者，再加风府、外关、合谷诸穴。每日一次，针二三次。

【护理】安静睡卧，多饮温开水，以冀发汗。饮食则以清淡为宜。

【预后】大多良好。

（二）慢性喉头炎（阴虚喉痛）

【原因】此病每多由急性喉头炎移转而成，或由吸入尘埃，或由剧咳，或由谈话过久，以及吸烟饮酒等，使喉头炎肿，造成慢性喉头炎。其他亦有梅毒、结核、心脏病而致者。

【症状】本病之主症为自觉喉头作痒、异常不舒、咳嗽、声音变化。喉头黏膜有潮红肥厚状态，但无急性喉头炎之甚，亦无发热恶寒。如声带部炎肿肥厚过甚，有窒息之危险。

【疗法】以反射针法传达喉头神经，调整其黏膜之回复与消炎为目的。

【取穴】天柱、肩外俞、肩井、天突、肺俞、液门、鱼际；风池、肩中俞、天鼎、廉泉、风门、复溜、照海。每日或间日轮换做中度刺激之针治，患者与医家，必须耐心做一月以上之持续针治。或用皮肤针，在颈椎及胸椎第一、二、三节之两侧与颈之两侧，以及自肘至腕之大肠经线与足踝部之肾经线上，捶击之。每日一次（捶击法：每相隔五分捶三下）。

【护理】注意休养，去其病因。有梅毒、结核、心脏患者，必须同时助以适当之治疗。

【预后】不易全治。

（三）喉头结核（喉痹失音、喉癣）

【原因】本病为结核菌侵袭所致。大部由肺结核之续发症，甚少独立发生者。

【症状】本病之主症为声音嘶哑、咳嗽、咯痰、喉头作痛或痒、咳嗽及咽下时更痛。痰中含有结核菌，肌肉日瘦，体温渐次上升、潮热、盗汗，日益衰弱而死。

【疗法】以加强肺脏与喉头组织之细胞活力、旺盛血行及增加抗力为针治、灸治之目的。

【取穴】以天柱、身柱、督俞为主。每日或间日，用△大之艾炷，各灸三至五壮。

肺俞、天突、尺泽、太渊、足三里、三阴交；厥阴俞、廉泉、天鼎、鱼际、液门、丰隆、血海。每日或间日轮换做中度刺激之针治。

潮热加陶道、间使，宜在发热前一小时针之。盗汗加阴郄、后溪，宜在睡前针之，或在睡前以小艾炷灸阴郄三壮。食欲不振者，必须取脾俞、中脘、足三里针助之。凡慢性久病，首先注意食欲。

【护理】注意营养与休息，予以缓慢之散步，兼以药物助治。

【预后】初期针灸良好。二期病重，必助以适宜药剂，久治可效。后期多不良。

（四）喉头癌

【原因】本病多发生于45岁以上之人，独发于喉头。有时由其他脏器之癌肿恶质移行所致。

【症状】本病之主症为喉头剧痛、呼吸及咽下有困难感、声音嘶哑、咯出暗赤色之痰状排泄物、全身衰弱、皮肤呈恶病质之青暗色泽。

本病非针灸治疗之适应证。

【护理】注意营养，应由专科治疗。

【预后】不良。

（五）喉头肌麻痹（喑、失音、嘶哑）

【原因】本病为神经中枢之一部发生异常所致，或为该部神经末梢发生故障所致，其他为甲状腺肿、食管癌，或药剂中毒所致者，亦有为子宫病，肠寄生虫之反射所致者。

【症状】本病以声音变调与呼吸困难为主症，以其喉头运动神经麻痹，声门带失却开放运动之故。对于咀嚼咽下，并不发生障碍。略分析之：声门开张肌麻痹，则为吸气困难。甲状披裂肌麻痹，则为声音全失。横披裂麻痹，则为声音嘶哑。如为下喉头神经麻痹，声带不能全运动，则成为言语嗫嚅。上喉头神经麻痹，则为食物咽下时易溜入喉管内，发生呛咳。

【疗法】本病之症状，虽因病灶有略异及原因不一，在针灸治疗取穴上，少有为之区别。总以反射的刺激，激动其喉头神经恢复其麻痹为目的。

【取穴】风池、水突、风门、廉泉、合谷、鱼际；天柱、天鼎、肩井、曲垣、肺俞、照海、行间。每日或间日轮换做中度刺激之针治，久针为宜。

【护理】颈项部时与按摩，亦可用皮肤针照慢性喉头炎所捶击之部位，日施一次。

【预后】此症有效有不效。因癌肿所致者，多不良。

（六）声门痉挛（急痫之类）

【原因】本病多发生于未满3岁之小儿，男孩较多，大都为胸腺肥大病之续发病，每在小儿生齿期或断乳期中发生。

【症状】本病之主症为每每突然发作，呼吸猝然停止、颜面发生苍白色或青色、眼球转动、躯干作强直性痉挛、四肢抽搐、人事不省。为时仅数秒钟，至多两分钟，即复常态。有时做间歇性之发作，重者日发一二十次。将间歇时，喉中发生笛声二三次而醒。发作重者，在呼吸停止时，有发生心脏停搏而死者，但为稀有之事。

【疗法】用反射刺激，传达上、下喉头神经，以镇静为主要目的。

【取穴】中脘、气海、足三里、少商、中冲、合谷、隐白、至阴。在发作时，取上穴用强刺激针法。平时常用皮肤针或小艾炷灸。在平时取胸椎两侧大杼至脾俞，下腿外侧之三里至丰隆一段，用皮肤针日捶一次，以强壮其身体。或日在身柱、肺俞、脾俞、天枢、足三里诸穴，用△炷灸三壮，亦强壮之一法也。

【护理】注意营养，多做日光浴，使吸人乳。

【预后】瘦弱太甚，时常发作，每多不良。

（七）声门水肿（马脾风之类）

【原因】本病多为喉头病症之续发，或急性传染病之附近炎症而波及。丹毒、痘疮、伤寒、梅毒等患者易得此病。

【症状】本病主症为喉头狭窄、吸气困难、吸气时发出嘶哑之杂音，在吸气时锁骨上窝与胸部侧壁心窝腹壁等皆凹陷。

【疗法】本病属呼吸系病中之急性症状，危险殊甚，必须有适当之药物急救，方能解除其危险性，非针灸术之适应证。

【预后】用药物早治能效，迟则不治。

二、气管及支气管疾患

（一）气管炎（燥咳之类）

【原因】由于感冒或麻疹所引起，或其他急性传染病之续发病。

【症状】本病之主症为胸骨部内面感瘙痒，频频发生反射性之咳嗽，有时微有热度。小儿最易感染。

【疗法】以旺盛全身之血行得有汗液为目的。

【取穴】大杼、肺俞、天突、尺泽、外关、经渠、三阴交。日针一次，针后频饮热开水。

【护理】屏除油腻食物，多饮热水，覆被出些微汗。

【预后】良。

（二）急性支气管炎（重伤风、风温咳嗽）

【原因】由于感冒或鼻炎、喉头炎之波及所致。其他如吸入刺激性之臭气、尘埃、麻疹、回归热、伤寒、流行性感冒等之续发。

【症状】本病之主症为恶寒、发热、头痛、咳嗽频发，咳则震动胸骨下面作痛。初则咯痰少而黏稠，经过数日后，咳出黄脓痰后，症状减轻，逐渐自愈。亦有全身倦怠，不欲饮食，呼吸频数等症状。有时体温上升，转成肺炎。

【疗法】以消炎诱导发汗为目的。

【取穴】头痛、恶寒、发热、咳嗽，针风池、身柱、风门、外关、经渠。头痛寒热解后，针风门或肺俞、尺泽、合谷、外关。咳甚而喉头有痒感者，加天突、三阴交。日针一次，连针数日。重者须助以药物。

【预后】良。

（三）慢性支气管炎（老咳、痰饮咳嗽）

【原因】本病有由急性支气管炎之移行而致者。有由平素因烟酒之刺激而致者。有由时常受刺激性之气体，或有心脏病而起之肺瘀血而致者。总之，支气管久受某种刺激为本病之原因。

【症状】本病之主症为咳嗽时间每在侵晨或晚间为甚，白天较少。咳时初则不畅，痰难咳出，经过若干次之咳逆，排出多量之黏稠泡沫痰，始感轻快而咳停。稍重者喉头有笛声，呼吸有困难，重者往往在咳嗽时不能平卧，必须起坐。本病多发生于寒冷或气候转变时，季节更换时亦有之。在病名上，以咯痰少而稠黏者名干性支气管炎，以有多量之黏液痰排出者名单纯性支气管炎，有稀薄透明之浆液痰者名浆液性支气管炎，咯出之痰有腐败之臭气者名腐败性支气管炎。

【疗法】本病名称有四，而症状则一。治疗以加强肺部组织细胞之功能，以及旺盛血行，增加营养吸收，以达强壮肺组织为目的。

【取穴】肺俞、天突、中脘、俞府、尺泽、足三里；风门、身柱、肩井、太渊、气海、丰隆。每日交换做中度刺激之针治。初针数次，颇着显效，第因过劳或气候变易，可能回复原状。故用灸法为宜，以其持久性较长，往往在灸愈之后，能经二三年不发。若注意摄生，能不复发。以身柱、肺俞、灵台、天突、膻中、脾俞、中脘、足三里、丰隆。每日各灸小炷如△大者五或七壮。病家畏痛者，可用念盈药艾灸条，能灸治两三个月以上，平日再注意摄生，可以持续数年不发，且少发生感冒病症。

【护理】胸背部必须经常保暖，不食冷品，减少烟酒与刺激物等饮食。

【预后】生命上无危险，久治乃有显效。

（四）支气管扩张（痰嗽、湿痰）

【原因】本病多为慢性支气管炎、胸膜炎、肺炎、肺萎缩等病之续发者。老年患者为多。

【症状】本病之主症为痰多易略，每于清晨离床，先略有咳嗽，继即咯出多量之稀薄脓痰，间有夹杂臭气者。其痰若放置盂中，少顷则分成两层；有臭气者则为三层，上层为泡沫，中层为带黄绿色之浆液，下层则为颗粒状之脓块。而于呼吸困难，咳则胸痛，发热等症状皆无之。

【疗法】以加强肺组织、旺盛血行与营养吸收为治疗目的，必须久治乃效。

【取穴】以肺俞、督俞、脾俞、丰隆、中脘、气海、足三里为主穴，每间一日针治一次，或每日用小艾炷各灸三至五壮，久灸较针效为强，亦可用念盈药艾灸条熏灸。

【护理】参阅上条。

【预后】长久之灸治有良效。

（五）支气管喘息（喘急、气喘、喘促、哮喘）

【原因】本病之真因，迄无定论，综合诸学者之说，可类别为四：一为遗传性，由父母遗传而致者；二为中枢性，由于呼吸中枢之病变，发生副交感神经之紧张，使小支气管发作收缩而致者；三为末梢性，由于支气管之黏膜急性肿胀，刺激副交感神经而起者；四为反射性，亦可称为神经性，每由吸入某种香气而触发，或由耳鼻疾患、心脏病，以及肾脏、子宫、卵巢等疾患之反射所致者。总之，皆为副交感神经之紧张而发生。

【症状】本病之主症为多数于夜间突然发作，白天随时亦有发生，发作时呼吸异常困难、肺体膨胀、胸部窘迫、喉头喘鸣、发出笛声及鼾声、颜面苍白或带青色，甚至手足冰冷、全身冷汗、脉搏频数，间有咳嗽咯出多量之白痰者。发作之持续时间不一，有一二小时者，有持续数日者，有日发者，有一月数发、数月一发者，至不一致。患者以 10 ～ 20 岁之人为多。

【疗法】以反射与诱导，传达肺脏之副交感神经与交感神经，企图平衡与旺盛血行为目的。须持久疗治。

【取穴】以肺俞、督俞、天突、膻中、肩井、中脘、气海、列缺、足三里、三阴交。每日针治一次，连续数日。发作停止一周之后，以肺俞、督俞、身柱、灵台、气海、足三里，每日用小艾炷各灸三至七壮。或用念盈药艾灸条熏灸，连续灸治两三个月，有持久不发良效。

【护理】避免过劳，背胸部保暖，饮食清淡，屏除烟酒等之刺激性物品。

【预后】长时期之灸治有良效。

三、肺脏疾患

（一）支气管肺炎（痰热喘嗽）

【原因】本病大都由流行性感冒、百日咳、麻疹等症之续发，由于肺之小叶内潴留液性渗出物，妨碍空气与浊气之交换而致。一为肺炎球菌由小支气管黏膜侵入肺泡而引起。多见于小儿及老人。

【症状】本病之主症为突发弛张性之不整高热，由 38 ～ 40℃以上，朝高夕低。脉搏频数，每分钟 140 ～ 170 次。呼吸次数增加而困难，鼻翼扇动，心窝陷没，神识有时昏糊或不安。时作咳嗽，咯痰为黏液脓性，有时呕吐或下泄。

【疗法】本病之主要治疗，应由医家用消炎灭菌之药物诊治，在针治上则作辅助，亦以消炎诱导为目的。

【取穴】风池、大杼、身柱、肺俞、膈俞、曲池、合谷、足三里、内庭。其他如外关、后溪、丰隆、行间等穴亦可采用。宜以 26 号针浅刺略捻即出，往往不长时间，热度降低，神志安定。每日伴同药物治疗，较单纯用药物治疗者效率提高，通常经过一周至二周而渐愈。

【护理】绝对使之安静。室内温度调节，不使空气过燥过冷。

【预后】继发性或并发之病症，比较危险。凡有高热、皮肤青紫、鼻翼扇动、鼻色淡白者，多数不治。热度已退，伴有泄泻，食欲不振，鼻翼扇动、色青白者亦不治。

（二）大叶性肺炎、亦名真性肺炎或纤维素性肺炎（肺风痰喘、温邪犯肺）

【原因】本病为感染肺炎双球菌而起，感冒与外伤则为其诱因。在春末夏初时间之患者为多。

【症状】本病之主症为先有恶寒战栗，继即发生 39 ～ 41℃之高热，能持续一周以上。此外则呈脉搏加快、颜面潮红、舌有黄苔、头痛口渴、全身倦怠、干咳、胸部刺痛、呼吸困难等症，有时咳出血痰。两三日后，咳出特有之锈色痰，为此病之特征。

【疗法】本病之主要治疗，应由专医用药物诊治。针灸作为辅助，收效可以迅速。针法以刺激传达肺脏神经，冲动其组织与血行，企图消炎为目的。每日针治一次。视其病况而异其穴位。

【取穴】头痛发热取穴风池、风门、肺俞、曲池、外关、合谷、昆仑、内庭、行间。高热烦渴取穴大椎、身柱、风门、肺俞、膈俞、曲池、外关、合谷、商阳、复溜、少冲、内庭、行间。咳嗽胸痛取穴尺泽、太渊、合谷、中脘、章门、足三里、阳陵泉、三阴交。注意：针治，须视病况取穴，用 26 号针浅刺略捻即出。

【护理】与上条同。

【预后】本病老人与幼儿患者，不良者多。如高热胸痛强烈，脉搏每分钟 140 次以上，呼吸急促，鼻翼扇动，每多不良。

（三）肺水肿（马脾风）

【原因】本病由于肺炎、心脏病、肾脏病、脚气、皮肤病、脑病诸症之续发。肺脏循环系发生瘀血，肺组织中蓄积多量之浆液，妨碍肺体之张缩。

【症状】本病之主症为猝然呼吸极度困难、鼻翼扇动、喉头气喘痰鸣、咯出稀薄痰液、呼气短缩、吸气延长、脉搏细数、面色青晦或紫暗。四五岁之小儿患者为多。

【疗法】本病不适宜用针灸，应急速送专医治疗。

按：《幼幼集成》书中所称马脾风，即为此症，用牛黄夺命散救治。昔年侍父亲诊病，屡以此急救，早治者皆效（方录本编末页）。

【预后】初病即予以适当治疗，可能挽救。

（四）肺气肿（肺胀）

【原因】常因支气管炎、喘息、咳嗽、百日咳、歌唱过度，使肺部之弹性减退，肺泡内之空气充满，出纳迟缓，肺泡愈形膨大，造成肺气肿之原因。老年患者为多。

【症状】呼吸异常困难，稍稍动作，更感呼吸促迫。胸部、肋间、心窝、锁骨上窝皆平坦无凹陷之形，有如酒樽，为本病之特征。全身皮肤苍白，频频咳嗽，咯出黏稠之泡沫痰。

【疗法】促进肺组织之新陈代谢，以使呼吸功能之回复为目的，需持久治疗。

【取穴】肺俞、心俞、魄户、尺泽、中脘、足三里、三阴交；风门、督俞、膏肓、曲泽、气海、丰隆、太渊。每日或间日作中度刺激之针治。或取肺俞、魄户、督俞、膏肓、肾俞、阳关，每日用小艾炷各灸五至七壮，持续数月。

【护理】禁止劳动过度与长谈、演讲、歌唱等，戒除烟酒与刺激性食物。胸背部保暖，注意寒冷刺激。

【预后】生命上不致危险，完全根治则难。

（五）肺结核（痨瘵、传尸、肺痨）

【原因】本病之最大病因为平素摄生不注意，或因环境卫生不完善，与精神过劳，运动不足，营养欠佳，于是感染结核菌而无力抵抗，被其蔓延扩展而致。亦有肺部发达不充分、皮肤菲薄，颈部细长、锁骨凹陷、胸廓扁平，称为结核体质者。又有皮肤黏膜疏松，淋巴间隙空广，淋巴液易于渗出之腺病体与热性传染病之后，或胸膜炎、喉头病、气管炎、百日咳、妊娠、产褥、贫血等易得此病。患者大都在 15 ～ 30 岁之间为多。

【症状】本病之主症虽为咳嗽、咯痰、咯血、潮热、盗汗，但其初起，并不全部如是。以其病起缓慢，往往不易觉察，随人之体力强弱，生活状况，而进展有缓速。初发现于外面之自觉症状，则为感有倦怠、精神不继，或饮食少味，消化障碍；渐现咳嗽，或咯少量痰液，间有轻度胸痛；体重渐次减轻，皮肤渐现苍白，一般称为肺病第一期症状。由此演进而为咯痰增多，痰如脓状，不时咯血，或多或少，夜间时有盗汗，体力益衰，肌肉日瘦，每届午后发热，可能升至 39 ～ 40℃，此类病况，一般称为肺病第二期症状。病势演进更甚，除具有上列病状之外，大量排出脓痰、瘦骨棱嶒、极度贫血、呼吸困难、声音嘶哑、濒于死期，一般称为肺病第三期症状。兹将主要症状，分别言之。

肺病之体温：当初起时，体温无显著之上升，仅有极轻微之热候，微有口渴，朝晨不足 37℃，傍晚则在 38℃左右，相差 1.5℃左右，如此持续，称为轻消耗热。如热度持续 39℃左右，即称为消耗热。更进则热型成为稽留性之高热，已成严重证候。

肺病之咳嗽咯痰：初则干咳或有喉痒，甚少痰液，渐进则痰液渐增，咳亦增加。如痰中带有干酪脓样之球状痰，则肺部已有空洞。如痰中混有血液，则名血痰。有时含有大量之血，则称咯血。大多由空洞内之血管因咳而破裂所致。

盗汗及其他：肺病初期，甚少盗汗。发热既久，身体渐趋衰弱，则渐有盗汗，病愈重则盗汗愈多。其他男子时有遗精，女子则月经渐少以至闭止。脉搏每分钟在 80 次以上，下午较上午每分钟增加 5 ～ 10 次，病愈重脉愈快，病至三期，每分钟在 110 次以上。

【疗法】本病为较难愈之病症，如能依照医家指示，亦能达到治愈期望。一般治疗，注重于休养与营养，其次为药物。

针灸治疗除休养、营养二项之外，收效确较近代一般新型药物之价值为高。以其能直接刺激关于肺脏组织功能之神经与反射管理肺脏之中枢，而得到其自行调整之功效。其次助以激动消化系之中枢与末梢神经，以加强营养之吸收，与红白细胞抗体等之增进，所以较一般疗法之效果为高。

【取穴】咳嗽：以肺俞、督俞、膏肓、尺泽、太渊为主。如干咳痰少者，辅以天突、三阴交。如觉胸部有气上逆而咳者，依其上逆之轻重，再酌取俞府、中府、膻中、上脘、建里、气海、足三里诸穴。痰多者酌用脾俞、中脘、丰隆。

发热：以大椎、身柱、厥阴俞、间使、复溜为主。视热之轻重，以曲池、阳溪、合谷、三阴交、行间、内庭，轮流加取一二穴或二三穴。

盗汗：以阴郄、后溪为主。亦可酌加三阴交、复溜（最好在睡前针治，或在睡前灸阴郄穴三小炷）。

咯血：轻者用尺泽，列缺。稍重加取膈俞、商阳、行间。

大便泄：取大肠俞、天枢、气海、上巨虚。

头痛、腰背痛、喉痛，可照其症状取穴。

肺病用针术治疗需视病之缓急定穴。有盗汗发热者，以止盗汗为主，解热辅之。有发热咯血者，以解热为先，止血辅之。有咯血咳嗽者，先主止血，平咳辅之。如有感冒者先治感冒。食欲不振者，每次针治时，中脘、三里，必不可少。

关于用针用穴方面：肺病体皆衰弱，神经每多过敏，重刺激手术，绝对避免。背部诸穴，概行轻刺。四肢诸穴，则用中等之刺激。捻动时间，概不超过 1 分钟以上。用穴每次不要超过八穴，多则易增加其疲倦，以四、五穴为适当。如发生疲倦，宜休息一、二日再行针治。

肺病之于针治，医者与病家，绝不可存速效之心。多针多取穴，得不偿失。故不必每天针治。如每天针治，只可取一主穴二辅穴；或单日取增加营养吸收之穴，双日取加强肺脏组织之穴。及至各重要症状消失，仅有咳嗽咯痰亦已相当减轻时，可以越三四日一次。至一切症状消失后，还须每周针治一次。如经 X 线检查已钙化后，续针二三月（每周针一次）乃可停止。仍须注意摄生，防止复发。

肺病初期，或针治已使热度盗汗等重要症状消失，脉搏亦退到每分钟 90 次以下时，可以改用灸治。只取肺俞、身柱、督俞、关元、足三里，每日用小艾炷各灸三至五壮。半月之后，渐见咳稀痰减、食增、神爽，持续不辍，二三月后，体重增加，一切症状，可能全消。

【护理】肺病以摄生重于治疗。发觉已有肺病，摄养适当，亦能趋于康复。所以解除忧虑烦恼为第一。次则工作减轻，注意营养。古人清心寡欲之诫，真是养肺病第一妙诀。病至二期，必须助以药物，以补针灸疗治之不及。笔者二十余年之临床所得，深知肺病之死，不死于治法之不善，实死于摄养之未能尽善。

（六）肺脓疡与肺坏疽（肺痈）

【原因】本病由于腐败性霉菌侵入肺组织而起。重症肺炎、气管炎、异物吸人、肺脏外之脓菌穿孔侵入等，易得此病。

【症状】本病之主症为咳嗽、咯痰、发热。痰为脓状而有恶臭，为此病特征。肺脓疡之溃烂面大，热高而排出大量脓痰。肺坏疽之病灶较小，进行较缓，热度与咳痰无肺脓疡之甚。

【疗法】本病必争取时间由专家用药物治疗，不适用针灸治疗。

【护理】绝对安静，饮食中肉类食物绝对避免。

按：昔年随内科业师学习，与自行开业中，遇有此病，如未见脉搏细小频数，呼吸急促，鼻翼扇动，面色青晦时，往往用大量犀黄与《千金》苇茎汤大剂及饮芥菜卤而得愈者。录此以供参考。

【预后】争取时间，疗法适宜者良。

四、胸膜疾患

（一）胸膜炎（胸痛、悬饮）

【原因】本病发自感冒、热性传染病，或附近脏器之炎症而致，尤以肺疾患之移行而致者为多。有肾脏病、风湿患者亦易得此症。

【症状】本病因炎症产出物之不同而分干性与湿性两类。前者因患部仅有炎性充血，胸膜面只附着有纤维素性沉着物，因名为干性胸膜炎。后者以液体之渗出物增多，虽有浆液性、出血性、化脓性、腐败性之别，统名之曰湿性胸膜炎。

干性胸膜炎之主症为胸腔患侧疼痛，以指按压则痛更甚，不能向患侧一面睡卧。在听诊上有胸膜炎性摩擦音，呼吸音较健侧一面为弱。病之开始有恶寒发热之前驱症状，体温可升至39℃。有头痛、咳嗽、倦怠等症状。

湿性胸膜炎之主症为呼吸困难而胸肋痛较甚，患侧胸廓显著扩张。每向患侧一面睡卧，冀减少疼痛。体温为中等性之弛张热，下午较高。在听诊上，患部呼吸音微弱，甚至消失。

【疗法】以传达刺激于胸部之神经，恢复功能，旺盛血行，图消炎解痛，吸收渗出物为目的。视病情之轻重，由专医以药物助之。如有头痛、恶寒发热之症状，必先予解除。

【取穴】风池、风门、陶道、尺泽、外关、合谷、阳陵泉。每日一次，用 26 号针做强刺激法。

干性胸膜炎：身柱、厥阴俞、痛点之肋间（浅刺），尺泽、太渊、阳陵泉，足临泣。用 26 号针强刺激，每日一次。

湿性胸膜炎：针法取穴同上。背部可酌取肺、心、督、肝等穴，足部酌加阴陵泉、三阴交等穴。每日一次。如体温已正常，而胸胁痛未已，转成慢性症状时，可取大椎、陶道、灵台、至阳、肝俞、水分、阳陵泉、章门、三阴交。各取小艾炷日灸三至五壮。

本病如属化脓性、出血性、腐败性者，非针灸之适应证，应速请专医治疗。

【护理】绝对安静，多进蔬果与豆乳等食品。如膜间液体过多，应由专医用穿刺术吸出之。

根据以往经验，仲景方十枣丸之利水作用甚强，惟针灸医而不谙中药方剂者，不得用之。

【预后】干性与浆液性大都良好，其他三种不良者多。

（二）气胸（胸胁气痛）

【原因】空气窜入胸膜腔内之故，多发于肺疾患、支气管疾患、胸膜疾患者。

【症状】本病之特点为胸廓之一侧突然作异常之剧痛。呼吸困难而痛。患侧较健侧扩张。

【疗法】不适用针灸治疗，应由专医诊治之。

【护理】要安静。由专医行穿刺手术。

【预后】不定，有危险性者多。

（三）水胸（水结胸类之病）

【原因】有心肺肝肾等脏之疾患，血中蛋白缺乏，胸淋巴管闭塞，易致水肿性液，潴留于胸膜腔内而成为水胸。

【症状】本症之主症为面浮肿、皮肤苍白、胸廓扩张、呼吸运动弱、脉搏频数。

【疗法】本病应由专医诊治，助以针术，刺激心、肝、肾之交感神经，加强其组织之吸收力，以达到利尿为目的。

【取穴】肺俞、心俞、肝俞、肾俞、大小肠俞、气海、阴陵泉、三阴交。每日针治一次。复以皮肤针在胸椎第四节至腰椎四节之两旁，及胸腔六肋之下段全部，每日一次捶打三遍。

【护理】以安静为目的，多摄取营养品。

【预后】无定。

第二节 循环器病

生理上所谓循环作用者，为各组织必需之物质营养如有机性之蛋白质、碳水化合物、脂肪、维生素，无机性之水、盐类、酸素等，及免疫物质，皆混于血液中，输送于各组织之中。而各组织之物质代谢产物，亦悉由血液或淋巴液，从各组织中运出。循环之器官，为心脏、血管、淋巴管。如此类器官发生疾患，即称为循环器病。

一、心脏疾患

（一）心绞痛（狭心症）（真心痛）

【原因】心肌炎、心肥大、大动脉瓣障碍、心冠状动脉硬化、大动脉瘤、心脏瓣膜症、风湿病、梅毒、子宫病、卵巢病、糖尿病、肾脏炎、酒及烟草中毒，皆为本病之诱因。

【症状】本病之主症为心部突然发作收缩性剧痛，如灼如钻刺；同时颈部及肱内侧感有收缩狭窄之酸疼，甚则延及前臂内侧腕部；最重则胸内闷塞、颜面失色、四肢厥冷、脉搏不整、皮肤出汗。发作时间，轻则数秒至两三分钟，甚则 30 ～ 40 分钟，缓解后，心悸亢进。

【疗法】以反射诱导传达心脏副交感神经，图镇静缓解为目的。并对其诱因病予以调治。发作时用诱导法缓解之。需久治乃效。

【取穴】风池、大杼、肩井、心俞、肝俞、侠白、尺泽、内关。每日或间日用 28 号针做轻刺激。或用皮肤针自颈项两侧至肩上面，胸椎自第一至七节之两侧，前臂内侧正中线每日捶击一次，以距离半寸击三下为定则。

发作时：取侠白、孔最、内关三穴，做轻刺激久留，待心绞痛缓解后出针。

又：随其诱因病症，在平时需做原因治疗。

【护理】身心不要过劳，淡食节欲。痛发时，亦可含化西药硝酸甘油醇片以助止痛之效。

【预后】生命上虽有危险，死亡则较少。惟反复频发，有在发作中死亡之可能。

（二）急性心脏内膜炎（心痛、热传心包）

【原因】由于葡萄状菌、链球状菌、淋菌等，或为猩红热、麻疹、急性肾炎、急性关节炎等所诱发。

【症状】本病有下列两种。

疣状性心内膜炎：为瓣膜之内膜结缔组织增殖，发生乳突状之增殖物而致。如属良性，则自觉心胸部微痛及有压迫不快感、心悸亢进、脉搏频数、呼吸不利，但无发热症状。如属恶性（如原因条所述）则呈高热、心窝苦闷而心悸亢进、呼吸迫促、脉搏细数而不整。

溃疡性心内膜炎：为发炎性之球菌侵入心内膜所致。其开始症状，为恶寒战栗、身发高热、脉搏重复而不整、舌苔褐色而干燥、胸部作痛。有时意识模糊，有时呕吐，腹部膨满，脾脏肿大。

【疗法】本病应以药物为主，由专医治疗。以针术做诱导刺激，使心脏之炎性减轻，亦有相当辅助。每日针治一次。

【取穴】侠白、曲池、内关、神门、三阴交、涌泉、太冲、冲阳，用28号针做强刺激。

【护理】绝对使之安静，迅速由专医做消炎杀菌之治疗。

【预后】恶性与溃疡性多不良。

（三）心脏瓣膜症（怔忡、心动悸）

【原因】由于急性之风湿病经过中，亚急性之心内膜炎等之移行而侵及心瓣膜，或为梅毒、淋毒菌、酒客、动脉硬化、热性病等之引起。患者多为30岁以上身体过劳者。

【症状】本病之主症为心悸亢进、呼吸迫促、下肢浮肿、间有咳嗽。但因侵害瓣膜之不同，而有下列种种区别：

僧帽瓣膜闭锁不全症：除上述主症外，尚有皮肤苍白、左心室肥大、心脏之浊音界左方增大，心尖部之收缩期有杂音。

僧帽瓣孔狭窄症：除上述主症外，尚有脉搏微细而间歇不整，心浊音右方扩大，心尖部有舒张期杂音，肺动脉第二音显著强盛。

大动脉瓣闭锁不全症：除上述主症外，尚有脉搏洪数而弦硬，颞颥部、足部、指等之小动脉可见搏动，颈动脉搏动强大，可见心尖部之搏动振衣，大动脉开张期有杂音。

大动脉瓣口狭窄症：除上述主症外，尚有时作眩晕而昏倒，脉搏细缓，心尖搏动微弱。

三尖瓣闭锁不全症：除上述主症外，尚有脉搏细小而缓，心脏之浊音部左方扩张。

三尖瓣口狭窄症：心脏之浊音部右方扩张，右心房部肥大，有杂音。

肺动脉闭锁不全症：除上述主症外，尚有皮肤呈紫暗色，有全身瘀血现象，喘息不安，右心室肥大，肺动脉瓣有杂音。

肺动脉口狭窄症：常起呼吸迫促，眩晕失神，脉搏细小，其心尖部搏动微弱，浊音部向右方扩张。

【疗法】本病之症状各异；针灸治疗，概以促进心肌功能之恢复，与利尿为目的。不必按症立法，只需耐心久治。

【取穴】风池、肩井、大杼、心俞、中脘、气海；天柱、风门、膏肓、督俞、建里、关元。每日轮换用 30 号针轻针一次，加强心功能。或用皮肤针刺激之。

浮肿时：肾俞、次髎、足三里、三阴交；三焦俞、小肠俞、阴陵泉、复溜。每日轮换用 28 号针作中度刺激，以旺盛利尿功能。

又：在颈椎两侧至第七胸椎两侧，可以皮肤针每日捶击一次。浮肿者，腰椎两侧与足肿处，皆可轻击。

【护理】绝对安静，少劳动，清心寡欲，淡食与富有营养品之食物。

【预后】本病虽无特效疗法，如调养得法，亦可延年。有肺动脉闭锁不全症及肺动脉口狭窄症之症状，则多不良。

（四）急性心肌炎（热入心包）

【原因】由于各种热性传染病所诱发，如伤寒、丹毒、猩红热、感冒、疟疾、急性关节风湿症等。

【症状】发 40℃之高热、神智错乱、昏迷、心脏部疼痛压重、心悸亢进、颜面苍白、脉搏软弱而不整，重症则渐发面浮足肿。

【疗法】本病应由专医治疗。针术作助治，以反射诱导减轻心肌之炎性。

【取穴】大杼、风门、身柱、肺俞、小海、大陵。每日做中度刺激之针治。

【预后】不一定。往往治愈之后，复突然死亡者有之。

（五）脂肪心（短气、虚喘之类）

【原因】主因起于肥胖体，好饮，美膳食，运动不足。亦有起于贫血恶病质者。

【症状】本病之主症为轻度运动时即心跳不已、呼吸气短、面白失神、脉搏微弱不整。病势进行，则成为心脏性喘息。

【疗法】以加强心力为目的。每日或间日针治一次，久治乃效。

【取穴】风池、肩井、大杼、心俞、中脘、气海、内关、足三里；天柱、风门、膏肓、督俞、建里、关元、上巨虚。每日交换做中等度之刺激，依照上条心瓣膜病之皮肤针法亦可。

【护理】摒除脂肪肥腻食物，戒酒，做适宜运动。

【预后】调摄得宜，可以延年。

（六）神经性心悸亢进（心悸、怔忡之类）

【原因】本病之主因，由于少壮时不注意摄生、房欲、失血、萎黄病、癔病、胃肠疾患、动脉硬化、子宫疾患反射等之引起。

【症状】本病之心的本体，无机质的变化，仅有功能上之亢进。其主症为突然因某一事之引起而心跳动异常，脉搏亦速，有时伴以胸内苦闷，经 3、4 分钟，自然平息。亦有持续 1、2 小时以上，间作眩晕者。心悸停止后，一切复常。

【疗法】以反射的兴奋副交感神经心脏支，调节心脏之功能为目的。

【取穴】风池、肩井、风门、心俞、大陵、足三里；天柱、大杼、厥阴俞、督俞、内关、中脘、气海、三阴交。每日或间日交换针治，持续二三月。

【护理】多休养，注意摄生，轻度运动。其原因病，必先治愈。

【预后】良。

二、脉管之疾患

（一）动脉硬化（肝阳）

【原因】本病为动脉管壁之硬化。有属于年老者之生理的自然变化，亦有因梅毒、慢性肾炎、肾萎缩、脂肪心、痛风等，与好酒美膳，少运动而致者。

【症状】本病之主症为血压过高，而自觉症状为常感头痛或头晕、大便秘结、四肢末端指头麻痹，作轻度运动，立即呼吸急促、心悸亢进，脉搏有力而徐缓。因动脉硬化，易发生脑溢血、狭心症、肾萎缩诸症。

【疗法】调整全身之血行，降低其血压为目的。

【取穴】风池、肩井、膏肓、心俞、督俞、天枢、水道、肩髃、手三里、风市、足三里、三阴交、昆仑、解溪。间一二日针治一次，需持久针治。同时取风池、天柱、肩井、手三里、神门、风市、阳关、足三里、八穴，于午前空腹时各灸小炷七壮，连灸三日。

【护理】戒除烟酒，多食海藻、海带，避免烦恼，不作剧烈运动。

【预后】以其易发脑溢血，多危险性。

（二）肩凝（肩背痛）

【原因】本病来自背部及颈部之血行障碍。其主因为脑神经衰弱、心身过劳、子宫病、局所的血管硬化、痛风、感冒寒冷等所致。

【症状】本病主症为肩臂部有压重感，冷痛感，稍重则有头痛、眩晕、倦怠、不时恶心欲吐，或结膜充血。如发生感冒，则肩臂部疼痛更甚。

【疗法】以活动该部之神经血管等为目的。

【取穴】风池、大杼、肩外俞、曲垣、肩髃、曲池及其压痛点。用28号针做温针灸，每日或间日一次，或用念盈药艾灸条每日灸治。

【护理】肩背部防止感受寒冷，时常以手摩擦之。对于原因病，亦须治疗。

【预后】本病殊顽固，易于复发。

三、血液病

（一）贫血（血虚）

【原因】由于外伤或痔出血、生产、子宫疾患等，出血过多或消化不良、营养不足、过劳、精神劳动、肠寄生虫癌肿等，致血细胞大量减少而形成。

【症状】皮肤与黏膜苍白色、呼吸气短、头眩耳鸣、恶心、易于倦怠、心悸亢进、脉细数。如属急性贫血，则全身苍白、冷汗、脉频数细微、恶心呕吐、四肢厥冷、猝倒。

【疗法】以促进营养之吸收为目的。

【取穴】膈俞、脾俞、三焦俞、大肠俞、关元、足三里。每日各灸小艾炷五壮，或用念盈药艾条灸，每日灸治。如为急性贫血，于上列诸穴针治外，并于穴之上下左右行皮肤针捶击。

其他：对于其主诉，作对症疗法。如耳鸣者，加取听宫、翳风。头晕重痛者，加取风池、太阳、头维、攒竹等。心悸者，加心俞、通里。恶心呕吐者，加上脘、中脘等。主要是原因疗法与对症疗法，相互施治为愈。

【护理】户外运动，进富于营养之食物，略饮葡萄酒等。

【预后】因其原因而不一定。慢性者，无直接生命危险。急性者，虽多可愈，亦有因出血过多而死亡者。

（二）萎黄病（萎黄、黄胖病）

【原因】本病多发于春机发动期之处女，为贫血性疾患之一种。其诱因为大出血、恶病质、肠寄生虫之刺激、性欲不遂等。

【症状】本病之主症为皮肤苍白中带黄色，尤以口唇及结膜淡暗无血色。自觉耳鸣眼花、头痛眩晕、易发恶心呕吐，常发脑贫血症状。脉搏及呼吸较一般人为快速，常有不明原因之发生，喜食异物，月经不整或不潮。

【疗法】以旺盛血行为目的。

【取穴】百会、天柱、身柱、至阳、脾俞、三焦俞、关元、足三里、三阴交。每日或间日用小艾炷灸治各三至七壮，持续二三月。

其他各症状，可随其见症取穴，间日针治（参观上条贫血症）。

【护理】多食营养品，再由专医处方内服，去其原因为第一。

【预后】得痊愈者多。

（三）白血病

【原因】有因热性病后，间歇热，月经不调，下腹充血，精神感动，慢性泻痢而引起，多发生于贫苦营养不足者。

【症状】头痛、眩晕、心悸、气促、食少、皮肤弛缓感、无血色、脾脏肿大，或胸骨痛，或浮肿腹水。

【疗法】以促进营养吸收与强壮为目的。

【取穴】膈俞、肝俞、脾俞、三焦俞、命门、关元、足三里。每日或间日用念盈药艾条灸治，有主诉症状，则加取对症穴位，参阅贫血症条。

【护理】多进营养品，常食猪肝，与户外运动，并由专医作原因治疗。

【预后】视其原因而不一定。

第三节　消化器病

一、口腔疾患

（一）卡他性口腔炎（口疮，口糜）

【原因】由于诸种之热性病或饮食关系，吸烟过度，口内不洁，或为化学的刺激，温热的刺激，器械的刺激，或为近傍黏膜之炎症等所波及而发。

【症状】口中发生灼热感、口腔黏膜发赤、肿胀疼痛、舌有灰白色或类褐色之厚苔、口淡或觉苦味、食欲不振、口臭、有时发热。又溃烂性口内炎，覆有黄色污秽易生于出血之苔，舌龈等部有溃疡，并有39℃上下之发热与淋巴结肿胀。

【疗法】以消炎诱导为目的。

【取穴】金津、玉液、廉泉、颊车、地仓、手三里、合谷、大陵、内庭。每日用26号针做重刺激。

发热时，配合风池、身柱、曲池诸穴。

【护理】禁与刺激性食物。以生甘草、薄荷煎水，时时含漱之，并保护口腔之清洁。

【预后】多良。

（二）鹅口疮（鹅口、雪口）

【原因】本病发于哺乳小儿，由于乳头不洁或乳汁酸败、口内不洁等，复有传染固有之鹅口疮菌而发生。成人亦有发生者，都为癌肿、伤寒、结核、糖尿病等之严重后期症状。

【症状】本病之特征为口腔黏膜及舌面，有群集之白斑点，移时即融合如乳皮，满布口腔，白斑不易剥离，且易于向咽头食管蔓延，唾液分泌极多，吮乳困难。间有轻热。

【疗法】以消炎诱导为目的。

【取穴】同口腔炎（参见上条）。

【护理】以甘草薄荷水洗涤口腔，予以滋养之饮料。

【预后】小儿原发者，良。成人由其他严重证候而发者，多不良。

（三）亚布答性口内炎（口舌疮）

【原因】口内炎、鹅口疮、肠胃病、热性传染病后，每影响身体虚弱而发生此病。患者多为生齿期之小儿。

【症状】本病特征，口腔黏膜生白喉假膜样类之白色斑点，如豌豆大圆形而微隆起，周围有红晕，斑点不易剥离，去之则出血。多发生在舌缘、舌前面、舌系带、口唇内面齿龈等处。口腔黏膜有炎性症状及灼热、疼痛、唾液分泌亢进、吮乳困难。

【疗法】以消炎诱导为目的。

【取穴】风池、天柱、身柱、承浆、廉泉、地仓、曲池、合谷、液门。每日针治一次，用中度刺激。

【护理】清洁口腔，饮以滋养料。

按：以前随父侍诊，每用锡类散敷之，二三日即愈，供参考。

【预后】多良。

（四）扁桃腺炎（乳蛾、喉蛾）

【原因】本病主因多为感冒之续发。恶性热性病、麻疹、丹毒、梅毒，亦为其诱因。腺病质者易患之。发于小儿者居多。

【症状】有急、慢性两种。

急性者：先为恶寒、发热、咽头干燥、瘙痒或疼痛。继即扁桃腺发赤肿胀、咽下咀嚼发生困难。甚则两边扁桃腺肿大相接，阻碍饮食与呼吸，引起喉头炎与喉头狭窄症。

慢性者：一为急性之移转，一为因微有感冒或过劳而发生。无急性之症状，仅有两边或一边之扁桃腺微肿，或肿大，感有咽下微痛，时时作痉挛性之呛咳，声音带鼻声而已。有时有化脓性之溃烂。

【疗法】以消炎诱导为目的。

【取穴】急性取穴：风池、天柱、大杼、尺泽、少商、商阳。每日一次，用 26 号针做重刺激。

慢性取穴：天柱、大杼、鱼际、液门。每日一次，用 28 号针做中度刺激。

【护理】以甘草水含漱。急性症，可再由专医做药物助治。

【预后】多良。

（五）耳下腺炎（痄腮、发颐）

【原因】本病有流行性耳下腺炎与继发性耳下腺炎两种。前者为一种之流行传染病，其病因尚未明。于秋冬之际，小儿患者为多。一度发生之后，即不再发生。后者为重症伤寒、猩红热、丹毒等病之续发症。

【症状】本病之主症为流行性者，先有违和、倦怠、发热、耳之一侧发生疼痛。次则乳突与下颚枝之间（即耳下腺部），发赤、肿胀、灼热、疼痛，颈偏侧于疾患一面，唾液分泌旺盛，舌有苔而食欲缺乏，咀嚼时影响作痛。本病患者，都为一侧，鲜有两侧者。续发症，肿胀与疼痛较强，有时化脓。每经过一周乃至两周而始愈。

【疗法】以消炎诱导为目的。

【取穴】风池、大杼、曲池、天井、外关、合谷、液门。每日用 26 号针做重刺激。

【护理】流行性者多饮热开水，覆被静卧催汗。有化脓倾向者，应由专医诊治。

【预后】多良。

（六）流涎症（流涎、涎潮）

【原因】本病大都由口腔疾患、胃肠病或肠寄生虫而发。患者以儿童为多。亦有由脑病与水银中毒而引起者。

【症状】本病主症为唾液分泌旺盛，由口角外流，致口角部发生潮热糜烂。

【疗法】以加强唾腺之收缩，制止唾液之分泌，调节交感神经之唾液分泌功能为目的。

【取穴】风池、天柱、颊车、地仓、廉泉。每日针治一次。小儿用皮肤针。收效以病期新久与体力关系而不一致。

【护理】洗涤口腔与口角外之潮糜部分，禁止唾液之下咽，勿与刺激之食物。

（七）齿痛（牙痛、龋齿）

【原因】本病为三叉神经别支被侵而作痛。大都为牙齿受伤，或为齿根膜炎、齿髓炎、齿槽脓漏、蛀齿、药剂中毒、口腔炎、齿龈瘀血等因。上齿痛为三叉神经之第二支受病；下齿痛，为三叉神经之第三支受病。

【症状】除各种原因症状外，大都作持续性之剧痛，或作波动性之疼痛。患齿之部，不论寒冷或温热之刺激，皆能使痛觉增剧。痛甚时，患侧颊肌亦为肿胀。有时呈齿根化脓及恶寒发热。

【疗法】以消炎镇痛诱导为目的。

【取穴】以下关、合谷为主，风池、大杼辅之。

剧痛时，先针风池、大杼，继针下关、合谷。两合谷下针后，做或轻或重之雀啄术约 2 分钟。当施针提插时，使患者合口，上下齿接触，稍稍用力咬紧，待痛止而后放松，然后出针。痛不全止时，可于合谷留针数分钟。

有脓漏蛀齿者，当时虽能止痛，移时即发，亦有可能止痛若干时日而再发。

【护理】避免刺激性食物，安静，除去原因。有脓漏、蛀齿，由牙医师诊治。

【预后】良。

二、咽头疾患

（一）急性咽头炎（风热咽喉痛）

【原因】由于化脓性菌之侵入。感冒为其诱因。亦有各种之热性传染病，如流行性感冒、猩红热、麻疹、痘疮、邻接器官之炎症波及，或为化学的、机械的刺激，或饮酒吸烟过度而致。

【症状】本病之初期，恶寒、发热，咽头觉干燥不适。继觉咽头灼热疼痛，痉咳，咯痰，咽头黏膜发赤肿胀，言语障碍，下颚角之淋巴结亦肿胀硬固疼痛，咽下时咽头疼痛加剧。大概一二日而热退，一周以内得愈。

【疗法】以消炎诱导为目的。

【取穴】风池、天柱、大杼、手三里、合谷、少商（出血）、商阳（出血）、照海。每日一次，用26号针做重刺激。

【护理】以甘草、桔梗煎水含漱，禁止刺激性之食物。

【预后】多良。

（二）慢性喉头炎（阴虚喉痹之类）

【原因】有由急性咽头炎之转致，有因鼻疾患或口腔不洁、烟酒过度、尘埃等之刺激。

【症状】本病无发热等之全身症状。其主症为咽头黏膜有充血样之潮红，表面有颗粒状之散在。自觉咽头有异物感，干燥不舒，水液咽下有微痛，干性物咽下比较不痛，间有咳嗽，声音微弱。

【疗法】以消炎强壮为目的。

【取穴】天柱、大杼、身柱、膈俞、肝俞、天鼎、廉泉、液门、鱼际。以28号针做中等度之刺激，每日或间日针治一次。

【护理】摒除烟酒与刺激性之食物，摄取富有营养价值之食品，少言语，多休息。

【预后】不一定。其有心肺肾患者，多不良。

三、食管疾患

（一）卡他性食管炎（咽食痛）

【原因】口腔炎、咽头炎、癌肿、传染病之蔓延、瘀血症、过热之饮食物刺激，机械刺激等所致。

【症状】急性者，患部发赤肿胀，往往呈有热候，感觉疼痛，咽下发生障碍，食物时有似食物停滞食管中之感。有时觉胸骨内压重苦闷。儿童则往往在食时作吐，混有黏液与血液。

【疗法】以反射诱导旺盛食管黏膜之新陈代谢，达消炎之目的。

【取穴】以大杼、风门、肩中俞、身柱、肩井、天突、膻中、上脘、手三里、足三里、内关、内庭。用 26 号针做中度刺激。每日针治一次。

【护理】禁与刺激性之食物，安静，以温水洗脚。如为传染病与癌肿之转移者，当由专医用药物治疗。

【预后】含有恶性之炎症而致者，多不良。

（二）食管癌（食膈）

【原因】本病由于平素嗜好刺激性之食物，大量饮酒、吸烟等而致。患者多为 45 岁以上之男子。癌生于食管中。

【症状】本病之主症为咽下困难而疼痛、肌肉瘦削、皮肤呈苍黄灰白色、声音低嗄。

【疗法】针灸术不适应证。现无适当治法。患者每在半年至二年中死亡。

（三）食管狭窄（热膈、痰膈）

【原因】物品咽下之受伤，或食管壁发生癌肿物，或以甲状腺肥大、动脉瘤等外面压迫而致食管发生狭窄。平素多情志忧郁，亦易患此症。

【症状】本病主症为咽下困难，食物停滞于狭窄之上部，发生食入即吐。或因食物时时停留，而使狭窄之上部扩张压迫气管，而为胸内苦闷，呼吸困难。初犹能将液体咽下，继至液体不能通过时，遂致营养不足而死亡。

【疗法】除属咽下受伤而致者外，概不适应针灸治疗，应由专家用手术医治。

【取穴】大杼、肩井、厥阴俞、膈俞、天突、膻中、上脘、内关、手三里、足三里、丰隆。间日针治之。如经10次以上之针治无少效者，仍属不治。

【护理】首先摒除忧郁，宜休养、怡悦，可为治疗之帮助。

【预后】不良者多。

（四）食管痉挛（胸口痛、气痛）

【原因】本病为由脑脊髓疾患、食管炎、癔病、身心过劳、神经衰弱、烟酒过量、子宫疾患之反射而致。

【症状】本病多为神经性，且为发作性之食管痉挛性疼痛。发作时间之长短与强弱，并不一致。其疼痛之部位，有时在食管之上段，有时变易位置而在下段。在食物咽下时，发作更甚。但咽固形物较液体为易。此为本病之特征。患者以妇人为多。

【疗法】以镇制缓解食管之副神经为目的。

【取穴】风池、大杼、肺俞、膻中、上脘、气海、中极、曲泽、足三里、三阴交；天柱、肩井、厥阴俞、玉堂、巨阙、关元、内关、地机。每日或间日轮换针治之。

【护理】多摄取营养物，以情志愉快为首要。

【预后】神经性者，良。

（五）食管麻痹（噎塞）

【原因】本病由脑脊髓及迷走神经之疾病而致。亦由因白喉、梅毒、铅毒、酒精中毒等病而致。

【症状】本病之主症为咽下困难，食物停滞于食管中，再以汤水润下之，从其食物之重量，压降入胃。故固形食物之大者，较小者易于通过。当食物压降时，食管扩大压迫邻接之心肺神经，发生心悸气促。

【疗法】以促进分布于食管之副交感神经兴奋为目的。

【取穴】风池、天柱、肩中俞、肩井、肺俞、心俞、肝俞。每日或间日用28号针做轻刺激，持续数月之针治。

【护理】行原因疗法之外，背脊两侧常予按摩，怡悦情志。

【预后】不一定。

四、胃疾患

（一）急性胃炎（伤食、呕吐）

【原因】由于饮食之不节及过食香味食料，或食过热过冷之刺激物品，或食物含有细菌毒素等，或急性热病之波及等而起。其他则为各种食物之中毒或药剂之中毒。小儿则以摄取酸败之乳汁而起者多。

【症状】本病之主症为舌有厚苔、味觉异常、食欲缺乏、恶心、呕吐、口渴、嘈杂、口臭、胃部疼痛、便秘或下痢、尿量减少。亦有发生全身倦怠、发热、头痛眩晕者。病的变化，则为胃黏膜发赤、肿胀，分泌及吸收力减退，游离盐酸减少或过多。亦有因细菌之侵袭，起蜂窝织炎，则呈高热与胸口剧痛。

【疗法】以反射诱导加强胃黏膜之新陈代谢，达胃黏膜及胃功能恢复为目的。如为食物中毒、药物中毒、细菌感染，有高热剧痛者，速送医院诊治，于针术为不适应证。

【取穴】膈俞、胆俞、胃俞、天突、中脘、手三里、内关、足三里、公孙。每日针治一次。四肢之穴，用26号针做强刺激。中脘宜浅刺而留针。

【护理】在症状进行中，不与食物，仅饮以温开水或薄荷水。症状消退时之数日内，以流汁食物为宜。

【预后】早期予以适当之治疗则良。

（二）慢性胃炎（嘈杂）

【原因】有自急性胃炎之后，不注意于摄养。有为过食刺激性之饮食物，如辛辣烟酒等。其他心、肝、肺脏疾病、胃内充血、消化性溃疡、胃癌、贫血、萎黄病、龋齿、妇女子宫病等皆能引起之。

【症状】食欲不振，胃部胀满，有时疼痛、吞酸、嘈杂恶心，心窝部压重；有时头痛、眩晕、心悸亢进、胃有振水音、为本病之主症。症状往往持久不愈，因而胃功能吸收迟钝，发生营养障碍，致颜面苍白、肌肤枯瘦、贫血、行动气促、极度衰弱现象。

【疗法】以促进一般胃组织细胞之生理紧张性与活动性，旺盛新陈代谢，促进胃腺分泌，加强消化功能为目的。必须做长久之治疗。

【取穴】肝俞、胃俞、上脘、建里、不容、梁门、内关、足三里；脾俞、三焦俞、中脘、承满、太乙、上巨虚、公孙。每日或间日轮换做中等度之刺激，加用温针法，或念盈药条灸治，收效更速。或取肝俞、脾俞、中脘、足三里，每日灸小炷各五壮，持久不辍，亦有良效。

【护理】因他病之原因而致者，必作原因治疗。此外注意饮食摄养。

【预后】视原因之不同，而不一致。

（三）胃癌（膈食、反胃）

【原因】本病之原因不详，但患者年龄必在40岁以上，男子较多。曾有胃疾患，如慢性胃炎、消化性溃疡等；或为平素喜饮浓茶、厚味、嗜好烟酒等，皆其素因。

【症状】本病发生徐缓，初起时，先为食欲不振，消化不良，渐次感觉胃部压重，时作便秘，舌有灰白色或滞黄色之苔，皮肤干燥，手背及前臂，间有白斑发生，食后呕吐，嗳气，时作难以形容之胃痛，痛甚时向肩臂胸窝腰背等部放散，吐出之物有咖啡色之残渣，为本病之特征。胃癌如在贲门之部，则食物难以下胃，每每立即呕吐而出；如在幽门之部，食后数小时必作呕吐。本病胃部膨满，按之可触知有强固之肿疡物，而发疼痛。病至末期，衰弱而死，为期仅一年至三年而已。

【疗法】本病为难治之症。针术上只可缓解疼痛。

【取穴】膈俞、胃俞、三焦俞、内关、足三里，诸穴针治之。

按：本病中西医迄无药物可以治疗，从理想之灸法，于初时确定为胃癌症而身体尚未十分衰弱时，在其脘腹与背部之适当癌症部位，用大蒜片灸法，下置麝香，施以灸治，感有热气注入而止，三五枚大艾炷，间日或间数日灸之。如有反应，多停数日。笔因曾做子宫癌灸治得效而作此推想也。

（四）胃痉挛（又名胃神经痛、胃疝痛）（心痛、肝气痛）

【原因】本病为神经性之胃神经痛。由于神经衰弱、癔病、脊髓痨、萎黄病、急性胃炎、胃溃疡、胃癌等，或烟草茶酒之过用，女子生殖器病、月经异常、妊娠等之反射而来。

【症状】本病为胃部起发作性之痉挛而发剧痛。其痛如钻、如刺、如灼、如绞，患者必屈其上体，或以拳重压，冀缓解痛度。其痛往往向左胸部、左肩胛、背部放散。同时腹直肌亦发生挛急。痛甚时颜面苍白、手足厥冷、脉搏细小、冷汗直流，甚至不省人事。约经数分钟或数小时间，作嗳气、欠伸或呕吐而缓解。痛止后，健康如常。其发作一日数回，或数日数月一回而不一定。

【疗法】以镇静胃之副交感神经，缓解胃运动之紧张为目的。用反射及诱导法。

【取穴】肝俞、脾俞、三焦俞、中脘、气海、足三里、内庭；胆俞、胃俞、肾俞、建里、上巨虚、行间。每日或间日交换针治，做中度刺激。在发作时，取足三里、公孙、厉兑，用强刺激，作诱导法缓解之。

【护理】有原因患者，治其原因。注意饮食，愉悦情志。

【预后】多良。惟原因不去，每多反复。

附：类症鉴别

1. 胃神经痛　疼痛初在心窝部，患者每俯屈上半身，以强压胃部而缓减其痛。

2. 疸石疝痛　疼痛发作时，有恶寒、呕吐症状，如压迫其右季肋部则疼痛加强，并有黄疸症状，而大便每为灰白陶土之色而不黄。

3. 胃溃疡　疼痛多在食后半小时始发生，有时有呕吐血液症状。

4. 肋间神经痛　其痛每多在第五至七肋间者为多，并有一定之压痛点，且为持续性之痛。

5. 肾石疝痛　痛在后腹壁而向下腹放散。

6. 局限性腹膜炎　其痛压之乃增剧，亦为持续之疼痛。

7. 腹肌风湿病　其痛为持续性者，无发作性者。

8. 肠痉挛　其痛每在脐部中心作剧痛开始，患者每强压腹部以图减缓。

9. 子宫痉挛　其痛每在下腹部，向下肢放散。

凡强压痛部而较缓减者，都为痉挛性之神经痛。如增剧者为机质之疾患。

（五）胃扩张（胃胀）

【原因】本病由于胃壁弛缓，失去收缩性能力所致。暴饮暴食，慢性胃炎或腹膜炎愈后之转变，或幽门部之狭窄，或胃生溃疡，或邻接脏器之压迫等，为本病之起因。

【症状】本病之主症为胃部发生胀重，食欲不振，或易于饥饿，空腹时发生胃痛、吞酸、嘈杂、嗳气，或有呕吐、大便常秘、尿量亦少。胃部之触诊：胃之下缘降至脐下，在仰卧时可看出心窝部稍低陷，而脐之上部膨隆胀大，若振动之，则发生振水音，肌肉日瘦，营养益少，成为顽固难愈之病。

【疗法】以反射的加强胃肌之运动功能与组织细胞之活动性，以达胃壁之收缩为目的。

【取穴】肝俞、脾俞、三焦俞、巨阙、中脘、不容、梁门、足三里；胆俞、胃俞、上脘、承满、建里、上巨虚。每日或间日交换做轻度之刺激；配合念盈药艾灸条之灸治，不断治疗。有原因患者，间做原因疗法。

【护理】避去暴饮暴食，脘腹背部保温，常用压腹带，间做户外运动。

【预后】去其原因，能久治者良。

（六）胃溃疡（胃脘痛、血痛）

【原因】本病多发于一般虚弱者，有肺病或贫血病，大多由于胃之某部发生血行障碍，胃黏膜起局部的自家消化，因此形成带圆形之溃疡面。溃疡部位多数在胃之后壁。而胃部损伤、胃酸过多、其他化学等之刺激为其诱因。患者以 15 ～ 30 岁者为多。

【症状】本病主症，通常于饮食后半小时，胃部发生剧痛。如溃疡部接近幽门，则食后一二小时发生剧痛。食物吐出之后，立即止痛。疼痛多在上腹部，自第八胸椎至第二腰椎之范围处，痛处按压则更甚。当食后疼痛发作之后，每每呕吐，吐出物中含有血液，甚者大量吐血，血色则为紫暗色，有时混在大便中排出。对于食欲，并不减少，口味亦佳。空腹时亦能发生疼痛，得食可以缓解一时。舌诊多呈赤色。如出血过多，即发生头眩心悸、颜面苍白、脉搏细小、精神衰惫。本病扩展则胃壁穿孔，发生腹膜炎而死亡。

【疗法】予以反射刺激，强壮胃肌新生力，并减少胃酸之分泌为目的。

【取穴】风池、大杼、膈俞、胆俞、脾俞、足三里；柱、肩井、肝俞、胃俞、三焦俞、上巨虚。每日交换做轻刺激，持续治疗。出血时取足三里、内庭、公孙，做强刺激。注意：本病禁止胃部深针。

【护理】使之绝对安静，屏除忧虑，摄取富有营养无刺激性之流质食物。间作对症治疗。

按以往经验，每日以云南产参三七之大颗者，用开水在砂盆中磨食三五分，久服有良效。

【预后】治愈者有之。如有并发症者危险。

（七）胃下垂（嗳气嘈杂）

【原因】本病有来自先天的内脏下垂症；有后天性的胃之转位；或为胸部狭隘、腹壁弛缓、肝结肠韧带之弛缓等；或为胃扩张症而移转：或妇人生产后骤形瘦弱而致。

【症状】本病胃之大弯下垂至脐下二指余，小弯亦低于肝之下缘，渐次发生消化障碍，心窝常有压重之感，并呈头痛、眩晕、精神忧郁、嗳气、嘈杂、腹胀满、便秘、失眠、神经衰弱。

【疗法】同上，以加强胃肌之紧张为目的。

【取穴】天柱、大杼、膈俞、肝俞、脾俞、三焦俞、承满、梁门。每日用温针法治之；或予以轻刺激之针法后，配合念盈药艾条灸治之，必须持续久治。惟先天性者，久治亦难有效果。

【护理】背部、胃部、腹部常用按摩法，加强胃肌之紧张力，与针灸法配合应用，兼用胃托以助之。

【预后】年久者难效。

（八）神经性消化不良（胃气）

【原因】本病多属神经质者。30岁以上男子为多。来自贫血、烟酒过度、精神过劳、疟疾、肺病、肠寄生虫、妇人妊娠、经久授乳、癔病等之续发。

【症状】食后觉有胃部压重不快之感，不时头痛、倦怠、眩晕、不眠、心悸、吞酸、嗳气、便秘或泄泻。精神爽快时，则一切症状消失。精神兴奋之时，稍进一些饮食而胃病立发，但有时多进一些不消化食品，亦不发生消化障碍。如此病苦，变易不定，为本病之特征。

【疗法】以旺盛胃之功能，促进胃液之分泌，调整交感神经之紧张为目的。

【取穴】天柱、膈俞、脾俞、三焦俞、上脘、建里、气海、足三里；大杼、肝俞、胃俞、意舍、巨阙、中脘、上巨虚。每日或间日交换做中等度之刺激，需两三个月以上之针疗。

【护理】注意原因病。与易于消化富有营养之食物，少吃多餐。情志愉快为第一。

【预后】生命上无危险，但为顽固之病症。

（九）神经性呕吐（呕吐）

【原因】本病非为胃体有器质的变化，而为脑髓或脊髓之疾患，由神经中枢的作用，直达胃中之刺激而起；或为胃部中毒而来；或为其他病症如生殖器病、咽头、喉头、鼻、肾、肝、脾、盲肠、妇科病、妊娠、尿毒症、神经衰弱、癔病、肠寄生虫等之反射刺激而来。

【症状】本病之主症为频繁性之呕吐，虽空腹时亦容易呕吐，常作恶心。亦有限于某种食物而作呕吐。以精神感动而诱发者为多。对于消化作用及食欲无影响，呕吐后之不快感亦立即消失。呕吐时间，每以早晨及胃空虚之时为多。

【疗法】以反射诱导抑制副交感神经之上下喉头神经兴奋，以镇静呕吐中枢为目的。

【取穴】风池、天柱、胃俞、幽门、上脘、曲泽、通里、内庭、太冲。每日针治一次，用中等度之刺激。呕吐时，取大陵，做强刺激之针刺。

【护理】注意食物之选择，以易消化而少水分之食物为宜，安静，避免精神上之感动与冷食品。

【预后】因原因之不同，不易达到完全治愈而不再发之希望。

（十）胃酸过多症（吞酸）

【原因】因快食之习惯，咀嚼不充分，或牙齿不良，神经衰弱，过食淀粉食物与香味料等，刺激分布于胃腺之分泌神经而发。亦有因惊惧，精神感动而来者。

【症状】初起时胃部感有压重不快，逐渐增进而为吞酸、嘈杂、嗳气，再进而发生胃痛。胃痛每在食后两小时发生，向背部两肩胛放散，为其主症。但食欲反佳，且有顽固性便秘。如病再进展，发生胃溃疡症者居多。

【疗法】以反射诱导刺激胃神经，调整胃分泌功能与通便为目的。

【取穴】天柱、大杼、膈俞、肝俞、脾俞、中脘、天枢、足三里。每日用28号针做强刺激，并用念盈药艾灸条灸治之。

【护理】注意饮食物之选择，避免一切冷食，情志怡悦，腹背保温。

【预后】大多良好。

（十一）胃肌衰弱（胃弱）

【原因】为腹壁弛缓，腹压减少及营养不良，影响胃肌衰弱。

【症状】胃部膨满，有压重之感，饮食之后常发嗳气，必须放松衣带。进液体后，胃有振水音。每因胃肌弛缓，起蠕运动障碍，形成营养不良、神经衰弱。

【疗法】以活泼胃运动，紧张胃肌，加强副交感神经之兴奋，抑制交感神经为目的。

【取穴】肝俞、脾俞、三焦俞、上脘、中脘、下脘、不容、梁门、足三里。每日用念盈药艾条灸治一次。

【护理】注意食物，水分多之食物避免，常常按摩背部两侧与胃部。

【预后】艾灸大多良好。

五、肠疾患

（一）急性肠炎（食泻、热泻）

【原因】本病每与急性胃炎并发。其主因为饮食不注意，暴饮暴食，食腐败食物及不熟果实，自家中毒，蛔虫刺激，伤寒，霍乱，赤痢，疟疾等之急性传染病，或药物中毒所引起。或为癌肿，心脏病，胃病之并发症，亦有下腹及下肢感受寒冷而致者。乳儿则往往为乳汁之变质而发。

【症状】本病有全肠受病者，有仅属一部分受病者，因此有十二指肠炎、阑尾炎、大肠炎、直肠炎等之区别。最多为小肠炎。成人往往有轻度之发热，小儿往往发生高热，甚至发生痉挛。于发炎部分，则为腹痛、雷鸣、鼓肠、伴以泄泻，作一日五回至二十余回之下利。便中混有多量之黏液，尿量甚少，其他食欲不振、全身倦怠、口渴、亦有头痛，小儿及老人，往往陷于严重。如由中毒而致者，则症状更为剧烈，患者突然衰弱，旋至心脏发生麻痹而亡。

由于发炎部分之不同，其症状微异：①十二指肠炎：同时发生黄疸。②小肠炎：脐之周围作痛，为不消化性之少量之黏液（食泻）。③大肠炎：沿大肠之径路有压痛，大便为黏液性样之水分，混杂不消化物，而有恶臭（热泻）。④直肠炎：为痢疾，里急后重，痢下量少而次数特多，便中混有黏液及血液（赤白痢疾）。⑤阑尾炎（另刊）。

【疗法】由中毒而致之肠炎，非针术可治，其他概以反射的刺激与诱导，减少肠蠕动，调整血循环为目的。本病随病位之不同而定穴位。

十二指肠炎：督俞、膈俞、肝俞、日月、中脘、天枢、下巨虚、足临泣，做强刺激。

小肠炎：三焦俞、气海俞、大肠俞、建里、天枢、气海、曲池、合谷、上巨虚、内庭，腹腔之穴浅刺轻针，余做强刺激。

大肠炎：三焦俞、气海俞、大肠俞、小肠俞、天枢、手三里、足三里、合谷、上巨虚、内庭，针法同上。

直肠炎：大肠俞、小肠俞、中膂俞、白环俞、次髎、尺泽、合谷、足三里、内庭，做强刺激。

【护理】本病宜与专医用药物共同诊治，收效必速。暂时停予食物，多喝开水。

【预后】大多良好。

（二）慢性肠炎（寒泻、痛泻）

【原因】本病大都由急性肠炎之移转，或肝脏硬化症、心脏病、肺疾患、肠结核、肠寄生虫、肠溃疡、饮酒过度、滥用下剂，肠内瘀血等而发。

【症状】本病之主症为时而便泻，时而便秘，其他症状，则腹痛，或不腹痛、雷鸣、头眩、食欲减退、肌肉瘦削、失眠、体力日弱。

【疗法】以刺激肠肌一般细胞之生理功能回复，旺盛血循环，促进肠肌之吸收功能为目的。有原因患者，应兼做原因疗法。

【取穴】三焦俞、气海俞、大肠俞、中脘、天枢、气海、水道、足三里。用药艾条每日灸治。

【护理】去原因病，腹腔保温，注意饮食。

【预后】随原因不同而异。有并发症者多不良。

（三）阑尾炎（缩脚小肠痈）

【原因】由于大肠菌或其他化脓菌类之侵及盲肠，或异物宿便等之嵌入虫样突起内，或骨盆内之炎症波及等为主因。

【症状】阑尾炎：初为便秘，继即右肠骨窝处发生疼痛及肿疡状隆起，从右肠骨前上棘线，约距脐之2/3处，发生急剧之疼痛，热度上升至39℃，甚至41℃，局部拒按，转侧咳嗽更痛，右脚不能直伸，叩诊呈鼓音，本症易于化脓，必须早期由专医切除。

【疗法】应由专医做适当之诊治。

【取穴】血海、委中、阴陵泉、地机、三阴交、行间、天井、曲池、合谷，做强刺激。

慢性阑尾炎：热度轻微，不甚疼痛，取气海俞、大肠俞、居髎、冲门、血海、阴陵泉、三阴交，每日针治。于痛点用药艾灸条灸治。

【护理】绝对安静，予以流动的食料。

【预后】早期得适当之治疗，大多良好。如已化脓而引起腹膜炎者不良。

（四）肠结核（肠痨）

【原因】本病为结核菌在肠壁形成粟粒结核，做广泛之浸润，或形成肠内面环状溃疡，多为肺结核病后期之续发症。亦有从结核患者之餐具或饮有结核菌之牛乳而致者，以小儿为多。

【症状】本病之主症为天明时便泄，一日二三次，鸡鸣泻，腹部稍稍膨满，将泻时，下腹作痛，粪便为糜粥状，含有结核菌及组织坏片或血液，渐次羸瘦、贫血、潮热，甚至肝肿大，每多发生结核脑膜炎而死亡。

【疗法】以强壮为目的。有肺结核者，另做对症疗治。

【取穴】脾俞、三焦俞、气海俞、大肠俞、天枢、气海、足三里、三阴交。间日用小艾炷灸三至五壮。

又：气海俞、大肠俞、阳关、五穴点，每四五天用蒜片下置麝香少许，灸三壮。

【护理】摄取富有营养之品外，与药物共同治疗。

【预后】本病早用灸治有效。有结核后期症状者，每多不良。

（五）肠疝痛（腹痛）

【原因】本病于肠之本质上无变化，仅为肠间膜神经丛，或腹下神经丛所发之神经痛。大多由于神经衰弱、癔病、贫血、肠寄生虫刺激、肾病、子宫病之反射，或为肠中浊气之郁积而致。

【症状】本病之主症为发作性之腹痛，自脐部或下腹起突作剧痛，如绞如刺，腹筋紧张，患者必将身躯前屈，以手重压，冀其缓解；痛甚时面色苍白、心悸、冷汗、脉细、肢冷，亦有恶心呕吐者；每经嗳气、矢气，或行大小便而立即缓解。疼痛发作时间不一，有数分钟即止，有一二小时始已者。

【疗法】发作时以缓解肠肌之痉挛为目的。平时以旺盛其部之血行，调整肠肌之蠕动为目的。

【取穴】气海、天枢、足三里、三阴交、行间，用强刺激针法。或用中艾炷灸三壮。

脾俞、三焦俞、气海俞、大肠俞、天枢、关元、大巨、足三里、三阴交。每日用念盈药艾灸条灸治之。

【护理】腹腔保温，避免冷食，兼做原因治疗。

【预后】通常佳良。但为顽固疾患，易于复发。

（六）肠弛缓症（大便虚秘）

【原因】有为先天性之肌肉萎弱，肌肉发达不充分而致者。有为后天性之少运动，久坐之生活。或妊娠过多，或有慢性肠炎，与滥用下剂而致。

【症状】平卧时，腹部平坦而沿结肠则膨满。脐下与耻骨中间按之柔软。于盲肠部与 S 字状部可触知粪块；震动腹部可得水音；大便秘结，间有每日通便者，其排出量较食物摄取量为少；而食欲不变，此为本病特征。以粪块郁积过久，分解腐败产物，引起头痛、头晕、三叉神经痛、失眠、心悸，恐惧等症状。

【疗法】以抑制肠部交感神经之紧张，与促进肠肌之强壮为目的。

【取穴】三焦俞、气海俞、大肠俞、天枢、大横、腹结、中极、支沟、足三里、大敦。每日用小艾炷灸治，或予轻刺激之针法。或用药艾灸条，做持久之针灸有效。

有其他症状如头痛、失眠等，各按其症状针治之。

【护理】腰椎至骶骨两侧，常予按摩，时做户外运动。

【预后】无生命危险，治愈则难。

（七）习惯性便秘（血虚便秘）

【原因】本病为肠之蠕动功能减弱所发生之病症，其诱因为运动不足，多坐工作，与不消化之食物，或收敛性食物。其他胆汁分泌少、贫血、胃肠疾患、直肠肛门疾患、脑脊髓疾患等皆为其起因。

【症状】大便数日一行，异常干燥而困难为其主症。腹部时常膨满、压重、紧张、发生自家中毒之眩晕、头重、头痛、倦怠、心悸、不眠、呕恶，或三叉神经痛。

【疗法】以加强肠肌力，促进肠蠕动为目的。

【取穴】大肠俞、小肠俞、中髎、天枢、肓俞、外陵、水道、支沟、足三里、承山、太白。每日或间日用中度刺激。

【护理】做户外运动，腰以下前后常予按摩，多饮盐开水，兼做原因疗法。

【预后】有脑脊髓疾患者不良。

（八）十二指肠溃疡（心脘痛）

【原因】本病因十二指肠部肠黏膜发生血行障碍，失去抗力，受胃液之不断刺激，与食物之过度摩擦而致。

【症状】每于食后两三个小时，当心窝下右侧处，发生剧痛，如切如锥，呕吐之后立即止痛，或待食物完全通过之后止痛，为本病之主症。初起时心窝下有压重感，向右侧卧，觉得不舒，大便中有时发现混有黑色之凝血。

【疗法】以旺盛其部之血行，加强肠肌之新生力为目的。

【取穴】大杼、膈俞、肝俞、脾俞、幽门、梁门、中脘、内关、足三里。每日或间日用轻刺激针法与药艾灸条灸之。

【护理】多进碱性面食，少食多餐，禁止冷食与烟酒一切固性与刺激性食物。顽固性之病，须休养，怡悦性情。

【预后】持久治疗者良。

按：本病时服云南产之参三七，做治疗辅助甚好，服法参观胃溃疡条。

（九）腹泻（泄泻）

【原因】本病为肠之蠕动亢进，或肠之吸收水分作用减退，或为肠液之分泌量增加，或有肠寄生虫之刺激等为其主因。

【症状】一般为大便一日数次作泻。其为消化不良而致者，粪便稀薄如糜粥而有恶臭，时作恶心与口内乏味，泻时腹部略痛或不痛。其为蓄便关系而致者，便时腹作疝痛，便出即止，初为硬块便，次为粥状便，最后为水液样便，时时放屁。其为神经性者，便通回数不定，每因精神感动而欲便，便量甚少，同时有心悸、眩晕，全身有一时性之热感或冷感。

【疗法】概以加强肠之吸收功能为目的。

【取穴】三焦俞、大肠俞、下髎、天枢、气海、足三里。每日用念盈药艾灸条灸治。

【护理】注意食物营养，腹部保温。

【预后】持久治疗多良。

（十）肠狭窄症（脾约）

【原因】本病为肠管之一部发生狭窄，其主因或为一部之肠管痉挛，或为肠溃疡后之瘢痕收缩，或为其他脏器之肿疡压迫及宿便阻塞等。

【症状】本病主症为顽固性之便秘。排出粪便成细条形或粒状形，腹部感有膨满，疼痛，渐至呈衰弱状态。

【疗法】以缓解肠肌收缩为目的。

【取穴】气海俞、大肠俞、上髎、天枢、气海、大巨、水道、上巨虚。每日做轻浅之针刺，或以皮肤针在腰椎骶骨两侧，脐眼直下之中线与天枢直下之侧线，及下肢胫骨外侧，每日做三次来回之捶击，持续一月。

【护理】腰椎骶骨外侧，日予按摩。

【预后】顽固疾患，年久者难愈。

（十一）直肠炎（痢疾）

【原因】由于宿便或异物之刺激，或因感冒、直肠溃疡，邻接脏器之炎症波及而致。

【症状】肛门瘙痒灼热、疼痛下痢、下血、里急后重、肛门周围糜烂，黏液漏出等。

【疗法】以消炎诱导为目的。

【取穴】上髎、次髎、中膂俞、手三里、合谷、足三里、三阴交、行间。行中等度之刺激。

【护理】局部用温水洗涤，兼由专医洗肠与外用药物。

【预后】多良。

（十二）痔

【原因】本病为痔静脉之结节状扩张而致，其诱因为习惯性便秘、直肠癌、子宫肿疡，与其他之慢性心脏病、呼吸器病患等之续发。而负重远行，强力工作，久坐而少行动，每成此症。在 30 ～ 50 岁之男子，与妇人妊娠分娩，每易发生。

【症状】本病之自觉症状，为大便时感到肛门紧张不快，或为疼痛，间有痔出血者，以其病之发生部位，在肛门括约肌之上者曰内痔，肛门括约肌之外者曰外痔。内痔在便通时疼痛，如裂如灼，如不瘀血，则便时不痛。外痔则在步行时感觉不舒或疼痛，痔疾每因出血而痛缓解，但因出血过多，即发生贫血现象，眩晕、心悸、衰弱，于是括约肌脱出肛外，俗称脱肛，苦恼不堪。

【疗法】以诱导法减低直肠瘀血，使痔静脉收缩为目的。彻底治法，应由专医治疗。

【取穴】长强、阳关、中髎、二白、三阴交，做强刺激。

脱肛或大量出血时：腰俞、阳关、百会，依次各灸中炷五壮或七壮。

【护理】注意每日通便，不使粪便干燥。

【预后】虽为顽固疾患，于生命无危险。

六、腹膜疾患

（一）腹膜炎（急性者飞尸、遁疰，慢性者称腹满痛）

【原因】本病多由感染细菌如大肠菌、化脓性球菌、伤寒菌、淋菌、结核菌等所致。每因感冒、外伤、阑尾炎、肠捻转、子宫卵巢病、腹腔脏器之脓疡癌肿、恶性传染病等等之病菌侵入腹膜而发生。

【症状】本病有急性慢性之分。

①急性：

广泛性者：多数为化脓性，其全身症状，体温在40℃左右，脉搏细数、呼吸迫促、口渴、恶心、呕吐、颜面呈苦闷虚脱状态，腹部膨满，抚之板硬，疼痛不堪，按之更甚，床位震动亦能增痛，大便或秘或泻，往往数日死亡。

局限性者：症状较广泛性者为轻，体温在38℃左右，其腹腔疼痛，只限于一部，或在盲肠部位、子宫部位、肝、脾、胃、横膈膜等部位而不一定，按之疼更甚，甚至咳嗽呼吸皆能影响其疼痛增加，经过数日之后，转成慢性者有之。

穿孔性者：胃及肠之内容物流出入于腹膜，局部发剧烈之刺痛，全身呈衰脱状态，面色惨白、冷汗直流、皮肤厥冷、脉搏细迟，一二日内，立致死亡。

②慢性：慢性之腹膜炎，为结核性者多，有轻度之腹痛，下腹部膨满，腹壁硬固，按之有大小不等之硬结，下午有轻度之发热，食欲不振，消化障碍。

【疗法】本病为针灸之不适应证，惟对于局限性慢性之腹膜炎，行镇痛消炎之针法，可作药物治疗之辅助，可以提高治效，缩短病程。

【取穴】血海、足三里、三阴交、行间。做强刺激与置针术，每早晚一次行之，如有结核症状者，一日一次，间做对症之治疗，惟于腹腔部绝对避免用针。

结核性者：取肾俞、大肠俞、关元、三阴交、每日做小炷灸治。

【护理】急性腹膜炎症，应争取时间立即送医院诊治。慢性疾患，应注意摄养，与强心利尿之助治，与专医合作诊疗。

【预后】急性者不良。慢性者亦缠绵难于痊治。

（二）腹水（水蛊）

【原因】本病因腹腔内脏之瘀血，门脉循环之障碍，或有慢性心脏病，肾病，肝硬化，其他慢性化脓症，癌肿，恶病质等而发。

【症状】本病主症为腹部膨大，有光泽，甚有皮内静脉努张，以手按之，可证明有水潴留，甚至因体位关系，腹腔内之水液亦随之移转，皮肤苍白，胸内苦闷，呼吸短促，自觉腹腔紧满压重。

【疗法】以旺盛门脉与内脏之血行，促进肾脏功能，加强利尿作用为目的。间与专医以药物助治。

【取穴】心俞、三焦俞、气海俞、水分、关元、水道、阴陵泉、阳辅、三阴交、行间、足临泣。肝俞、肾俞、关元俞、天枢、气海、大巨、地机、足三里、下巨虚、悬钟、复溜、内庭、太冲。每日交换应用。背部诸穴，用针后再用念盈药艾灸条灸治；腹部诸穴，概不用针，只用念盈药艾灸条或温灸器灸治；足部诸穴用26号针做中度刺激。

【护理】饮食淡味，情志怡悦，由专医并用强心利尿之药品互相辅助。

【预后】视原因病如何而定，肝硬化、癌肿、恶病质者多不良。

七、肝胆疾患（附脾肿大）

（一）肝硬化（血盛、单腹蛊）

【原因】本病为肝脏之间质发炎，由于饮酒过度、肝脏充血、结核、疟疾、糖尿病、痛风、梅毒等因而致，患者多中年男子。

【症状】本病主症为上腹膨满，偏右侧胁下可按得硬块。初起为心窝膨满、嗳气、吞酸、嘈杂、消化不良、大便不正常，皮肤与颜面渐呈暗黄色，肝渐肿大，有轻度之压痛。甚则肝收缩而硬化，腹腔发生瘀血，形成腹水。脾亦肿大，胃肠瘀血，腹上部静脉扩张，慢性肾炎症，尿量日少。有时发生吐血下血，渐次衰弱而转归死亡。

【疗法】本病难治，药物亦无特效，针灸刺激内脏之神经，疏通血行，加强门脉循环，比较合乎理想，一面与专医配合药物治疗为适宜。

【取穴】督俞、肝俞、脾俞、肾俞、期门、阴包、阴陵泉；膈俞、胆俞、三焦俞、气海俞、章门、血海、三阴交。每日交换针治。

【护理】注意饮食营养，怡悦情志，以中药治疗，着重行血去瘀，互为辅助。

【预后】难于痊愈，调摄得宜，亦可延年。

（二）卡他性黄疸（谷疸）

【原因】本病由饮食不节，引起十二指肠炎症，延及胆道或输胆管之黏膜发生肿胀，胆汁不能输入肠内，移行于血行中而致。此外感冒、胃肠炎、胆石、寄生虫、热性传染病等，皆能发生。

【症状】本病主症，皮肤、黏膜、眼球、爪甲，皆呈黄色，胃部有压重感，频作恶心或呕吐，头痛或晕、身体倦怠、舌有厚苔、大便秘结，便色灰白有恶臭，皮肤瘙痒，呼吸气短。

【疗法】以反射诱导调整肝脏之血行与加强肝细胞之功能，达到胆汁流动正常为目的。

【取穴】天柱、肩中俞、膈俞、胆俞、至阳、中脘、手三里、足三里、公孙、内庭。每日或间日针治一次，用中度刺激。

有其他原因症状者，依其症状兼治之。

【护理】本病宜与中药治黄疸病专药合治。

【预后】大多良好。

（三）传染性黄疸（阳黄、湿热黄）

【原因】本病为感染日本黄疸出血性螺旋虫体，从消化系或皮肤侵入，每发于夏季。

【症状】本病主症为猝然恶寒、发局热、头痛、呕恶或泻下，至第二日全身筋骨痛，尤以腓肠部为甚，第三日即全身发黄，脾肿大，热度过高则为谵语，小便少而红赤，中有血细胞，经四日后，热度渐次下降，黄疸渐次消退。

【疗法】以诱导疏通胆液血行，达致退炎为目的，应与专医同治。

【取穴】身柱、至阳、脾俞、阳纲、胃仓、手三里、腕骨、足三里、丰隆、内庭，每日针治。

【护理】配合药物疗法诊治。

（四）郁滞性黄疸（阴黄疸）

【原因】本病由于胆石、凝血、黏液等残存于胆道内，或胆道发炎，黏膜肿胀，因此引起胆道狭窄，胆汁郁滞，被血管淋巴管吸收，引起全身发黄。

【症状】本病主症为皮肤发暗黄色，或黄绿色，甚至黑黄色，眼球结膜及口腔黏膜之黄色更著，皮肤瘙痒、消化障碍、体倦头晕，渐次肝硬化，脾肿大，形成旧称之黄肿。

【疗法】以强壮为目的，促进肝脏功能，与疏通胆道，渐次恢复正常为目的。

【取穴】大杼、膈俞、肝俞、脾俞、魂门、阳纲、身柱、至阳、三阴交。每日予轻刺激后，再以念盈药艾灸条灸治之。

【护理】必须蔬食，多饮盐开水，与中药效方配合治疗。

【预后】多数良好。

（五）胆石痛（肝胃气）

【原因】本病由于胆道狭窄，胆汁郁滞，结为胆石，当其排出胆道，移行于十二指肠时发生剧痛，平素嗜好酒肉，多坐少运动者易患之。中年女子，较男子为多，有痛风、糖尿病、肥胖病、动脉硬化等疾患者，亦易得此病。

【症状】本病之主症为右季肋部突然发作剧痛，如锥如刺，向胸部、背部、右肩胛部放散。痛甚时发生体温上升，恶寒呕吐，喜向右侧蜷屈其膝而卧。本病发于深夜者多，发作时间，数分钟，数时数日不一，以胆石大小通过输胆管之难易而定。一入肠中，其痛若失。

【疗法】以促进胆液活动，缓解疼痛为目的。同时以药物助治，或行手术取出胆石。

【取穴】肝俞、胆俞、腕骨、阳陵泉、足临泣、行间，做强刺激。

【护理】本病以预防胆石不新生为主，多蔬食，多运动，中药之芒硝，每日服二三分，良效。

【预后】多良。

（六）脾肿大（痞块）

【原因】本病每由热性传染病、疟疾、丹毒、猩红热等病，热高口渴时，多饮冷饮而起。初无感觉，及逐渐肿大乃知。

【症状】左肋下可以触知有钝圆形之肿物，肿度大者即在左季肋部呈隆起状，有大如覆盆延至下腹耻骨上者。面色黄淡、贫血、倦怠、消化不良、食欲不振、脉搏细数、不时发热，渐至全身衰弱，发生浮肿而亡。

【疗法】以旺盛血行循环，促进脾组织细胞功能之恢复正常为目的。

【取穴】肝俞、脾俞、意舍、中脘、章门、气海、足三里。每日用轻刺激针治之后，再以药艾灸条灸治之。

如患者未呈现十分衰弱者，在脾肿大之块上，下三至五枚之针用温针法，更易使之软化缩小。

注意：如为脾癌肿，绝对禁止局部刺针。

【护理】多摄取营养品，绝对避免冷食与刺激性食物。

【预后】如无肝硬化或癌肿者，多良。

第四节　泌尿生殖器病

一、肾脏疾患

（一）急性肾炎（风水）

【原因】本病为肾脏实质发生炎症。大多为其他疾患之续发，如流行性感冒、猩红热、白喉、伤寒、丹毒、梅毒、疟疾、各种热性病、急性关节风湿病、化脓性淋毒、急性扁桃腺炎、膀胱炎、皮肤病、药剂中毒等，皆能续发本病。

【症状】本病之开始为恶寒、发热、头痛、腰部疼痛、呕吐、全身浮肿。浮肿必先从颜面部之下眼睑开始，渐为前额面颊，继则足部及阴部，又继而波及全身。尿量减少，或尿意频数。尿中含有多量之蛋白为本病主症。尿之沉淀混浊，在镜检查下可认出有红细胞、上皮细胞、肾圆柱等。本病之重症，往往发生尿毒症。即眩晕、呕吐，时有发作性之全身痉挛，呼吸急促，瞳孔缩小，视力亡失，以致神识模糊，昏睡，转归不良。

【疗法】以亢进肾脏功能，消炎利水为目的。

【取穴】天柱、风门、肾俞、大肠俞、上髎、章门、外关、合谷、阴陵泉、三阴交。每日或间日做强刺激之针治。

【护理】本病有恶寒发热时，应与中医配合作发汗利尿之处方，使患者绝对安静，限制有盐味之食物。

【预后】并发尿毒症者危险。

（二）慢性肾炎（浮肿）

【原因】本病或为急性肾炎之移行，或因感冒而反复，或因结核、疟疾、热性病后及腺病、梅毒等失于调治而致。

【症状】时有轻度热、倦怠、食少、颜面苍白而带浮肿、四肢浮肿、皮肤面有光泽、尿量短少含有蛋白、腰酸身疼、心悸。

【疗法】以强壮肾脏功能、旺盛血行、强心利尿为目的。

【取穴】三焦俞、气海俞、大肠俞、上髎、气海、足三里、阴陵泉；肾俞、关元俞、次髎、天枢、关元、足三里、三阴交。每日轮换先予轻刺激，而后以药艾灸条灸治之。

【护理】摒除肉食蛋类，尽量淡食，做适当运动。

【预后】有心脏肥大者难效。

（三）萎缩肾（老人溺多）

【原因】本病多发于老年。每因平素嗜好酒肉与有茶癖者，易得此病。其他有梅毒、风湿痛、血管硬化、高血压者亦易得此病。

【症状】本病主症为口渴、尿多，尿中有尿圆柱、脂肪颗粒。以本病发展殊缓，初期无明显症状、仅有倦怠、尿意频数、视力渐差、不时眩晕、有时作发作性之心悸。病势渐进，则面浮足肿、脉搏有力、心脏扩大、心悸亢进。

【疗法】以减低血压、强壮肾脏组织为目的。

【取穴】肾俞、三焦俞、气海俞、命门、阳关、关元。每日用温灸器温灸之。足三里、阳辅、三阴交、昆仑每日或间日做中度刺激。

【护理】戒除烟酒与一切有芳香辛辣之食物，腰部时予按摩。

【预后】本病经过缓慢，不易痊愈，往往因急性肾炎、尿毒症、脑溢血、心脏衰弱而转归不良。

（四）肾盂肾炎（腰痛）

【原因】本病之原因为异物或肾结石刺激肾盂黏膜而发；或为邻接脏器之炎症波及；亦有肾静脉淤血或外伤、感冒等之诱发。患者多中年后之男子。

【症状】本病有急性慢性之分。

急性症：开始恶寒战栗，继则发热、出汗，腰部异常酸痛。如有肾石嵌顿，则呈发作性之剧痛；其痛向输尿管、膀胱、阴部、上腿、背部放散；身体如有摇动、咳嗽、喷嚏、深呼吸等，则发疼痛。尿意频数，尿量减少，尿液混浊。镜检查，尿中含有脓液血液、尿酸结晶、黏膜片等。

慢性症：腰部虽有疼痛，每因排尿障碍时作痛，尿通之后疼痛消失。尿量每较平时多出二至三倍，尿中含有少许黏膜脓汁或少许血液。

【疗法】以消炎诱导利尿为目的。

【取穴】肾俞、大肠俞、委中、血海、足三里、三阴交、大钟，用强刺激法。

慢性者：三焦俞、督俞、次髎，用轻刺激后再用艾条灸治；并针足三里、委中。

【护理】急性者须绝对安静，以大量之金钱草煎水代茶，消炎化结石有良效。

【预后】大多良好。

二、膀胱疾患

（一）膀胱炎（急性太阳蓄水症，慢性热淋）

【原因】本病为化脓菌之侵入膀胱而发。其他因感冒、尿闭塞、尿道炎、外伤等之诱发者有之。

【症状】本病有急慢性之分。

急性症：为恶寒、发热、食思缺乏、烦渴、膀胱部硬满疼痛、尿意频数而少，为其主症。排尿时尿道感觉灼热、排尿不畅或竟闭止；尿中含有多量黏液或血液，放置移时黏液沉降浓厚；有化脓性者，含有脓浊，静置之则有带绿灰白色之脓沉渣。

慢性症：无恶寒发热现象，仅为膀胱胀满、尿意频数、排尿淋沥，尿液混浊程度极轻。往往延绵数月，体渐衰弱。

【疗法】急性症以消炎诱导为目的，慢性症以强壮膀胱之组织为目的。

【取穴】急性取穴：大肠俞、膀胱俞、上髎、中髎、足三里、血海、阴陵泉、三阴交，做强刺激。

慢性取穴：肾俞、上髎、中髎、气海、中极，日用温灸。

【护理】急性症：应与药物配合治疗，首先发汗解热。

慢性症：膀胱部保持温暖，摒弃有刺激性之食物。

【预后】视原因而异。

（二）血尿（小便血）

【原因】本病多为膀胱黏膜损伤，或有结石而致出血，亦有为肾脏出血而来。

【症状】尿中含有多量之血液，色红赤为主症。有初出之尿色即为红赤，有至尿之中度时色始红赤，有尿中含有已凝之血块。排尿时有痛有不痛。

【疗法】以收缩该部血管为目的。

【取穴】肾俞、小肠俞、气海、关元、大陵、列缺、复溜。用强刺激法，连针数日。

【护理】戒除刺激性食物与烟酒，安静，少劳动。

【预后】大多良好。

（三）膀胱麻痹（癃闭、遗溺）

【原因】本病多数起于脑脊髓疾患，如脑溢血、脑膜炎、脊椎结核、脊髓炎。其他有属于急性传染病后之全身衰弱、神经衰弱、房事过度等来者。

【症状】本病视麻痹部位之不同，病况互异。如膀胱压缩肌麻痹，则排尿困难，膀胱充满溺液，小腹胀满，旧称癃闭。如膀胱括约肌麻痹，则频频排溺，每因咳嗽、谈笑而溺水出，旧称遗溺。如两部皆发生麻痹，则为小便长流，旧称遗溺不禁。

【疗法】以促进膀胱神经功能之回复为目的。

【取穴】阳关、次髎、中髎、关元、中极、曲骨。用轻刺激后，再用药艾灸条灸治之。每日一次。

【护理】除做强壮之针灸外，应做原因治疗。

【预后】从脊髓病来者多不良。

（四）膀胱痉挛（气淋）

【原因】本病由脑脊髓疾患、淋病、膀胱疾患等而发生，亦有神经衰弱或子宫卵巢疾患而来者。

【症状】本病为发作性之膀胱痉挛，每次约数分钟至半小时之久。其痉挛部分如在膀胱之压缩肌部，则尿意频数，虽尿量甚少，亦感急迫欲便。如在括约肌部发生痉挛，亦感尿意急迫而排出困难，甚至完全闭止。凡发生痉挛欲溺时，膀胱作痛，向会阴尿道内股大腿放散。在排溺时更为剧痛。

【疗法】以镇静诱导为目的。

【取穴】大肠俞、次髎、气海、关元、阴谷、曲泉、光明、三阴交、太冲。行强刺激法。

【护理】注意避免刺激性食物。

【预后】不一定。

（五）膀胱结石（砂淋、石淋）

【原因】本病由肾脏之小结石流下，与尿成分之黏液，及纤维凝固物附着，而凝结增大；或尿中之磷酸石、尿酸铔等与异物结合凝固而成。

【症状】本病以小便困难而疼痛，排出有如砂石之物质为主症。一般之病状，以其结石之大小而异。大多为会阴部疼痛，尿意频数，尿液混浊，混有血液。在排溺时，往往发生中断而痛。如果移动身躯，可能止痛。患者往往侧卧，屈一足而排溺，比较爽利；直立排溺，则甚困难。当排溺疼痛剧烈之时，肛门挛缩，疼痛波及阴茎、睾丸、内股等处。妇女则波及耻骨、阴核、内股等处。

【疗法】以反射刺激传导肾与膀胱之神经，图肾与膀胱组织功能之调整为目的。同时服中药之化结石剂。

【取穴】肾俞、膀胱俞、气海、关元、中极、阴陵泉、三阴交。用轻刺激，再以艾条灸治之。每日一次。或以金钱草熬水饮之，化结石有效。

【护理】戒除肉食酒类。结石过大，应用外科手术。

【预后】砂石过多，并发他病，转归不良。

（六）遗尿（尿床）

【原因】本病大多由幼时保育不善，素性懒惰，或睡前进食过饱，及体力不足，营养不良，管理膀胱括约肌之脑中枢神经失调，每因蓄溺刺激而括约肌自动开放所致。患者多在十七八岁或以下。

【症状】本病主症为睡眠中遗溺，甚有一夜二三次者。

【疗法】以强壮膀胱神经功能为目的。

【取穴】百会、肾俞、命门、关元。用温灸器每日灸治之，或用艾条灸治亦效。

【护理】睡前少饮水，多与滋养品。睡时以布带一端缚腰部，一端屈膝缚其小腿，使之屈一足而侧卧。如要排溺时，会自然醒觉作正常之排溺。经一二旬即养成习惯，可不治而愈。

【预后】佳良。

（七）尿失禁（溺沥）

【原因】性神经衰弱者、膀胱括约肌力薄弱、妇人患者为多。

【症状】久立时，或笑，或咳或手持重物时，有不随意之尿液下滴。

【疗法】藉神经反射传导，图加强膀胱括约肌之收缩功能为目的。

【取穴】百会、命门、中髎、关元。每日用小艾炷各灸七壮，或用艾条灸治，持续数周有良效。

三、尿道疾患

尿道炎（癃疝）

【原因】本病以曾发淋患者为多。次则膀胱炎、阴道炎、房欲过度等之刺激而致。

【症状】尿道感有微痛，常有轻度之尿意，排尿时有不快之感，并有黏液漏出。

【疗法】以消炎诱导为目的。

【取穴】关元、列缺、曲泉、三阴交，行中度刺激，连针三日。

【护理】不做过劳运动与乘马骑车。

【预后】多良。

四、生殖器疾患

（一）阴痿（阳痿）

【原因】本病有先天的发育不全、阴茎屈曲、尿道破裂、包茎及睾丸疾患，有因神经衰弱、恐惧、羞耻、自渎、房劳、脊髓疾患等。

【症状】阴茎不能勃起，或勃起而易于软缩，所谓交接不能症。

【疗法】以旺盛全身血行与加强阴部神经之兴奋为目的。

【取穴】百会、膈俞、胃俞、肾俞、命门、阳关、关元、中极。每日用药艾灸条灸治之。

【护理】常做户外运动，多摄取滋养物，兼服用强壮剂。

【预后】不一定。

（二）遗精（梦遗）

【原因】少年时情窦初开，由不良之图书文字与传闻之诱惑而生幻想，发生手淫；或房劳过度，致情欲兴奋，神经衰弱；或睡时内衣过紧，被褥温暖，皆能触致。

【症状】初为睡眠中梦有男女接触之事而精液射出。时常发生则引起神经衰弱、眩晕、耳鸣、失眠、倦怠、心悸、记忆减退。经年累月之后，转成重候时，每因耳目所接有关于生殖器官方面之事，精神感动而忽然漏精。早泄、阴痿，成为不能避免之事。

【疗法】以强壮与加强射精管之功能为目的。

【取穴】心俞、肾俞、阳关、关元、会阴、三阴交。每日或间一二日针治之。须持久针疗。

【护理】戒手淫，禁刺激性食物，寝前洗足。

【预后】经过缓慢，久治乃良。

（三）睾丸炎（溃疝、㿗疝）

【原因】本病多为淋菌侵入睾丸而发。其中以淋疾之经过中，由尿道淋续发为副睾丸炎者为最多。亦有因外伤、耳下腺炎、伤寒、多发性关节炎等之续发者。

【症状】本病之主症为睾丸肿大，发生疼痛，甚则从精系向腹下部大腿部放散。肿之甚者大如拳。同时有恶寒、发热、头痛。但本病每发于一侧之睾丸，两睾丸同发者，有而甚少。亦有由急性而转为慢性，虽无寒热、但剧痛经久不消。

【疗法】以反射传导，刺激其部之神经，发生功能之正复为目的。

【取穴】手三里、合谷、曲泉、三阴交、中封、大敦。用强刺激日针一次，数次即消。转成慢性时，以药艾灸条对准睾丸灸治，并灸关元、腰俞、三阴交，每日一次，渐消。

【护理】急性肿疼甚重时，应配合原因治疗。轻症者施用温罨法。

【预后】多数良好。

（四）前列腺炎（瘕疝）

【原因】本病为感染葡萄状球菌，或连锁状球菌、大肠菌、淋菌等而发。其他膀胱疾患、尿道疾患、外伤、手淫、房劳，乘马、便秘等为其诱因。

【症状】本病之来自急性者，多为感染细菌，有恶寒、发热、战栗，小腹疼痛、胀满，放尿及排便时有前列腺分泌液漏出。从手淫、房劳等而来者，则为慢性，直肠内与阴部前有压重感，或有钝痛瘙痒感、尿意频数、排尿无力、勃起不全、早泄、遗精等症状。

【疗法】急性以消炎诱导为目的，慢性以强壮为目的。

急性取穴：气海、血海、阴陵泉、三阴交、太溪、照海。用强刺激针法。

慢性取穴：腰俞、中极、百会、大赫、三阴交。用轻刺激针后，再以药艾灸条灸治之。每日一次。

【护理】小腹阴部用热罨，避免劳剧，禁戒房欲。

【预后】多良。

（五）淋病（白浊）

【原因】由于与淋病患者之交接，感染淋菌而发。亦有从公共场所衣被器物传染者，但为少数。男子初发于尿道，女子则发于阴道及子宫内膜。

【症状】病菌传染后一二日，局部感有异常。男子初觉尿道口有瘙痒感，继即有黏膜分泌物，尿道微痛，旋即症状显著，阴茎头常觉坠胀，排尿时有如灼痛而困难，尿意频数，脓汁分泌增多，此时称谓急性淋病。经过一周以上，炎性渐退，排尿痛苦渐解，转为慢性症状：尿道口时有脓液而不多，缠绵不愈。亦有引起前列腺炎、膀胱炎或睾丸炎者；或成为精神抑郁神经衰弱症。

女子初起，则为外阴部红肿，尿道口、阴道或子宫颈等处发生炎症，分泌多量之脓液，排尿时作剧痛。一二周后转成慢性。亦有续发子宫实质炎、子宫内外膜炎、卵巢炎，经年不愈。

【疗法】急性症时，以反射刺激，调整病灶部之血行与功能，以抗菌消炎为目的；同时由专医用对症之灭菌治疗。慢性症时以加强抗菌力为目的。

急性取穴：小肠俞、气海、曲泉、三阴交、行间、合谷，日用强刺激一次。

慢性取穴：小肠俞、中髎、中极、曲骨、三阴交，用轻刺激后以药艾灸条灸治之，数次即愈。

【护理】禁止烟酒芳香刺激性食物，严守摄生法。

【预后】多良。

第五节　脑及脊髓及神经系病

一、脑髓疾患

（一）脑贫血（血亏）

【原因】本病多为营养不良，或由恶液性疾患、久痢久泻、慢性胃肠病、产后、大出血等而致。亦有由外科手术后，或大热病而起者。

【症状】本病之急性脑贫血症：突然眩晕、耳鸣、心悸、颜面苍白、四肢厥冷、冷汗直流、恶心呕吐、心窝苦闷、瞳孔散大、视力减退、甚至猝倒，人事不省。

慢性脑贫血症：发作较缓，常因起立，而有眩晕、耳鸣、眼花缭乱。急剧起立时，亦有猝倒失神之事。

【疗法】以强壮疗法，图血行活泼为目的。

【取穴】百会、风池、脾俞、关元、足三里。每日用轻刺激后，再用药艾灸条灸治之，持续数月，必能健壮。

【护理】发作时，使之仰卧，头略低，足稍高，饮以葡萄酒或热姜汤。

【预后】大多数分钟至数十分钟即醒而复常。

（二）脑充血（肝阳上逆）

【原因】本病有实虚之分：实者名动脉性充血，系饮酒过多、精神过劳、便秘、腹水、脑膜炎、心肝疾患、月经闭止、脉管运动神经麻痹等而来。虚者名静脉性瘀血，系脑静脉之压迫，慢性支气管炎、肺气肿、咳嗽喘息等而来。

【症状】本病之主症为头面灼热潮红、结膜充血、耳鸣、眩晕或头痛、眼花闪发、心悸亢进，以致手足厥冷、瞳孔缩小，颈动脉、颞颥动脉、搏动强盛，甚至人事不省。

【疗法】以诱导法降其脑部充血。

【取穴】风池、天柱、水沟、合谷、商阳、昆仑、至阴，用强刺激法。

【护理】坐而倚靠床栏，绝对安静，手足指端，予以剧痛刺激。

【预后】如发生脑溢血，则有危险。

（三）脑溢血（中风）

【原因】本病患者多为50岁以上之人，由于平素嗜酒，或萎缩肾、心瓣膜病、痛风、肥胖病等之血压过高，脑动脉内形成粟粒性动脉瘤，因作剧烈运动、热浴、咳嗽等之动作中，促使动脉瘤破裂出血外流于脑髓内而致。

【症状】突然猝倒、人事不省、脉搏不整、呼吸缓慢、而发鼾声、头倾斜一侧、颜面口眼歪斜、瞳孔散大或缩小、口开流涎、大便失禁、小便自流，反射功能消失。

本病以出血之部位与出血之多少，而预后不同，重症数小时至一二日中而死。轻症则知觉渐渐苏复，成为言语障碍，半身不遂，行动不能。

【疗法】本病初发之始，作紧急降低血压，收缩脑血管之急救，同时应与专医配合药物之治疗。

【取穴】关元用大炷灸七至二十一壮，甚至百余壮，视其脉搏调整为止，作强心与导血下行之企图。

商阳、中冲、三阴交、涌泉，作强刺激，以图反射脑部，发生血管收缩作用，每日一次，经二三日知觉渐复后，视其症状已定，作促进溢出脑外血液之吸收为治疗目的。

【取穴】风池、天柱、大杼、肩井、肩髃、曲池、合谷、环跳、阳陵泉、三阴交、昆仑。先针能活动的一边用强刺激；次针不活动的一边用轻刺激。每间一日或二三日针一次，至症状消失能行动为止。

有复常者，有不能完全复常者。

【护理】本病有再发生之可能，必须时时注意摄生，烟酒刺激品一概戒除，忧虑烦恼，尤宜避免。

【预后】视摄养如何而定。

注意：本病无速效之理，全视其脑部溢血之吸收迟速为症状好转之快慢，亦有因动脉瘤破裂之后成为瘢痕与脑髓结合，而影响其所管制之神经始终麻痹，所以有一部分症状，始终不能消失。

（四）习惯性头痛（头风）

【原因】本病之原因有多种，主因有遗传、脑充血、脑贫血、感冒、传染性疾患、梅毒、目鼻疾患、心脏病、胃肠病、男子生殖器病、女子月经异常、精神过劳、神经衰弱等。

【症状】头部有不快之疼痛，或剧痛、食欲不良、恶心、呕吐、眩晕、健忘、失眠。

【疗法】以诱导及反射的刺激，旺盛该部之血行，企图神经之镇静为目的。视疼痛部位而取穴，复间做原因治疗。

【取穴】一般取穴：风池、大杼、合谷、申脉。

头顶痛：加取百会、前顶、后顶、后溪。

前头痛：加取上星、阳白、丰隆、内庭。

眉棱骨痛：加取攒竹、阳白、太阳。

偏头痛：加取头维、太阳、悬颅、含厌、偏厌、足临泣。

后头痛：加取后顶、昆仑。

酒后头痛：加取印堂、攒竹、率谷、完骨、中脘、梁门、足三里。

凡头部之穴，用中度刺激后，再用药艾灸条灸治之，四肢之穴，只用中度刺激。

【护理】避免精神过劳，注意摄生，头部勿受寒风刺激及烈日晒射。

【预后】必须久治，能去其原因则良。

（五）脑动脉硬化（肝阳）

【原因】有因遗传，有因烟酒中毒，为一种慢性症状。

【症状】时常失眠、全身不舒、精神作业力减退、头痛、头重、眩晕、知觉异常、运动障碍、麻痹、脉搏硬性、血压增高，性情躁急。

【疗法】旺盛代谢功能，抑制血管之硬化。

【取穴】百会、肩井、大椎、肩髃、合谷、阳辅、昆仑、行间。每日或间日做轻刺激，或日用皮肤针一次。

【护理】除烟酒、寡欲、蔬食、减少作业，不做剧烈运动，注意行动，常做血压检查。

【预后】不良者多。

按：中药杜仲、桑寄生各三钱，每日煎服，不间断，可治高血压，对本病有帮助。

（六）麻痹狂（癫狂）

【原因】梅毒、遗传、身心过劳、酒精中毒、人事刺激。

【症状】目光异样、举动失常、言语粗鲁、喜怒无常、目空一切、妄言妄詈、不知污秽、不避亲疏、不饥不卧、随处乱跑，或毁物叫嚣。

【疗法】以镇静其兴奋，清醒其头脑为目的。

【取穴】鸠尾、中脘、水沟、少商、隐白、大陵、申脉、风府、颊车、承浆、劳宫、上星、神门、足三里、丰隆。

以上诸穴，鸠尾、中脘、风府，用28号针做中度刺激，其他诸穴用26号针做强刺激，为体位安全计，将患者强制而后针之，在肢末之穴，至少捻动一分钟，使之剧痛，每经针后，体倦思睡，尽其酣睡，经一二日醒后再针，如初针未见倦睡，则逐日针治之。

本病初起，半年以内者，收效较速，尤以初起呈举动狂暴时，收效更著。如病经一二年以上则效迟，三年以上者更难收效。

又：中药龙虎丸，笔者屡用有效，于此介绍，方见后文。

【护理】设法安置静室中，注意其静洁，予以蔬食，免除肉食。

【预后】年深久者不良。

（七）偏执狂（文痴）

【原因】用情太过、所欲不遂、中怀抑郁、人事刺激。

【症状】歌哭不常，或悲或喜、语无伦次、秽洁不知、精神恍惚、不知饥饱、好静睡，如醉如痴。

【疗法】以促进营养，清醒头脑为目的。

【取穴】鸠尾、风池、肺俞、肝俞、神门、合谷、中脘、气海、足三里、丰隆；上脘、天柱、心俞、膈俞、后溪、间使、建里、关元、上巨虚、三阴交。每日或间日轮流针治，统用中度刺激，予一分钟以上之捻针。亦可服龙虎丸，惟连服三四次后，觉精神异常委顿时不能再服。

【护理】设法去其原因，禁止肉食及生冷食品。

【预后】不一定，早治者良。

二、脊髓疾患

（一）脊髓炎（瘫痪）

【原因】本病由于外伤或恶性热性病，流行性感冒、淋病、梅毒等而并发。

【症状】初起多为恶寒、发热、脊柱强直、项背肌疼痛及感觉过敏。渐次脊髓麻痹，下肢无力衰脱，步行困难。更视其所侵害之部位而有种种不同之症状。

颈髓炎：有呼吸肌麻痹而速死者；有上肢麻痹不能运动，知觉障碍，瞳孔缩小，眼球内陷，而下肢知觉消失，膀胱直肠发生障碍。

胸髓发炎：下肢不能活动，成为截瘫，知觉消失，膀胱直肠起障碍，大小便不通或自流，腱反射亢进。

腰髓炎：下肢运动麻痹，膀胱直肠发生障碍，下身肌肉萎缩弛缓，易致褥疮，皮肤与腱反射消失。

【疗法】本病无妥善疗法。针术则以消炎利尿为目的。

【取穴】风池、天柱、大椎、身柱、脊中、命门、阳关、肓门、志室、曲池、外关、后溪、委中、三里、三阴交、足临泣。在脊髓发炎之脊椎上，用麝香蒜片每间四五日灸治一次。上穴间日浅针。

【护理】由专医配合药物治疗。

【预后】多不良。

（二）急性脊髓膜炎（痉病）

【原因】本病多为流行性脑脊髓膜炎、结核性脑膜炎之续发。或为脊椎骨损伤而致。

【症状】初起恶寒、发热，战栗，脊柱疼痛，向四肢放散，知觉过敏，运动困难，头部向后方牵引，四肢作强直性痉挛，大小便不通。病势增进，发生运动麻痹，下肢瘫痪，有时上肢及躯干之皮肤知觉麻痹消失，膀胱直肠亦生麻痹，而大小便感觉不知。

【疗法】以消炎利尿为目的，并与专医配合药物治疗。

【取穴】风池、天柱、大杼、风门、天井、肾俞、大肠俞、委中、阴陵泉、后溪、外关、合谷、昆仑、三阴交、行间、足临泣。上穴皆做中度刺激。

【护理】绝对安静，配合药物治疗，争取时间，冀其炎症迅速消退。

【预后】麻痹症状发现后，即转归不良。

（三）脊髓痨

【原因】本病多因身神过劳或房劳过度而致。亦有因梅毒、外伤、传染病而起者。

【症状】本病之主症为神经样疼痛，腱反射消失，四肢运动不协调，瞳孔变化，针刺皮肤痛觉迟缓，或有重复感与多感。本病之进行迟缓，其初期，胸腹部感觉闷紧，全身各部无一定部位之神经痛样疼痛，有时胃痛、疝痛、呕吐、膝盖反射消失、瞳孔缩小、视力障碍、心悸亢进、大小便有时困难、爪甲肥厚、关节肿胀变形。约经数年，渐致步履蹒跚，两足运动不能协调，旋转等动作困难，甚至直立时摇摇欲倒，两手运动亦渐失协调。再经数年，两足即不能步行而成截瘫，卧床不起，大小便失禁，渐趋死亡。

【疗法】以消炎利尿为目的，随症状刺激其有关穴位以辅之。

【取穴】自大椎至尾闾，分为三部，每部之椎骨间用麝香少许隔蒜片灸治，一、四、七日灸上部七节，二、五、八日灸中部七节，三、六、九日灸下部七节，每灸仅使其感觉灼痛为止，往返轮灸。

此外如有胃肠、大小便、四肢运动等症状，各随其适当之穴位针治之。

【护理】注意摄生为第一，避免身体过劳及不良刺激性食品。

【预后】早治有效。

（四）压迫性脊髓炎（龟背）

【原因】本病多数为结核菌侵入脊髓骨体之海绵样质中，而成结核性病变，椎髓崩坏，椎骨屈曲，棘状突起突出，形如龟背，因而压迫脊髓。

【症状】被侵害之脊椎部发生变形，或高突，或侧弯，脊椎强直而过敏，其脊髓知觉根发生神经痛，知觉过敏，运动根发生痉挛，或为完全麻痹，或不完全麻痹。复因神经传导路之障碍，发生肌肉紧张，膀胱与直肠障碍，而为大小便困难或不能制止。

【疗法】以旺盛血行增进抗力、促进营养吸收为目的。

【取穴】大椎、身柱、大杼、大肠俞、足三里、三阴交。每间日针治，再以药艾条灸治之。并于脊椎突出处，敷少许麝香，上覆蒜片，用较大艾炷灸三五壮，间二三日为之。如蒜灸后，发生热度升高、体疲无神时，多间一二日，俟其恢复未灸时之状况时再灸，其灸炷酌量减少之。

【护理】有潮热、盗汗、食欲不振时，用退热、止汗、开胃之针灸法兼治之。

【预后】早治，耐性久治，有治愈希望。有并发症时，往往转归不良。

（五）慢性脊髓前角炎（风瘫）

【原因】本病多由梅毒或其他传染病之细菌毒素侵害而致。

【症状】偶然发生高热不退，经数周热退之后而下腿发生麻痹，不能行动。

【疗法】以刺激脊椎神经，加强传导为目的。

【取穴】大椎、身柱、命门、大杼、肓门、大肠俞、三里；陶道、至阳、阳关、风门、肾俞、关元俞、阳陵泉。间日轮换，针灸互用，耐心久治。

【预后】如大小便失禁，多不良。

三、末梢神经疾患

（一）知觉障碍

指趾尖知觉异常症

【原因】本病之发生，多为手指之过劳、手指常受冷之刺激而诱发。

【症状】本病为四肢之末端手指或足趾有似瘙痒，有似蚁走，或似灼热，或似疼似胀。此异常之感觉，每在午夜拂晓睡眠醒觉时较重，昼间则往往减轻。抚其指趾，大多较常人为冷，亦有抚之觉灼热潮热者。中年女子患此者较多。

【疗法】直接或用反射的刺激其主干神经，企图其神经功能之回复正常为目的。手部取外关、大陵、合谷、后溪、五指歧骨间。足部取解溪、昆仑、太溪、五趾歧骨间。每日或间日一次用中度刺激。

【护理】避免冷水中洗涤，与跣足在寒冷潮湿地上行走。

【预后】良。

（二）神经痛

1. 后头神经痛（头痛）

【原因】由于外伤、感冒、精神兴奋、失眠、贫血、脑充血、癔病、鼻咽疾患、耳疾患、颈椎疾患等之诱发。

【症状】本病发自大小后头神经分布之区域，偶然发作疼痛。其部位多在后头部，或后头颅顶之侧部。其压痛点在耳后乳突之后部。

【疗法】以制止诱导为目的。

【取穴】风池、大杼、完骨、外关、合谷、丰隆、昆仑等穴，用中度刺激。

【护理】头部保温，避寒风，戒刺激性食物，日常每晚洗足。

2. 三叉神经痛（颜面神经痛）（面痛、偏头痛）

【原因】流行性感冒、鼻腔疾患、齿牙疾患、耳中疾患、疟疾、梅毒、痛风、癔病、外伤、贫血、子宫病、卵巢病，或其神经附近之化脓性疾患，皆能诱发。

【症状】本病在颜面部起发作性之剧痛：

第一支神经痛：为上眼窝神经痛。痛在前额，上眼睑眼球及鼻根，或上至颅顶，压痛点在上眼窝孔。

第二支神经痛：为下眼窝神经痛。痛在下眼睑，头颅骨之前部颧骨，鼻侧，上唇及上列牙齿，压痛点在下眼窝孔。

第三支神经痛：为下颌神经痛。痛在下颚下唇，颊黏膜，下列齿牙，舌尖，外耳及颞颥部，压痛点在颐孔。

其他：颜面之皮肤与结膜，或呈苍白色，或为潮红，泪液增多，颜面之知觉特敏，或为知觉失却，有时发作眼睑痉搐，或口角痉搐，如疼痛经久，其疼痛部之毛发为之变白或脱落。

【疗法】以借针刺激之传导，促进其血行，抑制神经兴奋，使之镇静为目的。

【取穴】以风池、翳风、下关、手三里、合谷为主。第一支痛，加阳白、攒竹。第二支痛，加太阳、四白、巨髎。第三支痛，加颊车、大迎。

【手术】在颜面部诸穴，初做中等度之刺激一分钟左右，即做置针术，再做手部诸穴之强刺激，即与出针。再经三数分钟，颜面部诸针不摇动，轻轻出针，持续针治数日。

【护理】避风寒、安静、多睡、少言语，避免刺激性食物。

【预后】大多良好。

3. 颈臂神经痛（手臂痛、肩胛痛、胸胁痛） 按颈臂神经痛，其受侵之神经，有桡骨神经痛、尺骨神经痛、正中神经痛、前胸廓神经痛、长胸神经痛、肩胛上神经痛、肩胛下神经痛、腋窝神经痛等之分。

【原因】本病患者多为神经质之人，或贫血、外伤、外科手术后、诸热性病后，感冒等病之续发。其他有脑脊髓疾患，及心脏病，神经衰弱，癔病等病而来者。

【症状】本病每从其所患神经之分布区域而发疼痛，或知觉异常，或运动发生障碍，亦有发生皮肤麻痹，或肌萎缩现象。

【疗法】本病以直接刺激其患侧之主干神经，再从其所患神经之径路予以刺激，以制止其兴奋为目的。兹就各神经之主症与取穴，分列于后。

【取穴】

①桡骨神经痛：本病之主症为前臂运动不自如，拇指之活动牵强不能如

意，其疼痛径路，自肱后面沿桡骨神经径路而至前臂上面（靠拇指一面）桡骨腕关节之直上部。

取穴：大杼、肩外俞、肘髎、阳溪。天柱、曲垣、消泺、手三里、合谷诸穴，每日轮换针治，作中度刺激，针后再以艾条灸之亦可在曲垣、肩外俞针后加用吸筒。

②正中神经痛：本病之主症，前膊之回转运动与蹋指中指小指之活动不能自如，疼痛径路在锁骨上窝部，沿二头肌沟，至肘关节前面及前臂前面。

取穴：天柱、曲垣、天泉、郄门、内关。大杼、肩外俞、侠白、间使、大陵诸穴，每日轮换，作中度刺激，并作艾条灸治。

③尺骨神经痛：本病之主症，为手之屈曲与小指无名指的活动不自如，其疼痛径路，从腋窝肱内侧而至肱骨内髁与鹰嘴之间（靠小指侧一面）。

取穴：天柱、曲垣、青灵、阴郄、少府。大杼、肩外俞、少海、灵道、后溪，每日轮换做中度刺激。

④胸廓前神经痛：本神经分布于大胸肌小胸肌一带，故胸侧作痛（旧名胸痛）。

取穴：天柱、曲垣、气户、屋翳、尺泽。大杼、肩外俞、库房、膺窗、足三里，每日轮换做中度刺激。

⑤胸长神经痛：本神经分布于前大腥肌，故胸腋侧部作痛。

取穴：大杼、肩外俞、中府、胸乡、食窦、尺泽，做中度刺激。

⑥肩胛上神经痛：本神经分布于棘上肌，故肩胛上端与肩胛后侧肩臂作痛（旧称肩胛痛）。

取穴：大杼、肩外俞、秉风、天井。肩中俞、曲垣、臑会、少海，每日轮流作中度刺激，间做艾条灸治。又：肩中俞、大杼、肩外俞，针灸后可用吸筒。

⑦肩胛下神经痛：本神经分布于肩胛下肌、大圆肌、背阔肌等处，故肩胛下端背部一带作痛。

取穴：曲垣、臑会、天宗、肩髃，作中度刺激，并用吸筒，或以艾条灸治之。

⑧腋窝神经痛：本神经分布于三角肌及小圆肌处，故肩胛及三角肌部作痛。

取穴：肩髃、肩贞、极泉、消泺，做中度刺激。

【预后】多良。

4. 肋间神经痛（胁肋痛）

【原因】本病为分布于各肋间之神经间歇性疼痛，其诱因多为感冒、外伤、痛风、癔病、梅毒、疟疾、各种热性病、脊髓病、神经衰弱、贫血、妇女生殖器病等。

【症状】本病疼痛多发生于左侧第五至九肋间，起发作性之刺痛或剧痛，咳嗽、深呼吸或手上举，则痛更增。

【疗法】以反射传导之刺激，抑制其兴奋为目的。

【取穴】大杼、风门、肺俞、心俞、肝俞、步廊、神藏、尺泽、太渊，做中度刺激。

【预后】多良。

5. 腰神经痛（腰痛）

【原因】本病为分布腰部及骨盆内脏器及阴部之神经径路，发作疼痛，其成因由感冒、过劳、寒冷、挫伤等而来。

【症状】本病为存在于腰腹及生殖器部分之腰腹神经丛，肠骨下腹神经、阴部神经、肠骨腹股沟神经、阴部腹股沟神经、外精系神经等，为发作性之疼痛，痛时如在腰部疼痛而波及肠骨部、臀部、腹下部、阴部及大腿之前面等处作疼痛，其压痛点，一在第一腰椎外侧，一在肠骨栉中央，一在肠骨前上棘内方。

【疗法】同上。以镇静制止为目的。

【取穴】三焦俞、大肠俞、志室、带脉、环跳、髀关及压痛点；肾俞、小肠俞、肓门、维道、居髎、五里及压痛点。每日轮流取穴，做中度刺激，并在压痛点用吸筒。

【预后】大多良好。

6. 股神经痛（腿股痛）

【原因】本病每为脊髓疾患、子宫病、卵巢病等而引起。感冒、热性病亦能引发。

【症状】股神经，自股神经丛起始，自腰大肌与肠骨肌之间而下，分布于腰腹肌、股四头肌、缝匠肌、耻骨肌之区，故本病疼痛自上腿之内面而下至下腿之内面，以及足跗之内缘至于踇趾，如下肢运动时则疼痛加剧。

【疗法】以反射诱导，疏通其血行，图神经之镇静为目的。

【取穴】肾俞、大肠俞、阴包、阴陵泉、三阴交、水泉、大都。每日或间日做中度刺激，间用艾条灸治，肾俞、大肠俞，间用吸筒。

7. 股外皮神经痛（大腿痛）

【原因】同股神经痛。

【症状】从大腿之外面，至膝关节附近作疼痛，直立时更甚，每与股神经痛并发。

【疗法】以制止为目的。

【取穴】环跳、风市、中渎、阳陵泉，予以中度刺激，间做艾条灸治，风市用吸筒。

8. 闭锁神经痛（胯痛）

【原因】同上条。

【症状】以闭锁神经分布于股大内转肌，故本病疼痛部位在大腿之内面与其后侧，股下运动时则痛更剧。

【疗法】同上条；以镇静为目的。

【取穴】阴廉、箕门、曲泉、三阴交；五里、阴包、阴陵泉、太溪。每日轮换做中度刺激。

9. 精系神经痛（睾丸痛）

【原因】本病之主因，多由不注意摄生，房欲过多、神经衰弱、阴部疾患、癔病、外伤等而致。

【症状】本病之主症为从睾丸及副睾丸沿精系而波及于腰部作疼痛，有时睾丸及精系作痉挛性之疼痛，睾丸知觉锐敏，稍触及即痛，有时肿大。

【疗法】传达刺激交感神经之腹下神经丛，以抑制其兴奋为目的。

【取穴】肾俞、大肠俞、上髎、中髎、会阴、三阴交、行间。每日或间日做中度刺激，并留针。

10. 坐骨神经痛（腰腿痛、腿股风）

【原因】本病为自腰部臀部及大腿后侧发作疼痛，其主因，为脑脊髓疾患、糖尿病、疟疾、痛风、淋病、梅毒、妊娠、贫血、子宫疾患、膀胱炎、挫伤、过劳、过受寒冷等而引起，30 ～ 60 岁之男子为多。

【症状】本病之主症为大转子与坐骨结节之中间发作剧痛，向大腿后面至膝腘，甚至下腿后面而至外踝作疼痛，尤其至夜间而增剧；疼痛甚时，如灼、如裂、如绞，至不能耐；行动与坐位，每作弯侧倾斜之势，以减缓其痛；本病之压痛点，为坐骨结节与大转子之中间，大腿后侧之中间，膝腘与下腿后侧之中间。

【疗法】以旺盛血行促使神经功能之正常，并抑制其兴奋为目的。

【取穴】次髎、环跳、压痛点、承扶、殷门、委中、阳陵泉、合阳、三阴交、昆仑等穴。视痛之所及，取四五穴刺激后留针，压痛点针后再用吸筒，每日或间日针治一次。

【护理】腰腿部常使温暖，不勉强行动。

【预后】多良。病始即用针治，数次即愈，如经过电疗久治者，再用针灸，收效则缓，此在个人历年临床所得之经验，还待多数针灸医家之证实，以确定之。

11. 关节神经痛（骨节痛）

【原因】本病发生于癔病患者为多，其他由贫血、感冒、诸热性病、生殖器病、外伤等而来者，概以女子为多。

【症状】本病大多发于膝关节或腕关节，其疼痛如刺、如灼、如裂，向患部之上下放散，甚则其肌肉发生痉挛，皮肤之知觉过敏，虽轻压之亦突增剧痛。

【疗法】以调整其部之血行，抑制其兴奋为目的。于患部施术之后，再取适宜之部位诱导之。

【取穴】膝关节痛取穴两膝眼、委中、阴市、阴陵泉、阳陵泉、三阴交、昆仑。每日或间日做中度刺激，并以艾条灸之，或在关节部诸穴做置针术。

腕关节痛取穴阳池、阳谷、阳溪、合谷、中渚、外关。每日或间日做中度刺激。

【预后】多良。

（三）运动神经麻痹

1. 颜面神经麻痹（口眼㖞斜）

【原因】本病为分布于颜面神经径路受压迫之故，其诱因为流行性感冒、痛风、耳下腺炎、外伤、延髓疾患、白喉、伤寒、梅毒、铅中毒、结核性诸疾患、化脓性中耳炎、糖尿病、麻风、肌萎缩，尤以睡中受风寒之侵袭为多。

【症状】本病之主症为眼睑闭锁不能，颜面肌下垂，失去皱襞，患侧之口角倾斜，谈话咀嚼俱有妨碍，唾液外流，听觉异常。

本病如为中枢性者，其偏侧之上下肢亦同时麻痹（旧名风中血脉）。如为末梢性者，仅为颜面麻痹，即旧称口眼㖞斜。

【疗法】以直接刺激神经使其功能恢复为目的。

【取穴】

末梢性者取穴下关、颊车、地仓、承浆、合谷。初起数天内，只取患侧一面之穴针之，做强刺激，日针一次。病已一周以上时，复用隔姜灸法（最好用直接灸或中途灸），灸患侧一面之颊车、地仓，同时着火，三至五中炷，灸后用长软毛巾或纱布棉花包围，停止言语咀嚼两小时，每日灸治一次，二三次即愈。病一月以上时，先从患侧一面取攒竹、丝竹空、四白、下关、颊车、地仓，作浅刺之轻刺激，再依上述之灸治法，灸颊车、地仓。

中枢性者取穴百会、风池、翳风、肩髃、阳陵泉、颊车、下关、地仓。术后百会用艾条灸，其他用中度刺激；地仓、颊车、用如上述之灸法。

【护理】颜面部避免寒风之侵袭，患侧一面，常以皮肤针轻叩之。

【预后】多良。病久者较难治。

2. 三叉神经麻痹

【原因】本病为发自中枢之疾患，因其脑底硬脑膜为梅毒，或结核、脑动脉瘤、脑膜炎等之影响而致。

【症状】本病为分布咀嚼肌之三叉神经第三支之运动性功能不全所致，故其主症为患侧之咀嚼及咽下运动发生障碍，其下颚骨常偏于患侧一面。

【疗法】以直接刺激其神经，使之恢复功能为目的。

【取穴】百会（灸）、风池、翳风、耳门、颊车、下关、地仓、合谷。每日或间日针治一次，健侧用中度刺激，患侧用轻刺激，并用隔姜灸治法，或用艾条灸治之。

【预后】由梅毒而来者难效。

3. 舌下神经麻痹（言语謇涩）

【原因】本病主要为延髓之疾患，或脑底硬脑膜肿疡而致。

【症状】本病为司舌运动之舌下神经失去功能，故言语不能，咀嚼困难，咽下运动障碍，口内流涎，如为末梢性舌下神经麻痹，患侧之舌有萎缩现象，舌伸出口外向患侧弯曲，中枢性者则无此现象。

【疗法】以反射的刺激促进其功能恢复为目的。

【取穴】风池、天柱、肩井、天鼎、廉泉、大陵、通里。每日作中度刺激。

【预后】收效迟缓。

4. 眼肌麻痹（斜眼、斗眼）

【原因】本病由外伤、压迫、感冒、传染病等而致。

【症状】两眼球不能做共一运动，视线不能落同一点上，因此发生斜视，或复视（视物为二），病眼之眼球稍稍突出，不能做上下内方之运动，瞳孔散大，以光射之，亦不收缩；如为外旋神经麻痹，则外直肌失去作用，眼球不能移转正中线外，反而转向内方，成为辐辏性斜视；如为滑车神经麻痹，则眼球不能向下内方回转，视野之内，下半部成为复视。

【疗法】以反射的促进该神经及肌之能力发挥。

【取穴】风池、天柱、翳风、太阳、睛明、悬厘、养老。每日或间日针治一次。

【预后】病经久者难效。

5. 副神经麻痹（歪头）

【原因】由于颈部之外伤、肿疡、化脓性淋巴腺炎等之压迫，其他颈椎疾患及延髓疾患等而发。

【症状】本神经分布于胸锁乳突肌及僧帽肌，故可导致：①胸锁乳突肌发生麻痹，若在一侧，则头盖倾向健侧，颐部向上，如两侧共同麻痹，则头盖反向后方，不能左右回顾。②僧帽肌发生麻痹，若在一侧麻痹，肩胛部向前方倾斜，锁骨上窝陷没，肩胛骨之内缘与脊柱远离，手不能平伸，肩不能平举；若两侧之僧帽肌皆麻痹，背脊如驼，头向前倾，肩胛骨下垂，手不能全部上举，头不能左右回顾。

【疗法】以促进该神经之功能为目的。

【取穴】完骨、天牖、天窗、肩井、腕骨、小海。每日或间日做中度刺激，间做艾条灸之。完骨、肩中俞、肩井、身柱、魄户、神堂、腕骨、小海。每日或间日做中度刺激，间做艾条灸之。

【预后】时间已久者难效。

6. 桡骨神经麻痹（手腕无力）

【原因】本病为前臂桡骨侧所起之神经麻痹，其诱因为睡眠中之压迫、外伤、感冒、关节痛风、发疹伤寒、酒精中毒等而致。

【症状】本病之主症为前臂无力平伸，与回转向后，手腕关节与大指更失却伸举能力；如以健手托其肘下，则前臂下垂，托其前臂，则手腕下垂。

【疗法】直接刺激局部，兴奋其功能为目的。

【取穴】肩井、肩髃、曲池、上廉、阳池、鱼际、三间；巨骨、臑会、手三里、孔最、阳溪、少商、合谷。每日轮流针治，间用艾条灸治，并每日用皮肤针沿该神经分布线叩击一次。

【预后】早治多良。

7. 正中神经麻痹（猴爪风）

【原因】由于外伤、脱臼、过劳而致。患此者甚少。

【症状】本病之主症，前臂不能作回后运动，倾斜于尺骨侧一面，手指不能伸屈，踇指与食指尖不能接合，亦不能外举，与食指无名指成平行状，有猿手之名。

【疗法】刺激其部之神经引起功能恢复为目的。

【取穴】天柱、肩中俞、肩井、天府、曲泽、郄门、大陵、劳宫。每日或间日做中度刺激，并灸以艾条，并每日用皮肤针沿该神经分布线叩击一次。

【预后】早治久治乃效。

8. 尺骨神经麻痹（拳手）

【原因】本病主要由外伤而发，亦有由麻风、急性传染病而致。

【症状】本病之主症，第四、五指运动完全不能，指之首节（又称基节）背屈，中节末节不能伸展，呈鹰爪状。

【疗法】刺激其部之神经引起功能恢复为目的。

【取穴】肩中俞、肩井、曲垣、肩髎、天井、小海、支正、神门、后溪；肩外俞、缺盆、巨骨、消泺、少海、四渎、灵道、中渚。每日轮流针治并灸之，并以皮肤针每日沿神经分布线叩击一次。

【预后】耐性久治乃效。

9. 肩胛部之麻痹

【原因】本病由于颈部之外伤，筋肉之过劳，其他诸热病、癔病等而发生，从其侵入之神经有下列之各证候。

（1）胸长神经麻痹（手不能举）原名胸廓侧神经麻痹

【症状】本病为分布于前大锯肌之胸长神经麻痹，其主症为手上举困难。必须助以健手，且不能超过水平以上、上肢下垂时，患侧之肩胛骨，稍稍隆起，肩胛下隅，接近脊柱而外突，与胸壁离开，如以肱向前方伸展，则肩胛骨之内缘，可以看出与胸膈相离甚多。

【疗法】以旺盛血行与主干神经之兴奋为目的。

【取穴】天柱、肩外俞、中府、胸乡、天池。每日或间日做中度刺激，并用吸筒治疗。

（2）肩胛背神经麻痹（手不能后转）

【症状】本病为分布于菱形肌之肩胛背神经麻痹，其主症为肩胛不活动，手臂不能向后回转，肩胛骨不能作接近脊柱运动，肩胛骨之内缘及下隅，与胸壁离开显著。

【疗法】以旺盛血行兴奋该主干神经为目的。

【取穴】大杼、肩中俞、曲垣、附分、肺俞、曲池；肩外俞、肩井、秉风、臑俞、风门、天井。每日轮流针治，肩背诸穴兼用吸筒。

（3）肩胛下神经麻痹（手不能反）

【症状】本病为分布于背阔肌之肩胛下神经麻痹，其主症为上肢运动困难，手臂不能向后面抚腰背，能上举而不能摸后头部。

【疗法】以旺盛血行兴奋其部神经为目的。

【取穴】曲垣、肩贞、肩髃、曲池；天宗、臑俞、肩髎、臑会。每日轮流针治，肩背诸穴用吸筒治疗。

10. 腋窝神经麻痹（手不能举）

【原因】本病由打扑、感冒、痛风等而致。

【症状】本病主症为上臂不能上举，肩胛关节下垂而肩峰突出。

【疗法】以兴奋其处神经功能为目的。

【取穴】天柱、大杼、肩髃、臑俞、巨骨、曲池。每日或间日做中度刺激，大杼与肩髃用吸筒。

11. 横膈膜麻痹（气短）

【原因】本病由颈部外伤、白喉、感冒、煤气中毒等而致。

【症状】本病之主症为呼吸气短，大小便不能用力，吸气时心窝上腹陷没，呼气时反而膨胀。

【疗法】以反射针法兴奋其神经功能为目的。

【取穴】膈俞、肝俞、京门、章门、不容、气海、足三里、三阴交。每日或间一二日俱做中度刺激。

【预后】不定。

12. 胸廓前神经麻痹（手不能抱）

【原因】颈部损伤、肩荷重物、感冒、脊髓疾患等而致。

【症状】本病之主症为肱骨内转困难，不能做拍手动作，患手不能按到健手之肩上，手上举后不能自由放下。

【疗法】以直接刺激兴奋其神经功能为目的。

【取穴】天柱、大杼、肩中俞、俞府、神藏、神封、库房、膺窗。每日或间一二日用中度刺激法针治。

13. 腹肌麻痹（腰尻强直）

【原因】由于脊椎疾患、感冒、痛风、腹萎缩、脊髓前角炎等而致。

【症状】本病主症为直立时胸腹部向前凸出，脊柱后弯，仰卧时不能急起，必借两手支扶乃起。

【疗法】以兴奋其神经之功能为目的。

【取穴】命门、阳关、脾俞、三焦俞、肾俞、大肠俞、中脘、气海、足三里、三阴交。每日做中度刺激，并于腰部诸穴用吸筒治疗。

【预后】多良。

14. 下肢诸神经麻痹

（1）股神经麻痹（足不能提）

【原因】本病由肠腰肌风湿痛、外伤、骨盆内肿疡压迫，脊髓疾患等而致。

【症状】本病之主症为直立时大腿不能提起，屈向腹部；坐时不能马上起立，下腿之屈伸不能，膝盖腱反射消失。

【疗法】以反射的刺激主干神经，引起其功能兴奋为目的。

【取穴】肾俞、大肠俞、次髎、髀关、阴市、曲泉、阴陵泉、大都。每日或间一二日用中度刺激之针治。

（2）闭锁神经麻痹（腿不能叉开）

【原因】本病每因难产或手术分娩而致。

【症状】本病之主症为大腿向内向外之转侧运动困难，不能叉开，患腿不能架在健腿上。

【疗法】以兴奋其肌之神经功能为目的。

【取穴】肾俞、大肠俞、中膂俞、阴廉、阴谷、三阴交、照海，做中度刺激。

【预后】良。

（3）坐骨神经麻痹（股难伸屈）

【原因】本病每因外伤，骨盆内有肿疡压迫其神经，难产、神经炎、步行过劳、感冒、脊椎下部疾患等所致，尤以筋肉劳动者、运动家患者为多。

【症状】本病之主症为大腿外转不能，膝关节屈曲不能，步行困难，足尖下垂。

【疗法】以刺激骶骨神经丛与直接病部之神经，促进其兴奋为目的。

【取穴】大肠俞、次髎、中膂俞、环跳、承扶、委中、飞扬、三阴交；关元俞、中髎、秩边、殷门、承山、阳陵泉、阳辅、解溪。间日轮流用轻刺激法针治，并循坐骨神经之线路于大腿后侧、下腿前外侧，间日施用皮肤针。

（4）胫骨神经麻痹（跛脚、外拐脚）

【原因】同上。

【症状】本病之主症为足背与足趾不能向下屈，如下腿前面之足趾长伸肌有偏胜，则起立时足背偏外侧一面，成为钩足或外翻足。

【疗法】以刺激其主干神经，引起兴奋，传达于末梢为目的。

【取穴】大肠俞、次髎、承扶、箕门、阴陵泉、三阴交、然谷；关元俞、中髎、殷门、曲泉、承山、太溪、商丘。间日轮换用轻刺激法针治，并于足踝关节下足跖内侧部分施用皮肤针。

（5）腓骨神经麻痹（足跛、内拐脚）

【原因】同上。

【症状】本病之主症为足趾弛缓下垂，不能向足背翘起，足掌外缘，偏向内方，如马蹄之向内翻。

【疗法】以兴奋其主干神经为目的。

【取穴】大肠俞、次髎、环跳、足三里、阳辅、昆仑、束骨；关元俞、中髎、秩边、阳陵泉、辅阳、申脉、至阴。间日轮流针治，用轻刺激法，并于足外踝以下，足之外侧，施用皮肤针。

四、运动神经痉挛

（一）颜面神经痉挛（肌肉瞤动）

【原因】本病有为感受风湿，或神经质之精神兴奋，或童年时期之模仿，或为头盖底之疾患引起颜面神经干之障碍，或为三叉神经痛、龋齿、眼疾患之反射性等原因而致。

【症状】本病之主症，有为额部之肌时时发生牵皱，有为眼睑时时发生瞬霎，有为口角时歪牵，大多偏于一侧，发作与停止仅一瞬间而已，于精神兴奋之时，发作特别显著。

【疗法】以制止颜面神经兴奋为目的，从直接、反射、诱导三法取穴。

直接取穴：视其痉挛发作之处，如阳白、攒竹、四白、丝竹空、地仓、颊车等，应用留针法。

反射取穴：风池、天柱、翳风等用中度刺激。

诱导取穴：手三里、合谷等穴用中度刺激。

【护理】每日以两手掌擦热，在痉挛处摩擦一二次，每次数分钟。

【预后】生命上无问题，治愈则较难，有终身不愈者。

（二）舌下神经痉挛（舌强）

【原因】本病为脑疾患之一分症，每与其他之痉挛共发，少有原发性之单独发现者。

【症状】本病之主症为在发作时，舌向后头牵引，呼吸困难，言语障碍，咀嚼咽下等运动发生障碍。有偏于舌之一侧者，有为两侧者，则不一致。

【疗法】用反射法以镇静其神经之兴奋为目的。

【取穴】风池、天柱、风府、廉泉、手三里、大陵。间日针治做中度刺激。在后项之部，可施行皮肤针。

【护理】务必于同时除去其原因病。

【预后】多良。

（三）三叉神经痉挛（口噤、龂齿）

【原因】本病为咀嚼肌发生痉挛，多由脑膜炎、癔病、癫痫、破伤风等之续发，或为牙齿疾患之反射而致。

【症状】本病之主症，强直性者为牙关紧急，不能张开，间歇性者则为斗牙。

【疗法】以刺激三叉神经、颈椎神经，或反射的刺激颜面神经，以达制止为目的。

【取穴】风池、天柱、翳风、下关、颊车、外关、厉兑等穴，用强刺激法。

（四）颈肌与项肌痉挛（失枕、歪头、摇头）

【原因】每由感冒风湿寒冷，或睡眠时枕太硬而致。

【症状】

①胸锁乳突肌痉挛：如发于一侧，头面偏斜，颐部偏向健侧，头向后方牵引而不安定，作发作性之痉挛。如为两侧皆痉挛，则做与人点头样之运动。

②夹板肌痉挛：头偏于患侧一面，几乎接近肩胛。

③下斜头肌痉挛：头向左右做回旋之摇动。

【疗法】刺激颈部之神经，以达缓解镇静为目的，并做反射法。

【取穴】风池、天柱、完骨、手三里、腕骨。

（五）腓肠肌痉挛（转筋）

【原因】由于腓肠肌之过度疲劳，如登山、步行、游泳、久立；其他贫血、糖尿病、急剧之吐泻、脚气等疾患之续发。

【症状】本病主症为在发作时，腓肠肌作强直性之痉挛而疼痛，伸缩转动则更痛。由疲劳过度而致者，每在午夜发作。

【疗法】刺激坐骨神经以抑制其兴奋。

【取穴】承山、昆仑，用中度刺激法。

（六）发作性横脑膜痉挛（呃逆、吃逆、作噫、噎、哕）

【原因】有为胃部膨满，或心脏疾患、胸膜疾患、颈椎疾患，或为哄笑，或有精神感动影响横膈膜而致。

【症状】本病主症为突然发作呃逆。当空气吸入时，同时声门发生闭止，此时发出一种呃忒之声音。轻症容易消散，重则有持续数日至数周间者。

【疗法】以镇静为目的。

【取穴】水突、膻中、巨阙、关元，用小艾炷各灸七壮。

（七）强直性横膈膜痉挛（中恶）

【原因】本病之诱因，为感冒、风湿痛、破伤风、癔病等而致。

【症状】突然胸廓下部扩大而静止，无翕张现象，而上部膨隆，呼吸困难而促迫，重则肢冷脉停气闭。

【疗法】以镇痉为目的，作急救处置；同时另急请专医治疗。

【取穴】巨阙、期门、内关，各灸十壮。

五、炎性及变性神经变化

（一）原发性神经炎（肌肤热痛）

【原因】每由风湿性神经痛、肩凝重症、神经麻痹等而引起。

【症状】每因颜面神经麻痹、腋窝神经麻痹、神经丛麻痹等病时，而发生急性末梢性麻痹，被侵入之神经及其附近发生疼痛。如属重症，其处之肌肉则发生萎缩与电气变性反应。

【疗法】依其病患部之所在，按照神经痛之治法疗之。

（二）继发性单发性神经炎

【原因】由于外伤，因化脓菌之侵入；或为骨折、骨蚀、脱臼、肿疡等所影响；有为泌尿生殖消化器系之疾患而续发。

【症状】被侵入之神经附近发生持续性之疼痛，向外方放散，压之更痛，旋即知觉减退，而为末梢神经麻痹。重症之时，发生肌萎缩，同时发生电气反应变性。

【疗法】从被侵入之神经部分，按照各神经痛、神经麻痹时之治法，为适宜之处置。

（三）多发性神经炎

【原因】本病有中毒性神经炎，如被铅、铜、砒剂、酒精、水银、磷、硫化物等之毒而致者；有为传染病之急性疾患后而发之神经炎，如伤寒、猩红热、败血症等；有为传染慢性疾患如结核、梅毒等之神经炎；有为物质代谢之糖尿病而来之神经炎。其他如发生急性贫血之神经炎及原因不明之原发性神经炎。

【症状】由种种原因之不同，产生多种多样之症状，综合之可分急性与慢性两类。

①急性神经炎之症状：头痛、全身倦怠、发热，少量之尿蛋白、脾肿大、四肢或腰骶部作风湿痛样之疼痛、感觉异常；继则桡骨神经及腓骨神经之麻痹情状显著，腱反射减退，所被侵神经分布区之肌肉发生电气反应变性与肌肉萎缩。

②慢性神经炎之症状：初无定型，其经过非常缓慢，在经过中，不时发生如急性症状，旋从下肢发生麻痹，继则波及上肢。

【疗法】一般的治法，以旺盛血行，恢复神经功能之正常，达消炎为目的。

【取穴】依照患部附近取穴之外，再取大椎、身柱、至阳、厥阴俞、督俞、曲池、外关、阳陵泉、昆仑诸穴，用中度刺激法。

【预后】急性重症，往往发生呼吸肌麻痹而死亡；慢性者，能经过数年，生死不一。

附：

1. 脚气

注：本病有列入神经炎类，有列入新陈代谢病类，有列入维生素缺乏病类，亦有列于传染病中，至不一致。

【原因】本病之起因，为营养吸收障碍而维生素 B_1 缺乏之故。而气候、肉体与精神过劳、运动不足、感受寒湿、病后失调、妊娠、产褥、密集生活，皆为本病之诱因。

【症状】本病一般之症状，为下肢倦怠有重感，觉钝麻，膝关节无力，心悸亢进，胸闷胀满，食欲不振，便秘，足踝浮肿，腓肠肌握之痛，腱反射初则亢进，继则消失。依其病型，有下列之区分。

①神经性症：症状极轻，往往先由胃炎而起，继则下肢之知觉及运动发生障碍。腱反射初为亢进，继即消失。

②浮肿性症：初为下肢渐肿，继则颜面浮肿，而波及全身，尤以腓肠肌部为甚。行步困难，呼吸急促。

③萎缩性症（麻痹性）：下肢肌肉先由浮肿，继即渐渐萎缩而至瘦削，同时知觉障碍，腱反射完全消失。

④急性恶症（心脏性、冲心性）：突然心悸亢进、胸内苦闷、呼吸迫促、脉搏频数、四肢清冷、呕吐、体温上升。经过数日，发生心脏停搏而转归不治。患者多为壮年，由前两型移转来者。

【疗法】统以旺盛血行，促使营养功能吸收，以减退浮肿与麻痹为目的。

【取穴】风市、伏兔、犊鼻、内膝眼、足三里、上巨虚、下巨虚、悬钟；肩井、心俞、脾俞、肾俞、关元俞、水分、阴陵泉、三阴交。每日轮换，各灸小米粒大者七至十壮，或用针治后以药艾条灸治之。

如便秘者，加取腹结、大横；呼吸困难者，轻针风池、天柱。

【预后】浮肿性者易愈，治疗一两周收效。萎缩性者，非一两月不可。恶性者，多不良。

2. 荨麻疹

【原因】有谓因血管运动神经之障碍而发之皮肤疾患；有谓虫类之螫刺、鱼虾之中毒，以及吗啡、奎宁、松节油等刺激消化器而发。而寒冷、糖尿病、黄疸、消化器病、间歇热及女子生殖器病等，皆为其诱因。

【症状】本病为猝然而起之皮肤病，周身有赤色或淡赤色平坦如大豆大之硬疹隆起，发生瘙痒、灼热之感，有时皮肤发热，而浮肿。其来也速，其退也速，为其特征。

【疗法】以旺盛胃肠之功能与血行及自动消炎为目的。

【取穴】身柱、膈俞、肝俞、大肠俞、肩髃、曲池、血海、三阴交，做中度刺激。

六、神经功能病（解剖不明之疾患）

（一）神经衰弱症（阴虚）

【原因】本病之主因为手淫、房劳、精神过劳、焦虑、烟酒过度而致；或由消化器病、梅毒、伤寒热病后、肺病等而起。

【症状】本病在神经系统上易于疲劳，每有刺激，易于感动；于脏器实质上无变化，因此在病理解剖上无病灶存在，只就其自觉症状言之如次。

精神方面：多疑虑，多恐惧，易兴奋，易沉郁，感情易于变动，好恶不常，喜怒无定，时常失眠。

脏器方面：心胸部每因事故而有压紧之感，每因些微事故而心悸亢进、脉搏加速，时有胃炎恶心呕吐，便秘或便溏，手足时冷，或时热，易感疲劳，皮肤有时如蚁走感，性欲亢进或减退，早泄遗精。

【疗法】以调整血行及精神功能为目的。

【取穴】风池、大杼、心俞、三焦俞、关元、内关、足三里；天柱、身柱、厥阴俞、肾俞、气海、通里、三阴交。间日轮换用轻刺激针治。或用皮肤针于各穴之上下左右约一方寸部位，日施槌击。关元穴常予灸治甚佳。

【护理】常做户外运动，静坐，多睡眠，避免用脑之事；不看有刺激性之书图、戏剧、电影等。

【预后】得愈与否，视治疗与休养配合得宜与否而无一定。

（二）癫痫（五痫）

【原因】本病之真因未明。发者每在 7 ～ 21 岁之间，少有持续至高年者。其副因，大都为神经病之遗传，或其父母好酒，血族结婚，梅毒遗传；而头部外伤、精神或肉体过劳、大病后失调等为其诱因。此外有末梢神经障碍如耳鼻炎症、神经肿疡、寄生虫、妊娠等之反射而发者。笔者则认为与胃消化、水毒食毒有关系。

【症状】本病之主症：突然人事不省，全身间歇性痉挛，反复发作。在发作间歇时，仍为健康状态。依其发作症状，有重症癫痫、轻症癫痫、类似癫痫三种，分述如下。

①重症癫痫：在发作之前，先有前驱症状，如头痛、不眠、神思不安、心窝苦闷、肌肉时作抽动、耳鸣、饮食无味、嗅觉不敏、皮肤苍白、手足清冷等。此等症状发现时，即将移转至癫痫发作。

发作情况为猝然跌倒，不知人事，全身发强直性痉挛；数秒钟后，即移行为间歇性痉挛，手足抽搐，眼球回转，齿牙相锉，口吹泡沫，喉有鸣声，甚至舌尖咬伤。当强直性痉挛之际，瞳孔散大；移时为发作性痉挛时，瞳孔缩小，对光反应失去调节功能，眼睑不做开合动作；当痉挛静止之后有半小时至数小时陷于昏睡状态，觉醒后感有头痛。发作之回数无定，有一日数回、一月数回、一年两三回者；亦间有发作未终中，为二次三次之发作者。

②轻症癫痫：患者于行动往来中，或谈话中、工作中，突然眩晕，轻度失神，所作所为陷于中止状态，听觉存在，而言语与运动不能表达。约数十秒至数分钟，即觉醒而立复常态。

③类似癫痫：有一时神志失常，做无为举动，如打人、杀人、放火等犯罪行为而不觉及其既觉，茫然不知。有不作一般的癫痫发作症状，而为一时发作性之精神强度兴奋，或恐怕惊愕，或自己捶击。有为发作性之运动变调，如俄然向前突进，或做环状回转之步行，静止后自己一无所知。亦有为一时发作性之强度出汗等。

【疗法】以镇静神经功能、加强体魄、促进消化与代谢为目的。

【取穴】风池、肺俞、心俞、鸠尾、中脘、气海、神门、丰隆、三阴交。每日或间日或间一二日做中度刺激之针治。

若一日数发者，经三数回之针治，发作次数即减少，或移转为数日一发；继续针治，即可将发作日期延长，而至一月数发不等。针治方式，亦由间一二日，渐为三四日，五六日，一周十日，半月之间隔针治。如每一发作，即连针三四次；如有半年以上不发，仍需按月针治一二次；年余不发，则一两月针治一次以预防。笔者对于斯症与精神病，其解剖上之病理固不明，一般称为脑病；而著者每认为胃肠中之食毒、水毒，成为痰涎蓄积，反射脑中枢所致。其病在脑，其源则在消化系，故取穴偏重于刺激胃肠，历年颇收良效。

【护理】绝对禁止心身过劳，与禁止烟酒肉食，尤忌牛、羊、鸡肉，常能蔬食更佳。清心寡欲，为第一调护法。

【预后】针治与调养配合得宜，可收速效而良好。否则常年频发，概成不良。

（三）惊厥

【原因】本病殆因大脑皮质存在制止反射之作用不充分，每因尿毒、铅毒、妊娠等之反射而发作；或小儿肺炎、麻疹、急性热病、消化不良、肠寄生虫、牙齿发生期等，容易引起痉挛抽搐。

【症状】本病之发作症状与癫痫发作症状相同（参阅上条）。但同时有体温上升。

【疗法】在发作之际治疗，以反射镇痉为目的。

【取穴】风池、天柱、身柱、上脘、下脘（孕妇不针）、天枢、曲池、商阳、足三里、厉兑。四肢之穴做强刺激，其他做中度刺激。

【预后】虽似钟，多数可以痊愈。

（四）癔病（脏躁）

【原因】本病为妇人特有之疾患。其病因为不能满足某种欲望，苦心焦虑，精神过劳，或生殖器病、烟酒过多、铅中毒与不合卫生之生活等为诱因。中年妇人患者为最多。

【症状】本病起于诸般之精神功能障碍，故其症状千差万别，归纳如下。

①精神障碍：其主症为每因些微小事而异常兴奋，或喜或悲，或嗔怒，或苦虑、深疑、嫉妒，意志感情时常动摇。

②知觉障碍：在病的发作时，同时发生极端的知觉过敏，其身体任何部位不愿被人触及，见人回避，喜居暗室，嫌恶响声及一切气味，嗅觉、味觉、视觉都与常时不同，而头顶中央、脊柱关节、左肠骨窝等压之则头痛，卵巢痛，所谓癔病性神经痛。有时则知觉钝麻或脱失，如呆木现象。

③运动障碍：病之发作中，乍觉半身麻痹，或四肢某一部分麻痹，或身体某部分发生强直性痉挛或发作性痉挛，尤以颜面及食管，乍然发生痉挛者为多。

④脉管运动性分泌障碍及生殖器障碍：因血管之持续收缩，皮肤苍白，四肢厥冷；或者相反的而为潮红、灼热。唾液与小便特多，或反而减少。色欲亢进或减退，或异常嫌恶。

⑤癔病性癫痫：发作前每为精神兴奋，或有恐怖心理，或以某事而冲动情感。在发作时，心悸亢进，喉头感觉狭隘，而剧烈之痉挛就此发作，与重症性癫痫无异，但无吐沫、咬舌现象。经过 20 ～ 30 分钟而止，旋发谵语，或失笑，或愤怒，或号泣，各人之情况颇不一致。

【疗法】以旺盛全身血行、营养吸收及镇静神经功能为目的。

【取穴】肺俞、心俞、三焦俞、次髎、中脘、关元、三阴交。间日或间三四日做轻刺激针治一次，必须持续数月。关元每日用温灸器或艾条灸治之。

在癫痫型之发作时，只取膻中、中脘、气海、大陵，予以中度刺激即醒。

【护理】注意除去其原因，常予精神上之安慰。中药方甘麦大枣汤，笔者屡用，颇得良效，亦要多服。

【预后】生命上无直接危险，而治愈则不易，必须经年之治疗。

（五）职业性痉挛（附书痉）

【原因】本病为上肢及手腕分布之神经发作痉挛。患者多为神经素质之人，从事于手腕手指工作，急激频繁而少休息，每因精神上受刺激、失望、情绪不快、嗜酒、房劳、热病后虚弱等而引发。

【症状】本病之主症为每持取其平素工作用具，如书者执笔、缝工持针、刻工执刀时，立即发生指腕强直，而不能使用工具，或发生震颤而不能如意进行，或竟发生麻痹。如在停止工作中，则指腕如常，无病态。

附：书痉

书痉属于本病之一，执笔书写时，即如上述而不能运用。

【疗法】以加强其神经功能与镇静为目的。

【取穴】风池、曲池、外关、阳池、合谷、后溪。间日用轻刺激法针治之。每日再灸关元一次。

【预后】年老力衰者不易收效。

（六）搐搦（抽搐）

【原因】本病之真因不明，有谓由于副甲状腺之衰弱关系。本病之诱发，为胃肠病、肠寄生虫，尤以胃扩张、急性传染病、关节痛风等易致发生。患者小儿及少年男子靴工缝工为多。每在冬季流行，感冒为本病之诱因。

【症状】本病之主症为手足肌肉作强直性之痉挛，手腕弯曲，拇指内转，其他四肢之第一指节强屈，第二三节伸展，四指相并，掩蔽拇指，两手做同样形式，如捧物状。如发生在足，则足跖肌痉挛而为外翻足之形式。每次发作为数分钟、数小时而至数日不一。在病之发作前，先觉将发病之肢节发生疼痛，知觉异常，肌肉萎弱或强硬，旋即发生痉挛。而神识体温则无异状（图 38）。

【疗法】以对症疗法为目的，手部取穴曲池、孔最、合合、大陵，足部取穴昆仑、解溪、足临泣、陷谷。统用强刺激后，予以留针 10 数分钟之处置。

【预后】多良。

（七）舞蹈病

【原因】本病之本体未明，有作栓塞说，有作传染说或中毒说。但总属脑疾患之一种。急性传染病、关节痛、心脏瓣膜病、以及患者之模仿运动等，为其诱因。与气候潮湿寒冷亦有关系。

【症状】本症发作为亚急性，往往先觉精神异状、过敏、记忆减退、嫌恶精神作业、食欲减退、全身不舒、头痛、眩晕、筋骨疼痛等，渐次全身肌肉运动不能协调，所谓不随意的非共同的挛缩运动，呈额纹皱襞、口角倾斜、容貌奇特、眼球旋转不正常、言语涩滞，咀嚼咽下不顺，而手指腕运动呆笨、伸牵不利、下肢步履蹒跚或摇动。如此病态，每因感动而增剧，于睡眠中则消失。患者多为 7 ～ 14 岁之儿童。

【疗法】以镇痉为目的。

【取穴】风池、大椎、曲池、外关、合谷、后溪；天柱、身柱、手三里、阳辅、昆仑、解溪。每日或间日轮取，用中度刺激与留针法，必须久治。

【预后】本病之经过甚长，时有再发之虞。如无合并症，大都可获愈。

（八）晕船

【原因】主因为船之动摇，而恐怖心理亦有关系。妇人比男子为多，尤以神经质者虚弱者易得此病。其他如精神抑郁、消化不良、营养不良、长途旅行、失眠、饥饿或饱食等亦易于触发。

【症状】轻症感觉精神不爽，胃部停滞，食欲缺损；重症则有头痛、眩晕、恶心、呕吐、口渴、全身衰弱，甚有颜面苍白，时流冷汗。

【疗法】本病应预防：乘船前，先针风池、天柱、身柱、足三里等穴。发作时取穴风池、天柱、中脘、气海、足三里、丰隆、内庭，用中度刺激法。

（九）指趾拘缓

【原因】本病为一种特异之运动性刺激症状。其病因未明。感冒、精神感动、外伤等为其诱因。

【症状】本病主症为手指或足趾无意识而有顺序之挛缩与伸展（图 11），而无其他诸肌不随意性之痉挛。其指趾之痉挛，为比较缓慢之发作性痉挛，做有力之扩展与挛缩，顺序不乱而无休止之屈伸。因过度之运动，其关节韧带成为弛缓，似脱臼状态。如在足趾，则行走妨碍。

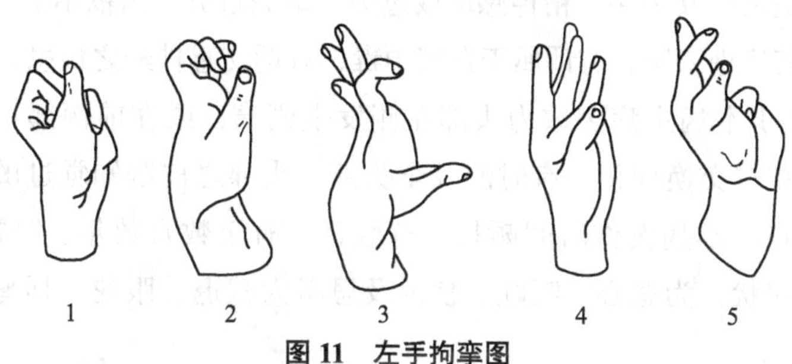

图 11　左手拘挛图

【疗法】以抑制患部诸肌之痉挛为目的。

【取穴】指部取曲池、曲泽、大陵、劳宫、后溪、合谷；趾部取解溪、昆仑、太溪、金门、涌泉。每日或间日用强刺激针治。

【预后】本病稀有，亦不易治愈。

（十）震颤麻痹

【原因】真因未明，与年龄有关系，多发自高年 40 岁以上者。有作自家中毒之说者。而精神感动、感冒、外伤、梅毒、热性传染病、嗜酒、房欲不节等，实为本病之诱因。

【症状】本病之主症为竟日肢体震颤，睡眠中则无。病之发作极徐缓，通常起于右手，渐次波及于左手，为上半身之震颤；亦有渐次波及下肢，为全身之震颤。其震动之迟速平匀，安静与运动时皆不休止，最初在睡眠中则消失，最后亦作轻微之震动。在震动剧重时，饮食、更衣、工作皆感极大不便。

【疗法】以调节全身运动之功能为目的。

【取穴】风池、身柱、命门、中脘、关元、曲泽、后溪；天柱、大杼、至阳、上脘、气海、孔最、申脉。每日轮换针治。用轻刺激留针法，复用艾条灸治。关元、命门必每日灸治之，能做直接艾炷一二百壮之小炷更佳。

【预后】收效殊缓，调治得宜，生命可延。

（十一）偏头痛

【原因】本病患者多为神经素质之青年男子，有为贫血，有为遗传，尤以有月经病之妇女为多。精神感动或过劳、烟酒过分、房欲不节，皆为此病之诱因。其病理未明，有谓属于自家中毒，有谓交感神经之疾患。

【症状】本病主症多数为头部左侧发生剧痛，或在前额部，或在颅顶部，有时左右交换变化，有时波及全头部。头部之皮肤知觉过敏，末梢神经有压痛点。本病发作时间颇长，有数日，有至数月数年、时常反复者。其一般之症状，为恶心、呕吐、食欲及思考力减退、眼花、耳鸣、颜面苍白或热感。

①脉管运动性偏头痛（由于头部交感神经之变化）：

交感神经麻痹性偏头痛：患侧颜面潮红，患侧颞颥动脉搏动，瞳孔缩小，脉搏徐缓。

交感神经痉挛性偏头痛：患侧颜面苍白，患侧颞颥动脉细小，瞳孔散大，唾液分泌亢进。

②眼性偏头痛：恶心，弱视，有闪光状暗点，甚至发生偏盲。

③类似性偏头痛：恶心、呕吐、眼花、烦躁、半盲症、言语困难。

【疗法】以诱导反射镇痛为目的。

【取穴】风池、头维、太阳、下关、丰隆、申脉为主穴。头临泣、完骨和髎、悬颅、悬厘、风门、厥阴俞、翳风、上脘、中脘、列缺、足临泣、行间诸穴，随症状采用。每日或间日针治。

如属交感神经麻痹性者，头部诸穴用轻刺激之兴奋法，不必留针；如属痉挛性者，用中度刺激，复采用留针法。手足部诸穴可用重刺激，为反射之目的；中度刺激并留针，为诱导之目的。

【护理】避免精神过劳与兴奋，注意通便，改善日常生活，充分睡眠，多蔬食，除烟酒，离烦嚣，戒恼怒郁愤等。

【预后】本病属慢性，不易收捷效，生命无问题。在各种疗法中，以针灸治疗最适宜。

七、运动器病

（一）急性关节风湿病（风痹）

【原因】真因未知。感冒、潮湿、寒冷、过劳、外伤、神经衰弱等为本病之诱因。往往续发于产后，热性病后，尚有一种于春末或秋冬时期，类似传染病之流行。

【症状】本病先为恶寒发热，达 39～40℃，烦渴、呼吸促迫、有汗而臭，或有汗疹、关节疼痛、此愈彼起、游行各节，尤以肩胛、肘、腕骨各关节为甚，其被侵之关节，肿胀滑泽，皮肤潮红灼热，自发疼痛，略为动作，其痛更甚，此为本病之主症。

本病往往发生各种之合并症，如急性心脏内膜炎、心肌炎、心囊炎，因而遗留心脏瓣膜病，亦有并发胸膜炎、腹膜炎、肾炎等，但为少数。

【疗法】以诱导法消炎为目的。

【取穴】大椎、大杼、肩髃、曲池、外关、合谷等为主，用强刺激之针法。

其他：凡患部之上下稍离一二寸部位之穴，可采用针治。

【护理】本病应与药物之发汗退热疗法并用，不能单纯用针灸治疗，尤以有合并症者，必与专医共同治疗，关节肿痛处，切不可用冷敷，以保温为适宜。

【预后】大多可望痊愈，然往往移行为慢性症状，收效较缓，如为脑脊髓风湿病，则不良。

（二）慢性关节风湿病（痛风）

【原因】本病有自急性症移转而来者，大多发于中年以后，独立发生者亦有，水中雪地工作者为多。又有淋毒性急性关节风湿病之续发者。

【症状】各关节徐徐发生疼痛性肿胀，关节屈伸困难，体温如常，病势则时进时退，每因烦劳与气候寒冷，阴雨等而增剧，在安静之时，有时不痛，每一触动，则痛彻心肺，病多发于春秋气候寒温不调时期者为多。有时与心内膜炎并发，又往往因关节肿胀肥厚，而渐次弯曲及强直，变成畸形现象，所患之关节，多为腕、肘、肩胛、膝、足跗等处，侵于指节者亦有之。

【疗法】与急性者相同，但注重于其患部上下之穴位针治，并可在患处关节用念盈药艾灸条每日灸治之，收效迅速，服药方面，以加强行血之剂为适宜，患处经常保温，不使冷气袭击。

【预后】生命无问题，收效迟缓。

（三）肌肉风湿病（肌肉痛）

【原因】本病真因未明，从前以感冒为本因，今有谓为一种之传染病。感冒、潮湿、过劳、外伤，神经衰弱等为其诱因。与关节风湿病，可谓类似之病原。

【症状】本病之主症状，为局限于一定之肌肉，而作肌肉痛，压迫或使用则引起其更痛，患部之肌肉，呈轻度之微肿，于运动上发生障碍，时轻时重，每随劳动与天气阴晴冷热等关系而转移，发病最多之处为三角肌、僧帽肌、胸锁乳突肌、肋间肌、腰肌等。

【疗法】以局部刺激与反射刺激为镇痛消炎之目的，取穴视病灶所在而有异。

【取穴】

①腰肌风湿病：腰部及骶骨部，发生急剧之疼痛，每在朝起之后，或扛举重物之时发生，在急性之肌肉风湿病中为众多。躯干偶一回转或屈曲之际，其痛更甚。

取穴三焦俞、气海俞、肓门、上髎、委中；肾俞、大肠俞、志室、次髎、三里。每日或间日轮换做中度刺激之针治，间用艾条灸治。

②颈肌风湿病：每发于项部侧颈部之一侧，而为项背部之疼痛与斜颈，回旋则强痛。

取穴风池、天柱、肩中俞、肩外俞、天井、腕骨，用中度刺激之针治。

③背肌风湿病：肩胛骨间部与背部（第七、九椎旁）发生疼痛。

取穴附分、肺俞、神堂、心俞、谚譆、魂门；魄户、风门、膏肓、厥阴俞、膈关、肝俞。每日轮换针治，做中度刺激，但不限于上穴，尽可按其痛处之穴取之，兼用艾条灸治。

④三角肌及肩胛肌风湿病：即肩胛部及三角肌部发生疼痛，而关节运动则可能。

取穴巨骨、天髎、肩髃、肩髎、臂臑、臑会，做中度刺激之针治，兼作艾条灸治。

⑤胸肌风湿病：胸肌及肋间肌作痛，尤以咳嗽、喷嚏、深呼吸而痛增。患肌以手压迫则痛，此与肋间神经痛分别之点。

取穴气户、屋翳、周荣、辄筋、手三里、阳陵泉，库房、膺窗、胸乡、大包、曲池、足三里，用中度刺激兼做艾条灸治。

【预后】本病在一切的疗法中，针灸收效较速，预后多良。

（四）膝关节炎（鹤膝风）

【原因】本病之主因为梅毒、淋毒、结核、急慢性风湿病、外伤，脓毒症等而发生。

【症状】被侵之关节周围，发生灼热潮红、疼痛、肿胀、浸润、肌肤有光泽、屈伸不得、旋为强直，成为畸形。

【疗法】以消炎与促进吸收作用为目的。

【取穴】阴市、曲泉、膝关、两膝眼、委中、阴陵泉、阳陵泉、三阴交。

急性者：每日用中度刺激针治一次，并于两膝眼及阴市与膝头两侧加用吸筒，间日一次。

慢性者：间日针治一次，并用艾条灸治之，亦需用吸筒。

【护理】不论急性慢性，绝对不用冷罨法或润湿之品涂敷，局部必须保温，在一般之治法中，以针灸为最效，而同时用中药方阳和汤助治，收效更速。初起者一周左右，可以收效（梅毒淋病性者则缓），如病已久，经过电热疗法者，收效更缓，此是临床经验。一般之神经痛麻痹等，大都有同一之感觉。在治疗期中，禁止行动，可收速效。如炎肿完全消退，疼痛完全解除，而膝关节还存在多少之强急不能完全直伸时，必须每日正坐，足下踏圆棍前进后退，作膝关节之活动运动数十分钟，尽可能减少步行，久之自然恢复原状。

【预后】多良。

（五）淋毒性关节炎

【原因】由急、慢性之淋疾，淋菌侵入该部组织而发生。

【症状】与普通之关节炎无大差别，最多侵入膝关节，亦有侵入足跗关节或腕关节。

【疗法】依其病灶之周围取穴，如上条取穴法，但宜偏重用艾条灸治，收效较速；如炎肿较重，渗出液较多时，兼用吸筒。

（六）肌炎（湿痹）

【原因】病因未明，有谓系一种之传染病。

【症状】头痛、恶寒、战栗、发热、出汗、失眠脾肿大，同时四肢肌肉或躯干背面之肌肉，发急剧之疼痛，存在炎症部之皮肤有浮肿灼热潮红现象，肌肉肿胀，知觉过敏，指压之，不留压痕。其中以肩胛、上臂、前臂，发牵引样或痉挛样之疼痛最重。

【疗法】以退热消炎为主。

【取穴】大椎、身柱、脾俞、肩髃、曲池、外关；合谷、足三里、三阴交。每日用中度刺激针治。

【预后】有合并症者多不良。

（七）尿酸性关节炎（痛风）

【原因】本病多发于中年以后之男子，其原因虽大半由于遗传性，而嗜酒与美食安逸，尿蓄积等引起体内多量之尿酸蓄积而发，故有列入于新陈代谢病类。

【症状】本病主症为突然头痛恶寒，发热可达 38 ～ 39℃，同时左蹋趾关节发生激剧之疼痛；渐次波及下肢之其他关节，肿起、发赤、灼热，发作性之关节痛，夜间更痛。每因所侵之部位，而有坐骨痛风，膝痛风之称。大约三日后，热退而移行为慢性痛风。

【疗法】以旺盛血行利尿与镇痛为目的。

【取穴】肾俞、气海俞、膀胱俞、关元、三阴交为主穴，其他离患部一二寸部位之穴取之，如为慢性即就患部取穴，除用中度刺激针法外，兼用念盈药艾条灸治之。

【护理】饮食清淡，尽量减少肉食，患部多晒太阳，注意保温。

【预后】多良。但慢性病之痊愈，相当缓慢。

（八）佝偻病（鸡胸龟背）

【原因】本病之真因未明，一般谓骨质中缺少石灰、磷酸，以此骨质柔软脆弱，骨骼为特异之变化，当转变情况复常时，骨质急速石灰化，骨端肥厚，形成畸形，患者多为5岁以下之小儿，而日光缺少，居处潮湿，营养不足，为本病之诱因。

【症状】本病之进行殊缓，先自生后囟门之广狭与结合，较一般正常者，有显著之广大与延迟，头盖较一般正常者为大，颜面缩小，渐次胸廓柔软而膨大，脊柱弯曲如龟背，骨盆发育迟滞，亦呈畸形，四肢之骨端膨大，上下肢成不正之弯曲肌肉松她，皮肤苍白，全身发育极迟。

【疗法】以促进营养吸收，与强壮各组织功能为目的。

【取穴】身柱、至阳、中枢、肺俞、心俞、脾俞、三焦俞、手足三里、三阴交。每日于上列各穴之上下，用皮肤针捶击三下，用半粒米大之艾炷各灸三壮。

【护理】多晒日光，注意营养，多进富有钙盐之食物，与维生素A、维生素D之制剂。

【预后】早期治疗，无合并症，可望治愈。

第六节　妇人病

一、内外阴部疾患

（一）阴道炎（阴痛）

【原因】由淋毒而致者最多，其他手淫、异物插入、子宫内外膜炎、恶性肿瘤分解物、蛲虫之刺激、腺病、萎黄病、感冒、房劳等之续发。

【症状】阴道黏膜发生炎症充血，有压重感及疼痛为本病主症，其他可见恶寒发热、小便频数、阴门瘙痒、排出白色黏液脓性分泌物（旧称白带），重症则并发贫血、便秘、食欲减退、癔病等。

【疗法】以调整局部之血行为消炎之目的。

【取穴】次髎、中极、大赫、血海、三阴交、中封。每日或间日做中度刺激之针治。骶骨部之四髎，可用艾条灸治。

【护理】局部清洁，注意摄生，并做原因之疗法。

【预后】多良。

（二）阴门瘙痒症（阴痒）

【原因】糖尿病、贫血、妊娠、子宫内外膜炎、蛲虫刺激、带下过多、局部不洁，房劳等。

【症状】阴门初感灼热，次即瘙痒难堪，局部湿疹或糜烂，瘙痒重时至于失眠，并发癔病。

【疗法】以旺盛阴部之血行为目的。

【取穴】大肠俞、次髎、长强、中极、气冲、血海、三阴交。每日或间日做中度刺激之针治。骶骨四髎穴用艾条灸治。

【预后】注意局部清洁，多良。

二、子宫及卵巢疾患

（一）急慢性子宫内膜炎

【原因】本病由于淋毒频发，或分娩过多、产褥期感染、子宫转位、子宫癌肿、手淫、异物插入、房劳、月经时不摄生、感冒、蛲虫等之刺激而致。

【症状】本病之急性症，初有恶寒发热之前驱症状，次即骶部下腹部刺痛，发牵引性或痉挛性之疼痛，月经之血量增加，月经时之疼痛增剧，且有非月经时之出血，又有无色之黏液或脓汁之分泌物增多，兼有头痛或偏头痛，消化不良，神经胃痛，背脊时觉寒淋，病势增进时，白带增加及心悸亢进，腹部膨胀便秘。如为慢性症，常与癔病并发。

【疗法】消炎并缓解疼痛，旺盛血行为目的。

【取穴】肾俞、大肠俞、次髎、会阳、曲泉、漏谷、水泉；气海俞、小肠俞、中髎、白环俞、血海、三阴交、商丘。急性每日轮换针治，做中度刺激法；慢性则用轻刺激，兼用艾条灸治。

【护理】禁止不摄生之行为，小腹与足部保温。

【预后】多良。有合并症者不一定。

（二）急慢性子宫实质炎

【原因】本病之急性症为淋毒性子宫内膜炎、子宫创伤、外科手术后等所发，慢性者则由急性之移行外、子宫充血、房劳、手淫、子宫转位等诱发。

【症状】本病以恶寒、发热开始。子宫知觉过敏，腹下部疼痛，牵引下肢，子宫肿胀，脓汁外流，呕吐便秘或下痢，或小便闭塞，白带增多，或有赤带，体温上升，或有谵语，慢性者体温不高。

【疗法】以消炎诱导旺盛血行为目的。

【取穴】肾俞、上髎、腰俞、中极、血海、上巨虚、地机；气海俞、中髎、会阳、曲骨、阴陵泉、下巨虚、三阴交。每日轮换做中度刺激之针治，慢性者用轻刺激，兼用艾条灸治。

【护理】同上条。

【预后】良。

（三）子宫外膜炎

【原因】本病之主因，由淋毒菌或化脓细胞菌之侵入，或子宫实质炎之波及。

【症状】本病有恶寒、发热、脉搏细数、恶心、呕吐之前驱症状，次则腹下部膨隆剧痛，有顽固便秘，大便时剧痛更甚，小便困难，如炎性渗出物被吸收，则诸症消退，若渗出物化脓，则热度升高，而自溃排脓。

【疗法】以诱导消炎为目的。

【取穴】上髎、中髎、血海、足三里、三阴交、商丘、太白，用强刺激法针治。

【护理】本病必须由专科医师做消炎杀菌之处置，针术作为助治。

【预后】不一定。

（四）子宫癌肿（崩漏）

【原因】本病真相未明，或有遗传，或分娩过多、房劳、子宫转位等之续发，多发生于35岁以上妇女。

【症状】本病大多发生于子宫颈。初无所觉，渐渐白带增加，有如脓汁而有恶臭，间或流血，每于交接劳动、通便等而发作；子宫部时作疼痛，向骶骨部腰部骨盆深部放散。重者如刺如割，尿意频数，大便或秘或溏泄，时作恶心呕吐，呈恶病质及淋巴结肿，至后并发腹膜炎或肾炎、肾脏脓肿、尿毒症、败血症等而亡。

【疗法】本病不适宜做针术治疗，但亦无其他有特效之治法，镭锭照射，亦只轻症收效，但此种设备，不能普及各地。笔者曾试用灸治数例，有痛苦解除者，有减轻者，亦有无效者，在同道中亦有用灸法收效者，以病例不多，不能确定灸法与镭锭收同等效用，姑述笔者之灸法如下。

【取穴】小腹部取关元、中极、曲骨，骶骨部取次髎、中髎、下髎、腰俞。穴上敷少许麝香，上覆一分厚之蒜片，用大艾炷各灸三至五壮，觉灼痛难忍时去蒜片，以不致起泡为原则。先灸腹部，继灸骶部，各穴同时着火，初灸三炷，多则发热体疲；如无反应，可加为五炷，间日或二三日灸一次，痛与流出液（有血、有污液）逐渐减少，痉痛渐减。如见灸后流出液猝然停止，灸炷亦需减少或暂停灸治，因不正常之停止，蓄积于中，久必崩溃也。笔者有灸至二十余次而痛苦解除者，虽有不效，但仍可试验。

（五）子宫肌肿

【原因】本病真因未明，有谓由卵巢变化关系，患者多为 35 岁以上之已婚妇女。

【症状】本病之主症为出血、疼痛、下腹部压重三点。出血，初为月经过多，持续十日或半月以上，渐为不定时之多量出血，或断断续续，致患者呈高度贫血症状；疼痛每见于月经时，在腹下部作紧张性之阵缩，同时下腹膨满，骨盆内感觉重滞，压迫膀胱直肠，大小便困难，带下增多。

【疗法】以旺盛血行，促进组织调整为目的。

【取穴】次髎（深针）、中极、蠡沟、三阴交、行间；中髎（深针）、曲骨、中都、交信、太冲。每日轮取做轻刺激之针治，并用艾条灸治，须长久治疗。

贫血、衰弱者，每日用艾条灸膈俞、脾俞、关元。

（六）子宫痉挛（小腹冲痛）

【原因】本病多发于神经素质之人，或癔病、贫血、下肢寒冷、精神感动等为其诱因。

【症状】本病为子宫起激剧收缩痉挛之症状，起初有下腹膨满、紧张、压重、隐痛等之前驱症，或竟突然在骨盆内发痉挛性之剧痛，有一球状物向上腹逆升，重症能升至胃上心窝部引起呕吐，其痛如刺如绞，往往陷于人事不省，四肢厥冷，极形严重，数分钟或数十分钟而消退，有一日反复发作数次者。

【取穴】次髎、中髎、天枢、气海、归来、曲骨、三阴交。在发作时行强刺激之针治，并留针；静止时用中度刺激，兼用艾条灸治。

【护理】在发作时期，宜与中药方剂并治。

【预后】多良好，惟易反复。

（七）子宫出血（血崩）

【原因】本病由子宫肌肿、子宫内膜炎、子宫实质炎等诱因，或因卵巢囊肿、卵巢炎、输卵管炎、子宫周围炎等而来者，或者因其他心脏病、肝脏病、肾脏病等慢性疾患，由瘀血已久而来者。

【症状】因某种原因，发作一时的多量出血，持续数日不止，因此突然贫血、心悸、慌乱、肢冷、脉细、眩晕等相继发生。

【疗法】用反射法行收缩子宫，达止血之目的。

【取穴】三阴交、隐白，用小艾炷直接灸治三五壮。

有体已衰弱，经灸治止血后，经一日半日复有少量出血者，灸关元、气海、三阴交各五十壮。

【护理】绝对安静，卧而不动，服用中药云南参三七细末，每次一至二钱，较一切之止血针剂为有效。

【预后】多良。

（八）卵巢炎

【原因】本病分急性、慢性，急性多由淋病、感冒、产褥热、腹膜炎、子宫内外膜炎、各种中毒与传染病等之续发，慢性由急性移行或房事过度、阴道炎等而引发者。

【症状】本病之急性者，在患侧之卵巢部发生剧痛、恶寒发热、恶心欲吐、食欲缺乏、大便秘结、睡眠不安。慢性者，卵巢部感觉胀重或疼痛，直立动作时，或月经期及排便时，其痛增剧，有时放散至腰骶部或下肢部；月经则不规则。

【疗法】用反射及诱导法，以调整血行、消退炎肿为目的。

【取穴】急性取穴天枢、带脉、三阴交，用强刺激针治。

慢性取穴气海俞、大肠俞、天枢、中注、带脉、外陵、三阴交，用中度刺激针治，并用艾条灸治。

【护理】安静，禁止交接，多行温水浴。

【预后】急性者易愈，慢性者需多治。

三、其他妇科疾患

（一）乳腺炎（乳痈）

【原因】本病患者多为授乳之妇人，由于乳房皲裂，外伤咬伤，化脓菌侵入乳腺而发炎。

【症状】乳房内生硬结，焮热、潮红、肿胀、疼痛，甚则恶寒发高热而剧痛，化脓外溃。

【疗法】初起用反射诱导，冀其炎退肿消为目的。

【取穴】膺窗、乳根、肩井、曲泽、上巨虚、太冲，用强刺激法针之。如已有化脓现象，应由外科医师早行切开法，收口可速。

【护理】本病应由专医用消炎杀菌剂治疗。如离市区遥远，药物急切难得时，可应用针治。如与药剂并用，收效更速。

【预后】多良；有时引起乳腺萎缩。

（二）乳房痛

【原因】乳房部之神经痛、乳汁过多、外伤、贫血、生殖器病、癔病等引发。

【症状】乳房部发生疼痛。

【疗法】以镇痛为目的。

【取穴】肝俞、库房、膺窗、乳根、膻中、天池、少海，用强刺激针治。

【预后】多良。

（三）妊娠呕吐（恶阻）

【原因】本病真因未明，有谓由于子宫之反射的刺激，引起交感神经之兴奋；有谓系妊娠毒素关系；总之神经质者，较一般之妊娠为烈。

【症状】本病之主症为妊娠呕吐。从受孕二三月起，嫌忌食物与食物气味，容易发生呕吐，精神兴奋，头痛，失眠。经久不愈，形成营养不良，重者见食物即呕，甚至出现搐搦、人事不省等严重症状。

【疗法】以子宫功能之镇静，与抑制迷走神经之兴奋为目的。

【取穴】风池、肝俞、大肠俞、次髎、膻中、不容、中注；天柱、胆俞、小肠俞、中髎、中庭、承满、带脉。每日轮取，做中度刺激针治兼留针法。

【护理】有与专科医家作药物治疗必要。轻症则自愈，无须治疗。

【预后】多良。

（四）习惯性流产（小产）

【原因】本因颇多，梅毒、淋病、卵巢病、全身贫血、子宫后屈、子宫内外膜炎、子宫发育不全、骨盆狭隘、药剂中毒、精神感动、劳动过度、房欲不节等皆能发生。

【症状】为每次妊娠发生流产，受孕一二月之流产，与月经多量无异样，卵块随血液排出，有阵缩，多数不注意为流产，四五月之流产，先作腰酸腹痛，继则出血流产。

【疗法】在妊娠前预作旺盛子宫及卵巢之功能，及强壮之疗法。

【取穴】命门、肾俞、阳关、关元俞、气海、关元、水道、足三里、三阴交。每日或间日用艾条灸治，或作轻刺激之针法。

【护理】除去其原因，腰腹常保持温暖，既孕后，上穴亦常予灸治。

（五）月经困难（痛经）

【原因】本病有机质的病变与功能的病症之分，前者为子宫异状、子宫发育不全、子宫口狭窄、子宫内肿疡、子宫内外膜炎，或卵巢炎、输卵管炎等之波及而发；后者为癔病、神经衰弱、贫血、子宫寒冷等而致。

【症状】月经前或月经时，下腹疼痛，有波及腰背诸部；稍重者，食欲减退、倦怠、头痛、手足冷；重者，恶心、呕吐，至月经终止而渐轻快。

【疗法】以促进局部之血行与镇痛为目的。

【取穴】关元、中极、大巨、水道、血海、三阴交。用艾条灸治，或用中度刺激之针治及留针法。

本病针法，笔者每于月经来前四五日开始作间日针治，至月经将终时，约针治四五次，至下期经前，复照上穴针治四五次，至第三月往往不再有疼痛等症状，仍再针治三四次，月经即照常。

【护理】腰腹部保温，略进葡萄酒或姜糖汤之类。

【预后】机质的收效不良，但患者占少数。

（六）月经闭止（停经、倒经）

【原因】萎黄病、腺病质、结核、糖尿病、肾病、药剂中毒、肥胖病、精神病、生殖器疾患、子宫疾患、精神剧变、恐惧受孕等而致。

【症状】本病为月经至期而无月经，或中途闭止、全身倦怠、心悸亢进、头痛、腰痛、胸闷、胃胀、食欲不振、恶心、呕吐等。每因衄血、咯血、吐血等而诸症轻快。此名代偿性月经，俗名倒经。

【疗法】以强壮、旺盛子宫卵巢之功能为目的。

【取穴】命门、关元俞、次髎、关元、带脉、地机；阳关、肾俞、中髎、中极、中注、三阴交。每日或间日轮取做轻刺激之针治与艾条灸治，持续治疗。

第七节 小儿病

一、小儿惊厥（客忤）

【原因】本病为小儿特有之疾患，其诱因为恐怖、惊愕、蛔虫反射之刺激，其他胃肠病、耳内之异物、生齿障碍、脑疾患、尿毒、传染病、泻痢、便秘、消化不良、肺炎等之续发。

【症状】本病之发作殆与癫痫无异。初作鸦叫声，旋即咬牙，两目上视，发作强直性或发作性痉挛，或作痉挛性呼吸，全身冷汗，甚至皮肤厥冷，人事不省。一日间反复数次。

【疗法】以镇静神经功能为目的，兼用诱导法。

【取穴】百会、风池、身柱、手三里、合谷、足三里、行间，用28号短针做浅针重刺激法。

【护理】应另由专医予以药物治疗。

【预后】多良。如因尿毒及热性传染病而来者，则不一定。

二、百日咳（顿咳）

【原因】本病亦为小儿特有之疾患。为感染百日咳杆菌之所致。7 岁以内之小儿最多。春秋两季为流行期。

【症状】本病初期一二周间，咳嗽、声音嘶哑、鼻流清涕，类似感冒，渐次发作如母鸡啼叫样之痉挛性咳嗽，连续数十声，致面红耳赤，呕呛不已，甚有口鼻血出，一日发四五次，稍重者十余次，重者数十次不等。

【疗法】以镇咳诱导为目的。

【取穴】风池、大椎、风门、天突、上脘、太渊、足三里；天柱、身柱、肺俞、俞府、中脘、经渠、丰隆。每日轮流针治一次，用 28 号针，浅针做中度刺激。

【护理】注意室内空气流通与室温调节。有健康儿童，务必隔离。

【预后】多良。有热性病并发症者不良。

三、脊髓灰质炎（小儿麻痹症）（下肢痿废）

【原因】本病多发生于 5 岁以下之小儿。其真因不明，大抵由于恶性热病、急性耳下腺炎、梅毒、外伤等之引起脑皮质发生炎症所致。

【症状】猝然神志倦怠、发热、恶心、呕吐、昏睡，不省人事，同时发生全身痉挛。经过数日而热退缓解。醒后则下肢麻痹，行动不能，肌肉渐次瘦削。

【疗法】以刺激中枢，引起兴奋为目的。

【取穴】风池、大椎、中枢、肾俞、天枢、足三里；天柱、身柱、命门、三焦俞、气海、阳陵泉。每日轮用浅刺法或用皮肤针在穴之上下线上捶击之。

【护理】除针刺之外，兼用按摩治疗。

【预后】视病体强弱新久与医疗适宜与否而不一定。

附：腺病

【原因】病原为结核菌之侵袭，而居处卑湿、营养不良、运动不足为其诱因。

【症状】本病以颈部之淋巴结肿胀为显著，其他头部湿疹、皮肤苔藓痒疹、中耳炎、眼睑炎、流鼻涕等，面色苍白，有时面部如浮肿状，有为瘦削细长，体质则一概薄弱。如任其进行，则发生脊髓痨、股关节炎等。

【疗法】以旺盛全身功能、促进营养吸收为目的。

【取穴】身柱、膈俞、脾俞、天枢、关元、足三里。每日用艾条灸治，持续数月。

【护理】适度户外运动，改善饮食。

【预后】多良。

第八节　内分泌障碍

一、甲状腺肥大（瘿气）

【原因】本病之真因不明。最初殆由于受副肾及其他内分泌腺之变化影响，而引起甲状腺功能之变化，渐次交感神经之功能为之旺盛，其结果致发生分泌障碍。而遗传、身体过劳、生殖器异状、贫血、外伤为其诱因。

【症状】本病之主症为甲状腺肿胀，颈部肥大而柔软，心悸亢进，其波动传达全胸廓，脉搏每分钟达 120 ～ 160 次，眼球突出如蛙眼，上肢震颤，渐波及全身，时常出汗，精神异常。

【疗法】以镇静颈交感神经之功能，抑制甲状腺之分泌过多，刺激生殖腺传达反射等为目的。

【取穴】风池、大椎、大杼、天突、水突、命门、中渚；天柱、身柱、风门、廉泉、人迎、阳关、带脉。每日轮换用中度刺激针治，并于项部及肩胛部用皮肤针叩击。

【预后】本病初起，即予适当之治疗，可望收效。重症多不良。

二、黏液水肿

【原因】本病由于甲状腺痿废，失去功能之故。患者多在 30 岁以上，女子较多。

【症状】本病发生徐缓，初不显著，只有食欲不振、月经不调、嗜卧、易忘，渐次皮肤中蓄积黏液，有似浮肿而肥厚，但按之不留压痕，与水肿不同；尤以颜面肌肤之肥厚为甚。眼睑肿胀，颊部下垂，口唇隆起，容貌丑恶，为本病显著之特征。项肌、手足背肌仅干燥而肥厚。

【疗法】与上条甲状腺肥大之取穴相同，而予轻之刺激，并由专门医师用药剂治疗。

三、指端肥厚

【原因】本病为大脑下垂体增大，其前叶之细胞发生增殖，因而内分泌功能亢进之所致。患者多为中年人，女较男多。

【症状】以指趾之端肥大为特征，鼻与口唇、颐部皆肥厚而突出，时有头痛、眩晕、呕吐等脑内压亢进之症状。

【疗法】本病非针灸之适应证，现亦无相当之效方，但以经过缓慢，无生命危险。

四、爱迪生病（黑疸）

【原因】本病为肾上腺结核或萎缩而起之病变，致内分泌缺乏而引起。

【症状】本病之主症为皮肤及口唇黏膜等变为青铜色，或黑色、琥珀色，尤以身体暴露部分及乳房、腋窝、阴部为甚，食欲不振，恶心呕吐，下痢，全身倦怠。

【疗法】作刺激肾上腺治疗。

【取穴】三焦俞、肾俞，深针二寸左右；脊中、悬枢，针三至五分；天枢、腹结，针五分。

第九节　新陈代谢病

一、糖尿病（消渴）

【原因】本病真因不明，血液中含有多量葡萄糖为主因。其诱因为精神兴奋、过劳、癫痫、癔病、外伤性神经疾患而发，或为遗传，而美食、安逸、肥胖患者，易得此病。

【症状】本病主症为尿量特多，尿色澄清如井泉水，尿中含有糖分，味甘而有苹果气，有很多泡沫浮于尿上，久不消失。患者烦渴异常，时时饮水，或时时饥饿，食量大增，倍于常人，身体倦怠，皮肤枯燥而痒，肌肉渐失，眼睛无神或有翳膜，重症每陷于昏睡。

【疗法】用反射诱导调整肝脏脾脏之功能为目的。

【取穴】肺俞、肝俞、脾俞、肾俞、廉泉、中脘、关元、太渊、神门、三阴交、然谷。间日用中度刺激针治一次；命门与关元，每日用艾条灸治。

【护理】本病应由专科医用药物治疗为主，针术为辅。

【预后】轻症得愈，重者每陷于昏睡而亡。

二、尿崩

【原因】本病真因未明，有谓脑下垂体病之变化疾患。

【症状】本病主症为尿量特多，与糖尿病所有症状类似，但尿中不含糖分为异，口虽渴而唾液则多。

【疗法】以调整肾功能为目的。

【取穴】三焦俞、肾俞、气海俞、关元。间日用中度刺激之针治，并日用艾条灸治。

【护理】菜蔬中尽量减少盐分，减少蛋白质食物，并由专医作药物治疗。

【预后】多良。收效殊缓。

第十节　五官器病

一、眼疾患

（一）结膜充血（赤目）

【原因】本病病因为光线刺激、视神经衰弱、头盖窝内之瘀血、饮酒过多等，总之为极度刺激视神经而致。

【症状】本病为结膜充血，眼球微痛，泪液及分泌物增多。

【疗法】用诱导法调整局部血行为目的。

【取穴】风池、攒竹、睛明、太阳、合谷、光明，用中度刺激之针治。

【护理】以硼酸水或淡盐水洗涤，以纱布夹棉花护目，避免冷风与强光之刺激，不宜食辛辣之品。

【预后】佳良。

（二）夜盲（雀盲）

【原因】本病眼底无何等之机质障碍，多数为营养不良、神经衰弱、肝病、产前产后贫血与一般发育不足者为多。

【症状】本病于日光亮度不足时，忽来视力衰弱，殆如盲人；若于强灯光下，则视力较增。平时结膜干燥，或有轻微之炎性。

【疗法】以促进营养之吸收为目的。

【取穴】肝俞、胆俞、风池、睛明、合谷、足三里；魂门、阳纲、完骨、攒竹、手三里、光明。每日或间日轮换针治，用轻刺激，背部诸穴并行灸治。

【护理】多服鸡肝、鱼肝油、鳗鱼等食物。

（三）眼睑缘炎（烂弦风）

【原因】结核、腺病质、遗传梅毒、眼睑不洁、贫血等。

【症状】上下眼睑之边缘发炎。溃疡性者，眼睑湿润不洁；鳞屑性者，有糠粃性痂皮附着眼缘。本病往往经数年或十数年不愈。

【疗法】以调整局部之血行及消炎为目的。

【取穴】攒竹、睛明、四白、瞳子髎、大小骨空。眼睑边缘用针尖点刺放血。上四穴做中度刺激之针治，大小骨空用小炷灸七壮。

【外治】用热硼酸水洗涤清洁，外涂黄汞油膏。

（四）泪囊炎（眼漏）

【原因】由于沙眼、结膜炎、鼻黏膜炎，或鼻泪管之狭窄而起。

【症状】有急慢性之分：急性者，多由慢性之续发，泪囊部疼痛、发赤、肿胀，经二三日而溃破排脓，每成瘘孔；慢性者，泪囊部稍隆起，流泪，压之有黏性脓液，不易治愈。

【疗法】以调整局部之血行及消炎为目的。

【取穴】攒竹、睛明、四白、阳白、肝俞、三焦俞、角孙。上四穴用轻刺激针治，下三穴用小艾炷各灸五壮，每日或间日施行一次，持续一月以上。局部用温硼酸水洗涤（冷者不宜）保持清洁。

（五）颗粒性结膜炎（沙眼）

【原因】本病为真因不明之眼传染病，多因使用有沙眼者洗面巾传染而来。

【症状】有急性慢性之分：急性者，眼睑结膜，显著红肿，将眼睑反转视之，其赘殖之乳头间有带黄灰色之小颗粒状散布，眼球结膜亦发潮红肿胀，羞光流泪，灼热，有异物刺激感。慢性者上眼睑结膜有散在性之灰白色颗粒，下眼睑较少，渐次眼睑内赘殖之乳头增大，颗粒消散，变为溃疡状，发痒感不舒，视力减退，或发生角膜翳、角膜溃疡。

【疗法】以调整局部血行消炎为目的。

【取穴】阳白、攒竹、瞳子髎、风池、肝俞、听宫、光明、地五会。间日用中度刺激之针治，并每日灸听宫、肝俞各三小炷。用温硼酸水洗涤两次。

二、耳鼻疾患

（一）中耳炎（聍耳）

【原因】本病为鼻、咽喉之急性发炎，或感冒及其他各种之热性病、传染病等之续发。

【症状】本病之急性者，有恶寒发热之前驱症状，耳翼发赤，外耳道肿痛；经一二日至数日，鼓膜穿孔，流出脓液乃感轻快，肿痛消退。在小儿往往以体温过高而有谵语、呕吐、痉挛等重笃症状，经一周以上而消退。本病有时与乳突炎并发（旧称耳后发）则病情较重；或移行为慢性中耳炎，时有少量臭气之分泌液，随体力之转移而增减，但无痛感。

【疗法】以诱导法消炎为目的。

【取穴】风池、翳风、耳门、曲池、合谷，用强刺激针治之。

【护理】本病应由专医用消炎治疗，针术只作为辅助治疗。笔者治慢性中耳炎，用川连末一钱，麝香一分，浸高粱酒一两，经一周时滤出，夜露二次，密贮瓶中，滴入耳内，数次即愈。此症乡僻之处患者较多，可置用。

【预后】多良。

（二）副鼻窦炎（脑漏）

【原因】急性传染病、流行性感冒、急性鼻炎、梅毒、龋齿、外伤、异物或寄生虫之刺激，或新生鼻茸等，皆为本病之引发。

【症状】本病主症为鼻内恶臭，嗅觉减退，有黏液脓样或脓样之鼻汁，分泌外滴，患部有压重感，或疼痛。重症时，鼻根、眼窝发钝痛，眉毛上方之神经亦痛。以其所侵部位，有上颚窦蓄脓症与前额窦蓄脓症之别，在治疗上则相同。

【疗法】以诱导法消炎为目的。

【取穴】风池、肩中俞、上星、迎香、手三里、合谷。间日做中度刺激之针治。并于膈俞、上星行中炷之直接灸五或七壮。

【护理】本病殊顽固，初起应间与专医作药物消炎治疗；如经久不愈，需用外科手术。

【预后】早经适当之治疗者良，否则经年难愈。

（三）急性及慢性鼻炎（鼻渊）

【原因】本病为鼻黏膜发炎，其诱因为感冒、麻疹、伤寒、百日咳、药剂中毒等。

【症状】本病无显著之前驱症状，突然恶寒、发热、头痛，鼻中灼热，有瘙痒感，黏膜发赤肿胀，鼻闭塞，频作喷嚏，流出稀薄之鼻汁，病势增进时，则为黄色之脓汁，嗅觉减退，鼻音重浊，鼻根部有压重之酸痛。失治则移行于慢性，虽病状消退而鼻液常有外流，往往经年不愈。

【疗法】以诱导消炎为目的。

【取穴】风池、天柱、上星、迎香、合谷，用中度刺激之针治，上星并用灸治。如久久不愈，取百会、通天、上星、风门，用灸治法。

【护理】出行时用口鼻罩保温，避免冷风刺激。

【预后】多灸皆收良效。

（四）衄血（鼻衄）

【原因】打扑、动脉硬化、血友病等血管系及造血器官之疾病；或有因肾病、心瓣膜病等之瘀血；或麻疹、流行性感冒、传染病、头部瘀血、结核初期、饮酒过多、月经闭止、脑充血等而发。

【症状】本病通常为一侧之鼻孔流血；有时两侧为多量之流血，因而引起急性脑贫血、头痛、眩晕、耳鸣、颜面苍白、全身倦怠等重病情况。

【疗法】以调整血行及促使鼻腔血管之收缩为目的。

【取穴】风池、肩中俞、上星、合谷、足三里、太冲。用强刺激之针治，尤以两肢之穴加强刺激。如血仍不止时，可用中炷直接灸治之。

【护理】仰卧安静，前额部可用冷水罨之。惟久后体力衰退时，可能引起前额头痛。

【预后】良。

第十一节 传染病

一、十大传染病

（一）赤痢（附）疫痢

【原因】本病之病原为赤痢杆菌，多存在大肠内及粪便中。其传染径路为饮食物、手指、衣服、寝具，尤其为食器，大都由蝇作媒介，从口腔侵入而致病。多在夏秋季令流行。

【症状】本病经传染后三日至五日之潜伏期后，发生消化障碍，有腥臭之下痢，体温升至38℃，乃至40℃，烦渴，呕恶，屡作腹痛排便，便中混有多量之黏液，里急后重，非常不畅。首先为白色黏液状之排泄物，渐次为血便，一日五六次至数十次。恶性者为脓性黏液血便，或坏疽性之黑色血便，或肉汁样血便，即旧称五色痢；赤痢之疼痛，多在左肠骨窝，以其部为被细菌所侵而成为浸润与硬结也；病势进行，则沿大肠之径路，皆有压痛；最后发生中毒状态与心脏衰弱而趋于危险。

疫痢亦有大肠菌属之赤痢菌、疫痢菌等之侵入大肠而发。患者多为三至六岁之小儿。流行于夏秋，突然发生倦怠、腹痛、呕恶、发热，在半天中由38℃升至40℃以上之高热。排便初为三四次之软便，不消化便，带有黏液，有恶臭；旋为稀薄黄色或绿色之黏液便，间有微量之血液脓汁等，一昼夜五六次。往往陷于昏睡痉挛、肢冷、肤紫，重病仅一二日间因心脏停搏而亡。

【疗法】本病，尤以疫痢症，应速送医院隔离，由专医治疗。

①疫痢：于行药物治疗中，在大椎、身柱两穴位上，每点用小艾炷（如米粒大）灸五或七炷，作为助治，有减低热度、增进抗力之效。

②赤痢：由专医治疗之外，可取大肠俞、中膂俞、合谷、足三里，强刺激之针治，作为助治，可减轻里急后重之症状，并有抑制病症进行之效。但在体力未至十分衰弱时有效。针术对于各种急性病症之有效，大都如是。及体力已衰，针术即不发生效用。

【预后】疫痢重症，往往在一二日内死亡，能经过三四日者，大抵得救。赤痢之死亡多为恶性者。

【消毒】排泄物用石灰乳消毒，接触物用煮沸或消毒药液消毒，必须防止传播。

（二）霍乱

【原因】本病流行于夏期，因感染霍乱弧菌而发生。其诱因为饮食物之不注意卫生，与夏令摄生法之忽视、露天睡眠感冒等。

【症状】突然作多量之呕吐与泻痢为主症。吐泻之物，都为含有灰色絮状之水液，如米泔水样。脉搏细数或无，体温下降，口内灼热干渴，眼窝凹陷，颧骨及鼻梁突起，声音低嗄，四肢冷而指纹瘪，皮肤苍白而带青紫色，四肢发麻，尤以腓肠肌发作痉挛，尿量甚少。病症发作极速，恶化亦速。

【疗法】此病死亡至速，平时应做霍乱预防注射。发现此病，必须立即隔离，速以盐水注射。

【消毒】排泄物与用具等，同上条，速做严密消毒，防止传播。

按：在做盐水注射与其他药物治疗时，如病情呈严重，同时可于神阙穴作大艾炷（如半枚枣核大，下填食盐）灸治二三百壮。此为霍乱急救疗法，效果甚佳，以其有强心与增加抗力止吐泻之效。在不妨碍盐水注射之施治上，可试用之。于腓肠肌之痉挛频作时，可取承山穴，用针刺入，可以使之缓解，亦为助治之一法。

在以前，民间于夏秋霍乱流行时，病发每由针灸医于手足十指及委中、尺泽放血，针上脘、中脘、气海、天枢、足三里、承山等穴，每能止泻止吐止转筋，收到良效。但因吐泻失水过多，体力已衰，虽与针治已无效果。有经验之针灸医，能敢用神阙、关元做大炷多壮之灸治，还可挽救。近年一致采用盐水注射后，针与灸，只可作为助治。离城市遥远之地，盐水一时不及置备时，亦可做针灸之治疗，故附述备参考。

（三）鼠疫

【原因】本病为鼠疫菌先由鼠族流行，从其排泄物撒播病毒，从人之损伤部分侵入感染。

【症状】本病之潜伏期为三至七日，此后则倦怠、眩晕、恶心、不思食、旋即恶寒、战栗发热，体温升至40℃以上，全身疼痛、呕吐、眼球充血，各处之淋巴结肿胀，苦痛不堪，重者神昏谵语，数日即转归不治。亦有经三四日后体温下降，而诸症消退。亦有淋巴结肿发生化脓自溃，有侵入肺脏发生肺炎症状而急速死亡。亦有皮肤发生豆大之斑发赤肿胀，化为脓包，成为坏疽性溃疡。如鼠疫菌侵入血中，即成败血病，称为败血性鼠疫。

【疗法】急速隔离，由专医用新药治疗。

笔者于本病无直接治疗经验，曾于抗战前数年中，得福建某地学习针灸者之询问：谓其地附近百里内，鼠疫盛行，死亡甚多，要求指示针灸及药物治法，其时笔者仅凭针刺放血可以分泄毒质之理想，复函告以在每个淋巴肿块上用三棱针刺放黑血，敷上中药之紫金锭并内服三分，日服二三次，并在尺泽、委中部放血，针曲池、合谷、外关、三里、内庭诸穴，十宣放血。后数月得其报告，谓经过放血等针治者，都未死亡，痊愈甚多。嗣后又得别处针灸同志之针治报告针灸治效，上述人名地址已忘，不能举出佐证，但确属事实。其时尚无青霉素等新药，每见书报记载，流行时死亡率甚高。今有新药注射及预防新药与人民注重预防，常作杀鼠运动，此病遂少发现，此处提出过去针治放血治法，绝非炫奇，为供针灸学者之参考，备不虞之试用耳。

【预后】侵入肺脏者多不良，败血性者，一发即死。

【消毒】所有患者之排泄物、衣服、接触物、家室等，必须迅速消毒。

（四）流行性脑脊髓膜炎（急惊风）

【原因】由于流行性脑脊髓膜炎双球菌之传染，病毒多在咽喉头及脑脊髓液中，其传染径路，由于患者之唾涕痰沫，及使用器物而传播。流行于秋冬寒冷季节。

【症状】初为恶寒战栗发热，体温升达39～40℃，同时头痛、呕吐、神识不清、口噤、不言语、瞳孔左右大小不同，眼球作斜视，项部强直，背脊反张，皮肤知觉过敏，下肢肌肉收缩，腹肌亦收缩而陷没如舟底；在经过中，体温升降不一，脉搏初缓后数，每随体温而增减，口唇面部发匍行疹，往往在一二周中发生心脏停搏而死；亦有淹缠至六七周，终因衰弱而不治；亦有半日数日间而亡者，殊不一致。如在一二周内体温下降，诸症渐退，则有向愈希望，但往往残留手足麻痹，或聋哑，或白痴等残废症状。

【疗法】本病应由专医治疗，可以针术作为助治。

【消毒】衣服及室内等物做严密消毒。

笔者对于此症之针术治疗，原无师承与文献可据，二十年前在无锡南门应诊并推行针术时，城乡流行本病，有洛社学习针术之张南田函告，该区脑膜炎流行，死亡相继，都不及或无力送医院抽脊水治疗，询问有无治法。笔者凭针术有降低脑压与镇痉之效，覆以从颈椎七节至胸椎九节每节一针，用泻法（其时论补泻）自项侧风池穴起至脊侧胆俞穴止各泻一针，前胸线为璇玑、膻中、上脘、中脘、下脘、气海，侧胸线俞府至步廊各泻一针，其他上肢、曲池、合谷、外关、十井，下肢委中、承山、昆仑、行间、内庭各泻一针，并灌服紫金锭，嘱其试行。嗣得报告，谓病起即针，一次而热退痉止，稍迟者两次，一周以上者有愈有不愈，全活数百名。因此曾将此法向学针术者传布，此后，历年得到治愈报告者甚多，近年社中亦针治过经用青霉素、链霉素而效不著者数名。针术于此病实有帮助，笔者主张用新药作主治，不用抽脊水手术而代以针术，一定可缩短病程，减少死亡。

二、其他之传染病

（一）麻疹

【原因】本病之真因未明，近谓滤过性病毒，人类都有此病之感受性，一经发生，终身不再发，受病发生期每在二三岁时，秋末冬初之温暖季节最流行。

【症状】本病传染后之潜伏期，通常十日内外，经数日之倦怠、恶寒发热、结膜充血、流泪、羞明、咳嗽、音嘶、热度更升，咽喉部黏膜发赤，有广泛性之斑点状，颊部内之黏膜发内疹，约二三日间，体温高至40℃，一昼夜间，口腔内及皮肤发疹；先由颜面，颈部前胸背部上肢而后下肢；一日半内波及全身，并发支气管炎，再经两日体温渐降，疹色渐退，诸症轻减。如疹子发现之后，未及一日而疹色骤然隐退者，为内陷，引起肺炎症至严重，必使之再透发乃得保全。

【疗法】本病应由专医治疗，非针术适应证。

【消毒】排泄物、接触物、房室，应皆消毒。

按：本病不适合针灸治疗，但小儿抗力薄弱，往往疹透不足或透而隐没，每致肺炎而亡，笔者在川中曾兼行内科（原习中医内科）医，应用新药磺胺剂，兼于身柱、关元两穴用小艾炷直接灸治七壮，可加强抗力，不半日而疹复起，可作麻疹隐没之帮助。

（二）疟疾

【原因】本病为感染疟原虫而发之传染病，每由蚊刺螫而传染。

【症状】为有定期性之间歇寒热，先为恶寒战栗，十数分钟至数十分钟，继而全身灼热、头痛、身痛，或呕吐，2～3小时或4～5小时而汗出热退。

【疗法】本病用奎宁治疗，每多即行痊愈，亦有因体弱而服奎宁数日不愈者。在针灸术之应用上，取大椎（或陶道）、间使、后溪、复溜，于病之发作前1～2小时针治之，每多一次即愈，普通二三次而愈，近年经多数之针灸医证明，已公认针术对疟疾有效。笔者对此症用针治，往往只取陶道一穴，用中度刺激，使其酸感传达至第六七胸椎处，而后出针，往往一针而愈，其因体力关系而不能感传至七椎时，则须针二次，有体力已衰，药物与针治久不效者，需加取脾俞、肾俞、命门、关元用艾条灸治，做强壮疗法乃得愈，在临床上每治不爽，于此提供试用。

（三）感冒（伤风）

【原因】由于抵抗力薄弱，血管运动神经太薄弱，每遇寒风、湿冷、季候剧变、衣服保温不足等而引起。

【症状】头痛，鼻塞，恶寒，发热，约38℃，食欲不振，全身违和，倦怠，并随黏膜之抵抗力薄弱部分而有轻度之炎症，如鼻炎、咽头炎、支气管炎等，往往经一二周乃愈。

【疗法】以加强抵抗力，促进发汗功能，并对主诉症作诱导为目的。

【取穴】风池、肺俞、身柱、外关为主穴，用轻刺激针法。

鼻炎症状加取上星、合谷。咽头炎症状加取液门、鱼际。支气管炎加太渊、尺泽。

凡易于感冒，每日取风门、肺俞、足三里，用艾条灸治，持续一月以上，即不易发病。

（四）流行性感冒（风温）

【原因】为流行性感冒杆菌，由空气中散布而传染。

【症状】经二三日之潜伏期，突然恶寒、战栗、发热、头痛、全身筋骨痛，热度虽高，而脉搏不数。单纯者兼有咽燥、烦渴、干咳音嘶、间有衄血或血痰；呼吸型者则兼鼻塞流涕、喷嚏不止、眉间重痛、耳鸣耳痛等；胃肠型者则兼有呕吐烦渴、便秘或泻等；神经型者则兼有呕吐、昏迷、谵妄、项强、背反张等。大抵经过一周以后，体温下降，诸症渐退，其间有并发肺炎者，则异常险恶。

【疗法】本病应由专医用药物主治，以针术随其症状取穴，解其毒素所刺激之神经诸症。如头痛取风池、头临泣、攒竹、头维等；筋骨痛取曲池、外关、阳陵泉、昆仑等；衄血取合谷，鼻塞取上星；干咳取太渊；咽喉痛取鱼际；呕吐取中脘、足三里；便秘或泻取天枢；神昏、谵语取间使、内庭等；背反张取大椎、身柱、至阳等。视其病情之重要者先针之，尤以能退身热之大椎、身柱、曲池、合谷、三里、内庭等先针之，作为药物之助治。

（五）麻风（大麻风）

【原因】本病为接触有大麻风菌存在之衣服用具等而后从皮肤中侵入，潜伏期有数年之久，为慢性传染病。

【症状】本病发作极缓，依其症状有结节性与神经性、混合性三类。

①结节性者：病毒专侵皮肤，在颜面及四肢内侧背臀等部，发生红色斑状之纹，大小不等，敏感瘙痒，渐成结节，复再溃烂，颜面皮肤肥厚肿胀而有光泽，尤以眉部鼻部唇部为甚，眉毛脱落，口唇外翻，面貌特殊如狮子颜。

②神经性者：病毒专侵神经，在四肢皮肤，肘膝手足背，生灰白色或暗褐色之斑纹，大小不一，初敏感而渐麻木，知觉亡失，渐次该部神经发炎，

肌肉萎缩，运动发生障碍，其屡受侵害者为颜面及手足各肌，颜面肌麻痹萎缩，容貌痴呆，眼睑下唇外翻，泪涎外溢，手则发生震颤，骨间肌萎缩瘦削，手指屈曲如鹰爪，渐次侵及上下肢，运动障碍。

③混合性者：两者之症状皆有发现。

【疗法】本病应做隔离治疗，在新药中迄无有效之药品。

笔者按本病初期用针放血法及灸法，颇有效果，同志况干五君收效之诊例甚多，著有大麻风针灸疗法，于兹介绍作为参考。

附一　针灸治疗分类摘要

本篇录自《针灸集成》，计分三节，即内景篇、外景篇、杂病篇。所列病症之取穴，皆为金、元、明、清时代之名针灸家之经验集成，不论病因，只从症状处方，为针灸家古今一贯之传统疗法。取穴偏重远隔治疗，良以肢末之诱导或反射法，较直接刺激之效果为大也。录此供同志作临床之参考。

内景篇

1. 精

梦遗泄精：心俞、白环俞、膏肓俞、肾俞、中极、关元、三阴交，针灸之。

无梦泄精：肾俞、关元、中极，灸之。

精溢失精：中极、大赫、然谷、太冲，针之。

精浊自流：中极、关元、三阴交、肾俞，灸之。

虚劳失精：大赫、中封，灸之。

2. 气　一切气疾必取气海或针或灸之。

气逆：尺泽、商丘、太白、三阴交，针之。

噫气上逆：太渊、神门，针之。

短气：大陵、尺泽，针之（属气实者）；大椎、肺俞、神阙、肝俞、鱼际，灸之（属气虚者）。

少气：间使、神门、大陵、少冲、足三里、下廉、行间、然谷、至阴、肝俞、气海，针灸之。

上气：太冲，灸之。

欠气：通里、内庭，针之。

气急食不消：太仓，灸之。

冷气脐下痛：关元，灸百壮。

3. 神

精神萎靡：关元、膏肓，灸之。

善恐心惕惕：然谷、内关、阴陵泉、侠溪、行间，针灸之。

心澹澹大动：大陵、三里，针之。

健忘：列缺、心俞、神门、中脘、三里、少海、百会，针灸之。

失志痴骇：神门、中冲、鬼眼、鸠尾、百会、后溪、大钟，灸之。

妄言妄笑：神门、内关、鸠尾、丰隆，针之。

4. 血

衄血、吐血、下血：隐白、大陵、神门、太溪，针之。

衄血不止：囟门、上星、大椎、哑门，俱灸之；或以三棱针于气冲出血之，再针合谷、内庭、三里、照海。

吐血：风府、大椎、膻中、上脘、中脘、气海、关元、三里，针之；或大陵灸之。

呕血：上脘、大陵、曲泽、神门、鱼际，针之。

大便血（关脉芤，大便出血数斗者，膈俞伤者）：膈俞，灸之。

咳血：列缺、三里、肺俞、百劳、乳根、风门、肺俞，针之。

虚劳吐血：中脘、肺俞、三里，灸之。

口鼻出血不止：上星，灸之。

下血不止：脐心对过脊骨上，灸七壮。

5. 梦

惊悸不眠：阴交，针之。

烦不得卧：浮郄，针之。

沉困睡多：无名指第三节尖，屈指取之，灸一壮。

胆寒不得睡：窍阴，针灸之。

多梦善惊：神门、心俞、内庭，针之。

6. 声音

猝然无音：天突，针之。

厥气走喉不能言：照海，针之。

喉痹卒喑：丰隆，针之。

暴喑：合谷，针之；天鼎、间使，亦针之。

7. 言语

喑不能言：合谷、涌泉、阳交、通谷、大椎、支沟，针之。

舌强难言：通里，针之。

舌缓不能言：哑门，针之。

舌下肿难言：廉泉，刺之。

8. 津液

多汗：先泻合谷，次补复溜。

少汗：先补合谷，次泻复溜。

盗汗：阴郄、五里、间使、中极、气海，针之。

盗汗不止：阴郄，泻之。

虚损盗汗：百劳、肺俞，灸之。

伤寒汗不出：合谷、复溜，俱针泻之。

9. 痰饮 诸凡痰饮，必取丰隆、中脘。

胸中痰饮不食：巨阙、足三里，灸之。

溢饮：中脘，灸之。

痰饮久患不愈：膏肓穴，灸之，愈多愈妙。

10. 胞宫

月经不调：中极、三阴交、肾俞，针之。

月经断绝：中极、三阴交、肾俞、合谷、四满、三里，针灸之。

崩漏不止：血海、阴谷、三阴交、行间、太冲、中极，针灸之。

赤白带下：中极、肾俞、三阴交、章门、行间，或针或灸之。

白带：中极、气海、委中，针之；曲骨、承灵、中极，针灸之。

11. 虫

劳瘵：膏肓、鬼眼、四花穴，灸之。

12. 小便

癃闭：照海、大敦、委阳、大钟、行间、委中、阴陵泉、石门，针之。

小便淋闭：关元、三阴交、阴谷、阴陵泉、气海、太溪，针之。

石淋：关元、气海、大敦，针之。

气淋：气海、关元，针之。

血淋：阴陵泉、关元、气冲，针之。

小便滑数：中极，灸之；肾俞、阴陵泉、气海、阴谷、三阴交，针之。

遗尿不禁：阴陵泉、阳陵泉、大敦、曲骨，针灸之。

茎中痛：行间，灸之；中极、太溪、三阴交、复溜，针之。

白浊：肾俞灸之，章门、曲泉、关元、三阴交，针之。

妇人阴中痛：阴陵泉，针灸之。

妇人转脬不得尿：曲骨、关元，针灸之。

13. 大便

渴饮泄泻：大椎，灸三至五壮。

泄泻久年不愈：百会，灸五七壮。

久泄痢：天枢、气海，灸之。

泄痢不止：神阙，灸七壮；关元，灸三十壮。

溏泄：脐中、三阴交，灸之，以多为妙。

飧泄：阴陵泉、巨虚、上廉、太冲，灸之。

泄泻如水，肢冷脉绝，腹痛短气：气海，灸百壮。

下痢血脓腹痛：丹田、复溜、小肠俞、天枢、腹哀，灸之。

冷痢：关元，灸五十壮。

里急后重：合谷、外关，针之。

痢不止：合谷、三里、阴陵泉、中脘、关元、天枢、神阙、中极，针灸之。

一切下痢：凡诸下痢皆可灸大都五壮，商丘、阴陵泉各三壮。

大便闭塞：照海、支沟、太白，针之。

大便不通：二间、承山、太白、大钟、三里、涌泉、昆仑、照海、章门、气海，针之。

妇人产后二便不通：气海、足三里、关元、三阴交、阴谷，针之。

外景篇

1. 头

眩晕：神庭、上星、囟会、前顶、后顶、脑空、风池、阳谷、大都、至阴、金门、申脉、足三里，随宜针灸之。

眩晕怕寒：春夏常着棉帽。百会、上星、风池、丰隆，针灸之。

偏正头痛：丝竹空、风池、合谷、中脘、解溪、足三里，针之。

正头痛：百会、上星、神庭、太阳、合谷，针之。

肾厥头痛：关元，灸百壮。

厥逆头痛，齿亦痛：曲鬓，灸七壮。

痰厥头痛：丰隆，针之。

头风头痛：百会，针之；囟会、前顶、上星、百会，灸之。

头风：上星、前顶、百会、阳谷、合谷、关冲、昆仑，针灸之。

头痛项强脊反折：承浆先泻后补，风府针之。

头风面目赤：通里、前溪，针之。

头风眩晕：合谷、丰隆、解溪、风池，针之。

头项强直：风府，针灸之。

头项俱痛：百会、后顶、合谷，针之。

眉棱骨痛：攒竹、合谷、神庭、头维、解溪，针之。

脑痛脑冷脑旋：囟会，针之。

2. 面

面肿：水分，灸之。

面痒肿：迎香、合谷，针之。

颊肿：颊车、合谷，针之。

面目臃肿：肘内血络及陷谷多刺出血。

3. 目

眼睛痛：风府、风池、通里、合谷、申脉、照海、大敦、窍阴、至阴，针之。

目赤肿翳羞明隐涩：上星、百会、攒竹、丝竹空、睛明、瞳子髎、太阳、合谷针之，内迎香刺出血（即鼻孔以草茎刺出血）。

目暴赤肿痛：睛明、合谷、太阳（出血）、上星、光明、地五会，针之。

诸障翳：睛明、四白、太阳、百会、商阳、厉兑、光明，各针出血，合谷、三里、光明、肝俞，各灸之。

胬肉攀睛：睛明、风池、期门、太阳，针出血。

烂弦风：大小骨空各灸七壮，以口吹火灭，于弦眶刺出血。

迎风冷泪：临泣、合谷针之，大小骨空各灸七壮，口吹火灭。

青盲：巨髎灸之，肝俞、命门、商阳针之。

目昏暗：三里灸之，承泣、肝俞、瞳子髎针之。

雀目：神庭、上星、前顶、百会，针之。

睛明出血：肝俞、照海，灸之。

暴盲不见物：攒竹、太阳、前顶、上星、内迎香，俱斜刺出血。

睛肿痛睛欲出：八关（即十指间歧缝处），各刺出血。

眼戴上：第二椎骨、第五椎骨上，各灸七壮，一齐着火。

眼痒疼：光明、五会，针之。

眼毛倒睫：丝竹空，针之。

白翳：临泣、肝俞灸之，或肝俞灸七壮，第九椎节上灸七壮，合谷、外关、睛明针之。

目赤肤翳：太渊、侠溪、攒竹、风池，针之。

赤翳：攒竹、后溪、液门，针之。

目眦急痛：三间，针之。

目眶上下黑：尺泽，针三分。

4. 耳

耳鸣：百会、听宫、耳门、络却、液门、中渚、阳谷、商阳、肾俞、前谷、完骨、临泣、偏历、合谷、大陵、太溪、金门，针灸之。

耳聋：中渚、外关、禾髎、听会、听宫、合谷、商阳、中冲，针之。

聤耳流脓水：耳门、翳风、合谷，针之。

暴聋：天牖、四渎，针之。

重听：耳门、风池、侠溪、翳风、听会、听宫，针之（灸暴聋法：用苍术长七分者，一头切平，一头削尖，塞耳内，于平头处灸七壮，耳内觉甚热，即效）。

5. 鼻

鼻流清涕：上星灸二七壮，又针水沟、风府；不愈再针百会、风池、风门、大椎。

鼻塞不闻香臭：迎香、上星、合谷针之；不愈灸水沟、百劳、风府、前谷。

鼻流臭秽：上星、曲差、合谷、迎香、水沟，针灸之。

鼻涕多：囟会、前顶、迎香，灸之。

鼻中息肉：风池、风府、禾髎、迎香、水沟，针灸之。

久病流涕不禁：百会，灸之。

鼻衄：参观内景篇血部。

6. 口

口干：尺泽、曲泽、大陵、三间、少商、商阳，针之。

消渴：水沟、承浆、金津、玉液、曲池、劳宫、太冲、行间、商丘、然谷、隐白，针灸之。

唇干有涎：下廉，针之。

唇干咽不下：三间、少商，针之。

唇动如虫行：水沟，针灸之。

唇肿：迎香，针之。

口噤不开：颊车针之，支沟、外关、列缺、厉兑针灸之。

7. 舌

舌肿难言：廉泉、金津、玉液合以三棱针出血，天突、少商、然谷、风府针之。

舌卷：液门、二间，针之。

舌纵涎下：阴谷，针灸之。

舌急：哑门针之，少商、鱼际、中冲、阴谷、然谷针之。

舌缓：风府针之，太渊、内庭、合谷、冲阳、三阴交针之。

舌肿如猪胞：舌下两旁针出血，以蒲黄末满掺舌上。

8. 齿

齿痛：合谷，针之。

上齿痛：水沟、太渊、吕细、足三里、内庭，针之。

下齿痛：承浆、合谷、颊车，针之。

9. 咽喉

喉闭：少商、合谷、尺泽针之，关冲、窍阴亦针之。

咽痹：内有恶血者出恶血自愈。

缠喉疯：少商、合谷、风府、上星，针之。

喉痹：神门、尺泽、大陵、前谷针之，丰隆、涌泉、关冲、少商、隐白针之。

喉咽闭塞：照海、曲池、合谷，针之。

乳蛾：少商、合谷、玉液、金津，针出血。

喉痛：风府，针之。

累年喉痹：男左女右大指甲第一节，灸二三壮。

咽食不下：膻中，灸之。

咽外肿：液门，针之。

喉中如梗：间使、三间，针之。

咽肿：中渚、太溪，针之。

10. 颈项

项强：承浆、风府，针之。

颈项强痛：通天、百会、风池、完骨、哑门、大杼，针之。

颈项痛：后溪，针之。

颈肿：合谷、曲池，针之。

项强反折：合谷、承浆、风府，针之。

11. 背

脊膂强痛：水沟，针之。

肩背疼：手三里针之，肩髃、天井、曲池、阳谷针之。

背痛连肩：五枢、昆仑、悬钟、肩井、胛缝，针之。

脊强浑身痛：哑门，针灸之。

背疼：膏肓、肩井，针之。

背肩酸疼：风门、肩井、中渚、支沟、后溪、腕骨、委中，针之。

背强直：水沟、风府、肺俞，针灸之。

背拘急：经渠，针之。

背肩相引：二间、商阳、委中、昆仑，针灸之。

胁与脊引痛：肝俞，针灸之。

12. 胸

九种心痛：间使、灵道、公孙、太冲、足三里、阴陵泉，针灸之。

卒心痛：然谷、上脘、气海、涌泉、间使、支沟、足三里、大敦、独阴，针灸之。

胃脘痛：足三里，针灸之。

膺酸痛：魂门，针灸之。

心中痛：内关，针灸之。

心痛引背：京骨、昆仑针之；不已，再针然谷、委阳。

心痹痛：巨阙、上脘、中脘，针灸之。

厥心痛：京骨、昆仑针灸之；不已，再针灸然谷、大都、太白、太溪、行间、太冲、鱼际。

虫心痛：上脘、中脘、阴都，灸之。

血心痛：期门，针灸之。

伤寒结胸：支沟、间使、行间、阿是穴针之（附结胸灸法：用巴豆十粒去皮研细，黄连末一钱，以津唾和成饼，填脐中以艾灸其上，俟腹中有声，其病去矣。不拘壮数。灸了以手帕浸温汤拭之，以免生疮）。

胸痞满：涌泉、太溪、中冲、大陵、隐白、太白、少冲、神门，针灸之。

缺盆痛：太渊、商阳、足临泣，针灸之。

胸满：经渠、阳溪、后溪、三间、间使、阳陵泉、三里、曲泉、足临泣，针灸之。

胸痹：太渊，针灸之。

胸胁痛：天井、支沟、间使、大陵、三里、太白、丘墟、阳辅，针灸之。

胸中澹澹：间使，针灸之。

胸满支肿：内关针之，膈俞灸之。

肿胁满引腹：下廉、丘墟、侠溪、肾俞，针灸之。

胸中寒：膻中，灸之。

心胸痛：曲泽、内关、大陵针灸之（一切心腹胸胁腰背苦痛，川椒为细末，醋和作饼贴痛处，用艾烧之，知痛而止）。

13. 胁

胁痛：悬钟、窍阴、外关、三里、支沟、章门、中封、阳陵泉、行间、期门、阴陵泉，针灸之。

胁引胸痛不可忍：期门、章门、行间、丘墟、涌泉、支沟、胆俞，针灸之。

胁胸胀痛：公孙、三里、太冲、三阴交，针灸之。

腰胁痛：环跳、至阴、太白、阳辅，针灸之。

胁肋痛：支沟、外关、曲池，针之。

两胁痛：窍阴、大敦、行间，针灸之。

胁满：章门、阳谷、腕骨、支沟、膈俞、申脉，针灸之。

胁与脊引：肝俞，针灸之。

14. 乳

妒乳：太渊，针之。

乳痈：膺窗、乳根、巨虚、下廉、复溜、太冲，针之。

乳痈痛：足三里，针之。

无乳：膻中灸之，少泽针之。

引肿痛：足临泣，针之。

15. 腹

腹痛：内关、支沟、照海、巨阙、足三里，针之。

脐腹痛：阴陵泉、太冲、足三里、支沟、中脘、关元、天枢、公孙、三阴交、阴谷，针灸之。

腹中切痛：公孙，针灸之。

脐中痛溏泄：神阙，灸之。

积痛：气海、中脘、隐白，针灸之。

肠鸣泄泻：水分、天枢、神阙，灸之。

小腹痛：阴市、承山、下廉、复溜、中封、大敦、关元、肾俞，针灸之。

小腹急痛不可忍：足第一指中节下横纹当中灸五壮（凡小肠气、外肾吊疝气、卒心痛皆宜之）。

16. 腰

腰痛：肾俞，灸之。

腰屈不能伸：委中，针之出血。

腰痛不得俯仰：水沟、环跳、委中，针之。

肾虚腰痛：肾俞灸之，肩井、委中针之。

挫闪腰痛：环跳、委中、昆仑、尺泽、阳陵泉、下髎，针之。

腰强痛：命门、昆仑、志室、行间、复溜，针之。

腰如坐水中：阳辅，灸之。

腰疼难动：委中、行间、风市，针之。

17. 手

五指拘挛：二间、前谷，针灸之。

五指痛：阳池、外关、合谷，针灸之。

两手拘挛偏枯：大陵，灸之。

肘挛筋急：尺泽，针之。

手臂痛不能举动：曲池、尺泽、肩髃、手三里、少海、太渊、阳溪、阳谷、阳池、前谷、合谷、液门、外关、腕骨，针之。

臂寒：尺泽、神门，灸之。

臂内廉痛：太渊，针之。

臂腕侧痛：阳谷，针之。

手腕摇动：曲泽，针灸之。

手腕无力：列缺，针灸之。

肘臂手指不能屈：曲池、三里、外关、中渚，针灸之。

手臂冷痛：肩井、曲池、下廉，灸之。

手臂麻木不仁：天井、曲池、外关、经渠、支沟、阳溪、腕骨、上廉、合谷，针灸之。

手指拘急：曲池、阳谷、合谷，针灸之。

手热：劳宫、曲池、曲泽、内关、列缺、经渠、太渊、中冲、少冲，针之。

手臂红肿：曲池、通里、中渚、合谷、手三里、液门，针之。

掌中热：列缺、经渠、太渊、劳宫，针之。

肩臂不可举动：曲池、肩髃、巨骨、清冷渊、关冲，针灸之。

腋肘肿：尺泽、小海、间使、大陵，针之。

腋下肿：阳辅、丘墟、临泣，针之。

肩臂烦疼：肩髃、肩井、曲池，针之。

臂酸挛：肘髎、尺泽、前谷、后溪，针灸之。

两肩胛痛：肩井、支沟，针灸之。

腕痛：阳溪、曲池、腕骨，针灸之。

肘臂腕痛：前谷、液门、中渚，针之。

18. 足

腿膝挛痛：风市、阳陵泉、曲泉、昆仑，针灸之。

髀胫急痛：风市、中渎、阳关、悬钟，针灸之。

足痿不收：复溜，针灸之。

膝痛足厥：环跳、悬钟、居髎、委中，针灸之。

髀痛胫酸：阳陵泉、绝骨、中封、临泣、足三里、阳辅，针之。

膝内廉痛：膝关、太冲、中封，针之。

膝外廉痛：侠溪、阳关、阳陵泉，针之。

足腕痛：昆仑、太溪、申脉、丘墟、商丘、照海、太冲、解溪，针灸之。

足指尽痛：涌泉、然谷，针灸之。

膝中痛：犊鼻，针之。

膝肿：足三里以火针刺之，再针行间。

脚弱瘦削：三里、绝骨，针灸之。

两腿如冰：阴市，灸之。

腰脚痛：环跳、风市、阴市、委中、承山、昆仑、申脉，针灸之。

股膝内痛：委中、三里、三阴交，针之。

腿膝酸疼：环跳、肩井、三里、阳陵泉、丘墟，针之。

脚膝痛：委中、三里、曲泉、阳陵泉、风市、昆仑、解溪，针之。

脚胻麻木：环跳、风市，针之。

足麻痹：环跳、阴陵泉、阳辅、太溪、至阴，针灸之。

髀枢痛：环跳、阳陵泉、丘墟，针之。

足寒热：三里、委中、阳陵泉、复溜、然谷、行间、中封、大都、隐白，针之。

足寒如冰：肾俞，灸之。

胻酸：承山、金门，灸之。

足胻寒：复溜、申脉、厉兑，针灸之。

足挛：肾俞、阳陵泉、阳辅、绝骨，针灸之。

脚肿：承山、昆仑、然谷、委中、下廉、风市，针灸之。

腿肿：承山、昆仑，针灸之。

足缓：阳陵泉、绝骨、太冲、丘墟，针灸之。

脚弱：委中、三里、承山，针灸之。

两膝红肿痛：膝关、委中、三里、阴市，针之。

穿跟草鞋风：昆仑、丘墟、照海、商丘，针之。

足不能行：三里、曲泉、委中、阳辅、三阴交、复溜、冲阳、然谷、申脉、行间、脾俞，针灸之。

脚腕酸：委中、昆仑，针灸之。

足心痛：昆仑，针灸之。

脚转筋：承山，针灸之。

脚气：风府、伏兔、犊鼻、三里、上廉、下廉、绝骨，依次灸之。

19. 皮

癜疯：左右手中指节宛宛中，灸三至五壮。

疬疡：左右手中指节宛宛中，灸三至五壮。

遍身如虫行：肘尖灸七壮，曲池、神门、合谷、三阴交，针之。

20. 肉

赘疣：左右手中指节宛宛中灸三至五壮，支正亦灸之，于其上亦灸三至五壮。

21. 脉

伤寒六脉俱无：复溜、合谷、中极、支沟、巨阙、气冲各灸七壮，又气海多灸之。

干呕不止，四肢厥冷脉绝：间使，灸三十壮。

22. 筋

筋挛骨痛：魂门，针灸之。

膝曲筋急不能舒：曲泉，针灸之。

筋急不能行：内踝筋急灸内踝三十壮，外踝筋急灸外踝三十壮。

膝筋挛急不开：委阳，灸二七壮。

筋痿由于肝热：补行间，泻太冲。

筋挛阴缩痛：中封，灸五十壮。

23. 骨

脊膂膝痛：水沟，针之。

筋挛骨痛：魂门，针灸之。

骨软无力：大杼，灸之。

24. 前阴

寒疝腹痛：阴市、太溪、肝俞，灸之。

疝瘕痛：照海灸三至五壮，阴陵泉、太溪、丘墟针灸之。

卒疝：丘墟、大敦、阴市、血海，针灸之。

癫沛：曲泉、中封、太冲、商丘，针灸之。

痃癖小腹下痛：太溪、三里、阴陵泉、曲泉、脾俞、三阴交，针灸之。

肠癖颓癞疝小肠痛：通谷灸五十壮，束骨、大肠俞，针灸之。

偏坠木肾：归来、大敦、三阴交，灸之。

阴疝：太冲、大敦，灸之。

阴入腹：大敦、关元，灸之。

小便数：肾俞、关元，灸之。

阴肿：曲泉、太溪、大敦、肾俞、三阴交，针灸之。

阴茎痛：阴陵泉、曲泉、行间、太冲、阴谷、肾俞、中极、三阴交、大敦、太溪，针灸之。

遗精：肾俞，灸之。

转胞不溺或淋沥：关元，针灸之。

白浊：肾俞、关元、三阴交，针灸之。

寒热气淋：阴陵泉，针之。

小便黄赤：三阴交、太溪、肾俞、气海、膀胱俞、关元，针之。

小便赤如血：大陵、关元，针之。

阴缩痛：中封，针之。

膀胱气：委中、委阳，针灸之。

小肠气上冲欲死：风府、气海、独阴，灸之各七壮。

木肾大如升不痛：大敦、三阴交，针灸之。

木肾红肿痛：然谷、阑门，针之。

诸疝：关元灸三七壮，大敦灸七壮（灸疝法：以草秆量患人口两角长，折如三角形，以一角当脐心，两角在脐之下傍角处是穴。左灸右，右灸左，四十壮）。

25. 后阴

痔疼：承山、长强，针灸之。

痔痛：承筋、飞扬、委中、承扶、攒竹、会阴、商丘，针灸之。

脱肛：大肠俞、百会、长强、肩井、合谷、气冲，针灸之。

痔漏：以附子末津唾和作饼子如钱大，安漏上以艾火灸令微热，干则易新饼，日灸数枚，至内肉平始已。

暴泄：隐白，针灸之。

洞漏：肾俞、天枢，灸之。

溏泄：太冲、三阴交针之，神阙灸之。

泄不止：神阙，灸之。

痢疾：曲泉、太溪、太冲、太白、脾俞、小肠俞，针之。

便血：承山、复溜、太冲、太白，针灸之。

大便不禁：大肠俞、关元，灸之。

大便下重：承山、解溪、太白、带脉，针灸之。

肠风：尾闾尽骨处灸百壮。

肛脱不收：百会、尾闾灸七壮，脐中灸随年数。

血痔：承山、复溜，灸之。

久痔：二白、承山、长强灸之（灸痒法：除上法治疗外，于对脐脊中灸七壮，各开一寸再灸七壮）。

杂病篇

1. 风

中风痰盛，声如曳锯：气海、关元灸二三百壮，或能救之。

卒中风㖞斜涎塞不省：听会、颊车、地仓、百会、肩髃、曲池、风市、三里、绝骨、耳前、发际、大椎、风池，灸之。

中风目戴上视：丝竹空灸之，第二椎骨、第五椎骨上各灸七壮，一齐下火。

口眼㖞斜：听会、颊车、地仓灸之，向右㖞者，于左㖞陷中灸之，反者反之。

半身不遂：百会、囟会、风池、肩髃、曲池、合谷、环跳、三里、风市、绝骨，灸之。

口噤不开：水沟、合谷、颊车、百会针之，或灸翳风。

失音不语：哑门、水沟、天突、涌泉、神门、支沟、风府，针之。

脊反折：哑门、风府，针之。

风痫惊痫：风池、百会、尺泽、少冲，针灸之。

中风宜灸各经之井穴：①中风中府之预兆：手足或麻或疼，良久乃已，此将中府之候，宜灸百会、曲鬓、肩髃、曲池、风市、三里、绝骨。②中风中脏之预兆：凡觉心中慌乱，神思不殆，或手足麻痹，此将中脏之候，宜灸百会、风池、大椎、肩井、曲池、间使、三里。

2. 痹

骨痹：太溪、委中，针灸之。

筋痹：太冲、阳陵泉，针灸之。

脉痹：大陵、少海，针灸之。

肉痹：太白、三里，针灸之。

皮痹：太渊、合谷，针灸之。

3. 寒

伤寒头痛寒热：一日针风府；二日针内庭；三日针足临泣；四日针隐白；五日针太溪；六日针中封，在表刺三阳经穴，在里刺三阴经穴；六日过经未汗，刺期门。

注意：一日二日等，非一定指日数言，其在太阳经，则刺风府，在阳明经，则刺内庭，在少阳经，则刺临泣；惟将满一周，尚未得汗，则刺期门。

治伤寒，不外汗吐下三大法，今分述于下。

伤寒大热不止：曲池、绝骨、陷谷针之，又二间、内庭、前谷、通谷、液门、侠溪针之。

伤寒头痛：合谷、攒竹，针之。

伤寒汗不出：合谷针之，又风池、鱼际、经渠、二间针之。

伤寒汗多：内庭、复溜，针之。

伤寒头痛太阳证：完骨、京骨，针之。

伤寒头痛阳明证：合谷、冲阳，针之。

伤寒头痛少阳证：阳池、丘墟、风府、风池，针之。

伤寒结胸：先使人于心蔽骨下正痛处左畔揉之，以毫针刺左畔，再针左支沟，左间使，左行间，右亦依上法刺之，缓缓呼吸渐渐停针立愈。

伤寒胸痛：期门、大陵，针之。

伤寒胁痛：支沟、阳陵泉，针之。

伤寒身热：陷谷、吕细、三里、复溜、侠溪、公孙、太白、委中、涌泉，针之。

伤寒寒热：风池、少海、鱼际、少冲、合谷、复溜、临泣、太白，针之。

伤寒余热不尽：曲池、三里、合谷、内庭、太冲，针之。

伤寒大便秘：照海、章门，针之。

伤寒小便不通：阴谷、阴陵泉，针之。

伤寒发狂：百劳、间使、合谷、复溜，针之。

伤寒不省人事：中渚、三里，针之。

伤寒阴毒危极：脐中灸二三百壮，气海、关元亦灸二三百壮。

伤寒阴证玉茎缩入：令人捉住，于茎口灸三壮。

伤寒六脉俱无：复溜、合谷、中极，支沟、巨阙、气冲，灸之。

伤寒手足厥冷：大都，针灸之。

伤寒热退后再热：风门、合谷、行间，针之。

伤寒悲恐：太冲、内庭、少冲、通里，针之。

伤寒项强目瞑：风门、委中、太冲、内庭、三里、三阴交，针之。

角弓反张：天突先针，次针膻中、太冲、肝俞、委中、昆仑、大椎、百会。

4. 湿

湿病用艾灸，惟湿痹及湿热脚气痿证宜施针通经络之气为佳。

5. 火

骨蒸劳热：膏肓、三里，灸之。

骨蒸劳热，形象未脱者：四花穴，灸之。

体热劳嗽：魄户，灸之。

两手大热，如在火中：涌泉，灸三至五壮。

骨蒸热板齿干燥：大椎，灸之。

身热如火，足冷如冰：阳辅，灸之。

心烦：神门、阳溪、鱼际、腕骨、少商、解溪、公孙、太白、至阴，针之。

烦渴心热：曲泽，针之。

心烦怔忡：鱼际，针之。

虚烦口干：肺俞，针灸之。

烦闷不卧：太渊、公孙、隐白、肺俞、阴陵泉、三阴交，针灸之。

胃热不良：下廉，针灸之。

嗜卧不言：膈俞，针灸之。

胃热：绝骨，针灸之。

6. 内伤

胃弱不思饮食：三里、三阴交，针灸之。

三焦邪热不嗜食：关元，灸之。

全不思饮：然谷，针出血。

饥不能食，饮食不下：章门、期门，针灸之。

饮食不多，心腹膨胀，面色萎黄：中脘，灸之。

食多身瘦：先取脾俞，后取章门、太仓，针灸之。

饮食不下，膈塞不通，邪在胃脘：上脘、下脘，针灸之。

胃病饮食不下：三里，针灸之。

呕吐宿汁，吞酸嘈杂：章门、神阙，针灸之。

7. 虚劳

五劳羸瘦：足三里，针灸之。

体热劳嗽：魄户，针灸之。

虚劳骨蒸盗汗：阴郄，针灸之。

真气不足：气海，灸之。

虚劳百证：膏肓、四花、腰俞皆宜灸之，然宜于阳虚证。

8. 咳喘

咳嗽有痰：天突、肺俞、丰隆，针灸之。

咳嗽上气，多吐冷痰：肺俞，灸五十壮。

咳嗽声破喉嘶：天突，针灸之。

久患喘嗽，夜不得卧：膏肓，灸之。

久嗽：膏肓、肺俞，灸之。

伤寒咳甚：天突，灸二七壮。

喘急：肺俞、天突、足三里，灸之。

哮喘：肺俞、天突、膻中、璇玑、俞府、乳根、气海，灸之。

咳喘不得卧：云门、太渊，针之。

喘满痰实：太溪、丰隆，针之。

气逆发哕：膻中、中脘、肺俞、三里、行间，针灸之。

呃逆：中脘、膻中、期门、关元灸之，直骨穴灸之。

咳逆不止：乳根二穴灸之，或气海灸之，或灸大椎，如年壮（肺胀痰嗽不得卧但可一边眠者左侧灸右足三阴交，右侧灸左足三阴交）。

咳嗽：列缺、经渠、尺泽、三里、昆仑、肺俞，针灸之。

咳引两胁痛：肝俞，针之。

咳引腰尻痛：鱼际，针之。

附灸哮喘断根法：以细索套颈，量鸠尾骨尖，其两端旋后脊骨上索尽处是穴，灸七壮或三七壮。

9. 呕吐

善呕有苦水：三里、阳陵泉，针之。

吐食不化：上脘、中脘、下脘，针灸之。

反胃：膏肓灸百壮，膻中、三里灸七壮，（又）灸肩井五七壮。

朝食暮吐：心俞、膈俞、膻中、巨阙、中脘，灸之。

五噎五膈：天突、膻中、心俞、上脘、中脘、下脘、脾俞、胃俞、通关、中魁、大陵、三里，针灸之。

呕吐不纳：曲泽、通里、劳宫、阳陵泉、太溪、照海、太冲、大都、隐白、通谷、胃俞、肺俞，针灸之。

呕逆：大陵针，灸之。

呕哕：太渊，针之。

干呕无度不止，肢厥脉绝：尺泽、大陵灸三壮，乳下一寸三十壮，间使三壮。

10. 胀满

腹中膨胀：内庭，针灸之。

单膨胀：水分针一寸五分，复灸五十壮；三阴交灸之；复溜、中封、公孙、太白针之。

胀满：中脘、三里，针灸之。

心腹胀满：绝骨、内庭，针灸之。

胃腹膨胀气鸣：合谷、三里、期门，针之。

腹坚大：三里、阴陵泉、丘墟、解溪、期门、冲阳、水分、神阙、膀胱俞，针灸之。

小腹胀满：中封、然谷、内庭、大敦，针之。

11. 浮肿

浑身卒肿，面浮肿大：曲池、合谷、三里、内庭、行间、三阴交针之，内踝下白肉际灸三壮。

四肢面目浮肿：照海、水沟、合谷、三里、绝骨、曲池、中脘、腕骨、脾俞、胃俞、三阴交，针之。

浮肿膨胀：脾俞、胃俞、大肠俞、膀胱俞、水分、中脘、三里、小肠俞，针灸之。

水肿气胀满：复溜、神阙，针之。

四肢及面胸腹皆浮肿：水分、气海，灸百壮。

12. 积聚

心积伏梁：上脘、三里，针灸之。

肺积息贲：巨阙、期门，针灸之。

肾积奔豚：中极、章门针灸之，又气海灸百壮，期门灸三壮，独阴灸五壮，章门灸百壮。

气块冷气：气海，灸之。

心下如冰：中脘、百会，针灸之。

痰积成块：肺俞灸百壮，期门灸三壮。

小腹积聚：肾俞灸以年壮，肺俞、大肠俞、肝俞、太冲各灸七壮。

腹中积聚，气行上下：中极灸百壮，悬枢灸三壮（在第十三椎下）。

痞块：于块之头中尾各针一针，各灸二三七壮，再于痞根穴（在十二椎下两旁各开三寸半）多灸之。

13. 黄疸

黄疸：至阳、百劳、三里、中脘，针灸之。

食疸：三里、神门、间使、列缺，针之。

酒疸：公孙、胆俞、至阳、委中、腕骨、中脘、神门、小肠俞，针之。

女劳疸：公孙、关元、至阳、肾俞、然谷各灸三壮（三十六种黄疸灸法：先灸肺俞、心俞、各三壮，次灸合谷三壮，次灸气海百壮，中脘针之）。

14. 疟疾

久疟不愈：大椎针之，复灸之。

温疟：中脘、大椎，针之。

痰疟寒热：后溪、合谷，针之。

寒疟：三间，针之。

疟热多寒少：间使、三里，针之灸之。

疟寒多热少：复溜、大椎，灸之。

久疟不食：公孙、内庭、厉兑针灸之，“足太阳疟”先寒后热，汗出不已，刺金门。“足少阳疟”寒热心惕汗多，刺侠溪。“足阳明疟”寒久乃热，汗出喜见火光刺冲阳。“足太阴疟”寒出善呕，呕已乃衰，刺公孙。“足少阴疟”呕吐甚，欲闭户而居，刺大钟。“足厥阴疟”少腹满，小便不利，须刺太冲。疟母：章门针而灸之。

15 温疫

虾蟆瘟：少商、合谷、尺泽、委中、太阳等穴，针刺出血。

大头瘟：少商、商阳、合谷、曲池、尺泽、委中、厉兑，针刺出血。

16. 霍乱

干霍乱：委中针刺出血，十指井穴针刺出血。

霍乱吐泻不止垂死：天枢、气海、中脘，灸数百壮。

霍乱吐泻转筋：中脘、阴陵泉、承山、阳辅、太白、大都、中封、昆仑，针之。

霍乱干呕：间使灸七壮，不愈再灸之。

霍乱闷乱：脐中灸七壮，建里针而灸之，三焦俞、合谷、太冲、关冲、中脘等穴针之。

霍乱暴泄：大都、昆仑、期门、阴陵泉、中脘，针之。

霍乱将死胸尚暖者：脐中以盐填满灸二七壮，气海百壮，大敦七壮。

17. 癫痫

心邪癫狂：攒竹、尺泽、间使、阳溪，针灸之。

癫狂：曲池灸七壮，少海、间使、阳溪、阳谷、大陵、合谷、鱼际、腕骨、神门、液门、肺俞、行间、京骨各灸之，冲阳灸百壮。

癫痫：百会、神门各灸七壮，鬼眼三壮，阳溪、间使三十壮，神门心俞百壮，肺俞百壮，申脉、尺泽、太冲、曲池各七壮。

狂言：太渊、阳溪、下廉、昆仑，针灸之。

狂言不乐：大陵，针灸之。

多言：百会，针灸之。

喜笑：水沟、列缺、阳溪、大陵，针之。

善哭：百会、水沟，针之。

卒狂：间使、合谷、后溪，针之。

狂走：风府、阳谷，针之。

发狂：少海、间使、神门、合谷、后溪、复溜、丝竹空，针之。

呆痴：神门、少商、涌泉、心俞，针灸之。

发狂，登高而歌，弃衣而走：神门、后溪、冲阳，针之。

羊痫：天井、巨阙、百会、神庭、涌泉、大椎各灸之，又于第九椎下灸三壮。

牛痫：鸠尾、大椎，灸三壮。

马痫：仆参、风府、脐中、金门、百会、神庭，灸之。

犬痫：劳宫、申脉，灸三壮。

鸡痫：灵道灸三壮，金门针之，足临泣、内庭各灸三壮。

猪痫：昆仑、仆参、涌泉、劳宫、水沟、百会、率谷、腕骨、内踝尖，灸三壮。

五痫吐沫：后溪、神门、心俞、鬼眼灸百壮，间使灸三壮。

目向上视不识人：囟会、巨阙、行间，灸之。

附癫狂、神志失常针灸十三要穴："水沟穴""少商穴入三分""隐白穴入二分""大陵穴入半寸""申脉穴火针三分""风府穴入二分""颊车穴入五分""承浆穴入分""劳宫穴入二分""上星穴入二分""会阴穴入三分""曲池穴火针五分""舌下中缝刺出血。"

凡男女或歌，或笑，或哭，或吟，或多言，或久默，或朝夕嗔怒，或昼夜妄行、如狂如癫，依上穴次第针之，再针间使后溪。

18. 妇人

月经不调：气海、中极、带脉、肾俞、三阴交，针灸之。

月经过时不止：隐白，针之。

下经如冰，来无定时：关元，灸之。

漏下不止：太冲、三阴交，针灸之。

血崩：气海、大敦、阴谷、太冲、然谷、三阴交、中极，针之。

无嗣：关元灸三十壮，或灸阴交、石关、关元、中极、商丘、涌泉、筑宾。

滑胎：关元左右各开二寸灸五十壮，或中极傍各开三寸灸之。

难产催生及下死胎：太冲补，合谷补，三阴交泻之。

横生手先出：足小趾尖，灸三壮。

胞衣不下：三阴交、中极、照海、内关、昆仑，针之。

产后血晕：三里、三阴交、支沟、神门、关元，针之。

赤白带下：曲骨灸七壮，太冲、关元、复溜、天枢灸百壮。

干血痨：曲池、支沟、三里、三阴交，针灸之。

产后痨：百劳、肾俞、风门、中极、气海、三阴交，针灸之。

无乳：膻中灸之，少泽针（补）之。

产后血块痛：曲泉、复溜、三里、气海、关元，针之。

19. 小儿

脐风撮口口噤：然谷针三分，灸三壮。

惊痫：鬼眼穴灸之（即两手足大拇指相并缚之，于爪甲下灸之，少商隐白灸之），余参癫痫门。

惊风：腕骨，针之。

脱肛：百会灸七壮，长强灸三壮。

惊风危急难救：两乳头下黑肉上灸三壮。

泻痢：神阙，灸之。

冷痢：脐下二寸，灸之。

吐乳：膻中下一寸六分名中庭，灸五壮。

吐沫尸厥：巨阙七壮，中脘五十壮灸之。

角弓反张：百会灸七壮，天突灸三壮。

夜啼：百会，灸三壮。

脐肿：对脐脊骨上灸三壮或七壮。

口蚀龈臭秽：劳宫，灸一壮。

肾胀偏坠：关元灸三壮，大敦灸七壮。

偏身生疮：曲池、合谷、三里、绝骨、膝眼，针之。

遗尿：气海灸百壮，大敦灸三壮。

羸瘦食不化：胃俞、长谷（脐旁二寸），灸七壮。

20. 疡肿

痈疽、毒肿：初起于肿处止灸三七壮，已溃或化毒危急，灸骑竹马穴。

疔肿在面部：合谷、足三里、神门，针灸之。

疔肿在手部：曲池，灸七壮。

疔肿在背部：肩井、三里、委中、临泣、行间、通里、少海、太冲针灸之，并灸骑竹马穴。

痈疽发背，初起不痛者：以蒜片着疮顶处以艾灸之，不痛灸之痛，痛者灸至不痛为止。

附骨疽：间使后一寸，灸如年壮。

疮疥：肺俞、神门、大陵、曲池，针之。

马刀侠瘿：绝骨、神门，灸之。

热风瘾疹：曲池、曲泽、合谷、列缺、肺俞、鱼际、神门、内关，针之。

皮风痒疮：曲池灸二百壮，神门、合谷灸三七壮。

瘰疬：百劳灸三七壮至百壮，肘尖百壮，瘰疬之第一核以针贯核正中用雄黄末拌艾灸之。

灸治篇

一、牙风疼（又名臂间穴）

【位置】从中指之尖至掌后腕横纹止之长度，分折为四，以其一折自横纹直对肘窝尺泽引量，当一折尽处之两筋间；病左灸左穴，病右灸右穴。

【疗法】灸五至七壮。

【主治】系感冒而发之齿神经痛，疔疮肿痛。

二、癫痫

【位置】第一胸椎上至尾闾尖端之中央。

【疗法】每节各灸七壮。

【主治】小儿之癫痫。

三、中风不语

【位置】第二胸椎骨上与第五胸椎上之二穴。

【疗法】灸七壮，上下同时灸为良。

【主治】中风之言语不能者。

四、咳嗽

【位置】以纸绳从两乳头环绕一周，胸前背后之绳无上下高低，绳之当脊骨中央点是穴。

【疗法】灸五壮。

【主治】咳嗽。

五、传尸痨

【位置】第一日心俞之上下各一寸，左右四穴。第二日肺俞之上下各一寸，左右四穴。第三日肝俞之上下各一寸，左右四穴。第四日厥阴俞之上下各一寸，左右四穴。第五日肾俞之上下各一寸，左右四穴。第六日三焦俞之上下各一寸，左右四穴。依上之顺序灸六日而止。

【疗法】灸七壮。

【主治】寄生虫。

六、疝气

【位置】量口吻之广二倍之长度，折成三角，其一角当脐之正中，他两角垂于脐下，两角处为灸点。

【疗法】灸十四壮。

【主治】一切疝病。

七、瘰疬

【位置】量口吻之广度，折为二，折处点墨，复于腕横纹之中央作假点，以口吻广度之中央墨点置于假点上，上下左右之尽处点之，总共四穴。

【疗法】灸五壮。

【主治】瘰疬。

八、咳逆

【位置】乳头之直下第七肋与第八肋之中央陷中。

【疗法】灸七壮。

【主治】呃逆（打呃之奇穴）胸膜炎。

九、卒癫病

【位置】阴茎之上宛宛中。
【疗法】灸三壮。
【主治】心脏停搏，脑溢血，脑贫血。

十、囟门不合

【位置】脐上，脐下，各五分，二穴。
【疗法】灸三壮。
【主治】小儿囟门不合。

十一、小儿雀目

【位置】指第二节外侧横纹头（桡骨侧）。
【疗法】灸三壮，针二分。
【主治】小儿夜盲症。

十二、小儿疳瘦

【位置】自尾闾骨之尖端，直上三寸陷中。
【疗法】灸三至十五壮。
【主治】小儿肠炎、消化不良、脱肛、羸瘦。

十三、小儿灸癖

【位置】以纸绳围小儿脐之正中一周，前后无上下高低，绳下当脊骨正中之处点穴。
【疗法】灸二十壮。
【主治】小儿慢性胃弱。

十四、盐哮

【位置】小指头尖上，男左女右取之。
【疗法】灸五至七壮。
【主治】百日咳。

十五、腹中气块

从块之上际一穴，刺针，灸七壮。块之下际一穴，再自块中一穴刺针，不问其块之经穴，只需于块之上下及左右刺针，最后则于块之正中刺针，若块不消散，则于块下之一穴灸十五壮，其块必散。

十六、诸疮灸法

头部二穴：诸疮发于头部面部者，以纸绳自耳尖上横平眉毛，绕头一周，量其长度而切断之，以此绳之中央当头之下，绕颈而下垂于背脊，绳之尽处作假点，再以中指中节之指寸，按于假点，左右各半用墨点之。疮生于头面之左者，灸左一点，五十壮，右则灸右。

手部二穴：凡诸疮生于手部者，于肩髃穴点墨，以纸绳于墨点引申至中指尖切断，再如上法于背脊上取得假点，仍如上法以中指寸取得灸点，灸五十壮。左患灸左，右患灸右。

背腹二穴：从大椎之上至尾闾骨尖端止为背部，自天突穴至曲骨为腹部，两胁亦属于腹部，凡诸疮生于腹背胁部者，以纸绳当两乳头正中绕胸廓一周，即以此绳如上法在背脊取得假点与灸点，灸五十壮。

足胫二穴：凡诸疮生于足胫部者，以患者之足相并，两内踝骨接触，以纸绳量跖之周围，以此长度如上法在背脊取得假点与灸点，如上法灸五十壮。

附二　备查药方

犀黄：系结于牛之肝胆中，状如鸡子黄，入水则硬，有消炎杀菌之作用。

《千金》苇茎汤：煎服。治咳嗽，咯痰如脓，有腐败臭（旧名肺痈）。苇莲（即芦根）四两，薏苡仁一两，丝瓜仁一两，桃仁（去皮尖）五十粒，清水煎服。

芥菜卤：治病同上。系春初腌芥菜之卤汁。每次饮 50 ～ 100mL 可治肺脓疡（旧称肺痈）。

十赛丸：治渗出性胸膜炎及水肿。制芫花、制甘遂、制大戟，同样分量研细为丸，如黄豆大小，每服五至十粒，用大黑枣煮汤送服。服后要泻，药性剧烈，体弱者不能用。

金钱草：能利小便，治砂淋、石淋（即肾、膀胱结石）。系生于田野潮润处之草，叶作尖圆形，有一寸大小，叶柄寸余，每节相对生二叶，节之距离寸半至二寸，即于节上分支，但非每节分支。叶与枝柄皆嫩绿色。于七八月间在枝节间开三角尖瓣小黄花。每节二叶，花亦二朵。用法：采鲜草三四两煎汤饮。干者（草药铺中有售）半两至一两煎汤饮。无毒无味，干者略带清香气。

锡类散：治白喉、扁桃腺炎、牙龈溃烂、口腔炎等。象牙屑（焙研）三分，珍珠三分，真青黛六分，冰片三厘，壁钱二十个（要在泥土上，内有壁蟢子者），犀黄五厘，人指甲（焙研）五厘，共研极细，小磁瓶收贮，闭塞勿泄气，每用少许，吹患处。

甘麦大枣汤：治癔病。甘草三钱，小麦三两，大黑枣十枚，煎服。

牛黄夺命散：治肺水肿（中医名马脾风）。白牵牛子五钱（炒），黑牵牛子五钱（炒），生大黄一两，槟榔二钱五分，共研细末，三岁儿每服二钱，用白蜜调服。服后泻出如痰之黏液。

黄汞油膏：黄汞一至三分、白凡士林一两调和。

硼酸水：硼酸五分、温开水一两化和。

紫金锭：解诸毒，疗疮肿，利关窍，治百病。山慈菇二两（姜汁洗，去净皮毛，焙干），五倍子一两（拣净），千金子一两（用白仁者，去壳，油净），朱砂二分，雄黄二分，麝香二分，红芽大戟一两五分（去芦根，酒煮），各研细末，秤准，用糯米粥浆和合为锭，每锭潮时重一钱。每服半锭或至一锭，重病二锭。服后或吐或泻。孕妇忌服。

七液丹：主治一切高热，如伤寒、副伤寒、痢疾、咽喉炎症。鲜佩兰叶、鲜荷叶、鲜侧柏叶、鲜薄荷、鲜藿香、鲜苏叶、鲜萝卜汁。上药七味，各三十两生打绞汁，和入制滑石粉、生大黄粉中。滑石十二斤，以甘草一斤十四两煎汁，飞漂滑石；生大黄一斤十四两。作丸时加鲜藕一斤捣汁，陈酒二斤拌和为丸。每服三钱，用水化和吞服；或以八钱煎水饮之。

龙虎丸：主治癫狂病。巴霜三分，西黄三分，白砒三分，朱砂一分，糯米粉为糊做四十粒，每服二小粒。服丸后，必上吐或下泻。每日一次，连服四五日。服后精神困疲，以淡粥调养之。必忌牛羊猪肉百天。不忌则不易愈，愈亦必复发。

附：《中国针灸学讲义》针灸治疗部分[①]

伤寒门

《难经》曰：伤寒有五，曰中风，曰伤寒，曰湿温，曰热病，曰温病。故伤寒者，概括外感诸症而言也，凡疾病之由外受者，谓之外感。外感之邪，有皮毛而腠理，而后传入经络脏腑，引起人身之内脏、血液神经等起变化，此伤寒之所由作也。汉时张仲景将伤寒之症状分属于太阳、阳明、少阳、太阴、少阴、厥阴、六经论治。三阳证中则有表证腑证。三阴证中，则有寒化热化。六经之中，复有合病、并病、传变等，分条辨析，于所著《伤寒论》中，言之极详，为后世医家治疗伤寒之正宗。惟全书洋洋数万言，非短期间所能研究，兹挈六经之提纲，舍其汤药之方剂，参入针灸之治法，分别言之，欲得其详者，非读《伤寒论》全书不可。

一、太阳

【症状】头项强痛，恶寒，脉浮紧。如兼体痛呕逆无汗脉紧者，为伤寒。如兼发热汗出恶风脉缓者，为中风。

【病因病机】伤寒有广义、狭义两种。广义之伤寒，概括外感诸病而言。狭义之伤寒，即本条太阳病之伤寒症也。外感之邪，侵入人身之表部，名太阳病，为风寒袭入化病之第一期也。人身感受外界之寒邪，血管收缩，故脉浮紧，血液滞涩，故头项强痛，寒邪外束，周身之毛孔闭塞，故无汗。肺气不宣，故呕逆。毛孔闭塞，体温不能外达，故恶寒。如感受风邪，则风属温化，能使神经兴奋，促进汗腺之排泄功能，故汗出。汗腺弛张，毛孔不闭，

① 摘录自《中国针灸学讲义》。该书针灸治疗部分，按照传统病名和分类进行编撰和阐述。

故恶风。体温因汗出而外达，故发热。

【治疗】风府（针泻）、合谷（针泻）、头维（针泻）、风门（针灸）。

太阳腑病

【症状】太阳病发汗后，脉浮，发热，渴欲饮水，水入则吐，小腹硬痛，小便不利，此为蓄水症。若少腹硬痛，脉微而沉，小便自利，其人如狂，此为蓄血证。

【病因病机】太阳之腑为膀胱，俗称尿胞，为贮尿之囊。其底旁左右各有输尿管一条，通于肾脏，人身饮食之水，由肾脏分泌后，再由输尿管而入膀胱，贮蓄既满，则由膀胱之排尿口从尿道泄出。若病邪入膀胱，则排尿口因病邪之刺激，而括约闭锁，是以小便不利，愈积愈多，因而胀满，故少腹发硬而痛。同时肾脏因膀胱不能排泄，其分泌功能，亦受障碍，既不能分泌，自不能吸收，故虽渴欲饮水，而水入即吐也。若蓄血症，则因病邪入于血管，肾脏分泌不能得力，则热邪并入血中，自膀胱而出，若一时尽下，则病自解，无容医治，故伤寒论有太阳病不懈，热结膀胱，其人如狂，血自下，下之则愈之明文。若结于膀胱而不下，或下而不尽，或虽小便通利，而少腹仍硬痛也。

【治疗】

①蓄水：大椎（针）、曲池（同上）、阴陵泉、足三里、小肠俞、中极、膀胱俞（以上均针）。

②蓄血：中极、三里、神门、内关、膀胱俞（以上均针）。

二、阳明

【症状】壮热，烦躁，不恶寒，大渴引饮，大汗出，脉洪大而数，唇口干燥，此为阳明经病。如日晡潮热谵语，口臭气粗，腹痛拒按，矢气频转，大便秘结，小便短少，脉沉实有力，甚则沉伏，此为阳明腑证。

【病因病机】

①经病：有由于太阳病失于调治，转属阳明。或由体气衰弱风寒之邪长驱直入而成。盖风寒之邪，袭入人身，体温不能外达故发热。久而不解，则体温亢盛，故壮热。表寒已罢，故不恶寒。脏腑受高热熏灼，故烦躁。因其热度过高，津液受其蒸迫，故大汗大热。津液被夺，脏腑肌肉，失其滋润，故唇舌干燥，而口发渴，欲饮水以自救也。热盛则心房张缩强而速，故脉亦

洪大而数。

②腑病：阳明之腑为胃肠，良由热邪深伏于肠胃，故肌肤反不觉大热，而为发作有时之潮热。胃中之迷走神轻，受高热之刺激，影响于脑。脑神经失其正常之知觉，故谵言妄语，神识模糊，热则灼津，肠胃枯燥，失其蠕动之能力，不能滋润糟粕以排泄之，结于肠中，而成燥屎，故大便不行。秽臭之气，则由由肛门泄出，故矢气频转。因燥屎停滞肠中，故腹痛而拒按。津液为大热所劫，肾脏无从吸收水分，分泌量减少，故小便短少。

【治疗】二间、三间、合谷、曲池、内庭、解溪、中脘、足三里、支沟（均针泻）、照海。

三、少阳

【症状】寒热往来，胸胁苦满，默默不欲饮食，心烦喜呕、，口苦咽干，头痛在侧，目眩耳聋，脉弦细或弦数。

【病因病机】或由太阳转变而来，或由风寒直入而成。太阳之邪在表，故曰表证。阳明之邪在里，故曰里证。少阳之邪，既不在表，又不在里，而在于胸膜肋膜及横膈膜等处躯壳之内、脏腑之外，介乎表里之间，故曰半表半里证。邪在表则恶寒，在里则发热，少阳之邪，在半表半里，故有表证之恶寒，复有里证之发热，而成寒热往来之现象。因其邪在胸膜肋膜横膈膜等处，附近之肝脾肾三脏，亦因之而肿大，气血亦不能畅行，故胸胁部自觉满闷。同时胃之消化功能，亦受病邪之影响，故默默不欲食。横膈膜痉挛，故欲呕。少阳之腑为胆，胆得热则分泌力亢进，胆汁上溢，故口苦。胸胁部发热，故心烦而咽干。病邪上澈，头部血管瘀血，故头痛。耳部之听神经，与目部之视神经，因受邪之影响，而发生变化，故目眩耳聋。

【治疗】足临泣、足窍阴、期门、中渚、间使。

按：伤寒三阳经中，太阳阳明各有经病、腑病。前人区别甚详，惟少阳腑证独缺，谢利恒先生谓目眩口苦，系胆火上炎。胸胁苦满，系胆火扰胃。寒热往来，系三焦不和。少阳见症之目眩、耳鸣、胁痛为经络病。经病腑病，往往齐见而混合，故小柴胡汤一方，亦经腑合治而不分，并非少阳无腑病也。

又按：俞根初先生《通俗伤寒论》谓寒热往来、耳聋胁痛为经病，目眩咽干、口苦善呕、膈中气寒为腑病。二说虽略有不同，而经腑每多合病，不必为之强分也。本篇少阳条，亦经腑合而言之，而治疗条中所取各穴，亦已概括经病、腑病之治法矣。

四、太阴

【症状】腹满而吐，食不下，时腹自痛，自利不渴，脉迟或微，舌苔白，是为寒化。兼壮热烦渴，舌焦黄，脉洪数者，为热化。

【病因病机】凡病邪侵入人身，正气出而抵抗，正邪相搏而发生种种现象，是谓病症。然人之体质有强弱、年龄有盛衰，年富质强者，正气之力有余，与病邪相抵抗，则呈功能亢进之现象，是为阳证，即热化也；年老质衰者，正气之力不足与病邪相抵抗，则显功能衰减之现象，是为阴证，即寒化也。故受病之原因虽同，而为寒化热化，则每因患者体质之强弱为各异也。夫太阴者脾脏也，古人以上列诸症为脾病，实则即肠胃病也。寒化症，乃由体质孱弱，冷气内侵，或饮食生冷，以致肠胃受寒，饮食留滞于中，不能消化，故腹胀满而痛，而饮食不进也。因其为寒化，故口不渴，血液得寒则凝泣，血行慢缓，故脉迟或细。若夫热化，则体温升高，故壮热。水分因热而消夺，故口渴舌焦。此寒化、热化之别也。至于吐痢，为寒化热化皆有之症。盖胃肠得寒，则血管收缩，失其吸收作用，故上逆而为吐，下注而为痢，得热则蠕动亢进，血管不及吸收，故亦为吐痢也。

【治疗】

①寒化：隐白、公孙、足三里、中脘、章门。

②热化：少商、三阴交、隐白、大都、中脘、天枢。

五、少阴

【症状】目瞑蜷卧，声低息微，不欲食，身重恶寒，四肢厥逆，腹痛泄泻，自利清谷，口不渴，脉细缓，舌白，此为夹水而动之寒化证。若心烦不寐，肌肤灼燥，小便短数，脉虚数，舌光红，少津液，此为夹火而动之热化证。

【病因病机】肾虚之体，外邪侵袭肾经，肾阳虚者，则夹水而动。肾阴虚者，则夹火而动。夹水而动者，是为寒化，为全身功能衰减之病也。下焦虚寒，体温降低，不能达于四肢，故恶寒而四肢厥逆。寒邪过盛，血流缓滞，心脏衰弱，故声低息微，不欲言语，两脉细缓。四肢之神经与血管，得寒而收缩，故身痛而蜷卧。肠胃不能消化，肾脏失于吸收，故泄泻而自利清谷。夹火而动者，是为热化。因体温亢进，津液大伤，故肌肤灼燥。神经因热而兴奋，故心烦而不能安寐。津液少则血管空虚，体温高则血行迅速，故脉虚数。

【治疗】

①寒化：肾俞、肓俞、关元、太溪、复溜（各穴俱针均灸）。

②热化：涌泉、照海、复溜、至阴、通谷、神门、太溪（各穴针泻之）。

六、厥阴

【症状】张目直视，烦躁不眠，热甚不恶寒，口臭气粗，四肢厥冷，心胸灼热，热甚厥深，或下利脓血，或喉烂舌腐，脉弦数而洪，舌红或紫或绛，此为纯阳证。若四肢厥冷，爪甲青黑，腹中拘急，下利清谷，呕吐酸苦，脉细迟或沉，此为纯阴证。若腹中痛掣，四肢厥冷，吐利交作，心中烦热，渴喜饮冷，饮下即吐，烦渴躁扰，脉象细弦或细数不静，舌或黄或白，舌质红似润而齿干，此为阴阳错杂证。

【病因病机】厥阴为六经之极里，阴之尽，阳之生，故有纯阳证，有纯阴证，又有阴阳错杂证。纯阳证由热邪传变而来。纯阴证为寒邪直中而得。阴阳错杂症为直中之寒邪，与传变之热邪，互相错乱而成。兹分别言之。

①纯阳证：热邪传入厥阴，体温极高，故热甚而不恶寒。厥阴属肝，肝热上澈，故目开而直视。热盛则气血沸腾，故烦躁不眠，心胸灼热。因其内有急剧之热，气血内趋以事救济，不能充达于四肢，故四肢反觉清冷，内热愈盛则冷亦愈甚，故曰热深者厥亦深。喉舌为热邪所熏灼，而喉烂舌腐。热邪入肠中，肠壁发炎，肠膜溃烂，故下利脓血。

②纯阴证：寒邪直中厥阴，体温之生成因之减少，不能达于四末，故四肢厥冷，与纯阳证之因寒而厥者，适得其反。其辨别之法：先热而后厥者为热厥，不热而厥者为寒厥。寒邪盛则血行瘀滞，故爪甲青黑。伤胃得寒而不运化，故下利清谷，呕吐酸水。

③阴阳错杂证：阴阳错杂，寒热互见，故有阴证之吐利厥冷、腹中痛掣等症，复有阳证之心中烦热、渴欲饮冷等症，然非纯热，故虽饮下即吐也。

【治疗】

纯阴证取穴肝俞、关元、行间、中脘、期门，均用灸治之。

纯阳证取穴大敦、中封、期门、灵道、肝俞。

阴阳错杂证取穴中封、灵道、关元、间使、肝俞。

温热门

伤寒与温热皆外感病也，惟外邪之侵袭人身，因其所入之部位不同，或所受之气邪各异，其所病则异焉。夫伤寒为感受外界之寒邪，由毛窍而入，渐次传里，初起必有恶寒见症，入阳明始从液化。故其发现大热时，必在数日以后，其发也缓。而温热则不然，盖温热之邪，从口鼻而入，初起少恶寒症状，即有之亦甚微而易解，旋即大热口渴，或神昏谵语，相继而来，其发也暴，此伤寒温热辨别之大要也。兹复采戴北山《广温热论》中，伤寒与温热之辨法 5 种，撮要录之如下。

1. 辨气 伤寒由外入内室，有患者无病气，间或有病气者，必待数日之后，转入阳明经腑之时。若温热之病气从中蒸发于外，病初即有病气触人，以人身脏腑津液，逢蒸而发。此节言伤寒无臭气，温病则有臭气也。

2. 辨色 风寒主收敛，而色多光洁。温病主蒸散，而色多垢晦，或如油腻，或如烟蒸，望之可憎者，皆温热之色也。

3. 辨舌 风寒在表，舌多无苔，即使有苔，亦薄而滑，渐传入里，方由白而转黄、转燥、转黑。温热头痛发热，舌上便有白苔，且厚而不滑，或色兼淡黄，或细积粉。传入阳明，则兼二三色，或白苔且燥，又有至黑不燥者，则以兼色之故。

4. 辨神 风寒中人，自知所苦而神清，传里入胃，始有神昏谵语之时。温病初起，便令人神情异常，而不知所苦，大概烦躁居多，且或扰乱惊悸，及问何所苦，则不自知，即间有神清而能自主者，亦多梦寐不安，闭目若有所见。

5. 辨脉 温热之脉，传变后与风寒颇同，初起时与风寒迥别。风寒初起脉无不浮，温邪从中道而出，一二日脉多沉数。

读戴氏文，则温热与煨寒之辨别，已甚明了。然所谓温热者，乃一切温病热病之总称。病之属于温热者，则有风温、暑温、温毒、温疫、湿温、秋温、冬温等等。探其起病之原有二：一曰外感温热。一曰伏气温热。外感温热者，即感受温热之邪，随感随发者是也。伏气温热者，乃感受外邪而不即病，潜伏人身，至相当时期而发，《内经》所谓“冬伤于寒，春必病温”，“冬不藏精，春必病温”等是也。夫病邪既袭人身，安可潜状不动，相安无事，而经过此长期，始为病貌，视之殊属妄谈，然借证于西学，则知其为不谬，我中医之所谓病邪，即西医之所谓细菌。细菌侵袭人身，人身之体质强健，抵抗力强，则细菌亦没由施其技，而寄生于血液，或脏腑间，因而繁殖，是谓潜伏期。发育既多，抵抗力不能支持，其病乃作，是谓发作期。伏气温热之原，良有以也。

一、风温

【症状】微恶寒，发热头痛，咳嗽胸闷，自汗出，或见鼻衄，舌黄或白，脉浮数。

【病因病机】《经》云：冬伤于寒，春必病温。良由内有伏邪，至春令时届温暖，因受外邪之引诱而发，此乃伏邪为病。其原理已述于前，亦有内无伏邪，因春时气候温暖，人身之阳气外泄，腠理渐疏，猝遇时感，致成此疾。夫所谓风温者，乃风中夹热气，人感触之，由口鼻而入于肺，肺气不宣，故胸闷不舒，病邪积蓄肺部，气管因之不利，故发咳嗽。若热度较高，鼻部血管乃充血而破裂，血溢于外，故鼻衄。热量充实肌腠，故发热。头痛者，血中废物内蕴脑部，毛细管瘀血，故头部觉痛也。

【治疗】鱼际、经渠、尺泽、二间（针泻）。

二、暑温

【症状】头痛壮热，烦渴引饮，瞀闷喘促，甚有神志不清，汗出如洗，脉象洪数或虚数，舌光绛。

【病因病机】温病之发于正夏者，名曰暑温。盖炎夏暑热当令，赤日悬空，酷热如焚，人在气交之中，感受暑热之气，因而成患者，是谓暑热。暑热之邪，侵袭人身，由肺直入，体温增高，故壮热。热邪蒸迫律液外出，故汗出如瀋。烦渴引饮者，大热伤津也。瞀闷喘促者，热聚肺，肺气膨胀而从气管以排泄也。热邪激越，脑神经被刺激，故神志不清。热盛则脉洪数，律伤则脉虚数。舌光而色绛者，亦热重津伤之故也。

【治疗】经渠、神门、涌泉、委中、陶道，神志不清者加针水沟。

三、温毒

【症状】壮热面赤，大渴引饮，口气秽浊，咽痛喉肿，目红，气出如火，心中烦躁，神昏谵语，舌黄或红，脉象洪数。

【病因病机】温热之邪，兼夹秽浊之毒，触之成病，直干心包内脏，而入血分。其热尤甚于暑温，故不但壮热烦渴、神昏谵语，更觉心中烦热，呼出之气如火也。咽喉受热毒之熏灼，因而发炎，热毒上乘，目部因而充血，故目赤。此为温热病中最危最重之候，正如火之燎原，非大清其热毒不足济也。

【治疗】少商、商阳、中冲、关冲、少冲、少泽、委中（俱刺出血），支沟、合谷、劳宫（针泻）。

四、秋燥

【病状】初起恶风寒，发热无汗，烦躁，痰嗽胸闷，口唇渴燥，舌无苔而燥，甚则喘促咳逆、咯血，胁肋膺乳掣引而痛、不能转侧。

【病状】燥气为病，多起秋令，盖金风飘拂，燥烈之气大行，人感之则成病，或暑热内伏，复感外邪而发，凡燥气伤人，首先犯肺，次传于胃，燥邪伤肺，故痰喘胸闷，甚则气促咳逆，肺热过重，肺络破裂，血从气管外溢，故咯血，肺脏受病而彼及附近之胁肋膺乳等处，故亦掣引作痛也。

【治疗】少商、鱼际、尺泽、内庭、金津、玉液。

五、冬温

【症状】身热微恶寒自汗（或不恶寒），头痛咳嗽，烦热而渴，咽痛或颊面肿，甚则神昏谵语，舌黑齿燥，脉浮数。

【病因病机】立冬以后，立春以前，所发之温病，即名冬温。夫冬月严寒，理无温病，良由气候反常，应寒而反温，其不正之气，中于人而发出，或平素嗜食温热之品，致内有蓄热，兼感外邪，而发温邪。在肺则肺失清肃，温邪郁结于肺，故咳嗽咽痛。温邪上越，则面浮颊肿。温邪在胃，则口渴引饮。热盛犯脑，则神昏谵语。津液枯涸，则舌黑齿干。冬温见此则为危笃之候，颇难调治，亟宜清热养津，或可挽救。

【治疗】鱼际、合谷、液门、内庭、复溜、神门、间使。

六、湿温

【症状】起初微恶寒，继则发热（午前较轻，午后则剧），饮食少思，身痛头重，脘腹胸胁痞满，小便短赤，面色垢浊，渴不多饮，神志模糊，甚则言语谵妄，舌苔厚腻垢浊口糊，两脉濡细或濡数。

【病因病机】湿温病多患于长夏秋初之时，盖此时既多暑热，每多淫雨，暑热与雨湿交蒸，化生湿热之邪，人感触之，辄病湿温。或饮食厚味，肠胃吸收作用减退，因而生湿，复感外邪而成。夫湿温之邪，侵袭人身，则汗液停蓄而起瘀血，故初起有微恶寒及身痛头重等症，惟不若伤寒之恶寒重也。湿热之邪与体温相郁蒸，故继则蒸蒸发热，热度时而升降，症状时而减轻，有时加剧，湿热留于肠胃，运化失职，故不思饮食。胃中之饮食腐败发酵，故脘腹胀满，津液停滞而为痰浊，积贮于肺，故胸胁不舒。凡肠胃之病，舌苔必厚，以其热浊之气上熏也，故湿温之舌苔亦厚腻。若舌质红绛无苔则为津液大伤，热毒亢盛之症，湿温见此，势难乐观。若神志模糊，言语谵妄者，则为热毒犯脑，亦属重候。然有湿温初起，即模糊谵语者，则为湿痰蒙蔽神经使然，与盛热犯脑之症，不可一例观也。

【治疗】间使、太渊、期门、章门、中脘、大椎、曲池、合谷。

七、温疟

【症状】先热后寒，热重寒微或但热不寒，口渴引饮，骨节烦疼时呕，病以时作，起伏似疟，舌苔黄或绛，脉弦数。

【病因病机】古人谓此症，由于冬月感受风寒之邪，潜伏人身，至夏月因暑热之引诱而发，实则感受温热邪而成温热性之疟疾也。故其症状与普通疟相类，惟其纯属热邪，故但热不寒，或发轻微之寒，不若普通疟疾之恶寒战栗也。口渴引饮、舌干或绛等，皆为热邪伤津之征。时呕者，则为热邪犯胃也。

【治疗】后溪、大椎、间使。

八、温疫

【症状】发热恶寒，口渴心烦，头晕咽痛，面色赤，舌上隐起红点，胸闷身倦，甚则神昏谵语，舌黑唇焦，咽喉肿烂，为流行性之温病，且为温热病中危急之症也。

【病因病机】疫，厉气也，属气之结，或由天地之造成，或由人事之感召。其发也，每多各乡各镇，沿门阖户，相继而发，病状相同，如疫使然，故称疫病。温疫者，乃温疫热性之疫病，其中于人也，由口鼻而入心肺，热毒鸱张，血液沸腾，故处起即现发热、口渴心烦咽痛等症，变化迅速，若不及时治疗，则津液枯燥，舌黑唇焦、咽喉肿痛、神昏谵语等症相继而来，可畏孰甚。

【治疗】十二井穴或十宣穴（俱刺出血）。大椎、合谷、神门、内关、尺泽。

附 1：白痦

白痦一症，每多发于湿温病中，伏暑春温冬温等症，间或有之，然不多见。盖湿温之邪，侵袭人身，最为缠绵难愈，故古人有湿为黏腻之邪，不易速愈之说也，迁延日久，则因微汗频濡，皮肤松浮。若一经大汗，则汗孔之皮肤内含汗液，锭起而为白痦，色如晶莹，小粒如粟，扪之累累。汗多痦密，汗少痦疏，无论其为多少，皆为病邪欲解之佳象也，毋庸调治。兼有他症未罢者，则治他症，不需顾虑白痦，兹特述其病状以为临证时之参考也。

附 2：斑

斑症多见于温毒、温疫、暑温等病中，良由热盛或误治而成温热之邪。温伏血液，血液不洁，得热而沸腾，借肌表以为透发之地，于是乎斑点出焉。其色鲜红，有迹无形，多发于胸腹肢体，为热盛之征。色紫者热毒更盛也，若色黑则为热极不治之症，古人谓斑黑胃烂者是也。治斑之法则惟清泄血热，为不二法门，取穴宜委中、尺泽、十二井穴等，均刺出血，庶乎血中之热毒减而斑亦退也。

暑病门

暑为六气之一，《内经》谓之暑，《伤寒论》与《金匮要略》则谓之暍，暑为阳邪，热病居多，夏至以先天未大热，故《内经》以先夏至日为病温，后夏至日为病暑，诚以赤帝当令，天暑炎炎，地热蒸蒸，人感触之，则成暑病。然则富贵之家，避暑于深堂水阁，密树浓阴，似可不生暑病，殊不知大扇风车，任情悦性，过袭阴凉，此所谓静而得之者为阴暑，贫贱之躯，则虽盛暑烈日之时，农夫田野，经商长途，奔走劳役，不辞辛苦，暑病固所难免，此所谓动而得之者为阳暑，他如口腹之不节，恣食生冷，或起居失调，夜卧当风，此皆暑病之起因也。考古人之言暑，文有中暑、暑厥、伏暑等称，兹分解之。

一、中暑

【症状】身热或微恶寒，汗出而喘，烦渴多言，倦怠少气，面垢齿燥，脉芤。兼风则发热恶风，身体疼痛。兼湿则身热疼痛、胸闷头痛。

【病因病机】夏月炎帝司令，暑热高悬，砾石流金，吾人感之辄成中暑，多由太阳而入，阳明其应，故初起时，或间有太阳表证之恶寒，随即转阳明而发热也。夫暑为热邪，最易耗气伤津，气耗则倦怠少气，津伤故口渴齿燥，津气两伤，血管空虚，故脉芤。兼风者名暑风，风束肌表，体温不能外达，故恶寒较甚。兼湿者名暑湿，湿邪内阻，气机呆滞，故胸闷头重也。

【治疗】少泽、合谷、曲池、内庭、行间。

二、暑厥

【症状】四肢厥逆，面垢齿燥，二便不通，神志昏迷，脉滑而数，舌光红，或一厥而热便得汗解，或再三厥而热，但头汗出，此热深厥亦深也。

【病因病机】暑秽郁蒸，人感触之则成暑厥。盖暑热之邪，兼夹秽气，直入人身内部，则血内趋以事救急，不能达于四肢，故四肢厥逆。肠胃之蠕动力，与肾脏之分泌功能，受病邪之影响，失司其职，故二便不通。暑热犯脑，则神志昏迷。若得汗出，则病邪由外透发，气血外达，故四肢亦得不厥。若再三厥而热者，则内热深重故也。

【治疗】水沟、关冲、少商、气海、百会。

三、伏暑

【症状】发热头痛脘闷（渐至唇燥齿干），内热烦渴，舌白或黄腻，或如霍乱、吐泻或腹痛下痢，或寒热似疟。亦有暑毒深入，热结在里，谵语烦渴，不欲近衣，大便不行，小便赤涩。

【病因病机】先受暑邪，潜伏于里，继为风寒所闭，不能外发，或秋或冬，久而始病，有谓曝书曝衣，暑气未消，随即收藏，至秋冬近之而发，则近乎附会矣。伏气亦为伏邪，其理已于温热门中言之，可不再赘。惟暑为热邪，且自内而发，故内热烦渴，渐则津伤而成唇燥齿干等症。如暑热而夹湿者，阻滞肠胃，肠胃失运化之权，故如霍乱吐泻，或为下痢。夹风者则暑风相搏，故寒热如疟。若暑热结于胃肠，则大便不行，小便短赤，其症状病理，与伤寒阳明腑实证同。谵语烦渴，不欲近衣等症，皆为热甚之征也。

【治疗】涌泉、少泽、合谷、曲池、绝骨、行间、大椎。

吐泻如霍乱者，照热霍乱条针治之。寒热如疟者，照温疟条针治之。热结在里，大便不行者，依照阳明腑实条治之。

霍乱门

四时皆能生病，而夏秋为尤多。百病均可伤人，而霍乱为最烈。发多仓卒，变在须臾，治或差误，补救莫及。考古书之记载者甚多，《内经》有霍乱论，《伤寒》有霍乱篇，后世诸子百家，颇多言及，可谓详且备矣。按霍乱为肠胃病也，良由饮食不节，起居不时，秽浊杂邪，伤其正气，扰乱中焦，脾胃之升降失调，挥霍缭乱而成此症，故有霍乱之名。金元诸大家则有干霍乱、湿霍乱之分，有清王孟英复创热霍乱、寒霍乱之说，兹申述之。

寒热霍乱之辨法：霍乱之症，有属于寒，有属于热。患之轻者，正气未伤，邪未深入，神识尚清，不难因症辨别。患之重者，病毒深入，则脉伏音哑，舌苔浊腻，扬手掷足，烦躁喜饮，肢体厥冷，吐泻并作，目眶低陷，汗出如雨。寒证有此见症，热证亦有此见症，苟非于似同中而辨其异点，则毫厘千里，生死立判，可不危哉。如同是声哑，属热者则气粗语数，或其言语有壮厉之气；属寒则语迟气微，有懒语呻吟之态。同是扬手掷足，属热则坦腹仰卧，两足排开，手不近身，恶近衣被，转侧便利；属寒者则多蜷卧，膝腿偎依，手或按腹，臂或附腋，喜近衣被，身体重着。同是舌苔浊腻，属寒者，则浮白而腐；属热者，则糙而微黄，或舌底尖边现绛气。同是烦躁欲饮，属热则喜饮冷，饮热则胸中似怔，入口即吐，饮冷则胸闷顿畅，呕亦迟慢；属寒则喜饮热，饮冷则胸格似痛，作呕大吐，饮热则胸中畅适，而不作恶。同是吐泻，属热者则腹痛少，痛多拒按，所出之物酸秽异常，而出亦迅速；属寒则腹痛喜按，所出之物，不甚秽臭，而出亦稍缓。寒热之辨，大略如此。

一、寒霍乱

【症状】肠胃绞痛，或吐或泻，或吐泻交作。四肢厥逆，汗出而冷，面唇色青，肤枯螺瘪，渴喜热饮，甚则目陷转筋，两目失神，音哑脉伏，苔白或黑而润。

【病因病机】恣食生冷之物品，饱受寒冷之风露，以致肠胃受寒而成斯症，盖肠胃司消化食物分泌水液之职，若遇寒冷之侵袭，则不消化、不分泌，致成上吐下泻之霍乱病，若但吐不泻，则病灶偏于胃。若但泻不吐，则病灶偏于肠。四肢厥冷者，寒邪在内，体温偏低，不能充达于四肢也。汗出而冷者，表部神经失括约功能，水分由汗腺排泄，所谓阳虚则自汗也。水分由汗吐下三者之消失，无以滋润各组织，毛细管干枯，故肤枯螺瘪、眼球筋干枯收缩，故目陷失神，声带缺乏津液之滋润，故声哑。转筋者，肌肉痉挛而筋络抽痛也。渴者亦水分消失之故，然为寒邪，故喜热饮。脉伏者水分消失过多，血液浓厚，血行障碍，故脉停止也。

【治疗】神阙（灸），中脘、合谷、太冲、委中（以上俱针）。吐者加针内关、内庭、足三里。泻者加灸天枢、章门、阴陵泉、昆仑。转筋加针承山、绝骨、太冲。

二、热霍乱

【症状】发热烦渴，气喘胸闷，上吐下泻，螺瘪肢冷，躁渴不安，神志昏迷，头腹痛，舌黄糙或红，脉沉或伏或代。

【病因病机】本病多由饮食杂进，肠胃运化失职，食物停滞于下，酝酿腐败，更受外界之暑热，清浊混淆，乱于肠胃而成；或体质懦弱，抵抗力衰弱，因受他人传染而成。其见症与伤寒霍乱相似，已辨别于前。其所以发现种种症状者，亦无非大吐大泻，水分消失所致。惟其因于暑热，故治法当用清泄，与寒霍乱不同也。若目陷螺瘪、额汗肢冷、脉伏等症，则为至危之侯，再进一层，则全身厥冷而死，故见以上各症，不分寒热，皆为吐下后心脏衰弱，阳气欲脱之候，急当灸其神阙，以复其阳，庶可挽救。其灸法先将食盐填满脐孔，再将艾团置脐孔灸之，以肢体温汗止、脉起为度。

【治疗】少商、关冲、委中（皆刺出血）。合谷、大都、曲池、阴陵泉、中脘、绝骨、素髎、承山。

三、干霍乱

【症状】腹中绞痛，欲吐不得吐，欲泻不得泻，爪甲青紫，烦躁不安，甚则四肢厥冷，舌黄或白，脉多沉伏。

【病因病机】暑热秽浊之气交蒸，蒙闭中焦，邪蕴于胃，纵横肆虐，贲门幽门，因受刺激而闭锁，故欲吐不得，欲泻不能，而腹中绞痛，烦躁不安之症状见矣，较之吐泻之湿霍乱，其危益甚。因病毒深入血分，血液中含毒素，血不清洁，故变其正常之色或青或紫。气机失宜，血行瘀滞，故脉沉厥，四肢厥冷。此证俗名绞肠痧，若不亟治，必胀满而死。

【治疗】水沟、少商、十宣穴、委中（皆刺出血）。合谷、曲池、素髎、太冲、内庭、中脘、间使。

中风门

中风症，素问名厥巅疾，亦曰大厥，其原文曰："血之与气，交并于上，则为大厥，厥则为暴死，气复反则生，不反则死。"又曰："厥成为巅疾。"至汉时张仲景，始有中风之名，更有中经络、中血脉、中脏腑之别，以分病之深浅。后世诸家，复有内风、外风、真中、类中之分。外界风邪之中于人而患者，为外风，为真中。肝风内动，非中外风而成者，则曰内风，为类中。于是乎诸子百家有言中风尽属外风者，有言属内风者，亦有言北方多真中风，南方多类中风者。其论病理也，有言痰者，有言气者，有言火者，言说多端，实杂枚举，虽各有见地，未免使后之学者有其谁适从之慨。兹据西学解剖所得，方知此病属于脑，谓系脑充血或贫血。良以脑为神经之总枢，吾人之知觉与运动，全赖乎神经，若脑已起变化，则神经亦随之，故有猝然昏仆、不省人事、手足不用等见症。然究《内经》命名"厥巅疾"者，颇有深意，巅者颠顶也，盖谓颠顶之疾，虽未明言脑疾，然已指脑之部位而言矣。但西学所言系脑病，乃不过患者之检验而得，其所以致脑患者，则又不能脱离古人所言内气外风也。兹据《金匮要略》之说，分中经络、中血脉、中脏腑，复加类中，别为四条而言之。

一、中经络

【症状】形寒发热，身重疼痛，肌肤不仁，筋骨不用，头痛项强，角弓反张，病起卒暴，两脉弦浮，舌苔薄白。

【病因病机】风为阳邪，人身腠理不固者，则从皮毛而入经络，刺激神经，神经受重大之刺激，直趋脑系，故猝然昏厥。同时全身之神经均受其影响，如运动性神经，失其功用，则筋骨不用；知觉性神经，失其功用，则肌肤不仁。至于项强角弓反张者，《内经》曰督脉为病，脊强反折。考中医之所谓督脉，实则脊髓神经，发源于脑，由脊骨而下行，脑既受病，则影响脊髓神经，而发生紧张或挛急。故项强或反张如角弓之状，头痛者则因脑藏于头故也。

【治疗】合谷、曲池、阳辅、阳陵泉、内庭、风府、肝俞。

二、中血脉

【症状】口眼歪斜，或半身不遂，或手足拘挛麻木，或左瘫右痪，脉弦或滑，舌白或红。

【病因病机】中风之较轻者为中经络，较重者为中血脉，最重者为中脏腑，古人立此名目，盖所以别病邪之深浅也。然其病因病理，初无二致，本条之种种见症，亦属神经为病。盖人身运动神经分左右为两边，密布周身，若一边神经为病，则为半身不遂之症，病于左名之曰瘫，病于右者名之曰痪，所谓瘫痪者，实即半身不遂，不过辨别左右之名称也。

【治疗】

①口眼歪斜：地仓、颊车（斜左者针右，斜右者针左，或直接灸亦可）。

②半身不遂：百会、合谷、曲池、肩髃、手三里、昆仑、绝骨、阳陵泉、足三里、肝俞。

③左瘫右痪：治法同上。

④足拘挛或麻木：行间、丘墟、昆仑、阳辅、阳陵泉、足三里。

⑤手拘挛或麻木：手三里、肩髃、曲池、曲泽、间使、后溪、合谷。

三、中脏腑

【症状】口噤不开，痰涎上涌，喉中雷鸣，不省人事，四肢瘫痪，不知疼痛，言语謇涩，便溺不觉，脉或有或无。

【病因病机】此为中风之重症，多由其人饮食不节，起居失宜，或奉养过厚，及有烟酒等嗜好，以致生痰生湿，体气不充，或体胖之人，形丰质脆，每多痰湿，外风乘虚直入脏腑经络，夹固有之痰湿，上冲于脑，故猝然昏仆，不省人事。喉间痰声辘辘，有若雷鸣，便溺不觉，乃因膀胱括约肌弛缓，以致尿自遗出，此为中风不良之现象。言语蹇涩，乃舌部神经挛痉，舌本强直，掉动不灵之故也。四肢瘫痪不知疼痛，亦神经失去功用也。

【治疗】

①口噤不开：颊车、百会、水沟（均灸）。

②痰涎上涌：关元（灸十数壮或数十壮）、气海（灸十数壮）、百会（灸三四壮）。

③瘫痪不知疼痛：神道（灸百壮至二三百壮）。

④言语謇涩：哑门、关冲（均针）。

四、类中风

【症状】舌喑神昏，痰壅气逆，口开目合，发直头摇，脉沉或伏。

【病因病机】此症非由风邪外袭，多由肾虚多欲之人，阴分大衰，不能涵阳，以致肝阳暴发，气血上升，痰浊壅滞，骤然昏仆，以其形似中风，故曰类中风。口开目合，发直头摇，乃肝风内动，元气欲脱之势，近今所谓神经发虚性之与奋也。中风见此，皆为难治。若老人精神虚竭，心脏衰弱，骤然厥脱面成类中风者，则非针药所能挽救矣。

【治疗】按照中脏腑条施治然亦十中难救一二。

附：中风之预兆及不治症

凡阴虚阳旺，或形体质弱之人，易患中风。如其人觉坐卧不安，或头痛眩昏，或恶心呕吐，或怔忡手振，或口苦舌干，或便秘溺赤，或四肢麻木，乃中风之预兆。亟宜从事预防。若病发时面见瞳孔放大、面色皖白，口噤遗尿、目停口开、汗出清冷、痰声如锯等症，兼见一二，均属不治。

惊风门

惊风之名，创于金元，实即《金匮》之痉病也。盖因小儿卒受惊恐，易成痉病，故名曰惊风。然其原因颇多，有因外感风邪者，有因内伤饮食者，若夫受惊而成，仅其一种耳。惊风之中，复有急慢之别，急惊多属外感实邪，慢惊则属内伤虚证。发作时症状略似，而虚实悬殊，治法迥异，苟非明辨，误人多矣。

一、急惊风

【症状】身热面红，烦哭，手足抽搐不定，口中气热，喉有痰声，大便燥结，小便黄赤，脉弦滑数，舌苔黄或糙，鼻梁筋现青紫，虎口脉纹红紫，甚则窜视，口噤角弓反张，不哭脉伏。

【病因病机】本症属脑神经病，其原因颇多，约言之，可分三种：一为外感，小儿肌肉之组织不坚，外卫不固，故易受外邪，因而发热，小儿之神经柔嫩，热度稍高，则起强度之兴奋，而成抽搐反张等症，且小儿有疾，不能自述其痛苦，故古人有哑科之称，医者不加细察，每易误治。如外感风寒，久而不解，寒必化热，或误用辛热之剂，则内热燔炭，而影响于神经，此古人所谓热盛生风，风生则痰动，热客于胸膈间，寒火相搏，故抽搐发动者是也。二为饮食内伤，王孟英曰：小儿之疾，热与痰二端而已。盖纯阳之体，日抱怀中，衣服加温，又襁褓之类，皆用火烘，内外俱热，热盛生风，火风相煽，乳食不歇，则必生痰，痰得火炼，则坚如胶漆，而乳仍不断，则新旧之痰日积，必致胀满，啼哭又强之食乳以止其哭，从此胸高气塞，目瞪手搐，以成惊风。三为受惊，小儿心气未足，若耳闻异声，如雷霆巨声，或目惊异物，顿生惊恐，以其脑髓未实，神经易致紧张，故成抽搐反张等症，此皆急惊之原因也。

【治疗】少商、曲池、水沟、大椎、涌泉、中脘、委中（微刺）。

二、慢惊风

【症状】面色淡白，山根露筋，神昏气促，四肢抽搐或清冷，或倦怠少神，口吐沫，目直视，小便清长，大便溏薄或完谷不化，恶寒潮热，喉中痰响，脉虚细，舌淡白。

【病因病机】钱仲阳曰："小儿慢惊，因病后或吐泻，或药饵伤损脾胃、肢体逆冷、口鼻气微、足逆冷、昏睡露睛，此脾虚生风，无阳之症也。"因吐泻脾肺俱虚，肝木所乘，或急惊屡用泻药，则脾损阳消，遂成慢惊。

钱氏为儿科圣手，其学说颇可取法。盖吐泻与病后及药饵损伤三者，皆能使脾胃虚弱，消化力呆滞，饮食减少，化生之津液不足以营养全身，于是乎血管中之养料缺乏，而成贫血症。故病儿面色皖白，山根露筋，同时心脏因少血而衰弱，故倦怠少神，脉虚而细弱，大便溏薄，或完谷不化者，皆因脾胃虚弱不消化，不吸收之故也。神经因缺乏营养而发虚性之兴奋，故四肢抽搐振动，然其为虚性之兴奋，故不若急惊之剧烈也。

【治疗】大椎、天枢、关元、神阙（各穴均灸）。

痉厥门

一、痉

【症状】初起恶风发热、头痛连脑或呛咳、小便频数、呕恶胸闷、舌白滑或腻、脉浮而急数，稍甚则项脊强痛、身体反张、卧不着席、头汗浸淫、神昏谵语、欲起不得起、欲卧不得卧、舌苔或黄或绛，再甚则角弓反张、手足抽掣、少腹结块、大便坚实、口噤目赤。《金匮要略》云：太阳病发热无汗反恶寒者，名曰刚痉。发热汗出而不恶寒者，名曰柔痉。此言其初起之征象也，又曰患者身热足寒、头项强、恶寒时热、面红目赤、独头动摇、猝口噤、背反张者，痉病也，此痉病之本症。又曰痉为病，胸满口噤、卧不着席、脚挛急，必龂齿，此痉病之已甚也。痉病症状，不外乎此。

【病因病机】痉者颈项强直之义也。凡病而见颈项强直者，皆得以痉名之。故其原因颇多，有因外感而成者，如伤风而发热，重极感寒而致痉，即《内经》所谓诸病项强，皆属于风者此也。如感风湿之邪而致痉者，《内经》所谓诸痉项强，皆属于湿是也。《金匮要略》云发汗多，因致痉。又曰风病下之则痉。又曰疮家不可发汗，汗出则痉。又曰太阳发汗太多因致痉。此为误汗、误下以致痉。其他更有痰火痉、风痰痉、妊娠痉、产后痉，种种名目繁多，不胜枚举。然总括之则不外乎两端，一为感受外邪而成，一为诸病误治而得。其所以发现种种症状者，则又不外乎脑。《内经》曰：督脉为病，脊强反折。夫督脉即人身之脊髓神经，是痉病属脑之明证也。故西医名之为脑脊髓膜炎，盖其以局部病状而取名也。外感之邪，猝入人身，体质孱弱者，抵抗力衰弱，神经不胜其刺激，发生痉挛，起强直之状态，故成角弓反张，卧不着席，此外感成痉者也。若谓诸病误治，如误汗、误下或过汗，以致津液亏损，神经失其营养，或误治而致内热太盛，神经错乱，故为抽掣摇战，神昏谵语，古人所谓热甚生风者此也。他如恶寒发热、头痛连脑、呛咳等症，则为痉病之前驱期，若能及时医治，可免于成痉也。

【治疗】少商（刺出血），曲池、水沟、中脘、委中、涌泉、合谷、风府、风门、大椎、身柱、至阳、命门、肝俞、膈俞、百会。

前驱期：百会、风府、风门、合谷、肺俞。

二、厥

厥证有二,四逆谓之厥；忽然晕仆，不省人事，亦谓之厥。故张介宾曰：厥证起于足者，厥发之始也，甚至猝倒暴厥，忽不知人，轻则渐苏，重则即死，最为恶候。后世不知详察，但以手足寒热为厥，又以脚气为厥，谬之甚也。虽仲景有寒厥、热厥之分，亦以手足为限，盖彼自辨伤寒之寒热耳，非《内经》之所谓厥也。张氏之言，盖亦分厥为四逆、晕厥两种，四逆之厥有寒厥、热厥，晕厥则有痰厥、食厥、气厥等不同也。

（一）痰厥

【症状】僵仆猝倒，面白神昏，目闭不语，口吐涎沫，四肢厥冷，脉多沉滑。

【病因病机】此症多由其人素多痰浊，然痰多亦不致遂成晕厥，良由痰多之人，体质之不坚实可知，易招外界之感触，如六淫之侵、七情暴发，而引动其固有之痰浊，蒙蔽神经，故有昏仆卒倒之种种危象、是以痰厥一证，主因在痰，然必有其他感触为其诱因也。

【治疗】中脘、丰隆、合谷（针），灵台（灸）。

（二）食厥

【症状】面黄嗳气，发热口渴，时时痉厥，昏不能言，手不能举，胃脘高起，脉多滑。

【病因病机】此症多由醉饱无度，或感风寒，或因恼怒而成，古人所谓胃气不行，阴阳痞膈，升降不通，而成晕厥者也。尤多见于小儿，良以小儿脾胃不强，消化力弱，易于食伤，痰滞郁于中焦，化为浊腐，故发热口渴，胃脘高起，胃中热浊之气，熏蒸神经，兴奋太过，而发生痉厥等症。

【治疗】中脘、足三里、内庭、中冲。

（三）气厥

【症状】面色㿠白，气促不语，神志虽清而不能自主，猝然晕倒，四肢厥冷，口出冷气。

【病因病机】此症多由气量狭窄之人，中怀郁悒，情志不宣，气机郁塞而成，或大怒大恐、大惊遇悲等而发，盖用情太过。神经受重大之刺而起变化，故轻者神志恍惚，不能自主。重者则猝然倒地，神昏等危候见矣。

【治疗】膻中、建里、内关、气海。

（三）寒厥

【症状】手足逆冷，身寒面青，爪甲冷而青紫，不渴而吐，下痢清谷，腹痛或不痛，脉沉迟细，舌苔淡白。

【病因病机】此条与下条之厥乃四肢厥逆，非昏厥也。本症之原因，多为寒邪内盛，体温降低，故见手足清冷，肠胃受寒，故吐下兼见，古人所谓阴盛阳虚者是也。

【治疗】神阙、气海、关元（俱灸）。

（四）热厥

【症状】身热，手足厥逆，烦渴昏冒，不省人事，谵语自汗，溺赤，脉数或伏，舌红或干。

【病因病机】此症由于热邪内盛，故烦而渴。热邪犯脑，故神昏不省人事，津液为热邪之蒸迫，故自汗。津液大伤故舌红而干。手足厥逆者，热盛之征也。此所谓阳盛阴衰者是也。

【治疗】行间、涌泉、复溜、曲池、合谷。

癫狂门

癫之与狂，皆为神经错乱之病，古来医籍多分两证，良由狂则举动刚暴、癫则不若狂之躁乱猛厉也，故有阴癫阳狂之称，究两证之原因，古人则谓怒动肝火，痰迷心窍而发癫狂，惟近今之说者，则谓二者症状虽有差异，皆为脑神经病也，其所以为癫为狂者，则因脑神经受病邪之刺激，人身之正气足者，反应力强，故其现象亦刚暴，则为狂症，反之则正气弱者，则反应力亦弱，故其现象亦柔和，而为癫疾。貌视之则狂病重而癫病轻，实则癫病更深于狂也，故狂病较为易疗，癫病则难医治，且有狂病不愈，久则成癫，可见，癫者为狂病更进一步也。

一、狂

【症状】喜怒无常，歌哭无时，妄言妄詈，自高自尊，少卧不饥，两脉洪大，甚至登高而歌，弃衣而走，逾墙上屋。

【病因病机】《经》曰：狂始生先自悲，善忘多怒喜恐者，得之忧饥。狂始发，少卧不饥，自高贤也，自辨智也，自尊贵也，善骂詈，日夜无休，狂言善惊，善笑，好歌乐，得之大恐。又曰：多食善见鬼神，善笑而不发于外者，得之有所大喜。由此以观，癫狂由七情过度而成，盖七情太过，脑神经受重大之刺微，因而错乱，以致发生喜怒不常，歌哭无时，行动乖妄，种种无意识之举动。此外更有伤寒阳明热盛发狂，良由胃中有迷走神经，若胃热过盛，则能直接影响迷走神经，由迷走神经传输于脑，而致发狂。惟胃热发狂，则多一发即止，且不若癫狂之狂症难治。而易于再发也。

【治疗】十三要穴（即水沟、少商、隐白、大陵、申脉、风府、颊车、承浆、劳宫、上星、男子会阴、女子玉门头、曲池、舌中缝、间使、后溪，针之颇有效验）。

伤寒热甚发狂：曲池、大椎、绝骨、涌泉、期门。

二、癫

【症状】或歌成笑，或悲或泣，语言颠倒，秽洁不知，精神恍惚，食不知饱，饥不知食，好静多睡，如醉如静，经年不愈。

【病因病机】此症亦由用情太过，中怀郁悒，或所希不遂，如贪名者求名，好利者求利，或情场失恋，或时势逼迫，终则不能偿其所愿，心中郁愤，久则耗液灼津，古人谓五志之火内燔，阴分亏损，以致肝木生风而为癫疾。盖人身之滋养料缺乏，神经失其濡养，不能如常人灵动活泼，故如醉如痴，精神恍惚，甚者脑筋错乱，行动举止，不能自主，故或喜或歌，或悲或泣，妄言妄动，古人谓之魂不守舍也。癫疾之由于情欲不遂，故治此症首重心理疗法，宜先怡其耳目，畅其心志，解其所欲，然后如法施治，则事半而功倍矣。

【治疗】依照狂证针十三要穴，或加灸心俞、神门三四壮至十壮。

三、痫

【症状】发时猝然昏仆，瘛疭抽搐，两目上视，口眼㖞斜，口吐白沫，忽作五畜之鸣，昏不知人（移时即醒，一日数发或数日一发）。

【病因病机】痫证古人每与癫并称，亦有谓痫即癫者，巢氏病源则谓十岁以上为癫，十岁以下为痫。今引徐嗣伯风眩论云：痰热相感而动风，风火相乱则闷瞀，故谓之风眩，大人曰癫，小人则为痫，其实则为一也。惟癫疾则经年累月，缠绵难愈，痫证则忽发忽醒，或一日数发，或数日一发，发则神昏，醒则动作如常。二者之病状毫不相同，是不能混合言之也。考痫疾之作，多起于病后虚怯，心肾阴虚，肝火倏逆，痰涎上壅而成。近贤王慎轩则谓小儿痫疾，多系遗传性，或由其父母嗜酒，或妊娠之时，其父母受精神之感动，皆足为小儿痫病之因素也。先业师张山雷，谓痫证之发，多由气上不下，聚于颠顶，冲激脑经而成。唐宋以后有五痫之分，曰羊痫、牛痫、马痫、猪痫、鸡痫，盖其以所作声及发作之形状，稍有不同而分别言之也，无甚意义，故不採取。

【治疗】大椎、间使、后溪、鸠尾、百会、神门、心俞、风府、丰隆、中脘。

疟疾门

《内经》曰：夏伤于暑，秋为痎疟。又曰：汗出遇风，及得之以冷浴。又曰：阳盛则热，阴胜则寒，阴阳相搏而疟以作。此《内经》之论疟也。后世诸家亦多言之，然皆以风寒暑湿之邪及痰食阻滞等为疟疾之原因。近今之西医学说，谓疟疾之原因，系一种孢子原虫，名麻拉利亚者，繁殖于蚊体肠壁，并集合于蚊之唾腺，侵入人身血液内而发生本病。故夏秋间小溪池沼之所、败荷腐草之地，以及不清洁之水等处，蚊之繁殖最盛，故疟疾之发生亦恒以此时为多。疟菌侵入血液，新旧生灭，旧虫灭而遗子，疟止期也；子孵化而生新虫，疟发期也。然尝见殷实之家，有夏秋不受一蚊之喙刺者，何以亦犯疟疾乎，故专以疟蚊概论一切疟疾，似亦未尽然也。考中医言疟，名目繁多，不胜枚举，要不外乎寒热之轻重、起发之迟早，而别其名称，其主要者则为寒疟、热疟、间日疟、疟母四种。

一、热疟

【症状】热多寒少或但热不寒，发时骨节烦痛，肌肉消瘦，汗出头痛如破，烦渴而呕，脉弦数，舌苔黄腻。

【病因病机】疟疾虽四时皆有，而夏秋为多，良由夏秋则天之暑气下，地之湿气上，暑湿交蒸酝酿，人感触之辄成疟疾，或贪凉而沐浴当风，碳酸不出，饕餮而饱鼾入睡，胃积难消。凡此种种，皆疟疾之主要原因也。至于所以成热疟者，则为感受暑热之邪，古人谓暑邪内伏，阴气先伤，阳气独发，故热多寒少，或但热不寒也。

【治疗】太溪、间使、陶道、侠溪（俱针泻）。

二、寒疟

【症状】发时多寒少热，腰背头项疼痛，始则战栗鼓颔，继乃发热，逾数时汗出，或不汗出而解，脉多弦滑，舌苔白

【病因病机】夏月乘凉沐浴，感受寒邪，伏于太阴，不能外出而与阳争，故多寒少热，北人谓为脾寒患者此也，以其属寒邪，故发时多恶寒少热，或竟恶寒，战栗鼓颔者恶寒重也。

【治疗】大椎、间使、陶道、复溜。

三、间日疟

【症状】寒热往来，发有定时，头痛胸闷纳少，小便浑黄，脉弦（隔日一作者谓之间日疟，隔二日或三日作者谓之三阴疟）。

【病因病机】中医谓疟邪伏于浅者则日作，稍深则间日作，若深入三阴则间二三日一发。疟邪从卫气而出入，邪在浅则出入易，故日作；邪在深则出入难，故间日或二三日而作。日作者病轻，间日作者较重，二三间作者则更重矣。西学则谓疟虫侵入血细胞，生殖繁息，待原虫充满，毁此血细胞而入彼血细胞之际，人体遂发寒热，此项原虫约分三种，生长之期各有不侔，故有一日疟、间日疟、三日疟之别。西学之说，原由检验得，自不能谓其不确，惟中医言邪气之藏于浅深者，亦未可非。当见病疟者，初起大都日作，继则间日作，治疗尚易。若久延不愈，则正气日羸，乃成二三日一发之三阴疟，调治颇难，此非病邪深浅之明证乎。

【治疗】于上同，惟宜每日针灸一次，经治三次，无不愈者。若三阴疟，则加灸脾俞，以久疟则面黄食减，故宜灸脾俞以益脾。

四、疟母

【症状】面色无华，寒热日作或时作时止，或不作，少食痞闷，有块结于右胁下而硬肿，脉弦细，舌苔淡黄或光剥（此证先由疟而来，故名疟母）。

【病因病机】《金匮要略》云：疟疾一月不瘥，此为结癥瘕，名曰疟母。后世诸家，则谓疟邪夹瘀血痰湿，结于胁下，伏于肝经而成，实则脾脏肿大也，良由疟疾发热之时，脾脏先起充血，次则细胞增生，此时脾肿大，连平常之数倍。若迁延不治，则渐结渐固，辙从硬化而成癥瘕，名曰疟母。脾脏肿大则消化力减退，故少食，疟邪久留，血液日耗，红细胞减少，故面色无华彩也。

【治疗】章门（针灸）、脾俞（针灸）。有寒热者则加针灸大椎、间使。

泻痢门

《内经》曰：春伤于风，夏生飧泄。又曰：邪气留连，则为洞泄。又谓湿胜则濡泄。此言泄泻之病原也。又曰：饮食不节，起居不时者，阴受之。又谓阴受之，则入五脏，入五脏，则脏满闭塞，下为飧泄，久为肠澼，此言痢之病因也。夫泻与痢，皆肠胃病，或由外感而成，或由内伤饮食而成，古人早已言之，惟二者之症状，则不相同。泻则大便时行而通利，所下之物或为稀水，澄澈清冷，或稀溏黏粪，或完谷不化，有寒热之分。痢者则大便时行，所出不多，里急后重，滞而难下，故又名滞下。而所出之物，皆属垢腻，或作白色或赤色，成赤白兼作，故有白痢、赤痢、赤白痢之分。且二者治法，亦大有别焉。

一、寒泻

【症状】肠鸣腹痛，大便泄泻，所下之物澄澈清冷或完谷不化，小便短少，四肢厥冷，体重无力，脉多迟缓、舌多白腻。

【病因病机】吾人饮食，入胃则由肠胃消化之，吸收而取其精华，而排泄其糟粕，此无病之人也。若肠胃失司其职，则泄泻之病成矣，夫寒泻由胃肠受寒，或寒邪自外侵袭，或多食生冷，以使肠胃虚寒，不能熟腐水谷，肠壁之吸收管，因受寒邪而紧束，吸收失常，遂使水分逗留，故或下稀水，澄澈清冷，或完谷不化，水分多数由大便排泄，故小便短少，更有五更泄泻者，尽则大使如常，惟至五更，天将明时，则洞泄数次，古人谓之肾泄，良由肾司利尿之职，肾阳衰微，小便不利，则水停肠中而泄泻，故曰肾泄。柯韵伯曰：夫鸡鸣至平旦，天之阴，阴中之阳也，因阳气当至而不至，虚邪得以留而不去，故作泄于黎明，西医则为肠痨，谓此症有结核菌潜居肠中，实则消化力强，该菌不得逞势，若五更时，则人寐已熟，人身各机关皆安静，肠中杀菌之力亦衰，故斯菌得肆其毒而为泄泻也。

【治疗】中脘、气海、天枢、神阙（俱灸）。肾泄加灸肾俞、命门。

二、热泻

【症状】暴注下迫，泄泻黄糜气秽，肛门灼热，口渴烦热，腹部疼痛，呕恶频作，小便溲赤，舌黄脉数。

【病因病机】寒泻系感受寒邪多食生冷而成，热泻多由于暑热蕴于肠胃，故恒患于夏秋之时。因肠壁之神经，受热邪之刺激，而兴奋蠕动亢进，遂使水分长驱直下，而为泄泻。热邪郁蒸肠胃中之谷食，因而发酵腐败，故所下之物秽臭不堪，而肛门亦觉灼热，腹部因之胀痛。水分因泄泻而消失，故口渴。更有泄泻青色者，则因于胆热分泌胆汁过多，故泄下青色之粪水，而以小儿多见之。

【治疗】太白、太溪、曲池、三里、阴陵泉、曲泽。胆热泄青者加胆俞、足临泣、阳陵泉。

三、白痢

【症状】腹痛，下痢青白黏腻，欲行不畅，舌淡苔白或腻、脉沉或细。

【病因病机】痢疾多患于夏秋之间，良由此时暑湿热三气盛行，若感受之，蕴于肠胃，则成痢，或多食生冷油腻及腐败之物，停留肠胃而成。张景岳谓痢疾是畏热贪凉，过食生冷，至大火西流，新凉得气，则伏阴内动，而为下痢。盖饮食失宜，阻碍肠胃之消化，因而积滞其中，或暑淫之邪，或生冷饮食之刺激，而分泌多量之黏液，或夹脂质而出，故所下青白黏腻。黏液胶滞肠中，故欲行不畅，肛门重坠，此所谓气滞不化也。因其黏液不得畅行，积滞不去，故腹中作痛，所谓痛则不通是也。

【治疗】合谷、关元、脾俞、天枢（因于暑湿者则针之，寒湿者则灸之）

四、赤白痢

【症状】腹痛下痢，里急后重，赤白相杂，腥臭不堪，肛门灼热，日数十行，口渴舌红，苔黄腻，脉弦数或滑。

【病因病机】古人谓湿热蕴于阳明，热胜于湿，伤阳明血分，则为赤痢；湿胜于热，伤阳明气分，则为白痢；湿热俱盛，则气血两伤，而为赤白痢。去湿热之邪，集于肠胃，肠膜因之发炎，炎处渗出黏液，甚则肠壁血管破裂，故所下赤白兼作。直肠发肿，故后重。里虽急于欲使，而肛重坠不得畅行，垢浊不能尽量排泄，故日数十行。若肠膜溃烂，所下之物，或如败腐，或如屋漏水，如鱼脑，如猪肝者，皆不治之证也。

【治疗】小肠俞、中膂俞、足三里、合谷、外关、腹哀、复溜。

五、休息痢

【症状】下痢，肠中微觉隐痛（每感起居饮食失调或过劳而发，乍发乍止，经年不愈），面黄食少，神倦肢疲。

【病因病机】此症多由痢疾调治失宜，或失于通利，或涩太早，以致余邪逗留肠中。若饮食调和，起居适宜，则肠胃之抵抗力强，可以不发。若饮食失调，或稍事劳动，则抵抗力衰减，余邪得以肆虐，即发生下痢。每多经年累月，时发时愈，如休息然，故名休息痢。久痢则脾胃虚弱，故食少而面黄也。

【治疗】神阙、天枢、关元、小肠俞、脾俞（各穴俱灸）。

六、噤口痢

【症状】胸闷呕逆，痢下不止，心烦发热，饮食不下，舌苔黄或燥，脉弦数。

【病因病机】噤口者，饮食不下也，其症有二，有初起而口噤者，有久痢而口噤者。夫饮食不进，则生化之源告匮。又复下痢，夺其津液，则此症之危可知。其初起即噤口者，则因暑湿与热邪蕴阻于胃中，以致消化功能失职，故饮食不下；呕逆频作，然此乃病毒犯胃，去其病邪，则胃功能渐苏。若久痢噤口不食，则为胃气将绝之候，实难药救也。

【治疗】初起即噤口者，依照赤白痢条针之；久痢噤口者，依照休息痢条灸之，然多不救也。

咳嗽门

咳为有声而无痰，嗽是有声而有痰，二者虽有别，然多合言之。夫咳嗽肺病也，其原因多端，《素问·咳论》云：五脏六腑，皆令人咳，非独肺也。盖肺主一身之气，为诸气出入之道路，故咳嗽虽不专属于肺而必借道于肺以出之。夫咳嗽之发生，如风寒燥湿等邪之外袭、痰饮之阻滞等，以致肺中有所积蓄，乃作咳嗽以排泄之，故咳嗽乃排泄肺中积蓄物之一种作用，非病态也。可知治咳嗽，当驱除其积蓄物而咳嗽自已也。寻常之咳嗽，不外风寒、痰热、痰饮、干咳四种，兹分条言之如下。更有虚痨咳嗽，则列入虚损门中。

一、风寒咳嗽

【症状】形寒头痛或头晕，鼻流清涕，咳吐痰浊，白腻不爽，或咳或呕，或咳引胁下痛，或咳而喘满，脉象浮滑，舌苦薄白或腻。

【病因病机】此症由风寒自外袭入，伤及肺气而成。古人谓肺之合皮毛，又谓肺主皮毛，盖皮毛亦为呼吸器，肺时在翕张，皮毛之孔亦时在翕张，以其微而不之觉也。若风寒束于肌表，毛孔闭塞，则肺气不宣，故发生咳嗽喘满等症，此为咳嗽之最轻浅者。

【治疗】列缺、风府、肺俞、合谷、天突。兼吐者加针太渊、经渠。兼喘者加针三间、商阳、大都。兼咳引胁痛者加针行间、期门。

二、痰热咳嗽

【症状】身热，咳逆不畅，咯痰浓厚，口干胸闷，舌红苔黄，脉象浮数。

【病因病机】此症多由风热袭肺，肺中津液，为风热之邪所烁，炼液成痰，黏着于肺，乃为咳嗽。厚腻之痰黏滞肺管，故咳而不爽。胸闷者，痰浊阻滞也。口干者，肺有热也。

【治疗】经渠、尺泽、鱼际、解溪、陶道、丰隆。

三、痰饮咳嗽

【症状】形寒咳逆（每届清晨或初更，则作咳甚剧），咯痰白腻或稀薄白沫，胸闷或胁痛，甚或不能平卧，脊背之间一片作冷，舌多白腻，脉濡滑或沉濡而细。

【病因病机】此症多由饮食生冷，或感受寒邪而发，古人所谓形寒饮冷则伤肺者是也，然必因平素脾阳不振，或老人之阳衰者，不能运化律液，以致停蓄为痰饮，每受外邪或生冷食物之引诱，则侵入肺络，乃为咳嗽。清晨、初更，脏腑安静，脾胃运化之力益衰，故咳亦愈剧也。

【治疗】肺俞、膏肓、足三里、脾俞（俱灸）。

四、干咳嗽

【症状】咳而无痰（声不连续），内热口渴，甚则胸胁引痛，脉象多弦数，舌多绛无苔。

【病因病机】此症多由感受外感之燥气，尤多患于秋令，盖秋时燥气盛行，感触之，直入肺脏，肺失清肃而成，或多食辛热，嗜好烟酒，致肺有内热，消烁肺液而成。陈修园云：肺为脏腑之华盖，脏腑之火不得水制止，上刑肺金，致肺燥干咳，有声无痰，与寒饮作咳者不同也。

【治疗】少商、列缺、肺俞、关冲、足三里、鱼际。

五、肺痿

【症状】咳声不扬，咳痰艰于上行，行动数武[①]气即喘促，冲击连声痰始

① 数武：不多远的意思。

一应，口渴，甚则半身痿废或手足痿软。

【病因病机】《金匮要略》谓肺痿之起，或从汗出，或从呕吐，或从消渴，小便利数，或从便难，又被快药下利，重亡津液，故得之。喻嘉言曰：肺痿之疾渐已非一日，其热不止一端，总由胃中津液不输于肺，肺失所养，转枯转燥，然后成之，于是肺火日炽，肺热日深，肺中小管日窒，咳声以渐不扬，胸中脂膜日干，咳痰艰于上行，观此则肺痿原由肺中津液枯少，以致肺叶日趋干枯，其所以半身痿废、手足痿软者，亦为津液亏损，筋失所养而成也。

【治疗】膏肓、肺俞、足三里、少商、列缺、太渊、中府、曲池。

六、肺痈

【症状】咳嗽，吐痰腥臭，胸中隐痛，鼻瘜不闻香臭，自汗喘急，甚则喘鸣不休，唇反。若咯吐脓血，色如败卤，腥臭异常，正气大败而不知痛，坐不得卧，饮食难进，爪甲紫而带弯，手掌如枯树皮，面白颧红，声哑鼻扇，皆为不治。

【病因病机】肺痿之成，多由感受风寒，未经发越，停留肺中，蕴发为热，或兼湿热，痰涎垢腻，蒸淫肺窍，以致咳吐脓血，或如败卤等者，则不可挽救也。

【治疗】鱼际、少商、尺泽、丰隆、足三里、风门、肺俞、合谷。

痰饮门

痰与饮二症也，稠腻者谓之痰，稀薄者谓之饮，二者皆为津液所化也。人而无病则津液能营养人身，有病则化为痰饮，反足以为害矣。夫痰多藏于肠胃与肺中，故每因咳吐下而出；饮者流溢周身，无处不到。盖痰饮虽皆属津液所化，而其变化之原因，略有不同也。痰者乃胃中食物之精华，或肺中津液熏蒸而成。考吾人饮食入胃，化为乳糜，其精华则由肠胃之吸收管吸收之，传达于淋巴管以入血管而为血。若肠胃之吸收作用减退，则津液停滞肠胃而为痰。若肺为风寒所侵袭，或大热煎熬，则津液停滞于肺，而为肺中之痰，此痰浊之所由生也。饮者为胃中之水液所化，或血中水分变成。吾人饮入之水，本由肠中吸收，运行周身而为汗为尿。若吸收作用减退，则水分停滞而为饮，且血中本有水，若一部分之鼓动力、输送力减退，则停滞而为饮，溢于内则为内脏之饮，溢于外则为肌肤之饮，故饮者能流溢周身，无处不到，此痰饮之所由成也。古人论痰则有湿痰、燥痰、风痰、热痰，寒痰之分，饮证则有痰饮、悬饮、溢饮、支饮、伏饮之别，症状不同，治法各异，是不可不辨也。

一、湿痰

【症状】肢体沉重，腹胀脘闷，脉软滑而面黄，舌淡而腻，痰多易咯，口不渴。

【病因病机】此症由饮食失调，如多食油腻厚味，或感受外界之湿邪，以致脾阳衰惫，不能运化津液，停留于胃，蕴蒸成痰，故腹胀脘闷、肢体沉重等症作矣。

【治疗】脾俞、膻中、中脘、丰隆、足三里（各穴俱灸）。

二、燥痰

【症状】喉痒而咳，咳则痰少而浓厚，气短促，面㿠白，咳而不爽。

【病因病机】痰有厚薄之分，浓厚者为稠痰，较薄者为稀痰。大约痰之属风、属湿、属寒者，多稀薄；属火、属燥、属热者，多稠腻。人之精血充足，则化力厚而成稠痰。人之气血衰弱，则化力薄而成稀痰。故暴病多稠，久病多稀。本条之燥痰，乃燥气伤肺，锻津成痰，故浓厚黏腻。痰胶滞肺管，故咳嗽不爽，呼吸短促也。

【治疗】依照咳嗽门痰热咳嗽条治之。

三、风痰

【症状】神机骤然蒙蔽，神昏厥逆，四肢抽搐，痰声如剧，胸胁满闷，脉弦面青，两目怒视。

【病因病机】此症多由肥盛之人，肌肉不坚，津液不化，古人谓肥人多痰湿，或平素嗜好烟酒，以致痰浊阻滞，阴分日衰，不能涵阳，则肝风内动，夹痰浊而犯脑，致成神昏抽搐等症，故名风痰，非外感之风邪也。

【治疗】大敦、行间、中脘、膻中、列缺、关元、百会、水沟。

四、热痰

【症状】烦热口渴，神昏好睡，咯痰浓黄，脉洪面赤，舌黄腻，或神识不灵。

【病因病机】此症由于热邪盘踞肺胃，津液为热邪所郁蒸，因而成痰，故厚腻而色黄，烦热口渴。若神昏好睡，神识不灵，古人则谓痰热蒙蔽清窍，实则脑神经受痰热之蒸灼，而失其灵动活泼也。

【治疗】经渠、阳溪、丰隆、间使、委中、灵道、神门。

五、寒痰

【症状】咳痰稀薄，脉沉，面目青黑，小便短少，手足清冷，少腹拘急，舌润有青紫色。

【病因病机】古人谓命门真阳衰微，不能蒸化津液，水泛则为痰。夫命门即肾，功主分泌水液，若失其功用，则水液停留，故少腹拘急，小便短少。肾不分泌，则肠胃之吸收管亦失吸收之功能，致水液停留而为寒痰，所谓水泛为痰者此也。手足清冷者，阳气衰也。

【治疗】命门、肾俞、膻中、肺俞、足三里（俱灸）。

六、痰饮

【症状】素盛今瘦，咳逆清稀，肠间水声辘辘，头目晕眩，足下觉冷，甚或小便不利，肌肉浮肿，脉多弦滑，舌白或红润。

【病因病机】《金匮要略》有四饮之名，曰痰饮、悬饮、溢饮、支饮，惟痰饮属痰，虽则属痰，而所咳之痰必是黏液，或杂以微细痰屑之稀痰而已，非厚腻之痰可比也。痰饮，古人谓为素肥今瘦，夫昔肥而今瘦者，良由饮食所化之津液，不能运化，停留腹部腔隙，以成痰饮，故肠间辘辘有声，体中津液因痰饮之消失，不能荣养肌肉，以致日渐形削，故昔肥而今瘦也。若小便不利，则水饮无从排泄，势必溢于周身而为浮肿，阻滞于肺，则为咳逆也。

【治疗】天枢、中脘、命门、膏肓、气海（俱灸）。

七、悬饮

【症状】咳唾白沫，胁下引痛，脉多弦数细，舌多白腻，甚或经年累月不愈，呼吸气短，双目仰视。

【病因病机】水饮能流溢人身，古人以其停留于何部而异其命名，盖示后学以辨别之法也。悬饮者多起于病后虚弱，渴多饮水，或暴饮过多，因中宫阳气衰微，不能蒸化分播，以致水停胁下。《金匮要略》谓水在于肝，胁下支满，嚏而痛。盖肝脏为水气窒碍，故咳唾引痛，水饮留于胁下，悬而不降，不由小便而排泄，故曰悬饮。若久延不愈，呼吸短，双目仰视，则为难治。

【治疗】大椎、陶道（俱灸），肝俞（针灸），肺俞（灸），期门、章门（针）。

八、溢饮

【症状】肢节肿痛，筋骨烦疼，呕逆咳嗽，喘急不得卧，脉浮弦。

【病因病机】《金匮要略》云：水饮流行，归于四肢，当汗出而不汗出，身体疼痛，谓之溢饮。此症之成，多由其人虚冷，多湿者饮水过多，含湿更盛，脾因邪而失其运化之力，以致水饮停留，外不能由毛窍排泄为汗，内不能由膀胱输出而为小便，是以洋溢四肢，故肢节疼痛，筋骨烦疼。水饮入肺，则咳嗽喘急，停留于胃，则为呃逆。因其为水饮洋溢而发生诸病，故名溢饮。

【治疗】水分、关元、神阙、肺俞、中脘、足三里、命门（俱灸）。

九、支饮

【症状】头晕呕吐，胀满咳逆，气短倚息不能卧，脉弦细，舌淡而润。

【病因病机】《金匮要略》云：咳逆倚息短气不得卧，其形如重，谓之支饮。夫饮之原因，必其人平素肺脏衰弱，有咳嗽之疾，间作间息，或感风寒，咳嗽痰涎较多。若因其微而忽之，久则增剧而成支饮，或由脾胃虚寒，水饮停留，支结于肺胃心下之处，故成呕吐胀满咳逆等症。

【治疗】依照溢饮条针治之。

十、伏饮

【症状】胸满呕逆，喘咳，腰背痛，心下痞，振振恶寒，身瞤剧，脉伏或滑。

【病因病机】伏者潜而藏之意。盖水饮伏于人身而不病也。张石顽曰：凡水饮蓄而不散，谓之留饮。留饮者留而不去也，留饮去而不尽者，皆名伏饮。伏者伏而不动也，饮之所以伏者，必由脾肾阳虚，不能蒸散。伏于肺胃，则为咳逆呕吐、心下痞满等症。伏于腰背肌肉等处，则为腰背疼痛、身瞤剧等症。此外，更有癖饮、饮澼、流饮、酒客等名。癖者素有痰疾，间作间息，以成癖也。澼者是水积肠中之意，流者是水饮流行也。酒客者以嗜好饮酒，每多饮病也。然其见症治法，已概括各条中故不另述。

【治法】膻中、中脘、关元、肾俞、脾俞、膏肓（俱灸）。

哮喘门

一、热哮

【症状】身热口渴，喘咳不得卧，声如曳锯，两脉滑数。

【病因病机】哮与喘二症也，哮者喉中有痰声，其病因偏于痰，故《金匮要略》言哮，谓咳而上气，喉中如水鸡声，喘则为呼吸之气急促，其病因偏于气，故治哮者宜治痰，治喘则宜理气也。然哮证之中，复有寒热之别，热哮由于痰热内郁，留于肺络，气为痰阻，故呼吸有声如曳锯。热咳者，痰滞气逆也。身热口渴，痰热盛也。

【治疗】天突、膻中、合谷、列缺、足三里、太冲、丰隆（俱针）。

二、冷哮

【症状】形寒肢冷，咳嗽痰多，喉中有声，脉细弦或细滑，舌润不渴。

【病因病机】此症多由素有痰饮之人，留积胸中，每遇风寒而发，盖风寒外束，肺气先伤，阳气不得外泄，引动痰饮上逆，故咳嗽痰多，痰饮壅滞气道，故呼吸时喉中有声也。

【治疗】灵台、俞府、乳根、膻中、天突、丰隆、肺俞、足三里。

三、实喘

【症状】胸高气粗，呼吸急促，两肩耸动，声达户外，两脉滑实。

【病因病机】经曰：诸病喘满，皆属于热。又谓：邪气入于六腑则身热，不时卧，上为喘呼。李士材云：喘者短促气急，又谓张口抬肩，摇身撷肚，此皆指实喘而言也。夫实喘之原，由于感受外邪，壅窒肺窍，气道为之阻塞，故胸高气粗。肺气急于向外排泄，故呼吸促急，而两肩耸动也。声达户外者，呼吸之气粗而急，然与哮证之痰声有别也。

【治疗】肺俞、合谷、鱼际、足三里、期门、内关（俱针）。

四、虚喘

【症状】喘时声低息短（吸不归根，若断若续，动则更盛），心悸怔忡，两脉虚细。

【病因病机】虚喘由于肾元亏损，丹田之气不能摄纳，气浮于上而成。此症多见于老人，以其为气不足，故虽喘而声低气短，与实喘不同也。古人云：呼出心与肺，吸入肾与肝。肾亏则吸不归根，故若断若续也。心悸怔忡者，乃心下惕惕然跳，筑筑然动，本无所惊，而心动不宁，亦由心脏衰弱，肾气上逆而然也。

【治疗】关元、肾俞、气海、足三里（俱灸）。

虚劳门

一、阳虚

【症状】怯寒，少气，自汗，喘乏，食减无味，腹胀，飧泄，或精气清冷，阳痿不举，目眩肢酸，膝下清冷，水泛为痰，面唇㿠白，舌白无华，脉多沉细软弱或大而无力。

【病因病机】经曰：阳虚生外寒，乃心脏功能衰弱，输血力弱，皮下血管贫血，故见恶寒少气等症。脾阳不振，则化力呆滞。吸收减退，故腹胀泄泻。肾阳衰弱，精冷阳痿，肢痿脚冷。故治阳虚者，宜补脾肾之火也。

【治疗】命门、肾俞、脾俞、关元、神阙（俱灸）。

二、阴虚

【症状】怔忡，盗汗，潮热或五心烦热，口干不寐，男子遗精，女子经闭，面赤唇红，咳嗽痰多，脉多数而无力。

【病因病机】经云：阴虚生内热，多由热病后，及少年色欲过度，损及肝肾，精阴枯涸，不能涵阳，以至阳气偏旺，而生内热。至于遗精不寐等症，亦由阴虚阳旺，君相之火不藏也。面赤唇红等症，则由阴虚于下而阳浮于上也。

【治疗】大椎、陶道、肺俞、膏肓、足三里、阴郄、后溪、肝俞、肾俞。

三、五痨

【症状】潮热盗汗，咳嗽痰多（初起多稀薄，久则渐形浓厚），胸部或背部一处作痛，或侧面而卧，此肺痨也。若面色苍白而不能行者为肝痨，足软弱不能久立而遗精者为肾痨。

【病因病机】精气内夺，五内虚损，由虚而渐以成痨者，精气虚惫之极也。越人谓自上损下者，一损肺，二损心，三损脾，四损肝，五损肾；自下损上者，一损肾，二损肝，三损肺，四损心，五损脾。五脏俱损，乃成五痨。夫五痨虽属五脏，然有连带之关系，故中医之论痨病，每连类及之，如咳嗽吐血，久而不愈，上损于肺。肺之呼吸系病不能呼碳纳氧，体内之新陈代谢而失职，每影响脾胃之消化，以及心之循环、脑之神经、肾之内分泌，各脏无不受其累，此所谓自上损及下也。又少年新伤，损及肾脏，精液枯涸，遂生虚热，引起肝阳上亢，肝旺乘脾，消化失职，血无资生，则心之循环无由供给，神经及各组织均先营养，至末期可连累及肺，此所谓自下损上也。古人又谓上损及中，过脾不治。盖肺病第一期，病专在肺，咳嗽痰多，连及神经循环，谓之第二期。潮热，颧红，至坏至消化功能饮食不进，则为末期，已属于不治。又谓：下损及中，过脾不治。盖肾阴虚而生内热，以致饮食不进者，亦为不治也。惟西医论痨病则为结核菌为患，然必因脏器先弱，失却抵抗能力，故适合于结核菌之滋长发育也。

【治疗】四花、腰眼。肺痨加肺俞、膏肓、足三里。心痨加阴郄、后溪。脾痨加脾俞、胃俞。肝痨加肝俞、章门。肾痨加精宫、三阴交。

吐衄门

一、吐血

【症状】吐血或从吐出，或从呕出，倾盘盈碗，或鲜血中兼紫黑大块，吐后不即凝结，面色㿠白，脉多虚芤。

【病因病机】吐血出于胃，方书所谓腑血是也。其原因多由胃热逼血妄行，因而上溢，或暴怒火逆伤肝，古人谓怒则气上，以致血向上迫，或肝火昌炽，鼓激胃中之血上溢，故从呕吐而出，或饮酒过多，伤胃而吐血，然皆属胃中之血。有谓肝心脾皆能吐者，非也。失血过多则成贫血之现象，故面色晄白而脉虚芤也。

【治疗】鱼际、尺泽、足三里、膈俞、中脘、内庭。呕血者加肝俞、行间。

二、咳血

【症状】因咳嗽而见血，或干咳，或痰中兼血咳出，气喘急，然所出之血，不如吐血之多也，脉多微弱。

【病因病机】咳血出于肺，方书所谓腑血是也，其原因多由于外感风热，郁于肺而呛咳，伤肺。故血从咳嗽而出，或阴虚火动上逆而咳血，或肥盛酒客辈，痰中有血，凡此皆肺中之血也，惟咳血久而成痨，或因虚痨而咳血者，则见肌肉消瘦、四肢倦怠、五心烦热、咽干颧赤、潮热盗汗等，当依照虚痨条治疗之。

【治疗】肺俞、百劳、足三里、膈俞。阴虚火动者加三阴交、肝俞。痰中带血者加丰隆、中脘。风热袭肺者加风门、列缺。

三、衄血（鼻衄、眼衄、耳衄、牙衄、皮肤出血）

【症状】鼻衄，即鼻中流血，亦名红汗；耳衄、牙衄，即耳中与牙齿出血也；眼衄，目中出血也；皮肤出血，又名肌衄。

【病因病机】衄者，血从经络渗出而行于清道也，良由风热壅盛而发，或烟酒恼怒刺激而出，古人谓阳络损则血外溢，血外溢则为衄血也。

【治疗】鼻衄：合谷、禾髎、大椎、鱼际、列缺、少商、上星。

眼衄：睛明、太阳、行间、曲泉。

耳衄：足窍阴（刺出血）、侠溪、阳陵泉、行间、翳风。

肌衄：膈俞、血海。

牙衄：合谷、内庭、手三里、足三里。

呕吐门

一、实热呕吐

【症状】口渴发热，食入则吐，所出之物多兼秽臭，或苦或酸，头目晕眩，舌黄脉数。

【病因病机】呕者，有声而有物；吐者，有物而无声。二者虽略有不同，然皆有胃病也。呕吐之属于热者，由胃有郁热，火势上炎。胃气不能下降而成，或怒激肝气，肝太横逆，或肝胆风热上炎，皆致呕吐。经曰：诸逆上冲，皆属于火，诸呕吐酸，皆属于热，是也。夫吐出之物，或苦或酸，则因胃酸与胆汁，因热而分泌过多上溢也。

【治疗】内庭、合谷、内关、中脘、上脘、足三里。肝胆之气上逆者加阳陵泉、太冲。

二、虚寒呕吐

【症状】呕吐稀涎，面青肢冷，胃脘不舒，口鼻气冷，不渴，苔白脉细。

【病因】呕吐之属于虚寒者，乃由脾胃之阳不振，运化失职，或饮食生冷，以致寒湿浊邪，留滞中宫，乃上逆而作呕吐，故觉当胃不舒，四肢厥冷也。

【治疗】中脘、内关、气海、胃俞、三阴交、膻中、脾俞、足三里（俱灸）。

三、干呕

【症状】干呕不止（有声无物，与哕相似，惟不若哕声之恶浊而长也），胸膈不舒，口渴或不渴，甚则四肢厥冷，脉绝。

【病因病机】干呕亦为胃病，盖由清浊之气，升降失常，阻拒于胸膈之间，乃脾胃虚弱，运化失职，气机失调而成，亦有因于胃热者，湿热之气上攻，则兼发热口渴。

【治疗】中脘、足三里、内关、脾俞、胃俞、章门（俱灸）。胃热者改灸易针，加针内庭、厉兑。

噎膈门

一、寒膈

【症状】脘腹胀满，呕吐清水，四肢厥冷，食不得入或食难可入而良久反出，面色皖白，两脉迟细。

【病因病机】膈者，膈塞不通，饮食不下也。若食入吐出，谓之反胃。二者皆膈间受病，故通名为膈也。寒膈由于中宫阳气衰微，寒邪凝聚，脾气不能升，胃气不能降，故饮食不下。反胃亦由脾虚胃寒，运行失职，不能熟腐五谷，变化精微，故食难可入，良久复出也。王太仆曰：食入反出，是无火也。古人谓朝食暮吐，是胃虚寒也。

【治疗】膻中（灸），膈俞（灸），中脘、足三里、公孙、脾俞、胃俞（针灸）。

二、热膈

【症状】胃脘热甚，口苦舌燥，烦渴不安，呕吐酸臭，食入即吐，或前后闭涩，脉多大而有力。

【病因病机】《素问·阴阳别论》曰：三阳结谓之膈。夫所谓三阳者，即肠胃膀胱也，盖肠中积热，则后不圊，膀胱结热，则小便不利，故前后秘涩。胃有郁热，则胃津枯耗，食管液燥，故食不得下。且下既不通，势必上逆，故食下仍出，是火上行而不降也。因其三阳结热，故口渴舌燥，烦躁不安也。

【治疗】内庭、中脘、足三里、支满、合谷、大陵、内关、委中、大肠俞。

三、气膈

【症状】噫气频频，中脘满痛，痛行脊背，胸闷气热，食不得下，大便不利。

【病因病机】《素问·通评虚实论》曰：膈塞闭绝，上下不通，则暴结之疾也。此言噎膈之起于郁结不舒者也。古人曰忧则气聚，盖中心抑郁，忧结不解，则气郁于中，运化不利，肝气上逆，故食不得下，而成气膈。

【治疗】中脘、膻中、气海、列缺、内关、胃俞、三焦俞、足三里（俱针灸），期门（针）。

四、痰膈

【症状】咳嗽气喘，喉间痰声，胸膈胀闷不舒，饮食不能下咽，舌多腻苔，两脉滑实。

【病因病机】此症多忧思悲恚，脾胃受伤，血液渐耗，郁气生痰。痰浊滞留于肺胃，阻塞气机，饮食下咽，每有所阻，如碍道路，膈而不得下，噎膈所由成也。痰滞气逆，故咳嗽气喘。

【治疗】膈俞（灸），天突（针灸），肺俞（灸），丰隆（针灸），下脘（灸），大都（灸），足三里（针灸）。

五、食膈

【症状】胸脘胀痛不得安，食难下咽而痛，甚或气塞不通，危殆不堪。

【病因病机】此症多患于老人，良由脾胃衰弱，每于过饥之后，猝然暴食，壅满胃之上口，闭塞脾胃之气机，而成噎膈，食滞于胃，故胸脘部胀满作痛，老年患此，多难救治。

【治疗】中脘、脾俞、胃俞、膻中、气海、足三里、巨阙。

六、虚膈

【症状】饮食不下，肌肤干燥，或呕吐白沫，粪如羊屎，两脉虚涩，体倦神疲。

【病因病机】此症多由脾胃津液枯燥不能化纳，以致饮食不下，盖人身借饮食之精微以营养，若饮食不进，则滋养料之来源告匮，故肌肤干燥。古人谓噎而白沫大出，粪如羊屎，不治。若胸腹疼痛如刀割者，死期迫矣。

【治疗】膈俞、合谷、大包、太冲。

鼓胀门

一、水臌

【症状】初起四肢头面肿痕渐延胸腹，皮肤黄而有光、胀大绷急（按之窅而缓起），甚则脐突露筋，口渴烦躁不寐，胸闷气喘，皮肤日粗，面色灰败，鼻出冷气，为危候。

【病因病机】此症多由水肿之甚以变成者，水肿之原多为饮冷过度，或著寒邪，以致脾肾阳衰。脾不运输，肾不分利，体中水分无所发泄，水气泛滥，溢于皮肤，膨胀而成水肿。日久月深，水质蓄积不消，肢体胀大满量，遂成肿体，即变水肿。水积于内，犹沟壑之积水，积久不消，化而为毒，则难施治。若腹露青筋，面色灰败，则为水毒深重之候。若口渴烦躁，则水毒化热，煎熬血液，肾中之龙火上腾也。凡此皆为水臌，乘危之候，虽有华扁之能，亦将束手矣。

【治疗】肾俞、膀胱俞（均灸），三阴交、阴陵泉（均针），水分、水沟、脾俞（均灸）。

二、气臌

【症状】腹大而四肢瘦削（皮色不变，按之窅而即起），喘促烦闷或肠鸣气走，辘辘有声，二便不利，脉弦郁。

【病因病机】气臌与水臌原属于二症，以手按之，若凹而不随手起者，水臌也；按之成凹而随手起者，气臌也。气臌之原因，多由七情郁结，气化凝聚，留滞中焦，腹部乃为之胀满，用情太过，伤及脾胃，脾胃失运化之能，血液无从产生，肌肉失所营养，故四肢渐形瘦削也。

【治疗】膻中、气海、关元、脾俞、胃俞、中脘、足三里（各灸数十壮）。

三、实胀

【症状】腹胀坚硬，大便秘结，小便黄赤，行动呆滞，呼吸短促或胸高气粗，脉沉滑有力。

【病因病机】此症多由七情之伤，胀起于旬日之间，或多感受寒淫之邪，多食生冷之物，以致脾阳不振，失其旋转，淫浊阻滞，因而胀满。

【治疗】依照气臌各穴针灸之，以调其气。大便秘结者加针支沟内庭，并泻足三里以化结滞，而导六腑。

四、虚胀

【症状】容形枯槁，胀起于经年累月，腹部胀满，朝宽暮急或暮宽朝急，大便溏薄或小便清白，脉细少气，面淡舌白。

【病因病机】虚胀多起于久泻，或饮食起居不善摄养，或病后饮食不慎，中气受伤，脾胃虚弱，不能运化，浊气滞塞于中，以致胀满。若痢后成胀，久病羸乏，脐心凸起，喘急不安者，此为脾肾俱败，则难调治。若咳嗽失音，青筋横绊腹上，爪甲青或头面苍黑，呕吐头重，上喘下泄者，皆不治之症也。

【治疗】关元、中脘、下脘、神阙、脾俞、胃俞、大肠俞（各灸三五壮）。

癥瘕门

一、癥

【症状】面黄肌瘦，饮食减少，神疲体倦，胸脘腹间有块硬痛（按之有形、牢固不动），舌光脉涩。

【病因病机】积聚之有形可征者曰癥，古人谓癥者真也，然有食癥、痰癥、血癥之分。食癥者因食积而成癥也，多由多食生冷黏腻之物，脾胃虚弱不能消化，胶滞脘间，与气血相搏，积聚成块，日渐长大，坚固不移。痰癥由于痰浊郁滞，多积于胁下，血癥乃血积而成也，多由脏腑虚弱，寒热失节，或风寒内停，或闪挫跌扑，气血停滞，壅瘀经络而成血癥，多积于少腹部。

【治疗】

①少腹有块：关元、太冲、行间、三阴交、膈俞。

②脐上胁下有块：神阙、中脘、章门、脾胃俞。

③胁下两旁有块：章门，期门、行间、肺俞、丰隆、阳陵泉。

二、瘕

【症状】胸胁脐腹疼痛，或嗳气，或呕吐，甚则气逆神昏，腹中有块攻冲（游走无定，聚散无常，推之则动，按之则走），脉多沉细，舌苔薄白。

【病因病机】积聚之或聚或散者曰瘕，古人谓瘕者假也。《难经》曰：聚者阳气也。其始发无根本，上下无所留止，其痛无常处，盖指瘕证言也，多由肝脾之气失和，肝气横逆，脾失输化，水饮痰液，凝聚成瘕，随气之顺逆运滞，而时形时散，故起伏不时，游走无常也。

【治疗】气海、关元、脾俞、肝俞（各灸十数壮）。呕逆嗳气者加针灸内关、足三里。

五积门

一、心积

【症状】此症起于脐畔或脐上，大如手臂，形如屋梁，由脐至心下，萦绕于中，伏而不动，久则令人心烦心痛，夜眠不安，身体肿，股骨肿，不可移动，困苦异常，脉沉细或芤，舌绛。

【病因病机】《难经》曰：心之积名曰伏梁，起脐上，大如臂，上至心下，有若屋梁，故名伏梁。此症多由心经气血不舒，凝聚而成也。

【治疗】上脘（针灸），大陵（针），心俞（针灸），膈俞（针灸），行间、三阴交。

二、肝积

【症状】左胁下有块，状如覆杯，有足似龟，久则寒热如疟，或呛咳呕逆，胁下胀痛，脉弦而细。

【病因病机】《难经》曰：肝之积名曰肥气，在左胁下如覆杯，有头足，久不愈，令人咳逆瘤疾。此症多由肝脏气逆，与瘀血积合而成。

【治疗】章门（灸），行间（针灸），期门（针），膈俞（针灸）。寒热呕逆加针灸大椎、足三里。

三、脾积

【症状】当脘胀痛（如覆大盘），面黄肌瘦，饮食不为肌肤，胸闷呕，脉多沉细。

【病因病机】脾积者，脾之积气也。《难经》曰：脾之积名曰痞气，在胃脘如覆大盘，久不愈，令人四肢不收。此症由于脾胃衰弱，气少运行，寒邪痰饮，积聚不化而成积，脾胃衰弱，不能运化津液，故面黄肌瘦也。

【治疗】痞根、脾俞、中脘、内庭、足三里、隐白、行间（俱灸）。块之上下左右针而灸之。

四、肺积

【症状】微寒微热，咳呛气促，呼吸不利，呕逆频作，右胁下如覆大杯，胸痛引背，脉弦细。

【病因病机】《难经》曰：肺之积名曰息贲。盖因肺气积于胁下，喘息上贲也，此症多由肺气不利，痰浊不化，积聚胁下而成。

【治疗】巨阙、期门、肺俞、经渠、章门、丰隆、内关、足三里（针灸）。

五、肾积

【症状】先于小腹右角起一小块而微痛，块渐大，痛渐剧，时上时下，痛引腹部，寒热不时，甚则痛攻心下，坐卧不宁，困苦万状；继则渐渐止冲，块渐小，痛亦渐止，而至于无，起伏不时。

【病因病机】肾积曰奔豚，因其发作时，有物如豚之奔走故名。《金匮要略》曰：奔豚病从少腹起上冲咽喉，发作欲死，复还止，皆从惊恐得之。盖大惊猝恐，肾脏之分泌乖常，尿毒秽气结而上逆，故自少腹上冲于心胸，甚则欲死。古人所谓水气上逆凌心也，然亦有由肾气虚而寒湿积聚，或房劳不节，复感寒凉，而成斯疾也。

【治疗】中极、章门、肾俞、涌泉、三阴交、关元（俱灸）。

三消门

一、上消

【症状】心胸烦热、咽如火烧、大渴引饮，饮不解渴、小便清利、食量减少、大便如常、舌上赤裂，脉多细数。

【病因病机】《内经》曰：心移热于肺，传为膈消。膈消即上消也，多由嗜欲过度，或过食辛热之物，或感受燥热之邪，以致心肺郁热，故饮食多而易消也。

【治疗】内关、神门、鱼际、尺泽、肺俞、水沟、然谷、太溪、金津、玉液（俱针）。

二、中消

【症状】口渴引饮，多食善饥，不为肌肤，肌肉瘦削，大便秘结，小便频数，自汗口臭，甚或面赤，唇焦，关脉滑疾，舌红苔黄。

【病因病机】《内经》云：二阳结谓之消。又曰：大肠移热于胃，善食而瘦，谓之食㑊。又曰：邪在脾胃，阳气有余，阴气不足，则热中善饥。此症乃脾胃郁热，津液枯燥，故咳饮多食，而不能化生津液，以滋养肌肉，以致渐形瘦削也。

【治疗】中脘、胃俞、脾俞、内庭、曲池、三里、支沟、阳陵泉、金津、玉液（俱针）。

三、下消

【症状】初起便溺不摄，溺如膏淋，烦渴引饮，渐至腿膝枯细，面色黧瘦，耳轮焦黑，小便多而浑浊（上浮如脂，或如烛泪），脉细数舌绛。

【病因病机】下消又名肾消，多因色欲过度，肝肾阴虚，虚则火旺而津液为之消烁，故烦渴引饮，而小便浑浊也。

【治疗】涌泉、然谷、肾俞、肝俞、肺俞、曲泉、中膂俞（俱针）。

黄疸门

一、阳黄

【症状】一身尽黄、色明如橘子柏皮，身热烦渴，或消谷善饥，小便赤涩，大便秘结，脉滑数，舌黄厚。

【病因病机】黄疸有阳黄、阴黄之分，阳黄属热，阴黄属寒，阳黄多由脾胃湿热郁蒸而成。喻嘉言谓夏月天气之热，与地气之湿交蒸，人受二气，内结不散，发为黄疸，惟近今之说者，则为胆热。胆囊炎肿，汁不下于小肠，溢于血管而发黄色也。

【治疗】中脘，足三里，委中，至阳，胆俞，阳陵泉，公孙，三阴交（俱针）。

二、阴黄

【症状】身目皆黄（黄色晦暗，有若熏烟），形寒胸痞，腹满蜷卧，四肢酸肿，或自汗自利，小便亦少，渴不欲饮，甚则呕吐，舌淡而白，脉濡而细，大便白色。

【病因病机】阳黄色明属湿热，阴黄色暗属寒湿，亦有因阳黄服寒凉药剂过多，而成阴黄者，阴黄之成，多由过食寒冷之物，或感受寒湿之邪，蕴于脾胃，越于皮肤而成。

【治疗】脾俞、气海、足三里、至阳、中脘、阳池（俱灸）。

三、酒疸、食疸

【症状】身目均黄，心下懊恼，胃呆欲吐，胫肿溲黄，面发赤色，小便短少，足下热，舌苔黄腻，脉弦实，此酒疸也。若寒热不食或食毕即头晕，脘腹满闷，二便秘结，舌腻脉滑实者，此食疸也。

【病因病机】酒疸者，疸病之由于酒伤得之者也。如饥时食酒，或酒后当风而卧，入水浸浴，以致酒湿之热，遏而不宣，蒸发为黄。食疸又名谷疸，乃食伤所成之疸也，多由胃热大肌，过食停滞，致伤脾胃而成。夫所谓酒疸、食疸者，均属阳黄病，不过因其病因相同，而易其名称耳。胡廉臣先生谓，凡人消化不良，不论因酒因食，妨碍胆汁之排泄者，均成黄疸也。

【治疗】

①酒疸：依照阳黄条针之。

②食疸：中脘、足三里、胃俞、内庭、至阳。

四、女劳疸、黑疸

【症状】额上黑，皮肤黄，微微汗出，手足心热或薄暮发热，然必以少腹拘急，小便自利，大便黑，为女劳疸之症。

【病因病机】房劳无度，或醉饱入房，或小腹蓄血，或脾中湿浊下趋，古人谓为脾肾之色外现，则身黄而额黑，黑疸多由酒疸、女劳疸久延或误下，以致脾肾虚弱而成，初起则面部发黑，甚则周身渐黑，大便亦黑，若腹胀如水鼓，或心中如瞰蒜状，皮肤不仁者，则为危候。

【治疗】公孙、然谷、中极、脾俞、肾俞、至阳、阳纲（俱灸）。血瘀者加关元、膈俞。

汗病门

一、自汗

【症状】不因劳动，不因发散，濈然汗自出，或每至天明时汗自出，恶寒身冷，脉象虚微，舌多淡红。

【病因病机】自汗属阳虚，阳者卫外而固表者也，阳气内虚，阴中无阳，盖阳虚阴盛而表不固，腠理疏，则汗随气泄，经谓阴胜则身寒汗出，即其候也，若过服汗剂，汗出不止，则为亡阳危候。

【治疗】合谷（针），复溜、大椎（俱灸）。

二、盗汗

【症状】寐中汗窃出（醒后倏收），气虚神倦，脉虚细，舌多红而光。仲景云：男子平人脉虚弱细微者，善盗汗也。

【病因病机】盗汗属阴虚，阴者内营而敛藏者也，阴气虚弱则生内热，而迫液外泄。若兼咳嗽、颧红、潮热等症，则已入损门，为难治。若汗出如珠不流者，此为绝汗，死不可治。

【治疗】间使、后溪、阴郄、肺俞、百劳。

三、黄汗

【症状】身重而冷（状如周痹），胸中郁塞不能食，烦躁不眠，汗自出而口渴，汗沾衣、色正黄如柏汁，脉象多沉。

【病因病机】黄汗为疸证之一，身黄而汗出沾衣作黄色也，乃脾家湿热蕴蒸，由毛孔泄出，多由汗出用水浸浴，水入毛孔，经郁蒸而为黄汗。仲景所谓黄汗得之汗出，入水中浴，水从汗孔中入得之是也。

【治疗】脾俞、阴陵泉、三里、中脘、公孙、至阳。

寤寐门

一、不眠症

【症状】精神恍惚，怔忡健忘，辗转不寐，四肢懈怠，甚则心烦焦急，头旋眼花，少气不支。

【病因病机】此症多由思虑太过，伤及心阴，神不守舍，或病后血虚火旺，心神不安，乃成烦而不寐、怔忡健忘等症。然亦有胃中有积有热，或痰浊阻滞，则心烦不寐，《内经》所谓胃不和则卧不安是也。他如邪念丛生、欲火上冲、杂念交感，致成心理之失眠者，则惟静养可以奏功，针药所难及也。

【治疗】三阴交、神门、间使、心俞、内关。胃有积热者加中脘、三里、内庭、天枢。痰浊阻滞者加丰隆、中脘、足三里、肺俞。

二、多寐症

【症状】四肢倦怠无力，胃呆食减，呵欠频频，精神委顿，反复昏睡，脉则虚缓。

【病因病机】此症多由大劳大病之后，脾阳虚惫，精神不振，以致怠倦多寐，或湿邪内恋，蒙蔽清阳，神志不清，昏迷好睡，则必兼舌腻口糊等症。

【治疗】

①脾阳虚惫者：大椎、至阳、脾俞。

②湿邪内恋者：中脘、足三里、脾俞、胃俞。

疝气门

一、冲疝

【症状】气从少腹上冲心，疼痛异常，甚则冷汗淋漓，饮食不进，二便秘塞不通，古人所谓不得前后为冲疝也。

【病因病机】疝证均属于肝，与冲任为病，良由冲任循腹里，肝脉过腹里而环阴器，故疝气虽有冲疝、厥疝、瘕疝、狐疝、㿗疝、癞疝等之区别，终不外乎此三经也。冲疝之原因，多由寒湿之邪，久郁于内，化郁为热，客寒触之，以致少腹疼痛，掣引睾丸，甚则气上逆而冲心作痛，岁久不愈，渐变冲心疝气则难调治矣。

【治疗】关元、太冲、独阴（脐三角灸法）。

二、癞疝

【症状】少腹控卵，肿急绞痛，甚则阴囊肿大如斗、如栲栳，或顽癞不仁。

【病因病机】此症由太阳寒湿之邪，下结膀胱，因而阴囊肿痛。《内经》曰：三阳为病，发寒热，传为癞疝。三阳即小肠、膀胱、胆，小肠膀胱居下体，而肝与胆为表里，故皆能致疝也。

【治疗】曲泉、中封、太冲、大敦、气海、中极。

三、厥疝

【症状】脉大而虚、少腹疼痛，上下左右，攻冲无定，甚则四肢厥逆。

【病因病机】肝经素有郁热，寒邪外郁，肝气乃不条达，因而横逆遂成此症。

【治疗】太冲、大敦、独阴、石门、气海。

四、狐疝

【症状】睾丸偏有大小，卧则入腹，立则下坠，时上时下，胀紧攻痛，久则正气日衰，病气日盛，以致不能坐立，坐立则胀坠欲绝也。

【病因病机】《内经》曰：肝所生病为狐疝，多由寒湿之邪，袭人厥阴，沉结下焦，邪夹肝风而上下也。

【治疗】依照癞疝条治疗之，并于脐下六寸，两旁一寸，灸三壮。

五、瘕疝

【症状】腹有瘕痞，左右有块，痛而且热，时下白浊，女子不月，男子囊肿。

【病因病机】此症多由于脾经湿气下注于冲任交会之处，以致结成瘕痞作痛，冲为血海，任为气海，脾湿下注，冲任失调，故女子为不月，男子则阴囊肿痛也。

【治疗】气海、中极、阴陵泉、阴交、大敦、太冲。

六、㿉疝

【症状】肝脉滑甚，卵核肿胀（偏有大小，坚硬如石，痛引脐腹，甚则肤囊因肿胀而成疮），时出黄水，或成靡溃烂，或下脓血。

【病因病机】此症称之为㿉疝者，以其必裹脓血，甚则下脓血也，多由肝不条达，血凝气滞而成，盖肝脉环阴器，故结于阴囊而为㿉疝。

【治疗】依照癞疝条治疗之，再加针气冲中极，以行气血之凝滞，而治脐腹部之痛。

七、癃疝

【症状】少腹满痛，肾囊肿大，小便秘塞，甚则胀紧欲绝。

【病因病机】癃者小便不通也，疝病而小便秘塞，故名癃疝。此症多由脾经湿热下注膀胱，湿热郁结，故小便不通、肾囊肿大、少腹满痛等症见矣。

【治疗】关元、阴陵泉、三阴交、水道、大敦、太冲。

遗精门

康健之体，气盛精旺，淡色欲，节房劳，其有偶然遗者，非病也，乃盈满而遗也，谓之精溢。若每日一遗，或三五日一遗，以致疲劳倦怠、耳鸣头眩者，则病矣。若非有良好之调治，久则渐入虚劳，而成不治。然遗精一症，则又有有梦、无梦之别，有梦属心病，无梦属肾病，有梦曰梦遗，无梦曰滑精，二者之治法略有不同，述之于后。

一、梦遗

【症状】精泄时每梦与女子交合，或每夜一遗，或数日一遗，久则神志恍惚，脉多弦数，舌红、有时黄薄。

【病因病机】梦遗属心病，多由好色之人，见美色触于目而起淫心，印入于脑，夜乃成梦而遗精。古人谓心为君火，肾为相火，欲念妄动则君火摇于上，相火炽于下，水不能济，而精随以泄，或阴虚之体，不能涵养，阳事易兴，而致遗泄。若失于调治，久则渐入损门，为患不浅也。

【治疗】心俞、白环俞、肾俞、中极、关元、三阴交（针）。

二、滑精

【症状】每在睡中，无梦自遗，或欲念一动，阳举而精自滑下，不分昼夜，甚则一日数度，精神委顿，耳鸣目眩，腰痛头昏，渐则潮热盗汗，而成虚痨，脉虚弱或细数。

【病因病机】此症多由纵欲无度，或误犯手淫，斫丧太过，以致肾气不藏，精关不固，不能摄精，每因欲念一动，即不禁而滑出，渐至神经衰弱，而潮热盗汗等症作矣，调治殊难治疗。此症首宜使患者定心志，节嗜欲，然后施以治疗之法，古人云，服药百颗，不如独卧一宵，此症最相宜也。

【治疗】精宫、肾俞、关元、中极（俱灸）。

淋浊门

淋与浊二症也，淋者小溲数而且涩，淋沥不畅，故谓之淋。仲景云：淋之为病，小便如粟状，少腹弦急，痛引脐中。大抵淋病之起，多由胞热之故，与浊悬异，浊者小便时下浊液，绵绵如浆水状态，多由湿热下注。然淋病有石淋、劳淋、血淋、气淋、热淋之分，浊则有赤浊、白浊之别，症状各有不同，宜分别述之。

一、五淋

【症状】

①石淋：脐腹引痛，小便艰难，轻则下沙，甚则下石，或黄赤或浑浊，色泽不定，便时刺痛，彻于心肺，令人难受。

②劳淋：小便淋沥不通，遇劳而发，身体疲惫，溲时数痛，腹胀牵引谷道。劳之微者，其淋亦微；劳之甚者，其淋亦甚。

③血淋：溺痛带血，血色鲜红，脉数。

④气淋：少腹满痛，溺有余沥。

⑤热淋：肥盛之人，湿热流于下焦，多发于夏季湿令，瘦削之人，阴虚津枯，热甚而淋，然皆茎中热痛，小便热赤，口渴喜饮水或烦热。

【病因病机】

①石淋：由于膀胱蓄热，失其气化之职，结成沙石，从尿道而出。惟此症非其人阴阳太虚，而曾患生殖器患者不易得此。故五淋中当以石淋为最少，然一经患此，颇难治愈，故为淋病中最重之症。

②劳淋：由于本能衰弱，元气不足，膀胱不能输送水道，苟一遇劳事，溺窍因此淤塞不通，而为淋病。

②血淋：此症亦由膀胱蓄热，热甚搏血，失其常道，与溲俱下。

③气淋：由于气化不及州都，胞中气胀，故使小便点滴，小腹满坚。

④热淋：热淋有虚实之分，属于实者，如与不洁之妇人交合，或好食辛辣煎炒厚味，积热太甚，流注下焦，阳秘而为热淋。虚者如好色纵欲，阴精枯燥，相火猖炽，炽灼津液，肾气为斫丧，致水道不利，而成热淋。

【治疗】肾俞、三焦俞、小肠俞、膀胱俞、阴陵泉、中极、合谷、尺泽。石淋加针行间、太溪、委中。劳淋加针关元。血淋加针血海、三阴交。气淋加针气海，热淋加针涌泉。

二、赤白浊

【症状】初起口渴，小便时茎中热痛，如火灼刀割，秽浊之物，淋沥不断，随溲冲出。不便时，自流脓液，白浊则色白，如眼之眵，如疮之脓。赤浊溺赤，浊亦赤。经过相常日数，则茎中不灼痛，小便则频数，浊液自滴，脉多滑大或涩滞。

【病因病机】白浊、赤浊多由入房太甚，或交媾不洁，忍精不泄，以致败精瘀腐，蕴酿而成，或湿热下注而成湿热浊。

然由败精瘀腐者十中六七，由湿热下注者十常二三，古人云色白如泔，或如腐化腐浆，而马口不干结者为湿，色黄赤而马口干掩者为火，然间有失于调治，久则脾气下陷，而成脾肾虚弱之症，则当求脾肾而举之固之，不能与普通之赤白浊一例观也。

【治疗】三阴交、关元、肾俞、膀胱俞、阴陵泉。脾虚下陷者：脾俞、肾俞、关元、中极、章门（针灸之）。

癃闭门

一、小便癃闭

【症状】闭者则小便闭而点滴下，癃者淋沥点滴而出，一日数十行，或动出无度。属实热者则烦闷舌赤，大便闭，小便不通，茎中疼痛。属虚寒者，憎寒喜暖，手足逆冷，小腹如冰，言语轻微，里无热候，口不渴，舌淡红。然皆少腹胀急，脘腹痞满，甚则胸闷气喘。

【病因病机】属实热者，则多因湿热之邪郁阻膀胱，以致小便闭塞、少腹胀满。属虚寒者，则由肾阳衰弱，不能分布水液，以致小溲滴点，日数十行。然亦有败精瘀血，阻塞溺道，以致小便闭塞。更有因肺气不宣者，古人谓肺主通调水道，肺气闭塞，则小便不通也。

【治疗】气海、关元、中极。属实热者加针阴陵泉、三阴交、曲泉。属虚寒者加灸肾俞、膀胱俞。肺气不宣者加合谷、尺泽。

二、大便闭

【症状】大便闭结，腹部胀满、疼痛拒按，内热烦躁，口渴，溲赤，此属实闭。若形枯神衰，肌肉消瘦，内无实热，大便秘结，此属虚秘。

【病因病机】实闭多由食积与热邪阻滞肠中，以致便塞腹痛，故必兼烦热、口渴等症。虚秘者则因血虚液枯，肠中失所濡润，不能输送糟粕外出，故内无实热见症。肌肉消瘦者，血津枯而荣养缺乏也。

【治疗】大肠俞、支沟、足三里、气海。实热者加中脘、内庭、三间。阴虚者加太冲、太溪。

三、便血门

【症状】小便溲血，脉多无力，神疲眼倦。若溲血日久，形枯色萎，癃闭如淋，二便引痛，喘急虚眩，行走不能者，与死为邻矣。

【病因病机】《内经》曰：胞移热于小肠，则癃溺血。可知溺血之由，无不本诸热者。盖血得热则妄行，从小便而出，多欲之人，肾阴亏损，下焦结热，血随而出。然亦有肝肾两虚，血室之血，失于统摄而成此症者。

【治疗】膀胱俞、关元、三阴交、涌泉。肝肾虚者加肝俞、肾俞。

脚气门

一、湿脚气

【症状】浮肿先见于足部，软弱光亮，渐延两股两膝，不便行走，甚则破之流水，酸重难动。因寒而发者：面黑、恶寒、足冷如冰，是为寒湿脚气。湿郁化热者：面黄，口渴，便闭，溺赤，足如火热，是为湿热脚气。若恶心呕吐，烦渴异常，气短喘息，胸闷，心跳，或腹部冲脉动跳震手，则为脚气冲心之危候。若脉短促，舌紫黑或苔焦，其人昏厥不语，两鼻孔扇者，则不治。

【病因病机】脚气病，《内经》名厥，分痹厥、痿厥、厥逆三症。顽麻肿痛为痹厥，即湿脚气也。纵缓不收为痿厥，即干脚气也。厥气冲胸为厥逆，即脚气攻心也。湿脚气之原因，多由处居低湿之地，湿邪袭入足胫经络皮肉，而致肿胀，或饮污秽之水，及腐败食物，化生湿热下注两足，而得之湿毒上攻，则成脚气冲心之症。

【治疗】足三里、三阴交、绝骨、阴市、阳辅、阳陵泉、犊鼻、商丘、昆仑。脚气攻心加针关元、气海、大敦。

二、干脚气

【症状】两脚干瘦、不肿而痛，或痿弱挛急，或日见枯细，步履维艰，面色枯燥，舌多红，脉弦数或弦细，甚则亦能冲心，而成心悸气促、腹部震动等症。

【病因病机】本病多起于病后营养缺乏，或暑热伤足三阴，津液为热所灼，以致枯细瘦弱，而为干脚气。

【治疗】涌泉、至阴、太溪、昆仑、阴陵泉、阳陵泉、三阴交、绝骨、三里。

痿痹门

一、痿证

【症状】腿膝手足不利或不能伸屈，或血弱而不能履行，或冷麻而失其知觉。

【病因病机】痿者四肢无力，举动不能，如委弃之状也。此症多由热邪烁伤精血，而皮毛筋骨为之软弱无力，或病后精血大亏，筋骨失所营养而成。《内经》所谓大经空虚，营卫之气不足也。

【治疗】阳陵泉、绝骨、大杼（灸）。参阅手足各病门。

二、痹证

【症状】筋骨两部分作痛或拘挛，或游行走痛而无定处。

【病因病机】《内经》云：风寒湿三气杂至，合而为痹。风气胜者为行痹，血气胜者为痛痹，湿气胜者为著痹，都为经络受风寒湿各邪之袭击而发生疼痛拘急等症。

【治疗】依照痿证治疗各穴，改灸为针，或针且灸之，并参阅手足胸背各病门。

妇人门

一、经病

（一）经水先期

【症状】未及经期而经先至，腹不甚痛，身热而色紫，脉洪数，此属实证。腹痛，身不热，而色鲜红者，此为虚证。

【病因病机】女子经水，以三旬而一至，月月如斯，经常不变，故谓之月经，又谓之月信。一有不调，则失其常度，而诸病见矣。《素问 · 离合真邪论》曰：天地温和则经水安静，天寒地冻则经水凝泣，天暑地热则经水沸溢。可知经水先期，属血热者为多。盖血热内蕴，能使神经与细胞起非常之兴奋，于是血液运行亦同时超过常度，而经乃先期至矣。然亦有因于气虚不能摄血，而不由血热者。更有因于忧郁恼怒过度，血液之循环乖度，遂致血不能涵养，肝气横逆，而经先期来者。此在乎临证时细察也。

【治疗】

①血热：气海、三阴交、行间、关元（针）。

②肝气横逆者加曲泉、期门、肝俞。

③气虚者灸气海、中极、三阴交。

（二）经水后期

【症状】经水后期而来，少腹绵绵作痛，颜色淡不鲜，脉大无力或涩细，恶寒喜暖，此虚也。然亦有色紫或成块者，脉细数，此血热干枯也。

【病因病机】方书谓经水后期，属血室虚寒，或生冷凝滞，盖血室虚寒或误服生冷，其血因寒邪而凝结，于是血液之循环涩滞，运行之能力减退，遂致经行后期矣。间亦有血热干枯者，盖血热内炽之人，因高度热量之熏灼，遂致血络燥结、血液干枯、血行瘀滞，而致经水后期而至者，然不常见也。

【治疗】

①虚寒：关元、气海、血海、地机、归来（灸）。

②血热内炽：依照血热而经水先期条针治之。

（三）月经过多或减少

【症状】妇人经水一月一行，其排泄量，需月月平均。若经来过多或过少，则为病矣。

【病因病机】方书以经多属实，经少属虚，此言其常也。然经来过多，有由于气虚者，有由血热妄行者，有由郁怒伤肝者。盖气虚则不能摄血，血热则血液妄行，郁怒则肝气横逆。凡此种种，皆足以造成经水过多之病。经来过少，有由于瘀热内蓄者，有由于脾胃虚弱者，有由于血室虚寒者。盖瘀热内蓄，则血液干枯，脾胃虚弱，则饮食减少，健运失常，经血乏生化之源，血室虚寒，则血液之运行力衰微，因而凝泣。凡此种种，皆能使月经减少也。

【治疗】经水过多或过少，属气虚者依照经水先期气虚条治疗之，属瘀热者依照经水先期血热条针之，血室虚寒者依照经水后期虚寒条治疗之，脾胃虚弱者则于虚寒条中加灸脾俞、胃俞以补益之。

（四）经闭

【症状】经闭有虚性、实性两种。虚性之症状，为头眩心悸，面色皖白脉细。初则经行减少，渐至经闭不行；或神疲气短、肢冷脉微，经行乍多，渐至经闭，或食少便溏，面黄脉虚，经期紊乱，渐至经闭。如见少腹硬痛，肌肤甲错，脉象沉细，而月事不来，或腹满胀痛，胸闷噫恶，脉象弦细，而月事不来，此实性之经闭也。

【病因病机】经闭之原因颇多，本条所言，不过举其大略耳。实性之经闭，多由瘀血停积，瘀血积于子宫，新血不得下行，故致经闭而少腹硬痛，或由气化郁结，血滞不行，经闭而满腹胀痛，如胸闷噫恶等症，皆气郁之微也。虚性之经闭，多由血液匮乏或神经衰弱、子宫中无经血，故致经闭而成头眩心悸、气短、肢冷等气血虚弱之现象。或脾胃虚弱，消化不良，饮食减少，缺乏产生经水之原料，亦成经闭之病，而现食少、便溏、面黄等症。然有由生理异常者，则月经终身不来，所谓暗经是也。又有二月一行者，谓之并月。三月一行者，谓之居经，一年一行者是谓避年，其经水虽不按月而来，然亦能受妊，身无疾病，此生理之异常，不能作疾病论也。

【治疗】

①实性经闭：膈俞，血海、气海、中极、行间、曲泉、三里（俱用针法）。

②虚心经闭：三阴交、膈俞、肝俞、关元、脾俞、胃俞（俱用灸法）。

（五）经期腹痛

【症状】经期腹痛有经前腹痛、经来腹痛，经前与经来而少腹作痛者，大多拒按，或经水成块，脉多沉实。经后而少腹作痛者，则多为空虚之痛，痛而喜按，脉多虚细而弱。

【病因病机】凡经前经来而腹痛者，多属血瘀气滞，经尽之后其痛即止。经后而腹痛者，多属气血虚弱，然其原因颇为复杂。如属于血瘀气滞者，则有因胞宫阴寒自盛，经水不得阳气之温化而畅行，遂致少腹绵作痛、经水涩少，甚则四肢厥冷，或行经之期感受风寒，或内伤生冷，气血凝泣不得畅行，而腹痛恶寒，或热客胞宫，以致行经发剧烈之疼痛，所下经血臭秽异常。他如经期不慎，误犯房事，或误食酸碱过度，皆足以使血凝气滞，而造成经前经来之腹痛也。若经后腹痛，则由荣血衰少，供不应求，月经临期，勉强下血，以致血管中之血液缺乏，遂成空虚之痛，痛多喜按，来亦少，或经后血室空虚，寒邪客之以致腹痛。然更有先天不足，发育不全，室女初次经来，即患经痛，以后每行必痛，经期尚准者，此阴道狭窄，经水不得畅行，针药所难医治，必待育之后，自行痊愈也。

【治疗】

①血瘀气滞者：地机、血海、气海、中极、足三里、合谷、交信。

②经后腹痛由于寒客胞宫者：关元、气海（灸之）。由于血虚者依照经闭门虚性经闭条治之。

（六）经漏

【症状】经来不断，淋沥无时，所下不多，或时行时立，或少腹绵绵作痛，神疲肢倦，饮食减少，脉沉细或数。

【病因病机】经漏者，淋沥不断也。此症多由孱弱之人，气虚不能摄血，冲任不固，以致月事淋沥不断，色多淡而不鲜，或因行经未净而行房事，致伤胞宫而成，则多少腹疼痛。此外，如寒热邪气客于胞中，或忧思郁结气滞不宣，皆足致此，临证时当细辨之。

【治疗】气虚不能摄血者：关元、气海、百会、肾俞、命门（俱用灸法）。

（七）血崩

【症状】突然下血不止，患者顿成贫血状态，全身皮肤成苍白色，口唇爪甲尤甚，心虚忐忑，四肢发麻，眩晕耳鸣，甚则不省人事，脉芤或沉或伏。

【病因病机】血大至谓之崩，是急病也，其原因亦有多端。《素问·阴阳别论》曰：阴虚阳搏谓之崩。张石顽曰：崩之为患，或脾胃虚损，不能摄血，或肝经有火，迫血妄行，或怒动肝火，血热沸腾，或脾经郁结，血不归经，凡此皆足造成血崩。此外，复有悲哀过度，尤为血崩之大因。盖吾人平日暇逸，气和平而血安静，若猝遇不如意事，而起悲哀，则气机郁结，神经乃起变化，以致血行之秩序凌乱，甚则血管破裂而成血崩之患。虽然血崩之原因固多，当血崩不止，生命之虞在指顾间，危险殊甚，若不亟为制止，而欲探本求原，未有不误事也。故不论其病原如何，当以止血为要务，遏止急流，庶可救急于当时，然后因症施治，以善其后。

【治疗】血崩不止：关元、中极、百会、三阴交、隐白、大敦（以上俱用直接灸法，不论壮数，以血止为度）。

二、带下病

白带、赤带

【症状】女子下部流出黏液，似水似脓，或稀或稠，色白者名白带，色赤者名赤带，赤白相间者为赤白带，或子宫疼痛，尿意频仍，或秽臭不堪，失于调治，则变为久病，黏液愈多，体质衰弱，皮肤黄白，全身倦怠，食欲不振，腹痛头眩，因之孕育无望，或月经不调，且易致血崩及全身衰弱症。

【病因病机】谚云：十女九带，可知妇女多带病矣。王孟英曰：带下为女子生而即有，津津常润，本非病也，但过多则为病矣。夫所谓带下者，谓其绵绵如带而下也。前贤言此有主冷入胞宫者，巢元方、孙思邈、严用和、娄全善，诸人是也；有主热湿者，刘河间、张洁古，诸人是也；有主脾虚气虚者，赵养葵、薛立斋，诸人是也；有主痰湿者，朱丹溪是也；有主脾胃虚者，张景岳是也。立说多端，总而括之，不外寒热二端而已，其病灶则在子宫也。张子和曰：赤白痢者，是邪热客于大肠。赤白带者，是邪热客于胞宫。英国合信曰：子宫流白带，与肺伤风则流清涕，大肠病则下痢，其理相同。盖伤风流涕为鼻膜分泌出之黏液，下痢为大肠分泌出之黏液，带下则为子宫分泌出之黏液也。子宫蓄热，或子宫有寒，皆能分泌多量之黏液，或黄或白，其色不一，夹血者则为赤带。属热者少腹隐隐作痛，所下之物或夹秽臭，阴道灼热，因其子宫炎肿故也；属寒者则不痛不秽臭，所下之物，白色为多。带下除上列原因外，更有思想无穷，欲火中烧，或手淫太过，房事不节，以致损伤子宫而成此症，带下由此而成者，更为多数矣。

【治疗】带脉专治带下。归来、中极位近子宫，能直达病灶，驱除障碍。三阴交针之则清热养阴，灸则能温暖下焦，用之以为各穴之佐使。属热则针泻以清热，属寒则艾灸以除寒。赤带系子宫炎肿，黏滞夹血而下，故针血海以清血，三焦俞、小肠俞以清下焦之火。若带病久延体质渐衰、食减面黄者，则当加针灸肾俞、命门、关元、脾俞，以补脾肾而固下元。

附：不孕之治疗法

生育一事，与男女双方均有密切之关系，苟双方发育健全而无疾病，则两性相交，未能不生育者。反之，若双方有疾病，或生理异常，则不能成孕矣。夫生理之异常，属女性者，则有螺、纹、鼓、角、脉五不孕，以及子宫歪斜之类；属男性则有发育不全、阳物短小、精液稀薄等。凡此种种，皆非针药所疗。其因于疾患者，则可得而治矣。然其原因颇多，女子则月经不调、气血亏损、子宫虚寒，皆不受孕，男子则阳痿不举、精薄、精冷或早泄等，亦不能生育也。

月经不调：视其或先或后，辨其虚实寒热，遵照经病门各条治疗之。

气血亏损：宜取膈俞、气海、肝俞、心俞、三阴交，针而灸之，以益其气血。

子宫虚寒：宜取关元、中极、肾俞、三阴交，以振下焦阳气，而养真元，并宜多灸之。

阳痿不举或早泄：肾俞、命门、关元，宜多灸之，取其能补精气，而振肾阳，精足阳充，则阳兴矣。

精薄精冷：依照女子子宫虚寒不孕条治疗之，尤宜节制性交，庶克有效。

头部门

一、头痛

【症状】外感头痛，多属三阳经络，太阳头痛在正中与项部，少阳头痛多在两侧，阳明头痛多在额部，内伤头痛多见气怯神衰，遇劳即发，或头痛如破，或时常牵引作痛，昏重不安。

【病因病机】外邪袭入三阳经络，头部血管或充血或瘀血，皆致头痛。以头部属三阳经也。然有因风、因寒、因湿、因热、因暑等之差别。感受风寒而痛者，则多兼恶风恶寒。因于湿者则头痛而重，或倦怠、无力、口糊。因于热者只见发热、心烦、口渴。因暑者或有汗或无汗、身恶热。如血分不足，阴火攻冲，则痛连鱼尾，善警惕或五心烦热。因七情恼怒，肝胆火郁上冲而痛者，则头痛如破，或痛引胁下。因痰饮而痛者，则昏重而痛，愦愦欲吐。头痛自有多因，不可不辨也。

【治疗】

①脑顶痛：上星、风池、百会。

②正头痛：上星、神庭、前顶、百会。

③额角眉棱骨痛：攒竹、合谷、列缺、眉心。

④偏头痛：头维、太阳、风池、临泣。

附：头风、雷头风

头风与头痛，并非二症，凡头痛已久而不愈，起伏不常，时发时愈者，乃头风也。故其症状、治法与头痛一也，惟有因痰饮停留胃脘，其人呕吐痰多，发作无时，甚则停痰上攻、口吐清涎、晕眩不省人事、饮食不进者，则为醉头风。若头痛而起核块者为雷头风，多由痰浊阻滞，若头中如雷之鸣者，风客所致也。治疗之法，醉头风宜取丰隆、肺俞、三里、中脘等穴以化痰浊，佐风池、脑空、头维、合谷等穴，以治头痛。雷头风宜取百会、风池、风府等以祛风而治头痛。因痰者佐以化痰之穴。更宜审其寒热，于核块之上属寒者则灸之，属热者刺出血，则收效更易也。

二、眩晕

【症状】眩谓眼黑，晕为头旋，俗称头旋眼花是也。由于内风者，多兼耳鸣、心悸，或夜间盗汗，五心常热。属外风者则多兼寒热骨节疼痛，或头眩而兼头痛额痛。

【病因病机】《内经》云：诸风掉眩，皆属于肝。故眩晕之病，多属于肝肾阴虚，不能涵阳，而虚阳上越，致成头旋眼花、五心发热等症。其因于外风者，间亦有之。盖风邪外袭，激动痰涎上干而成眩晕，然属内风者为多也。

【治疗】

①属内风者：百会、头维、太阳、攒竹、上星、肝俞、肾俞、涌泉、三阴交。

②属外风者：风池、风府、头维、攒竹、丰隆、三里、中脘。

附：大头瘟、虾蟆瘟

大头瘟：此症多由风热之邪，袭人三阳经络，初起于鼻额延至面目，红肿如火灼热，而有光泽，或壮热气粗，口干舌燥，咽喉肿痛不利，或寒热往来，甚则大便不通，若不急治，肿处必致腐化成脓，更有传染之可能。

虾蟆瘟：则肿于头项部，亦属风热为病，其兼见之症状，与大头瘟相类，亦能传染。治此二症，急宜于太阳穴之紫络，用三棱针刺去恶血，委中、尺泽之静脉及少商、商阳、中冲、少冲、少泽等穴，均刺出血，复针合谷、曲池等穴。如大便不通者更宜针中脘、足三里、支沟等穴。

目疾门

一、目赤

【症状及病因病机】两目红赤或色似胭脂，或赤丝乱脉，或赤脉贯睛，怕日羞明，甚则泪下。此症之因，多属风热上乘，或火郁于上，以致眼球充血，故目赤而疼痛。若因于肝热上凌者，则多赤而不甚痛也。

【治疗】太阳、睛明、攒竹、头维。属风热火郁者加针风池、委中、合谷。属肝热者加针临泣、行间、肝俞等穴。

二、目肿胀

【症状及病因病机】此症之起因有二：一为外因，一为内因。外因者，乃感受外界风热之邪而成者也。其症眼胞肿胀，轻则如杯，重则如蝦式，必然多泪而珠痛不甚，治之易愈。内因者，多由龙雷之火，自上攻击，其球必疼，而睥方急硬，重则疼滞闭塞，血灌睛中，颇为难治而变证不测也。

【治疗】

①外因：风池、头维、合谷、瞳子髎及太阳穴（静脉刺出血，以泄局部之热而治眼胞内膜充血）。

②内因：太阳、攒竹、睛明、头临泣等穴。复宜针肝俞、足临泣、光明、行间、涌泉等穴。

三、青盲、雀目

【症状及病因病机】青盲者瞳孔如常，无损无缺，略无变态，惟视物不见。其原因多由七情内伤，损其精血，以致目失所养，最为难治。若年高及病后，或心肾不充，而成斯症者，虽治不愈。雀目俗称雀盲，亦称鸡盲，目科为之高风内障，其状至晚不见，至晓复明，乃由血虚所致。《内经》曰：

目得血而能视，血虚则不能视也。

【治疗】青盲与雀目均由阴血亏虚而成，治当滋补肝肾之阴，故宜取肝俞、命门、三阴交、瞳子髎、攒竹等穴。

四、目昏

【症状及病因病机】初起时，但昏如云雾中行，渐觉空中有黑花，又渐则视物成二件，久而不治，遂成发疾。此症多由血液虚少、光华亏损而成，如七情太过，六欲之伤，以致肝血不足，则成此症。亦有目疾失治，耗其目光而昏者，则难医治也。

【治疗】依照青盲与雀目条治疗之。因三者皆属肝阴不足，而成之症也。

五、目泪

【症状及病因病机】目泪之症有二：一为迎风流泪，一为目泪自流。迎风而流泪者，多患于老年妇人。盖年老则泪腺硬化，一遇风寒，伸缩力减退，则泪外流，且妇人善哭泣，以致泪腺弛张，亦成斯症。目泪自流者，多由感受热邪或肝热上激泪腺，分泌目泪过多，而向外溢也。

【治疗】

①迎风流泪：宜针灸太阳及针头维、攒竹，以恢复其功用，并直接灸大小骨空，每有特效。

②目泪自流：取太阳、风池、头维、后溪、睛明等穴。肝热者加肝俞、临泣。

耳疾门

一、耳聋

【症状及病因病机】此症有二：一为耳聋，一为重听。耳聋则两耳无所闻，重听则较耳聋为轻，但闻之不真也，按肾开窍于耳，少阳之脉络耳，故肝胆之火上逆，则为耳聋。肾气虚弱则为重听，亦有风热之邪，袭虚而成耳暴聋者。

【治疗】耳门、翳风、听宫。耳聋者加肝俞、行间、侠溪、临泣等穴。

重听者则肝俞、肾俞、太溪，以补益肝肾。耳暴聋者加风池、合谷等穴。

二、耳鸣

【症状及病因病机】耳鸣有虚实二种，耳中如蝉噪不休，以手按之愈鸣者属实，乃肝胆之火上逆也。若时鸣时止，以手按之则不鸣，或减少者属虚，乃肝肾之阴不足也。

【治疗】虚者依照重听条治疗之，实者依照耳聋条治疗之。

鼻疾门

一、鼻塞

【症状及病因病机】鼻为肺之窍，风冷伤肺，津液凝滞，则鼻塞不通，或风热袭肺，鼻膜炎肿，亦成鼻塞之病。

【治疗】宜取迎香、通天，以宣鼻塞。复取风府、合谷、上星，只疏解风邪。

二、鼻流清涕或浊涕

【症状及病因病机】鼻流清涕不止，名曰鼻鼽，多由感受风寒，鼻膜分泌黏液过多，而向外流溢也。鼻流浊涕名曰鼻渊，亦约脑漏，鼻涕时下如白带，有时或黄或红作脑髓状，气甚腥臭，亦由风寒化热，鼻膜因炎肿而成此症也。

【治疗】

①鼻鼽：取上星、风池、大椎，针而灸之。

②鼻渊：于以上各穴单用针法，复加针迎香、百会、合谷。

牙齿门

牙痛

【症状及病因病机】齿为骨之余而属肾，其部位则属阳明，故阳明郁热，或肾阴虚而虚阳上亢，则为齿痛，或风热外袭，亦成此症。然属阳明郁热者，则舌黄、口渴、红肿疼痛、多兼发热。虚阳上亢者，则不肿不渴、舌多无苔。若因风热者，则多发热而兼恶风寒。其有因于虫痛者，则齿上有蛀孔也。

【治疗】合谷、颊车，刺病灶之局部以止痛，上部牙痛则加针水沟，下部牙痛加针承浆。阳明有热者则加针内庭以泄之，虚阳上亢者加针吕细以清之，属风热者加列缺以祛风热。

口舌门

一、口干唇肿

【症状及病因病机】唇属脾胃，脾开窍于口，故口干唇肿，皆属脾胃有热，若唇肿而起白皮破裂，如蚕茧者，名曰茧唇①，亦属心脾之火上逆也。

【治疗】宜取合谷、二间、足三里、三阴交、少商、商阳。茧唇加刺大陵、神门、尺泽等穴以清心热。

二、舌疮舌出血

【症状及病因病机】舌疮者，舌疼痛而有疮，甚者发生糜烂。舌出血者，舌破而有血流出。按心开窍于舌，故舌病属心，心经火盛则舌疮糜烂，或舌破而出血也。

【治疗】取金津、玉液（刺出血以清心火），复针合谷、委中、水沟、太冲、内关等穴以泄热。

三、重舌木舌

【症状及病因病机】重舌者，舌下焮肿如舌形。木舌则舌肿满口而语蹇，亦属心经郁热而发于外也，均是急症，宜速治之。

【治疗】宜速以三棱针，于舌上两边刺出血（舌正中不可刺），以清热退肿。复刺金津、玉液、十宣等穴出血泄热。

---

① 茧唇：通常写作“唇茧”，中医病名。

咽喉门

一、喉痹

【症状及病因病机】喉里肿塞，痹痛痰多，不能咽物，甚则水浆不得下也。其原因甚多，有由于风热者，则兼壮热恶寒。有由于热毒者，则兼面黄、目赤、目暗上视。有由于阴毒者，则喉间肿如紫李、微见黑色，恶寒身瞤，腰痛肢酸。更有由于饮酒过度而成，或七情所伤而成喉疮喉痹等，非数言可尽，然多属痰火及风热抑遏而已。

【治疗】宜刺少商、合谷、颊车、关冲等穴以开郁泄热。复针尺泽、神门、涌泉、丰隆、三里等穴。

二、喉风

【症状及病因病机】咽喉肿痛，痰涎壅塞，口噤不开，不能言语，或面赤腮肿，滴水难下，多由痰火而成，惟所起之根源，有所不同。如忿怒失常而动肝火，劳伤过度而动心火，膏粱炙煿而动胃火，讴歌忧恼而动肺火，房劳不节而动肾火。凡此种种，皆足以使火上痰升而成喉风。其名称亦有多端，有所谓锁喉风、哑瘴喉风、弄舌喉风、缠喉风、飧食喉风、撮口喉风、阴毒喉风、走马喉风、缠舌喉风、连珠喉风、落架喉风等，不胜备举也。

【治疗】不论何种性质喉风，宜急刺少商、商阳、关冲（出血，以清热开郁），再针合谷、尺泽、鱼际、神门、内关、丰隆以清热化痰。

三、喉肿、喉痛

【病因病机】普通之喉肿或喉痛，皆属风热。

【治疗】宜取少商、合谷、液门等穴以疏散之。

四、乳蛾

【症状及病因病机】乳蛾生于帝丁之旁，形如乳头，红肿疼痛，妨碍饮食，有单蛾双蛾之别，单蛾生于一边，双蛾生于两边。其因有二，一属实火，二属虚火。属实火者则起于猝暴，兼有形寒、发热、头痛等症；虚火则发生缓慢而无寒热之见象也。

【治疗】宜刺金津、玉液、廉泉等穴以清热退肿，复佐合谷、少商以泄热。

附：小儿疳证

【症状及病因病机】疳证多因小儿气血虚惫，肠胃受伤所致，有因孩提缺乳，早食粥饭，或乳食不节而成者，有恣食甘肥香炒生冷而成者，其症多见头皮光急、毛发焦稀、腮缩鼻干、口馋唇白、两眼昏烂、搏鼻、搏眉、脊耸体黄、门牙咬甲、焦渴自汗、尿浊、泻酸、腹胀鸣、癖积、潮热，以及嗜啖瓜果、碱酸炭米泥土等物，此皆疳证之现状也。张石顽谓：疳者，脏腑虫疳也。良以此证原由寄生虫潜居脏腑而成。又谓：疳者干也。因脾胃津液干涸为患，在小儿为五疳，在大人为五痨。盖小儿之疳证，即大人之痨病也。名称颇多，姑举其要，以资参考。

肝疳：面目爪甲皆青，眼生多泪，隐涩难睁，摇头揉目，耳疮流脓，腹大而露青筋，身体瘦弱，粪青如苔。

心疳：身体壮热面赤，唇红，口舌生疮，胸膈烦闷，五心烦热，盗汗发渴。

脾疳：面色发黄，肌肉消瘦，心下痞硬，发热喜睡，好食泥土，头大颈细，有时吐泻，大便腥黏。

肺疳：面白气逆，咳嗽，毛发焦枯，肌肤干燥，憎寒发热，常流清涕，鼻颊生疮。

肾疳：面目黧黑，齿龈出血，中气臭，足冷如冰，腹痛泄泻，啼哭不已。

无辜疳：脑后项边有核如弹丸，按之转动，软而不痛，其中有虫如米粉，身热弱瘦，或便利脓血。

丁奚疳：手足极细，腹大脐突，面白潮热往来，颅囟开解，颈项小而身黄瘦。

脊疳：身热羸瘦，烦渴下利，拍背有声若鼓鸣，脊骨如锯齿，十指皆疮，频啃爪甲。

蛔疳；皱眉多啼，呕吐清沫，中脘作痛，口唇或红或白，腹痕露筋，肛门湿痒。

哺露疳：虚热往来，头骨分开，翻胃吐虫，烦渴呕哕。此外更有脑部生疮，谓之脑疳。潮热，五心烦热，盗汗，嗽喘，谓之疳痨。手足虚浮者，谓之疳肿。

然皆同一疳证，以其症状稍有差异而别其名称也。

【治疗】四缝穴用粗针刺之，挤去白色之水液，至见血乃已，或用斜交叉灸法，或于中食二指割脂。按此证颇为难治，药物治疗，不易见功，惟此三法择一用之，颇有捷效。其理则不可解。疳证之较轻者，则用四缝穴，重者则宜用斜交叉灸或割脂法。

胸腹门

一、胸痛

【症状及病因病机】多由伤寒表邪未解，下之太早，内陷胸中，或六淫之邪伤肺，肺气郁结不宣，胸亦为之作痛，惟痰凝气结，或血积于内，亦成胸痛，惟多隐隐作痛，其痛缓，其来渐，久久不愈，饮食减少，此内伤胸痛也。

【治疗】阴陵泉、中脘、足三里、承山、内关（针而灸之，以宣展气机而助运化）。

外感胸痛，表邪内陷者：支满、间使、行间、内关（针之以开泄表邪）。六淫伤肺者：气户、肺俞、中府、列缺、少商（针之以宣肺气）。

内伤胸痛：期门、天突、中皖、膻中（针之以调气）。痰凝者加足三里、丰隆（针之以化痰）。血积者加膈俞、行间（针之以行血）。

胸中痞满：此症心下阻满，而无实质可指，多由脾胃虚弱，运化不及，以致痰凝食滞，或忧思郁结，气滞不宣，致成胸中痞满不舒也。

二、胁痛

【症状及病因病机】古人谓肝胆藏于内，外应乎胁，且厥阴、少阳二经，均行胁部，所以胁痛无不属于胆肝之病。然有内伤、外感之不同，内伤者如暴怒感触、悲哀气结，或饮食失节、冷热欠调，或痰积流注于胁，与血相结，皆能为痛。惟因于怒气，或怨哀而作痛者，则痛而且膨，得嗳则缓，其痛有时而息。因痰积者则痛无已时，或胁下高起作痛，然多兼寒热头痛等症。此外更有跌仆斗殴，内伤乎血，积于肝经，则胁部亦作痛，惟痛而不膨，按之则剧，绵绵无已时。

【治疗】一切胁痛以期门、章门、阳陵泉为主穴。由于暴怒或悲哀过度者加针灸膻中、气海以调气。痰积流注者加中脘、足三里以化痰行积。血积者加针膈俞、行间、太冲以行血。风寒袭入少阳则参阅伤寒少阳病条。

三、中脘胀痛

【症状及病因病机】此症多由中州阳气衰微，脾胃虚弱，以致气滞不运，或食滞不化，或痰湿互阻，更有七情内伤，木不条达，或肝气横决，而影响于脾胃，亦成中脘胀痛之症。

【治疗】中脘、建里、内关、足三里（针而灸之，以旋运中宫，开宣气郁）。由肝气失于条达或横逆者，则宜加针期门、行间以泄肝。

四、腹痛

【症状及病因病机】腹部疼痛，其症甚多。古人谓脐以上属火属实，脐以下属寒属虚，然亦不能执一而论也。究腹痛之原因，有外感寒邪而痛，有脾虚气滞而痛，有食滞而痛，有血凝而痛，他如湿热阴寒等，皆足以致腹痛也。凡外感寒邪，多食生冷，以犯胃肠而痛者，其腹柔软而不拒按，脾胃虚弱，冷气凝滞不通，因而致痛者，其痛绵绵不已，喜热手按揉，面白神疲，小便清利，饮热恶寒，或得食稍安，脉多微弱，如口腹不谨，强食过饱，或食后坐卧，以致停滞不化，则胸腹胀满，痛不欲食，嗳气作酸，或痛而欲痢，痢后稍减，脉多滑实，若恼怒太过，忧思郁结，或跌仆伤损，以致血液瘀滞而痛者，则不胀不满，饮水作呃，遇夜更痛，痛于一处，定而不移，如痢疾腹痛、霍乱吐泻而腹痛，则多湿热或阴寒之阻滞也，各详本门，兹不再赘。

【治疗】中脘、天枢、气海、足三里（虚寒者灸之，实热者针之）。脾胃虚弱者加针灸脾俞、胃俞、三阴交以温补之。食滞不化者加针内庭、大肠俞以化积滞。血凝作痛者加针肝俞、膈俞、行间以行血破瘀，或于痛处针而灸之，其瘀自散。

五、肝胃气痛

【症状及病因病机】此症多由脾胃虚弱，肝气乘之，以致中脘胀痛，或口泛清涎，或呕吐频作，饮食不进，甚则二便不通，手足厥冷，脉沉或伏，时发时痛，每多为痼疾。

【治疗】宜针期门、行间、阳陵泉以疏泄肝气，中脘、气海以调脾胃之气，内关、足三里以行气而止呕逆。若疼痛过剧，而致脉伏肢冷、二便不通者，则可于尺泽、委中各部静脉刺出血。

腰背门

一、腰痛

【症状及病因病机】腰者肾主之，腰痛属肾病，故入房过度，损其真气，肾脏虚弱，则腰部作痛，惟多腰肢痿弱，隐隐作痛、身体疲倦、脚膝酸软，此外更有风湿、寒湿、湿热、闪气、瘀血、痰积等之不同。风湿者腰部重痛不能转侧，或痛无定处，牵引腿足，或兼寒热，多由感受风湿之邪而成之也，寒湿者其腰如冰，拘紧疼痛，得热则减，得寒则增，或兼头痛身痛等症，多由感受阴寒雨湿之邪而成者也。湿热者腰部疼痛沉重，小便亦涩，或兼发热口渴等症，多由感受湿热之邪而成者也。闪气者，闪挫跌仆，劳动损伤，忽然腰部疼痛不可俯仰。瘀血者，日轻夜重，痛有定处，不能转侧，痰积痛部重滞，一片作痛，或一片如冰，喜得热按。凡此种种，皆腰痛之原因也。

【治疗】环跳、委中、承山。肾虚者则针灸肾俞以益肾。风湿者加针灸风市、阳陵泉以逐风湿。寒湿或湿热热加针三里、阴陵泉以化湿，湿热则针，寒热则灸。瘀血及痰积者，则于痛腰痛处针而灸之，以行血滞而化痰积。

二、腰酸

腰痛有风寒湿热之异，腰酸悉属房劳肾虚，惟有峻补，依照肾虚腰痛条治之。

三、脊膂强痛

【症状及病因病机】督脉之经与膀胱之经，均取道脊膂，若风寒等邪之侵袭，或经气凝滞，则脊膂乃作强痛，或打架损伤，从高坠下，恶血内留，则疼痛不可忍，或不能转侧也。

【治疗】水沟、委中、白环、风府以宣通督脉膀胱二经之气，而驱风寒之邪。恶血内留者加针肝俞、膈俞二穴以行血破瘀。

四、背痛

【症状及病因病机】背部属太阳经，如风寒湿等邪袭人太阳，或经气滞则背部作痛。《内经》云：背者胸中之府，肺中有邪，则背部亦能作痛。若背部一片作冷而痛，此多由痰饮内伏，或寒邪凝结也。

【治疗】大杼、膏肓、昆仑、肺俞、风门，水沟以疏太阳之气，且直达病灶，而通治一切背痛。其有兼见他症者，则加取适当之穴治之，若背部一片冷痛者，更可于痛处针而灸之，则直捣其巢，驱其障碍，收效益速也。

手足病门

四肢之病不外乎肿痛酸麻、不能伸屈行动等，多由风寒湿袭经络，或痰饮流入四肢，或血凝气滞，或挈重伤筋、跌仆损伤，或血液亏损不荣经络等。治疗之法，则视其病处之部位属于何经而针之灸之。如年久宿恙或酸麻重而疼痛少者宜灸，新病邪犯或疼痛甚剧者宜针；肿而不痛不热者宜灸，肿而热痛者宜针；属虚则灸之，属实则针之。此治手足各病之大法也，明乎此庶无误治之弊矣。

肘臂麻木，前廉或外廉者：肩髃、曲池、合谷、阳溪、三里、列缺、外关。

肘臂麻木，后廉或内廉者：大陵、内关、尺泽、阳谷、曲泽、肩外俞、肩中俞。

手不能举：肩髃、曲池。不能向前或向后：巨骨，肩贞。

肘臂强直不能伸屈：尺泽、曲池、手三里。

手腕不能伸屈：大陵、阳溪、阳池。

五指麻木或不能伸屈：合谷（透劳宫法）、中渚、后溪。

两手厥冷：曲池、太渊。

手臂红肿：合谷、曲池、手三里、中渚、尺泽。肩背肿者加针肩髃。

手掌肿痛：劳宫、曲泽。

腿痛：环跳、风市、居髎。如红肿而痛者加针委中、血海。

腿膝无力：风市、阴市、绝骨、条口、足三里。

膝痛：阳陵泉、内外犊鼻、膝关。鹤顶如红肿而痛者加针委中、行间。

脚胻痛：阳陵泉、绝骨、条口、三里、三阴交、阴陵泉。

脚转筋：然谷、承山、金门、绝骨、阴陵泉。

足不能步或不能伸屈：环跳、白环俞、阳陵泉、绝骨、足三里、曲泉、阳辅。

足跗肿痛：解溪、昆仑、太溪、商丘、行间。

足心肿胀或脚跟痛：涌泉、昆仑、仆参。

足冷如冰：肾俞（灸）、厉兑（针）。

针灸精华

目 录

凡 例

本部分内容计分六章，第一、二章为生理解剖及消毒卫生常识，第三至五章为针科、灸科、经穴常识，第六章为病理诊断治疗常识。

采用问答方式编著，为使读者容易了解各科主要常识及作为参考起见，所以行文力求简明。

生理解剖学完全搜集新学说编辑而成，全部循着系统叙述。凡身体上各主要组织器官的构造部位生理功能及功用全部编入。本应穿插图解，较易了解，但因是问答式，故略去。

生理解剖学循环系统内，关于动脉方面的问题较静脉为多，因全身除部分主要大静脉的名称位置和动脉相异外，其余大体相似，故不一一详载。

消毒卫生学仅择最普通及日常应用的常识出题。其中手指消毒一题，是针对针灸医生而言，行外科无菌手术消毒，不在此例。

针科、灸科常识问题，大体切合实际，关于不科学的玄虚学说，全不采录。

经穴学问题，千篇一律，假如采录，徒增篇幅，所以谨记一二例。其他都在淡安所著《中国针灸学讲义》上，请读者参照该书即可。

病理诊断治疗问题，全部采用新医名词，配合针灸治疗，但为了适应尚未参加过新医进修学习的中医界同志的需要，更明了起见，在新医病名之下，注入中医病名。

印刷出版时，得到中国针灸学研究社内诸位同志大力援助，深致谢意。

参考书籍:《蔡翘氏生理学》《新撰解剖学讲义》、张崇熙著《生理解剖学》、苏南军区卫生部编《生理解剖学》《邱氏内科学》、吴克潜《病源辞典》及日人山崎良斋坂本贡、山本新梧山畸久去等所著针灸书籍。

《针灸精华》自序

自人民革命得到了全面胜利，革命建设已有良好开端，中央对于卫生医药决策，号召中医科学化，我中医工作者，热烈响应，在各省市县之卫生当局领导下，设立新医进修班，迎头赶上时代，放弃数千年玄学医学之传统，使祖国数千年之治疗经验，通过科学的形式而确定其实际效果，从科学病理诊断中，确定实际治疗，达成中医科学化之任务。

针灸医术，是祖国独有发明的物理刺激疗法，属于固有医学中之一重要部门，其治疗功效，除预防医学中用针灸有作用之外，其他各种对症治疗，拿古今中外各种医治方法的治验来比较，其应用范围的广大，治疗效果的捷速而准确，是有一定成绩的。当此中医科学化的积极改进运动中，具有伟大治效的针灸术，更应急起直追，摒弃陈说，创造新知，成为适合新时代的科学针灸医学，响应中央之中医科学化的号召，贯彻政府卫生医学方针。可是祖国尚无这类科学针灸问题的专著，笔者不敏，向以推行针灸医术为素志，自应为我爱好针灸医学的学友，有所献替。因此，本历年之心得，参考日本针灸书籍，与承为奋合编《针灸精华》，介绍科学医学常识于同好，供参考，俾含有玄学的针灸医术改进而成为科学针灸，这书或能起津梁作用。本编原在《针灸杂志》中陆续发表，以限于篇幅，未能多载，各学友佥谓本书为针灸医学进步上科学化的桥梁，亟欲窥得全豹，增加新知，要求刊印单行本，可见绪学友的求新知求进步的热情受毛主席的革命热情感召而提高学习情绪，良堪佩钦，因于匆忙中编写完成，自知缺点很多，尚希各先进医家，予以指示谬误，俟于再版之中，得以修正，是为序。

1951年10月1日承淡安序于苏州中国针灸学研究社

第一章　生理解剖常识问题

第一节　总　论

1. 何谓细胞?

定义：一切生物体皆由各种不同形态的微小体构成，此微小体，是生物中最小而有组织及独立活动的个体，具有特殊的功能，称作细胞。简单地说，细胞是构成生物体的最小单位，是由细胞膜、原生质、细胞核及中心体等组成。

形态：细胞有各种不同的形态，如扁平形、多角形、圆柱形、球形、蝌蚪形、细长形及星芒形等。

功能：细胞是独立生活的个体，所以有运动、应激、新陈代谢、生长和增殖的功能。

2. 何谓新陈代谢?

生物因继续不断地生长及继续不停的活动，须要外界源源不绝地供给能力，这些从外界取得的东西，必须经过生物自身的作用，始能变成供给能力的材料。生物因为长时运动，便要受损，例如工作过度之后，身体感觉疲倦，即是身体受损，或是大病之后，则消耗更多，故必须采取修补的材料，把损失继续修补起来；在生物体内，这种继续不停地消耗，和继续不停地供给材料的现象，称为新陈代谢。新陈代谢必须具有两种作用，从食物经消化吸收，至变成生物的原生质的作用，称为组成作用；由原生质中之物质分解而产生能力，及由此剩下的废料之排泄作用，叫分解作用。

3. 试举人体的重要元素及化合物的名称。

人体的重要元素，大约有 14 种，即碳、氢、氧、氮、硫、磷、镁、铜、铁、钠、钾、钙、氯和碘。

化合物可分两大类：一为无机化合物，包括水、盐酸及盐类；盐类又包括氯化盐、碳酸盐、磷酸盐及硫酸盐等。二为有机化合物，包括蛋白质、脂肪及碳水化合物。

4. 碳、氢、氧、氮 4 种元素对人体为何重要？

有许多物质和人体有密切的关系，时刻都不能离开，一旦缺乏，便要发生病变，甚至有生命危险，碳氢氧氮属于此类物质。现将此四元素的重要性分别叙述如下。

（1）碳：是生物体的主要元素，凡是有机化合物都含有碳在内，我们日常必需的粮食、玉蜀黍等及一切糖类，都是碳原子和水组成的化合物，故称此类物品为碳水化合物，这是人类不可缺少的物品，故非常重要。

（2）氢：水也是不可缺少的东西，一个人七天不吃食物，而单用水维持生命，可以不死，但假如再口水不沾，则生命不能超过三天，由此可知水的重要。而水却是由氢和氧组成，故换句话说，即人体不能缺乏氢和氧。

（3）氧：除了是组成水的元素外，在空气中其成分占 1/5。生物体除了极少数的低等生物之外，是极需要氧气的；生物体内的养料，需赖氧的氧化，始能变成能力，供给身体活动，可见氧的重要。

（4）氮：为构成蛋白质的主要成分，蛋白质也是供给身体能力的主要食料，也为组成细胞原生质的主要物质，故氮也和以上三种元素一样，对身体同样重要。

5. 何谓组织及器官？

高等生物是由形态功能不同的细胞构成一个个体，而许多结构及功能相同的细胞集合在一起，即称组织。器官是数种组织的集团，此集团能担任一种特殊工作，例如心、肝、肺等。

6. 试举组织的名称，结缔组织可分哪几种？

全身的基本组织有结缔组织、肌肉组织、上皮组织和神经组织 4 种。结缔组织是联络身体各部分及各脏器之间隙和骨骼的组织，可分 7 种。

（1）纤维组织：为坚韧白色的组织，如肌腱、韧带、筋膜组织。

（2）蜂窝组织：属于纤维组织之一，但组织稀松。皮下之网状组织即此种组织。

（3）脂肪组织：腹壁，皮下组织及骨髓内等处都含有。

（4）弹力性组织：由弹性纤维组成，存在于动脉管壁、脊椎突起间。

（5）胶状组织或称黏液组织：例如脐带组织。

（6）软骨组织：身体各部的软骨即是，为细胞中坚而白的弹力性组织。

（7）骨组织：性质坚实，细胞间含有矿物质，有支持的功能。

7. 何谓上皮组织？其功用如何？

上皮组织由诸多上皮细胞所组成，凡体腔内外属表皮，脏器内面，鼻腔咽喉阴道等处的黏膜，以及呼吸道等处的毫毛等，都属于此类组织。从细胞的形态上分：有扁平上皮、圆柱形上皮、纤毛上皮及多角形上皮。

功用：保护身体，使病原体不能侵犯；分泌汗腺，排泄废物；营感觉作用。

8. 神经组织的组成如何？

神经组织是由神经细胞和神经纤维及胶质所组成，每一种神经细胞分神经体和神经突两部分，神经突又分树状突和轴索突两种。

神经组织的功用：①能传达外界的刺激至中枢，将中枢的意志传到各器官，使发生反应。②调节身体各部功能，以适应环境的变化。

9. 试述肌肉组织。

肌肉组织是由细长而富有伸展性的肌细胞或称肌纤维构成。根据肌肉构造的不同，可分下列三种。

（1）横纹肌：又名随意肌，附着于骨骼，能随个人的意志做各种运动，显微镜下观察，肌细胞上有横纹和多数核。

（2）平滑肌：此类的肌纤维较横纹肌稍短，是构成内脏器官的壁肌；显微镜下肌细胞无横纹，多互相平行，排列成板。这类肌组织受自主神经所支配，不能随个人的意志收缩，所以又名不随意肌。

（3）心脏肌：显微镜下肌细胞也现横纹，但不能随意收缩，所以介于平滑肌和横纹肌之间。此肌是构成心脏和子宫的壁肌。

10. 何谓系统？全身分哪些系统？

数种不同的器官联合起来，营共同的工作，这一组织器官的集团，称为系统。全身的系统可分为 9 个：

（1）骨骼系统包括全身的骨骼、关节，司运动、支持等作用。

（2）肌肉系统包括全身的肌肉，与骨骼系统共同营运动作用。

（3）循环系统包括心脏、血管、血液、淋巴管和淋巴结。专管理运输等工作。

（4）消化系统包括消化道（口腔、食管、胃、大小肠）和涎腺、肝、胆、胰等器官，专司消化吸收工作。

（5）呼吸系统包括鼻、喉、气管、肺脏和膈肌，专司吸氧吐碳的职务。

（6）排泄系统包括汗腺、肾脏、膀胱等器官，专排出废料。

（7）生殖系统包括两性生殖器，专营生殖作用。

（8）神经系统包括中枢神经系统和自主神经系统，管理全身运动、感觉和传导等工作。

（9）内分泌系统包括脑下垂体、甲状腺、副甲状腺、肾上腺、松果体、胰腺、性腺及胸腺等这些内分泌，有调节各器官功能的作用。

第二节　各　论

一、骨骼系统

1. 试述骨的发生。

骨发生的方法有两种：一种是由玻璃状软骨内产生骨组织，这样产生的骨，称为原始骨；先由软骨细胞分裂，然后软骨内有石灰盐沉淀，而起变化；在变化的部分，称为化骨点，化骨点的周围，渐渐发育而成骨。

另一种是由结缔组织中产生骨组织，称结缔纤性骨。其方法是在一定部位的结缔组织开始石灰化，然后此部位的结缔纤细胞变化而生成骨细胞，同时生成骨组织。

2. 试述骨的成分。

组成骨的主要成分是动物质和矿物质。动物质是有机化合物，如血管骨髓、动物胶质等，此质使骨有韧性和弹性。矿物质为无机物，由碳酸钙和磷酸钙组成，此质使骨坚硬而脆。这两种成分比例，随年龄而改变，小儿和青年，动物质较多，所以骨节软，容易弯曲；年龄渐增，矿物也随之增加，所以老年人的骨容易折断。

3. 骨的构造如何？

骨的构造普通分四部分。

（1）骨膜：为被覆在骨表面的纤维组织膜，富有血管和神经。

（2）致密骨：此质非常坚固，存在于长骨干的中央部和短骨及扁平骨的外层，内含血管神经、骨板和哈佛管。

（3）海绵质：此质甚为稀松，在长骨的两端和短骨扁平骨的中心部，内含红骨髓、红细胞。

（4）骨髓：分黄骨髓和红骨髓两种，黄骨髓在长骨干的骨腔内，含脂肪很多。红骨髓充满于海绵质内，是制造红细胞的主要所在，此外尚含有骨髓细胞，是白细胞中之一种。红髓内若脂肪增多，则成黄髓。

4. 试述骨的种类及全身的骨数。

根据骨的形状，可将骨分为4种。

（1）长骨：例如四肢骨，中间是致密质组成的长骨干，内有骨腔，两端是海绵质组成的骨骺。

（2）短骨：脊柱、手指、足趾、腕骨及跗骨等属此，外层是致密质，内层是海绵质。

（3）扁平骨：扁平如板状，例如头颅之类和骨盆等。

（4）不正形骨：此骨无一定形状，例如颜面诸骨。

人体全身的骨骼共有206根。

5. 骨膜的功用如何？

附着在骨表层坚固的纤维组织膜，称为骨膜，共分内外两层，外层含微血管和神经很多，内层则甚少。此细血管深入骨中，借此与骨组织结合。

骨膜和骨的关系非常密切，有产生骨细胞和营养骨的作用；当骨折断面骨膜并未受伤时，骨可以新生，容易治愈，但假如骨膜也被损伤，则此骨失去营养，无法再生，结果成为残废。

6. 何谓软骨？可分哪几种？并说明之。

软骨是由白而坚韧的弹力性组织构成，容易切断。软骨内有软骨细胞，呈圆形或长圆形，分泌很多细胞间质。

软骨的种类有3种。

（1）玻璃状软骨：呈乳白色玻璃状，略透明。此软骨存在的部位，如喉头、气管软骨、肋软骨、关节软骨、软骨联合及胎儿时的软骨等都由此类软骨组成。

（2）弹力性纤维软骨：此软骨有许多弹力纤维组成网状，使软骨略呈黄色。存在部位，有耳毂软骨、会厌软骨、喉头及声带突起等处。

（3）结缔组织性软骨：此软骨含有很多结缔组织性纤维，所以性质较前两种柔软而韧；如椎间软骨、肋软骨关节、下颚骨关节头、胸锁关节、耻骨联合等属此类软骨。

7. 试述软骨膜。

软骨膜由结缔纤维组成，附着在软骨的表面，含有许多血管，和骨膜同样，有营养软骨的作用，对于软骨的生长和发育有密切的关系。

8. 试述婴儿的骨骼。

婴儿的骨骼，因含多量的动物质，所以非常柔软，容易弯曲，因此在此时期，大人们应该特别注意孩子的发育，不要使孩子站立太久，睡眠时须常常变更方向；初生时的包扎，两腿必须并直，往往有许多母亲，并不注意此类问题，致使孩子们变成扁头、弯腿等畸形。初生儿的体内，若缺乏维生素D时，则钙质不易吸收，容易患佝偻病，使骨骼不易发育。

胎儿出生后，头骨尚未完全闭合，未闭合的部分，称作囟门，共有前后及外侧四处：后部与外侧囟门，普通出生后二三月即行闭合，前囟门须十八至二十二个月闭合，闭合过迟的儿童，和患佝偻病小头症有关。

9. 何谓脊柱骨？

脊柱骨由26个脊椎骨联结而成，根据其所在部位可分五段：在颈部的称颈椎，共七节；胸椎十二节；腰椎五节；骶椎（又名荐骨）一块；尾椎一块。胎儿时，骶骨有五节，尾椎有四节，出生后渐渐愈合。

脊柱是支持躯干的主要骨骼，形态弯曲，颈椎与腰椎部分向前凸弯，胸椎及骶尾部却向后弯曲，若弯曲过度，便成驼背。

10. 骨的功用如何？

骨的功用有下列数种。

（1）支持身体，使身体能维持一定的姿势。

（2）保护脑及内脏器官，使不致被外界损害。

（3）使肌肉附着在上面，共同发挥运动功能。

11. 试述头骨的分类及头盖骨的名称。

头骨可分头盖骨和颜面骨两部分。头盖骨共有8块，分述如下.

（1）枕骨：又名后头骨，在头的后面。初生儿由四块软骨联结而成，渐渐愈合成一不能分离的骨。此骨的基底有一枕骨大孔，通过延髓、椎骨动脉及神经。

（2）蝶骨：在头盖的底部，形状极似蝴蝶。由一体及左右各一的大小翼和翼状突起构成。

（3）颞骨：左右各一块，在头部两侧的颞颥部，枕骨与蝶骨之间，属于不正形骨，有外听门与外界相通。

（4）顶骨：俗称天灵盖，在头顶部，有左右一对，形状呈扁平四角形。

（5）额骨：位于前头部，下至眼窠及鼻部；呈不正形，初生儿有左右各一，成人则愈合成一块。

（6）筛骨：在额骨之下，蝶骨的前面，帮助构成鼻腔和眼窠。

12. 哪些骨骼构成胸廓？其中有哪几种脏器？

构成胸廓的骨骼有十二胸椎、十二对肋骨及一个胸骨。肋骨的前端有肋软骨，其中上面七对和胸骨联结，以下三对连于上位的肋骨，其余两对则不相连。

胸廓内有心和肺两种器官，其他尚有气管、支气管和食管。

13. 颜面骨的名称形态及位置如何？

颜面骨共有 14 块，接连着头盖骨，分述如下：

（1）鼻骨：左右各一，呈狭长形，位于面部的中央，上面和额骨联结，旁连上颌骨，是鼻梁的基础。

（2）泪骨：左右成对，在眼窠内侧壁的前部，呈扁平长方形，和额骨、筛骨、上颌骨及鼻下甲骨相连。

（3）犁骨：在鼻腔的正中，将鼻分隔成两个空洞；形状稍似菱形，和蝶骨、筛骨、上颌骨及颚骨联结。

（4）鼻下甲骨：左右各一，形似贝壳，适盖在鼻腔上面。和泪骨、筛骨、颚骨及上颌骨联结。

（5）颚骨：左右一对，在上颌骨的后面，构成鼻腔额底基和壁侧一部。属不正形骨；与蝶骨、筛骨、上颌骨、鼻下甲骨及犁骨相连。

（6）上颌骨：在颜面的中央，占颜面的大部，形状不正，上小下大，左右成对，和此骨联结的骨，共有九块，即额骨、筛骨、鼻骨、颧骨、泪骨、鼻下甲骨、颚骨、犁骨和其他一块上颌骨。

（7）颧骨：在上颌骨的上侧方眼窠的外侧，形状不正，前面隆起，左右各一，和额骨、蝶骨、上颌骨、颞骨联结。

（8）下颌骨：在颜面的最下部，婴儿时有左右两块，二岁以后便愈合成一块，是颜面中最大的骨，中央部弯曲如弓，称为下颌体，其上有齿槽，两端向上突出，和颞骨相连，称此部位下颌支。

14. 眼窠由哪些骨构成？

眼窠由额骨、蝶骨、筛骨、鼻骨、泪骨、上颌骨和颚骨等所构成。

15. 鼻腔由哪些骨构成？

鼻腔由鼻骨、犁骨、上颌骨、颚骨、蝶骨、筛骨、泪骨及鼻下甲骨等构成。

16. 试述舌骨的位置形状及功用

位置：居于颈前，稍高于咽部，藉舌骨韧带和颞骨相连。

形状：如U字形。

功用：为舌的根据地，能帮助言语和吞咽。

17. 臼齿的构造如何？

臼齿可分三部，露出于齿龈的部分称齿冠，齿冠下的一段名齿颈，深藏于齿槽内，在齿颈以下的脚名齿根。齿冠的表面，盖着一层白色坚固的珐琅质，它的下面为放线状小管构成的象牙质，象牙质内为齿腔，有齿根管开口于齿槽。齿根部象牙质的外面，包着一层很薄的白垩质，和齿槽相连。在齿根尖端，血管及神经从齿根管通入齿腔。

18. 齿有几种？试述名称及数目。

牙齿共有两种，婴儿从7个月开始出牙，至3岁以前，可以出全，在此阶段所出的牙齿称为乳齿，计有门齿4只、犬齿2只、臼齿4只，上下合计20只。儿童自6岁开始，乳齿渐渐脱落，换上新的牙齿，名叫永久齿：计有上下门齿8只、上下左右犬齿4只、上下左右小臼齿8只、上下左右大臼齿8只及上下左右智齿4只，合计32只，最后的智齿，大概18～25岁才能发生，也有25岁尚不生出，甚至永久没有智齿的也有。

19. 试述构成脑底的骨名。

构成脑底的骨有筛骨、蝶骨、额骨、枕骨及颞骨。

20. 试举上肢骨的名称及位置

上肢骨左右对称，共有64块，除了上肢本身所有的骨骼外，和上肢有连带关系的骨，也包括在内；解剖学上，将前面的骨骼称游离上肢骨，后面的叫上肢带。

（1）上肢带：共有两个，即肩胛骨及锁骨肩胛在第二肋骨至第八肋骨的背面，呈扁平三角形锁骨在胸廓前面，第一肋骨的上部，形状弯曲似S字，一端连于肩胛骨，另端和胸骨相接。

（2）游离上肢骨：大小共 30 块骨。最上面的一根长骨称肱骨，上端呈半球形，名叫头，和肩胛骨相连，头下较细，称颈，共有两个隆起部分，称大小结节。肱骨的下端膨大，前后略扁，和尺桡二骨相接。尺骨在前臂的内侧面，较桡骨粗大，是管状的长骨。桡骨在前臂的外侧，略细，上端称桡骨小头，长管叫桡骨体，下端膨大而前后扁平，和腕骨相连。腕骨共 8 块，下面是 5 根细长的掌骨，接连着 14 个大小不等的指骨。

21. 腕骨的名称如何？

腕骨包括 8 块小骨，横着排列成两行，每行 4 块，大小不等，形状也不相同。上排的名称，从外侧到内侧是舟状骨、月状骨、三角骨和豌豆骨。第二排是大多角骨、小多角骨、头状骨及钩状骨。

22. 试举下肢骨的名称及位置。

下肢骨共计 30 块，最上面连着骨盆部的大腿骨称为股骨，是全身最长大的骨，分上下端及体三部。上端向内弯曲，形如球，称头，下面细，叫颈。颈和骨盆之间，有大小二个隆起。骨体呈三角柱状，是一根长管子。下端膨大，有内外两髁。下面连着胫骨上端。胫骨在小腿的内侧，上端膨大，也有两髁，在膨大部与骨干间有高起的胫骨结节。骨干大部分呈三角柱状其下端较上端为小，有突出的内髁。胫骨与股骨联结处的前面，有三角形的膝盖骨，又称髌骨。胫骨的旁侧是腓骨，形状细长，容易折断，上端不与股骨相连，下端外侧有突出的外髁。腓骨的底下是七块跗骨，再下面是 5 根跖骨和 14 根趾骨。

23. 跗骨的名称如何？

跗骨包括七个短骨，大小不一，形状不正，居于跗骨最高位置的称距骨，其下面是跟骨，距骨的前面是舟状骨，旁侧的骰骨和跟骨相接，与骰骨并列的还有 3 块楔状骨。

24. 胸骨的位置、形状和构造如何？

（1）位置：在胸廓前壁的中央，上端起于第三胸椎，下端止于第九胸椎。

（2）形状：很似古代的宝剑，幼年本由三骨合成，后渐渐愈合成一块，但仍有痕迹，可以分别成三部分。

（3）构造：上面一节短而圆，称胸骨柄，有关节联结于锁骨。柄的下面是一根长而扁平的胸骨体，接着便是一个小突起，称为剑突。在整个胸骨的两旁，很均匀地排列着 7 对肋软骨，构成一个胸廓。

25. 骶椎的位置、形状及联结如何？

骶椎又称荐骨，幼年时本由 5 块荐椎联结而成，后来渐渐愈合成一块不能分离的荐骨，但仍遗留着愈合以前的痕迹。

（1）位置：在脊柱的下端，骨盆后面的中央，第五腰椎和尾骨之间。

（2）形状：成三角形，由上至下，排列着四对圆孔，名荐骨孔。

（3）联结：上端接连着第五腰椎，下端和尾骨相连，外侧和髂骨联结。

26. 骨盆的构造如何？

骨盆位于躯干的下部，股骨的上面，它的后壁由第五腰椎、荐骨及尾骨构成；此后壁和左右及前面的髋骨组成盆廓。髋骨可分三块，称髂骨、坐骨及耻骨。展开在上面一块最大的扁平骨称髂骨，其内侧和骶骨联结，骨盆的下部后面，有一根弯曲的骨叫坐骨，是坐时最着实的骨；骨盆的前方，和坐骨联结的骨叫耻骨。左右二耻骨的中间联结的地方，称耻骨联合，在此下方，现一角度，称耻骨弓。以上三骨相连的地方，有一凹陷，名叫髋臼，有髋关节和下肢的股骨相连。

27. 男女骨盆有何差异？

男子骨盆窄而深，耻骨弓的角度小于直角。女子骨盆则阔而浅，耻骨弓的角度大于直角，弯曲成弧形。

28. 骨盆腔内有何脏器？

骨盆腔内的脏器有以下数种：

（1）泌尿系：膀胱、输尿管、尿道。

（2）消化系：小肠的一部，结肠、直肠。

（3）生殖系：男子的精囊和摄护腺及女子的子宫、卵巢和输卵管。

29. 试述关节的种类。

关节分为不动关节及可动关节两种，不动关节是由纤维组织或软骨构成，不能随意活动；可分缝合和软骨联合两种，前者例如头颅关节；后者如肋软骨。可动关节能够随意运动，是由韧带将骨骼相连系，有杵臼关节、磨动关节、车轴关节、屈戌关节及微动关节 5 种。

30. 上肢关节的名称如何？

上肢有肩胛关节、肘关节和腕关节三大关节。除此之外，尚有下桡尺关节、腕掌关节、掌间关节、掌指关节及指骨关节等小关节。

31. 上肢三大关节联结那些骨骼？

肩胛关节联结肩胛骨与肱骨。肘关节联结肱骨与尺桡二骨。腕关节联结桡骨与腕骨及腕间诸小骨。

32. 下肢关节的名称如何？联结那些骨骼。

下肢有三大关节，即髋关节、膝关节及踝关节。髋关节联结髋骨与股骨，膝关节联结股骨、膝盖骨和胫骨，踝关节联结胫骨、腓骨和距骨。

二、肌肉系统

1. 肌肉的构造如何？

肌肉是由细长的肌纤维集合成为肌束，肌束外面包着一层肌鞘，成为肌束衣，许多肌束结集在一起，便成为一块肌肉。各肌的外围，被白色的结缔组织膜包裹，此膜延长到肌肉的两端，变成坚韧而肥厚，称为肌腱，它的功用，是将肌肉附着于骨骼；当肌肉收缩时，一端不能活动叫肌起，另一端则能移动位置叫肌止，而肌肉本身有伸缩性的部分，则叫肌体。

2. 试述肌肉的种类。

解剖学上根据肌肉的构造，将肌肉分三种，即横纹肌、平滑肌及心脏肌。生理学上则称横纹肌为随意肌，平滑肌为不随意肌。

3. 横纹肌和平滑肌有何异点？

两种肌肉的相异点如表2。

表2　横纹肌与平滑肌相异点

横纹肌	平滑肌
肌细胞呈纤维状，含有多数核	肌细胞较小，呈纺锤状。只有1～2个核
显微镜下观察，肌纤维有横纹	肌纤维上并无横纹
肌纤维有膜包裹，容易被分开	肌纤维有原生质联络，不易分开
许多肌纤维集合成肌束	肌纤维互相平行，排列成层或板
能随个人意志，做各种运动	不能随人的意志运动
附着在骨骼，作为运动器官	不附着于骨，组成内脏器官壁

4. 心脏肌和横纹肌有何异同？

心脏肌和横纹肌唯一的相同点是肌细胞都现横纹，其不同点如表3。

表3　心脏肌与横纹肌之不同点

心脏肌	横纹肌
肌纤维极短，细胞多呈长方形	肌纤维很长而细，细胞呈纤维状
各个细胞间有原生质互相联络，故一处被刺激，整个心脏发生收缩反应	细胞间无原生质联络，刺激一处，并不牵连他处
不能随意运动，需受神经支配	能随意运动

5. 组成肌肉的成分如何？

肌肉的成分，约75%为水，其余25%是固体物质。而此固体物质中，约16%是蛋白质，其他为少量的碳水化合物、脂肪、无机盐、尿素、乳酸、色素、酶等。

6. 试举横纹肌的特性。

横纹肌有下列数种特性。

（1）展长性及弹性：若悬重物在肌的一端，即见肌肉伸长，移去重物，便回复原来的形状，这个试验，即证明肌肉有展长性及弹性，根据这种特性，使肌肉有运动的功能。

（2）感应能：横纹肌是受中枢神经系统所管制，但若将离体不久的肌肉，用人工刺激，即见肌肉发出收缩的反应，此表示横纹肌本身即具备感应的能力。

（3）收缩能：肌肉受到刺激，即以收缩来反应，此是肌肉最显著的特性。

7. 何谓肌肉紧张？

肌肉紧张，可说是一种持久的收缩，此种收缩是由中枢神经系统所节制，极其微弱，并非肉眼可以视见。肌肉借此种收缩，能维持一种弹性的张力，就是在睡眠的时候，仍保持着最低限度，但当身体不舒适，罹患某些疾病时，张力便失去，肌肉因而松弛。

8. 何谓疲劳？

肌肉受到刺激后，便用收缩来反应，在收缩之后，若给第二刺激，仍有同样的反应，如果再连续不断的刺激，则它的收缩力，便慢慢减小，到达一定限度即完全停止，此种生理现象，称为疲劳。

9. 疲劳的原因何在?

疲劳的原因有全身性的和局部性的：

（1）全身性的疲劳，是因剧烈运动，工作过度、睡眠不足、心理作用、紧张过度等都要引起身心的疲劳；其他如消化不良，营养不足，环境不佳等皆可影响身体，使肌肉疲劳。

（2）局部性的疲劳，因肌肉的养料缺乏，经过新陈代谢的分解作用后产生的废料过多，积储在身体组织内，短时内无法全部排出体外，于是一部分的废物，便渗入血液，循环于全身，刺激中枢神经，使肌肉发生疲劳。

10. 疲劳的现象如何？怎样使其消除?

肌肉发生疲劳时，感觉全身软弱，疲倦无精神，局部发酸痛，因肌肉失去紧张力之故。怎样使疲劳消除呢？疲劳是因为组织间养料缺乏，废物不易排出，故必须有充分的休息时间，俾使血液供给充分养料，同时运去过多的废料，这样将松弛的肌肉，恢复原有的紧张力；故睡眠是消除疲劳的最佳方法。

11. 肌肉痉挛的原因是什么?

肌肉连续不断的剧烈收缩，称为痉挛。痉挛的原因，是管制肌肉收缩的中枢神经系统，受到细菌的毒素或某些药物的刺激而发生。例如破伤风毒素、番木鳖素等都能刺激脑神经，使肌肉痉挛。

12. 肌肉收缩时的化学变化如何?

肌肉在收缩的时候，其所含的组成物，有一部分必发生化学变化，最主要的物质，便是碳水化合物。肌肉的大部分碳水化合物是动物淀粉，当肌肉收缩时，动物淀粉便转变成乳酸，1/5 的乳酸可被氧化放出热能，其余的乳酸，除小部分为盐类及蛋白质中和外，都重新综合而成动物淀粉。

13. 身体的热能从何而来?

上题已说明，肌肉在收缩的时候，必发生化学变化，除了乳酸被氧化能放热能外，蛋白质和脂肪在体内分解，也能放出热能。

14. 何谓麻痹?

中枢神经或运动神经被切断时，意志不能传达至肌肉，肌肉失去紧张力，称为瘫痪或麻痹。若感觉神经受损，则皮肤感觉不能传到中枢，感觉功能消失。

15. 平滑肌有何特性？

平滑肌有下列数种特性：

（1）展长性及紧张：平滑肌的展长性很强，但其展长程度每随紧张的情形而变更，紧张力较弱时，展长性则强，反之展长力便小。

（2）有节律地收缩：多数平滑肌，例如胃壁肠壁等常有节律的收缩着，收缩的快慢，及力量的大小，常因平滑肌的各种情况而不同。

（3）对于人工刺激的反应：和横纹肌显然不同，反映的速率，非常缓慢，并且力量极微，必须施以连续的刺激，方始有效。

（4）兴奋波的传导：横纹肌受了刺激，只能在受刺激的部分发出收缩的反应，平滑肌则不然，兴奋波可从一个肌纤维传至其他肌纤维。

16. 全身肌肉可分哪几部分？

全身的骨骼肌可分头肌、颈肌、背肌、胸肌、腹肌、尾闾肌、上肢肌及下肢肌等数部分。除了上列各肌，另有舌骨肌及膈肌。

17. 头部主要肌肉的名称如何？

头部的骨骼肌分颅肌和颜面肌两部分。

（1）颅肌：起于枕骨弯线，止于上眼窠部，包括额肌、枕肌和耳肌。

（2）颜面肌：主要的有眼轮匝肌、皺肌、上唇方肌、笑肌、颊肌、口轮匝肌、咀嚼肌及颞肌。

18. 颈部主要肌肉的名称如何？

颈部的后侧浅层有较大的颈阔肌，前侧两旁有两根细长而明显的胸锁乳突肌，自第三、四、五、六颈椎的横突至枕骨底有头长肌，在喉头之下气管的前面，有胸骨舌骨肌，其他尚有舌骨下诸肌，斜角肌等。

19. 胸部有哪些肌肉？

浅层居皮下有胸大肌，胸大肌之内为胸小肌，第三层自肩胛骨至第九肋骨有前锯肌，肌骨间之内外有肋间外肌和肋间内肌。

20. 腹部有哪些肌肉？

腹前侧皮下第一层称腹外斜肌，其内层有腹内斜肌，在腹壁前面的正中两侧有腹直肌，居于腹直肌及腹内斜肌内称腹横肌，以上四肌收缩时能使身体前屈及压迫内脏。

21. 胸腹腔之间有何肌？其构造及功用如何？

胸腹腔之间有一层横隔膜，又称膈肌，是分开胸腔和腹腔的肌肉。

膈肌的构造：膈肌是由横纹肌和肌腱所构成，横纹肌居于周围，肌纤维的一端接连于腰椎、下肋骨及胸软骨，他端便连成一块腱膜，腱膜除和肌围相连外，并有细韧带系于心包膜。腱膜上有三个穿孔，在右侧的大孔，称下腔静脉通孔，通过下腔静脉，靠近腰椎前面的小孔，通过大动脉，称主动脉通孔，其前面的孔，名叫食管通孔。

膈肌的功用：膈肌的主要作用，是借肌纤维的收缩和舒张，造成腹式呼吸。

22. 试举背部的主要骨骼肌。

斜方肌跨颈部及背部，居皮下第一层，其下面很大的背阔肌，上到肩胛骨的下角，下到髂棘和第六至十二胸椎的棘突；第二层有大小菱形肌，在背部上方，斜方肌之下，腰部有下后锯肌，收缩时能将肋骨下拉。其他尚有大圆肌，提肋肌等。

23. 试举骨盆的主要肌肉。

骨盆的主要肌肉有提肛门肌和尾骨肌，其作用为托骨盆的内脏。

24. 试举上肢主要肌肉的名称。

在肩部的有三角肌，居皮下第一层。肩胛下凹至肱骨结节，有肩胛下肌连着，背侧腋部三角肌之下有小圆肌。肩胛骨背面有冈上肌和冈下肌。

肱骨部的前面有肱二头肌，居皮下第一层，其下面和肱骨之间为肱肌，上起于肱骨体，下止尺骨；和二头肌接近的内侧有喙肱肌。肱骨的后面为肱三头肌，上起肩关节，下止于肱骨下端。

前臂的肌肉，前面有旋前圆肌、桡侧屈腕肌、肱桡肌、掌长肌和诸指屈肌。前臂的后面有肘肌、尺侧伸及屈腕肌、桡侧伸腕肌和伸指总肌。其他还有掌间的骨间肌。

25. 下肢主要肌肉的名称如何？

骨盆部有髂肌、大小腰肌、臀大肌、臀中肌、臀小肌和闭孔内肌。

股骨部前面有缝匠肌、股直肌、股内、外侧肌和中间肌，以上四肌总称股四头肌，内侧有内收大肌、股薄肌、内收长肌和缝匠肌，股骨后面有股二头肌、半腱肌和半膜肌。

下腿部分前面有胫骨前肌、趾长伸肌、踇长伸肌。外侧面有腓骨长肌、腓骨短肌和腓骨第三肌。后面有腓肠肌、比目鱼肌，以上总称下腿三头肌。此外尚有屈趾长肌。

足部有足背肌、踇趾肌、小趾肌和中足肌。

三、循环系统

1. 血液的性状如何？

血液是呈微碱性黏稠不透明的液体，带有一种特有的腥臭及咸味，因为含有大量血红蛋白的关系，故血液称为红色。血液的温度，在正常的环境下是恒定不变的，大概保持37℃上下，很少有0.5℃的改变。

2. 血液的组成如何？

血液的组成如下（图12）：

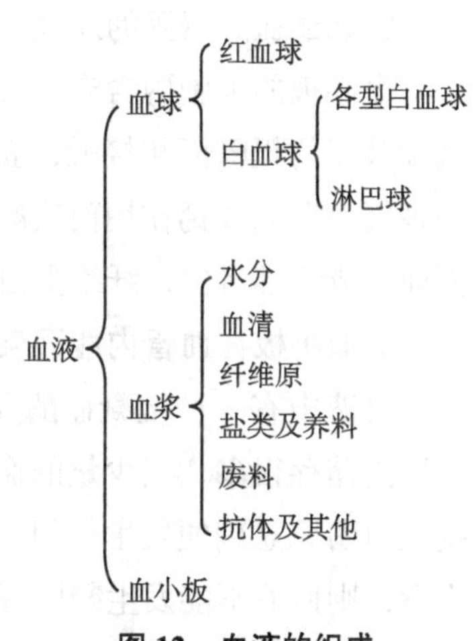

图12 血液的组成

3. 红细胞从何处产生？其性状如何？

红细胞是从骨松质的红骨髓内产生，其形态极似两面凹陷的圆盘。尚未成熟的红细胞有细胞核，到了成熟的时期，核便消失。人体的血液内，每千分之一毫升，含有450万～500万个红细胞，此数目并非固定不变。每个红细胞，必和含铁的血红素结合，是使血液成为红色的主因。血红素极易和氧结合，变成氧合血红素，但其结合的力量并不稳固，往往容易脱离成为还原血红素。此外血红素和一氧化碳（煤气）的亲和力却远较氧为强，当血液内一氧化碳的含量过多时，一氧化碳便能将血红素中的氧赶出而替代，使人缺氧中毒而死。

4. 白细胞分为几种？

白细胞可分淋巴细胞和其他白细胞两大类，后者根据细胞浆及核吸收各种染料的特性，又可分成单核白细胞及颗粒白细胞两类。单核白细胞占白细胞总数的4%。颗粒白细胞的细胞质中有小粒体，就其染色性质，又可分下列三种：①嗜中性白细胞，又称多形核白细胞，占白细胞总数的60%～70%。②嗜酸性粒细胞，又称嗜依红性白细胞，占白细胞总数的2%～5%。③嗜碱性粒细胞，占白细胞总数的0.5%～1%。

5. 何谓血清？内含何物？

血清是血浆内的一种成分，当血液凝固之后，其中的纤维蛋白原变成纤维素，凝结起来沉淀在下面，上面便有一层淡黄色透明的液体，此层液体，便是血清。

血清内含有各种免疫物质，称为抗体。除此之外，尚含有多种无机盐类，蛋白、糖分等物。

6. 血小板的形状及功用如何？

血小板是血液中的一种细胞，由骨髓产生，体积较红细胞为小，无细胞核，呈球形或椭圆形，因为血小板遇到粗糙面极易破裂，故出血管不久，其形状即行蜕变不成体。

血小板的主要功用是使血液凝固。

7. 试述血液凝固的原理。

血小板的细胞内含有一种凝血活素，当受了外伤，血管破裂之后，血小板和破裂的粗糙面相接触，立刻崩裂，放出凝血活素；凝血活素和血液中的一种凝血酶原及钙作用而成凝血酶，此种凝血酶能使血浆内的纤维蛋白原凝固而变成纤维蛋白，纤维蛋白是不溶解的物质，沉淀而为凝块。

8. 血小板在血管内能因衰老而崩裂，但血液何故不会凝结？

血液中有一种抗凝血酶元，能阻遏凝血活素的动作，此种抗凝血酶原，在肝内储存很多，当少量的血小板，因衰老而崩裂，放出凝血活素，血中的抗凝血酶原立刻便发生作用，抑制凝血活素，使血中的凝血酶原不致变成凝血酶；则血液不能发生凝固现象。

9. 怎样可以促进血液凝固？

环境的不同，可以影响血液的凝固，在以下的情况中，能促使血液加速凝固：①在较高的温度下。②接触空气及粗糙面。③时常搅动。④血盐中加入盐类。

10. 怎样使血液凝固迟缓？

①较低温度下。②器皿上涂蜡，使接触面光滑。③血液内加入柠檬酸钠等药品，以移去血中的钙。④加入肝素，因其中含有抗凝血酶。⑤加入硫酸钠或硫酸镁，以阻遏纤维蛋白的造成。以上数点，皆能阻止血液凝固。

11. 白细胞的功能如何？

白细胞的主要功能是渗出毛细血管，吞噬外来的毒素和细菌及衰老和受伤的组织。除此之外，尚有下列的功能：①能产生溶菌素而杀菌。②能运输养料以供给结缔组织和上皮细胞。③帮助小肠吸收养料。

12. 血液的功用如何?

血液好比运输工具，为全身物质交换的媒介，它的功用如下。

（1）将食物内的养料及肺的氧气带至全身各组织。

（2）将组织内的废物及二氧化碳带至肺及排泄器官。

（3）调节和保持身体体温。

（4）调解组织内的水分，以维持渗透压的平衡。

（5）保护身体，抵抗细菌及外物的侵害。

（6）运输内分泌及新陈代谢产物至各组织。

13. 试述人体的血型。

人体的血细胞里，含有 A 及 B 两种凝集原，血清里另含 a 及 b 两种凝集素，此两种凝集原和凝集素，并非每人都有，有的人含有 A 凝集原 b 凝集素，有的人含 B 凝集原 a 凝集素，更有的人 AB 两种凝集原都有而不含凝集素，另有一种人只有两种凝集素而没有凝集原，根据这些血液的不同，可将血型分成 A、B、AB 及 O 四型。

14. 何为普遍给血者及普遍受血者?

在输血上，O 型的血细胞内无凝集原，故输给任何人，都不会发生凝集反应，但血清内部却有两种凝集素，除了同型血之外，其他各型的血都不能接受，此种仅能输给别人却不能接受人血即 O 型血的人，称为普遍给血者。如属 AB 型的血，则血清内并无凝集素，可以接受任何人的血，此种人称为普遍受血者。

15. 血型如何检定?

将已知的 A 型和 B 型两种人的血清，各滴一滴在玻片的两端，再取被检人的血，滴入两种血清内，置于显微镜下观察，如见 A 型血清有凝集，则此人的血属 B 型，如见 B 型血清凝集，则他的血属 A 型，若 A、B 两血清都不见凝集，便知此人属 O 型，如两种血清都发现凝集，无疑的，他必为 AB 型。

16. 试述心脏的位置、形状及构造。

位置：心脏位于胸腔中部，横隔膜之上，两肺之间；上起自第三肋间，下至第六肋间，尖端略偏于左。

形状：大小似本人的拳头，呈圆锥形。

构造：大部分由心脏肌构成，此外尚有血管、神经及结缔组织。心脏的外面包裹着一层心包膜，内盛浆液，使心脏跳动时，不致和胸壁摩擦。心肌的里面还有一层心内膜；故心脏是由心肌和内外膜三层构成。心脏的里面，被纵横隔分成四腔，上面两腔称心房，下面称为心室；心房与心室之间，有活门可以相通，名叫房室瓣。心房和心室都和血管相连，心房接连着静脉，心室则通动脉。

17. 心肌有何特性？

心肌的肌纤维之间，都有原生质互相联系，故一处受到刺激，便波及全脏，不若横纹肌，仅限于局部；受了刺激即行收缩，此种反应完成后，若再给第二刺激，即不起反应。

18. 房室瓣的构造及作用如何？

心房与心室之间，有两个由结缔组织构成的活瓣，称为房室瓣，左心房和左心室间的是两瓣结缔组织，名叫二尖瓣或僧帽瓣，右心房和右心室间的则由三瓣构成，称三尖瓣。此两个活瓣的下面有腱索，连着室壁的乳头状肌。

房室瓣的主要作用是阻止血液的逆流，即使心室内的血液只能向动脉输送，不能回到心房。

19. 何谓心动周期？

心脏的跳动，必依照着一定的程序，普通可分三个时期，在心房和心室收缩时，叫收缩期，收缩之后，即便扩张，称舒张期，以后就有段时期既不收缩，也不舒张，故名休息期，休息期后复再收缩，如此循环不息，从第一个收缩的开始，至下个收缩开始，称为一个心动周期，普通成人的一个心动周期，需时约五分之四秒，故每分钟心跳七十二次。

20. 心声从何而来？

用耳朵或是听诊器贴在人的胸上，可以听出心跳的声音。正常人每个心动周期，可以听出两种声音，第一声音调响而长，由于房室瓣关闭及心室收缩时血液冲撞室壁所发出的声音；第二声音调尖而短，是因动脉内的半月瓣突然关闭，血液冲击瓣的声音。若心脏有瓣膜障碍疾患时，心声中可以发现杂音。

21. 试述听取心声的部位

听诊的位置如下：僧帽瓣在左边第五肋间心尖部，略偏于乳腺之右。三尖瓣在第四肋间胸骨左旁。主动脉半月瓣在右边第二肋软骨靠近胸骨处。肺动脉半月瓣则在左边第二肋间胸骨附近听。以上四处是临床上听取心音的所在。

22. 何谓脉搏?

心室收缩的时候，主动脉瓣里的半月瓣开放，血液流入主动脉，冲击管壁，使血管突然扩张，称为脉搏. 脉搏跳动的频率和心跳的次数一致，每分钟跳动72次。

23. 何谓血压?

血管内流动的血，冲击着血管壁，产生的压力称血压；血液的流动，主要靠心脏收缩，收缩时候的血压称缩压，正常人为110～120mmHg。心脏在舒张时的压力称舒压，为60～80mmHg。

24. 何种情况能影响血压?

血压的高低，往往随各种情况而变化，现分述如下。

（1）年龄：儿童的血压低，年龄渐增，血压也升高，老年人多数高于正常。

（2）体重：肥胖的人血压较高。

（3）剧烈运动：因心跳加速，心动力量增大，血压必升高。

（4）情绪：恐怖、紧张、发怒时，都使血压升高。

（5）疾病：①动脉硬化症。②多种心脏病。③阻碍血液循环的肝肾等疾病都可影响血压的升降。

25. 血液循环分哪几种?

血液循环共分4种：①全身循环又称大循环。②肺循环或称小循环。③门脉循环。④胎血循环。

26. 试述大小循环及门脉循环的路径。

（1）大循环：左心室→主动脉→全身小动脉→动脉毛细管→静脉毛细管→小静脉→大静脉（上下腔静脉）→右心房→右心室，入肺循环

（2）小循环：右心室→肺动脉→肺动脉支管→肺泡放出二氧化碳，吸收氧气→肺静脉→左心房→左心室，入大循环

（3）门脉循环：胃肠胰脾的静脉血→门静脉→肝脏→肝组织→肝静脉→下腔静脉→右心房，入全身循环

27. 动脉血和静脉血有何差异?

（1）动脉血：颜色鲜红，含多量的氧气及供给新陈代谢的营养物质。

（2）静脉血：呈暗红色，含多量的碳酸气及代谢产物和废料。

备注：肺循环内的血却相反。

28. 试述营养心肌的血管。

心脏一刻不停地工作，必须要有血液供给充分的营养，始能继续它的职务，负责供给血液的器官，便是冠状动脉和静脉。冠状动脉有二，即左心冠状动脉及右心冠状动脉，冠状静脉则有大静脉、中静脉、小静脉和静脉质。

29. 血管的构造如何？

血管有动脉管、静脉管及毛细管三种，动脉管的管壁是由三层组织所构成，外层是结缔组织构成的表皮，中层为弹力性组织及肌肉组织，内层是一层薄的内皮细胞。静脉管的构造与动脉管相似，只是管壁较后者薄得多，弹力性组织也较后者为少。毛细管壁是由一层上皮细胞所构成，故管壁极薄。

30. 主动脉的位置如何？

主动脉又称大动脉，起自左心室，稍向上行后，属于后左方，达于第四胸椎的左侧，然后沿脊柱下降，止于第四腰椎，全长可分成上升主动脉，主动脉弓及下降主动脉三段。

31. 主动脉弓有何分支？

主动脉弓可分为三大支，即无名动脉、左颈总动脉、左锁骨下动脉。无名动脉又可分成右颈总动脉及右锁骨下动脉两支。左颈总动脉在颈侧甲状软骨处，分颈外及颈内两支动脉。左锁骨下动脉，下行成腋动脉及肱动脉，复分成尺动脉与桡动脉，然后接连成掌动脉弓，以下又分成诸指动脉。

32. 试述胸主动脉的位置，有何分支？

胸主动脉起始于主动脉弓，从第四胸椎的左侧沿食管的后左方向下降，至第十二胸椎贯穿横隔膜接连腹主动脉。

胸主动脉可分壁侧支和内脏支；属于壁侧支的有肋下动脉，十对肋间动脉；属于内脏支的有心包动脉，支气管动脉，食管动脉及膈肌动脉。

33. 试述腹主动脉的位置，其分布如何？

腹主动脉连续于胸主动脉，自十二胸椎之前下降至第四腰椎之前，至此分成左右髂总动脉。

腹主动脉分布于腹部各内脏，共分以下数支：①腹腔动脉分布于胃、肝、脾。②肠系膜上动脉，分布于小肠、盲肠、升结肠、横结肠。③肠系膜下动脉，分布于降结肠、直肠。④膈下动脉分布于膈肌之下及肾上腺上支。

⑤肾上腺中动脉，分布于肾上腺。⑥肾动脉分布于肾上腺下支及肾。⑦精系内动脉，分布于睾丸或卵巢。⑧腰动脉，分布于脊髓、腰背部及后腹壁。

34. 左右髂总动脉有何分支？

髂总动脉分成腹下动脉及髂外动脉两大支。腹下动脉入于骨盆，分成壁侧支及内脏支，属于前者的有髂腰动脉、荐骨外侧动脉、闭孔动脉、臀上动脉、臀下动脉及阴部内动脉；属于内脏支的有膀胱上下动脉。髂外动脉向下移行于股动脉，分腹壁下动脉及旋髂深动脉两支。

35. 下肢有何动脉？在何部位？

下肢的主要动脉有股动脉，分布于大腿上部，下连腘动脉，至比目鱼肌的肌起腱，分支成胫前及胫后动脉。胫后动脉下行至内踝后下侧，又分为内侧跖及外侧跖动脉，内侧跖分布踇趾，外侧跖至足背成跖弓，分支成跖趾诸动脉。

36. 颈部有何大血管？

颈部的大血管有总颈动脉、颈内静脉、颈外静脉、椎骨动静脉。

37. 试述颈内动脉的分布区域及分支。

分布区域：脑髓，脑膜，眼球，泪腺，额。

分支：眼动脉，脉络膜动脉，前大脑动脉，后交通动脉，中大脑动脉。

38. 试述颈外动脉的分支及分布区域。

分支：甲状腺上动脉，舌动脉，颚外动脉，胸锁乳突肌动脉，枕动脉，耳壳后动脉，升咽动脉，颚内动脉，颞浅动脉。

分布区域：甲状腺，舌，颜面，入于同名肌，枕部，耳壳后，咽头侧壁，牙齿、咀嚼肌附近，颊部、颧部、额部及颞顶部。

39. 躯干部有何主要大静脉？其作用为何？

躯干部的主要静脉：①心冠静脉：是营养心肌的血管。②上腔静脉：运输头颈胸及上肢的血回心。③下腔静脉：运输腹盆及下肢的血回心。④门静脉：运输内脏的血经肝脏而入下腔静脉。⑤肺静脉：运输带氧的新鲜血入左心房。

40. 头部有何静脉？

头部的静脉有导血管、板障静脉、硬脑膜静脉、硬脑膜窦、脑静脉、眼静脉、听静脉。

41. 脾脏有何功用？

（1）贮藏血液，当身体需要时，即将血放出。

（2）破坏衰老的血细胞。

（3）制造淋巴白细胞。

四、淋巴系统

1. 何谓淋巴？其功能如何？

淋巴是透明有时略带黄色具有咸味的液体，虽中性反应，含有淋巴细胞。

淋巴的功能：①能往来于血液及组织间，故为交换物质的媒介。②运输被肠吸收的脂肪至组织。③运输组织内的废料至血液循环系统。④运去组织内的细菌。

2. 淋巴的成分如何？

淋巴的成分和血浆很相似，惟蛋白质较少，其组织蛋白原、白蛋白和球蛋白都比血浆内少，其余尚含盐类、尿素、葡萄糖等，和血浆所含的分量差不多。此外，淋巴内含有很多淋巴细胞，是由淋巴结产生的。

3. 说明淋巴结的功能及位置。

功能：①淋巴结是制造淋巴细胞的器官。②淋巴结能过滤淋巴液，将其中有害物质滤去。

位置：在身体的一定部位，例如下颚下、乳房附近、腋窝、肺门附近、鼠蹊部、腹腔内，及其他疏松结缔组织等处。

4. 何谓淋巴间隙？

在细胞与细胞之间、毛细管和毛细管间及神经与神经间，充满淋巴的地方，名叫淋巴间隙，此处为血液和组织间物质交换的所在地。

5. 何谓胸导管及乳糜管？

胸导管：是身体最大的淋巴管，起自第二腰椎，流入左锁骨下静脉。

乳糜管：是小肠的淋巴管，专门吸收小肠内的乳糜状养料。

6. 试述水肿的成因。

淋巴管因种种原因阻塞时，淋巴便不能由组织流出，组织内积聚着大量的淋巴，便成水肿。除此尚有其他数种原因，例如血液渗透力的降低、静脉血压的升高，皆可酿成水肿。

7. 试述扁桃体的位置、构造及生理作用。

位置：位于咽喉舌根附近。

构造：为淋巴结节。

作用：产生淋巴细胞与白细胞，有防卫病原体侵入的作用。

五、呼吸系统

1. 呼吸系统包括哪些器官?

呼吸系统由鼻腔、喉头、气管、支气管及肺脏五个器官组成。除此尚有帮助呼吸的膈肌。

2. 人体呼吸分哪两种？试解释之。

呼吸可分外呼吸和内呼吸两种。外呼吸是血液内的气体和肺里的空气互相交换。内呼吸则是血液和组织之间的气体交换。

3. 鼻腔的构造及功用如何?

构造：鼻腔由骨、软骨及膜组成，上部叫鼻梁，下面能煽动的叫鼻翼，鼻中由犁骨构成鼻中隔，将鼻腔分成左右两孔，前面称鼻前孔，内面生有鼻毛，后部叫鼻后孔，下连咽。鼻腔内有黏膜，上长细毛，常分泌黏液。

功用：①过滤空气内的灰尘及微生物，以使空气清洁。②温暖及湿润空气。

4. 喉头的构造如何?

喉头是由九块软骨作基础，其间附着韧带、肌肉及黏膜，此 9 块软骨是三个单独的环状软骨、甲状软骨和会厌软骨，以及三对披裂软骨、小角软骨和楔软骨。

5. 试述发音的原理。

喉头有两根声带，肺部呼出的空气，震动着声带，传至声门，此后上部的口、牙、舌、鼻，便随人的意志，将音调改变，发出各种高低不同的声音。

6. 会厌的位置形状及作用如何?

位置：在喉头声带附近，气管开口处，舌根的后面。

形状：是由弹力性软骨构成，形似鸡心。

作用：吞咽食物时，落下遮盖气管，以防食物进入。

7. 气管的构造如何?

气管上端，接于喉头，长约四寸半，直径约一寸，在食管的前面，在第五胸椎处，分成左右两支支气管，插入肺中，支气管又分成无数小支气管，其末梢接连着肺泡管。气管壁是纤维组织构成，上有 15 ～ 20 个环状软骨，后壁附有黏膜，膜上有颤毛，膜下有气管腺。小支气管没有软骨和颤毛，由结缔组织和平滑肌构成。

8. 肺的构造如何？

小支气管的末梢，接连着数个肺泡管，肺泡管分出很多小囊，称为肺泡，是富有弹性的组织组成所构成，外面布满了毛细管，以交换空气。多数肺泡管组合成一个肺小叶，肺小叶又集合成肺叶；肺叶共有五叶，左肺二叶，右肺三叶。肺叶外有两层胸膜，其中含有一层黏液，以防肺和胸壁摩擦之用。肺的上部称肺尖，在锁骨之上；下部靠近横膈膜处叫肺底，里面支气管进入的凹下处叫肺门。

9. 胸膜的构造如何？

胸膜是由内外两层浆液膜构成，内层包着在肺的表面，随着肺的裂痕，进入深部，将肺分成叶。外层紧贴胸壁，在横膈膜的上面，可以分成纵隔、横隔及肋骨面三部分。两膜之间，形成胸膜腔，内藏浆液，呼吸时可防止因肺部膨胀而和胸腔摩擦。

10. 胸膜腔若与外界空气相通，有何危险？

胸膜腔若因外伤，或某种疾病，被外界空气推进，成为气胸，则肺脏便要受到压迫，致不能扩大，如此便不能供给全身足够的氧气。

11. 说明呼吸运动的过程

吸气：膈肌收缩下降，及肋间外肌收缩，肋骨上举，使胸腔扩大，此时胸内压力降低，肺内压也随之下降，空气进入肺泡，至内外压力相等为吸气。

呼气：恰和吸气相反，即膈肌弛张上升，肋间内肌收缩，肋骨下降，胸腔缩小，胸内压力增加而逐出气体。

12. 呼吸有几种方式？

呼吸有胸式及腹式两种，以一般情况而论，女子多用胸式呼吸，男子则多用腹式呼吸。

13. 呼吸时的压力如何？

吸气时，肺内的压力比大气压低，故空气可以进入；反之，呼气时，肺内压力增高，空气排出，胸腔内的压力永远低于大气压，称负压力，故如有穿孔，空气便要进入。

14. 呼吸的原因为何？

呼吸的原因有下列数点：呼吸功能必受呼吸中枢的管制。由于感觉神经

（主要的是迷走神经）的刺激作用而引起呼吸功能。由于血中二氧化碳量的增加而引起呼吸功能。

15. 新生儿初次呼吸的原因何在？

（1）因剪断脐带，体内的二氧化碳量增加，刺激呼吸中枢。

（2）因突然接触冷空气，刺激神经。

16. 何谓肺活量？

行深吸气后所深呼出的气体量，称肺活量；可用肺活量计测量，普通为3500mL。

17. 何谓潮流气、补吸气及补呼气？

潮流气：是平常吸入和呼出的气体量，普通约500mL。

补吸气：是深吸气减去潮流气后剩余的气量，约1500mL。

补呼气：是行平常吸气后，再用力呼出的气量，约1500mL。

18. 何谓剩余气？

用力呼吸后，肺内仍有一定量的气体存留而不被呼出，称为剩余气，寻常有800～1000mL。

19. 试述每分钟的呼吸次数。

呼吸的次数，随各种环境而变化，平常人每分钟约18次，年龄愈小，次数愈多。女子较男子为多，冬季比夏天多；运动时呼吸次数增加。

20. 呼吸对于血流有何影响？

吸气时胸腔扩大，胸内压力下降，肺静脉管因而扩张，血压减低，肺循环血流增加，而大动脉及大循环的血压却增高。呼气时恰相反，即肺循环血流减退，大循环血增加。

21. 运动对于呼吸有何影响？

运动时，体内的二氧化碳大量增加，故需要交换大量的氧气，以应付身体的需要，故一方面增加血液循环，一方面便增加呼吸的频率及深度。此外，肌肉运动，也能刺激呼吸中枢，使呼吸增加。

22. 空气中二氧化碳增加而氧减少，对于呼吸有何影响？

空气中二氧化碳增加而氧减少，可影响呼吸中枢及呼吸运动，使呼吸加深和加速。

23. 试说明人工呼吸法。

当溺水或因煤气中毒而使呼吸停止或微弱时，使行人工呼吸法，是非常重要的一件事。其法是将患者匍匐卧于地下，两腿伸直，两手张开或向上，施术的人跨过他的身体，跪着双膝，把两手压在腰的上部，以平常呼吸的速度用力收放，此种作用，是利用胸膛的收缩和扩张，以交换空气。或将患者的两手举上放下，也是这个道理。

24. 呼吸和营养有何关系？

身体内的养料，须经过氧气的氧化作用，始能被组织利用，产生能力，发出体热，而氧的供给即靠呼吸功能。

25. 什么是变态呼吸？

咳嗽、喷嚏、呃逆、鼾声、呵欠、叹息、呜咽、唏嘘、欠伸等现象是变态呼吸。

26. 窒息有哪几种？

窒息是因缺乏氧气所致，可分内和外窒息两种。

（1）外窒息：是因气道闭塞，呼吸困难，肺脏的气体交换发生障碍，则缺乏氧气，发生二氧化碳中毒。

（2）内窒息：是因血行循环发生阻碍，则血和组织间的气体交换（即内呼吸）也受到妨害，渐渐地缺氧而死。

27. 窒息的现象如何？

窒息的症状可分三期。

（1）呼吸困难，吸气深长，嘴唇发紫，面现焦急。

（2）因血中的二氧化碳量增多，剧烈刺激延脑中枢，发生惊厥性的强呼气。

（3）肌肉由痉挛而变弛缓，知觉失去，瞳孔放大，心跳微弱，呼吸衰竭而渐停止。

六、消化系统

1. 消化系统包括哪些器官？

消化系统包括口、舌、涎腺、咽喉、食管、胃、小肠、大肠、肝及胰等器官。

2. 口腔的构造如何？

口腔是由骨骼肌肉及上皮组织等组成，前面的口唇，作为口腔的门户，左右两侧是面颊，口唇之内，是齿及齿龈，口腔的上壁是以颚骨为基础，称口盖，分前后两部，前部质硬，后部是肌肉等软组织，上有一块乳头状突起，名悬雍垂。舌长在口腔底，舌下和两颊有三对涎腺，分泌唾液。整个口腔内壁被着黏膜。

3. 舌的构造如何？

舌分成舌根、舌体及舌尖三部分，舌根与舌骨相连，部分舌体及舌尖，则游离于口腔，是肌肉性的器官，表面被覆着黏膜，舌体的上面称舌背，上长许多舌乳头，以其形态，可分丝状、菌状、叶状及轮廓四种乳头；丝状乳头间为知觉神经末梢分布处。叶状及轮廓乳头中则藏有味蕾，司味觉。舌下面有黏膜皱襞及舌声带。

4. 味蕾的形态、构造及功能如何？

形态：圆形或椭圆形。

构造：由味细胞及盖细胞构成，上端有味管通至舌表面。

功能：有味觉神经及舌咽神经组织分布其中，故为味觉器官。

5. 有何神经血管分布于舌？

神经：①舌下神经。②三叉神经的分支舌神经。③舌咽神经。④迷走神经。

血管：有舌动脉及舌静脉。

6. 舌的功用如何？

（1）帮助牙齿的咀嚼。

（2）辨别滋味。

（3）帮助咽下食物。

（4）助声带构成语言器官。

7. 口腔有哪几种唾液腺？

口腔有三种唾液腺，即耳下腺，又称腮腺，颌下腺及舌下腺。

8. 耳下腺的位置及构造如何？

位置：在耳壳前下方，上达于颚骨弓，下至下颌后窝，有耳下腺管起于腺的上方。

构造：是浆液性的蛋白腺细胞构成的管状复腺，分泌液由耳下腺管排出，该管开口于上颌第二大臼齿相对的面颊部。

9. 颌下腺的位置构造如何？

位置：在颌下三角部，后端在耳下腺的附近，前端接于颚舌骨肌之下。

构造：一部分是蛋白腺细胞，一部分为黏液腺细胞，分泌管开口于舌下唾阜。

10. 舌下腺的位置及构造如何？

位置：在舌下腺窝的黏膜之下，后端连于颌下腺。

构造：是蛋白腺细胞及黏液腺细胞构成；有大小二管，大管开口于舌下唾阜，小管开口于舌下皱襞。

11. 唾液的性状及作用怎样？

唾液是唾腺（耳下腺、颌下腺、舌下腺）分泌出的液体。

（1）性状：无色无臭浑浊黏稠性液体，呈弱碱性反应，其中含 99% 水分，其余 1% 为固体成分，固体成分中有淀粉酵素、黏液蛋白、白细胞、脱屑的上皮细胞等。

（2）作用：①咀嚼食物时，将食物混合，易于吞咽。②使口腔、舌等润湿，使容易发言。③其中所含的淀粉酵素，能分解淀粉，以助消化。④将食物润湿，易于辨别滋味。

12. 何谓酵素（酶）？

酵素又名酶，是能促进食物分解给人消化吸收的一种物质。

13. 说明食管的位置构造及生理作用。

位置：起自第六颈椎处，和咽相连，在气管和心脏后面，向下穿过横隔膜，于第十一胸椎处和胃相连。

构造：内层为黏膜，中间是肌织膜，有内环外总两层，外层是组织膜。

作用：主要生理作用是将咽下的食物，用蠕动方式送入胃。

14. 怎样将食物吞咽？

吞咽可分以下几个步骤。

（1）咀嚼食物。

（2）停止呼吸。

（3）舌头将食物卷成浆丸，送入咽门。

（4）咽门前柱的肌肉收缩，把口腔由外向内缩小，以助食物入咽。

（5）咽门的软腭举起，阻塞鼻腔，同时咽门扩大。

（6）喉头升高，会厌软骨下盖，使食物不致误入气管。

（7）食物浆丸落入食管。

15. 说明胃的位置及构造

位置：在腹腔内横隔膜之下，上起于第十一胸椎的前左侧，下至第一腰椎的前右侧，约离脐上寸余，偏于左边。

构造：胃壁的外层是浆液膜，常分泌血清似的浆液，其内是平滑肌，内层是黏液膜，黏液膜与平滑肌之间是结缔组织，里面藏有胃腺，分泌胃液。胃上部和食管连接处名贲门，下端连于十二指肠处称幽门。胃本身大部分称胃体，胃体的上面膨大部分叫胃底。自贲门至幽门的弯曲部分，右上方叫小弯，左下方叫大弯。

16. 胃肌的构造如何？

胃肌由平滑肌构成，可分外中内三层，外层在浆液膜之内，称纵行肌，肌组织自贲门纵行至幽门。中层称环形肌，肌组织围绕于胃的周围，以幽门处分布最厚，并形成括约肌。内层为斜行肌，从贲门伸展至胃体，至幽门附近便消失。

17. 胃有何生理作用？

胃的生理作用如下。

分泌作用：分泌胃液。

吸收作用：吸收少量的蛋白分解物。

消化作用：消化蛋白质、脂肪等。

消毒作用：胃液呈酸性反应，有杀菌作用。

18. 试述管理胃的神经。

胃由自主神经系统管制，迷走神经使胃兴奋，能增加胃的蠕动和促进胃液的分泌，交感神经则抑制蠕动及分泌。

19. 胃的功用如何？

（1）暂时储存食物，让唾液可以继续进行消化。

（2）使蛋白质及脂肪初步消化。

（3）胃内的盐酸，能杀灭饮食内的细菌。

20. 呕吐的原因及现象如何？

原因：呕吐是因种种原因，刺激延脑呕吐中枢，引起的一种反射，其原因有平衡感觉的扰乱、咽喉的轻搔、胃黏膜的刺激，及各种脑疾患等。

现象：胃的内容物，经过贲门及食管，排出体外的一种动作。

21. 说明呕吐的动作。

（1）最先有反胃感觉。

（2）贲门开放。

（3）会厌关闭，软腭上举。

（4）横隔膜腹肌及胃下端剧烈收缩，同时胃体、贲门及食管皆扩张。

（5）食物被咽入食管经咽而喷出。

22. 试述小肠各段的名称。

接连于胃的幽门之下的名十二指肠，约十寸，其下面一段名空肠，约九尺左右，末了一段连于空肠的叫回肠，约十寸。

23. 试述大肠各段的名称。

大肠的起端，极短的一节名盲肠，往上面行名升结肠，至肝下向左横行的叫横结肠，达右腹壁脾脏处向下降叫降结肠，至髂凹内成S形名乙状结肠，下面连着直肠达肛门。

24. 大小肠的构造如何？

大小肠的构造和胃相似，唯肌层很薄，外层为浆液膜，内层是黏液膜，中间为外纵行、内环行的两层肌肉。十二指肠和空肠的黏膜唇上有许多的皱襞，上长很多绒毛，中间有淋巴管及乳糜管。黏膜下层分布着毛细管和神经；此外，黏膜唇内还有肠腺及孤立的淋巴结。

25. 大小肠之间有一括约肌为何名？有何功用？

大小肠之间的括约肌名回盲瓣，有阻止大肠内容物逆流入小肠的功用。

26. 小肠有何功能？

（1）分泌功能：小肠能分泌肠腺，以促进食物的分解。

（2）消化功能：分化学与理学两种：①化学：有各种消化腺，协助小肠将食物消化。②理学：肠的运动功能可使食物和消化腺均匀混合及往下压送。

（3）吸收功能：各种已消化的物资，由肠壁绒毛内的淋巴管及乳糜管吸收。

27. 大肠有何功能？

（1）吸收功能：吸收水分及小肠内未消化或半消化的物资。

（2）分泌功能：分泌黏液，以润滑内容物。

（3）消化功能：依靠细菌的发酵作用，分解纤维素食物。

（4）排泄功能：无用废料由肛门排出。

28. 普通所谓的盲肠炎究竟在何部发炎？

盲肠的下端，垂着一根小指粗细的虫样突起，长约二寸，名叫阑尾，普通所称的盲肠炎，即在此处发炎，并非在盲肠本身，故医学上称为阑尾炎。

29. 说明胰的位置、构造及作用。

（1）位置：横于腹腔内胃体之后，右端在十二指肠弯曲处，左端接触脾脏，约当第一、第二腰椎之高处。

（2）构造：和耳下腺相似，为多数胞状腺细胞构成，腺腔内含有发酵颗粒，腺中央有输出管连至十二指肠。

（3）作用：分泌胰液。

30. 说明肝的位置及构造。

（1）位置：是腹腔内最大的器官，位于横膈膜之下，右上腹部，右端接于横结肠，左端接于胃。

（2）构造：由许多肝细胞集合成许多肝小叶，小叶复由结缔组织连接成大叶，肝细胞内分布许多毛细管、血窦、淋巴管、神经及胆道，错综复杂，连接成网。

31. 肝的功用如何？

（1）分泌胆汁。

（2）调节血中的糖分，为动物淀粉的储存所。

（3）处置衰老的红细胞。

（4）将血中来的废料变成尿素而后排出。

（5）滤去毒素。

32. 胆汁的性状和功用如何？

（1）性状：胆汁为稀薄透明的黄色液体，具有苦味，呈弱碱性或中性，含有多量水分，其余为无机盐、有机物、胆色素及其他的固体物质。

（2）功用：①胆汁含有胆盐，能协助胰液、消化脂肪。②将酸性食物变成中性或碱性，使胰液易发挥作用。③胆汁有防止细菌破坏脂肪的作用。④能处理凋残的血红素。

33. 胆囊的位置形状、构造及功用如何？

位置：在肝脏的下面。

形状：如梨形。

构造：内层为黏膜，中层为肌组织，外层为浆液膜构成。

功用：主要功用为储藏肝所分泌的胆汁，并当需要时输出胆汁。

34. 何谓腹膜？

腹膜是滑润的浆液膜，位于腹壁和内脏的表面。

35. 何谓肠系膜？功用如何？

肠系膜是腹膜的皱襞，上有血管神经及淋巴组织。其功用是联系肠，使其保持一定的位置而行正常的运动。

36. 何谓网膜？

网膜也是腹膜的皱襞，大网膜起自胃的大弯向下垂，蔽于肠的前面，小网膜被于胃的前后壁，连胃小弯于肝。

37. 试述大小肠的运动。

（1）小肠的运动有两种

①分节运动：胃中的食糜，进入小肠后，肠壁的环形肌便作有规律的收缩，将食物分成数节，每节又分成两半，每半又和降节联合，如此反反复复，使食糜粒体，能充分和消化液混合，并和肠黏膜接触，以便于吸收。

②蠕动：肠壁的纵行肌和环行肌同时运动，前面舒张，后面收缩，使食糜能向大肠方向推进。

（2）大肠的运动也有两种

①逆蠕动：此种运动仅行使于盲肠及升结肠底，如此可使食物渣滓和肠液混合，并与黏膜接触，以使水分和其他物质充分吸收。

②蠕动：和小肠同样将废物向肛门推进，唯蠕动率远较小肠为缓。

38. 食物分几类？

食物可分三大类：

（1）有机化合物：为辅助生长产生能力的食物，包括碳水化合物、蛋白质和脂肪。

（2）水及无机盐类：为维持正常生理作用食物。

（3）维生素类：维持身体健康和功能的食物。

39. 食物的功用如何？

（1）产生能力，食物经氧化后，便能产生能力或释放能力，以供身体需要。

（2）修补组织，供给组织的新生，补充能力的消耗。

（3）维持正常的新陈代谢，辅助身体生长及发育。

40. 何谓碳水化合物？

碳水化合物或称糖类，是由碳氢氧三种元素构成，氢氧二元素是组成水的成分，故名碳水化合物，包括五谷、果实莱蔬等物。

41. 碳水化合物分几类？

碳水化合物可分三大类：

（1）单糖类：包括葡萄糖与果糖。

（2）双糖类：包括蔗糖、乳糖及麦芽糖。

（3）多糖类：包括淀粉、糊精、植物纤维素与动物淀粉。

42. 何谓蛋白质？

组成蛋白质的主要元素，除碳氢氧外，尚有氮，有时并含硫磷铁。蛋白质最简单的基质名氨基酸，故能分解成氨基酸的物质便叫蛋白质，包括肉、蛋、乳、豆类等物。

43. 何谓脂肪？

脂肪也为碳氢氧化合物，它的基本物质是脂酸和甘油，有保护体温的功用，在植物细胞内、种子、果实、动物的腹壁及组织间都含有。

44. 水对人体如何重要？

水存在于人体各组织中，约占全身重量 70% ～ 80%，是由饮料、水果、米饭、菜蔬中获得。各种养料的消化，必须要吸取水，始能发生化学变化，产生新的物质，然后被组织吸收。水并为多种物质的溶媒，食物溶于水中，便于吸收，废料可藉水排出，此外尚有保持正常体温、清洁物件的功用。

45. 无机盐类有何功用？

无机盐类的主要功用是维持身体正常的生理作用，假如缺乏了某种盐类，便要影响身体，发生某种疾病，例如缺乏碘，便患甲状腺肿；因钙的缺乏而发生佝偻病软骨病；缺少铁，便患贫血等等，故它们对身体是非常重要的。

46. 试述各种维生素的来源及缺乏症。

（1）维生素 A（VitaminA）

来源：鱼肝油、乳类、蛋黄、花生、青菜、番茄、柿子、橘子等都含有，胡萝卜中含量丰富。

缺乏症：①皮肤和黏膜上皮细胞角质化。②角膜干燥而生干眼病。③视网膜角化而生夜盲症。

（2）B 族维生素一（VitaminB_1）

来源：五谷、青菜、酵母、鸡蛋等食品中含有。它大部分存在于谷类的胚胎和种皮内，故上等白米面粉，是没有此种维生素的。

缺乏症：患神经炎与脚气病。

（3）B族维生素二（VitaminB_2）

来源：蛋白、牛乳及酵母内皆有。

缺乏症：发生皮炎、癞皮病。

（4）维生素C（VitaminC）

来源：在各种新鲜水果内如番茄、橘子、柠檬、香蕉等都有，其他新鲜蔬菜、牛肉、豆芽、牛奶等食品中也有，辣椒内含量极丰，它极易被热及空气破坏。

缺乏症：坏血症、黏膜易出血、牙齿败坏。

（5）维生素D（VitaminD）

来源：鱼肝油、蛋黄、紫外线等。

缺乏症：患佝偻病、软骨病、牙齿疾患，及普通营养不良。

（6）维生素E（VitaminE）

来源：在麦芽、棉籽、椰子油、青菜、绿叶中含有。

缺乏症：男子睾丸细胞退化、女子患流产、胎盘停止发育。

（7）维生素K（VitaminK）

来源：菠菜、谷类中含有。

缺乏症：出血不止。

47. 嗜好品在营养上有无价值？

烟、酒、茶是人类三大嗜好品，它们在营养上究竟有无价值呢？少量的东西，对身体确有益处，它们能促进消化液的分泌，帮助消化，加强食欲，但吃得过量，反而妨害身体，每每成瘾，渐渐使身体中毒。

48. 何谓消化和吸收？

用机械的或化学的方法，使食物发生化学变化，以至成为可吸收的物质，称为消化。食物经消化后，变为可溶性和可散性物质，由于渗透和扩散作用，经过黏膜和血管壁面入淋巴和血流，谓之吸收作用。

49. 什么是机械的消化？

凡消化管的运动，如牙的咀嚼、吞咽的动作，胃、小肠及大肠的运动以至排出粪便，属于机械的消化。

50. 何谓化学的消化？

使不能溶解的食物，由于消化液的作用，变成可吸收的物质的化学变化为化学的消化。

51. 试述唾液的消化作用。

唾液内有淀粉酶，能分解淀粉，变成糊精和麦芽糖；故米饭咀嚼后，便发甜的感觉。

52. 试述胃液的消化作用。

胃液内的主要成分有三种，即盐酸、胃蛋白酶及胃脂肪酶，其消化作用如下。

（1）盐酸：使蔗糖变为葡萄糖及果糖，使纤维蛋白和筋肠蛋白膨胀，使乳酪蛋白原沉淀。

（2）胃蛋白酶：和盐酸合作，可分解蛋白质，变成蛋白胨和蛋白胨；并能凝固酪蛋白而成酪蛋白块。

（3）胃脂肪酶：在酸性胃液中，胃脂肪酶不生作用，需在酸性较低时，始能乳化脂肪油点。

53. 试述胰液的消化作用。

胰液内含有多种物质，除了重碳酸钠等无机物及蛋白质外，有数种消化酶，其对食物的消化作用最强，分述如下。

（1）胰淀粉酶：能将淀粉分解成麦芽糖，有可使麦芽糖分解成可被身体吸收的葡萄糖。唯对乳糖及蔗糖等双糖类物质，不发生作用。

（2）胰蛋白酶：胰蛋白酶的消化作用很强，能将一切的蛋白质，分解成最简单的氨基酸，被身体吸收。

（3）胰脂肪酶：在中性、碱性或弱酸性液中，胰脂肪酶都能消化脂肪，分解成甘油和脂酸，胆汁及胆盐能促进胰脂肪酶的作用。

54. 试述胆汁的消化作用。

胆汁内并不含消化酶，其消化功能，是靠着其中的胆盐和胆固醇，他们能将脂肪乳化，使胰脂肪酶与脂肪粒的接触面增加，而后加强酶消化的效力。

55. 试述小肠液的消化作用。

小肠液内有以下数种消化酶。

（1）肠胨酶：消化蛋白类成氨基酸。

（2）乳糖酶：分解乳糖成葡萄糖和乳化糖。

（3）蔗糖酶：分解蔗糖成葡萄糖及果糖。

（4）麦芽糖酶：分解麦芽糖成为葡萄糖。

56. 大肠中有无消化酶？

大肠中没有任何消化酶，但有腺分泌黏液，以润滑粪便；食糜到了大肠，除了不易消化的纤维素外，消化大概可称完善；大肠内的环境，很适宜多种细菌的生长，渣滓和纤维素到了大肠，一方面依靠细菌将其腐化、黏液将其润滑，一方面由于大肠的蠕动，将它排出体外。

57. 口腔有无吸收作用？

食物在口腔内，一部分只能被唾液做初步消化，不发生吸收的的作用。

58. 胃能否吸收？

胃的吸收能力极小，只能吸收微量的酒精、葡萄糖和极少量的氨基酸；对于脂肪及水完全不吸收，即使身体失水过多，供给大量水分，也不吸收。

59. 试说明小肠的吸收。

大部分的消化物质，都被小肠壁内的毛细管或乳糜管吸收，然后肠壁上的绒毛作伸缩运动，将毛细管和乳糜管中的消化物，驱入小静脉管或淋巴中。小肠内的吸收作用，在十二指肠便已开始，水和可溶性盐类，很快地即被该部吸收。各种糖类都需变成单糖类（葡萄糖、果糖、乳化糖）始能被肠壁毛细管吸收。蛋白质到了胃中，便要凝固。凝固的蛋白质，小肠不能吸收，须分解成氨基酸后，很快被毛细管吸收而入门脉。脂肪在小肠内分解成脂酸和甘油，透过肠壁，复被黏膜及白细胞综合成中性脂肪，经乳糜管而入淋巴管。

60. 试说明大肠内的吸收。

小肠内不易消化的食糜，例如蔬菜水果等，到了大肠，可被吸收一部分，但为数极微，其余渣滓都排出体外。水到了大肠，大部分可被吸收，因为盲肠和结肠，有吸收大量水分的能力。大肠除了吸收大量水分外，尚能吸收多种无机盐。

61. 试述碳水化合物在体内的新陈代谢。

小肠的毛细管吸收了单糖，便经门脉连至肝脏；其中一部分应身体的需要，由血液连至组织内，氧化成二氧化碳和水，其余变成动物淀粉储存在肝中；当身体需要时，肝便能将动物淀粉变成葡萄糖而放出。肌肉也同样有此种作用。

62. 试述脂肪在体内的新陈代谢。

由小肠吸收的中性脂肪，大部分由乳糜管入血至各组织，储藏在脂肪组织中，等需要时，便分解成脂酸与甘油，而被氧化成二氧化碳和水排出体外。

63. 试述蛋白质的新陈代谢。

小肠吸收了氨基酸，一部分便由毛细管经血，直接输送至各组织内，综合成蛋白质，以作修补组织，及补充每日消耗之用。大部分的氨基酸，用以产生能力，其余的部分，被组织去其氨基，分解出来的氨，便由肝脏制成尿素，由肾排出体外。

64. 何谓基础代谢。

维持人生最低限度所需要的能力代谢率，即是说呼吸和心跳不致停止的代谢能力，称为基础代谢；此种代谢率因年龄、性别、睡眠、内分泌之不同而差异。

七、排泄系统

1. 何谓排泄？

将身体内因新陈代谢产生的废料，由排泄器官输送至体外的工作叫排泄。

2. 试述排泄器官的名称。

身体的主要排泄器官为肾、肺及肛门，其他为膀胱、输尿管、尿道及皮肤。

3. 哪些是泌尿器官？

肾脏、输尿管、膀胱、尿道是输尿器官。

4. 说明肾的形状位置。

形状：长约四寸，宽约二寸，形如扁豆。

位置：位于腹腔上部，脊柱之两旁，腹膜后面脂肪囊内侧，横膈之下，上端在第十一胸椎之高，下端连于第三腰椎上缘，右肾较左肾略低，右肾前接于肝，内侧前面接十二指肠下段，下端接于升结肠弯。左肾前面上部接胃后壁，中部接于胰的后面，下部接于回肠，外侧缘上部接于脾，下部接于降结肠弯。

5. 肾的构造如何？

肾内侧缘上下端略凸起，中央凹入，称为肾门，血管、神经由此处出入肾脏，进入的血管为肾动脉，出肾的为肾静脉。肾为集合管状腺体，外层为纤维组织组成肾的皮质，内层为较松的肾锥紧贴皮质，为肾的髓部；皮质内有肾小球，是弯曲的毛细管中与外包的扁平内皮细胞所组成，成为肾小管的末端，肾小管迂回曲折，通过髓质，至收集管，各收集管联合而成肾盂。

6. 肾小球有何作用？

肾小球的主要作用，为滤过血浆中的物质（蛋白除外），如尿素、盐类、葡萄糖等入肾小管。

7. 肾小管有何功用？

肾小管是上皮细胞构成，其主要功用如下：因为上皮细胞有选择作用，故肾小球滤出的无蛋白血浆，它能将其中有用的养料，如水、葡萄糖、氨基酸、无机盐等，重新吸收，而将无用的废料，如尿素、尿酸等分泌成尿，输送至肾盂，排出体外。此种重吸收的程度，并不一定，必随生理的情况而改变。

8. 尿的成分如何？

尿的成分 5% 为固体，包括有机物与无机物：有机物有尿素、尿酸、马尿酸、尿酐及其他物质；无机物有氯化钠、氯化钾、硫酸、磷酸、氨、镁盐、钙盐等。其余 95% 为液体成分，大部分为水。

9. 尿的性状如何？

尿为澄清透明的液体，带黄色，反应呈酸性，吃植物性食物的可能为碱性。尿的浓度，与生理状况有关，和尿量成反比。

10. 人体每日的尿量有多少？

尿量随饮水及出汗的多少而定，普通成人平均每日量约 1500mL。

11. 输尿管的位置与构造如何？

位置：上端开口于肾盂，下端入于膀胱底。

构造：内层为黏膜，中层是纵行及环行两层肌组织，外层为纤维组织膜。

12. 膀胱的位置和构造如何？

位置：男子的膀胱，位于骨盆腔内，耻骨联合及耻骨相对处，直肠的前面；女子的位于耻骨联合与子宫之间。

构造：内层为黏液膜，中层是两纵行一环行的三层平滑肌构成，环行肌在尿道口变成膀胱括约肌，外层为浆液膜。

13. 膀胱的功用如何？

膀胱肌的展长性极强，是个极良好的贮尿器官。

14. 膀胱的括约肌有何功用？

膀胱的括约肌，时常保持着紧张状态，这样由输尿管流入膀胱的尿，不能立刻便入尿道，需积聚至一定程度时，始行开放，将尿排出。假如没有括约肌的管制，便要发生时常流尿的现象了。

15. 试述排尿的机械。

膀胱肌和内括约肌是由自主神经所支配，平时在交感神经作用下，膀胱肌舒张，括约肌收缩，尿便贮存在膀胱内，至积聚至一定程度时，250 ～ 300mL 即起反射作用，使副交感神经兴奋，此时括约肌舒张而开放，膀胱肌收缩，压迫尿入尿道，刺激感觉神经，唤起欲小便感觉，同时腹肌及膈肌亦收缩，协助尿之排出。

16. 试述尿道的构造与长度。

构造：内层为黏液膜，外层是肌组织。有内外二个开口，内接膀胱，口周围有括约肌。

长度：男子尿道长七寸，女子长二寸。

17. 尿浑浊的原因何在？

尿浑浊的原因有数种：①尿内有脓或黏液。②尿中含有过多磷酸盐。③尿酸含量过多。

18. 异常尿有哪几种？

蛋白尿、糖尿、酮尿、脓尿、血尿、尿结石，及含有靛基质胆色素等的尿都是异常尿。

19. 尿潴留和尿闭有何不同？

尿潴留是由于种种原因，使尿积聚在膀胱内，不能排出，但却有 [欲排尿] 之意；尿闭多因肾疾患，使肾失去分泌尿的功能，无尿排出，根本无意小便；若长此下去，可造成尿毒症。

20. 皮肤有何功用？

皮肤的功用有数种：①保护身体，使细菌、毒素不能侵犯。②分泌汗液，排泄废料。③放散热能，以调节体温。④为重要的感觉器官。⑤有呼吸作用。

21. 皮肤的构造如何？

皮肤由表皮和真皮二层组织构成：表皮居于外层，是由几层扁平上皮细胞所组成，组织内不含神经和血管，内层名真皮，是纤维性结缔组织，质坚韧而有弹性，为乳头层及网状层所构成，内含血管、神经、淋巴管、皮脂腺、毛囊与汗腺管，真皮之下是皮下结缔组织，是脂肪的储藏处。

22. 汗腺的构造如何？

汗腺是分泌汗液的器官，构造简单，是一根管状腺，下端卷曲成球状，在皮下层，它穿过真皮，连到表皮的毛孔。管的构造是由一层薄膜及数层上皮细胞组成。

23. 汗的成分为何？

汗的成分：98% 是水，1% 左右为无机盐，内大部分为氯化钠，其余为尿素，脂酸及二氧化碳；若分泌过多时，还含有尿酸、有机酸等物质。

24. 试述汗的情状及分泌量。

汗的性状：是透明的略具臭味的无色液体，含有新陈代谢的废料，呈酸性反应，带咸味。体格不甚健康的人所分泌的汗略带黄色。

汗的分泌量不定，随外界的温度和湿度，及本身生理心理的情况而改变；气候炎热而潮湿，和剧烈运动可增加汗液分泌量。

25. 何谓皮脂腺？构造如何？

皮脂腺为一种胞状腺，形如蜂房，居于真皮内毛囊的附近，全身除手掌和足底外，满布于皮肤中。除少数无毛发的部分直接通于表皮外，它多开口于毛囊。皮脂腺被包着数层扁平上皮细胞，其中是各种囊胞，胞内充满了细胞，细胞继续蜕变，成为分泌于体外的皮脂。

26. 皮脂的成分为何？有何功用？

皮脂含有脂肪、肥皂、蛋白质、上皮细胞及无机盐等。其主要功用是滋润皮肤，使它不致因干燥而爆裂；其次，能保护毛发，使有光泽。

27. 何谓耵聍腺？

在外耳道内分泌的一种皮脂腺，名耵聍腺，其分泌物为黄色固体，名曰耵聍。

28. 略述毛发。

毛发是表皮的变形物，是皮质构成，略带倾斜，突出于皮肤表面，除少数部分外，密布全身。露出于皮肤上面的，名毛干，在皮肤中部分的，叫毛根；毛干中有髓，皮脂腺分泌油质，以光润毛发。

29. 略述爪甲。

爪甲也为表皮的变形物，附着于指和趾的末端，质坚硬而有弹性，是角化的上皮细胞构成，爪甲的附着皮肤部，分为甲床，被皮肤遮盖的部分叫甲根，露出于皮肤之外的叫甲体。

八、生殖系统

1. 试举生殖器的名称。

（1）男子生殖器包括睾丸、附睾丸、输精管、精囊、精索、摄护腺、射精管、前列腺、尿道、阴茎。

（2）女子的生殖器包括卵巢、输卵管、子宫、阴道、外生殖器。

2. 说明卵巢的位置，形状和构造。

位置：位于骨盆腔内，子宫的两旁，有韧带和子宫相连。

形状：为扁平椭圆形，两面向内外，两端向上下。

构造：卵巢为腺体，有结缔组织组成基质，内有大小各种胞状体，小的名原始卵胞，大的名囊状卵胞；此外并含有血管和神经。

3. 说明输卵管的位置形状和构造。

位置：位于子宫底的两侧，依地平向外展开；上端在卵巢附近。

形状：为长约四寸的管，靠近子宫端较细，卵巢端则扩大成喇叭形，叫输卵管或漏斗伞。

构造：内层为黏膜，有毫毛向子宫颤动；中间是肌组织膜，外层为结缔组织和浆液膜。

4. 子宫的位置形状和构造如何？

位置：位于骨盆腔内，膀胱和直肠的中间。

形状：如梨状，上端粗大，下方细狭。

构造：分子宫体和子宫颈两部分，上端输卵管口至膨大部分名子宫底。子宫壁的组织可分三层，内层是黏膜，长有颤毛，中层为平滑肌，肌层很厚，外层是浆液膜。

5. 阴道构造如何？

阴道连于子宫颈，开口于体外；构造和子宫壁相似，唯肌层不厚，黏膜上有数层上皮细胞，和一层富有毛细管和神经末梢的结缔组织；阴道内有许多管腺，分泌液体。

6. 子宫有何功用？

（1）接受受精卵。

（2）保护胚胎。

（3）滋养胎儿，使他生长。

7. 何谓月经？

月经是女子达到一定年龄后，生理上发生定期变化，其现象为子宫流血。普通女子到了十三四岁时，就发生行经现象。

8. 试述月经周期中各期的变化。

健康人的月经，每隔28天行经一次，称为一个月经周期，在此周期中，由于子宫黏膜的变更，可分成四个阶段：每一期称行经期，4～7天；此期子宫内血管破裂，黏膜崩溃，血液和黏液由子宫经阴道流出。第二期名经后期，或称修缮期，约7天，此期子宫黏膜和血管愈合，上皮新生。第三期名休息期，此期黏膜不发生变化，第四期名经前期，此期黏膜很快增厚，血管充血，子宫内腺体变弯而扩大，达一定程度，血管黏膜破裂，又至行经期了。

9. 何谓绝经期？

绝经期是月经因生理情况而完全停止，平均最早为38岁，最迟54岁。

10. 试述睾丸的位置及构造。

位置：睾丸在腹腔外部，阴囊之内。

构造：有左右两粒，是许多精细管组成，管壁由上皮细胞和结缔组织而成，外有血管围绕。睾丸表面被以白膜，后上部有许多结缔组织构成纵隔，并散开将睾丸分成许多小叶。睾丸并含内分泌质，名睾丸素，能刺激男性第二性征的发育。

11. 睾丸有何功用？

睾丸有两种功用，即产生精子及分泌睾丸素。

12. 前列腺有何功用？

前列腺能分泌很多呈碱性的液体，其中含有蛋白质、黏液蛋白、无机盐等，它能润滑尿道，以助精子的输出，并能中和尿道的酸性，以保护精子。

13. 如何成孕？

成熟的卵子，从卵巢内放出，经过输卵管伞，至输卵管的下半部，此时若有精子经阴道和子宫，到达输卵管和卵子相遇，如环境合宜，精子便钻进卵子里面，成为受精卵，进行细胞分裂，并落入子宫，由子宫壁供给养料，渐渐发育成胎儿。

九、内分泌系统

1. 何谓内分泌腺？

内分泌腺是一种腺组织，它能分泌一种名荷尔蒙（hormone）的化学物质，直接进入血循环或间接经淋巴而入血，连至各组织，调节别个器官的功能；此种腺没有分泌管，故又名无管腺。

2. 内分泌有哪几种？

内分泌包括甲状腺、副甲状腺、胰腺、肾上腺、脑下垂体、胸腺、性腺及松果体等。

3. 试述甲状腺的位置及构造。

位置：位于喉头之下，气管的两旁；形如蹄铁。

构造：为两叶及一夹腰构成，夹腰横跨气管前面，联络两叶。甲状腺由很多小泡合成，每小泡包被着一层上皮细胞，内充满了类胶质，其中含有多量碘化合物。甲状腺外满布了毛细管，每叶并有三条动脉通过、故血液供给，十分丰富。

4. 甲状腺有何作用？

甲状腺的主要作用是调节细胞的新陈代谢功能，增加身体组织的氧化作用，及促进身体的生长和发育。

5. 甲状腺分泌不足及分泌过多能发生何种症状？

（1）甲状腺分泌不足，可发生下列症状：①新陈代谢缓慢。②若在幼年时，则身体生长极缓，肌肉不发达。③体温稍下降，常发生冷感。④性器官特别是附性器官不发育。⑤感觉与行动迟钝。⑥毛发脱落，皮肤粗厚。⑦脉搏迟缓且不正。

（2）甲状腺分泌功能亢进，能发生下列症状：①甲状腺肿大。②脉搏极速，呼吸频数。③体温较正常略高，自觉有热感。④新陈代谢显著亢进。⑤眼球突出。⑥神经过敏，手指常震颤。

6. 试述副甲状腺的位置构造及功能。

位置：附着在甲状腺的背面，有上下两对。

构造：如黄豆大四个小体，为一团多角形上皮细胞所组成，无小泡和胶性物，附着毛细血管甚多。

功能：调节钙质的新陈代谢，维持血钙与磷质的平衡。

7. 副甲状腺发生功能障碍时有何症状发生？

若副甲状腺发生功能障碍，则最初舌头扯动，继续发生面部、颈部及四肢震颤；血钙下降，身体消瘦，骨与齿粗而软。若此腺被截除，可以致死。

8. 胰腺何故也可属于内分泌腺？

胰腺除能分泌消化液外，尚有一种与消化无关的无管腺，散布在胰腺泡之间，名叫兰格罕小岛，能分泌一种名胰岛素的化学物质，对于糖类的新陈代谢有关；所以胰腺也属于内分泌腺。

9. 胰岛素有何功用？

（1）促进组织内葡萄糖的氧化，以调节碳水化合物的新陈代谢作用；同时促进血糖转变成动物淀粉，储存于肝。

（2）促进脂肪和蛋白质的新陈代谢，有抑制它们转化为葡萄糖的作用。

10. 缺乏胰岛素能发生何种病症？

缺乏胰岛素，体内的血糖便要大形增高，洋溢至尿，发生糖尿病。

11. 试述肾上腺的位置构造及作用。

位置：在肾脏的上端和内方。

构造：共左右两个，每个分内外两部，外部为多角形上皮细胞构成的皮质，含有许多似脂小球体，呈黄色；内层为深红色的髓质，含有很多粒状体积色素细胞。

作用：皮质分泌皮部素，髓质分泌肾上腺素。

12. 缺乏肾上腺皮部素能发何种病症？症状如何？

缺乏肾上腺皮部素能患安迪生病，其主要病状是皮肤现古铜色，呕吐及肌肉虚弱，有致死的危险。

13. 肾上腺素有何作用？

肾上腺素和交感神经的作用相同，分述如下：

（1）使心跳加速及增强。

（2）能使心脑及意外的小动脉管缩小，血压升高。

（3）使消化管的内脏平滑肌松弛，括约肌收缩。

（4）放大瞳孔。

（5）使小支气管扩张。

（6）能使肝脏放出大量糖分，致血糖上升，甚至发生糖尿；并能促进肌肉内的动物淀粉分解，致血中乳酸增多。

（7）能促进组织蛋白质分解，使身体产热较多。

（8）能将储藏的脂肪移入血液，致血中脂肪增加。

14. 何种情况能使肾上腺素分泌量增加？

在惊恐、发怒、剧烈运动、寒气侵袭、疼痛、窒息与麻醉等的情况下，肾上腺素大量增加。

15. 脑下垂体在何处？分为几部分？

脑下垂体居于大脑下蝶骨上面的中央凹（蝶鞍）内，一端接连于视交叉后的漏斗。由于结构及作用的不同，分前叶和后叶两部分。

16. 垂体后叶的构造如何？

垂体后叶可分成神经部、中间部及结节部三部分；神经部是由神经纤维、神经胶质及脑室膜细胞组成，中间部由结缔组织、上皮细胞及胶性物质组成；以上两部的血管极少。结节部的血管较多，为腺泡和上皮细胞构成。

17. 垂体后叶有何作用？

垂体后叶能分泌数种活动原素，分述如下：

（1）垂体素：能控制胃肠道及怀孕末期子宫的血管和平滑肌。

（2）垂体加压素：除心脑肺肾部分外，能使其他的小动脉及毛细管缩小，血压升高。

（3）催产素：能使子宫起强烈的收缩。

（4）抗利尿素：减少尿的分泌。

18. 垂体前叶的构造如何？

垂体前叶由很多腺泡组成，腺泡内含有胶性物，为细胞的分泌物质。前叶的上皮细胞含有多种粒状体，此粒状体具有不同的性质。

19. 垂体前叶有何作用？

垂体前叶能分泌多种活动原素，分述如下：

（1）生长激素：成年以前，垂体前叶若分泌过多，可使骨骼特别发育，成为畸形巨大；若在成年以后，则产生肢端肥大症。

（2）性腺刺激素：能刺激性腺，使它产生动情产生素，及黄体生成素，前者能使卵巢和睾丸产生动情素，后者能激发卵巢分泌助孕素。

（3）甲状腺刺激素：垂体前叶内分泌有增加甲状腺活动的功能。

（4）肾上腺刺激素：能控制肾上腺的活动。

（5）生乳素：能刺激乳腺，使它生长发育，并分泌乳汁。

（6）生糖尿素：能抗衡胰岛素，产生糖尿。

（7）代谢兴奋素：能增加新陈代谢功能。

20. 说明胸腺的位置、构造变化及作用。

位置：位于胸骨和心脏之间，甲状腺之下，胸纵隔腔内。

构造：分左右两叶，由弹力纤维的结缔组织和淋巴组织构成，其中贮有多量淋巴细胞。

变化：此膜是婴儿一种器官，身体渐长，它便渐次萎缩，至青春期，便完全退化，只能见到留下的痕迹。

作用：胸腺的存在，对于发育有关，能使第二性征发育迟缓。

21. 性腺有几种？分泌何物？

性腺有两种，男性的是睾丸，女性的是卵巢。睾丸分泌睾丸激素，卵巢分泌卵泡激素（或称动情素）和黄体激素（或称助孕素）。

22. 睾丸激素有何作用？

睾丸激素能刺激第二性征的发达与附性器官的生长；若将睾丸割去，则生殖器萎缩，面无胡须，声音低小，性情如女子，一切第二性征现象，都不发生。

23. 卵泡激素有何作用？

卵泡激素的主要作用，也为刺激第二性征的产生，例如乳房的发育，附性器官的生长。此外，子宫壁的定期变化，及子宫肌的收缩，也和此激素有关。

24. 黄体激素有何作用？

黄体激素能减轻子宫的收缩，管理怀孕，栽植受精卵在子宫壁，维持上半期怀孕的成功；在怀孕时期，能促速乳腺的发展。

25. 略述松果体

松果体又称脑上腺，是上皮细胞与神经胶质构成，居于大小脑之间，四叠体之上，其作用能刺激性的早期发育及身体的生长。

十、神经系统

1. 神经的单位为何？

神经的单位为神经细胞，名叫神经元：每个神经元包括细胞体与突两部分。突有两种，一为轴状突，每个细胞只有一根；另一种名树状突，数量很多，且多分支。

2. 神经原有几种?

神经元以其构造的不同而分两种：①双极神经元，此类神经元只有一个树状突。②多极神经元，此类神经元有多种形式的突。

若以其功能分类则有三种：①向中神经元（又名感觉神经元），能将受纳器的神经冲动传入中枢。②离中神经元（又名运动神经元），执行中枢的命令，将神经冲动传导至运动器官。③联络神经元，能将感觉神经元连至运动神经元。

3. 何谓突触?

一个神经元的轴状突和另一个神经元发生生理关系的地方，名叫突触，突触的结构并不一致，有的是轴状突末梢和另一神经元的树状突相交处，有的则是轴状突和其他神经元的细胞体接触的地方。

4. 突触有何特性?

（1）突触可影响神经冲动的传导，使速率迟缓。

（2）神经纤维传导冲动，能向两个方向进行，但传过突触，只可向一方进行。

（3）神经元的一部分受伤时，能影响其他部分，但此影响不能越过突触。

5. 神经系统如何分类?

根据神经系统存在的部位，可分两类，将藏在骨腔里面盖有硬软膜的称为中央神经系统，包括脑和脊髓，其他在骨腔外面联络中央神经系统和身体各部的神经纤维，叫周围神经系统。若从神经的作用分，则可分成脑脊系统和自主神经系统两大类。

6. 何谓神经节及神经丛?

在中央神经系统以外的神经细胞体的聚合体，名叫神经节，居于脊髓的脊柱，为卵形体，是由双极神经元组成。

神经丛是许多相近的神经分支接成的神经网。

7. 脑分几部?

脑分三部，即前脑、中脑和菱脑：

（1）前脑：分间脑和终脑两部分；间脑包括视丘，视丘上部（有松果体）、视丘中部（有膝状体）及视丘下部（有视交叉和脑下垂体）。

（2）中脑：包括四叠体、大脑导水管及大脑脚。

（3）菱脑：分后脑及末脑两部分，后脑包括小脑和桥脑，末脑即延脑。

8. 略述脑膜。

脑膜共有三层，最外层紧贴于骨膜，质坚韧不易损坏，呈白色，名叫硬脑膜。中层为结缔组织，形式似网，有极多空隙，充满了脑脊液及血管，称为蜘蛛膜。内层紧包脑皮质，质细薄，上面有许多血管及淋巴管，以供给脑的营养，此层名软脑膜。

9. 说明大脑的外表。

大脑呈卵圆形，中央有深纵裂，将它分成左右两半球，半球表面有许多皱襞，构成隆起的脑回。半球上几条较大的沟，在顶面中央横着的名中央沟，它的两端达半球的侧面，垂直于深而长的侧沟；中央沟的后面，有顶沟；顶沟之下有顶枕沟。这些沟将大脑分成四叶，中央沟之前名额叶，其后名顶叶，侧沟下名颞叶，顶枕沟下叫枕叶。半球体的表层为灰质，亦称皮质，为神经细胞体构成；内层为白质，亦称髓质，由神经纤维构成。两半球纵裂的下面联合后叫胼胝体。

10. 大脑有何功用?

大脑为管理一切感觉和运动的中枢，凡精神、智慧、思想、意识、语言、感觉及运动等生理功能，都由大脑半球发生；大脑并有体温调节中枢，维持身体一定的体温。

11. 小脑的位置形状和构造如何?

位置：在大脑枕之下，枕骨窝中，延髓的后面。

形状：为略扁的卵圆形，分成左右两半球，半球中央有一个蚯状叶，名虫部。

构造：和大脑相似，外层为皮质，内层为髓质，但髓质分成树枝状，深入皮肤的内部。小脑表面也有细沟构成回，唯各沟大体平行。

12. 小脑有何功能?

小脑为平衡中枢，能维持身体的平衡，宰制肌肉的紧张和协调，保持身体的姿势。

13. 延脑的位置和形状如何?

延脑：又名延髓，居于枕骨窝的底部，小脑的前方，上接脑桥，下经枕骨孔和脊髓连接。

形状：如椎体形，前后有深裂，中央有管。

14. 延脑有何功用？

延脑的功用有数点：①延脑为制宰生命的中枢，它管理身体上各种有关于生命的生理功能，例如呼吸、心动、循环等。②延脑并为头颈部肌肉的反射中枢。③为许多内脏的反射中枢，如主宰唾液泪液的分泌，吞咽和呕吐动作等。④它又为各种神经径路的传导，是脑神经向中纤维和离中纤维的出发点和终点。

15. 何谓脑干？

脑干是四叠体，大脑脚、脑桥及延髓四部分的总称。

16. 何谓脑室？

脑室是脑中的空隙，内盛脑脊液，计有四室，即大脑半球各有一个侧脑室，藉室间孔通至第三脑室，下连大脑导水管，借此通至第四脑室，故此四室是彼此相通的。

17. 试述脊髓的构造。

脊髓位于脊柱里面，上接延髓，为长圆柱形，向下至第一腰椎缩小成脊髓圆锥，尖端达尾椎。脊髓外有膜三层，最外层为硬膜，至荐骨处成一盲囊；中层为网形的蜘蛛膜，空隙内充满了脑脊液；最内层为软膜，附着在脊髓上。脊髓的灰质在里面，呈H形，白质在外面。前后有正中裂，分脊髓成左右两半，此两半相连的中央，有很细的中央管，内藏淋巴液。脊髓的灰质，向前后侧突出，突出部分即为脊神经的发生处，故称此为前根基后根，神经由此穿脊骨孔而出。

18. 试述十二对脑神经的起源分布及功能（表4）。

表4　十二对脑神经

名称	起源	分布	功能
（1）嗅神经	大脑半球分出	鼻腔嗅上皮	管理嗅觉
（2）视神经	视神经交叉部	视网膜	管理视觉
（3）动眼神经	大脑脚内侧	眼上直、内侧直、下直、下斜肌、提上睑肌及瞳孔括约等眼窠诸肌	1. 眼球运动及知觉 2. 眼内平滑肌的运动及知觉

续表

名称	起源	分布	功能
（4）滑车神经	四叠体后方	眼上斜肌	管理上斜肌的运动和感觉
（5）三叉神经	脑桥两侧	眼球及鼻腔，上颌及牙齿，下颌及口舌	1. 管理上下颌运动，咀嚼肌的动作 2. 头部、鼻、齿及脑膜等处的触、痛、冷热等感觉
（6）外旋神经	脑桥与延脑之间	眼外直肌	管理眼睛外直肌的运动
（7）颜面神经	延脑的上外侧	舌前 2/3 及颜面诸肌	1. 管理唾液分泌 2. 舌前 2/3 的味觉 3. 面部肌肉的运动及表情 4. 外耳的普通感觉
（8）听神经	延脑的上外侧	入内耳道，分布于三半规管及蜗牛壳	1. 管理听觉 2. 维持头部的平衡
（9）舌咽神经	脑桥的下端，听神经之下	舌后 1/3、咽的黏膜，颈动脉窦，颈动脉体，茎突咽肌	1. 舌后 1/3 下及附近的味觉 2. 唾液分泌 3. 茎突咽肌的运动和感觉 4. 咽喉的冷热触痛感觉
（10）迷走神经	延髓的上外侧，沿颈动脉下行	咽喉、食管、气管、心、肺、胃、肝脾、肠、肾等内脏主动脉弓及颈动脉窦	1. 管理内脏平滑肌运动 2. 使胃腺胰腺分泌 3. 咽喉处的肌肉运动和感觉 4. 使冠状动脉收缩 5. 传入消化道、呼吸道、大经脉及颈动脉窦的感觉
（11）副神经	延脑下部脊髓上部	分两支：一和迷走神经相合一分布于胸锁乳突肌及斜方肌	1. 管理胸锁乳突肌及斜方肌的运动与感觉 2. 分担迷走神经的工作
（12）舌下神经	延脑的后端	舌骨下部诸肌	管理舌的运动

19. 脊髓神经有几对？分布如何？

脊髓神经共有 31 对，可区别为五种。

（1）颈神经 8 对，分布于颈、胸廓及上肢诸肌。

（2）胸神经 12 对，分布于肋间及胸腹部。

（3）腰神经 5 对，分布于下腹壁与大腿。

（4）荐骨神经 5 对，分布于骨盆周围肌肉及下腿诸肌。

（5）尾骨神经 1 对，分布于尾骨尖端及外皮。

20. 脊髓的功能如何？

脊髓不仅是反射动作的反射中枢，它并能传导由外界刺激而起的感觉冲动至脑，同时将脑发出的运动冲动传至运动器官，故它是传导神经冲动的通路。

21. 何谓径？分哪几种？

具有同一起源同一终点，及同一功用的一束脊髓内的神经纤维称为径，它必与脑联络，有传导的功用。由于传导方面及功用的不同，普通可分三种：一为升径，或称感觉径，是传导收纳器的感觉冲动至脑。一为降径，或称连动径，是传导脑的运动冲动至脊髓，再至运动器官。另外一种名联合径，是联络脊髓两边及上下神经元的径。

22. 自主神经系统分几类？

自主神经系统分交感神经系统及副交感神经系统两大类；副交感神经系统又分成脑副交感神经系及荐副交感神经系两大部分。

23. 自主神经系统分布于何处？

自主神经系统分布于内脏平滑肌、心肌及内分泌腺，一切横纹肌以外的反应器都为自主神经系统分布的所在。

24. 何谓交感神经节？

交感神经节是在脊柱两侧的神经细胞聚合体，共有 24 对，上下互相联络成一链，名交感神经链。

25. 何谓节前纤维与节后纤维？

从脑及脊髓通到交感神经节的轴状突叫节前纤维。从交感神经节通至内脏所发出的神经纤维（轴状突）叫节后纤维。

26. 试述副交感神经的起源

副交感神经分脑副交感神经及荐副交感神经两部，脑部的节前纤维起源于中枢、延脑及迷走神经，沿第三、第七、第九、第十及第十一对脑神经而至副交感神经节。荐骨部的节前纤维则起源于第二、第三、第四的荐骨神经，由此达副交感神经节。其节后纤维则由此神经节至盆腔内脏。

27. 交感神经有何种生理作用？

交感神经的生理作用如下：

（1）收缩血管（脑肺及心的血管除外），升高血压。

（2）加强心动力量，增进心跳频率。

（3）使胃肠及膀胱的平滑肌松弛，括约肌收缩。

（4）使支气管放大。

（5）对子宫的作用有两种，一使收缩，一使松弛。

（6）使竖毛肌收缩。

（7）放大瞳孔。

（8）促进汗腺、孔腺、肾上腺及甲状腺分泌。

（9）使脾脏收缩。肝储存的动物淀粉分解。

28. 副交感神经有何种生理作用？

副交感神经的生理作用和交感神经的作用正相反；分述如下：

（1）迷走神经的作用：①减弱心动力量，使心跳迟缓或停止。②使冠状血管收缩。③使消化道（食管下部至直肠）收缩，括约肌松弛。④缩小支气管。⑤促进胃液分泌。⑥促进胰腺分泌消化液。

（2）刺激第九对脑神经，可使腮腺血管放大，及分泌唾液。

（3）刺激第七对脑神经，能使舌下腺和颌下腺的血管放大及分泌唾液。

（4）刺激第三队脑神经，能缩小瞳孔。

（5）荐副交感神经的作用：①使大肠收缩，肛门括约肌松弛。②膀胱平滑肌收缩，括约肌松弛。③男性生殖器官海绵体的血管及血管扩张。

29. 何谓交感神经感应药？

有些药物的作用于刺激交感神经的作用很相似，故称为交感神经感应药；最普通的有肾上腺素（Adrenaline）、麻黄素（Ephedrine）、阿托品（Atrophe）等药物。

30. 哪些药是副交感神经感应药？

匹罗卡品（pilocarpine）、蕈毒素（muscarine）、毒扁豆素（physostigmine）及醋酸胆胺（acetycholine）等药品是副交感神经感应药。

31. 试述睡眠。

睡眠是因为大脑皮质细胞发生疲劳而起。在将近睡眠时，全身感觉疲倦，精神毫无，上眼睑下垂，眼睛干燥，肌肉松弛；于是进入睡眠状态。此时大脑皮质细胞的功能减退，对外界的活动，不能适应。在体内，生理功能减退。脉搏和呼吸次数减少，分泌作用也减退，膝盖腱反应消失。

32. 上肢的主干神经何名？

上肢的主干神经有尺骨神经、正中神经、桡骨神经、肌皮神经。

33. 下肢的主要神经何名？

下肢的主要神经有坐骨神经、股神经、闭锁神经。

十一、感觉器官

1. 何谓感觉？人体感觉器官有几种？

将外界的或体内的刺激，由神经传至神经中枢，使发生知觉，谓之感觉。感觉器共有 5 种：眼司视觉，耳司听觉，鼻司嗅觉，舌司味觉，皮肤司触觉。

2. 何谓受纳器？

受纳器即是感觉神经元的神经末梢；能够接受刺激，然后由神经传到中枢。

3. 感觉分几类？

感觉可分皮感觉、肌肉感觉、关节感觉、触觉、热觉、冷觉、痛觉、饿觉、渴觉、嗅觉、味觉、视觉、听觉及平衡感觉。

4. 眼球的构造如何？

眼球体于眼窠内，其球壁由三层膜组成。外层为角膜与巩膜：角膜居于眼的前方中央；巩膜俗称眼白，包围眼球的大部。中层为脉络膜、毛样体及虹彩；脉络膜在巩膜内，由血管、神经及含有黑色素的纤维粗成；脉络膜的前缘，近角膜处，变成毛状肌及毛状突合称毛样体，其前方连接由色素细胞及平滑肌构成的虹彩。内层为网膜，有神经纤维连至脑。网膜的裹而有三种透明的折光体，即水状液，水晶体及玻璃体。玻璃体被网膜所包圈，占眼球的大部，为乳胶体，它的前而，即是两面凸出的水晶体，由纤维组成。水状液居于水晶体及虹彩之前，角膜的后方，为透明液体。

5. 网膜的构造如何？

网膜是由很多神经细胞连结而成，可分八层：最外层叫色素层；其余七层的名称依次为圆柱和圆锥层、颗粒层、外分子层、内颗粒层、内分子层、神经节层以及神组纤维层。网膜上视神经的入口处，有一不能感光的部分，称为盲斑，此处没有圆柱视细胞。盲斑的附近，约在眼底的中央，有一黄色圆点名黄斑，是视力中心，它的中央凹陷，名小央小窝。

6. 眼球上有何神经及血管分布？

（1）神经：①三叉神经第一枝（司眼球的知觉）。②视神经（司视觉）。③动眼神经。④交感神经（以上两种神经司瞳孔的收缩，眼肌的活动）。

（2）血管：①网膜中心动脉。②前毛样动脉。③后毛样动脉。④长毛动脉。

7. 眼的保护器官为何？

眼的保护器官有眉、眼睑、睫毛、结合膜及泪器。

眼的运动器官是附着于眼球里面的 6 条肌肉，名上直肌、下直肌、内侧直肌、外侧直肌、上斜肌及下斜肌。

8. 试述泪器的构造。

泪器由泪腺、泪管及泪囊三部构成。泪腺居眼窠外上角，为复管状腺，分泌泪液。泪管位于上下眼睑肉皮下，起自泪点，至内眦（眼睑内角）处联合成总管。泪囊位于鼻根近旁，由膜及上皮构成，向下移行于鼻泪管。

9. 虹彩有何种功能？

虹彩的功能有两种：①遮蔽周围光线，使网膜上的映像明显。②调节光线，在强光时，使瞳孔缩小；弱光时，将瞳孔放大，增减光的经过。

10. 试述眼的调节功能。

眼球的水晶体，能随视物的远近，变更它的凸度，物体近则凸度增厚，物体远便减薄，如此可使物像明显的映在网膜上。此种作用叫调节作用。水晶体凸度的增减，是由于毛状肌的作用。视物在十厘至六十米间，都需调节。

11. 何谓正视眼？

外物的光线，不论远近，都能明晰的映像在网膜上的眼睛叫正视眼。

12. 说明三种变常的眼睛。

（1）近视眼：由于眼球前后过长，远点外物的光线经过折光体，集合在网膜之前，到了网膜的时候，光线再散漫，因此物像便不显明了。要矫正此缺点，可用凹透镜。

（2）远视眼：正与近视眼相反，眼球前后直径太短，使外物平行光线的焦点，直透过网膜之后，故视近物时也不清楚。用凸透镜纠正。

（3）散光眼：由于角膜面的弯曲不均衡，使平行光线不能同时集中成一个焦点所致。可用圆柱镜纠正。

13. 说明听觉器官的一般构造。

听觉器官为耳，它的构造可分三部，即外耳、中耳和内耳。外耳包括耳壳、外耳道及鼓膜。中耳又名鼓室，在鼓膜与内耳之间，内有听小骨与欧氏管。内耳居颞骨岩状部中，分骨迷路和膜迷路两部分。骨迷路又分三部，前为蜗牛壳，中间名前庭，后面为三半规管。

14. 听小骨的名称及位置为何？

小骨有三块，名锤骨、砧骨与镫骨，居于中耳内。锤骨附着于鼓膜：砧骨上端和锤骨相连；镫骨最小，连于砧骨下面尖端。

15. 鼓膜在何处？有何功用？

鼓膜在外耳道的末端，成为中耳和外耳的交界。当声浪传入耳朵时，鼓膜便能随之震动，而后唤起听骨的运动，将声浪传入内耳，达到神经中枢，产生听觉。

16. 欧氏管（耳咽管）有何功用？

欧氏管与咽相通，它能使鼓膜内外的压力时常平衡，不致因为空气压力的增加而使鼓膜破裂。此外还有排出中耳黏膜分泌物的作用。

17. 半规管如何结构？有何功用？

半规管分骨质部与膜部，膜在骨的里面，共有三个弧形的管横在三个平面上，分别为外管、前管及后管，管内外充满淋巴。每管的一端有一膨大部分叫壶腹，内有听脊及毛细胞，为听神经纤维分布处。

半规管的主要功能，为保持身体的平衡位置和头部扭转的受纳器。

18. 蜗牛壳有何功用？

蜗牛壳内含有听神经末梢，故为听觉的受纳器，能传导外来的声波到脑听中枢。

19. 听神经分布于何处？功用如何？

听神经分布于内耳，共有两支：一支分布于前庭膜迷路及三半规管听嵴的毛细胞内。能将神经冲动，传至延髓再到小脑平衡中枢，使产生平衡感觉。另一枝分布于蜗牛壳膜迷路的上皮细胞。能传导声浪到大脑听觉中枢。

20. 嗅觉受纳器在何处？

嗅觉受纳器在鼻腔上部顶面的黏膜里，为细长形，一端长有颤毛的细胞。

21. 嗅觉如何发生？

空气中的气味粒体，进入鼻腔，鼻腔内的分泌液，将气味粒体溶解，透入黏膜，刺激嗅细胞，连着于细胞一端的神经纤维，便将冲动传至嗅觉中枢，发生嗅觉。

22. 嗅觉有何特性？

嗅觉的特性有二：①容易疲劳，不能持久，故若进入有臭气的室内，起初觉得气味很强烈，经久后感觉气味已减弱。②嗅觉必协助味觉以辨别食物的优劣。

23. 味觉的受纳器在何处？

味觉的受纳器是舌上的味蕾，藏于舌乳头内。

24. 味觉有几种？各种受纳器在何处？

味觉普通可分甜、酸、苦、咸四种，其他还有辛辣涩等。舌的各部对各种味觉的感应力不同，普通舌尖对甜及咸最敏感，舌边对酸最灵，舌根对苦最敏感。

25. 渴觉从何而起？有何功用？

渴觉由于咽喉部黏膜的干燥而发生。它的功用，能使人知道身体组织内水分已不足，需要外界供给。

26. 饥饿感觉起于何处？

饥饿感觉是由于胃大部分的剧烈收缩而起，收缩愈剧烈，饥饿感觉愈厉害。

27. 皮肤及肌肉有何种感觉受纳器？

皮肤及肌肉内有触觉、痛觉、温度感觉、压觉及定位觉等受纳器。

第二章　消毒卫生常识问题

1. 消毒大意。

我们日常生活的周围，有无可计数的细菌、原虫等病原体，浮游在空气中，或存在于一切残余物排泄物中，以及和我们接触物体的表面上；它们往往要乘机侵袭，威胁我们的生存。为防患于未然，即古人所谓“上工治未病”，必须举行杀灭此类成为发生病害的细菌、原虫等病原体。消毒的意义，即尽于此。

2. 何谓病原体？

能使人或动物生病的物质，称病原体；包括细菌、原虫、滤过性病毒、立克次小体、脏虫及微菌。

3. 病原体须具备何种条件？

病原体须有下列数种条件。

（1）凡若干患同样病的患者，能检查出同样的病原体。

（2）病原体能从患者身上取出，用人工方法培养。

（3）将此人工培养的病原体，再接种于人身，可发生同以前相同的病变。

4. 何谓细菌、原虫、滤过性病毒、立克次小体、脏虫及霉菌？

（1）细菌：为单细胞植物；其形态、排列、对外界抵抗力及染色反应各有不同。种种严重的传染病，如霍乱、鼠疫等即是此类细菌所造成。

（2）原虫：为单细胞动物。病症中的阿米巴痢疾、疟疾、黑热病等，病原体都是原虫。

（3）滤过性病毒：此类病原体，极为微小，无法在现代的普通显微镜下检视；它能透过磁质滤过器，因此称为滤过性病毒。常侵犯皮肤和黏膜，如麻疹、天花、水痘、流行性感冒等。此类病原体不易培养，必须用生活组织的培养基培养。

（4）立克次小体：属于多形性的植物。往往寄生在人体的细胞内，须用生活细胞（如鸡蛋）培养始能生长。此种病原体，能用普通显微镜检查。它所致的疾病，常由节足动物作媒介，例如跳蚤，白虱等吸血传染。发病时皮肤必发皮疹，斑疹伤寒即为一例。

（5）脏虫：多为细胞动物，本身无独立的活动能力，大多寄生在人类或动物的消化道内。具有极发达的生殖系统及退化的消化、运动与感觉系统。蛔虫、蛲虫、钩虫等皆属之。

（6）微菌：为多细胞植物，可用肉眼观察。放丝菌即属此。黄癣牛皮癣即由此种病原体所致。

5. 细菌分几类？

从形态上分，细菌可分成杆菌、球菌、螺旋菌、弧菌四大类。

细菌的形式如小棒的称为杆菌；伤寒菌、破伤风菌等属之。呈圆形的名球菌；如肺炎球菌、化脓性球菌等。各种球菌有各种不同的排列，排列不规则呈葡萄形的名葡萄球菌，如化脓性菌。排列成链锁状的名链球菌，如猩红热链球菌。二个排列在一起的名双球菌，例如淋病双球菌。螺旋菌因它的形状弯曲如螺旋，故有此名。弧菌的形态如弓样弯曲。霍乱菌即属之。

6. 何谓化脓菌？

不论身体的内部或外部，成立炎肿性而发生化脓作用，大多因球菌侵入所造成，此类球菌，有葡萄状球菌，链球菌等，统称为化脓菌，此外结核菌，绿脓菌亦能引起化脓。

7. 病原体侵入人体的路径如何？

病原体侵入到人体内部的路径，因病菌类别而不同，分述如下：

（1）从皮肤侵入：如破伤风杆菌，能从皮肤表面的微细破伤处侵入。化脓性球菌，能从健全皮肤的毛孔中及汗腺中侵入；破伤之处，更易感染。

（2）从呼吸道侵入：有肺炎球菌、白喉杆菌、结核杆菌等。

（3）从消化道侵入：多数由口径食管、胃而盘踞于肠中，始发生作用。如霍乱菌、伤寒菌、赤痢菌等。

（4）从黏膜为路径：如淋菌由尿道黏膜而入，流行性感冒由鼻黏膜侵入。

（5）从胎盘为传染路径：病毒由母体中胎盘的媒介，传给胎儿。

8. 病原体如何为害于人生？

常细菌或原虫等，侵入人体后，得到适宜的温度与营养，即发育分裂，迅速滋长，放散毒素于人体内，人身组织中如血液、神经、肌肉，受到毒素的侵害，便引起反应，成为疾病。如此为害，称为毒素作用。他如因寄生虫之钩或吸盘移转时，使该部的渗透力堵塞，引起该部的组织发生病变；如此为害，称为机械作用。其他如肠内的营养物被吸，血液被吸，或血细胞破坏，造成营养剥夺，因而抵抗力减退，成为人体衰弱的病态。

9. 病原体如何传播？

病原体的传播方法如下：

（1）接触传染：从患者身上的细菌，因直接接触而发生传染，如梅毒淋病等。

（2）空气传染：细菌飞扬于空气中，被人感染。如肺结核、白喉、流行性感冒、百日咳、流行性脑脊髓膜炎、流行性腮腺炎等。多数属于咳嗽传染可分：

①泡沫传染：喷嚏，在 12 米之内，即可感染。

②尘埃传染：咳嗽吐痰，干燥之后，成为灰尘，到处传染。

（3）间接传染：病原体先从患者身上散播于各种物体上，然后再从物体传染于人，其径路有三，即饮料、土壤、污染的衣服用具。

（4）动物媒介，由各种动物传染于人。

①昆虫叮咬：如疟疾、回归热、鼠疫、黑热病、斑疹伤寒等。

②动物咬人：如狂犬病、鼠咬病等。

10. 消毒的目的何在？

为害人生的病原体，常存在于我们日常生活所接触的事物上，趁着机会侵入身体、我们为了防止疾病的发生，便要消毒。针灸医生对消毒的执行，更应严格，因针灸的治疗方法，定要破坏组织，病菌最易从创口侵袭之故。

11. 病原菌怎样死灭？

用化学的或理学的消毒方法使病原菌消灭，其消灭的方式：①菌体被破坏。②夺去菌体内的水分，以使菌体萎缩而死亡。③使菌体断绝营养。

12. 细菌死灭的要件是什么？

细菌的生存，必须要有适合于生活的优良环境，例如适当之温度、湿度和营养等，方能发育繁殖，根据这些条件，若改变它的生活环境，再运用消毒法，便可促其死灭。

13. 消毒、灭菌和无菌的区别何在？

杀灭有害于人体的病原体，或设法抑制其生长繁殖，使它不能发挥毒素作用而为害于人叫消毒。不论细菌对人有无利害，皆被扑灭，称为灭菌。在某一区域，用各种方法，便没有细菌存在于内，叫无菌。

14. 消毒法有几种？

消毒法有理学消毒法及化学消毒法两种；理学消毒法包括光、干热、湿热及高压蒸汽消毒法等数种。化学消毒法则利用各种药物消毒。

15. 试说明理学消毒法与化学消毒法的优点和缺点。

（1）理学消毒法

优点：①消毒完善，能使细菌完全杀灭。②适用于大规模的消毒，例如大批针药的消毒。

缺点：①不能在任何场所行使，必须要有一定的消毒设备。②除了光线消毒法外，一般一不适用于人体消毒，因能损伤皮肤，破坏组织。

（2）化学消毒法

优点：①便于携带，在任何场所皆适于应用。②稀释的消毒剂，不致伤害皮肤，可适用于人体消毒。③利用喷雾法，可应用于房间消毒。

缺点：若剂量调配失当，稀释错谈，也可能刺激皮肤，甚至伤害，使组织破坏。

16. 试说明光线消毒。

日光内的紫外光有杀菌的作用，故医院的病房，必须要建筑在阳光充足，空气流通的地方。常作日光浴的病人，容易痊愈。但此紫外光的穿透力量极弱，即使是极薄的玻璃，亦无力透过，因此消毒作用，仅发生于表面，不能达于深部。

17. 何谓干热消毒法？

利用热空气，以发挥杀菌作用，此种消毒法，力量不大，普通细菌须用100℃消毒一个半小时，方得死灭，芽孢菌则须160℃一个小时才能破坏芽孢。普通不会被火破坏的器具，可用火焰直接燃烧，则消毒效果很好。

18. 湿热消毒法可分哪几种？

湿热消毒法有下列数种：

（1）煮沸：将物质放在水中，煮沸半小时即可。此法适用于饮食用具及衣被的消毒。

（2）巴氏间歇消毒法：用 60 ～ 70℃之温度消毒不耐热物体 30 分钟，放置 24 小时，再用同样方法处理，连续三次，便可达到消毒目的。

（3）蒸汽消毒法：饮食药蔬用此法消毒最适当，经半小时至一小时即可。

（4）高压蒸汽消毒法：水的沸点是和所加的压力成正比例的，在普通的气压下，水的沸点是摄氏一百度，即到达此度数时，温度不再升高，水开始沸腾化成蒸汽。若将水放入密闭的高压器具内加热，则其沸点随压力的增加而升高，如加压十五磅时，沸点升至一百二十度，而消毒所费的时间，只需 20 分钟，便能达到完善的境地。此法效果极好，医院及药厂多乐于应用。

19. 普通施用于化学消毒的药品有哪几种？

酒精，石炭酸，铬酸汞（俗称红药水）、过锰酸钾、蚁醛、升汞水、来苏水、碘酒、龙胆紫、漂白粉、石灰及二氧化硫气体等药品，可供消毒用。

20. 试述酒精的消毒作用。

普通常用 70% 的酒精消毒皮肤及其他物体，因此种浓度的酒精，极易渗透到菌体里面，发挥作用，使它死亡，故杀菌力量最强；超过或不足 70%，其杀菌作用即渐渐下降。所以极纯的酒精在消毒学上是没有价值的。

21. 针筒针头怎样消毒？

将针筒针头洗刷干净，置入蒸馏水内煮沸 10 分钟，或普通水内煮沸 15 分钟。

22. 针灸术消毒之顺序如何？

（1）将针浸入 70% 酒精或 2% 之石炭酸溶液 15 分钟，或煮沸数分钟亦可。

（2）医生的两手用肥皂洗净。

（3）用 70% 之酒精消毒患者施术部位，取已消毒过的针具用消毒棉花擦干后施术。

（4）施术之后将针具复行消毒。

附注：以上为日本针灸医生之消毒法。根据临床经验，针具用过后，只需将砂纸用力摩擦，在摩擦之时，能发生很高的热力，借此杀菌。为第二患者施术之前，再用酒精棉花拭过便可应用。

23. 试述衣服之消毒。

（1）普通衣服之消毒法如下：①置入水中煮沸半小时。②用流通蒸汽法消毒。③浸入3%石炭酸溶液内二小时，然后用清水洗涤。

（2）毛织品、绒毡、棉絮等可晒于强烈日光下，至少6小时。

24. 试述排泄物的消毒。

（1）用3%石炭酸溶液加入等量之排泄物中，置两小时即可。

（2）或用石灰乳依同法消毒之。

（3）将煮沸的开水，酌量倒入排泄物中，至冷却后即成。

25. 食用器具怎样消毒?

用煮沸法经5分钟，或浸入沸水内十余分钟。也可用2%的来苏水浸置二小时，再用水洗净：但此法时间较久，如急需应用时，不宜用此法。

26. 何谓喷雾法？哪种消毒适用此法?

将药水装入喷雾器内喷出，使成极细小的如雾样的分子，借此可使该药品的消毒力扩散开来，普通常用蚁醛作为喷雾剂。病房及寝室最宜用此法消毒。

27. 气体熏蒸治毒法适用何种消毒?

多数应用于大规模的消毒，如房屋、仓库、船室、工厂、医院等。

28. 气体消毒法有几种？怎样应用?

普通应用于消毒的气体有下列数种：

（1）燃烧硫黄，能发生二氧化硫气体，以此发挥消毒作用。但此法易引起火灾，故应用时必须小心仔细。又遇银质器皿，能使其变黑，此点也应注意。

（2）氢氰酸气有极强的杀菌作用，但性质极毒，从呼吸道入体，能使人中毒致死，所以使用前需戴防毒面具，消毒以后，经过12小时后，方仔细打开窗户；先让动物入室，借以试验是否尚有毒气存在。

（3）蚁醛熏蒸法。此法加蚁醛于过锰酸钾（即灰锰氧）内，便能发生蒸汽。

29. 试述普通消毒药品的浓度及用途。

（1）升汞：使用0.02%～0.1%的溶液。主要消毒非金属性的器具；对蛋白质体的消毒无效。

（2）石炭酸：使用2%至3%的溶液。用于外科治疗器的消毒，效果佳良。

（3）来沙儿液：普通稀释成2%的液体。用于施术前的手指消毒，及患者用具和排泄物的消毒。

（4）酒精：稀释成70%的溶液。用于皮肤及器皿消毒。

（5）硼酸：使用3%的溶液。消毒眼睛及口腔。

（6）过锰酸钾：用0.01%～0.02%的溶液。消毒溃烂皮肤；鸦片吗啡中毒时用以洗胃。

（7）碘酒：含碘2.5%的酒精溶液。涂于皮肤及手术患部。

（8）龙胆紫：使用1%的溶液。消毒皮肤及黏膜的溃烂部分。

（9）漂白粉：内含30%的氯气；消毒时只需百万分之一的氯便有杀菌作用。消毒井水自来水效果最佳。

（10）地地锑（D.D.T）：普通做成5%的煤油剂，是最良好的杀虫剂。

30. 理学消毒法可否适用于皮肤消毒？

理学消毒法最主要是利用高热杀菌，普通必在100℃以上，其他如长时间的日光作用或直接燃烧，都能损伤皮肤，破坏组织；所以除了紫外线消毒法外，都不用于皮肤消毒。

31. 何谓干燥消毒法？

干燥消毒法是夺去微生物体中的水分，使它因失去生活功能而死灭。此种消毒法，并不完善，杀菌不能完全。

32. 井水污水如何消毒？

（1）井水的消毒法，可分理学的和化学的两种消毒法：

①理学消毒法：煮沸法：用100℃，煮沸5分钟即可。滤过法：于磁质滤过器中过滤；或用木炭、黄沙及小石块做成滤过器亦可。

②化学消毒法：每百万分的水中加入漂白粉，使含有一分的氯即有消毒作用；投入明矾少许。此法并无杀菌作用，但能沉淀水中的杂质，使水澄清。

（2）污水的消毒：用石灰水、漂白粉溶液或来沙儿溶液都可消毒。

33. 手指如何消毒？

（1）剪短指甲。

（2）浸入微温水中，用肥皂洗涤，并用软毛刷仔细洗刷洁净。

（3）更换清洁水洗净。

（4）浸入 2% 石炭酸水或 2% 来沙儿溶液 5 分钟。

（5）再用消毒水洗过，然后用消毒纱布拭干。

34. 试述各种物品的消毒法

（1）寝具：①蒸汽消毒。②日光消毒。

（2）衣服类：①行蒸汽消毒。②煮沸。

（3）书籍：行日光消毒。

（4）针具：浸入 2% 的石炭酸水或 2% 来沙儿水，或 70% 酒精中 15 分钟。

（5）食器：煮沸即可。

（6）垃圾：行燃烧法。

（7）病室：用福尔马林蒸汽消毒法。

35. 福尔马林及二氧化硫气消毒法的应用如何？

（1）福尔马林蒸汽消毒法：应用于室内消毒，普通一立方米容积的空间，须要福尔马林 15mL，俟蒸发完毕，再密闭六七个小时，即可消毒。

（2）二氧化硫气体消毒：每立方米容积，燃烧 30cm 硫黄，使发生二氧化硫气体，然后密闭 6 小时。此法消毒完善，但有漂白有色物体及损坏棉织品的缺点。

36. 施行气体消毒应注意那些事项？

（1）在施行气体消毒时，应同时发散一定量的水蒸气；因在干燥的情况下，气体的消毒效力较弱。

（2）蒸发的时候，将门窗严密封闭。

（3）蒸气发散以后，室内至少还要密闭五六小时。

（4）在行使消毒的时候，室内须保持适当的温度，在 20 ～ 25℃之间。

（5）消毒药品应分散放置在各处。

（6）消毒气体能刺激眼鼻黏膜，故施行时应戴口罩，穿消毒衣。

（7）消毒完成后，可放散适量的阿莫尼亚，以去室中的气味。

37. 达到消毒目的的必要条件为何？

（1）须要选择杀菌力最强，效果最好及最迅速的消毒方法。

（2）用于消毒的材料，必须价廉而易得。

（3）消毒品必须不毁损对象。

（4）能使蛋白质凝固的消毒药，不能应用于污物消毒。

（5）消毒药不应有很大的刺激性。

（6）用于人体的消毒药品，在适当浓度的时候，不应刺激皮肤，或在局部吸收，发生中毒作用。

38. 升汞消毒有何优点及缺点？

优点：①杀菌力强。②无恶臭。

缺点：①因无色无臭，容易误用。②为剧毒药，若误服有生命危险。③对于金属及组织有腐蚀性。④能使蛋白质凝固，故不适用于排泄物及咯痰消毒。

39. 升汞中毒后发生何种现象？

（1）局部中毒：能腐蚀皮肤，并起发炎作用。

（2）全身中毒：内服后，能发生呕吐及吐血现象，最后影响中枢神经，发生虚脱，夺去生命。

备考：误饮升汞水时，即刻多食鸡蛋，如此升汞便能和蛋白凝固而失去作用。

40. 酒精与石炭酸在消毒上何种较优？

酒精和石炭酸在消毒上各有优劣，分述如下。

（1）酒精：①无恶臭，不腐蚀皮肤。②不适用于咯痰粪便等污物消毒。③消毒力较石炭酸弱。

（2）石炭酸：①能随意配制溶液，效力较强。②适用于咯痰粪便等排泄物的消毒。③有强烈气味，浓度稍大有腐蚀性。

41. 石炭酸中毒后发生何种现象？

（1）局部中毒：较浓的溶液，起初刺激感觉神经，发生疼痛，然后麻痹。此外尚能腐蚀皮肤组织，发生溃疡。

（2）全身中毒：若被吸收，则侵犯中央神经系统，发生痉挛；最后呼吸中枢麻痹而死。

42. 石灰在消毒上如何应用？

石灰的消毒有二种方式：①直接用生石灰散布。②制成石灰乳应用。

配制的方法：生石灰一份加水四份，搅和即成。

应用：①用石灰乳消毒厕所及垃圾箱。②对于潮湿的地上如床底下、墙角等处可洒生右灰。此外粪坑内也能洒入生石灰以扑灭蛆虫。

43. 过锰酸钾的性状如何？有何用途？

性状：过锰酸钾为紫黑色棱柱状的结晶，有光泽，不透明，易溶于水，水溶液呈紫红色，有很强的氧化杀菌作用。

用途：①千分之一浓度的溶液，用以消毒水果，浸 5 ～ 10 分钟。②八千分之一的溶液，用作淋病患者的尿道及阴道洗剂。③万分之一的溶液，用作皮肤消毒药。④误服鸦片或吗啡时，即刻内服五千分之一过锰酸钾溶液以洗胃，可以去毒。⑤晶体放入蛇咬伤口，可作解毒腐蚀药。

44. 过氧化氢（双氧水）的性状及消毒作用如何？

性状：为无色透明液体，具有臭味，易溶于水及酒精。极易分解成水而放出氧。

消毒作用：过氧化氢除有杀菌作用外，利用它的分解放氧的机械作用，可以冲去伤口的脓汁凝固的血液及坏死的组织等污物，成为伤口的消毒剂及清洁剂。普通所用的浓度为 3% 的水溶液。

45. 试述升汞的性状与使用法

性状：为白色粉末状结晶，性剧毒，极易溶于水，能沉淀蛋白质和腐蚀金属。

使用法：配成千分之一至两千分之一的溶液，便可应用。

其配制法：取升汞 1cm，加入等量的精制食盐（氯化钠），溶于 1L 蒸馏水中即成。

46. 石炭酸的性状如何？怎样配制成溶液？

性状：纯粹的石炭酸为无色针状结晶，若含有杂质，便呈淡红色，带微酸性。能溶于水、酒精及甘油中。毒性及腐蚀性甚强，纯粹的能烧灼皮肤黏膜。

配制法：将石炭酸瓶浸入热水内若干分钟，使石炭酸溶解，取出液化石炭酸若干毫升，加入适量蒸馏水，配成某种所需要的浓度。

47. 碘酒如何配制？用于何种消毒？

取 2.5 ～ 5cm 碘化钾，溶于 10mL 蒸馏水中，加入与碘化钾等量的碘和适量酒精，使成 100mL，然后搅动，直至碘片全部溶解即成。

碘酒为褐色液体，普通用于皮肤施术部及施术前的手指消毒。

48. 施灸部分要否消毒？

灸为一种治疗方法，此种方法须要破坏局部组织，所以灸的部分，好像是一个创口，必须要好好护理，方才能避免病原菌的侵犯。因此，施灸部分的消毒是十分重要的。

49. 灸痕化脓时如何处置？

若灸痕的化脓部分不大，可用消毒针将脓疱刺破，挤去脓液，再在灸痕上面施灸，用高热将化脓菌烧死。如化脓部分已经扩大，则放去脓液之后，用 2% 来沙儿液及消毒水洗涤，然后涂上磺胺类油膏，盖上消毒纱布及棉花，每日洗换，直至痊愈。

50. 消毒与清洁有何区别？

消毒的意义是消灭有害的微生物，以免传染疾病于人体或家畜。清洁是指凡与身体所接触的周围事物及身体本身能保持干净，合于卫生而言。绝对的清洁，其效果相当于消毒。

51. 试述房屋及病室卫生。

房屋及病室，应经常保持清洁，必须多开窗户，使空气流通，阳光充足，土地干燥，温度适宜。病床上被褥柔软，常常洗晒。患者的便盆，用后便应冲洗，用肥皂热水洗刷干净。

52. 试述厕所的卫生。

（1）厕所必须远离居室、厨房及水井。

（2）厕所应保持清洁，常常冲洗；上面多开气窗，使空气流通；光线充足，设纱窗纱门，以免苍蝇飞出。

（3）常用石灰及来沙儿液消毒粪坑及地下。

53. 垃圾如何处理？

垃圾收集后，倒入有盖的垃圾箱，然后由运输人员运至郊外，将它处理。

处理的方法有数种：①作为肥田原料。②用火焚化。③掩埋入土。④提取有用物质而后弃置。⑤倾入海中。

54. 水源如何保护？

（1）严禁倾倒垃圾粪便等污物入河中。

（2）取缔水源附近 100m 以内的厕所。

（3）避免地面污水流入水源。

（4）应规定时间洗刷污具，最好在早晨或傍晚。

55. 试述水的清洁法

（1）过滤法：取缸一只，下面放一层小石块，上加木炭一层，木炭上盖一层棕皮，然后加粗砂一层，再放一层棕皮，上面再加细砂一层，最上层又盖一层小石块，靠近缸底，开一出水洞，装水管一根，即成滤缸将水倒入缸内过滤，滤液便很澄清。缸内的砂石，每隔一二月，必要清洗一次。

（2）沉淀法：在水内加入适量的明矾，可使水中杂质和不洁分子吸附，变成较大的粒子而沉淀。

（3）煮沸法：这是一种最普通的消毒法，不单能扑灭细菌，除去病毒，且能移去暂时硬水中的钙离子，使它沉淀，变成软水。

（4）加氯法：多用于井水及自来水消毒，用漂白粉做成溶液，静置俟其澄清后，便将上层的溶液，用作消毒液，加入水中消毒。

56. 试述诊室的卫生。

（1）诊室内必须空气流通，温度适宜。

（2）诊室里的墙壁，器具、地板都应保持清洁。

（3）用过的体温表，必须浸入70%的酒精，至少经十分钟后，始能给第二患者应用。

（4）诊室里必须放置接受污物的器具，污染的棉花、纱布、纸屑可以投入其中。

（5）不能在诊室里吸烟。

第三章　针科常识问题

1. 何谓针术?

以金属之针，刺入皮肤或肌肉或骨节之间，发生刺激作用，达到各种疾病之治愈，与健康之增进，成立医疗技术中之一科，此种技术，名曰针术。

2. 述针之种类。

针之式分古今。古针有九种，近代已不用，现时普通常用者只有毫针，毫针分粗细长短与不同之质地，今分述之。

（1）针质：一金质之针，二银质之针，三钢质之针，四铜质之针。

（2）形体：一毫针，二小儿针。

（3）毫针长短粗细，有下之分别：①长度：一寸、寸五、二寸、二寸五、三寸、三寸五（常用者为寸五至二寸五）。②粗细：分三种：粗者为二十六号丝，细者为三十号丝，通用者为二十八号丝。

3. 试举古针之名称。

古针于周秦之时，即开始运用，名曰九针，其名称如下：一镵针，二圆针，三鍉针，四锋针，五铍针，六圆利针，七毫针，八长针，九大针。

今日所用之针，虽为毫针与锋针，但毫针之质与形式长短，已经改观，即锋针之式，亦已改变形式为三棱针尖。

4. 举针术之沿革。

针术发明于中古，约在石器时代之后，利用锋锐之石，做破肿发溃之工具，名曰石针，及冶金术成功之后，改为铁针，式样继续进步，成为九种，名曰九针，盛行于周秦之时，之后，手工技术进步，医疗技术亦进步，内外分科，针之九种约圆利针、长针、锋针、大针、毫针数种。至明清，仅有毫针、锋针之应用。至近时，则于古昔之针，完全改观矣。

5. 述长针、大针之应用。

长针之应用，系对病痛之在深部者，非长针不能及深部之神经，达发挥制止之效用。

大针之应用，系对局部之神经痛或痉挛，非用强刺激之制止不可者用之。

总而言之，长针做深入之针治用之，大针做强刺激用之。

6. 刺针之方式如何?

针术之进针方式，分刺与针两类。刺针法，亦名刺法，系利用短针针尖，直入而直出，属于皮肤浅刺之法，凡末梢神经麻痹之症应用之。针与刺则不同，言针者，针必深入，透过皮下，止于级层。针法必然捻而入，然捻而出，为时略长，有种种手技焉。

7. 述进针之程序。

进针之前，首先举行手指针穴针体之消毒，体位之端正。继用左拇指爪甲掐准穴位，右拇食中三指持针捻入穴中。如属针身在二寸以上者，则左拇指爪甲掐准穴位之后，右手持之针尖，轻轻接触针穴上，左手拇食二指，即转向夹持离针尖一分余之部，右手持针捻动而下，左指即助针身用力直送而入，至应入之深度腑止。

8. 述出针之程序。

进针之后，经一定之手术过程，即做出针之准备，捻动渐次徐缓或停止，待酸麻或胀之感觉，因针刺激之减低而缓解，乃将针徐徐捻动退出皮肤。凡属用强刺激制止法或诱导法者（医式名曰泻针），退针要急速而不按摸针孔。凡属用轻刺激与补法者（医式名补法），出针要缓慢，针离皮肤即按摸针孔。今则不论何种程度之刺激，出针皆徐缓，亦必按揉所针之部，此出针法今昔不同之点也。

9. 述刺针之方向。

刺针入皮下，或肌肉中，或筋骨间，或关节间，需视刺针部位之形势而定针入之角度如何，就全身刺针角度统计可分三类。

（1）直刺：刺针之部位，与针成直角而刺入之谓。

（2）横刺：（亦名沿皮针），针沿皮下而刺入之谓。

（3）斜刺：针刺入之角度，介与直刺与横刺之间。

10. 述适合于针治之疾病。

所谓适合于针刺之疾病，多数因针治而收有效之病症，因不能一一列举，当择要名言之，凡属于神经系之神经病，如麻痹、震颤，强直、痉挛。血行系之充血或贫血所致之疾病。各内脏之功能疾患，或由于功能旺盛，或

由于衰弱而致之各种病症。各感觉器之神经性或血行性所致之疾患。一一皆适用于针治

11. 述针术之禁忌证及不适用症。

（1）针之禁忌证者：为施行针术，却于病症有增加恶化之可能性者，为禁忌证，例如：①肠闭塞（动疝），血友病（医名衄血），坏血病（专属于疸病类之病），急性穿孔性腹膜炎（医名腹绞痛），急性盲肠炎，虫样突起炎（医名肠痈）。②法定传染病。

（2）针之不适用证者：虽于针治，不生效果，为不适用证，例如皮肤病、肿疡、蓄脓症、内脏下垂症等。

12. 说明在解剖上之禁针点。

在人体上，通常要禁止刺针之部位，为大囟门部、延髓部、眼球、耳鼓膜、肺脏、心脏、喉头、气管、腹膜、睾丸、大血管、妊娠之腹部等，皆禁止针刺。

13. 述针之粗细长短优劣比较。

（1）长针：

优点：适用于深部之术。

劣点：浅部深刺，使用不便。

（2）短针：

优点：通于浅部之刺针。

劣点：深部刺针不适用。

（3）细针：

优点：适用于弱刺激之场合。

劣点：用于强刺激不适合。

（4）粗针：

优点：适用于强刺激之场合。

劣点：过粗的针易于发生疼痛。

14. 举针之大小，利害得失。

（1）大针：适用于强刺激，比较的易于刺入，少折针之处，且能比较的使用长久，但针时比较的疼痛，腹部等知觉过敏的处所不合应用。

（2）细针：适用于弱刺激，比较的进针困难，多折针之处，不经使用，针时比较疼痛少，使用于腹部等的知觉锐敏处。

15. 述天地人三部之针法。

天地人三部之针，有两种针法，分述如下。

（1）针分三次之刺入。初为用针沿皮向上斜刺入之，曰天部之针。继则将针拔至皮下再直刺入之，曰人部之针。再拔针至皮下，向下方斜刺入之，曰地部之针。

（2）刺针浅部，仅及皮下，曰天部之针。再入数分或一寸，曰人部之针。更下近于骨处，曰地部之针。

16. 何谓补泻迎随？

补泻迎随为古针运用之法，昔之针医甚重视，今已不讲矣，其说明如下。

（1）补法：于呼气时进针，于吸气时出针。

（2）泻法：于吸气时进针，于呼气时出针，不开闭针孔。

（3）迎者：针向经脉来之一面斜刺入之。如肺经由胸至受用者，针略向上。

（4）随者：针随经脉去之一面斜刺入之。如肺经由上而下者，针略向下。

17. 述近代常用之针刺激方式。

从刺针之手技，将针体刺入人身之后，作种种之捻动提插，以发挥针术之特有作用，其主要方式有上下动摇的单刺术、雀啄术、间歇术、颤振术、置针术、旋捻术等手法。

18. 试详举各种针术之手技。

（1）单刺术：此术是以针尖到达目的之部位，即行出针拔去之手技，做轻微刺激之时应用之。

（2）旋捻术：此术常针在刺入之中，或已到达目的部位而行出针之时，做旋捻之手技，比单刺术之刺激，需做略为增强之刺激时应用之。

（3）雀啄术：此术恰如雀之啄食饵，针身到达目的部位，于肌肉组织中，做一上一下之提插，宛如雀之啄食，需要用强刺激之时，应用此手技。

（4）皮肤针术：此针法极浅，仅刺入皮肤之一种手技，专用于小儿方面。

（5）置针术：此一手术，于刺针部位，以一支针乃至数支针，刺入所欲针之部位，入针之后，放置两分钟，乃至数分钟、数十分钟以上之长时间，而后出针之一种手技，专为镇静（即制止）神经之异常兴奋为目的，而应用此手技。

（6）乱刺术：此术将针刺入所欲针之部位后，复行拔出，再为针入，复拔出又针入，反复行之之一种手技。

（7）间歇术：用针刺入部位之后，又提起至中部，放置一些时间，再刺入之，放置一些时间，又提至中部，如是往返行之，应用于使血管扩张，筋肉弛缓为目的之一种手技。

（8）回旋术：此一手术，进针时捻向右，又退向左，为回旋之式而刺入之，出针之时，以相反之回旋式拔出之，与一种稍稍缓慢之刺激为目的而应用之。

（9）颤振术：此一手技，在刺针之中，将针做细微之颤动，使血管筋肉，起收缩作用为目的而应用之。

（10）歇啄术：此法，先将针刺入 1/3 之深度，即行雀啄术，于是，又进入针身之 1/3，行第二回之雀啄术，于是再以所余之 1/3 之针身进入，行第三回之雀啄术，而后乃行出针之法。此手技对于深部之疾患，需行强刺激之时应用之。

19. 各种针法，对于生理上之作用如何？

单刺术等 10 种手技，于生理上之作用，分述于后。

（1）单刺术之于生理上之作用：因属于轻刺激，有亢进组织细胞之生理功能作用。

（2）旋捻术之于生理上之作用：因较单刺术之刺激力稍强，有使脏器功能之衰弱者恢复正常之作用。

（3）雀啄术之于生理上之作用：此是强刺激，其作用使血管扩张之外，能使神经之兴奋性减弱。

（4）皮肤针术之于生理上之作用：使皮肤下之血管发生收缩之外，其刺激复传向深部神经，亢进其生理之功能。

（5）置针术之于生理上之作用：能使组织细胞及神经功能之兴奋性减退。

（6）乱针术之于生理上之作用：于雀啄术之作用相同。

（7）间歇术之于生理上之作用：同上。

（8）回旋术之于生理上之作用：其生理的功能与旋捻相同，有亢进组织

及神经之兴奋性

（9）颤振术之于生理上之作用：使起肌肉之收缩，及血管之收缩。

（10）歇啄术之于生理上之作用：作用同雀啄术。

20. 述针刺激强弱加减之方法。

加减刺针之激强弱，以用针之粗细，手术之缓急，时间之久长，配合行之，兹列举如下。

（1）欲与强刺激之时，应用粗针，行稍稍长时间之雀啄术。

（2）与弱刺激之时，应用细针，行短时间之旋捻之手技。

（3）上列二项，为比较的之举例，但同一号之针，同一种之手技，因时间之长短，手技之缓急，其强弱之分，又别论矣。

21. 应用针刺激之强弱标准如何？

刺针刺激之强弱，通常与患者以快感舒适为适度，其一般之标准如下。

（1）一般刺激：男子较女子，要与稍稍加强之刺激。

（2）一般肥满者：比消瘦者要稍稍加强其刺激。

（3）知觉之迟钝者：比敏感者，亦要稍稍加强其刺激。

（4）一般之精神劳动者：比筋肉劳动者，要用稍弱之刺激。

（5）基于生活功能亢进之疾病：比基于生活功能衰弱之疾病，与稍稍加强之刺激。

（6）一般的对于针术有受针经验者：比无受针经验者，有稍稍加强刺激之必要。

22. 针刺激之强弱，如何行之？

（1）如行强刺激之时：针用粗号，行雀啄术等之手技，作长时间之针刺激。

（2）如行弱刺激之时：针用细号，行单刺术等之手技，作短时间之针刺激。

23. 强刺激与弱刺激，在针治上之价值如何？

针治上刺针刺激之强弱，与医疗上之用药分量轻重可比拟，强弱误用，即勉力为之治疗，不仅徒劳，反酿成危害，此非注意不可者也。

例如神经痛之针治，误用其刺激量，反而使其疼痛之增剧，或不奏镇痛之效果，往往有此发现之实例。

24. 针治上，针之深浅，其标准如何？

刺针深浅，大要从肥瘦方面而不同，再从针刺部位之解剖学的关系而定之。

（1）体质之肥瘦，于针之深浅，有重大关系，瘦人之身，假如以入针一寸为目的之部位，于肥满者之同一部位，入针一寸，即不能达到同样之目的，必须视肥满之程度而增加一半或一倍以上，乃合法度。

（2）从刺针部位之解剖学的关系言，深浅上亦有重大关系，如深入为重要器功能惹起危险与障碍者，则以浅刺为是。

25. 述施针前之注意事项。

（1）在施行针治之前，须诊断其病之是否适用针治。

（2）从其病症上预定应取之经穴。

（3）从其体质预定采用何种之手技。

（4）检视针具之是否适度有无缺损。

（5）术者手指与针身穴位作妥善之消毒。

（6）注意取穴安全之位置，防于针治中发生动摇。

26. 何谓针灸术之处方？

所谓针灸术之处方者，对于各种疾患之治疗，预定应取何穴，需用针术，或需用灸术，应用针之粗细长短，应采用何种手技。或灸炷大小，壮数多寡，作决定之预计是也。

27. 述施针时要注意之事项。

常持针刺入穴位之时，要全神注意于针尖之部，古针书所谓要手如握虎，势若擒龙，即是以慎重之态度，专心于手技上之进针法，针尖既达一定之深度，于是专心一意运用某种之手技，古针书所谓心无外骛，如待贵人是也。其次必须注意受针者之感受状态，有无发生晕针之事态，可作挽救之准备。

28. 发生晕针，如何处置？

由于进针急速，或捻针体太激剧，而发生急性脑贫血，旧医名晕针，其处理之法，立刻将其安卧，用爪甲掐其中指尖，使之戚痛，并饮以热开水或热茶。晕针甚者，则掐其人中，促其苏醒。更甚者，灸百会三五壮即醒。

29. 晕针之症状如何？

发生晕针之状况，有轻、重、更重之分。轻者自觉头晕，恶心欲吐，他觉得颜面转淡，脉搏见小。重之晕针，除自觉的头晕，作恶、心跳急速。他觉得颜面苍白，额汗如珠，脉小肢冷。更重者，失却知觉，脉搏停止，四肢冷，医者遇此，要万分镇静处理，灸百会与气海，可以醒转。

30. 何以要晕针？

凡无受针经验者，心中先存惧怕心理，体质素弱而敏感性强者（旧名体虚），此皆发生于入针后之第一针。亦有在经过针治四五针之后而发生者，为刺激过多之所致。

31. 如何可以避免晕针？

晕针为发生急性脑贫血，虽可用救治之法，总属与人以不良影响，在未针前注意其人是否神经过敏性，与有无受针经验，在进针时皮肤多加揉掐，针透皮下，立刻停止 5 秒钟，而后缓缓推进，随时询问有无头晕现象，如有，立刻停针，一针之后，略停再针，如此即不致发生晕针，即有发生，亦属轻性。

32. 何谓涩针，及其处置。

持针刺入肌肉之中，突起肌肉之强烈收缩，致针之提出困难，名曰涩针。其处置之法，不可勉强抽拔，要于针之上下左右距针之一二寸之处，另下两针或四针，则肌肉缓解而出针易矣。

此外不因肌肉之强收缩，因针身之关系者亦有之。

33. 述出针困难之处置（缺痕与曲针）。

因肌肉起强烈收缩而致出针困难者曰涩针。其有因针身有缺痕或因体位移动而针丝弯曲者，亦有之。其如何处置，分述于下。

（1）涩针：参阅上节。

（2）缺痕：针体上有缺痕，进针后提捻之故，肌纤维缠绕于缺痕中，将针进捻，或退捻皆痛，而且手下感到不能进退，针下肌肉并不收缩，即知为针身有缺痕关系，当将针身作反转之捻动，而且针身作微微之前进与后退，觉可以旋捻即行出针。

（3）曲针：凡在皮外之针柄，忽变其角度，不能捻转，即为针因体位移动而弯曲之故，当即矫正其体位，针柄之角度即可恢复原状，于是以左手中指食指押定针之上下肌肉，右手持针柄，两手一压一拔，互为轻重而拔出之。

34. 断针之处置如何？

发生断针，术者必须镇静，第一不能告诉患者，使其发生恐惧。如为断针之浅者，静静按压，一方面以拇食二指将针点处左右分开，如断针冒出皮上，则以镊子（钳子）挟持抽出之，手术要敏捷。如在皮上能按到断针而无法使之冒出皮上时，则以利刃割开皮肤少许，拇食二指略与左右分开及按压，必能露出断针而摄出之。若为断针之深者，无法触知，则术者更不可张惶，则任其自化。依古来之指示与今之经验，凡属钢铁之针，断在体内，可以自化，不生危害，在断针后之二三日内，微感疼痛而已（金银铜质者不能化，如发生断针，必须立送医院手术取出之）。

35. 如何发生断针？

断针之发生，不外三点。

（1）针身不良，曾经一度弯曲，经修理伸直之后，本身即有伤痕。

（2）于进针之后，被针者发生体位移动。

（3）手技未熟练，针尖被两骨夹住，不能旋捻而勉力捻转，或肌肉起强烈收缩，针体被吸住，不能旋捻而仍勉力旋捻，因此发生断针。

36. 如何防止断针？

（1）已弯曲之针，虽修理垂直，以弃置不用为宜。

（2）检查针身，略有微伤或锈痕，绝对弃置不用。

（3）进针前，必须被针者体位舒适，避免因不能支持而移动之事。

（4）进针后，遇有不能旋捻提插时，立刻停止，稍停片时，抽出之。

（5）进针后，发现肌肉收缩时，即停止，设法使肌肉缓解而即抽针。

（6）进针时，必露出针体二三分长于皮外，不全部针入（断针每在与针柄接合之处）。

37. 问断针体内如何能自化？

凡铁质之针，断于体内，自古即有断针在体内行动之传说，亦能自化。在经验上，著者见有三次之断针，一是亲见在腰脊柱内；二是师长口述，一在背之肋间，一在足大转子，皆未取出，并无危害，免实地试验，确有移行与化去之事实，其理论则不一，有谓酸化，有谓受体温溶解云。

38. 由断针所生之结果如何？

断针之部，于三四日之中，有并不剧烈之疼痛感。此种疼痛在运动时略增加，其部位之肌肉，发生略有挛缩或强直，渐次经过四五日而消失。

日本医学博士大久保适齐及三浦谨之助，于动物试验上，无有发生后害者，并且在外科医学上之见地去考察，在肌肉中任何处所之断针，绝对无遗害之事，由此观之，断针之结果，无重大之危害，但所断之针，指铁质者而言，总之，以避免断针为是。

39. 何谓针之遗感觉？

针体拔出之后，遗留有一种压迫酸重之感觉，或发生疼痛之感觉，或局所之一种牵引不舒适之感觉，名曰针之遗感觉。

40. 为何针有遗感觉，及如何避免？

遗感觉之酿成，大致为手技不纯熟之故。①由于刺激力之运用太强。②由于刺激之时间太长。③由于当发生极重之酸感时，立刻出针之故。针医对于遗感觉要绝对避免不发生为是，避免之法，即注意刺激不太强、时间不太长、出针要迟缓是也。

41. 何谓针之感通作用（亦名针之响）？

针尖刺入皮下组织之中，神经干被触及，发生极微之收缩现象，术者之手指，感应有一种黏着样吸引样之感，古针书谓之得气，称曰有鱼吞钩饵之状是也，日本针医称曰针之响，今之新针医称曰针之感通作用，又有针尖刺着神经纤维或神经干，被针者感有如酸如麻，或如酸胀，或如通电流样之一种感觉，由针处而直达他处，亦为针之感通作用，旧医谓曰行气，日本针医称曰针之响。

42. 刺针后，其部何故发生如粟粒或成块之物？

（1）因于技术未熟，破坏毛细血管之故而起，如此者甚多。

（2）因消毒不完全而发生者有之。

（3）其他因于特异之体质者有之。

（4）针尖之损伤皮肤。

（5）针体太粗，或因患者过分衰弱。

（6）针后未与按揉亦有关系。

43. 从皮肤至骨由针刺所经过之组织，说明之。

由针刺至骨部，先经皮肤、皮下结缔组织、筋膜肌肉及神经、血管等。但在腹膜部不做深刺法，必经过腹膜及诸脏器，要注意避免发生危险之事。

44. 针尖刺透骨节时，有何感觉？

刺针之中，针尖误达骨部时，持针之手指，不仅感到刺着硬物，而且感到针身不能再进，此时患者大都不感到有何种感觉，但其结果，针尖毁伤，或为屈曲，不能使用，故针尖遇到骨时，必立刻提起，绝不可与骨发生摩擦，而且擦伤骨膜，有使之发炎之危险。

45. 刺针之时针穿过神经，有无损伤及危害？

刺针透过皮肤，必能触及神经或透穿神经，因此，神经纤维，必受损伤，如为30号之细针，至少有10～20支之神经纤维被损坏，即筋纤维之被损伤亦雷同，但是此类之纤维被损伤，若不由显微镜之检查，无法测知，在外科手术之见解上，有再生之功能，故于人身无危害，且不留后患。

46. 刺针给与组织之变化如何？

（1）从刺针方面，如为刺伤血管，则发生溢血，使皮下起青紫之颜色，经数日乃退尽。

（2）据日本医学博士三浦谨之助之实验，一号针至五号针（即最细之针）与组织仅为0.2厘米之创伤，若在肌纤维为四条至二十条之损伤，若在神经纤维，有十条至二十条之刺断云。

47. 针与肠管所发生之作用如何？

（1）针可使肠液之分泌旺盛。

（2）针可使肠之蠕动运动，为之缓慢。

（3）针可使肠蠕动运动减退之时，恢复正常。

48. 针对末梢神经之生理作用如何？

（1）针刺激运动神经末梢之时，发生肌肉之收缩。

（2）针于血管神经发生作用时，初为血管收缩，继为血管扩张。

（3）针刺激知觉神经末梢之时，向中枢神经传达而起兴奋，以此，中枢神经影响及皮肤。

49. 针对于交感神经之生理作用如何？

（1）刺激颈部之交感神经，心脏之运动亢进。

（2）对于血管神经，初则收缩，继为扩张。

（3）对于内脏部之交感神经，因其刺激之程度，其功能亢进或为减退。

（4）对于腺分泌部之交感神经，因其刺激之程度，腺分泌旺盛或为减退。

50. 脑脊髓神经与交感神经，对于针术反应之差异及结果如何？

（1）交感神经：因有支配内脏系。脉管系之神经作用，从针之刺激所得之反应，其内脏系、血管系所现者为：

①肠之蠕动运动为之减退。

②心运动为之亢进。

③对于血管神经初为血管收缩，后则扩张。

④对于分泌神经，中等度之刺激，腺分泌为之亢进。

（2）脑脊髓神经：主要分布于横纹肌及感觉器，针刺激之，现下（原文为“左”）之反应：

①刺激于运动神经之时，发现肌之收缩，连续而刺激之时，肌肉之兴奋性为之减退。

②刺激于知觉神经之时，起偻麻质斯（旧名痛风）样之酸痛感觉。

51. 针于血液之作用如何？

（1）白细胞为之增加，尤其为中性多核之白细胞增加。

（2）血浆中之纤维原增加，血液之凝固性亢进。

（3）血清中之凝集素并溶血素增量。

52. 针于肌肉运动神经之作用如何？

于运动神经，刺针发生作用之时，因其为机械的刺激，神经为之兴奋，肌肉为之挛缩，去针之后，挛缩即止。针之刺激而为连续施用之时，其兴奋性，遂即减退。

53. 炎症与肿物禁针之理由何在？

炎症部之直接刺针，能使炎症组织之破坏扩大，易引起穿孔，故不可针，对于肿疡亦然，如癌肿与以直接刺激时，发生癌细胞之转移撒布，故于肿疡上亦不可针。

54. 对于腹膜，可否针刺？

腹膜之外板，因知觉锐敏之故，日人大久保适齐者，即倡行禁止腹部之深刺，而今对于杀菌消毒，比较重视而消毒严密，用细针经过严格之消毒，对于腹膜之刺针，无甚妨碍，但是，曾一度患过腹膜炎者，有腹膜愈着之残留者，直接刺激，易于引起炎症，以避免刺针为佳。

55. 针刺入血管内，起如何之障碍？

（1）发生出血。

（2）有发生血液在血管内凝固，而起栓塞之危险。

（3）如刺入皮下静脉管，其血管壁毁伤大之时，有发生空气之侵入，即有惹起空气栓塞等之危险。

56. 打扑伤可否针刺及其理由？

打扑损伤如为肌裂骨折之伤，因在针灸治疗范围之外者，不能刺针。如由打扑而起之疼痛、充血等，可以针之，使之镇痛，因针有诱导之作用也。

57. 妊娠中可否针治？

可针者：妊娠中与内生殖器无关之疾患，例如肩凝、上下肢之神经痛、消化不良等，于此等症若与以针治，不用强度之刺激则佳。

不可针者：骨盆部分、骶后孔之针刺、腹部之直达刺针等，因能使妊娠之子宫收缩，有引起小产之危险，故绝对禁止刺针。

58. 述头部颜面之刺针注意点。

（1）幼儿之颅门，不可施用针灸。

（2）头部之刺针，只可行横刺，如为直刺，要毁伤针尖，亦伤骨膜。

（3）颜面部之刺针，尤以颊部等处，血管辐辏，易于刺着出血，必要注意。

59. 项部及肩上刺针，往往发生脑贫血，其处置如何？

于肩部及项部之刺针而引起脑贫血者，因椎骨动脉发生收缩，至脑之血量减少，而引起脑贫血，在神经质之人，于此等处少作强度之刺激为佳。

关于处置，先松其衣带，低其头部，用推运血法。

复从足三里、合谷、三阴交、内庭等穴，加以刺激。

60. 述颈部刺针上要注意之点。

（1）在颈部，因有大血管行走，导血于脑之故，于此刺激，发生血管收缩，有起急性脑贫血之危险。

（2）因有甲状腺、副甲状腺之贵重内分泌腺，注意不可破坏。

（3）后颈部之延髓部（第一颈椎与后头骨之间），深刺则能遭到危险之事。

（4）于喉头内部，不与深刺为佳。

（5）小儿之前颈部之胸骨颈裁痕上，因有胸腺，于胸腺淋巴质等之人，刺针上，特别要注意。

61. 记胸部刺针，要特别注意之事项。

（1）于肋间行深之单刺术，引起肋间神经痛者多。

（2）于心脏部之直达刺针，有立即发生危险之事。

（3）如为深刺，有穿通肺脏肋膜之危险。

62. 针刺入四肢，应如何的注意？

四肢之内侧多大血管，因此于四肢内侧部刺针，有注意之必要，在进针之时务必避开血管，若刺破肌肉中之血管，时有发生出血，或发生血栓塞之虞。

63. 向足刺针，何以能治腹部之病？

由于腹部之充血而引起之疾患，如子宫内膜炎（少腹痛淋）、肠炎（泄泻）等，刺针足部借反射之作用，使扩张之内脏血管，为之收缩，血液诱导至下肢，病灶部得以向愈，如子宫痉挛（少腹痛）、肠疝痛（下腹痛）刺针足部，传达反射的刺激而镇静之，得以止痛。

64. 问针灸有效之所以？

保持吾人生活，调节全身百般功能，为神经之所主宰，即由神经实质之刺激，或为兴奋，或为镇静是也。针为一种之器械的神经刺激术，灸为一种之温热的神经刺激术，由此种刺激，从反射的或诱导的，能调节神经功能之变常，对于诸般之功能的疾患，及一部之器质的疾患，得奏奇效。

65. 何谓反射？并述针刺之反射作用。

对于深部之神经，不能作直接刺激，于是刺激其有关浅部之神经，传达其刺激兴奋，此名反射刺激。

由于上述之原理，如内部脏器功能之有异常时，介于浅在部之脊髓神经之一之交感神经，为刺激传达，调整其内脏功能之异常。或如发生脑充血，脑血管为之扩张，从风池足三里等穴，加以刺激，于反射作用中，可使脑血管为之收缩，此即针刺激之反射作用。

66. 针之健体作用如何？

针对于血管，初则使之收缩，继则为之扩张。

针有抑制肠之蠕动运动。

针能增加白细胞，促进免疫物之产生。

针对于内脏神经系之作用，一般内脏之生活现象为之亢进。

针对于肾脏之分泌功能旺盛。

针于运动神经加以刺激之时，肌肉发生挛缩，如连续刺针不止之时，其兴奋性衰沉，发生肌肉之麻痹。

67. 针之治疗的作用如何？

针治是一种机械的刺激疗法，从其刺激之程度，表现兴奋、镇静、诱导之治疗效用。

针之刺激，亢奋组织细胞之生活现象，营荷尔蒙产生之调节。对于血液则白细胞增加、免疫物质之产生等，于病体发生有效之作用。

68. 试述应用兴奋术之场合。

凡细胞组织，即神经功能之衰弱者，则应用兴奋术。例如：知觉运动之麻痹，四肢麻痹无力。内脏功能衰弱而起之消化不良症便秘等，应用兴奋术。

69. 述兴奋之诱导法。

例如由于脑充血等而起之脑之刺激症状，如为刺针于手足三里、合谷、三阴交等，诱导血液至四肢末梢，可谓功能兴奋之诱导法。

70. 所谓禁穴与解剖学的禁穴之差异何在？

所谓禁穴者，经穴学上自古已有记载，从今日之解剖学上而与考查，其有如何之理由成为禁穴，颇难解释。

所谓解剖学的禁穴，从解剖学上之考查，乃为危险部位之穴位，例如延髓部、颅门部、心脏部、睾丸部、眼球与大血管之上的穴位。

71. 痉挛之针治法如何？

痉挛症有为末梢运动神经之兴奋，或为脊髓之反射兴奋性亢进，或来自脑部之疾患。针治法以缓解痉挛为目的，从发生痉挛之局部及于其运动神经之起根处施行制止术之刺激，其奏效之理由，因针能使脊髓之反射兴奋性亢进者得以镇静、末梢神经之兴奋者得以制止之故也。

72. 试述蛋白体疗法与针灸术。

一种不经口的蛋白质，即不作饮食之蛋白质，被注入于血中时，此等对于身体之异种蛋白，于血管方面，尤以毛细血管之透过性减少，有制止过敏性之功用，因此对于诸种之疾病有效，然而，此蛋白体疗法，不外为一种之胶体疗法。针灸术者，因由灸热使组织蛋白加热，又由刺针之故，使组织蛋白游离，因此发生吸收刺激之事，与非经口的注入之蛋白质，能引起同样之反应，为各种疾病之奏效，所以，可云针灸术为一种之蛋白体疗法。

73. 何谓蛋白体疗法？

蛋白体疗法者，以前为使用牛乳注射之法，今则用健康马血清或自家血清，或为因此目的而制出之种种注射制剂。所谓此目的者，凡人体之细胞，若遇此蛋白体之中度刺激，能促进其生活之功能，如为强度之刺激，细胞之生活功能为之抑制，最强度之刺激，则使此细胞废绝。如欲使细胞之生活功能旺盛，则注射中等量之蛋白体。总之刺激细胞，则系于注射蛋白体之分量如何。而能促进疾病之治疗原理，虽至今犹未判明，殆为细胞原形质之活力促进作用。或为因此而形成之特殊抗体。又对于病灶部成发酵性机转，要统归于蛋白溶解发酵素形成之结果。针灸之作用，亦为其从刺激之故，使一种蛋白体游离，由此有蛋白体疗法，乃至刺激疗法的有效作用之说。

74. 关于黑特带之学说如何？

凡于内脏有发生病变之际，适当其脏器之外之躯体浅表部分，或一定之皮肤上，发生特有之知觉过敏带。黑特就此作有详细之研究，其研究所得之发现，名之曰黑特知觉过敏带，亦曰黑特带。

75. 关于黑特带施针之效果如何？

依照黑特知觉过敏带取穴，而施针刺之时，其刺激的反射向黑特所发现之内脏方面传达，有减轻其疾患之效果。

76. 针灸家必明生理解剖之理由。

为一针之刺入，一炷之艾火，如不明人体之构造及其生理，如此施术，不仅万无寸效，反而引起疾病之增发，或酿成危害，不特自毁其信用，而且与斯道以不良影响。假使明了生理解剖，对于内部之组织，脏器之位置形状，血管及神经之分布，一一能辨明，于组织脏器神经血管等之生理，一一了解，则一针一灸之施术不致误用，而且一一能发挥其作用而尽治疗之能事，所以针灸家于施术上必须修习生理解剖之学术。

77. 问皮肤刺针之方法？

以小儿针挟置于右手拇指与示指之间，针尖与示指相平，借腕关节之运动，示指扣打皮肤面之时，同时针尖接触于皮肤之上，此为一般的施用方法。

78. 皮肤刺针之价值如何？

针治上之皮肤刺针，应用于下（原文作“左”）列之场合，在针治上有重要之价值：

（1）对于小儿疾患之治疗方面：小儿因知觉锐敏，仅与皮肤针刺之刺激，于小儿治疗上有甚大之价值。

（2）应用于诱导或反射为目的之皮肤针刺：如内部充血或头部充血等之际，因刺针部皮肤血管之扩张，诱导充血部之血液移行，或者相反的使病灶部之血管收缩。此外，深部神经系有异状之时，则以反射刺激而应用之。

（3）于皮肤之神经疾患，如知觉钝麻，知觉过敏：以直接刺激法应用之。

日人医学士藤井之实验：①皮肤刺针，能使白细胞增加。②血中纤维素发生增加，促进血液之凝固性。③肾脏之分泌功能，能使亢进。④能使肠运动显著之减弱。⑤血清中之免疫抗体能使增量云。

79. 列记小儿针之适应证及其奏效之理由。

（1）小儿适应证：①夜惊症。②小儿消化不良症。③小儿眼睑炎。④肠炎。⑤腺病。

（2）奏效之理由：皮肤针，于反射的刺激，传向内脏神经系，除其亢进功能之外，据日人藤井医学士之实验，正常溶血素、正常凝集素、免疫溶血素、免疫凝集素等之血清中抗体能使之增量，强壮身体抵抗力，增加白细胞。

又，小儿科，作用于中枢神经系，能镇静其异常之兴奋。

注：皮肤针即小儿针。

80. 述针治家常要注意之事项。

（1）遵守法令，尤其对于开刀、洗涤、处方等一般医疗之范围，不可任意侵入运用。

（2）对于消毒，不可怠忽。

（3）不得用夸大的广告，专以营利为目的。

（4）不适应证及不明了之症状，不随便施术。

第四章　灸科常识问题

1. 何谓灸术？

灸术者，以艾叶制成之细绒，做成小圆锥形艾炷，置于皮肤之上，用火点燃，发生灼热之刺激；或用其他方法，间接使某部皮肤发生温热之刺激，因而引起刺激的反应，发生健康增进作用，或达成疾病之治愈。此种方法，名曰灸术，为我国独有之发明，属中医治疗科中之一科。

2. 何谓艾炷及其大小？

艾炷者，以艾蒿之叶，经过若干次之槌打细筛，成为细软如棉之艾绒，捻作上尖下园之圆锥形，黏着于皮肤上面点燃之，名曰艾炷。

艾炷分大小，视所灸之部位，与患者体质之强弱、病症之需要，而为大小不同之炷，小型如麦粒大、鼠粪大，中型如饭粒大、绿豆大、大豆大，大型如半颗枣核大，大型者，今人已少用矣。

3. 何谓壮与二七壮？

以艾绒作炷，黏于皮肤之上灸之，燃去一炷，名曰一壮，古人谓其经灸之后，能使人壮健也，二七壮指十四壮，三七壮指二十一壮，以七为基数，古人以七为少阳之数，称为少火，内经阴阳应象大论曰，少火之气壮，取其强壮之意也。

4. 艾绒何以要陈？与优劣之鉴别。

《孟子》一书上说过，七年之病，必求三年之艾，取其陈也。艾绒新者含有油脂，燃烧力强而持久，灼痛剧而难忍，等于尖锐之利刃刺入肌肉，艾绒经过三年以上，油质挥发净尽，火力弱而易于燃过，剧烈之刺痛减少，比较易于忍受，且有一种难于形容之快感（随人不同）。至于艾绒之优劣鉴别，则在色泽佳，纤维净，干燥而有香气，即是上品。

5. 关于艾叶之植物记录。

艾为菊科植物，多年生草，我国到处皆有生长，春二月间，由宿根茁苗，茎直带灰白色，叶形如菊，表面深绿色，背面灰白色有柔软之细茸毛，叶与茎中有油腺，发特有之香气，夏秋之间，由叶间抽穗，开淡褐色之筒状花冠，结子甚细，霜后乃枯，作艾灸治病用之艾叶，每在农历五月上旬中摘之。以产于湖北蕲春县属者为佳，叶厚绒多，称为蕲艾，闻名国内。

6. 艾叶化学成分之记录。

艾叶之化学成分，据日本大阪卫生试验所记载艾之分析表记录，作为参考。

（1）一般定量分析：

水分	9.8
含窒素性有机物（蛋白质类）	11.31
以太可溶成分	44.42
无窒素性有机物（主要为纤维质）	66.85

（2）灰分定量分析：

灰分	88.44
酸不溶分	16.25
钠（溶化物）	19.98
石灰	6.77
铁及铝（酸化物）	8.03
磷酸（无水物）	5.87
硫酸（无水物）	2.22
氧化镁	0.51

7. 灸术有几种?

以艾灸方法为治病或健体作目的，其灸治方式在民间流行者甚多，但总括之，不外分成两种，一有瘢痕灸，二无瘢痕灸。

（1）有瘢痕灸：以艾绒做成灸炷，直接黏着于皮肤上，以火点燃，发生灼热之刺激，引起皮肤上发生火伤，留着瘢痕，甚至起泡，发生溃烂，及至结痂，留着永久不灭之瘢痕，此种灸法，名曰有瘢痕灸。

（2）无瘢痕灸：为避免直接艾灸之剧烈灼痛，及皮肤之火伤成瘢，于是不采用直接烧灼皮肤之灸法，而仅采取其使皮肤发生有温热之感觉，使温热刺激影响组织，发生功能上之调整。此类灸法甚多，如太乙针、雷火针与今盛行之念盈药条灸等，其他如隔姜灸、隔蒜灸、隔附子饼灸、黄土灸、豆豉灸等皆是。但是此类灸法，如手术不娴熟亦能起泡，成为有瘢痕灸。又有用铜制有孔之匣，中置甚多艾绒药粉燃烧之，等于熨斗。隔铜熨热，名曰温灸器，亦为无瘢痕灸之法，第以其效力殊微，所费时间与药资则甚多，已不为人注意采用矣。

8. 艾灸火伤之程序。

艾炷直接于皮肤上燃灼，必使皮肤发生火伤而起瘢痕，其经过之程序如次。

第一度之火伤：灸点上发生红晕黄褐色瘢痕（指小炷）。

第二度之火伤：即继续于原点上再灸，灸点上发生水泡形。

第三度之火伤：仍指继续于原灸点上再灸，表皮上起表皮坏死。

第四度之火伤：仝上续灸，灸点起焦痂，经久而落，留一瘢痕。

9. 艾灸之燃烧热度如何？

据日本东京帝大医学部：原田氏、樫田氏，二博士之实验所得，用鹅卵大之巨艾炷燃烧，在绝缘的石棉板上有五百七十度之高热，如以艾炷包于水银柱之周围而燃烧之，有 360℃之热，在 37℃之常温肌肉上，用巨大艾炷有 290℃之热，在剃去腹毛之家兔腹上，巨大艾炷有 200℃热，中切艾炷 90℃热，小切艾炷有 62℃之热云。

10. 艾灸温度之深达作用如何？

据日人原田氏、樫田氏之测验：二升的密脱之深，有 2℃热上下之升高。三升的密脱之深，则有 0.5℃以上之升高。七升的密脱之深，甚少有热度升高之影响。

11. 灸痕化脓，如何处置？

灸点受火灼发生创伤，感染外来化脓菌，发生化脓之时，视化脓部之大小范围而与处理，如属小者，仍于灸疮之上再灸二三壮，并与以四周消毒，用消毒纱布掩盖，如化脓之大者，而且异常疼痛，则以川连煎汤洗之，外盖硼酸软膏，每日更换之。

12. 施灸后何以会化脓？

轻灸之后，表皮破坏，发生水泡，化脓菌从灸疮部侵入，因而繁殖发生化脓。

13. 灸后化脓，其组织之变化如何？

皮肤组织轻灸灼伤，由瘢痕而为水泡，化脓菌侵入创痕，即发生繁殖作用，其时，白细胞亦多数集合，与细菌及毒素起消灭性化合作用，一方面白细胞产生酸酵素，组织细胞为之溶解，从其附近渗出，混有组织液形成脓液。

14. 如何防止灸点发生化脓？

直接艾灸，即是与皮肤创伤。防止创伤不化脓，只有严密消毒。

（1）应灸之点及施灸者之手指，须十分消毒。

（2）既灸之后，创伤部分，以消毒纱布绷盖，防止抓破与被衣服等擦伤。

15. 何种细菌容易侵入灸疮？有无预防之法？

灸疮消毒保护不密，除化脓菌易于侵入化脓之外，丹毒球菌、破伤风杆菌、结核杆菌等最易侵入。预防之法，在施灸前后之灸部，必须消毒。既灸之后，不许接触不清洁之手指与抓破，用消毒棉布掩盖之，防止衣服等之擦伤。

16. 施灸前应注意的事项。

在施灸之前，必先注意下列几点。

（1）适应气候，为室中温度之调节，灸必解带脱衣，如在寒冷之时，必加增室温，使解衣不感寒冷为度。

（2）检查其病症，对于灸治，为是否适宜之决定。

（3）从其体质强弱，病情需要，预定灸穴及灸炷大小壮数之斟酌，毋使太过。

（4）在施灸前后，灸部与术者手指，十分消毒。

17. 施灸后应注意的事项。

为避免灸疮之化脓，于施灸时及施灸后，必为下列之事项，且须注意为之。

（1）艾炷燃烧之灰烬，用杀菌棉花轻轻拭去之，弗擦伤已伤之表皮。

（2）以百分之二的来苏水，用杀菌棉花或杀菌纱布浸透，妥善为之消毒。

（3）如已成水泡，放去泡中之水液，再以杀菌纱布覆盖，免手指抓伤与衣服摩擦等。

18. 灸：何故要有大小壮数之区别？

灸为温热刺激，发生火伤毒素，其人能胜任多寡，则视其体质、年龄、男女之不同，与夫病病情况之如何，而为衡量，故灸必须分有大小壮数之不同，以适应其症状，等于医疗上用药分量不同以适应病情需要之意相一致。若误用灸之刺激量，少则无效，过多反而发生有害之情况，所以必有大小壮数多寡之区别也。

19. 定艾炷大小壮数之标准。

在灸治时，对于每一患者，预定炷之大小壮数，在原则上以年龄、性别、体质、病症，而为不同之决定。在当时病情之缓急上，每做例外之变通，如小儿发生慢性脑炎（旧名慢脾风或慢惊风）形将虚脱，则不能依其年龄体质而用小炷及不多之壮数，必须大炷壮数多以挽救之，如久患结核之壮年，已至严重程度，亦不能依其年龄体格而用多数之中炷或小炷。总结，首要根据病病情况，以年龄体质作酌量。

20. 施灸时之次序如何？

（1）患者之体位稳定，以便利施术为主体。

（2）施灸者之手指消毒，施灸部位之消毒。

（3）按准穴位，以墨点之。

（4）于穴位上，顺次装置艾炷，而后点燃之。

（5）从艾炷燃烧后之灰，依次用杀菌棉花或纱布拭除之。

（6）若施灸终了，与以充分之消毒。

21. 有瘢痕灸与无瘢痕灸之不同作用。

（1）有瘢痕灸之作用：

①对于皮肤上之作用，发生永久不灭之瘢痕。

②对于灼热刺激之作用，除灼热的痛感以外，含有化学与光线刺激。

③有瘢痕灸之刺激，刺激皮肤下之痛觉神经强，有灼热性刺痛之感。

④有瘢痕灸，主要为局部之灼痛刺激强，无广泛的温罨法之作用。

（2）无瘢痕灸之作用：

①对于皮肤上之作用，不生瘢痕。

②其刺激作用，仅有单纯之温热刺激。

③无瘢痕灸之刺激，皮肤痛觉神经所受之刺激，无有瘢痕灸之甚。

④无瘢痕灸，其温热感之于皮肤组织有广泛性，因此为一种温罨法之作用。

22. 无瘢痕灸与有瘢痕灸之优劣。

（1）关于优点方面：

①无瘢痕灸于皮肤上不残留瘢痕。

②有瘢痕灸除普通之热痛以外，伴有化学的、光线的刺激作用。

③无瘢痕灸于颜面、头部、手掌等之露出部分，可以自由施行灸治。

④无瘢痕灸为一种缓和的广泛性的温热作用，为合乎理想之温罨法。

（2）关于缺点方面：

①有瘢痕灸于皮肤上残留瘢痕，有伤观瞻。

②无瘢痕灸仅有普通之温热刺激，不能深入内部组织。

③有瘢痕灸因有瘢痕遗留关系，如头部、颜面等处，不能自由施术。

④有瘢痕灸伴有难堪之热痛，缓和而有广泛性之温热作用，非其所能。

23. 举解剖上之禁灸部位。

浅显之血管上、眼球、延髓部位、睾丸部位，禁止加灸。心脏部位，禁止多灸。颜面部分、手之露出部分、妊娠之腹部，以避免不灸为佳。其他如屈伸运动频繁之部位，如肘窝、膝盖等处，易于擦伤，亦以避免不灸为佳。

24. 灸之治病，何以有效果？

灸者：于组织上予以一种温热感的刺激，使其神经系发生冲动，引起镇痛、消炎、吸收、诱导等作用，发生组织之代谢功能旺盛，生理功能亢进。此外，对于血液方面，白细胞之增加，补体量之增加，调理素作用之亢进等。以灸后所得之结果，对于各种功能的或机质的所有疾患，可得到有效痊愈。

25. 举述灸之医治效用。

灸术：能使白细胞立即大量增加，使血清之免疫力亢盛之外，因温热之刺激，血循环发生异动，可能调节神经系之变状。故各种神经功能性之疾患如癫痫病、舞蹈病、神经痛症、运动知觉发生麻痹等，能应用灸术而发生医治效用。此外，如特种之细菌疾患如肺结核、淋病、各种炎症性疾患（无高热者）等，应用灸术，能奏卓越之效果。

26. 灸对于病体之作用。

灸术对于白细胞大量增加之外，并能使免疫体增加，其他，由于灸之刺激反应，因而引起发生镇痛、消炎、组织细胞之功能亢进等作用，综合此类作用，使各种之病症，能发生良好之治愈作用。

27. 灸之生理的作用。

在人体上与以适宜之灸之刺激，在生理上能发生种种作用。如于血液方面，能使白细胞立即增加、免疫体增加，能使补体量增加，能使调理素作用亢进。于血压方面，视所灸之部位，或为上升或为下降。血管方面，初则起收缩，继则扩张。对于脉搏，在燃灸之时，至数增加。对于肠蠕动运动，发生抑制之作用。于神经系方面，则因灸而冲动，其功能为之亢进。因此诸脏器之生理功能，一一为之旺盛。

28. 艾灸对于血液之影响如何？

（1）据日人，原田博士与樫田博士在东京帝大医学部之实验告云：

在施灸之后两分钟间，采取血液而验之，血液中之白细胞，增多二倍以上，至少亦增加 34%，关于红细胞之增或减，则不一定。

（2）据日人青地医学博士之研究文献：谓在动物实验上，经灸 15 分钟之后，白细胞有渐渐显著之增多，1 ～ 2 小时约达二倍，从 4 ～ 5 小时后，稍稍减少，8 ～ 12 小时后，复上增至两倍以上，而持续时间有三四日之久。如继续再灸，白细胞之增多，视第一次灸之时间之距离而有差别，大概在第一回灸后之一遇外再灸，白细胞之增多不显著，如在一周以内续灸，则有显著之增多。

对于红细胞、血红蛋白量无影响。对于补体量则增加。对于调理素有显著之亢进，可持续一周间。对于凝集素、溶血素，不受影响。

青地博士在人体之实验上，白细胞增多与调理素作用之亢进，为灸之主要作用。

从以上之事实，认为灸之效用，由于加热蛋白之吸收，乃有此等反应云。

（3）日人时枝医学博士之研究文献：

灸术：使血细胞沉降速度稍速。

白细胞中之嗜好性白细胞增加。

溶血性补体增加。其增加每在施灸后二日开始，至第九日达最高点，由此再逐渐减少，至一月后复旧。

（4）日人原志免大郎博士之研究文献：

在六周间之持续施灸中，红细胞及血红蛋白量，无显著影响。

从施灸终了一周之后，红细胞乃渐渐增加，平均至第八周间达最高数，从每立方毫米中 50 万个增至 100 万个。白细胞则显著增加。

29. 灸治与血压如何？

不论施灸部位之如何，凡一经燃灸，必有多少之血压上升，其时间，即在感到灼痛之时，血压急速升高，在痛感刺激定止之后，于短时间中渐次下降，恢复如常。据研究者之报告，灸时依壮炷之大小，最高血压可升32mmHg，最小亦有5mmHg。

30. 灸与肠蠕动及其影响。

据日人原田、樫田二博士之在东京帝大实验报告，通常肠蠕动高者，经灸之后，有比较减少之证明。

但对于病体之作用，便秘因于肠蠕动运动之减弱而发生者，灸之能使肠蠕动运动发生亢进。促进便通，如下痢由于肠蠕动之亢进，灸之使镇静肠之蠕动而恢复原状，总之，灸之对于肠蠕动亢进者，能使之镇静。对于肠蠕动之衰弱者，能使之亢进，为调节作用。

31. 若施灸于皮下静脉上，可能起如何之影响？

皮下有静脉显露之处，不应灸治，假使用大炷在皮下静脉上施灸，可能使静脉血管之壁毁伤，发生流血，且能引起细菌从创口侵入，并有发生血栓塞之可能，故灸之对血管上，要避免施灸。

32. 灸于血管之作用如何？

灸之于血管要视炷之大小，刺激强弱而异，但是在一般的情况下，初为血管收缩，继为扩张，结果，其周围呈显著之充血现象。

33. 举不可灸治之症状。

灸非万应，病症虽多数可以灸治，第有绝对不可灸治者，如人体发高热之际，严重之急性传染病，皮肤病之浸淫性者，急性肿疡，寄生虫病，及机质发生变化之坏疽、萎缩、变性、肥大等，总以禁止灸治为宜。

34. 灸对于神经痛之效果如何？

各种之神经性痛，于灸之温热的刺激，颇能收显著之效果，其理论，为灸之温热刺激，对于知觉神经之兴奋，有制止之作用，何以有此作用，则为温热的刺激，使血液之循环良好，以灸刺激神经之末端，使发生疼痛，引诱血液集中，洗却其有害物质而奏镇痛之效故也。

35. 灸对于肌肉之作用如何？

灸之温热刺激肌肉，使之兴奋性亢进，而肌肉之作用得以坚强，血液之灌溉亦旺盛，新陈代谢能为之佳良，因此，疲劳随兴奋之亢进而减弱，疼痛之感觉得治愈，如萎缩瘦削亦得恢复正常。

36. 传染病与灸之关系。

本题所答之范围不涉及急性传染病，于慢性之传染病中，对于有效者，举二例以明之。

（1）肺结核、肋膜炎等，灸之能增进自然抵抗力，及旺盛营养功能，调节神经功能之变常，以达到治疗之途径。

（2）淋病用灸治，亦为增进自然抵抗力，与白细胞之食尽作用旺盛，发生有效之作用。

（3）其他作为未病前预防之灸，不论急性慢性之传染病，皆有预防之效果。

37. 灸治之于免疫体影响如何？说明理由。

依据施灸之结果，使白细胞增加，且亢进其食菌作用，而溶血性补体与噬菌素之量亦为增加，凝集素殆无影响，或亦可能增加，而此等之增量，每在施灸后第二日开始，至第十一日达最高，经一月而始回复旧状，其理由虽未能确定，恐为灸时之温热作用，由细胞之加热蛋白溶解而游离之，由是各组织吸收而被刺激，因而促进免疫体之产出，宛然为一种蛋白体疗法也。

38. 对于健康体施灸，有何效果？

若于健康体施灸时，能使之增进自然抵抗力，调和神经之功能，保持血行之佳良，有预防各种疾病之效果，分述如下。

（1）灸之使白细胞增加，补体量、免疫体等为之增加，有预防各种疾病感染之效果。

（2）因灸能保持神经功能之调和，则关于基于神经功能变调所发生之疾病，有预防之效果。

（3）由灸能使血行佳良，则从血行分布异状之关系而发生之病症，有预防之效果。

39. 咯血时可否施灸？如可，应于何部取穴？

咯血之时，可以用灸治法止其血，但必须于四肢部采取穴位，使其部之血管扩张，引导患部之充血，同时借反射之作用，使患部之血管收缩，因此而奏止血之效果，取穴之最佳点，为肘弯、膝下、足心之处。

40. 妊娠中可否施灸及其理由？

妊娠之中，灸治虽有堕胎之顾虑，但视病之需要，只需避免腹部及四肢禁灸穴外，减少炷之壮数与避免中炷、大炷。妊娠妇人之腹部与四肢之禁穴，何以不宜，其理由，因妊娠之子宫甚锐敏，灸之刺激，能起收缩作用，于是子宫内之血管起变动，惹起过多之充血，有发生堕胎之危险可能，故妊娠四月之后，腹部与禁穴，绝对禁灸，其他部分非必要，亦以避免不灸为宜。

41. 关于脊髓性末梢神经障碍，能否使用灸治？

脊髓性末梢神经障碍，使用灸治与否，须视其原因之所在，与其轻重以为衡，如容易除去其原因病，则大可施用灸治，若为脊髓之实质已发生变化，则治愈相当困难，即不适用灸治之法。

42. 灸治神经麻痹有效之理由何在？

神经麻痹，由于神经功能之减弱或为消失，灸治有效之理由，利用温热之刺激，引起血液之汇集，增加该部之营养与组织细胞之活泼，使麻痹之神经重复兴奋之作用。此外，利用灸之刺激传达中枢部神经，亢进中枢细胞之兴奋及营养功能。故对于神经之麻痹者得以奏效。

43. 脏器之病变，得灸治而调节者，举二例以明之。

（1）对于神经性消化不良，采用背部之膈俞、肝俞、脾俞之时，刺激及于内脏神经，以调治胃之运动性及分泌功能，于是使胃脏器之病变恢复正常。

（2）因于肠蠕动运动之减弱而为便秘，于腰部之大肠俞、关元俞、气海俞、小肠俞采穴施灸之，使刺激传播于肠之自律神经，亢进其功能，使之排便，趋于正常。

44. 起于内脏之疾患，与皮肤知觉异常点灸治之关系及其奏效之理由。

内脏所生之疾患，发现皮肤之知觉异常点而灸治之。其奏效之理由，据日人后藤博士之研究，谓内脏有疾患，从其脏器所发之刺激，传向皮肤之一小点，如误触之，从其皮肤而来之刺激传达于大脑，乃知于该部皮肤发生知觉过敏带，今世所言之黑特带是也。

关于所谓之经穴主治内脏疾患而考之，是等经穴，多数与黑特带相一致，从此知所谓经穴者，为古人经验上所得来之内脏知觉过敏带，要不外为黑特带是也。因此，于相当黑特带之经穴上施灸时，与黑特带的反射相一致，以此减轻内脏之疼痛，减轻自觉障碍，其奏效之理，殆如是也。

45. 述施灸之法则。

施灸之前，必先决定采用何种法则，以达到治愈之目的，所谓法则，即为直接、诱导、反射三种，直接法者，施术于疾患之局部，诱导法者，则从疾患远隔之处施行灸术，反射法者，内脏之病变于与内脏相应之表在部施行灸术。

46. 述中枢疾患对于施灸之目的。

此需视中枢疾患之种类如何，其施灸的目的即不同，假如为中枢功能减弱之疾患，加以反射的刺激，使其兴奋性亢盛。假如其为兴奋性亢进之疾患；则行镇静制止之目的。其他如因血行分布之异常而起之充血，则以诱导为目的。

47. 灸术之刺激作用如何？

艾灸之温热刺激作用，视其灸点对于病灶之距离如何？分有下（原文为“左”）列之三点。

（1）直接刺激法：灸点直接属于病患之部，如肌肉偻麻质斯（肌肉痛）、关节神经痛（骨节痛），即于其肌肉痛处或关节痛处，取穴而施灸之法。

（2）诱导刺激法：从病患部相距之某部位与以施灸，使其部之血管扩张，以引导患部之血液之方法。例如头痛而灸手部或足部是也。

（3）反射的刺激法：对于不能加以直接刺激之内脏各疾患，于其浅在部之皮肤上采穴施灸，使其传达至深部以刺激其脏器之法。例如肺病取肺俞，肠胃病取脾胃俞等穴灸之是也。

48. 何谓灸之反射作用？

伏在体腔内之脏器，发生病变，于肌表部分施灸，刺激其部之求心性神经，与深部之脏器以刺激，而使其病变恢复，此种灸治作用，名灸之反射作用，例如肺病灸肺俞、胃肠病灸脾俞，即为显明例子。

49. 何谓灸之诱导作用？

灸之诱导作用者，于病患部相离之处，与以施灸，使患部之血液向施灸部分引导，减轻患部之充血或瘀血，因此调整血液分布之异常不匀之方法，例如对于脑部充血所致之疾患，施灸四肢之末端，借反射的作用使脑之血管收缩，血液引向四肢，而恢复如常态，又如起于关节之炎症，发生充血，择取枝末相应之穴而灸之，导去上部之充血而达病症之治愈。凡此效用，名灸之诱导作用。

50. 何谓养生灸？

许多疾苦之人，而欲保持其健康，不受细菌传染之侵袭，在人身择取灸治点而灸之，以达预防疾病为目的，此名预防之灸，亦曰养生灸，自昔如《千金要方》《扁鹊心书》即有此类指示之记载，如关元、足三里之灸称其有不可思议之效果云。

51. 何谓打脓灸？

用大炷灸治，使肌肉做深度之火伤，灸部贴以膏药。经此一灸之后，不继续为二次之灸治，灸点上因火伤太大，易于溃脓，目的亦要使其化脓，发生组织变化，与异性蛋白体作用，而达疾病之治愈，此法名曰打脓之灸。

52. 灸于各种神经之影响如何？

灸对于血管神经：初则使血管收缩，继为扩张。

灸对于运动性神经：如为适宜之刺激时，其兴奋性为之亢进，运动性亢进。

灸对于自律神经系：如为适宜之刺激时，其功能为之亢进，诸内脏之功能亢进。

灸对于神经功能亢进之病变：灸之有显著之镇制作用，因此，由知觉神经之异常兴奋而来之神经痛，得使之镇痛，由运动神经兴奋而发之筋痉挛症，得以缓解。

灸对于功能衰弱之病变：灸之有使兴奋之作用。因此，由于知觉及运动神经之功能衰减而起之肌肉麻痹，知觉脱失，得以恢复，由于自律神经功能减弱而起之内脏功能之减弱衰惫，得以恢复正常。

53. 灸术与黑特带之关系如何？

灸术与黑特带之关系有二，一为治疗的关系，二为经穴的关系，分别述之如下。

（1）依其内脏疾患所发现于皮肤上之黑特带知觉过敏点，而与以施灸，借刺激的反射传向其内脏，以达治疗之作用，即为治疗的关系。

（2）从古昔指示之灸治重要经穴，与黑特带相一致者为多，因此，其疾患之灸治经穴相当于黑特带，所以有发生治效之理由。

54. 灸术与体质之关系。

灸术与体质之关系殊大，必先视各人之体质强弱、肥瘦、营养如何、年龄大小、其穴数壮数之多寡、艾炷之大小，不可不有斟酌，如小儿且虚弱者，其穴数宜少，灸炷要小，壮数要少，对于大人之骨骼旺盛而肥满者，穴数多少无妨碍，灸炷要大些，壮数须多些，虽然，亦须视疾病之如何，依照治病为目的，以炷小壮多为宜，若以打脓灸法，则宜炷大而壮数少为是。

55. 灸之适应证。

（1）神经系统之疾病：脑充血（实性头痛）、脑贫血（虚性眩晕）、各种末梢神经之神经痛（各种痛症）、麻痹（木强）、痉挛（瘛疭）、神经衰弱（虚弱）、歇斯底里（脏躁）、偏头痛、震颤、脚气等。

（2）血行器系统之疾病：神经性心悸亢进（怔忡）、神经性狭心症等（心痛）。

（3）运动器系统之疾病：急性或慢性关节偻麻质斯（痛疯）、急性或慢性肌肉偻麻质斯（着痹）。

（4）消化器系统之疾病：急性及慢性胃炎（呕吐胃痛）、胃痉挛（胃痛）、神经性消化不良（胃呆）、急性及慢性肠炎（泄泻）、加答儿性黄疸（黄疸）、便秘、下痢、痔核。

（5）呼吸器病：喉头炎（喉痛）、支气管炎（哮咳）、喘息、肋膜炎（胁痛）、肺结核（肺痨）。

（6）泌尿生殖器病：慢性肾脏炎（浮肿）、膀胱炎（尿泌）、膀胱痉挛（小腹痛）、淋病、睾丸炎（癀疝）、尿道炎（阴病）等。

（7）小儿科疾病：小儿消化不良（吐乳）、腺病（瘰疬）、夜惊症（夜啼）、小儿急痫（惊风）、夜尿（尿床）

（8）妇人科疾患：卵巢炎（少腹痛）、子宫内膜炎（淋带）、子宫痉挛（小腹痛）、月经痛等，其他诸症能灸治而奏效者，难以尽述焉。

56. 灸治之禁忌证。

凡属下列症状，皆应避免灸治。

（1）法定传染病。

（2）癌肿：勿论肿之为恶性肿疡，凡一般之肿疡有禁灸之必要。

（3）急性炎症疾患：如纤维素性肺炎、盲肠炎、穿孔性腹膜炎、因加强刺激恐有使恶化之能者，悉禁之。

（4）肠闭塞症：因加以刺激，更形收缩有发知不良后果之虑，亦禁灸之。

（5）酗酒烂醉之时，禁忌施灸。.

（6）大病衰弱甚者，禁忌施灸。

（7）有高热之时，禁止施灸。

（8）血压过高之时，禁忌施灸。

以上为一般之应禁忌者，但不拘泥。如在四肢部灸，距离病灶远者，亦可能采用诱导之灸。

57. 在何种生理状态中禁灸？

（1）妊娠妇人之腹部，禁止施灸。妊娠一二月之间，虽不显著确定为受孕，亦须定止腹部之灸。至外部已有明显之妊娠时，腹部之灸，避免为佳。

（2）月经来潮之时，腹部及其有关之反射部位，亦禁止施灸。

（3）甫食之后，施行灸治，以避免为佳，因食后胃生理之蠕动旺盛，灸之恐有抑制之非。

58. 再灸之法。

经一次灸治之后，发生瘢痕或稍稍有化脓趋向，而疾病尚未痊愈，必须再为继续灸治时，于原瘢痕上或已化脓之小泡上，更以较初灸稍大之艾炷，置于其上灸之是也。

59. 述灸痕部之再生功能。

施灸于皮肤之上，其灸点之部之上皮，即被破坏，经连续再灸，表皮创伤而起泡、化脓、结痂而愈，是为灸痕部之组织再生。其程序先为经灸之后，形成痂皮，首从灸痕部之周围有血细胞，淋巴细胞之渗出，各个结缔组织游走细胞亦随之渗出，继为周围之血管新生入于灸痕之中央，此血管与结缔组织，愈益增殖，充实于灸痕之部，成为灸痕之再生，当时在灸痕表面部分，痂皮之下，组织被破坏之成分，黏着而渐次干燥，于数日之后，痂皮完全剥离，其下之组织成为瘢痕，瘢痕初为赤褐色，经久之后，变成白色，其下之毛囊，因被破坏，不能再生，形成无毛部分。

60. 述灸术与针术之不同点。

灸术与针术，同为刺激治疗法，而灸之刺激为温热的化学的光线的。针之刺激，仅为机械的刺激而已，关于刺激部位，灸点留有瘢痕，针点不留瘢痕，在施术上，灸仅行于身体之表皮，针则能深达内部，自由深浅，而刺激工具亦不同，灸为艾绒与线香，针则有长短粗细不同之针具，二者之不同，可举者如是而已。

61. 灸之学理的研究如何?

（1）根据日医博士青地正德就家兔之研究，得下（原文为“左”）列之结论：

①灸使白细胞显著之增多，且能持续四至五日。

②餐尽作用，亦显著之亢进，亦能持续四至五日。

③补体量亦增加。

④红细胞、血红蛋白、凝集素、溶血素、抗体量似无影响。

以上之作用，恐属被加热组织部之蛋白分解产物之吸收发生作用。因此，可谓灸之本态，为一种之蛋白体疗法，于此可以补充黑特带之治疗应用。

（2）日医原志免太郎博士于九州帝大医学部之主要实验中所得之精要如下：

①灸于人体或动物体，经六周间连续的施灸，血红蛋白量及红细胞数无显著的影响，从施灸终了后之第一周中，血色数重及红细胞素徐徐增加，平均至第八周达最高点，血色数量大概增加 16% 以上，红细胞数每立方毫米增加 50 万～ 100 万以上，有九周以上之持久。

②色素指数，增减不定，由此推断，血色量之主要增加，因于红细胞数之增加。

③灸能使体重增加，营养与发育增加。

④施灸时，白细胞之增多数，随灸之壮数成正比例而且持久。

（3）日医后藤道雄博士之实验：

①施灸于背部之时，四肢之血管，稍为收缩，血量亦减，灸燃灭后，10 ～ 60 秒而复旧，其后却比施灸之前血量增加。

②脉搏在灸之燃烧时间要数些，在火灭之后，血管扩张，脉搏比施灸前略数。

③以八折之纱布，浸于微温水中，以此湿润之纱布隔开而施灸之，其血液分布之状态及脉数之关系，与普通之灸相同。

④若用上式灸治，从血液之分布，与热感之激发，疼痛之感觉，灸后永留瘢痕而论，用湿润之纱布隔开灸治，比通常之灸因灸而感之疼痛，比较优良而好受。

⑤多数之经穴，与黑特知觉过敏带相一致。

第五章　经穴常识问题

1. 何谓经穴？

古人从自身疾病中，或按或压，发现能减轻病苦之刺激点，利用机械火灸之刺激，达到病痛之轻快，因名此刺激点为穴。从穴之地位与其所适合某病之治效与刺激时所发生之感应线而归纳之成为一系统，此一系统名之曰经。故穴为刺激点，经为穴之联系，亦可名为感应线或反射线。

2. 述十四经之名称。

十四经之定名，起于元朝时代滑伯仁所著之《十四经发挥》，为手三阳经、手三阴经、足三阳经、足三阴经，共为十二经，再加背之正中督脉、胸腹之正中任脉，合并为十四经。今之针灸术者，即沿用其名称之。

3. 述手足三阳三阴经之线路。

古昔医书上，对于经络之记载至为详尽，谓手之三阴，从胸走手，手之三阳，从手走头，足之三阴，从足走腹，足之三阳，从头走足，此为手足三阴三阳之线路。

4. 述手三阳经之个别名称。

手三阳经是手太阳小肠经、手少阳三焦经、手阳明大肠经。

5. 述手太阴肺经所属之穴名。

手太阴肺经所属之穴计 11 穴，为中府、云门、天府、侠白、尺泽、孔最、列缺、经渠、太渊、鱼际、少商。

6. 分述各经所有孔穴的数字。

手太阴肺经，计 11 穴。手少阴心经，计 9 穴。手厥阴心包络经，计 9 穴。手太阳小肠经，计 19 穴。手少阳三焦经，计 23 穴。手阳明大肠经，计 20 穴。足太阴脾经，计 21 穴。足少阴肾经，计 27 穴。足厥阴肝经，计 14 穴。足太阳膀胱经，计 67 穴。足少阳胆经，计 44 穴。足阳明胃经，计 45 穴。任脉，计 24 穴。督脉，计 28 穴。

7. 述头部之穴名。

神庭、上星、囟会、前顶、百会、后顶、强间、脑户、风府、哑门、攒竹、曲差、五处、承光、通天、络却、玉枕、阳白、临泣、目窗、正营、承灵、脑空、丝竹空、本神、头维、颔厌、悬颅、悬厘、曲鬓、率谷、天冲、浮白、窍阴、完骨、上关、和髎、耳门、角孙、颅息、瘛脉。

8. 述颜面部之穴名

承浆、龈交、兑端、水沟、素髎、承泣、四白、颧髎、巨髎、迎香、禾髎、睛明、丝竹空、瞳子髎、下关、颊车、听宫、听会、地仓、大迎。

9. 述前颈部之穴名。

廉泉、天突、人迎、水突、气舍、翳风、扶突、缺盆、天鼎。

述后颈项部之穴名

风池、天柱、天容、天牖、天窗。

10. 述前胸部之穴名。

璇玑、华盖、紫宫、玉堂、膻中、中庭、俞府、彧中、神藏、灵墟、神封、步廊、气户、库房、屋翳、膺窗、乳中、乳根、云门、中府、周荣、胸乡、天池、天溪、食窦。

11. 述侧胸部之穴名。

渊液、辄筋、极泉、大包。

12. 述背部之穴名。

大椎、陶道、身柱、神道、灵台、至阳、筋缩、脊中、肩中俞、大杼、风门、肺俞、厥阴俞、心俞、膈俞、肝俞、胆俞、脾俞、胃俞、肩外俞、附分、魄户、膏肓、神堂、譩譆、膈关、魂门、阳纲、意舍、胃仓。

13. 述腰部之穴名。

悬枢、命门、阳关、三焦俞、肾俞、大肠俞、小肠俞、肓门、志室。

14. 述腹部之穴名。

鸠尾、巨阙、上脘、中脘、建里、下脘、水分、神阙、阴交、气海、石门、关元、中极、曲骨、幽门、通谷、阴都、石关、商曲、肓俞、中注、四满、气穴、大赫、横骨、不容、承满、梁门、关门、太乙、滑肉门、天枢、外陵、大巨、水道、归来、气冲、期门、日月、腹哀、大横、腹结、府舍、冲门、维道、章门、京门、带脉、五枢。

15. 述荐骨部之穴名。

腰俞、长强、上髎、次髎、中髎、下髎、膀胱俞、中膂俞、白环俞、会阳。

16. 述肩胛部之穴名。

曲垣、肩井、天髎、秉风、天宗、肩髃、巨骨、肩髎、臑俞。

17. 述上膊部之穴名。

天府、侠白、尺泽、曲泽、天泉、青灵、小海、肩贞、消泺、清冷渊、天井、少海、臑俞、臂臑、五里、肘髎、曲池。

18. 述前膊部之穴名。

孔最、列缺、经渠、太渊、郄门、间使、内关、大陵、灵道、通里、阴郄、神门、三里、上廉、下廉、温溜、偏历、阳溪、四渎、三阳络、支沟、外关、阳池、支正、会宗、养老、阳谷、少商、劳宫、少府、少冲、合谷、三间、二间、商阳、中冲、中渚、液门、关冲、腕骨、后溪、前谷、少泽。

19. 述上腿部之穴名。

居髎、髀关、环跳、胞肓、秩边、会阴、伏兔、阴市、梁丘、中渎、阳关、箕门、血海、阴廉、五里、阴包、承扶、殷门、浮郄、委阳、委中。

20. 述下腿部之穴名。

犊鼻、三里、上巨虚、条口、下巨虚、解溪、阳陵泉、丰隆、阳交、外丘、光明、阳辅、悬钟、曲泉、膝关、中都、蠡沟、阴陵泉、地机、漏谷、三阴交、交信、阴谷、筑宾、复溜、太溪、合阳、承筋、承山、飞扬、跗阳。

21. 述足部之穴名。

昆仑、大钟、仆参、水泉、照海、商丘、公孙、太白、大都、隐白、中封、太冲、行间、大敦、冲阳、陷谷、内庭、厉兑、丘墟、临泣、地五会、侠溪、窍阴、申脉、金门、京骨、束骨、通谷、至阴、然谷、涌泉。

22. 何谓五脏之穴并其所在?

（1）肺俞在第三胸椎之两旁，各外开一寸五分。

（2）心俞在第五胸椎之两旁，各外开一寸五分。

（3）肝俞在第九胸椎之两旁，各外开一寸五分。

（4）脾俞在第十一胸椎之两旁，各外开一寸五分。

（5）肾俞在第二腰椎之两旁，各外开一寸五分。

23. 何谓六腑之穴？

（1）胆俞在第八胸椎之两旁，各外开一寸五分。

（2）胃俞在第十二胸椎之两旁，各外开一寸五分。

（3）三焦俞在第一腰椎之两旁，各外开一寸五分。

（4）小肠俞在第一荐骨假棘状突起之两旁，各外开一寸五分。

（5）大肠俞在第四腰椎之两旁，各外开一寸五分。

（6）膀胱俞在肠骨后上棘之内缘。

24. 何谓八髎之穴？

八髎穴即上髎、次髎、中髎、下髎。穴在荐骨部之两侧，左右各四，合并名之曰八髎。

25. 何谓十宣穴及其应用？

手指之尖端，每指一穴，离爪一分，十指十穴，名曰十宣穴。凡病起猝暴，影响脑神经失常或内脏发生急剧性之疼痛，属于瘀血性者，则用粗针刺十宣穴以治之。

26. 何谓十井穴及其应用？

凡十指尖端之穴，名井穴，如少商、商阳、中冲、关冲、少冲、少泽。其应用，每遇病起猝暴，脑神经失常，不省人事，或内脏发生急剧性之疼痛，每用粗针或三棱针针刺十井穴以治之。

27. 何谓阿是穴与天应穴？

凡疼痛之处，以指按压，得有按压而觉轻快之场所，即以针或艾炷针灸之而得轻快，其针灸之点，即以阿是穴或天应穴名之。

28. 何谓斜交叉灸及其应用？

男孩取左肝俞一穴、右脾俞一穴，女孩取右肝俞一穴、左脾俞一穴而施灸之，名曰斜交叉灸，专治疳积羸瘦之病。

29. 四缝穴在何处？如何刺针？

四缝穴共计 16 穴，在手指之食指，中指，无名指，小指之手掌面，第二节横纹中间，各外开半分或一分，计每指 2 穴，善治疳瘦，以三棱针直入刺之，有脓厚之白液冒出。

30. 何谓同身寸并举例以明之？

就被针灸者之本身，于其应针灸部分，按取穴位时，根据一定之尺寸比例而定穴位，此尺寸比例，名曰同身寸。例如：头部前发际至后发际为一尺二寸，用任何之量尺（市尺，工部尺、密达尺皆可）以量得之实数为被除数，以一尺二寸为除数，所得之商数为其头部直寸之标准，即同其身之尺寸也。如以市尺量之，所得之商数为每寸六分，若取上星穴为入发一寸者，以市尺量取六分可也，其余部分，量取穴位，依此类推。

31. 择要提举全身同身寸之比例数字。

前发际至后发际作一尺二寸，为头盖部直寸之计算法。

天突至胸骨尖作一尺，为胸之直寸计算法。

两乳中间相距作八寸，为胸之横寸计算法。

胸骨端至脐中作八寸，为上腹部直寸计算法。

脐中至耻背上边际作五寸，为下腹直寸计算法。

背部以每一脊椎为计算。

大转子至大腿骨外上踝作一尺九寸长。

大腿骨外上踝至腓骨头作三寸五分长。

腓背头至外踝作一尺六寸计算。

耻骨软骨上边至大腿骨内上踝作一尺八寸计算。

大腿骨内上踝至胫骨内关节踝之下际长三寸半。

胫骨内关节踝之下际至内踝上际作一尺三寸计算。

内踝之下际至地长三寸。

膝腘中央（委中）至跟骨下际长一尺九寸。

上膊肩峰突起至肘尖鹰嘴突起长一尺七寸，今依取穴法作一尺计算。

肘尖至腕之中央横绞长一尺二寸五分，今依取穴法作一尺计算。

32. 举禁针之穴。

脑户、囟会、神庭、玉枕、络却、承灵、颅息、角孙、承泣、神道、灵台、膻中、水分、神阙、会阴、横骨、气冲、箕门、承筋、手五里、三阳络、青灵。

33. 举禁灸之穴。

哑门、风府、天柱、承光、临泣、头维、丝竹空、攒竹、睛明、素髎、禾髎、迎香、颧髎、下关、人迎、天牖、天府、周荣、渊液、乳中、鸠尾、腹哀、肩贞、阳池、中冲、少商、鱼际、经渠、地五会、阳关、脊中、隐白、漏谷、阴陵泉、条口、犊鼻、阴市、伏兔、髀关、申脉、委中、殷门、承扶、白环、心俞。

34. 述膻中、灵台、阳关、承扶之部位与解剖。

膻中：当两乳之间，在胸骨体之部，有内乳动脉之分支，肋间神经前穿行枝之分布。

灵台：在第六胸椎之下，正当第六第七胸椎棘突起之间，有后肋间动脉分支循此，背椎神经后枝分布于此。

阳关：在第四腰椎之下，正当第四腰椎棘上突起与第五腰椎之关节中间，为腰动脉之背支所循，腰椎神经之后支分布。

承扶：在臀部之下缘横纹中央，即大腿后而之上部境界线上，上层为股二头肌，下层为大内转股肌，有上臀动脉所循经，有后股皮下神经与坐骨神经之分布。

35. 述睛明、颊车、下关、攒竹之部位与解剖。

睛明：去目内眦角约半分陷中，当前头骨与鼻骨之结节部侧方，有眼轮匝肌，有前头动脉循经，有滑车上神经分布。

颊车：在下颚隅之前上方，开口则有陷空，有咬肌，有颊肌动脉所循经，有三叉神经之知觉运动两枝之分布。

下关：在颧骨弓中央之下际，当下颚骨髁上突起之前方，有颞颥肌及咀嚼肌，横颜面动脉循经，有三叉神经之别支，有咬肌神经及颜面神经之颧骨支分布。

攒竹：在眉之内端，有前头肌，鼻前头动脉循经，有前头神经，上眼窠神经之分布。

36. 述肩贞、肩髃、巨骨之部位与解剖。

肩贞：在肩峰突起之后下际，肩髎穴之后陷中，上层为三角肌之后缘，下层有棘下肌，有后回旋上膊动脉循经，有腋窠神经，及锁骨上神经之分布。

肩髃：在肩峰突起与上膊骨大结节之中间，当三角肌上缘之中央，有后回旋上膊动脉循经，有腋窠神经，锁骨上神经及肩胛上神经之分布。'

巨骨：在肩峰突起与锁骨之中间，上层为三角肌，下层为棘上肌之集合部，有横肩胛动脉，后回旋上膊动脉之循经，有腋窠神经及肩胛上神经之分布。

37. 述天井、内关、足三里、昆仑之部位与解剖。

天井：在上膊后面之下方，当尺骨鹰嘴突起之直上约五分之所，为三头膊肌终止之部，有肘关节动静脉网之循经，有后上膊皮下神经及后上膊皮下神经之分布。

内关：在前膊前面之中央，长掌肌内桡骨肌之筋腱间，离腕后横纹二寸，有浅屈指肌，有尺骨动脉之支别循经，有正中神经之分布。

足三里：在胫骨上端与腓骨小头之关节部间，当膝眼之下三寸，有长总趾伸肌，有前胫骨动脉循经，有深腓骨神经之分布。

昆仑：在外髁与阿伊利斯腱之中央陷中，有后外踝动脉循经，有浅腓骨神经及胫骨神经交通枝之分布。

38. 记述肘关节部位之经穴。

曲池：在肘关节之前面，上膊骨外上踝之内边，当膊桡骨肌之起始部。.

尺泽：在内肘部之前方，二头膊肌腱之外缘。

曲泽：当内肘部之正中。

少海：当内肘部之后侧，上膊骨内上髁之前内侧。

小海：在后肘部鹰嘴突起之内侧。

39. 记述腕关节部位之经穴。

阳溪：在腕之后面（以下二穴同），当腕关节之桡骨侧，长短伸拇肌之肌腱间。

阳池：在后腕部之中央，指总伸肌与固有小指伸肌之间。

阳谷：在腕关节之尺骨侧，尺骨茎状突起之下际。

太渊：在腕之前面（以下二穴同），当掌腕部之桡骨侧，短伸拇肌与内桡骨之腱间。

大陵：在掌侧腕关节部，桡尺两骨下端之间，当横纹之中央。

神门：在掌侧腕骨之尺侧，为内尺骨肌停止之部。

40. 记述沿胸廓下方之穴名部位。

鸠尾：白条线之上端，剑尖骨之直下约五分。

不容：当第八肋软骨附着部之下端。

期门：当第九肋软骨附着部尖端之下际。

日月：当第九肋软骨附着部尖端之下部约五分。

章门：当第十一肋骨前端之下际。

京门：当第十二肋骨前端之下际。

41. 何谓经外奇穴？

在最先已经公认之穴位，分组成为十二经或十四经之后，民间继续发现对于某病有效之刺针点或灸点，于是为之定穴名，第不能列入十四经既定之穴中，遂名之曰经外奇穴。

42. 述患门穴之取法。

以患者男左女右之脚底，从大蹈趾端，将无伸缩性之粗线绳，齐头量起，向后随脚底中心沿后跟贴肉直上，至膝湾横纹中心委中穴处截断，使此人正坐，用切断之绳，从鼻端比齐，引绳向上，循眉心，头顶，沿后头项而下，贴脊柱，绳头尽处，以墨点记。另以软绳由左口角，斜直至鼻中隔，折而斜直至右口角，剪断，以此断绳之中心，对正背上墨点，左右分开，两端点之即为患门穴。

43. 记述当坐骨神经径路上之穴名。

坐骨神经，从荐骨神经丛起，出大坐孔之下梨子状肌孔，于坐骨结节与大转子之间，经内锁肌及方形股肌之后侧，于大腿后侧之正中下大腿之中部，成为胫骨神经及腓骨神经，当坐骨神经之径路，所有穴名，分列如下：

（1）坐骨神经本干之径路，为承扶、殷门。

（2）胫骨神经之径路，为委中、合阳、承筋、承山、太溪、大钟、水泉、涌泉。

（3）腓骨神经之径路，为浮郄、委阳、阳陵泉、三里、上巨虚、下巨虚、条口、丰隆、外邱、阳交、光明、阳辅、悬钟、丘墟、临泣、地五会、侠溪、窍阴。

44. 如何取夹脊之穴？

令患者裸体伏卧，头肢皆着席，足直伸，手按大腿侧，乃以线平直两肘尖，当脊柱正中之线下为假点，再以指寸，各开一寸五分为真点，此名夹脊穴，对于胃肠疾患局发性痉挛有卓效。

45. 记痞根穴之部位。

痞根奇穴，在第一、第二腰椎棘状突起之间，左右各开三寸五分，当十二肋骨端之下际，灸治脾肿大与心窝苦闷有伟效。

46. 腰眼如何取法？

令患者裸体直立或伏卧，当第四、第五腰椎横突起间，有如两眼之凹窝，其正中即名腰眼，灸治腰痛之症，尤以生殖器疾患所致之腰痛为最效。

47. 记承山穴之取法。

针取本穴，令患者面壁直立，两手上伸，掌按壁面，足趾点着地面，足跟悬起，于是于腓肠肌下人字纹中心而针刺之。

48. 记命门穴之取法。

令患者直立或正坐，医者蹲于其后，以两手围其腰部，两中指从其脐心左右沿腹向后退至脊椎中心，即当第二腰椎之下，即为命门穴。

第六章　病理诊断治疗常识问题

第一节　总　论

1. 何谓凝集素？

于动物体内，注射已经杀菌之细菌，激增抗体之外，能发生凝集素。其作用为使细菌失却运动性而凝集之，例如霍乱菌、伤寒菌等，在体内到处繁殖运动，因注射免疫血清之后，产生凝集素，此类细菌即失却运动性而凝集，即不能为患于人矣。

2. 何谓抗毒素？

抗毒素者，为抗体中最重要之物质，从经过传染病之后，或注射抗毒血清之后，即发生抗毒素。抗毒素之主要生产地，为骨髓、脾脏、淋巴组织。此类抗毒素，为非蛋白质，其化学的构造，迄未明白。

3. 何谓沉降素？

沉降素，自细菌培养基之无菌滤过液所产生，此无菌滤过液，成为免疫血清，再加入免疫素（抗体）即发生特异之沉淀，此沉淀之物质，名沉降素，为诊断上检查病原之应用。

4. 噬菌素及免疫调理素。

噬菌素，为存在于健全血液中之物质，此类物质，对于细菌所发生之作用，为使细菌之性质发生变化，便于白细胞之易于食菌，但此噬菌素在六十度至六十五度之温度，其作用立即停止。免疫调理素，存在于免疫血清中，对于细菌之作用，亦为容易使白细胞食菌之一种物质。

5. 举火伤之种类。

所谓火伤，指高温在身体上，尤属于皮肤组织上所起之作用：

第一度火伤：皮肤发生红斑。

第二度火伤：红斑形成水泡。

第三度火伤：水泡局所坏死。

第四度火伤：形成炭化。

6. 举静脉瘀血之证候。

（1）瘀血之部，其组织呈暗青色

（2）自觉的与他觉的，有冷感。

（3）瘀血时间久，则血中之水分渗出，其部发生浮肿。

7. 举动脉充血之证候。

（1）充血部之组织，呈现赤色。

（2）细血管亦可得见。

（3）于自觉的与他觉的，感到温度上升。

8. 何谓退行性病变？

物质代谢发生障碍之结果，使细胞、组织器官等之生活，呈微弱现象，或竟停止。因此，即发现形态的变化，如萎缩、变性、坏死等，此类病变即称退行性病变。

9. 何谓萎缩？

此为退行性病变之一，组织或者脏器，发生缩小之谓。萎缩之种类，因原因之不同，有下列之区别：①压迫性萎缩。②废用性萎缩。③由营养障碍而萎缩。④神经性萎缩。⑤由脏器相互关系障碍而萎缩。

10. 何谓证候？

人体发生异状之生活现象，即为疾病之现象，有自觉的或他觉的，发现变化之谓，此变化现象，称为证候。例如：自觉的如头痛、眩晕。他觉的如发热、尿蛋白。证候之中有指定之不变证候，如霍乱必为米泔汁之便、大叶肺炎必有锈色痰等，因其所现证候，即知其所患之病症。

11. 何谓功能的疾患及器质的疾患？

在今日之医学，凡从解剖上不能发现其疾患，即称功能的疾患，例如癫痫、歇斯底里、神经痛之属。从脏器或各种组织发生变化，所发现之疾患，称器质之疾患。如炎症性疾患、肿疡等，即属器质的疾患。

12. 举知觉神经之刺激症状。

此为非生理之感觉，由于刺激症状，受充血过度之刺激时所发者，如蚁走感（虫行）、灼热感、瘙痒感、冷感、紧张感等。于组织上加以刺激之时组织起反应，所发现之病变，有退行性变化，有循环障碍，有组织增生，发现种复杂之病变。炎症者，组织因刺激而发现——发赤、肿胀、疼痛、灼热、功能障碍诸证候。在炎症中又分：渗出性炎、增殖性炎之区别。复因渗出物之种类，如浆液性炎、纤维素性炎、加答儿性炎、化脓性炎、此血性炎等之分。

13. 何谓水肿？

于身体之一定体腔上，浆液性液之潴留，超过生理的以上者曰水腿、如脑水肿、胸水肿，心囊水肿等。

14. 何谓浮肿？

浆液性液广泛潴留于组织间隙之谓，如细尿管性肾脏炎之面浮肿、心脏疾患之脚浮肿等。

15. 何谓免疫？

吾人为有生命之体，遭遇外来之有害物，即有防御之性能，如可能惹起疾病之病原体，常围绕于吾人之身体，不论何时，皆有被侵袭之机会，但吾人身体之组织，能抵抗此类有害之作用，不致发生疾病之性能，此性能对于疾病，尤其为传染病，成为不感受性，名曰免疫。

免疫有先天性免疫与后天性免疫之分。后天性免疫者，为生后所获得之免疫。先天性免疫者，有生以来，即有免疫之性能。

16. 记局所坏死。

局所坏死者，即整个身体生存，而一部分之组织坏死之谓。坏死之所致，有下列之分：

（1）由于器械的外伤作用而致者，如打扑损伤。

（2）由于化学的物质刺激而致者，如酸、阿尔钾里之侵害伤。

（3）由于温热之作用者，如火伤、冻疮之损伤。

（4）由于中枢及末梢神经之障碍而起者，如由麻痹而萎缩。

（5）由于循环之障碍而起者，如结扎、压迫、血栓、血塞等。

17. 何谓变性？

变性者，属于退行性病变所致之变化，于组织内生成异常之物质，或为生理的发生异常，如于异常的场所发现异常的数量，其结果，为生活现象之减退，此可以检视得出者。

18. 变性之种类。

①蛋白变性。②脂肪变性。③黏液性变性。④水肿性变性。⑤硝子样变性。⑥淀粉样变性等。

19. 水肿与浮肿之区别

水肿者，如心囊腔、腹腔有浆液贮留之谓。浮肿者，于组织间隙，及皮肤之松组织内，有浆液性物质之渗出之谓。

20. 何谓过敏症？

于人或于动物，以异于身体蛋白质之异种蛋白，送入于消化管以外之部分，经一定之时间，若再注同一之蛋白质，其分量如为有害者，不仅可以看出几种之中毒状况，还呈现传染病样之症状，此为过敏症，此过敏症之学一说，为最近勃兴、尚有不明之处者甚多。

21. 何谓特异质？

特异质者于通常心健康人中，不易引起何种之病的反应，尤其于外来之传染病，人人有引致成疾病之症状。独于此人，比一般常人为健全，可是有一特殊，于某病有特殊的反应之素因可以发现，如嗅漆气而发漆疮、食即吐泻等。如斯性质为特异质。

22. 何谓出血及其种类？

出血者，血液全成分出于血管系之外之谓，但有破裂性出血、滤出性出血之分。又出血于体腔之外曰外出血。出血于体腔之内曰内出血。外出血从其所出部位，又分有衄血、咯血、吐血、子宫出血、血尿、血汗等。

23. 先天性与后天性之畸别如何？

先天性者在母体之时已有，于既生之后，即成畸形之谓。后天性者：于已生之后：所发生之畸形疾病。

24. 何谓遗传病？

凡一种疾病，与其父母，或祖父母之所患相同者，且能再传其子孙，此类之病症曰遗传病。为于母体之内，即遗于身体之组织中，殆出生之后，至相当时期而发生。

25. 遗传病与传染病之区别。

遗传患者，从其父精母卵相合之时即传入之，至既生之后而发生，如癫痫、精神病、微毒等。传染患者，由于下等之生物如微菌等之传染，从皮肤、消化器、呼吸器等侵入人身，发生繁殖，从甲处移行于乙处，成为甚多之流行病，如赤痢、霍乱、鼠疫等。

26. 如何谓之急性病或慢性病？

急性患者，其原因为一时性，其发病亦极急激，发病经过亦快，大概有四周以内之病程经过，慢性患者，适与急性病相反，其原因为持续性的，其发病亦缓慢，病之经过亦长，甚有绵延至数年者。且慢性病，每多为由急性病所移行而致者。

27. 述地方病与流行病之差异。

传染性病，在广泛的地区发生流行，名为流行病，例如赤痢、霍乱，同为传染病，但流行之地区不广，只限于一地有此流行病症，称地方病，如瘴疟症是。

28. 咯血与吐血之区别。

咯血：由肺出血，经咳嗽而略出，其咯出之血为鲜红色。吐血；由胃出血，吐出或呕出，其色暗赤色，甚至为赤褐色。

29. 何谓假性肌肥大？

假性肌肥大者，一称假性萎缩。背部、腰部、大腿等之肌，发生一种之肥大，肌之容积虽增大，仅为脂肪之增加，于肌纤维却减少，故其作用甚微弱。

30. 何谓代偿机？

代偿机者，有生理的，亦有病理的。如身体一部之器官，甚至组织，发生功能变调之时，必有与彼有关之器官，或组织，为种种的变化，自动的调节其功能变调，此名代偿机，例如劳动者之心脏，与静居者之心脏相比较为大，因劳动之际，全身血行亢进，非如此不可，盖由于心脏比安静之时，非要加强心收缩运动不可，因此心脏肌纤维增殖肥大，其收缩力可以加强，此为生理的心之代偿机之例。于病理的亦屡有所见，如心脏瓣膜病，亦能使心肌肥大，又如一侧之肾脏功能不健全，而另一侧之肾脏增殖肥大，此为病的代偿机之好例。

31. 述招致化脓的细菌名称。

招致化脓之霉菌，主要的为黄色葡萄状球菌、金黄色葡萄状球菌及白色葡萄状球菌三种，统称曰化脓菌。又链锁状酿脓细胞菌、绿脓杆菌亦属化脓菌，其他如淋毒球菌、大肠菌、质窒扶斯菌、陪斯忒菌等，亦起化脓作用。

32. 创伤如何化脓？

有创伤时，化脓性之细菌，侵入其创口，达于组织，于兹繁殖，依其生产物之化学作用，发生充血，血中之白细胞，用其固有之阿米巴样运动，从血管壁渗透血管之外，集合于创伤部之组织，此类之白细胞有喰食细胞作用，亦欲食尽化脓菌，因化脓菌之化学的分泌物作用，白细胞受麻痹作用以至于死，此死亡之白细胞即为脓汁，此种之机转，称曰化脓作用。

33. 何谓溃疡？

溃疡者，多为组织化脓之结果，失却皮肤或黏膜之一部，现出其下部之组织，即名溃疡。

34. 举肿疡之种类。

肿疡为发生新的变化，由于一部分之功能发生异常亢进之谓，往往增殖达非常之大，而其种类甚多，即纤维肿、脂肪肿、血管肿、骨肿、软骨上皮肿、腺肿、肌肿、神经肿、肉肿、癌肿及囊肿等，就中以肉肿、癌肿为恶性之肿疡者多，常因此失去其生命。

35. 何谓病之阴阳？

我国医学由昔至今，于病必分阴阳，就宇宙之自然现状，以天日为阳，地月为阴，男为阳，女为阴，血循环称荣属阴，卫外之气称卫属阳，今则科学昌明，以动脉血之运行力名阳压，静脉血之环流名阴压，如神经痛谓阳、炎症痛谓阴等。病理诊断上有阳性，其符号为（+），有阴性，其符号为（－）。

36. 何谓下腹神经丛，于此施灸所治之疾患？

下腹神经丛者，为围拥腹部动脉管之交感神经，为腹部动脉干丛之一系，延于骨盘之内，于此目的而施灸，凡腹部内脏疾患，尤以位于骨盘内之生殖器泌尿器疾患，应用最善。

37. 述太阳丛之部位，与针治上之关系。

太阳丛，一名内脏动脉轴丛，在大者为内脏动脉轴之部位，有胃、肝、脾、肾、上肠间膜等，与其支别，合大小内脏神经。在针治上最有密务关系，凡腹部内脏之重要疾患，殆于此神经为目的，施行刺激，在腰椎之上部，若向内上方深入刺针，可奏伟大之效果。

38. 何谓神经功能之变状？

神经功能之变状者，谓神经功能失去其常度，或为亢进，或为减弱，如运动性神经发生亢进则为痉挛，若为减弱则成麻痹，知觉性神经发生亢进，则为知觉过敏，减弱则为麻木，是也。

39. 何谓偏瘫、截瘫及其原因概要？

偏瘫者即半身不遂，亦名偏废，其原因在脑，其麻痹仅为半边之身体，有时为脊髓半侧之疾病而发者。截瘫者，又称对瘫，为半截之身体麻痹，多数为下肢作废，其原因存在于脊髓，因其脊髓发生疾患之部位高低，有两上肢或两下肢之麻痹，所谓发自身体之两侧。

第二节 内科病类

1. 神经炎之诊断。

由神经发炎所成之疾患而分，有实质性神经炎与间质性神经炎之区别。复从其经过，有急性神经炎与慢性神经炎之分。其发生之原因，有起于外伤、感冒、铅中毒、酒精中毒、癞病、霉毒、接近脏器之炎症所波及等而致。以言证候，急性之神经炎，必有多少之发热，慢性神经炎则不发热。如属表在性神经炎，其神经径路之皮肤发潮红，与知觉过敏。如神经枝稍大者，可按得有如索状之样肿痛物，其发痛之性质为持续性，渐次则知觉渐减返，以至发生麻痹。如属运动性之神经炎，初为筋肉之痉击，继为发生运动麻痹。各种神经炎之性质诊断，大概如此。

2. 神经痛与神经炎之鉴别。

神经痛者：沿神经之径路，发间歇性之疼痛，不论体之内外，若按压之，有压痛点，感到轻快，无解剖上之变化，有功能性之疾患，筋肉之麻痹则甚少发生。

神经炎者：其痛持续不已，若按压之，则痛更甚，无一定之压痛点，但伴有潮红、肿胀、灼热及功能障碍，继则发生痉挛麻痹等之疾患。

3. 如何成为神经痛？及其证候之大略。

神经痛之发生：由于知觉神经受生理之刺激而为异常兴奋。例如：因血液之循环障碍、组织之紧张、渗出物之压迫、打扑之损伤等，致发作疼痛。证候：则由于中枢性及末梢性之不同而有多少之差异，多数由神经之一枝或数枝感到剧痛，其痛虽有持续性，但大半有间歇性的，若按压之，有轻快之感觉。

4. 述坐骨神经痛（腰腿痛）之原因及证候。

坐骨神经痛之发生，由于足之受冷及感冒、外伤、过劳或霉毒等关系为多，亦有女子因子宫之异位而起者，其疼痛多数发于左侧，有糖尿患者则两侧痛者为多，其痛每渐次而增加，先从大转子与坐骨结节之间，发生疼痛，及于腰部，或下达大腿之后而，向膝腘窠、下腿之前缘、外踝、足背、足跖等处蔓延，其发生疼痛有时激烈有时缓和，有间歇性的大多夜间之痛较剧。因痛久之故，从坐骨神经之径路而按压之，有数个之疼痛点，即大臀筋及其外缘、膝腘、腓骨小头、足跗等处，可以按寻而得。

5. 说明坐骨神经痛之刺针点。

本病之治疗以镇痛为目的，行制止之针法，取穴则于患侧，视其痛点之所及而定穴下针，从白环俞、次髎、环跳、承扶、委中、足三里、三阴交、昆仑等穴选取之。

6. 神经痛与关节偻麻质斯（痛风）之鉴别（表 5）。

表 5　神经痛与关节偻麻质斯鉴别

神经痛	关节偻麻质斯
疼痛部分，与所患之神经径路相同	疼痛在关节部
疼痛有发作性	疼痛有持续性
有压痛点	无压痛点
疼痛部无发炎症状	疼痛有发赤肿胀如发炎状

7. 关节神经痛（骨节痛）之诊断。

（1）有所谓普鲁德意之疼痛者，将所患关节部之皮肤而提举之，即发生疼痛。

（2）于关节方面，不一定有发作性之疼痛，于关节部无机质的（解剖的）变化。

（3）为关节之疼痛，所患关节多数位形屈曲。

（4）若欲将他转向，虽加重压迫于关节，亦不感疼痛。

8. 述指端知觉异常症（指端麻胀灼热）与针治法。

本病之原因不甚明，多数由于使用冷水或手指之操作过劳如缝工等所诱发，其症在四肢之掌指部分，尤其为指端之知觉异常，如灼热、如蚁行、似疼似胀，每在夜间及拂晓之时异常剧烈及白日稍行运动之后，即为缓解。针治之法，取穴大杼、曲池、间使、后溪、合谷等穴用轻刺激法，必须继续针治乃效。

9. 述乳腺神经痛（乳核痛）。

本病为来自乳房第四、五、六肋之肋间神经作痛，常发于壮年之妇人，多数发于左侧。斯时，于内乳腺有结节状之硬结可以触知，即为神经痛性结节，旧医名乳核痛。治疗之法，于痛核之外皮可用隔姜片灸治。另外针肩井、尺泽、心俞、厥阴俞。

10. 述后头神经痛（后头痛）。

本神经痛之主要点，发自上颈神经丛，由其神经之径路范围发生神经痛，其原因不外为感冒、外伤、传染病毒、贫血、颈椎之疾患等所引起。其症状分大后头神经痛与小后头神经痛。大后头神经痛，从上项部经后头部而达颠顶部作疼痛。小后头神经痛，从后头耳部向头盖侧发生疼痛。关于针治，则天柱、风池、完骨为主穴，其他于压痛点部亦可针之。

11. 问肋间神经痛（胁肋痛）？

肋间神经痛之原因，多为肋背及脊椎之疾患。或因外伤，或因感冒，凡曾经发生之后，每易为感冒、过劳等而诱发。症状则多数偏于左侧之胸胁部分，由第五至第九肋间神经发痛为多。做深吸气、咳嗽、歌唱等而痛增剧。

本病有特具之压痛三处：①在肋间脊柱之近旁。②在该神经之中央。③在胸背侧及直腹肌之旁。治疗则以镇痛为目的：肝俞、膈俞、脾俞及胸骨侧之应痛点取穴。

12. 肋间神经痛与肋间肌偻麻质斯（湿痰着痹）之鉴别。

肋间神经痛：①有压痛点；②体躯侧向患侧痛；③痛有发作性；④发带状葡行疹；⑤疼痛部与肋间神经之径路一致。

肋间肌偻麻质斯（风湿痛）：①无压痛点；②体躯倾斜健侧痛；③疼痛有游走性；④天气不良则痛增；⑤肋间按擦即痛。

13. 肋膜炎（胁肋肿痛）与肋间神经痛之鉴别法。

肋膜炎：①多有营养障碍之情况；②疼痛为持续性；③肋膜有干性摩擦音；④无压痛点；⑤多发干咳；⑥多有发热症状。

肋间神经痛：①无营养障碍；②疼痛为发作性；③无摩擦音；④有压痛点；⑤无咳嗽；⑥出带状匐行疹。

14. 对于肋间神经痛之刺针法如何？

肋间神经痛，因其范围宽广之故，需视其疼痛之部位，而为不同之刺针点，例如疼痛在胸壁之上部时，取背椎上部之穴；疼痛在下部时，要取背椎下部之穴；且本病每偏于一侧者为多，取穴以患侧背椎旁之穴为是，行雀啄式或旋捻式之中度刺激，时间以较长之刺激为佳。

15. 述腰腹神经痛（腰腹痛）。

腰腹神经痛者，发自腰神经丛，为肠骨下腹神经、肠骨鼠蹊神经、腰鼠蹊神经、外精系神经之神经痛云。

原因：腰部被打扑跌伤，或腰肌过劳，或腰荐部过受寒冷，或因妇人之生殖器疾患，或为其他一般神经痛之原因所致。

症状：本病疼痛，每于腰部、肠背部、下腹部、外阴部、鼠蹊部等所在，作发作性之疼痛。

压痛点：腰点（第一腰椎之外方），肠骨点（肠骨节之中央），下腹点（下骨前上棘之内方）。此外，亦有存在于阴器之部。

治疗：取肾俞、关元俞、小肠俞、维道、环跳、委中诸穴。

16. 多数腰痛如何而起？试举适于针治之腰痛。

腰部所发生之疼痛，多数为腰肌偻麻质斯、肾石疝、肠疝痛、腰部神经痛、打扑伤所起之肌炎、妇人月经痛，或为下腹内脏之疾患引起等之腰痛。其中适于针治之腰痛，为神经痛、肠疝痛、偻麻质斯、月经痛、附睾炎，或起因于下腹内脏疾患，而无机质变化之疾病。

17. 股神经痛（风湿腿痛）之原因、症状及治疗。

原因：本病除一般的神经痛之原因外，或有外伤，或骨盆肿瘤、股动脉瘤，或脊柱疾病为其起因。

症状：疼痛在大腿前面及内面而达于膝关节，再沿蔷薇神经至下腿内面，足跗内缘下至踇趾，下肢运动时则疼痛加剧，其压痛点：①在普白鲁脱鼠蹊韧带下部，股神经之穿出部，曰股点。②在大腿前而之蔷薇神经之筋膜穿出处，名曰前大腿点。③在膝关节之内面，名曰膝点。④在内踝之直前，名曰足跖点。⑤在踇趾之基底，名曰趾点。

治疗：与中等之刺激而制止其疼痛。取穴以肾俞、小肠俞、环跳、髀关、血海、商坵、大都等穴。

18. 述闭锁神经痛（内胯痛）之原因与症状。

原因：本病为闭锁赫而尼亚嵌顿之所致。

症状：从大腿内面至膝关节部作疼痛及大腿内转运动发生障碍，神经领域与肠骨鼠蹊神经领域发生弥漫性疼痛。

19. 问三叉神经痛（偏头痛之一）之原因、症状并治疗？

原因：本病多数为梅毒、外伤、疟疾、耳、眼、齿等疾患，或偻麻质斯及神经之病变，或歇斯底里（旧名脏躁）、寒冷、感冒等所引起。

症状：每发于一侧，其疼痛之发足颇剧，而有知觉异常感，以三叉神经之三支径路不同，而疼痛之部位亦异，再分述其症状如下：

第一支痛，可云为眼神经痛，限于眼球之部，曰毛样神经痛。限于前头部者曰前头部神经痛。第一支神经痛之压痛点：①上眼窠后。②上眼睑点。③鼻点（内管之下方部）。④颅顶点（颅顶结节部）。

第二支痛，可云为上颚神经痛。来自上列齿牙与下眼颊部。其压痛点：①下眼窠点（下眼窠孔）。②观骨点。③唇点（上唇）。

第三支痛，可云为下颚神经痛。疼痛部及于颐部、下齿、颞颥部、下齿槽、舌等。其压痛点：①颐点。②唇点（下唇。③颞颥点（耳部略前）。

治疗：取风池、太阳、阳白、四白、颧髎、下关、合谷等穴。

20. 述偏头痛（肝阳偏头痛）之原因、症状及治疗。

原因：有神经素质之人，易发本病。每多发于 20 ～ 30 岁间之女子。大都为身体及精神之过劳，或精神感动等所诱发。

症状：通常偏于左侧之头部，发甚剧之疼痛，伴有食欲不振、恶心、呕吐诸症，每经六至十二小时之后而疼痛缓解。

本病分下列数类：①眼性偏头痛：因伴有弱视、眼花缭乱而云。②交感神经麻痹性偏头痛：因其伴有皮肤潮红、瞳孔缩小、结膜充血、脉搏迟徐而言。③交感神经痉挛性偏头痛：因其伴有颜面苍白、瞳孔散大、脉搏频数、唾液分泌亢进而言。

治疗：以镇痛为目的。取风池、浮白、额厌、太阳、手三里、偏历、合谷等穴。

21. 问常习性头痛（头风）之原因、症状及疗法？

本病一名神经性头痛，因其头痛无解剖上之变化也。

原因：大都有神经素质，因精神过劳、失眠、思虑过度等诱发。

症状：其疼痛之部位，每有在前头部，或后头部，或头盖全部。其疼痛部有如压重之感。疼痛剧烈之时，能引起呕吐、障碍思想注意等。

治疗：以镇痛为目的。取风池、身柱、肩中俞、曲池、合谷等穴。

22. 问腰痛之原因与针治法？

腰痛之原因甚多，其主要者列于下。

（1）由于腰肌之受外伤，如打扑跌挫，肌肉不发生障碍，或为因动作而突然发生筋肌纤维之裂伤而发生。

（2）由于腰肌之炎症，起于多发性肌炎，或单发性肌炎而来。

（3）由于腰肌之过劳，因代谢产物之乳酸中毒而起。

（4）由于种植神经系统之疾患，如神经衰弱、歇斯底里、外伤性神经功能症，全身症状之一部而有腰腹部神经痛之主诉。

（5）由于全身疾患之关系而引起，如急性热性传染病天花、疟疾或慢性梅毒等。

（6）由于内脏疾患之反戈而引起，如胃肠病、肾病、生殖器病、妇女子宫病等而来者。

（7）其他为腰脊部骨骼系统之外伤，肿疡、急慢性炎等而诉有腰痛。

腰痛之针治法：因其原因而异，大体对于炎症性者，从其周围取穴，其他则直接取用三焦俞、肾俞、大肠俞、中膂俞、委中、环跳等。

23. 问痛风之原因、症状及治疗？

原因：本病为新陈代谢障碍之慢性疾患，血中化生之多量尿酸，未被排泄而蓄积，因而种种之脏器发生炎症，尤其为关节发生炎症而作痛。本病之本体则不明，亦有为遗传关系者，男子多数自 30 ～ 40 岁之间发生此病凡具有痛风素质者，更多发生。所谓痛风素质者，身体肥满、颈短、胸广、多血。

症状：多为关节作痛，以四肢之膝、肘、腕、踝、指、趾节为最。本病之性质分急性慢性两种，分述于下：①急性痛风之发作，虽为猝然发作，亦有屡次发作者。在发作前数日问有全身感倦怠、心悸亢进、胃肠症等候。发作之时，每在深夜，感觉剧痛而醒，多数在左侧之跖趾关节发剧痛。在发痛之关节部，微红而浮肿，按之有热感，上午则稍解，以发汗解热，则感爽快，入夜则再增剧，虽经三四日至一周间，渐次减退，但常作反复，此病虽多数自足跖关节发剧痛，每与膝肘肩关节手指关节同时而起。②慢性痛风，则由急性症移转，于关节都发生痛风结节，障碍运动。

治疗：以镇痛与促进尿酸之吸收为目的，于痛部之上下采取穴位，无一定之治穴。

24. 述正中神经痛（臂痛之一）之症状、治疗。

症状：本症之神经痛，由内偏二头筋沟及前肘前作痛。压痛点有三：锁骨上窠，桡骨小头之前面，肩胛下角。

治疗：从肩中俞、肩外俞、肩井、侠白、郄门、间使等。

25. 述桡骨神经痛（臂膊痛之一）之原因、症状及治疗。

本病为上肢神经痛中之最多者。

原因：本病不外感冒、外伤、寒冷等所引起。

症状：其痛之部位，从上膊之后面，沿桡骨神经之径路及于前膊。压痛点在螺旋状沟之下部及桡腕关节之直上部。

治疗：取肩外俞、肩井、曲池、手三里、合谷等穴。

26. 述尺骨神经痛（臂痛之一）之原因症状并治疗法。

原因：本症从上膊内侧，循尺骨神经之径路作疼痛。原因与其他之神经痛相同。

症状：痛点在腋窝（腋窝之上部）及尺背神经沟部。

治疗：取肩中俞、肩井、少海、灵道、腕骨、后溪诸穴。

27. 浆液性关节炎（骨节肿痛）之症状、鉴别如何？灸治所以奏效之理由。

浆液性关节炎者，因其症状在关节发生病患之部，发生肿胀及局所之皮肤潮红，而有疼痛，按之有波动状样之积水。

本症性质之鉴别有三：①关节神经痛：无炎症性之症状，亦无持续性之疼痛。②淋毒性关节炎：既往有淋病之疾患，主要多在膝关节。③化脓性关节炎：有发化脓热，恶寒发热，及一般的重笃症状。

灸治所以有奏效之理由：以灸能增加白细胞，及其他免疫性物质之增加，而解除病原体方面因诱导的效果，促进分泌液之吸收，而达症状之治愈。

28. 中枢麻痹与末梢麻痹之鉴别如何？

（1）中枢麻痹：有脑性麻痹与脊髓性麻痹之分。

①脑性麻痹：于脑患部之相反部位，发生半身不遂，其脑神经发生异常，而最易被侵者为颜面神经、动眼神经、三叉神经。虽然，其反射功能，依然不失。其发生麻痹经过，有缓急之分，其发生之急者，为卒倒、人事不省。其发生之缓者、头痛、眩晕、搐搦、言语不能、精神衰弱、记忆减退。

②脊髓性麻痹：其患部广大，脊痛、腰痛、知觉过敏，或有蚁行之感觉，或发括约筋麻痹、失去反射功能，或为下截瘫痪，但脑神经无异状。

（2）末梢麻痹：患部之范围狭小，仅限于一两支神经径路发生麻痹，而麻痹之神经及其径路内，虽于反射运动及括约筋之运动废绝不发生之外，间有起筋肉之萎缩。通常则失却知觉与运动。

29. 问神经麻痹之症状？

神经麻痹者，运动神经之传导力被障碍，失却其运动功能。其病原之所在，要分为二：一为中枢性麻痹，二为末梢性麻痹。末梢性神经麻痹者，系麻痹的神经，及其神经之系统内失却反射运动。其发生大都为一神经支或二三神经支之径路。若麻痹之区域大，每致发生肌肉迅速萎缩，但无脑疾患之症状，无电掣之痉挛性，亦无侵入膀胱直肠等之括约肌症状，通常失却知觉与运动两功能而已。

中枢性麻痹，有脑性及末梢之区别：脑性则为半身不遂、精神与状、脑神经之瘫换、反射功能之消失及电掣样之痉挛性亢进。若猝然发者，则人事不省。如为缓发之时，则为眩晕、搐搦、言语不利、精神衰弱、记忆减退。末梢性则有下肢瘫痪、腰脊痛、反射功能消失、括约筋麻痹、褥疮、脑症等发生。再从病症之轻中分不全麻痹之痿弱与完全麻痹之瘫换。从麻痹范围之广狭：有半身不遂之偏有下肢两足痿废之截瘫、有仅为一筋一支之局瘫、有右上肢左、肢之交叉性偏瘫、有因睡时以肘为枕，受压迫而麻痹之腿眠麻痹等五种之分。

30. 肌肉之麻痹多由何因而成？

肌肉之麻痹多由其支配之神经功能衰减为起因。亦由补种之疾病或中毒等，使该神经发生麻痹。或为该神经，之受压迫损伤，以致功能衰减。亦有该肌肉过分运动疲劳或冒寒等原因，其部之肌肉亦要发生麻痹。

31. 问麻痹及痉挛针治有效之理由？

麻痹：因起于神经功能衰减之故。就其神经之径路干部及患部，与以略强之刺激，使衰减之神经，由此兴奋，以此肌肉与神经，由刺激兴奋而恢复其正常。

痉挛：则由于运动神经功能亢进之故。于其神经行径之干部及患部，与以强刺激镇静其亢进之功能使之衰减一定之限度，乃恢复正常之状态。

32. 述颜面神经麻痹（口眼㖞斜）之原因、证候并诊断、疗法。

原因：本病多发于感冒，外伤、癞病、铅中毒、脑、耳等之疾患所引起。

症状及诊断：①患侧之颜面肌，发生弛缓，运动作用障碍，皮肤之皱襞消失。②患侧眼轮匝肌麻痹，眼睑开大，不能闭合，或为麻痹性兔眼。③有Bell证候，即眼睑闭锁时，眼球向上内方移动，加强欲使患侧之眼睑闭合，眼球仅有少许之移动，可以看出白色巩膜下缘，此名Bell证候。④患侧之半边口唇，因不能完全运勤，有唇音之障碍及唾液之流出。⑤有发生味觉障碍，因鼓索神经及经行于颜面神经内之舌下神经均受侵害之故。⑥食物堆积于患侧之颊齿之间，发生咀嚼障碍。⑦有Willis听觉过敏症，即对某种之底音过敏。

本症要注意者为中枢性与末梢性之分：①中枢性者，颜面之下半部前头肌不麻痹。反射运动及其同运动无障碍，此外有偏瘫之症状。②末梢性者，颜面完全麻痹。反射消失，呈电气变性反应。

治疗：取风池、翳风、下关、颊车、地仓、颧髎、承浆、合谷等，或取颊车、地仓用灸治法。

33. 述眼肌麻痹（斜服、斗服）之原因、症状及诊断。

原因：多数发于神经质、歇斯底里、眼窠之肿疡、眼之外伤、感冒、喉症、脊髓痨等之后。

症状及诊断：一般分内外斜视及复视：①外斜视：上眼睑下乘，眼球不能向下内方运动，瞳孔散大，此为动眼神经麻痹之故。②内斜视：眼球不能向外方运动。系由外直筋之运动麻痹而致。③复视：眼球不能向下内方回转，而有复视，或视物如二，为滑车神经麻痹之故。

34. 胸锁乳嘴肌麻痹（强颈）之症状及诊断与治疗如何?

症状及诊断：头部倾侧于颜面及颈部之麻痹一边，能向健侧面回转，如胸锁乳嘴肌两侧皆麻痹，则头部必向后倾，伏卧之际，头不能举。

治疗：取风池、扶突、天牖、合谷等穴。

35. 述菱形肌麻痹（肩背强）之治疗。

本病为肩胛骨接近脊柱之部运动发生障碍。治疗以肩中俞、风门、厥阴俞、督俞诸穴采用，或针或灸皆可。

36. 述桡骨神经麻痹（臂不能伸屈）之诊断。

（1）平伸前膊则手背觉重而无力下垂，桡腕关节不能向上屈曲。

（2）手之第一指节一不能伸，第二第三节能伸，因骨间肌与虫样肌，为尺骨正中之两神经所支配故也。

（3）拇指之伸展及外转不能。

（4）桡骨肌之麻痹，肘关节之屈曲亦有障碍。

（5）手背之桡骨侧及拇指食指中指之第一指节之背侧面，发轻微之知觉麻痹。

37. 问桡骨神经麻痹之原因与治疗？

原因：本病不外为上肢关节脱臼、外伤压迫、传染病、中毒、寒冷等而来。

治疗：以轻刺激法，使之兴奋，取臂臑、曲池、尺泽、上廉、外关、阳池、阳溪等。

38. 问横膈膜麻痹（短气）之原因、症状并诊疗法？

原因：由于脊柱之疾患，或颈部之外伤，或为感冒、中毒、脚气等而来。

症状及诊断：

（1）上腹部及两季肋部，吸气之时则陷下，呼气之时则膨出。

（2）呼吸皆为胸式呼吸。

（3）每做运动则发生呼吸困难。

（4）因腹压不充分，故于咳嗽咯痰之排出不易。

治疗：从第二、第四颈椎之旁约七分之所取穴。此外，取胸廓下口之周缘章门、京门，足之曲泉、三阴交等穴。

39. 述大胸肌麻痹（臂不能举）之诊断与治疗。

诊断：

（1）上膊之内转困难。

（2）患侧之手，不能覆于对侧之肩上。

（3）上肢向前伸，不能作拍手之事。

治疗：取肩中俞、肩井、俞府、彧中、步廊等。

40. 述舌下神经麻痹（舌强）之原因、症状及治疗。

原因：由于头盖底疾患、颈椎疾患、头部肿伤等而来。

症状：半边之舌下神经麻痹，舌伸出时觉舌尖半侧麻痹。舌两侧皆发麻痹则舌之运动言语、咀嚼咽下皆发生障碍。

治疗：取风池、哑门、天牖等穴。

41. 肩膊神经系麻痹（肩臂不举）之原因、症状及治疗如何？

原因：或因锁骨折伤、肿伤、荷重过多、肩胛脱臼、热病等所致。

症状：有下列四种之区别。

（1）上部系麻痹：由于第五、第六颈椎发生麻痹，而波及三角肌、二头肌、内转肌、长回后肌等，于是运动发生障碍，肩不能上举，前膊不能屈曲。

（2）分娩麻痹：由于分娩而起者，亦为上部系麻痹，其特征则为上膊内转与手腕过前。

（3）下部麻痹：由第八颈椎神经与第一胸椎神经之分布区域而来，侵及拇指球肌、小指球肌、骨间肌发生萎缩麻痹，间有瞳孔缩小、眼球内陷者，其他尺骨神经正中神经所分布之区域，发生感觉障碍。

（4）完全麻痹：由于上下部膊神经根同受侵害。

治疗：从第四颈椎至第一胸椎之旁一寸部位，与以轻刺激，他如肩外俞、曲垣、肩髃、曲池、肩贞、天井、外关等穴取用。

42. 述背肌麻痹（项背腰强急）之诊断与治疗。

诊断：①腰部伸肌麻痹：患者直立，则上身向后，腰部向前。②胸部伸肌麻痹：直立之时，胸向前俯，脊柱后弯。③项部伸肌麻痹：头向前倾。

疗法：于麻痹部取穴。

43. 述腹肌麻痹（腰尻强急）之诊断。

（1）患者如若直立，腹部向前凸出。

（2）脊柱亦显著向前弯。

（3）腹压减低、咳嗽、排尿、大便发生困难。

（4）从仰卧方式欲为起坐，如无上肢之扶助，不能起坐。

44. 述前大锯肌麻痹（手不能取）之原因、症状及治疗。

原因：肌肉过于疲劳，或感冒及其他传染病而起者多。

症状：①上肢下垂，可见其两肩稍高，与胸壁分离。②肩胛骨之下角，偏近脊柱。③如使之两手上举，则不能平举。

治疗：取肩外俞、肩中俞、天池、大包、食窦等。

45. 述僧帽肌麻痹（臂不能举）之症状与治疗。

症状：①锁骨上窝下陷。②患侧之肩胛骨之内缘，与脊柱不并行，而且少少倾斜。③上肢不能平举。④如两侧之僧帽肌麻痹，则颈部倾向前方。

治疗：取风池、大杼、风门、肺俞、肩中俞、天髎、秉风、附分等。

46. 述咀嚼肌麻痹（脱臼）之原因、症状及治疗。

原因：本病多起于头盖底之疾患，如脑底肿伤、脑底脑膜炎之关系而发。

症状：下颌骨下垂，咀嚼之际，咬肌与颞额部不能隆起。

治疗：以下关、颊车、翳风为治疗主穴，用轻刺激之手术。

47. 述正中神经麻痹（拇指强）之原因及症状、治疗。

原因：本症多从外伤寒冷而来。

症状：拇指不能曲折，与食指并紧，手腕之曲折力减低。

治疗：以合谷、八关、阳溪为主穴治疗。

48. 述尺骨神经麻痹（指卷屈）之原因与诊断。

本病小指不能运动，内尺骨肌麻痹，手之向内屈曲不自然。久延不愈，则指总伸肌挛缩，第一指节与末节发卷屈。发生此病之原因，多数为麻痹症。

49. 述阔背肌麻痹（臂不能后转）之症状与治疗。

症状：将上肢向背后转则躯干必随之向后偏侧，手向臀部回转，捆结裤带则不能，手上举之后放下亦困难。

治疗：以肩外俞、肩井、厥阴俞、肝俞、肾俞、气海俞为主。

50. 问闭锁神经麻痹（腿不能提举）之原因、症状及治疗如何？

原因：本病由于难产、人工分娩及闭锁赫尼亚等症而来。每于股神经麻痹共发。

症状：由大腿内侧肌麻痹，发生大腿内转运动障碍。其他如患侧之下肢欲搁置健侧之大腿上则不能。

治疗：取小肠俞、关元俞、阴包、血海、曲泉等穴。

51. 问坐骨神经麻痹（腿难伸屈）之原因、症状及治疗？

原因：本病之发生，或为下肢关节脱臼，或为骨盆内有炎症或损伤而起。

症状：下肢屈曲困难，上腿不能外转，行步之时，足尖之重力向下，如鸡步之鸡爪在地上点着相仿。

治疗：以兴奋其神经，加强其力最为目的，用轻刺激法。取穴以中膂俞、环跳、风市、委中、阳陵泉、解溪等为主。

52. 问腓骨神经麻痹（内拐脚）之原因、症状及治疗如何？

原因：本病为前胫骨肌、长伸䠮肌、长总趾伸肌、长腓骨肌、头腓骨肌发生运动障碍。

症状：足尖向下，不能向足背翘起，足掌外缘向内下方，如马足之向内翻。

治疗：取足三里、上下巨虚、绝骨、申脉、丘墟等穴，用轻刺激法。

53. 问股神经麻痹（腿难伸提）之原因及诊断、治疗如何？

原因：本病每由骨盆或大腿肿伤或中毒等而发。

诊断：因股神经分布于肠腰肌及股四头肌之故，如肠腰肌麻痹，则大腿不能上举接近腹部，如为股四头肌麻痹则下腿不能伸展。故步行起立，皆有障碍而不如意，腱反射亦消失。

治疗：取关元俞、大肠俞、风市、伏兔、髀关、阳关等穴针灸。

54. 问胫骨神经麻痹（外拐脚）之症状、治疗如何？

症状：本病之足趾不能屈曲、足背翘起，足掌内侧向下扭、足掌外侧向上翘，成为向外翻脚，因此有不能交叉到好脚上去之特征。

治疗：取委中、承山、三阴交、照海、解溪等穴。

55. 述臀肌麻痹（风湿麻木之一）之诊断、治疗。

本病自大、中、小之臀肌及闭锁肌、梨状肌、股鞘张肌之麻痹而发，大腿内转外转皆感困难，登高、上楼、起立诸运动皆不能。

治疗：取次髎、白环、会阳诸穴。

56. 何谓痉挛？

肌肉不因意识作用而突然自起肌肉收缩，谓之痉挛。其症状分强直性痉挛与间歇性痉挛。在一定之时间收缩而不弛缓，疼痛而不能动，如腓肠肌痉挛（学名转筋）即为强直性痉挛，亦曰痉搐。肌之收缩与弛缓相交代，如小儿之惊风即为间歇性痉挛，亦曰震颤。

57. 述肩凝（肩痹）之原因、症状及治疗。

原因：本病由于肩部之压迫过劳及酸麻质斯、不眠、精神病、感冒寒冷之外，亦有为子宫卵巢、胃肠病、肋膜炎、肺结核等疾患之反射而来者。

症状：每觉肩背部有压重挛缩之感。

治疗：即从其压重挛缩之部于以温针之针治，可得甚佳之效果。

58. 述横膈膜痉挛（气闭、呃逆）之原因及治疗。

原因：由于有颈椎病患、肋膜炎、心囊炎等之病，因此横膈膜神经被刺激而发生痉挛。此外亦有因精神感动、蛔虫、生殖器等疾患之反射而起者。所发之症状都为间歇性痉挛之主因。如为肋间神经痛、歇斯底里、破伤风而引起者，则为强直性痉挛之主因。所谓间歇性痉挛者则为呃逆，轻者短时即消失，重者有持续数日之久。所谓强制性痉挛者，胸廓下部阔大，上腹部隆起，呼吸困难迫促，重则制冷埋伏气闭。

治疗：间歇性者，取膻中、中脘、内关。强制性者，灸肝俞、膈俞、气海。

59. 述腓肠肌痉挛（转筋）之原因、症状、治疗。

原因：本病由于行走过劳，如登山、游泳、感寒等，或为身体水分消失过甚，如霍乱、急性下痢、脚气等。

症状：腓肠肌发生剧痛、强直拘挛，每多发于夜间。

治疗：以委中、承山、昆仑为主穴针治。

60. 述咀嚼肌痉挛（口噤、断齿）之原因及治疗。

原因：本病为脑膜炎症中之一证候。其他如破伤风、癫痫、歇斯底里等疾患亦有发作。本症分强直性痉挛与间歇性痉挛：①强制性痉挛者：咬肌、颞颥肌、痉挛收缩、口噤不能张口（俗名牙关紧闭）。②间歇性痉挛者：则为一紧一弛，发生门牙、龋齿。

治疗：取下关、颊车、大迎、翳风、风池、曲池、合谷等穴，用强刺激法以镇静之。

61. 述颜面神经痉挛（风牵歪僻）之原因、症状及治疗。

原因：本病发生于神经质者多，因颜面之外伤或眼疾、齿疾、生殖器等疾患之反射而发者多。

症状：或为颜面之偏侧，或全面发生痉挛，或有一部分发生痉挛，而以发于眼睑者为多。如眼睑闭合不能张开之眼睑痉挛，再强直性眼痉挛。一为眼睑开合甚快，称为瞬目，为间歇性痉挛。

治疗：取翳风、风池、下关、颧髎、攒竹、四白等穴，以镇静为目的。

62. 述舌下神经痉挛（舌战、蛇舌）之原因、症状及治疗。

原因：本病有单独发者、有因癫痫发者、有因歇斯底里病发者。

症状：言语、咀嚼发生大障碍，舌则发生内卷，成为狭长之舌，亦有间歇性者，舌震颤。

治疗：取风池、风府、天府、手三里等穴。

63. 述进行性肌萎缩症（肉极）。

本症分脊髓性进行性肌萎缩、肌病性进行性肌萎缩、神经性进行性肌萎缩之区别：

（1）脊髓性进行性肌萎缩：患者以女子为多，发于 30 ～ 50 岁之间。每因肌肉之过劳发生，故劳动者多，亦有为遗传性者。其症状为发生于上肢，尤以右上肢为多，通常拇指球肌及小指球肌之短肌，发生瘦削萎缩，手背之骨间筋亦萎缩陷没，如猴手、鹰爪。病再进行，则前膊肌及三角肌亦为之萎缩。常有纤维性肌肉挛缩及肌肉之变性反应。

（2）肌病性进行性肌萎缩：本病分三类，一为假性肌肥大，二为小儿性进行性肌萎缩，三为少年性进行性肌萎缩，分列于下：

①假性肌肥大：通常为遗传性，发于 10 岁以前。先为步履蹒跚，下肢肌肉（如臀肌、腓肠肌、大腿肌）渐渐肥大而空松如海绵，上半身之肌肉则渐次萎缩，其后肥大之肌亦瘦削萎缩变形但无纤维性肌痉挛。

②小儿性进行性肌萎缩：此病发于小儿期，颜面肌肉萎缩瘦削特甚，继则上肢之肌亦为萎缩。

③少年进行性肌萎缩：本症每发于思春期，躯干、四肢、骨盆之肌肉，被侵害而萎缩，对于纤维性肌痉挛症亦无。

（3）神经性进行性肌萎缩：本症多为遗传性，男子患者为多，每发于下肢，以腓骨肌、总趾伸肌为甚，致足内翻而趾蜷曲如鹰爪，继则上肢各肌亦萎缩，有纤维性肌挛缩现状。

此等症状预后不良，在初起于局所探穴轻刺，亢进其肌肉之代谢功能，久久针治，或可制此其进行。

64. 述急性关节萎麻质斯（白虎历节风）。

本病多发于春秋二季，属传染性，其病原体尚未明，潜伏期亦不明。每无前驱症状，惟有恶寒发热，四肢关节起变化，发生肿胀肥厚，关节部之皮肤发赤而热，关节作痛，不能运动，其肿痛每向各关节移行，此退彼起，为本病之特点，针灸其关节附近之穴，可以促进病的产出物之吸收，与旺盛其新陈代谢功能，与免疫体之增加，亢进其嗜菌作用。

65. 述肌肉萎麻质斯（风淫肉痛、着痹）。

本病之原因尚未明，多数由于感冒所诱发，分急性症与慢性症两种。

（1）急性肌肉萎麻质斯：一般之主症为肌肉痛，或为自发，或从压迫而引发，疼痛之处，只限一肌肉微肿，通常无身热，有时有些微热，疼痛之肌运动发生障碍。

①腰肌萎麻质斯：此症为腰方形肌被侵害，荐骨及腰部过敏，躯体向前俯，将腰部转动，腰肌非常疼痛。

②萎麻质斯脊背痛：此症为背部及再胛部之肌被侵害，而发臻痛之谓。如在三角肌，别称三角肌萎麻质斯。此症在上肢做运动时发疼痛，如疼痛增加，则上肢运动发生障碍。

③胸肌萎麻质斯：此症多属肋间肌被侵害，其症状，凡咳嗽、深呼吸发生疼痛，试倾向健侧则痛增，又以疼痛为表在性之故，肋肌被擦亦发生病。

④萎麻质斯性头痛：本症为头盖肌被侵害，头皮被擦则痛。

⑤颈肌萎麻质斯：此症以胸锁乳嘴肌被侵害而起者为最多。症状头部作回转运动则痛增，患侧颈部之压重感亦增。

（2）慢性肌肉萎麻质斯：本症之疼痛，不限于一肌，往往此愈彼起，游走不定，于气候不良之时则痛增，安静之时，感觉患部之肌有强固不舒样。此等症状之治疗，每在患部附近取穴，于以针之刺激而旺盛其新陈代谢之功能，促进病的渗出物之吸收，而此病症之治愈。

66. 脑充血与脑贫血之鉴别（表 6）。

表 6　脑充血与脑贫血鉴别

脑充血	脑贫血
颜面潮红，间有肿胀	颜面苍白
瞳孔散大，或为收缩	瞳孔散大
脉搏有力	脉搏细微
如颞颥动脉之浅在动脉，搏动明显	如颞颥动脉之浅在动脉，搏动不明显

67. 三叉神经痛与偏头痛之鉴别（表 7）。

表 7 三叉神经痛与偏头疼鉴别

三叉神经痛	偏头疼
疼痛是发作性的	疼痛是稽留性的
有压痛点	无压痛点，多伴恶心，呕吐症状
有运动与营养障碍	无运动与营养障碍
患者老年多	患者年轻女子多

68. 问甲状腺障碍所生之病？

甲状腺之功能起异常之亢进作用，则发生巴息朵病。——（甲状腺肿、心悸亢进、胸闷、甚则眼球外突、指震颤）等。如甲状腺功能起减退，则发生黏膜水肿、行动记忆等为之迟钝。

69. 述糖尿病（消渴）之原因、症状及治疗。

原因：糖尿病为慢性新陈代谢病，尿中有多量之糖分被排出。因脑出血、癫痫、歇斯底里、神经衰弱而发生糖尿患者曰神经性糖尿病。从阿特列那林酸化碳素等之中毒而来者，曰中毒性糖尿病。不关于血糖量之低，因尿中含糖，曰肾性糖尿病。由于膵脏之障碍而发者，曰膵性糖尿病。由于肥胖病及痛风而来者，曰肥胖性糖尿病。

症状：本病患者女多于男。小便尿量特多，频频小便，尿中含有糖分。病情重者，呼气中带有果实样之臭气、皮肤枯燥、毛发脱落、淋巴结肿大或硬化、目生内障、头痛体倦等，最重者则为糖尿病性之昏睡。

治疗：以刺激膵（或胰）脏之荷尔蒙分泌旺盛，调整糖之新陈代谢超于正常。取穴以脾俞、三焦俞、肝俞为主。

70. 述血友病（衄血）之原因及诊断。

原因：本病每因轻微之外伤而出血不止，多数由遗传而来。据研究此患者，谓有血友病之男子与健康女子结婚所生子女，不罹血友病。如血友病家族之妇人所生小儿，常罹血友病。如自身无血友病，虽出自血友病家族，与健康妇人结婚所生子女，亦不罹血友病。反之，妇人无血友病，因出于血友病之家族，所生子女，常罹血友病。由以上事实，血友病之遗传，由于女子为多。

症状：有先天的出血素因，微有损伤即出血不止。初生幼儿，往往致毙。最多之出血为鼻出血、齿龈出血、肠出血等。

本病针灸治疗上，不甚相宜。

71. 述脑贫血（眩晕）之原因、症状。

原因：本病由大出血或严重之下痢、心脏衰弱，或精神感动、脑血管神经兴奋等而形成。

症状：分急性脑贫血与慢性脑贫血：①急性脑贫血：颜面苍白、四肢厥冷、冷汗、耳鸣、视力减退、眩晕、恶心、呕吐，急剧者卒倒失神，失神之中，反射功能消失，瞳孔散大。②慢性脑贫血：头重、头痛、耳鸣、眼花、记忆减退、起坐行动过急，则昏眩而倒。

72. 癫痫与歇斯底里发作之鉴别（表 8）。

表 8　癫痫与歇斯底里鉴别

癫痫	歇斯底里
发作急剧时，人事不省	虽在发作时，其意识存在
口吹泡沫	口内有泡沫
瞳孔反应无	瞳孔反应有
发作时间短	发作时间长，甚有连数时间者

73. 问急性软脑膜炎（柔痉之类）？

原因：本病或为外伤或为耳疾患、眼球疾患、传染病等，细菌侵入头盖之内而发生。

症状：头痛、意识模糊障碍、但在昏睡中亦自觉头痛。身热在 40℃以上，脉搏初为徐缓，后则频数，项部强直、大腿屈曲、大便秘，或有呕吐，预后多不良。

74. 问结核性脑膜炎（慢惊、慢脾）如何？

本病多发于 2 ～ 14 岁之小儿，常由肺、肋膜、骨、腹等之结核病灶，结核菌移转入脑膜之故而发。其证候在通常之前驱症中，有身心违和、颜面苍白、呕吐、下痢、食欲不振，约一周或数周之持续后，乃发现脑膜炎之固有症状：头痛、痉挛、精神朦胧、项强反张、呕吐、发热（体温在 39℃以内），预后多不良。

75. 问脑梅毒（头痛之一）之症状如何？

脑之发生梅毒性疾患，通常在梅毒病第三期中，梅毒病原菌侵入脑底之脑膜而发。其主症为头痛，有发作性增剧，尤以夜间为甚，记忆减退、眩晕、呕吐，脑底之神经发生麻痹。最受伤害者为视神经与动眼神经，故常因此而失明。本病为慢性疾患，不适应针灸治疗。

76. 问脑溢血（真中风）之原因、症状及治疗？

原因：本病由于脑血管壁之脂肪变性及粟粒动脉瘤之破绽，出血或血压过高、心搏动强盛、静脉回流障碍、脑血管周围之脑实质抵抗力减少等而发生溢血。

症状：患者猝然发作仆倒，人事不知，陷于昏睡，运动、知觉、反射功能全失，呼吸粗大如鼾声，瞳孔缩小或散大，大小便不禁，约数小时至二三日而死亡，此名电击中风，医名中脏腑。

如卒中之症状渐次退减者，则为偏瘫，成为半身不遂。颜面神经之下肢麻痹而为口角歪斜。舌下神经麻痹，而为言语障碍。四肢一侧麻痹，发生痿瘫不用。

治疗：在卒中发作时，以强心降血压为主，取百会、十井、足三里、大敦、至阴穴。成为偏瘫之时，取用百会、气海、中脘、风池、肩井、曲池、肩髃、合谷、环跳、委中、阳陵泉、风市、阳辅、昆仑等穴。

77. 问脑充血（类中风）之原因、症状及针刺治疗有效之理由？

脑充血有急性与慢性、动脉性与静脉性之分：①动脉性充血多为急性。其症状为头痛、眩晕、痉挛、卒倒不省人事、颜面潮红、瞳孔缩小、颈动脉、颞颥动脉搏动强盛。其引起原因为身体过劳，心肌肥大，精神兴奋，或因酒中毒。②静脉性充血多为慢性。其症状为头重、上衔、眩晕、嗜眠或不眠、耳鸣、精神功能过敏或迟钝。其原因为呼吸器、血行器障碍使脑血液之回流起障碍而起。

针刺治疗有效之理由，由四肢末梢部诱导，使头部之血管缩小。取风池、肩井、手足三里、合谷、三阴交、行间等。慢性者，注意通便及在腰背部取穴。

记脑之病名三个与一般之灸治法：能应用灸治之脑疾患，为脑贫血、脑充血、脑溢血等。在一般之灸治法，首为诱导法，于后发际部天柱、风池、天突。肩背部：大杼、风门、肩中俞、肩井及上肢之三里、间使、合谷等穴予以施灸。

78. 硬脑膜炎（中风之一）与软脑膜炎之鉴别。

（1）硬脑膜炎：亦名厚脑膜炎，在生前不易诊断确定，每在死后从解剖上乃可确知。此病多数由其他之疾病续发而起。其主要之症状，硬脑膜炎多发出血，所以又讲出血性硬脑膜炎。其症状为神志昏迷，又以其出血之故，刺激大脑运动中枢而发痉挛，并诱起其他种种之运动，往往发生半身不遂麻痹。

（2）软脑膜炎：又名薄脑膜炎，其特征为项部之强直性痉挛及脑底十二对神经系之各证候。此软脑膜炎之内有不同种类，有并发流行性脑膜炎，或化脓性脑膜炎，或结核性脑膜炎之区别。因此，其种类之不同，所现之症状亦有不同。故欲做确实之鉴别，极感困难。

79. 述癫痫（五痫）。

癫痫病为发作时全身痉挛，人事不省之一种疾患。有真性癫痫、反射性癫痫、证候性癫痫之说。①真性癫痫为由遗传关系而来，于神经系查不出其变化，故其原因不明。②反射性癫痫则为外伤、耳、鼻、咽喉等疾患之反射而发作。③证候性癫痫则有脑肿伤、脑寄生虫等刺激大脑皮质中枢而发。

癫痫发作之症状分三期：一为前驱期，为时极短。起五官之异常感觉，头重或头痛，或某部不舒，即突发第二期，名癫痫发作期。一声大叫号，即人事不省、卒倒、全身痉挛、口吐泡沫、眼珠上视，数十秒而移转为间歇性痉挛，渐移转为第三期，名癫痫后期。停此痉挛，意识渐醒，约经半时间或半日间之安眠而醒觉。

本病治疗取鸠尾、上脘、足三里、丰隆、百会、公孙等穴。

80. 述神经衰弱症（阴虚、眩晕）。

原因：本病有神经质及遗传的关系，由于精神过劳而发者最多，如过度勉强工作及手淫、房事过度等而致。

症状：本病之特征为神经功能异常易于兴奋，亦易于疲劳、头重、记忆力减退、腱反射亢进、心悸亢进、神经性消化不良，皮肤若受刺激，赤色久久不退。

治疗：强壮全神经系功能，亢奋自律神经系之功能，以促进疾病之治愈。取百会、天柱、肺俞、心俞、手三里、足三里、三阴交等穴，用轻刺激法治疗。

81. 述歇斯底里（脏躁、百合病）。

本病为全神经被侵害，属大脑皮质之功能的疾患，亦即精神的神经病，由于感情及性欲之障碍而发生。

原因：本病有遗传的关系，心身过劳、酒精、烟草之中毒，诸种之传染病后，及其他因妇人之生殖器疾患而诱发。本病患者多为虚弱之女性。

症状：

（1）知觉障碍：五官甚为过敏，好居暗室，身体一定之部位发痛，尤为发左侧之卵巢痛或发持续性之头痛，或为歇斯底里麻痹，但不与神经之径路同，或为全身之知觉脱失，或仅为触觉痛觉脱失。

（2）运动障碍：即歇斯底里性痉挛，一二支股肉发生强直性或间歇性痉挛，或为震颤。其他因血管运动神经起障碍，由于血管收缩而发四肢之寒冶。歇斯底里性运动麻痹，则发功能性麻痹，例如卧床、足能运动而不能起立行走。

（3）精神障碍：此为本病之主要证候，患者易受刺激，喜怒哀乐无常，偏向极端，性欲亦障碍。

（4）歇斯底里的发作，有大发作与小发作之分，在大发作前，数日间精神不快，有过敏、恐怖、心悸亢进之前兆。初发为四肢痉挛、瞳孔散大，继则虽不陷于人事不省，意识多少模糊，起种种之幻觉，发作时自15分钟至数十分钟或数小时。如为小发作。前驱症后，即发强直性或间歇性痉挛、自语、失笑，或哭泣等反常现状。

治疗：本症以强壮全身之神经为目的，取百会、风池、心俞、督俞、肾俞、气海、关元、三阴交诸穴。

82. 述脚气病（脚气）。

原因及症状：本病为缺乏B族维生素与其他尚未证明之原因而发，有知觉运动性脚气、干性消削性脚气、水肿性脚气、恶性脚气、乳儿脚气等。

（1）知觉运动性脚气：为脚气病中之轻症，步行之际，容易疲劳，膝关节弛缓，腓肠肌握之则痛，下腿外侧及内侧足背，有轻度之知觉异常，运动之际，心悸亢进，腱反射初为亢进，后即消失。

（2）干性消削性脚气：为下肢肌肉之瘦削而发麻痹，腱反射消失。

（3）水肿性脚气：两脚有明显之水肿、心悸亢进、脉搏频数、胸中苦闷。

（4）恶性脚气（亦名动心性脚气）：本病患者多壮年，发颇急剧、心悸亢进、胸中苦闷、呼吸促迫、恶心呕吐、有莫可名状之不安、肺动脉第二音亢进、尿黄减少、声音嘶哑、数日间由心脏停搏而死。

（5）乳儿脚气：吸食有脚气病之母乳而发，声音嘶、多呕吐、脉搏数、尿量减少，改食健妇之乳即愈。

治疗：恶性脚气，非针灸可能愈。乳儿脚气，换乳即可向愈。其他之脚气，可以用针灸恢复神经之功能障碍，调整循环器系统之功能。取大杼、风门、心俞、膏肓使心脏功能正常，肾俞、大小肠俞、水分使肾与肠之功能正常，便通、排尿使之旺盛，以使水肿之减退，风市、伏兔、犊鼻、足三里、上下巨虚、绝骨以解除肺所之障碍。

83. 述舞蹈病（阴挛）。

原因：本病由神经质遗传，其他精神感动、贫血、关节萎麻质斯、心脏病等而发生。

症状：起于精神之变调，诸肌肉尤以颜面与上肢，做不随意之运动，种种怪相，自然表现，如舞蹈之状，故曰舞蹈病。患此患者，记忆减退、头痛、晕眩、运动皆不随意。

84. 述书痉（风病之一）。

原因：发病以书记为职业者多，其他为遗传关系，或为手腕之外伤所致。

症状：本病分痉挛性书痉、震颤性书痉、麻痹性书痉、神经痛性书痉。

（1）痉挛性书痉：执笔之时，手腕发强直痉挛。

（2）震颤性书痉：执笔之时，发震颤状运动。

（3）麻痹性书痉：患者执笔之际，手腕感到无力不能十分运用。

（4）神经痛性书痉：如若执笔，即发疼痛。

治疗：本病治疗主要为强壮手腕之神经系，并向正中神经、桡骨神经以刺激。取肩中俞、肩井、手三里、合谷、三间、劳宫、鱼际、少商等穴。

85. 述甲状腺肿病（瘿气）。

原因：本病发于 16 ～ 30 岁之女子为多，证明有遗传关系，其他精神感动、身躯过劳、歇斯底里、神经衰弱等而发者。又有患妇人生殖器疾患而发者，本病可以见甲状腺功能之异常亢进。

症状：心悸亢进、甲状腺肿胀、眼球突出、手震颤四种主要证候。此外间有不眠、腱反射消失。

治疗：以风池、肩井、身柱等穴直接制止甲状腺功能之异常亢进。

86. 述黏液水肿（浮肿之一）。

原因：本病为甲状腺功能之减退或已发绝而起之病症，由感冒、妊娠、分娩、精神感动、梅毒之传染等病而诱发。

症状：颇特异，为一种皮肤有弹力性浮肿状之肿胀。甲状腺萎缩，记忆力、判断力减退，言语迟缓，神经性障碍，皮肤发生恶病质之萎黄色泽。

治疗：以旺盛甲状腺之功能，取风池、肩井、身柱、扶突、人迎、水突等穴。

87. 眩晕（头眩）之原因及症状、治疗如何？

原因及症状：眩晕者，头昏似在室中旋转之状，为身体平均之一种障碍，由于五官器之疾患而发生，如眼肌麻痹、耳内迷路疾患、神经衰弱症、小脑等之疾患等，所发现之一样症状。

治疗：必须诊查其发生眩晕之原因，而作对症治疗。

88. 述震颤（风瘀痉）。

原因：本症为一种特异之运动性刺激症状所发之疾病，有为感冒、外伤、精神感动等之诱因而发。本病有证候性震颤与特发性震颤之分：①证候性震颤为神经病之一种证候，发自癫痫、精神病等。②特发性震颤为独立之疾患。

症状：本症为手指或足趾发不随意之间歇性痉挛。此痉挛为比较缓慢，其痉挛之状态，常整然不乱。

治疗：于其局所之上部，做适宜之探穴外，加取气海、关元、肾俞各穴。

89. 震颤与舞蹈病之鉴别（表9）。

表9 震颤与舞蹈病鉴别

震颤	舞蹈病
多数为缓慢而有秩序的手及指之持续运动	运动不正而无秩序
于精神上无异样之变化	易发精神病状
固有之痉挛，多在偏侧	两侧多发生
无年龄关系，男女各有	多在思春期前发生，男多于女

90. 脊髓痨（骨痨）之原因、症状如何？

原因：本病由梅毒所发者为多，其他如身心过劳、感冒、房事过劳，亦为本病之原因。中年男子患者多。本病系脊髓之后所发生病变。

症状：分三期。第一期为神经痛期，四肢发生神经痛样之疼痛，躯干如束带样感觉，腱反射消失。其他眼肌麻痹、视力障碍、膀胱及直肠功能发生障碍，延绵数月或数年。第二期为共同机变调期，先自下肢发生共同运动障碍，步行方向，大小速度，不能一致协调，闭目起立之时摇摇欲倒，此症状亦能绵延数年。第三期为截瘫期，患者至此，已不能步行，常奄卧床席，发褥疮膀胱炎、肾盂肾炎等而死亡。

91. 何谓脊髓炎（腰脊痹痛）？

所谓脊髓炎者，脊髓之实质发生炎症是也。

原因：本病为痘疮、丹毒、疟疾、淋毒、外伤、感冒、神经炎之波及脊髓等而发。

症状：于患部之棘状突起按压，有知觉过敏感，从患部所发出之运动神经分布区域，初则发生痉挛，后则麻痹，知觉刺激症状，有如疼痛，有如蚁行，继则知觉亦麻痹，直肠膀胱发生障碍与褥疮，疗效困难。

92. 述进行性舌唇喉头麻痹。

进行性舌唇喉头麻痹亦名进行性延髓球麻痹。

原因：本病之原因不明，大都因感冒，精神感动，舌唇之过劳、头部之外伤等为本病之诱因。患者 40 岁以上之男子为多。本病为延髓被侵害所致之疾病。

症状：咽下运动、咀嚼及发声徐徐障碍，因此而成唇、舌、口合、咽头、喉头及咀嚼肌之进行性麻痹，至疾患之末期，发声及呼吸亦障碍，通常经两三年而死。

治疗：本病治疗亦困难，可以风池、天柱、下关、颊车、合谷、内庭等针治之。

93. 述急性延髓球麻痹（中风痱）。

原因：本病由于基础动脉之栓塞，或延髓之出血、外伤、延髓球神经炎等而致。

症状：本病前驱期为后头痛知觉异常，几于固有的从延髓发出之神经，及经过延髓之运动神经，发生急性麻痹，致咽下、言语发生障碍，喉头麻痹及循环呼吸障碍，并发四肢与颜面之交叉麻痹，预后不良。

94. 述口腔炎（口疮）之原因、症状及治疗。

原因：口腔炎之发生，或为齿牙发生之刺激，遇热之食饵、化学药物之刺激及附近炎症之传布等。

症状：口腔之黏膜发生潮红肿胀、灼热、唾液分泌亢进、齿龈发炎、食味不良、发生口臭。

治疗：以消炎为目的，清洁口腔。取风池、曲池、合谷、大陵等穴。

95. 问耳下腺炎（痄腮、发颐）之症状、治疗？

症状：耳下腺炎，有原发性与继发性两种：①流行性耳下腺炎（原发性）。患者多为少年儿童，系接受传染而致，病原尚不明，本病之潜伏期为二三周，现一般之恶寒发热症状（39℃以上），一侧之耳下腺发生肿胀、疼痛、咽下困难，继则延及他侧，但不化脓，每有与口腔炎、睾丸炎并发者。②继发性耳下腺炎多为重患，每与喉痧并发，有化脓之倾向。

治疗：以消炎为目的，行诱导之针法，取风池、肩井、曲池、合谷等穴。

96. 问鹅口疮（鹅口、雪口）之原因、症状及治疗？

原因：本病因口腔不洁感染鹅口疮菌而发。

症状：舌、颊、软口盖之黏膜而发生隆起之白色斑点，移时即融合如乳皮，满布口腔，唾液外流，有酸性反应。

治疗：以清洁口腔为主，诱导消炎为目的。取风池、天柱、曲池、手三里、合谷、足三里、内庭等穴。

97. 问咽头炎（咽痛）之原因、症状及针灸治疗奏效之理由？

原因：咽头发炎或为异物咽下之机械刺激，或为过热之饮食温热刺激，或为其他传染病所致。

症状：本病有轻度之恶寒发热，咽头灼热感、咳嗽、咽下困难、咽下痛、扁桃腺肿大。

针灸之所以奏效，由于刺激之结果，促进分泌物之吸收，局所之新陈代谢旺盛，发生治愈之转机。此外，白细胞增多，血清之免疫力亢进，亦有意义。取穴以风池、肩井、身柱、曲池、合谷、少商等。

98. 述扁桃腺炎（乳蛾、喉蛾）之解剖的刺点及穴名。

对于扁桃腺炎病，先从耳下腺部，乳嘴突起之前方（翳风穴）下针。其他取后头骨上项腺之下方一寸五分，当项部正中线之外方一寸之处（天柱穴）下针。又于乳嘴突起尖端与项部正中线之中间（风池穴）下针。及颈椎之两侧五分处（天柱穴）与上肢之末端指部行诱导法之针刺。

99. 述食管狭窄（食不下、吐食）之原因、症状及治疗。

原因：本病之原因有三：一为食管内壁性食管狭窄，大都由异物咽下被伤之所致。二为食管壁质性之食管狭窄，多由食管壁发生癌肿之故，40岁以上之患者为多。三为食管壁外性狭窄，由于壁外起动脉瘤、甲状腺肥大等之压迫而致。

症状：咽下困难，食物停滞于狭窄之上部，以致吐出，因此，患者发生营养障碍而为羸瘦，或因食物停滞而食管勉力扩张，则压迫前方气管而为呼吸困难。

治疗：除食管内壁因损伤而起之狭窄，针刺治疗有效外，余无效果。取天突、风池，大杼、膻中、手足三里等穴

100. 述食管麻痹（噎塞之一）之原因、症状及治疗。

原因：本病由于脑脊髓或迷走神经之疾病而发，或因梅毒、酒精中毒、铅中毒而发。

症状：麻痹性咽下困难、食管扩张、心肺被压，致心悸亢进、呼吸困难，大的固形食物比小的易于通过，固形物此液体易于通过。

治疗：以振奋其麻痹之肌肉为目的，取风池、天柱、肩中俞、肩井、肺俞、心俞等穴。

101. 述食管炎（咽痛、食则痛）之原因、症状及治疗。

原因：食管发炎不外为食物咽下之刺激被伤，或过热食物之烫伤，或酸性物之刺激发炎等而来。

症状：咽下时刺痛而困难。

治疗：以消炎为目的，取肩中俞、大杼、风门、肺俞、心俞、肝俞、胃俞等穴。

102. 述食管痉挛（噎塞之一）之原因、症状及治疗。

原因：本病为神经中枢之疾患，因精神感动、异物刺激、咽头胃肠、生殖器疾患等的反射而发者有之。患者以妇人为多。

症状：咽下困难，固形物比流动物容易咽下。

治疗：以镇制缓解为目的，取穴风池、天柱、风门、大杼、肺俞、厥阴俞等。

103. 何谓神经性呕吐（呕吐）。

原因：饮食之后，发生呕吐，检查胃部，无病态变化者，即为神经性呕吐。有因脑脊髓疾患而发者，有因其他脏器之病而发者，有因妊娠而发者。

治疗：以镇制呕吐中枢之兴奋为目的，取风池、天柱、天突、膻中、上脘、内关、足三里等穴。

104. 述胃下垂症（嗳气、嘈杂）。

原因：本病发于有内脏下垂性体质之人。胃之大弯下垂至脐下二指余，小弯亦降低于肝之下缘，皆因腹壁弛缓无力，腹压猝降而起，如妇人生产后，腹水穿刺后，急速羸瘦而致，故妇人患者为多。

症状：头痛、眩晕、精神忧郁、嗳气、恶心、胃中膨满、压重、食欲不振、消化障碍。

治疗：本病治疗收效殊缓，取肝俞、脾俞、胃俞、三焦俞、承满、梁门、关门、骨肉门，常针灸之，加强胃壁之紧张。

105. 述胃肌衰弱（胃虚）之原因、症状及治疗。

原因：本病由于腹压减少，胃肌不紧张、胃蠕动无力及暴饮暴食、饮食无规律、贫血、神经衰弱、营养不良等而发。

症状：每于食后有胃部膨满压重之感，常发嗳气恶心，按压胃部，有水音辘辘。

治疗：以加强自律神经系之刺激，恢复胃之蠕动力为目的。取肝俞、脾俞，胃俞、上脘、中脘、章门、气海、足三里等穴针灸之。

106. 述神经性消化不良症（胃气、胃不和）。

原因：患者自觉有种种之消化不良症状，而在各种检查不能证明胃之有病的变化，即属神经性消化不良。本病多由神经衰弱症、贫血、萎黄病、歇斯底里等而发。

症状：头痛、失眠、眩晕、心悸、空腹时有膨胀、压重、恶心、嘈杂之感，食后亦然。

治疗：增加胃运动，旺盛分泌功能。取风池、大杼、肝俞、脾俞、中脘、足三里针灸之，为针灸之最适应证。

107. 述神经性消化不良之灸穴及壮数。

神经性消化不良，即食物之消化困难，无器质变化，有运动性功能之减弱，故以旺盛其功能为目的，由胸椎之两侧取膈俞、肝俞、胆俞、胃俞，以及腰椎之两侧三焦俞、肾俞、气海俞、大肠俞，各灸十至二十壮，为数日之持续施灸，对于急性及慢性症有殊效。

108. 述胃痉挛（胃病）原因、症状及治疗。

原因：本病由盐酸过多症、腹膜性炎愈着症、脊髓痨、疟疾、蕈草中毒等而发之外，因于其他脏器之疾患所反射而发者亦多。

症状：发作性之胃部疼痛，其疼痛向左侧肩胛部左胸部放散。其特点为与饮食无关系，按压之则略减轻快，当疼痛急剧之时，颜面苍白，四肢厥冷，脉搏细小，甚有人事不省者。

治疗：以镇静镇痉为目的，取三焦俞、手三里、足三里、合谷、三阴交、行间等穴。

109. 对于胃痉挛之刺针点。

对于胃痉挛刺针之部位，于第十二胸椎至第三腰椎之各横突起间刺入，刺激腰椎神经之前支，传导刺激于交感神经太阳丛之支别，以缓解痉挛。又以长针直接刺激交感神经，或者刺激第六以下之胸椎神经之前支，由交通支传导刺激于交感神经之大小内脏神经，以达到疗效。

110. 胃痉挛刺足三里奏效之理由。

胃痉挛者，为分布于胃之迷走神经之知觉支，受直接或间接之刺激，由此而发胃痉挛痛。若于下肢之足三里刺针，反射传达刺激，缓解其神经之亢进，或诱导的调节其腹部之血行等之作用，以达奏效之作用。

111. 灸治对于胃痉挛之效果如何？

灸治为一种温热的神经刺激，与针治均为调整神经功能之变常，于本病有效。因本病为胃神经之亢进所起之疾患，若在其神经之中枢，或其患部之一侧，与以施灸，依温热的刺激，用诱导法，使亢进之神经镇静，恢复正常，故灸于本病为最适应证。

112. 述胃酸过多（胃痛、吞酸）之原因、症状及治疗。

原因：本病发于少年及中年之人，男子较多于女子，多数由于烟、酒之滥用，或胃有溃疡，或为肝胆脾脏等之疾患之反射而致。惊怖与精神感动等，亦为本病之原因。

症状：通常食后两三个小时，胃部发生疼痛，问两肩胛背部放散，持续数十分钟至数时而此，轻时则吞酸嘈杂，食欲如常，并不减退，或反而亢进。如食酸甜辛辣则痛增。食碱性物则酸性中和而愈止。

治疗：调整胃液之分泌功能，取风池、肩井、肝俞、脾俞、中院、足三里等穴针灸之。

113. 述胃扩张（脘胀）之原因、症状及治疗。

原因：由于胃之运动起障碍，胃持续扩大，曰胃扩张症。其原因，或为幽门癌、幽门部痉挛，致幽门狭窄、胃肌衰弱之诸疾患而起。

症状：初为起不明之消化障碍，或呈现慢性胃炎之证候，通常有口渴、嘈杂，或食后即渐发，或食后两小时发，因食物停滞不舒。常发呕吐，胃部扣之有鼓音，胃之下缘，达于脐下。

治疗：以针灸之刺激，加强胃之运动性，旺盛胃之代谢功能，以恢复胃之生理状态为目的。取膈俞、肝俞、脾俞、胃俞、三焦俞、中脘、章门等穴。

114. 述胃癌（噎膈、反胃）。

原因：本病为胃壁之疾患，属遗传的关系，亦有由于化学的、温热的刺激而起，有腺样癌、髓样癌、硬性癌、胶样癌之分。

症状：初发之时，食欲不振、食后胃部压重、胀满、嗳气、便秘等，急速羸瘦、嫌恶肉食、胃部作痛、食后呕吐，病渐次增恶，于胃部可以按触而得知内有肿疡。如属恶性，不久即死亡。本病预后不良，尤非针灸可治。

115. 问急性胃炎（伤食、呕吐）之原因、症状及治疗？

本症分单纯性急性胃炎、传染性急性胃炎、蜂窝织炎性胃炎、中毒性胃炎四种。①单纯性胃炎（即急性胃炎）：由于食物不洁而来，亦有为一种特异质之人，食某种食物，立起胃炎。症状为食思缺乏、恶心、口渴、嗳气、嘈杂、胀满、胃痛、舌有苔、口气,、眩晕、倦怠。②传染性胃炎：由于传染病毒而来。症状与单纯性胃炎相同，但有发热症状，病情比较沉重。③蜂窝织炎性胃炎：由于伤寒、产褥热、痘疮等病而发。症状有高度之发热、急剧呕吐苦水与心窝部剧痛。④中毒性胃炎：由于酸，碱，酒精、升汞、砒素等之中毒而来。症状为食管与胃部发生疼痛、呕吐、呼吸困难、胸中苦闷等。

治疗：③④两项，必经医院治疗。①②两项，用针灸诱导消炎法有效。取天突、中脘、手足三里、内关、公孙等穴。

116. 问慢性胃炎（胃寒）之原因、症状及治疗？

原因：本病每由急性胃炎，续发不已而成为慢性。或由饮食无规律、食物不嚼细、吸烟、饮酒过多而引起。

症状：本病症状之无急性胃炎之显著，大都为食欲不振，喜食有刺激味之食物，但得之复不欲食，食后胃部有压重膨满之感觉与恶心嗳气等，常有头重体倦之不舒，舌有苔，胃部按之痛。

治疗：刺激胃之自律神经，旺盛患部之代谢功能，消散炎肿为目的，取肝俞、脾俞、三焦俞、中脘、建里、足三里等穴。

117. 问胃加答儿（胃炎）可否灸治？

胃加答儿，虽属炎症，若应用诱导法之施灸，有相当之效果，故施灸并无妨碍，尤其为慢性胃炎，若持续做长期施灸，其效果甚良好。

118. 关于胃病之刺针法。

（1）关于胃病，由于其原因的疾患不同，从其各种原因取道当之处置，做对症治疗。当其胃病发作之时，于腰部两侧之胃俞、肾俞，刺针一寸五分至二寸五分之斜刺，于太阳穴与强刺激，缓解其周围之组织压迫。于上腹部之巨阙、上脘，及左之不容、承满、章门，做五分至七分之直刺。其他于反射的后颈部如风池、天柱等穴以刺针。

（2）关于胃痛之灸治点：于第七胸椎至第十二胸椎两侧之膈俞、肝俞、脾俞、胃俞等穴而点灸之，刺激大小内脏神经。于胸椎上部两侧之大杼穴、风门穴、点灸之，反射性刺激迷走神经，于是胃痛可以缓解，内脏神经力量可以加强，恢复正常。

119. 举胃疾患不能用针之禁忌证。

胃疾患中，亦有针不能施用之禁忌证，如胃溃疡、胃癌、胃酸过多、胃酸缺乏等症。后两者虽非绝对禁忌证，但亦无显著之效果，故亦可认为不适应证。虽然于背部足部与以反射刺激，以调整其组织功能，亦得减轻其病苦。

120. 胃痉挛与胆石疝之鉴别（表 10）。

表 10　胃痉挛与胆石疝疼痛鉴别

胃痉挛痛	胆石疝痛
疼痛之部，强力按压则缓解	按压之则痛增
疼痛之放散向左方	疼痛向右放散
大都无恶寒发热症状	有恶寒、发热、呕吐症状
发作时，以两手自压腹部者多	发作时，向右侧卧，屈膝于腹
无黄疸症状	有发黄疸症状

121. 胃溃疡（胃脘痛、吐血）之原因、症状及诊治如何？

原因：胃溃疡之病，为胃黏膜因过多之胃酸所侵蚀而发者。有因食物等之化学的、温热的、机械的之刺激而激发者。

症状：胃出血，或吐出，或便出，食后则胃痛甚，胃酸过多。

诊断：

（1）疼痛：通常在心窝部位，食后在半小时至二时间作痛，伴起呕吐，呕尽乃舒。背部第八胸椎至第十二胸椎之左侧，发现压痛点。

（2）吐血：吐出血液中含有食物，有酸性反应，在大便中有黑色之凝血得见。

（3）食欲：通常食欲不变，舌亦清洁。

治疗：初期调整胃之分泌功能，制止盐酸之过多分泌，促进其溃疡之自然治愈。取风池、肩井、肝俞、脾俞、三焦俞、足三里、上巨虚等穴。

本病重笃者，有穿孔之危险，不宜针灸。

122. 胃溃疡与慢性胃炎之鉴别（表 11）。

表 11　胃溃疡与慢性胃炎鉴别

胃溃疡	慢性胃炎
疼痛，每在食后半小时至二小时间后作痛	疼痛，无急剧之病，有持续性钝病
出血，每在剧痛时发作吐血或大便黑色	无吐血症，大便无黑色
在背上十一胸椎两侧有压痛点，及心窝正中压痛点	无压痛点
舌上清洁	舌有厚苔

123. 急性吐泻患者，在何部施行针灸？

吐泻多为暴饮暴食及中毒，由于胃肠之亢奋，猝然而发生。从其吐泻之轻重，预为斟酌取穴及应用手术之强弱，于头颈部取风池穴、肩上部取大杼穴、第十二胸椎与第一腰椎横突起间取胃俞穴、第二腰椎与第三腰椎之横突起间取肾俞穴，以及上腹部之中线取巨阙穴、上脘穴、中脘穴，施行针灸以镇静之。

124. 述肠疝痛（腹绞痛）之原因、症状及治疗。

原因：本病为肠间膜神经丛所发之疼痛。由于肠肌痉挛、粪块刺激、瓦斯发生、肠之肿疡等而发。

症状：腹部突发剧痛，与渐次增进之作痛，其痛部强按压之，则痛稍缓，故患者每多屈膝俯伏，或以手重按其腹部，减轻其疼痛。此外有恶心呕吐不出之反射症状。

治疗：以行镇静制止为目的，取肾俞、督俞、大肠俞、足三里、三阴交、公孙等穴。

125. 问常习性便秘（虚秘）如何？

原因：本病发生之原因有二，一为体外性原因，一为体内性原因。①体外性原因：由于多食干燥之食物及烟类所致，称食饵性便秘。由于工作生活关系，有便意时故意抑制而成者，称习惯性便秘。②体内性原因：有脑脊髓疾患，或精神病而致者。有贫血、糖尿病、肠管狭窄而致者。

症状：大便数日至十数日一行，行时殊困难，平时有眩晕、腹胀、压重、心悸等疾发生。

治疗：依照原因虽有多少不同之治法，总以亢进肠蠕动、兴奋脱粪中枢为目的而施术，取大肠俞、小肠俞、次髎、府舍、维道、支沟、承山等穴。

126. 说明便秘于灸术有效之理由与灸点。

因灸治为温热的刺激，能调节神经之变常，调整血行之作用。便秘为肠蠕动之弛缓，对此原因，于胸椎第七以下至腰椎部之神经，兴以反射性灸刺激，使之传达于肠或传达于交感神经之太阳丛，以旺盛其肠之蠕动，发生通便作用。取膈俞、胆俞、胃俞、肾俞、气海俞而灸之。

127. 述盲肠炎（肠痈）之原因及诊断。

本病因解剖之位置而有盲肠炎、虫样突起炎、盲肠及虫样突起周围炎、盲肠外炎之名称。此类症状，单独发者少，合并发者多，因虫样突起炎为主，统称盲肠炎。

原因：本病多数发于 15 ～ 30 岁之男子，多数发于宿便污物之所致。其外久坐、胃弱，亦易发生本病。其他结核病、肠伤寒、溃疡，亦为发本病之原因。

诊断：患者在二三日前有便秘，次因运动或大便时努责过甚与咳嗽等，因而右肠骨窝有疼痛、发热、食思不振、时时发呕吐，腹部鼓肠，右肠骨窝，叩诊发生浊音，重按压之，可以触知右肠骨窝肠结样之肿疡，患者常以右脚屈曲外转减缓其疼痛。

128. 述虫样突起炎（又名阑尾炎、缩脚小肠痈）之原因、症状及诊断。

原因：由于不洁物侵入虫样突起内而发生。其他亦有因结核、伤寒、赤痢、溃疡而发者。

症状：疼痛之初，虽以回肠盲肠局所为主，有时波及全腹，在初期于心窝部发生疹痛，间有呕吐，往往误认为胃病。

诊断：以触诊为主要，当脐与右肠骨前上棘之连合线中间，称 McBurney 点，叩诊发鼓性浊音，压之则甚痛，间有压时不痛，压手去后，反感疼痛，又从左肠骨窝依盲肠之方向，按挤大肠时，McBurney 点发生疼痛，间有在后腹右腰侧部现压痛点者。其他有不正之发热与消化障碍。本病不适用于针灸。

129. 问急性肠炎（食泻、热泻）之原因、症状及治疗？

原因：由于感冒、中毒、饮食不洁等而发生。

症状：腹部雷鸣，不舒和而作痛，烦渴，间有发热，下利急迫。

治疗：以消炎镇痛、调整生理的肠蠕动为目的。取大肠俞、三焦俞、气海俞、天枢、气海、足三里等穴。

130. 问慢性肠炎（寒泻）之原因、症状及治疗？

原因：由于急性肠炎之反复而成为慢性，另外，肾脏、心脏、呼吸器等疾患，引起瘀血，亦为本病之原因。

症状：顽固性下痢，腹痛或不腹痛，延久不愈，发生消化障碍，皮肤苍白，脉细肢冷，精惫力竭，利下之便含有黏液性物。

治疗：取天枢、气海、足三里、上巨虚、大肠俞、小肠俞，以调整肠之蠕动。

131. 肠疝痛与肠炎之鉴别。

肠疝痛者，肠之机质无变化，发自肠间膜或下腹神经丛之发作性疼痛。其痛从脐部延及四方，腹肌多紧张，若按压之则轻快，当疼痛急剧之时，呼吸困难、心悸亢进、额流冷汗。

肠炎患者，有下痢、肠痛、肠鸣之主要证候。尤其急性，一日下痢数回至数十回，间有发热，粪便恶臭有不消化食物之残留与黏液混杂。又从所犯发炎之部位而不同，在小肠者不下痢，在结肠之下部则频频下痢。

132. 述腹水（单腹胀）。

腹水病系腹腔内潴留水液之疾患。

原因：①因心脏病、肺脏病、肝脏病等，引起门静脉之淤滞而来之瘀血性腹水。②有因急性腹膜炎或慢性腹膜炎而起之炎症性腹水。③有恶病质性肾脏炎性腹水。

症状：腹部潴留多量之水液，患者直立之时，腹之下半部膨隆，仰卧时侧腹部膨隆，脐平满。若叩诊，腹水潴留部发浊音，横膈膜及心脏受腹水之压迫则呼吸困难，心音亢进。

治疗：以亢进利尿作用、通调大便、使腹水减退为目的。取水分、气海、天枢、肾俞、大肠俞、小肠俞、阴陵泉、足三里、三阴交等穴。

133. 述腹膜炎（腹痛之一）之原因及症状。

原因：有因细菌（酿脓细胞菌、大肠菌、结核菌）及化学性、机械性之刺激而来者。本病在病理解剖上有干性腹膜炎、湿性腹膜炎（浆液性、脓性、腐败性、出血性）之分。

症状：①疼痛：急性者必有剧烈之全腹疼痛；慢性者，疼痛微弱。②呕吐：通常急性症必有呕吐。③呃逆：发者亦多。④便通：产褥性急性泛发性腹膜炎，有下痢症状，其他则多为便秘。⑤发热：急性腹膜炎，无论何因，皆有发热。⑥脉搏：急性者，脉搏频数，每分钟为 120 ～ 150 次。

134. 述急性腹膜炎之分类。

（1）急性泛发性腹膜炎：①穿孔性腹膜炎。②非穿孔性急性泛发性腹膜炎。③产褥性腹膜炎。④败血性腹膜炎。

（2）急性局限性腹膜炎：①横膈膜下脓疡。②进行性纤维素性脓性腹膜炎。③急性局限性非脓性腹膜炎。④其他：盲肠周围炎，子宫外膜炎，亦为限局性之腹膜炎。

本病不适用针灸治疗。

135. 述结核性腹膜炎（癥瘕痛之类）。

原因：凡慢性腹膜炎，大概都属结核性，由于结核菌，侵入腹膜所引起。

证候：全腹壁，成多少硬固，有大小之结节，腹部则胀满，普通无呕吐呃逆，而有轻微之腰痛。

治疗：本病宜用灸治，可借白细胞之增加，产生免疫体，帮助杀菌，并有消炎镇痛之作用。取三焦俞，肾俞、大肠俞、小肠俞、关元俞、气海、关元灸治之。

136. 患者诉腹痛，应如何观察与处置？

患者若连续告诉腹痛之时，吾人对于其腹痛，首先应作鉴别，为腹膜炎？盲肠炎？胆石病？传染病？其他有无机质变化？详细考查之，且问其饮食如何？其腹痛适于针术治疗者为由功能的障碍之疾患，由其所患脏器之解剖的关系，为适宜之治疗，例如胃痉挛、肠疝痛，避免腹部之刺激，要从背部及腰部刺激大小内脏神经及太阳丛（内脏动脉轴丛）为目的。如腹痛属于机质的疾患，不可妄与针治，劝其直接入医院治疗。

137. 举针于腹痛之禁忌证。

腹痛之疾患，对于针之禁忌，有下列诸症：腹膜炎症、盲肠炎症、阑尾炎症，其他腹部诸脏器之癌肿、溃疡、肠闭锁、肠狭窄等。如于子宫、胃癌，做一时之镇痛疗法，亦有相当之效果。

138. 记腹部对于施灸时之注意事项。

（1）不适应灸之疾患：腹膜炎、盲肠炎、腹部皮肤病、肿疡、癌肿、妊娠、体温高。

（2）防止灸后化脓。

（3）注意消毒。

（4）灸炷要小，壮数要少。

139. 述痔（痔疮）、瘘（漏管）。

痔与疮性质完全不同，分述如下：

（1）痔：又名痔核，旧名痔疮，由于痔静脉丛之瘀血扩张，形成过多而发生之疾患。有内痔与外痔之分：内痔由上痔静脉丛之区域内而发。外痔由下痔静脉丛区域内而发生。由于肺脏、心脏、肝脏之疾患，身体各部有瘀血之时，痔静脉亦为瘀血，渐发生痔核。此外，由于久坐、妊娠等亦能引发。

症状：①内痔：发于直肠之内。在初期，仅肛部有不舒适与重坠之感。痔核渐次进行，则大便时出血。或痔核脱出肛外、疼痛、发炎，困苦难言。②外痔：发于肛门皮下，生蓝青色豌豆大之结节。平时仅有轻度之灼热，殆不出血。每发炎症时，痔核发作膨大、胀痛、灼热，经一两周后则炎性消散。

（2）瘘：又名瘘管。

原因：每发于肛门直肠周围炎之后，多数为结核性，分有全瘘、外不全瘘、内不全瘘三种：①全瘘者，由肛内之直肠黏膜成一瘘管达出肛外之皮肤，留一小孔，时流污液。②外不全瘘者，瘘管不达于肠黏膜。③内不全瘘者，瘘管不开口于皮肤。

症状：瘘孔周围瘙痒、湿润，排便时有不快之感。如为全瘘，瘘管中有脓汁黏液、粪汁等排出，尤其矢气时，有气从瘘孔中出。

140. 述急性肠闭塞症（肠塞、吐矢）。

原因：本病发生之原因有三：①机械的肠闭塞，如肠管屈曲，或被压迫陷入于肠膜孔中或因肠之扭转，或为胃下垂、妊娠之压迫所致。②肠内闭塞，有宿便堆积或肠石、胆石之阻塞，其他果核、骨、片铜等之阻结，与肠之重叠等而发生。③肠壁之疾患，如肠发生癌肿，或有溃疡瘢痕之收缩等而发生者。

症状：急性肠闭塞，皆为偶然而起之肠绞痛，从一局部而放散至全腹部，发生呕吐，甚至吐出粪便，腹部胀大，最后发生呼吸循环障碍，虚脱而死。

141. 述慢性肠狭窄症（脾约）。

原因：本症为肠管之收缩狭窄，多数为胃下垂之压迫，或肠之某一部发生收缩而致。

症状：本病由渐而来，初为便秘，排出困难而成细条，如索状物。腹部膨满，无腹痛及呕吐症状。有时亦能转成肠闭塞症而亡。

142. 试举腹痛之疾患与区别，适应针灸与否？

（1）腹部疼痛而适应针灸疗治者：胃痉挛，肠疝痛，子宫痉挛，膀胱痉挛，胃及肠炎，腹肌偻麻质斯。

（2）不适应针灸疗治者：胃癌，胃溃疡，盲肠炎，虫样突起炎，急性S字状部炎，肠闭塞，急性腹膜炎，肠癌肿。

143. 述S字状部炎及S字状周围炎（少腹痛之一）之症状。

本病之症状为左肠骨窝有疼痛、便秘。触诊于S字状部有坚硬如肠结样状按之过敏有疼痛或剧烈疼痛向膀胱及左脚放散，通常有发热，与盲肠炎为同样之疾患，不适用于针灸术。

144. 所谓感冒（伤风）之原因、症状及治疗。

原因：由于受寒冷而发，要之为皮肤抵抗力弱之故。

症状：为定型之鼻塞。有发热、头痛、鼻流清涕而塞、咳嗽等症状。

治疗：取风池、风门、身柱、外关、合谷等穴针灸之。

145. 述衄血（鼻衄）之原因、症状及治疗。

原因：由于有血友病、白血病、伤寒、肺炎、局所疾患、头盖、鼻部之外伤等而起者。

症状：多数由一侧之鼻孔流血，如因脑充血而发生衄血，于病气为有利。如为贫血者之出血，则益形贫血。颜面苍白、脉搏细小、眩晕、耳鸣、有时晕倒不省。

治疗：取风池、上星、曲池、合谷等穴针灸之。

146. 何谓咯血（咳血）？发生之原因如何？

咯血者，于咯出之痰液中，可得见有红色之血液。如血量太多，则称肺出血，为严重之证候。发生本病之主因不外为肺结核、支气管炎、肺坏疽、肺之寄生虫、肺癌、肺脏瘀血。

147. 述急性喉头炎（热喉痹）之原因、症状及治疗。

原因：本病一般多数由于感冒而起。其他梅毒、腺病、结核，易于侵犯而发生。此外，吸烟、饮酒、药物中毒亦能发生。

症状：喉头若有异样瘙痒之感，频发咳嗽，声音嘶浊或嘶哑，咳痰不畅，初为咯出玻璃样之稀薄痰，后则为浓厚痰。

治疗：取风池、风门、肺俞、手三里、外关、合谷等穴针治之。

148. 述慢性喉头炎（阴虚喉痛）之原因、症状及治疗。

原因：由急性喉头炎之迁延而移行所致，或言语过多或尘埃吸入而致。有心脏疾患、梅毒、结核等患者亦易引发。

症状：声音变化、咳嗽、喉头有与常之燥痒感。

治疗：取风池、天突、廉泉、风门、肺俞、鱼际、合谷等穴。

149. 述喉头肌麻痹（嘶哑、失音）之原因、症状及治疗。

原因：主要为神经被侵害而致者多。如其原因在中枢者，曰中枢性麻痹；如循神经之径路者，曰末梢性麻痹；亦有毫无神经变化者，曰功能性麻痹。

（1）中枢性麻痹：为延髓球麻痹，或脊髓痨而来。

（2）末梢性麻痹：由于食管癌、甲状腺腿、心囊炎、肋膜炎而来。

（3）功能性麻痹：由于歇斯底里疾患，或精神感动而来。

症状：①由于声门开张肌单独发生麻痹：则发吸气困难，于声音上无变化。②甲状披裂肌麻痹：则声音消失全无。③横披裂肌麻痹：则发声音嘶哑。④下喉头神经麻痹：发声及呼吸之际，声带不能全运动，成为嗫嚅，于安静之时，无呼吸困难之状，无言语微弱，不能高声。⑤上喉头神经麻痹：饮食时，食物易于侵入喉管内，发生咽下及呼吸困难。

治疗：取风池、天柱、廉泉、天突、人迎、水突、身柱、肩井、照海、行间、鱼际等穴。

150. 述鼻炎（鼻渊）之种类、症状及针灸奏效之理论。

鼻炎之种类有急性症、慢性症。慢性症中有慢性肥厚性鼻炎、慢性瘦削性鼻炎二种。

（1）急性鼻炎之症状有轻热、喷嚏、鼻流清涕、鼻塞、重声、鼻根痛、鼻嗅觉弱。

（2）慢性鼻炎症状：①肥厚性鼻炎：不发热，鼻塞呼吸困难，嗅觉味觉障碍，重声，有多量脓状分泌物（鼻涕）。②瘦削鼻性炎：分泌物有恶臭，空气流通之时则减轻，少量之鼻液易于干燥结痂。剥离之时则出血。

针灸治效之理由，由于刺激之作用，促进分泌物之吸收，患部之新陈代谢功能旺盛，得促进治愈之机转。此外，因白细胞之增加，食菌作用旺盛，且血清之免疫力亦增进，因得增进一步助病机之治愈。取风池、肩井、手三里、上星、迎香、阳白等穴针灸之。

151. 述气胸（胸胁气痛）之原因、症状。

所谓气胸，肋膜腔内被空气侵入而成之疾患是也。如肋膜腔内含有空气及液体之混合物，则名水气胸。

原因：由于肺结核、肺炎而穿孔，或食管癌之穿孔，或胸廓之外伤，被空气窜入所致。

症状：一侧之胸部，发急剧之疼痛，患侧之胸廓扩张，呼吸运动微弱，呼吸音消失，做深呼吸时则胸痛、耳鸣、咳嗽、眩晕等症状蜂起。

本症不适用于针灸治疗。

152. 述胸水（水结胸）之原因及诊断、治疗。

水肿性液体潴留于肋膜腔内之疾患，曰胸水。

原因：由于心脏病或呼吸器病，而发生之循环障碍，或淋巴管闭塞，血管壁变性等而发生本症。

诊断：两侧肋膜腔内，潴留有水肿性液，因此压迫肺脏，发生呼吸困难，脉搏频数，皮肤苍白浮肿，呼吸震颤声音缺如，呼吸微弱，叩诊上发浊音。

治疗：以旺盛利尿作用、减退水肿性液之贮积为目的。取肾俞、大肠俞、小肠俞、次髎、水分、气海、阴陵泉、三阴交、太渊等穴。

153. 述肋膜炎（胁肋刺痛、结胸）之原因、症状及治疗。

原因：感冒、外伤，为有力之诱因，或病菌从其邻接脏器传入而发生。本病有干性肋膜炎、湿性肋膜炎两种。

症状：①干性肋膜炎：于听诊上有肋膜炎性摩擦音，患侧疼痛，以指按压则痛增，患侧之呼吸运动微弱，每向健侧一而侧卧。②湿性肋膜炎：患者每向疾侧一面侧卧，适与干性肋膜炎相反。叩诊上患部发浊音，患侧之肋间腔稍膨出。如渗出液多量之时，则呼吸困难，听诊上患部之呼吸音微弱，本症因渗出物之性状，有浆液性、脓性、血性、腐败性四种之区别。

治疗：二症皆以消炎为主，取风池、风门、肺俞、心俞、督俞、尺泽、太渊、合谷、外关、足三里、三阴交、阴陵泉、阳陵泉等。

154. 问肺脏疾患之名称？

肺脏所患之疾病名称，为纤维素性肺炎、加答儿性肺炎、支气管炎、肺结核、肺气肿、肺脏坏死等之病症。

155. 述大叶性肺炎（又名纤维素性肺炎、马脾风、肺风痰喘）。

原因：本病为感染、肺炎、双球菌而起，其症状为猝然发生恶寒、战栗，体温升高至 39 ～ 41℃，稽留不退，胸痛，呼吸困难，常咳嗽、咯痰，为特有之铁色痰，体温因分利而下降。

诊断：病起猝暴，突然恶寒高热，背部之两侧，声音震颤强盛，患侧之呼吸运动减少，脉搏频数，胸痛咳嗽，易于诊断。

156. 述加答儿性肺炎（痰热喘嗽）之之原因、症状及治疗。

原因：本病由麻疹、流行性感冒、细小支气管炎等续发者。直接之原因为细菌从小支气管黏膜侵入肺泡。大都小儿与老人患者为多。本病之经过分急性与亚急性，麻疹性肺炎及健康儿发之肺炎为急性，百日咳、腺病性小儿发者为亚急性。

症状：身热不正常，脉搏为 140 ～ 160 次 / 分，呼吸甚数为 60 ～ 80 次 / 分，皮肤呈苍白色，咳嗽，呼吸困难，声音震颤强盛，叩诊有浊音，听诊有响性水泡音及气管音。

治疗：以镇咳消炎为目的，取风池、身柱、大杼、肺俞、膈俞、手足三里、合谷、内庭等穴。

157. 加答儿性肺炎与纤维素性肺炎之鉴别（表 12）。

表 12　加答儿性肺炎与纤维素性肺炎鉴别

	加答儿性肺炎	纤维素性肺炎
发病之状	从支气管炎，渐次转变而发	猝然而发
发生部	侵于两肺	偏于一侧，尤以右肺为多
浊音	从脊柱之两侧沿肺基走向肺尖	浊音仅限于一叶
热型	弛张热	恶寒战栗，高热稽留
咯痰之性质	黏液痰	锈色痰

158. 述支气管炎（痰饮）之原因、症状及治疗。

原因：由于感冒、尘埃吸入、有害瓦斯吸入、从心脏疾患之瘀血等而发者。本症从其病之经过，有急性与慢性之区别。

症状：

（1）急性支气管炎（重伤风、风温咳嗽）：①急性大支气管炎：发热，头痛，倦怠，食欲不振，咯痰，沿胸骨感有疼痛。②急性毛细小支气管炎：本病为大支气管炎渐次下行而致，主要证候为呼吸困难，胸部吸气见陷没，有弛张热，脉搏频数。

（2）慢性支气管炎（痰饮咳嗽）：主症为咳嗽、咯痰，通常多发于朝晨夕晚，无发热症状。病情重者有呼吸困难，叩诊无变化。听诊为笛声间有水泡音。本病有下列 4 种之区别：①干性支气管炎：即咯痰甚少而稠黏。②单纯性支气管炎：有多量之黏液样之脓痰排出。③浆液性支气管炎：有稀薄透明无色之浆液痰咯出。④腐败性支气管炎：咯痰有腐败之恶臭。

治疗：以消炎镇咳为目的，取风池、身柱、膏肓、肺俞、肩井、膈俞穴。急性者针治，慢性者宜灸治。

159. 述神经性支气管喘息（卒喘、气喘）之原因、症状及治疗。

原因：本病之原因未明，但可以发现为呼吸中枢之病变与迷走神经之疾患，与遗传有关系。

症状：呼吸困难之发作多在深更半夜之时，甚者不能平卧，必起而倚坐。当喘息发作之时，通常少咳嗽，亦不咯痰，至喘息将平之时，有轻微之咳嗽，咯出少量之灰白色之痰，中有黄色线状物。

治疗：本病适用针灸治疗，其奏效理由为镇制迷走神经之兴奋，同时刺激交感神经，于肺脏支气管之收缩作用而抑制之，且刺激之反射传向中枢，以调整其异常之兴奋，故奏效。

160. 心脏性喘息（肾气上逆喘）与神经性支气管喘息之鉴别（表 13）。

表 13　心脏性喘息与神经性支气管喘息鉴别

心脏性喘息	神经性支气管喘息
易发肺水肿	不起肺水肿
呼息、吸息，皆感困难	主要为呼息的呼吸困难
脉搏细小	脉搏紧张
不发生急性肺膨胀	发急性肺膨胀
出褐色之咯痰，含心脏瓣膜病细胞	咯痰中含黄色线状物

161. 述肺结核（肺痨）之原因、症状及治疗。

原因：本病之病因为 Koch 所发，为结核杆菌。

症状：早期用 X 光透视有潜伏之肺结核病灶，其主要外部症状为：①脉搏快数。②呼吸速迫，有喘息样呼吸。③有一种之痉挛性干咳。④哑声。⑤瞳孔之左右不同（有肺尖疾患之患者，使做深呼吸加以压迫之时，患侧之瞳孔扩大，健侧之瞳孔缩小）。⑥颞颥静脉管之怒张。⑦脊柱痛及肺尖痛，第二至八胸椎棘状突起压之，有疼痛之敏感。⑧齿龈潮红。⑨癜风斑之出现。⑩蛋白尿。⑪月经前，体温上升。⑫肩胛痛。⑬脉搏左右不同。

肺结核因患者体质之不同，所现之症状并不一致，而一般之症状则如下：身体羸瘦，咳嗽，痰中带血，盗汗，日晡潮热，咯痰，颧红，神经性消化不良，肩凝。叩诊时病灶部有浊音。听诊时发大小水泡音。

治疗：灸治，在古昔与现代科学之立场，均被认为有效。取肺俞、身柱、厥阴俞、膈俞、膏肓、肩井等穴。

施灸奏效之理由，因其能使白细胞增加、旺盛食菌力、促进产生免疫质、冲动自律神经系、旺盛食欲。以此，使病灶部之结缔组织增殖，促进病灶部之自然治愈。

162. 述肺气肿（肺胀）之原因、症状及治疗。

肺组织萎缩，肺脏之弹力减少，过度之空气含蓄于中，使肺脏异常扩张，曰肺气肿。

原因：本病有遗传的关系，肺因常受压迫而引发，如喇叭手、喘息、百日咳等。

症状：发生呼吸及血行之障碍，肺叶膨胀，呼吸困难，心脏衰弱，肺之下缘下降，每因行动则呼吸更感困难。

治疗：亢进肺之营养及亢进其弹力性，取肺俞、心俞、督俞、膈俞、身柱、尺泽、太渊等穴针或灸治之。

163. 述肺状坏死症（肺痈）。

原因：本病为肺组织起腐败性分解之疾患。由于肺血管之栓塞、肺结核、肺癌肿、麻疹、伤寒等疾患而发生。

症状：本病之主症为咯出之痰发有恶臭，咯痰之量甚多，放置久之则无臭气，若搅动之则又有臭气，患者多侧卧，预后不良。

164. 属呼吸器系统举适用灸治之主症。

属呼吸器系统之疾病，适用灸治之主症为喉头炎、慢性肺炎、支气管及毛细支气管炎、支气管喘息及肺结核之初期等，灸治有效。

165. 述心脏所发生之病名。

心脏多数由心囊、心内膜、肉质等方面发生病变，如心囊炎、心囊水肿、心内膜炎、心实质炎，以及僧帽瓣、三尖瓣、大动脉瓣、肺动脉瓣所发之闭锁不全或狭窄。此外，心肌肥大或脂肪变性，其他功能之疾病，如神经性心悸亢进、神经性心绞痛之疾患等。

166. 述动脉硬化症（阴虚阳亢、血虚生风）。

原因：老年动脉硬化为老人性变化，壮年者则有以下原因：①持续性之身体劳动，工作不辍。②喜肉食，好饮水。③铅或亚砒酸之中毒。④痛风。⑤遗传。

解剖：动脉之内膜，肥厚隆起，呈软膏样或白色筋腱样。继再变化成油脂化糜粥状。

症状：本病之主症为血压升高，桡骨动脉之脉搏强大，因腰部之大动脉硬化，常有心窝发痛，因动脉硬化，易发下之疾病：①脑溢血。②萎缩肾。③心脏肥大。④狭心症。

治疗：调整全身之血行、降低其血压为行针之目的。取肩井、风池、膏肓、肾俞、手三里、足三里、大敦等穴。

167. 述大动脉、动脉瘤（老人音嘶咽梗）。

动脉瘤者，为血管某部发生局部性之扩张。从其形状分囊状动脉瘤与圆柱状动脉瘤。

原因：过于持久之用力劳动、多饮酒、吸烟、多肉食、有痛风等病因而起。

症状：上行大动脉干之动脉瘤，存在于胸骨之右侧。大动脉弓之动脉瘤，在胸骨上部第二第三肋间之部。有动脉瘤之部，叩诊上有浊音，在上行大动脉及大动脉弓之动脉瘤。其证候为甲状软骨及心收缩少少移下，下喉头神经之被压迫时则发声带麻痹。食管被压迫时，发生咽下困难。本症不适用针灸治疗。

168. 问心囊炎（胸痹痛、大结胸之类）之原因、症状及治疗？

本病有干性心囊炎与渗出性心囊炎之分。渗出性心囊炎又有浆液性、脓性、腐败性、血性之分。

原因：本病多发于继发性，如急性关节偻麻质斯、猩红热、麻疹、败血症、结核等之续发而致，及或从邻接部之炎症蔓延，如左肋膜炎、肺炎等疾患之传变而致。

症状：发有心囊炎性摩擦音、心尖搏动，发心浊音从触诊上感到心尖脉搏动微弱，自觉症状上，当渗出物多时，心脏部有疼痛紧张之感外，发心悸亢进，呼吸促迫。急性症伴有发热，慢性症则否。

治疗：以行消炎为目的，取心俞、大杼、风池、厥阴俞、膏肓、手三里、曲池、大陵等穴。其奏效之理由为促进心囊内之炎性渗出物吸收，防止心脏之衰弱，因此得以治愈。

169. 述急性心内膜炎（热传心包、热传三阴病之类）之原因、症状及治疗。

原因：由于急性关节偻麻质斯、产褥热、急性发疹病、痘疮、麻疹、流行性感冒、扁桃腺炎、肺结核等而引发。

解剖：于心脏内膜，发生有大小不同之乱嘴状结节，曰疣状内膜炎。生溃疡者曰脓溃性内膜炎。

症状：

（1）全身症状：①伤寒状之证候：高热、神昏、腹膨、脾脏肥大、下痢等。②间歇热之证候：恶寒战栗、体温上升、因出汗即热度下降。③诸脏器化脓：引起各脏器之化脓，发化脓热。

（2）局所证候：听诊上，发内膜炎性杂音。

本症不适用针灸治疗。

170. 述心脏瓣膜症（浮肿心悸）。

原因：一般的因急性心内膜炎发生，尤其因急性关节偻麻质斯而发本患者多。

症状：一般症状为浮肿或气促，其病因不一。

（1）僧帽瓣闭锁不全：心尖部之猫喘声，心尖搏动之左下方转位，心脏浊音横径增加，从心尖部之听诊，有收缩期杂音、肺动脉第二音亢进，肺脏瘀血，咯痰中有心脏瓣膜病细胞。

（2）僧帽瓣孔狭窄：桡骨动脉之脉搏细小，心脏部随起，心尖部之开张期猫喘，心浊音界向右方扩展，听诊于心尖部有舒张期杂音、肺动脉第二音亢进、大动脉第二音微弱。

（3）三尖瓣闭锁不全：在胸骨下部有收缩期猫喘，心脏浊音右边扩大，肺动脉第二音微弱。

（4）三尖瓣孔狭窄：浊音部右方扩大，肺动脉第二音微弱。

（5）大动脉瓣闭锁不全：心尖搏动左下方转位，心脏部隆起，桡骨动脉脉搏异常洪数，心浊音左下方扩大，在胸骨之中央，听诊上有开张期的杂音。

（6）大动脉孔狭窄：脉搏细小而缓，心尖搏动移向下外方。听诊在右第二肋间有收缩期杂音，大动脉第二音微，心浊音于左下方增大。

（7）肺动脉瓣闭锁不全：本病为稀有之心脏病，右室扩张肥大，肺动脉瓣孔舒张期闻有杂音。

（8）肺动脉瓣孔狭窄：木病亦为稀有之疾患，心尖搏动幽微，第二肋间有收缩期杂音，心脏浊音界向右方扩展。

治疗：强心法，以膏肓、心俞、风池为佳。旺盛利尿，减退浮肿，通调大便，以肾俞、水分、大肠俞、八髎穴为佳。

171. 述神经性心悸亢进（发作性心悸亢进、心跳、怔忡）。

原因：由于脑脊髓之疾患、歇斯底里神经衰弱、茶或烟草之中毒、便秘、肠寄生虫等之反射而起。

证候诊断：本病在他觉的无心脏变化之可认，心脏之搏动频数而强，每分钟之脉搏在百数至以上。

治疗：刺激迷走神经，使心运动徐缓为主。取风池、天柱、肩井、肩中俞、心俞、手三里、合谷等穴。

172. 述狭心症（又名心绞痛、真心痛）之原因、症状及治疗。

原因：冠状动脉之硬化、梅毒、脂肪心脏、烟草滥吸等而致。

证候：患者于夜间醒觉，感有呼吸困难及心脏疼痛与苦闷。其苦闷之情况，非笔墨可以描写，似有即将绝灭之威胁。其疼痛则在胸骨下向左上肢放散，发作之际，心脏搏动障碍，脉搏细小，发作之时间为数秒钟乃至数分钟，有时持续至半小时。

治疗：取风池、心俞、膏肓、侠白、孔最诸穴，行强刺激，以镇静为主目的。

173. 述日射病（中暑、中暍）。

本病之前征为心烦口渴，继即眩晕，胸部苦闷，颜面赤热，亦有颜色白者，脉搏亟速，呼吸徐缓，人事不省而猝倒。

治疗：将患者移于凉处，解宽衣襟。取风池、大杼、手三里、足三里、中冲、厉兑，针之以强刺激法，促其苏醒。

174. 述肾脏炎症（面浮腿、肿胀、水肿）。

肾脏炎者，由于肾脏上皮屈细尿管发炎者，曰屈细尿管肾炎。由于肾脏之丝球体发炎者，曰丝球肾炎。两者同时被侵害时，曰丝球细尿管肾炎。

（1）屈细尿管肾炎：

原因：水银盐类中毒、结核、梅毒、其他因霍乱、肺炎等而来。

症状：颜面苍白浮肿，继则躯干及四肢肿胀，自觉身体倦怠，精神不爽，尿中有蛋白及尿圆胞发现。

（2）丝球肾炎：

原因：铅中毒、肺炎、伤寒、猩红热及其他不明之原因甚多。

症状：肾脏部压之有疼痛，尿量减少，血压升高，全身水肿。

（3）丝球细尿管肾炎：

原因：多数由于传染性疾患而发，例如化脓性疾患、骨髓炎、中耳炎、败血症等。

证候：蛋白尿，血尿，水肿，血压升高。

治疗：不论何种性之疾患，统以消炎为主要，注意安静与食养。取肾俞、大肠俞、小肠俞、水分、八髎、足三里、阴陵泉、三阴交等穴。

175. 述膀胱炎（热淋）之原因、症状及治疗。

原因：本病由于感染大肠菌、淋菌、结核菌等而发，其传染之径路有由尿道，有因肾脏炎之传布，有因血液之媒介，有直接传布于膀胱。

症状：局部症状为尿意频数，放尿时刺痛，尿中含有脓液、黏液、细菌，或混有血液，全身症状为发热。

治疗：取膀胱俞、八髎、中极、血海、足三里、三阴交穴，以消炎镇痛为目的。

176. 述膀胱痉挛（小腹阵痛）之原因、症状及治疗。

原因：歇斯底里、神经衰弱症、功能神经疾患、脑脊髓疾患、膀胱疾患、感冒等而致。

症状：膀胱部发作性剧痛，由下腹部向尿道股腿放散，尿意频数，尿量少而痛。

治疗：以镇静为目的，取八髎、中极、三阴交、足三里、阴陵泉、承山等穴。

177. 述膀胱麻痹（癃闭、遗溺不禁）之原因、症状及治疗。

原因：脑脊髓疾患、歇斯底里、手淫、房事过度等。

症状：利尿肌麻痹，膀胱潴留尿液、膨满而排尿不充分，括约肌麻痹而尿液常流。

治疗：取八髎、膀胱俞、足三里、三阴交、中极等穴，刺激膀胱及自律神经系而恢复其兴奋性。

178. 述淋疾（白浊）之原因、症状及治疗。

原因：由于淋菌之传染而发，主要为接触传染。

症状：潜伏期为 24 ～ 48 小时。①黏液期：尿道口感觉异常，有黏液之排泄。②极期：尿道黏膜潮红，排泄时有剧痛，尿中混有脓液血液。③退行期：症状从此退行，排尿容易，朝起时尿道口胶着，移行于慢性症状。

治疗：取八髎、膀胱俞、中极、曲骨、血海、三阴交等穴。

179. 述睾丸炎、副睾丸炎（阴卵肿大）之原因、症状及治疗。

原因：因耳下腺炎之移转，或因淋菌之传布而发者多。

症状：睾丸及副睾丸肿大、潮红、发热、鼠蹊部及下腹部有牵引性疼痛。

治疗：以镇痛消炎为目的，取八髎、中极、曲骨、阳池、足三里等穴。

180. 述单纯性尿道炎（溺痛）。

原因：非淋菌之传染，由于手淫、房事过度、月经时交接、强寒药物等之刺激而来。

症状：排尿时有异常不舒，尿道有瘙痒感，会阴、舟状窝有钝痛，尿中混有黏液。

治疗：以消炎为目的，取八髎、膀胱俞、中极、曲骨、血海、三阴交等穴。

181. 述原发性萎缩肾（恶性肾硬化，老人溺多）。

原因：本病多发于男性，因痛风、铅中毒、好饮酒、滥吸烟草而致。

症状：血压升高，口渴，尿意频数，多尿，夜尿，羸瘦，预后不良。

治疗：对症治疗为降低血压，改良营养。取膏肓、心俞、督俞、肾俞、足三里、三阴交等穴。

182. 述瘀血肾（溺赤）之原因、症状及治疗。

原因：由于心脏疾患，肺气肿之疾患而致。

症状：尿量大幅度减少，颜色浓赤，尿之比重高，尿之反应呈酸性。

治疗：由于心脏疾患者调治心脏之疾患，由于肺疾患者治肺疾患施行原因疗法为愈。

183. 述肾盂肾炎（发热腰痛）之原因、症状及治疗。

原因：由于结石刺激肾盂黏膜而发，或其他邻接脏器之炎症所波及而致，或利尿药之刺激，或因霍乱、伤寒等而发。

症状：急性者发生尿量减少，尿中混有黏液、浓汁、血液，腰部疼痛，尿淤滞之时，肾脏肿大，如为急性症必伴有发热症状。

治疗：行消炎之目的，取八髎、肾俞、关元俞、足三里、三阴交等穴。

184. 述遗尿症之原因、症状及治疗。

原因：保育不良、就眠前饮食、被褥太温暖，或有脑脊髓疾患、肠寄生虫之刺激。

症状：通常发于 3 ～ 14 岁之小儿，每在夜间就眠后两小时或拂晓之前发病。

治疗：取肾俞、阳关、关元、百会等穴，加强自律神经之兴奋作用。

185. 述阴萎证（亦名阳痿）。

原因：阴萎证者，亦名阳痿，为失却交媾能力之疾患，其病因如下：①阴茎短小变状。②睾丸有疾患。③吗啡、鸦片中毒。④手淫。

症状：阴茎无勃起能力，或不能十分性交。每由精神过敏，神经衰弱症而发者为多。

治疗：取大肠俞、小肠俞、关元俞、上髎、命门、阳关，刺激脊髓之勃起中枢，亢进其反射亢奋性。

186. 述肾石病（腰痛之一）。

原因：肾石发生于 30 ～ 60 岁之间为最多，有遗传的关系，或因久坐，或喜厚味肉食，富于窒素之食物，好饮酒，尤以啤酒过饮而发本患者为多。结石是因尿中之沉淀物各成分互相结合而成。

症状：本病有固有的特征，发为肾石疝痛，每在无意中腰部发生剧痛，向膀胱、阴茎、大腿、会阴、肛门放散，背部、肩膀亦波及，其他因疝痛之反射发生发热，尿意频数，尿量则甚少，以及呕吐、大便失禁等。

治疗：行镇痛之目的，取八髎、大小肠俞、膀胱俞、手三里、足三里、合谷、三阴交等穴。

187. 述尿毒症（痉病之一）。

原因：尿毒症者，由于肾脏功能之障害，发生中毒症状，主要为神经系及消化器系所现之症状，通常排尿减少，或觉闭止，发尿毒症。本症有急性慢性之分。

症状：急性尿毒症：前驱症状为头痛、项部强直、偏头痛、眩晕、视力障碍、腱反射亢进。每多于一日之内即人事不济，发生阵发性痉挛，或局所性痉挛，或间歇性愈挛。在发作强直性蛮挛时，瞳孔散大，光线反应无，适此心脏衰弱而死者甚多。

慢性尿毒症比一般的急性尿毒症之症状弱，呈无欲状，嗜眠昏睡，精神障碍甚强。

治疗：不论急性、慢性，预后不良，非针灸适应证。

188. 述遗精症（遗泄）之原因、症状及治疗。

原因：手淫、房事过度、包茎龟头炎、膀胱炎、糖尿病、脑脊髓病等因而致。

症状：在健全之男子，抑制欲念，夜则成梦，而精液外遗。在生理方面，时常漏遗，则发生阴茎勃起力微弱，或者不能勃起，无快感，全身精神倦怠，甚则因身体之过劳，或精神之感动，发生白日遗精、漏精。

治疗：刺激脊髓，传达射精中枢，抑制其异常之兴奋，因而使之健全。取肾俞、大肠俞、小肠俞、八髎等穴。

189. 泌尿生殖器系之如何病症适用灸治?

泌尿生殖器系中之病症，适用灸治者为肾脏炎，肾脏水肿、膀胱炎、遗尿症、膀胱麻痹与痉挛、遗精证、阴萎证、附睾炎、子宫内膜炎、月经过多及闭止等疾患。

190. 述胆石病（又名胆石疝痛，肝气暴痛）。

原因：由于胆汁之淤积，结为胆石。因痛风、糖尿病、肥胖病、动脉硬化等疾患，易于引发本病。

症状：胆石潜在胆囊之时，无若何证候现象，其固有症状为胆石由胆囊排出时发剧痛，曰胆石疝痛，每发于深更半夜，始为剧烈之疼痛，如切如刺如裂，甚至陷于人事不省，疼痛之部在右季肋胆囊之处，局限于胸部右肩胛背部放散，呼吸浅短，患者常取右侧卧而蜷屈其膝，此外发生黄疸。于发作之时，发生恶寒、战栗、发热，胆囊部有甚重之厉痛。

治疗：取督俞、膈俞、肝俞、胆俞、脾俞、三焦俞、手三里、足三里、合谷、三阴交等，行镇痛之目的。

191. 述黄疸（阳黄疸）之原因、症状及治疗。

（1）淤积性黄疸：

原因：胆道狭窄或胆道闭塞，胆汁在其上部淤积，因此胆汁被吸入血中，而起黄疸，名淤积性黄疸或吸收性黄疸。胆道狭窄或闭塞，其原因有为胆石，有为寄生虫，有为胆道外方被压迫，有为胆道炎症而致。

症状：主症为黄疸，皮肤染黄色，眼球之发黄为最早，身之上部比下部黄，尿亦黄色，皮肤因胆汁色素之刺激而发生瘙痒，大便变灰白色而秘结，脉搏减少，体温比常温下降。

治疗：依其原因而除去之，此外可取督俞、胆俞、肝俞、至阳等穴。

（2）加答儿性黄疸（十二指肠性黄疸、谷疸）：

原因：本病由于胃及肠发生炎症而起，此炎症由十二指肠部波及于输胆管而起。

症状：通常有肠及胃炎之症状，胃部膨满，食思缺乏，舌有苔，恶心，呕吐，头痛，眩晕，全身倦怠，而皮肤、尿、眼球则皆变黄色。

治疗：以消炎为目的，先治胃肠炎症。取肝俞、胆俞、脾俞、大肠俞、小肠俞、手三里、足三里等穴。

第三节　妇科病类

1. 妊娠之诊断。

（1）妊娠之确征：①胎儿心脏音之听得。②胎儿之触知。此在 20 周以上，可以确认而出者。

（2）妊娠之疑征：①子宫体增大。②海开儿氏证候。③子宫体之软饼状硬度。④腔及子宫腔部黏膜之肿胀与蓝赤色变色。⑤乳房之变化，如肥大、乳液分泌、乳头乳晕变色。⑥月经之闭止。以上 5 个月中之发现，即有妊娠之可疑。

（3）妊娠之不确征：此起于生殖器以外之部分变化，如循环器、消化器、神经系、皮肤等，妇人自觉有诸种证候，其中最主要者为恶心、呕吐及嗜好之变化。

（4）各个月之妊娠变化：

第一月末：子宫微有增大，尤以其厚径增大，其硬度亦较软柔。

第二月末：乳房增大，如挤压之微微有透明之乳液，乳晕及腹壁中线之变色，渐渐浓显。外阴部亦软化而呈蓝色，腔及子宫腔部亦变蓝色。

第三月末：子宫有拳大，海开儿妊娠证候可以认出。

第四月末：子宫底已至耻骨缝际之上方两指横径之高，听诊子宫有杂音。

第五月末：子宫底部，已至脐窝及耻骨之中央或稍上之，腹外面可以触知胎儿之部分，并感胎动，胎儿之心音亦可听得。

第六月末：子宫底高达脐窝，胎儿之心音显著。

第七月末：子宫底高至脐窝上三指横径，脐窝膨满消失，初妊妇则现出妊娠线痕。

第八月末：子宫底达至脐窝与胸骨剑状突起之中间，胎动益甚，脐窝完全平坦。

第九月末：子宫底达至胸骨剑状突起下二三指横径之处，侧方达肋骨弓，妊妇之呼吸多少感到困难。

第十月：子宫底已支达胸廓，不能再上，于是子宫之增大，向前方扩展，底部之高则与第八月同，在脐与胸骨尖之中间。

2. 述乳腺炎（乳房肿）。

原因：通常乳嘴之裂疮由于细菌之侵入而致，而乳汁之不规则排挤及乳汁淤积，为促进本病之发生。传染病菌，由不洁之手或小儿之口传于乳嘴。

症状：产褥性乳腺炎于产后之第一至二周间，从恶寒高热始，同时所患之乳辱起剧痛，而乳房之一部外皮发红肿，按之有痛性硬结核。经一二日身热降低至常温，如发赤疼痛消失，则不化脓。如体温不下降，红肿疼痛不消失时，即变成化脓性。脉搏则随体温增加，每分钟可达 120 次。

治疗：取心俞、膈俞、膏肓俞、厥阴俞、膻中等，行消炎镇痛。

3. 述月经困难症（痛经、月经违和、月经痛）。

原因：①炎症性月经困难：因子宫及附属器之炎症性疾患而起。②卵巢性月经困难：由于卵巢之肿疡及炎症而起。③功能性月经困难：从解剖的变化，不能认出发病之原因。

症状：①月经痛者：关于月经之排出，超越生理之限度，而增剧疼痛之谓。

②欲不振等疾患之谓。③经困难者：即有月经痛与月经违和之合并症状之谓。

治疗：奏效之理由，从刺激传达子宫神经丛，调整其知觉功能之异常，以镇制疼痛。其他使子宫之血管扩张，使月经之排泄良好。由于其他炎症之原因，以针灸有消炎之能，故能收效。取上髎、中髎、足三里、大横、归来等穴。

4. 述带下（白带）。

带下者为女性生殖器分泌于外阴部及其附近之湿润物，健康妇人之分泌物其量少而透明。病的带下则为白色多量之脓样分泌液。

白带下为白色之带下，此白色有剥离之扁平上皮细胞。

黄带下为带有脓样之带下，含有多量之白细胞。

病的带下之原因，总由于内生殖器之疾患。

5. 述妊娠呕吐（恶阻）。

原因：关于妊娠呕吐被古来多数学者之研究，诸学者之意见颇多，其主要之说为反射神经症，即从妊娠子宫而起刺激，由于交感神经之媒介传达于胃之说。近时之说：谓妊娠中产生一种毒素，与妊娠中毒症见者相似。

症状：妊娠3个月左右，发生恶心、呕吐。轻症仅于食后呕吐。重者则闻食气，或见食物，即发生呕吐。体温下降，精神异状。

治疗：针灸使呕吐中枢之异常兴奋者镇制之，调节内分泌功能，强壮胃之功能，因而奏效。取风池、督俞、肝俞、上髎等穴针治。

6. 述子宫颈炎（湿热黄带、赤带）之原因、证候诊断。

本症之主症为子宫颈管带下，由颈管内膜炎及颈管黏膜起刺激状态之疾患。

原因：由于淋菌，或酿脓菌而发。月经时之不摄生，颈管破裂为诱因。

证候诊断：以黏稠浓厚之带下为主症。子宫腔部，子宫外口糜烂，呈深红色，性交时作疼痛，颈管为黏糊黏液所闭塞，有成为月经困难者，其他发反射性神经症状。

7. 述子宫内膜增殖症（月经不调之一）。

本症与炎症无关，由于内膜之增殖，以前曾称为腺性内膜炎。

原因：往时有谓因于子宫之持续的充血而成，例如子宫之位置异常与不自然的刺激，如手淫等而起者，近时则谓由卵巢之功能障碍而起。

症状：为著名的惹起月经异常，其定型之证候，正常之月经变为月经过多，或5～7周间不来月经或起不正常之子宫出血，其他因不正常之出血而起全身贫血，起心脏功能障碍。

治疗：不正常之出血，使内膜之增殖为正常。取上髎、命门、关元俞、足三里、三阴交等穴。陶道施灸有实验性止血之效。

8. 述慢性子宫内膜炎（赤带）。

原因：慢性症为急性症移转而致，内膜炎，不论慢性与急性，皆由细菌传染而起，最多为淋菌性或酿脓菌性。

症状：有混有血液或脓之白带下。下腹部荐骨部发生疼痛，同时起卵巢障碍而为月经困难，其他为子宫之知觉过敏，下肢之牵引，与反射性之证候头痛等。

治疗：取八髎、命门、关元俞、中极、关元、足三里、三阴交等穴，行消炎之作用。

9. 述急性子宫内膜炎（血海热崩）。

原因：急性内膜炎，由于细菌之传染而起，最多之细菌为链锁状球菌，或葡萄状球菌或淋菌，亦有因于结核菌者。本病多为产褥内膜炎，或流产后内膜炎，或子宫之内膜手术后，月经时之不摄生所诱发。

症状：产褥内膜炎起于产褥热之一部证候，恶寒、发热、脉数、恶露秽臭，为一般证候中之重笃者。其他之急性内膜炎，亦为发热、下腹痛、荐尻痛、出血、带多、食欲不振。

治疗：产褥内膜炎不适用于针灸，其他亦只做治疗上之助治。取八髎、血海、足三里、三阴交、行间为消炎之助。

10. 述子宫萎缩症（经闭、不孕）。

本症由于子宫起营养障碍而致萎缩，其萎缩有求心性萎缩与偏心性萎缩之分。求心性萎缩者，子宫体平均性萎缩，偏心性萎缩者，子宫腔无异常，而子宫壁则为菲薄。萎缩之性质，又分生理性的与病理性。

（1）生理性萎缩：①老人性萎缩属偏心性萎缩者多，四十五六岁后即发生。②授乳性萎缩发于授乳期之妇人，为求心性萎缩。

（2）病理性萎缩：

原因：卵巢功能障碍、结核、脂肪过多症之外，子宫自己发生异常，如内膜炎、肌层炎等。

证候：无月经，不妊症为固有之证候，子宫则缩小扁平，性感减，少其他为反射性神经症状，如头痛、肩凝等发生。

治疗：旺盛子宫之血行，促进子宫之物质代谢为目的。取八髎、命门、关元、三阴交、足三里等穴。

11. 述月经过多症（血崩、崩漏）。

月经出血多量之异常症状，曰月经过多症。

原因：月经过多，由于卵巢之内分泌功能与其他内分泌功能相互的关系而起。其直接之成因，为子宫肌之收缩不全，月经时于骨盆内起强度之充血，故子宫之位置异常。其他因常习性便秘、性交过度等而发。

症状：月经出血之量，因人而异，以如何之分量谓为过多，亦难确定，总之，因其出血量，于身体上起显著障碍，如贫血、头痛、眩晕、倦怠，可谓月经过多。

治疗：以消除骨盆内充血、调整内分泌功能为目的，取八髎、陶道、中枢、足三里、三阴交等穴。

12. 述慢性子宫实质炎（月经不调之一）。

原因：本症即子宫肌层炎。慢性症由急性症移转而致，其原因由细菌而发。

症状：慢性症症状极少。证明子宫体肥大且硬固外，因肌之收缩不全，起月经过多，尚有成为便秘不妊症之原因。

治疗：取关元、中极、八髎、足三里、三阴交等穴行消炎之作用。

13. 述急性子宫实质炎（少腹痛、热痛）。

原因：由于细菌传染而致。普通因于子宫内膜炎、子宫周围炎所续发。

症状：发热、腿痛、下腹痛，往往与产褥热、急性内膜炎等合并发生。

治疗：取命门、关元俞、八髎、足三里、三阴交行消炎之作用。

14. 述喇叭管炎（少腹偏痛之一）。

原因：因于细菌之传染而致。亦有因化学的温热的之刺激而发生之说，总之，本病首为淋菌或因其他化脓菌大肠菌而致。

证候诊断：

（1）疼痛：多在下腹部，偏于一侧，初期为稍稍持续性作痛，后则疼痛减退。

（2）体温：化脓性喇叭管炎有持续性之高热，成为慢性炎时则热度下降，于傍晚仍有轻度之发热。

（3）不妊症：为续发之症状中最多者，为不妊症。

治疗：以消炎为目的，取命门、八髎、中极、足三里、三阴交等穴。

15. 述子宫癌肿（阴痛、漏经）。

原因：发于 30 ～ 60 岁之间为最多，其原因为今日医学界之大问题，有遗传的关系，因子宫疾患而诱发，其真正之原因尚未明，子宫癌因其发生之部位，有颈部癌、体部癌之区别，发者多数为颈部癌，体部癌者极少。

癌肿之一般症状：子宫癌从上皮细胞发生，其初期之症状不明，首先出现者，为不正常之出血，症状渐次进行为发生恶病质，带下恶臭，有血性脓汁样之分泌物，患部发生疼痛之外，发生下肢之神经痛者多。

本病不适用针灸治疗。

16. 述子宫痉挛（妇女少腹寒痛）。

原因：本病有子宫器质性诸疾患者，如因子宫肌肿、喇叭管炎、月经困难等而致者。有功能性者，如歇斯底里、便闭、贫血等而致者。

症状：下腹部发剧痛，如用力按压之，稍觉减轻，四肢厥冷、呕吐、甚至人事不省。

治疗：以镇痛缓解为目的，取八髎、中极、阳池、合谷、照海、足三里、三阴交等穴。

17. 述子宫之位置异常（胞宫不正）。

（1）病理性子宫前屈症：

原因：其成因不明，大多数为先天性，因炎症性愈着者亦有。

症状：发生月经困难、不妊症及种种之神经障碍症。

（2）子宫后转症：本症为最多之疾患，为子宫后屈、后倾、后位之合并名称。

原因：先天性之发育障碍，子宫韧带之弛缓，常习性便秘。

症状：局所症状，因压迫直肠之故，发生便秘、痔疾、膀胱之刺激症状，有尿意频数、荐骨痛、腰痛、腹部胀满。一般性症状因功能神经障碍呈神经衰弱、歇斯底里，发头痛、眩晕、偏头痛、恶心呕吐、神经性消化不良等病症。

治疗：本病之前屈或后转皆须用手术矫正，不适用针灸治疗。

第四节　眼科病类

1. 述溃疡性眼睑缘炎（眼睑生疮）。

原因：鳞屑性眼睑缘炎，一度带有化脓性，成为本症。

症状：眼缘有黄色结痂，除去此痂，不仅皮肤现充血，而有溃疡，结痂之处稍稍隆起，中央有睫毛、毛囊及其所属之脂腺化脓，因而成为小脓疮。

治疗：取风池、身柱、四白、曲池等穴。

2. 述鳞屑性眼睑缘炎（眼癣）。

原因：患者多为渗出性体质、淋巴质、腺病质之人，因眼睑之不洁、结核、贫血而引发。

症状：睫毛间之皮肤，有似如撒布糖粉样之小的白色或灰白色之鳞屑，若去之，见皮肤充血，睫眉易于脱落于皮肤现出溃疡。

治疗：取身柱、风池、丝竹空、四白、曲池、合谷等穴。

3. 述睑缘充血（眼眩赤烂）。

原因：本病发于眼睑皮肤之软弱者为多，常因久劳目力、晚间工作、过分啼泣、于不洁空气中作业等而发。

症状：眼睑发赤，感觉眼之疲劳，目花，远视模糊。

治疗：调节血行，消散充血为治疗目的。取攒竹、太阳、风池、身柱、手三里、合谷穴。

4. 述慢性泪囊炎（又名泪囊脓漏，俗名偷珠眼）。

原因：主要由于鼻泪管不通。例如鼻泪管之黏膜肿胀之时，泪液不能向鼻腔内排泄，潴留于泪囊之内，而此泪液，从结膜囊内带入甚多之细菌，受体温之培养，细菌在内增殖，泪液起腐败分解，更刺激泪囊粒膜，起化脓作用。

症状：患者有流泪之诉，下眼睑内眥部隆起，皮肤时作潮红，此部用脂压之，有脓性黏液性或浆液性之液排出。

治疗：取风池、攒竹、睛明、四白、合谷等穴行消炎之作用。

5. 述急性泪囊炎（一名泪囊周围炎、眼丹）。

原因：本病多由慢性泪囊炎而来。在慢性泪囊炎时，其结膜被破坏，细菌侵入周围之蜂窝组织，因此化生瞻疡。

症状：泪囊部感觉剧痛，同时其皮肤发赤肿胀，从眼睑蔓延，颜面半部发生浮肿，且发身热，疼痛不止，不得安眠。

治疗：取风池、肩井、身柱、四白、曲池、合谷等穴以消其炎。

6. 述脓漏眼（一名淋毒性结膜炎，风火暴赤肿痛、目流脓泪）。

原因：自身或他人之淋毒菌，直接或间接接触入于眼内而致。

症状：第一期为浸润期，感染淋脓菌后，有一二小时至三日间之潜伏期，俄然发生急性结膜炎之症状，眼眼睑发生肿胀，眼球结膜亦发充血。

第二期为化脓期，眼睑及结膜之紧张略退，疼痛亦略减退，分泌物则益加多。

第三期为退行期，结膜之充血肿胀减退，化脓期渐渐衰减。

治疗：本病在理论方面属针术之不适应证。在实验方面取风池、太阳、攒竹、迎香、合谷，有加速消炎之功用。

7. 述单纯性急性结膜炎（目暴赤肿痛）。

原因：由于细菌之传染而来，或为外伤及尘埃之刺激。

症状：眼睑结膜发生充血肿胀，重症眼球结膜亦充血浮肿，老人小儿尤多。

治疗：以消炎为目的，取风池、大杼、身柱、太冲、合谷等穴刺激之。

8. 述结膜充血（目赤）。

原因：因尘埃或烟多之所，或光线不足之室内作业，过劳目力而致。

症状：内外皆之结膜充血，有少许之分泌物，目内感觉如灼如刺，如有异物在内。

治疗：取风池、太阳、攒竹、合谷、天井等穴。

9. 述角膜实质炎（漏睛）。

原因：患者多为 6～20 岁者，女子比男子多，梅毒，尤以先天梅毒而发者多，其次有因结核、疟疾等而发者。

症状：角膜之实质，发生浸润之疾患。轻症之时，仅角膜之一部少少混浊。重症之时，角膜全部被侵害，角膜成为乳白色之毛玻璃样状，视物不明。

治疗：非针灸适合。

10. 述夜盲症（雀目）。

原因：从营养不良而成者多。其他因产褥热，强烈之日光直射而致者。

症状：日中视力如常，无异常状态。于光线薄弱之所或夜间，即发在视力障碍。

治疗：必十分增加营养，旺盛消化功能，以强壮视力为目的。取风池、攒竹、睛明、肩井、肝俞、养老、光明等穴。

11. 述砂眼（风粟眼痒）。

原因：本病为一种之传染病，其病原尚未明。其种类有乳嘴性砂眼、颗粒性砂眼、胶样性砂眼、瘢痕性砂眼、混合性砂眼。

症状：上下眼睑发生小滤泡，轻度之时无何等之自觉症状，进行时则有结膜充血、羞明、发痒、视力障碍，甚至发生角膜翳而失明。

治疗：本症不适用针术。

12. 何谓内障（青盲）？

黑内障：眼球检视无异常变化，瞳孔漆黑而有视力障碍，因名黑内障。

绿内障：本症为眼内压亢进之疾患，瞳孔略呈绿色。

白内障：总称水晶体之混浊。

第五节　儿科病类

1. 述小儿之体质。

（1）胸腺淋巴体质：为胸腺淋巴结之肥大者，不能受刺激，少少运动，精神感动，即易起不安之痉挛。

（2）渗出质：从腺病除结核性以外，皮肤及黏膜有渗出性倾向，并易起加答儿性倾向之疾患。

（3）神经质：皮肤薄弱，易为物惊。

（4）多血质：皮下脂肪之有良好蓄积，易于发汗，易起湿疹。

（5）腺病质：即渗出质加有结核者。

2. 述小儿坏血病（牙疳之类）。

原因：发于人工营养之小儿。

症状：骨发疼痛及肿胀，大腿骨成纺锤状，呈肿疡状。有皮肤黏膜之出血，因眼睑及眼球后部之出血，发生眼球突出症。

治疗：与以良好的母乳。背部、四肢、腹部，行小儿皮肤针。

3. 述小儿消化不良症（伤食）。

原因：由于不良之乳汁，或人工营养，其他感冒、气管炎等而发。

症状：排泄酸臭或恶臭之不消化大便。其他伴有发热、呕吐、疝痛等疾患。

治疗：以亢进胃肠之功能为目的。取督俞、膈俞、肝俞、上脘、中脘、四肢末梢，行皮肤针刺。

4. 述小儿急性肠炎（食痢）。

原因：感冒、食物不良、过食。

症状：有腹痛及下痢及呕吐，发热达39℃。起大肠加答儿性炎症，则为里急后重。

治疗：灸治，腹部之温灸有效，应用肝俞、脾俞斜差灸穴。针治腰背部及腹部，行皮肤刺针。

5. 述小儿慢性肠炎（寒痢）。

原因：每因急性症移行，其他因不适当之营养而致。

症状：下痢自一日数回至十数回，为有恶臭之黏液便。腹部膨满，贫血，营养障碍而羸瘦。

6. 述小儿麻痹（瘛疭牵掣）。

本病有脑性麻痹与脊髓麻痹之分。

（1）脑性痉挛性小儿麻痹：

原因：发于1～4岁之小儿，猩红热、百日咳、肺炎、梅毒等为本病之诱因。

症状：于从来健全之小儿，忽然发热、呕吐、昏睡、发全身及半身之痉挛，此小儿从昏睡至醒，发半身麻痹，此类麻痹，为痉挛性，腱反射亢进，患侧之皮肤成青色而厥冷。

（2）脊髓性小儿麻痹：

原因：发于1～4岁小儿，本病为传染病，由外伤、伤寒、肺炎等诱发。

症状：本病潜伏期约一周，急性全身发热，体温达39～40℃，发支气管炎，便秘下痢，呕吐、头痛，荐骨痛，四肢疼痛，肌痉挛，精神昏睡，数时间乃至二三日之后，发运动麻痹，多为左下肢或下肢，成上下肢之偏瘫。此类麻痹为弛缓性。

治疗：不论其何种麻痹，以恢复其肌之麻痹为目的，从其局所之神经根而刺激之。

7. 何谓先天性梅毒（胎毒）。

胎毒者，谓有先天梅毒之疾患，由胎盘中传染母体之梅毒。

症状：发生皮肤、黏膜、骨等之病变，即泛发性皮肤湿疹、脱毛、全身及手足趾掌发脓疱疹外，有鼻炎、口内溃疡、骨膜炎、软骨膜炎等疾患。

本症为针灸之不适应证。

8. 何谓小儿疳（疳积）。

因夜惊症，睡眠不良，精神兴奋等而起之不眠、心烦等，总称曰疳，又称疳虫。

9. 述腺病（瘰疬）。

腺患者，为渗出质之体质，有结核症，为二者集合之证候。发慢性淋巴结肿，而且好向皮肤、黏膜、骨关节侵害。

症状：本病现腺病质之症状计有两类：一者呈丰满颜貌，口唇肥厚、为大，动作缓慢，脑力迟钝，此名钝性腺病。一者为颜貌瘦削，皮肤柔软苍白，前额及胸部有静脉显露，精神活泼锐敏，此名锐性腺病。二者皆于颈部有淋巴结肿胀，并不作痛，久则化脓，于皮肤发生顽固之湿疹、狼疮、苔藓样变等疾患。

治疗：以改善其体质为目的，取风池、膏肓、心俞、督俞、肝俞、手三里、足三里、合谷、三阴交等穴。

10. 述百日咳（顿咳、疫咳）。

原因：本病为喉头侵入之小儿传染病，病原菌为百日咳菌。

症状：潜伏期约一周，根据其经过，有以下分期：①加答儿期：为鼻炎、黏膜炎、咽头喉头炎，发鼻腔灼热瘙痒、喷嚏、咽下困难、轻热等疾患。②痉挛期：发作痉挛性咳嗽。③减退期：痉挛期徐徐移行于减退期。咳嗽发作稀少，失去痉挛性。本症之经过为 4 ～ 12 周。

治疗：以镇咳及亢进免疫为目的，取风池、身柱、膏肓、心俞、足三里、合谷穴。

11. 述风疹（喑瘟、风疹块）。

原因：病原尚未明。每在春夏之候发生者多，潜伏期平均为 2 ～ 3 周。

证候：前驱期，发麻疹样、结核炎、气管炎、羞明、喷嚏及咳嗽，体温在 38 ～ 39℃。第二日发出疹块，现于颜面及颈部。第三日中，由颈部蔓延至躯干上下肢，疹有帽正头大，先从颜面褪色，二三日中消灭。

本症不适应用针灸。

12. 述夜惊症（夜啼）。

原因：本症发于神经质、腺病质、贫血儿童、体气薄弱的儿童、为精神之刺激、怪异图书、饱食等引发。

症状：夜间突然从睡眠中而醒，呈恐怖状态。患儿发大声号哭，旁人无法辨知其为何因而惊哭。此发作持续数分钟至十数分钟，镇制使之安眠，但不久又发作号哭，一晚数次。

治疗：行镇制神经功能之兴奋，取后颈部、背部、腰部、四肢末梢部，行皮肤针刺，或在身柱、膏肓施小灸。

13. 述小儿急痟（惊风）。

原因：因发热、齿牙发生感冒、寄生虫、消化不良等而发。

症状：考查儿童，为大脑皮质之反射制止机不完全而起。发作时似癫痫样起痉挛，于发作之时，牙关紧闭、关齿、眼球上视等，数分钟而止。

治疗：发作时以镇痉为目的，间歇时以强壮神经系为目的，于后颈、背部、腰间、四肢末梢，行皮肤针刺。

第六节　外科病类

1. 述急性化脓性肌炎（痈疮类）。

原因：由外伤及其他之创伤感染细菌而发生。

症状：被传染之肌肉，发生肿胀、浸润、疼痛、短缩、功能障碍，高热39℃以上，形成脓疡，如若化脓，外部软而波动，可以触知内已化脓之指感。

治疗：本病为针灸术之不适应证。

2. 述急性关节炎（关节肿痛）。

原因：因外伤，从创伤传染细菌而发。

（1）非化脓性炎：

症状：关节发生水肿，关节囊紧张，运动时之疼痛虽不甚，关节部则呈波动有水状，体温不升。

治疗：以消炎镇痛为目的，就关节之周围施术。

（2）化脓性关节炎：

症状：关节部之皮肤发亦肿胀，静脉瘀血，附近淋巴结肿胀。关节软部之肿胀更甚，发高热，脉搏细数，关节部与以按触或运动，其疼痛特甚。

治疗：本病不适用针灸。

3. 述畸形性关节炎（骨痹）。

原因：多数原因不明，患者每为中年男子，发于一个或数个之大关节，如股关节、膝关节、肩胛关节之部。

症状：起始为潜行性，不定时之疼痛，运动时有摩擦音，关节有牵强之感，此等证候，运动后即渐消失，安静甚久之后，则又牵强，尔后关节内浆液潴留，关节部即发生畸形。

治疗：于关节患部之周围取穴。

4. 述淋毒性关节炎（鹤膝疯）。

原因：本病每发于淋疾之后期，多侵入于膝关节或手腕关节。

症状：本病发生每多急剧，有剧烈疼痛，关节部肿胀、发亦。水肿、尿中有淋菌。

治疗：以消炎镇痛为目的，于关节部之周围取穴。

5. 述关节结核、结核性关节炎（痹病类）。

原因：多发于20岁以下者，身体之他部有结核病灶，关节部有外伤而被结核菌侵入而发。

症状：多数发于潜行性，有不定之疼痛。前驱症状发全身倦怠，关节运动障碍、水肿等。

治疗：以局所周围取穴。

6. 述关节梅毒（关节漫肿）。

（1）遗传梅毒发生之关节梅毒：多数自膝关节肘关节发生渗出物。因此关节部护膜发生肿性变化，

（2）后天性梅毒发生之关节梅毒：有梅毒第二期之发疹期与第三期之护膜肿之分：第二期之发疹期，发生如关节偻麻质斯，关节发生疼痛而肿胀。第三期之护膜肿，为关节之滑液膜、软骨、发生肿胀，成为顽固性之关节水肿，然而疼痛比较少。

本病不适应用针灸。

7. 说明灸于皮肤病，举其适应证与不适应证及其理由。

（1）适应证：疖肿、小疮疡、鸡眼、寻常性赘疣、慢性湿疹。

奏效之理由，从灸之后，有吸收消炎作用，造成焦痂而落，对于局所为良好之营养。

（2）不适应证：寄生性癣疮类、多数为丝状菌所发，灸难奏效。

8. 述神经性齿痛（牙齿痛）之治疗。

神经性齿痛者，于牙齿方面三叉神经之齿槽神经发生疼痛之谓。

治疗：以镇痛为目的。①下齿痛：从后颚骨孔下颚隅之内上方刺约一寸，及前颚骨孔部大迎刺入五分，其他风池、曲池、手三里、合谷做强刺激。②上齿痛：从颧骨结节之下际刺入一寸，其他下眼窠孔部四白穴刺入三分，手三里、风池、曲池、合谷刺入八分做强刺激。

9. 述蜂窝织炎（痈疽、蜂窠发）。

原因：本病为皮下脂肪组织之蜂窠组织发生炎症，其原因于创伤侵入细菌而起者多。

症状：局所肿胀，叩打样疼痛，高度发亦，易于化脓。

本症为针术不适应症。

第七节 传染病类

1. 述赤痢（热痢）。

原因：为赤痢菌所发之急性传染病，主要侵入大肠。

症状：潜伏期为二日至八日。

（1）初作数回之下痢，有通常之大便，渐次排便时，发生疝痛，里急后重，及黏液血排出。

（2）多少之体温升高，有全身发热证候。

（3）腹部雷鸣，压肠骨窝时，有压痛肿胀。

传染径路为口腔，与饮食物共入。

2. 述疫痢（时疫痢）。

原因：本病多发于晚秋，患者多为 2 ～ 6 岁小儿，为急性传染病，因于疫痢菌而发。

症状：潜伏期为 12 ～ 24 小时，急剧者发生 40℃高热，有头痛、呕吐前驱症状，漏黏液便有恶臭，发痉挛陷于昏睡者多，24 小时心脏停搏而死。

3. 对急性下痢及下腹痛之针灸法。

急性下痢及下腹痛，以第六至第十一脊椎神经为目的，于脊椎之下部及全腰椎之各侧施以刺激，从交感神经之大小内脏神经传入胃丛及上肠间膜神经丛，可以镇静胃或肠之兴奋，然于足趾末端与足背，与以诱导之刺激，更能奏伟大之效果。

4. 述虎列拉（霍乱）。

原因：因传染虎列拉菌而发，此种毒素混在饮食物中，入消化管后而发生。

症状：潜伏期数时至一二日而发生，发作之经过分为前驱下利期、霍乱发作期、绝脉期：①前驱下利期：排泄多量之稀便、腹鸣、手足冷感疲劳。②霍乱发作期：频频排泄多量之稀便、腓肠肌痉挛、吐泻、眼窝陷没、手足厥冷、脉搏微弱。③绝脉期：因多量之水亡失，血液浓稠，发生血行障碍，而致死亡。

5. 述伤寒（又名肠质扶斯，湿温）。

原因：由感染伤寒杆菌而发。

症状：前驱症状为全身倦怠、食欲不振、头痛、四肢疼痛，初为恶寒发热，第一周内体温逐渐上升，脾脏肿大，胸腹部发蔷薇疹，脉搏数，尿有Diazo反应。

6. 述猩红热（喉痧）之原因症状。

原因：剧于链球菌，传染力甚强，本病之病素存在于血液、咯痰、鼻液、泪液、大小便之中，患者2～7岁者最多。

症状：潜伏期通常为数日至二周以上，为反复之恶寒，甚至战栗，热度高达39℃以上，头痛，痉挛，呕吐，咽痛，下颈腺肿胀，次日或当日发出红疹，先从颈部发现，次向四肢之伸侧关节及手足蔓延，经四日至六日间之持续，乃移行于落屑期，舌则呈覆盆子样，干燥皱裂。

7. 述发疹质扶斯（又名斑疹伤寒，温病发斑）。

原因：其病原为立克次小体，传染力甚强，由虱之吸血为媒介而传染。

症状：潜伏期为一两周，突然恶寒，发热（39～40℃），脉搏每分钟在100次或120次以上，恶心，呕吐，脘部压重，脾脏肥大，尿有Diazo反应，三日至四日移行于发疹期，疹为蔷薇疹，一二日中即蔓延胸部躯干四肢，其经过平均为三周至四周。

8. 述麻疹（疹子、瘄子、麻疹）之原因、症状。

原因：其原因为滤过性病毒，主要为侵犯小儿之急性传染病

症状：潜伏期有十日，分前驱期、发疹期、落屑期。

（1）前驱期：初为反复性恶寒和战栗，发39～40℃高热、结膜、鼻腔、咽管、气管皆发炎性及内疹，此前驱期为四五日，体温一时略下降。

（2）发疹期：发疹与高热其发，结膜之炎症亦强，持续四日至五日，体温从汗出或便通而下降。

（3）落屑期：热及一般症状与结膜炎症减退，皮肤落糖粉状之屑。

9. 述丹毒（赤游丹、流火）之原因、症状。

原因：病原菌有酿脓菌、连锁状球菌，本病有由创伤而传染。

症状：潜伏期一日至三日，无前驱证候，突然战栗，又反复恶寒，发热四十度，有频频呕吐，与发热同时，或数时后成经一二日，皮肤发赤，肿胀而紧张，其附近之淋巴结肿胀、疼痛。丹毒发于颜面者最多，至第二日或第

三日达极度，渐次于原发点开始褪色，热度下降。

10. 述流行性感冒（时感）。

原因：因流行性感冒杆菌而发之传染病。

症状：潜伏期一日乃至三日，无前驱症，突然恶寒发热，达 38 ～ 40℃，头痛、背痛、荐骨痛、异常疲劳及食欲不振，多数之患者有鼻、咽头、支气管炎症。

11. 述败血脓毒症（七恶之疮疡）。

原因：化脓菌进入血中，于以增殖，产生毒素，呈中毒症状，即云败血症。身体之各部，因血中病原菌之移转，形成新病灶，发生多数之脓肿者，曰脓毒症。两者合并发，曰败血脓毒症。

症状：本病开始发热，热型不定，弛张性或间歇性，有时恶寒战栗而发高热，可达 40℃，脉搏频数不整，病菌每移转于脑、心内膜、肾脏。预后不良。

12. 述癞病（大麻疯、厉风）。

原因：因传染癞菌（麻疯杆菌）而发。

症状：①斑纹癞：皮肤呈赤色或赤褐色之斑纹，该部之皮肤知觉钝麻。②结节癞：颜面四肢发红斑、成硬块结节，精神不快，倦怠，发痒如蚁行，或四肢疼痛，或知觉钝麻。③神经癞：各部发偻麻质斯性或神经性之疼痛，皮肤生暗褐色或灰白色之斑纹，身体之一部发知觉麻痹。

13. 述梅毒（梅毒、梅疮）。

病因：因传染梅毒螺旋体而发，本病为接触传染病。

第一期梅毒：于侵入门户之局所，发生变化，通常发于外阴部，侵入之部，发生扁平丘疹，并不疼痛而硬固，渐次表皮糜烂，成为溃疡，此名硬性下疳，局所发生病变之后，病原体因淋巴管侵入附近之淋巴结，而来增殖，淋巴结少少硬肿，名曰横痃。

第二期梅毒：主要之变化，由于病毒之向全身移行，全身淋巴结肿胀及皮肤发疹。

第三期梅毒：侵入脏器组织，生护膜肿，起肝脏及脑膜疾患着最显著。

14. 述流行性脑脊髓膜炎（痉病）之原因、症状。

原因：本病由于传染脑膜炎双球菌而发之急性传染病。

症状：恶寒战栗发热，达 39℃，脉搏增加，头剧痛，呕吐，对光线过敏，经一日至三日项部强直，昏迷谵妄，痉挛屈筋，大腿屈曲、不能伸展，大便秘结，腹肌陷没如舟状底样。

15. 述狂犬病（又名恐水病，疯狗咬伤）。

原因：本病由狂犬咬伤而发，犬之唾液中有病毒存在，被咬侵入伤处，其病原为滤过性病毒证候。潜伏期平均为四十日至五十日，亦有至半年者。其发作分躁狂、静狂。

（1）躁狂：

前兆期：咬伤部有异感，四肢发震颤，患者陷于忧郁状态，厌恶一切，睡眠不安，脉搏频数，体温上升，前兆期通常为二日至八日。

发扬期：（恐水期）病毒侵入延髓，而发呼吸肌之痉挛，为呼吸不整，咽下困难，以至患者厌恶饮食，以此名曰恐水病。此恐水期之持续一日半至三日。

麻痹期：呼吸、咽下之痉挛渐止，呈麻痹症状而死。

（2）静狂：本症以病毒窜入体内者多，而发作迅速，所发证候与躁狂相同，仅无痉挛证候，发运动麻痹症状，致心脏停搏，窒息而死。

16. 述黑死病（鼠疫）之原因证候。

原因：因传疫陪斯忒杆菌而发。

症状：潜伏期为三日至五日，最多之病状，突然头痛，眩晕，恶寒，战栗，意识随时混乱，有时清醒，有时战栗，与意识同时消失而死。本病分四类：

（1）腺陪斯忒：突然战栗，发热，呈全身重患之状，精神昏迷，鼠蹊腺、腋窝腺皆发生肿胀疼痛。

（2）肺陪斯忒：战栗高热，头痛，眩晕，呕吐，呼吸频数，胸痛。

（3）皮肤陪斯忒：此为普通陪斯忒，在淋巴结中造成病灶，侵入局所之皮肤，而生脓疱，并发淋巴管炎。

（4）眼陪斯忒：病毒侵入结膜，发急性结膜炎，颜面肿胀，呈结膜脓漏状。

以上症状，预后不良。

17. 述天然痘（天花）。

原因：本病原因为幺微生活体，病原为滤过性病毒。

症状：潜伏期为十日至十四日，前驱期为反复之恶寒发热，39～40℃，约三日之稽留热，此际脉搏频数，呼吸增加，头痛、眩晕、抽搐、不眠之脑症状，可注意者为甚剧之腰痛。发病第四日热度略降，皮肤发出红疹，再度发重症高热，此疹形成脓疱，名曰真痘。发疹少者，再度之发热轻微，或不起脓疱，红疹随发随成水疱者曰假痘，亦名水痘。

18. 述白喉（白喉）之原因证候。

原因：由于实扶的里亚白喉杆菌而发，侵入之门户为咽喉扁桃腺。

症状：潜伏期为二日至七日。

（1）咽头实扶的里亚：发热，倦怠，头痛，食欲不振，咽下困难，咽头扁桃腺肿起潮红，可认出白色之斑点，颚下腺肿胀。

（2）鼻腔实扶的里亚：本病续发于咽头实扶的里亚，鼻黏膜肿起，鼻道闭塞，涕多，鼻音嗡，开口呼吸。

（3）喉头实扶的里亚：本病续发于咽头实扶的里亚，有轻度之咳嗽，渐次呈喉头狭窄症状，声音嘶哑，嗽声如犬吠。

19. 述嗜眠性脑炎（尸厥）之原因、症状。

原因：其病原体为滤过性病毒，多由流行性感冒之诱因而发。

症状：不定之发热，首先头发剧痛，渐则上眼睑下垂，嗜眠不省。

20. 述破伤风（破伤风、破伤湿）之原因、症状。

原因：本病之病原菌，为破伤风杆菌，从身体之破伤处而侵入。

症状：潜伏期为四日至一两周。破伤风发作时多为咀嚼肌紧张、咽下困难、口噤不开、食物不能摄取，腹部之腹肌陷没如舟状底，因呼吸肌亦强直痉挛，发生呼吸困难，四肢痉挛发作时大声叫号，患者发病至第四日多毙。

21. 述疟疾（三阴疟、间日疟等）之原因证候。

原因：由于传染麻拉里亚胞子原虫而发，此虫由蚊吸血之媒介，侵入血中之红细胞内，渐次发育增大，破坏血细胞，本原虫分三种：一为热带热原虫，二为隔日热原虫，三为四日热原虫。

症状：潜伏期为三日至二十一日，其主症为特殊之发作热，先为恶寒、发热，终则发汗热降、脾脏肿大、贫血，其他诸种之神经症状，就中以神经痛最多。热带热原虫，为每日发作；隔日热原虫，隔一日发作；四日热原虫，隔三日发作；故有间歇热之称。

22. 述副伤寒（温病）之原因、症状。

原因：由副伤寒杆菌而发。

症状：潜伏期三日至六日。本病始为恶寒发热，达40℃内外，为不规则之弛张热，头痛、重听、便秘、呕吐等，及全身证候，其经过二周至四周，尿有Diazo反应，临床上与肠质扶斯（伤寒）不易区别。

23. 述白血病（虚肿）之原因、症状。

原因：白血病之真因不详。

症状：本病为血中白细胞特殊增加，使制造血液之脏器发生变化之疾患。本病有淋巴性白血病与骨髓性白血病之分

（1）淋巴性白血病：本病比较的小儿患者多，有下列之证候：①淋巴结肿、脾脏肿、扁桃腺肿。②皮肤、黏膜及脏器易于出血。③口腔及咽头有肿胀或溃疡。④血中之白细胞增加，红细胞减少。

（2）骨髓性白血病：①脾脏肿大，淋巴结肿大，鼠蹊腺、腋窝腺肿大。②胸骨及其他之管状骨发疼痛及压痛。③发生贫血，血中之白细胞大量增加。

24. 述爱迪生氏病（黑疸）。

原因：本病之原因为肾上腺之病变所致。

症状：发生倦怠衰弱，消化障碍，贫血，皮肤现特异之变色，即皮肤渐次成暗色，如青铜色然，皮肤变色部分常与空气日光接触的部分，很快富有色素，其他之神经症状，发头痛、不眠、眩晕、耳鸣，解剖上有副肾变化，预后不良。

25. 法定传染病。

法定传染患者，由国家强制用法律规定处置之传染病，曰法定传染病。今有15种，如下：

第一类：伤寒与副伤寒、赤痢、霍乱。

第二类：白喉、鼠疫、流行性脑脊髓膜炎、猩红热、天花、麻疹、百日咳、大脑炎、斑疹伤寒、回归热。

第三类：日本住血吸虫病、疟疾。

铜人经穴图考①·铜人针灸经

① 铜人经穴图考：成书于1936年12月，1937（丁丑）年1月由中国针灸学研究社在无锡出版发行。1935年，承淡安先生东游考察归来，不仅带回在我国久已失传的《十四经发挥》，还带回了日本博物馆所藏铜人像图片6幅及日本复制铜人图片6幅。先生镂板付梓，以饷国人之好针灸者学习研究，于是附收了《铜人针灸经》，并指导门人谢建明参照传统取穴方法，结合现代解剖知识，作经穴图考，标明各穴位的准确定位。谢建明不仅完成了经穴定位的校正工作，还根据《内经》等古籍记载，在滑伯仁的354穴位基础上增加11穴，使人体穴位达到365穴，同时附上十四经新旧穴位对照图，新图取材于生理解剖，旧图则根据《内经》《难经》。书末附以承淡安先生精心绘制的15幅取穴图，介绍了15种不同体位的穴位临床选取方法。书成，中央国医馆馆长焦易堂题签书名。这是澄江针灸学派形成过程中的重要文献之一。

铜人针灸经

夫黄帝正经者，是先圣之遗教，乃后人之令范。是以先明流注孔穴，靡不指的其源。若或苟从异说，恐乖正理之言。其十二经脉者，皆有俞原、手足阴阳之交会。血气之流通，外营指节，内连脏腑。故经云：手三阳之脉，从手至头；手三阴之脉，从手至胸；足三阳之脉，从足至头；足三阴之脉，从足至胸。是谓日夜循环，阴阳会合。又曰：春夏刺浅，秋冬刺深。缘春夏阳气在上，人气亦在上，故当浅取之；秋冬阳气在下，人气亦在下，故当深取之。是以春夏各致一阴，秋冬各致一阳者也。然春夏温必致一阴者，初下针沈[①]之至肾肝之部，得气乃引持之阴也。秋冬寒必致一阳者，乃初内针浅而浮之，至心肺之部，得气而内之阳也。是谓春夏必致一阴，秋冬必致一阳者也。凡孔穴流注，所出为井，所流为荥，所注为俞，所过为原，所行为经，所入为合。此针之大法也。春刺井，夏刺荥，仲夏刺俞，秋冬刺合也。

① 沈：同“沉”。

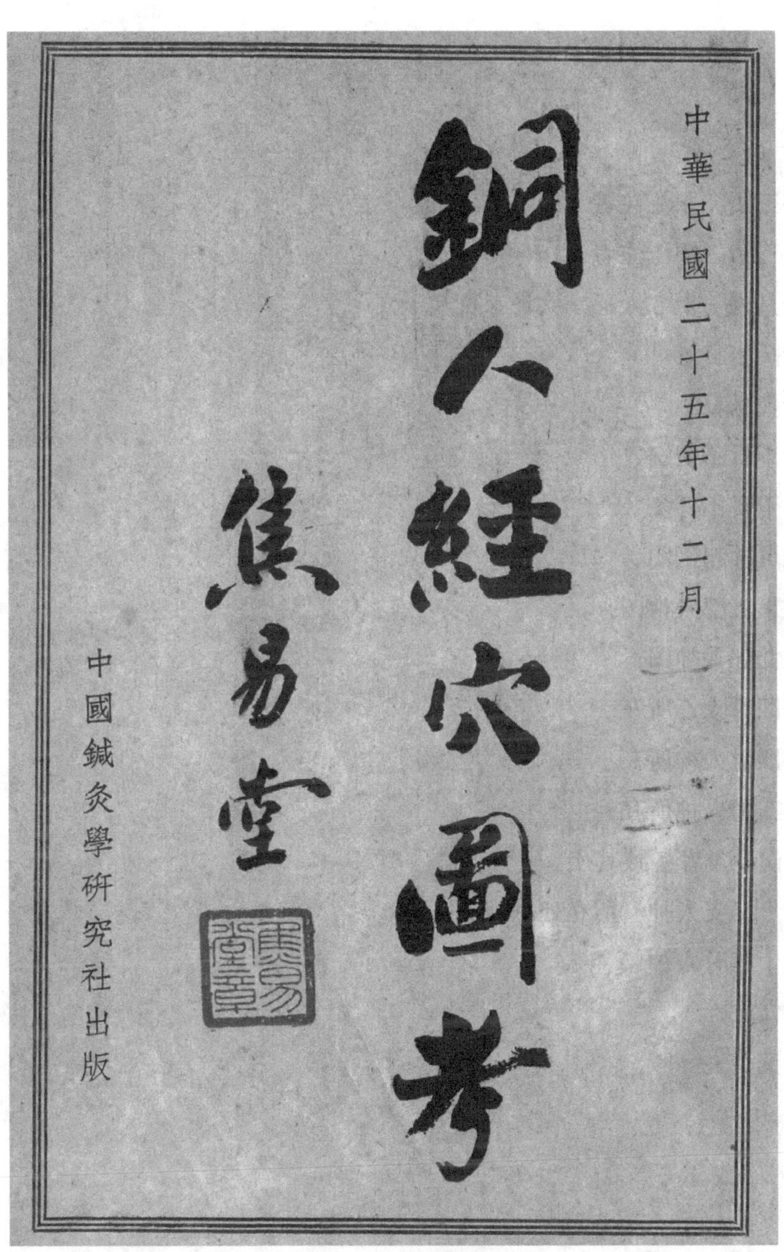

中華民國二十五年十二月
銅人經穴圖考
焦易堂
中國鍼灸學研究社出版

《铜人经穴图考》

目　录

《铜人经穴图考》序

淡安自日本得铜人腧穴像数帧归，锓板付梓，欲以饷国人之好针灸学者。将为之序，辄废笔叹曰：物有珍宝于数千百年前，徒以人事递变，风霜兵燹，浸淫剥蚀，或残缺而不全，或淹埋于地下，或则流离远徙，以入于深山大泽、海外穷岛中，几于泯没无闻，使后世之人虽知之而不得见，或见之而且不知者，岂少也哉。即如铜人腧穴像，为吾国宋仁宗时尚药御王惟一奉诏所撰，阐明经络，铸为铜人。其数凡二：一置翰林医官院，一置大相国寺仁济殿。嗣以国都变迁，东西移易，迭经元明清三代，均置于太医院中，视为国家重器。及清叶庚子之祸[①]，乘舆远引。联军入京，历代宝藏，被劫一空。铜人亦于是时沦入东瀛，不可复见。即《铜人经穴图》数帧，于东京市中亦不易获观，是岂特国宝之失，其关于国学之消长为何如乎。余今幸而得之，固可喜也，然亦可忾矣。吾尝见夫富贵之家，其子弟罔知稼穑之艰难，耽于逸乐，珠玑玉帛，不知珍惜。其将自濒颠覆也已难免矣。而又慢藏诲盗，宵小垂涎，一旦窃乘，无力抗拒，遂令祖宗所蓄，悉归荡然。可胜叹哉。今吾国之大鼎珍彝奇巧瑰丽之物，因国势之不竞，远涉重洋。贪夫之嗜利，沦于异域者何可胜数。甚至永乐大典、敦煌秘藏，亦为外人捆载以去，什袭而藏。其贵重不可以金钱计其值，其损失亦非算数所能论其量。如能辗转而得一钞叶，获一印版，则惊喜逾于合浦之珠还也。轻于固有之日，而重于复归之时。人情大抵然欤。然苟非其所关者重，所益者大，亦何至颠倒之若是也。吾故于此像之来复，不能不益为珍重，印而布之，期国人能从此研求，以有裨于针灸学术。且更广为搜求，使斯

① 庚子之祸：1900（庚子）年6月，英、法、美、俄、德、日、意、奥八国联军，由天津进犯北京，史称“庚子国难”或“庚子之祸”。

学能重明于当世，非特为国医辟其奥域，且为世界医林放一异彩，使举世咸知中华国粹虽被攘窃，而自有其真，光被四表，终不可掩也。吾同志其勉之哉。

民国二十五年秋承淡安书于江苏澄江龙砂山麓之蛰庐

铜人针灸经[①]提要

按《铜人针灸经》七卷，不著撰人名氏。按晁公武《读书后志》曰:《铜人腧穴针灸图》三卷，皇朝王惟德撰。仁宗尝诏惟德考次针灸之法，铸铜人为式，分脏腑[②]十二经，傍注腧穴所会，刻题其名，并为图法及主疗之术，刻版传于世。王应麟《玉海》曰：天圣五年十月壬辰，医官院上所铸腧穴铜人式二，诏一置医官院，一置大相国寺仁济殿。先是，上以针砭之法传述不同，命尚药奉御王惟一考明堂气穴经络之会，铸铜人式。又纂集旧闻、订正讹[③]谬，为《铜人腧穴针灸图经》三卷。至是上之，摹印颁行。翰林学士夏竦序所言与晁氏略同。惟王惟德作惟一，人名小异耳。此本卷数不符，而大致与二家所言合。疑或天圣之旧本而后人析为七卷欤。周密《齐东野语》曰：尝闻舅氏章叔恭云，昔倅[④]襄州日，尝获试针铜人。全像以精铜为之，腑脏无一不具。其外腧穴则错金书穴名于傍，凡背面二器，相合则浑然全身。盖旧都用此以试医者[⑤]。其法：外涂黄蜡，中实以水，俾医工以分折寸，按穴试针。中穴则针入而水出，稍差则针不可入矣。亦奇巧之器也，后赵南仲归之内府，叔恭尝写二图，刻梓以传焉。今宋铜人及章氏图皆不传。惟此书存其梗概尔。

乾隆年月恭校上[⑥]

① 铜人针灸经：针灸专著。作者不详。据考证可能是元代书商抄录《太平圣惠方》卷九十九之《针经》全文（析为6卷），另附针灸禁忌1卷而成。现存明清刻本，《四库全书》“子部”收录。

② 脏腑：原作“藏府”，按现行通行术语改为“脏腑”。全书同。

③ 讹：原作“譌”，同“讹”。

④ 倅：副职。

⑤ 医者：四库全书本为“医士者”。

⑥ 乾隆年月恭校上：四库全书本为“乾隆四十六年正月恭校上”。

《铜人针灸经》目录

夫疗病简易之法，必须针灸。欲明针灸之方者，必须注意于是经。是经也，得之秘传。治病则有受病之源，指穴则有定穴之法，效验神速，锲绣梓与众共之。卫生君子，请勒诸石，可鉴之。

通天二穴（主项痛）　攒竹二穴（主目不明）
睛明二穴（主雀目）　迎香二穴（治鼻塞不闻香臭）
承泣二穴（主瞎眼）　鸠尾一穴（主心惊）
巨阙一穴（主心中烦闷）　上管一穴（治心风）
中管一穴（治心匝）　建里一穴（主腹痛）
下管一穴（主腹胃不调）

【正人形四】原阙今补

神总四穴（治头风原阙）　明堂一穴（治头风原阙）
当阳二穴（治卒不识人原阙）　前关二穴（治风赤眼原阙）
四白二穴（治头痛原阙）　巨髎二穴（治鼻窒原阙）
地仓二穴（主偏风）　廉泉一穴（主舌下肿）
阴交一穴（主小便赤）　分水一穴（主腹痛）
巨门一穴（主腹痛）　关元一穴（主脐下酸痛）
中极一穴（治妇人断绪）

【背人形一】

后头一穴（治风眩）　强间一穴（治头痛）
脑户一穴（治目痛）　喑门一穴（主头风）
大椎一穴（治五劳七伤）　陶道一穴（主头重）
身柱一穴（主颠疾）　神道一穴（主寒热头痛）
至阳一穴（主寒热）　筋缩一穴（治惊痫）
脊俞一穴（治风痫）　悬枢一穴（主积气）
命门一穴（主头痛）　腰俞一穴（主腰痛）
长强一穴（主痔痔）

【背人形二】

天柱二穴（治头风）　玉枕二穴（治目内攀系）
风池一穴（主肺风）　颅息二穴（治小儿痫）
完骨二穴（治头痛）　大杼二穴（治风劳）
风门热府二穴（治伤寒）　肺俞二穴（治头痛）
厥阴俞二穴（治气逆）　心俞二穴（治心风）
督俞二穴（治腰痛）　膈俞二穴（治心痛）
肝俞二穴（治中风）　胆俞二穴（治心胀）

【背人形三】

脾俞二穴（治肿痛）
胃俞二穴（治烦满吐食）
三焦俞二穴（治腰痛）
肾俞二穴（治虚劳耳聋）
气海俞二穴（治痔病泻血）
大肠俞二穴（治腰痛）
关元俞二穴（治风劳）
小肠俞二穴（治大便赤痔）
膀胱俞二穴（治风劳）
中膂俞二穴（治赤白痢）
白环俞二穴（治脊痛）

【背人形四】

窍阴二穴（治骨痛）
浮白二穴（治咳逆）
附分二穴（治背痛）
魄户二穴（主背腰间）
神堂二穴（主肩痛）
譩譆二穴（主痎疟）
膏肓俞二穴（主无所不疗）
膈关二穴（主背痛）
魂门二穴（治饮食不下）
阳刚二穴（主饭食不下）
意舍二穴（主腹满）
胃仓二穴（主水谷不消）
肓门二穴（主心下肓）
志室二穴（主腰痛）
胞肓二穴（治恶气）
秩边二穴（主腰痛）

【左人形一】

颔厌二穴（主目眩）
客主人二穴（主瞧目）
悬颅二穴（治热病）
肩井二穴（主五劳七伤）
肩髃二穴（治半身不遂）
臂臑二穴（主劳瘿）
曲池二穴（治半身不遂）
通谷二穴（治干呕）
章门二穴（治膀胱气癖）
伏兔二穴（治风劳）
阴市二穴（治寒疝）
犊鼻二穴（主犊鼻肿）
委中二穴（治脚弱无力）
三里二穴（治腰痛）

【右人形一】

角孙二穴（主齿龋）
耳门二穴（主耳有脓）
听会二穴（主耳聋）
天牖二穴（主头风）
天府二穴（主头眩）
曲泽二穴（主癫疾）
少海二穴（主瘰疬）
巨虚上廉二穴（主大肠气不足）
承山二穴（主脚弱无力）
条口二穴（治胫寒）
下昆仑二穴（治偏风）
巨虚下廉二穴（主小肠气不足）
上昆仑二穴（治恶血）

【左人形二】

听宫二穴（主耳聋）

缺盆二穴（主心热）

孔最二穴（治热病）

列缺二穴（治偏风）

经渠二穴（主寒热）

小冲二穴（主热病）

劳宫二穴（主手痹）

髀关二穴（主膝寒）

梁丘二穴（主膝痛）

隐白二穴（治衄血不出）

承筋二穴（治风劳）

阳跻二穴（治脚气）

阴跻二穴（主卒疝）

【右人形二】

风府一穴（主头项急）

瘛脉二穴（治头风）

清冷渊二穴（主肩不举）

消泺二穴（主寒热）

肩外俞一穴（主肩胛痛）

曲垣二穴（主肩痛）

二间二穴（主喉痹）

三间二穴（主咽喉）

少泽二穴（主痎疟）

前谷二穴（治目眩）

阳谷二穴（治颠疾）

飞扬二穴（主目眩）

束骨一穴（主头痛）

涌泉二穴（治小便不通）

膝眼四穴（主腰疼）

针灸吉日

针灸忌日

十干日不治病

十干日不针灸

推尻神起例图

推十二部人神图

推九部人神图

推四时太乙所在

推四时人神所在

推三旬人神所在

推十二支人神

推十二时人神

量穴法

灸艾杂说

手三阴三阳流注者

【肺】出少商为井，手太阴脉也。流于鱼际为荥，注于大泉为输，过于列缺为原，行于经渠为经，入于尺泽为合。

【心】出中冲为井，手少阴脉也。流于劳宫为荥，注于大陵为输，过于内关为原，行于间使为经，入于曲泽为合。

【心包络】脉[①]手厥阴之脉也。出于少冲为井，流于少府为荥，注于神门为输，过于通里为原，行于灵道为经，入于少海为合。

【大肠】出于商阳为井，手阳明脉也。流于二间为荥，注于三间为输，过于合谷为原，行于阳溪为经，入于曲池为合。

【三焦】出于关冲为井，手少阳脉也。流于液门为荥，注于中渚为输，过于阳池为原，行于支渠为经，入于天井为合。

【小肠】出小泽为井，手太阳脉也。流于泉谷为荥，注于后溪为输，过于捥谷[②]为原，行于阳谷为经，入于小海为合。

足三阴三阳流注者

【胃】出厉兑为井，足阳明脉也。流于内庭为荥，注于陷谷为输，过于冲阳为原，行于解溪为经，入于三里为合。

【胆】出窍阴为井，足少阳脉也。流于侠溪为荥，注于临泣为输，过于丘虚为原，行于阳辅为经，入于阳陵泉为合。

【膀胱】出于至阴为井，足太阳脉也。流于通谷为荥，注于束骨为输，过于京骨为原，行于昆仑为经，入于委中为合。

【脾】出隐白为井，足太阴脉也。流于大都为荥，注于大白为输，过于公孙为原，行于商丘为经，入于阴陵泉为合。

---

① 脉：疑为衍文。当删。

② 捥谷：现作“腕骨”。“捥”同“腕”。

【肝】出大敦为井，足厥阴脉也。流于行间为荥，注于大冲为俞，过于中封为原，行于中都为经，入于曲泉为合。

【肾】出涌泉为井，足少阴脉也。流于然谷为荥，注于大溪为俞，过于水泉为原，行于复留为经，入于阴谷为合。

又云：能知迎随之气，可令调气；调气之方者，必在阴阳。然所谓迎随者，知营卫[①]之流行，经脉之往来也，随其顺逆而取之，故曰迎随。调气之方，必在阴阳者，知其表里，随其阴阳而调之，故曰调气之方，必在阴阳者也。夫用针刺者，须明其孔穴、补虚泻实、送坚付软、以急随缓、荣卫常行，勿失其理。故经云：虚者补之，实者泻之，不虚不实以经取之。然虚者补其母，实者泻其子，当先补而后泻。不实不虚以经取穴者，然是正经目□□□□[②]中他邪，当自取其经，故言以经取之。

又云：刺营无伤于卫，刺卫无伤于营。然针阳者，非针而刺之。刺阴者，先以左手捻按所针营俞之处，候气散乃内针。是谓刺营无伤于卫，刺卫无伤于营也。

又云：东方实，西方虚，泻南方，补北方者。然是金水木火土，当于相平也。缘东方木，西方金，木欲实，金当平之。火欲实，水当平之。东方者，肝也，则知肝实。西方者，肺也，则知肺虚。泻南方，补北方者，南方火，火者木之子。北方水，水者木之母，水胜火。子能令母实，母令子虚，故泻火补水。欲令金不得平木也。经言不能治其虚，何问其余。此之谓也。

又曰：夫言气实者，热也；气虚者，寒也。针实者以右手持针，左手捻按开针穴以泻之；虚者以左手闭针穴以补之。补泻之时，与气开阖相应，是谓针容一豆，补泻之理也。

又云：虚者徐而疾，实者疾而徐。徐即是泻，疾即是补。补泻之法，一依此也。下针之时，掐取穴置针于营上，三十六息。以左掐穴，令定，法其地不动。右手持针，象其天而运转也，于此三十六息。然定得针，右手有

---

① 营卫：原作“荣卫”，按照通行术语改。全书同。

② □□□□：原作缺。

意捻针，左手掐穴，可重五两。已来计其针，如转如不转，徐徐下之。若觉痛即可重二两，若不觉以经下之。入人营至卫至病，得气如鲔鱼食钩，即得其病气也。量其轻重，以经取之。名曰疾[①]。夫徐者，至病即得气。欲出针时，子午缓缓出而引病气不绝，名曰徐也。既引气，名之曰补，名之曰泻。问曰：凡下针时，若为是好。答曰：徐徐下之，坚持为实。凡下针，先须持针，坚得安稔[②]。不用饱食，亦不用空肚。如患人欲针，有乘车来者，有步行来者。如人行十里许，须令坐息安神定气；乘车来者，如人行三里许。患人默默而不言，安心大坐。候气脉安定，乃可下针。又云：夫针之者，不离乎心，口如啣[③]索，目欲内视，消息气血，不得妄行针。针入一分，知天地之气；针入二分，知呼吸之气；针入三分，知逆顺之气。针皮毛者，无伤肌肉；针肌肉者，无伤筋脉；针筋脉者，无伤骨髓；针骨髓者，无伤诸络。东方甲乙木，主人筋膜。南方丙丁火，主人血脉。西方庚辛金，主人皮毛。北方壬癸水，主人骨髓。中央戊已土，主人肌肉。针伤筋膜者，令人愕视失魂；针伤血脉者，令人烦乱失神；针伤皮毛者，令人上气失魄；针伤骨髓者[④]，令人呻吟失志。针伤肌肉者，令人四肢不收，失智也。刺若中心，一日死。刺若中肝，五日死。刺若中肾，六日死。刺若中肺，三日死。刺若中脾，十日死。刺若中胆，一日半死。

又云：无刺大醉，无刺大怒，无刺大劳，无刺大饱，无刺大饥，无刺大渴，无刺大惊。已上古之深戒也。

又黄帝问岐伯曰：余闻九针之名，上应天地四时阴阳。愿闻其方，传于后代。岐伯对曰：九针者，一曰镵针，二曰圆针，三曰鍉针，四曰锋针，五曰铍针，六曰圆利针，七曰毫针，八曰长针，九曰大针。此乃九针之名。九针所应：一天、二地、三人、四时、五音、六律、七星、八风、九野。人之身形示应之也，各有所宜。人皮应天，人肉应地，人脉应人，人筋应四

---

① 名曰疾：疑前有缺文。

② 稔（rěn）：熟悉，习知。

③ 啣：同“衔”。

④ 者：底本缺。按文例补。

时，人声应音，人阴阳合气应律，人齿而目应星，人出入气应风，人九窍三百六十五络应九野。故一针皮，二针肉，三针脉，四针筋，五针骨，六针调阴阳，七针益精，八针除风，九针通九窍，除三百六十五节气。此之谓各有所立也。黄帝问曰：人生有形，不离阴阳。天地合气，别为九野，分为四时。月有小大，日有短长。万物并至，不可胜量。虚实呿吟，敢问其方。岐伯曰：木得金而伐，火得水而灭，土得木而达，金得火而缺，水得土而绝。万物尽然，不可胜竭。故针有悬布天下者五：黔首共余食，莫知之也。一曰治神，二曰知养身，三曰知毒药为真，四曰制砭石小大，五曰知腑脏血气之诊。五法俱立，各有所先。今末世之刺也，虚者实之，满者泄之，此皆众工所共知也。若夫法天则地，随应而动，和之者若声，随之者若响。道无鬼神，独来独往。黄帝曰：愿闻其道。岐伯曰：凡刺之真，必先治神。五脏已定，九候已备，后乃存针。众脉不见，众凶弗闻，外内相得，无以形先。可玩往来，乃施于人。人有虚实，五虚勿近，五实勿远。至其当发，间不容瞚[①]，手动若务，针耀而匀。静意视义，观适之变。是谓冥冥。莫知其形，见其乌乌，见其稷稷。从见其飞，不知其谁。伏如横弩，起如发机。黄帝曰：何如而虚？何如而实？岐伯曰：刺虚者须其实，刺实者须虚也。留气已至，慎守勿失。深浅在志，远近如一。如临深渊，手如探虎，神无营于众物。今列孔穴图于后者也。

今具列一十二人形，共计二百八十穴

云门在巨骨下，原误作目骨下。而巨骨二穴，在肩胛骨头，原误作目骨一穴。在心胛骨头，其主治惊痫破心吐血，盖拾取鸠尾穴主治属之。今此图仍载巨骨，不载目骨。以存古法。辨详跋尾。光绪九年[②]十月重绘图并记。

---

① 瞚（shùn）：同“瞬”，眨眼。

② 光绪九年：即 1883 年。是年，钱塘丁氏校刊山西平阳府《铜人针灸经》7 卷。

（一）正人形一（图 13）

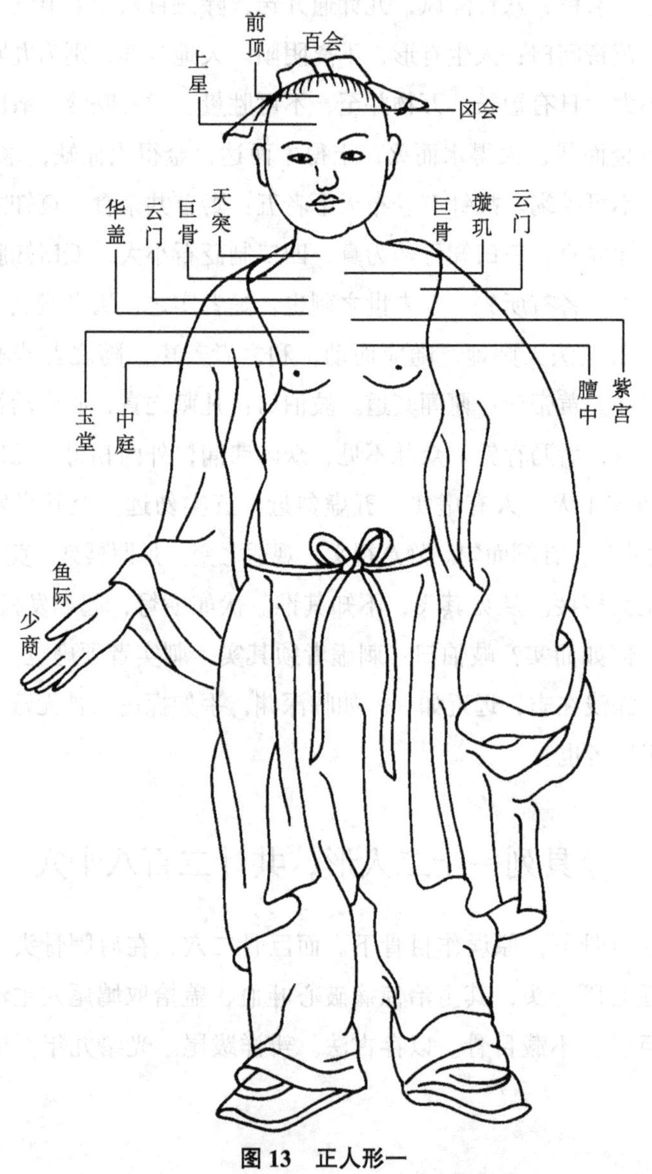

图 13　正人形一

【上星】一穴。在额颅上。直鼻中央，入发际一寸，陷容豆。是穴督脉气所发。主疗头风、头肿、皮肿、面虚、鼻塞、头痛。针入二分，留十呼，泻五吸。针下气尽，更停针引之，得气即泻。灸亦得，然不及针。日灸三壮至五百壮罢，不宜多灸。须停十余日，然后更灸。若频灸，恐拔气大上，令人眼暗，故不用相续。如灸满五十壮，即以细三棱针刺头上，令宣通热气者。热不止，热气上冲，头痛也。戒酒面荞麦。

【囟会】一穴。在上星上一寸陷者中。是穴督脉气所发。主疗鼻塞。日灸二七壮，至七日停。初灸之时痛，五十壮即不痛，至七十壮或痛即停灸。其鼻塞若灸至四日，便当渐可，至七日即差。针入二分，留三呼，得气即泻。主疗头风痛、白屑起多肿。针之弥佳。针讫，可用盐末生麻油相和，以揩发根下，绢头悉涂，数数用此，即永无头风。八岁以上方可针。囟门未合，若针，不幸令人死。忌荞麦、热食、猪肉。

【前顶】一穴。在囟会上一寸五分骨陷中是。甄权《针经》云：一寸是穴。今依“素问”一寸五分为定。督脉气所发。主疗头风热痛、头肿、风痫。针入三分，留七呼，泻五吸。大肿极，即以三棱针刺之。远四方一寸以下[①]，其头痛肿立差。复以盐末生麻油揩发际下。灸亦得。

【百会】一穴。在前顶后一寸半，顶中心。督脉足太阳之会。主疗脱肛、风痫、青风、心风、角弓反张、羊鸣多哭、言语不择。发时即死、吐沫、心中热闷、头风多睡、惊怯、心烦、无心力、志前失后、吃食无味、头重饮酒、面赤鼻塞。针入二分，得气即泻。如灸，数至百五即停。三五日讫，绕四畔以三棱针刺，令出血，以井花水[②]淋之，令气宣通。不得一向火灸，恐拔气上，令人眼暗。忌酒、面、猪、鱼、荞麦、蒜、韭等。

【天突】一穴。在结喉下，陷者中宛宛。是阴维任脉之会。针入五分，留三呼，得气即泻。主咳嗽、上气、胸中气噎、喉内状如水鸡声、肺壅唾脓、血气壅不通、喉中热疮不得下食。灸亦得，然不及针。其下针，直横下，不得低手。即五脏之气伤，令人短寿。慎如药法及辛酸滑等。

【璇玑】一穴。在天突下一寸陷者中。仰头取之。是穴任脉气所发。主胸支满痛、喉痹咽痛、水浆不下。灸五壮。针入三分。

【华盖】一穴。在璇玑下一寸陷中。仰而取之。任脉气所发。主胸胁支满、痛引胸中、咳逆上气、喘不能言。灸五壮。针入三分。

【紫宫】一穴。在华盖下一寸六分陷中。仰而取之。任脉气所发。主胸

---

① 以下：同“已下”。

② 井花水：亦作“井华水”，指清晨初汲的水。

胁支满、胸膺骨疼、饮食不下、呕逆上气烦心也。灸五壮。针入三分。

【玉堂】一穴。在紫宫下一寸六分陷中。一名玉英。任脉气所发。主胸满不得喘息、胸膺骨疼、呕逆上气、烦心。灸五壮。针入三分。

【膻中】一穴。一名元儿。在玉堂下一寸六分，横直两乳间陷者中。任脉气所发。宜灸至七七止。主肺痈、咳嗽、上气、唾脓、不得下食、胸中气满如塞。禁穴，不可针，针不幸令人死。

【中庭】一穴。在膻中下一寸六分陷中。任脉气所发。主胸胁支满、心下满、食饮不下、呕逆吐食还出。灸五壮。针入三分。

【巨骨[①]】一穴。在心胛骨头。不可日灸三壮至七壮。主惊痫、破心吐血。禁针，针则倒悬。一食鱼然后乃可下针，针入四分，泻之勿补，针出始得正脉。忌酒、面、热食、猪、鱼、生冷物。

【云门】二穴。在巨骨下，气户两旁各二寸陷中，动脉应手，举臂取之。《山眺经[②]》云：在人迎下第二骨间，相去二寸三分。足太阴脉气所发。治呕逆、上胸胁。彻背痛。通灸，禁针。理肺，同药疗之。针深令人气逆。

【少商】二穴者。水也。在手大指端侧，去爪甲角如韭叶，白肉际宛宛中。手太阴脉之为井也。针入一分。主不能食、肠中气满、吃食无味。宜针不宜灸。以三棱针刺之血出，胜气针之。所以胜气者，此脉，胀颙[③]之候。颙中有气，人不能食。故刺出血以宣诸藏热也。忌冷热食。

【鱼际】二穴者。火也。在手大指节后内侧散脉中。手太阴之所流为荥也。主虚热、洒洒毛竖、恶风寒，舌上肿，寒热咳嗽，喘，痹走背胸不得息，头痛甚，汗不出。热、烦心，少气不足以息，阴淫痒，腹痛，不下食，肘挛，支满，喉中焦，干渴，痓，上气，热病。寒栗鼓颔，腹满，阴痿，色不变，肺心痛，咳引尻痛，溺出，膈[④]中虚，食饮呕，身热，汗不出，呕吐血，目泣出，短气，心痹，悲怒逆气狂易，胃气逆也。针入二分。

① 巨骨：疑为锁骨头。

② 山眺经：即“《山眺针经》”（已佚），部分文字保留在《太平圣惠方》中。

③ 颙：“腮”的异体字。

④ 膈：即“膈”。

（二）正人形二（图 14）

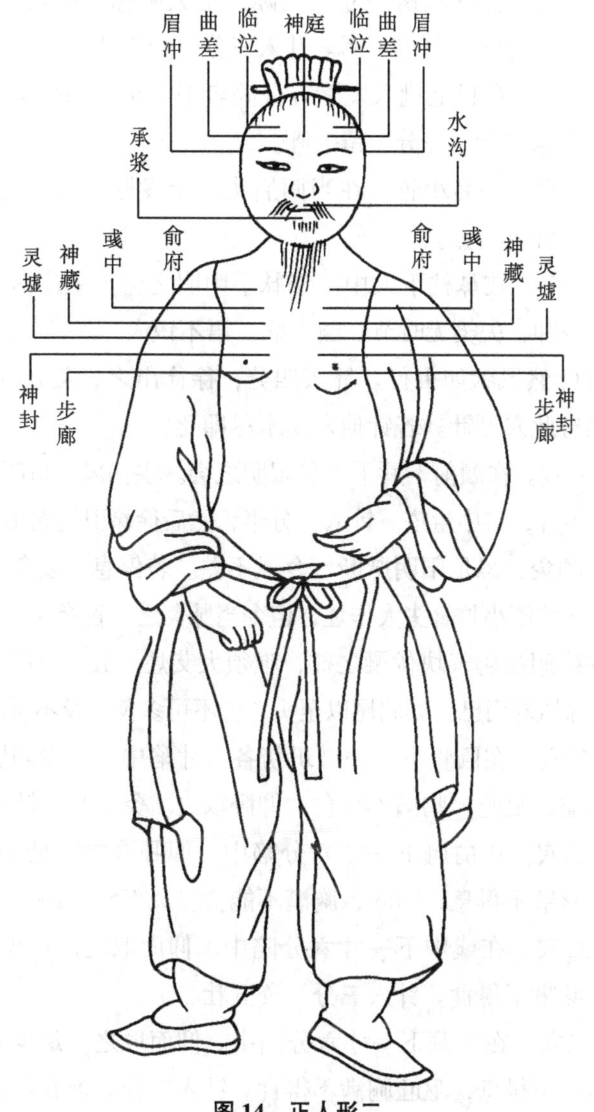

图 14 正人形二

【神庭】一穴。在发际，直鼻上督脉，上一寸，发际是也。足太阳阳明之会。主治肿气，风痫，颠①风。不识人，羊鸣，角弓反张，披发而上歌下

① 颠：同“癫”或“巅”。

哭，多学人言语，惊悸，不得安寝。禁不可针。日灸七壮，至百壮。若针即发狂。其病在举尺之时。忌猪羊鱼肉、酒面、热食。

【曲差】二穴。在神庭傍一寸半发际。足太阳脉气所发。主心中烦满，汗不出，头项痛，身热，目视不明。针入三分。灸三壮。

【临泣】二穴。在目上眦入发际五分陷者中。足太阳少阳之会。主卒不识人，风眩，鼻塞。针入三分。留七呼。

【眉冲】二穴。一名小竹。在当两眉头直上发际。理目五般痈，头痛，鼻塞。不宜灸。针入三分。

【水沟】一穴。在鼻柱下人中。督脉手阳明之会。主疗消渴，饮水无多少，水气，偏身肿，失笑无时节，颠[①]痫。语不识人，乍喜乍哭，牙关不开，面肿唇动，叶叶然风状如虫行。针入四分，徐徐出之。灸亦得，然不如针。若是水气，唯有此穴可针。若针他穴，水尽即死。

【承浆】一穴。在颐前下唇下。足阳明之会。主偏风，口㖞[②]，面肿，消渴，面风，口不开，口中生疮。针入三分半，然后徐徐引气而出。灸亦任。日灸七七壮。若频灸，恐足阳明脉断、令风不差。若停息，复灸令其风通宣应时，立愈。其艾炷依小竹箸头大作炷，但令当脉灸之。雀粪大亦能愈疾。又有一途，如脐内疝瘕痃癖气块伏梁之徒，唯须大艾炷。故《小品》曰：腹背烂烧，四支则但除风邪而已。如鸠尾以至头，皆不可多灸，及不可用大艾炷。

【俞府】二穴。在巨骨下，去璇玑傍各二寸陷中。足少阴脉气所发。主咳逆，上气，喘，呕吐，胸满不得食。仰卧取之。灸五壮。针入三分。

【彧中】二穴。在俞府下一寸六分陷中。仰卧取之。足少阴脉气所发。主胸胁支满，咳喘不得息，呕吐，胸满不能食。灸五壮。针入三分。

【神藏】二穴。在彧中下一寸六分陷中。仰而取之。足少阴脉气所发。主胸胁支满，咳嗽不得食。针入三分。灸五壮。

【灵墟】二穴。在神藏下一寸六分陷中。仰而取之。足少阴脉所发。主胸胁支满，引胸不得息，呕吐胸满不得食。针入三分。灸五壮。

【神封】二穴。在灵墟下一寸六分。主胸满不得息，咳逆，乳痈，洒淅恶寒。灸五壮。针入三分。

---

① 颠：同“癫”。

② 㖞：歪。

【步郎】[①] 二穴。在神封下一寸六分陷者中。仰取之。足少阴脉气所发。主胸胁支满，鼻不通呼吸，少气，喘息，不得举臂。针入三分。灸五壮。

（三）正人形三（图 15）

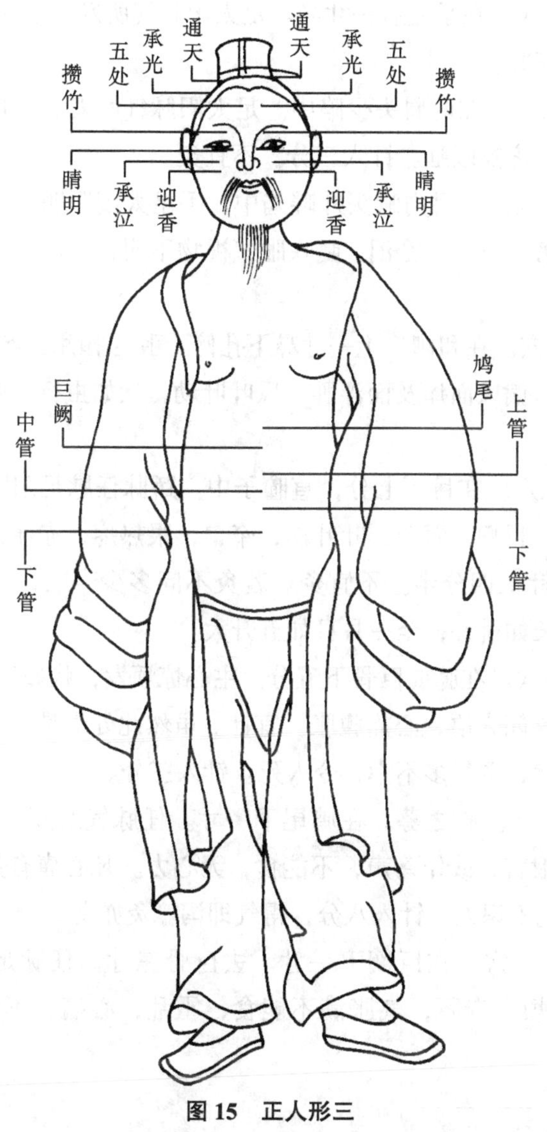

图 15　正人形三

① 步郎：即“步廊”。

【五处】二穴。足太阳脉气所发。在头上，督脉傍，去上星二寸半。主目不明，头眩，风痹，闷。针入三分。灸五壮。

【承光】二穴。在五处后二寸。足太阳脉气所发。主风寒头痛，欲呕吐，心烦。针入三分。不可灸。

【通天】二穴。在承光后一寸半。足太阳脉气所发。主项痛，暂起僵仆。针入三分。灸三壮。

【攒竹】二穴。在两眉头少陷中。足太阳脉气所发。主目视䀮䀮，视物不明，眼中热，疼及眼眶。针入三分。不宜灸。

【睛明】二穴。在目内眦头外畔陷中。手足太阳阳明之会。主肤翳白膜覆童子[①]，眼暗，雀目，冷泪，䁾眣眼，视物不明，胬肉。针入一分半。不宜灸。

【迎香】二穴。在和胶[②]上一寸鼻下孔傍。手足阳明之会。针入三分。主鼻息不闻香臭，偏风面痒及面浮肿，风叶叶动，状如虫行。刺或在唇，肿不宜灸。

【承泣】二穴。在目下七分，直瞳子中。跻脉任脉足阳明之会。主疗眊眼，㖞目不正。目瞤，面动，叶叶然，牵口，眼热疼、赤痛，目视䀮䀮，冷泪，眼睑赤。针入四分半。不宜灸。若灸不问多少，三日以后，眼下大如拳，息肉日加长如桃许，至一月日如五升大。

【鸠尾】一穴。在臆前巨骨下五分。主心惊烦发，状如鸟鸟，破心吐血，心中气闷，不喜闻人语，心痛腹胀。宜针。虽然此处最难针，须是大好手方可下针。如不然，取气多不幸，令人死。针入三分。

【巨阙】一穴。心之募。在鸠尾下一寸。任脉气所发。主疗心中烦闷，热风，风痫，浪言，或作鸟声，不能食，无心力。凡心痛有数种，冷痛、蛸虫[③]、毒、霍乱不识人。针入八分，得气即泻。灸亦良。

【上管[④]】一穴。在巨阙下一寸。去巨骨三寸。任脉足阳明手太阳之会。主心中热烦，奔豚，气胀满不能食，霍乱，心痛，不可眠卧，吐利，

① 童子：同“瞳子”。下同。

② 胶：“髎”的异体字。

③ 蛸虫：即“蛔虫”。

④ 上管：现称“上脘”。

心风，惊悸不能食，心中闷，发哕伏梁，气状如覆杯。针入八分，得气，先补而后泻之，可为神验。若是风痫热病宜泻之，后补其病，可应。灸亦良。

【中管[①]】一穴。一名太仓。是胃之募。在上管下。手太阳少阳足阳明所生任脉之会。主治心匿不能食，反胃，霍乱，心痛，热，温疟，咳疟，天行伤寒，因读书得奔豚气，心闷伏梁，气如覆杯，冷结气。针入八分。灸亦良。

【建里】一穴。在中管下一寸。治肠中疼痛，呕逆上气，心痛身肿。针入一寸三分。灸亦良。

【下管[②]】一穴。在建里下一寸。足太阴任脉之会。主腹胃不调，腹内痛，不能食，小便赤，腹坚硬，癖块，脉厥，厥动。针入八分。灸亦佳。

（四）正人形四（图16）

此图原阙，今补。惟神总、当阳、明堂、前关四穴，名他书无考，莫定所在，仍阙之。其分水、巨门二穴，与旧经《甲乙》《千金》《外台秘要》《圣济》异文，已载校勘记。兹姑仍其原文，不为改字。光绪九年十月重绘图并记。

【地仓】二穴。在侠目傍四分外，如近下有脉微动者。是跻脉手阳明之交。主疗大患风者，其脉亦有动时，亦有不动时。多主偏风，口㖞，失音不言，不得饮食，水浆漏落。眼瞤动。患左针右，患右针左，针入三分半。灸亦得，日二七壮。其艾壮如虫钗脚。忌毒物及行房事。

【廉泉】一穴。在颔下结喉上舌本间。阴维任脉之会。主舌下肿，难言，舌纵，涎出，咳嗽少气，喘息，呕沫，口噤。灸三壮。针入三分。

【阴交】一穴。在脐下一寸。任脉气所发。主脐下热，小便赤，气痛，状如刀搅，作块状如覆杯，妇人断绪，月事不调，带下崩中，因产后恶露不止，绕脐冷痛。针入八分，得气即泻，泻后宜补。灸亦得，然不及针。

---

① 中管：现称“中脘”。

② 下管：现称“下脘”。

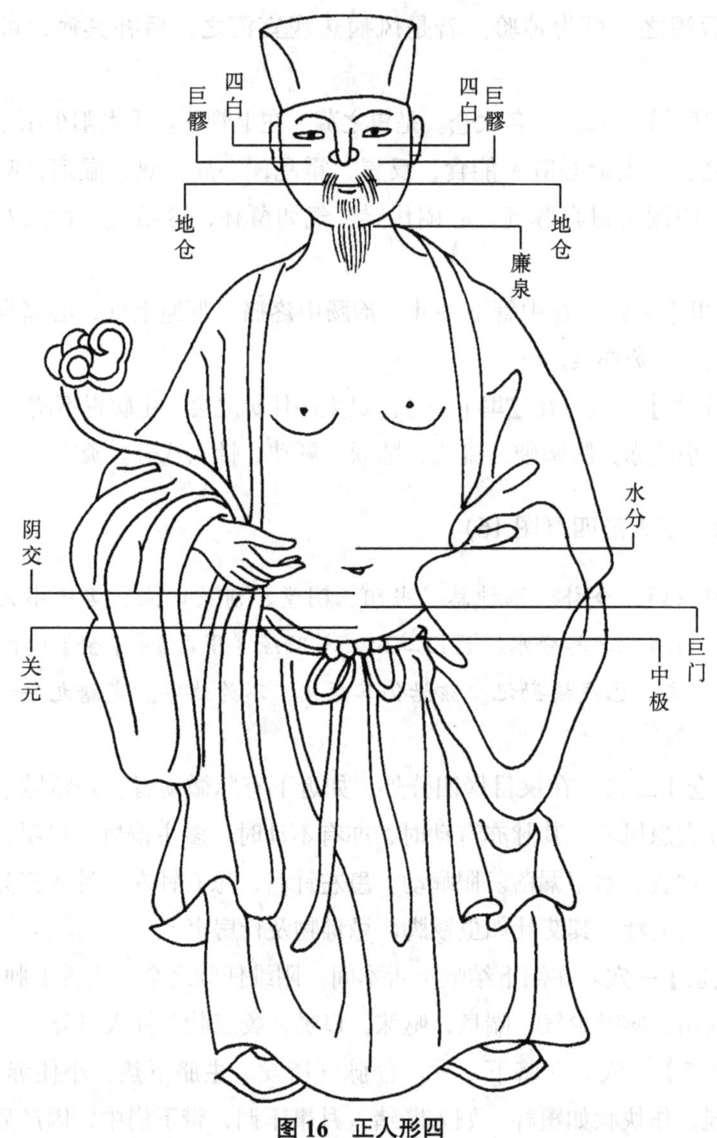

图 16 正人形四

【分水[①]】一穴。在管下脐上一寸。任脉气所发。主腹痛不能食。肠坚腹痛。胃管不调。坚硬。针入八分。若是水病。灸之大良。

① 分水：现作“水分”。

【巨门[①]】一穴。《甲乙经》云：一名利机，一名精露，一名丹田，一名命门。在脐下二寸。是三焦之募。任脉气所发。针入八分。主腹痛，坚硬，妇人因产恶露不止，遂成结块，崩中，断绪。灸亦良。

【关元】一穴。是小肠募。一名次门。在脐下三寸。足三阴任脉之会。脐下酸痛，小便赤淋，不觉遗沥，小便处痛状如散火，尿如血色，脐下结血，状如覆杯，妇人带下，因产恶露不止，妇人断绪，产道冷。针入八分。若怀胎必不针，若针必落胎。胎多不出，而针外昆仑即出。灸亦良，然不及针。

【中极】一穴。一名玉泉，一名气原。在关元下一寸。是膀胱募。任脉足三阴之会。主妇人断绪，四度针，针即有子，故却时任针也。主淋，小便赤，尿道痛，脐下结块如覆杯，或因产得恶露不止，遂成疝瘕，或因月事不调，血结成块。针入八分。灸亦得，然不及针。

（五）背人形一（图 17 ）

脊背二十一节，上有项骨三节。铜人第几椎皆专指脊骨言。如大椎在第一椎节上间。若兼数项骨，实在第四节之上，第三节之下也。后三图同。光绪九年十月重绘图并记。

【后顶】一穴。在百会后一寸半。枕骨上。督脉气所发。针入四分。灸五壮。主风眩，目视䀮䀮，额颊上痛。

【强间】一穴。在后顶后一寸半。一名大羽。是督脉气所发。主头如针刺，不可以动，项如拔，不可左右顾视。灸五壮。针入三分。

【脑户】一穴。在枕骨上，强间后一寸半。一名仰风，一名会颅。是督脉足太阳之会。主目痛不能视，面赤肿，头痛。不得灸，灸令人失喑。针入三分。

【喑门】一穴。一名舌厌。在项后入发际宛宛中，入系舌本。是督脉阳维之会。仰而取之。主头风，脑疼，失喑，不能言，舌急，项强不能回头。针入八分。徐徐出之。不宜灸，灸即令人哑。思如前法。问曰：舌急不言，如何治？答曰：急针喑门。舌缓针风府，得气即泻，可小绕针入八分。忌灸。

---

① 巨门：现作“石门”。

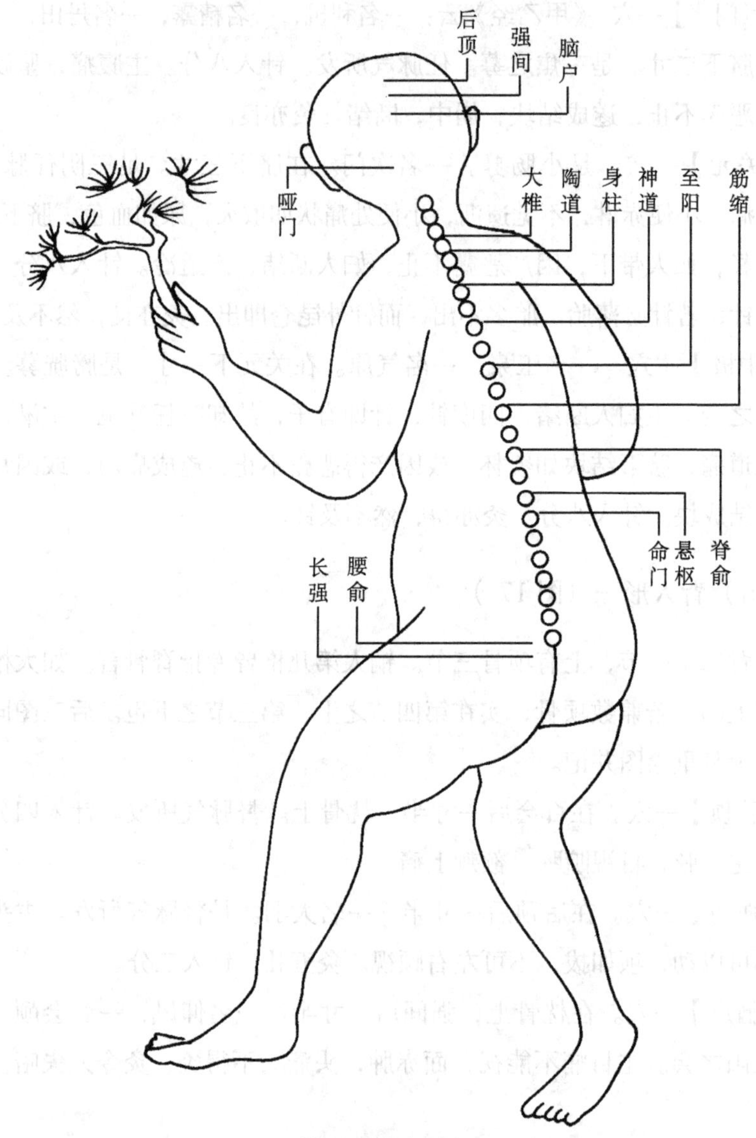

图 17　背人形一

【大椎】一穴。第一椎上陷者中宛宛。是主三阳督脉之会。疗五劳七伤，温疟，痃背膊闷，项强，不得回顾。针入五分。灸亦得。

【陶道】一穴。在大椎节下间。俯而取之。督脉足太阳之会。主头重目瞑，洒淅寒热，脊强，以头汗不出也。灸五壮。针入五分。

【身柱】一穴。在第三椎节下间。督脉气所发。灸五壮。主头疾瘛疭，怒欲杀人，身热狂走，讝言见鬼。针入五分。

【神道】一穴。督脉气所发。在第五椎节下间。俯而取之。主寒热头痛，进退往来，痎疟，恍惚，悲愁。灸三壮。针入五分。

【至阳】一穴。在第七椎节下间。俯而取之。督脉气所发。主寒热解烂淫，胫酸，四支重痛。少气难言。灸三壮。针入五分。

【筋缩】一穴。在第九椎节下间。俯而取之。督脉气所发。主惊痫狂走，癫疾，脊急强，目转上垂，灸三壮。针入五分。

【脊俞[①]】一穴。一名神宗，一名脊中。在第十一椎节下间。督脉气所发。治风癫颠邪，温病积聚，下利。忌灸。针入五分。

【悬枢】一穴。在第十二椎节下间。是穴督脉气所发。主腰脊强，腹中上下积气。针入三分。灸五壮。

【命门】一穴。一名属累。在第十四椎节下。俯而取之。督脉气所发。主头痛如破，身热如火，汗不出，瘛疭，里急，腰腹相引痛。针五分。

【腰俞】一穴。一名背解，一名髓孔，一名腰户。在第二十一椎节下，陷者宛宛中是。挺腹地舒身，两手相重支额，纵四体，然后乃取其穴。是督脉气所发也。主腰髋疼痛，腰脊强，不得回转，温疟，痎疟。针入八分。灸亦得。慎房事，不得擎重物。《甲乙经》云：针入五分。灸三壮。

【长强】一穴。一名气之阴郄。督脉络。在穷骨下宛宛中是。《甲乙经》：穴在脊骶端，少阴所结。主下漏，五痔，疳蚀，下部匿针入三分。然抽[②]之，以痛为度。其穴趺地取之，乃得。灸亦得，然不及针。慎房事。此痔根本是冷，慎冷。

（六）背人形二（图 18）

【天柱】二穴。在侠项后发际大筋外廉陷者中。足太阳脉气所发。针入二分。主头风。目如脱。项如拔。项疼。急重。先泻而后补之。灸亦得。然不及针。

---

① 脊俞：现作“脊中”。

② 抽：四库本作“针”字。

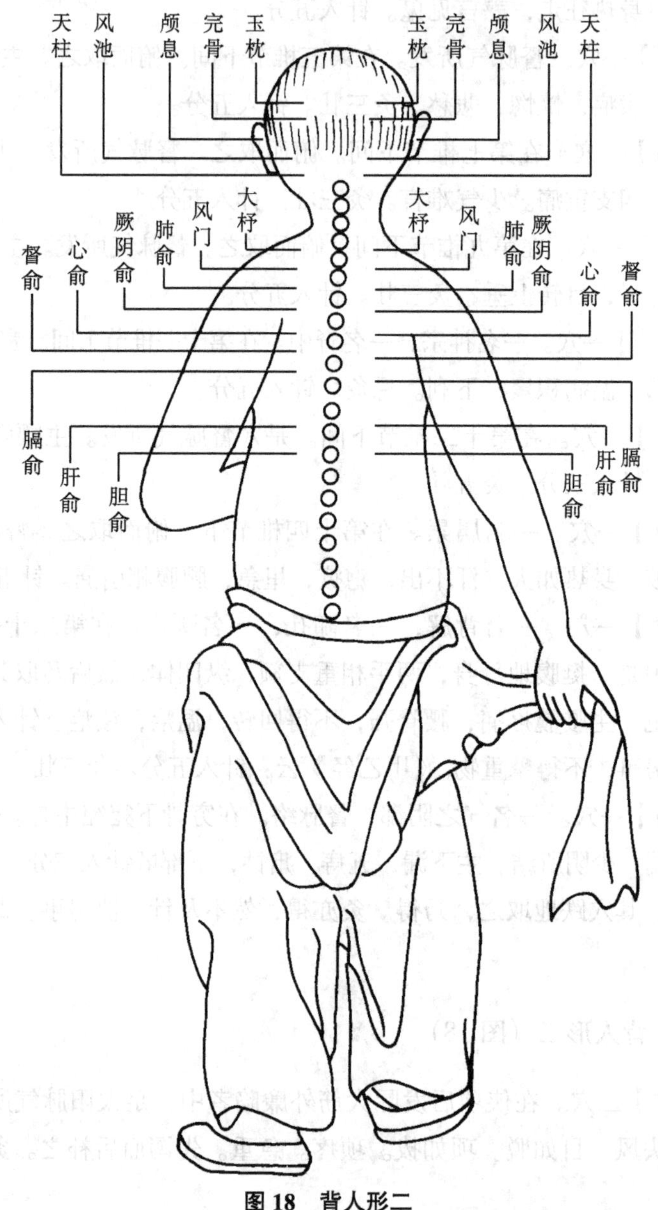

图18 背人形二

【玉枕】二穴。在络却后七分半，侠脑户傍一寸三分起肉枕骨上，入发际三寸。足太阳脉气所发。针入三分。灸三壮。主目内挛，系急痛，风眩，目痛，头寒多汗，耳聋，鼻塞。

【风池】二穴。足少阳阳维之会。在项后发际陷中。《甲乙经》云：风池穴在颞颥后发际陷中，针入一寸二分。大患风者，先补而后泻。少可患者，以经取之。主肺风，面赤，目视䀮䀮，项强不得回顾，面肿，皮软，脑疼痛。灸亦良，然不及针。问曰：如后发际亦有项脚，长者，其毛首至头骨，亦有无项脚者，毛齐至天牖穴。即无毛根，何而取穴也。答曰：其毛不可辄定，大约如此。若的，的定中府正相当，即是，侧相去各二寸，此之定穴。

【颅息】二穴。在耳后青脉间。主身热，头痛，不可反侧，小儿痫喘不得息，耳聋。针入一分，不得多出血，血多即杀人。灸三壮。

【完骨】二穴。在耳后入发际四分。足太阳少阳之会。主风眩，项痛，头强，寒热。灸即依年壮。针入二分。

【大杼】二穴。在项后第一椎下两旁各一寸半陷中。足太阳手少阳之会。理风劳气，咳嗽气急，头痛目眩，腹痛。针入五分。禁灸。

【风门热府】二穴。在第二椎下两旁一寸半。督脉足太阳之会。理伤寒项强，目眩，鼻塞，风劳，呕逆上气，胸痛，背痛，气短，不安。针入五分。灸五壮。

【肺俞】二穴。在第三椎下两旁相去一寸半。理癫痫瘿气，上气，吐逆，支满，脊强，寒热，不食，肉痛，皮痒，传尸骨蒸，肺嗽。针入三分。

【厥阴俞】二穴。在第四椎下两旁，相去同身寸一寸半。理逆气，呕逆，牙痛。留结胸闷。针入三分。

【心俞】二穴。在第五椎下两旁各一寸半。理心中风，狂痫，心气，乱语，悲泣，心腹烦满，汗不出，结聚寒热，呕逆不食，食即吐血，目痛。不可灸。针入三分。

【督俞】二穴。在第六椎下两旁相去同身寸一寸半。一名高盖。主理寒热，腹中痛雷鸣，气逆，心痛。灸三壮。禁针。

【膈俞】二穴。在第七椎下两旁各一寸半。理心痛，痰饮，吐逆，汗出，寒热，骨痛，虚胀，支满，痎疟，痃癖，气块，膈上痛，喉痹，身常温，不食切痛。针入三分。

【肝俞】二穴。在第九椎下两旁各一寸半。理口干，中风，支满，短气，不食，食不消，吐血，目不明，闭塞，腰痛，胸痛，寒疝。针入三分。灸三壮。

【胆俞】二穴。在第十椎下两旁各一寸半。足太阳脉气所发。主理心胀满，吐逆，短气，疼闷，食难下，不消。针入三分。

（七）背人形三（图19）

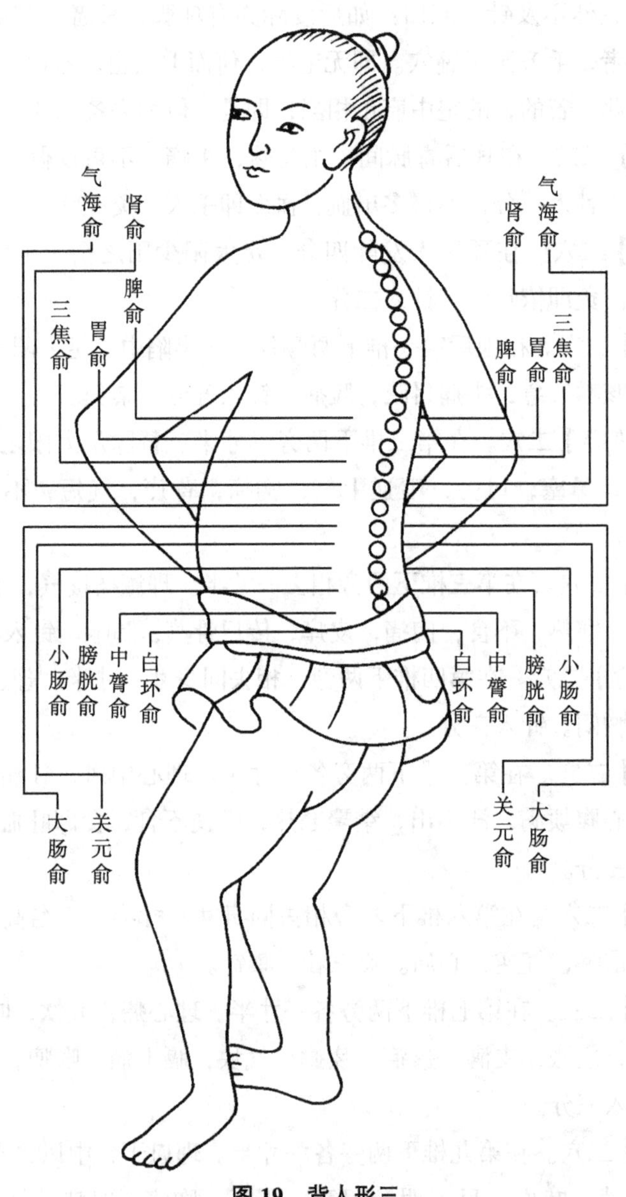

图19 背人形三

【脾俞】二穴。在第十一椎下两旁一寸半。理腰身黄，胀满，腹肚洩[1]利，身重，四支不收，黄疸邪气，积聚腹病，寒热。针入三分。灸三壮。

【胃俞】二穴。在第十二椎下两旁各一寸半。理烦满吐食，腹胀不能食。针入二分。灸三壮。

【三焦俞】二穴。在第十三椎下两旁各一寸半。足太阳脉气所发。主水谷不消，腹胀，腰痛，吐逆。针入三分。灸三壮。

【肾俞】二穴。在第十四椎下两旁各一寸半，与脐对。理虚劳，耳聋，肾虚，及水脏胀，挛急，腰痛，小便浊，阴中疼，血精出，五劳七伤，冷呕，脚膝拘急，好独卧，身肿如水。针入三分。灸三壮。

【气海俞】二穴。在第十五椎下两旁同身寸相去一寸半。理腰痛，痔病，泻血。灸三壮。

【大肠俞】二穴。在第十六椎下两旁各一寸半。理腰痛，腹肠胀满，绕脐中痛，大便下利，或泄利，食不化，脊骨强。针入三分。灸三壮。

【关元俞】二穴。在第十七椎下两旁，相去同身寸一寸半。理风劳，腰痛，洩利，虚胀，小便难，妇人瘕聚诸疾。针入三分。

【小肠俞】二穴。在第十八椎下两旁各一寸半。理大便疾涩，小便紧急，脚肿，短气不食，烦热酸痛，大便脓血出，食痔疼痛，妇人带下。针入三分。灸三壮。

【膀胱俞】二穴。在第十九椎下两旁，相去同身寸一寸半。理风劳，腰痛，洩利，肠痛，大小便难，尿赤，阴生疮，少气，足胫冷，拘急不得屈伸，女人瘕聚。针入三分。灸三壮。

【中膂俞】二穴。在第二十椎下两旁，相去同身寸一寸五分。一名脊内俞。是少阴脉（理）。理赤白痢，虚渴，汗出，头不得俯仰，腹胀，肋痛。针入三分。

【白环俞】二穴。在第二十一椎下两旁，相去同身寸一寸半。足太阳脉气所发。理腰脊挛急痛，大小便不利，百病。针入三分。《甲乙经》《甄权经》云：挺腹地端身，两手相重，支额，纵气息，令皮肉俱缓，乃取其穴。针入八分。主腰髋疼，不遂，温疟，腰中冷，不识眠睡，劳损风虚。忌灸。

① 洩："泄"的异体字。下同。

（八）背人形四（图20）

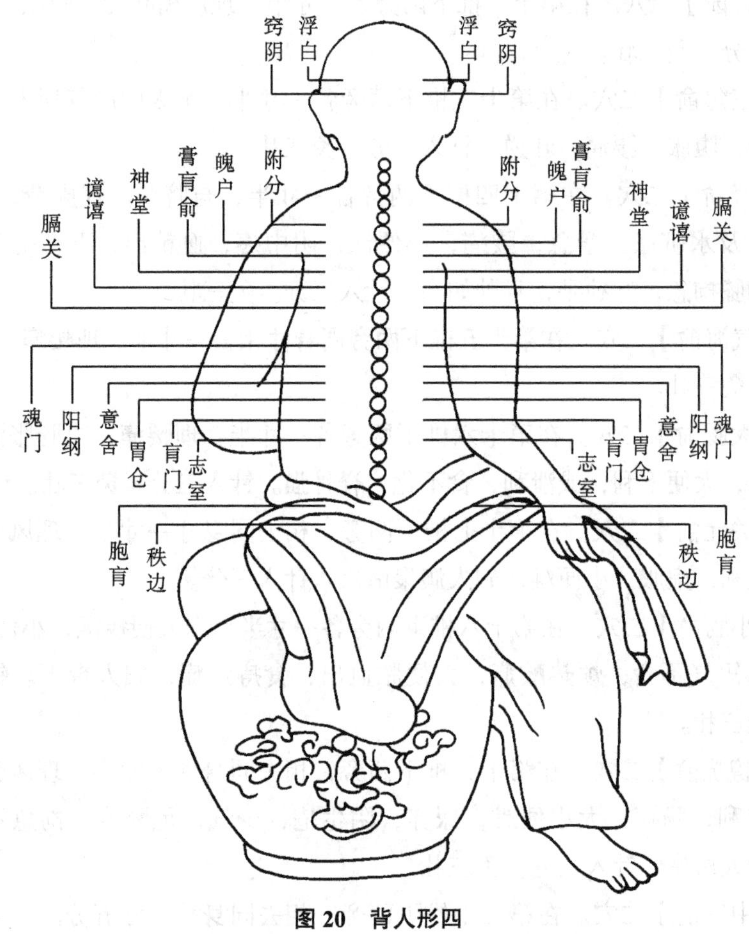

图20 背人形四

【窍阴】二穴。在完骨上，枕骨下。足太阳少阳之会。主骨疽，发厉，项痛引头也。灸五壮。针入三分。

【浮白】二穴。在耳后入发际一寸。足太阳之会。主寒热，喉痹，咳逆，疝积，胸中满，不得喘息，胸痛，耳聋嘈嘈无所闻，颈项痈肿不能言及瘿，肩不举也。针入三分。灸三壮。

【附分】二穴。在第二椎下，附项内廉，两旁各三寸。手足太阳之会。主背痛引领。灸五壮。针入三分。

【魄户】二穴。在第三椎下两旁各三寸宛宛中。正坐取之。足太阳脉气所发。主背胛闷，无气力，劳损萎黄，五尸走疰，项强不得回顾。针入五分。灸亦得。

【神堂】二穴。在第五椎下两旁各三寸陷者中。正坐取之。足太阳脉气所发。主肩痛，胸腹满，洒淅，反脊强急。灸五壮。针入三分。

【譩譆】二穴。在肩膊内廉，第六椎两旁三寸。其穴抱肘取之。足太阳脉气所发。因以手痛按之，患者言譩譆。针入六分。主温疟，寒疟，病疟，背闷，气满，腹胀，气眩。灸二七壮。忌见白酒。

【膏肓俞】二穴。主无所不疗，羸瘦虚损，梦中失精，上气咳逆，狂惑忘误。取穴之法：令人正坐，屈脊伸两手，以臂著膝前。令正直，手大指与膝头齐，以物支肘，勿令臂得动摇。从胛骨上角，摸索至背下头，其间当有四肋三间，灸中间。依胛骨之里，去胛骨容安指许。摩胆去表，肋间空虚，按之自觉牵引于肩中。灸两胛中，一处至六百壮，多至千壮。当觉下咙咙然流水之状，亦当有所下出。若得痰疾，则无所不下也。若病人已困，不能正坐，当令侧卧。俯上臂，令前取穴，灸之。求穴法：大校以右手，从左肩上住指头所不及者是也，左亦然。乃以前法灸之。若不能久坐，当伸两臂，令人挽两胛骨，使相离。不尔胛骨覆穴，不可得也。所伏衣衭，当令大小有常定，不尔则失其穴也。此灸讫后，令人阳气康盛，当消息以自补养。当取身体平复，其穴近第五椎，望取之也。论曰：昔在和缓，不救晋侯之疾。以其在膏之上，肓之下，针药所不能及。即此之穴是也。人不能求得此穴，所以宿病难追。若能用心，此方便求得。灸之无疾不愈。

【膈关】二穴。在第七椎下两旁，各三寸陷者中。正坐取之。足太阳脉气所发。主背痛，恶寒，脊强，俯仰难，食不下，呕哕多涎唾也。灸五壮。针入五分。

【魂门】二六。在第九椎下两傍，各三寸陷者中。正坐取之。足太阳脉气所发。主食饮不下，腹中雷鸣，大便不节，小便赤黄也。灸三壮。针入五分。

【阳刚】二穴。在第十椎下两傍各三寸。正坐取之。足太阳脉气所发。主食不下，腹中雷鸣，大小便不节，黄水。灸三壮。针入五分。

【意舍】二穴。在第十一椎两傍各三寸。正坐取之。足太阳脉气所发。主腹满虚胀，大便洩滑。消渴面黄。灸五十壮。《甲乙经》灸三壮。针入五分。

【胃仓】二穴。在第十二椎下两傍各三寸。主腹内虚胀，水食不消，恶寒，不能俯仰。针入三分。灸五壮。

【肓门】二穴。在第十三椎下两傍各三寸。《异经》云：与鸠尾相直。主心下肓大坚，妇人乳有余疾。灸三十壮。针入五分。

【志室】二穴。在第十四椎下两傍各三寸。正坐取之。足太阳脉气所发。针入五分。灸三壮。主腰脊痛急，食不消，腹中坚急，阴痛下肿，并疗之。

【胞肓】二穴。在第十九椎下两傍，各三寸陷者中。伏而取之。足太阳脉气所发。主腰脊痛急，食不消，腹中坚急，阴痛下肿，并疗之。[①]疗恶气，腰背卒痛。灸五七壮。《甲乙经》灸三壮。针入五分。

【秩边】二穴。在第二十椎下两傍各三寸。伏而取之。足太阳脉气所发。主腰痛不能俯仰，小便赤黄，尻重不能举。灸三壮。针入三分。

（九）左人形一（图21）

【颔厌】二穴。在曲周颞颥上廉。手足少阳阳明之交会。刺入三分。灸三壮。主风眩，目无所见，偏头痛，引目外眦急，耳鸣，好嚏，颈痛。

【客主[②]】二穴。在耳前上廉，起骨开口有穴，动脉宛宛中。一名上关。足阳明之会主目䀮，风牙疼痛，牙车不开，口噤，嚼食，偏风眼㖞，通睛，耳聋状如蝉声。针入一分。灸七壮，艾炷如箸头大。必须侧卧张口取穴，避风。又上关不得深，下关不得久留针。问曰：上关何以不得深，下关何以不得久留针？答曰：上关若深，令人得欠、不得故，且随针䀮。下关不得久留针者，得故不得欠，牙关急。是故上关不得深，下关不得久留针。

【悬颅】二穴。在曲周颞颥中。足阳明脉气所发。主热病，偏头痛引目外眦，身热烦满，汗不出，齿痛，面皮赤痛。针入三分。灸三壮。

【肩井】二穴。在肩上陷罅中，缺盆上大骨前一寸半，以三指按之，当其中指下陷者中是穴，一名膊井。手足少阳阳维之会。主五劳七伤，头项不得回顾，背膊闷，两手不得向头，或因马扐伤腰，髋疼，脚气。针入四分，不宜灸。针不得深，深即令人闷。《甲乙经》云：针只可五分。此膊井脉足

① 主腰脊……并疗之：同“志室”条，疑衍文。

② 客主：现作“客主人”。

阳明之会，乃连入五脏气。若深则引五脏之气，乃令人短寿。大肥人亦可倍之。若闷倒不识人，即须三里下气。虽不闷倒，但针膊井，即须三里下气，大良。及妇人怀胎落讫，觉后手足厥逆[1]，针肩井手足立差。若有灼然解针者，遣针；不解针者，不可遣针。灸乃胜针，日灸七壮。若针肩井，必三里下气。如不灸三里，即拔气上其针膊井，出《甄权经》。

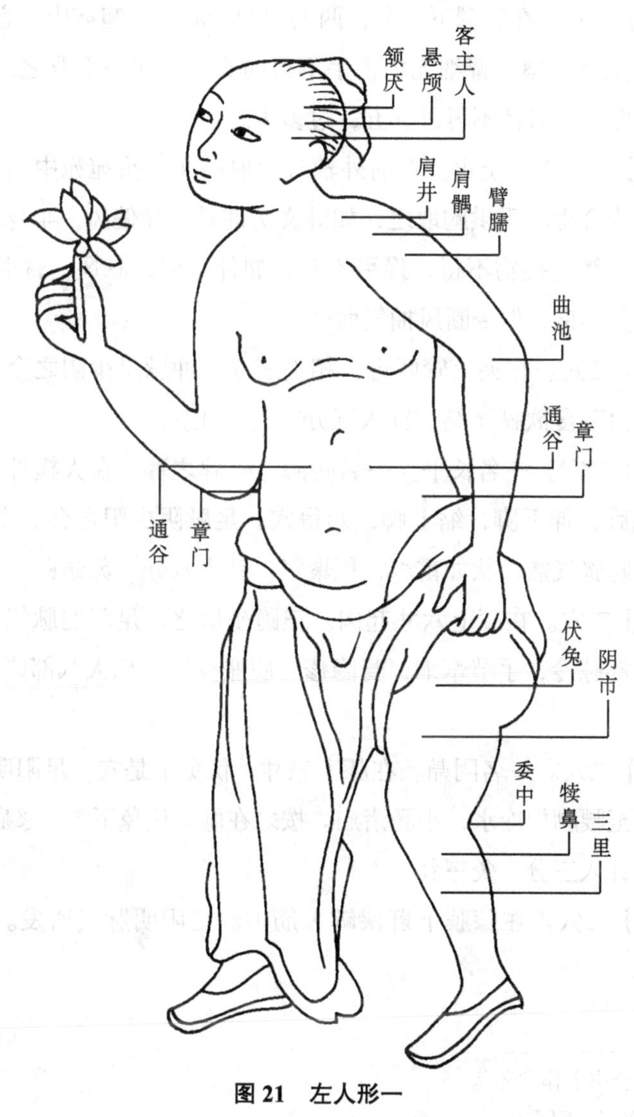

图 21 左人形一

① 手足厥逆:《四库全书》曰：微损，手足苦者。

【肩髃】二穴。在膊骨头肩端两骨间陷者宛宛中是。平手取其穴。手阳明跻脉之会。针入八分。主疗偏风，半身不遂，热风，疹风，胸俯仰风，刺风风虚。手不得上头，捉物不得，挽弓不开，臂细无力，酸疼臂冷而缓。患刺风者，百日刺筋，百日刺骨，方可得瘳。灸亦得，然不及针。遂[①]以平手取其穴，日灸七壮。养为度。

【臂臑】二穴。在肩髃下一分，两筋间两骨罅陷者宛宛中。宜灸不宜针。日灸七壮。主疗劳瘿，臂细无力，手不得向头。其穴平手取之，不得拏手。令急，其穴即闭。若针不得过三五，过多生恶。

【曲池】二穴者。土也。在肘外辅骨曲肘横文[②]头宛宛中陷者是。手阳明脉之所入为合也。手拱胸取之，如畔文头即是。疗偏风，半身不遂，刺风疹，疼痛，冷缓，捉物不得，挽弓不开，屈伸难引，脉风，臂肘细而无力。针入七分。灸亦良，但令断风抽气而已。

【通谷】二穴。在夹上管两旁，相去三寸。冲脉足少阴之会。治干呕又无所出；又治劳食欲膈[③]结。针入五分。灸五壮。

【章门】二穴。一名长平。一名胁髎。是脾之募。在大横外，直脐季肋端。必须侧卧，伸下脚，缩上脚，乃得穴。足厥阴少阳之会。主膀胱气癖，疝，瘕气，膀胱气痛，状如雷声，积聚气。针入六分。灸亦良。

【伏兔】二穴。在膝上六寸起肉。正跪坐取之。足阳明脉气所发。治风劳痹逆，往邪膝冷，手节挛缩，身隐疹，腹胀少气，妇人八部诸病。针入三分。禁灸。

【阴市】二穴。一名阴鼎。在膝上三寸，伏兔下是穴。足阳明脉气所发。主寒疝。下至腰脚如冷水，小肠诸疝。按之在膝上伏兔下[④]。寒疝腹胀。满，痿厥少气。针入三分。灸三壮。

【犊鼻】二穴。在膝膑下骭侠罅大筋中。足阳明脉气所发。主犊鼻肿，

---

① 遂:《四库全书》作“还”。

② 文：同“纹。”下同。

③ 膈：同“膈”。

④ 按之……之下：疑为错文。

洗熨去之。其久坚勿攻，攻者死，膝中痛不仁，难跪起。诸肿节溃者死；不溃可疗。针入三分。灸三壮。

【委中】二穴者。土也。在腘中央约文中动脉。甄权云：曲脷内，两筋两骨中宛宛是。足太阳脉气之所入为合也。令人面挺腹地而取之。主脚弱无力，风淫痹，筋急，半身不遂。灸不及针，入针八分。灸三壮。

【三里】二穴者。土也。在膝下三寸，胻外廉陷者宛宛中是。足阳明脉之所入为合也。主腰满坚块，不能食，痛，气不足，反胃，胸胁积气，脚弱。针腹背，每须去三里。穴入八分。灸亦良。

（十）右人形一（图 22）

【角孙】二穴。在耳郭中间，开口有穴。手足少阳手太阳之会。主齿不嚼物，龋动肿。灸三壮。针入三分。

【耳门】二穴。在耳前起肉，当耳缺者。主耳有脓及底耳，聤耳，耳痛鸣聋，并齿龋。针入三分。灸三壮。

【听会】二穴。在耳前陷中，上关下一寸动脉宛宛中，张口得之。手少阳脉气所发。针入三分。主耳聋，耳中鸣如蝉声，通耳。牙车急疼，痛不得嚼食，牙车脱臼。相离一寸。其穴侧卧张口得之。灸亦良。

【天牖】二穴。在颈筋缺盆上，天容后、天柱前、完骨下，发际上一寸陷者宛宛中。手少阳气所发。主头风面肿，项强不得回转，夜梦颠倒，面青黄，无颜色。针入五分。不宜灸。若灸面肿眼合，先取譩譆。后针天牖、风池，其病即差。

【天府】二穴。在两腋下三寸宛宛中。手太阴脉气所发。主头眩，目瞑，远视䀮䀮。针入四分。灸七壮。不除，再灸百壮。《甲乙经》禁灸。

【曲泽】二穴者。水也。在肘内廉下陷者中，屈肘得之。手心主脉之所入为合也。主心痛，出穴则心下澹澹，喜惊，身热，烦心，口干，逆气，呕血，时瘛疭，善摇头青，汗出不过肩，伤寒病温，温身热口干。灸三壮。针入三分。

【少海】二穴者。水也。一名曲节。手少阴脉之所入为合也。在肘内横文头，屈手向头取之，陷者宛宛中。《甲乙经》云：穴在肘内廉节后陷者中动应手。疗腋下瘰疬痛疼，屈伸不得，风痹疼，疰病。针入三分。禁灸。

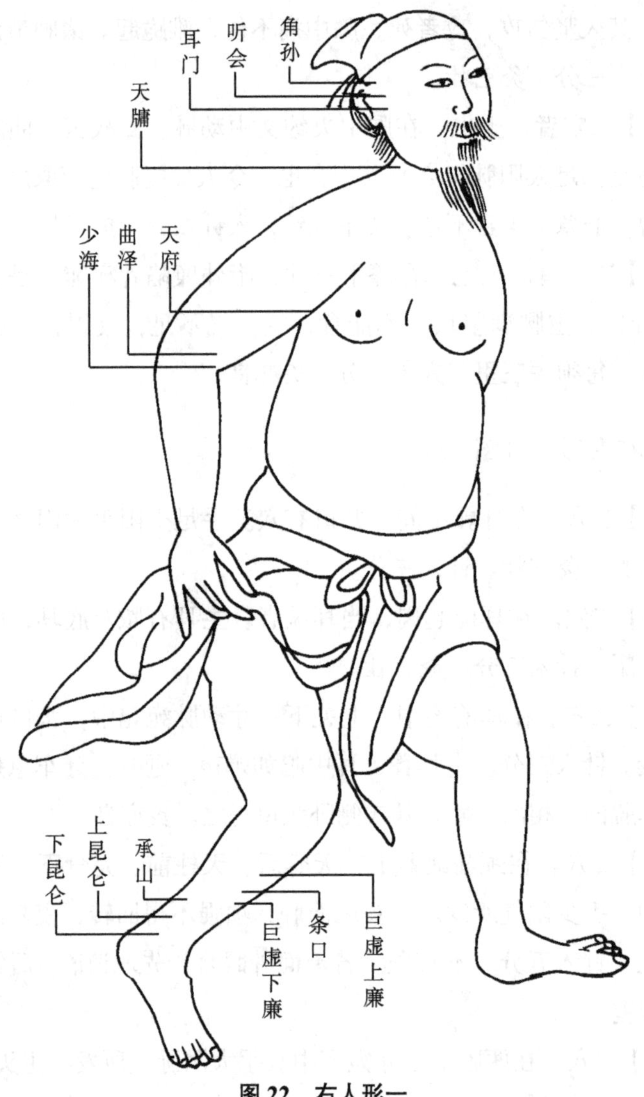

图 22　右人形一

【巨虚上廉[1]】二穴。在三里三寸两筋两骨罅间陷者宛宛中。足阳明与太阳合。针入八分。主大肠气不足。偏风胀，腿脚不随，不得履地，脚气，刺风，瘛风，脚冷，寒疟。灸之大良。

【条口】二穴。在上廉下一寸。阳明脉气所发。主胫寒不得卧，疼痛，

① 巨虚上廉：现作“上巨虚”。

足缓，失履，湿痹，足下热，不能久立。针入八分。灸三壮。

【巨虚下廉[①]】二穴。足阳明与小肠合。在上廉下三寸，两筋两骨罅陷者宛宛中，蹲地坐而取之。针入六分。又针入三分。灸三壮。主小肠，气不足，面无颜色，偏风，热风，冷痹不遂，风湿痹。灸亦良，不及针。灸疮瘥，冷痹即已。

【承山】二穴。一名鱼肠山，一名伤山。在兑腨肠下分肉间陷者中，定腹取之。主脚弱无力，脚重，偏风不遂。针入八分。灸亦得。

【上昆仑】二穴者。火。足太阳脉之所行为经也。在外踝后跟骨上陷者中。治恶血，风气肿痛，脚肿，水。针入五分。灸三壮。

【下昆仑】二穴。一名内昆仑。在外踝下一寸大筋后内陷骨宛宛中。主刺风，疹风，热风，冷痹，腰疼，偏风，半身不遂，脚重疼不履地。针入四分。灸之亦良。其穴蹲地旁引亟之。灸百壮止。

（十一）左人形二（图 23）

【听宫】二穴。在耳中珠子大如赤小豆。手足少阳手太阳三脉之会。针入一分。灸三壮。主耳聋填如无所闻，嘈嘈嘈嘈蝉鸣，及心腹满，臂痛失声。

【缺盆】二穴。在肩上横骨陷中。一名天盖。肩上是穴。主寒热瘰疬，缺盆中肿，外溃不死，胸中热，腹大，水气，缺盆中痛，汗出，喉痹，咳嗽。灸三壮。针入三分。

【孔最】二穴。在腕上七寸。手太阴郄。治热病汗不出，吐血失音，肿痛恶血。针入三分。灸亦得。

【列缺】二穴。在腕上一寸半，交叉头，两筋两骨罅宛宛中。手太阴络。主疗偏风，口㖞，半身不遂。针入三分。灸亦得。若患偏风，灸至一百壮。若患腕劳，灸至妙。

【经渠】二穴者。金也。在寸口中陷者中。手太阴脉之所行为经也。主寒热胸背急痛，胸中膨膨痛，喉痹，掌中热。主咳逆上气，喘、数欠，热病汗不出，暴痹，喘逆，心痛，欲呕。针入三分，不可灸，即伤人神。

---

① 巨虚下廉：现作“下巨虚”。

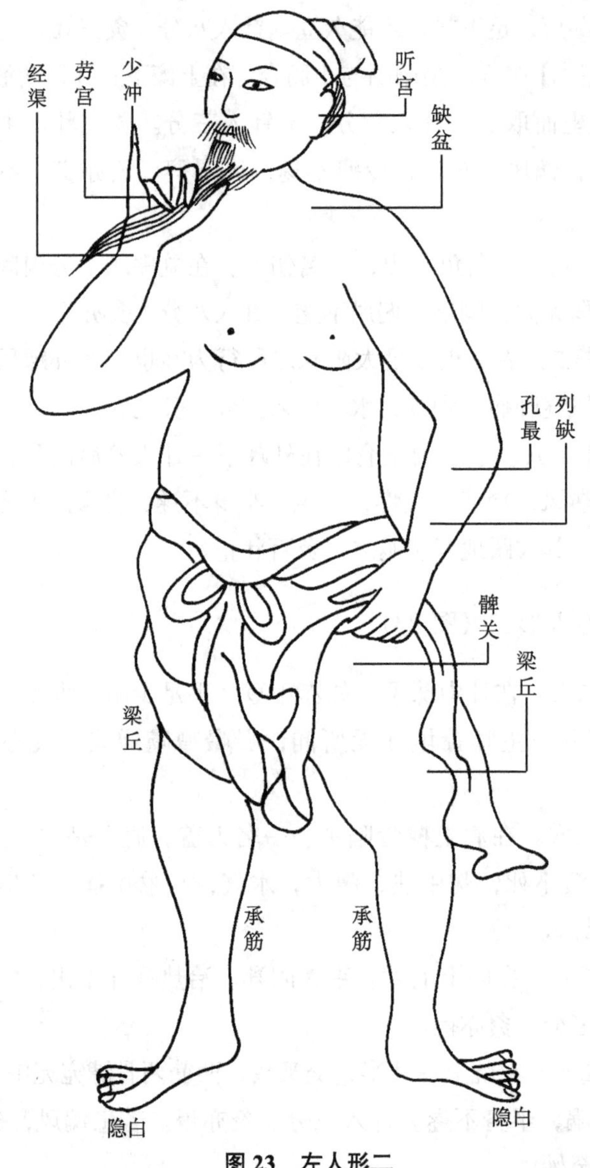

图 23　左人形二

【小冲[①]】二穴者。木也。一名经。如在手小指内廉之端，去甲如韭叶。手少阴脉之所出为井也。主热病烦心，上气心痛，冷，烦满少气，悲恐喜

① 小冲：现作“少冲”。

惊，掌热，肘掖[①]，胸中痛，口中热，咽中酸，乍寒热，手拳不伸，掌痛引掖。针入一分。灸一壮。

【劳宫】二穴者。火也。一名五里。在掌中央横文动脉中，以屈无名指头著处是。手心主脉之所流为荥也。主手掌后麻痹，手痹，白屑起。针入二分，只过一度。如过一度，令人虚。不得灸，灸即生息肉。

【髀关】二穴。在膝上伏兔后交分中。主膝寒不仁。痹痿不出伸也。灸三壮。针入三分。

【梁丘】二穴。足阳明郄。在膝上三寸两筋间。治大惊，胫痛，冷痹，膝痛，不能伸屈。针入五分。

【隐白】二穴者。木也。足大指端内侧去爪甲角如韭叶宛宛中。足太阴脉之所出为井。主腹中有寒热起，气喘，衄血不止，腹中胀逆，胫中寒热，不得卧，气满胸中热，暴泄，膈中呕吐，不欲食饮，尸厥不知人，脉动如故，渴饮，身体疼痛唾也。针入一分。灸三壮。

【承筋】二穴。一名腨肠，一名直肠。在胫后。从脚跟后上七寸腨中央陷者中。足太阳脉气所发。治风劳，热足，烦肿，痛转筋急痛。身隐疹，大小便不止。针入三分。

【阳跻】二穴。在外踝前一寸陷者宛宛中。治脚气，肾气，妇人血气。针入三分。

【阴跻】二穴。在足内踝陷者中宛宛是。卒疝，小腹痛。病者左取右，右取左，立已。女子不月水，惊喜悲不乐，如堕坠，汗出，面黑，病饥不欲食，妇人淋沥。阴挺出，四支淫泺，心闷暴疟，及诸淋，目痛，小腹偏痛，呕逆嗜卧，偏枯不能行，大风暴不知人，卧惊视如见星，尿如黄水，小腹热，咽干也。灸三壮。针入三分。

（十二）右人形二（图 24）

【风府】一穴。本在项后入发际一寸，大筋上宛宛中起肉疾言其肉立起，言休立下。督脉阳维之会。不可灸。针入三分。主头项急不可倾侧，目眩，鼻衄不得息，喑不能言，嗌痛，足不仁，狂走，欲自杀，自反妄视。

---

① 掖：同“腋”。下同。

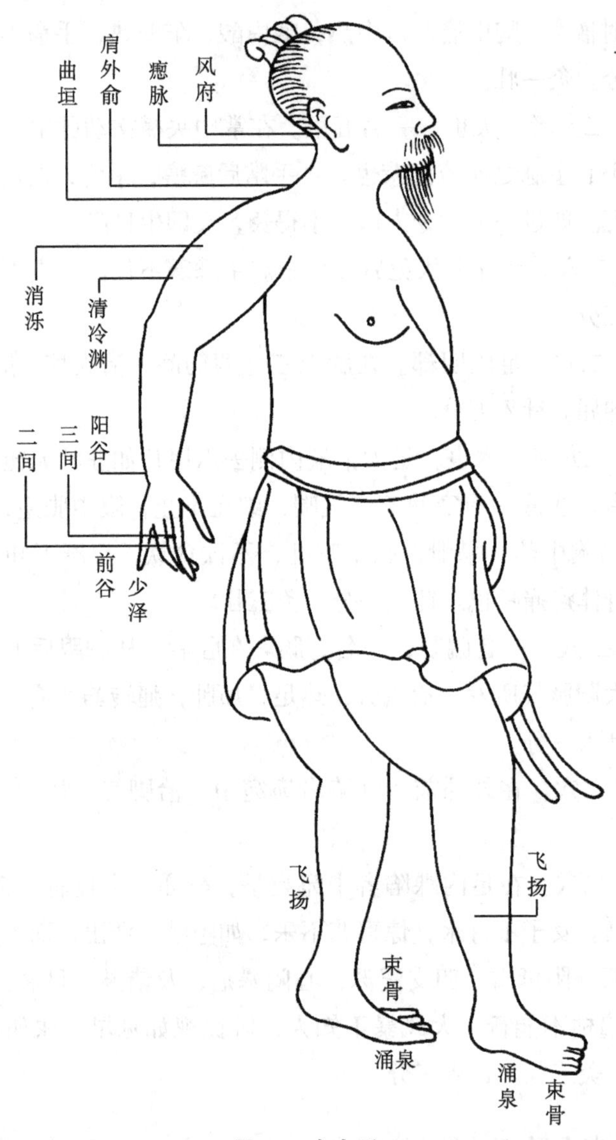

图 24 右人形二

【瘛脉】二穴。一名资脉。在耳内鸡足青脉是穴。主头风，耳后痛，小儿惊痫瘛疭，呕吐，泄注，惊恐，失精，视瞻不明，眩瞢。灸三壮。针入一分。

【清冷渊】二穴。在肘上二寸。伸肘举臂取之。主肩不举，不得带衣。灸三壮。针入三分。

【消泺】二穴。在肩下外关腋斜肘分下行。主寒热风痹，头痛肩急。针入六分。灸三壮。

【肩外俞】二穴。在肩胛上廉去脊三寸陷者中。主肩甲①痛，热而寒至肘。灸一壮。针入六分。

【曲垣】二穴。在肩中央曲甲陷者中。按之应手痛是穴。主肩痛周痹。灸三壮。针入九分。

【二间】二穴者。水也。一名间谷。在手大指次指本节前内侧陷者中。手阳明脉之所流为荥也。主喉痹，多卧喜睡，肩髃喉痹，咽如物伤，背忽振寒。针入三分。灸三壮。

【三间】二穴者。木也。一名少谷。在手大指次指本节之后内侧陷者中。手阳明脉之所注为俞也。主喉痹，咽中如鲠，齿龋痛，多卧喜睡，胸满腹鸣，虚寒热，唇口干，身热，喘息，目急痛。针入三分。

【少泽】二穴者。金也。一名少吉。在手小指端去甲下一分陷者中。手太阳脉之所出为井也。主疟寒热，汗不出，头痛，咳嗽，瘛疭，口干，头痛不可顾也。针入一分。灸一壮。

【前谷】二穴者。水也。在手小指外侧本节前陷者中。手太阳脉之所流荥也。刺入一分。灸三壮。主目眩淫淫，转甲，小指痛。

【阳谷】二穴者。火也。在手外侧腕中，兑骨之下陷者中。手太阳脉之所行为经也。主癫疾狂走，热病，汗不出，胁痛，颈肿，寒热，耳聋，耳鸣，牙齿龋痛，臂腕外侧痛不举，吐舌，戾颈，妄言，不得左右顾俯，瘛疭，头眩，眼痛。针入二分。灸三壮。

【飞扬】二穴。一名厥阳。足太阳络在外踝上七寸。别走少阴者。刺入三分。灸三壮。主头眩，目痛。

【束骨】二穴者。木也。在足小指外本节后陷者中。足太阳脉之所注为俞也。刺入三分。灸三壮。主头痛，目眩，身热，肌肉动。

【涌泉】二穴者。水也。一名地冲。在足心陷者中，屈足卷指宛宛中。足少阴脉之所出为井也。主小便不利，心中结热，脚底白肉际不得履地，刺风，脉风，风痫。灸亦得。然不反针者。灸，废人行动，不可传之于后。针入五分。

【膝眼】四穴。在膝头骨下两旁陷者宛宛中是穴。针入五分，留三呼，泻五吸。主膝冷疼痛不已。禁灸。

① 甲：同“胛”。下同。

针灸吉日

丁卯　庚午　甲戌　丙子　壬午　甲申　丁亥　辛卯　壬辰　丙申
戊戌　己亥　己未　庚子　辛丑　甲辰　乙巳　丙午　戊申　壬子
癸丑　乙卯　丙辰　壬戌　丙戌
以上并吉。又宜用除日破日开日天医要安并吉

针灸忌日

丁丑及白虎血忌血支月厌月杀月刑死别独大凶。又男忌除日，女忌破日。

十干日不治病

甲不治头　乙不治喉　丙不治肩　丁不治心　戊己不治腹　庚不治腰
辛不治膝　壬不治胫　癸不治足

十干日不针灸

甲日头　乙日耳　丙日肩　丁日背　戊己日腹脾　庚日肺腰　辛日膝
壬日肾经　癸日手足

推尻神起例图

此神农所制。一岁起坤二岁震，逐年顺飞九宫，周而复始。行年到处，则所主败体，切忌针灸。如误犯之，必致丧命，或发痈疽，宜速治之（图25）。

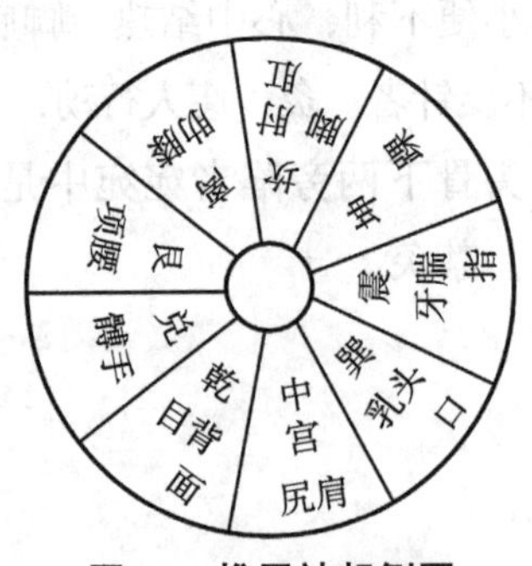

图25　推尻神起例图

推十二部人神图

一岁起心二岁喉，遂岁依次顺行十二部，终而复始。行年所值者，切忌针灸（图 26）。

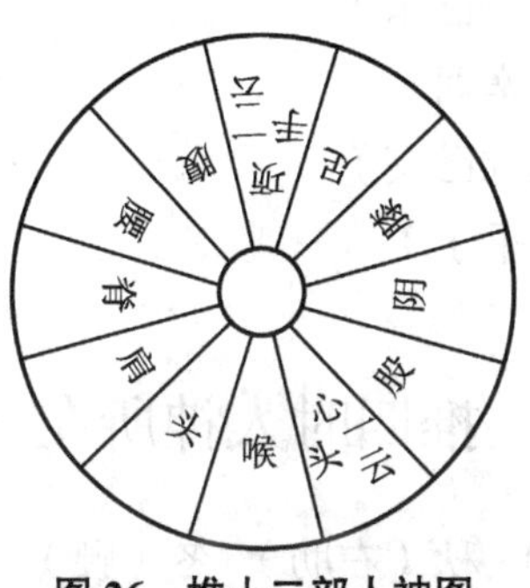

图 26　推十二部人神图

推九部人神图

一岁起脐二岁心，遂岁顺行，周而复始。行年所值处，忌针灸（所录见《明堂经》）（图 27）。

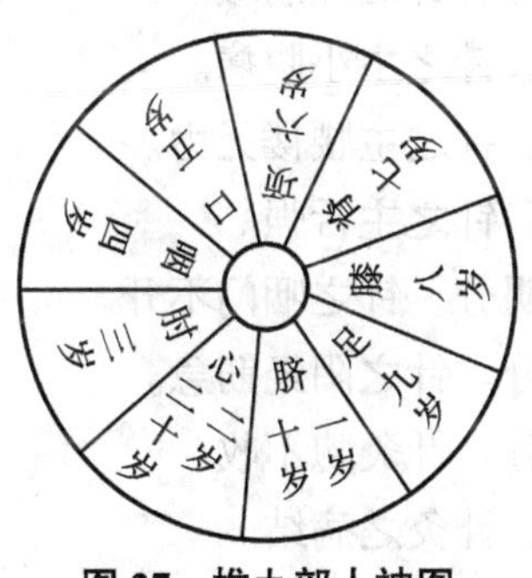

图 27　推九部人神图

推四时太乙所在

云：六腑膈下三脏，应四季中州。其有戊己日大禁。太乙所在，忌针灸。

左足（应立春日，其日戊寅己丑）
左肋（应春分，其日乙卯）
左手（应立夏，有戊辰己巳）
头（应夏至，其日丙午）
右手（应立秋日，戊申己未）
右肋（应秋分，其日辛酉）
右足（应立冬日，戊戌己亥）
腰尻下窍（应冬至，壬子）

推四时人神所在

春（左肋） 夏（脐） 秋（右肋） 冬（腰）

推三旬人神①所在

误针灸者各致其疾

【初一】在足大指厥阴分。针之主发跗肿。
【初二】在外踝少阳分。针之经筋缓。
【初三】在股少阴分。针之主小腹痛。
【初四】在腰太阳分。针之主腰偻无力。
【初五】在口太阴分。针之主舌强。
【初六】在太咽手阳明分。针之咽门不开。
【初七】在内踝少阴分。针之阴经筋急。
【初八】在手腕太阳分。针灸腕不收。
【初九】在尻厥阴分。针灸之病结。
【初十】在背腰太阳分。针灸之腰背偻。
【十一】在鼻柱阳明分。针灸之齿而肿。
【十二】在发际少阳分。针之耳重听。

① 神：底本漏。

【十三】在牙齿少阴分。针[①]灸之气寒。

【十四】在胃脘阳明分。针之气胀。

【十五】在徧身，不补不泻。大忌针灸。

【十六】在胸太阴分。针之逆息。

【十七】在气衡阳明分。针之难息。

【十八】在股内少阴分。针之引阴气痛。

【十九】在足阳明分。针之发肿。

【二十】在内踝少阴分。针之经筋挛。

【廿一】在手少指太阳分。针之手不仁。

【廿二】在外踝少阳分。针之经筋缓。

【廿三】在肝及足厥阴。分针之发转筋。

【廿四】在手阳明分。针灸咽中不利。

【廿五】在足阳明分。针之胃气胀。

【廿六】在胸太阳分。针灸之令人喘咳。

【廿七】在膝阳明分。针之足经厥逆。

【廿八】在阴少阴分。针之小腹急痛。

【廿九】在膝胫厥阴分。针之筋痿少力。

【三十】在足趺阳明分。日空亡不泻。忌针。

推十二支人神（所在处忌针灸）

子日（在口）　丑日（在脾，一云耳）　寅日（在胸）

卯日（在脾，一云胃）　辰日（在腰）　巳日（在手）

午日（在心）　未日（在手，一云项）　申日（在头，一云背）

酉日（在背）　戌日（在面，一云头）　亥日（在头）

推十二时人神

子时（在踝）　丑时（在腰）　寅时（在目）　卯时（在面）

辰时（在头）　巳时（在手）　午时（在胸）　未时（在腹）

---

① 针：底本为“灭”，疑为字形误。

申时（在心） 酉时（在背） 戌时（在项） 亥时（在股）

量穴法

凡量穴，当以患者手中指第二节两横文相去之间为一寸。凡点穴时，须要身平正，不可拳曲。切须慎之。

灸艾杂说

凡灸火皆以日正午以后，方可下火灸。谓阴气未至，灸无不著。午前平旦，谷气虚，令人癫眩，不可卧灸，谨之谨之。大概如此，卒急者又不可拘此。若遇阴雾大起，风雪忽降，猛雨炎暑，雷电虹电，且暂停，候晴明可方下火。灸时不得伤饱大饥，饮酒生硬物，兼不可思虑忧愁，呼骂叹息。一切不祥，切须忌之（图 28）。

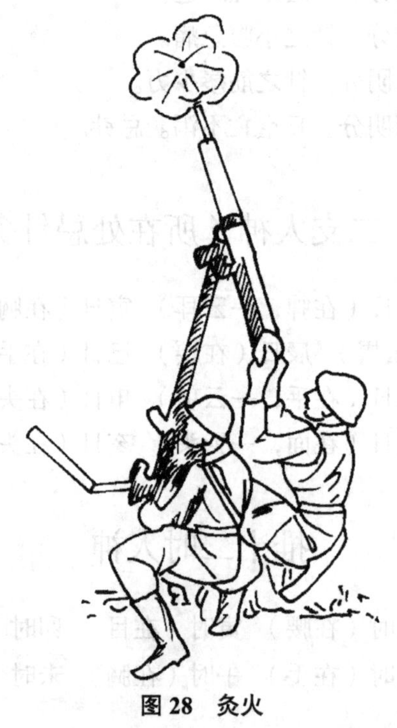

图 28　灸火

（清江　谢建明辑）

铜人经穴图考·**经穴考正**

目 录

手太阴肺经（左右共 22 穴）

1. 中府：云门下一寸六分，去任脉中行各六寸，乳上三肋间陷中，动脉应手。仰而取之。

2. 云门：在巨骨下（锁骨），夹气府（胃经穴）旁二寸陷中，动脉应手。举臂取之。

3. 天府：在臂臑（上膊）内廉，腋下三寸，动脉陷中。

4. 侠白：在天府下二寸，去肘上五寸，动脉中。

5. 尺泽：在肘中约文上，屈肘横文筋骨隙中，动脉。

6. 孔最：在腕上七寸侧旁，去尺泽约三寸。

7. 列缺：在腕后侧上一寸五分。

8. 经渠：在寸口动脉陷中，去腕后五分。

9. 太渊：在掌后内侧横纹头，动脉陷中。

10. 鱼际：在大指本节后内侧，白肉际陷中。

11. 少商：在大指内侧端，去爪甲如韭菜，白肉际宛宛中。

手阳明大肠经穴（左右共 40 穴）

1. 商阳：在食指内侧，去爪甲角如韭叶。

2. 二间：在食指本节（掌骨关节）前内侧陷中。

3. 三间：在食指本节后内侧陷中。

4. 合谷：在大指食指歧骨间陷中（俗称虎口）。

5. 阳溪：在手腕中上侧。

6. 偏历：在手腕后三寸。

7. 温溜：在腕后五寸余。

8. 下廉：在曲池穴下四寸，辅骨下，去上廉穴一寸，兑肉分外斜。

9. 上廉：在三里穴下一寸，曲池穴下三寸。

10. 三里：在曲池穴下二寸，按之肉起，兑肉之端。

11. 曲池：在肘外辅骨，曲肘横纹头陷中。以手拱胸取之。

12. 肘髎：在肘大骨外廉陷中，与天井穴（手少阳穴）相并。

13. 五里：在肘上三寸，行向里，大脉中央。

14. 臂臑：在肘上七寸，䐃肉端，两筋两股罅宛宛中。平手取之。

15. 肩髃：在膊骨头，肩端上，两骨罅陷中，举臂有空。

16. 巨骨：在肩尖上行，两叉骨间陷中。

17. 天鼎：在颈中缺盆上，直扶突后一寸。

18. 扶突：在颈当曲颊下一寸，人迎穴后一寸五分，气舍穴上一寸五分。

19. 禾髎[①]：直鼻孔下，夹人中水沟穴旁五分。

20. 迎香：在禾髎穴上一寸，鼻孔旁五分。

足阳明胃经穴（左右共 90 穴）

1. 头维：在头角入发际，夹本神穴旁一寸五分，神庭穴旁四寸半。

2. 下关：在客主人穴下，耳前动脉下廉，合谷有空，开口则闭。

3. 颊车：在耳下八分，曲颊端，近前陷中。

4. 承泣：在目下七分，直瞳子陷中。

5. 四白：在目下一寸，直瞳子。

6. 巨髎：夹鼻孔旁八分，直瞳子，平水沟穴。

7. 地仓：夹口吻旁四分。

8. 大迎：在曲颔前一寸三分。

9. 人迎：在颈下，夹结喉旁一寸五分，大动脉应手。

10. 水突：在颈大筋前，直人迎穴下，夹气舍穴上，内贴气喉。

11. 气舍：在颈大筋前，直人迎穴下，夹天突穴旁陷中，贴骨尖上，有缺。

12. 缺盆：在肩上横骨者陷中。

13. 气户：在巨骨下，夹俞府穴两旁各二寸，去中行璇玑旁四寸。

14. 库房：在气户穴下一寸六分，去中行四寸陷中。

15. 屋翳：在库房穴下一寸六分，去中行四寸陷中。

16. 膺窗：在屋翳穴下一寸六分，去中行四寸陷中。

---

① 髎：底本为“窌”。

17. 乳中：当乳中是。

18. 乳根：在乳中下一寸六分，去中行四寸陷中。

19. 不容：在幽门穴旁一寸五分，去中行二寸，对巨阙穴（以下6穴同任脉）。

20. 承满：在不容穴下一寸，去中行二寸，对上脘穴。

21. 梁[①]门：在承满穴下一寸，去中行二寸，对中脘穴。

22. 关门：在梁门穴下一寸，去中行二寸，对建里穴。

23. 太乙：在关门穴下一寸，去中行二寸，对下脘穴。

24. 滑肉门：太乙穴下一寸，天枢穴上一穴，去中行二寸，对水分穴。

25. 天枢：夹脐旁二寸，去足少阴肓俞穴一寸五分陷中。

26. 外陵：在天枢穴下一寸，去中行二寸，对阴交穴。

27. 大巨：在天枢穴下二寸。

28. 水道：在大巨穴下，去中行二寸。

29. 归来：在水道穴下，去中行二寸。

天枢与脐平。气冲与曲骨平。自脐心至曲骨仅五寸。若水道在大巨下三寸。归来在水道下二寸。则天枢至气冲已八寸矣。而古今书多如是说。皆不知正误也。以一寸为是。

30. 气冲：在归来穴下一寸，鼠蹊上一寸，动脉应手宛宛中，少腹毛际，横骨两端。

31. 髀关：在膝上一尺二寸，伏兔上交叉中。

32. 伏兔：在膝上六寸，起肉间，正跪坐而取之。

33. 阴市：在膝上三寸，伏兔下陷中。

34. 梁丘：在膝上二寸，两筋间。

35. 犊鼻：在膝膑下，胻骨上，骨解大筋中（近外窟解中，其处形似故名）。

36. 三里：在膝眼下三寸，胻骨外廉。

37. 上巨虚：在三里穴下三寸，两筋骨陷中。

38. 条口：在三里穴下五寸，上巨虚穴下二寸。

---

① 梁：底本为“粱”。

39. 下巨虚：在三里穴下六寸，上巨虚穴下三寸。

40. 丰隆：在外踝上八寸，下胻外廉陷中。

41. 解溪：在足腕上，系鞋带处，足大趾次趾直上，冲阳穴后一寸五分。

42. 冲阳：在足附上五寸，高骨间，去陷谷穴二寸。

43. 陷谷：在足次趾外，本节后陷中，去内庭穴二寸。

44. 内庭：在足大趾次趾外间，（近中趾）脚叉缝尽处，陷中。

45. 厉兑：在足大趾次趾外端，去爪甲角如韭叶。

足太阴脾经穴（左右共42穴）

1. 隐白：在大趾端内侧，去爪甲角如韭叶。

2. 大都：在大趾内侧，本节骨缝白肉际陷中。

3. 太白：在大趾后内侧，核骨（跖骨第一节之前端）下，赤白肉际陷中。

4. 公孙：在大趾内侧，本节后一寸，内踝前陷中。

5. 商丘：在内踝下，微前陷中，前有中封（肝经穴），后有照海（肾经穴）。

6. 三阴交：在内踝上，除踝三寸，骨下陷中。

7. 漏谷：在内踝上六寸，三阴交穴上三寸。

8. 地机：在膝下五寸内侧，漏谷穴上二寸。

9. 阴陵泉：在膝下，内辅骨下陷中，与少阳经阳陵泉内外相对，去膝横开一寸余。

10. 血海：在膝膑上二寸半。

11. 箕门：在阴股内廉，动脉应手。

12. 冲门：上去大横穴五寸，在府舍穴下七分，横骨两端约文中动脉，去腹中行三寸半。

13. 府舍：在腹结穴下三寸，去中行三寸半。

14. 腹结：在大横穴下一寸三分。

15. 大横：在腹哀穴下四寸，平脐，去中行三寸半。

期门与巨阙平。巨阙至脐心六寸。腹哀在期门下二寸。则大横在腹哀下当四寸为是。言三寸半者误也。

16. 腹哀：在日月穴下一寸五分。去腹中行三寸半。在中脘穴旁。

17. 食窦：在天溪穴下一寸六分。陷中。举臂取之。中庭穴旁六寸。

18. 天溪：在胸乡穴下一寸六分。陷中。去中行六寸。

19. 胸乡：在周荣穴下一寸六分。陷中。去中行六寸。

20. 周荣：在中府穴下一寸六分。陷中。去中行六寸。

21. 大包：在足少阳渊腋穴下三寸。

手少阴心经穴（左右共 18 穴）

1. 极泉：在臂内腋下筋间动脉，入胸中。

2. 青灵：在肘上三寸，伸肘举臂取之。

3. 少海：在肘内廉，节后陷中。又云肘内大骨下，去肘端五分，肘内横文头，屈肘向头取之。

4. 灵道：在掌后一寸五分。

5. 通里：在腕侧后一寸陷中。

6. 阴郄：在掌后脉中，去腕五分，当小指之后。

7. 神门：在掌后锐骨端陷中，当小指后。

8. 少府：在小指本节后，骨缝陷中，直劳宫穴。

9. 少冲：在手小指内侧端，去爪甲角如韭叶。

手太阳小肠经穴（左右共 38 穴）

1. 少泽：在手小指外侧端，去爪甲角一分陷中。

2. 前谷：在手小指外侧，本节前陷中。

3. 后溪：在手小指本节后外侧，横文尖上陷中，仰手握拳取之。

4. 腕骨：在手外侧，腕前起骨下陷中。

5. 阳谷：在手外侧腕中，锐骨下陷中。

6. 养老：在手外踝骨上一空，腕后一寸陷中。

7. 支正：在腕后外廉五寸。

8. 小海：在肘内大骨外，去肘端五分陷中。

9. 肩贞：在肩曲胛下，二骨解间，肩髃后陷中。

10. 臑俞：在肩髎穴后，大骨下，胛上廉陷中。

11. 天宗：在秉风穴后，大骨下陷中。

12. 秉风：在肩上天髎穴外，小髃骨，举臂有空。

13. 曲垣：在肩中央，曲胛陷中，按之应手痛。

14. 肩外俞：在肩胛上廉，去脊大椎旁三寸陷中，与大杼穴平。

15. 肩中俞：在肩胛内廉，去脊大椎旁二寸陷中。

16. 天窗：在颈大筋前，曲颊下，扶突穴后，动脉应手陷中。

17. 天容：在耳下，曲颊后。

18. 颧髎：在面頄骨下廉，锐骨端陷中。

19. 听宫：在耳中，珠子大如赤小豆。

足太阳膀胱经穴（左右共134穴）

1. 睛明：在目内眦外一分宛宛中。

2. 攒竹：在眉头之陷凹中。

3. 眉冲：在眉头上，曲骨间。

4. 曲差：在神庭穴旁一寸五分，入发际，正头取之。

5. 五处：在曲差穴后五分，夹上星穴旁一寸五分。

6. 承光：在五处穴后一寸五分。

7. 通天：在承光穴后一寸五分，夹百会穴旁一寸五分。

8. 络却：在通天穴后一寸五分。

9. 玉枕：在络却穴后一寸五分。

10. 天柱：夹项后大筋外廉，发际陷中。

11. 大杼：在项后第一椎下，两旁相去脊中各二寸[①]，陷中。

12. 风门：在二椎下，两旁各去脊中二寸。

13. 肺俞：在三椎下，去脊中各二寸，又以手搭背，左取右，右取左，当中指末处是穴。

14. 厥阴俞：在四椎下，去脊中二寸。

---

① 各二寸：现作“一寸半”。

15. 心俞：在五椎下，去脊中二寸。

16. 督俞：在六椎下，去脊中二寸。

17. 膈俞：在七椎下，去脊中二寸。

18. 肝俞：在九椎下，去脊中二寸。

19. 胆俞：在十椎下，去脊中二寸。

20. 脾俞：在十一椎下，去脊中二寸。

21. 胃俞：在十二椎下，去脊中二寸。

22. 三焦俞：在十三椎下，去脊中二寸。

23. 肾俞：在十四椎下，与脐平，去脊中二寸。

24. 气海俞：在十五椎下，去脊中二寸。

25. 大肠俞：在十六椎下，去脊中二寸。

26. 关元俞：在十七椎下，去脊中二寸。

27. 小肠俞：在十八椎下，去脊中二寸。

28. 膀胱俞：在十九椎下，去脊中二寸。

29. 中膂俞：在二十椎下，去脊中二寸，夹脊胂起肉间。

30. 白环俞：在二十一椎下，去脊中二寸。

31. 上髎：在腰髁骨下一寸，夹脊两旁，第一空陷中（以下四空即骨孔也）。

32. 次髎：在夹脊旁，第二空陷中。

33. 中髎：在夹脊旁，第三空陷中。

34. 下髎：在夹脊旁，第四空陷中。

35. 会阳：在阴尾尻骨两旁。

36. 附分：在二椎下，附项内廉，两旁相去脊中各三寸半[①]。

37. 魄户：在三椎下，去脊中各三寸半。

38. 膏肓俞：在四椎下，五椎上，去脊中各三寸半。

39. 神堂：在五椎下，去脊中各三寸半陷中。

40. 谚譆：在肩膊内廉，六椎下，去脊中各三寸半。

41. 膈关：在七椎下，去脊中各三寸半陷中。

---

① 各三寸半：现作“各三寸”。

42. 魂门：在九椎下，去脊中各三寸半陷中。
43. 阳关：在十椎下，去脊中各三寸半陷中。
44. 意舍：在十一椎下，去脊中各三寸半陷中。
45. 胃仓：在十二椎下，去脊中各三寸半。
46. 肓[①]门：在十三椎下，去脊中各三寸半，叉肋间隙中。
47. 志室：在十四椎下，去脊中各三寸半陷中。
48. 胞肓：在十九椎下，去脊中各三寸半陷中。
49. 秩边：在二十一椎下，去脊中各三寸半陷中。
51. 承扶：在尻臀下，股阴上，约文中。
52. 殷门：在承扶穴下六寸，腘上两筋间。
53. 浮郄：在委阳穴上一寸，屈膝得之。
54. 委阳：在承扶穴下六寸，足太阳之前，少阳之后。
50. 委中：在腘中央约文，动脉陷中。
55. 合阳：在膝腘约文下二寸。
56. 承筋：在腨肠中央陷中。
57. 承山：在锐腨肠下，分肉间陷中。
58. 飞扬：在足外踝上七寸后陷中。
59. 跗阳：在足外踝上三寸，太阳前，少阳后，筋骨之间。
60. 昆仑：在足外踝后五分，跟骨上陷中，细动脉应手。
61. 仆参：在跟骨下陷中。
62. 申脉：在足外踝下五分陷中。
63. 金门：在足外踝下一寸。
64. 京骨：在足小指外侧，本节后，大骨下，赤白肉际陷中。
65. 束骨：在足小指外侧，本节后陷中，赤白肉际。
66. 通谷：在足小指外侧，本节前陷中。
67. 至阴：在足小指外侧，去爪甲角如韭叶。

① 肓：底本为“盲”。

足少阴肾经穴（左右共54穴）

1. 涌泉：在足心陷中，屈足卷趾宛宛中。

2. 然谷：在足内大踝前，起骨下，陷者中。

3. 太溪：在足内踝后五分，跟骨上，动脉陷中。

4. 大钟：在足跟后踵中，大骨上两筋间。

5. 照海：在足内踝下一寸微前，高骨陷中。

6. 水泉：在足内踝下，太溪穴下一寸。

7. 复溜：在足内踝后上，除踝二寸，陷者中，前傍骨是复溜，后傍筋是交信。

8. 交信：在足内踝上二寸，筋骨间，与复溜穴止隔一筋。

9. 筑宾：在足内踝后上，腨分中。

10. 阴谷：在膝下内辅骨后，大筋下，小筋上，按之应手屈膝乃得。

11. 横骨：在大赫穴下一寸，肓俞穴下五寸，去中行五分，阴上横骨中。

12. 大赫：在气穴穴下一寸，去中行五分。

13. 气穴：在四满穴下一寸，去中行五分。

14. 四满：在中注穴下一寸，去中行五分。

15. 中注：在肓俞穴下一寸，去中行五分。

16. 肓俞：在商曲穴下二寸。直脐旁。去脐中五分。

任脉巨阙至脐心神阙共七穴。凡六寸。而幽门傍巨阙。至脐外肓俞共六穴。

乃云各开一寸共五寸。相差一寸。则肓俞在商曲下当依经脉图考二寸为正。

17. 商曲：在石关穴下一寸，去中行五分。

18. 石关：在阴都穴下一寸，去中行五分。

19. 阴都：在通谷穴下一寸，夹中脘穴，相去五分。

20. 通谷：在幽门穴下一寸，陷中，夹上脘穴相去五分。

21. 幽门：夹巨阙穴两旁各五分，陷者中。

22. 步廊：在神封穴下一寸六分陷中。去中行二寸，夹中庭穴，仰而取之。

23. 神封：在灵墟穴下一寸六分，去中行二寸，仰而取之。

24. 灵虚：在神藏穴下一寸六分，去中行二寸陷中，仰而取之。

25. 神藏：在彧中穴下一寸六分陷中，去中行二寸，仰而取之。

26. 彧中：在俞府穴下一寸六分陷中，去中行二寸，仰而取之。

27. 俞府：在巨骨下，夹璇玑穴旁二寸陷中，仰而取之。

28. 廉泉：在颈下结喉上中央，仰而取之。

手厥阴心包络经穴（左右共 18 穴）

1. 天池：在乳后一寸，腋下三寸，着胁，直腋撅肋间。

2. 天泉：在曲腋下，去肩臂二寸，举臂取之。

3. 曲泽：在肘内廉，横文陷中。

4. 郄门：在掌后，去腕五寸。

5. 间使：在掌后三寸，两筋间陷中。

6. 内关：在掌后，去腕二寸，两筋间，与外关相对。

7. 大陵：在掌后骨下，横文中，两筋间陷中。

8. 劳宫：在掌中央动脉，屈无名指取之。

9. 中冲：在手中指端，去爪甲如韭叶陷中。

手少阳三焦经穴（左右共 46 穴）

1. 关冲：在无名指外侧，去爪甲角如韭叶。

2. 液门：在手小指次指间，陷者中。

3. 中渚：在无名指本节后间陷中。

4. 阳池：在手表腕上，陷者中，自本节后骨直对腕中。

5. 外关：在腕后二寸，两筋间陷中。

6. 支沟：在腕后三寸，两骨间陷中。

7. 会宗：在腕后三寸空中，外关一寸。

8. 三阳络：在臂上大交脉，支沟穴上一寸。

9. 四渎：在肘前五寸，外廉陷中。

10. 天井：在肘外大骨尖后，肘上一寸，两筋间陷中，屈肘得之。

11. 清冷渊：在肘上二寸，伸肘举臂得之。

12. 消泺：在肩下臂外间。

13. 臑会：在臂前廉，去肩端三寸宛宛中。

14. 肩髎：在肩端，臑上陷中，斜举臂取之。

15. 天髎：在肩缺盆中，上毖骨际陷者中（一曰直肩井后一寸）。

16. 天牖：在颈大筋外，缺盆上，天容穴后，天柱前，完骨下，发际中，上夹耳后一寸。

17. 翳风：在耳后尖角陷中，按之引耳中。

18. 瘛脉：在耳本后，鸡足青络脉中。

19. 颅息：在耳后间青络脉中。

20. 角孙：在耳廓中间上，发际下，开口有空。

21. 耳门：在耳前起肉，当耳缺处陷中。

22. 禾髎：耳前兑发下横动脉。

23. 丝竹空：在眉后陷中。

足少阳胆经穴（左右共88穴）

1. 瞳子髎：在目外，去眦五分。

2. 听会：在耳前陷中，客主人穴下一寸，动脉宛宛中，去耳珠下，开口有空，侧卧张口取之。

3. 客主人：在耳前起骨上廉，开口有空，侧卧张口取之。

4. 颔厌：在耳前曲角，颞颥上廉。

5. 悬颅：在耳前曲角上，颞颥中。

6. 悬厘：在耳前曲角上，颞颥下廉。

7. 曲鬓：在耳上入发际，曲隅陷中，鼓颔有空。

8. 率谷：在耳上入发际一寸半陷中，嚼牙取之。

9. 天冲：在耳后入发际二寸。

10. 浮白：在耳后入发际一寸。

11. 窍阴：在完骨上，枕骨下，动摇有空。

12. 完骨：在耳后，入发际四寸。

13. 本神：在曲差穴旁一寸五分。

14. 阳白：在肩上一寸，直瞳子。

15. 临泣：在目上，直入发除五分陷中，正睛取之。

16. 目窗：在临泣穴后一寸五分。

17. 正营：在目窗穴后一寸五分。

18. 承灵：在正营穴后一寸五分。

19. 脑空：在承灵穴后一寸五分，夹玉枕穴，骨下陷中。

20. 风池：在耳后颞颥后，脑空穴下，发际陷中。

21. 肩井：在肩上陷解中，缺盆上，大骨前一寸半，以三指按取之，当中指下陷者中。

22. 渊腋：在腋下三寸宛宛中，举臂取之。

23. 辄筋：在腋下三寸，复前行一寸着胁。

24. 日月：在期门穴下五分。

25. 京门：在监骨腰中季肋，本夹脊（一云在脐上五分旁九寸半，季肋本夹脊，倒卧屈上足，伸下足，举臂取之）。

26. 带脉：在季肋下一寸八分陷中（一云在脐旁八寸半，肥人九寸，瘦人八寸）。如带绕身，管束诸经。

27. 五枢：在带脉下三寸。

28. 维道：在章门穴下五寸三分（一曰在中极旁八寸五分）。

29. 居髎：在章门穴下八寸三分，监骨上陷中。

30. 环跳：在髀枢中，侧卧，伸下足，屈上足取之。

31. 风市：在膝上外廉，两筋间，以手着腿，中指尽出是穴。

32. 中渎：在髀骨外，膝上五寸，分肉间陷中。

33. 阳关：在阳陵泉穴上三寸，犊鼻外陷中。

34. 阳陵泉：在膝下一寸，外廉陷中，尖骨间，蹲坐取之。

35. 阳交：在足外踝上七寸，斜属三阳分肉间。

36. 外丘：在外踝上七寸。

37. 光明：在外踝上五寸。

38. 阳辅：在足外踝上，除骨四寸，辅骨前，绝骨端如前三分。

39. 悬钟：在足外踝上三寸，当骨尖头动脉中，寻按取之。

40. 丘墟：在足外踝下，微前陷中，去足临泣穴三寸。

41. 临泣：在足小趾次趾，本节后间陷中，去侠溪穴一寸五分。

42. 地五会：在足小趾次趾本节后陷中，去侠溪穴一寸。

43. 侠溪：在足小趾次趾本节前，歧骨间陷中。

44. 窍阴：在足小趾次趾端，去爪甲角如韭叶。

足厥阴肝经穴（左右共 28 穴）

1. 大敦：在足大趾端，去爪甲角如韭叶，及三毛中。

2. 行间：在足大趾间，动脉应手陷中（一云在足大趾次趾歧骨间，上下有筋，前后有小骨尖，其穴正居陷中，有动脉应手）。

3. 太冲：在足大趾本节后二寸，内间，陷者中，动脉应手（一云在足大趾本节后行间，上二寸内间，有终亘连至地五会二寸骨罅间，动脉应手陷中）。

4. 中封：在足内踝前一寸，筋裹宛宛中（一云在内踝前一寸，斜行小脉上，贴足腕之，大筋陷中，仰足取之）。

5. 蠡沟：在足内踝上五寸。

6. 中都：在足内踝上七寸，当胻骨中，与少阴相直。

7. 膝关：在犊鼻下二寸，旁者陷中。

8. 曲泉：在膝内辅骨下，大筋上，小筋下陷中，屈膝横文头取之。

9. 阴包：在膝上四寸，股内廉，两筋间，跨足取之，看膝内侧有槽者中。

10. 五里：在气冲下三寸阴股中，动脉应手。《千金翼方》曰：在阴廉下二寸。

11. 阴廉：在羊矢下，斜里三分，直上去气冲二寸，动脉陷中。

12. 急脉：《气府论》曰：厥阴毛中急脉各一。王氏注曰：在阴毛中，阴上两旁，相去同身寸二寸半。按之隐指坚然，其按则痛引上下。其左者中寒则上引少腹，下引阴丸，善为痛，为小腹急、中寒。此二脉皆厥阴之大络，通行其中，故曰厥阴急脉，即睾丸之系也。可灸而不可刺。病疝小腹痛者，即可灸之。

13. 章门：在脐上二寸，两旁各六寸。寸法以胸前两乳间，横折八寸约取之。一云尖肘处是穴。一云在脐上一寸八分二旁各八寸半，季肋端。一云在大横外，直脐，季肋端。侧卧屈上足伸下足举臂取之。

14. 期门：在不容穴旁一寸五分，上乳第二肋端。

任脉（前行凡 25 穴）

1. 会阴：在大便前，小便后，两阴间。

2. 曲骨：在横骨上，中极穴下一寸。

3. 中极：在脐下四寸。

4. 关元：在脐下三寸。

5. 石门：在脐下二寸。

6. 气海：在脐下一寸半宛宛中。

7. 阴交：在脐下一寸（一曰当膀胱上际）。

8. 神阙：当脐中。

9. 水分：在下脘穴下一寸，脐上一寸。

10. 下脘：在建里穴下一寸，脐上二寸。

11. 建里：在脐上三寸，中脘穴下一寸。

12. 中脘：在上脘穴下一寸，脐上四寸，居歧骨（心窝上撇骨）与脐之中。

13. 上脘：在巨阙穴下一寸，去蔽骨三寸，脐上五寸。

14. 巨阙：在鸠尾下一寸。

15. 鸠尾：在臆前蔽骨下五分。人无蔽骨者，从歧骨际下行一寸。

16. 中庭：在膻中穴下一寸六分陷中，仰而取之。

17. 膻中：在玉堂穴下一寸六分，横两乳间陷中，仰卧取之。

18. 玉堂：在紫宫穴下一寸六分陷中，仰而取之。

19. 紫宫：在华盖穴下一寸六分陷中，仰而取之。

20. 华盖：在璇玑穴下一寸陷中，仰而取之。

21. 璇玑：在天突穴下一寸陷中，仰而取之。

22. 天突：在结喉下四寸宛宛中。

23. 廉泉：在颏下结喉上中央，舌本下，仰而取之。

24. 承浆：在颐前下，唇棱下陷中。

25. 龂基：在唇内下齿缝中与督相交也。

督脉（后行凡30穴）

1. 长强：在脊骶骨端，伏地取之。

2. 腰俞：在二十一椎节下间宛宛中。

3. 阳关：在十六椎节下间，伏而取之。

4. 命门：在十四椎节下间，伏而取之（一云平脐，用线牵而取之）。

5. 悬枢：在十三椎节下间，伏而取之。

6. 脊中：在十一椎节下间，俛而取之。

7. 筋缩：在九椎节下间，俛而取之。

8. 至阳：在七椎节下间，俛而取之。

9. 灵台：在六椎节下间，俛而取之。

10. 中枢：在第十椎节间下，俛而取之。

11. 神道：在五椎节下间，俛而取之。

12. 身柱：在三椎节下间，俛而取之。

13. 陶道：在大椎节间下，俛而取之。

14. 大椎：在第一椎上陷者中，一曰平肩。

15. 哑门：在项后入发际五分宛宛中，仰头取之。

16. 风府：在项上入发际一寸，大筋内宛宛中疾言其肉立起，休言其肉立下。

17. 脑户：在枕骨上，强间穴后一寸五分。

18. 强间：在后顶穴后一寸五分。

19. 后顶：在百会穴后一寸五分，枕骨上。

20. 百会：在前顶穴后一寸五分，顶中央，旋毛心，容豆许。直两耳尖上对是穴。

21. 前顶：在囟会穴后一寸五分，骨陷中。

22. 囟会：在上星穴后一寸陷中。

23. 上星：在鼻直上，入发际一寸陷中。

24. 神庭：在鼻上入发际五分，发高者发际是穴，发低者加二三分。

25. 印堂：在两眉间，正坐取之。

26. 鼻交頞中：在两眦中间仰而取之。

27. 素髎：在鼻端准头。

28. 水沟：在鼻下，人中陷中。

29. 兑端：在上唇端。

30. 龈交：在唇内，上齿缝中。

冲 脉

冲脉者，与任脉皆起于胞中，上循脊里，为经络之海。其浮于外者，循腹上行，会于咽喉，别而络唇口。故《骨空论》曰：冲脉者，起于气街，并足少阴之经，夹脐上行，至胸中而散。穴凡二十有二。

横骨、大赫、气穴、四满、中注、肓俞、商曲、石关、阴都、通谷、幽门（均足少阴经穴夹腹中行各五分）。

带 脉

带脉者，起于季胁，回身一周，如束带焉。又与足少阳会于五枢、维道。凡六穴。

带脉、五枢、维道（均足少阳穴在二侧旁）。

阳跻脉

阳跻为足太阳之别脉，起于跟中，循外踝上行，发于申脉，本于仆参，以跗阳为郄，与足少阳会于居髎，又与手阳明会于肩髃及巨骨，又与手太阳阳维会于臑俞，又与手足阳明会于地仓、巨髎，又与任脉足阳明会于承泣，又与手足太阳、足阳明、阴跻会于睛明。凡二十二穴。

申脉、跗阳、仆参、巨髎①、肩髃、巨骨、臑俞、地仓、巨窌②、承泣、睛明（前三穴属足太阳，次一穴足少阳，再三穴手太阳，后四穴足阳明）。

---

① 巨髎：疑为“居髎”。居髎为足少阳经穴，在髋部。

② 巨窌：疑为“居髎”。巨髎为足阳明经穴，在面部。

阴跻脉

阴跻为足少阴之别脉，起于跟中，然骨之后，上内踝之上，直上循阴股，入阴，上循胸里，入缺盆，上出人迎之前，入烦，属目内眦，合于太阳阳跻而上行。凡四穴。

照海、交信（均足少阴穴）。

阳维脉

阳维维于阳。其脉起于诸阳之会，与阴维皆维络于身。凡三十二穴。

金门（足太阳穴）、臑俞（手太阳穴）、天髎（手少阳穴）、臂臑（手阳明穴）。

阳交、肩井、阳白、本神、临泣、目窗、正营、承灵、脑空、风池、日月（以上足少阳穴），风府、哑门（二穴督脉）。

阴维脉

阴维维于阴。其脉起于诸阴之交筑宾穴，为阴维之郄，上循股内廉，上行入小腹，上循胁，上胸膈，挟咽。凡一十二穴。

筑宾（足少阴穴），腹哀、大横、府舍（以上足太阴穴），期门（足厥阴穴），天突、廉泉（二任脉穴）。

铜人经穴图考·**阿是穴考**

《千金要方》曰:“凡人吴蜀地游官，体上常须三两处灸之。勿令疮暂瘥，则瘴疠温疟毒气，不能着人也。故吴蜀行，灸必法阿是之注。言人有病痛，即令捏其上。若里当其处，不问孔穴，即得便快成痛处，即云阿是，灸刺皆验，故曰阿是穴。”阿是之名，出于唐代。《汉书·东方朔传》师古注曰:“今人痛甚，则称阿云云。”师古，唐人。盖当时有此声“阿是”，乃按而痛甚之处，为是之意也。又《灵枢·经筋》篇曰:“以痛为输之类也。”又《素问》王注曰:“不求穴俞，而直取居邪之处。此类皆阿是也。”又《千金要方》曰:“阿是穴。”《玉龙赋歌》谓“不定穴。”但痛处就于左右穴。经所谓“以痛为输”是也。又《针方六集》曰:“不定穴但随痛处，用针即天应穴。”又《医学纲目》曰:“浑身疼痛，但于痛处针，不拘经穴，须避筋骨。穴名天应穴。”又《医经会元》曰:“穴但痛处针名天应穴。”

目 录

人有四关出于九针十二原篇

合谷大冲，是曰四关。

马氏曰："四关者，即手肘足膝之所，关节之所系也。"

人有四海

《医学原始》曰："海有东西南北，人亦有四海以应之。"

胃者水谷之海，冲脉者十二经之海，膻中者气之海，脑者髓之海是也。

反关脉考

吴崑《方考脉语》曰：反关脉者，脉不行于寸口。由列缺络入臂后，手阳明大肠经也。以其不顺行于关上，故名曰反关。有一手反关者，有两手反关者，此得于有生之初已然。非为病也。诊法皆同。若病人平日正取有脉，一旦因得病伏匿者，此病脉种种不同。必原其证而治之。《古今医统》曰：人或有寸关尺三部脉不见。自列缺至阳溪见者，俗谓反关脉。此经脉虚而络脉满。

神门脉考

李士材《诊家正眼》曰：两手尺中，乃神门脉也。王叔和曰：神门诀断，两在关后。人无二脉，病死不救。详考其论，肾之虚实，俱于尺中神门以后验之。盖水为天一之元，万物赖以资始也。故神门脉绝，即是肾绝。先天之根本，既无回生之日也。而脉微，谓为心脉者误矣。彼因心经有穴，名曰神门，正在掌后兑骨之端，错认耳。殊不知心在上焦，岂有候于尺中之理乎。

三经脉考

《类经》注曰：经脉十二，而三经独多动脉。而三经之脉，则手太阴之太渊，足少阴之太溪，足阳明上则人迎、下则冲阳，皆动尤甚者也。《诊家正眼》曰：冲阳者胃脘也。一曰趺[①]阳。在足面大趾间五寸。骨间动脉是也。凡势危笃。当候冲阳。以验其胃气之有无。盖土为万物之母。资生之本也。故经曰冲阳绝。死不治。又曰太溪者。肾脉也。在足内踝后跟骨上陷中。动脉是也。凡病势危笃。当候太溪。以验其肾气之有无。盖水为天一之元。资始之本也。故经曰。太溪绝。死不治。

十二经动脉考

《人镜经》曰：十二经动脉，或时动时止而不常。惟手太阴为五脏之主，足阳明为六腑之原，足少阴起于冲脉为十二经之海。故常动不休。

手太阴肺经——动脉——太渊
手阳明大肠经——动脉——阳溪
足阳明胃经——动脉——冲阳
足太阴脾经——动脉——冲门
手少阴心经——动脉——阴郄
手太阳小肠经——动脉——天窗
足太阳膀胱经——动脉——委中
足少阴肾经——动脉——太溪
手厥阴心包经——动脉——劳宫
手少阳三焦经——动脉——和髎
足少阳胆经——动脉——悬钟
足厥阴肝经——动脉——太冲

头上诸脉考出于《吴医汇讲》

盖闻手之三阴，从脏走手（手太阴肺、少阴心、厥阴心包）；手三阳从手走头（手少阳三焦、阳明大肠、太阳小肠）；足之三阳，从头走足（足太阳膀胱、阳明胃、少阳胆）；足之三阴，从足走腹（足太阴脾、少阴肾、厥阴肝）。灵已遂。一而分言。兹乃合端而便读。膀胱之脉，交于颠。肝与督

① 趺：底本为“趹”，疑为“趺”，同“跗”。

脉会于颠络脑。须知膀督（惟欲便于读，故用简字诀，余仿之）。发际循乎胃脉，胃之额颅（发际下为额颅）；胆抵头角；上额者，督与膀胱（在内直上）；出额者，其惟肝经（在外直上）。目系连于肝脉、心之支者，并系于目之内角，名目内眦。小支至而膀胱起胃经，还约于旁（小肠之支者至目内眦，膀胱之脉起于目内眦，胃脉起于鼻之交頞中，旁约太阳之脉，下循鼻外），目之外角，名曰锐眦。胆按焦支（三焦之支者，至锐眦，胆脉起目锐眦），小肠亦至目，下为䪼焦胆小肠而合至（三焦俱支者）。两旁为颊，大小胆焦而上下（夹而横骨为颊，大肠贯颊小肠之上颊，肝与三焦俱下颊，四支亦俱支者）。小肠之支，斜络于颧督脉，至于鼻柱。胃脉起于交頞（即山根）。大肠之支，挟鼻孔而交中挟口（从下齿还出挟口，交人中左之右，右之左，上挟鼻孔，至迎香穴而终，交足阳明经）。胃经之脉，循鼻外而挟口，环唇肝又环于唇内，胃又交承浆（下唇陷中）。胃经之脉，入上齿。大肠之支。入下齿。颔前大迎胃脉，出而胆支下（颚下为颔，颔前一寸三分动脉陷中为大迎，乃胃经穴）。颔下为颐，胃脉循而任脉上（胃经循颐后下廉）。耳之上角焦出，而胆支至客主人穴，胆出走而胃脉过（耳前上廉起骨曰客主人，乃胆经穴。胆脉之支者，出走耳前，至目锐眦后，胃脉上耳前过客主人）。三焦之孙脉（《灵枢》曰：经脉为里，支而横者为经[①]，络之别者为孙。此支之歧者，故曰系脉。后仿之），出走客主人前。小肠与焦胆三支，并入耳中胆脉焦支系于耳后。胆支胃脉循在颊车（耳下曲骨为颊车）。咽有小心脾肾之脉（小肠脉循心脉之支者，挟咽脾脉挟咽肾脉至咽）。喉为胃支肾脉之循（二脉循喉咙）。肝循喉而入咽颡（肝脉循喉咙之后，上入咽颡。咽颡名颃颡，在上腭后）。脾连舌本而散舌下。肾脉挟乎舌本。胃支下在人迎（结喉旁一寸五分动脉）。此为诸阳之会。先须大略而陈。

在身诸脉考

原夫脑后为项。膀胱督脉，与焦两旁为颈。大小肠支同胆脉肩髃之前廉，大肠出支肩后支下，为膊膀胱循也。焦胆小肠交合于肩（会于大椎者为肩）。

① 经：当作“络”。

肾经督脉并贯于脊。脊骨两旁第一行，相去各一寸五分，挟脊肉为膂，胆脉循之而挟脊。脊骨两旁第二行，相去各三寸，成片为胛（音夹）。小肠绕而膀支，贯至于肩前陷下，名曰缺盆。焦胆胃肠并入其中，是以胆脉循胸三焦布膻（上焦而乳中间为膻中）。乳内廉乃胃经直下腋之中，分胆经包络（心包络亦有直者支者之分，恐僻句繁复，故此处支者仅云心包，下文正脉乃用心包二字以别之）。腋下为包络之过心直下，而肺横出胁里，为胆脉。循心包出而肝经布肋骨之下为季胁。须识胆经之过脐下四寸为中极，当知任脉之起（任脉起于中极之下）。然而任脉当脐冲，胃挟脐脾脉入腹胃支，循腹肝经上抵乎小腹胆胃，出入于气街（脐下毛际两旁动脉为气街，一名气冲，乃胃经穴）。胆绕毛际（曲骨之外，为毛际）。肝环阴器。此在身躯之脉，所当胪列[1]而明。

脏腑中诸脉考

其在脏腑之脉，太阳与少阴为表里（手太阳小肠、少阴心，足太阳膀胱、少阴肾）。少阳与厥阴为表里（手少阳三焦、厥阴心包，足少阳胆、厥阴肝），阳明与太阴为表里（手阳明大肠、太阴肺，足阳明胃、太阴脾）。凡此六经脉，皆互络手足同，然无烦详赘（如肺脉络大肠、大肠脉络肺之类，十二经皆仿之）。更有肺之一脏，心直上而肾直入胃之一腑，肝脉挟而肺小循（肝脉挟胃脉还，循胃口小肠之脉抵胃）。心有肾支之络，肝有肾经之贯，脾支又注于心中，肺脉自起于中焦，心下有膈，惟膀胱为无涉。十有一经，皆上下而贯之（心下膈膜膈遮膈，浊气不使上熏心肺，惟膀胱之脉挟脊抵腰中，入循膂，络肾属膀胱，故不贯膈）。此脏腑之间，并须熟谙者。

手经诸脉考

论乎肩肘之间，乃号为臑（音柔，俗名大骨）。臑之内廉有三：肺循前而心循后，包络恰循乎其间。臑之外廉有三：小循后而大循前，三焦乃循乎其外。臑下为肘，三焦上贯，内廉尺泽包络入之（包络之支者，入肘内陷中

---

① 胪列：即“罗列”。

尺泽穴）。肺则下于内前，心又下于内后（肺脉下肘中，心脉下肘内，惟肺脉行前，心脉行后，心包行其中间，为别）。小肠出于内侧（两筋之间），大肠入于外廉，肘下为臂，包仍在中（即上文支者）。大循上而小循下，心脉仍循内后廉，上骨下廉之内，仍循肺脉，臂外两骨之间，还出三焦，肺入寸口而循鱼际（关前动脉为寸口，大指后肉隆起处为鱼际，其间穴名）。心抵锐骨，而入后廉（心脉掌后锐骨之端，入掌内后廉）。包络直入于掌中（从曲泽行掌后两筋之间，横纹中陷中，入掌中）。三焦仍循乎表腕。大肠出于合谷，而上入两筋之中（合谷俗名虎口，大肠经穴）。小肠循于外侧，而出腕下之踝（循手外侧上腕出踝中，踝音华，上声，腕外兑骨）。肺脉外出于大指。包络出于中指，次指为肺支阳脉之交（肺脉之支者，直出次内廉，出其端。大肠之脉，起于次指之端）。四指为包孙焦脉之接三焦，又上出小次之间。小指为心脉，小肠之接。所谓手经，大略如前。

足经诸脉考

至如尻上为腰，膀胱脉抵（背脊下横骨为腰）。腰下为臀，膀支贯之，而旁揵骨之下，名髀枢，而胆横膀过（一名髀厌。胆脉横入髀厌中，膀胱之支者过髀枢）。前面气街之下，号髀关，而胃经直下股之内廉，前廉脾而后廉肾。又肝脉内循于股阴，股外为髀，后膀支而前胃脉（髀前膝上六寸起肉为伏兔，胃脉抵之）。又胆脉下循于髀阳（循髀外太阳阳明之间），是以挟膝筋中为膑（即膝盖骨），仍属胃经之直下。而膝内脾经（内前廉），膝后曲处为腘，还是膀支之直入而肾出。肝上俱在内廉（肾脉出腘内廉。肝脉上腘内廉）。肾脾于腨内（腨足肚也，二脉上腨内廉）。膀支贯于腨外（从腘中下贯腨内出外踝之后）。胆下于外辅骨前，而直抵绝骨之端（髀骨为辅骨外踝，上为绝骨）。肝斜于胆胻内侧。而胃循经胫外之廉，内踝有脾前肾后之分，外踝有胆前膀后之别（踝上两旁，内外名踝）。大指节后为核骨。脾经脉过足，外侧骨为京骨。膀脉支循肾入跟中。胃胆循跗跗上廉，乃肝经循处。足心中有肾脉斜过（涌泉穴）。大指甲后属胆。支肝脉之交大指内侧为胃。支脾脉之接中指内外分胃直胃支之入四指之间。又胆经直入而络胆。支至于小指之外。肾脉起于小指之下。足经之脉。又如此也。

十四经新旧腧穴合参图

注：新图取材于生理解剖。旧图根据乎《内》《难》二经。

一、手太阴肺经图（图 29，图 30）

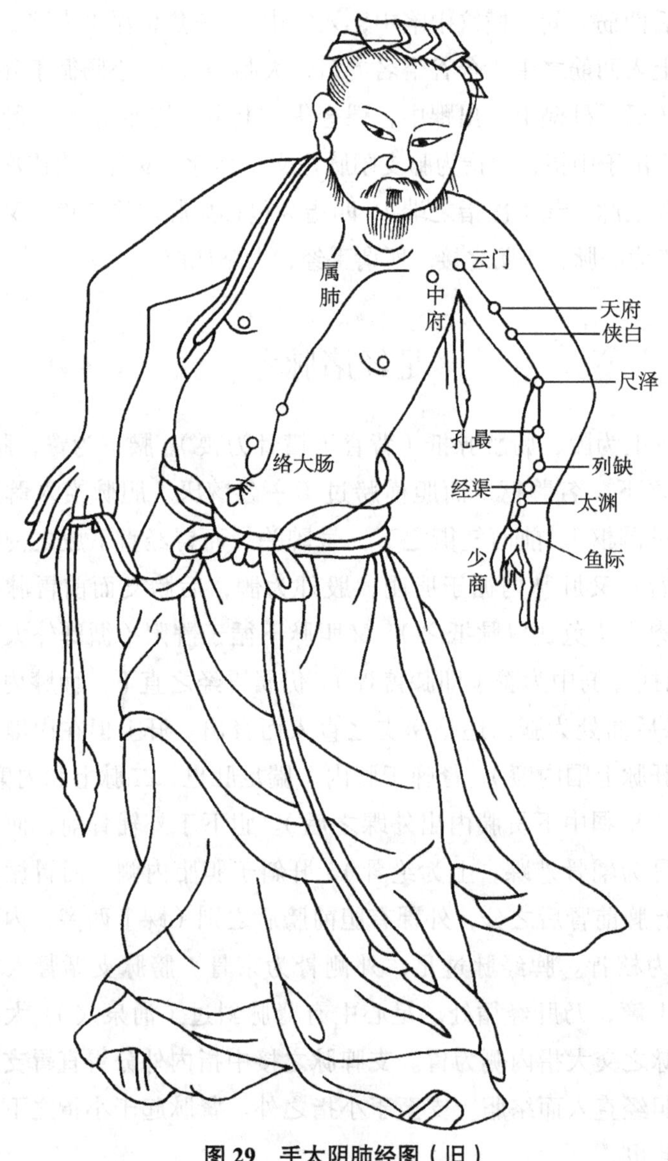

图 29　手太阴肺经图（旧）

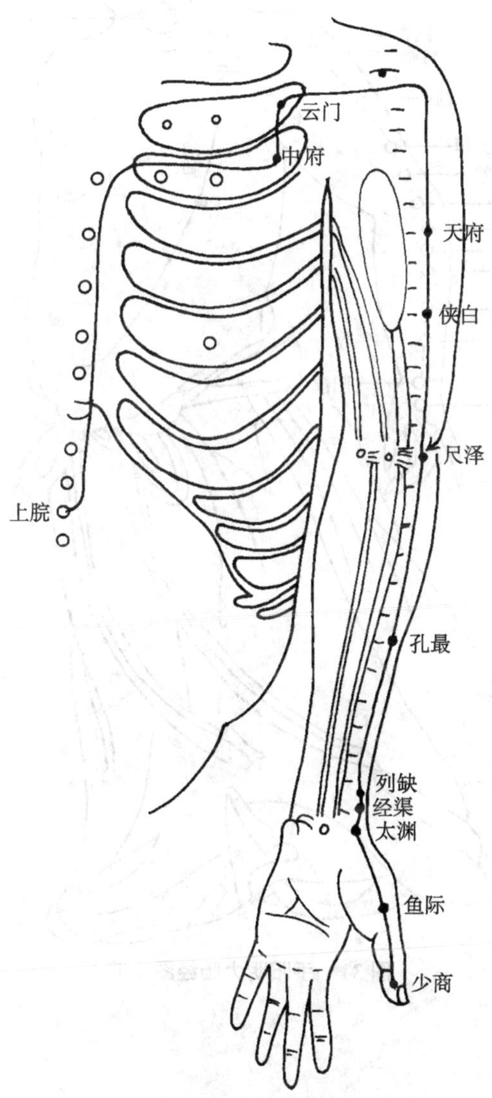
云门
中府
天府
侠白
尺泽
上脘
孔最
列缺
经渠
太渊
鱼际
少商

图 30　手太阴肺经图（新）

二、手阳明大肠经图（图 31、图 32）

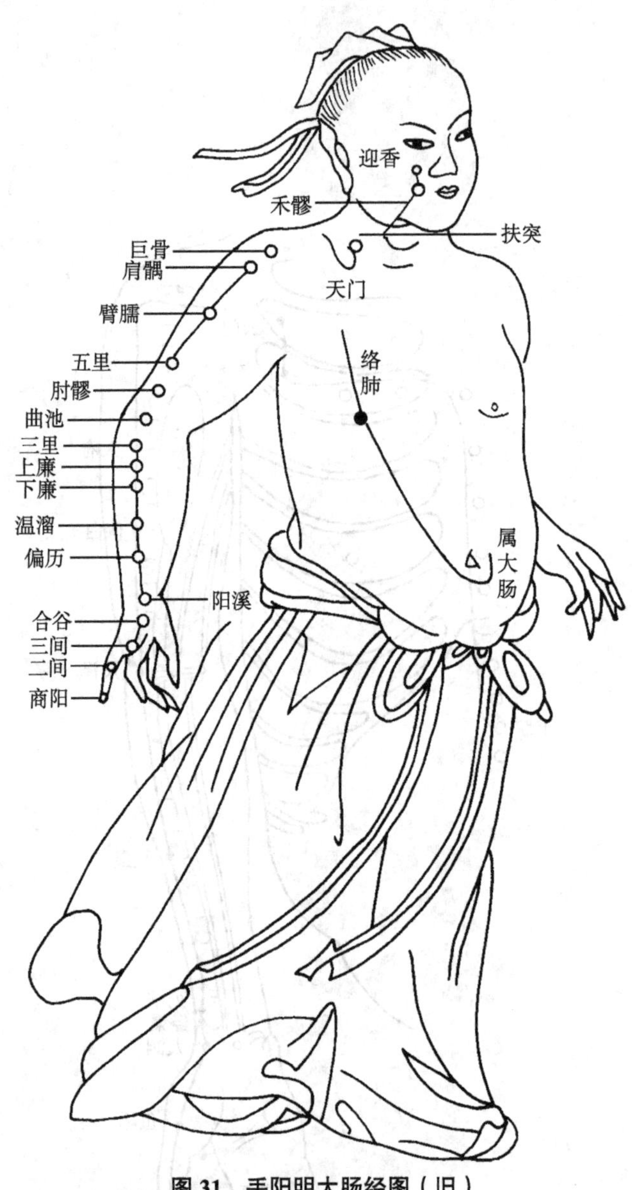

图 31　手阳明大肠经图（旧）

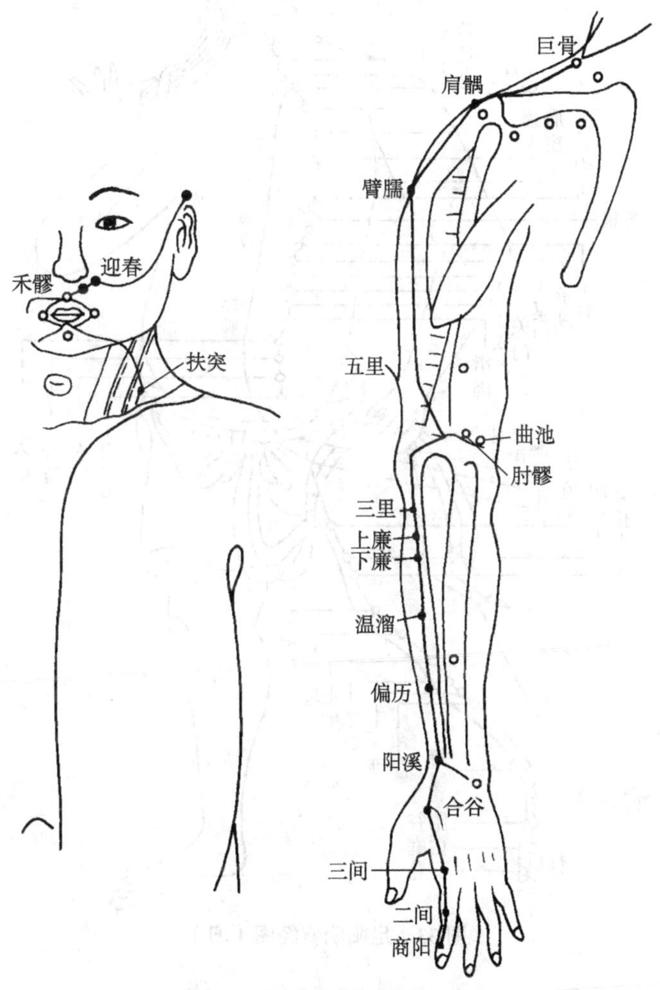

图 32　手阳明大肠经图（新）

三、足阳明胃经图（图 33、图 34）

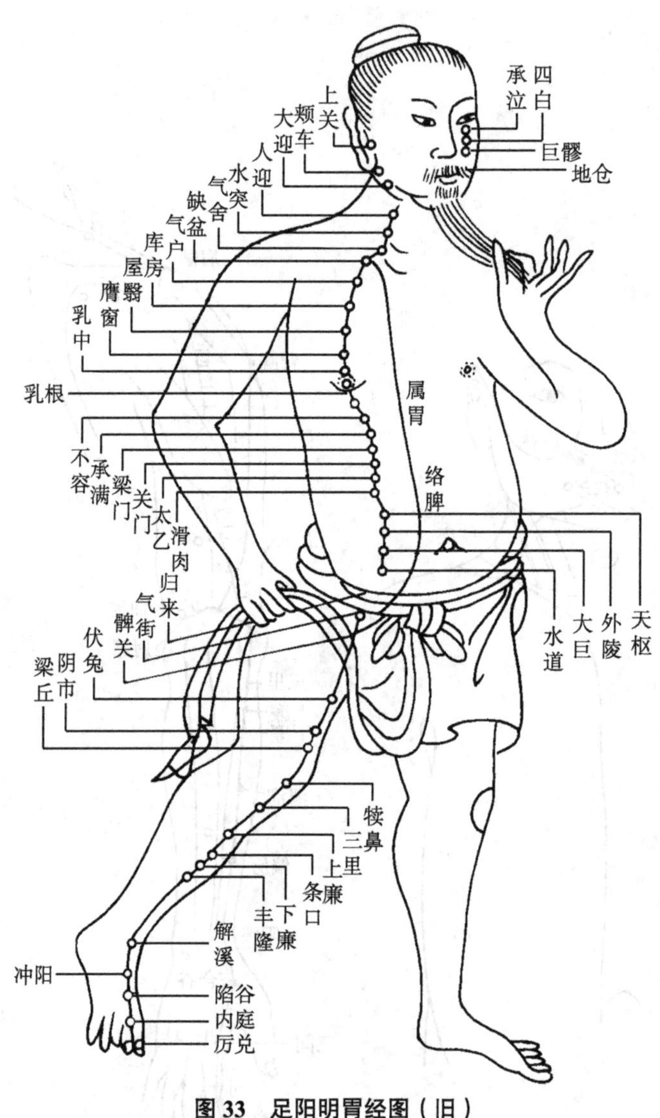

图 33　足阳明胃经图（旧）

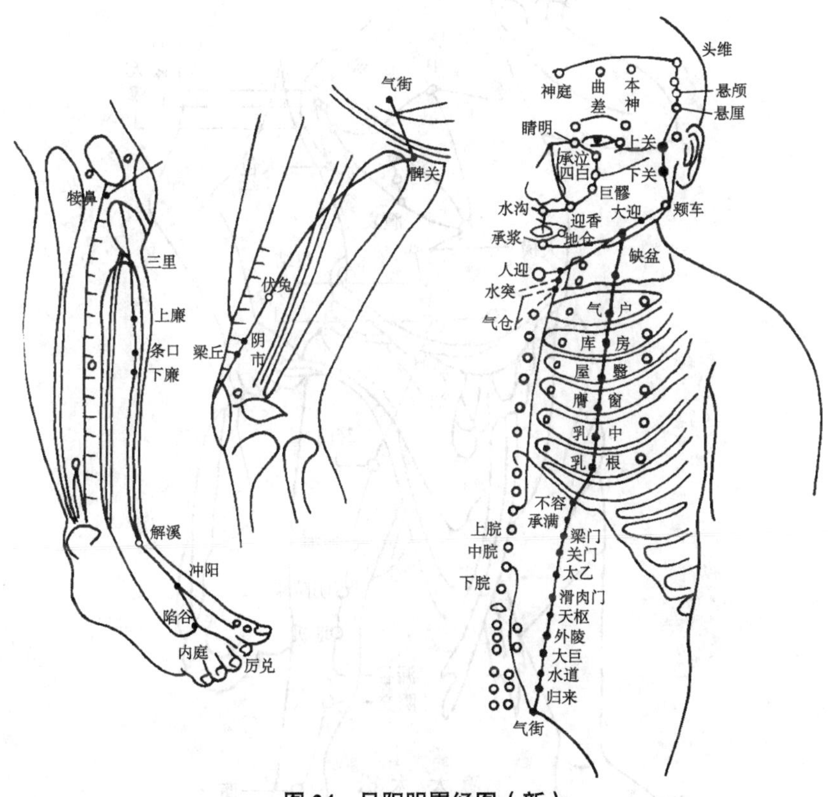

头维
神庭
曲差
本神
悬颅
悬厘
睛明
上关
承泣
四白
下关
巨髎
水沟
大迎
颊车
迎香
承浆
地仓
缺盆
人迎
水突
气户
气仓
库房
屋翳
膺窗
乳中
乳根
不容
承满
上脘
梁门
中脘
关门
太乙
下脘
滑肉门
天枢
外陵
大巨
水道
归来
气衔
气衔
髀关
伏兔
阴市
梁丘
犊鼻
三里
上廉
条口
下廉
解溪
冲阳
陷谷
内庭
厉兑

图 34 足阳明胃经图（新）

四、足太阴脾经图（图 35、图 36）

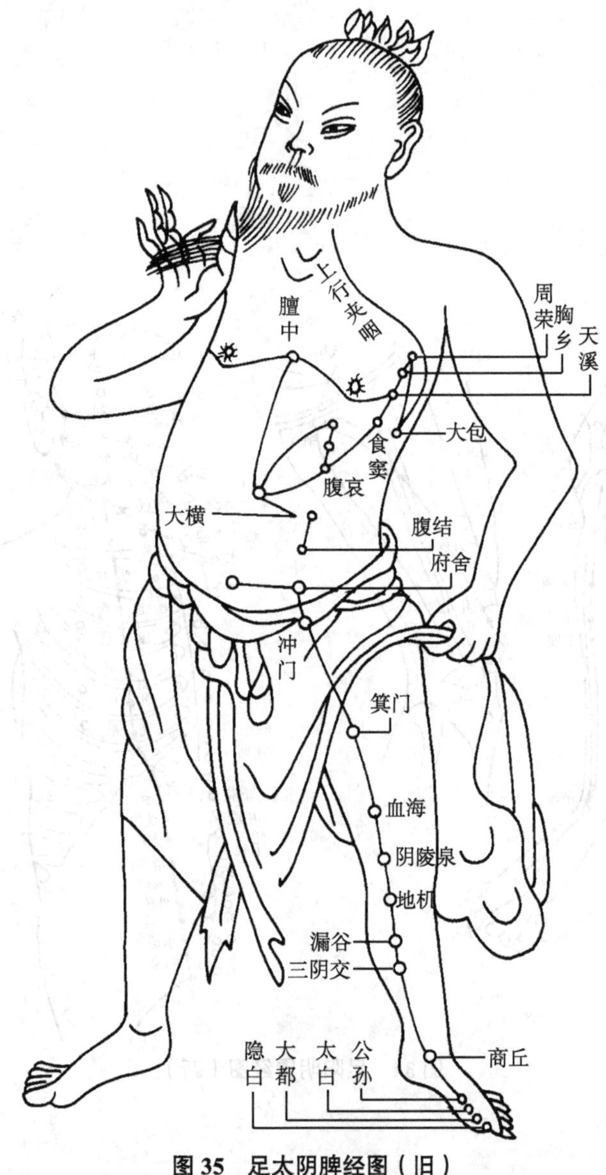

图 35 足太阴脾经图（旧）

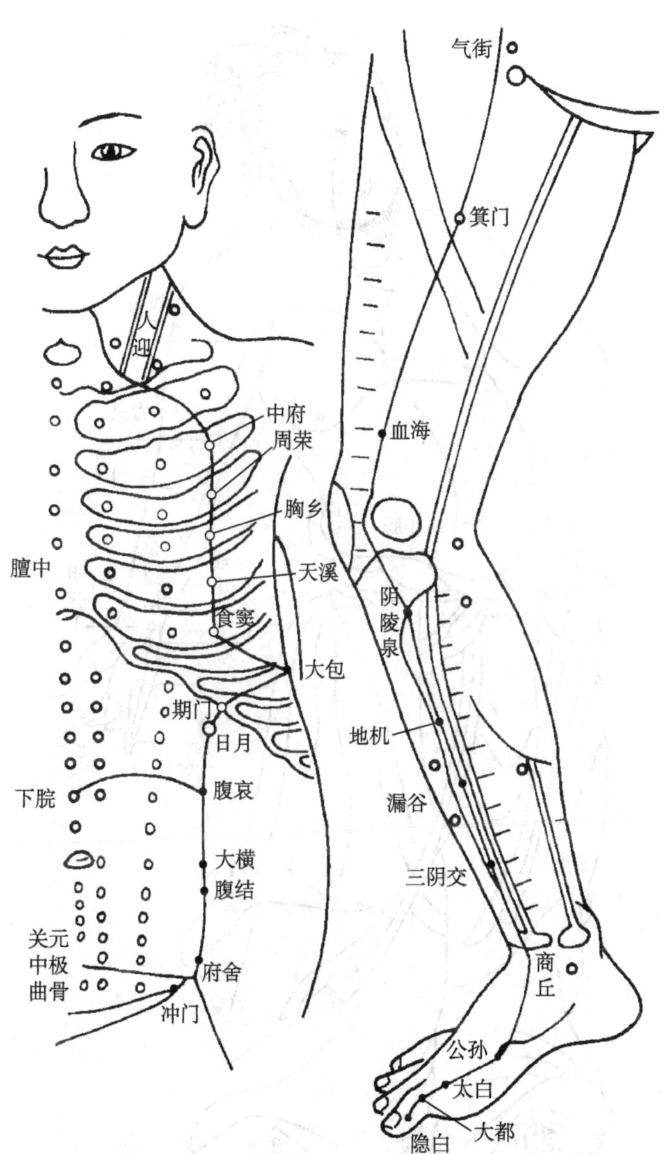
气衔
箕门
血海
中府
周荣
胸乡
天溪
食窦
大包
期门
日月
腹哀
大横
腹结
府舍
冲门
膻中
下脘
关元
中极
曲骨
人迎
阴陵泉
地机
漏谷
三阴交
商丘
公孙
太白
大都
隐白

图 36　足太阴脾经图（新）

五、手少阴心经图（图 37、图 38）

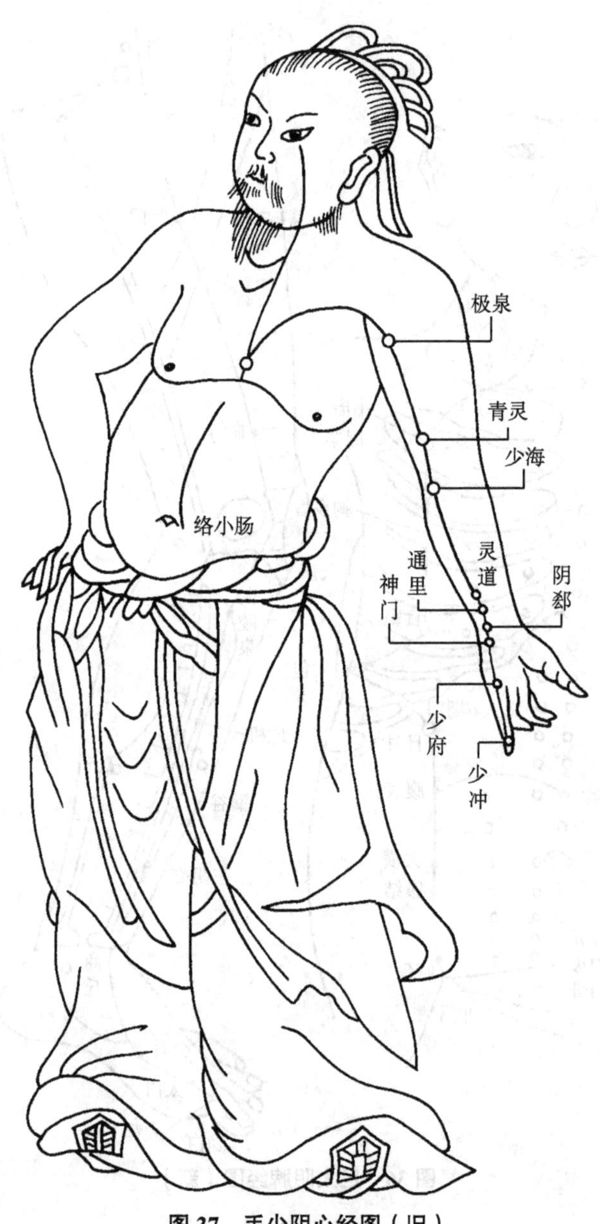

图 37　手少阴心经图（旧）

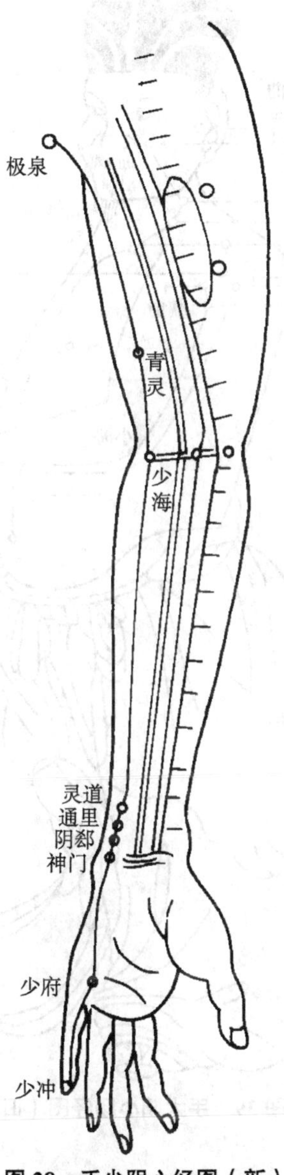

图 38　手少阴心经图（新）

六、手太阳小肠经图（图 39、图 40）

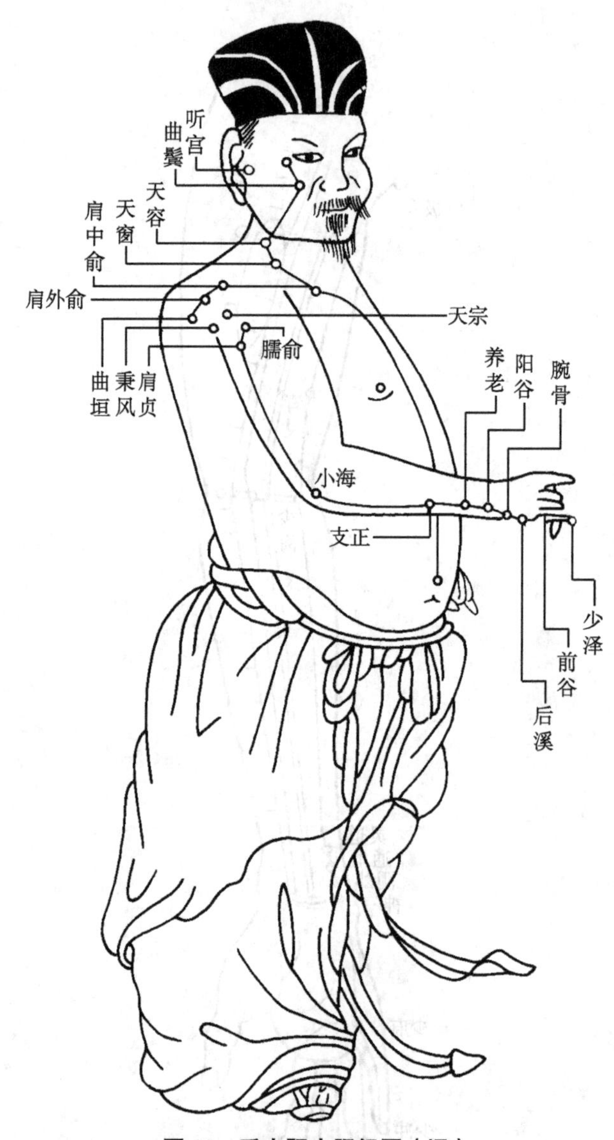

图 39　手太阳小肠经图（旧）

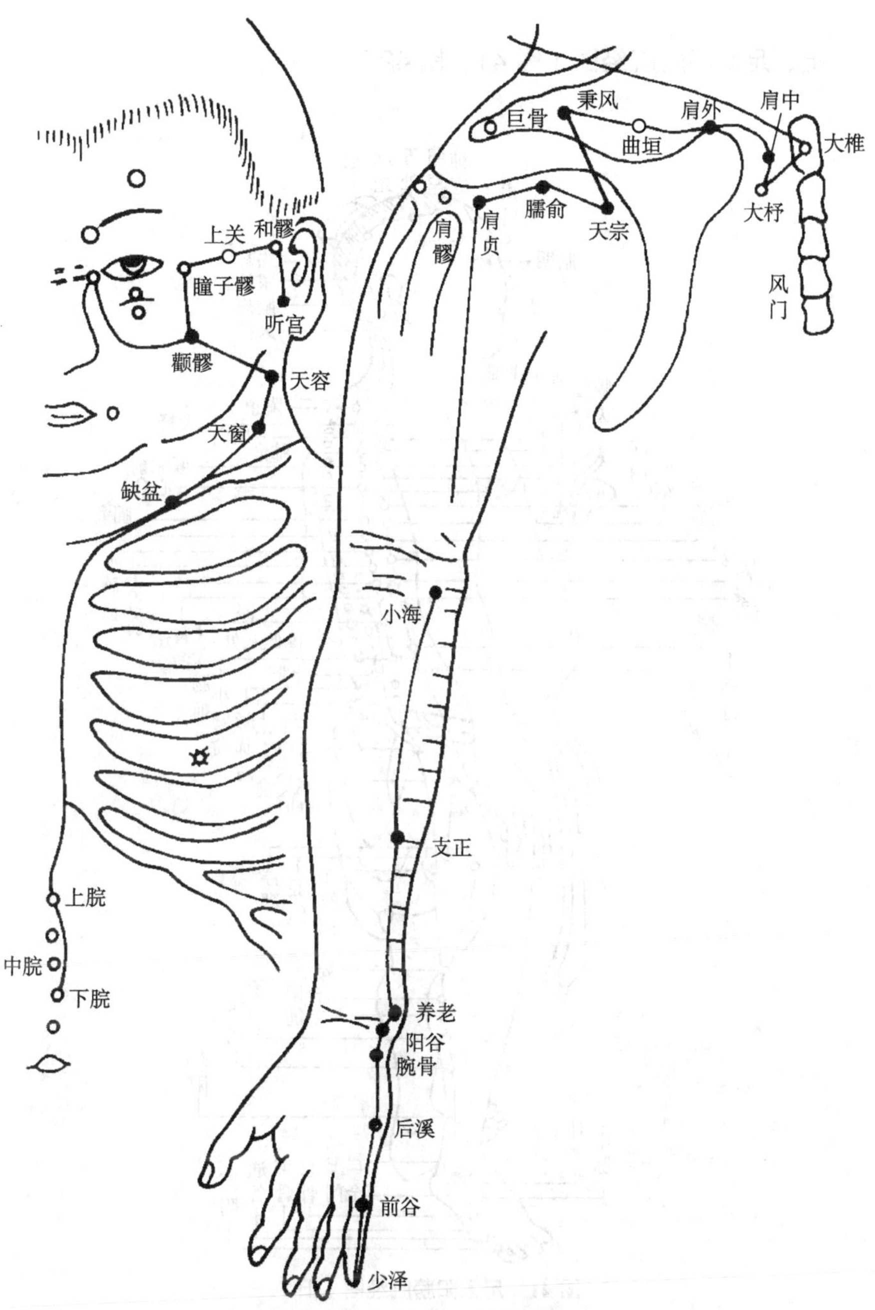

图 40　手太阳小肠经图（新）

七、足太阳膀胱经图（图 41、图 42）

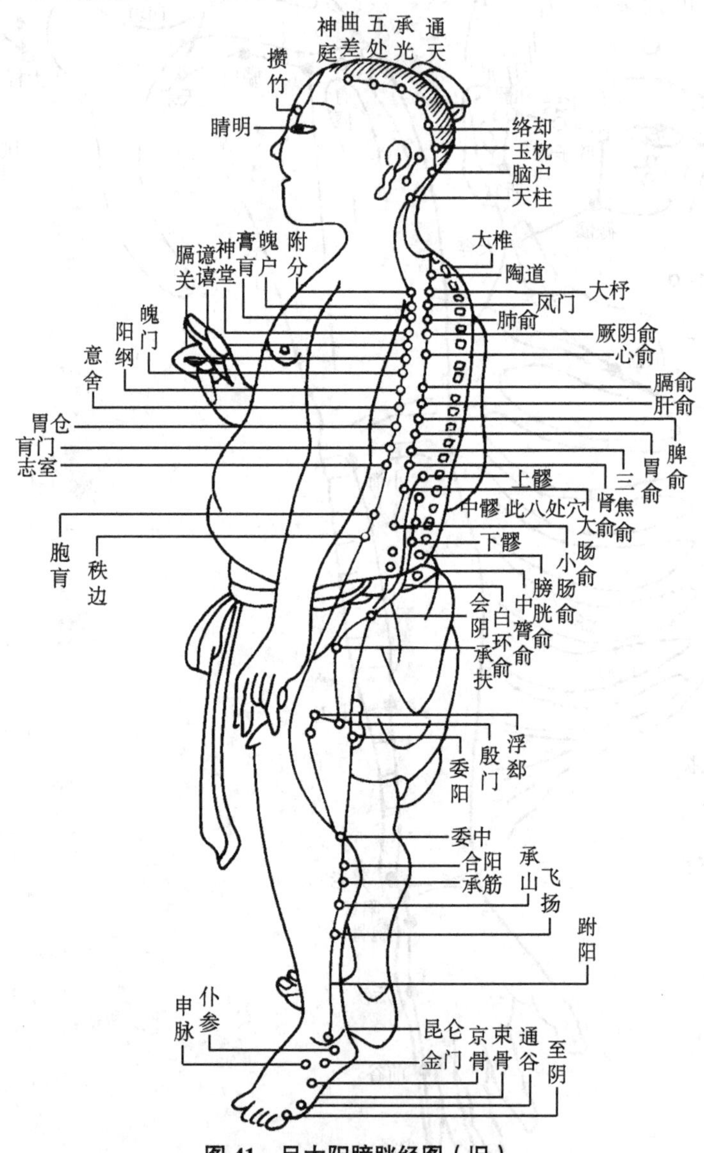

图 41　足太阳膀胱经图（旧）

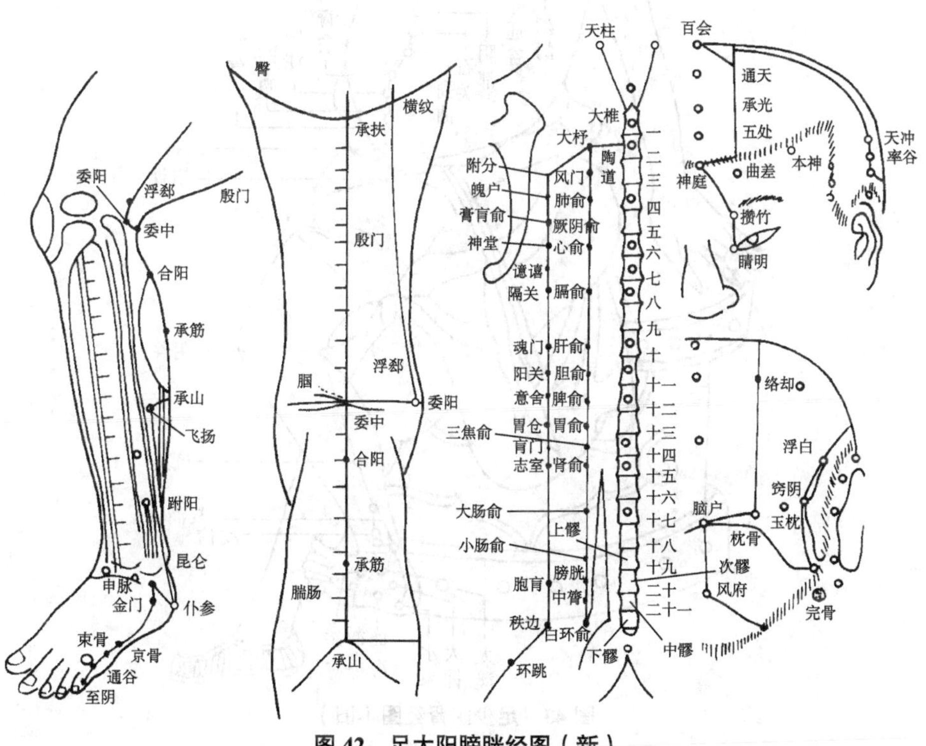

图 42　足太阳膀胱经图（新）

八、足少阴肾经图（图43、图44）

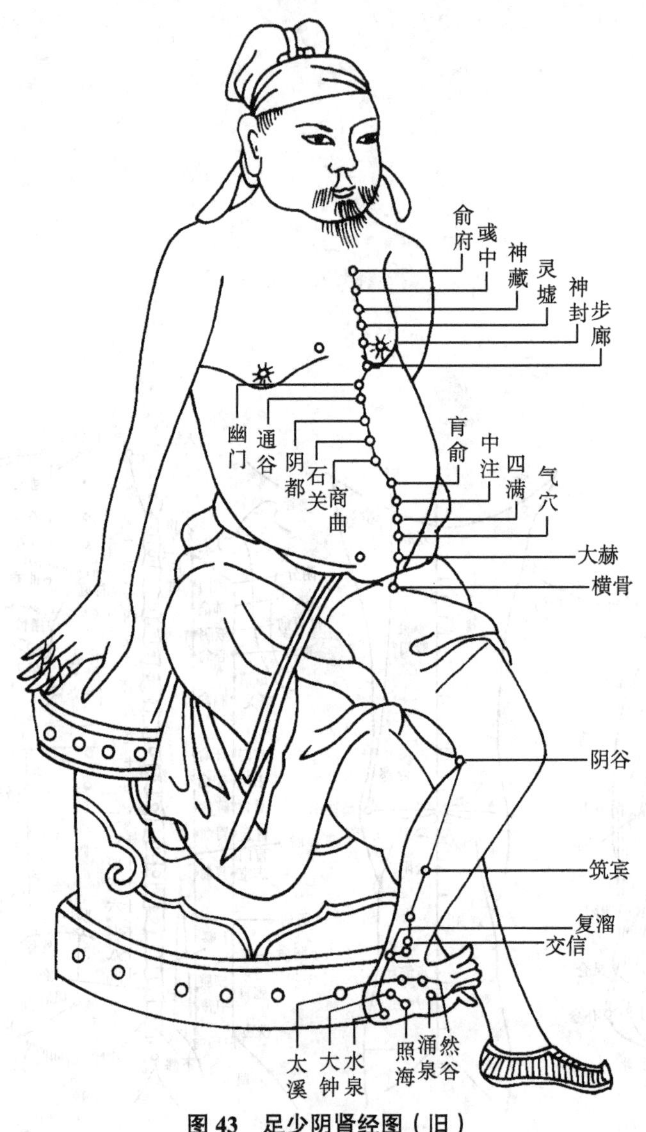

图43　足少阴肾经图（旧）

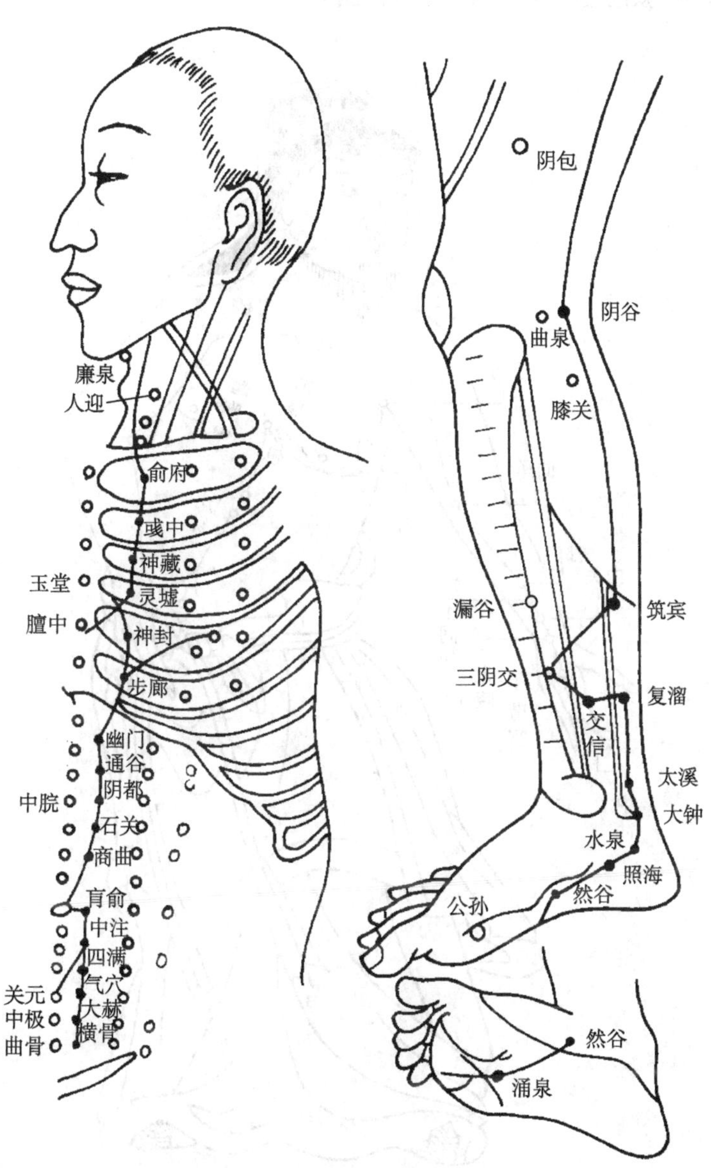
阴包
阴谷
曲泉
膝关
廉泉
人迎
俞府
彧中
神藏
玉堂
灵墟
膻中
神封
步廊
幽门
通谷
阴都
中脘
石关
商曲
肓俞
中注
四满
气穴
关元
大赫
中极
横骨
曲骨
漏谷
筑宾
三阴交
复溜
交
信
太溪
大钟
水泉
照海
然谷
公孙
然谷
涌泉

图 44　足少阴肾经图（新）

九、手厥阴心包经图（图 45、图 46）

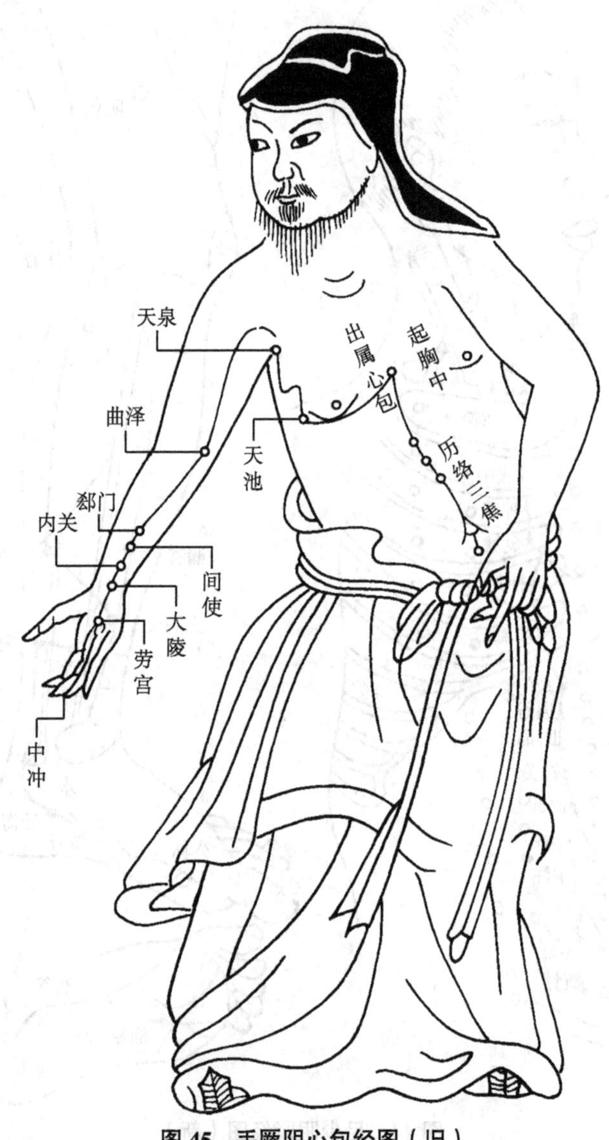

图 45 手厥阴心包经图（旧）

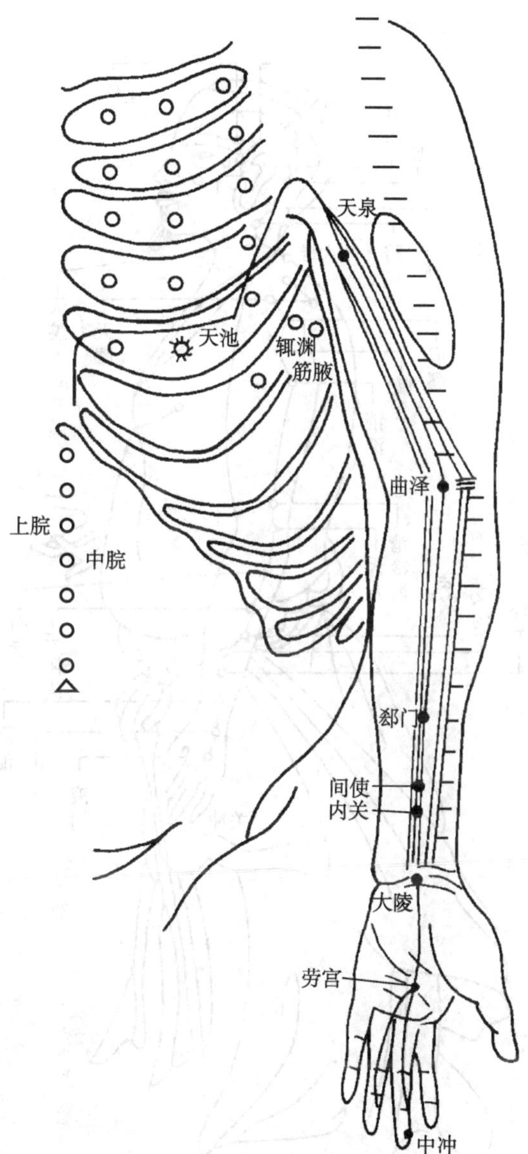

图 46　手厥阴心包经图（新）

十、手少阳三焦经图（图47、图48）

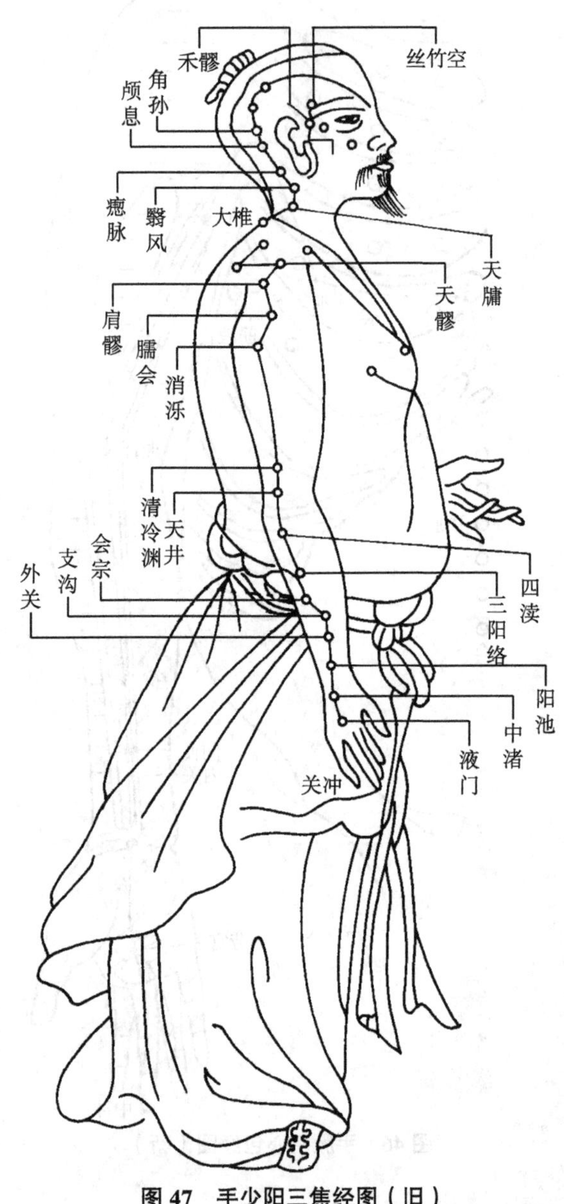

图47　手少阳三焦经图（旧）

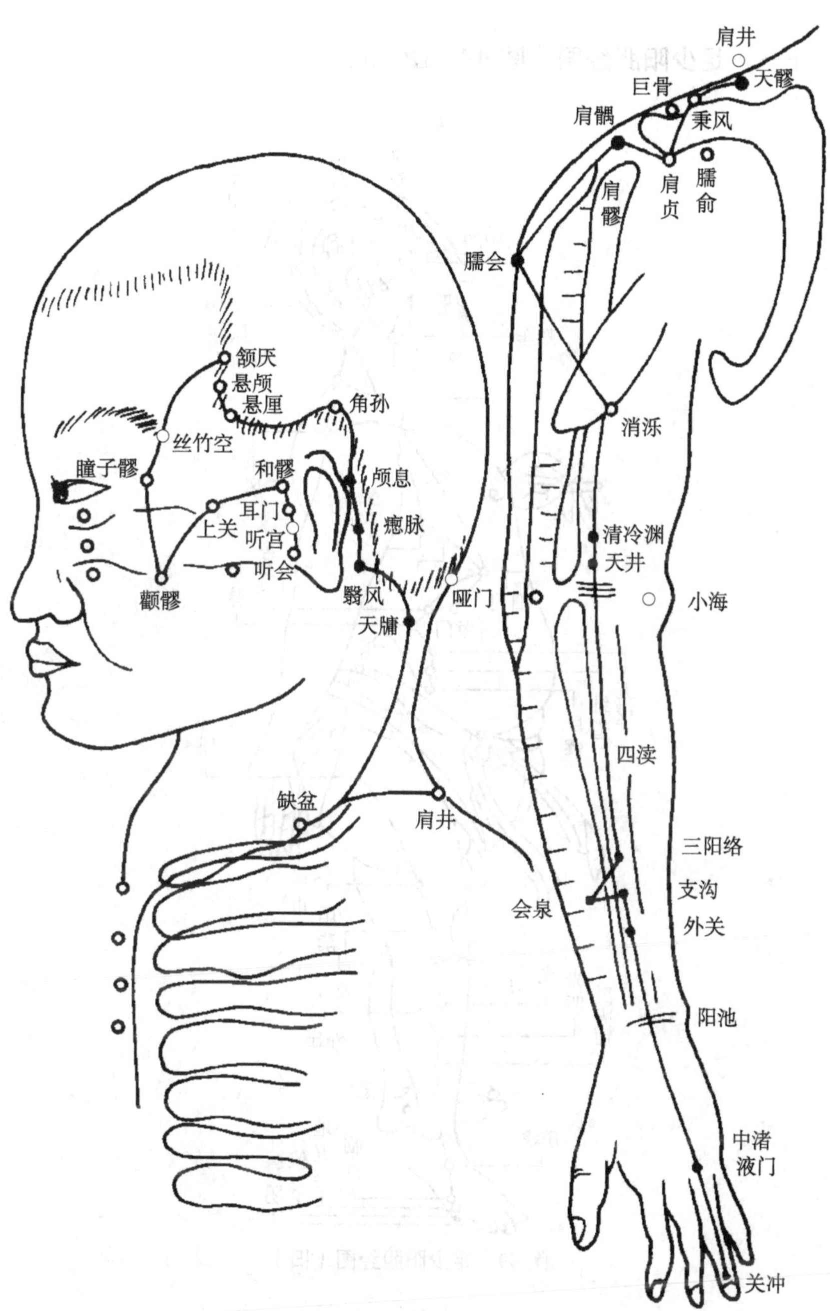

图 48　手少阳三焦经图（新）

十一、足少阳胆经图（图49、图50）

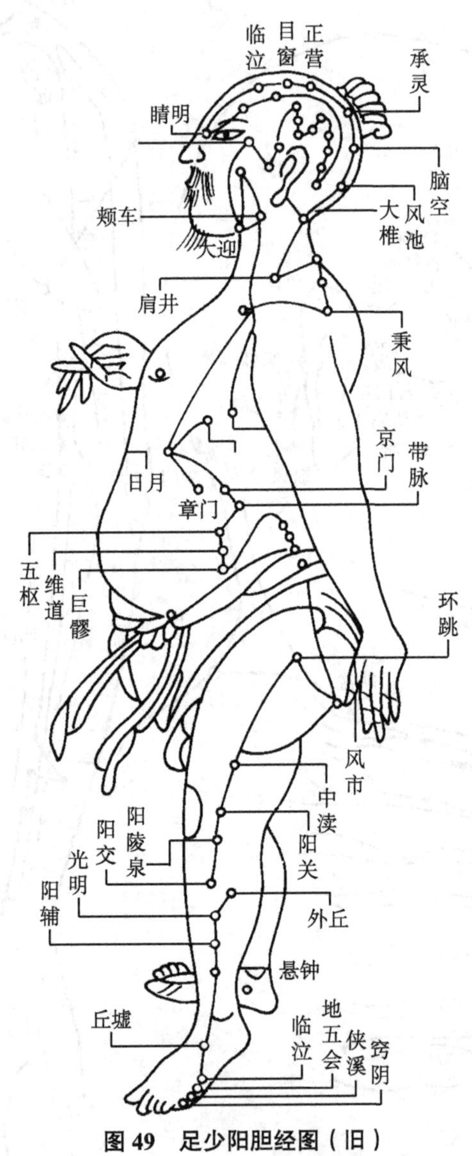

图49　足少阳胆经图（旧）

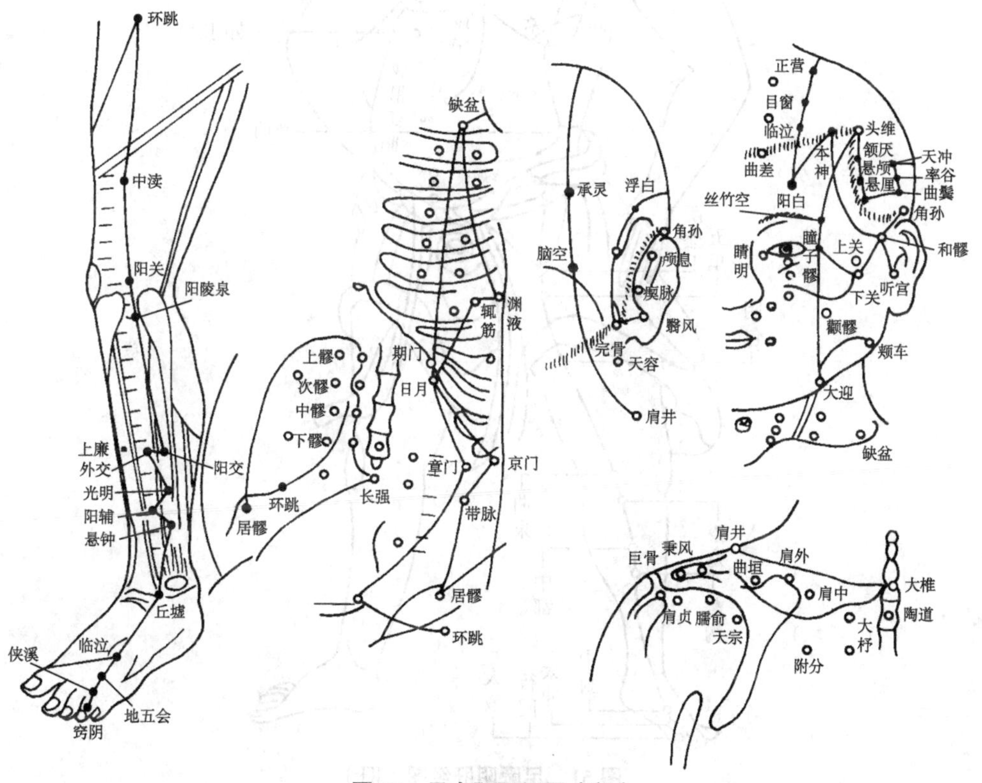

图 50　足少阳胆经图（新）

十二、足厥阴肝经图（图 51、图 52）

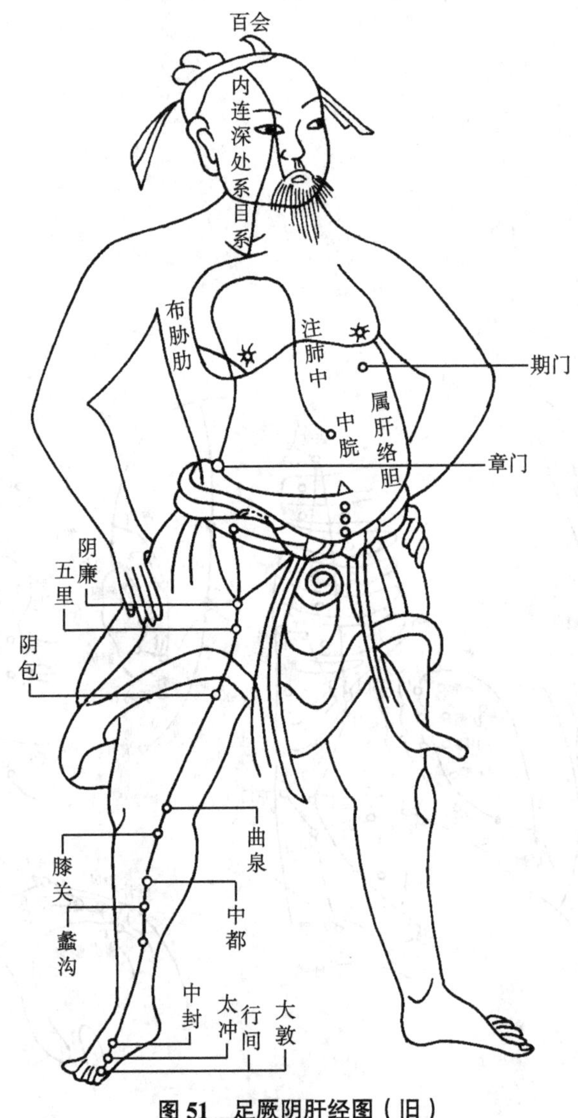

图 51　足厥阴肝经图（旧）

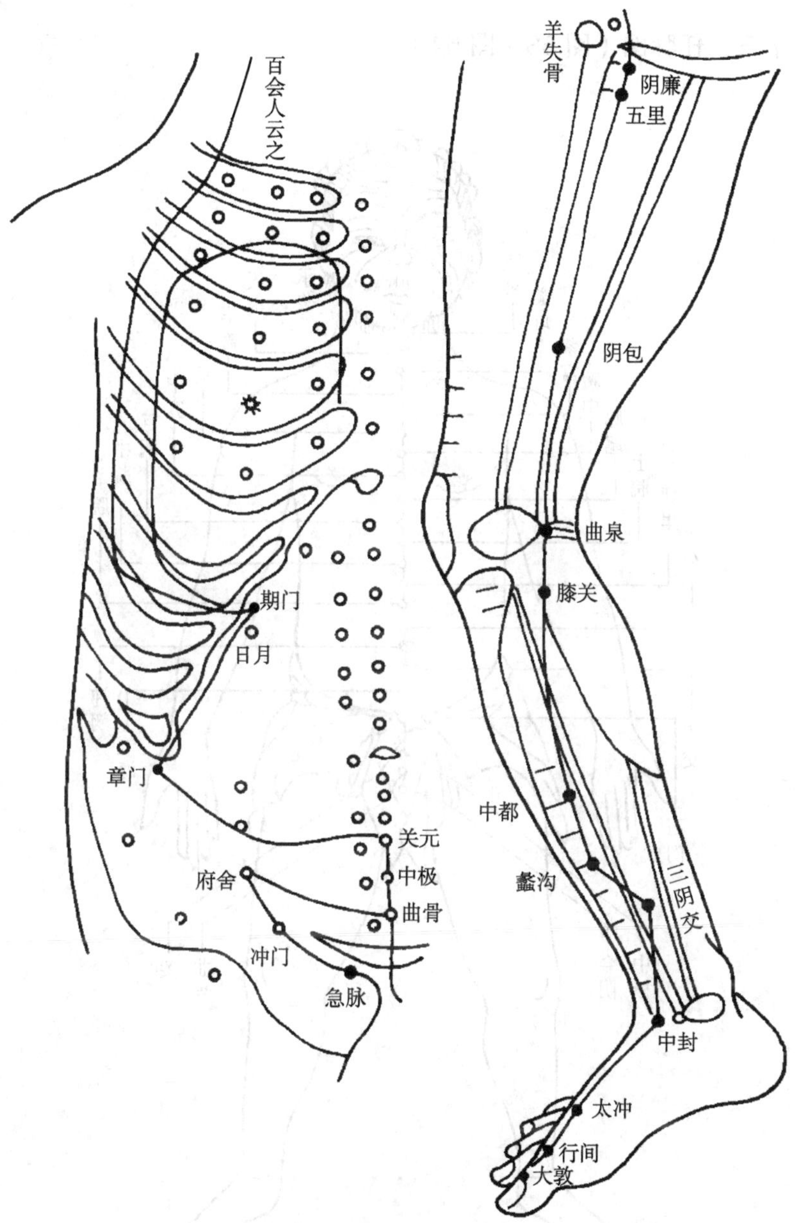

百会人云之
期门
日月
章门
关元
中极
府舍
曲骨
冲门
急脉
羊失骨
阴廉
五里
阴包
曲泉
膝关
中都
蠡沟
三阴交
中封
太冲
行间
大敦

图 52　足厥阴肝经图（新）

十三、任脉图（图 53、图 54）

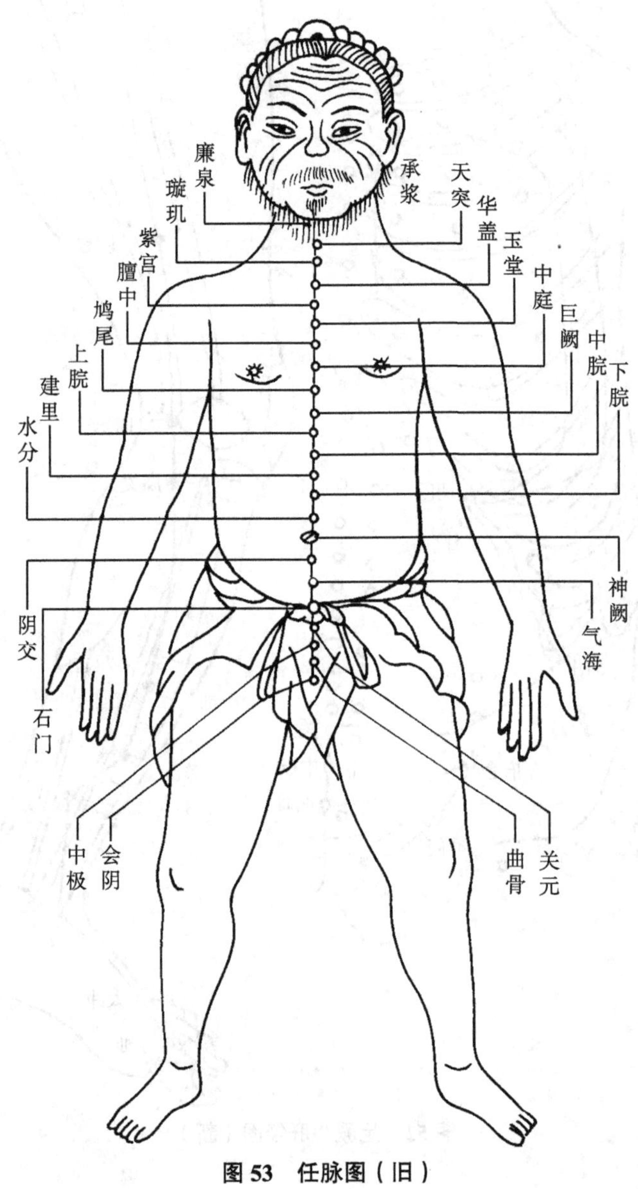

图 53 任脉图（旧）

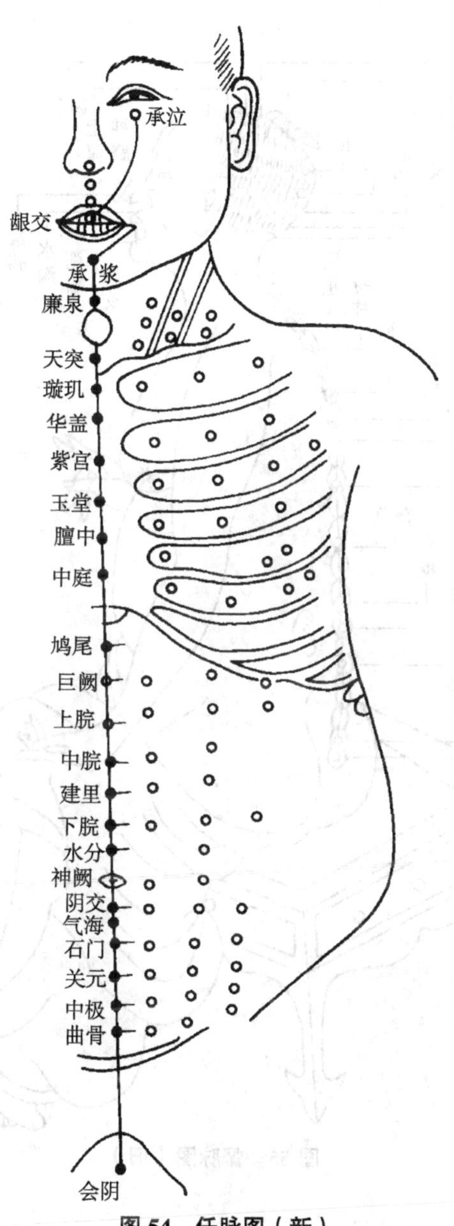
承泣
龈交
承浆
廉泉
天突
璇玑
华盖
紫宫
玉堂
膻中
中庭
鸠尾
巨阙
上脘
中脘
建里
下脘
水分
神阙
阴交
气海
石门
关元
中极
曲骨
会阴

图 54　任脉图（新）

十四、督脉图（图 55、图 56）

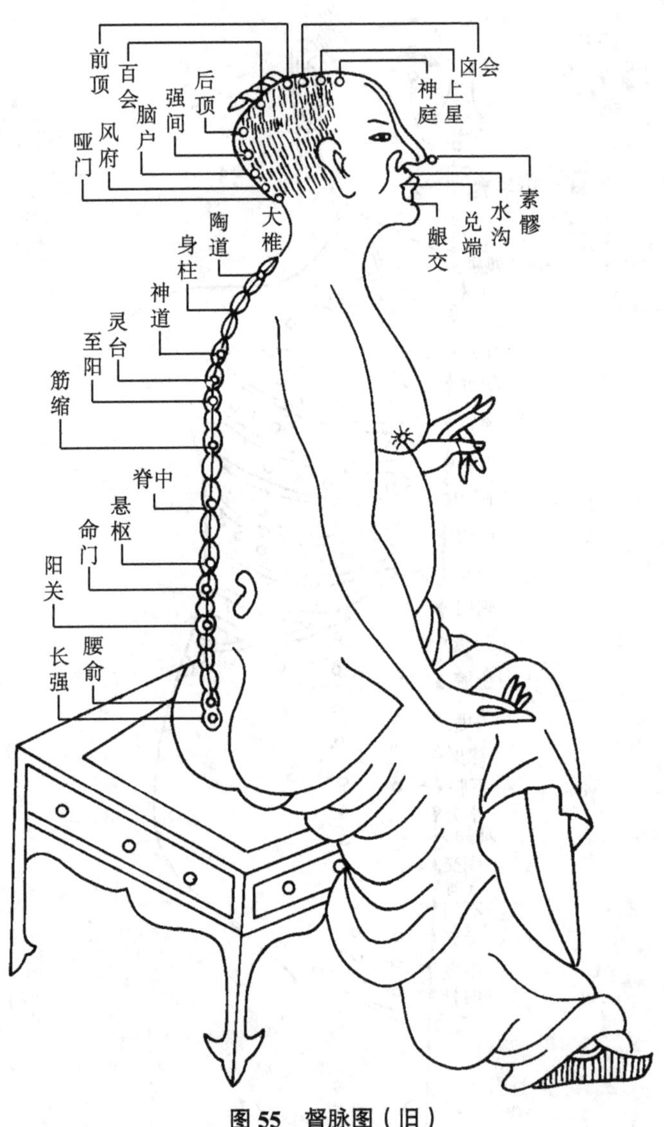

图 55 督脉图（旧）

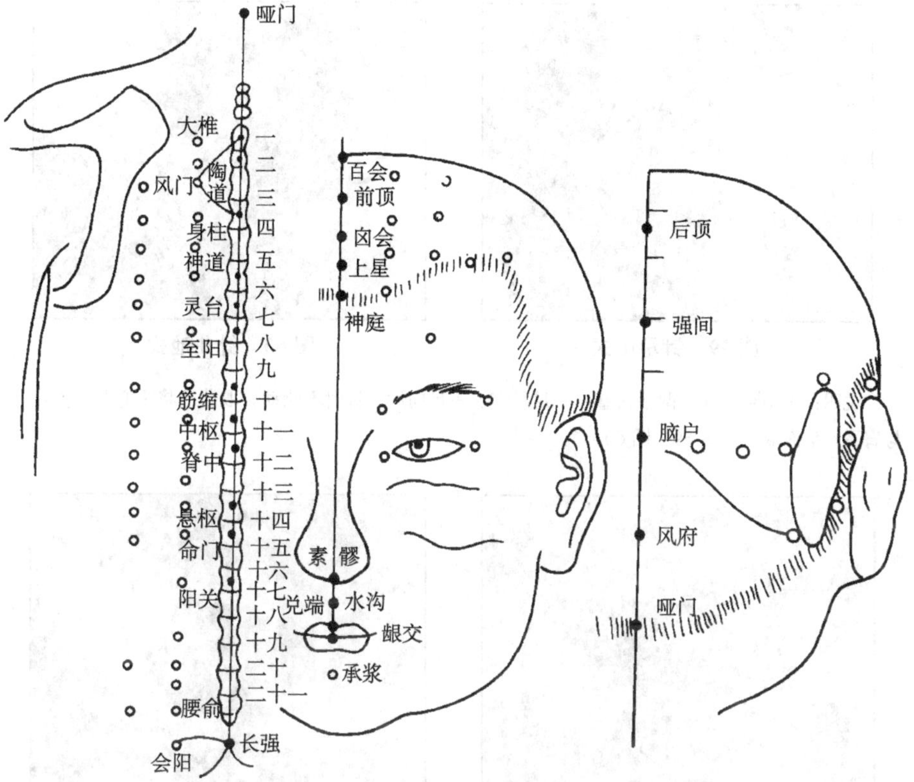

图 56 督脉图（新）

取穴手术图注一（共计 15 图）

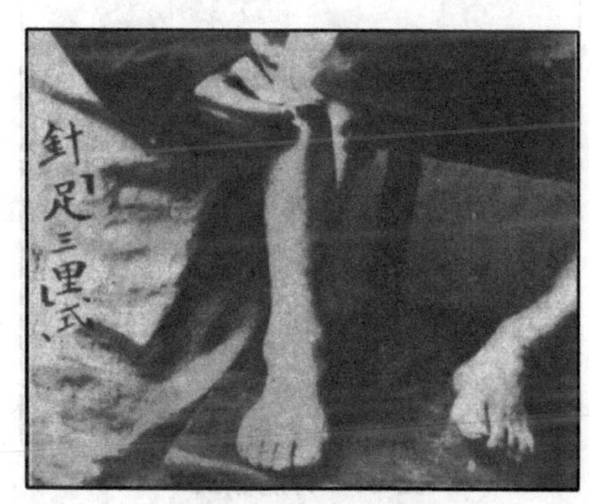

图 57 针足三里式

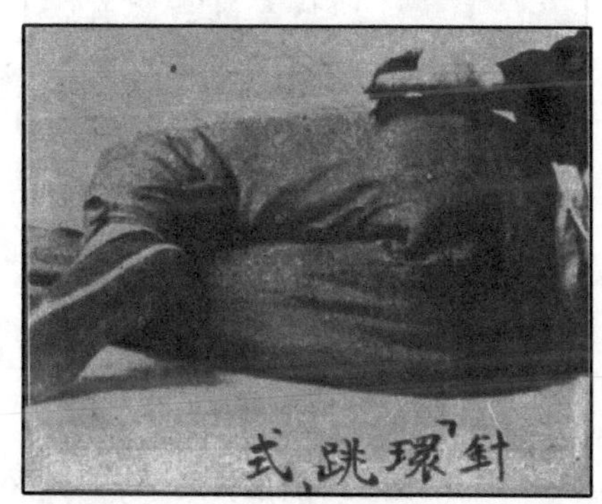

图 58 针环跳式

说明：取三里须正坐。两足踏地。不能移动。取环跳须侧卧。一足伸直。一足屈曲。其穴乃真（图 57、图 58）。

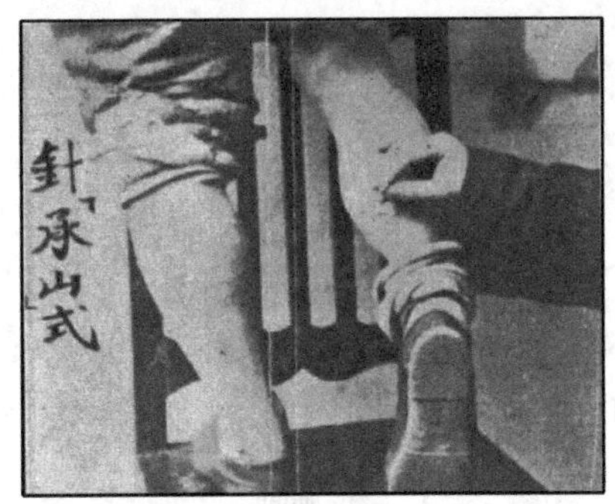

图 59 针承山式

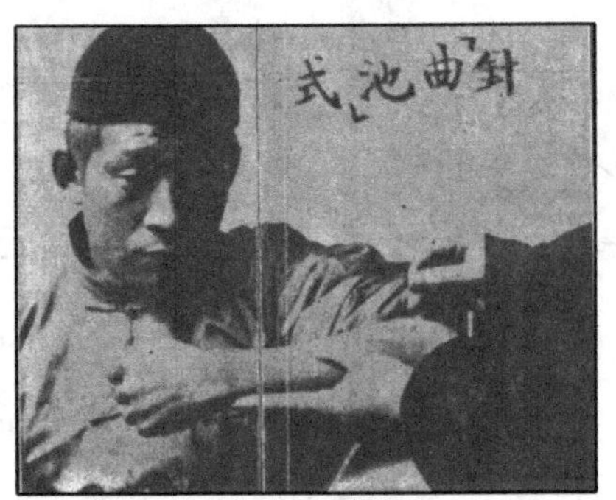

图 60 针曲池式

说明：承山须立取。两手扶壁。一足踏实。一足向后。针时不能动。取曲池将手弯曲。置几上。与肩平。坐而取之（图 59、图 60）。

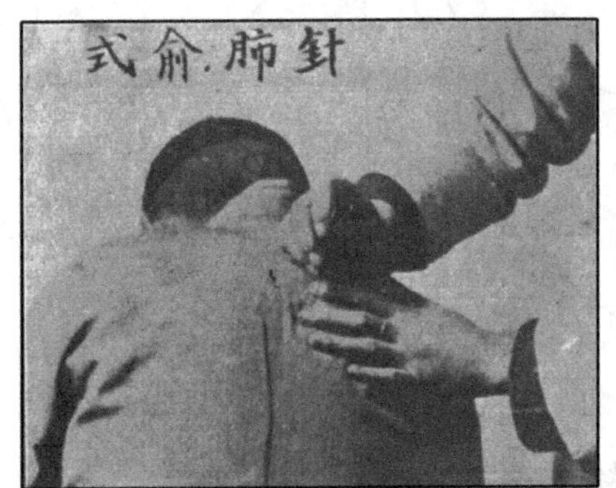

图 61 针肺俞式

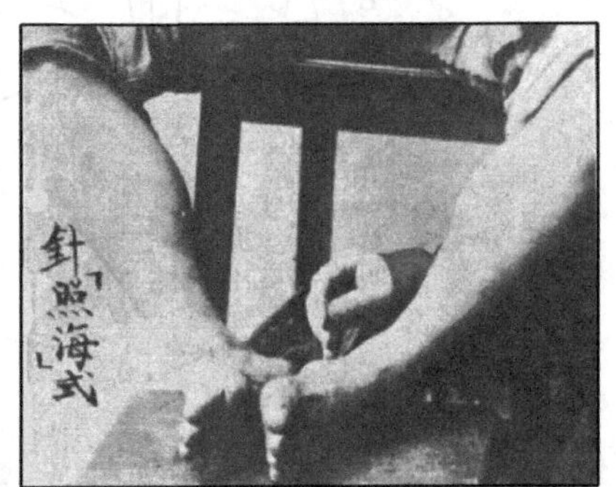

图 62 针照海式

说明：取肺俞法。两手交叉伏桌上。头向下。取照海须两足相合。其穴自现。针入后。切忌移动（图 61、图 62）。

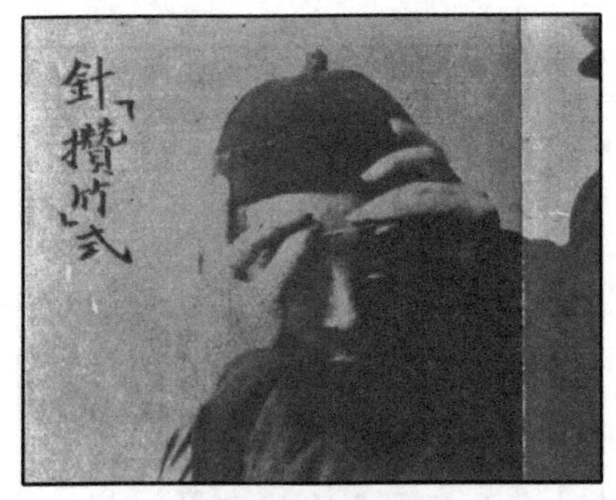

图 63 针攒竹式

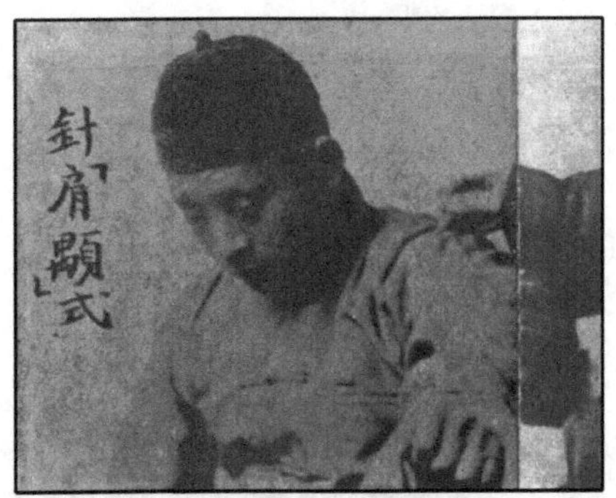

图 64 针肩髃式

说明：取攒竹法。左手将眉提起。右手斜针之。取肩髃法。举手平肩。陷凹立现。针入之后（图 63、图 64）。手不得放下。放下则针不得出矣。

取穴手术图注二

一、取列缺法

图示（图 65）两手交叉。当食指尽处为列缺穴。《针灸大成》曰：手太阴络别走阳明，去腕侧上一寸五分，以两手交叉，食指尽处，两筋罅中。又《医学原始》曰：经渠一法，用食指交叉，列缺为准。次取食指爪甲角下是穴也。叉，《说文》：手指相错也。

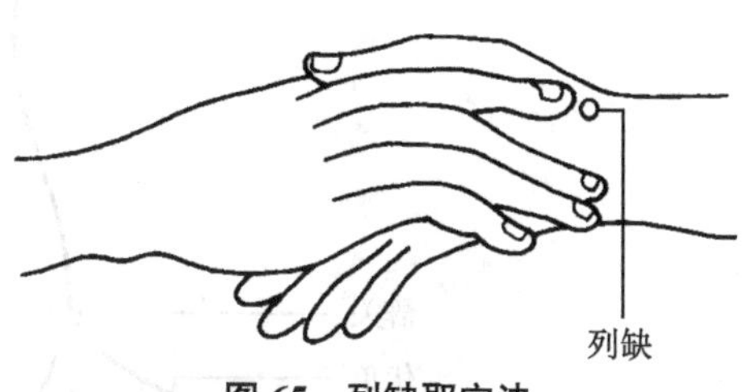

图 65 列缺取穴法

二、取鱼际法

张介宾曰：寸口之前，鱼之后。又《医彀》曰：节后散脉里。次二说为是也。吴崑曰：手足黑白肉分之处，如鱼腹色者，曰鱼际。又张志聪曰：鱼际者，谓手之白肉隆起，有如鱼腹之象，而穴在其际也。（图 66）

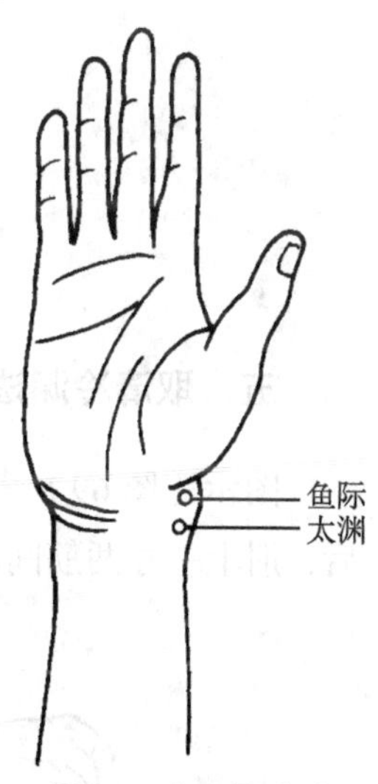

图 66 鱼际取穴法

三、取温溜法

握手见之，有分肉如蛇头之形。此地肌肉长起，象似蛇头。故以名此。则温溜穴是也。一名蛇头。（图 67）

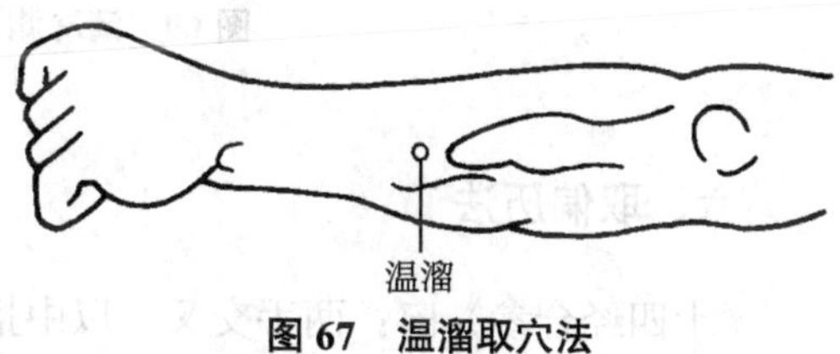

图 67 温溜取穴法

四、取伏兔法

图示（图 68）正跪坐而取之，膝上有肉起如兔状，即伏兔穴。膝上二寸两筋间为梁丘。

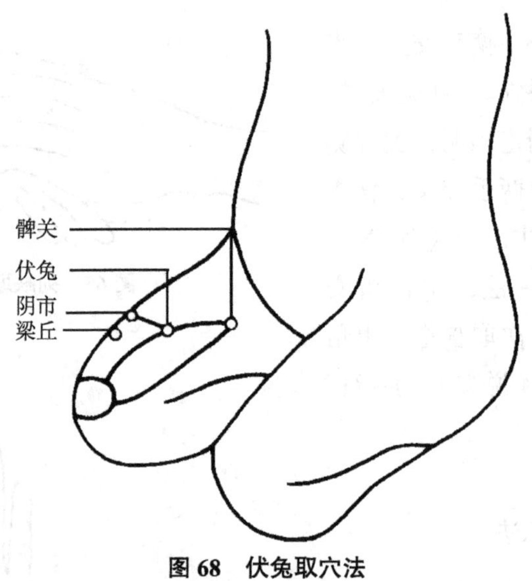

图 68　伏兔取穴法

五、取清冷渊法

图示（图 69）清冷渊在肘上二寸，伸肘举臂取之。天井在肘外大骨尖后，肘上一寸两筋间陷中。

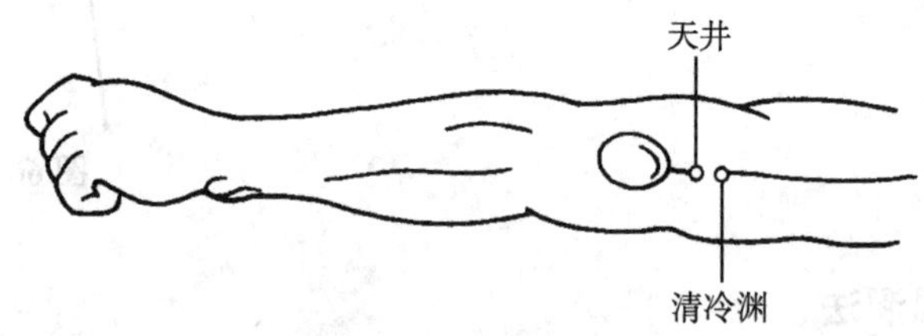

图 69　清冷渊取穴法

六、取偏历法

《十四经合参》曰：两手交叉，以中指尽处是穴。（图 70）

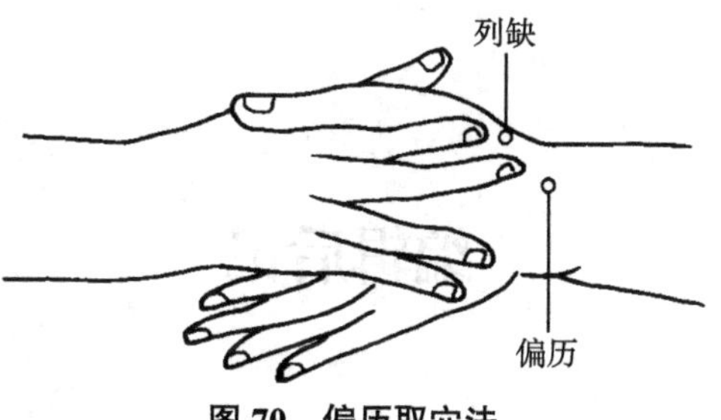

图 70　偏历取穴法

七、取养老法

图示（图 71）取养老穴。须仰转手，见踝上一空隙，乃是。

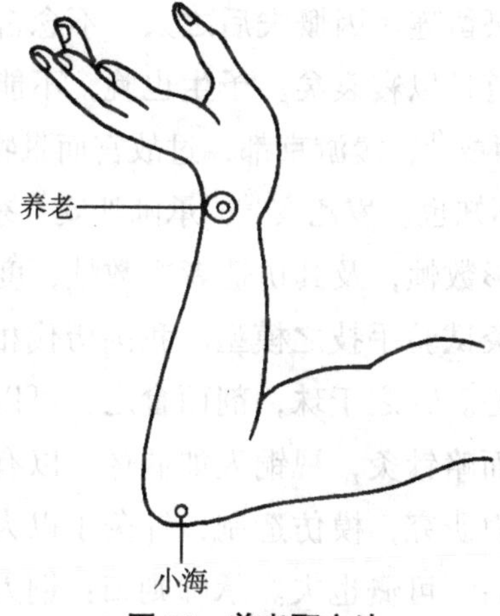

图 71　养老取穴法

编辑后记

建　明

读医书者，莫不知有王惟德。学针灸者，莫不知有铜人像。惟德已怛化于千载以前，铜人犹留传于千载之后。师友辈有于清宫博物馆中见之者，莫不睹物思人。叹其学术之深邃，智慧之神明。慈善有若菩提，功德垂于万世。抚今追昔，响慕留连。因慨夫后之人，不念古人之存心济世。创制维艰，摒而弃之，斯道日以寝衰矣。予生也晚，不能睹物而景仰之，耿耿衷心，无时或释。岁甲戌[①]，漫游京都，过故宫而景物已非。铜人亦不幸如银杯羽化，孰得之，不知也。岁乙亥[②]，承师淡安，东游考察。见彼邦注重针灸之学，又获铜人影数帧，及其仿造者亦数帧，度铜人已沦入日人之手矣。铜人本为研习针灸试验手技之模型。我国历代相传，不知改进，徒怀其宝。启宵小攘窃之心。譬之于珠，剂而食之，可以益体。宝而藏之，迷其邦矣。清医重汤药而略针灸，视铜人如偶像。以有用之古物，作无用之宝藏。日人获之，极力研究，模仿造制，针灸于以大兴，民族增强，病夫日少。我国乃瞠若乎后，可慨也夫。承师则曰：铜人已失，不可复得。纵复得之，亦不足宝。盖铜质等于形骸，学术贵乎精粹。弃质存神，乃生妙谛。若更以所获之铜人影印以行世，使沿袭相因，可与《内》《难》同垂不朽。于是秘藏之意绝，而付梓之议兴焉。建明幼读方书，粗知针灸。更经承师之耳提面命，颇有会心。以铜人像历时久而经穴模糊，只能作为考古之物。又以针灸经之不可泯灭，遂附刊于铜人影之后以存其真。而附以日人仿制者之前，彰彼国之提倡，以督趋我国人之兴奋而还吾之所固有也。王氏作铜人，究根《灵》《素》。遂详考《灵》《素》，旁采诸家之说，而作经穴

---

① 甲戌：即 1934 年。

② 乙亥：即 1935 年

考正焉。滑伯仁氏《十四经发挥》腧穴之数，凡三百五十有四。似与《内》《灵》旨意不符。《内经》“气府论”曰：气穴三百六十五，以应一岁。“气穴论”曰：凡三百六十五穴，针之所由行也。又曰：孙络三百六十五穴，以应一岁。又曰：溪谷三百六十五穴会，亦应一岁。“九针十二原篇”曰：节之交三百六十五会。“针解论”曰：人九窍有三百六十五络。又曰：除三百六十五节之邪气。“调经论”曰：三百六十五节，乃生百病。“邪气脏腑病形篇”曰：十二经脉，三百六十五络。“邪客篇”曰：岁有三百六十五日，人有三百六十五节。“经脉篇”曰：天有三百六十五日，人有三百六十五节。《千金要方》曰：通十二经脉，辨三百六十五孔穴。综观诸说，数皆三百六十五。《发挥》脱去十一穴，不无可疑。故今参考诸书，而补其阙，以符合于三百六十五之数。此作经穴考正之旨意也。其次附以穴脉考正类，皆前贤之作。非掠其美，广其术耳。又其次附以十四经新旧腧穴合参图、取穴手术图注。皆承师历年精心创制。建明从而注释之，俾初学者易入门也。书成历时二载，耗费千金。而建明正从事于《伤寒》《金匮》针灸之编。殚精竭虑，黾勉不遑。部署难周，顾此失彼。又以读针灸书未博，治针灸术未精。检阅内容，实多讹舛。所望海内明达，不吝教言，实深祈祷。民国二十五年冬月清江谢建明以《铜人经穴图考》辑成[1]。记其颠末于此。

---

① 辑成：《铜人经穴图考》成书于 1936 年 12 月，丁丑年（1937 年）1 月由中国针灸学研究社在无锡出版发行。

运针不痛心法要诀

目　录

序 一

民十八年春，悬壶吴门，暇则喜涉足于旧书肆中，翻检旧籍。因得《运针不痛心法》抄本一册。寥寥数页，已破旧不堪，喜而阅之，文虽不工，而其法则颇切于用。述者为紫云上人，记者为兰溪金仲才氏。二氏固无从考据，然必为百年前人，而精于针术者。因其法则，有俾针医，遂购而得之。窃思中国针灸学术之不振，施术者之不能避免刺痛，亦为原因之一。因灾梨枣，供诸研究针术者之采用焉。

淡安志

序 二

针灸治病，效逾汤药。自得皖门黄师一峰夫子之指示，经穴秘奥，得窥一二。金针所至，十可全九，惟是刺肌破肤，不免痛楚，引为憾事。癸亥仲春，进香钱塘玄都观，得识紫云上人。上人银髯雪发，精神矍铄，善针术，而不轻为人治。夜阑剪烛倾谈，蒙上人以为可教，将其《运针不痛心法》，口述授予，嘱记而传之世。归而习之，一月而效见，百日而功成，运针自如，绝无痛楚。十年憾事，于焉以酬。翌年往拜，已于春末圆寂矣。噫！一夕之谈，遽以心法相授，岂佛说之所谓因缘也耶？抑上人其预知将离东土，亟欲以其心法而遗于尘世耶。既受上人嘱，安可秘不为之记。

甲子仲秋兰溪金仲才叙

一、养　气

紫云上人曰：运针不痛，端赖养气。养气不足，其功不著。养气之道，寅时起身，端坐蒲团，两足盘起，手按膝上，腰直胸挺，口闭目垂，一如入定。无思无虑，一心数息。自一至百，反复无间。行至卯时，振衣始已。积日累月，不息不间，气足神旺，百邪不侵。

注：养气为佛家静坐之法。静坐最能养气。一呼一吸，是为一息。数息者数呼吸之气，使意念一致、心神合一也。静坐不必拘于蒲团，亦不必一定盘膝，亦不必一定在寅时。清晨晚间，于寂静之处、无呼喧之地，铺位椅凳，皆可行之。惟须回避迎面之风。腰直胸挺、口闭目垂、数息，三者不可缺一。腰直胸挺则身端正，肺张腹满。目垂内视，则外物不乱其心。口闭不张，则冷气不侵。吸之以鼻、呼之以口，宜徐宜缓，愈缓愈妙，以数计之，心神合一。久久行之，腹部充实，气力倍增，邪无从侵矣。

二、练 指

紫云上人云：养气之外，又须练指。运针不痛，指力最重。练指之法，用纸簿一，悬挂壁间。静坐片时，运气于指，持针刺之。心注于针，目射于纸。日刺千下，久行不辍，指力充实，可以用矣。

注：运针不痛，在乎指力。试观奇人异士，手指所注，金石为穿。力也，亦气也。然气不充实，则指力亦不足。气充者，则易为力。故先养其气，后练其指。二者互习，积久弥彰。紫云上人用纸簿悬于壁间行之，尚有置疑。愚经二三月之练习，经数次之变更，以下述之法练习为较易：以二寸方厚之木条，装成一方架，其大小适合一粗纸（大便拭污之粗纸）四角插入四寸长尖钉。即以粗纸绷上三四张，悬挂壁间，高与肩齐，木架凭壁，纸面向外。即用右手拇食二指，持针刺入之。刺入之时，以针尖点于纸面，二指捻动，疾行刺入。往返练习，觉手指毋须用力，即可一刺而入，再加一二纸。久久行之，依次遽加。满一寸厚，而能不须用力捻入者，指力功候已到，可以出而问世矣。

三、理　针

紫云上人曰：欲善其事，必利其器。气养已足，指力已充，针不锐利，无补于功。针须圆浑，光滑而润。由粗而细，其端锐利。摩之擦之，药之煮之。不厌其烦，斯为上乘。

注： 工欲善其事，必先利其器。用针疗疾，针丝不可不慎择。针有损伤，粗细不匀，尖钝或毛，不仅令人剧痛，复有折断之可虞。故择针宜慎，粗细相匀，针锋锐利，针身圆浑，无锈蚀，不弯曲。选择已过，再以煮针法制之，日用粗纸摩擦数次，则圆润滑利，用之应手矣。

四、手　法

紫云上人曰：刀割针刺，人皆知痛。患者临针，已存畏心。先为解释，以安其惊。揉掐其穴，使其麻木。手若握虎，势如擒龙。以针点穴，疾刺而入。至其分寸，稍停捻拨。不痛针法，能事已毕。

注：刀割针刺，夫人皆知痛楚。病者求针，实出不得已。针本不甚痛，而病者心中总存痛念，幻由心造，先入为主，已有明训。不痛似痛，痛则更痛。故于临针之时，解释无痛，以安其心；于应针之穴，用爪甲揉掐，使皮肤麻木；然后藉针之锐利、指之练力，一刺而入达应入之分寸而止，停针不动，病者绝不觉痛。乃渐行捻转之法、运补泻之功，只觉酸楚、不知有痛，医者之能事毕矣。

结　语

吾人一切行动举止，痛感、快感皆由脑神经为之主宰。即色、声、香、味、触，亦无不由脑神经之主司。考神经分动物性神经、植物性神经二种，又分为中枢部与末稍部。今就知痛之范围而言之，吾人以物切刺皮肤而觉痛者，皆痛神经受压之所致也。痛神经之发源，在大脑之皮质，经延髓脊髓而分布于全身之皮下筋骨间，以及内脏。其感痛力最强者，厥为痛神经之末梢部。神经之末梢，皆散布于皮肤间。故针刺皮肤，其痛异常，稍深则痛减轻，甚至不痛。此其明征。又痛神经之散布有多寡，手足指、舌唇部，较全身特多，其感触力亦最强。背部较腹为少，臀部、腿部则更少。大概筋肉丰厚之处，痛神经之散布为少，感痛力亦弱。故针刺指部，其痛剧烈；刺背部则不甚觉痛也。虽然痛固在于神经，而于心灵亦有关系。武圣之刮骨疗毒，其心灵专注于棋之布局下子，故任割而不痛。即以吾人之亲历而言之，手指每为利刃所破而不自知；及发觉后，始觉隐然作痛，心灵未注意也。身有痛楚，而与人畅谈或弈棋赌博，竟能忘其所苦，心灵移注他处也。足见心灵之专注与不专注，与痛有绝大之关系。再刺切之迟速，亦有深切之关系。刺切迅速，不甚感痛。盖痛神经卒受袭击，其反射性不及即行发生。若器钝手迟，痛神经感到击刺，即起反射作用而剧烈疼痛矣。紫云上人之《运针不痛心法》，即移减其心灵之专注，及运用其迅速之手腕，与利用器械之精良，基心理、物理、哲理三者而汇成其功能也。甚愿研究针灸学术而施行治疗者，均手此一编而依法练习之也。不特减少病家之避免，而发扬中国针灸学术，实利赖焉。

中华民国二十年春淡安书于中国针灸学研究社

子午流注针法

承淡安 陈璧琉 徐惜年 合著

目　录

序 言

中国古代医学的基本内容，是以阴阳五行哲学为基础的医学理论体系，这在我国最早的一部医书《内经》之中，就可以看到具体的说明。《内经》是总结了周秦以来的医疗经验，用阴阳相对变化的规律来解释人体生理病理现象、疾病原因与诊断治疗方法；以规范的五行学说来说明机体内部各器官相互间的关系，并将人体联系了天文、地理、气象、历法等自然界的一切现象，结合机体内外统一与协调的整体观念。在这种思想基础之上，从经验、生活实践、当时的科学成就方面，通过错综的思辨演绎，构成了以阴阳五行为中心的中国医学的特有体系，确定了中医整体观念的治疗原则。此后所有的中国医学著作和成就，无论是方剂和针灸等，都是在《内经》这个理论体系的基础上日益发展而丰富起来的。

子午流注的针灸疗法流传已是很久，它和所有的中国医学内容一样，也是以阴阳五行学说作为理论基础的。它的实质和精神，主要是根据《内经》已有的成就，也就是说《内经》虽没有直接指出子午流注的针法，但子午流注针法所用的十二经六十六穴、气血流注出入的名称和作用，以及阴阳盛衰和时令的配合等，在《内经》中都有着详细的叙述。《灵枢·本输》篇中说："凡刺之道，必通十二经络之所终始，络脉之所别处，五输之所留，六腑之所与合，四时之所出入，五脏之所溜处……"《灵枢·官针》篇中说："故用针者不知年之所加，气之盛衰，虚实之所起，不可以为工也。"这说明了人体的生理病理变化和自然界的规律是分不开的。人是自然界的一部分，不但具有适应外界一切自然变化的本能，而且人体内部的经络脏腑部位既是相互影响、相互联系的整体，也和周围环境共同成为一个统一的整体。所以古时医学家进行针灸治疗时，对于手足阴阳各经脉气的盛衰、流注开阖必须结合气候季节与时间的条件等素来极为重视。子午流注针法，便是适应着当时这些要求而产生出来的。远在公元2世纪的汉代，已经流行这种针法，此后再经徐文伯的整理发扬，更盛行于一时，为针灸的疗效创造了一些新的纪录。徐文伯是 419 年南朝宋时候的人，字德秀，精于医术，曾任东莞太山兰陵三郡太守，也做过太医院太医，对针灸治疗尤其有卓越的贡献。他所撰的《子午流注逐日按时定穴》，具体介绍了子午流注逐日按时开穴的规律，为子午流注针法奠定了理论和实践的基础。从此以后，历代医家奉以为法，继续发扬和研究，所以几千年来，子午流注针法在针灸治疗中能够保持着一定的优越性，而被认为是具有特殊疗效的一种古典针术。

子午流注针法虽然具有悠久的历史，也有特殊的疗效，但到了现在，能够应用此种古法的人却是很少了。由于子午流注针法与一般针法不同，它是以时间的条件为主，着重于阴阳刚柔分配气血的盛衰，用天干地支代表经络的表里，再用五行的彼此联系说明脏腑相互间的关系，所以要运用这一个古法，并要求获得一定的疗效，必须先认识阴阳五行的学说，才能理解古代医家所积累起来的丰富经验。但在医学文献中，对此学说缺乏系统的论著，仅散见在古医书中的一鳞半爪，使人研究起来颇觉困难。

笔者从事针灸学术研究三十余年以来，时常听到同道之间谈起了子午流注针法，大多表示有不得其门而入之慨；也曾遇见几位擅长此术的先进，无不异口同声推崇子午流注针法之妙。因此早已准备在文献中整理一些资料，结合临床经验，提供同道做深入研究的参考。但总觉得它的含义深奥，要把它解释得浅显而容易使人领悟，不是短期内可以做到的事。又因子午流注针法在治疗上虽有实用价值，可是它在理论上对许多复杂的问题还不能做出完全符合现代科学原则的说明，所以对于子午流注针法的这本著述，也就迟迟未能进行。

陈璧琉与徐惜年两同志对于子午流注针法曾有过相当时期的努力钻研，他们与笔者的志趣是相同的，因此我们就合作了起来，现在编成了这本书。我们不能说这本书的内容已经指出了子午流注针法的全貌，这仅是尽了我们一些绵薄之力，对子午流注针法作了较有系统的介绍而已。这本书尚待补充和修正之处是很多的，例如实验的材料不够全面，运用的方法说得较为简单，对理论的解释与现代科学的距离还是很远等，都是不容否认的事实。但由于我们不能忽视这份医学遗产中的特殊疗法，就不能因它还缺乏系统的科学理论而完全抹杀其中合理和有用的实际内容，所以终于将这本书出版了。如果因此而引起同道们的注意，对此古典针法重视起来，在理论与实践上深入研究，使针灸疗法向前推进一步，这便是我们莫大的欣慰了。

1956 年 12 月承淡安于无锡太湖小筑

第一章 绪 论

第一节 子午流注法的起源

针灸疗法，是中国古代医学遗产之一，是无数先民积累了丰富经验，经过几千年的实践考验，确切证明有效的一种治疗方法。但要运用这种疗法达到消除疾病的目的，在操作过程中，也并非容易的一件事。历代医家遗留下来的许多经验，都是值得我们继承和发扬的，尤其是一些独特的操作方法，不容漠视，而应该以正确对待文化遗产的态度来学习和研究，使有助于我国人民保健医疗事业的发展。

子午流注法是千百年来应用于针灸治疗的古法之一。它是注重于时间的条件，以自然界周期性的现象，从天人合一的观点去配合人体气血周流的情况。它的原理，在中国最古的一部医书《黄帝内经》之中，早就有所阐释，其中如《灵枢·本输》篇所论述十二经的六十六穴做出了井、荥、俞、原、经、合等名称，分别有出、流、注、过、行、入的不同，以表示脉气的盛衰，这就是流注两字的起源。而子午两字对日时的作用，《灵枢·卫气行》篇也曾明确地指出："岁有十二月，日有十二辰，子午为经，卯酉为纬。"这意思即是将一年或一天中的时间，用子午卯酉等字样来划分四季和昼夜朝夕光热强弱的不同，以说明外界环境对于人体的直接影响。不但如此，如以气候时间与人体生理病理的关系来说，《素问·六节藏象论》更有详细的说明："五日谓之候，三候谓之气，六气谓之时，四时谓之岁，而各从其主治焉。五运相袭，而皆治之，终期之日，周而复始，时立气布，如环无端，候亦同法。故曰：不知年之所加，气之盛衰，虚实之所起，不可以为工矣。"这一种重视时日和脉气盛衰的作用，应用在治疗方面，《素问·五常政大论》就有了进一步的说明："故治病者，必明天道地理，阴阳更胜，气之先后，人之寿夭，生化之期，乃可以知人之形气矣。"如上述这些文句，在全部《内经》中，原是屡见不鲜，虽没有具体指出子午流注法运用的法则，但子午流注注重于以时日开穴为必要条件的这种针灸疗法，追本溯源，是以《内经》的理论体系为根据，这一点可以说是无疑的。

在中国古代的针灸书籍上，对于注重气血流注应用在治疗方面的记载，也是不胜枚举，主要有如《难经》《针灸甲乙经》和扁鹊所作的《子午经》等书，都曾论述到十二经的气血流注与针灸疗法的关系。三国时的名医华佗，不但精于外科，而且也善于运用针灸来治病。他对于针灸的特点，一方面是主张少取穴位，另一方面也着重在候气，认为“气至才有效”，这和子午流注的原则是一致的。可见在当时针灸疗法中，已是一贯地重视气血流注的法则。但发扬子午流注法，当以五代徐文伯父子的贡献为最多。徐文伯所撰的《子午流注逐日按时定穴歌》，对于日时穴位，说得条理分明，具体详细，对子午流注这一个针灸古法的发展起了一定的作用。而到了金元，操作子午流注法的医家，更是盛极一时，其时何若愚所撰的《流注指征赋》，即将子午流注的应用方法与功效作了进一步说明，同时窦汉卿所撰的《针经指南》《标幽赋》《通玄指要赋》等文，更将流注开阖在针灸疗法中的重要性扼要的加以阐释，如《标幽赋》叙述流注开穴的情况说：“轻滑慢而未来，沉涩紧而已至。既至也量寒热而留疾，未至也据虚实而候气。气之至也，如鱼吞钩饵之沉浮，气未至也，如闲处幽堂之深邃。”而直接说到子午流注法的妙用，《标幽赋》中更着重指出：“一日取六十六穴之法方见幽微；一时取一十二经之原始知要妙……推于十干十变，知孔穴之开阖；论其五行五脏，察日时之旺衰。”此种重视日时流注的针灸古法的应用，到明朝所出版的许多针灸书籍中，更无不将这个针灸古法，继续的有所发挥，例如《针灸节要》《针灸聚英》《古今医统》《医学入门》《针灸大全》《针灸集成》等书，尤其是杨继洲所编的《针灸大成》，精选了明代以前的各家针灸学的名著，将徐氏《子午流注逐日按时定穴歌》和《八脉八法》等着重以时间为主要条件的针灸疗法都选入。从这些事实看来，可见子午流注法由来已久，是千百年来许多医家所应用而认为有特殊价值的治疗方法。

第二节　子午流注法的意义

子午是两个对立的名词，可以代表水与火或是南和北，也可以代表冬夏两季和作为标记半夜和日中两个时辰的符号，寻常引用这两个字来定名的也是不少，如天文家所用的子午仪，测量时所做的子午线，地名有川陕要道的子午谷及汉中的子午道……像这些名称，顾名思义，无非表示子午相对的关系，它的作用和意义原是很单纯而显明的。但流注法用子午两个字来定名，以表示刚柔相配，阴阳相合，它的意义就并不单纯了。所谓刚柔阴阳是指时间和经穴来说的，因为以一年之中四季的阴阳盛衰而言，在阴历以子月为十一月，十一月里冬至一阳生；午月为五月，五月里夏至一阴生。一天之中，也可以由子午两个时辰分别出阴阳的盛衰，即子时一刻，乃一阳之生，午时一刻，乃一阴之生。这从自然界的现象来看，也都是符合的。事实上，每年十一月的冬至日，北半球夜最长，从这天以后逐渐的夜短昼长，即所谓阳气生；经过六个月，到五月的夏至日，这一天北半球的昼最长，从此以后逐渐的昼短夜长，即所谓阴气生；再经过六个月，仍是回复到冬至夜最长的那一天。这样昼夜的或长或短和气候的温热寒凉，每年的变化是不会休止的。以一天来说，子时是半夜，午时是日中，从子时到午时，阳气生，即在子时到午时的六个时辰内，地面上的光热是逐渐加强；相反的，从午时到子时，阴气生，即在午时到子时的六个时辰内，地面上的光热逐渐减弱。这两种相反的现象，每一天也都是这样固定的往复着，永远不会变更的。古人观察了这些现象，以每年或每天光热的强弱，即所谓阴阳盛衰都是以子午两个字为基础，相对的变化而发展开来的。所以子午流注用子午两个字来定名，它的原意也是如此。由于十二经有阴阳表里的分别，每经的气血循环，由阴经转入阳经，或阳经转入阴经，经常是周而复始循环不息的，这和上述光热强弱在每天相对变化的意义是相同的，所以流注法用子午两字定名，并非是单独指子时或午时去流注，而是将子午两字活用来表示人体的气血循环，阴阳各经脉气的盛衰，阳进阴退或是阴进阳退，都是和自然界的现象同样地有着规律，因此可以掌握时间适应气血盛衰去及时针刺。

不但如此，再从流注两个字来说，流是流动，注是灌注，《诗经》有“如川之流”“丰水东注”，将流注二字都作为水行动的形容词。若将子午流注四个字联系起来，就是将人体的气血比拟水液，从子到午，或从午到子，随着时间的先后不同，阴阳各经气血的盛衰也等于潮水定期涨退一样有着固定的时间。本来潮水能够定期涨退的原因，完全是由于日月的吸力。在一昼夜之中，地球绕太阳自转一周，日月所行的度数和地球常有向背的不同，向则吸力较大而潮涨，背则吸力较小而潮退。在阴历的朔望两天，日月两种吸力相合潮最大，上弦和下弦的两天，日月的两种吸力互消潮最小。此种定期涨退的现象决定于日月的因素。古人掌握了这一个规律，认为人体的气血和各部分组织，也都能对其周围环境中一定的物理刺激而作出反应，表示对外界一定的刺激有感应能力，和潮水受日月吸力的涨退，同样会起着各种不同的反应。正如《灵枢·岁露》篇所说："人与天地相参也，与日月相应也，故月满则海水西盛，人血气积，肌肉充，皮肤致……至其月郭空，则海水东盛，人气血虚，其卫气去，形独居。"而在《素问·八正神明》篇，对于气血和日月的关系及其有关于针灸的影响，更是进一步的指出："法天则地，合以天光，凡刺之法，必候日月星辰，四时八正之气，气定乃刺之。是故天温日明，则人血淖液而卫气浮，故血易泻，气易行；天寒日阴，则人血凝泣而卫气沉。月始生，则血气始精，卫气始行；月郭满，则血气实，肌肉坚；月郭空，则肌肉减，经络虚，卫气去，形独居。是以因天时而调血气也。"这就是把气血和日月的关系直接联系了起来，认为日光有阴晴寒暖的不同，遂使气血有聚散浮沉的变异；月郭有空满盈亏的现象，亦使气血有虚实增减的感应。所以接着说："天寒无刺，天温无凝，月生无泻，月满无补，月郭空无治，是谓得时而调之，因天之序，盛衰之时，移光定位，正立而待之……"这些文句说明了季节和时间的条件，在治疗上都有着密切的关系，潮水受日月的影响有定期性涨退，气血受日月的影响，在昼夜间也同样有着周期性的盛衰。

潮水定期性涨退，某日某时涨，某日某时退，航行者必须预知。因有固定的时间，要预知也是很容易的。但将人体的气血比拟潮水，把气血的盛衰比作潮水的涨退，则要预知盛衰的定期性就比较困难了。子午流注法就是解答了这一个问题，那是古人累积了长期的经验，体会出每一天之中气血周流盛衰的时间，以十二经的六十六穴为主，规定了每一日时和经穴的开阖，认为是及时针治最适当的时机。在这些规定的开穴时间之外，当然并不是说失时没有气血，也不是说失时气血不流，而是指出经穴在开时气血当盛，如潮汛之涨，阖时气血渐衰，如潮汛之退，而且从阴经转入阳经，或从阳经转入阴经，气血在周身的循环，先后盛衰不同，交互错综流注，都是很有规律的，如同潮水的定期性涨退一样，这也就是子午流注定名的意义和它的内容了。

第三节 研究子午流注法应有的认识

法国医学博士密勒文曾说："中国针灸颇类电疗，而效力过之，其出神入化，非近代科学所能解释。"将这句话引用来说明子午流注法，那么，子午流注法尤其是出神入化而非近代科学所能解释的一种针灸疗法。子午流注以时间的条件为主，它把人体十二经气血的周流当作是潮水定期涨退一样的有着规律，用刚柔相配、阴阳相合的原则，指出了每一天气血盛衰的时间，而分别规定了六十六穴按时流注开阖的法则，像这样用阴阳五行所表现的医学，它的流传既久，也确是我们祖先累积了丰富经验的医学传统之一。不过在一些问题上还受着历史条件的限制，更由于这一针灸古法最大的弱点是缺乏系统的科学理论，不能都符合现代科学的解释。但我们要研究这份先民的文化遗产，在西医学的知识范围内，不能因为它缺乏现代科学理论的内容，就说它是不科学而怀疑它的作用。在未经认真的学习和研究之前，更不可以它没有现代科学知识的依据为理由，而将这一种独特的针灸古法看作是神秘玄虚，就随便一笔抹杀。我们认为子午流注法的原理是深奥的，要使它逐渐和现代科学知识相结合，惟有通过认真学习、研究和实践，根据现代科学的理论，用科学方法来整理它的学理和总结它的临床经验，取其精华，弃其糟粕，把它有真实价值的部分发展起来，使它逐渐和现代医学科学合流。

其实，子午流注以自然界周期性的现象影响，按十二经的阴阳表里，营卫气血，在昼夜的循环中，利用一定的时机和被影响所开的穴位去治疗；配合日时开穴，这是古人从环境影响和实践疗效中体验出来的。如果用现代的科学知识去分析它的内容，我们可以体会出这是和巴甫洛夫"昼夜周期节律性"的学说相符合的。巴甫洛夫学说基本观点，也就是发自"有机体乃是由极端复杂的、无数的一系列部分所构成的一个系统；这些部分，一方面互相联系，另一方面又同周围自然界相联系，成为统一的整体。"他又认为形成阴性及阳性条件反射因素之中，的确"时间性"也是一个有力的因素。所以他也曾说："时间的条件刺激，由生理学的立场来说，虽然没有一定的解答，但应当对此有如下的概念：即时间可利用自然界的种种周期性的现象来规定的，如太阳的运转，钟表上的针运动等"（见阎德润编著《巴普洛夫学说及其应用》第 6 页、第 14 页、第 15 页）。日本生理学权威石川博士对经络学的研究也认为:“经络的放射功能与身体各部感觉有关……或许有一定规律配合出来……也可能有现代的、我们所未想到的事实存在着。”从这些见解之中可见，子午流注以时间为针治中的主要条件，也并非完全没有科学依据，而是古人通过对疾病的治疗与自然界环境的影响所发现的一种理论体系。它虽然是用阴阳五行去贯通和表现的，但是有现实的物质基础，尤其是在医学实用方面的价值，确有使我们进一步去研究和发掘的必要。

为了要发扬中医学遗产，用科学方法去整理和研究子午流注这一个针灸古法，并非一件没有意义的工作。我们以为从古人的医学经验中发掘医学知识和治疗方法，可使我们的医学知识和技能更加丰富和提高。针灸疗法如果深入研究，可能在现代医学理论上写出新的一页，在一定程度上促进现代医学的发展，从而使现代医学的宝库日益丰富起来。

小结

1. 子午流注法的起源由来已久，它是以《内经》天人合一的理论为基础，注重气血流注，按时取穴，此为针治的必要条件。此种古法的整理与发扬，以五代徐文伯的贡献最多。它不但应用在临床的实践方面有其一定的价值，也是千百年来为针灸医家推崇的一种治疗方法。

2. 子午流注的意义，是将人体的气血比拟为水液一样，在全身循环周转，从子时到午时，从午时到子时，随着时间的先后不同，表见出周期性的盛衰开阖，等于潮水定期涨退那样，开时气血当盛，如潮汛之涨，阖时气血渐衰，如潮汛之退。掌握了这个规律去按时针治，正如顺水推舟，更可以迅速获得疗效。

3. 子午流注是祖国丰富多彩的医学遗产之一。它虽然缺乏系统的科学理论，但我们在对它没有认识和研究之前，不要以为它的内容在现代医学知识范围内，还不够符合科学的解释，就看作是神秘玄虚，说它不科学，随便一笔抹杀。我们应该接受古人经验的启示，从多方面的实践中，不难发掘出新的知识和治疗方法，从而在现代医学理论上写出新的一页。

第二章　气血在十二经中的运行

第一节　气血营卫的作用与经脉

子午流注是掌握了人体气血循环中所有盛衰的周期性，定出了开穴时间去适应针治的一种疗法。中医所谓气血运行的学说，在西医学知识的范围内，表面上看来，似乎还不够有科学的解释，但它很早就被应用在中医学上，是无数先民深刻研究观察的成果，单就血液循环与心主血这一点来说，就比哈维的发现要早 1700 ～ 1800 年。在 17 世纪以前，世界科学家还不明了血液是循环的，到了 1628 年，英国的医生哈维（1578—1657）根据研究说明了血液循环的道理，指出心脏是压送血液在血管里流动的机器，是循环系统的动力机关，因而使生理学成为一种科学。其实，这在中国医书《内经》之中早有记述，如《素问・五脏生成》"诸血者皆属于心"、《素问・阴阳应象大论》"心主血"、《素问・痿论》"心主身之血脉"、《素问・六节藏象论》"心者身之本……其充在血脉"、《素问・举痛论》"经脉流行不止，环周不休"、《灵枢・邪气脏腑病形》"经络之相贯，如环无端"等。由此可见，哈维的发现，无非是给我们中医学气血运行学说中关于血运行的先见作了一个证实。古人不但早就指出了血的运行，而且更是详细列举了十二经之中气血运行在生理病理上的关系，言简意赅，条理分明，这也是几千年来作为中医诊断和治疗疾病的准则。

从现代生理学去研究气血两个字，一般或以为这就是体内氧化作用所需要的氧气及在循环器官内流动的血液。可是《内经》中所说的气血并不是单纯的仅指这两点而言，尤其是气的方面，它所包含的意义既广，名称也是很多，如精气、神气、元气、真气、脉气、谷气、宗气、营气、卫气、正气、邪气等。总的来说，气可分为外气和内气两种：外气是外来的空气及所感受自然界的风、火、寒、暑、燥、湿等六气；内气是体内的元气，亦称真气，即《灵枢·刺节真邪论》所说："真气者，所受于天与谷，气并而充身也。"这一种真气所存，可有上中下三个分别，上所受于天以通呼吸，中生于水谷以养营卫，下者气化为精，藏于命门，以为三焦之根本。所以上有气海，名膻中，其治在肺；中有水谷气血之海，名中气，其治在脾胃；下有气海，名丹田，其治在肾。将这些名称约略分开来说，气在天者，受于鼻而喉主之；在水谷者，入于口而咽主之。钟于未生之初为先天之气，成于已生之后为后天之气。气在阳分即阳气，在阴分即阴气，在表为卫气，在里为营气，在脾为充气，在胃为胃气，在上焦为宗气，在中焦为中气，在下焦为元阴元阳之气。再就这许多气的别名中，以气血的作用所分的宗营卫三气来说，宗气积于上焦，出于喉咙，以贯心脉而行呼吸，熏于皮肤，充其身形，泽其毫毛，如雾露之灌溉万物，正如《灵枢·决气》篇所说："上焦开发，宣五谷味，熏肤充身泽毛，若雾露之溉，是谓气。"至于营气，亦称为阴气，或称为水谷的精气，"营气出于中焦，并胃中出上焦之后，上注于肺，受气取汁，化而为血，以奉生身，莫贵于此。"所谓卫气，亦称为阳气，或称为水谷的悍气，它的作用，和营气不同。营气阴性精专，是随宗气行于经脉之中。清者为营，有着营养身体的作用，而浊者为卫，卫气出于下焦，渐升而上，阳性剽悍滑利，并不随宗气循经而行，而自行于各经皮肤分肉之间，"温分肉，充皮肤，肥腠理，司皮毛之开阖"，在身体上有着防卫和免疫等作用，所以也称为"营行脉中，卫行脉外。"

明白了这一些气血的意义和作用，要研究气血运行，更当先有认识十二经的必要。因为气血和营卫周身运行的径路，就是经络，亦称经脉，如《灵枢·本脏》篇所说："人之血气精神者，所以奉生而周于性命者也；经脉者，所以行血气而营阴阳，濡筋骨，利关节者也。"《素问·调经论》说："五脏之道，皆出于经隧，以行血气，血气不和，百病乃变化而生，是故守经隧焉。"隧是指潜道，等于地下的隧道一样。因为经脉主要的有十二，伏行在分肉之间，是经常不能看到的，故称为经隧；这和有形态而能看见的络脉脉管不同，经脉是脉管以外的循环路线，也是祖国医术中确定认为它是气血运行的通路，而以此为主体作为针灸导引的治疗上的准绳来应用和发展的。子午流注的针灸古法，就是根据了这个基本学说，将十二经的气血运行，做出了表里开阖的法则，以时间为主要条件，这确是在经络学说的范畴中一种独特的治疗办法。

第二节 十二经气血多少的分别

子午流注以十二经的气血运行为基础，做出了刚柔相配阴阳相合和表里开阖的法则，此种刚柔阴阳表里的意义，也就是依据十二经有着阴阳表里的名称而来的。十二经分为六阳经和六阴经，以脏腑的名称去分别，脏为阴，腑为阳。所以六阴经属脏，即肝、心、脾、肺、肾、心包；六阳经属腑，即胆、小肠、胃、大肠、膀胱、三焦。这里所说的脏腑，虽与现代解剖学上所同名的内脏器官的作用并不完全相同，但以十二经分布在全身的部位，去解释阴阳表里的关系，仍是有着它的意义的，尤其是六阳经之中，分手三阳、足三阳，六阴经之中分为手三阴、足三阴。以《内经》所分人体的阴阳来说，里为阴，表为阳；腹为阴，背为阳；内为阴，外为阳。只要从经脉所分布的部位，就很容易明了，凡是分列于胸腹一面与上肢手掌一面及下肢内侧一面的都是阴经；分列于背侧头部与上肢手背一面及下肢外侧一面的都是阳经。阴阳各经，虽是分布在全身，但在阴经或阳经的名称之上加上手足两字，其原意主要的就是以十二经气血的运行，每一经的脉气所出都有一个井穴，就以井穴所在手和足的部位，用来作为手足三阴三阳经的区别。手阴经方面，如手太阴肺经的井穴少商，在手大指之端；手少阴心经的井穴少冲，在手小指内之端；手厥阴心包络经的井穴中冲，在手中指之端。手阳经方面，如手阳明大肠经的井穴商阳，在手次指之端；手太阳小肠经的井穴少泽，在手小指外侧之端；手少阳三焦经的井穴关冲，在手第四指之端。像这六经的井穴，都是在手的指端，所以在经的名称之上，也都有一个手字。至于足的阴阳经方面，也是如此，除足少阴肾经的井穴涌泉系在足心外，其余的井穴，都在足的趾端。如足太阴脾经的井穴隐白，在足大趾内侧之端；足厥阴肝经的井穴大敦，在足大趾外侧之端；足太阳膀胱经的井穴至阴，在足小趾之外侧；足少阳胆经的井穴窍阴，在足之第四趾之端；足阳明胃经的井穴厉兑，在足次趾之端。诸如此例，以井穴为标准，十二经分有手足的名称，因此也就易于辨别了。

子午流注的阴阳相合，不仅以十二经有着阴阳的名称，而阴阳可以代表气血，血为阴，气为阳。由于十二经气血多少的分量并不一致，在阴阳各经中再分出气血的阴阳，要使其阴阳相合，就将发展出许多错综复杂的关系。关于十二经气血多少这一点，《素问·血气形志》篇说得很明白："人之常数，太阳常多血少气，少阳常少血多气，阳明常多气多血，少阴常少血多气，厥阴常多血少气，太阴常多气少血。"这就是从十二经阴阳表里去说明气血的多少。"太阳常多血少气"，就是手太阳小肠经、足太阳膀胱经多血少气；"少阳常少血多气"就是手少阳三焦经、足少阳胆经少血多气；"阳明常多气多血"，就是手阳明大肠经、足阳明胃经多血多气；"少阴常少血多气"就是手少阴心经、足少阴肾经少血多气；"厥阴常多血少气"，就是手厥阴心包络经、足厥阴肝经多血少气；"太阴常多气少血"就是手太阴肺经、足太阴脾经多气少血。如将十二经气血的多少合并起来说，太阳、厥阴，即小肠、膀胱、心包络和肝经四经，都是多血少气；少阳、少阴、太阴，即三焦、胆、心、肾、肺、脾六经，都是多气少血；独有阳明，即大肠与胃经是气血俱多。《针灸大成》为便于记忆，对此载有一个歌诀说："多气多血经须记，大肠手经足经胃，少血多气有六经，三焦胆肾心脾肺，多血少气心包络，膀胱小肠肝所异。"

再就十二经的气血多少分别作一比较，可以看出其中是有着阳有余则阴不足，或阴有余则阳不足的规律。例如膀胱经与肾经为表里，膀胱经是多血少气，肾经是多气少血；小肠经与心经为表里，小肠经是多血少气，心经是多气少血；三焦经与心包络经为表里，三焦经是多气少血，心包络经是多血少气；胆经与肝经为表里，胆经是多气少血，肝经是多血少气。独有手足阳明的大肠和胃经气血俱多，但它们表里配合的肺脾两经，即手足太阴经，如果个别去和手足太阳经的气血多少相比较，又恰仍是相反的。所以手太阳小肠经是多血少气，手太阴肺经就是多气少血，足太阳膀胱经是多血少气，足太阴脾经就是多气少血。此种以十二经气血多少分别，在针术中素来是被认为治疗上的准则，如《灵枢·经水》篇所说："十二经之多血少气，与其少血多气，与其皆多血气，与其皆少血气，皆有大数，其治以针艾，各调其经气，固其常有合乎……审切循扪按，视其寒温盛衰而调之，是谓因适而为之真也。”子午流注的古法，就是掌握了气血运行的盛衰，它是和阴阳各经中气血多少，有着相对的有余不足一样，从阳进阴退或阴进阳退的规律中，以阴阳相合的原则，产生了调和气血按时针刺时间的由来。

第三节　气血周流上下逆顺的次序

子午流注以适应气血周流盛衰的时间，作为针治的主要条件，这和《内经》中十二经气血周流的学说是一致的。《内经》中关于气血周流的论述很多，如以其在全身上下周流和逆顺循环的方向来说，《灵枢·逆顺肥瘦》篇即曾清楚地指出：“脉行之逆顺，手之三阴，从脏走手；手之三阳，从手走头；足之三阳，从头走足；足之三阴，从足走腹。”这就是将十二经的气血周流，分述其在全身自上而下或自下而上的逆顺方向。这种方向，也是各经穴位所分布的起点和终点，如“手之三阴，从脏走手”，脏是指胸部，也就是太阴肺经从中府而走大指之少商，少阴心经，从极泉而走小指之少冲，厥阴心包络经从天池而走中指之中冲；“手之三阳，从手走头”，就是阳明大肠经从次指商阳而走头之迎香，太阳小肠经从小指少泽而走头之听宫，少阳三焦经从四指之关冲而走头之丝竹空；“足之三阳，从头走足”，就是太阳膀胱经从头睛明而走足小趾之至阴，阳明胃经从头头维而走足次趾之厉兑，少阳胆经从头前关（瞳子髎）而走足四趾之窍阴；“足之三阴，从足走腹”，就是太阴脾经从足大趾内侧隐白而走腹之大包，少阴肾经从足心涌泉而走腹之俞府，厥阴肝经从足大趾外侧大敦而走腹之期门。综合这十二经气血的走向，它的逆顺就很容易明了，手三阴肺、心、心包络经，从胸走到手是顺，从手走到胸就是逆；手三阳大肠、小肠、三焦经，从手走到头是顺，从头走到手就是逆；足三阴肝、脾、肾经，从足走到腹是顺，从腹走到足就是逆；足三阳胆、胃、膀胱经，从头走到足是顺，从足走到头就是逆。从这些逆顺中，既可只分辨出阳气和阴气的走向，也可只用来作为诊断病状的参考。这正如《素问·太阴阳明论》所说：“阳者天气也。主外；阴者地气也，主内；故阳道实，阴道虚……故阴气从足上行至头，而下行循臂至指端；阳气从手上行至头，而下行至足。故曰：阳病者，上行极而下；阴病者，下行极而上。”又如逆气对于健康的关系，《内经》中所说的也很多，如《素问·逆调论》之中的一节：“不得卧而息有音者，是阳明之逆也；足三阳者下行，今逆而上行，故息有音也……阳明逆，不得从其道，故不得卧也。”

手足阴阳各经络的走向，按其上下顺逆而先后联系起来，就是气血循环周流不息的顺序。《灵枢·经脉》篇对于这一点有着详细的说明，指出十二经从手太阴肺经开始，周流全身，终于足厥阴肝经，原文冗长，姑不引述。元代滑伯仁的《十四经发挥》，对此亦有扼要的阐释：“十二经络始于手太阴（肺经），其支者，从腕后出次指端而交于手阳明（大肠经）；手阳明之支者，从缺盆上挟口鼻而交于足阳明（胃经）；足阳明之支者，从跗上出大趾端，而交于足太阴（脾经）；足太阴之支者，从胃别上膈注心中而交于手少阴（心经）；手少阴无支者，直自本经少冲穴而交于手太阳（小肠经）；手太阳之支者，别颊上至目内眦而交于足太阳（膀胱经），足太阳之支者，从髆内左右别下合腘中，下至小趾外侧端而交于足少阴（肾经）；足少阴之支者，从肺出注胸中而交于手厥阴（心包络经）；手厥阴之支者，从掌中循小指次指出其端而交于手少阳（三焦经）；手少阳之支者，从耳后出自目锐眦而交于足少阳（胆经）；足少阳之支者，从肝别贯膈上注肺，入喉咙之后，上额循颠，行督脉，络阴器，过毛中，行任脉，入缺盆下注肺中，而复交于手太阴（肺经）。”从这里所述十二经先后联系着的顺序，简单地说，十二经气血的循环周流，就是自肺经开始，接着在大肠、胃、脾、心、小肠、膀胱、肾、心包、三焦、胆、肝各经有序循环，此后仍是继续从肝经转入肺经，周流不已，与上述手足阴阳各经上下逆顺的次序是完全相同的。

古人不但指出了十二经络气血循环的走向，而且还认为气血从肺经开始循行十二经脉，在一呼一吸之间，脉行六寸，一日一夜的时间中，照这个顺序要往复在全身循行五十周，即日行二十五周，夜行二十五周。对于这一点，在《灵枢》中，有好几篇专题论述，例如“五十营”“卫气行”“营气”“卫气”“营卫生会”篇等文中，都曾将营卫气血环绕运行五十周承接会合等情形，详细分析与阐释，尤其是“卫气”篇中，强调适应气血运行在治疗上的重要性，认为：“五脏者，所以藏精神魂魄者也；六腑者，所以受水谷而行化物者也；其气内干五脏，而外络肢节；其浮气之不循经者为卫气，其精气之行于经者为营气，阴阳相随，外内相贯，如环之无端，亭亭淳淳乎，孰能穷之。然其分别阴阳，皆有标本虚实所离之处。能别阴阳十二经者，知病之所生；候虚实之所在者，能得病之高下；知六腑之气街者，能知解结契绍于门户；能知虚石之坚软者，知补泻之所在；能知六经标本者，可以无惑于天下。”子午流注的针灸古法，就是适应气血在周身的运行，定出了其盛衰的周期性，作为按时开穴针刺的时间。不过气血运行，在一昼夜之中有五十周的循环，而子午流注按其盛衰所定的开穴时间，还仅是掌握了五十周之中的一部分时间。所以在子午流注之外，另有其他几种利用时间流注开穴的治疗办法，可以相辅为用，这也是研究子午流注法之中所应该注意的。

小结

1. 中国古代医家，对于气血运行在生理病理上的作用，早就有了深刻的认识，并按其性质分类，定出许多名称，确定了以经络为其在周身运行的经路，如果气血在经络间的运行失常，万病乃变化而生。这种学说，也是几千年来中医应用在治疗上的准绳。

2. 十二经分为六阴经和六阳经，以其所属的脏腑与分布在腹背或四肢内外侧部位的不同，作为阴经和阳经的区别。凡脉气所出的井穴，在指端的称为手阴经或手阳经，在趾端的称为足阴经或足阳经。这些经脉，虽是气血运行的通路，但其中气血的分量有多有少，并不一致，如小肠、膀胱、心包络和肝经都是多血少气，三焦、胆、心、肾、肺、脾六经都是多气少血，独有大肠与胃是气血俱多。而将阳经或阴经按其每经相配的表里作一比较，阳为气，阴为血，那就有着阳有余阴不足，或阴有余阳不足的明显对比。子午流注针法，阳进阴退，或阴进阳退，也是和阴阳各经气血多少有着相对的有余不足一样，掌握气血盛衰的周期性，去按时针治，调和气血。

3. 气血循环着十二经周流，自上至下，或自下至上，都有一定的走向。手之三阴经从胸走手，手之三阳经从手走头，足之三阳经从头走足，足之三阴经从足走腹，这是顺行的走向，相反的便是逆行。如将这些顺序联系起来，十二经气血的循环周流，也就是自肺经开始，接着轮流贯注于大肠、胃、脾、心、小肠、膀胱、肾、心包、三焦、胆、肝各经，此后仍是继续从肝经转入肺经，一昼夜之间，照这个顺序要往复在全身循环五十周。子午流注，便是在这五十周的循环之中，掌握了其中一部分的时间，以作为相应气血盛衰开阖的针刺时机。

第三章　十二经流注的配治穴位

第一节　流注经穴的分类

十二经的起点和终点，都是在四肢的末端，这些末端的部位，从针灸疗法临床的体验中，尤其是肘关节到指端和膝关节到趾端的部分之间，更是各经络重要的穴位。子午流注所应用的刺激点，就是选用了这些要穴，共66穴，其中包括手足三阴经，计手太阴肺经、手少阴心经、手厥阴心包络经、足太阴脾经、足少阴肾经、足厥阴肝经，每经各5穴，共30穴；手足三阳经，计手太阳小肠经、手少阳三焦经、手阳明大肠经、足太阳膀胱经、足少阳胆经、足阳明胃经，每经各6穴，共36穴。在这十二经的66穴之中，每一阴经的五穴，分别有井、荥、俞、经、合等名称；但阳经多一原穴，所以每一阳经的六穴，就分为井、荥、输、原、经、合等名称，由此再分别每一穴的性质和其作用。各经的脉气，所出是井，所流是荥，所注是俞，所过是原，所行是经，所入是合。对于此种流注经穴的类别，《灵枢·本输》篇中就有如下详细的说明：

“黄帝问于岐伯曰：凡刺之道，必通十二经络之所终始，络脉之所别处，五输之所留，六腑之所与合，四时之所出入，五脏之所溜处，阔数之度，浅深之状，高下所至，愿闻其解。

岐伯曰：请言其次也。肺出于少商。少商者，手大指端内侧也，为井木，溜于鱼际，为荥（原文为荣，下同）；注于太渊，为输；行于经渠，为经；入于尺泽，为合。手太阴经也。

心出于中冲。中冲，手中指之端也，为井木；溜于劳宫，为荥；注于大陵，为输；行于间使，为经；入于曲泽，屈而得之，为合。手少阴也。

肝出于大敦。大敦者，足大指之端，为井木；溜于行间，为荥；注于太冲，为输；行于中封，为经；入于曲泉，屈膝而得之，为合。足厥阴也。

脾出于隐白。隐白者，足大指之端内侧也，为井木；溜于大都，为荥；注于太白，为俞；行于商丘，为经；入于阴之陵泉，伸而得之，为合。足太阴也。

肾出于涌泉。涌泉者，足心也，为井木；溜于然谷，为荥；注于太溪，为输；行于复溜，为经；入于阴谷，按之应手，屈膝而得之，为合。足少阴经也。

膀胱出于至阴。至阴者，足小指之端也，为井金；溜于通谷，为荥；注于束骨，为输；过于京骨，为原；行于昆仑，为经；入于委中，为合，委而取之。足太阳也。

胆出于窍阴，窍阴者，足小指次指之端也，为井金；溜于侠溪，为荥；注于临泣，为输；过于丘墟，为原；行于阳辅，为经；入于阳之陵泉，为合，伸而得之。足少阳也。

胃出于厉兑。厉兑者，足大指内次指之端也，为井金；溜于内庭，为荥；注于陷谷，为输；过于冲阳，为原；行于解溪，为经；入于下陵，下陵膝下三寸，胫骨外三里也，为合。足阳明也。

三焦者，合于手少阳，出于关冲。关冲者，手小指次指之端也，为井金；溜于液门，为荥；注于中渚，为输；过于阳池，为原；行于支沟，为经；入于天井，为合，屈肘得之。手少阳经也。

手太阳小肠者，上合手太阳，出于少泽。少泽，小指之端也，为井金；溜于前谷，为荥；注于后溪，为输；过于腕骨，为原；行于阳谷，为经；入于小海，伸臂而得之为合。手太阳经也。

大肠上合手阳明，出于商阳。商阳，大指次指之端也，为井金；溜于本节之前二间，为荥；注于本节之后三间，为输；过于合谷，为原；行于阳溪，为经；入于曲池，屈臂而得之，为合。手阳明也。

是为五脏六腑之输，五五二十五输，六六三十六输也。六腑皆出足之三阳，上合于手者也。”（以上各穴，原文中均分述其部位所在，文繁不全录）。

上文列举五脏六腑之输，按古时“腧”“俞”“输”三字通用。脏腑之俞，也就是脏腑各经络脉气转输的意思。但上文所提的五脏之腧中，独没有手少阴心经的穴位，所称“心出于中冲，溜于劳宫……手少阴也”，其实中冲、劳宫等五穴，都是属于手厥阴心包络经。为什么不提心经的穴位，又将手厥阴各穴称为“手少阴也”，关于这一点，《灵枢·邪客》篇有明白的解释：“黄帝曰：手少阴之脉独无腧，何也？岐伯曰：少阴，心脉也。心者，五脏六腑之大主也，精神之所舍也，其脏坚固，邪弗能容也；容之则心伤，心伤则神去，神去则死矣。故诸邪之在于心者，皆在于心之包络。包络者，心主之脉也，故独无腧焉。”以心包称为心主之脉，这充分说明了古人早已从事解剖学的研究。元代滑伯仁考证包络是心主之脉的原因也曾说：“心包一名手心主，以藏象校之，在心下横膜之上，竖膜之下；其与横膜相黏而黄脂裹者，心也；脂漫之外，有细筋膜如丝，与心肺相连者，心包也。”从现代解剖学来看，尤其可以证明古人观察的精确。虽然在《内经》所说的各脏腑，与现代解剖学上所同名的内脏器官，不是完全相同的，但所说心脏外面有个心包，这是完全相符合的。因为心包是一个包在心脏外面的双层膜囊，有内外两叶，外叶与心脏周围的器官相连，而内叶则紧包心脏，形成心脏的外膜。在内外两叶之间是心包腔，内含包液。所以《灵枢·邪客》篇中，就认为心经之病，在外经而不在内脏：“黄帝曰：少阴独无腧者，不病乎？岐伯曰：其外经病而脏不病，故独取其经于掌后锐骨之端（即神门穴），其余脉出入曲折。其行之徐疾，皆如手少阴心主之脉行也。”

因此，在《灵枢·邪客》篇中，虽仅是指出手少阴心经之输，在掌后锐骨之端，而并无其他井、荥、经、合等穴。但在《甲乙经》，却有了补充性说明：“少冲者，木也，少阴脉所出为井；少府者，火也，少阴脉所溜为荥；神门者，土也，少阴脉所注为输；灵道者，金也，少阴脉所行为经；少海者，水也，少阴脉所入为合。”这样就使十二经的井、荥、输、原、经、合完备无遗，而合成了阴经三十穴，阳经三十六穴，共是六十六穴的数字。

第二节　六十六穴的部位与局部解剖

十二经井、荥、输、原、经、合 66 穴的部位，都是手不过肘，足不过膝。上节所引《灵枢·本输》篇中，对各穴的部位虽然有了简要说明，历代各医家对此也都有考证，为了便于可以准确地对照取穴，依据近年来各专家深刻研究的结果，分别将 66 穴的部位及局部解剖详为介绍如下。

一、手太阴肺经

1. 井穴少商

部位：在拇指桡侧，去爪甲角一分许。

局部解剖：拇长屈肌附着部之外缘，有桡骨神经，桡骨动脉之终支。

2. 荥穴鱼际

部位：在第一掌骨后部之掌侧，当短外转拇肌之停止部。

局部解剖：有桡骨神经之分布与桡骨动脉。

3. 输穴太渊

部位：在掌侧桡骨之桡侧，舟状骨结节之外上部。

局部解剖：旋前方肌之下缘，有后臂皮神经与桡骨神经分布，有桡骨动脉。

4. 经穴经渠

部位：在桡骨茎状突起之内侧，腕横纹之上一寸处。

局部解剖：内桡骨肌腱之外缘，有旋前方肌，为后臂皮神经与桡骨神经之分布区，有桡骨动脉、头静脉。

5. 合穴尺泽

部位：在内肘部之前方，当肱二头肌腱之外缘，肱桡骨肌起始部之内缘，肘窝横纹中央。

局部解剖：有肱二头肌腱，为后臂皮神经及桡骨神经、正中神经之分布区，有桡骨动静脉、头静脉。

二、手少阴心经

1. 井穴少冲

部位：在小指之拇指侧，爪甲根部。

局部解剖：有指总伸肌、尺骨神经手掌支、尺骨动脉手掌支。

2. 荥穴少府

部位：在手掌部第四五掌骨间，小指屈肌之停止部。

局部解剖：有小指屈肌、尺骨神经手掌支、尺骨动脉手掌支。

3. 输穴神门

部位：在掌面横纹之小指侧，内尺骨肌之停止部。

局部解剖：在内尺骨肌腱之桡侧，有旋前方肌、尺骨神经、尺骨动脉。

4. 经穴灵道

部位：在前臂掌侧之下端尺骨侧，腕横纹之上约一寸五分之处。

局部解剖：在内尺骨肌腱之桡侧，有旋前方肌、尺骨神经、尺骨动脉。

5. 合穴少海

部位：在肘窝横纹之内端，肱骨内上髁之前内侧。

局部解剖：有肱前肌、尺骨神经、前臂内侧皮神经、尺骨返回动脉、贵要静脉。

三、手厥阴心包络经

1. 井穴中冲

部位：中指之指端。

局部解剖：有指总伸肌、正中神经指掌支、尺骨动脉之指掌支。

2. 荥穴劳宫

部位：在手掌之中央，第二、第三掌骨间。

局部解剖：有屈指浅与深肌、骨间肌、手掌腱膜、正中神经之手掌支、尺骨动脉手掌支。

3. 输穴大陵

部位：在腕关节前面，桡骨尺骨之间，横腕韧带中。

局部解剖：有旋前方肌之下缘、正中神经、尺骨神经分支、腕关节动脉网。

4. 经穴间使

部位：在前臂前面 1/3 下部，拇长屈肌与指浅屈肌之间。

局部解剖：有拇长屈肌、指浅屈肌、正中神经、骨间前动脉。

5. 合穴曲泽

部位：在肘窝之正中。

局部解剖：有肱二头肌、正中神经、尺骨神经分支、肱动脉。

四、足厥阴肝经

1. 井穴大敦

部位：在踇趾之内侧，爪甲根部。

局部解剖：有伸踇长肌、腓浅神经终支、跖背侧动脉。

2. 荥穴行间

部位：在踇趾与第二趾之间，伸踇长肌腱间。

局部解剖：有伸踇长肌、足趾长伸肌、腓浅神经、跖背侧动脉。

3. 输穴太冲

部位：在足背部第一第二趾骨连接部之前方。

局部解剖：有伸踇长肌、足趾长伸肌、腓深神经终支、胫前动脉。

4. 经穴中封

部位：足关节[①]之前内侧，舟状骨结节部。

局部解剖：有胫前肌腱、腓深神经终支、胫前动脉。

5. 合穴曲泉

部位：在膝盖骨[②]内缘之微下方。

局部解剖：有半腱肌及半膜肌停止部之前部，有胫神经、膝关节动脉。

五、足太阴脾经

1. 井穴隐白

部位：在踇趾之内侧爪甲根部。

局部解剖：有外转踇肌、腓深神经、趾背动脉。

2. 荥穴大都

部位：在踇趾第一节之后内侧。

局部解剖：有外转踇肌、腓深神经、趾背动脉。

3. 输穴太白

部位：在第一跖骨内侧之下缘。

局部解剖：有外转踇肌、腓深神经、趾背动脉。

4. 经穴商丘

部位：在内踝之前下部，前胫骨筋腱之内侧。

局部解剖：有胫前肌、胫骨神经、胫前动脉之分支。

5. 合穴阴陵泉

部位：在下腿内侧之上端，缝匠肌之附着部。

局部解剖：有腓肠肌、比目鱼肌、胫骨神经与腓深神经。

六、足少阴肾经

1. 井穴涌泉

部位：在足跖骨中央之微前，长屈踇肌腱之外侧。

局部解剖：有长屈肌踇腱、足跖神经、足跖动脉。

---

① 足关节：即“踝关节”。

② 膝盖骨：即“髌骨”。

2. 荥穴然谷

部位：在足之内踝前下方，舟状骨之下际。

局部解剖：有外转踇肌、内足跖神经、胫骨神经、后胫骨动脉。

3. 输穴太溪

部位：在足之内踝后下方跟骨上。

局部解剖：有长屈踇肌、胫骨神经、胫后动脉。

4. 经穴复溜

部位：在足之内踝后上方二寸，胫骨后侧，靠后根[①]筋腱之内侧边。

局部解剖：有胫后肌、屈踇长肌、胫骨神经、胫后动脉。

5. 合穴阴谷

部位：在膝腘横纹之内侧。

局部解剖：有股薄肌、半腱肌、半膜肌、股神经、胫骨神经、膝腘动脉之分支。

七、足太阳膀胱经

1. 井穴至阴

部位：在小趾外侧之爪甲根部。

局部解剖：有足趾长伸肌、腓浅神经、足背动脉。

2. 荥穴通谷

部位：第五趾第一节之后端外侧。

局部解剖：有足趾长伸肌、腓浅神经，足背动脉。

3. 输穴束骨

部位：在第五跖骨外侧之前下部，足趾长伸肌附着之部。

局部解剖：有足趾长伸肌、腓浅神经、足背动脉。

4. 原穴京骨

部位：在第五跖骨后端之外侧处。

局部解剖：有外转小趾肌，短小趾屈肌、腓浅神经、足背动脉。

5. 经穴昆仑

部位：在足外踝之后侧陷凹中。

局部解剖：有腓长肌腱、腓浅神经、腓骨动脉。

---

① 后根：即“足跟”。

6. 合穴委中

部位：膝腘窝之正中，腓肠肌两颈之间。

局部解剖：有腓长肌、膝腘肌、胫骨神经、膝腘动脉。

八、足少阳胆经

1. 井穴窍阴

部位：在第四趾外侧之爪甲根部。

局部解剖：有足趾长伸肌、胫骨神经穿行枝、跖背动脉。

2. 荥穴侠溪

部位：在第四趾第一节之后外侧。

局部解剖：有足趾长伸肌、胫骨神经穿行枝、跖背动脉。

3. 输穴临泣

部位：在第四第五跖骨接合之前。

局部解剖：有足趾长伸肌、胫骨神经分支、腓骨骨间动脉。

4. 原穴丘墟

部位：在外踝之前下隅，胫腓关节之下端。

局部解剖：有足趾长伸肌、腓浅神经、腓骨动脉穿行支。

5. 经穴阳辅

部位：在下腿外侧之中央下方，腓骨与胫骨之间。

局部解剖：有足趾伸长肌、腓浅神经、胫前动脉。

6. 合穴阳陵泉

部位：在腓骨小头之前下部。

局部解剖：有足趾长伸肌、腓骨长肌、腓浅神经、胫前动脉。

九、足阳明胃经

1. 井穴厉兑

部位：在第二趾之外侧，爪甲根部。

局部解剖：有足趾长伸肌附着，腓深浅神经末支、胫前动脉。

2. 荥穴内庭

部位：在第二趾第一节之后外侧。

局部解剖：有骨间肌、腓骨神经、胫骨动脉。

3. 输穴陷谷

部位：在第二、三跖骨间之前方中央。

局部解剖：有骨间肌、腓骨神经、胫骨动脉。

4. 原穴冲阳

部位：在足背第二第三跖骨之间。

局部解剖：有伸踇长短肌、腓骨神经、胫前动脉。

5. 经穴解溪

部位：足关节前面之中央，十字韧带部。

局部解剖：有足趾长伸肌、胫骨神经、胫前动脉。

6. 合穴三里

部位：在下腿外侧之前上部，胫腓两骨间之下方二寸处。

局部解剖：有胫前肌及足趾长伸肌，有腓深神经、胫前动脉。.

十、手少阳三焦经

1. 井穴关冲

部位：在第四指小指侧之爪甲根部。

局部解剖：有指总伸肌、尺骨神经手背支、正中神经、指掌动脉。

2. 荥穴液门

部位：在第四、五指之本节前岐缝之间，握拳取之。

局部解剖：有指总伸肌腱、尺骨神经、指背动脉。

3. 输穴中渚

部位：在小指与次指之间，与液门相去一寸处。

局部解剖：骨间肌、尺骨神经、指背动脉。

4. 原穴阳池

部位：在腕关节背面之中央。

局部解剖：指总伸肌与固有小指伸肌之间、桡骨神经与尺骨神经之分支、后臂皮神经、尺骨动脉之分支。

5. 经穴支沟

部位：前臂后侧之下，约 1/3 处，当尺骨之内缘。

局部解剖：有指总伸肌、桡骨神经之后支、后臂皮神经、后骨间动脉。

6. 合穴天井

部位：在尺骨上端之上方一寸，肱三头肌停止部之腱间。

局部解剖：有肱三头肌、小肘肌、桡骨神经后支、臂内侧皮神经、后旋肱动脉。

十一、手太阳小肠经

1. 井穴少泽

部位：在小指之外侧爪甲根部，当指总伸肌腱之停止处。

局部解剖：有指总伸肌、尺骨神经指背支、尺骨动脉指背支。

2. 荥穴前谷

部位：小指第一节之后外部。

局部解剖：有指总伸肌、尺骨神经指背支、尺骨动脉指背支、短屈指肌。

3. 输穴后溪

部位：手背第五掌骨尺骨侧之前下部。

局部解剖：有外臂小指肌、短屈指肌、指总伸肌、尺骨神经指背支、尺骨动脉指背支。

4. 原穴腕骨

部位：在手背内侧、第五掌骨与钩状骨之间。

局部解剖：有外臂小指肌、尺骨神经分支、尺骨动脉。

5. 经穴阳谷

部位：在腕关节之尺侧、尺骨茎状突起之前下际。

局部解剖：有固有小指伸肌、尺骨神经枝、尺骨动脉。

6. 合穴小海

部位：在后肘部尺骨鹰嘴突起之尖端与内上髁之间。

局部解剖：有内尺骨肌起始部、尺骨神经、下尺侧副动脉。

十二、手阳明大肠经

1. 井穴商阳

部位：在示指（食指）之拇指侧，爪甲根部。

局部解剖：固有示指伸肌与屈肌，有桡骨神经之手背支分布、有指骨动脉。

2. 荥穴二间

部位：在示指第一节后部之拇指侧，背侧骨间肌停止部之处。

局部解剖：有桡骨神经手背支与指背动脉。

3. 输穴三间

部位：在第二掌骨拇指侧方之前端，固有示指肌之外缘。

局部解剖：有桡骨神经手背支与指背动脉。

4. 原穴合谷

部位：在第一、第二掌骨接合部之上端。

局部解剖：有背侧骨间肌腱、伸拇长肌腱、骨间肌、有桡骨神经、桡骨动脉。

5. 经穴阳溪

部位：在腕关节之桡骨侧，当伸拇长短肌腱间之陷凹中。

局部解剖：有伸拇长肌、伸拇短肌、桡骨神经、桡骨动脉之分支。

6. 合穴曲池

部位：在外肘部之中央，即肱骨外上髁，与桡骨小头之关节间，当肘窝横纹之端。

局部解剖：有臂桡骨肌，后臂皮神经与桡骨神经之分支，有回返桡骨动脉。

第三节　井荥输原经合的意义

《灵枢·九针十二原》篇说："黄帝曰：愿闻五脏六腑所出之处。岐伯曰：五脏五输，五五二十五输；六腑六输，六六三十六输。经脉十二，络脉十五，凡二十七气以上下，所出为井，所溜为荥，所注为输，所行为经，所入为合，二十七气所行，皆在五输也。"这是说明脏腑井、荥、输、经、合各穴的重要性。所谓二十七气，就是指十二经脉和十五络脉，这二十七气的上下游行出入的处所，都是存在于肘关节或膝关节起到上肢和下肢末梢部止的十二经的里面，亦即是井、荥、输、经、合穴位的所在。因为古人把气血流注的情形，比喻和水液流行的一样，所以有"所出为井，所溜为荥，所注为输，所行为经，所入为合"的名称。《素问·阴阳离合论》曾说："太阳根起于至阴，阳明根起于厉兑，少阳根起于窍阴，太阴根起于隐白，少阴根起于涌泉，厥阴根起于大敦……”所称至阴、厉兑、窍阴、隐白、涌泉、大敦等穴，原是各经的井穴，三阴三阳经根起于井穴，这也就是将气血此拟为“所出为井”的原意。而历代各医家对井、荥、输、经、合及阳经另有一个原穴的意义，也都曾有明白的阐释，归纳起来，扼要摘录数则如下。

一、井

井者，东方春也，万物始生，故所出为井，谓终日常汲而未尝损，终日泉注而未尝溢，今言井者，不损不益，常如此焉，故名。

井者，古称以泉源出水之处为井也。掘地得水之后仍以本为名，故曰井也。人之血气出于四肢，故脉出处以为井也。手足三阴，皆以木为井相生，至于水之合也；手足三阳，皆以金为井相生，至于土之合也。

二十七气行上行下，其始所出之穴名为井穴，如水之所出，从山下之井始也。

所出为井，脉气由此而出，如井泉之发，其气正深也。

井者有水，乃淡渗皮肤之血，从井木而陷于脉中。注于俞，行于经，动而不居，行至于肘膝，而与经脉之气相合者也。

二、荥

水始出，其源流之尚微，故所流者为荥。

荥为溢入，如肺经脉出少商，溢入鱼际，故为荥也。

荥者，释文为小水也，水从此而流则为荥穴。

所溜为荥，急流曰溜，小水曰荥，脉出于井而溜于荥，其气尚微也。

所溜为荥，脉内之血气，从络脉而渗灌于脉外，脉外之气血，从络脉而留注于脉中，外内出入之相通也。

三、输

输者，水上而注下，下复承流，故为输。

输即输送致聚也。《难经·八十一难》曰：五脏输者，三焦行气之所留止，如肺气与三焦之气，送致聚于太渊，故名为输也。

输者，注此而输运之也，由井、荥又从此而注则为输穴。

所注为俞，注，灌注也。俞，输运也。脉注于此而输于彼，其气渐盛也。

所注为俞，十二经脉之血气，本于五脏五行之所生，而脉外皮肤之气血出于五脏之大络，留注于荥、俞。

四、原

原者，三焦所行之原也。三焦者，原气之别名。故所过为原。

齐下动气者，人之生命，十二经之根本也，故名曰原。三焦者，原气之别使，主行三气，经营五脏六腑，故原者，三焦之尊称也。是以五脏六腑，皆有原也。五脏以俞为原者，以俞是三焦所行之气留止处也。六腑者，阳也。三焦行于渚阳，故置一俞名原，不应五时也。所以腑有六俞，亦与三焦共一气也。

阴经有俞而无原，而阳经之原以俞并之也。

阴经之原即俞也，阳经虽有俞原之分，而俞过于原亦为同气，故阳经治原，即所以治俞也；阴经治俞，即所以治原也。《难经·六十六难》曰：十二经皆以俞为原者，何也？然五脏俞者三焦之所行，气之所留止也。又曰：原者，三焦之尊号也，故所止辄为原，五脏六腑之有病者，皆取其原也。

原者，五脏之所以禀三百六十五节气味也，脏合腑而腑有原，故脏腑有病，取之经脉之原。

五、经

经者，水行经而过，故所行为经。

经者，通也，如肺气至经渠而常通，故曰经也。

凡从而经过之则为经穴。

所行为经，脉气大行经营于此，其正盛也。

所行为经者，如经行之道路，所以通往来之行使，故所行之血气厥逆，则郁滞其间而不行，如往来之血气相和，则通行于经脉之中矣。

六、合

合者，北方冬也。阳气入脏故为合，谓其经脉自此而入脏与诸经相合也。

如水出井以至海为合，如肺出指井至尺泽，合于本脏之气，故名为合。

合者，由经过又从而水有所会，则为合穴。

所入为合，脉气至此，渐为收藏而入合于内也。

所入为合，乃脉内之血气，相合于肘膝之间。

（以上井、荥、俞、原、经、合字义的注释，系录自《难经》《黄帝内经太素》《黄帝内经灵枢注证发微》《张氏类经》《灵枢经合纂》等书。）

第四节　井荥输经合配合五行刚柔

手足三阴经井、荥、输、经、合与手足三阳经井、荥、输、原、经、合的名称，原来是比喻为人体气血流行过程中的情况，但井、荥、输、经、合的关系，也可以用木、火、土、金、水的五行去代表手足各阴经各阳经刚柔不同的性质。所谓五行，原是中医学中时常引用来作为代表生理病理现象的一种符号，其中有五行所属的五方十干，即：东方甲乙属木，南方丙丁属火，中央戊己属土，西方庚辛属金，北方壬癸属水。由于五行之中另有阴阳的分别，配合着十个天干，就可以分为：甲木属阳，乙木属阴；丙火属阳，丁火属阴；戊土属阳，己土属阴；庚金属阳，辛金属阴；壬水属阳，癸水属阴。所以阳干的五行是：甲木，丙火、戊土、庚金、壬水；阴干的五行是：乙木、丁火、己土、辛金、癸水。这十个阳干和阴干的五行，也可以代表手足三阳经和三阴经井、荥、俞、经、合各穴相互间的统一性。

《灵枢·本输》篇所说手足三阴经井、荥、输、经、合的五行，就是肺出于少商为井木，心出于中冲为井木，肝出于大敦为井木，脾出于隐白为井木，肾出于涌泉为井木。这就是说明阴经的井穴都是属于阴木，也就是在乙、丁、己、辛、癸阴干的五行中，凡阴经的井穴，就是始于乙木。至于手足三阳经井、荥、俞、经、合的五行，就是膀胱出于至阴为井金，胆出于窍阴为井金，胃出于厉兑为井金，三焦出于关冲为井金，小肠出于少泽为井金，大肠出于商阳为井金，这就是说明阳经的井穴都是属于阳金，也就是在甲、丙、戊、庚、壬阳干的五行中，凡阳经的井穴都是始于庚金。为什么阴经的井穴始于乙木，阳经的井穴并不始于甲木，而偏是以庚金属于井穴呢？这是由于手足阴阳各经有着阴阳刚柔相配的原理。要阐释这个原理，先要明白手足阳经和阴经关于井、荥、输、经、合所属的五行。《灵枢·本输》篇虽然仅指出了手足各阴经的井穴属于木，阳经的井穴属于金，其余阴阳各经荥、俞、经、合各穴，究属分配于那一种五行，并没有说明，但在《难经》中对这一点做了进一步分析："阴井木，阳井金；阴荥火，阳荥水；阴俞土，阳俞木；阴经金，阳经火；阴合水，阳合土。"元代滑伯仁又详细注解说："阴井木生阴荥火，阴荥火生阴俞土，阴俞土生阴经金，阴经金生阴合水，阳井金生阳荥水，阳荥水生阳俞木，阳俞木生阳经火，阳经火生阳合土。"这就将阴阳各经井、荥、输、经、合各别所属的五行做了明确规定，以此来分别配合天干的五行，就是凡任何阴经的井穴都属于乙木，荥穴都属于丁火，俞穴都属于己土，经穴都属于辛金，合穴都属于癸水；凡任何阳经的井穴都属于庚金，荥穴都属于壬水，俞穴都属于甲木，经穴属于丙火，合穴都属于戊土。且因《内经》中以五脏所属五行有：乙为肝木，丁为心火，己为脾土，辛为肺金，癸为肾水的规定，所以五脏的井、荥、输、经、合各穴，《难经》中就依据着这一点，分别指出了各穴的主治症，例如：井主心下痞满（肝邪），荥主身热（心邪），输主体重节痛（脾邪），经主喘咳寒热（肺邪），合主气逆而泄（肾邪）。可见，虽以五行分别代表井、荥、输、经、合各穴，而其在疾病的治疗上，也与中医阴阳五行所分配的脏腑、经络、表里、气血、虚实、补泻，同样有着完整规律。

明白了阴阳各经井、荥、输、经、合各穴所属的五行，也就不难了解刚柔相济的原因了。因为五行有相生，也有相克，在生克的关系中，还有许多变化。刚柔相济，就是由相克而能相合。简单地说，就是依据物理学同性相斥，异性相吸的原理。例如：带着同种电荷的物体，互相排斥；带着不同电荷的物体，互相吸引。照这样去解释阳性或阴性五行的离合，大致和这个原理是相同的。如以金能克木，同性相斥的意思来说，阳性的庚金能克阳性的甲木，这就是阳属于刚，刚与刚相遇的缘故。但庚金和乙木的关系，就完全不同。虽然金能克木，由于庚属于阳刚之金，乙属于阴柔之木，不仅不至于相克，而且因刚柔相济，乙与庚反能由异性而相合。乙以庚为刚，庚以乙为柔，所以阴经的井穴属于乙木，阳经的井穴属于庚金，就是为了阴阳相配，刚柔相济的原因。其余各穴，也都是按照着这个原理去分配的。阳性的壬水能克阳性的丙火，但阳性的壬水反能与阴性的丁火相合，所以阴经的荥穴属于丁火，阳经的荥穴属于壬水。阳性的甲木能克阳性的戊土，但阳性的甲木能与阴性的己土相合，所以阴经的俞穴属于己土，阳经的俞穴属于甲木。阳性的丙火能克阳性的庚金，但阳性的丙火能与阴性的辛金相合，所以阴经的经穴属于辛金，阳经的经穴属于丙火。阳性的戊土能克阳性的壬水，但阳性的戊土能与阴性的癸水相合，所以阴经的合穴属于癸水，阳经的合穴属于戊土。于是各穴的阴以阳为刚，阳以阴为柔，手足三阴三阳各经所属井、荥、输、经、合与五行的关系，就分别有了一定系统。由此再按其各自相互促进和相互克制的法则，就能演绎出许多错综复杂的变化。至于阳经多一个原穴，不另再单独分配五行。原穴与输穴的意思，大致相同，所以各阳经原穴的五行，也就与输穴相同（图 72 ～图 75）。在下面的表格中，可以将阴阳各经井、荥、输、经、合各穴，分配五行和气血流注做一个简明对照（表 13，表 14）。

表 13　手足阴经流注穴简表

穴	流注	五行	肺经	心经	心包经	肝经	脾经	肾经
井	出	乙木	少商	少冲	中冲	大敦	隐白	涌泉
荥	流	丁火	鱼际	少府	劳宫	行间	大都	然谷
输	注	己土	太渊	神门	大陵	太冲	太白	太溪
经	行	辛金	经渠	灵道	间使	中封	商丘	复溜
合	入	癸水	尺泽	少海	曲泽	曲泉	阴陵泉	阴谷

表 14　手足阳经流注穴简表

穴	流注	五行	膀胱经	胆经	胃经	三焦经	小肠经	大肠经
井	出	庚金	至阴	窍阴	厉兑	关冲	少泽	商阳
荥	流	壬水	通谷	侠溪	内庭	液门	前谷	二间
输	注	甲木	束骨	临泣	陷谷	中渚	后溪	三间
原	过		京骨	丘墟	冲阳	阳池	腕骨	合谷
经	行	丙火	昆仑	阳辅	解溪	支沟	阳谷	阳溪
合	入	戊土	委中	阳陵泉	三里	天井	小海	曲池

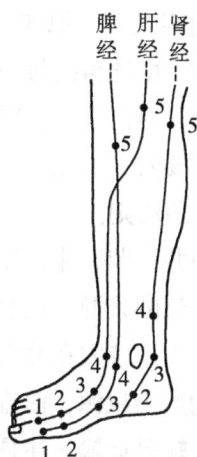

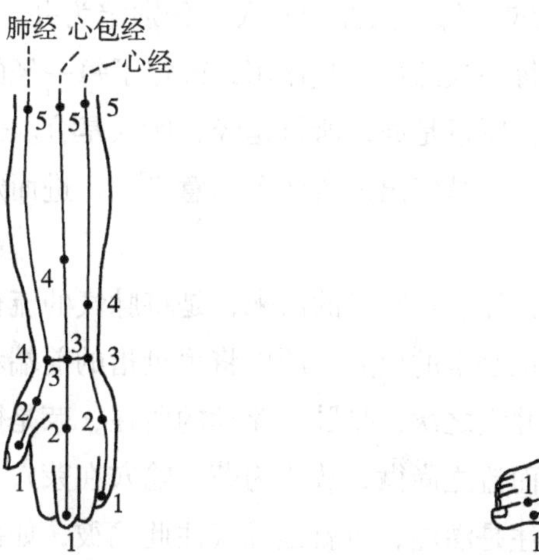

图 72 手阴经流注穴位图　　图 73 足阴经流注穴位图

1. 井穴；2. 荥穴；3. 输穴；4. 经穴；5. 合穴（各穴之流注及所属五行可参阅前表）

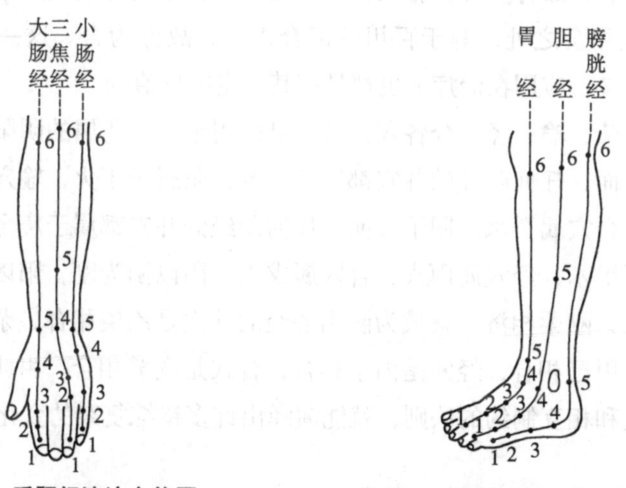

图 74 手阳经流注穴位图　　图 75 足阳经流注穴位图

1. 井穴；2. 荥穴；3. 输穴；4. 原穴；5. 经穴；6. 合穴（各穴之流注及所属五行可参阅前表）

小结

1. 子午流注所选用的刺激点，都是在肘关节至指端和膝关节至趾端部分之间的要穴。计手足六阴经，每经 5 穴，共 30 穴；手足六阳经，每经 6 穴，共 36 穴。在《灵枢·本输》篇中，对此十二经的 66 穴，原曾指出了它们是气血流注的重要穴位，并将每一阴经的 5 穴，分别定为井、荥、输、经、合的名称；而阳经多一原穴，每一阳经的6穴，分别定为井、荥、输、原、经、合的名称，由此再按每一穴的性质与作用，确定了每一经的脉气所出是井，所流是荥，所注是输，所过是原，所行是经，所入是合。子午流注正就是选用了这些要穴，并注重于脉气出入流注等的意义上，进而定出一种适应气血盛衰的针治法则。

2. 经穴中井、荥、输、经、合定名的由来，是将脉气的流行比作为水流一样。井是水流的泉源，也是水的出处，所以将手足指的前端和脉气所出的穴位都称为井穴。荥穴在井穴之次，是脉气流动的所在，荥是微小的水流之意，如流水的始出泉源，而流之尚微，故称为荥。输穴在荥穴之次，是脉气所注的地方，输是运输，注是灌注，也就是脉气注此输彼，如微小的流水渐入深处，故称为输（阳经有一原穴，是脉气所过，而输原同气，阳经治原，即所以治输）。经穴在输穴之次，经是经过，是脉气所行之处，等于水流迅速经过的意思，故称为经。合穴在经穴之次，位于肘膝的关节附近，是脉气所入与众经相会之处，等于百川的汇合入海，故称为合。这一些特定的名称，顾名思义，应用在治疗上也都是有其一定的价值的。

3. 井、荥、输、经、合各穴，都是可以用十天干所属的阴阳五行去代表它。阴干方面，任何阴经的井穴都属于乙木，荥属于丁火，输穴属己土，经穴属辛金，合穴属癸水。阳干方面，任何阳经的井穴都属于庚金，荥穴属壬水，输穴属甲木，经穴属丙火，合穴属戊土。阴以阳为刚，阳以阴为柔，两者结合起来，刚柔相济，就成为阴阳各经的井穴是乙庚相合，荥穴是丁壬相合，输穴是甲己相合，经穴是丙辛相合，合穴是戊癸相合。由此再按阴五行的相互促进和相互制约的法则，就能演绎出许多错综复杂的变化。

第四章　十二经配合干支的演变

第一节　十天干所代表的十二经表里

子午流注的法则，在逐日按时循经取穴的应用方面，主要是以十天干和十二地支来作为经穴和日时的代名词。十天干就是：甲、乙、丙、丁、戊、己、庚、辛、壬、癸。十二地支就是：子、丑、寅、卯、辰、巳、午、未、申、酉、戌、亥。这种干支，相传已久，原是古人用来记别年月和日时的符号，但它也可以作为各种事物的代名词。所以在古医书中，也就将它应用来代表着十二经的名称。从十天干所代表的十二经来说，还有着一个简明的歌诀："甲胆乙肝丙小肠，丁心戊胃己脾乡，庚属大肠辛属肺，壬属膀胱癸肾脏，三焦亦向壬中寄，包络同归入癸方。"明代名医张景岳曾将这首歌诀中的三焦和包络的两句更改："十二经纳甲歌，诸腑配阳，诸脏配阴，其歌应谓甲胆乙肝丙小肠，丁心戊胃己脾乡，庚属大肠辛属肺，壬属膀胱癸肾藏，三焦阳腑须归丙，包络从阴丁火旁。旧说三焦亦向壬中寄，包络同归入癸方，虽三焦为决渎，犹可言壬，而包络附心主之，安得云癸，且二脏表里皆相火也，故应改正之。"张景岳提出的这个修正，确实有理由的（下节论母子穴中三焦与包络都是以丙丁为主，可证其说）。从这一点可见，十二经配合着十天干，并非偶然的凑合，而是有着一种来由的。

要说明甲为胆、乙为肝的原因，先要从十二经的表里说起。十二经原有表里之分，表为阳，里为阴，表里相互配合，各尽其用。表里配合的关系，据《素问·血气形志》篇说："足太阳与少阴为表里，少阳与厥阴为表里，阳明与太阴为表里，是为足之阴阳也；手太阳与少阴为表里，少阳与心主为表里，阳明与太阴为表里，是为手之阴阳也。"在《灵枢·本输》篇中，对十二经表里阴阳的配合，有更详细的解释："肺合大肠。大肠者，传道之府。心合小肠。小肠者，受盛之府。肝合胆。胆者，中精之府。脾合胃。胃者，五谷之府。肾合膀胱。膀胱者，津液之府也。少阳属肾。肾上连肺，故将两藏。三焦者，中渎之府也。水道出焉，属膀胱，是孤之府也，是六腑之所与合者。"《灵枢·经脉》篇论述十二经分布于全身的部位时也曾说："肺络大肠；脾络胃；心络小肠；肾络膀胱；心包络三焦；肝络胆。"从这些引证之中，已将十二经的表里说得很清楚，就是阴阳配合脏腑互为表里，肝与胆，心与小肠，脾与胃，肺与大肠，肾与膀胱，心包与三焦，这种表里的关系，也是中医用来治疗和诊断疾病的主要依据。

十二经既有表里之分，十天干也有阴阳之别，两者的配合，原是以阳为表，以阴为里。表是六腑，里是五脏，所以在《内经》中也以阴性的五行，即十干中的五阴干去代表五脏的名称。如《素问·阴阳应象大论》对五方五行和五脏关系说："东方生风，风生木，木生酸，酸生肝，肝生筋。"将乙木代表肝脏和神经系统。肝与胆相为表里，阴性的乙和阳性的甲同属东方之木，两者相配合，所以说甲胆、乙肝。"南方生热，热生火，火生苦，苦生心，心生血。"将丁火代表循环系统。心与小肠相为表里，阴性的丁和阳性的丙同属南方之火，两者相配合，所以说丙小肠、丁心。"中央生湿，湿生土，土生甘，甘生脾，脾生肉。"将己土代表消化系统。脾与胃相为表里，阴性的己和阳性的戊同属中央之土，两者相配合，所以说戊胃、己脾。"西方生燥，燥生金，金生辛，辛生肺，肺生皮毛。"将辛金代表呼吸系统。肺与大肠相为表里，阴性的辛和阳性的庚同属西方之金，两者相配合，所以说庚大肠、辛肺。"北方生寒，寒生水，水生咸，咸生肾，肾生骨髓。"将癸水代表泌尿和生殖系统，肾与膀胱相为表里，阴性的癸与阳性的壬同属北方之水，两者相配合，所以说壬属膀胱癸肾藏。

至于经有十二，而天干只有十个，余下的心包经和三焦经原已不能再分配在十个天干之中。但三焦称为阳气之父，心包称为阴血之母，这意思就是中医所称的三焦，它的形态虽然不能完全明白，可是据近代人的研究，三焦对于身体上的同化作用和异化作用似乎有着主要的支配，正如《灵枢·营卫生会》篇所说："上焦出于胃上口并咽以上，贯膈而布胸中，营出于中焦，卫出于下焦。"这就是说："三焦是总领五脏六腑、荣卫经络、内外左右上下之气，和内调外，营左养右，导上宣下，三焦通则内外左右上下皆通。"三焦属阳，为六腑之一，所以称为阳气之父。而所谓焦，是火气所化的意思，故三焦也称为相火。至于心包是君主心经的外卫，心主血，所以心包称为阴血之母。而心经在十天干之中属于丁火，心包属于心，所以心包也称为相火。心包与三焦相为表里，两者又同属相火，因此，在十天干之中，仍以丙、丁两字作为三焦和心包的代名词，这样就使十二经仍可以用十个天干来代表。不过其中丙、丁代了小肠经和心经，并也代表了三焦经和心包经的相火，下表（表15）中就是说明十天干所代表十二经的脏腑表里的关系。

表15　十二经脏腑表里配合天干阴阳表

经别	胆	肝	小肠	心	胃	脾	大肠	肺	膀胱	肾	三焦	心包
天干	甲	乙	丙	丁	戊	已	庚	辛	壬	癸	丙、相火	丁、相火
阴阳	阳	阴	阳	阴	阳	阴	阳	阴	阳	阴	阳	阴
脏腑	腑	脏	腑	脏	腑	脏	腑	脏	腑	脏	腑	
表里	表	里	表	里	表	里	表	里	表	里	表	里

第二节　十二地支所分配的十二经

古医书中所载运用干支配合的流注法，其实可分为狭义的和广义的两种，狭义的专以天干为主，逐日按时所选用的穴位，完全以这一天的日时所属的天干和十二经所属的天干相配合，即甲日或甲时选用胆经的穴位，乙日或乙时选用肝经的穴位等。但广义的子午流注与此不同，是专以一天中十二个时辰的地支为主，不问那一天的日子属于何干，也不问那一个时辰是属于何干，而是固定地以十二个时辰代表了十二经。如寅时属于肺经，即在任何一日的寅时，就认为适宜于针肺经的任何一穴，所以它运用的范围，也比较广泛，和着重于十干为主的逐日按时的流注法，有显明的不同之处（详见下文流注的应用）。因为一天有十二个时辰，用来分配十二经，即所谓十二经纳支法（图76），《针灸大成》所载纳支歌说："肺寅大卯胃辰宫，脾巳心午小未中，申胱酉肾心包戌，亥焦子胆丑肝通。"这首纳支歌的意思，就是将十二经配属于一天的十二个时辰之中。肺经属寅时，大肠经属卯时，胃经属辰时，脾经属巳时，心经属午时，小肠经属未时，膀胱经属申时，肾经属酉时，心包经属戌时，三焦经属亥时，胆经属子时，肝经属丑时，每一经配合一个时辰。这种十二经纳支法的缘由，其主要就是依据十二经的顺序相配合而成的。

十二经配合天干，原是以肝属木、心属火等意思，按表里去配合天干的五行，所以如甲乙属木，就分配着胆经和肝经。而十二经纳支法，经穴和时辰的配合，并不着重于五行，也并非脏腑的阴阳和时辰的阴阳全是相同。如肺经属金，为手阴经之一，竟是流注于寅时，寅属木，又为阳时之一，可见以地支为主的纳支法中，经穴和时辰并非两者的阴阳和五行都是完全相同。但是以肺经配合寅时，亦是有一种缘由的，它是依据着《内经》所载十二经经络的走向，而来分别十二经先后的次序的。《灵枢·经脉》篇论脏腑十二经脉的生始出入及各经经络承接着周而复始的情况，有极详细的分析，其大意是：手太阴肺经，起于中焦，出大指之端；手阳明大肠经，受肺经的支脉，起于大指次指之端，其支者，从缺盆上颈挟口交人中，上挟鼻孔；足阳明胃经，受大肠经的支脉，起鼻交頞中，循跗出大趾之端；足太阴脾经，受胃经的支脉，起于大趾之端，络胃注心中；手少阴心经，受脾经的支脉，起于心中，出小指之端；手太阳小肠经，受心经的支脉，起于小指之端，其支者，从颊至目内眦；足太阳膀胱经，受小肠经的支脉，起于目内眦，出外踝至小趾之端；足少阴肾经，受膀胱经的支脉，起于小趾之下，上贯肝膈入肺注胸中；手厥阴心包络经，受肾经的支脉，起于胸中属心包络，循中指出其端；手少阳三焦经，受心包络经的支脉，起于小指次指之端，至目锐眦；足少阳胆经，受三焦经的支脉，起于目锐眦，其支者，别趾上入大趾之间；足厥阴肝经，受胆经的支脉，起于大趾之端，上贯膈注肺中。按照这样的承转，从肺经开始，而辗转由大肠、胃、脾、心、小肠、膀胱、肾、心包络、三焦、胆，终止于肝经，再由肝经转入肺经，周而复始，这是十二经的经络通行的自然顺序。用这个顺序来对比一天的十二个时辰，每一天从寅时起，经卯、辰、巳、午、未、申、酉、戌、亥、子到丑时止，再由丑时周而复始，它的顺序，也是不会变更的。而且肺经是十二经通行的始点，十二支的寅字，也常是代表一种开始的意思。例如阴历以寅月代表一年之始的正月，一天中的黎明也就是寅时，因此，就不分十二经所属的阴阳五行，仅按着经络和时辰的顺序，每一经分配一个时辰，

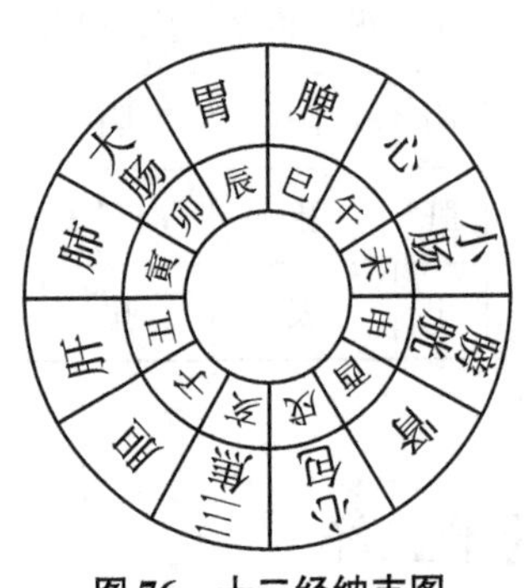

图 76　十二经纳支图

作为该经流注的时间。这种以十二经配合十二时的广义的流注法，既往曾流传一时，古医家张世贤、熊宗立且加以分时注释，《针灸聚英》亦详为论述，在古医书中，并有记载称历代太医院在石碑上刊勒诸经穴时，也以各经分配各时。按此种纳支歌刊在碑上，也可以说明十二经的纳子法和以天干为主的逐日按时的流注法，都是古时针灸家所采用的。

第三节　五门十变与夫妻经穴的配合

十二经用干支作为代名词，所属的干支，原不是相同的，前节所说以地支代表十二经的纳支法，仅以一经配合一时，其中经络和时辰的阴阳五行，既非完全相同，在应用上也就没有什么复杂的变化。但十天干的演变就比较多了，由于十干有阴阳五行的分别，十二经也有脏腑表里的不同，两者都是紧密配合着的，所以在古法的针灸治疗中，临床上就常依据十个天干所属的五行和它相生相合的关系来代表经穴的性质，而在治疗上也有一定的作用。例如辽金时有名的针灸家窦汉卿在《标幽赋》中说："论其五行五脏，察日时之旺衰。"杨继洲对这句话的解释说："五行即木、火、土、金、水，五脏即肝、心、脾、肺、肾。此言病于本日时之下，得五行生者旺，受五行克者衰，知心之病，得甲乙之日时者生旺，遇壬癸之日时者克衰，余仿此。"杨继洲的解释，一方面说明了十干应用在治疗上的作用，另一方面也指出了子午流注应用十干来配合脏腑的原则，这是与仅用纳子法的流注迥然不同的。

在古医书中，对于用十干来代表的针灸治疗，还有一种五门十变的规定。所谓五门，有着两种解释：一种是井、荥、俞、经、合所分配的母子穴（详下文），另一种是将十天干演变为五种相合的方式，即所谓夫妻穴。《针灸大成》所载论子午流注法中曾说："夫妻子母互用，必适其用为贵耳。"这种夫妻经穴的意思，即阳干与阴干刚柔相配（参阅前文五行的刚柔相配），也就是按着五行的生成数，逢五相合，如甲是天干的第一数，一加五为六，己是天干的第六数，于是就有了甲己相合，其余都照此类推。十干就分为：甲己相合，乙庚相合，丙辛相合，丁壬相合，戊癸相合。天干有阴阳的分别，以阳为夫，以阴为妻，按十干的相合与其所代表的经穴，就是所谓夫妻穴的由来。在治疗上应用此种夫妻穴的配穴法，古医书中说得很多，扼要地举例来说，就是甲己相合，即针胆经的穴位时再配合一个脾经的穴，如《玉龙赋》所说：“阴陵、阳陵，除膝肿之难熬，商丘、丘墟，脚痛堪追。”（阴陵泉与商丘均属脾经，为己土；阳陵泉与丘墟均属胆经，为甲木）；乙庚相合，就是肝经和大肠经的穴相配，如《席弘赋》所说：“手连肩脊痛难忍，合谷针时要太冲。”又如《百症赋》所说：“项强伤寒，温溜期门而主之（太冲、期门均属肝经，为乙木，合谷温溜均属大肠经，为庚金）。”其余丙辛相合，即小肠经配肺经，如《千金要方》所说：“后溪并列缺，治胸项有痛”（后溪属小肠经，为丙火，列缺属肺经，为辛金）；丁壬相合，如《百症赋》所说：“委阳、天池，腋肿针而速散”（天池属心包经，为丁火，委阳属膀胱经，为壬水）；戊癸相合，如《百症赋》所说：“中邪霍乱，寻阴谷三里之程（阴谷属肾经，为癸水，三里属胃经，为戊土）。”这些例子，就是夫妻穴相配的意思。夫妻经穴相配的另一种方法，例如甲己相合，就是针治胆经的穴位，可以治疗脾经的疾病；如胆经的日月穴能治胃疾患呕吐、黄疸、肠疝病、鼓肠等症；或针脾经的穴位，可以治疗胆经的疾病，如脾经的商丘穴能治癔病（即胆虚证，身寒善太息，心悲气逆）；又如脾经的大包穴，可治胸膜炎（即胸胁中痛，邪入胆经，布之胁下之故）。其余各经按其天干相合，亦有许多病症可以照这种方式去配穴，正如《素问·阴阳应象大论》所说：“审其阴阳，以别柔刚，阳病治阴，阴病治阳，定其血气，各守其乡。”不过像这种按十干相合比作为夫妻穴的配法，虽然并非每种疾病或每一种经穴都必须采用此种相配的法则，但由此可说古人运用十个天干来分别阴阳的配合，是有着他的缘由的。至于进一步的所谓甲己合而化土，乙庚合而化金，丙辛合而化水，丁壬合而化木，戊癸合而化火，即是将十干与五行的关系更变化得复杂了，因而在应用上的推算也较为繁琐，这里不再详述。

第四节　井荥输经合所属的母子穴

十天干按其五行与阴阳的不同，产生五门十变，虽是夫妻穴的由来，但五门十变的另一种解释，就是指井、荥、输、经、合各穴。前章已经说过，凡阴经和阳经的井、荥、输、经、合的穴位，都有一个天干的代名词，即阴经的井穴属于乙木，阳经的井穴属于庚金，阴经的荥穴属于丁火，阳经的荥穴属于壬水……，这是就各穴的天干与五行而言。由于十干根本是一种代名词的符号，它可以代表穴位，可以代表经络，也可以代表日时，可以各自分开，也可以将经和穴相互的联系在一起，如以井、荥、输、经、合五门所分配的十干，再与十二经所属的天干相配合，也就可产生所谓母子穴的名称。《内经》在针灸治疗方面一再提出虚则补其母、实则泻其子的重要性，这种母子的关系，就是由十干的五行相生的关系而演绎出来的，即木生火、火生土、土生金、金生水、水生木，如环无端，绵延不绝，因其顺序相生，所以木的母是水，木的子是火；火的母是木，火的子是土；土的母是火，土的子是金；金的母是土，金的子是水；水的母是金，水的子是木。这种母子相生的原则应用在治疗上，广义地说，在十二经中任何一经的疾病可以按其虚实补泻，选用穴位，如肝经的实证，可以选用心经的穴位去泻肝木（心经属丁火，是肝经乙木之子，实则泻其子）；又如肝经的虚证，可以选用肾经的穴位去补肝木（肾经属癸水，是肝木之母，虚则补其母）；其余各经，都可以仿此类推。从狭义方面来说，每经的井、荥、输、经、合，既各自分配着五行，也就可以在本经中另再分为各自有其母子的关系，所以在十二经的六十六穴之中，每经有两个母子穴，共24穴。所谓虚则补其母、实则泻其子，古人所称的虚证与补的意义，就是指某组织的生理功能减退而予以兴奋；实证与泻的意义，亦就是指某组织的生理功能亢进而予以抑制。这在临床的实验中，可以按十二经分别说明如下：

1. 胆经　胆经属于甲木，荥穴侠溪是胆经中的水穴，属于壬水，水能生木，即胆经的母穴，虚则补其母，所以侠溪能治耳聋、眩晕、下肢麻痹等症；经穴阳辅是胆经中的火穴，属于丙火，木能生火，即胆经的子穴，实则泻其子，所以阳辅能治膝关节炎、全身神经痛等症。

2. 肝经　肝经属于乙木，合穴曲泉是肝经中的水穴，属于癸水，水能生木，即肝经的母穴，虚则补其母，所以曲泉能治大腿内侧部痉挛或麻痹、四肢不举、不能屈伸、遗精等症；荥穴行间是肝经中的火穴，属于丁火，木能生火，即肝经的子穴，实则泻其子，所以行间能治肠疝痛、阴茎痛、心悸亢进、腹膜炎等症。

3. 小肠经　小肠经属于丙火，俞穴后溪是小肠经的木穴，属于甲木，木能生火，即小肠经的母穴，虚则补其母，所以后溪能治头项痉挛、耳聋、白目翳等症；合穴小海是小肠经的土穴，属于戊土，火能生土；即小肠经的子穴，实则泻其子，所以小海能治肩、肱、肘、臂之诸肌痉挛及尺骨神经痛、下腹痛等症。

4. 心经 心经属于丁火，井穴少冲是心经中的木穴，属于乙木，木能生火，即心经的母穴，虚则补其母，所以少冲能治一切心脏疾患（《玉龙赋》："心虚热壅，少冲明于济夺"）；输穴神门是心经中的土穴，属于己土，火能生土，即心经的子穴、实则泻其子，所以神门是精神病及心脏病的要穴，能治心脏肥大、神经性心悸亢进等症。

5. 胃经 胃经属于戊土，经穴解溪是胃经中的火穴，属于丙火，火能生土，即胃经的母穴，虚则补其母，所以解溪能治风湿病、眩晕、鼓肠、颜面浮肿等症；厉兑是胃经的井穴，属于庚金，土能生金，即胃经的子穴，实则泻其子，所以厉兑能治癫狂、腹股沟部以下之神经痛及组织炎、腹水与水肿等症。

6. 脾经 脾经属于己土，荥穴大都是脾经中的火穴，属于丁火，火能生土，即脾经的母穴，虚则补其母，所以大都能治腹直肌痉挛（腹满呕吐）、全身倦怠等症；商丘是脾经的经穴，属于酉金，土能生金，即脾经的子穴，实则泻其子，所以商丘能治腹部鼓胀、肠雷鸣、呕吐、便秘、痔漏等症。

7. 大肠经 大肠经属于庚金，合穴曲池是大肠经中的土穴，属于戊土，土能生金，即大肠经的母穴，虚则补其母，所以曲池能治手肘臂膊疼细无力、半身不遂等症；二间是大肠经的荥穴，属于壬水，金能生水，即大肠经的子穴，实则泻其子，所以二间能治喉头炎、齿痛、肩背与肱部之神经痛等症。

8. 肺经 肺经属于辛金，俞穴太渊是肺经的土穴，属于己土，土能生金，即肺经的母穴，虚则补其母，所以太渊能治肺及支气管出血、咳嗽、肺脏肥大等症；合穴尺泽是肺经的水穴，属于癸水，金能生水，即肺经的子穴，实则泻其子，所以尺泽能治肩胛神经痛、喘息、胸膜炎等症。

9. 膀胱经 膀胱经属于壬水，井穴至阴是膀胱经的金穴，属于庚金，金能生水，即膀胱经的母穴，虚则补其母，所以至阴能治半身不遂、头痛、遗精、妇人难产等症；输穴束骨是膀胱经的木穴，属于甲木，水能生木，即膀胱经的子穴，实则泻其子，所以束骨能治前头及后头神经痛、项肌收缩不可回顾、痈疽、疔疮等症。

10. 肾经　肾经属于癸水，经穴复溜是肾经的金穴，属于辛金，金能生水，即肾经的母穴，虚则补其母，所以复溜能治下肢麻痹、盗汗、水肿、血痔等症；井穴涌泉是肾经的木穴，属于乙木，水能生木，即肾经的子穴，实则泻其子，所以涌泉能治心肌炎及心悸亢进、小儿搐搦、五趾尽痛等症。

11. 三焦经　三焦经是相火，亦属于丙火，俞穴中渚是三焦经中的木穴，属于甲木，木能生火，即三焦经的母穴，虚则补其母，所以中渚能治关节炎之五指不能屈伸、眩晕、耳鸣等症；合穴天井是三焦经的土穴，属于戊土，火能生土，即三焦经的子穴，实则泻其子，所以天井能治癫狂、颈项神经痛、肘腕关节炎等症。

12. 心包经　心包经是相火，亦属于丁火，井穴中冲是心包经的木穴，属于乙木，木能生火，即心包经的母穴，虚则补其母，所以中冲能治心脏炎、热病无汗等症；俞穴大陵是心包经的土穴，属于己土，火能生土，即心包经的子穴，实则泻其子，所以大陵能治心肌炎、肋间神经痛、口干、目赤等症。

上述十二经的二十四个母子穴，《针灸大成》载有一首简明的歌诀："肺泻尺泽补太渊，大肠二间曲池间，胃泻厉兑解溪补，脾在商丘大都边，心先神门后少冲，小肠小海后溪连，膀胱束骨补至阴，肾泻涌泉复溜焉，包络大陵中冲补，三焦天井中渚痊，胆泻阳辅补侠溪，肝泻行间补曲泉。"这二十四个母子穴所主治的病症，原则上虽是母穴都治虚证，子穴都治实证，但在临床上，各穴所能主治的病症很多，而每个母穴所主治的病症中也有一部分是实证，每个子穴所主治的病症中也有一部分是虚证，从表面上看，这似乎与母补虚、子泻实的原则不符合，其实这是由于虚中有实，实中有虚的缘故。《内经》中对这一点有详细的分析，不过既经分出了母子穴的关系，在施行补泻手法时就可以作为依据，如虚证原应该去补母穴，但母穴所主治的如属实证，则仍应该用泻的手法，去其母则子自弱，亦可以有抑制的作用；又如实证原应该去泻子穴，但子穴所主治的如属虚证，则就应该用补的手法，补其子则母自强，亦可以有兴奋的作用。所以应用母子穴时，主要的还是必须明确病症的虚实，按其虚实，施行补泻的手法，不可机械地母穴必补、子穴必泻，而要按照本穴所有主治的证候来灵活运用。十二经井、荥、俞、经、合母子穴见表16。

表16 十二经井、荥、俞、经、合母子穴简明表

天干	经别	母穴	穴别	五行相生	子穴	穴别	五行相生
甲木	胆经	侠溪	荥水	水生木	阳辅	经火	木生火
乙木	肝经	曲泉	合水	水生木	行间	荥火	木生火
丙火	小肠经	后溪	输木	木生火	小海	合土	火生土
丁火	心经	少冲	井木	木生火	神门	输土	火生土
戊土	胃经	解溪	经火	火生土	厉兑	井金	土生金
己土	脾经	大都	荥火	火生土	商丘	经金	土生金
庚金	大肠经	曲池	合土	土生金	二间	荥水	金生水
辛金	肺经	太渊	输土	土生金	尺泽	合水	金生水
壬水	膀胱经	至阴	井金	金生水	束骨	输木	水生木
癸水	肾经	复溜	经金	金生水	涌泉	井木	水生木
丙相火	三焦经	中渚	输木	木生火	天井	合土	火生土
丁相火	心包经	中冲	井木	木生火	大陵	输土	火生土

附注：母子穴穴别及所属五行，可参阅前文手足阴阳经流注穴简表。

第五节　阳日阳时和阴日阴时

几千年来，我们的祖先以干支作为记别年月和日时的符号，而干支应用在子午流注方面，因需逐日按时分定穴位，所以不仅将干支代表了经穴，而且所有记日记时也完全以干支为主，并有阳日阳时用阳穴，阴日阴时用阴穴的规定。所谓阳日阳时和阴日阴时，就是以干支所属的阴阳来作为标准的。十干有阴阳之分，十二支也有阴阳之别，这种分别，在前文中，大致都已经说过，为了便于记忆和易于了解起见，现在再提供一种由几个数字来推算的方法。

十干和十二支所属阴阳与其所代表的不同的性质，它的原理，在古医书中，曾有多方面的阐释，如果仅就奇数属阳、偶数属阴这一点来说，干支所属的阴阳用这个数字来分别，就很容易明了。因为奇数就是单数，偶数就是双数，天干共十个，甲是第一个数字，顺延着推算下去，就是甲一、乙

二、丙三、丁四、戊五、己六、庚七、辛八、壬九、癸十。由于古人以单数属阳的原则，也等于说一、三、五、七、九的单数，即甲、丙、戊、庚、壬都属于阳；双数属阴，二、四、六、八、十的双数，即乙、丁、己、辛、癸都属于阴。这样使十干所代表的阴阳，就可以很明显了。至于地支共十二个，以子为第一个数字，顺延着推算下去，就是子一、丑二、寅三、卯四、辰五、巳六、午七、未八、申九、酉十、戌十一、亥十二。地支也是以单数为阳，所以一、三、五、七、九、十一的单数，即子、寅、辰、午、申、戌都属于阳；二、四、六、八、十、十二的双数，即丑、卯、巳、未、酉、亥都属于阴。这样使十二支所代表的阴阳也可以很明显了。每一个阳干，必配阳支，即任何一个天干的单数，必是配合着地支的单数，这种干支，都属于单数的配合，在日就是阳日，在时就是阳时。相反地说，每一个阴干必配阴支，即任何一个天干的双数，必是配合着地支的双数，这种干支都属于双数的配合，在日就是阴日，在时就是阴时。因为天干有五个单数和五个双数，地支有六个单数和六个双数，每一个单数的阳干可以和六个阳支各别配合，每一个双数的阴干亦可以和六个阴支各别配合，五六得三十，两个三十，共是配合了六十个干支数，列表（表17，表18）如下。

表17　阳日阳时干支表

甲寅	甲辰	甲午	甲申	甲戌	甲子
丙辰	丙午	丙申	丙戌	丙子	丙寅
戊午	戊申	戊戌	戊子	戊寅	戊辰
庚申	庚戌	庚子	庚寅	庚辰	庚午
壬戌	壬子	壬寅	壬辰	壬午	壬申

表18　阴日阴时干支表

乙卯	乙巳	乙未	乙酉	乙亥	乙丑
丁巳	丁未	丁酉	丁亥	丁丑	丁卯
己未	己酉	己亥	己丑	己卯	己巳
辛酉	辛亥	辛丑	辛卯	辛巳	辛未
癸亥	癸丑	癸卯	癸巳	癸未	癸酉

上面两个表格中，已将阳日阳时和阴日阴时分别清楚，子午流注以阳日阳时用阳穴，就是按每个阳日或每个阳时，来先后配用六阳经井、荥、输、原、经、合的 36 个阳穴；阴日阴时用阴穴，也就是按每个阴日或每个阴时，来先后配用六阴经井、荥、输、经、合 30 个阴穴。而其中有一个重要的关键，即是无论在任何一个日时，都是以天干为主，而以天干所代表的脏腑各阳经和阴经，配合当时的时间所属的天干作为主穴。按日子来说，无论任何阳经和阴经的井穴，由于所出为井的意思，井穴也是每经气血流注的始点，所以每经主开井穴的时间，该井穴所属的经，它所代表的天干，即是和当日的天干，必然相同。例如胆经属甲木，胆经的井穴窍阴，必开于甲日；肝经属乙木，肝经的井穴大敦，必开于乙日，其余如丙日开小肠经井穴少泽，丁日开心经井穴少冲，戊日开胃经井穴厉兑，己日开脾经井穴隐白，庚日开大肠经井穴商阳，辛日开肺经井穴少商，壬日开膀胱经井穴至阴，癸日开肾经井穴涌泉。这些井穴所开的时间，虽有先后，但该经的天干与当日的天干，既是相同，而阳经必始开于阳日，阴经必始开于阴日，这个原则，可以说是固定的。至于三焦属于阳经，心包属于阴经，其井穴虽不是单独主开于某个日干，但三焦经各穴分配于阳干，心包经各穴分配于阴干，那也是固定的。而从每天的时间方面来说，尤其有一个特点，即每天十二个时辰之中，子、丑、寅、卯等的地支虽是固定的，但天干却是不同的，所以每天所用的经和穴也是不同。可是任何一天，当时所用的穴位，该穴所属经络的天干，必与这个时辰所属的天干相同。所以 36 个阳穴之中，如胆经的窍阴、侠溪、临泣、丘墟、阳辅、阳陵泉等六个穴，因胆经属于甲木，所适用该时辰的天干也必是属于甲木，即甲子、甲戌、甲申、甲午、甲辰、甲寅各时辰是分别主开胆经各穴；每一个天干属于乙木的时辰，其适用也必是肝经井、荥、输、经、合各穴；其余丙时主小肠经各穴，丁时主心经各穴……，也都是按此类推。因为时间有先后，开穴有迟早，阳进阴退，就产生了许多错综复杂的变化，但总是离不了十天干所代表的十二经名称及阳日阳时用阳穴、阴日阴时用阴穴这一个原则。

阳日和阴日，按天干的顺序，是容易明了的，即今天是甲日属阳，明天就是乙日属阴，后天也必是丙日属阳，这样顺着推算下去，是很单纯的。至于一天有十二个时辰，所属子、丑、寅、卯等十二个地支的名称，每天都是如此，没有变更。总的来说，由子时到亥时，子属阳，丑属阴，寅属阳，卯属阴……也都是按着次序一阳一阴地排列着，而地支属阳，天干也必然属阳，地支属阴，天干也必然属阴。所以一天有六个阳时和六个阴时，那也是很单纯的。但一天中十二个时辰所配合的天干，每天是不同的，十天干分配十二支，可得六十个干支，一天用十二个，要相隔五天之后，才能相同。可是天干是怎样的轮转着配了地支呢？有一首日上起时的歌诀，说得较为简明而易于记忆。歌诀是："甲己起甲子，乙庚起丙子，丙辛起戊子，丁壬起庚子，戊癸起壬子。"这歌诀的大意，因为时辰的干支，每相隔五天，必是相同，甲己起甲子的意思，就是任何一个甲日，他的第一个时辰是子时，必定是甲子时，以下乙丑、丙寅、丁卯、戊辰、己巳……就可以按天干的顺序和地支的顺序相配，而推算出来了。如果今天是甲日，以甲子时为第一个时辰，相隔五天，到了第六天的己日，仍以甲子时为第一个时辰，亦照此顺延推算下去，所以逢任何一个甲日或己日，其第一个时辰必是甲子时；其余如任何一个乙日或庚日，其第一个时辰必是丙子；任何一个丙日或辛日，其第一个时辰必是戊子时；丁日或壬日以庚子为第一个时辰，戊日或癸日以壬子为第一个时辰，这都是机械地规定着的。因为子午流注是着重于逐日按时定穴，逐日是照每天的日干，按时就是按照每天日干所分配的十二个时辰的干支，所以明白了日上起时的原则，在经穴的对照计算阴阳的变化方面，就会感觉便利得多了。十干逐日所属十二时辰干支见表 19。

表 19　十干逐日所属十二时辰干支表

日干	十二时所属干支											
甲日或己日	甲子	乙丑	丙寅	丁卯	戊辰	己巳	庚午	辛未	壬申	癸酉	甲戌	乙亥
乙日或庚日	丙子	丁丑	戊寅	己卯	庚辰	辛巳	壬午	癸未	甲申	乙酉	丙戌	丁亥
丙日或辛日	戊子	己丑	庚寅	辛卯	壬辰	癸巳	甲午	乙未	丙申	丁酉	戊戌	己亥
丁日或壬日	庚子	辛丑	壬寅	癸卯	甲辰	乙巳	丙午	丁未	戊申	己酉	庚戌	辛亥
戊日或癸日	壬子	癸丑	甲寅	乙卯	丙辰	丁巳	戊午	己未	庚申	辛酉	壬戌	癸亥

小结

1. 十二经有表里的配合，十天干也有阴阳的不同，将两者联系起来，阳干可以代表阳经，阴干可以代表阴经。脏腑各经以脏为主，按五行的属性，表里相配，肝属木，肝与胆为表里，配合了甲乙之木，称为甲胆乙肝。心属火，心与小肠为表里，配合了丙丁之火，丙是小肠，丁是心。脾属土，脾与胃为表里，配合了戊己之土，便是戊胃己脾。肺属金，肺与大肠为表里，配合了庚辛之金，便是庚大肠，辛肺。肾属水，肾与膀胱为表里，配合了壬癸之水，便称为壬水膀胱，癸肾脏。至于三焦是属于相火，心包络是君主心经之外卫，心包与三焦为表里，所以仍是配合了属火的丙丁两干，丙是三焦，丁是心包，像这样就使十二经都可以分别用十个天干去代表了。

2. 十二经也可以用十二个地支的名称去代表，但经穴和时辰的配合并不着重于五行，也并非是将脏腑的阴阳和时辰的阴阳全然相同起来，而是按十二经经络先后承接着的走向，按其顺序的先后，逐一去分配十二个时辰。十二经的周而复始，以手太阴肺经为起点，而在一天中以寅时为黎明，所以就用肺经配合寅时，按次序下来，卯时大肠、辰时胃、巳时脾、午时心、未时小肠、申时膀胱、酉时肾、戌时心包、亥时三焦、子时胆、丑时肝。这种以一经配合一个时辰的法则，在按时取穴的针法中，不必限定某日某时针某穴，所以运用的范围也较为广泛。

3. 十天干刚柔相配，可以演变为五种相合的方式，即甲与己合、乙与庚合、丙与辛合、丁与壬合、戊与癸合。这些天干所代表的经穴，按其相合的关系，便称为夫妻经或夫妻穴。在治疗上可以按夫妻经同时取穴，或是针夫经的穴位，能治妻经的病，针妻经的穴位，能治夫经的病，只要灵活运用，也是一种很有意义的配穴法则。

4. 十天虚则补其母，实则泻其子。此种母子关系，就是从五行相生的原则而来的。十天干都有所属的五行，因此使它所代表的十二经也各自分配着五行，这样就可以分出母子穴的关系了。另一方面，以十二经所属的五行为主，再去配合该经井、荥、俞、经、合各穴的五行，便成为每经各有一个母子穴，十二经共得二十四穴。这些穴位运用在临床上，补母穴有兴奋的作用，泻子穴有抑制的作用，其中实际的疗效都是显而易见的。

5. 十天干按照它们从一到十的顺序，单数属阳，双数属阴，十二地支也是这样，二者相互配合，共可得六十个干支数。干支都属于阳的，便是阳日或阳时，干支都属阴的，便是阴日或阴时，十二个时辰的干支，每隔五天必是相同。而子午流注在阳时必取阳经的阳穴，在阴时必取阴经的阴穴，那都是固定的。至于每一阴经或阳经，始开井穴的日子，该经所属的天干必与当日的天干相同；而属于某一经的井、荥、输、经、合各穴，在开穴的时候，这个时辰的天干也必与该穴所属某经的天干相同。所以要研究子午流注法，首先必须熟悉这一些日时干支所属的阴阳关系。

第五章　子午流注逐日按时开穴的规律

第一节　徐氏逐日按时定穴歌浅释

子午流注是假用天地干支等记别日时的符号，代表了十二经和井、荥、俞、原、经、合各穴，按日时干支的自然顺序，以说明刚柔相配，阴阳相合和气血循环等各种现象。我们如果研究了井、荥、俞、原、经、合各穴配合刚柔的意义，明白了十天干所代表的十二经表里的作用及阳日阳时和阴日阴时的分别就不难了解子午流注针法的构成是具有完整的规律的。对于这一点，在古医书中阐释得也很多，尤其是五代时徐文伯所做的子午流注逐日按时定穴歌，将经穴怎样配合日时、怎样周期性按时开穴，更作了较具体的说明（原歌见《针灸大成》）。千百年来运用子午流注针法的医家，无不以徐氏这个歌诀作为依据。兹将徐氏的原歌逐句解释如下，以供参考。

甲日戌时胆窍阴。甲是十天干中最初的一个阳干，戌是十二地支中最末的一个阳支。十二经流注的日期，从第一个天干甲日开始，按照顺序，接着就是乙日、丙日、丁日等等继续下去；而在时间方面，却是配合着最主要的一个阳时戌时开始，按照时辰逆行的次序，接着第二天乙日从酉时开始，第三天丙日从申时开始等。天干属阳，地支属阴；阳主进，阴主退；这就是所谓阳进阴退而产生了变化，也就是甲日定穴首先是配合戌时的原因。由于任何一个甲日的戌时配合天干都是甲戌时，日时两干都属于甲木，甲木是代表胆经；又因十二经的脉气所出为井，每天的流注也必定是从井穴开始；所以甲日甲戌时，首先所开的就是胆经的井穴窍阴。

丙子时中前谷荥。甲日甲戌时以后相隔两个时辰就转入了乙日的丙子时。丙是代表小肠经，小肠经的荥穴是前谷。因为日时流注所应用的阳干是按着甲、丙、戊、庚、壬的顺序，流注适用于阳经的穴位是按照井、荥、俞、原、经、合的顺序，如果开穴时辰的天干属于某经，所开的也必定是属于某经，它的关键就是每天以井穴所属的经络为主。例如甲日甲戌时始开井穴，甲木所代表的胆经是本日的主经，接着丙子时开小肠经荥穴、戊寅时开胃经输穴等，两者都是紧密地联系着。照此顺延下去，所谓“丙子时中前谷荥”就是这个意思。不过乙日丙子时，日干乙木属阴，已成为阴日阳时，但由于乙日是承接着甲日的井穴，所以也并不限于第二天仍是阳日；而主经属阳，此后必是配合着阳时开阳穴，这个原则，是不能例外的。至于阴日始开阴井穴之后，承接着虽也有转入阳日，因主经属阴，所配合的时穴也必定是阴时阴穴（详下文）。

戊寅陷谷阳明输，返本丘墟木在寅。乙日戊寅时，承接丙子时所开荥穴之后，按流注的顺序就应该接开输穴。戊是代表胃经，也就是应开足阳明胃经的输穴陷谷，所以说：“戊寅陷谷阳明输。”但阳经有一个原穴，开穴的时间必与输穴所开的时间相同，称为返本还原。所谓本的意思，是依据这一天首开的井穴为主，本日首开井穴的是胆经，胆经的原穴是丘墟。“返本丘墟木在寅”的意思，因寅属阳木，是甲木的本原，又以开输穴的时候适当主经的原穴脉气所过，返本还原；所以在乙日的戊寅时，既开胃经的输穴陷谷，同时又开胆经甲木的原穴丘墟。

庚辰经注阳溪穴。乙日庚辰时，距戊寅时所开输原二穴之后，已相隔两个时辰，承接着就应开经穴。庚是大肠经的代名词，大肠经的经穴是阳溪，故称为“庚辰经注阳溪穴”。

壬午膀胱委中寻。乙日壬午时，继庚辰时所开经穴之后，按顺序当接开合穴。膀胱经属于壬水，与壬午时的天干相同，故在壬午时可寻取膀胱经的合穴委中。

甲申时纳三焦水，荥合天干取液门。十天干所代表的十二经，三焦经原是在十干之外，称为相火，附属于丙。但在逐日按时的定穴法之中，三焦经并不单独分配着一个天干，而是附属于五个阳干之中，与当日的主经相配，成为一种母子相生的关系。本日所开的井穴是胆经窍阴，胆经也就是本日的主经。当乙日甲申时，在本日中所有井、荥、输、原、经、合各穴，都已经顺序开过，甲申时的甲木，虽仍是代表胆经，但这时候胆经已无须重开，还可接纳三焦经的母子相生。胆经属于甲木，水生木，所接纳的就是三焦经的水穴，即荥穴液门，所以说：“甲申时纳三焦水，荥合天干取液门。”荥合天干就是三焦经的荥水，去生胆经甲木的意思。（表 20）

表 20　胆经属甲木　　甲日甲戌时始开井穴

日	时	经别	流注	穴别	五行	穴名	附注
甲	甲戌	胆	出	井	金	窍阴	
乙	丙子	小肠	流	荥	水	前谷	
	戊寅	胃胆	注 过	输 原	木	陷谷 丘墟	过胆原，返本还原
	庚辰	大肠	行	经	火	阳溪	
	壬午	膀胱	入	合	土	委中	
	甲申	三焦	纳	荥	水	液门	水生木，母子相生

乙日酉时肝大敦。阳经从甲日的戌时起，首开胆经的井穴窍阴，从此顺着日时的次序，按照阳进阴退的规律，天干由甲日进入乙日，地支由戌时退到酉时，即甲日甲戌时、乙日乙酉时，作为始开井穴的时间。乙是肝经的代名词，所以乙日乙酉时就当始开肝经的井穴。但由阳经转入阴经或阴经转入阳经，相隔仅需一个时辰，故在乙日甲申时开三焦经荥水穴液门之后，到乙酉时就接开肝经的井穴大敦。

丁亥时荥少府心。距乙酉时之后的两个时辰就是丁亥时，本日的井穴是肝经大敦。井穴之后就应接开荥穴。丁火是代表心经，心经的荥穴是少府，所以说："丁亥时荥少府心。"

己丑太白太冲穴。乙日丁亥时之后，相隔两个时辰就转入了丙日己丑时。己土是代表脾经，荥穴之后应开俞穴，所以在己丑时就接开脾经的输穴太白。但无论阳经或阴经，每当开输穴的时间，也必定是本日主经的原穴返本还原的时间。阴经无原穴，即以本日的主经的输穴相代。因为本日的流注是从肝经的井穴大敦开始，肝经即是本日的主经，肝经的输穴是太冲，这时候即当返本还原，所以在己丑时之中，太白、太冲两穴同开。

辛卯经渠是肺经。丙日己丑时开输穴之后，相隔两个时辰是辛卯时，顺序当接开经穴，辛是代表肺经，肺经的经穴是经渠，所以说："辛卯经渠是肺经。"

癸巳肾宫阴谷合。在辛卯时已开经穴之后，相隔两个时辰，到癸巳时，应接开合穴。癸水是代表肾经，肾经的合穴是阴谷，故在丙日癸巳时，就当接开阴谷穴。

乙未劳宫火穴荣。劳宫是心包络经的荥穴，属于丁火，心包络经原来是并不分配于十干之内，所有各穴，亦如三焦经一样，附属于本日的主经之后，作为母子相生穴。本日的主经是肝经，肝属乙木，木能生火，所以在丙日乙未时，取心包络经的荥火穴劳宫，血纳包络，作为肝经的母子相生穴。（表 21）

表 21　肝经属乙木　　乙日乙酉时始开井穴

日	时	经别	流注	穴别	五行	穴名	附注
乙	乙酉	肝	出	井	木	大敦	
	丁亥	心	流	荥	火	少府	
丙	己丑	脾 肝	注 过	输 原	土	太白 太冲	过肝原，返本还原
	辛卯	肺	行	经	金	经渠	
	癸巳	肾	入	合	水	阴谷	
	乙未	包络	纳	荥	火	劳宫	木生火，母子相生

丙日申时少泽当。每一经首开井穴的时间，必是当日当时的天干和该经所代表的天干相同。而由阳经转入阴经，相隔亦仅需一个时辰。续丙日乙未时，曾开劳宫穴之后，距离两小时，就是丙日的丙申时。不但日时的天干相同，都属于丙火，且在上一天乙日所开的井穴，是从酉时开始，阳进阴退，丙日的井穴，应从申时开始。丙火是小肠经的代名词，所以在丙日丙申时，也就是小肠经的井穴少泽开穴的时候。

戊戌内庭治胀康。丙日丙申时，已开小肠经的井穴之后，相隔两个时辰就是戊戌时，当接开荥穴。戊土是胃经的代名词，胃经的荥穴是内庭，内庭能治胀病，正如《通玄赋》所说："腹膨而胀，夺内庭兮休迟。"所以称"戊戌内庭治胀康"。

庚子时在三间输，本原腕骨可祛黄。继丙日戊戌时之后，相隔两个时辰就是丁日的庚子时。前穴所开的是荥穴，这时当开输穴。庚金属于大肠经，大肠经的输穴是三间，即所谓"庚子时在三间输。"但每当开输穴的时候，也必是本日主经返本还原的时候。本日承接着前穴之后，以小肠经作为主经，所以在丁日庚子时，既开大肠经的输穴三间，同时也开小肠经的原穴腕骨。腕骨能治疗黄疸，据《通玄赋》所说："华佗言斯，固知腕骨祛黄。"又据《玉龙赋》说："脾虚黄疸，腕骨中脘何疑。"这就是"本原腕骨可祛黄"的意思。本原是指返本还原。

壬寅经火昆仑上。昆仑是膀胱经的经穴，在井、荥、输、经、合的五门之中，凡阳经的经穴，配合五行，都是属于丙火，称为经火。丁日壬寅时，继庚子时所开俞穴原穴之后，顺序当开经穴。壬寅时的壬水，是膀胱经的代名词，所以这时候，就开膀胱经的经穴昆仑，而称为"壬寅经火昆仑上。"

甲辰阳陵泉合长。阳陵泉是胆经的合穴，甲辰时的甲木，是胆经的代名词。甲辰阳陵泉合长的意思就是：在丁日甲辰时，承接着前穴，应取胆经的合穴阳陵泉。

丙午时受三焦木，中渚之中仔细详。每当阳经的合穴开后，相隔两个时辰，必定是三焦经和本日的主经母子相生的时间；本日的主经是小肠经属于丙火，母子相生就是用木生火。三焦经的俞穴中渚属于甲木，所以在丁日的丙午时当开中渚穴，即所谓："丙午时受三焦木，中渚之中仔细详。"（表22）

表22 小肠经属丙火　　丙日丙申时始开井穴

日	时	经别	流注	穴别	五行	穴名	附注
丙	丙申	小肠	出	井	金	少泽	
	戊戌	胃	流	荥	水	内庭	
丁	庚子	大肠 小肠	注 过	输 原	木	三间 腕骨	过小肠原，返本还原
	壬寅	膀胱	行	经	火	昆仑	
	甲辰	胆	入	合	土	阳陵泉	
	丙午	三焦	纳	输	火	中渚	木生火，母子相生

丁日未时心少冲。丁日丁未时，日时两干都属于丁火，这是由阳经阳穴转入阴经阴穴，始开井穴的时候。丁火是心经的代名词，心经的井穴是少冲，所以继丁日丙午时开中渚穴之后，在丁未时接着就开心经的少冲穴。

己酉大都脾土逢。丁未时之后，相隔两个时辰是己酉时。己属于土，也是脾经的代名词，称为脾土。前穴所开的是井穴，此时当接开荥穴，脾经的荥穴是大都，所以说"己酉大都脾土逢。"

辛亥太渊神门穴。丁日辛亥时，距己酉时开荥穴之后，已相隔两个时辰，应开俞穴。辛是代表肺经，所以这时当开肺经的俞穴太渊，但每逢开俞穴的时候，亦必是本日主经返本还原的时候。丁日的主经是心经，心经的俞穴是神门，故在丁日辛亥时，太渊神门两穴同开。

癸丑复溜肾水通。丁日辛亥时之后，相隔两个时辰就转入了戊日的癸丑时。前穴所开的是俞穴，顺序在此时当接开经穴。癸丑时的癸水是肾经的代名词，肾经亦可称为肾水；肾经的经穴是复溜，所以说："癸丑复溜肾水通。"

乙卯肝经曲泉合。戊日乙卯时，继前穴所开经穴之后，当接开合穴。乙木属于肝经，肝经的合穴是曲泉，故称为"乙卯肝经曲泉合。"

丁巳包络大陵中。凡阴经的合穴已开之后，相隔两个时辰，必定是心包络经与本日的主经母子相生的时候。本日虽是戊日，但仍取上一日所开井穴的心经作为主经。心经属于丁火，母子相生是火生土，所以在戊日丁巳时当接开心包络经的俞土穴大陵。（表 23）

表 23　心经属丁火　　丁日丁时未时始开井穴

日	时	经别	流注	穴别	五行	穴名	附注
丁	丁未	心	出	井	木	少冲	
	己酉	脾	流	荥	火	大都	
	辛亥	肺 心	注 过	输 原	土	太渊 神门	过心原，返本还原
戊	癸丑	肾	行	经	金	复溜	
	乙卯	肝	入	合	水	曲泉	
	丁巳	包络	纳	输	土	大陵	火生土，母子相生

戊日午时厉兑先。戊日的午时是戊午时，前穴在丁巳时所开的是心包络经的大陵穴。母子相生穴已开之后，接着就当由阴经转入阳经，相隔仅需一个时辰，亦为阳经始开井穴的时候。本日是戊日，戊是阳土，也就是胃经的代名词，胃经的井穴是厉兑，所以在戊日的戊午时，首先所开的就是厉兑穴。

庚申荥穴二间迁。戊日戊午时始开井穴之后，相隔两个时辰，是庚申时，当开荥穴。庚金属于大肠经，大肠经的荥穴是二间，故在庚申时当取二间穴。

壬戌膀胱寻束骨，冲阳土穴必还原。继庚申时已开荥穴，相隔两个时辰之后的壬戌时，承接着当开输穴。壬水是膀胱经的代名词，所以戊日壬戌时，可以寻取膀胱经的输穴束骨。但开了输穴，也正是本日主经的原穴返本还原的时候。本日是戊日，戊土代表胃经，胃经的原穴是冲阳，适于此时返本还原。所以在戊日壬戌时，束骨与冲阳两穴同开。

甲子胆经阳辅是。戊日壬戌时，并开俞穴与原穴之后，相隔两个时辰，就转入了己日的甲子时，承接着当开经穴，甲木代表胆经，所以在己日的甲子时也是胆经的经穴阳辅开穴的时候。

丙寅小海穴安然。己日丙寅时，继前开经穴之后，应开合穴。丙火是代表小肠经，故在此时针小肠经的合穴小海，能安然而奏速效。

戊辰气纳三焦脉，经穴支沟刺必痊。在己日丙寅时，已开合穴之后，相隔两个时辰，到了戊辰时，即是本日的主经受纳三焦经的脉气，母子相生的时候。本日的主经是胃经，属于戊土，而三焦经的经穴支沟属于丙火，火能生土，得以母子相生。所以在己日戊辰时，认为针刺支沟穴有“必痊”的疗效。（表 24）

表 24　胃经属戊土　　戊日戊午时始开井穴

日	时	经别	流注	穴别	五行	穴名	附注
戊	戊午	胃	出	井	金	厉兑	
	庚申	大肠	流	荥	水	二间	
	壬戌	膀胱 胃	注 过	输 原	木	束骨 冲阳	过胃原，返本还原
己	甲子	胆	行	经	火	阳辅	
	丙寅	小肠	入	合	土	小海	
	戊辰	三焦	纳	经	火	支沟	火生土，母子相生

己日巳时隐白始。己日的巳时是己巳时，相隔戊辰时仅一个时辰。因这时已由阳经转入阴经，亦为该阴经始开井穴的时候。己土是脾经的代名词，所以在己日己巳时，始开脾经的井穴隐白。

辛未时中鱼际取。在己巳时始开井穴之后，相隔两个时辰，到了辛未时，当接开荥穴。辛属肺经，所以在己日辛未时，应取肺经的荥穴鱼际。

癸酉太溪太白原。己日辛未时开的是荥穴。过了两个时辰之后就是癸酉时，顺序当接开输穴。癸水是肾经的代名词，所以在此时就应开肾经的输穴太溪。但开了输穴，也正是本日的主经返本还原的时候。己日的主经是脾经，脾经的输穴是太白；凡阴经都是以输穴代表原穴的，故在己日的癸酉时太溪与太白两穴同开。

乙亥中封内踝比。己日乙亥时，继癸酉时所开输穴之后，当开经穴。乙木是代表肝经，肝经的经穴是中封，中封的部位，在足关节之前内侧，舟状骨结节部；取穴时应将足背仰举，从内踝之前下方一寸陷中，与解溪平，相隔四五分之处取之。所以说“乙亥中封内踝比。”

丁丑时合少海心。己日乙亥时，曾开经穴之后，相距两个时辰就转入了庚日的丁丑时，顺序当开合穴。丁丑时的丁火属于心经，故在此时就应开心经的合穴少海。

己卯间使包络止。庚日己卯时，承接着丁丑时，所开合穴之后应是心包络经和本日的主经母子相生的时候。本日始开井穴的是脾经，脾经属于己土，土能生金，所以在己卯时，当开心包络经的经金穴间使。（表 25）

表 25　脾经属己土　　己日己巳时始开井穴

日	时	经别	流注	穴别	五行	穴名	附注
己	己巳	脾	出	井	木	隐白	
	辛未	肺	流	荥	火	鱼际	
	癸酉	肾 脾	注 过	输 原	土	太溪 太白	过脾原，返本还原
	乙亥	肝	行	经	金	中封	
庚	丁丑	心	入	合	水	少海	
	己卯	包络	纳	经	金	间使	土生金，母子相生

庚日辰时商阳居。庚日的辰时，是庚辰时，距前穴己卯时，相隔仅一个时辰，亦即是由阴经转入阳经始开井穴的时候。庚金是大肠经的代名词，大肠经的井穴是商阳，所以称为“庚日辰时商阳居。”

壬午膀胱通谷之。庚日壬午时，继庚辰时所开井穴之后，顺序当接开荥穴。壬午时的壬水是膀胱经的代名词，故在此时当开膀胱经的荥穴通谷。

甲申临泣为俞木，合谷金原返本归。庚日甲申时应开二穴，因为当壬午时，已开荥穴之后，此时就应开输穴。阳经的输穴，配合五行都是属于甲木，称为输木；而甲申时的甲木，是胆经的代名词，胆经的输穴是临泣，所以说“甲申临泣为输木。”但每当开输穴的时候亦必定是本日的主经返本还原的时候，庚日的主经是大肠经，庚属阳经，大肠经的原穴是合谷，所以“合谷金原返本归”，也就是说，在庚日的甲申时临泣与合谷二穴同开。

丙戌小肠阳谷火。阳经的井荥输经合，配合五行是阳井金、阳荥水、阳输木、阳经火、阳合土。阳谷是小肠经的经穴，在五行之中也称为火穴，这就是“阳谷火”的意思。且因庚日的丙戌时，继甲申时所开输原二穴之后，此时当开经穴，丙戌时的丙火是属于小肠经，所以在这时应开小肠经的经穴阳谷。

戊子时居三里宜。在庚日丙戌时，曾开经穴之后，相隔两个时辰，已转入辛日的戊子时，顺序当开合穴。戊土属于胃经，所以在此时宜取胃经的合穴三里。

庚寅气纳三焦合，天井之中不用疑。从庚日的庚辰时到辛日的庚寅时，相距已有十个时辰，应是庚经所代表的大肠经受纳三焦经，母子相生的时候。大肠经属于庚金，用土来生金，就当取三焦经的合土穴，即天井穴，成为母子相生的关系。（表 26）

表 26　大肠经属庚金　　庚日庚辰时始开井穴

日	时	经别	流注	穴别	五行	穴名	附注
庚	庚辰	大肠	出	井	金	商阳	
	壬午	膀胱	流	荥	水	通谷	
	甲申	胆 大肠	注 过	输 原	木	临泣 合谷	过大肠原，返本还原
	丙戌	小肠	行	经	火	阳谷	
辛	戊子	胃	入	合	土	三里	
	庚寅	三焦	纳	合	土	天井	土生金，母子相生

辛日卯时少商木。辛日的卯时是辛卯时，距离庚寅时仅一个时辰，亦是由阳经转入阴经，始开井穴的时候。凡阴经的井穴，配合五行都属于木，称为阴井木。由于辛金是肺经的代名词，所以在辛日的辛卯时就当始开肺经的

井穴少商。

癸巳然谷何须忖。辛卯时所开的是井穴，按井、荥、输、经、合的顺序，相隔两个时辰到了癸巳时，就当接开荥穴。癸水是代表肾经，所以在辛日的癸巳时也必然是肾经的荥穴然谷开穴的时候。

乙未太冲原太渊。辛日乙未时，承接着前开荥穴之后，此时当开输穴。乙未时的乙木所代表的是肝经，故在这时候应开肝经的输穴太冲。但开了输穴，也正是本日的主经返本还原的时候，辛日的主经是肺经，肺经用输穴太渊代表原穴，作为返本还原。所以在辛日的乙未时，同时开太冲太渊二穴。

丁酉心经灵道引。辛日丁酉时，丁火是心经的代名词，顺序在输穴之后当开经穴，因此在丁酉时所开的就是心经的经穴灵道。

己亥脾合阴陵泉。辛日己亥时，承接着丁酉时所开的经穴之后，此时当开合穴。己土属于脾经，所以在己亥时就当开脾经的合穴阴陵泉。

辛丑曲泽包络准。当辛日己亥时，开合穴之后相隔两个时辰，虽已转入壬日的辛丑时，但亦为辛金所代表的肺经与心包络经母子相生的时候。肺金为母，金生水，所以在壬日辛丑时当开心包络经的水穴曲泽。（表 27）

表 27 肺经属辛金　辛日辛卯时始开井穴

日	时	经别	流注	穴别	五行	穴名	附注
辛	辛卯	肺	出	井	木	少商	
	癸巳	肾	流	荥	火	然谷	
	乙未	肝 肺	注 过	输 原	土	太冲 太渊	过肺原，返本还原
	丁酉	心	行	经	金	灵道	
壬	己亥	脾	入	合	水	阴陵 泉	
	辛丑	包络	纳	合	水	曲泽	金生水，母子相生

壬日寅时起至阴。壬日的寅时是壬寅时，日时两干都属于壬水，即膀胱经的代名词，此时距辛丑时仅一个时辰，亦为由阴经转入阳经，始开井穴的时候，所以在壬寅时应开膀胱经的井穴至阴。

甲辰胆脉侠溪荥。壬日甲辰时，继壬寅的所开井穴之后应开荥穴。甲辰时的甲木是胆经的代名词，所以在此时接开胆经的荥穴侠溪。

丙午小肠后溪俞，返求京骨本原寻，三焦寄有阳池穴，返本还原是嫡亲。壬日丙午时，继前时所开的荥穴之后当开俞穴。因丙火属于小肠经，所以在丙午时承接着当开小肠经的输穴后溪，即所谓“丙午小肠后溪输。”但每当开输穴之时亦必定是本日主经返本还原的时候，壬日的主经是膀胱经，膀胱经的原穴是京骨，这就是“返求京骨本原寻”的意思。可是在丙午时还有一种特殊之处，即并开两穴之外，同时须兼开三焦经的原穴。因为本日的主经是壬水所代表的膀胱经，三焦经和它的关系，据《素问·灵兰秘典论》所说：“三焦者决渎之官，水道出焉。”决是通的意思，渎是指水道，也就是说：三焦气治，则脉络通而水道利。三焦经既有着这样的功用，所以它直接和膀胱经有着不可分离的关系，如同嫡亲一样。且十天干配合十二经，三焦经和包络经称为相火，分寄于丙、丁两干，所以丙火既代表了小肠经，也代表了三焦经。壬日丙午时，既是小肠经开俞穴后溪的时候，也是本日主经壬水所代表的膀胱经原穴京骨返本还原的时候。日时两个天干壬水、丙火，与三焦经既有着如上所述的关系，因此也就是三焦经返本还原的时候。三焦经的原穴是阳池，适当此时开穴，亦即所谓：“三焦寄有阳池穴，返本还原是嫡亲。”故在壬日丙午时同时开后溪、京骨、阳池三穴。

戊申时注解溪胃。壬日戊申时，继丙午时所开俞原等穴之后，承接着当开经穴。戊土是胃经的代名词，所以此时应开胃经的经穴解溪。

大肠庚戌曲池真。继戊申时所开经穴之后，承接着当开合穴。庚金是大肠经的代名词，故在壬日庚戌时应开大肠经的合穴曲池。

壬子气纳三焦寄，井穴关冲一片金，关冲属金壬属水，子母相生恩义深。在壬日庚戌时，曾开合穴之后，相隔两个时辰已转入癸日的壬子时。如前所述，凡阳经开过合穴之后，承接着必定是本日的主经与三焦经母子相生的时候。本日的主经是膀胱经，属于壬水，金能生水，所以必须开三焦经的金穴，才能称为母子相生。任何阳经的金穴就是井穴，称为阳井金。三焦经的井金穴是关冲，故在癸日的壬子时就应开关冲穴，即所谓：“关冲属金壬属水，子母相生恩义深。”（表28）

表 28 膀胱经属壬水 壬日壬寅时始开井穴

日	时	经别	流注	穴别	五行	穴名	附注
壬	壬寅	膀胱	出	井	金	至阴	
	甲辰	胆	流	荥	水	侠溪	
	丙午	小肠 膀胱 三焦	注 过 过	输 原 原	木	后溪 京骨 阳池	过膀胱原、返本还原 过三焦原、返本还原
	戊申	胃	行	经	火	解溪	
	庚戌	大肠	入	合	土	曲池	
癸	壬子	三焦	纳	井	金	关冲	金生水、母子相生

癸日亥时井涌泉。癸日的亥时是癸亥时，距离壬子时所开关冲穴之后，相隔已有十一个时辰，这是和平日阳经转入阴经仅相隔一个时辰的情况大有不同。因为子午流注的法则原是以十天干来记别一旬中的日时，从甲日开始到癸日，再从癸日到甲日，如环无端的周转着。甲是阳干的第一数，阳数始于一，终于九，按十天干的顺序，壬是第九数，壬水也是代表着膀胱经，所以流注开穴从甲日起前后已经过了九日。从最后的一个阳干壬日到癸日，即从膀胱经转入肾经，仅在这一天规定要增加十个时辰，以表示由阳数的终极再转入阴干有着一种特殊的不同。所以癸水虽是十天干之末，按五行生成数，却是称为天一所生之水。癸水既属于天一，以初始的阴干，去配终极的阴支，天一癸水，就当配合地支最后的一个时辰亥时，这等于阳干始于甲木，必须配合最后一个阳时戌时，作为始开井穴的时间一样。而且十天干的周转，按阳进阴退的规律，如从癸日的亥时开始，接着天干进入甲木，地支退到戌时，再接着天干进入乙木，地支退到酉时，以下丙丁戊己等日，都仿此天干进而地支退的法则，这和甲日戌时开窍阴，乙日酉时开大敦，丙日申时开少泽等等的顺序，适相符合，而可以前后承接着延续不绝。癸水是肾经的代名词，肾经的井穴是涌泉，所以在癸日癸亥时就当开涌泉穴。

乙丑行间穴必然。续癸日癸亥时，开井穴之后，相隔两个时辰已转入甲日的乙丑时，按顺序必开荥穴。乙木是代表肝经，所以在此时当开肝经的荥穴行间。

丁卯输穴神门是，本寻肾水太溪原，包络大陵原井过。甲日丁卯时，继前开荥穴之后，承接着当开俞穴。丁火是代表心经，就当开心经的俞穴神门，但开俞穴的时候，亦必是本日的主经返本还原的时候。本日始开井穴的是癸水所代表的肾经。阴经以俞穴代表原穴，故在同时也兼开肾经的俞穴太溪。但这时候还要兼开心包络经的俞穴大陵，因为心包络经称为心主之脉，配合五行亦属于丁火，称为相火，所以在心经开俞穴神门的时候，心包络经的脉气经过，以原穴代俞穴，它的俞穴大陵也随之返本还原，因之在甲日的丁卯时同时开神门、太溪、大陵三个俞穴。

己巳商丘内踝边。甲日己巳时，承接前开俞穴之后，应开经穴。己土属于脾经，脾经的经穴是商丘，部位在内踝之前下部，前胫骨筋腱之内侧，所以说："己巳商丘内踝边。"

辛未肺经合尺泽。继己巳时所开经穴之后，辛未时当开合穴。辛是肺经的代名词，肺经的合穴是尺泽，所以说："辛未肺经合尺泽。"

癸酉中冲包络连。前两个时辰所开的是合穴，到了癸酉时是本日的主经和心包络经母子相生的时候。本日的主经是肾经，属于癸水，水能生木，所以当开心包络经的井木穴中冲。

子午截时安定穴，留传后学莫忘言。综上所述十天中，逐日按时定穴法，亦是子午流注计算日时开穴的法则。古人重视此种针灸疗法，认为每一个时辰所开的穴位不同，每穴所主治的病症也是不同，若能辨证定穴，按时施治，可以有显著的疗效，所以不但作了简明的歌诀，而且郑重地说："留传后学莫忘言。"（表 28）

表 28 肾经属癸水　　癸日癸亥时始开井穴

日	时	经别	流注	穴别	五行	穴名	附注
癸	癸亥	肾	出	井	木	涌泉	
	乙丑	肝	流	荥	火	行间	
甲	丁卯	心 肾 包络	注 过 过	输 原 原	土	神门 太溪 大陵	过肾原、返本还原 过包络原、返本还原
	己巳	脾	行	经	金	商丘	
	辛未	肺	入	合	水	尺泽	
	癸酉	包络	纳	井	木	中冲	水生木、母子相生

第二节　子午流注环周图的统一性

徐氏子午流注逐日按时定穴歌，说明了六十六穴分在十天中开穴的时间，表面上看来虽很错综复杂，其实每一天的日时和经穴的配合都是有着一定的法则。所谓按时开穴，这等于潮讯每天的涨落有着一定的时间一样。例如：阴历每月的初一和十六在子夜零时及中午十二时半是高潮涨足的时间，相隔六小时一刻钟是低潮落平的时间；此后涨落的时间，逐日延迟三刻钟，其中也有几天延迟到一小时，每月都是按此同样的时间涨退而不会变更的。以此例彼，可见子午流注须着重于时间的条件。古人长期观察了自然界种种周期性的现象及人体对外界各种变化的反应活动的关系，因而将每一天开穴的时间做出了一定的顺序，这也是自然界与机体内部环境“节律同化”的象征。所以子午流注的计算逐日取穴，它的顺序是有条不紊的，如环一样的周转着。兹依据徐氏歌诀的内容制作子午流注环周图两幅，如果将每一个日时和经穴的关系加以分析研究，就不难看出它在错综复杂之中相互联系着的统一性。

从后面两个图中可以看出，每天按时开穴及每穴分配的日时都是有着一定的法则。即所谓“按日起时，循经寻穴，时上有穴，穴上有时”的原意。所以十二经的流注开穴时间，迟早虽是不同，而又相互联系着的关系却是一致的，归纳起来，约有如下数点足供我们进一步去发掘研究。

1. 经穴与日时的配合皆以天干为主　十二经脏腑配合天干，腑为阳，脏为阴，阳经的井穴，必从阳日阳时开始，阴经的井穴，必从阴日阴时开始，而该经所代表的天干，亦必与所开井穴的日时的天干完全相同，例如胆经属甲木，开井穴于甲日甲戌时，肝经属乙木，开井穴于乙日乙酉时等等，其余各阳经阴经都是如此。

2. 开穴先后与天干顺序相同　阳经或阴经从井穴开始之后，继开各穴，阳经必在阳时，按阳干甲丙戊庚壬的顺序周转，阴经必在阴时，按阴干乙丁己辛癸的顺序周转。时辰的天干是代表某经，这时候所开的穴亦必是属于某经，每一天时辰干支的排列都是很有次序的，各经络开穴的先后也同样的很有次序。

3. 开穴按照井、荥、输、原、经、合的顺序　每一天从始开井穴起，不问此后应开何经，必须按井、荥、输、原、经、合的次序为主，用这个次序去配合该时辰天干所代表的某经。例如甲日甲戌时开井穴窍阴，丙子时开荥穴前谷，戊寅时开俞穴陷谷，等等，其余各经也都是按此类推。

4. 各穴均按阳进阴退的规律逐日开穴 井、荥、输、原、经、合先后开穴的次序，都是按照阳进阴退的规律。即天干进一日，地支退一时，不论任何一穴都是这样。例如从甲日甲戌时始开井穴窍阴，接着第二天乙日乙酉时继开井穴大敦，丙日丙申时继开井穴少泽，等等；又如甲日乙丑时始开荥穴行间，接着第二天乙日丙子时继开荥穴前谷，同日丁亥时继开荥穴少府，等等；又如甲日丁卯时始开俞穴神门，接着第二天乙日戊寅时继开俞穴陷谷，丙日己丑时继开俞穴太白，等等。其他所有原、经、合各穴，也无不照此规定，以阳进阴退的顺序，每相隔一天提早一个时辰（参阅按穴寻时图）。

5. 经穴的五行配合在当天属相同 十二经各有代表它的五行，如胆肝属木，小肠和心经属火，胃脾属土，大肠和肺经属金，膀胱和肾经属水。而十二经井、荥、输、经、合各穴也各有它所代表的五行，如阳经的井穴属金，荥属水，输属木，经属火，合属土；阴经的井穴属木，荥属火，输属土，经属金，合属水。经和穴所属的五行虽是不同，但在子午流注逐日开穴的时候，十二经所属的五行和井、荥、输、经、合所属的五行，两者有相生或相克的关系，以当天所开的经穴来说，必是相同的。例如十二经的母子穴，在前文中已经说过：凡是穴的五行去生经的五行，称为母穴（如小肠经的母穴是后溪，小肠经属丙火，后溪属输木，木生火），而凡是经的五行去生穴的五行，称为子穴（如胆经的子穴阳辅，胆经属甲木，阳辅属经火，木生火）。

子午流注开穴的时间，由于当日各经穴五行生克关系必是相同的原因，所以当日的主经如果开母穴，随着各穴续开的也必是母穴。如壬日壬寅时膀胱经始开井穴即母穴至阴，接着甲辰时续开胆经的母穴侠溪，再接着丙午时续开小肠经的母穴后溪等。又如丁日丁未时心经始开井穴即母穴少冲，接着己酉时续开脾经的母穴大都，再接着辛亥时续开肺经的母穴太渊等。所以阳经从膀胱经至阴开穴起，阴经从心经少冲开穴起，在这两天之中，经穴的关系都是穴的五行去生经的五行。

至于子穴方面，也是如此。如戊日戊午时，胃经始开井穴即子穴厉兑，接着庚申时续开大肠经的子穴二间，再接着壬戌时续开膀胱经的子穴束骨等。又如癸日癸亥时，肾经始开井穴即子穴涌泉，接着乙丑时续开肝经的子穴行间，再接着丁卯时续开心经的子穴神门等。所以阳经从胃经厉兑开穴起，阴经从肾经涌泉开穴起，在这两天之中，经穴的关系都是经的五行去生穴的五行。

上述是经穴五行相生在当日都是相同的例子，相反，经和穴五行相克的关系，以当日始开井穴的主经为标准，随着各经穴五行的关系也都是相同。例如甲日甲戌时始开胆经的井穴窍阴，胆经属木，阳经的井穴属金，经属木，穴属金，五行的关系就是金克木；接着丙子时所开小肠经荥穴前谷，小肠经属火，阳经的荥穴属水，经属火，穴属水，水克火；再接着戊寅时开胃经输穴陷谷，胃经属土，阳经的输穴属木，经属土，穴属木，木克土等。又如己日己巳时，始开脾经的井穴隐白，脾经属土，阴经的井穴属木，经属土，穴属木，木克土；接着辛未时续开肺经的荥穴鱼际，肺经属金，阴经的荥穴属火，经属金，穴属火，火克金；再接着癸酉时续开肾经的输穴太溪，肾经属水，阴经的输穴属土，经属水，穴属土，土克水等。所以阳经从胆经窍阴开穴起，阴经从脾经隐白开穴起，在这两天之中都是穴的五行去克经的五行。

另一方面，经的五行去克穴的五行，在一天中所开的经穴中也都是承接着相同的。例如丙日丙申时，始开小肠经的井金穴少泽，小肠经属火，少泽属金，火克金；接着戊戌时续开胃经荥水穴内庭，胃经属土，内庭属水，土克水；再接着庚子时续开大肠经输木穴三间，大肠经属金，三间属木，金克木等。又如辛日辛卯时，始开肺经的井木穴少商，肺经属金，少商属木，金克木；接着癸巳时续开肾经的荥火穴然谷，肾经属水，然谷属火，水克火；再接着乙未时续开肝经的输土穴太冲，肝经属木，太冲属土，木克土等。所以阳经从小肠经少泽开穴起，阴经从肺经少商开穴起，在这两天之中，经穴五行的关系都是经的五行去克穴的五行。

在十二经和井、荥、输、经、合各穴五行的关系，还有一种本穴的名称。所谓本穴，就是经的五行和穴的五行是相同的意思。在子午流注逐日开穴的时间，主经如开本穴，承接着所开的也都是本穴，例如庚日庚辰时，始开大肠经的井金穴商阳，大肠经属金，商阳亦属于金，接着壬午时续开膀胱经的荥水穴通谷，膀胱经属水，通谷亦属于水；再接着甲申时续开胆经的输木穴临泣，胆经属木，临泣亦属于木等。又如乙日乙酉时，始开肝经的井木穴大敦，肝经属木，大敦亦属于木；接着丁亥时续开心经的荥火穴少府，心经属火，少府亦属于火；再接着己丑时续开脾经的输土穴太白，脾经属土，太白亦属于土等。所以阳经从大肠经商阳开穴起，阴经从肝经大敦开穴起，在这两天之中，经和穴五行的关系都是相同的；而开穴的时间，前后也是承接着的。

从上面这许多例子中，可见子午流注虽将十二经和六十六穴交互错综配合开穴，但无论在那一天，只要以井穴为主，如果当天的井穴和经络的关系，其五行是相生或是相克的，承接着其余荥、输、经、合等穴和经络五行相生克的关系，也必是相同。此种生克的关系亦可表示当天十二经脉气的盛衰。如开母穴可以治该经的虚证，虚则补其母，如开子穴可以治该经的实证；实则泻其子，如穴克经的关系，补此穴加强相克可以泻该经之实，泻此穴减弱相克亦可补该经之虚，而经克穴或是本穴的关系，补泻的意义也都和上述一样。参阅逐日取穴图，细心体会，对于每一天所开经穴五行配合的关系都是相同的这个关键，就不难明白了。

6. 阴阳各经交换的时间都有规定 阳穴配阳时，阴穴配阴时，在当时都是承接着相隔两个时辰开穴一次，即阳经阳穴都是顺循着子、寅、辰、午、申、戌六个阳时中挨次先后开穴，阴经阴穴都是顺循着丑、卯、巳、未、酉、亥六个阴时中挨次先后开穴。但阳经开了母子相生穴之后转入阴经，或阴经开了母子相生穴之后转入阳经，相隔都只是一个时辰，而且从阴经转入阳经在当时开穴的五行，必与阳经所属的五行相同，以表示同气相应的关系。例如甲日癸酉时所开的是阴经的中冲穴属于井木，转入阳经的就是属于甲木的胆经始开井穴。又如丙日乙未时，所开的是阴经的劳宫穴属于荥火，转入阳经的是属于丙火的小肠经始开井穴；再戊日的丁巳时所开的是阴经的大陵穴属于输土，转入阳经的就是属于戊土的胃经始开井穴，等等；而阳经转入阴经，阳经开穴的五行必与阴经的五行相生，以表示脉气的衔接和表里相生的关系。例如乙日甲申时所开的是阳经的荥水穴液门，既与胆经甲木母子相生，而转入的阴经就是属于乙木的肝经始开井穴；又如丁日丙午时所开的是阳经的输木穴中渚，既与小肠经丙火母子相生，而转入的阴经就是属于丁火的心经始开井穴，等等。至于癸日壬子时所开阳经的井金穴关冲穴之后，转入癸亥时接开属水的肾经，以金生水五行相生的关系和任何阳经转入阴经的情形是一样的，不过仅在这一天，由阳经转入阴经的距离相隔需十一个时辰，其中的原因，可参阅前文“癸日亥时井涌泉”原文下的注释，在此不再赘述。

7. 逐日环转开穴的时间有一定间隔 井、荥、输、经、合各穴开穴的时间，按天干的顺序，逐日从本日所开井穴到次日再开另一经的井穴；从本日所开荥穴到次日再开另一经的荥穴；从本日所开俞穴到次日再开另一经的输穴，等等；相隔都是十一个时辰（参阅按穴寻时图）。明白了这一点，查对开穴的时间就比较容易。但其中还有一种经九日之后要增加十个时辰的规定。因为天干有十个，代表十天，共有一百二十个时辰，逐日由井穴到井穴，或荥穴到荥穴，等等，既是承接着相隔十一个时辰，九天是九十九个时辰，在一旬的周转中，一百二十个时辰除去九天的九十九个时辰，还余下二十一个时辰，所以从第九天到第十天的开穴时间，特殊的要增加十个时辰，相隔即须二十一个时辰。此后每经九天，相隔仍是二十一个时辰。这样延续不断循环，在按穴寻时环周图中可以清楚地看出来。例如癸日癸亥时始开井穴，连续到次日都是相隔十一个时辰续开井穴，到第九天经九十九个时辰后，从壬日的壬寅时开井穴至阴，再回复到癸日癸亥时，续开井穴涌泉，相隔须二十一个时辰。又如甲日乙丑时所开肝经的荥穴行间之后，此后九天中所开其余各经的荥穴，逐日相隔都是十一个时辰，而到了第九天，从壬日甲辰时开荥穴侠溪之后，再恢复到乙丑时开肝经的荥穴行间，相隔亦是需要二十一个时辰。其他俞、经、合各穴，从前后承接九十九个时辰之后，第九天后开穴的时间也都是同样的需要二十一个时辰，而且此种由九天后相隔二十一个时辰的距离，也完全按十二经的表里分别来规定的。现在为了易于对照起见，列举如下：

壬寅时开膀胱经井穴至阴，癸亥时开肾经井穴涌泉。

甲辰时开胆经荥穴侠溪，乙丑时开肝经荥穴行间。

丙午时开小肠经输穴后溪，丁卯时开心经输穴神门。

戊申时开胃经经穴解溪，己巳时开脾经经穴商丘。

庚戌时开大肠经合穴曲池，辛未时开肺经合穴尺泽。

壬子时开三焦经井穴关冲，癸酉时开包络经井穴中冲。

上述按十二经表里，分出每一穴在经过九天之后，回复到本穴，特殊规定了相隔需二十一个时辰，以井、荥、输、原、经、合各穴合并计算起来，六九五十四天，也就是说，在六十天中，每旬仅有从壬日恢复到甲日的这六天是相隔二十一个时辰的。除此以外，只要按着天干的顺序去计算本日到次日所开的穴位，必是相隔十一个时辰，决不会有错。例如丁日辛亥时，辛属肺经，所开的是肺经的俞穴太渊，相隔十一个时辰，天干由辛进到壬，地支由亥退到戌，可知戊日的壬戌时，壬属膀胱经，必是开膀胱经的输穴束骨。

又如己日丙寅时，丙属小肠经，所开的是小肠经合穴小海，相隔十一个时辰，天干由丙进到丁，地支由寅退到丑，可知庚日丁丑时，丁属心经，必是开心经的合穴少海。其余任何井、荥、输、经、合各穴，都可以用这个方法去类推，因此也可以说明子午流注开穴的时间有一定的法则。

8. 返本还原和母子相生穴，有一定的开穴时间 阳经开原穴必在开井穴之后的四个时辰，如胆经在甲日甲戌时开井穴窍阴，到第二无乙日戊寅时开原穴丘墟（从戌时到次日的寅时相隔八小时）。阴经以输穴代原穴，从井穴到输穴，相隔的时间也和阳经相间。如丁日丁未时，开心经的井穴少冲，相隔四个时辰之后，到辛亥时开输穴神门，这也称为阴阳各经返本还原的时间。至于开母子相生穴的时间，阳经气纳三焦，阴经血纳包络，都是规定在当日主经开井穴之后的十个时辰。如甲戌时开井穴，到甲申时开母子相生穴；乙酉时开井穴，到乙未时开母子相生穴，等等（戌时到申时，或酉时到未时，先后距离都是十个时辰即二十小时）。但母子相生的关系，从五行方面说，阳经都是以经为子，以三焦经的穴位为母。如胆经属甲木，配三焦经的荥水穴液门，水生木；小肠经属丙火，配三焦经的输木穴中渚，木生火，等等。阴经都以经为母，以包络经的穴位为子，如心经属于丁火，配心包络经的输土穴大陵，火生土；脾经属已土，配心包络经的经金穴间使，土生金，等等。其余各经所开的母子相生穴，也都是照这一原则配穴。

上述几点，仅是对于子午流注的经穴和日时配合的关系的概要。此外，还有许多相互联系着的内容，如十二经井、荥、输、经、合各穴，个别从本经的井穴到荥穴、输穴等，先后开穴时间的距离，或将某一个相同的时辰为主，如十天中的子时，十天中的丑时等，合并起来去对照经和穴等，如果能错综反复地去计算和比较，必将发现更多值得研究的资料，而因此来明白子午流注是和自然界周期性的现象有着相同的意义。尤其必须指出的，因为流注开穴的时间，既然有着一定的法则，无论是各别分开来看或是合并起来去看，都是有条不紊的，所以在流注开穴的应用中，总合阴阳各日所开各穴，另有一种合穴互用的规定，即将十天干相合的两天内开穴的时间合并在一日之中，认为这样互用的取穴针治有着同样的疗效。这也是将子午流注作了更广泛的运用的一种法则，兹按子午流注逐日取穴环周图的内容，再制作合日互用环周图一幅。

第三节 专以时辰为主的十二经流注法

子午流注以十天干代表十二经的表里，逐日的开穴时间也以十天干为主，所用的六十六穴即是按井、荥、输、原、经、合的次序逐日按时分出了脉气的盛衰，有出、流、注、过、行、入等的不同，并有阳经阳穴必开于阳时，阴经阴穴必开于阴时的规定。但另有一种流注法与此有显明的不同，即是按十二经纳支法，专以一天中的十二个时辰为主，不论每一个时辰配合的是什么天干，也不分时辰所属的阴阳，而仅是按着一天中的时辰的顺序去配合十二经气血周流的顺序，以一个时辰配合一经，取穴的范围较广（参阅前文十二地支所分配的十二经）。此种按时配经的流注法，散见于古医书中的很多，例如《难经》所说："经脉行气血，通阴阳，以荣于其身者也，其始（平旦）从中焦注手太阴肺（寅），阳明大肠（卯）；阳明注足阳明胃（辰），太阴脾（巳）；太阴注手少阴心（午），太阳小肠（未）；太阳注足太阳膀胱（申），少阴肾（酉）；少阴注手厥阴包络（戌），少阳三焦（亥）；少阳注足少阳胆（子），厥阴肝（丑），厥阴复注于手太阴（明日寅时）；如环无端，转相灌溉。"《医学入门》对按时流注的经穴又做了进一步说明，兹摘录如下：

1. 手太阴肺经　每朝寅时从中府起，循臂下行至少商穴止。

2. 手阳明大肠经　卯时自少商穴起至迎香穴止。

3. 足阳明胃经　辰时自迎香穴交于承泣穴，上行至头维，从人迎循胸腹下，至足趾厉兑穴止。

4. 足太阴脾经　巳时自足阳明交与隐白，循腿腹上行，至腋下大包穴止。

5. 手少阴心经　午时自大包交与极泉，循臂行至小指少冲穴止。

6. 手太阳小肠经　未时自少冲交与少泽，循肘上行，至听宫穴止。

7. 足太阳膀胱经　申时自听宫交与睛明，循头颈下背腰臀腿，至足至阴穴止。

8. 足少阴阴肾经　酉时自至阴交与涌泉，循膝上行，至胸俞府穴止。

9. 手厥阴心包络　戌时自俞府穴交与天池，从手臂下行，至中冲穴止。

10. 手少阳三焦经　　亥时自中冲交与关冲，循臂上行，至耳门穴止。

11. 足少阳胆经　　子时自耳门交与瞳子髎，循头耳侧胁下行，至足窍阴穴止。

12. 足厥阴肝经　　丑时自窍阴交于大敦，循膝股上行，至期门穴止。

以上所述的流注时间，完全以一天中的十二个时辰为主，每一个时辰配合一经，并不限定在某一时辰内应取某穴，仅是规定了某一时辰配合某经，在这个时辰内，该经自起点到终点的各穴都可以适用。例如“每朝寅时从中府起，循臂下行至少商穴止”，这意思就是说，在肺经所流注的寅时，从中府到少商包括肺经的十一穴都适应于这个时辰内施行针灸。其他各时辰流注的经穴也都可按此类推。但依据这种流注时间，如配合井、荥、输、原、经、合各穴，也另有一种取穴的原则，即认为如在寅时，是肺经的流注时间，也是肺经的脉气当盛之时，遇有肺经的实证，就宜于此时针取肺经的子穴尺泽，所谓迎而夺之，实则泻其子。可是到了卯时，肺经的脉气已过，遇有肺经的虚证，就适宜针取肺经的母穴太渊，所谓随而济之，虚则补其母。按照这个原则，十二经既各有分配着一个时辰，如寅属肺，卯属大肠，辰属胃，等等，而每一经的脉气周流也就有先后盛衰的分别。所以凡是某经的实证，都在它所属的时辰内针该经的子穴；某经的虚证，就在它所属时辰之后的一个时辰针该经的母穴。此种仅按时辰用母子穴的补虚泻实法，虽是较为单纯，与子午流注须逐日配合干支开穴的那种繁复的规定完全不同，但千百年来，这一个专以时辰为主的流注法，也如子午流注一样地为医家所采用。《针灸大成》中所载“十二经病井荥输经合补泻虚实”就说明了这一点。兹依据该文，将各经母子穴补泻时间列表（表 29）如下：

表 29　十二经母子穴补泻时间表

经别	肺	大肠	胃	脾	心	小肠	膀胱	肾	心包	三焦	胆	肝
时间	寅	卯	辰	巳	午	未	申	酉	戌	亥	子	丑
泻子穴	尺泽	二间	厉兑	商丘	神门	小海	束骨	涌泉	大陵	天井	阳辅	行间
时间	卯	辰	巳	午	未	申	酉	戌	亥	子	丑	寅
补母穴	太渊	曲池	解溪	大都	少冲	后溪	至阴	复溜	中冲	中渚	侠溪	曲泉

小结

1. 子午流注开穴的规律，在徐文伯所撰逐日按时定穴歌中，已经说得条理分明。它是从第一个阳干甲日甲时开始，用甲干去配合最后一个阳支戌时，首开胆经的井穴窍阴，接着按阳干的顺序所代表的经络，又按照井、荥、俞、经、合的次序，每隔两个时辰相继开穴一次，在开过母子相生穴之后，接着就由阳经转入阴经。至于阴经开穴的顺序，也是这样。经母子相生穴之后，续由阴经转入阳经，往复循环，始终是按阳进阴退的规律而发展着。天干为阳，是顺序前进的，地支为阴，是挨次后退的，所以第一天从甲日戌时始开胆经的井穴，接着天干从甲进到乙，地支从戌退到酉，第二天便是乙日酉时始开乙木所代表的肝经的井穴了。然后丙日申时，丁日未时，戊日午时……以当日天干所代表的某经，即开某经的井穴，而其余荥、输、经、合各穴，也都是逐日按照着阳进阴退的规律，循序渐进，有条不紊，因而构成了一种按时开穴的有系统的法则。

2. 子午流注的法则确定了六十六穴开穴的时间，迟早虽各不同，但如果将每一个日时和经穴的关系加以分析归纳，它的错综复杂的内容其实是有着相互联系的统一性的。如经穴和日时的配合皆以天干为主，各经井穴都按照井、荥、输、经、合的顺序和开穴的先后，又与天干的顺序相同。经与穴所属五行的生克关系，逐日以主经为标准，都是一致的，而阴阳各经规定的交换时间，也是绝无差错。所以将子午流注的每天按时开穴和每穴所分配的日时，前后对照起来，可以看出它的结构有着完整的系统。

3. 在子午流注逐日按时取穴的针法之外，另有一种专以一个时辰配合一经的针法，取穴的范围较广，在一个时辰内，该经所属各穴都可适用。但也规定了如用十二经的母子穴，必须按照气血的盛衰，针治时间先后的不同施治，即某经所属的实证都是在它相配合的时辰内迎而夺之，针该经的子穴；如某经的虚证，就在它所属时辰之后的一个时辰随而济之，针该经的母穴。此种仅按时辰用母子穴的补虚泻实，虽不像子午流注那样复杂，但也是为千百年来医家所采用，认为是一种很有效果的治疗方法。

第六章　操作子午流注法的几个关键

第一节　按时取穴与定时取穴

针灸疗法主要是依其症状的性质，选取适当的穴位，用各种不同的手术去刺激神经，以疏通经络和宣导气血而达到使症状消除的目的。子午流注针灸古法，和一般针灸疗法的意义是相同的，其特殊之处就是子午流注的取穴必须以日时为必要条件，分别规定了某日某时主开某穴，认为能够按照开穴的时间及时诊治，尤其可以获得显著的疗效。历代医家对于此种按时针治的特殊的作用曾经有所阐释，例如《针灸大成》载有徐介臣所撰“论子午流注法”及《医学入门》论流注开合、流注日时等文中所说：“阳日注腑，则气先至而后血行，阴日注脏，则血先至而气后行；顺阴阳者，所以顺气血也。得时谓之开，失时谓之合，开则乃气血生旺之时，故可辨虚实刺之，合则非气行未至，即气行已过，则不刺。”时穴开合与疗效的关系既是如此，所以要操作子午流注的针灸古法，第一个关键必须按照日时去选取穴位，即所谓“按时取穴”和“定时取穴”两个原则。

按时取穴，是在当日当时主开某穴的时候，及时针刺该穴，施行对症疗法。因为子午流注将十二经在每天开穴的时间，即“气血生旺之时，可以辨虚实而刺之”的最适当的时机，都已分别的作了规定，施术时对照按时取穴环周图，就不难明了在某个时候所开的是某穴。例如甲日辛未时，所开的是肺经的合穴尺泽，如喘息、肺结核、咯血、支气管炎等症，都是尺泽穴的主治症。用子午流注法，就可以在尺泽开穴的时候，及时针治这些病症。但疾病的种类繁多，发生的部位不同，病候也不同，如在开穴的时候针取主穴，再按病状的性质，去选取适应于该病症配合治疗的穴位，当可获得更强的效果。仍以尺泽穴的例子来说，如胸廓前神经痛的病症，既在尺泽开穴的时候，及时针刺了尺泽，在留针之时，同时再选取天柱、曲垣、气户、屋翳等穴作为配穴，加强它的疗效，即使以后或需每日轮换去针刺大杼，肩外俞、库房、膺窗、足三里等穴配合治疗。但总的来说，只要在开始针治时，先已针刺当时所开的主穴尺泽，就符合了按时取穴的条件。

可是按照流注时间，在当时所开的穴位，如果当时要治疗的病症，并非是该穴的主治症，则惟有采取定时取穴的办法，即依据按穴寻时环周图，与患者约定了适宜于操作子午流注的时间，到应该选用的那个穴位开穴的时候，准时进行治疗。这种定时取穴法，其实也最适应于一般慢性病的治疗，因为子午流注所应用的虽仅是 66 个穴位，而在疗效方面却都是主治各病的要穴。若以各穴的镇静作用来说，如后溪、合谷、至阴、足临泣等是治头面五官疾患的主穴，少商、鱼际、内庭等是治口腔咽喉疾患的主穴，少府、阳陵泉、丘墟等是治胸腔疾患的主穴，三里、内庭、行间等是治胃肠疾患的主穴。又如大陵、太渊等治心肺疾患，太冲、丘墟、合谷等治肝胆疾患，曲泉、阴陵泉等治泌尿器疾患等。用这几个穴位治疗这一些病症，它的疗效在平时原已为医家所一致公认，如果能按照流注开穴的时间去针刺这些穴位，奏效当可更速。而且 66 穴的开穴时间，以一旬为周转，在十天中必可遇到所需要的某穴开穴的时机，所以定时取穴，对于一般慢性疾患或是久病是最为适宜。且随着开穴日期的先后，数日一治，针治日期的间隔问题，更可有着很自然的调节。

第二节　合日互用取穴的灵活运用

操作子午流注，对于针刺的时间方面，虽分为按时取穴与定时取穴的两种办法，可是遇有急症，恰巧不是开穴的时候，或是病家等不及定时取穴，而要用子午流注的法则去取穴治疗，那又将怎么办呢？关于这个疑问，古籍《医学入门》也早曾作了解释："阳日阳时已过，阴日阴时已过，遇有急症奈何？曰：夫妻子母互用，必适其用为贵耳。妻闭则针其夫，夫闭则针其妻，子闭针其母，母闭针其子，必穴与病相宜，乃可针也。"这就是将流注取穴的范围，作了较广泛的灵活运用。在当时或定时取穴之外，还有一种可以按照合日互用取穴的规定。

合日的互用取穴，所谓“妻闭则针其夫，夫闭则针其妻”的意思，完全以十二经所分配的天干为主，夫是代表阳经和阳日，妻是代表阴经和阴日；而阳日和阴日的配合，也完全是依据十天干相互配合的原则，即甲与己合、乙与庚合，丙与辛合，丁与壬合，戊与癸合。本来，在子午流注的逐日按时开穴之中，每天都是按当日的天干所代表的经络作为主经。例如甲为阳木，代表胆经。胆经就是甲日的主经，甲日十二个时辰的干支，从甲子时起，接着乙丑、丙寅、丁卯等等，直到乙亥时，每天有十二个时辰；从甲日甲子时起，积五天经过了六十个时辰，已由甲日转到己日，所以己日一天中十二个时辰的干支也和甲日一样，都是从甲子时起，接着乙丑、丙寅、丁卯等，直到乙亥时，甲木属阳，己土属阴，甲己由阴阳的刚柔相合，也就是称为夫妻的由来。不但如此，甲日和己日两天中时辰的干支既是相同的，如果将这两天中所开各穴，仅按甲子、乙丑、丙寅等时辰的顺序，将两天的穴位合并起来，则甲日和己日，两天之中，就会增加了许多次开穴的机会了，这就是称为夫妻互用。例如甲日甲戌时，所开的是胆经的井穴窍阴，在当天的乙亥时原来并不开穴，但己日的乙亥时，所开的是肝经的经穴中封，由于夫妻互用的原因，所以在甲日乙亥时亦可以针刺中封穴。而且窍阴属于胆经的井金穴，中封是属于肝经的经金穴，肝与胆相为表里，两穴所分配的五行，阳井金与阴经金亦是表里相应，所以把甲己两天所开的穴位合并在一天中，其中仍是有着互相联系的统一性。同时如将乙庚、丙辛、丁壬、戊癸各日所开的穴位，也和甲己两天一样的分别合并起来，其中互相联系的关系，同样也都是很完整而统一的。这种夫妻相配的办法，《针灸大成》也曾说：“阳日遇阴时，阴日遇阳时，则前穴已闭，取其合穴针之。合者甲与己合，乙与庚合……”这就是甲日的阴时，如要取阴经阴穴，只要去对照己日在这个时辰内所开的是某穴，就可以针刺某穴。又如己日的阳时，如果取阳经阳穴，也只需对照甲日在这个时辰内所开的是某穴，就可以针刺某穴。照这样的阴阳互用的方式，亦即是“取其合穴针之”的意思。不过也有一个例外，即各阳经的原穴，原是随着当日主经返本还原的时候开穴，仅适用于当日而不能互用；各阴经以俞穴代表原穴的返本还原穴，也是同样的不能互用。这一点在选取开穴时间时，也是必须要注意的。

至于“子闭针其母，母闭针其子”的意思，因为将天干相合的两天中的开穴时间，虽已合并在一天互用，但其中每天仍有几个空着的时辰，并非是流注开穴时间，所以将合日夫妻穴互用之外，还可用母子穴来作为补充，所谓母子穴，原是井、荥、俞、经、合六十六穴之中的一部分，每经两穴，共有二十四穴。在子午流注逐日按时开穴的法则之中，这些母子穴的开穴时间，各有迟早先后的不同；而且母穴属于阴经或阳经，子穴也必是同样的属于阴经或阳经，所以母子穴互用的方式，和夫妻穴将两日合并起来互用的方式是不同的。为了适应需要，取用这些母子穴时，是在子午流注开穴的时间之外，用专以时辰为主的流注法，以每经配合一个时辰的规定，去选取它的母子穴。前文已经说过，十二经补泻时间，每个时辰可取母子穴各一，如寅时配合肺经，也是肺经的脉气当盛之时，可以刺前一时辰肝经的母穴曲泉；若有属于肺经的实证，实则泻其子，即可在寅时针刺肺经的子穴尺泽。但到了卯时，肺经的脉气已过，已无须针刺子穴，子闭针其母，在卯时就当取肺经的母穴太渊。但到了辰时，已是胃经的脉气当盛之时，就不适宜再取肺经的母穴，而应该取胃经的子穴厉兑，即所谓“母病针其子”的意思。像这样前后承接，就是将二十四个母子穴，在子午流注规定开穴的时间之外，可以照专以时辰为主的流注法按时取穴，和合并夫妻穴的意思一样，灵活运用。而称为夫妻子母互用，必适其用为贵耳（应用母子穴可参阅前文十二经母子穴补泻时间表）。

总之，操作子午流注法，无论按时取穴和定时取穴，或有不能等待约定时间治疗之急症，虽然可以灵活这用夫妻或母子穴，使一天中每一个时辰都有按时取穴进行治疗的机会，但须遵守一个原则，即操作者既须重视以时间为必要条件，同时也要注意到“必穴与病相宜，乃可针也。”兹将子午流注逐日互用取穴表分列如下（表 30）：

表30　子午流注逐日互用取穴表

时＼日＼穴	甲		乙		丙		丁		戊		己		庚		辛		壬		癸	
	主穴	互用穴	主穴	互用穴	主穴	互用穴	主穴	互用穴	主穴	互用穴	主穴	互用穴	主穴	互用穴	主穴	互用穴	主穴	互用穴	主穴	互用穴
子		阳辅	前谷			三里	三间 腕骨			关冲	阳辅			前谷	三里			三间	关冲	
丑	行间			少海	太白 太冲			曲泽	复溜			行间	少海			太白	曲泽		中冲	复溜
寅		小海	陷谷 丘墟			天井	昆仑	至阴	（尺泽）	（曲泉）	小海			陷谷	天井		至阴	昆仑	尺泽 液门	（曲泉）
卯	神门 太溪 大陵			间使	经渠	少商	（二间）	（太渊）	曲泉			神门	间使		少商	经渠	（二间）	（太渊）	劳宫	曲泉
辰		支沟	阳溪	商阳	（厉兑）	（曲池）	阳陵泉	侠溪	（厉兑）	（曲池）	支沟		商阳	阳溪	（厉兑）	（曲池）	侠溪	阳陵泉	厉兑中 渚阳池	（曲池）
巳	商丘	隐白	（商丘）	（解溪）	阴谷	然谷	（商丘）	（解溪）	大陵		隐白	商丘	（商丘）	（解溪）	然谷	阴谷	（商丘）	（解溪）	大陵	大陵
午	（神门）	（大都）	委中	通谷	（神门）	（大都）	中渚	后溪	厉兑		（神门）	（大都）	通谷	委中	（神门）	（大都）	后溪 阳池 京骨	中渚	支 沟	厉兑

续表

日／穴／时	甲		乙		丙		丁		戊		己		庚		辛		壬		癸	
	主穴	互用穴	主穴	互用穴	主穴	互用穴	主穴	互用穴	主穴	互用穴	主穴	互用穴	主穴	互用穴	主穴	互用穴	主穴	互用穴	主穴	互用穴
未	尺泽	鱼际	（小海）	（少冲）	劳宫	太冲	少冲		（小海）	（少冲）	鱼际	尺泽	（小海）	（少冲）	太冲 太渊	劳宫		少冲	（小海）	（少冲）
申	（束骨）	（后溪）	液门	临泣	少泽			解溪	二间		（束骨）	（后溪）	临泣 合谷	液门		少泽	解溪			二间
酉	中冲	太溪	大敦			灵道	大都		（涌泉）	（至阴）	太溪 太白	中冲		大敦	灵道			大都	（涌泉）	（至阴）
戌	窍阴			阳谷	内庭			曲池	束骨 冲阳			窍阴	阳谷			内庭	曲池			束骨
亥		中封	少府			阴陵泉	太渊 神门			涌泉	中封			少府	阴陵泉			太渊	涌泉	

说明：

1. 表内主穴为本日所开之穴。互用穴为合日所开之穴，如甲日甲子时之阳辅穴，原属己日甲子时所开之穴，又如己日乙丑时之行间穴，原属甲日乙丑时所开之穴，因甲己相合，故两日同一时辰所开之穴，可以互用，其余乙庚、丙辛、丁壬、戊癸各日，均系合日，可仿此类推。

2. 各阳经之原穴，因系随当日主经返本还原时开穴，仅适用于当日，故不互用，各阴经之返本还原穴亦不互用。

3. 表内有括弧之穴名，如按地支流注法所开之穴，因当时未值子午流注时间，故可取母子穴填充互用。

第三节　补泻手法和进针的先后问题

操作子午流注法，虽是注重时间的条件，应按照流注开穴的时间去选取穴位，但在针治中要获得显著的疗效，也不是那么简单，如准确地掌握穴位和手法等都是很重要的。因为六十六穴所分布的部位，或在四肢关节之间，或在肌肉之间，或在骨隙，或在腱侧，尤其是十二经的井穴，都是在手足的指端和趾端，这些穴位的准确取用，针刺的方式和方向，进针时的程序和进针后的手技，以及配穴的多少，治疗时间的间隔等等，都能影响其疗效，必须经过一定时间的实习和熟练，方能完善地掌握操作方法。关于这些问题，古今针灸书籍中已说得很多，无须逐项赘述，但在操作手午流注法中，另有必须注意的几点，兹扼要说明如下。

一、补泻迎随的应用

针灸补虚泻实的手法，古说很多。但从子午流注的方面来说，它是着重于按时取穴以适应气血周流的现象，所以补虚泻实的手法，对“随而济之”和“迎而夺之”这两点更觉重要，并有顺逆旋捺的规定。这种手法，其实就是顺着十二经气血循行的方向，即：手之三阴从胸走至手，手之三阳从手走至头；足之三阳从头走至足，足之三阴从足走至腹。这种走向也就是十二经的起点到终点。例如从胸至手的手三阴之一的肺经，起于胸壁前之外上部的中府穴，终于拇指桡侧的少商穴，又如从手至头的手三阳之一的大肠经，起于食指之拇侧的商阳穴，终于鼻翼根之外端的迎香穴。按照此种气血环周的情况，进针后，虚证是随而济之，顺着该经络气血的走向转针；实证是迎而夺之，逆着该经络气血的走向转针。但所谓补泻迎随，仍需要视其病症的虚实来分别针刺的先后。《灵枢·终始》篇说：“阴盛而阳虚，先补其阳，后泻其阴而和之；阳盛阴虚，先补其阴，后泻其阳而和之。”这意思就是说：阴经太过则阳经不及，阳经太过则阴经不及。太过是实，宜泻；不及是虚，宜补。但补泻的先后，应该先补后泻。病症是属于阳虚，就当先补阳，而后泻阴以和之。如属于阴虚，就当先补阴，而后泻阳以和之。因为太过的即所谓邪气，虽当泻除，却还是应该以扶补正气为先。至于什么是太过和不及，或称为有余和不足，这在《素问·调经论》也曾说过：“黄帝曰，余闻刺法，言有余泻之，不足补之。何谓有余？何谓不足？”而岐伯的解答，就作了详细说明：“有余有五，不足亦有五。”这是很值得研究的。

二、针下得气的辨别

子午流注的迎随补泻，是要在认为恰当脉气循行开穴的时候及时下针；而刺激的轻重强弱，也是可以由进针后的特殊感觉提供操作者去分辨虚实而决定他的手法。《灵枢·终始》篇说：“邪气来也紧而疾，谷气来也徐而和。脉实者深刺之，以泄其气；脉虚者浅刺之，使精气无得出，以养其脉，独出其邪气。”这意思就是说：所谓邪气就是致人患病的致病因素，谷气（即正气）是指身体对疾病的抵抗力，在针刺时所能感觉到的。邪气之来，针下必紧而疾；谷气之来，针下必徐而和；明白了这一点，“脉实者深刺之，以泄其气”，就是用深刺强刺的手法，由缓解，镇静、消炎，以泄其邪气，而促使功能正常。“脉虚者浅刺之，使精气无得出，以养其脉，独出其邪气”就是用轻微而浅的刺激，以激动和兴奋其功能的旺盛，而达到功能的恢复。同时又据《灵枢·阴阳清浊》篇说：“清者其气滑，浊者其气涩，此气之常也。”张氏《类经》对这几句话解释说：“此以针下之气，言清浊阴阳也。清者气滑，针利于速；浊者气涩，针利于迟……其或清中有浊，浊中有清，乃为清浊相干，当察其孰微孰甚，而酌其数而调之也。”像这样可以由针下分辨出虚实正邪和清浊的不同，是值得在操作上细心体会的。

三、掌握时间的正确

子午流注有按时开穴的规定，操作这一个针灸古法，必须掌握时间的正确，这是不可忽视的。《灵枢·卫气行》篇说：“谨候其时，病可与期……故曰，刺实者刺其来也，刺虚者刺其去也。此言气存亡之时，以候虚实而刺之，是故谨候气之所在而刺之，是谓逢时。”这充分说明针刺时掌握时间的重要性。所谓“刺实者，刺其来也，刺虚者，刺其去也。”这原是实证要迎而夺之，虚证要随而济之的意思。可是怎样才能称为逢时？怎样才能符合谨候其时而刺之的要求？以子午流注所认为开穴的时间来说，尽可按照六十六穴先后流注开穴的时间，准时针刺。但在每一个时辰之中，实证适宜于前半个时辰进针，即所谓刺其来也，虚证适宜于后半个时辰进针，亦即所谓刺其去也；而半虚半实，有补有泻的病症，当然也就是适宜在适中的时辰内进针；这些都是应该注意的。不过一天有十二个时辰，每一个时辰包括两小时，什么时辰是在什么时间，也是需要事先熟记，始可按时不误。兹将每天从子时到亥时所分配的时间分述如下：

子时　　半夜十一时至一时，丑时　　晨前一时至三时。

寅时　　晨前三时至五时，卯时　　上午五时至七时。

辰时　　上午七时至九时，巳时　　上午九时至十一时。

午时　　中午十一时至一时，未时　　下午一时至三时。

申时　　下午三时至五时，酉时　　下午五时至七时。

戌时　　黄昏七时至九时，亥时　　夜间九时至十一时。

上述每个时辰在每天所配合的天干虽是不同，如甲日的子时称为甲子时，丑时称为乙丑时等等。但无论它配合的天干是什么，十二个时辰所分配的时间仍是固定的。各地区的时间虽也略有迟早不同，但以太阳作为时辰的标准，如午时必是中午，所以每个时辰代表的时间仍旧是一样的。能够掌握时间，及时施行子午流注的针灸法，即所谓“谨候气之所在而刺之，是谓逢时”的本意了。

四、取穴时主客的分别

《医学入门》论流注时日一文中说：“用穴先主而后客，用时则弃主而从宾。”所谓“主”的意思，是指当日始开井穴的主经及承接着主经所开的各穴。在治疗疾病时，首先应选取当日所开的穴位为主，即使某种疾病，还要配合其他的穴位，但亦要先主后客，先针本日所开的穴位，然后再针客穴。例如戊日戊午时，是开胃经井穴厉兑的时候，据《百症赋》说：“梦魇不安，厉兑相谐于隐白。”如需取厉兑、隐白二穴，在这时候，就当先针主穴厉兑，后针客穴隐白。如有急症，当时适巧不是流注开穴的时候，而不得不争取时间施针，那就不必问当日当时的主经是什么，可选取互用的夫妻母子穴，也可选取其他适应于病症的穴位，不须固执时日的关系。凡是适应于病症的穴位，应该尽先取用，即所谓“用时则弃主而从宾”的意思。像这样灵活运用，说明古人虽是重视子午流注法有特殊的疗效，但并不因此否认其他不按日时的针灸疗法的价值，这等于说，顺着潮水的行舟，它的速率会超过平时的，但遇有急事，偏要等候顺潮始行开船，就反会误事了。

第四节　按阳历推算流注日干的简法

操作子午流注的重要条件之一，必须先要知道这一天所属的天干是什么。因为阴历每年的大小月没有固定，每个月计日的天干，亦随之而不同。今天是什么天干，本年各月同一天的天干既不相同，明年的同月同日更不会相同。一般要知道当天的日干，虽可以检查历书，但如果手头没有历书的时候，就会感到无法推算的困难，尤其是多数人只知道阳历，要每天都记住阴历的日干，更是感觉困难。可是按日取穴，是操作子午流注的一个重要关键；那又将怎么办呢？作者对于这一点，曾经过相当时间的研究，想出了用阳历推算日干的简便方法，可分为心算法和按图对照法两种如下：

一、心算法

要研究心算法，首先必须明了阳历和日干的关系，阳历每年的大小月是有一定的，即一、三、五、七、八、十、十二都是大月，每月三十一天；二、四、六、九、十一，都是小月，除二月只有二十八天（遇闰月多一天）外，其余都是三十天。而子午流注计日所用的，仅是天干，并不要将那一天的天干和地支都合并计算在内。天干从甲到癸只有十个，配合有着固定的大小月的阳历，比较易于推算。只要知道当年的元旦是什么日干，把这个日干按天干的顺序所得到的数字作为基本数字，如甲一、乙二、丙三、丁四、戊五、己六、庚七、辛八、壬九、癸十，用这些基本数字逐月按日加减，就可以推算出来了。不过逐月的加减法，必须记牢一个公式，这一个公式，可以作一个简单的口诀如下：

一四五月各减一,二六七月均加零。

八月加一三减二,九十月中加二寻。

独有十一十二月，各加三数始分明。

上面这个口诀，就是说：一月、四月、五月各减一,三月减二,二月、六月、七月不加不减，八月加一,九月、十月各加二,十一月和十二月都加三。照这个公式去推算日干，每年都是固定的。但遇闰年，则有例外，闰年的三月到十二月要将基本数增加一个数字。例如我们已知道一九五六年的元旦，是丁卯日，按甲、乙、丙、丁的顺序，丁是第四数，这个四，就是本年的基本数；如果要查本年一月八日是什么天干，只要将基本数的四加日数八，等于十二，再按公式一月减一，就等于十一，由于天干都是逢十天作一个周转，所以在十一的数字中，为了计算便利，可以减去十数，剩下的一就是当日的干数。在天干的顺序中，一就是甲，这样就可以知道一月八日的日干是甲日，而同月的十八日、二十八日也必是甲日。又如：要查二月十五日是什么日干，按公式二月是不加不减，那就可以将本年的基本数四直接加上日数十五，等于十九，除去天干的周转数，十九去了十，余数是九就是壬，可知二月十五的日干就是壬日。可是1956年是个闰年，如上所述，凡闰年计算三月到十二月的十个月，都是要将基本数增加一数。例如，要查三月二十三日是什么日干，先将原有基本数的四加一，等于五,五加日数二十三，等于二十八，按公式三月减二，即将二十八减去了二，等于二十六，整数的二十可以不要，剩下的六数，按天干的顺序就是己，于是就可以知道三月二十三日就是己日。以下各月，都可仿此推算。为了易于明了起见，特将闰年和平年，各举一年为例，说明如下（表31，表32）。

表31　闰年推算表

月	日	天干	推算公式	
一月	一日	丁	4+1−1=4	丁
二月	一日	戊	4+1+0=5	戊
三月	一日	丁	5+1−2=4	丁
四月	一日	戊	5+1−1=5	戊
五月	一日	戊	5+1−1=5	戊
六月	一日	己	5+1+0=6	己
七月	一日	己	5+1+0=6	己
八月	一日	庚	5+1+1=7	庚
九月	一日	辛	5+1+2=8	辛
十月	一日	辛	5+1+2=8	辛
十一月	一日	壬	5+1+3=9	壬
十二月	一日	壬	5+1+3=9	壬

闰年（1956年）的元旦是丁日，按天干顺序，丁是第四数，故基本数为四。因闰年二月多一日，故自三月份起基本数应改为5。

表32　平年推算表

月	日	天干	推算公式	
一月	一日	癸	10+1−1=10	癸
二月	一日	甲	10+1+0=11	甲
三月	一日	壬	10+1−2=9	壬
四月	一日	癸	10+1−1=10	癸
五月	一日	癸	10+1−1=10	癸
六月	一日	甲	10+1+0=11	甲
七月	一日	甲	10+1+0=11	甲
八月	一日	乙	10+1+1=12	乙
九月	一日	丙	10+1+2=13	丙
十月	一日	丙	10+1+2=13	丙
十一月	一日	丁	10+1+3=14	丁
十二月	一日	丁	10+1+3=14	丁

平年（1957年）：本年的元旦是癸日，按天干顺序，癸是属第十数，故全年的基本数均为十。

上表推算的公式中，第一数是当年的基本数，第二数所有的一都是日数，第三数或加或减是按照上述口诀中按月固定加减的数字，第四个数字就是天干顺序的数字，亦即是这一天的日干。计算其他各日，都可以按照这个公式，只要将表内第二个日数改为要应用的那一天的日数。例如推算一九五六年五月十五的日干，它的公式是五加十五减一等于十九，九是壬，可知此日就是壬日，又如查九月十八的日干，它的公式是五加十八加二等于二十五，五是戊，可知此日就是戊日，余仿此。但必须指出，推算的公式也无须硬性规定，可以先按月加减之后，再加日数和基本数，也可以先将日数加基本数，再按月加减。总之，以年月日的数字联系起来求得一个和数，就是当天的日干。

上面所说的心算法，只要牢记本年的基本数和逐月加减的口诀，不但本年中每一天的日干都可以推算出来，即以后任何一年的日干也可以推算出来。推算的公式每年都是一样，仅是每年的基本数各年不同，但要预知以后各年的基本数也是很容易，因为地球绕太阳公转一周，需时三百六十五天五时四十八分四十六秒，所以用天干来计算日数，每年的元旦到次年的元旦，相差仅有五天，每年余下的五小时四十八分四十六秒，积四年成为一天，所以在闰年的二月份独多一天。闰年的元旦到次年的元旦，相差需要六天，明白了这个差数，就可以计算逐年的基本数了。例如：1956 年的元旦是丁日，丁是天干的第四数，本年是闰年，要加六天，四加六等于十,十就是癸，可知 1957 年的元旦是癸日。十也就是这一年的基本数。此后每逢平年都是加五日，十加五等于十五,十五去十，余下的五数，就是戊，可知 1958 年的元旦是戊日。五也就是这年的基本数了。按此类推，可知 1959 年的元旦是癸日，基本数是十；1960 年的元旦是戊日，基本数是五。不过，1960 年又是闰年，到次年又须加六天，五加六是十一,一就是甲；可知 1961 年的元旦是甲日。以下就可照平年加五，闰年加六的规定，推算出逐年的元旦是属于什么天干，也可以知道这一年的天干所代表的基本数是多少，由此就可以推算出全年每一天的日干了。至于要知道那一年是闰年，只要将这一年的年数，用四去除，凡是能除尽而无零数的都是闰年。举最近的几个闰年来说，如 1952 年、1956 年、1960 年、1964 年、1968 年等，都可用四来除尽，这些年份都是闰年。

二、按图对照法

按图对照法的原则，和心算法是一样的。不过心算法是随时可以推算，而按图对照是预先制成一个图，查阅日干时较为便捷省力。读者只要将下面的图仿制一个，按图对照，就可以将任何一年每天的日干很快的查对出来。

下面图 77 的天干，就是一年中每一天的日干，自内至外，第一圈是一月、四月、五月，第二圈是二月、六月、七月，第三圈是三月，第四圈是八月，第五圈是九月、十月，第六圈是十一月、十二月。图 78 的数字是表示每月的日数，要查对当年某月某日的日干时，只要将图 78 有三角的第一数，先对准图 77 第一圈十个天干中所属元旦的日干。例如：1956 年的元旦

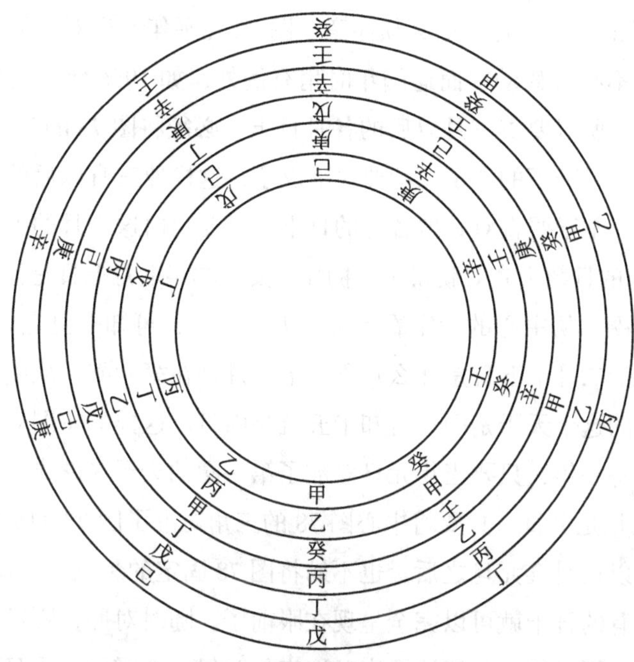

图 77　阳历推查日干图 1

说明：要查阅全年各月每天的日干，只要将图 78 置于本图中心圆圈上，将元旦对准后，就可以按某月是在某圈去查对日干，自内至外顺数第一字是第一圈，第二字是第二圈，第三字是第三圈……各月所在的各圈如下：一月第一圈，二月第二圈，三月第三圈，四月、五月第一圈，六月、七月第二圈，八月第四圈，九月、十月第五圈，十一月、十二月第六圈。

是丁日，即将三角对准图 75 的丁字，就可知道一月一日和十一日、二十一日、三十一日的日干都是丁，二日、十二日、二十二日的日干都是戊，三日、十三日、二十三日的日干都是己，余类推。因为第一圈的天干是代表一月、四月、五月的，所以四月、五月的日干也和一月相同，要查对四月、五月的任何一个日干，在图

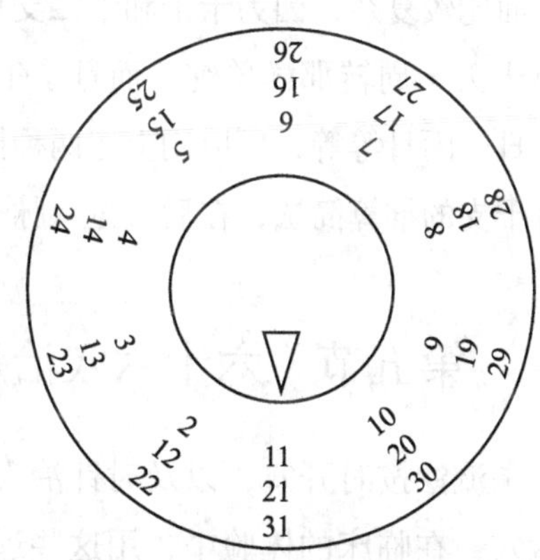

图 78　阳历推查日干图 2

说明：图 78 要和图 77 的中心圆圈一样大小。照样制成后，可以放在图 77 的中心圆圈之上，用图钉钉住，使图 78 能够自由旋转。每年只要旋转一次，对准了元旦，就可以查对当年逐月的日干。

77中一望可知。不过有一点必须注意，图78在平年，当对准元旦之后，在这一年中就不必再移动；而遇闰年时稍有例外，如1956年是闰年，闰年的二月多一天，所以要查三月以后的各月日干，必须将图78的三角移转一天，如原来元旦是对准丁的，现在就要对准戊字，这样使三月以后的各日干，就不会错误了。至于要查对其他各月的日干，只要明白这个月的天干是在第几圈，按图78的日数去查对就得了。例如：要查本年七月七日是什么日干，七月是在第二圈，从中心的七字看下来，天干是乙，可知七月七日就是乙日。又如：要查十二月十五日是什么日干，十二月是在第六圈，从中心的十五直对到第六圈的这个天干是丙，可知十五就是丙日。这样的按图对照，可以同样的应用在每一年，只要当年元旦对准了第一圈的天干，就决不会错误。如1957年的元旦是癸日，只要将中心图78的三角对准了图77的癸字，这一年是平年，所以在对准元旦之后，也不妨将图78固定的黏贴着，使它不移动，而这一年所有的日干就可以完全呈现在眼前了。随时对照，既可以知道当天是什么日干，而操作子午流注要定时取穴的时候，如需约定甲日、乙日、丙日等等，施行针灸，尤其可以从图中的天干很快的查对出它是在那一天，因为一年中任何一天的天干都在这个圈中了。

至于要将逐日的天干配合地支，而完全知道这一天的干支是什么，这在计算方面比较复杂，因为十干和十二支相配，可以配成六十个不同的干支，不像仅是十天干周转那样单纯，而且子午流注只需知道当天的天干，是属于甲日、乙日、丙日等等，所以用上述两种推算日干的简法就够应用了。如果要知道逐日干支的推算简法，在后文论八脉八法的应用时，当再作详细的说明。

第五节　六十六穴治病的经验及有效配穴

子午流注按时开穴，以及时针治为必要条件。它所应用的分布于四肢的六十六穴，在临床的体验中，用这些远距离的穴位，由于肢末的诱导和反射作用，其疗效远胜于一般孔穴，这也是历代医家所公认的。可是疾病有千态万变，操作子午流注，仅应用着这六十六穴，还有不够应付之感，所以在必要时，还需要选取适应于病症的配穴，相辅为用。为了便于操作者的参考，兹归纳《针灸集成》《针灸大成》及其他古医书的记载，将历代名针灸家应用六十六穴治病的经验及有效配穴择要介绍如下：

一、手太阴肺经

1. 井穴少商

（1）流注时间：辛日辛卯时。丙日辛卯时亦可互用。

（2）治病及有效配穴集成：《针灸大成》："少商泄诸脏热。"《天星秘诀》："指痛挛急少商好。"《玉龙歌》："乳鹅之症少人医，必用金针疾始除，如若少商出血后，即时安稳免灾危。"《百症赋》："少商、曲泽，血虚、口渴同施。"《肘后歌》："刚柔二痉最乖张，口噤眼合面红妆，热血流入心肺腑，须要金针刺少商。"《杂病穴法歌》："小儿惊风少商穴。"《类经图翼》："主治项肿喉痹，小儿乳鹅。"

久病咳：少商、天柱灸之。

腹满：少商、阴市、三里、曲泉、昆仑、商丘、通谷、太白、大都、隐白、陷谷、行间。

烦心喜噫：少商、陷谷、太溪。

双蛾：少商、金津、玉液。

单蛾：少商、合谷、廉泉。

喉闭：少商、合谷、尺泽、关冲、窍阴。

缠喉疯：少商、合谷、风府、上星。

2. 荥穴鱼际

（1）流注时间：己日辛未时。甲日辛未时亦可互用。

（2）治病及有效配穴集成：东垣曰："卫气下流，五脏气乱，皆在于肺者，取之手太阴鱼际、足少阴俞。"《百症赋》："喉痛兮，液门、鱼际去疗。"

身热头痛：鱼际、攒竹、大陵、神门、合谷、中渚、液门、少泽、委中、太白。

唾血内损：鱼际（泻）、尺泽（补）、间使、神门、太渊、劳宫、曲泉、太溪、然谷、太冲、肺俞、肝俞、脾俞针灸之。

伤寒汗不出：鱼际、风池、经渠、二间。

热风隐疹：鱼际、曲池、曲泽、神门、合谷、列缺、肺俞、内关。

目眩：鱼际、临泣、风府、风池、阳谷、中渚、液门、丝竹空。

咽干：鱼际、太渊。

3. 俞穴太渊

（1）流注时间：丁日辛亥时。壬日辛亥时亦可互用。辛日乙未时返本还原。

（2）治病及有效配穴集成：《十二经治症主客原络诀》：“太阴多气而少血，心胸气胀掌发热，喘咳缺盆痛莫禁，咽肿喉干身汗越，肩内前廉两乳疼，痰结膈中气如缺，所生患者何穴求，太渊偏历与君说。”《玉龙歌》：“寒痰咳嗽更兼风，列缺二穴最可攻，先把太渊一穴泻，多加艾火即收功。”《席弘赋》：“气刺两乳求太渊。”又：“列缺头痛及偏正，重泻太渊无不应。五般肘痛寻尺泽，太渊针后却收功。”《针灸大成》：“肺虚，太渊补之。”

噫气上逆：太渊、神门。

烦闷不卧：太渊、公孙、隐白、肺俞、阴陵泉、三阴交。

胃痛：太渊、鱼际、三里、肾俞、肺俞、胃俞。

狂言：太渊、阳溪、下廉、昆仑。

寒厥：太渊、液门。

目赤肤翳：太渊、侠溪、攒竹、风池。

上齿痛：太渊、水沟、太溪、足三里、内庭。

缺盆痛：太渊、商阳、足临泣。

4. 经穴经渠

（1）流注时间：丙日辛卯时。辛日辛卯时亦可互用。

（2）治病及有效配穴集成：《千金要方》：“经渠主咳逆上气喘，掌中热，臂内廉痛。”《百症赋》：“热病汗不出，大都更接于经渠。”《外台秘要》：“主疟寒热，胸背痛，心痛欲呕。”

咳嗽：经渠、列缺、尺泽、三里、昆仑、肺俞。

喉痹：经渠、颊车、合谷、少商、尺泽、阳溪、大陵、二间、前谷。

胸痛：经渠、阳溪、后溪、三间、间使、阳陵泉、三里、曲泉、足临泣。

掌中热：经渠、列缺、太渊、劳宫。

5. 合穴尺泽

（1）流注时间：甲日辛未时。已日辛未时亦可互用。

（2）治病及有效配穴集成：《灵光赋》：“吐血定喘补尺泽。”《肘后歌》：

“鹤膝肿痛难移步，尺泽能舒筋骨疼，更有手臂拘挛急，尺泽深刺去不仁。”《席弘赋》：“五般肘痛寻尺泽。”《通玄指要赋》：“尺泽去肘疼筋紧。”《玉龙歌》：“两肘拘挛筋骨连，艰难动作欠安然，只将曲池针泻动，尺泽兼行见圣传。”又：“筋急不开手难伸，尺泽从来要认真。”《针灸大成》：“肺实，尺泽泻之。”

咳嗽唾浊：尺泽、间使、列缺、少商。

气逆：尺泽、商丘、太白、三阴交。

腹胀：尺泽、阴市、三里、曲泉、阴谷、阴陵泉、商丘、公孙、内庭、太溪、太白、厉兑、隐白、膈俞、肾俞、中脘、大肠俞。

风痹：尺泽、阳辅。

四肢厥：尺泽、少海、支沟、前谷、三里、三阴交、曲泉、照海、太溪、内庭、行间、大都。

臂寒：尺泽、神门。

风痹肘挛不举：尺泽、曲池、合谷。

臂酸挛：尺泽、后溪、前谷。

心邪癫狂：尺泽、攒竹、间使、阳溪。

二、手阳明大肠经

1. 井穴商阳

（1）流注时间：庚日庚辰时。乙日庚辰时亦可互用。

（2）治病及有效配穴集成：《杂病穴法歌》：“两井两商二三间，手上诸风得其所。”《百症赋》：“寒疟兮，商阳太溪验。”

喘满：商阳、三间。

目生翳：商阳、肝俞、命门、童子髎、合谷。

缺盆痛：商阳、太渊、足临泣。

口干：商阳、尺泽、曲池、大陵、少商。

2. 荥穴二间

（1）流注时间：戊日庚申时。癸日庚申时亦可互用。

（2）治病及有效配穴集成：《通玄指要赋》：“目昏不见，二间宜取。”《天星秘诀》：“牙痛头痛兼喉痹，先刺二间后三里。”《席弘赋》：“牙疼腰痛并喉痹，二间阳溪疾怎逃。”《百症赋》：“寒栗恶寒，二间疏通阴郄暗。”《针灸大成》:“大肠经实证二间泻之。”

衄衄：二间、风府、迎香。

口干：二间、尺泽、曲泽、大陵、少商、商阳。

舌强：二间、哑门、少商、鱼际、中冲、阴谷、然谷。

肩背相引：二间、商阳、委中、昆仑。

大便不通：二间、承山、太白、大钟、三里、涌泉、昆仑、照海、章门、气海。

五指拘挛：二间、前谷。

3. 俞穴三间

（1）流注时间：丁日庚子时。壬日庚子时亦可互用。

（2）治病及有效配穴集成:《千金》:“凡疟从手臂发者，于未发前预灸三间。”《席弘赋》:“更有三间肾俞妙，善治肩背浮风劳。”《百症赋》:“目中漠漠即寻攒竹、三间。”

喘满：三间、商阳。

脾寒：三间、中渚、液门、合谷、商丘、三阴交。

唇干饮不下：三间、少商。

嗜卧：三间、二间、百会、天井、太溪、照海、厉兑、肝俞。

4. 原穴合谷

（1）流注时间：庚日甲申时。

（2）治病及有效配穴集成:《通玄指要赋》:“眼痛则合谷以推之。”《百症赋》:“天府、合谷，鼻中衄血宜追。”《玉龙歌》:“偏正头风有两般，有无痰饮细推观，若然痰饮风池刺，倘无痰饮合谷安。”又:“头面纵有诸般证，一针合谷效如神。”又:“无汗伤寒泻复溜，汗多宜将合谷收。”《天星秘诀》:“脾病血气先合谷。”又:“寒疟面肿及肠鸣，先取合谷后内庭。”《十二经治症主客原络诀》:“阳明大肠侠鼻孔，面痛齿疼腮颊肿，生疾目黄口亦干，鼻流清涕及血涌，喉痹肩前痛莫当，大指次指为一统、合谷列缺取为奇，二穴针之居病总。”《拦江赋》:“更有伤寒真妙诀、三阴须要刺阳经，无汗更将合谷补，复溜穴泻好施针，倘若汗多流不绝，合谷收治效如神。”《席弘赋》:“手连肩脊痛难忍，合谷针时要太冲。”又:“曲池两手不如意，合谷下针宜仔细。”又:“睛明治眼未效时，合谷光明安可缺。”又:“冷嗽先宜补合谷。”《肘后歌》:“百合伤寒最难医，妙法神针用意推，口噤眼合药不下，合谷一针效甚奇。”又：“伤寒不汗合谷泻。”

胃腹膨胀气鸣：合谷、三里、期门。

疟疾发寒热：合谷、液门、商阳。

少汗：合谷（补）、复溜（泻）。

多汗：合谷（泻）、复溜（补）。

头风眩晕：合谷、丰隆、解溪、风池。

头风牵引脑顶痛：合谷、上星、百会。

偏正头风：合谷、百会、前顶、神庭、上星、丝竹空、风池、攒竹、头维。

口眼㖞斜：合谷、颊车、水沟、列缺、太渊、二间、地仓、丝竹空。

暴喑：合谷、天鼎、间使。

大便里急后重：合谷、外关。

头项强痛：合谷、风府、承浆。

5. 经穴阳溪

（1）流注时间：乙日庚辰时。庚日庚辰时亦可互用。

（2）治病及有效配穴集成：《千金要方》：“阳溪主目赤痛。”又：“臂腕外侧痛不举。”又：“疟甚苦汗，咳呕沫。”《百症赋》：“肩髃阳溪，消阴中之热。”《席弘赋》：“牙疼腰痛并咽痹，二间阳溪疾怎逃。”

心邪癫狂：阳溪、攒竹、尺泽、间使。

癫病狂言：阳溪、太渊、下廉、昆仑。

癫病喜笑：阳溪、水沟、列缺、大陵。

耳鸣：阳溪、百会、听宫、听会、耳门、络却、阳谷、前谷、后溪、腕骨、中渚、液门、商阳、肾俞。

6. 合穴曲池

（1）流注时间：壬时庚戌时。丁日庚戌时亦可互用。

（2）治病及有效配穴集成：《标幽赋》：“肩井曲池，甄权刺臂痛而复射。”《百症赋》：“半身不遂，阳陵远达于曲池。”又：“发热仗少冲、曲池之津。”《通玄指要赋》：“但见两肘之拘挛，仗曲池而平扫。”《席弘赋》：“曲池两手不如意，合谷下针宜仔细。”《肘后歌》：“鹤膝肿痛难移步，尺泽能舒筋骨疼，更有一穴曲池妙。”又：“腰背若患挛急风，曲池一寸五分攻。”

咽喉闭塞：曲池、照海、合谷。

颈肿：曲池、合谷。

肘臂手指不能屈：曲池、三里、外关、中渚。

左瘫右痪：曲池、阳谷、合谷、中渚、三里、阳辅、昆仑。

伤寒余热不尽：曲池、三里、合谷。

浑身浮肿：曲池、合谷、三里、内庭、行间、三阴交。

肩臂痛：曲池、肩髃、通里、手三里。

手臂冷痛：曲池、肩井、下廉。

两手拘挛，伤风隐疹，喉痹胸胁填满，筋缓，手臂无力，皮肤枯燥：曲池（先泻后补）、肩髃、手三里。

三、足阳明胃经

1. 井穴厉兑

（1）流注时间：戊日戊午时。癸日戊午时亦可互用。

（2）治病及有效配穴集成：《百症赋》："梦魇不安，厉兑相谐于隐白。"《外台秘要》："厉兑主尸厥口噤气绝，脉动如故，其形无知，如中恶状。"《针灸大成》："胃实，厉兑泻之。"

鼻塞：厉兑、上星、临泣、百会、前谷、合谷、迎香。

口噤：厉兑、颊车、支沟、外关、列缺、内庭。

足胻寒：厉兑、复溜、申脉。

久疟不食：厉兑、公孙、内庭。

2. 荥穴内庭

（1）流注时间：丙日戊戌时。辛日戊戌时亦可互用。

（2）治病及有效配穴集成：《千金要方》："内庭主食不化，不嗜食，侠脐急。"又："胫痛不可屈伸。"又："疟不嗜食，恶寒。"《天星秘诀》："寒疟面肿及肠鸣，先取合谷后内庭。"《玉龙歌》："小腹胀满气攻心，内庭二穴要先针。"《通玄指要赋》："腹膨而胀，夺内庭兮休迟。"

欠气：内庭、通里。

舌缓：内庭、太渊、合谷、冲阳、昆仑、三阴交、风府。

牙痛：内庭、曲池、少海、阳谷、阳溪、二间、液门、颊车。

伤寒汗多：内庭、复溜。

浑身卒肿：内庭、曲池、合谷、三里、行间、三阴交。

3. 俞穴陷谷

（1）流注时间：乙日戊寅时。庚日戊寅时亦可互用。

（2）治病及有效配穴集成：《千金要方》：“陷谷主腹大满，喜噫，面浮肿，咳逆不止，痃疟少气。”又：“凡热病刺陷谷，足先寒，寒上至膝乃出针。”《百症赋》：“腹内肠鸣，下脘陷谷能平。”

伤寒身热：陷谷、太溪、三里、复溜、侠溪、公孙、太白、委中、涌泉。

疟疾振寒：陷谷、上星、丘墟。

水肿：陷谷、列缺、腕骨、合谷、间使、阳陵泉、阴谷、三里、曲泉、解溪、复溜、公孙、冲阳、厉兑、阴陵泉、胃俞、水分、神阙。

伤寒大汗不止：陷谷、曲池、太溪。

4. 原穴冲阳

（1）流注时间：戊日壬戌时。

（2）治病及有效配穴集成：《天星秘诀》：“足缓难行先绝骨，次寻条口及冲阳。”《十二经治症主客原络诀》：“腹瞋心闷意悽怆，恶人恶火恶灯光，耳闻响动心中惕，鼻衄唇㖞疟又伤，弃衣骤步身中热，疾多足痛与疮疡，气蛊胸腿疼难止，冲阳公孙一刺康。”

伤寒头痛：冲阳、合谷。

足不能行：冲阳、三里、曲泉、委中、阳辅、三阴交、复溜、然谷、申脉、行间、脾俞。

振寒不食：冲阳。

5. 经穴解溪

（1）流注时间：壬日戊申时。丁日戊申时亦可互用。

（2）治病及有效配穴集成：《百症赋》：“惊悸怔忡，取阳交解溪而勿误。”《玉龙歌》：“脚背疼起丘墟穴，斜针出血即时轻，解溪再与商丘识，补泻行针要辨明。”

厥气冲腹：解溪、天突。

中风头痛：解溪、临泣、百会、肩井、肩髃、曲池、天井、间使、内关、合谷、风市、三里、昆仑、照海。

大便下重：解溪、承山、太白、带脉。

腹坚大：解溪、三里、阳陵泉、丘墟、期门、冲阳、水分、神阙、膀胱俞。

6. 合穴三里

（1）流注时间：辛日戊子时。丙日戊子时亦可互用。

（2）治病及有效配穴集成：《针灸大成》："秦祖承云：三里诸病皆治。"华佗云："三里主五劳羸瘦，七伤虚乏，胸中瘀血，乳痈。"东垣曰："气在于肠胃者，取之足太阴阳明，不下者取之三里。"《通玄指要赋》："三里却五劳之羸瘦。冷臂肾败，取足阳明之土（三里）。"《席弘赋》："虚喘须寻三里中。"又："手足上下针三里，食癖气块凭此取。"又："胃中有积取璇玑，三里功多人不知。"又："气海专能治五淋，更针三里随呼吸。"又："耳内蝉鸣腰欲折，膝下明存三里穴。"又："若针肩井须三里，不刺之时气未调。"又："倘若膀胱气未散，更宜三里穴中寻。"《天星秘诀》："脚气酸疼肩井先，次寻三里阳陵泉。"又："耳鸣腰痛先五会，次针耳门三里内。"又："牙疼头痛兼喉痹，先刺二间后三里。"又："伤寒过经汗不出，期门三里先后看。"《灵光赋》："治气上壅足三里。"《百症赋》："中邪霍乱，寻阴谷三里之程。"《玉龙歌》："寒湿脚气不可熬，先针三里后阴交。"又："步行艰难疾转加，太冲二穴效堪夸，更针三里中封穴，去病如同用手抓。"又："肝家血少目昏花，宜补肝俞力便加，更把三里频泻动，还先益血是无差。"又："水病之疾最难熬，满腹虚胀不肯消，先灸水分并水道，后针三里及阴交。"

伤寒腹胀：三里、内庭。

诸般积聚：三里、阴谷、解溪、通谷、上脘、肺俞、膈俞、脾俞、三焦俞。

腹坚大：三里、阴陵泉、丘墟、解溪、冲阳、期门、水分、神阙、膀胱俞。

胃腹膨胀气鸣：三里、合谷、期门。

胃弱不思饮食：三里、三阴交。

肠鸣：三里、陷谷、公孙、太白、章门、三阴交、水分、神阙、胃俞、三焦俞。

胁胸胀痛：三里、公孙、太冲、三阴交。

善呕有苦水：三里、阳陵泉。

黄疸：三里、至阳、百劳、中脘。

食疸：三里、神门、间使、列缺。

妇人产后二便不通：三里、气海、关元、三阴交、阴谷。

四、足太阴脾经

1. 井穴隐白

（1）流注时间：己日己巳时。甲日己巳时亦可互用。

（2）治病及有效配穴集成：《神农经》："隐白，妇人月事过时不止，刺之立愈。"《百症赋》："梦魇不安，厉兑相谐于隐白。"

足寒热：隐白、三里、委中、阳陵泉、复溜、然谷、行间、中封、大都。

鼻衄血：隐白、大陵、神门、太溪。

烦闷不卧：隐白、太渊、肺俞、公孙、阴陵泉、三阴交。

2. 荥穴大都

（1）流注时间：丁日己酉时。壬日己酉时亦可互用。

（2）治病及有效配穴集成：《席弘赋》："气滞腰疼不能立，横骨大都宜急救。"《百症赋》："热病汗不出，大都更接于经渠。"《肘后歌》："腰腿疼痛十年春，应针环跳便惺惺，大都引气探根本。"《针灸大成》："脾虚，大都补之。"

足寒热：大都、三里、委中、阳陵泉、复溜、然谷、行间、中封、隐白。

霍乱暴泄：大都、昆仑、期门、阴陵泉、中脘。

3. 俞穴太白

（1）流注时间：丙日己丑时。辛日己丑时亦可互用。己日癸酉时返本还原。

（2）治病及有效配穴集成：《通玄指要赋》："太白宜宣通于气冲。"《十二经治症主客原络诀》："脾经为病舌本强，呕吐翻胃痛腹肠，阴气上冲噫难瘳，体重脾摇心事忘，疟生振傈兼体羸，秘结疸黄手执肠，股膝内肿厥而疼，太白丰隆取为尚。"

伤寒身热头痛：太白、攒竹、大陵、神门、合谷、鱼际、中渚、液门、少泽、委中。

便血：太白、承山、复溜、太冲。

大便不通：太白、承山、小肠俞、太溪、照海、太冲、章门、膀胱俞。

肠痈痛：太白、陷谷、大肠俞。

痢疾：太白、曲泉、太溪、太冲、脾俞、小肠俞。

4. 经穴商丘

（1）流注时间：甲日己巳时。己日己巳时亦可互用。

（2）治病及有效配穴集成：《百症赋》："商丘痔瘤而最良。"《玉龙歌》："脚背疼起丘墟穴，斜针出血即时轻，解溪再与商丘识，补泻行针要辨明。"《胜玉歌》："脚背痛时商丘刺。"《针灸大成》："脾实，商丘泻之。"

脾虚不便：商丘、三阴交。

脾寒：商丘、三间、中渚、液门、合谷、三阴交。

穿跟草鞋风：商丘、昆仑、丘墟、照海

痔痛：商丘、承筋、飞扬、委中、承扶、攒竹、会阴。

5. 合穴阴陵泉

（1）流注时间：辛日己亥时。丙日己亥时亦可互用。

（2）治病及有效配穴集成：《天星秘诀》："如是小肠连脐痛，先刺阴陵泉后涌泉。"《席弘赋》："阴陵泉治心胸满。"《玉龙歌》："膝盖红肿鹤膝风，阳陵二穴亦堪攻，阴陵泉针透尤收效，红肿全消见异功。"《百症赋》："阴陵、水分，去水肿之脐盈。"《通玄指要赋》："阴陵开通于水道。"《太乙歌》："肠中切痛阴陵调。"

霍乱：阴陵泉、承山、解溪、太白。

霍乱吐泻转筋：阴陵泉、中脘、承山、阳辅、太白、大都、中封、昆仑。

疝瘕：阴陵泉、太溪、丘墟、照海。

遗尿不禁：阴陵泉、阳陵泉、大敦、曲骨。

足麻痹：阴陵泉、环跳、阳辅、太溪、至阴。

血淋：阴陵泉、关元、气冲。

脐腹痛：阴陵泉、太冲、足三里、支沟、三阴交、中脘、关元、天枢、公孙、阴谷。

五、手少阴心经

1. 井穴少冲

（1）流注时间：丁日丁未时。壬日丁未时亦可互用。

治病及有效配穴集成:《外台秘要》:“少冲主热病，烦心上气，咽喉中酸，乍寒乍热，手蜷不伸，掌痛引肘液。”《玉龙歌》:“胆寒心虚病如何，少冲二穴最功多。”《百症赋》:“发热仗少冲曲池之津。”《千金要方》:“少冲主酸咽，太息烦满，少气悲惊。”

腹寒热气：少冲、商丘、太冲、行间、三阴交、隐白、阴陵泉。

风痫惊痫：少冲、风池、百会、尺泽。

2. 荥穴少府

（1）流注时间：乙日丁亥时。庚日丁亥时亦可互用。

（2）治病及有效配穴集成:《外台秘要》:“少府主烦满少气，悲恐畏人，臂酸，掌中热，手蜷不伸。”《千金》:“少府主嗌中有气如息肉状。”又:“小便不利癃。”又:“数噫恐悸气不足。”又:“阴痛实时挺长，寒热，阴暴痛，遗尿，偏虚则暴痒气逆，卒疝，小便不利。”《肘后歌》:“心胸有病少府泻。”

腋痛：少府、阳辅、少海、间使、丘墟、足临泣、申脉。

阴挺出：少府、太冲、照海、曲泉。

3. 俞穴神门

（1）流注时间：甲日丁卯时。己日丁卯时亦可互用。丁日辛亥时返本还原。

（2）治病及有效配穴集成:《十二经治症主客原络诀》:“少阴心痛并干嗌，渴欲饮兮为臂厥，生病目黄口亦干，胁臂疼兮掌发热，若人欲治勿差求，专在医人心审察，惊悸呕血及怔忡，神门支正何堪缺。”《玉龙歌》:“痴呆之症不堪亲，不识尊卑枉骂人，神门独治痴呆病，转手骨开得穴真。”《百症赋》:“发狂奔走，上脘同起于神门。”《胜玉歌》:“后溪鸠尾及神门，治疗五痫立便痊。”东垣曰:“气在于心者，取之手少阴之俞神门，同精导气，以复其本位。”《针灸大成》:“心经实证，神门泻之。”

噫气：神门、太渊、少商、劳宫、太溪、陷谷、太白、大敦。

失志痴骇：神门、中冲、隐白、鸠尾、百会、后溪、大钟。

妄言妄笑：神门、内关、鸠尾、丰隆。

多梦善惊：神门、心俞、内庭。

发狂登高而歌，弃衣而走：神门、后溪、冲阳。

健忘：神门、列缺、心俞、中脘、三里、少海、百会。

喘逆：神门、阴陵泉、昆仑、足临泣。

心脾悲恐：神门、大陵、鱼际。

呆痴：神门、少商、涌泉、心俞。

4. 经穴灵道

（1）流注时间：辛日丁酉时。丙日丁酉时亦可互用。

（2）治病及有效配穴集成：《外台秘要》："灵道主臂肘挛，暴喑不能言。"《千金要方》："灵道主心痛，悲恐，相引瘛疭。"《肘后歌》："骨寒髓冷火来烧，灵道妙穴记分明。"

失音不语：灵道、间使、支沟、鱼际、合谷、阴谷、复溜、然谷。

心烦：至阴、神门、阳溪、鱼际、腕骨、少商、解溪、公孙、太白。

心惊恐：灵道、神门、曲泽、天井、大陵、鱼际、二间、液门、中冲、百会、厉兑、通谷、巨阙、章门。

5. 合穴少海

（1）流注时间：庚日丁丑时。乙日丁丑时亦可互用。

（2）治病及有效配穴集成：《千金要方》："少海主气逆呼吸噫哕呕，手臂掌。"《百症赋》："且为两臂顽麻，少海就傍于三里。"《胜玉歌》："瘰疬少海天井边。"《席弘赋》："心疼手颤少海间。"

伤寒寒热：少海、风池、鱼际、少冲、合谷、复溜、临泣、太白。

发狂：少海、间使、神门、合谷、后溪、复溜。

头强痛：少海、颊车、风池、肩井、后溪、前谷。

脑痛：少海、上星、风池、脑空、天柱。

齿龋：少海、阳谷、合谷、液门、二间、内庭、厉兑、太溪。

六、手太阳小肠经

1. 井穴少泽

（1）流注时间：丙日丙申时。辛日丙申时亦可互用。

（2）治病及有效配穴集成：《外台秘要》："少泽主疟寒热。"《百症赋》："攀睛攻少泽肝俞之所。"《玉龙歌》："妇人吹乳痛难消，吐血风痰稠如胶，少泽穴内明补泻。"《灵光赋》："少泽应除心下寒。"《杂病穴法歌》："心痛翻胃刺劳宫，寒者少泽灸手指。"

乳痈：少泽、下廉、三里、侠溪、鱼际、委中、足临泣。

妇人无乳：少泽（补）、膻中（灸）。

咳嗽：少泽、列缺、经渠、尺泽、鱼际、前谷、三里、解溪、昆仑。灸肺俞、膻中。

2. 荥穴前谷

（1）流注时间：乙日丙子时。庚日丙子时亦可互用。

（2）治病及有效配穴集成：《类经图翼》："主治妇人产后无乳。"《千金要方》："前谷主目急痛，耳鸣，臂重痛肘挛，鼻中不利涕黄。"

癫疾：前谷、后溪、水沟、解溪、金门、申脉。

疟疾：前谷、百会、经渠。

头强痛：前谷、后溪、少海、颊车、风池、肩井。

肘臂腕痛：前谷、液门、中渚。

3. 俞穴后溪

（1）流注时间：壬日丙午时。丁日丙午时亦可互用。

（2）治病及有效配穴集成：《通玄指要赋》："痫发癫狂兮，凭后溪而疗理。头项痛，拟后溪以安然。"《肘后歌》："胁肋腿痛后溪妙。"《玉龙歌》："时行疟疾最难禁，穴法由来未审明，若把后溪穴寻得，多加艾火即时轻。"《胜玉歌》："后溪鸠尾及神门，治疗五痫立便痊。"《百症赋》："后溪环跳，腿疼刺而即轻。"又："治疸消黄，谐后溪劳宫而看。"又："阴郄后溪，治盗汗之多出。"《拦江赋》"后溪专治督脉病，癫狂此病治还轻。"

痎疟寒热：后溪、合谷。

目泪出：后溪、临泣、百会、液门、前谷、肝俞。

目生赤翳：后溪、攒竹、液门。

4. 原穴腕骨

（1）流注时间：丁日庚子时。

（2）治病及有效配穴集成：《杂病穴法歌》："腰连腿疼腕骨升。"《十二经治症主客原络诀》："小肠之病岂为良，颊肿肩疼两臂傍，项颈强疼难转侧，嗌颔肿痛甚非常，肩似拔兮臑似折，生病耳聋及目黄，臑肘臂外后廉痛，腕骨通里取为详。"《通玄指要赋》："固知腕骨祛黄。"《玉龙歌》："腕中无力痛艰难，握物难兮体不安，腕骨一针虽见效，莫将补泻等闲看。"又："脾家之症有多般，致成翻胃吐食难，黄疸亦须寻腕骨，金针必定夺中腕。"

目冷泪：腕骨、睛明、临泣、风池。

小儿惊痫：腕骨。

心烦：腕骨、神门、阳溪、鱼际、少商、解溪、公孙、太白、至阴。

四肢面目浮肿：腕骨、照海、水沟、合谷、三里、曲池、中脘、睥俞、胃俞、三阴交。

酒疸：腕骨、公孙、胆俞、至阳、委中、中腕、神门、小肠俞。

5. 经穴阳谷

（1）流注时间：庚日丙戌时。乙日丙戌时亦可互用。

（2）治病及有效配穴集成：《千金要方》："阳谷主自啮唇，下齿痛，喉痹咽如梗，面目痈肿，笑若狂，疟胁痛不得息。"《百症赋》："阳谷侠溪，颔肿口噤并治。"

狂言数回顾：阳谷、液门。

狂走：阳谷、风府。

头颔肿：阳谷、腕骨、前谷、商阳、丘墟、侠溪、手三里。

风眩：阳谷、临泣、腕骨、中脘。

手指拘急：阳谷、曲池、合谷。

小儿瘛疭五指掣：阳谷、腕骨、昆仑。

胁满：阳谷、章门、腕骨、支沟、膈俞、申脉。

6. 合穴小海

（1）流注时间：己日丙寅时。甲日丙寅时亦可互用。

（2）治病及有效配穴集成：《外台秘要》："小海主寒热，齿龋痛，风眩头痛，狂易，痈肘虚背膂振寒，项头引肘腋，腰痛引少腹中，四肢不举。"《千金要方》："小海主癫疾，羊痫，吐舌，羊鸣戾颈。"《针灸大成》："小肠经实证，小海泻之。"

龈痛：小海、角孙。

肘挛：小海、尺泽、肩髃、间使、大陵、后溪、鱼际。

肘腋肿：小海、尺泽、间使、大陵。

七、足太阳膀胱经

1. 井穴至阴

（1）流注时间：壬日壬寅时。丁日壬寅时亦可互用。

（2）治病及有效配穴集成：《千金要方》："至阴主鼻鼽清涕出，腰胁相引急痛。"《肘后歌》："面目之疾针至阴。"《杂病穴法歌》："三里、至阴催孕妊。”《百症赋》：“至阴屋翳，疗养疾之疼多。”《针灸大成》：“膀胱经，虚症至阴补之。”

脑昏，目赤，头旋：至阴、目窗、百会、申脉、络却。

腰胁痛：至阴、环跳、太白、阳辅。

梦遗失精：至阴、曲泉、中封、太冲、膈俞、脾俞、三阴交。

2. 荥穴通谷

（1）流注时间：庚日壬午时。乙日壬午时亦可互用。

（2）治病及有效配穴集成：《千金要方》：“治结积留饮澼囊，胸满，饮食不消，灸通谷五十壮。”东垣曰：“卫气下溜，五脏气乱，在于头取天柱、大杼，不足深取通谷、束骨。”

肠廦溃疮小肠痛：通谷（灸）、束骨、大肠俞。

喑不能言：通谷、合谷、涌泉、阳交、大椎、支沟。

心惊恐：通谷、曲泽、天井、灵道、神门、大陵、鱼际、二间、液门、少冲、百会、厉兑、巨阙、章门。

3. 俞穴束骨

（1）流注时间：戊日壬戌时。癸日壬戌时亦可互用。

（2）治病及有效配穴集成：《类经图翼》：“主治肠澼泄泻。”《千金要方》：“束骨主狂易多言不休。”《太乙歌》：“兼三里刺治项强肿痛，体重腰瘫。”《百症赋》：“项强多恶风，束骨相连于天柱。”

泄泻：束骨、曲泉、阴陵泉、然谷、隐白、三焦俞。

肠澼溃疝，小肠痛：束骨、大肠俞、通谷灸之。

4. 原穴京骨

（1）流注时间：壬日丙午时。

（2）治病及有效配穴集成：《十二经治症主客原络诀》：“膀胱颈病目中疼，项腰足腿痛难行，痢疟狂癫心烦热，背弓反手额眉稜，鼻衄目黄筋骨缩，脱肛痔漏腹心膨，若要除之无别法，京骨大钟任显能。”

背痛：京骨、鱼际、经渠、昆仑。

心痛引背：京骨、昆仑。不已，再针然谷、委阳。

厥心痛：京骨、昆仑。不已，再针灸然谷、大都、太白、太溪、行间、太冲、鱼际。

伤寒头痛太阳证：京骨、腕骨。

5. 经穴昆仑

（1）流注时间：丁日壬寅时。壬日壬寅时亦可互用。

（2）治病及有效配穴集成：《通玄指要赋》：”大抵脚腕痛，昆仑解愈。”《席弘赋》：“转筋目眩，针鱼腹承山昆仑立便消。”《胜玉歌》：“踝跟骨痛灸昆仑。”《玉龙歌》：“腿足红肿草鞋风，须把昆仑二穴攻。”《杂病穴法歌》：“腰痛环跳委中神，若连背痛昆仑试。”《肘后歌》：“脚膝经年痛不休，内外踝边用意求，穴号昆仑并吕细。”《灵光赋》：“住喘脚痛昆仑愈。”

脊内牵痛不能屈伸：昆仑、合谷、复溜。

腰脚痛：昆仑、环跳、风市、阴市、委中、承山、申脉。

脚肿：昆仑、然谷、承山、委中、下廉、腕骨、风市。

臑肿：昆仑、承山。

脚腕酸：昆仑、委中。

小儿风痫目戴上：昆仑、百会、丝竹空。

背痛连肩：昆仑、五枢、悬钟、肩井、胛缝。

6. 合穴委中

（1）流注时间：乙日壬午时。庚日壬午时亦可瓦用。

（2）治病及有效配穴集成：《类经图翼》：“主治大风眉发脱落。”《灵光赋》：“五般腰痛委中安。”《席弘赋》：“委中专治腰间痛。”又：“委中腰痛脚挛急。”《素问》：“委中主膝痛及拇指腰侠脊沉沉然，遗溺，腰重不能举，小腹坚满，体风痹髀枢痛，可出血痼疹皆愈。伤寒四肢极热，病汗不出，取其经血立愈。”《玉龙歌》：“更有委中之一穴，腰间之疾任君攻。”又：“环跳能治腿股风，居髎二穴认真攻，委中毒血更出尽，愈见医科神圣功。”《胜玉歌》：“委中驱疗脚风缠。”《太乙歌》：“虚汗盗汗补委中。”《百症赋》：“背连腰痛，白环、委中曾经。”《针灸聚英》：“霍乱上吐下利，或腹中绞痛，刺委中。”

五痔：委中、承山、飞扬、阳辅、复溜、太冲、侠溪、气海、会阴、长强。

小便五色：委中、前谷。

背痛痹：委中、鱼际。

膝胻股肿：委中、三里、阳辅、解溪、承山。

两膝红肿疼痛：委中、膝关、三里、阴市。

腰肿痛：委中、昆仑、太冲、通里、章门。

肾虚腰痛：委中、肩井。

腰疼难动：委中、行间、风市。

挫闪腰痛：委中、昆仑、尺泽、阳陵泉、下髎、环跳。

股膝内痛：委中、三里、三阴交。

脚弱：委中、三里、承山。

膀胱气：委中、委阳。

八、足少阴肾经

1. 井穴涌泉

（1）流注时间：癸日癸亥时。戊日癸亥时亦可互用。

（2）治病及有效配穴集成：《扁鹊心书》："涌泉二穴，治远年脚气肿痛，脚心连胫骨痛，或下粗腿肿，沉重少力。又腿气少力，顽麻疼痛。"《外台秘要》："涌泉主癫疾不能言。"《针灸大成》："肾经实证，涌泉泻之。"

胸连胁痛：涌泉、期门、章门、丘墟、行间。

腰脊强痛：涌泉、腰俞、委中、小肠俞、膀胱俞。

胸痞痛：涌泉、太溪、中冲、大陵、隐白、太白、少冲、神门。

足指尽痛：涌泉、然谷。，

黄疸：涌泉、百劳、腕骨、三里、中脘、膏肓、大陵、劳宫、太溪、中封、然谷、太冲、复溜、脾俞。

2. 荥穴然谷

（1）流注时间：辛日癸巳时。丙日癸巳时亦可互用。

（2）治病及有效配穴集成：《类经图翼》："此穴主泻肾脏之热，若治伤寒宜出血。"《通玄指要赋》："然谷泻肾。"《杂病穴法歌》："脚若转筋眼发花，然谷承山法自古。"《百症赋》："脐风须然谷而易醒。"

小腹胀满痛：然谷、中封、内庭。

消渴：然谷、水沟、承浆、金津、玉液、曲池、劳宫、太冲、行间、商丘、隐白。

精溢失精：然谷、太冲、中极、大赫。

善恐，心惕惕：然谷、内关、阴陵泉、侠溪、行间。

卒心痛：然谷、上脘、气海、涌泉、间使、支沟、足三里、大敦、独阳。

木肾红肿痛：然谷、阑门。

3. 俞穴太溪

（1）流注时间：己日癸酉时。甲日癸酉时。亦可互用甲日丁卯时返本还原。

（2）治病及有效配穴集成：《百症赋》："寒疟兮，商丘太溪验。"《通玄指要赋》："牙齿痛，吕细堪治（即太溪）。"《十二经治症主客原络诀》："脸黑嗜卧不欲粮，目不明兮发热狂，腰痛足疼步难履，若人捕获难躲藏，心胆战兢气不足，更兼胸结与身黄，若欲除之无更法，太溪飞扬取最良。"《玉龙歌》："腿足红肿草鞋风，须把昆仑二穴攻，申脉太溪如再取，神医妙诀起疲癃。"《肘后歌》："脚膝经年痛不休，内外髁边用意求，穴号昆仑并吕细（太溪）。"

唾血振寒：太溪、三里、列缺、太渊。

痃癖小腹下痛：太溪、三里、阴陵泉、曲泉、脾俞、三阴交。

阴茎痛阴汗湿：太溪、鱼际、中极、三阴交。

足腕痛：太溪、昆仑、申脉、丘墟、商丘、照海、太冲、解溪。

疝瘕痛：太溪、阴陵泉、丘墟。

小便黄赤：太溪、三阴交、肾俞、气海、膀胱俞、关元。

喘满痰实：太溪、丰隆。

4. 经穴复溜

（1）流注时间：戊日癸丑时。癸日癸丑时亦可互用。

（2）治病及有效配穴集成：《太乙歌》："刺治腰脊闪挫疼痛，游风遍体。"《拦江赋》："更有伤寒真妙诀，三阴须要刺阳经，无汗更将合谷补，复溜穴泻好施针。"《肘后歌》："疟疾三日得一发，先寒后热无他语，寒多热少取复溜。"《玉龙歌》："无汗伤寒泻复溜。"《灵光赋》："复溜治肿如神医。"《席弘赋》："复溜气滞便离腰。"《杂病穴法歌》："水肿水分与复溜。"《胜玉歌》："脚气复溜不须疑。"《百症赋》："复溜祛舌干口燥之悲。"《针灸大成》："肾经虚证，复溜补之。"

伤寒发狂：复溜、间使、合谷、百劳，灸之。

水肿气胀满：复溜、神阙。

鼓胀：复溜、公孙、中封、太白、水分。

脊内牵痛，不能屈伸：复溜、合谷、昆仑。

足胻寒：复溜、申脉、厉兑。

乳痈：复溜、膺窗、乳根、巨虚、下廉、太冲。

5. 合穴阴谷

（1）流注时间：丙日癸巳时。辛日癸巳时亦可互用。

（2）治病及有效配穴集成：《太乙歌》：“利小便，消水肿，阴谷水分与三里。”《通玄指要赋》：“连脐腹痛，泻足少阴之水。”《百症赋》：“中邪霍乱，寻阴谷三里之程。”

小便不通：阴谷、阴陵泉。

咳嗽痰涎：阴谷、复溜。

小便黄赤：阴谷、太溪、肾俞、气海、膀胱俞、关元。

阴痿丸骞：阴谷、阴交、然谷、中封、大敦。

血崩不止：阴谷、血海、三阴交、行间、太冲、中极。

小便淋闭：阴谷、关元、三阴交、阴陵泉、气海、太溪。

九、手厥阴心包络

1. 井穴中冲

（1）流注时间：甲日癸酉时。己日癸酉时亦可互用。

（2）治病及有效配穴集成：《玉龙歌》：“中风之病症非轻，中冲二穴可安宁。”《百症赋》：“廉泉中冲，舌下肿疼可取。”《针灸大成》：“心包络经虚证，中冲补之。”

痹症尸厥：中冲、列缺、金门、大都、内庭、厉兑、隐白、大敦。

头痛：中冲、百会、上星、风府、风池、攒竹、丝竹空、小海、阳溪、大陵、后溪、合谷、腕骨。

2. 荥穴劳宫

（1）流注时间：丙日乙未时。辛日乙未时亦可互用。

（2）治病及有效配穴集成：《通玄指要赋》：“劳宫，退胃翻心痛亦何疑。”《灵光赋》：“劳宫医得身劳倦。”《百症赋》：“治疸消黄，谐后溪劳宫而看。”《杂病穴法歌》：“心痛翻胃刺劳宫。劳宫能治五般痫。”《玉龙歌》：“劳宫穴在掌中寻，满手生疮痛不禁。”

噎食不下：劳宫、少商、太白、膈俞、公孙、三里、心俞、胃俞、三焦、中脘、大肠俞。

舌齿腐：劳宫、承浆，灸之。

手热：劳宫、曲池、曲泽、内关、列缺、经渠、太渊、中冲、少冲。

3. 俞穴大陵

（1）流注时间：戊日丁巳时。癸日丁巳时亦可互用。甲日丁卯时返本还原。

（2）治病及有效配穴集成：《十二经治症主客原络诀》：“包络为病手挛急，臂不能伸痛如屈，胸膺胁满腋肿平，心中淡淡面色赤，目黄喜笑不肯休，心烦心痛掌极热，良医大士细推详，大陵外关病消释。”《胜玉歌》：“心热口臭大陵驱。”《通玄指要赋》：“抑又闻心胸病，求掌后之大陵。”《玉龙歌》：“腹中疼痛亦难当，大陵外关可消详。”又：“心胸之病大陵泻，气攻胸腹一般针。”又：“口臭之疾最可憎，劳心只为苦多情，大陵穴内人中泻，心得清凉气自平。”《针灸大成》：“心包络经实症，大陵泻之。”

短气：大陵、尺泽。

心气痛连胁：大陵、百会、上脘、支沟、三里。

小便赤如血：大陵、关元。

目赤：大陵、目窗、合谷、液门、上星、攒竹、丝竹空。

呕血：大陵、上脘、曲泽、神门、鱼际。

伤寒胸痛：大陵、期门。

心澹澹大动：大陵、三里。

4. 经穴间使

（1）流注时间：庚日己卯时。乙日己卯时亦可互用。

（2）治病及有效配穴集成：《玉龙歌》：“脾家之症最可怜，有寒有热两相煎，间使二穴针泻动，热泻寒补病俱痊。”《通玄指要赋》：“疟生寒热兮，仗间使以扶持。”《百症赋》：“天鼎间使，失音嗫嚅而休迟。”《胜玉歌》：“五疟寒多热更多，间使、大杼真妙穴。”《肘后歌》：“疟疾寒热真可畏，须知虚实可用意，间使宜透支沟中。疟疾三日得一发，先寒后热无他语，寒多热少取复溜，热多寒少用间使。”

少气：间使、神门、大陵、少冲、三里、下廉、行间、然谷、至阴、肺俞、气海。

卒狂：间使、后溪、合谷。

疟疾热多寒少：间使、三里。

咽中如梗：间使、三间。

九种心痛：间使、灵道、公孙、太冲、足三里、阴陵泉。

伤寒发狂：间使、百劳、合谷、复溜。

5. 合穴曲泽

（1）流注时间：壬日辛丑时。丁日辛丑时亦可互用。

（2）治病及有效配穴集成:《百症赋》:“少商曲泽，血虚口渴同施。”

咳嗽呕血：曲泽、神门、鱼际。

呕吐：曲泽、通里、劳宫、阳陵泉、太溪、照海、太冲、大都、隐白、通谷、胃俞、肺俞。

上喘：曲泽、大陵、神门、鱼际、三间、商阳、解溪、昆仑、膻中、肺俞。

心胸痛：曲泽、内关、大陵。

汗不出：曲泽、鱼际、少泽、上星、曲泉、复溜、昆仑、侠溪、窍阴。

十、手少阳三焦经

1. 井穴关冲

（1）流注时间：癸日壬子时。戊日壬子时亦可互用。

（2）治病及有效配穴集成:《百症赋》:“哑门关冲，舌缓不语而要紧。”《捷经》:“治热病烦心，满闷汗不出，掌中大热如火，舌本痛，口干消渴，久热不去。”《玉龙歌》:“三焦热气壅上焦，口苦舌干岂易调，针刺关冲出毒血，口生津液病俱消。”

霍乱吐泻：关冲、支沟、尺泽、三里、太白。先取太溪，后取太仓。

霍乱闷乱：关冲、三焦俞、合谷、太冲、中脘（灸脐中，建里针而灸之）。

2. 荥穴液门

（1）流注时间：乙日甲申时。庚日甲申时亦可互用。

（2）治病及有效配穴集成:《外台秘要》:“液门主热病汗不出，风寒热，狂疾，疟头痛，口涩暴变，耳聋鸣眩。”《千金要方》:“液门主耳痛鸣聋，呼吸气短，咽中如息肉状。”《百症赋》:“喉痛兮，液门鱼际去疗。”《玉龙歌》:

“手臂红肿连腕疼，液门穴内用针明。”

目赤翳：液门、后溪、攒竹。

目翳膜：液门、合谷、临泣、角孙、后溪、中渚、睛明。

耳鸣：液门、百会、听宫、耳门、络却、中渚、阳谷、大陵、太溪、商阳、肾俞、前谷、完骨、临泣、偏历、合谷、金门。

舌卷：液门、二间。

3. 俞穴中渚

（1）流注时间：丁日丙午时。壬日丙午时亦可互用。

（2）治病及有效配穴集成：《灵光赋》：“五指不伸中渚取。”《通玄指要赋》：“脊间心后者，针中渚而立痊。”《胜玉歌》：“脾疼背痛中渚泻。”《肘后歌》：“肩背诸疾中渚下。”《席弘赋》：“久患伤寒肩背痛，但针中渚得其宜。”《玉龙歌》：“手臂红肿连腕疼，液门穴内用针明，更有一穴名中渚，多泻中间疾自轻。”《针灸大成》：“三焦经虚证，中渚补之。”

久疟：中渚、商阳、丘墟。

咽肿：中渚、太溪。

肘劳：中渚、天井、曲池、间使、阳谷、阳溪、太渊、列缺、腕骨、液门。

肘臂手指不能屈：中渚、曲池、三里、外关。

手臂红肿：中渚、曲池、通里、手三里、液门。

耳聋：中渚、外关、禾髎、听会、合谷、商阳、中冲。

伤寒不省人事：中渚、三里。

4. 原穴阳池

（1）流注时间：壬日丙午时。

（2）治病及有效配穴集成：《十二经治症主客原络诀》：“三焦为疾耳中聋，喉痹咽干目红肿，耳后肘疼并出汗，脊间心后痛相从，肩背风生连臂肘，大便坚闭及遗癃，前病治之何穴愈，阳池、内关法理同。”《神农经》：“治手腕疼无力，不能上举至头，可灸七壮。”

五指痛：阳池、外关、合谷。

伤寒头痛少阳证：阳池、丘墟、风府、风池。

手臂痛不能举动：阳池、曲池、尺泽、少海、阳溪、合谷、外关、肩髃、手三里、太渊、阳谷、前谷、液门、腕骨。

5. 经穴支沟

（1）流注时间：己日戊辰时。甲日戊辰时亦可互用。

（2）治病及有效配穴集成：《肘后歌》："疟疾寒热真可畏，须知虚实可用意，间使宜透支沟中。"又："飞虎（支沟）一穴通痞气，祛风引气使安宁。"《胜玉歌》："腹疼闭结支沟穴。"《杂病穴法歌》："大便虚闭补支沟。"《玉龙歌》："若是胁疼并闭结，支沟奇妙效非常。大便闭结不能通，照海分明在足中，更把支沟来泻动，方知妙穴有神功。"

喑哑：支沟、复溜、间使、合谷、鱼际、灵道、阴谷、然谷、通谷。

咳逆：支沟、前谷、大陵、曲泉、三里、陷谷、然谷、行间、临泣、肺俞。

心气痛连胁：支沟、百会、上脘、大陵、三里。

大便闭塞：支沟、照海、太白。

伤寒结胸：支沟、间使、行间、阿是。

胁肋痛：支沟、外关、曲池。

腹痛：支沟、内关、照海、巨阙、足三里。

两肩胛痛：支沟、肩井。

伤寒胁痛：支沟、阳陵泉。

6. 合穴天井

（1）流注时间：辛日庚寅时。丙日庚寅时亦可互用。

（2）治病及有效配穴集成：《神农经》："治咳嗽上气，风痹肘痛，可灸七壮。"《类经图翼》："泻一切瘰疬疮肿瘾疹。"《玉龙歌》："如今瘾疹疾多般，好手医人治亦难，天井二穴多着艾，纵生瘰疬灸皆安。"《胜玉歌》："瘰疬少海、天井边。"《针灸大成》："三焦经实证，天井泻之。"

风痹：天井、尺泽、少海、委中、阳辅。

心神恍惚：天井、巨阙、心俞。

胸胁痛：天井、支沟、间使、大陵、三里、太白、丘墟、阳辅。.

肩背痛：天井、手三里、肩髃、曲池、阳谷。

手臂麻木不仁：天井、曲池、外关、经渠、支沟、阳溪、腕骨、上廉、合谷。

十一、足少阳胆经

1. 井穴窍阴

（1）流注时间：甲日甲戌时。己日甲戌时亦可互用。

（2）治病及有效配穴集成：《针灸大成》：“窍阴主胁痛，咳逆不得息，手足烦热汗不出，转筋，痈疽，头痛，心烦喉痹，舌强口干，肘不能举。”

汗不出：窍阴、曲泽、鱼际、少泽、上星、曲泉、复溜、昆仑、侠溪。

胁痛：窍阴、悬钟、外关、三里、支沟、章门、中封、阳陵泉、行间、期门、阴陵泉。

两胁痛：窍阴、大敦、行间。

2. 荥穴侠溪

（1）流注时间：壬日甲辰时。丁日甲辰时亦可互用。

（2）治病及有效配穴集成：《千金要方》：“侠溪主乳痈肿溃，小腹肿痛，月水不通。”《百症赋》：“阳谷侠溪，颔肿口禁并治。”《针灸大成》：“胆经虚证，侠溪补之。”

伤寒身热：侠溪、陷谷、太溪、三里、复溜、公孙、太白、委中、涌泉。

耳重听：侠溪、耳门、风池、翳风、听会、听宫。

膝外廉痛：侠溪、阳关、阳陵泉。

3. 俞穴临泣

（1）流注时间：庚日甲申时。乙日甲申时亦可互用。

（2）治病及有效配穴集成：《杂病穴法歌》：“赤眼迎香出血奇，临泣、太冲、合谷侣。”又：“耳聋临泣与金门，合谷针后听人语。”又：“牙风面肿颊车神，合谷、临泣泻不数。”《玉龙歌》：“两足有水临泣泻。”

乳痈：临泣、下廉、三里、侠溪、鱼际、委中、少泽。

月水不调：临泣、三阴交。

喘逆；足临泣、神门、阴陵泉、昆仑。

4. 原穴丘墟

（1）流注时间：乙日戊寅时。

（2）治病及有效配穴集成：《十二经治症主客原络诀》：“胆经之穴何病

主，胸胁肋疼足不举，面体不泽头目疼，缺盆腋肿汗如雨，颈项瘿瘤坚如铁，疟生寒热连骨髓，以上病症欲除之，须向丘墟蠡沟取。”《胜玉歌》：“踝跟骨痛灸昆仑，更有绝骨共丘墟。”《玉龙歌》：“脚背疼起丘墟穴。”《百症赋》：“转筋兮金门、丘墟来治。”《灵光赋》：“髀枢疼痛泻丘墟。”

卒疝：丘墟、大敦、阴市、照海。

胸胁满引腹：丘墟、下廉、侠溪、肾俞。

脚气：丘墟、肩井、膝眼、风市、三里、承山、太冲、行间。

髀枢痛：丘墟、环跳、阳陵泉。

穿跟草鞋风：丘墟、昆仑、照海、商丘。

5. 经穴阳辅

（1）流注时间：己日甲子时。甲日甲子时亦可互用。

（2）治病及有效配穴集成：《千金要方》：“治诸风灸阳辅二处各七壮。”《类经图翼》：“木有余者宜泻临泣，或兼阳辅使火虚而木自平。”《针灸大成》：“胆经实证、阳辅泻之。”

逆厥：阳辅、临泣、章门。如脉绝，灸间使或针复溜。

腋下肿：阳辅、丘墟、足临泣。

足挛：阳辅、肾俞、阳陵泉、悬钟。

腋肿马刀疡：阳辅、太冲。

6. 合穴阳陵泉

（1）流注时间：丁日甲辰时。壬日甲辰时亦可互用。

（2）治病及有效配穴集成：《天星秘诀》：“脚气酸痛肩井先，次寻三里、阳陵泉。冷风湿痹针何处，先取环跳次阳陵。”《席弘赋》：“最是阳陵泉一穴，膝间疼痛用针烧。脚痛膝肿针三里，悬钟二陵三阴交。”《杂病穴法歌》：“二陵二跻与二交，头项手足互相与。胁痛只需阳陵泉。脚连胁腋痛难当，环跳、阳陵泉内杵。冷风湿痹针环跳，阳陵、三里烧针尾。热秘气秘先长强，大敦阳陵泉堪调护。”《百症赋》：“半身不遂，阳陵远达于曲池。”《玉龙歌》：“膝盖红肿鹤膝风，阳陵二穴亦堪攻。”

腿膝酸肿：阳陵泉、环跳、丘墟。

脚膝痛：阳陵泉、委中、三里、曲泉、风市、昆仑、解溪。

足寒热：阳陵泉、三里、委中、复溜、然谷、行间、中封、大都、隐白。

脚膝挛痛：阳陵泉、风市、曲泉、昆仑。

髀痛胫酸：阳陵泉、悬钟、中封、临泣、足三里、阳辅。

十二、足厥阴肝经

1. 井穴大敦

（1）流注时间：乙日乙酉时。庚日乙酉时亦可互用。

（2）治病及有效配穴集成：《灵光赋》："大敦二穴主偏坠。"《杂病穴法歌》："七疝大敦与太冲。" 又："热秘气秘先长强，大敦阳陵泉堪调护'。《天星秘诀》："小腹气痛先长强，后刺大敦不用忙。"《百症赋》："大敦照海；患寒疝而善蠲。"《席弘赋》："大便闭塞大敦烧。"《玉龙歌》："七般疝气取大敦。坚强疝气发甚频，气上攻心似死人，关元兼刺大敦穴，此法亲传始得真。"

阴疝：大敦、太冲。

阴茎痛：大敦、阴陵泉、曲泉、行间、太冲、阴谷、三阴交、太溪、肾俞、中极。

癃闭：大敦、照海、委阳、大钟、行间、委中、阳陵泉、石门。

石淋：大敦、关元、气海。

木肾大如升不痛：大敦、三阴交。

2. 荥穴行间

（1）流注时间：甲日乙丑时。已日乙丑时亦可互用。

（2）治病及有效配穴集成：《千金要方》："治老人小儿大便失禁。"《杂病穴法歌》："腰连脚痛怎生医，环跳、行间与风市。"《通玄指要赋》："行间治膝肿目疾。"《百症赋》："观其雀目肝气，睛明行间而细推，行间涌泉，去消渴之肾竭。"《针灸大成》："肝经实症，行间泻之。"

胸连胁痛：行间、大敦、丘墟、涌泉。

锉闪腰疼胁肋痛：行间、尺泽、曲池、合谷、手三里、阴陵泉、阴交、足三里。

腰疼难动：行间、风市、委中。

经血过多：行间、通里、三阴交。

茎中痛：行间（灸）、中极、太溪、三阴交、复溜。

胁引胸痛不可忍：行间、期门、章门、丘墟、涌泉、支沟、胆俞。

3. 俞穴太冲

（1）流注时间：辛日乙未时。丙日乙未时亦可互用。丙日己丑时返本还原。

（2）治病及有效配穴集成：《杂病穴法歌》：“鼻寒鼻痔及鼻渊，合谷太冲随手取。手指连肩相引痛，合谷太冲能救苦。”《肘后歌》：“股膝肿起泻太冲。”《胜玉歌》：“若人行步苦艰难，中封太冲针便痊。”《十二经治症主客原络诀》：“气少血多肝之经，丈夫溃疝苦腰痛，妇人腹膨小腹肿，甚则咽干面脱尘，听生病者胸满呕，腹中泄泻痛无停，癃闭遗溺疝瘕痛，太冲光明即安宁。”《席弘赋》：“手连肩脊痛难忍，合谷针时要太冲。脚痛膝肿针三里，悬钟二陵三阴交。更向太冲须引气，指头麻木自轻飘，咽喉最急先百会，太冲照海及阴交。”《百症赋》：“太冲泻唇喎以速愈。”《玉龙歌》：“行步艰难疾转加，太冲二穴效堪夸。”

引腰痛：太冲、太白。

大便溏泄：太冲、神阙、三阴交。

阴疝：太冲、大敦。

阴挺出：太冲、少府、照海、曲泉。

膝内廉痛：太冲、膝关、中封。

足缓：太冲、阳陵泉、悬钟、丘墟。

妇人漏下不止：太冲、三阴交。

难产：太冲、合谷（补）、三阴交（泻）

4. 经穴中封

（1）流注时间：己日乙亥时。甲日乙亥时亦可互用。

（2）治病及有效配穴集成：《千金要方》：“失精，筋挛阴缩入腹相引痛，灸中封五十壮。喉肿厥逆，五脏所苦，膨胀患主之。”《类经图翼》：“能止汗出。”《胜玉歌》：“若人行步苦艰难，中封、太冲针便痊。”

不嗜食：中封、胃俞、内庭、厉兑、隐白、阴陵泉、肺俞、脾俞、小肠俞。

小腹痛：中封、阴市、承山、下廉、复溜、大敦、小海、关元、肾俞（灸）。

小腹胀满痛：中封、然谷、内庭。

鼓胀：中封、公孙、太白、复溜、水分、三阴交。

虚劳失精：中封、大赫。

5. 合穴曲泉

（1）流注时间：戊日乙卯时。癸日乙卯时亦可互用。

（2）治病及有效配穴集成：《千金要方》："男子失精，膝胫疼痛冷，灸曲泉百壮。"又："主腹肿。筋挛膝不得屈伸，不可以行。"又："癞疝阴跳痛，引脐中不尿，阴痿。"《肘后歌》："脐腹有病曲泉针。风痹痿厥如何治，大杼、曲泉真是妙。"《席弘赋》："若是七疝小腹痛，照海阴交曲泉针。"《针灸大成》："肝经虚症，曲泉补之。"

脚膝痛：曲泉、委中、阳陵泉、昆仑、三里、风市、解溪。

脐痛：曲泉、中封、水分。

痢疾：曲泉、太溪、太冲、太白、脾俞、小肠俞。

癞疝：曲泉、中封、太冲、商丘。

淋癃：曲泉、然谷、阴陵泉、行间、大敦、小肠俞、涌泉。

妇人血块：曲泉、复溜、三里、气海、关元、三阴交。

足不能行：曲泉、三里、委中、承山。

小结

1. 子午流注是以时间为主要条件，它在操作过程中，与一般针灸疗法不同之处，就是必须按照日时去选取穴位。其中可以分为按时取穴与定时取穴两种方式。按时取穴，是在当日当时主开某穴的时候，遇有该穴所适应治疗的疾病，即可及时针刺该穴，同时再按疾病的性质，适当的选取其他配穴，就更可获得治疗的效果。但在流注开穴时间，如果当时要治疗的疾病并非该穴的主治症，那就可以用定时取穴的办法，与患者约定时间，到应该选用的那个穴位开穴的时候，准时进行治疗，这对于一般的慢性疾病和久年宿病最为适宜。

2. 子午流注每天所规定的穴位，如果要用它去适应多方面的治疗，另有一种合日互用取穴的办法，可以灵活运用，只要将十天干阴阳相合的日子合并起来，即甲与己合，乙与庚合，丙与辛合，丁与壬合，戊与癸合。这些相合的日子，每一天的开穴原是不同的，但可以将相合的阳日为夫，阴日为妻，把两天中所开的不同穴位合并在一天中，夫日可取妻日所开的各穴，妻日也可取夫日所开的各穴，称为夫妻互用。同时为了需要，还可以用母子穴来作为补充，按照专以时辰为主的流注法，以每一经配合一个时辰的规定进行针治，母穴已闭，针其子穴，子穴已闭，针其母穴，使一天中的每一个时辰都有按时取穴进行治疗的机会。

3. 操作子午流注的方法，要完善地掌握治疗的敛果，除按时取穴之外，还要注意以下几个重要问题：

（1）补虚泻实的手法，最重要的是随而济之与迎而夺之这两点，也就是要顺着十二经气血循行的方向，即手之三阴，从胸走至手；手之三阳，从手走至头，足之三阳，从头走至足；足之三阴，从足走至腹。按照此种气血环周的情况，进针后可分作左转或右转的手法：虚证是随而济之，顺着该经络的走向转针，实证是迎而夺之，逆着该经络的走向转针。但补泻的先后，应该视病症的不同而定，先补后泻，以扶补正气为先。

（2）操作过程中，刺激的轻重强弱，需要从进针后的特殊感觉去分辨虚实，决定手法。邪气之来，针下必紧而疾；谷气之来，针下必徐而和；脉实者深刺之，可以用强刺激促使功能的正常；脉虚者浅刺之，可用轻微的刺激，以达到功能的恢复。

（3）针刺要正确掌握时间。在流注开穴的每一个时辰之中，实证适宜于前半个时辰进针，虚证适宜于后半个时辰进针，而半虚半实、有补有泻的病症，应在适中的时间进针。一天十二个时辰的时间是固定的，各地区虽有迟早不同，但以太阳作为时辰的标准，每天的午时必是中午，也就可以从这一点去确定准时取穴了。

（4）在按时治疗中，首先应以选取当时所开的穴位为主，即使还要选取其他的配穴，也是必须先主后客，先针主穴，后针配穴。但如果遇有急症，当时偏又不是流注开穴的时候，那就不必固执日时的关系，凡是适应于病症的穴位，都应该尽先选取，灵活运用。

4. 操作子午流注法，首先应该知道当天的日干，如按阳历去推算，也很简便。由于阳历每年大小月的日数是固定的，将它去配合十个天干，逐日轮转，便很容易推算出每一天的日干是什么。推算的方法，主要的只需将当年元旦的天干按甲一、乙二、丙三、丁四……的顺序，定出一个基本数，将基本数加上当天的日数，再按固定的逐月加减数加减之后，它的余数便是当天的日干。此种算法每年都可以应用，不过在闰年要推算三至十二各月的日干，从三月份起，应将元旦所属天干的基本数增加一个数字。而如果要预知逐年元旦的基本数，也只需按平年加五闰年加六的原则，就可以推算出来。另一方面，又可预先制作一种图表，能迅速将每天的日干检查出来。所以要操作子午流注法，即使不知道阴历，但从阳历中去推算每天的日干，仍是很简便的。

第七章　八脉八法开穴的法则及其应用

第一节　奇经八脉的意义与八穴的由来

人体的经络有所谓十二经之外，另有奇经八脉，在针灸古法看重于日时配穴的疗法中，十二经所用的是子午流注，奇经八脉所用的就是灵龟八法，亦称为奇经纳卦法。两者的内容和按时配穴的方法，虽不完全相同，但在针灸疗法中，子午流注和灵龟八法是可以相辅为用的。

要说明八法的内容，先要知道经络中为什么会有奇经的名称，所谓奇经的意思和作用，归纳古医家的阐释，约有两点：①“脉有奇常”十二经者常脉也。奇经则不拘于常，故谓之奇。盖人之气血，常行于十二经脉，经脉满溢则流入奇经。”这意思就是说：十二经是常脉，是正常时候气血运行的道路，奇经则不拘于常，是气血过多时候溢出正经以外所行的通路。②“奇者，奇零之奇，不偶之义。谓此八者，不系正经阴阳，无表里配合，分道奇行，故曰奇经。”意思是说：奇是可以当作单独的解释，因为十二经有阴阳表里的分别，奇经的脉气并不直接和它一样，而是各别分道而行。上面这两个解释，其实它的意义也是相同的。所以人体中的奇经，显明的也就是十二经以外的经络，也是在气血满溢时，好像放水的支路一样，调和奇经的通路，譬如疏通沟渠，以免水流满溢的时候，有泛滥之患，这也可见针灸奇经的重要性。而八法就是专用于奇经的一种针灸古法，它是和子午流注专用于十二经病症的治疗有着同样的意义。

奇经共有八脉，即任脉、督脉、冲脉、带脉、阳跻脉、阴跻脉、阳维脉、阴维脉。这八脉名称的由来，《类经图翼》载有一首奇经八脉歌如下：

正经经外是奇经，八脉分司各有名。

后督前任皆在内，冲由毛际肾同行。

阳跻跟外膀胱别，阴起跟前随少阴。

阳维只络诸阳脉，何谓阴经为络阴。

带脉围腰如束带，不由常度曰奇经。

从这首歌的大意中可见，八脉的名称也都是由于它的部位和性质或作用各别不同而定的。任脉位于胸腹部正中线，统任一身之阴，亦称为阴脉之海。督脉位干背部的正中线，总督一身之阳，亦称为阳脉之海。冲脉是“循腹上行，会于咽喉，别络唇口”，如同向上冲的样子，亦称为经络之海。正如《灵枢·逆顺肥瘦》篇所说：“冲脉者，五脏六腑之海也，五脏六腑皆禀也。”带脉的意思，就是围着腰腹一周，如同束着带子一样。至于阳跻脉和阴跻脉，要分别阴阳的名称，是由于阳跻为足太阳膀胱经的别络，阴跻是足少阴肾经的别络。而阳维脉和阴维脉的意思，因为阳维维于阳，其脉起于诸阳之会；阴维维于阴，其脉起于诸阴之交。阴阳相维，就可以使其他经络得以调和。

八脉虽是十二经以外的奇经，但十二经却都有一个穴位，作为与八脉相联系的据点，如手太阴肺经列缺穴和任脉相通，手太阳小肠经后溪穴和督脉相通，足太阴脾经公孙穴和冲脉相通，足少阳胆经临泣穴和带脉相通，足太阳膀胱经申脉穴与阳跻脉相通，足少阴肾经照海穴与阴跻脉相通，手少阳三焦经外关穴与阳维脉相通，手厥阴心包络内关穴与阴维脉相通。所以奇经八脉，各自分配着八个穴位，这也就是八脉八穴的由来。

第二节　八脉八穴和八卦的配合

八脉八法是将奇经八脉相通于十二经的八个穴位，用来配合着八卦，从八卦中阴阳的演变，于是产生了按时配穴的灵龟八法，即奇经纳卦法。所谓八卦的这套哲学，原是自发的原始辩证法，也是古人观察了自然界的现象，用阴阳这两个相反相成的范畴所归纳出来的简单规律。正如《周易·系辞》说：“仰则观象于天，俯则观法于地，观鸟兽之文与地之宜，近取之身，远取之物，于是始作八卦。”所以八卦是用自然界的天、地、水、火、风、雷、山、泽等名词作为基础，而分出乾为天，坤为地，坎为水，离为火，巽为风，震为雷，艮为山，兑为泽的八种名称，即所谓“易有太极，是生两仪，两仪生四象，四象生八卦”，它就是按几何的方式发展开来的。由一到二,二到四,四到八,八到十六，再进而分为三十二,六十四,三百八十四等等，由这些数字来说明自然界的现象和规律。因为阴阳八卦所代表的是日、月、昼、夜、寒、暑等等，这都可以表示光线的变化和温度的变化。而这些变化，对于无论动植矿物等一切事物，都有极大的影响，尤其是人类的生活，人体的健康，疾病的预防和治疗，有着密切的关系，所以几千年来，这套哲学便被广泛应用到医学上面来了。八脉八法按时配穴的疗法，即是用天人合一的观点，将八卦的哲学应用在医学方面的一种。至于八卦八脉八穴联系在一起的关系，《针灸大成》载有一首八脉配八卦歌如下。

乾属公孙艮内关，巽临震位外关还。

离居列缺坤照海，后溪兑坎申脉联。

这首歌是说明八卦分配与八脉相通的八个穴位，“乾属公孙艮内关”，就是乾卦配公孙，艮卦配内关。“巽临震位外关还”，就是巽卦配临泣，震卦配外关。“离居列缺坤照海”，就是离卦配列缺，坤卦配照海。“后溪兑坎申脉联”，就是兑卦配后溪，坎卦配申脉。这样将八卦分配了八穴，原来是各有着不同的意义的。而另有一首八法歌，不但将八卦分配八穴，而且每卦与每穴都有着一个代表它的数字。歌辞如下：

坎一联申脉，照海坤二五。震三属外关，巽四临泣数。

乾六是公孙，兑七后溪府。艮八系内关，离九列缺主。

兹将该歌的内容，作图 79。

图 79 将八卦的每一卦，配合着八脉中的每一脉，并列举了八脉相通的每一个穴位，而且每脉每穴都有着一个代表它的数字，这些数字在八法中是很重要的，即所谓《洛书》的九宫数，亦称为后天八卦（伏羲先天八卦，分阴阳之体用，言六合之象。文王后天八卦，阐五行之精微，明气候之详）。在卦中的数字，据说“大禹治水，理龟负文列于背，有数至九，禹遂因而弟之以成九畴，其文为：“戴九履一，左三右七，二四为肩，六八为足，而五居中。”八脉八法应用了这

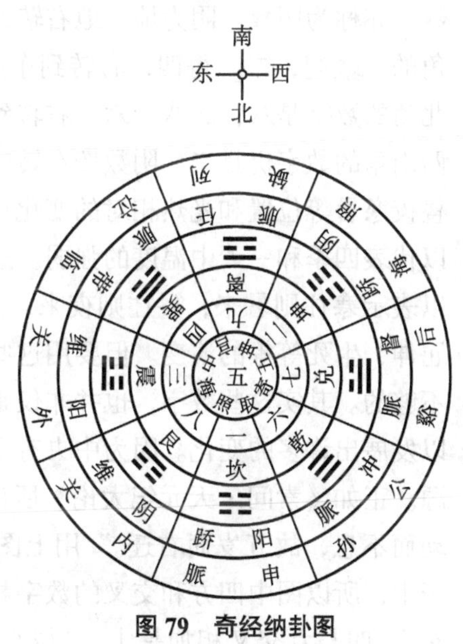

图 79　奇经纳卦图

些数字按时配穴，这也就是称为灵龟八法的由来。这些数字是什么意思呢？从表面上看，似乎不容易明了，但它所分的左右上下，两肩两足，和正中的五，都是有着深长的意义。简单地说，也就是古人体验所得，用灵龟的说法，将一些数字代表了四季气候的变化和每天光热高低强弱的不同。所以这些数字的位置并不是偶然的，而且这些数字错综的相加相乘，都是有着一种统一性。例如我们现在所常用的四方位置，是左西，右东，上北，下南；但图中的四方位置却是相反，以左面为东方，上南，右西，下北；而正对四方的数字，从图中的东面向左顺序数起，是左三，上九，右七，下一，这些数字是由三相乘而发展而来的。东方是三,三三得九，南方即为九数；三九二十七，西方即是七数；三七二十一，北方即是一数；一三得三，东方仍是三数。这些都是单数，称为奇数，亦称为阳数。天为阳，天左转，所以阳数从三到九再由七转到一，象征着天的左转，日东出而西没。而这些数字的多寡，也直接代表了四季的气候和一天中光热的强弱。如以东方作为春季，而左转循环着，这三数表示春温，温则生物，阳气由始温发展到热极，九是表示夏热，热则长物。热极变为凉爽，七是表示秋凉，凉则收物。由凉爽发展到冷极，一是表示冬寒，寒则杀物。由寒极又变为温和，再回复到春的三数。如以一天的温度来说，东方的三数代表黎明，转到九数是中午，七是下午，一是夜间，光热最弱。相反的，图中的四角，都是双数，即为偶数，亦称为阴数。阴为地，地右转，所以阴数的发展是向右循环的，从西南角的二数起，二二得四，右转到东南角的数字是四.；二四得八，右转到东北角的数字是八；二八十六，右转到西北角的数字是六；二六十二，回复到西南角的数字仍是二。阴数按右转的先后顺序是二、四、八、六。由于日月昼夜寒暑等位置和光热相对的变化，阴数的多少，与右转次序的先后，也可以代表四季和一天中温度的强弱。这种仅以阳左转和阴右转的循环，虽然可以表示寒往则暑来，昼往则夜来，并说明阴阳的进退、动静、盛衰、升降、屈伸、生死等等的演变。但要用这些名词完全来说明自然界的现象，当然是不够的。其实这些数字，也并非仅是左转右转的关系而已，数字之中，还可以发展出许多的变化。因为中央有个五数，五是可以作为一切数字演变的根源。正如《素问·天元纪大论》所说:“所以欲知天地之阴阳者，应天之气，动而不息，故五岁而右迁。”用上图这些数字来说，以阴数的起点二乘五等于十，所以图中四方和交叉的数字相加都是十，如上九下一是十，左三右七是十,四与六交叉相加是十,二与八交叉相加也是十。但阳数的三乘五等于十五，所以图中的数字纵横相加都是十五。纵的如东面直线四、三、八相加是十五，正中的九、五、一相加是十五，西面的二、七、六相加也是十五。横的如将上面的横线二、九、四相加等于十五，当中横线的七、五、三相加等于十五，下面横线的六、一、八相加也等于十五。同时如将各阴数相加乘五，即二、四、六、八的和数乘五等于一百；各阳数相加，即一、三、七、九的和数乘五也等于一百。再如将各种数字反复相加相乘，可以演变出许多相等的数字，可见八卦的数字，虽分列在四面八方，却是有着一个统一性，成为阴阳变化的规律。古人将这些规律，直接的应用在医学方面，如《灵枢·九宫八风》篇，即依此来分述八方风向对于人体健康的影响。又如《灵枢·九针》篇有身形应九野一节，指出“左足应立春（艮宫东北方），左胁应春分（震宫正东方），左手应立夏（巽宫东南方），膺喉首头应夏至（离宫正南方），右手应立秋（坤宫西南方），右胁应秋分（兑宫正西方），右足应立冬（乾宫西北方），腰尻下窍应冬至（坎宫正北方），六腑膈下三脏应中州（即中宫）等，像这样以身形的上下左右来配合节气和八卦，与前述八卦代表光热升降的意义是相同的。而在八脉八法的应用中，也就是将这些可以反复演变的八卦数字代表了脉和穴的名称。

奇经八脉与其相通的八穴，用八卦来代表它，每卦分配着一脉和一穴，两者却是很平均的。但九宫数共有九个，用来分配八卦、八脉和八穴，便将多余一数，所以其中一卦就兼配着两个数字。从一到九的数字来计算，五是正居在一、二、三、四与六、七、八、九之中，由于中央属土，坤为土，故将中央的第五数，同属于坤卦。坤卦因分配了二、五两个数字，也就是八法歌中所谓“照海坤二五”的意思了。为了易于明了对照起见，依据八法歌的内容，将九宫数与八卦的方位及八脉相通各穴所属的经络，列表如下（表33）。

表33　九宫数与八卦方位及八脉相通各穴所属经络表

方位	东方	南方	西方	北方	中央	西南	东南	东北	西北
九宫数	三	九	七	一	五	二	四	八	六
八卦	震木	离火	兑金	坎水	坤土	坤土	巽木	艮土	乾金
八脉	阳维	任脉	督脉	阳跻	阴跻	阴跻	带脉	阴维	冲脉
八穴及所属经络	外关属三焦经	列缺属肺经	后溪属小肠经	申脉属膀胱经	照海属肾经	照海属肾经	临泣属胆经	内关属心包络经	公孙属脾经

第三节　八脉八穴相互交会的关系

十二经各有表里相应的分别，奇经八脉虽然并不如它一样的分出表里，但八脉和相通的八个穴位，都另有着相互联系而交会的规定。每两脉的交会，并分有父母、夫妻、男女、主客的名称，以表示其中交会的关系。在八脉交会八穴歌中，就是说明了这一点，歌辞如下：

公孙冲脉胃心胸，内关阴维下总同。

临泣胆经连带脉，阳维目锐外关逢。

后溪督脉内眦颈，申脉阳跻络亦通。

列缺任脉行肺系，阴跻照海膈喉咙。

从上面这首歌中，可知八脉八穴的交会，分为四组：一是冲脉相通的公孙，和阴维相通的内关相交会；二是带脉相通的临泣，和阳维相通的外关相交会；三是督脉相通的后溪，和阳跻相通的申脉相交会；四是任脉相通的列缺，和阴跻相通的照海相交会。八脉八穴为什么要这样分别交会呢？也是各有其来由的。约略可分为三点，说明如下：

一、从八脉的性质来说

奇经八脉的各自走向，其中有一部分大致是类似的；而八脉既是配合了八卦，八穴也各有其所属的经络，由于这些错综复杂的关系，就形成了八穴交会的主因。分别来说：

1.冲脉和阴维脉相交会　因为冲脉起于少腹之内胞中，循腹上行至胸……。而阴维脉，发于足少阴筑宾穴，上行入小腹，循胁肋上胸膈……冲脉和阴维两脉的走向颇有类同之处，即所谓“公孙冲脉胃心胸，内关阴维下总同”的意思。至于两脉相通的公孙和内关穴何以要称为父母？那是由于公孙属于乾卦，乾为天，以天阳当作父，而内关属于手厥阴心包络经，心包络经亦称为阴血之母，所以将公孙称为父穴，内关称为母穴，两相交会。

2.带脉和阳维相交会　两脉相通的临泣和外关穴，亦随之交会，称为男女穴，那是完全依据八卦的配合做出了男女的代名词。临泣所分配的是震卦，外关所分配的是巽，震为阳，巽为阴，《周易》以阴阳先后的次序，震为三男，巽为幼女，所以将临泣称为男穴，外关称为女穴，两相交会。

3. 督脉和阳跻相交会 两脉相通的后溪和申脉穴亦相交会，而称为夫妻穴。一方面由于两脉的走向有部分的相同之处，如“督脉起于少腹以下……络者，合于少阴上股内后廉，贯脊属肾，与太阳起于目内眦上额交巅，上入络脑，还出别下项，循肩髆内，挟脊抵腰中。”而阳跻脉的走向，是“起于跟中，出于外踝下足太阳申脉穴……循胁后胛上，上行肩髆外廉……上人迎挟口吻……复会任脉于承泣，至目内眦……从睛明上行入发际，下耳后，入风池而终。”这也就是“后溪督脉内眦颈，申脉阳跻络亦通”的原意。同时督脉称为总督一身之阳，与督脉相通的后溪穴属于小肠经丙火，阳跻相通的申脉穴属于膀胱经壬水，火为阳，水为阴，所以将后溪和申脉交会，称为夫妻穴的相应。

4. 任脉相通的列缺穴和阴跻相通的照海穴相交会，而称为主客穴 因为任脉的走向，据《素问·骨空论》说：“起于中极之下，以上毛际，循腹里上关元，至咽喉，上颐循面入目。”而任脉相通的是肺经的列缺穴，正如《灵枢·营气》篇所说：“络阴器，上过毛中，入脐中，上循腹里入缺盆，下注肺中。”所以称为“列缺任脉行肺系”，而将列缺作为主穴。但阴跻脉循行的方向，“从跟中起……上循胸里，入缺盆上出人迎之前，至咽喉交贯冲脉，入项内廉上行属目内眦”。即所谓“阴跻照海膈喉咙”。任脉和阴跻脉的走向既有部分相合之处，所经过的咽喉又属呼吸系统的重要部分，故以肺经的列缺称为主穴，将阴跻脉相通的照海穴称为客穴。

二、从八卦的位置来说

八脉分别的交会，如果以它和八卦相配的位置来说，也是有着一种深长的意义，而不是偶然的。我们可以对照着八卦来看，如正东方的震卦和东南角的巽卦相应，即阳维和带脉，外关和临泣相交会。又如正南方的离卦和西南角的坤卦相应，即任脉和阴跻，列缺和照海相交会。这是从左转顺着，自东到南的方位来说的，但自西到北的方位，两卦相应就不同了。前者的位置，正面和角是紧贴的；后者的位置，正面和角是间隔的。如正西方的兑卦和正北方的坎卦相应，即督脉和阳跻，后溪和申脉相交会。又如西北角的乾卦和东北角的艮卦相应，即冲脉和阴维，公孙和内关相交会。像这样前后交会方向的不同，也就表示了八卦中阴阳的盛衰。因为从东到南，或由春至夏，是表示阳气上升，所以前者的相应，将八卦九宫数相加，都是单数，即奇数属阳，如震三加巽四是七，离九加坤二是十一。但从西至北，或自秋到冬，是表示阳气下降的，所以后者的相应，将八卦九宫数相加都是双数，即偶数属阴。如兑七加坎一是八，乾六加艮八是十四。八卦的方位，既可以代表气候和光热的升降和强弱，所以用八卦的位置来看，八脉的相互交会，其中就含有极为深奥的意义，正如八穴配合歌说：

公孙偏与内关合，列缺能消照海疴。

临泣外关分主客，后溪申脉正相和。

左针右病知高下，以意通经广按摩。

补泻迎随分逆顺，五门八法是真科。

上面这个歌的意义，如结合八卦的位置去体会，那是很值得研究的了（左针右病和上下交会、补泻迎随等手法详见相关内容）。

三、从穴位的上下来说

要明白八脉和八穴交会的关系，最好将简明的八法交会歌读熟，就能体会到八交会的部位，都各自分布在手足而上下相配的。八法交会歌如下：

内关相应是公孙，外关临泣总相同。

列缺交经通照海，后溪申脉亦相从。

从这个歌中，可以显明知道八穴的交会都是手和足相应的。兹按这个歌的次序，将八穴的部位分列如下，作一比较，就更可认识八穴的交会并不是偶然的。

1. 内关与公孙手足相应 内关部位在前臂前面之下端，约腕上二寸之处，拇长屈肌、指浅屈肌之间。局部解剖有拇长屈肌，指浅屈肌，中正神经，骨间前动脉。

公孙部位在第一跖骨与第二楔状骨之关节部之内侧。局部解剖有外转肌及长伸肌，腓深神经，足背动脉。

2. 外关与临泣手足相应 外关部位在前臂之后侧，腕之上方二寸之处。局部解剖有长外桡骨肌、桡骨神经后支、后臂皮神经、后骨间动脉。

临泣部位在第四第五跖骨接合部之前。局部解剖有足趾长伸肌，胫骨神经分支，腓骨骨间动脉。

3. 列缺与照海手足相应 列缺部位在前臂桡侧之下端，桡骨茎状突起之直上。局部解剖有内桡骨肌，拇长屈肌之外缘，后臂皮神经及桡骨神经，桡骨动脉，头静脉。

照海部位在足内踝尖直下一寸之处，距骨结节与内踝骨之间。局部解剖有䟎长屈肌，外转䟎肌，胫骨神经，胫后动脉。

4. 后溪与申脉手足相应　后溪部位在手背第五掌骨尺骨侧之前下部。局部解剖有外臂小指肌，短屈指肌，指总伸肌，尺骨神经指背支，尺骨动脉指背支。

申脉部位在足之外踝直下，外转小趾肌之上端处。局部解剖有外转小趾肌，腓浅神经，腓骨动脉。

从上述八穴的部位来看，可见八穴的交会，是有着一种原则，并非是偶然的凑合；而应用八法的针灸治疗中，对于手足相应的穴位，并需要配合互用，当可有更显著的疗效。为了便于对照，兹将八脉八穴交会的关系及其所属八卦部位等列表如下（表 34）：

表 34　八脉八穴交会的关系及其所属八卦部位表

八脉	冲脉	阴维	带脉	阳维	督脉	阳跻	任脉	阴跻
八穴	公孙	内关	临泣	外关	后溪	申脉	列缺	照海
部位	足	手	足	手	手	足	手	足
八卦	乾	艮	巽	震	兑	坎	离	坤
九宫数	六	八	四	三	七	一	九	二
交会关系	父	母	男	女	夫	妻	主	客

第四节　计算八法开穴的日时干支数

八脉八法注重于数字的计算，它不但用九宫数代表了八脉八穴，而且要知道八脉开穴的时间，更需要将这一天的日时通过加减乘除的算术，才能求得一个答案；所以每一天的干支都有一种代表它的数字，一天中每一个时辰也都有代表它的数字。八法的开穴就是依据这些数字计算出来的。日时是由那些数字来代表的呢？《针灸大成》载有两个歌诀，计日的称为八法逐日干支歌，计时的称为八法临时干支歌，现在分别来说明：

一、八法逐日干支歌

甲己辰戌丑未十，乙庚申酉九为期。

丁壬寅卯八成数，戊癸巳午七相宜。

丙辛亥子亦七数，逐日干支即得知。

在这个逐日干支歌中，每一天的天干和地支都有一个代表它的数字。在解释这些数字之前，先要将所谓河图数，即五行生成数，作一简单的说明，因为河图五行生成数有十，按《周易·系辞》说："天一生水、地六成之；地二生火，天七成之；天三生木，地八成之；地四生金，天九成之；天五生土，地十成之。"所以五行的成数，是水一，火二，木三，金四，土五；五行的成数，是水六，火七，木八，金九，土十。八法代表逐日干支的数字，就是应用了五行的成数；天干以相合所化的五行，地支以其原来所属的五行，用来和五行的成数相配，如天干的甲、己合而化土，地支的辰、戌、丑、未属于中央之土，土的成数是十，十就代表了甲、己、辰、戌、丑、未六个字。故在歌中说："甲己辰戌丑未十。""乙庚申酉九为期"的意思，因为天干的乙、庚合而化金，地支的申、酉属于西方之金，金的成数是九，所以九就代表了乙、庚、申、酉四个字。而天干的丁、壬合而化木，地支的寅、卯属于东方之水，木的成数是八，所以八就代表了丁、壬、寅、卯四个字，故在歌中说："丁壬寅卯八成数。""戊癸巳午七相宜"的意思，因天干的戊、癸合而化火，地支的巳、午属于南方之火，火的成数是七，七就代表了戊、癸、巳、午四个字。至于天干的丙、辛合而化水，地支的亥、子属于北方之水，水的成数是六，丙、辛、亥、子四个字，原应用六去代表，但由于水火被称为同属于先天始生之物，八卦中属于火的离卦，名为离中虚，中虚即火中藏有真水，日中有月精之意，所以例外的以丙、辛、亥、子并不用水六的成数，而仍用火七的成数，以七代表了丙、辛、亥、子四个字，故在歌中说："丙辛亥子亦七数。"现在按照天干地支的顺序，将它所代表的数字分列如下：

逐日天干数：甲十乙九丙七丁八戊七，己十庚九辛七壬八癸七。

逐日地支数：子七丑十寅八卯八辰十巳七，午七未十申九酉九戌十亥七。

上面这些数字，就是任何一天干支所代表的数字，要知道这一天的干支数，只要将当日天干和地支所代表的数字相加。例如甲子日，甲的天干数是十，子的地支数是七，两数相加，可知代表甲子的日数，就是十七。又如庚午日，庚的天干数是九，午的地支数是七，两数相加，可知代表庚午日的日数就是十六。又如丁亥日，丁的天干数是八，亥的地支数是七，两数相加，可知代表丁亥日的日数就是十五。不过有一点必须注意，因为在推算八法开穴的时候，阳日和阴日的算法不同，这一点在事先应该分辨清楚，前在第四章第五节对于阳日阳时和阴日阴时的分别，都已经说过，即甲、丙、戊、庚、壬五阳干属于阳日，乙、丁、己、辛、癸五阴干于属于阴日。兹将阳日和阴日干支及其代表的数字各加成一个和数分列如下（表35，表36）：

表35　阳日干支数

日干数 日支数	甲十	丙七	戊七	庚九	壬八
子七	甲子十七	丙子十四	戊子十四	庚子十六	壬子十五
寅八	甲寅十八	丙寅十五	戊寅十五	庚寅十七	壬寅十六
辰十	甲辰二十	丙辰十七	戊辰十七	庚辰十九	壬辰十八
午七	甲午十七	丙午十四	戊午十四	庚午十六	壬午十五
申九	甲申十九	丙申十六	戊申十六	庚申十八	壬申十七
戌十	甲戌二十	丙戌十七	戊戌十七	庚戌十九	壬戌十八

表36　阴日干支数

日干数 日支数	乙九	丁八	己十	辛七	癸七
丑十	乙丑十九	丁丑十八	己丑二十	辛丑十七	癸丑十七
卯八	乙卯十七	丁卯十六	己卯十八	辛卯十五	癸卯十五
巳七	乙巳十六	丁巳十五	己巳十七	辛巳十四	癸巳十四
未十	乙未十九	丁未十八	己未二十	辛未十七	癸未十七
酉九	乙酉十八	丁酉十七	己酉十九	辛酉十六	癸酉十六
亥七	乙亥十六	丁亥十五	己亥十七	辛亥十四	癸亥十四

上面阳日和阴日的干支数，是依据八法逐日干支歌而编成的。读者可因此明白了逐日干支歌的内容。而这些数字又是推算八法开穴的重要关键，因为每一天都有干支作为记日的符号，而日时的干支都有着代表它的数字，把这些数字相加起来，再用乘除减的算术，就可能推算出当时所开的穴位了。

二八法临时干支歌：

甲己子午九用宜，乙庚丑未八无疑。

丙辛寅申七作数，丁壬卯酉六顺知。

戊癸辰戌各有五，巳亥单加四共齐。

阳日除九阴除六，不及零数穴下推。

八法临时干支歌，是将每个时辰的干支也用着一些数字来代表它。这些数字和代日干支的数字完全不同。代日的干支数是依据着五行的生成数而来的，代时的干支数是按照干支顺序的阴阳而定的。本来，数字之中，单数的一、三、五、七、九都称为阳数，正如《素问·三部九候论》所说：”天地之至数，始于一，终于九焉。”单数以九为终，所以九称为老阳。用这个意思来配合干支的顺序：天干以甲为第一数，甲、乙、丙、丁、戊、己、庚、辛、壬，从甲到壬，壬是第九数；地支以子为第一数，子、丑、寅、卯、辰、巳、午、未、申，从子到申，申是地支中的第九数；因此干支中的壬、申两字，就作为往来推算的基础。而时辰的干支中，尤其着重于五、六两个数字方面的演变。因为在一、三、五、七、九这五个阳数之中，五是当中的数字，天为阳，天干逢五相合，即甲己、乙庚、丙辛、丁壬、戊癸都是相合的。

相反，在二、四、六、八、十这五个阴数之中，六是当中的数字，地为阴，地支逢六相冲，即子午、丑未、寅申、卯酉、辰戌、巳亥都是相冲的。宋代的邵康节曾说：“天地之本起于中。夫数之中者，五与六也。五居一、三、七、九之中，故曰五居天中，为生数之主。六居二、四、八、十之中，故曰六居地中，为成数之主。”五虽是阳数，实统乎阴之六；六虽为阴数，实节于阳之五。正如《素问·天元纪大论》所说：“天以六为节，地以五为制，是以万候之数总不离于五与六也。”所以五、六两个数字可以作为代表许多现象演变的因素。例如以一年的月令节气来说，一年有十二月，是二、六相乘之数；一月分三十日，是五、六相乘之数；一年分二十四节气，是四、六相乘之数；半月中一气分三候，是三、五相乘之数；而一年中的干支，十天干是二、五相乘之数；逢五周转，每旬一甲，一年中有三十六个甲日，就是六、六相乘之数。十二地支是二、六相乘之数，逢六周转，十二天一个子日；一年中有三十个子日，就是五、六相乘之数。这些都是由五和六的数字所发展出来的例子。所以八法临时干支歌，就是用天干逢五相合，地支逢六相冲的原则，来配合九的老阳，即天干的壬，地支的申，从而定出了代表时辰干支的数字。

代表时辰的干支数，是以相合的天干和相冲的地支并在一起，以表示干支阴阳的变化。天干以甲为首，甲己逢五相合，自甲按天干的次序顺数到壬是九数。地支以子为首，子午逢六相冲，自子按地支的次序顺数到申是九数，所以甲己和子午四个字都是九数，即歌中所谓“甲己子午九用宜。”天干乙庚相合，从乙到壬是八，地支丑未相冲，从丑到申也是八，故称为“乙庚丑未八无疑”，就是乙庚丑未四个字都是八数。天干丙辛相合，从丙到壬是七，地支寅申相冲，从寅到申是七，而丙、辛、寅、申四个字都是七数，即所谓“丙辛寅申七作数。”天干丁壬相合，地支卯酉相冲，自丁到壬和自卯到申都是六数，所以代表丁壬卯酉的数字都是六，即歌中所谓“丁壬卯酉六顺知。”天干戊癸相合，地支辰戌相冲，自戊到壬和自辰到申都是五数，所以代表戊癸辰戌的数字都是五，而称为“戊癸辰戌各有五。”但到了第六个天干是己，因为甲己相合，己干已合并于甲干之内，无须单独的数到壬干，可是地支的巳亥还没有数过，巳亥相冲，从巳到申是四，所以四仅是单独的代表了巳亥两个字，在歌中亦特别说明“巳亥单加四共齐”，至于歌中“阳日除九阴除六；不及零数穴下推”，这两句话是推算八法开穴的方式，在下一节中当详细说明。现在先按天干地支的顺序，将代表时辰的数字分列如下：

时辰天干数：甲九乙八丙七丁六戊五，己九庚八辛七壬六癸五。

时辰地支数：子九丑八寅七卯六辰五巳四，午九未八申七酉六戌五亥四。

明白了上述代表时辰干支的数字，若要知道某个时辰是什么数字，就很容易推算了。例如甲日的寅时是丙寅时，丙是七，寅也是七，两数相加，可知代表丙寅的数字就是十四。又如丁日的子时是庚子时，庚是八，子是九，两数相加，可知代表庚子时的数字是十七。又如辛日的巳时是癸巳时，癸是五，巳是四，两数相加，也就可知代表癸巳时的数字是九了。其余都可以按照当日每个时辰的干支类推。

兹将代表时辰的六十个干支数，分为阳时、阴时，并将它加成一个和数，说明如下（表37，表38）。

表37 阳时干支数

时支数 时干数	子九	寅七	辰五	午九	申七	戌五
甲九	甲子十八	甲寅十六	甲辰十四	甲午十八	甲申十六	甲戌十四
丙七	丙子十六	丙寅十四	丙辰十二	丙午十六	丙申十四	丙戌十二
戊五	戊子十四	戊寅十二	戊辰十	戊午十四	戊申十二	戊戌十
庚八	庚子十七	庚寅十五	庚辰十三	庚午十七	庚申十五	庚戌十三
壬六	壬子十五	壬寅十三	壬辰十一	壬午十五	壬申十三	壬戌十一

表38 阴时干支数

时支数 时干数	丑八	卯六	巳四	未八	酉六	亥四
乙八	乙丑十六	乙卯十四	乙巳十二	乙未十六	乙酉十四	乙亥十二
丁六	丁丑十四	丁卯十二	丁巳十	丁未十四	丁酉十二	丁亥十
己九	己丑十七	己卯十五	己巳十三	己未十七	己酉十五	己亥十三
辛七	辛丑十五	辛卯十三	辛巳十一	辛未十五	辛酉十三	辛亥十一
癸五	癸丑十三	癸卯十一	癸巳九	癸未十三	癸酉十一	癸亥九

第五节 推算八法逐日按时开穴的方法

推算八脉八法的开穴时间，等于是做一个算术的习题，因为代表八脉八穴的是数字，代表每天日时干支的也是数字。所以在推算开穴的时候，首先必须将这些数字熟记，同时又必须知道当天的干支是什么，这一天中十二个时辰的干支是什么。此问题在前文“阳日阳时和阴日阴时”中已经详细说过。至于推算每年逐日干支的简法，则在下文当再详述。现在先来介绍推算开穴的公式。

推算八法开穴的关键，必须记住八法临时干支歌中所谓“阳日除九阴除六，不及零数穴下推”这两句话，“不及零数”，就是在几个数字加减乘除之后的一个余数。“穴下推”的意思，就是将这个余数去推算他所代表的穴位，如前所述，代表穴位的数字，一是申脉，二和五是照海，三是外关，四是临泣，六是公孙，七是后溪，八是内关，九是列缺。在推算开穴的时候，先将当日当时所代表干支的数字合并加起来。其次，就是按阳日除九、阴日除六的公式去乘除和减，它的余数就是穴位。例如甲子日的庚午时，按代日的干支数，甲是十，子是七；按代时的干支数，庚是八，午是九；首先将代日的十和七加上代时的八和九,四数相加等于三十四；因为甲子是阳日，应该除九就将九去除三十四,三九二十七,三十四减二十七，余数是七；在八卦中，七是代表督脉和后溪穴，可知甲子日的庚午时即后溪开穴的时候。又如乙丑日的己卯时，按代日的干支数，乙是九，丑是十；按代时的干支数，己是九，卯是六；只要将日时干支数九、十、九、六,四数相加，等于三十四；因为乙丑是阴日，阴日除六，将六去除三十四,五六得三十,三十四减三十的余数是四；四是代表带脉和临泣，可知乙丑日的己卯时是带脉相通的临泣开穴的时候。其余都可以仿此类推。

在没有余数的时候，要知道所开的是什么穴，可以按阳日或阴日的除数去当作余数，例如戊申日的壬戌时，代日的干支数是十六，代时的干支数是十一，两数相加等于二十七；戊申是阳日，二十七除九，刚是除尽，没有余数，就可以按九的除数去对照穴位。九是代表列缺穴，可知戊申日的壬戌时所开的就是列缺穴。又如丁未日的乙巳时，丁未的干支数是十八，乙巳时的干支数是十二，两数相加等于三十；丁未是阴日，三十除六，也刚是除尽，所以可按六的除数去对照穴位；六是公孙穴，可知丁未日乙巳时所开的就是公孙穴。诸如此类，凡是能除尽而没有余数的，阳日当作是九，都是列缺穴；阴日当作六，都是公孙穴。

子午流注计算开穴的方式，有阳日时取阳穴，阴日时取阴穴的规定；但在八脉八法之中，并没有此种规定。因为一天中有十二个时辰，其中虽分为六个阳时、六个阴时，而在八法中阳日可用阴时，阴日可用阳时，并无阳日必用阳时、阴日必用阴时的规定。主要为分辨当日为阳日或阴日，则所有当天的十二个时辰，就都可以应用。例如丙子日的乙未时，丙子是阳日，乙未是阴时，日的干支数是十四，时的干支数是十六，两数相加等于三十，丙子是阳日除九，余数是三，可知这时候所开的是震三外关。所以无论是阳日阳时或阳日阴时，它的算法都是一样的，并没有其他例外的规定。又如丁酉日的甲辰时，丁酉是阴日，甲辰是阳时，丁酉的干支数是十七，甲辰的干支数是十四，两数相加共是三十一，丁酉是阴日除六，余数是一，可知这时候开的是坎一申脉穴。所以阴日阴时或阴日阳时的计算公式，也仍是一样的。只需记住“阳日除九和阴日除六”这句话，不必问当日是阳时或阴时，就不致算错了。为了便于参考对照，现在将六十天中每个时辰所开的穴位，按照上述的推算公式分列如下（表 39 ～表 48）。

表 39　六甲日各时八法开穴表

时 日	十八 甲子	十六 乙丑	十四 丙寅	十二 丁卯	十 戊辰	十三 己巳	十七 庚午	十五 辛未	十三 壬申	十一 癸酉	十四 甲戌	十二 乙亥
甲子 十七 甲午 十七	八 内关	六 公孙	四 临泣	二 照海	九 列缺	三 外关	七 后溪	五 照海	三 外关	一 申脉	四 临泣	二 照海
甲寅 十八	九 列缺	七 后溪	五 照海	三 外关	一 申脉	四 临泣	八 内关	六 公孙	四 临泣	二 照海	五 照海	三 外关
甲辰 二十 甲戌 二十	二 照海	九 列缺	七 后溪	五 照海	三 外关	六 公孙	一 申脉	八 内关	六 公孙	四 临泣	七 后溪	五 照海
甲申 十九	一 申脉	八 内关	六 公孙	四 临泣	二 照海	五 照海	九 列缺	七 后溪	五 照海	三 外关	六 公孙	四 临泣

表 40　六乙日各时八法开穴表

时 日	十六 丙子	十四 丁丑	十二 戊寅	十五 己卯	十三 庚辰	十一 辛巳	十五 壬午	十三 癸未	十六 甲申	十四 乙酉	十二 丙戌	十 丁亥
乙丑 十九 乙未 十九	五 照海	三 外关	一 申脉	四 临泣	二 照海	六 公孙	四 临泣	二 照海	五 照海	三 外关	一 申脉	五 照海
乙卯 十七	三 外关	一 申脉	五 照海	二 照海	六 公孙	四 临泣	二 照海	六 公孙	三 外关	一 申脉	五 照海	三 外关

续表

时 日	十六 丙子	十四 丁丑	十二 戊寅	十五 己卯	十三 庚辰	十一 辛巳	十五 壬午	十三 癸未	十六 甲申	十四 乙酉	十二 丙戌	十 丁亥
乙巳 十六 乙亥 十六	二 照海	六 公孙	四 临泣	一 申脉	五 照海	三 外关	一 申脉	五 照海	二 照海	六 公孙	四 临泣	二 照海
乙酉 十八	四 临泣	二 照海	六 公孙	三 外关	一 申脉	五 照海	三 外关	一 申脉	四 临泣	二 照海	六 公孙	四 临泣

表 41 六丙日各时八法开穴表

时 日	十四 戊子	十七 己丑	十五 庚寅	十三 辛卯	十一 壬辰	九 癸巳	十八 甲午	十六 乙未	十四 丙申	十二 丁酉	十 戊戌	十三 己亥
丙子 十四 丙午 十四	一 申脉	四 临泣	二 照海	九 列缺	七 后溪	五 照海	五 照海	三 外关	一 申脉	八 内关	六 公孙	九 列缺
丙寅 十五	二 照海	五 照海	三 外关	一 申脉	八 内关	六 公孙	六 公孙	四 临泣	二 照海	九 列缺	七 后溪	一 申脉
丙辰 十七 丙戌 十七	四 临泣	七 后溪	五 照海	三 外关	一 申脉	八 内关	八 内关	六 公孙	四 临泣	二 照海	九 列缺	三 外关
丙申 十六	三 外关	六 公孙	四 临泣	二 照海	九 列缺	七 后溪	七 后溪	五 照海	三 外关	一 申脉	八 内关	二 照海

表 42 六丁日各时八法开穴表

时 日	十七 庚子	十五 辛丑	十三 壬寅	十一 癸卯	十四 甲辰	十二 乙巳	十六 丙午	十四 丁未	十二 戊申	十五 己酉	十三 庚戌	十一 辛亥
丁丑 十八 丁未 十八	五 照海	三 外关	一 申脉	五 照海	二 照海	六 公孙	四 临泣	二 照海	六 公孙	三 外关	一 申脉	五 照海

续表

日＼时	十七 庚子	十五 辛丑	十三 壬寅	十一 癸卯	十四 甲辰	十二 乙巳	十六 丙午	十四 丁未	十二 戊申	十五 己酉	十三 庚戌	十一 辛亥
丁卯 十六	三 外关	一 申脉	五 照海	三 外关	六 公孙	四 临泣	二 照海	六 公孙	四 临泣	一 申脉	五 照海	三 外关
丁巳 十五 丁亥 十五	二 照海	六 公孙	四 临泣	二 照海	五 照海	三 外关	一 申脉	五 照海	三 外关	六 公孙	四 临泣	二 照海
丁酉 十七	四 临泣	二 照海	六 公孙	四 临泣	一 申脉	五 照海	三 外关	一 申脉	五 照海	二 照海	六 公孙	四 临泣

表 43　六戊日各时八法开穴表

日＼时	十五 壬子	十三 癸丑	十六 甲寅	十四 乙卯	十二 丙辰	十 丁巳	十四 戊午	十七 己未	十五 庚申	十三 辛酉	十一 壬戌	九 癸亥
戊子 十四 戊午 十四	二 照海	九 列缺	三 外关	一 申脉	八 内关	六 公孙	一 申脉	四 临泣	二 照海	九 列缺	七 后溪	五 照海
戊寅 十五	三 外关	一 申脉	四 临泣	二 照海	九 列缺	七 后溪	二 照海	五 照海	三 外关	一 申脉	八 内关	六 公孙
戊辰 十七 戊戌 十七	五 照海	三 外关	六 公孙	四 临泣	二 照海	九 列缺	四 临泣	七 后溪	五 照海	三 外关	一 申脉	八 内关
戊申 十六	四 临泣	二 照海	五 照海	三 外关	一 申脉	八 内关	三 外关	六 公孙	四 临泣	二 照海	九 列缺	七 后溪

表 44　六己日各时八法开穴表

时 日	十八 甲子	十六 乙丑	十四 丙寅	十二 丁卯	十 戊辰	十三 己巳	十七 庚午	十五 辛未	十三 壬申	十一 癸酉	十四 甲戌	十二 乙亥
己丑 二十 己未 二十	二 照海	六 公孙	四 临泣	二 照海	六 公孙	三 外关	一 申脉	五 照海	三 外关	一 申脉	四 临泣	二 照海
己卯 十八	六 公孙	四 临泣	二 照海	六 公孙	四 临泣	一 申脉	五 照海	三 外关	一 申脉	五 照海	二 照海	六 公孙
己巳 十七 己亥 十七	五 照海	三 外关	一 申脉	五 照海	三 外关	六 公孙	四 临泣	二 照海	六 公孙	四 临泣	一 申脉	五 照海
己酉 十九	一 申脉	五 照海	三 外关	一 申脉	五 照海	二 照海	六 公孙	四 临泣	二 照海	六 公孙	三 外关	一 申脉

表 45　六庚日各时八法开穴表

时 日	十六 丙子	十四 丁丑	十二 戊寅	十五 己卯	十三 庚辰	十一 辛巳	十五 壬午	十三 癸未	十六 甲申	十四 乙酉	十二 丙戌	十 丁亥
庚子 十六 庚午 十六	五 照海	三 外关	一 申脉	四 临泣	二 照海	九 列缺	四 临泣	二 照海	五 照海	三 外关	一 申脉	八 内关
庚寅 十七	六 公孙	四 临泣	二 照海	五 照海	三 外关	一 申脉	五 照海	三 外关	六 公孙	四 临泣	二 照海	九 列缺
庚辰 十九 庚戌 十九	八 照海	六 公孙	四 临泣	七 后溪	五 照海	三 外关	七 后溪	五 照海	八 内关	六 公孙	四 临泣	二 照海
庚申 十八	七 后溪	五 照海	三 外关	六 公孙	四 临泣	二 照海	六 公孙	四 临泣	七 后溪	五 照海	三 外关	一 申脉

表 46　六辛日各时八法开穴表

时 日	十四 戊子	十七 己丑	十五 庚寅	十三 辛卯	十一 壬辰	九 癸巳	十八 甲午	十六 乙未	十四 丙申	十二 丁酉	十 戊戌	十三 己亥
辛丑 十七 辛未 十七	一 申脉	四 临泣	二 照海	六 公孙	四 临泣	二 照海	五 照海	三 外关	一 申脉	五 照海	三 外关	六 公孙
辛卯 十五	五 照海	二 照海	六 公孙	四 临泣	二 照海	六 公孙	三 外关	一 申脉	五 照海	三 外关	一 申脉	四 临泣
辛巳 十四 辛亥 十四	四 临泣	一 申脉	五 照海	三 外关	一 申脉	五 照海	二 照海	六 公孙	四 临泣	二 照海	六 公孙	三 外关
辛酉 十六	六 公孙	三 外关	一 申脉	五 照海	三 外关	一 申脉	四 临泣	二 照海	六 公孙	四 临泣	二 照海	五 照海

表 47　六壬日各时八法开穴表

时 日	十七 庚子	十五 辛丑	十三 壬寅	十一 癸卯	十四 甲辰	十二 乙巳	十六 丙午	十四 丁未	十二 戊申	十五 己酉	十三 庚戌	十一 辛亥
壬子 十五 壬午 十五	五 照海	三 外关	一 申脉	八 内关	二 照海	九 列缺	四 临泣	二 照海	九 列缺	三 外关	一 申脉	八 内关
壬寅 十六	六 公孙	四 临泣	二 照海	九 列缺	三 外关	一 申脉	五 照海	三 外关	一 申脉	四 临泣	二 照海	九 列缺
壬辰 十八 壬戌 十八	八 内关	六 公孙	四 临泣	二 照海	五 照海	三 外关	七 后溪	五 照海	三 外关	六 公孙	四 临泣	二 照海
壬申 十七	七 后溪	五 照海	三 外关	一 申脉	四 临泣	二 照海	六 公孙	四 临泣	二 照海	五 照海	三 外关	一 申脉

表 48　六癸日各时八法开穴表

时 日	十五 壬子	十三 癸丑	十六 甲寅	十四 乙卯	十二 丙辰	十 丁巳	十四 戊午	十七 己未	十五 庚申	十三 辛酉	十一 壬戌	九 癸亥
癸丑 十七 癸未 十七	二 照海	六 公孙	三 外关	一 申脉	五 照海	三 外关	一 申脉	四 临泣	二 照海	六 公孙	四 临泣	二 照海
癸卯 十五	六 公孙	四 临泣	一 申脉	五 照海	三 外关	一 申脉	五 照海	二 照海	六 公孙	四 临泣	二 照海	六 公孙
癸巳 十四 癸亥 十四	五 照海	三 外关	六 公孙	四 临泣	二 照海	六 公孙	四 临泣	一 申脉	五 照海	三 外关	一 申脉	五 照海
癸酉 十六	一 申脉	五 照海	二 照海	六 公孙	四 临泣	二 照海	六 公孙	三 外关	一 申脉	五 照海	三 外关	一 申脉

上面将六十天中每一天八法开穴的时间分制十个表格，其中子、午两日的干支数是相同的，辰日和戌日的干支数亦是相同的，所以甲、丙、戊、庚、壬各阳日分配的子、午两日或辰、戌两日的开穴都是一样的。至于乙、丁、己、辛、癸各阴日，配合地支的丑日、未日和巳日、亥日的干支数，也是每两个相同，所以开穴亦是一样。

第六节　操作八法在临床上的体会

操作八法的手技，原无特殊的规定，它和一般的针术大致是相同的。古医家对于这一点，虽然也曾指出了许多操作的手法，但名目繁多，众说不一，归纳起来，也无非仍是着重于按病取穴和虚证宜补、实证宜泻的两点。所有补虚泻实的手法，大多也注重于迎随、进退、提插等几种。如八脉刺法启玄歌所说："往来依进退，补泻逐迎随。"又如八法手诀歌中所谓："先深后浅行阴数，前三后二却是阴；先浅后深阳数法，前二后三阳数定……急按慢提阴气升，急提慢按阳气降。"又如八穴配合歌所说："补泻迎随分逆顺，五门八法是真科。"此种手法，简单来说，迎随的意思，随是顺着经络循行的方向转针，随而济之，以补其虚而不足；迎是逆着经络循行的方向转针，迎而夺之，以泻其实而有余。至于进退的古法，是进针先深后浅，即三进一退称为补，先浅后深，即三退一进称为泻。而提插的古法，提是泻，插是补，也就是多提少插为泻，多插少提为补，其余还有"补者先呼后吸，泻者先吸后呼，疼痛即泻，痒麻即补"等等。像这些迎随、进退、提插的手法，方式虽是不同，但为了要达到补虚泻实的目的却是一致的。所谓补泻，也就是现代所称的兴奋与抑制的作用。古今名称不同，它的意义是一样的。所以操作八法，在进针后的各种手法可以参考古今针灸书籍，并结合临床经验，融会贯通而达到补泻的目的。

但操作八法所选用的穴位，有一点是很值得注意的。据《针灸大成》所载八穴配合歌说："左针右病知高下，以意通经广按摩。"这就是将八穴应用于对患部的直接刺激之外，认为它在间接刺激中更有着显著的反射作用和诱导作用。"以意通经广按摩"的意思，就是要操作者按症揣摩去细心体会。所谓"左针右病"正如《素问·阴阳应象大论》所说："故善用针者，从阴引阳，从阳引阴，以右治左，以左治右，以我治彼，以表治里，以观过与不及之理，见微得过用之不殆。"张隐庵解释这几句话说："阴阳气血内外左右，交相贯通，故善用针者，从阴而引阳分之邪，从阳而引阴分之气，病在右者取之左，病在左者取之右，以我之神，得彼之情，以表之证，知里之病，观邪正虚实之理而补泻之，见病之微萌而得其过之所在，以此法用之，而不至于危殆矣。"这些话虽是古人对于一般针刺手法的原则，但由于八穴有交会的规定，等于十二经有着表里之分一样，而交会的刺激点又是一在手部，一在足部，分别的上下两相联系着。如公孙应内关，外关应临泣，列缺应照海，后溪应申脉，所以认为在八法开穴的时候，左针右病，或上下配合，利用反射作用或诱导作用，以祛除疾病，有着重要的意义（左针右病的作用，可参阅《素问·缪刺论》）。

八法所应用的仅是八个穴位，而疾病的种类很多，要获得疗效，当然仍须选取其他适当的穴位来配合。但在选定了八法开穴的时间，并有适当的配穴，而针下是否得气，实是决定疗效的主因。如一般在进针后，当捻动提插时，会发生一种异样的酸胀感觉，或是触电似的麻感，由针下直向他处放散。此种感应，即古书中所说的得气。要使感应强，放射远，当时需要配合本穴所交会的穴位也是一个必要的条件。《针灸大成》对于这一点曾说："八法先刺主正之穴，随病左右上下所在，取诸应穴，仍循门导引，按法祛病；如病未已，必求合穴，须要停针待气，使上下相接，快然无所苦，而后出针；或用艾灸亦可，在乎临时机变，不可专拘于针也。"这几句话之中，所谓"必求合穴，须要停针待气，使上下相接"，合穴就是指八穴相交会的穴位，如针手部的内关，配合它所交会的足部的公孙穴，或针公孙亦可配内关穴。"停针待气，使上下相接"，就是诱导作用的针法，进针后，作较长时间的强刺激，并作留针法，或用中度刺激（捻运不重不轻，不疾不徐，提插均等），即反射作用的手法，以病症而决定。如果要使它兴奋，以加强功能的作用，可以用短时间的中度刺激；如果要使它抑制，以减低其亢进或兴奋的作用，可以用较长的时间的中度刺激。无论哪一种手法，总要使患者快然无所苦，而后出针。像这样应用了八法的交会穴的配合，如能获得了上下相接的良好感应，可以断言他的疗效必是显著的。这在杨继洲的医案中也曾有记载说："户部王缙庵乃弟患心痫疾数载矣，徐堂翁召余视之，须行八法开阖方可，公如其言，而刺照海、列缺，灸心俞等穴，其针待气至，乃行生成之数而愈。"所以八法应用了交会穴，既可以使它上下得气，又可以用此来预测针刺的疗效。一般在进针后，即使针下的感应微弱，放散的距离不远，那仍可以对照八法开穴的时间继续针刺，亦能获得效果。如果经过三、四次的准时针治，而始终激发不起感应，那就可见他的病症已非针灸所能奏效了。这即是古人所谓"气速至而速效，气迟至而不治。"可是感应的强弱和放散的远近，在技术操作和针具的粗细，尤其是取穴的是否准确，都有着很大的关系。这是操作八法者在按照开穴的时间，针刺之际，所应该注意的，也是需要灵活运用的。

第七节 从阳历推算逐日干支应用八法的简法

八脉八法推算开穴的时间，必须知道当日的干支，这和子午流注仅须知道日干，即可按日推穴的情形是不同的。要知道一天中十二个时辰的干支，也是比较容易的，只要从当天的日干去推算，即甲己日从甲子时算起，乙庚日从丙子时算起等等，时辰干支的名称，每隔五天必是相同，每年每月都是固定不变，计算也较为便利；但计日的干支，从甲子到癸亥，共有六十个，每隔六十天后才能相同。尤其阴历是每年的大小月不同，计算法则比较深奥，不易很快推算出来。前在第六章第四节已经提供了两个按照阳历推算日干的简法，以作者研究的心得，现在再来提供一种按照阳历推算逐日干支的简法。

推算干支的简法，原来也可以分为心算法和按图对照法两种，但心算法的推算较为复杂，现在仅介绍一种按图对照法。由于阳历的大小月是固定的，所不同的就是闰年的二月较平年多一天，两者的相差虽然只是一天，而配合了六十个干支的计算便完全不同了，所以按图对照也分为平年和闰年两种。兹将 1956 年（闰年）与 1957 年（平年）制成两个图样，并说明其用法。

下面几个图的用法，如要查对 1956 年（闰年）的每一天的干支，先将按图样制成的图 80，复于图 81 上。例如要查三月份的干支，先将图 80 的三月一日旋转，去对准图 82 的一日两字。图 82 从一日到三十一日紧对着图 80 的丁卯到丁酉的三十一个干支，对准后就不必再移动，三月份逐日的干支便一望可知了。如要知道三月十五日是什么干支，从图 82 十五日所对准的干支来看，是辛巳，可知这一天是辛巳日。如要查对八月十五日是什么干支，只要将图 80 八月一日移转着去对准图 82 的一日两字，按图 82 十五日所对准图 80 的干支是甲寅日，可知这一天就是甲寅日了。所以要查全年之中任何一月的逐日干支，只要将图 80 移转，将图中某月一日的行数去对准图 82 的一日，按着日数的顺序，很快的就能知道某月某日是属什么干支。

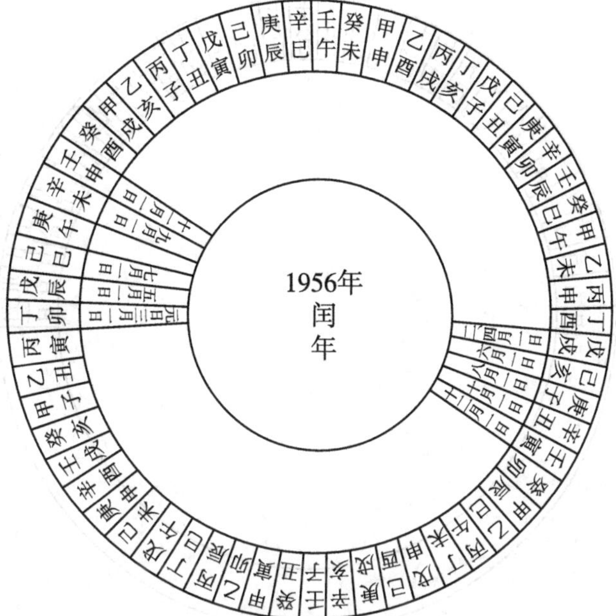

图 80　推算阳历逐日干支 1

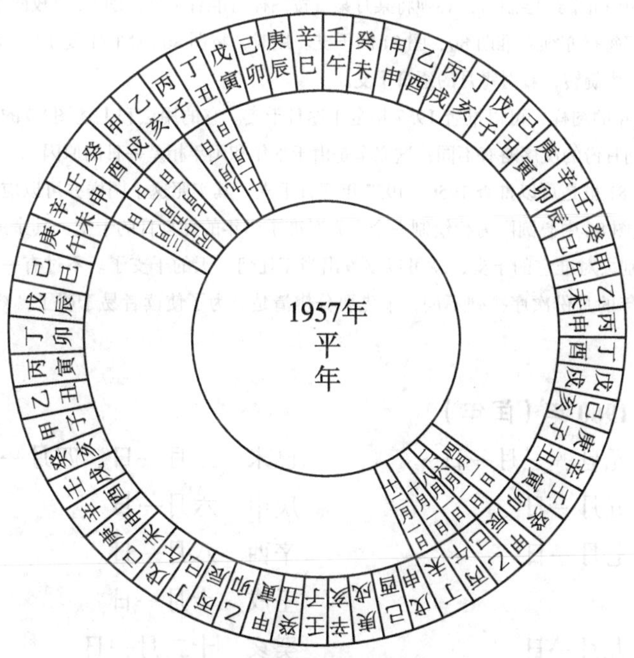

图 81　推算阳历逐日干支 2

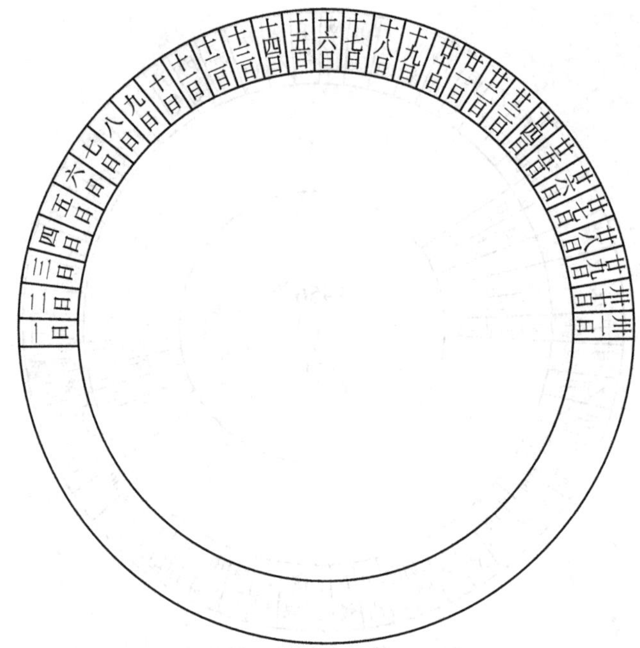

图 82　推算阳历逐日干支 3

说明：图 80 和图 81 绘制时，必须将某月某日按图样对准着干支。图 82 要较图 80 和图 81 略大一圈，图中的字每行亦须对准图 80、图 81 的干支。用时，将图 80 或图 81 复于图 82 之上，中心用钉钉住，可使自由旋转，查对每月的逐日干支。

图 80 是平年的图样，可以推查 1957 年全年逐日干支。它的用法和上述图 80 的用法是一样的，不过两图中排列月份的次序略有不同，这完全是由于平年和闰年相差一日的原因。

图 80 和图 81 虽是可以推查 1956、1957 年逐日干支，其实照这个图样亦可以应用在任何一年，只需将图 80 或图 81 中心圆圈另行绘制一个，先对准了当年的元旦日的干支，其余的月份也须按照图样的次序分别去对准它的干支，就可以推算出当年任何一天的干支了。不过有一点应该注意的，图中平年和闰年的月份次序排列不同，事先要分辨清楚。为了使读者易于明了，兹再举两例说明如下。

例一：1960 年（闰年）

戊子	元旦、三月一日	巳未	二月一日、四月一日
己丑	五月一日	庚申	六月一日
庚寅	七月一日	辛酉	八月一日
辛卯		壬戌	十月一日
壬辰	九月一日	癸亥	十二月一日
癸巳	十一月一日		

上面的干支和第一图虽是不同，而月份对准干支所排列的次序却是一样的。所以任何一个闰年，只要知道了元旦的干支，绘图时就可对准这个干支写上“元旦和三月一日”的字样，其次就在贴近元旦的第二个干支对准着写“五月一日”，第三个干支写“七月一日”，第四个干支不必写，第五个干支写“九月一日”，第六个干支写“十一月一日。”如前例，双月方面可以在五月一日所对准的那一个干支，从它对冲部位的干支，写上“二月一日，四月一日”，如同上面所说，五月一日的干支是己丑、丑未相冲，在它对冲部位的己未日，所写的二月一日和四月一日那个例子一样。贴近这个干支，就对准干支顺序写六月八月十日十二月一日等字样。只要单月和双月的顺序，都按照上例而不写错，要查对当年逐日的干支也决不会错误的。

例二：1958 年（平年）

丁丑　三月一日

戊寅　元旦、五月一日

己卯　七月一日

庚辰

辛巳　九月一日

壬午　十一月一日

戊申　四月一日

己酉　二月一日、六月一日

庚戌　八月一日

辛亥　十月一日

壬子　十二月一日

上面月份排列的次序，和第二图是相同的，但和闰年月份所排列的次序大有不同。所以要查对任何一个平年的逐日一支，可以按上面的次序，先对准元旦的干支，写上“元旦和五月一日”，在它的前一个干支写上“三月一日”，在元旦后的一个干支写“七月一日”，元旦后的第二个干支不必写，第三个干十支写“九月一日”，第四个干支写“十一月一日。”双月方面，按元旦那个干支的对冲部位写“四月一日”，如戊寅是元旦，寅申相冲，戊申就是四月一日，然后按它贴近的第二个干支写二月一日和六月一日，再依照顺序，按次分别写八月十月十二月一日，这样的顺序写法，任何一个平年的逐日干支也就可以完全查对出来了。

至于要知道逐年元旦的干支，前在第六章第四节已经说过，但那是以日干为主。如果要推查八法开穴的时间，则须将干支合并在一起，所以在计算中，应当知道当年元旦的干支。它的推算方法也可分为两种来说明。

1. 推查闰年元旦的干支：阳历元旦到次年的元旦，即地球绕太阳公转一周，需时三百六十五日五小时四十八分四十六秒，按六十个干支数去计算，三百六十日，就是六个六十，每年余下的五日五时四十八分四十六秒，积四年等于二十日二十三小时十五分四秒，所以阳历每隔四年有一个闰年（多一日），而从闰年的元旦到第二个闰年的元旦相隔四年，干支数相差是二十一天，明白了这一点，计算闰年的元旦，也就很容易了。例如一九五六年的元旦的干支是丁卯，按干支数加二十一天，到1960年元旦干支是戊子，再加二十一天，到1964年的元旦是己酉，再加二十一天，到1968年的元旦是庚午。像这样推算，还可以有一个简便的方法，就是天干数按顺序进一位，地支数按次序退三位，如1956年元旦的丁卯到1960年的元旦戊子，天干从丁到戊是进一位，地支由卯到子是退三位。此后由戊进一位到己，由子退三位是酉，可知1964年的元日一是己酉，此后天干由己进一位到庚，地支由酉退三位是午，这样天干一进，地支三退，以下各闰年元旦的干支就可以预知了。

2. 推查平年元旦的干支：平年的元旦到第二年的元旦，干支数相差仅有五天，这是比较容易计算的，所不同的就是由闰年到平年的元旦，干支数相隔六天。例如1956年是闰年，元旦是丁卯日，按干支数加上六天，1957年的元旦即是癸酉日。此后承接着都是平年，逐年加上五个干支，1958年的元旦就是戊寅日，1959年的元旦就是癸未日，再加五个干支，到1960年的元旦，就是戊子日。因为1960年是闰年，应该加六个干支，1961年的元旦就是甲午日，此后逢平年加五天，闰年之后的一年加六天，就可以将各年的元日干支都计算出来了。但另有一方法，也可以和闰年一样积四年加二十一天，将天干进一位，地支退三位。例如1957年的元旦是癸酉日，癸进一位是甲，酉退三位就是午，可知四年后的1961年的元日就是甲午日。再从甲进到乙，从午退到卯，可知1965年的元旦是乙卯日，其后任何一个平年，都可以照这样去推算它和本年相隔四年后的元旦。现在将数十年的元旦干支列表如下（表49），读者只要逐年对照，就更可明了上述推算的方法了。

表49　1956～2007年元旦干支列表

闰年		平年					
年份	元旦干支	年份	元旦干支	年份	元旦干支	年份	元旦干支
1956	丁卯	1957	癸酉	1958	戊寅	1959	癸未
1960	戊子	1961	甲午	1962	己亥	1963	甲辰
1964	己酉	1965	乙卯	1966	庚申	1967	乙丑

续表

闰年		平年					
年份	元旦干支	年份	元旦干支	年份	元旦干支	年份	元旦干支
1968	庚午	1969	丙子	1970	辛巳	1971	丙戌
1972	辛卯	1973	丁酉	1974	壬寅	1975	丁未
1976	壬子	1977	戊午	1978	癸亥	1979	戊辰
1980	癸酉	1981	己卯	1982	甲申	1983	己丑
1984	甲午	1985	庚子	1986	乙巳	1987	庚戌
1988	乙卯	1989	辛酉	1990	丙寅	1991	辛未
1992	丙子	1993	壬午	1994	丁亥	1995	壬辰
1996	丁酉	1997	癸卯	1998	戊申	1999	癸丑
2000	戊午	2001	甲子	2002	己巳	2003	甲戌
2004	己卯	2005	乙酉	2006	庚寅	2007	乙未

从上面这个表中可以清楚看出：纵的方面，闰年到平年元旦的干支都是相隔六天。平年到第二年的元旦的干支都是相隔五天。从横的方面看，无论闰年和平年，每相隔四年元旦的干支，相差都是二十一天。干支也都是天干进一位，地支退三位。为了要说明 2000 年，历法有一种特殊的规定，所以特将二千年以后的几年元旦也举了几个例，使读者更为明了。因为历法规定，百年整数，免闰一年，二月份仍是二十八天和平年一样，举近数百年来说，如 1700、1800、1900、2100、2200、2300 等闰年，是没有闰月的，从当年元旦到次年元旦的干支数，只需加五天，但能够用四除尽的如 1600、2000、2400 等百年整数的闰年，二月份仍应作闰年加一天，这也就是上面表格 2000 ～ 2001 年的干支数仍应加六天的原因，也可知从现在 1956 年的闰年推算下去，逢闰年都可以加六个干支，直到 2100 年的这个闰年，因为又是百年的整数，才应免去一闰，2100 ～ 2101 年的元旦干支，仅需加五天。以下都可仿着上述的原则，仍是照平年加五天，闰年加六天，没有变更，按此类推，所以在以下各年，不再举例，明白了这一点，即千百年前或数百年后的元旦干支和当年逐日的干支，都可以推算出来，因此操作八法怎样来知道当天干支的问题也就不难解决了。

第八节 八法治病及其应取的配合穴

八脉八法所应用的八个穴位，虽是属于十二经络的孔穴，由于八穴各自直接相通着奇经八脉，所以它的主治，不仅是包括十二经的病症，尤其着重于八脉的病症。而应用了八法按照八穴开阖的时间，准确的去及时诊治，古医家对于它的疗效，早已极为重视。例如《刺法启玄歌》所说："八法神针妙，飞腾法最奇……上下交经足，疾如应手验……用似船推舵，应如弩发机，气聚逢时散，身疼指下移……"杨继洲所编的《针灸大成》关于八法的说明中也曾明白指出："灵龟飞腾图有二，人莫适从，今取其效验者录之耳。"这所称有效验而录之的八法，也就是本章各节所依据的内容。可是疾病的种类繁多，若操作八法仅是限于八个穴位的运用，它能适应的病症当然不能包括一切，所以在治疗中，既需遵照八法开穴的时间，也仍是需要按症状的不同去选用其他配合的穴位，相辅为用，使疗效更为显著。

八法的配合穴，主要是采取与本穴相应的交会穴，然后再选用其他的病穴相配。关于八法配合的记述，散见于古医书中是很多的，兹为了便于操作者的参考，将《针灸大成》及其他古医集所载择要分录如下。

一、公孙（乾六）属脾经通冲脉

内关主心腹五脏病，与内关主客相应。

八法西江月："九种心疼延闷，结胸翻胃难停，酒食积聚胃肠鸣，水食气疾膈病。脐痛腹疼胁胀，肠风疟疾心疼，胞衣不下血迷心，泄泻公孙立应。"

备考：《十二经治症主客原络诀》："腹膜心闷意凄怆，恶人恶火恶灯光，耳间响动心中惕，鼻衄唇喎疟又伤，弃衣骤步身中热，痰多足痛与疮疡，气蛊胸腿疼难止，冲阳、公孙一刺康。"《标幽赋》："阴跻、阴维、任、冲脉，去心腹胁肋在里之疑。脾冷、胃疼，泻公孙而立愈。"《席弘赋》："肚痛须是公孙妙。"《拦江赋》："四日太阴宜细辨，公孙、照海一同行，再由内关施绝法。"《胜玉歌》："脾心痛急寻公孙。"《杂病穴法歌》："腹痛公孙、内关尔。"

凡治以下各症，必先取公孙为主，次取其他各穴应之，穴名如下：

九种心痛一切冷气：大陵、中脘、隐白。

痰膈延闷，胸中隐痛：劳宫、膻中、间使。

气膈五噎，饮食不下：膻中、三里、太白。

脐腹胀满，食不消化：天枢、水分、内庭。

胁肋下痛，起止艰难：支沟、章门、阳陵泉。

泄泻不止，里急后重：下脘、天枢、照海。

胸中刺痛，隐隐不乐：内关、大陵、彧中。

两胁胀满，气攻疼痛：绝骨、章门、阳陵泉。

中满不快，翻胃吐食：中脘、太白、中魁。

脘胃停痰，口吐清水：巨阙、中脘、厉兑。

胃脘停食，疼刺不已：膻中、中魁、丰隆。

呕吐痰涎，眩晕不已：中脘、三里、解溪。

心疟，令人心内怔忡：神门、心俞、百劳。

脾疟，令人怕寒腹痛：商丘、脾俞、三里。

肝疟，令人气色苍，恶寒发热：中封、肝俞、绝骨。

肺疟，令人心寒怕凉：列缺、肺俞、合谷。

肾疟，令人洒热，腰脊强痛：大钟、肾俞、申脉。

疟疾，大热不退：间使、百劳、绝骨。

疟疾，先寒后热：后溪、曲池、劳宫。

疟疾，先热后寒：曲池、百劳、绝骨。

疟疾，心胸疼痛：内关、上脘、大陵。

疟疾，头痛眩晕，吐痰不已：合谷、中脘、列缺。

疟疾，骨节酸痛：魄户、百劳、然谷。

疟疾，口渴不已：关冲、水沟、间使。

胃疟，令人善饥不能食：厉兑、胃俞、大都。

胆疟，令人恶寒，怕惊，睡卧不安：临泣、胆俞、期门。

黄疸，四肢俱肿，汗出染衣：至阳、百劳、腕骨、中脘、三里。

黄疸，遍身皮肤、面目、小便俱黄：脾俞、隐白、百劳、至阳、三里、腕骨。

谷疸，食毕即心眩，心中拂郁，遍体发黄：胃俞、内庭、至阳、三里、腕骨、阴谷。

酒疸，身目俱黄，心中痛，面发赤斑，小便亦黄：胆俞、至阳、委中、腕骨。

女痨疸，身目俱黄，发热恶寒，小便不利：关元、肾俞、至阳、然谷。

二、内关（艮八）属心包络经通阴维脉

内关主心胆脾胃之病，与公孙二穴主客相应。

八法西江月：“中满心胸痞胀，肠鸣泄泻脱肛，食难下膈酒来伤，积块坚横胁撑。妇女胁疼心痛，结胸里急难当，伤寒不解结胸膛，疟疾内关独当。”

备考：《针灸集成》：“内关主中风失志，实则心暴痛，虚则心烦惕惕，面热，目昏，支满，肘挛，久疟不已，胸满，肠痛，实则泻之，生疮灸之。”《十二经治症主客原络诀》：“三焦为疾耳中聋，喉痹咽干目肿红，耳后肘疼并出汗，脊间心后痛相从，肩背风生连膊肘，大便坚闭及遗癃，前病治之何穴愈，阳池内关法理同。”《百症赋》：“建里内关，扫尽胸中之苦闷。”《席弘赋》：“肚痛须是公孙妙，内关相应必然瘳。”《玉龙歌》：“腹中气块痛患当，穴法宜向内关防，八法有名阴维穴，腹中之疾永安康。”

凡治以下各症，必先取内关为主，次取其他各穴应之。穴名如下：

中满不快，胃脘伤寒：中脘、大陵、三里、膻中。

中焦痞满，两胁刺痛：支沟、章门、膻中。

脾胃虚冷，呕吐不已：内庭、中脘、气海、公孙。

脾胃气虚，心腹胀满：太白、三里、气海、水分。

胁肋下疼，心脘刺痛：气海、行间、阳陵泉。

痞块不散，心中闷痛：大陵、中脘、三阴交。

食癥不散，入渐羸瘦：腕骨、脾俞、公孙。

食积血瘕，腹中隐痛：胃俞、行间、气海。

五积气块，血积血瘕：膈俞、肝俞、大敦、照海。

肠腑虚冷，两胁疼痛：支沟、通里、章门、阳陵泉。

风壅气滞，心腹刺痛：风门、膻中、劳宫、三里。

大肠虚冷，脱肛不收：百会、命门、长强、承山。

大便难下，用力脱肛：照海、百会、支沟。

肠毒肿痛，便血不止：承山、肝俞、膈俞、长强。

五种痔疾，攻痛不已：合阳、长强、承山。

五痫等病，口中吐沫：后溪、神门、心俞、隐白。

心性呆痴，悲泣不已：通里、后溪、神门、大钟。

心惊发狂，不识亲疏：少冲、心俞、中脘、十宣。

健忘易失，言语不纪：心俞、通里、少冲。

心气虚损，或歌或笑：灵道、心俞、通里。

心中惊悸，言语错乱：少海、少府、心俞、后溪。

心中虚惕，神思不安：乳根、通里、胆俞、心俞。

心惊中风，不省人事：中冲、百会、大敦。

心胆诸虚，怔忡惊悸：阴郄、心俞、通里。

心虚胆寒，四体颤掉：胆俞、通里、临泣。

三、后溪（兑七）属小肠经通督脉

后溪主头面项颈病，与申脉主客相应。

八法西江月：“手足拘挛战掉，中风不已痫癫，头疼脸肿泪涟涟，腿膝腰背痛遍。项强伤寒不解，牙疼腮肿喉咽，手麻足麻破伤牵，盗汗后溪先砭。”

备考：《针灸集成》：“后溪主痎疟寒热、目翳、鼻衄、耳聋、胸满、项强、癫痫、臂肘挛急、五指尽痛。”《千金要方》：“主鼻衄窒喘息不通。”《胜玉歌》：“后溪鸠尾及神门，治疗五痫立便痊。”《肘后歌》：“胁肋腿痛后溪妙。”《通玄指要赋》：“痫发癫狂兮，凭后溪而疗理。”《百症赋》：“后溪、环跳，腿疼刺而即轻。治疸消黄，谐后溪、劳宫而看。阴郄、后溪，治盗汗之多出。”《玉龙歌》：“时行疟疾最难禁，穴法由来未审明，若把后溪穴寻得，多加艾火即时轻。”

凡治以下各症，必先取主穴后溪，次取其他各穴应之。穴名如下：

手足挛急，屈伸艰难：三里、曲池、行间、阳陵泉。

手足俱颤，不能行步握物：阳溪、曲池、腕骨、太冲、绝骨、公孙、阳陵泉。

颈项强痛，不能回顾：承浆、风池、风府。

两腮颊痛红肿：大迎、颊车、合谷。

咽喉闭塞，米水不下：天突、商阳、照海、十宣。

双蛾风，喉闭不通：少商、金津、玉液、十宣。

单蛾风，喉中肿痛：关冲、天突、合谷。

偏正头风及两额角痛：列缺、合谷。

太阳紫脉：头临泣、丝竹空。

两眉角痛不已：攒竹、阳白、印堂、合谷、头维。

头目昏沉太阳痛：合谷。

头项拘急，引肩背痛：承浆、百会、肩井、中渚。

醉头风，呕吐不止，恶闻人言：涌泉、列缺、百劳、合谷。

眼赤肿，冲风泪下不已：攒竹、合谷、小骨空、临泣。

破伤风，因他事搐发，浑身发热颠强：大敦、合谷、行间、十宣。

杨氏治症：

咳嗽寒痰：列缺、涌泉、申脉、肺俞、天突、丝竹空。

头目眩晕：风池、命门、合谷。

头项强硬：承浆、风府、风池、合谷。

牙齿疼痛：列缺、水沟、颊车、太溪、太渊、合谷。

耳不闻声：听会、商阳、少冲、中冲。

破伤风症：承浆、合谷、八邪（经外奇穴）、外关、四关。

四、申脉（坎一）属膀胱经通阳跻脉

申脉主四肢风邪及痈毒病，与后溪主客相应。

八法西江月：“腰背屈强腿痛，恶风自汗头疼，雷头赤目痛眉棱，手足麻挛臂冷。吹乳耳聋鼻衄，痫癫肢节烦憎，遍身肿满汗头淋，申脉先针有应。”

备考：《针灸集成》：“主治风眩癫疾，腰脚痛，膝胻寒酸。气逆，腿足不能屈伸，妇人气血痛，脚气红肿，泻之，苦麻木无力先泻后补。”《杂病穴法歌》：“头风目眩项捩强，申脉金门手三里。二陵二跻与二交，头项手足互相与。脚膝诸痛羡行间，三里申脉金门刺。”《拦江赋》：“申脉能除寒与热，头风偏正及心惊，耳鸣鼻衄胸中满。”《标幽赋》：“头风头痛，刺申脉与金门。”《玉龙歌》：“腿足红肿草鞋风，须把昆仑二穴攻，申脉太溪如再刺，神妙医诀起疲癃。”

凡治以下各症，必先取申脉为主，次取其他各穴应之，穴名如下：

腰背强，不可俯仰：腰俞、膏肓、委中（刺紫脉出血）。

肢节烦痛，牵引腰脚疼：肩髃、曲池、昆仑、阳陵泉。

中风，不省人事：中冲、百会、大敦、印堂、合谷。

中风不语：少商、前顶、水沟、膻中、合谷、哑门。

中风，半身瘫痪：手三里、腕骨、合谷、绝骨、行间、风市、三阴交。

中风偏枯，疼痛无时：绝骨、太渊、曲池、肩髃、三里、昆仑。

中风，四肢麻痹不仁：肘髎、上廉、鱼际、风市、膝关、三阴交。

中风，手足搔痒，不能握物：臑会、腕骨、合谷、行间、风市、阳陵泉。

中风，口眼㖞斜，牵连不已：水沟、合谷、太渊、十宣、瞳子髎、颊车。

中风，角弓反张，眼目盲视：百会、百劳、合谷、行间、曲池、十宣、阳陵泉。

中风，口噤不开，言语謇涩：地仓（宜针透）、颊车、水沟、合谷。

腰脊项背疼痛：肾俞、水沟、肩井、委中。

腰痛起止艰难：然谷、膏肓、委中、肾俞。

足背生毒，名曰发背：内庭、侠溪、行间、委中。

手背生疮，名附筋发背：液门、中渚、合谷、外关。

手臂生毒，名曰附骨疽：天府、曲池、委中。

杨氏治症：

背腰生痈：委中、侠溪、十宣、曲池、液门、内关、外关。

遍体疼痛：太渊、三里、曲池。

须髭发毒：太阳、申脉、太溪、合谷、外关。

头脑攻疮；百劳、合谷、申脉、强间、委中。

头痛难低：申脉、金门、承浆。

颈项难转：后溪、合谷、承浆。

五、临泣（巽四）属胆经通带脉

临泣主四肢病，与外关主客相应。

八法西江月：“手足中风不举，痛麻发热拘挛，头风痛肿项腮连，眼肿亦疼头旋。齿痛耳聋咽肿，浮风搔痒筋牵，腿痛胁胀肋肢偏，临泣针时有验。”

备考：《针灸集成》：“临泣主胸满气喘，目眩心痛，缺盆中及腋下马刀疡，痹痛无常，厥逆，痎疟日西发者，淫泺胻酸，洒淅振寒，妇人月经不利，季胁支滞乳痈。”《针灸甲乙经》：“厥四逆，喘气，满风，身汗出不清，髋髀中痛不可得行，足外皮痛，枕骨腮颔肿，目涩，身痹，又胸痹心痛不得息，痛无常处，临泣主之。”《杂病穴法歌》：“赤眼迎香出血奇，临泣太冲合谷侣。耳聋临泣与金门，合谷针后听人语。牙风面肿颊车神，合谷临泣泻不数。”《玉龙歌》：“两足有水临泣泻。”

凡治以下各症，必先取临泣为主，次取其他各穴应之。穴名如下：

足附肿痛，久不能消：行间、申脉。

手足麻痹，不知痒痛：太冲、曲池、大陵、合谷、三里、中渚。

两足颤掉，不能移步：太冲、昆仑、阳陵泉。

两手颤掉，不能握物：曲泽、腕骨、合谷、中渚。

足指拘挛，筋紧不开：丘墟、公孙、阳陵泉。

手指拘挛，伸缩疼痛：尺泽、阳溪、中渚、五虎。

足底发热，名曰湿热：涌泉、京骨、合谷。

足外踝红肿，名曰穿踝风：昆仑、丘墟、照海。

足跗发热，五指节痛：冲阳、侠溪、十宣。

两手发热，五指疼痛：阳池、液门、合谷。

两膝红肿疼痛，名曰鹤膝风：膝关、行间、风市、阳陵泉。

手腕起骨痛，名曰绕踝风：太渊、腕骨、大陵。

腰胯疼痛，名曰寒疝：五枢、委中、三阴交。

臂膊痛连肩背：肩井、曲池、中渚。

腿胯疼痛，名腿义风：环跳、委中、阳陵泉。

白虎历节风疼痛：肩井、三里、曲池、委中、合谷、行间。

走注游风，走四肢疼痛：天应、曲池、三里、委中。

浮风，浑身瘙痒：百会、百劳、命门。

太阳紫脉：风市、绝骨、水分、气海、血海、委中、曲池。

头项红肿强痛：承浆、风池、肩井、风府。

肾虚腰痛，兴动艰难：肾俞、脊中、委中。

闪挫腰痛，起止艰难：脊中、腰俞、肾俞、委中。

虚损湿滞腰痛，行动无力：脊中、腰俞、肾俞、委中。

诸虚百损，四肢无力：百劳、心俞、三里、关元、膏肓。

胁下汗积，气块刺痛：章门、支沟、中脘、大陵、阳陵泉。

杨氏治症：

手足拘挛：中注、尺泽、绝骨、八邪、阳溪、阳陵泉。

四肢走注：三里、委中、命门、天应、曲池、外关。

膝胫酸痛：行间、绝骨、太冲、膝眼、三里、阳陵泉。

腿寒痹痛：四关、绝骨、风市、环跳、三阴交。

臂冷痹痛：肩井、曲池、外关、三里。

百节酸痛：肩髃、魂门、绝骨、命门、外关。

六、外关（震三）属三焦经通阳维脉

外关主风寒筋络皮肤病，与临泣主客相应。

八法西江月：“肢节肿疼膝冷，四肢不遂头风，背胯内外骨筋攻，头项眉棱皆痛。手足热麻盗汗，破伤眼肿睛红，伤寒自汗表烘烘，独念外关为重。”

备考：《针灸集成》：“外关主耳聋浑焞无闻，肘臂五指痛不能握，若胁肋痛者泻之。”《标幽赋》：“阳跻阳维足督带，主肩背腰腿在表之病。”《针灸甲乙经》：“口僻禁，肘中濯濯，臂内廉痛不可及头，外关主之。”《十二经治症主客原络诀》：“包络为病手挛急，臂不能伸痛如屈，胸膺胁满腋肿平，心中淡淡面色赤，目黄喜笑不肯休，心烦心痛掌热极，良医达士细推详，大陵、外关病消释。”《拦江赋》：“伤寒在表并头痛，外关泻动自然安。”《玉龙歌》：“腹中疼痛亦难当，大陵、外关可消详。”《杂病穴法歌》：“一切风寒暑湿邪，头痛发热外关起。”

凡治以下各症，必先取外关为主，次取其他各穴应之。穴名如下：

臂膊红肿，支节酸痛：肘髎、肩髃、腕骨。

内足踝红肿，名曰绕踝风：太溪、丘墟、临泣、昆仑。

手指节痛，不能伸屈：阳谷、五虎、腕骨、合谷。

足指节痛，不能行步：内庭、太冲、昆仑。

五脏结热，吐血不已，取五脏俞并血会治之：心俞、肺俞、脾俞、肝俞、肾俞、膈俞。

六腑结热，血妄行不已，取六腑俞并血会治之：胆俞、胃俞、小肠俞、大肠俞、膀胱俞、三焦俞、膈俞。

鼻衄不止，名血妄行：少泽、心俞、膈俞、涌泉。

吐血昏晕，不省人事：肝俞、膈俞、通里、大敦。

虚损气逆，吐血不已：膏肓、膈俞、关元、肝俞。

吐血衄血，阳乘于阴，血热妄行：中冲、肝俞、膈俞、三里、三阴交。

血寒亦吐，阴乘于阳，名心肺二经呕吐：少商、心俞、神门、肺俞、膈俞、三阴交。

舌强难言及生白苔：关冲、中冲、承浆、聚泉（经外奇穴）。

重舌肿胀，热极难言：十宣、海泉、金津、玉液。

口内生疮，名枯曹风：兑端、支沟、承浆、十宣。

舌吐不收，名曰阳强：涌泉、兑端、少冲、神门。

舌缩难言，名曰阴强：心俞、膻中、海泉。

唇吻裂破，血出干痛：承浆、少商、关冲。

项生瘰疬，绕项起核，名曰蟠蛇疬：天井、风池、肘尖（经外奇穴）、缺盆、十宣。

瘰疬延生胸前，连腋下者，名曰瓜藤疬：肩井、膻中、大陵、支沟、阳陵泉。

左耳根肿核者，名曰惠袋疬：翳风、后溪、肘尖。

右耳根肿核者，名曰蜂窝疬：翳风、颊车、合谷。

耳根红肿痛：合谷、翳风、颊车。

颈项红肿不消，名曰项疽：风府、肩井、承浆。

目生翳膜，隐涩难开：睛明、合谷、肝俞、鱼尾（经外奇穴）。

风沿烂眼，迎风冷泪：攒竹、丝竹空、二间、小骨空（经外奇穴）。

目风肿痛，胬肉攀睛：和髎、睛明、攒竹、肝俞、委中、合谷、肘尖、照海、列缺、十宣。

牙齿两颌肿痛：水沟、合谷、太溪。

上片牙痛，牙关不开：太渊、颊车、合谷、太溪。

下片牙痛，颊项红肿痛：阳溪、承浆、颊车、太溪。

耳聋，气痞疼痛：听会、肾俞、三里、翳风。

耳内或痒或鸣或痛：客主人、合谷、听会。

雷头风晕，呕吐痰涎：百会、中脘、太渊、风门。

肾虚头痛，头重不举：肾俞、百会、太溪、列缺。

痰厥头晕，头目昏沉：大敦、肝俞、百会。

头顶痛，名曰正头风：上星、百会、脑空、涌泉、合谷。

目暴赤肿疼痛：攒竹、合谷、迎香。

杨氏治症：

中风拘挛：中渚、阳池、曲池、八邪。

七、列缺（离九）属肺经通任脉

列缺主心腹胁肋五脏病，与照海主客相应。

八法西江月：“痔疟便肿泄痢，唾红溺血咳痰，牙疼喉肿小便难，心胸腹疼噎咽。产后发强不语，腰痛血疾脐寒，死胎不下膈中寒，列缺乳痈多散。”

备考：《针灸集成》：“列缺主偏风口眼㖞斜，手肘痛无力，半身不遂，口噤不开，痎疟寒热烦躁，咳嗽，喉痹，呕沫，惊痫等症。”《十二经治症主客原络歌》：“阳明大肠侠鼻孔，面痛齿疼腮颊肿，生疾目黄口亦干，鼻流清涕及血涌，喉痹肩前痛莫当，大指次指为一统，合谷列缺取为奇，二穴针之居病总。”《肘后歌》：“或患伤寒热未收，牙关风壅药难投，项强反张目直视，金针用意列缺求。”《灵光赋》：“偏正头痛泻列缺。”《拦江赋》：“头部须还寻列缺，痰涎壅塞及咽喉。”《马丹阳十二穴歌》：“善疗偏头患，遍身风麻痹，痰涎频壅上，口噤不开牙。”《席弘赋》：“气刺两乳求太渊，未应之时泻列缺。”《玉龙歌》：“寒痰咳嗽更兼风，列缺二穴最可攻。”

凡治以下各症，必先取列缺为主穴，次取其他各穴应之。穴名如下：

鼻流涕臭，名曰鼻渊：曲差、上星、百会、风门、迎香。

鼻生息肉，闭塞不通：印堂、迎香、上星、风门。

伤风，面赤，发热，头痛：通里、曲池。

伤风，感寒，咳嗽，咳满：膻中、风门、合谷、风府。

伤风，四肢烦热，头痛：经渠、曲池、合谷、委中。

腹中肠痛，泻利不已：内庭、天枢、三阴交。

赤白痢疾，腹中冷痛：水道、气海、外陵、天枢、三阴交、三里。

胸前两乳红肿痛：少泽、大陵、膻中。

乳痈肿痛，小儿吹乳：中府、膻中、少泽、大敦。

腹中寒痛，泄泻不止：天枢、中脘、关元、三阴交。

妇血积痛，败血不止：肝俞、肾俞、膈俞、三阴交。

咳嗽寒痰，胸膈闭痛：肺俞、膻中、三里。

久咳不愈，咳唾血痰：风门、太渊、膻中。

哮喘气促，痰气壅盛：丰隆、俞府、膻中、三里。

吼喘胸膈急痛：肺俞、彧中、天突、三里。

哮喘气满，肺胀不得卧：俞府、风门、太渊、中府、三里、膻中。

鼻塞不知香臭：迎香、上星、风门。

鼻流清涕，腠理不密，喷嚏不止：神庭、肺俞、太渊、三里。

妇人血沥，乳汁不通：少泽、大陵、膻中、关冲。

乳头生疮，名曰妒乳：乳根、少泽、肩井、膻中。

胸中噎寒痛：大陵、内关、膻中、三里。

五瘿等症，项瘿之症有五，一曰石瘿，如石之硬；二曰气瘿，如绵之软；三曰血瘿，如赤脉细丝；四曰筋瘿，乃无骨；五曰肉瘿，如袋之状；此乃五瘿之形也：扶突、天突、天窗、缺盆、俞府、膺俞（喉上）、膻中、合谷、十宣（出血）。

口内生疮，臭秽不可近：十宣、金津、玉液、承浆、合谷。

三焦极热，口内生疮：关冲、外关、水沟、迎香、金津、玉液、地仓。

口气冲人，臭不可近：少冲、通里、水沟、十宣、金津、玉液。

冒暑大热，霍乱吐泻：委中、百劳、中脘、曲池、十宣、三里、合谷。

中暑自热，小便不利：阴谷、百劳、中脘、委中、气海、阳陵泉。

小儿急惊风，手足搐搦：印堂、百会、水沟、中冲、大敦、太冲、合谷。

小儿慢惊风，目直视，手足搐，口吐沫：大敦、脾俞、百会、上星、水沟。

消渴等症，三消其症不同，消脾、消中、消肾。《内经》云："胃腑虚，食斗米不能充饥，肾脏渴，饮百杯不能止渴，及房劳不能称心意，此为三消也。乃土燥承渴，不能克化，故成此病"：水沟、公孙、脾俞、中脘、关冲、照海（治饮不止渴）、太溪（治房劳不称心）、三里（治食不充饥）。

黑痧，腹痛，头疼，发热，恶寒，腰背强痛，不得睡卧：百劳、天府、委中、十宣。

白痧，腹痛吐泻，四肢厥冷，十指甲黑，不得睡卧：大陵、百劳、大敦、十宣。

黑白痧，头疼发汗，口渴，大肠泄泻，恶寒，四肢厥冷，名曰绞肠痧，或肠鸣腹响：委中、膻中、百会、关元、大敦、窍阴、十宣。

杨氏治症：

血迷、血晕：水沟。

胸膈痞结：涌泉、少商、膻中、内关。

脐腹疼痛：膻中、大敦、中府、少泽、太渊、三阴交。

心中烦闷：阴陵泉、内关。

耳内蝉鸣：少冲、听会、中冲、商阳。

鼻流浊污：上星、内关、列缺、曲池、合谷。

伤寒发热：曲差、内关、经渠、合谷。

八、照海（坤二五）属肾经通阴跻脉

照海主脏腑病，与列缺主客相应。

八法西江月：“喉塞小便淋涩，膀胱气痛肠鸣，食黄酒积腹脐并，呕泻胃翻便紧。产后昏迷积块，肠风下血常频，膈中快气气核侵，照海有功必定。”

备考：《针灸集成》：“照海主咽干呕吐，四肢懈惰，嗜卧，善悲，大风偏枯，半身不遂，久疟，卒疝，腹中气痛，阴挺出，月水不调。”《通玄指要赋》：“四肢之懈惰，凭照海以消除。”《席弘赋》：“若是七疝小腹痛，照海阴交曲泉针。咽喉最急先百会，太冲、照海及阴交。”《百症赋》：“大敦照海，患寒疝而善蠲。”《拦江赋》：“口噤喉风针照海。”又：“四日太阴宜细辨，公孙照海一同行，再用内关施绝法。”《玉龙歌》：“大便闭结不能通，照海分明在足中。”

凡治以下各症，必先取照海为主，次取其他各穴应之，穴名如下：

小便淋涩不通：阴陵泉、三阴交、关冲、、合谷。

小便冷痛，小便频数：气海、关元、肾俞、三明交。

膀胱七疝、奔豚等症：大敦、关元、三阴交、涌泉、章门、大陵。

偏坠木肾，肿大如升：大敦、曲泉、然谷、三阴交、归来、阑门（经外奇穴）、膀胱俞、肾俞。

乳弦疝气，发时冲心痛：带脉、涌泉、太溪、大敦。

小便淋血不止，阴器痛：阴谷、涌泉、三阴交。

遗精白浊，小便频数：关元、白环俞、太溪、三阴交。

夜梦鬼交，遗精不禁：中极、膏肓、心俞、然谷、肾俞。

妇人难产，子掬母心，不能下，胎衣不去：巨阙、合谷、三阴交、至阴（灸效）。

女人大便不通：申脉、阴陵泉、三阴交、太溪。

妇人产后脐腹痛，恶露不已：水分、关元、膏肓、三阴交。

妇人脾气，血蛊，水蛊，气蛊，石蛊：膻中、水分（治水）、关元、气海、三里、行间（治血）、公孙（治气）、内庭（治石）、支沟、三阴交。

女人血分，单腹气喘：下脘、膻中、气海、三里、行间。

女人血气劳倦，五心烦热，肢体皆痛，头目昏沉：肾俞、百会、膏肓、曲池、合谷、绝骨。

老人虚损，手足转筋，不能转动：承山、阳陵泉、临泣、太冲、尺泽、合谷。

霍乱吐泻，手足转筋：京骨、三里、承山、曲池、腕骨、尺泽、阳陵泉。

寒湿脚气，发热大痛：太冲、委中、三阴交。

肾虚脚气，红肿大热不退：气冲、太溪、公孙、三阴交、血海、委中。

干脚气，膝头并内踝及五趾疼痛：膝关、昆仑、绝骨、委中、阳陵泉、三阴交。

浑身胀满，浮肿生水：气海、三里、曲池、合谷、内庭、行间、三阴交。

心腹胀大如盆：中脘、膻中、水分、三阴交。

单腹鼓胀，气喘不息：膻中、气海、水分、三里、行间、三阴交。

四肢面目，浮肿不退：水沟、合谷、三里、临泣、曲池、三阴交。

妇人虚损，形瘦，赤白带下：百劳、肾俞、关元、三阴交。

女人经水正行，头晕小腹痛：阳交、内庭、合谷。

室女月水不调，脐腹疼痛：肾俞、三阴交、关元。

妇人产难，不能分娩：合谷、三阴交、独阴（经外奇穴）。

杨氏治症：

气血两蛊：行间、关元、水分、公孙、气海、临泣。

五心烦热：内关、涌泉、十宣、大陵、合谷、四花（经外奇穴）。

气攻胸痛：通里、大陵。

心内怔忡：心俞、内关、神门。

咽喉闭塞：少商、风池、照海。

虚阳自脱：心俞、然谷、肾俞、中极、三阴交。

小结

1. 灵龟八法是以奇经八脉为主，依据着气血流注开阖去按时取穴的一种法则。它的取穴方式虽与子午流注不同，但在临床上的实践方面，常是可以和子午流注相辅为用的。所谓八脉的名称，原是由于它的部位和性质或作用的各别不同而定的，在十二经之中有着八个穴位，分别与八脉相联系，即肺经的列缺通任脉，小肠经的后溪通督脉，脾经的公孙通冲脉，胆经的临泣通带脉，膀胱经的申脉通阳跻，肾经的照海通阴跻，三焦经的外关通阳维，心包络的内关通阴维，这八个穴位也就是灵龟八法治病的主穴。

2. 八卦的哲学，原是古代自发的原始辩证法，几千年来曾被广泛应用在医学方面。八法就是以这套哲学为基础，将八个穴位分配着八卦，按其中的阴阳演变，产生了按时取穴的规律。所以八脉八穴都有一个八卦的数字去代表它，这些数字的位置有着深长的意义，可以发展出许多变化，将它错综的相加相乘起来，也都可以得到一个统一的答数。这也说明了八法虽用许多数字去反复演变，但它所代表八穴的开阖关系，仍是有着完整的统一性。

3. 奇经八脉与其相通的八个穴位，有着相互联系而交会的规定，即公孙与内关，临泣与外关，后溪与申脉，列缺与照海。此种相互的交会都有它一定的原由，一方面是因两脉的走向有着类似之处，同时按其所配合八卦的部位，分出阴阳盛衰的关系而两相交会；另一方面，又因相交会的两穴，它的部位必是一穴在手，一穴在足，像这样的配穴，应用在临床上也可以获得更显著的序效。

4. 八法的开阖注重于数字的计算，也就是每天日时的干支都有一个代表它的数字，通过加减乘除的算术，才能计算出所开的是某穴，所以对代表日时的干支数必须熟记，而这些数字的由来，也是有其依据的。代日的数字，是以五行生成数中的成数，即将七、八、九、十这四个数字用来分别的去配合每一个干支。代时的数字，是按干支的顺序，天干逢五相合，地支逢六相冲，从阴阳的盛衰按次顺数到老阳的九数，使每个干支都能得到一个代表它的数字，明白这些日时的干支数，就可以看出八法的按时开穴，在计算方面比子午流注法更为复杂。

5. 推算八法开穴的方法，是将代表日时干支的四个数字相加，然后按阳日除九、阴日除六的公式，去除干支的和数，它的余数是八卦所分配的每穴的数字，也就是代表了当时所开的穴位。如果和数是除尽的，阳日作九计算，所开的都是列缺穴，阴日作六计算，所开的都是公孙穴。而子午流注法，有阳日阳时取阳穴、阴日阴时取阴穴的原则，但在八法中并没有这样的规定，任何一天的十二个时辰，都可以按照公式去推算出一个穴位，按时进行针治。

6. 操作八法的手技，原无特殊的规定，但对于补泻迎随的作用必须能够妥善的掌握，因为这是决定疗效的重要环节。在选用穴位时，应采用八穴所交会的配穴，左针右病，右针左病，成上下相应的取穴，更可获得显著的反射作用和诱导作用。但在选定了八法开穴的时间，要有适当的配穴，怎样能够使针下得气，也是决定疗效的一个主因。所以进针后，感应的强弱和放散的远近，技术操作的熟练和针具的粗细，尤其是取穴是否准确，对疗效都有着很大的关系。

7. 八法推算开穴的时间，主要的必须知道当日的干支。因为阳历每年大小月的日数是固定的，用它去配合六十个干支，仍是很容易推算，只要预先知道当年元旦的干支，并按照大小月的差数，分别算出了每一月第一天的干支，制成一种简单的图样，就可以将任何一年的逐日干支很快的推算出来；而且每一年的元旦到次年的元旦，干支的距离也都是固定的，即平年增加五天，闰年增加六天，积四年增加二十一天，掌握了这一点，操作八法时怎样来知道当天的干支问题，也就很容易解决了。

8. 疾病的种类繁多，操作八法仅是运用了八个穴位，它所适应的病症，当然不能包括一切。所以在治疗中，按照八法开穴的时间，选用了主穴或与其相应的交会穴之后，也需要按症状的不同去选取其他的配穴，相辅为用，这样就可使疗效更为显著。

第八章　实验子午流注法的临床观察

第一节　子午流注法治病功效实例

子午流注在针灸治疗中的显著疗效，不仅为历代医家所推崇，直到现在，它所具有一定的实用价值，还是不容忽视。我们只要从曾经实践子午流注古法的验案中，就不难认识到运用此一古法所获得的成果。例如重庆第一医院吴棹仙院长，他行医已有四十余年，曾将子午流注环周图献给毛主席，并根据他的经验说："子午流注环周图，是我多年来用针灸治病的一种方法。这是《内经·灵枢》第二篇的一种方法；扁鹊引用它作了子午经，便于十日之推算，增加心脏五穴，共为六十六穴。子至午为阳，阳日阳时取阳穴；午至子为阴，阴日阴时取阴穴。脏腑的病，按时取治，其效甚捷。《内经》上说：'知其往来，要与之期。'又说：'为虚为实，若得若失。'这就是说，凡用针之先，必详病之虚实，不能错误的用针……这是用针不知阴阳虚实的害处。我按子午流注法用针以来，从来未发现过患者有休克的现象，疗效也佳。"（见1956年2月10日《健康报》）另一方面，在我们所举的几个治疗实例中，也可以证明这一点。这几个实验病例，虽然还不够充分的证明子午流注古法的异常疗效，但将它作为临床观察的点滴经验报告，其中的一些成果，还是值得注意的。

例1　杭某，男，33岁，农民。

症状：左脚患淋巴腺炎，已有一月半，浮红肿胀，知觉不正常，曾注射青霉素等药未效。

治疗：第一诊，1956年10月17日，是丁日酉时，针脾经荥穴大都，配穴：阴陵泉、阳陵泉、足三里、三阴交、绝骨、太冲、承山、昆仑。第二诊，10月19日，是己日巳时，针脾经经穴商丘，并补胃经母穴解溪，配穴：阳陵泉、足三里、三阴交、承山。经以上两次针后即痊愈。

按：我曾针治一般淋巴腺炎，奏效大多需五、六次以上，杭某收效之速，前所未有。

例 2　王某，男，53 岁，蚕种制造场工人。

症状：右膝内侧酸痛，持续月余后，疼痛益剧，曾服药和注射均未见效。

治疗：第一诊，1956 年 10 月 27 日，是丁日辰时，针胆经合穴阳陵泉，荥穴侠溪。配穴：曲泉、膝关、地机。第二诊，10 月 29 日，是己日巳时，针脾经经穴商丘，并补胃经母穴解溪，配穴：曲泉、膝关。第一次针后病去其半，二次即告痊愈。

按：我曾治疗一般同样的病，未用子午流注按时针治，疗效无此显著而迅速。

例 3　吴某，男，30 岁，农民。

症状：胃痉挛，胃部剧痛，数日或数月发作一次，已有多年。每发时胃部如钻如刺，针灸亦不能一时止痛，非注射吗啡不可，普通止痛药品均难收效。

治疗：1956 年 11 月 6 日，是丁日酉时，针脾经荥穴大都。配穴：中脘、梁门、内关、足三里、胃俞。针后 10 分钟内剧痛全止。

按：我曾治一般胃痉挛，虽用留针法而能减痛，但未有如此之速效。但另有几个同样的胃痉挛患者，亦曾用子午流注法，按时针阳陵泉、侠溪、商阳、阳溪等穴，其效果均不如这个病例的显著，这是按时定经的关系。

例 4　张某，男，73 岁，农民。

症状：疝气已患十余年，过度劳作则发，病状日增，痛不可忍，须用热水熏洗，方能稍减，过去曾用针灸治疗多次，均不能立愈。

治疗：1956 年 10 月 25，是乙日酉时，针肝经的井穴大敦，配穴：中极、曲泉、太冲、独阴。针一次后，其痛即止。

按：如不属肝经的子午流注穴，则试用的效果较差。

例 5　赵某，男，60 岁，农民。

症状：右肋间乳下时作疼痛已十余年，每当发时，曾用针灸疗法，须针治多次，至少一星期方能逐渐减痛。

治疗：1956 年 10 月 9 日，是己日辰时，针三焦经经穴支沟，并针灸压痛点阳陵泉，一次而愈。

按：普通针治一般肋间神经痛，不按流注时间针支沟、阳陵泉穴，我曾试用数次，亦可治愈，但一次治愈者，则未有之。

例 6　汤某，男，26 岁，居民区干部。

症状：16 岁时患遗精，每周多则四五次。20 岁时又患空洞性肺结核，从此常有耳鸣，腰酸，肩疼，背寒，四肢无力，面色萎黄。本年入夏后，体力更形衰弱，贫血。经针灸二三十次后，遗精已止，自觉走路有力，但食量迄未增进。

治疗：第一诊，1956 年 12 月 2 日，是癸日午时，针胃经井穴厉兑，加刺太渊。针后回家，见食贪馋，睡眠延长。第二诊，12 月 4 日，是乙日巳时，刺胃经母穴解溪，脾经子穴商丘，加刺尺泽。针后情况与初次相同，胃健安睡，且在第二天（12 月 5 日）中午食量大增，吃了干饭二大碗，蹄膀一大碗。第三诊，12 月 6 日，是丁日申时，针胃经经穴解溪，加刺少冲、膏肓。针后效果，与一、二两次相同，食欲增进，睡眠已入正常。

例 7　张某，女，45 岁，家务。

症状：患者向有心胃气痛。于 1955 年 10 月间，因病卧床不起，日久竟致右半身不遂。曾针治四月余，渐可起床，扶杖缓行。1956 年夏季起，再连续针治二十余次，略有进步，睡眠时身体转侧，患手亦能随身转动，但步行仍甚缓慢，不能多走，出外往返均须乘车。

治疗：第一诊，1956 年 12 月 1 日，是壬日未时，先针心经井穴少冲，小肠经子穴小海，加刺阳陵泉、曲池、太渊。第二诊，12 月 3 日，是甲日未时，先针肺经合穴尺泽，加刺阳陵泉、曲泉。第三诊，12 月 5 日，是丙日未时，先针肝经俞穴太冲，心经母穴少冲，加刺曲池。据云第一次针后，出诊所已可步行百余间门面，才坐车回家。第二次针后亦然。第三次针后步行自如，走了半小时多的路，回返家中，并不感觉疲劳。

例 8　张某，男，38 岁，店员。

症状：身高体肥。素有原发性高血压。3 年前患过瘾病，经中西医及针灸长期治疗后逐渐减轻。1956 年夏间已可复工，但自入冬后，又觉每日下午三时左右必发头昏，耳鸣如雷，左耳尤甚，且感觉过敏，惊恐不宁，体内亦觉到处颤动，睡眠中常有惊跳现象。

治疗：第一诊，1956 年 12 月 1 日，是壬日巳时，此时患者血压为 174/107mmHg，脉搏为 92 次 / 分，关脉弦硬，先针胃经母穴解溪，脾经子穴商丘，再刺风池、足三里。次日据告睡眠进步，梦境减少；耳鸣、惊恐均轻减，每日必发之头昏未曾发作。第二诊，12 月 2 日，是癸日巳时，此时患者血压为 160/100mmHg，脉搏为 83 次 / 分，左关之脉转软，先针心包经俞穴大陵，加刺行间。针后复量血压为 144/87mmHg，已有显著降低，患者甚觉愉快。患者亲笔录下血压差，旋即乘车返沪。

例 9　徐某，女，53 岁，家务。

症状：患慢性胃炎已十余年，最近复得感冒。

治疗：第一诊，1956 年 12 月 1 日，是壬日午时，先针三焦经俞穴中渚，加刺风门。第二诊，12 月 3 日，是甲日巳时，先针脾经经穴商丘，加刺合谷。据患者云每次针后，鼻塞顿然畅通，喷嚏、流清水、声哑等现象均已减轻。

例 10　沙某，女，53 岁。

症状：30 岁时左膝患关节炎，曾将膝髌骨截除。1951 年继得中风病，致左半身全部瘫痪，手臂紧贴胁肋不能举动，手指亦屈不能伸，呼吸急促，言语不如意，声调模糊，颜面每日潮红，即在冬季，面部亦需挥扇，大便干结，白带多。卧床不起已四年余矣，有时想要勉强坐起，必须人扶，或欲稍稍走动，亦需人先将左足踇趾紧捺二十余分钟，压平后始能着地，由人搀同扶杖缓缓移步，但至多仅能在房内绕行一圈。1955 年冬季，经针灸治疗数十次后，至 1956 年 11 月间，左手拇食指已能屈伸，肩膊亦略可举动，并能扶杖单独在室内行走，由绕行两圈逐渐增加，至多已可达 14 圈。

治疗：第一诊，1956 年 12 月 11 日，是壬日未时，先针心经井穴少冲，加刺太溪、肝俞、外关。第二诊，12 月 13 是甲日午时，先针心经子穴神门，加刺太溪、心俞。据云初次针后，由原可行走 14 圈，突然增至能走 18 圈，收效之速，与前必须经十天或一个月方能增加一两圈之程度显有不同。而两次针后，血压现已降至 138/89mmHg，患者谓在未病前，亦未有如此正常之血压。现在走 18 圈，也并无以前走两三圈之感到气短吃力。

例 11　花某，男，43 岁，建筑工人。

症状：1955 年 12 月 16 日，因日作过度疲劳，突然晕倒不起，从此成为右半身瘫痪症。头顶右侧前后胀痛，右足趾触物时，头顶更觉剧痛。面部强急，右边牙齿不能咀嚼。右侧颈项、胸背、腰臀各部均强直疼痛。右手不能举动，自肘至腕冷如冰雪。右股内外肌肉削缩，膝下经常强急，全无运动能力，足趾不生爪甲。吃下任何食物时，手足及背部必感有热气自上而下的游动。经过中西医及针灸治疗将近一年，均无显著效果。

治疗：第一诊，1956年12月11日，是壬日酉时，针脾经荥穴大都，加刺曲泉、合谷。第二诊，12月16日，是丁日酉时，针脾经荥穴大都，加刺曲泉、大肠俞、右颊车、右风池、两内关。初诊入针后，即听患者惊讶地说："全身舒服，各处病痛好像都已没有了。"但约过一刻钟，仍复原状。至次日手足转温暖，食后热气上下游动感觉亦已减轻，其余各病从此均见有好转。二诊时在刺入左右大都穴后，患者即说："右第一肋骨外端及胁胸胀强之感均已消失。"针曲泉时，据患者说："右胸部亦已软平。"

按：患者先后针治百余次，服药百余帖，据云未有如此次针治之收效大而迅速。

例12　钟某，女，53岁，居民干部。

症状：患高血压已十余年，曾长期服用西药，未能根治。1956年春季，施行针灸治疗，配服中药，血压暂得降低，但相隔二十天或一两月，血压仍然高，有时竟达260/130mmHg，头目晕眩，惊恐不安，必须连续针治及休养月余后，始可渐见恢复。1956年12月11日上午，旧病重发，突又昏晕，左侧头项部震跳不已，当时血压为220/124mmHg。

治疗：第一诊，1956年12月11日，是壬日未时，患者脉搏为88次/分，血压为216/126mmHg，先针心经井穴少冲，加刺肝俞、太冲。第二诊，12月14日，是乙日酉时，患者脉搏为79次/分，血压为160/90mmHg，先针肝经井穴大敦，加刺间使。第三诊，12月15日，是丙日未时，患者脉搏为77次/分，血压为158/88mmHg，先针肝经俞穴太冲，加刺肝俞、合谷。初诊后，左侧颞颥部震跳大减，服安眠药一片即能酣睡。二诊三诊后，精神转佳，于12月17日续量血压为158/84mmHg，据患者说，此次针治确与过去针灸治疗的效果不同。以前发病一次，虽经治疗，仍须卧床多日，并服加倍之药片，始能入睡。此次于初诊后，次晨即能起床，数日来均能安睡。仅经三次针治，竟能使血压降低60mmHg，其效果为以前所未有。

例13　徐某，男，62岁，建筑工人。

症状：自1951年以来，先后患气管炎，高血压，右膝至足趾部麻木厥冷，终年不暖。数年来虽经治疗，但效果甚微。不分寒暑，血压常在200/94上下，而气管炎亦仍不时发作，喘咳多痰，每因剧咳而不能入睡。一九五六年入冬后，更见血压增高，气喘加剧。

治疗：第一诊，1956年12月16日，是丁日辰时，患者血压为220/96mmHg，脉搏为88次/分，脉弦，每两三跳一停，先针胆经合穴阳陵泉，荥穴侠溪，加补鱼际。在阳陵泉、侠溪起针后，患者即谓多年不暖之右膝至足趾一段顿觉温暖。第二诊，12月18日，是己日未时，患者脉搏为75次/分，跳动均匀，血压为160/76mmHg，先针肺经合穴尺泽，加刺绝骨。经两次针治后，血压显著下降，喘急亦平，病足恢复温暖，与常人无异。

第二节　十二经分配十二时治病功效实例

十二经气血流注，配合一天中十二个时辰，按时取穴的针灸疗法，它以一经配合一个时辰，每天是固定的，如：寅时气血灌注肺经，卯时大肠经，辰时胃经，巳时脾经，午时心经，未时小肠经，申时膀胱经，酉时肾经，戌时心包经，亥时三焦经，子时胆经，丑时肝经。按照这样的流注情况，在每一时辰内，迎而夺之，而以治疗有关该经的实证，到了下一个时辰，随而济之，可以治疗该经的虚证。这一个运用上比较单纯的方法，在时间和取穴方面，虽不如子午流注那样的错综复杂，但它在临床上特殊的疗效，如鼓应桴，仍是值得我们注意的。从以下所举的几个实验病例中，可见这一古法的功用，确也有使我们进一步研究的价值。

例1　杜某，男，10岁。

症状：患心口痛，日夜不息，痛时颜面青紫，四肢厥冷，反张其身，终日背屈合胸。经过四次诊治后，痛已大减，惟至每夜丑时仍更痛。

治疗：按古法以丑时为气血灌注肝经之时，试在肝经中施治，以爪甲审切肝经的太冲穴，患者觉得痛势稍减，即以针刺入太冲穴，泻三次后立愈。

按：在治疗的时候，曾先后针刺心经穴位四次，每次虽见效果，痛为大减，但终未得根治。因此体会到它的特征表现在夜丑时必有剧痛之情况，联系了丑时为血气流注于肝经的说法，从肝经去寻其根原。刺太冲穴后其病果然痊愈，可见丑时与肝经之密切关系，否则刺肝经的太冲，必不易获此显著之疗效，而立愈心痛的。

例2　吕某，男，32岁。

症状：患面黄浮肿（俗称为黄肿病，又曰水积），已有年余，心馁而跳，两脚背麻木，脚肚胀痛。

治疗：午时针脾经俞原太白，胃之络穴丰隆，以“原络主客配合”大补之。太白补一次，心跳较好。唯心口发胀，知其有邪，泻一次，胀即松。再泻，胀消而舒畅。乃仍用补法，补一次而心跳减轻，不复如前之发胀矣。续补一次，又感好些，再补一次更好，又加补一次，则心跳痊愈。改针解溪，入针即觉气上行。补一次而麻减，再补一次而麻止。即脚肚发胀亦得全消。

按：古法以巳时为气血流注于脾经，凡虚证随而济之，应在午时补脾，午时亦为气血由脾经流注于心经之时，补脾则脾旺，注心之气亦旺。此症因脾伤而泄心气，以致贫血而心跳。按时针刺脾胃经原络，主客配合，补虚以泻邪，故脾得补而心跳愈。午时补脾经之功效及脾经与心经气血轮流灌注之关系，从此可以了解。

例 3　王某，男，43 岁。

症状：在一月半前，因患肠风泄血，洞泻百余次，失血过多，以致唇白面黄，心胆衰弱，行路心跳头晕，坐时急起亦晕，走则气喘，夜睡时一觉脚筋发麻，即全夜失眠，已有半月未能合眼矣。

治疗：按午时气血流注心经，补之应在未时，故特在未时针左少冲（心经井穴），补四次。再在申时补与心经相表里之小肠经，取小肠经俞穴后溪，又补四次。

效验观察：在未时于少冲入针后，觉胃中欲吐，补一次，欲吐之状止而思睡，续补一次，头觉清爽，即颓然垂头而睡意非常浓厚，促醒再进行补针一次，欲眠已甚，即出针，令睡一小时。至申时再针后溪穴，针时则又低头瞌睡于案上。是夜上床即酣睡，一觉直到天明，足亦不麻，从此痊愈。

例 4　司某，女，56 岁。

症状：多年心脏衰弱，日夜心跳甚烈，如喝开水后，衣外亦能见到显明的跳动，神疲，肢软甚。

治疗：在未时补心，针右少冲穴，连补三次。每补一次，则心跳少减，待补针毕，病已愈十分之八九矣。

例 5　刘某，男，32 岁。

症状：全身发热并作酸痛，在每天午后两三点钟（未时）即发，到天黑时则酸痛皆止，声音嘶哑，已有两月。

治疗：根据该病的发作酸痛时间为未时，乃气血灌注于小肠经的时候。

俞穴主治体重节痛，故在未时取小肠经的俞穴后溪，连续行泻法三次，再配合以肺经的俞穴太渊，先行补法三次，后又行泻法二次，治其声嘶，并加针大椎穴，先补后泻，去其陈寒。患者隔两三天来复诊时，据云全身酸痛已愈十分之六，当如前法，再针治一次，其病痊愈。

例 6　舒某，男，63 岁。

症状：年老体衰，耳鸣不休，如闻机声然。

治疗：按酉时气血灌注肾经随而济之，补肾应在戌时，故择在戌时针复溜右穴，入针即觉气上行。行补法一次，耳鸣较松，再行大补法三次，据称右耳鸣已愈十之六七，续针左足之飞扬，行补针一次，左耳鸣减，又补三次，双耳鸣声更轻，竟已愈十分之八九矣。

按：此人前次曾因补肾而发现耳鸣减轻，但仅隔三小时复鸣如故，此次按时补肾，经半月后始渐复鸣。按时与不按时之补，同一治法，而效果则大有不同，其事实如此。

例 7　王某，男，55 岁。

症状：1955 年曾患左上膊神经痛，经针灸治愈。1956 年 10 月间又复发，针灸数次未效。现觉左臂肘鹰嘴突起处疼痛，并牵引至腕部，同时又患全身瘙痒症。

治疗：1956 年 12 月 17 日，是戊日未时，按古义未时气血灌注小肠经，乃先针小肠经合穴小海（左穴），加刺左支正、左阳池，用中度刺激手法，针后续在该三穴行药条灸，再于血海灸五壮。经此次针灸后，臂痛立愈，全身瘙痒感亦完全消失。

例 8　谢某，女，55 岁。

症状：左手腕关节被自行车撞伤，后肘骨鹰嘴突起处及小指与无名指两端，肿痛甚剧，手不能举，略动即酸痛难忍，并稍有寒热，时时出虚汗。

治疗：第一次，1956 年 12 月 12 日，是癸日未时，先刺心经母穴少冲，小肠经子穴小海，加刺合谷。第二次，12 月 14 日，是乙日未时，仍刺心经母穴少冲，小肠经子穴小海，加刺左右外关、极泉。据患者云：初诊后，在当日下午七时左右，左小指及腕关节已能伸屈，次晨即能高举，手背及肘尖以下红肿均告消退。第二次针后，隔了一天，皆已痊愈。

例 9　袁某，女，23 岁。

症状：月经失常已四五年，身体日见瘦弱，精神萎靡，食欲不振，白带甚多，时觉头晕目眩，有时坐在凳上也要晕倒，如劳动稍久，发生喘急、足麻。

治疗：第一次，1956年12月12日，是癸日未时。患者脉搏为90次/分，心肾脉弱，血压为92/50mmHg，舌苔淡白滑嫩，听诊左肺音低弱。先补心经母穴少冲，加刺太溪。在少冲出针后，头晕顿觉减轻。刺入太溪不满一分钟，患者即谓眼已不花，亦以不觉头晕。第二次，12月13日，是甲日午时。患者脉搏为86次/分，心脉略强，肾脉仍濡，血压为72/58mmHg。先针心经子穴神门，再刺大都。二诊后已无眩晕现象，精神转佳。

第三节　八脉八法治病功效实例

前在第七章所介绍的八脉八法，它和子午流注有着相辅为用的功效，尤其是八法所用的八个穴位相互配合的作用，如公孙配内关，列缺配照海，临泣配外关，后溪配申脉，或申脉与后溪相配，外关与临泣相配，照海与列缺相配，内关与公孙相配。像这在四肢的上下配合取穴，它在治疗中的效果，必将更是显著。为了说明这一点，兹举出两则特效的验案如下，可见八法在针灸治疗中的价值，是值得注意的，从这两个实例，更可说明施针的手法和运用的是否适当，对于治疗效果有很大关系。

例1　黄某，男，48岁。

症状：大病已经两月余，并发咳嗽，咳时两乳上作痛，痰多壅，已有三天不能进食，不得安眠，体瘦弱如柴，小便自遗不知，大便泻，发热，谵语，舌苔黄厚，气短促，自汗，脉搏为120次/分，胸中结，气喘，面浮肿，症已危殆。

治法：先灸天突、胸中三行诸穴各一火，气海、关元、太溪、三里、三阴交、天枢、神阙、中脘、太渊、肺俞、风门、大椎、百会、脾俞、胃俞、百劳、昆仑、肾俞、内庭、公孙、内关各三火。针内关、公孙、丰隆，各泻三次。

效果：此症本已虚极，奄奄一息，根据古人针实不针虚的定法，当然不可贸然用针，故先用灸治之法补其本虚，使其精神兴奋，而后再针。先泻丰隆，次泻内关，乃觉得胸中舒畅。续针与内关相配合之公孙穴，待公孙泻毕，精神更好，胸前之阻塞情况顿然畅通，气喘大减，言语亦较有精神。过一小时，即能进食，是夜就不喘而安枕席矣。一觉直到天明，热亦退去，次日面肿消失，而能食物如常。

例2　高某，男，24岁。

症状：左肋下脾脏肿大，约五英寸宽，横串至脐上，胃脘与胸口结着，不时发生剧痛。痛剧时人竟晕去，并觉有热气上攻头部，头则发晕。耳内溃脓，记忆力完全丧失。在平时说话或行路，有忽然窒息现象，必须镇静休息几分钟后才能平复。项后强而发胀，目亦作胀感，气喘、颜面经常紫红色，两足麻木。

治法：针内关，行泻法五次，公孙，行泻法七次，章门，行泻法四次。灸脾俞、胃俞、膈俞、肺俞、足三里、涌泉各三火。先灸后针。在针章门时进针后，刮针柄即觉有热气由章门冲至胸部，可知胸部结痛之病因在脾，经泻法一次气渐消退，再泻一次热气消尽，复又将针提插之，又觉另有气冲上现象，一泻则又消去，此时颜面紫红色即退，但忽觉在腰部有热气上冲背部现象，即行留针。待将内关与公孙同时进针后，复感章门部有热气上冲胸部感觉，直至后脑发热。内关穴行泻法四次，其热渐退。须臾，胸部又发热，再于内关与公孙同时行泻法，其热又退。如此留针时间很长。治毕出针，肋下肿胀消退，而呼吸等均畅快多矣。

效果：在针治之后二三天内，浑身发热发痒，其邪往外发泄，胸部结痛、晕倒等症告痊，脾脏之肿亦消，足麻、面紫、气喘诸症状均告完全平服。

结束语

1. 本书介绍了针灸疗法中按时取穴的几种古法，将错综复杂的子午流注、八脉八法以及十二经分配十二时取穴治病的古典针术，从理论的分析到实践的运用操作，都做了全面的说明。

2. 通过前面所举的几个病例的治疗实践，确切地证明了中医学有其丰富的内容。像这几种含义深奥的针灸古法，在理论上虽还不够做出完全符合科学原则的解释，但仍是值得我们接受下来加以整理和深入钻研的。

3. 前述这些病例，都有比较长的病程，大部分从前都经过各种治疗，未见收效，因此也说明了按时取穴的古法有治程短、作用大、收效快种种优点，其价值诚不可漠视。我们如果进一步去加以研究、推广和实践，相信一定能够继续不断地创造出更好的经验来。

4. 按时取穴的针法，除必须注重时间的条件之外，其他方面全和一般的针灸疗法相同，每一个针灸医师都可以按图操作，不需要再经过专门的学习。不过应该特别注意的是，在治疗的过程中，手法的运用，尤其是补泻迎随的是否适当，是对疗效有着决定性的重要环节，同时在选择配穴方面，操作者必须临时灵活掌握，才能获得相辅为用的功效。因为子午流注所应用的穴位仅有六十六个，八法也仅选用了八个穴位，单用这少数的刺激点，并不完全能适应于一切疾病的治疗，遇到复杂的病症，仍应适当的配合其他穴位，才可以迅速收效。所以要完善地操作这些古法，对针灸疗法仍须具有丰富的学识和经验，决不能因它是治疗的捷径，只靠按时取穴，就可以解决一切了。

5. 气血在人体中按时流注的古说，在现代科学看来，还是一个不可理解的问题。我们如果将这些按时取穴的古法，在临床上作多方面的实验，就其所获得的疗效，去认识气血是怎样周流于经络间的盛衰情况，这也是今后研究的方向。我们深信，这几种古法，在向科学进军的今天，确有提出来重新给予评价的必要，虽然本书的内容还不够丰富，所举的少数实验病例因进行观察的条件不完备，谈得也不很具体，但这仅是我们研究的开端，借以提供同道们参考和广泛试用，从而来观察它的疗效，并发掘其中科学的真理。

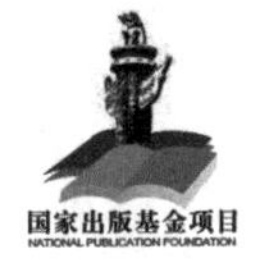

承淡安医集（下卷）

主编　张建斌　夏有兵

中国中医药出版社
·北　京·

图书在版编目（CIP）数据

承淡安医集：全 2 册 / 张建斌，夏有兵主编 . —北京：中国中医药出版社，2017.6（2025.5 重印）

ISBN 978-7-5132-4146-5

Ⅰ . ①承… Ⅱ . ①张… ②夏… Ⅲ . ①中医临床—经验—中国—现代 Ⅳ . ① R249.7

中国版本图书馆 CIP 数据核字（2017）第 076238 号

中国中医药出版社出版

北京经济技术开发区科创十三街 31 号院二区 8 号楼

邮政编码 100176

传真 010 64405721

北京盛通印刷股份有限公司印刷

各地新华书店经销

开本 710×1000 1/16 印张 125 字数 2312 千字

2017 年 6 月第 1 版 2025 年 5 月第 3 次印刷

书号 ISBN 978－7－5132－4146－5

定价 398.00 元

网址 www.cptcm.com

服 务 热 线 010-64405510

购 书 热 线 010-89535836

侵 权 打 假 010-64405753

微信服务号 zgzyycbs

微商城网址 https://kdt.im/LIdUGr

官 方 微 博 http://e.weibo.com/cptcm

天猫旗舰店网址 https://zgzyycbs.tmall.com

如有印装质量问题请与本社出版部联系（010 64405510）

总目录

上卷　针灸精粹

下卷　医学传薪

下卷

医学传薪

针灸薪传集

针灸学术讲稿

简易灸治、丹方治疗集

经典校译

医论医话

附一：承淡安自传

附二：承淡安日记

下卷

针灸薪传集

目　录

序

丁丑仲夏，校中研究班诸学子，以予历年在教室教授针灸经穴治疗之笔记，公举夏子少泉，分类而编次之，付诸梨枣，名曰《针灸薪传集》，分给同学，以为临证参考。书成借予序其端，余曰针灸始于三代以前，累代相传，漫无绪统，为便于教授计，故悉取古人之遗法，撷其菁华，施之于病而有效，揆之于理而可通者，简节而记录于册，历年治病教授，皆以此为纲领而发挥之，是古人授我，而我授诸同学，诸同学直接取之于我，间接则取之于古人。薪传自古，非我也，诸同学果能笃信好学，审问明辨，则此道重光，期于有日，薪传不至于绝矣。昔年黄帝问道于岐伯，坐明堂以授雷公、扁鹊、仓公，因而广其道，此所谓薪传也。诸同学，信而好古，取法先贤，固予之所愿，然仍当撮数语以相赠，庶不负诸同学求知心之谆谆切切也。

夫针灸之学，至微至高，玄奥无穷，岂笔墨所能形容尽罄哉！梓匠轮舆，能与人以规矩，不能使人巧；针灸亦只能与人规矩，手敏心灵，全在各人悟之耳。病之变化不一，人之体质悬殊，时序寒暖之不均，环境生活之变易，此同而彼异。欲求病证之状态与书中所言，若合符节而不稍移者，未之有也。然则此编之所记载，为临证之参考则可。若胶柱鼓瑟，执而不化，则亦难矣。

《内经》有曰：知其要者，一言而终；不知其要，流散无穷。余引用斯言者，欲诸子知其要也。知其要何如？请申言之。

焫艾运针之初，厥惟定穴，定有三百六十五，分经十四。阳经之穴在关节之间，陷下为真；阴经之穴在郄腘之处，动脉相处。取五穴用一穴而必端，取三经用一经而可正。以此定穴，虽不中不远矣。至于“宁失其穴，毋失其经”之说，非我针灸家所宜取法者，凡我同门，其深志之。

运针补泻之法，亦多端矣。综其要，不外针刺激之强弱与提插之迟数；或从近治，或从远取，胥视其病症之虚实而适应之。虚者刺激宜乎弱，宜乎插，又宜乎近取；实者刺激宜乎强，宜乎提，复宜乎远取；不易别其虚实者则平刺之。其运针时间之久暂，则以得气为第一义。《内经》所谓刺之而气至，弗复针；刺之而气不至，毋问其数，以得气为故。用针之要，大半尽于此矣。

灸之要，并不限于虚证或慢性病。有谓“针有泻无补，灸有补无泻”者，盖亦似是而非之谈，其效用与针治无以异。实证、急性症，炷宜大而壮宜多；虚证、慢性症，炷宜小而壮宜少，必持之有恒，斯可矣。

《内经》有曰：恶于砭石者，不可与言巧。彼不信针灸之有捷效者，切莫强为之。患者、医家心灵之未能统一，亦不易呈显着之效果也。洵乎 20 世纪之人，不明医理之半耳，余讲授针理之时，每注意于心灵之如何修养、如何运用者，盖有故也。希我同门能深味此义而善运用之，不特斯道之玄奥神秘，可了如指掌；临证应病，亦可得心而应手矣，是为序。

民国二十六年丁丑仲夏淡安序于中国针灸医学专门学校之西窗

缘　起

岁丁丑，孟夏之初，我校第二届同学以毕业期近，环请于承师之前，乞以针灸实验笔记见示，承师莞尔而笑曰："夫实验根于学理，诸生既精勤学理，何患临证之不验哉？且仆之治病，亦尤常人，所有记载，均为成法，无所谓实验也。"同学固请之，乃出其笔记一册，盖皆历年临床所录，可以征诸实验者也。其内容删繁就简，咸切实用；针灸奥旨，阐发无遗；展颂之余，叹为观止。于是，得师不易，学道贵诚，求则得之，舍则失之。古人所谓仰之弥高，钻之弥坚者，殆我承师之谓欤。旋于邱师茂良处获得承师所著治疗歌诀浅注一册，则又多发前人所未发，言前人所未言，启迪后学，蔑以复加。同学陶君悟生等欣忭若狂，欲付梓以向同人，遂将整理之责，属之不佞。且曰：此承师实验之结晶品也，诸同学皆以毕业在迩，力难兼顾，肩斯任者，微子其谁？不佞既不能以不文辞，惟有黾勉从事，以期发扬我师之学焉。原稿未分门类，查阅颇感不便，因厘之为四编，且赖秦君振声、颜君药生之辅助于前，邱师茂良、李师春熙之改正于后，蝉圆一度，始克告成，名之曰《针灸薪传集》，盖承教于我师之意云尔。

民国二十六年五月五日东台夏少泉叙于无锡中国针灸医学专门学校

编辑大意

本编所集，概为承师暨吾校中各教师之经验谈话与笔记。

本编经穴考证，为校中点穴时所用之秘本，所言部位，极为准确。

本编治疗歌诀浅注，皆为承师手自注释。

本编治疗各论，为承师生平经验之结晶。但以原本未分门类，检阅殊难，故特不揣简陋，妄为分析，有验皆录，不厌其详，虽未免叠床架屋，要亦皆经验有效之良法，不忍摒弃，故兼录之，俾临床治病，知所采择。

本编对于针灸作用及补泻手术，校中讲义已粲然大备，故略之。

本编匆促成稿，谬误殊多，幸诸同学，加以恕察，不吝教言。

第一编

金门颜药生　东台夏少泉　同辑
涟水秦振声　天长陶悟生　校勘

一、人身度量标准

人身长七尺五寸（古寸法）。

盖头之周围二尺六寸［前并眉，后并后头突起］［头横寸之标准］。

前发际至后发际一尺二寸［直寸之标准］。

眉中心（即印堂）至大椎一尺八寸。

眉中心至后发际一尺五寸。

眉中心至前发际三寸。

大椎至后发际三寸。

大椎至前发际一尺五寸。

耳前左右门穴间一尺三寸。

两颧骨间广七寸。

两耳后乳嘴突起［完骨］间九寸。

两头维之间广九寸［头之横寸］。

胸部之周围四尺五寸［胸之横寸］。

腰部之周围四尺二寸并脐量［腰部横寸之标准］。

两乳之间广八寸［胸之横寸］。

结喉至天突四寸。

天突至剑骨（即鸠尾骨）九寸［胸之直寸］。

鸠尾骨至脐八寸［上腹之直寸］。

脐心至耻骨缝合部只作五寸［下腹之直寸］。

腋窝横纹至章门一尺二寸（按：章门穴在第十一肋骨之下，曲肘尖尽处是也）。

章门至环跳九寸。

第一胸椎棘状突起至尾闾骨端三尺。

上七节各长一寸四分。

中七节各长一寸六分，第十四节与脐平。

下七节各长一寸二分。

肩峰突起至肘尖鹰嘴突起折作一尺，即肩髃至曲池。

肘尖至腕中央横纹折作一尺，即曲池至阳溪。

腋窝纹至尺泽作九寸。

尺泽至大陵作一尺。

腕之横纹至中指本节长四寸。

中指第一节至端四寸五分。

大转子至大腿骨外上髁长一尺九寸。

大腿骨外上髁至腓骨头长三寸五分。

腓骨头至外踝长一尺六寸（穴法膝眼至外踝长一尺七寸）。

内踝至地机三寸五分。

耻骨软骨上际至大腿骨内上髁一尺八寸。

大腿骨内上髁至胫骨内关节髁三寸五分。

胫骨内关节髁至内踝上际一尺三寸（下肢内侧长度之标准）。

内踝上际至下际长一寸五分。

内踝下际至地机三寸。

膝腘窝委中穴至跟骨下际一尺六寸（穴法委中至昆仑作十四寸）。

足跖之长一尺二寸（足部直寸标准）。

足跖之阔四寸五分（足横寸标准）。

二、手太阴肺经 11 穴（计 22 穴）

【中府】乳上肋骨三枚之上。即第一肋骨之下，距中行华盖六寸。

【云门】巨骨之下。即锁骨外端之下端凹陷中，中府之直上一寸，中行璇玑穴旁六寸。

【天府】腋窝横纹头直下三寸，垂直尺泽穴。又以手下垂，靠并侧胸与乳头成水平之处。

【侠白】天府下一寸，尺泽之上五寸。

【尺泽】前肘部二头膊筋腱之外侧。即肘中横纹之中央，稍偏大指侧，肘中二筋间。

【孔最】尺泽下三寸，直对鱼际穴。

【列缺】腕外侧上一寸五分，手交叉食指尽处，筋与骨之间。即桡骨茎状突起之上方。

【经渠】桡骨茎状突起之内侧，适当诊脉部之寸口，去腕骨约五分。

【太渊】腕掌侧之横纹端，适当腕桡关节部。

【鱼际】大指本节后第三节内侧散脉中。即第一掌骨之后上方，与舟状骨关节之内前方。

【少商】大指内侧爪甲端，去如韭叶。即拇指桡骨之甲部，去爪甲角约一分。

三、手阳明大肠经 20 穴（计 40 穴）

【商阳】次指内侧，去爪甲如韭叶。即去次指爪甲侧约一分。

【二间】次指本节前内侧陷中。即第二指侧，第一关节前方。

【三间】次指本节后内侧陷中。即第二掌骨与次指第一关节之下方。

【合谷】大指次指歧骨间陷中。即第一掌骨第二掌骨之接联部之微前三分。

【阳溪】合谷之直上，腕之横纹上侧，两筋间陷中，拇指交叉尽处。即第一掌骨之下，舟状骨与桡骨关节间。

【偏历】阳溪直上三寸，直对曲池。即桡骨侧之腕横纹之上三寸，即两手交叉中指端，稍偏外侧。

【温溜】腕后五寸。即偏历上二寸，阳溪与曲池之中央。

【下廉】腕后六寸。即温溜上一寸，曲池前四寸。

【上廉】下廉上一寸，去曲池三寸。

【手三里】腕后八寸，曲池下二寸，此处所在周围之肉耸起。

【曲池】外肘部之中央，肘窝横纹头。即上膊骨外，与上髁之内侧，屈臂取之。［屈臂后，肘纹之中央］

【肘髎】肘之大骨外廉，大筋之边，曲臂取之。即曲池之后上方，尺骨鹰嘴突起之外上髁，直上陷中，按之奇痛之处。［此穴离曲池约五六分］

【五里】曲池直上三寸。即肘尖向内上三寸。

【臂臑】曲池之上七寸，肩髃之下三寸。［肘尖上七寸］

【肩髃】肩端之肩膊，两骨之间，举臂有空。即肩尖之中央。

【巨骨】肩胛上部，锁骨外端，与肩胛棘之间，举臂有空。即肩髃向上斜一寸余。

【天鼎】缺盆之上方，直扶突之下一寸。

【扶突】人迎旁一寸五分，适当结喉之旁三寸。

【禾髎】鼻孔之直下，水沟（人中）旁五分。

【迎香】鼻孔旁五分，禾髎斜上一寸。

四、足阳明胃经 45 穴（计 90 穴）

【承泣】瞳子直下七分，适当眼窠下缘骨之上际。

【四白】承泣下三分。

【巨髎】鼻孔旁八分，直对瞳子。

【地仓】口角之旁，去赤肉四分。

【大迎】下颌隅之前一寸三分，鼓颔视之，下颌边隅，有凹陷之处。

【颊车】耳下部约八分，微向前，曲颊之端陷中，开口有孔。即下颌隅角微前方。[口噤不开者沿皮针，牙齿痛可直针，须令患者口中含枚，以防口闭致针弯]

【下关】上关之直下，耳珠之前部，适当颧骨弓之下，开口无孔，闭口有孔。[下关对耳垂尖，外开约一寸陷中]

【头维】上关之直上，神庭旁四寸五分（当曲周之后侧，前头结节之下方）。

【人迎】结喉旁一寸五分，颈大动脉之部。

【水突】人迎与气舍之中间。

【气舍】天突穴之外侧一寸五分，微上些（适当锁骨内端之上方）。

【缺盆】锁骨上窝之中央陷中（乳头之直上）。

【气户】锁骨之下凹陷中，去中行璇玑穴四寸，适当乳头之直上。

【库房】锁骨之直下第一肋间，去气户一寸六分（微弱些）。

【屋翳】第二肋与第三肋间，库房直下一寸六分。

【膺窗】第三肋与第四肋间，屋翳直下一寸六分。

【乳中】第四肋与第五肋间，乳头之正中。

【乳根】第五肋与第六肋间，乳头之直下一寸六分。

【不容】巨阙之旁二寸，天枢之上六寸，第八肋软骨之下际。

【承满】不容之下一寸，天枢之上五寸，上脘之旁二寸。

【梁门】中脘之旁二寸，承满之下一寸，天枢之上四寸。

【关门】天枢之上三寸，建里之旁二寸，梁门之下一寸。

【太乙】关门之下一寸，下脘之旁二寸，天枢之上二寸。

【滑肉门】天枢之上一寸，太乙之下一寸，水分之旁二寸。

【天枢】脐旁二寸（脐之中央为标准）。

【外陵】天枢之下一寸。即阴交之旁二寸。

【大巨】天枢之下二寸。即石门之旁二寸。

【水道】天枢之下三寸，气冲之上二寸，关元之旁二寸。

【归来】气冲之上一寸，天枢之下四寸，中极之旁二寸。

【气冲】归来之下一寸，天枢之下五寸，曲骨之旁二寸（适当阴茎根与冲门之间）

【髀关】前大腿部上端，肠骨前上棘之下端，适当气冲与伏兔之斜直线上，在伏兔上六寸。[手掌横纹按膝尖后，中指点定，手掌再移向前一次，中指伸直尽处是穴]膝上一尺二寸，微斜向里（离大筋约五分）。

【伏兔】膝盖骨之直上六寸起肉中，正跪坐而取之（手掌横纹按膝尖中指尽处）。

【阴市】膝盖骨上三寸，微偏外侧。

【梁丘】膝盖骨外侧之上二寸。

【犊鼻】膝眼之外下方约五分，适当膝眼与三里穴之中央而稍上些，紧靠膝盖骨之外侧，下膝眼上犊鼻。

【足三里】外膝眼下三寸，胫骨正中之外缘约一寸。

【上巨虚】三里直下三寸，外膝眼下六寸。

【条口】上巨虚之下一寸，外膝眼下七寸。

【下廉】条口之下一寸，适当膝眼至解溪之中间。

【丰隆】下廉之外侧一寸，微上五分，适当条口与下廉之中央，成三角形。又此穴由外膝眼至解溪之中间，外开一寸。

【解溪】冲阳之后上方，足关节前面之中央，与第二趾直之横纹中，两筋之间陷中。

【冲阳】足背第二跖骨与第三跖骨接际部之微前，陷谷之上约三分，在足面部高核陷中。

【陷谷】第二趾骨外侧，本节之后陷中，去内庭二寸（有动脉应手处即是）。

【内庭】次趾外侧，本节之前陷中。

【厉兑】第二趾外侧，爪甲根部，去爪甲角约一分。

五、足太阴脾经 21 穴（计 42 穴）

【隐白】踇趾内侧爪根部，去爪甲约一分。

【大都】踇趾内侧第一节之后，本节之前陷中。

【太白】大都之后一寸，即踇核骨之下陷中，为第一跖骨内侧之下部。

【公孙】足大趾本节后一寸五分，适当高骨之下，为第一跖骨与第一楔状骨关节部之内侧。

【商丘】足内踝之下，微前陷中［足腕之横纹头］。即内踝之前下方五分，中封与内踝之间。

【三阴交】内踝之上三寸，胫骨之后缘［去踝量］。

【漏谷】内踝之上六寸，胫骨之后缘。

【地机】漏谷上二寸。即内踝上八寸，膝下五寸。

【阴陵泉】膝下内侧辅骨之下廉陷中。即胫骨头之下部内缘陷中，与阳陵泉相对（去膝开一寸余）。

【血海】膝膑之上二寸，为大腿内侧之前下部，膝盖骨内缘之上二寸（屈膝，掌心合膝当大指尽处）。

【箕门】血海上六寸，膝盖骨内缘之上八寸，即大腿之内侧。

【冲门】大横之下五寸，曲骨旁四寸（有作三寸五分）。即鼠蹊部耻骨端之微上部［内缘之上，大腿之内侧］。

【府舍】冲门上七分，大横下四寸三分，去中行四寸。

【腹结】大横下一寸三分，府舍之上三寸。

【大横】去脐中四寸（有作三寸五分）。

【腹哀】去中脘旁四寸。即第九肋骨附着部之下际。

【食窦】天溪下一寸六分微内些，举臂取之。即第五肋与第六肋之间，中庭旁五寸（有作六寸计算）。

【天溪】胸乡穴下一寸六分，为第四肋骨与第五肋骨之间，去膻中六寸，仰取之（适当乳中旁）。

【胸乡】周荣下一寸六分，仰取之。即第三肋骨与第四肋骨之间，去玉堂六寸。

【周荣】肺经中府之下一寸六分，仰取之。即二、三肋骨之间，紫宫旁六分。

【大包】渊腋下三寸，为第六肋骨与第七肋骨之间，去中行约八寸。

六、手少阴心经 9 穴（计 18 穴）

【极泉】腋窝横纹头，入腋窝约五分，动脉应手处，横直天府三寸，微高于天府八分。

【青灵】肘上三寸，举臂取之。即伸肘举臂，自少海直上三寸，与极泉成直线。

【少海】曲肘内侧横纹头。即上膊骨内踝之前内侧取穴。

【灵道】掌后一寸五分，即掌后尺骨侧横纹端，神门穴上一寸五分，内尺骨筋部。

【通里】腕后一寸，即阴郄后五分。

【阴郄】在通里下半寸，去腕五分。

【神门】掌后锐骨端陷中，阴郄下五分。

【少府】手小指本节之后陷中，小指与无名指屈向掌中，二指头之间。

【少冲】手小指内侧端，去爪甲角如韭叶。即小指内侧之爪甲根部约一分。

七、手太阳小肠经19穴（计38穴）

【少泽】手小指外侧，去爪甲角如韭叶。即去爪甲根部约一分。

【前谷】手小指外侧本节之前。即第五指骨第一节之前，握拳取之。

【后溪】手小指外侧本节后陷中，第五掌骨端之下部握拳，本节后横纹端取之。

【腕骨】手外侧，腕前起骨之下陷中。即第五掌骨内侧部前下方，为第五掌骨内侧舟状骨之间。

【阳谷】手外侧腕横纹中，腕骨之后，踝骨之下陷中。即腕关节之外侧，尺骨茎状突起之前下际。

【养老】手踝骨之上突外。即尺骨茎状突起之正中，手掌向面而取之。

【支正】腕后五寸。即阳谷之直上五寸，与小海成直线，当阳谷与小海之中间。

【小海】肘之大骨外面，去肘端五分。即鹰嘴突起之尖端，在少海、天井之中。

【肩贞】脊椎外开八寸，腋缝直上。

【臑俞】肩胛之上廉陷中。即肩胛棘之下际，肩髎之后下方。

【天宗】肩胛棘之中央下际，臑俞之内下方。

【秉风】天宗之上，肩胛棘中央之上方。

【曲垣】肩胛上部，为肩胛棘起始部之上。即秉风与肩外俞之中。

【肩外俞】肩胛骨内上隅，第一、第二胸椎棘状突起间之外端。即陶道穴旁开三寸陷中。

【肩中俞】肩胛骨之内廉。即第七颈椎及第一胸椎棘状突起之外方，适当大椎穴旁开二寸。

【天窗】颈之大筋之前，曲颊之下，扶突之后，天容之下一寸。

【天容】耳下曲颊后。即下颌隅之直后约五分。

【颧髎】面頄骨下廉。即颧骨下陷凹处（与目外眦直下陷中）。

【听宫】耳子珠子前陷中。即耳前小瓣之前陷中。

八、足太阳膀胱经 67 穴（计 134 穴）

【睛明】鼻与目内眦之间，去目内眦约一分。

【攒竹】眉头之毛中，约入一分，骨陷中。

【眉冲】在攒竹直上，入发际五分，去神庭旁五分，适当曲差与神庭之间。

【曲差】神庭穴旁一寸五分。即眉头之直上，入前发际五分。

【五处】上星旁一寸五分。即眉头之直上，入发际一寸。

【承光】五处之后一寸五分。即眉头直上，入发际二寸五分。

【通天】承光之后一寸五分。即眉头直上，入发际四分。

【络却】通天后一寸五分。即眉头直上，入发际五寸五分。

【玉枕】络却后三寸五分，脑户穴旁一寸三分。

【天柱】颈之筋外廉，发际中，哑门之旁一寸三分，项后入发际五分。

【大杼】项后第一椎之下，左右各开寸半。即第一、第二胸椎横突起之间，陶道旁一寸五分（去脊之正中五分计，以下同）。

【风门】第二椎之下，旁开寸半。即第二、第三胸椎间之旁寸半。

【肺俞】第三椎之下，身柱穴旁开一寸五分。即第三、四胸椎横突起之外侧。

【厥阴俞】第四椎之下，去脊柱一寸五分。即第四、五胸椎横突起之外侧。

【心俞】第五椎之下，神道旁一寸五分。即第五、六胸椎横突起之外侧。

【督俞】第六椎之下，灵台旁一寸五分。即第六、七胸椎横突起之外侧。

【膈俞】第七椎之下，至阳旁一寸五分。即第七、八胸椎横突起之外侧。

【肝俞】第九椎之下，筋缩旁一寸五分。即第九、十胸椎横突起之外侧。

【胆俞】第十椎之下，旁开一寸五分。即第十、十一胸椎横突起之外侧。

【脾俞】第十一椎下，脊中旁一寸五分。即第十一、十二胸椎横突起之外侧。

【胃俞】第十二椎下，旁开一寸五分。即十二胸椎旁，第一腰椎横突起之外侧。

【三焦俞】第十三椎下，悬枢之旁一寸五分。即第一腰椎与第二腰椎横突起外侧。

【肾俞】第十四椎下，命门旁一寸五分。即第二、三腰椎横突起之向外侧，适与脐平线。

【气海俞】第十五椎下旁开一寸五分，即第三、四腰椎横突起之向外侧。

【大肠俞】第十六椎下阳关穴旁开一寸五分，即第四、五腰椎横突起之外侧，伏下取之。

【关元俞】第十七椎之下，旁开一寸五分。即第五腰椎与荐骨[①]间之外侧，伏下取之。

【小肠俞】第十八椎之下，旁开一寸五分。即第一、二荐骨假棘状突起外侧，伏取之。

【膀胱俞】第十九椎之下，旁开一寸五分。即第二、三荐骨假棘状突起外侧，伏取之。

【中膂俞】第二十椎之下，旁开一寸五分。即第三、四荐骨假棘状突起外侧，伏取之。

【白环俞】第二十一椎之下，旁开一寸五分。即第四荐骨椎之下，旁开寸半。

【上髎】第一后荐骨孔部，与小肠俞平行（第十八椎）。

【次髎】第二后荐骨孔部，与膀胱俞平行（第十九椎）。

【中髎】第三后荐骨孔部，与中膂俞平行（第二十椎）。

【下髎】第四后荐骨孔部，与白环俞平行（第廿一椎）。

【会阳】龟尾两旁，各开五分。即尾闾骨下部之旁侧陷中。

【附分】第二椎下，旁开三寸。即风门旁一寸五分（去脊之正中五分计，以下同）。

【魄户】第三椎下，身柱旁开三寸。即肺俞旁一寸五分。

【膏肓】第四椎下，旁开三寸。即厥阴俞旁一寸五分。

【神堂】第五椎下，神道旁开三寸。即心俞旁寸半。

【譩譆】第六椎下，灵台旁开三寸。即督俞旁寸半。

【膈关】第七椎下，至阳旁开三寸。即膈俞旁一寸五分。

【魂门】第九椎下，筋缩旁开三寸。即肝俞旁一寸五分。

【阳纲】第十椎下，旁开三寸。即胆俞旁一寸五分。

【意舍】第十一椎下，脊中旁开三寸，脾俞旁一寸五分。

【胃仓】第十二椎下，旁开三寸，胃俞旁一寸五分。

【肓门】第十三椎下，旁开三寸。即三焦俞旁一寸五分。

【志室】第十四椎下，旁开三寸。即肾俞旁开一寸五分。

【胞肓】第十九椎下，旁开三寸。即膀胱俞旁开一寸五分。

---

① 荐骨：即骶骨，下同。

【秩边】第二十椎下，旁开三寸。即中膂俞旁开一寸五分。

【承扶】尻臀之下，直立时，臀肉下垂之横纹中央。

【殷门】承扶之下六寸。即大腿后面之中央部。

【浮郄】委阳之上一寸。即膝腘窝之外上方。

【委阳】膝腘窝之外方两筋间。即委中穴之外侧一寸。

【委中】膝腘窝之中央，横纹之正中。

【合阳】膝腘窝委中之直下二寸。

【承筋】腨肠之中央陷中间，合阳与承山之正中，腓肠筋之丰隆部。

【承山】腨肠之下，分肉之间，委中直下与昆仑穴之中间。

【飞阳[①]】外踝昆仑穴之上七寸，承山向外开一寸。

【跗阳】外踝后上三寸，腓骨后面之外缘。

【昆仑】外踝之后侧，跟骨上之陷中。

【仆参】跟骨直下之陷中，约外踝下四分之部陷中（昆仑之直下一寸五分，拱足心向内取之）。

【申脉】外踝之直下陷中，约外踝下四五分之部陷中（外踝正中起微向前一寸强陷中）。

【金门】外踝之前方。即申脉穴之前下方五分，弯形陷中（楔状骨之前下缘）。

【京骨】足之外侧，大骨之下，第五跖骨后，外侧膨大之部，距束骨约一寸。

【束骨】足小趾之外侧，本节之后陷中。

【通谷】足小趾之外侧，本节之前陷中。

【至阴】足小趾外侧，去爪甲角约一分。

九、足少阴肾经 27 穴（计 54 穴）

【涌泉】足心之中央陷中（除足趾及足之后部），中央陷中（将五趾屈，观凹陷中，便是穴）。

【然谷】足内踝之前下方，高骨之下，舟状骨之下缘陷中。

【太溪】内踝之后，跟骨之上方陷中，去内踝约五分。

【大钟】太溪之下后方一寸，跟骨内侧之缘。

---

① 飞阳：现作“飞扬”。

【水泉】太溪之下前方一寸，跟骨内侧陷中（太溪、大钟、水泉成三角形）。

【照海】内踝下四分，斜对然谷一寸，陷凹中（内踝直下四分微前二分陷中）。

【交信】内踝之上二寸，少阴之前，太阴之后。即太溪穴直上二寸。

【复溜】内踝之后，直上二寸。即交信之后，相距五分。

【筑宾】复溜穴直上三寸，与阴谷垂直。

【阴谷】膝之内辅骨之后，大筋之下，小筋之上。即胫骨端内缘之后部，膝腘窝横纹之内侧，两筋之间陷中。

【横骨】肓俞之直下五寸，曲骨穴旁开五分。

【大赫】横骨之上一寸，中极穴旁开五分。

【气穴】肓俞直下三寸，关元穴旁开五分。

【四满】肓俞直下二寸，石门穴旁五分。

【中注】肓俞下一寸，阴交旁五分。

【肓俞】脐旁五分。

【商曲】肓俞上两寸，下脘旁五分。

【石关】肓俞上三寸，建里旁五分。

【阴都】肓俞上四寸，中脘旁五分。

【通谷】阴都上一寸，肓俞上五分，上脘旁五分。

【幽门】巨阙旁五分，肓俞上六寸，第七肋软骨附着部之下际。

【步廊】神封之下一寸六分陷中。即中庭穴旁二寸，第五、六肋之间。

【神封】灵墟之下一寸六分陷中。即膻中穴旁二寸，第四、五肋之间。

【灵墟】神藏之下一寸六分陷中。即玉堂穴旁二寸，第三、四肋之间。

【神藏】彧中之下一寸六分陷中。即紫宫穴旁二寸，第二、三肋之间。

【彧中】俞府之下一寸六分陷中。即华盖穴旁二寸，第一、二肋之间。

【俞府】璇玑旁二寸。即锁骨与第一肋软骨之间。

十、手厥阴心包经 9 穴（计 18 穴）

【天池】腋下横纹头之下三寸，乳旁一寸之处。即第四、五肋之间，乳中穴与天溪穴之间。

【天泉】腋之横纹头，向肘方下二寸，与曲泽成直线。即内上膊之前上部，腋下横纹之前端，直对曲泽而上，举臂取之。

【曲泽】肘之横纹中之内廉中，尺泽、少海之中间。即肘中二头膊筋腱之内侧。

【郄门】掌后去腕五寸。即曲泽穴下五寸，大陵穴上五寸（适当二穴之中间）。

【间使】掌后去腕三寸，两筋之间陷中。即大陵上三寸。

【内关】掌后去腕二寸，两筋中，间使下一寸，大陵上二寸。

【大陵】掌后横纹之中央，即腕关节部桡骨、尺骨之间。

【劳宫】掌之中央，中指本节后，中指、无名指卷屈向掌中，适当二指头之中央。即第三、四掌骨之间。

【中冲】中指之末端，有作中指拇侧去爪甲如韭叶，晕针时与水沟穴针之神效。

十一、手少阳三焦经 23 穴（计 46 穴）

【关冲】无名指外侧端，去爪甲根约一分。

【液门】小指、次指之间，合缝处陷中，握拳取之。即无名指与小指本节之间。

【中渚】小指与次指之间，本节后陷中，握拳取之。即第四、五掌骨之间前下方。

【阳池】手表腕上横纹之陷中。即第四掌骨上端，手腕横纹中，稍偏外些。

【外关】腕后二寸，两筋间陷中，阳池直上二寸，桡骨与尺骨之间。

【支沟】腕后三寸，即外关之上一寸，桡、尺二骨之间。

【会宗】腕后三寸，向外开一寸。即支沟向小指侧开一寸。

【三阳络】支沟之上一寸。即桡骨与尺骨之间，与会宗、支沟构成三角形，如下“△”各开一寸。

【四渎】肘前五寸，外廉陷中。即阳池上五寸，桡骨之间（屈肘取之，肘尖与阳池之中央）。

【天井】肘外之大骨后一寸（与小海并列，距少海五六分，而微上）。

【清冷渊】肘上二寸，即天井之上一寸，两筋之间陷中。

【消泺】肘尖之上四寸五分，清冷渊与臑会之间。

【臑会】肩髎之下三寸，垂直天井，适当上膊 1/3。

【肩髎】肩髃与肩贞之中央。即上膊骨与肩峰突起之关节部。

【天髎】肩之缺盆上毖骨之际陷中。即胛骨之上部，曲垣之前一寸。

【天牖】缺盆之上，天突之后约一寸，适当天柱之前，完骨之下。即天柱与天容之中间，乳嘴突起之下部。

【翳风】耳后之尖角［乳嘴突起］陷中。即耳翼根部之后下部凹陷中。

【瘛脉】翳风之上一寸，乳嘴突起之中央骨陷中。

【颅息】耳后之青脉上。即耳翼根之后上部，角孙穴之后下部，骨陷中。

【角孙】耳廓前隅之上，开口有空。即当耳角微前之处。

【耳门】耳前起肉之耳缺中。即耳前小瓣之上陷中。

【和髎】耳前锐发之后。即耳门之前上方，锐发之内侧［上关在锐发外侧］，与和髎并行。

【丝竹空】眉毛端。即眉毛稍外端陷中。

十二、足少阳胆经44穴（计88穴）

【瞳子髎】外眦后五分，令患者闭目，用其外眦合缝之终端。即目外眦角后五分。

【听会】耳珠之前约一寸，下关之上，上关之下，开口有孔。

【上关】耳前起骨之上廉，开口有空，即颧骨桥之上端（此穴又名客主人）。

【颔厌】额角发际之后上部，距头维下一寸，曲角发际三分。

【悬颅】颔厌之下六分许，距曲角发际二分。

【悬厘】距悬颅下半寸，与耳根平行。

【曲鬓】耳上入发际一寸，微后些。

【率谷】耳上入发际寸半。

【天冲】耳上入发际二寸，微后六分。即上耳翼根之后上部，乳嘴突起之直上。

【浮白】天冲之下一寸。

【窍阴】浮白之下一寸，完骨之上七分，乳嘴突起之直上陷中。

【完骨】在窍阴之下七分，入发际四分。即耳后完骨之陷中。

【本神】丝竹空直上，入发际五分，神庭旁三寸。

【阳白】眉上一寸，直对瞳子取之。

【临泣】在目上，直入发际五分，直对瞳子。即阳白穴直上，曲差与本神之中间。

【目窗】临泣之直后一寸。

【正营】目窗之直后一寸。

【承灵】正营之直后一寸五分。即通天之旁一寸五分，与瞳子直。

【脑空】承灵后五寸，发际三寸。即脑户之旁二寸强。

【风池】脑空之直下，发际陷中。即乳嘴突起（完骨）之后陷中。

【肩井】缺盆之上，大骨之前一寸五分。即锁骨与肩胛棘之中间。

【渊腋】腋下三寸。即极泉之下三寸。即侧胸部第四肋间，举臂取之。

【辄筋】渊腋前行一寸，与渊腋同一肋间。

【日月】乳下第二肋间。即第八肋软骨之端。即期门之下五分。

【京门】季肋之端。即脐上五分，旁外开九寸五分。即第十二肋之端。

【带脉】京门之下一寸八分，适当脐旁八寸，侧卧取之。

【五枢】带脉稍斜入内侧三寸，前上棘之外侧际。

【维道】章门下五寸三分。即五枢之前下五分。

【居髎】章门下八寸三分。即维道下三寸，外开五分，横直环跳三寸，稍高些。即肠骨前下棘之外侧际。

【环跳】章门之下九寸，适当髀枢之中。即大腿关节，侧卧伸下足，屈上足取之。

【风市】大腿外侧至正中线，膝上之中部，约中渎之上二寸，身躯直立，两手垂下，中指尽处取之。

【中渎】髀骨之外，膝上五寸肉间。即屈膝横纹外角，直上五寸，与环跳成一直线，适当风市下约二寸。

【阳关】阳陵泉直上三寸。即膝关之旁。

【阳陵泉】膝下外廉一寸陷中。即膝关节外侧，腓骨之小头前下部。

【阳交】足之外踝上七寸，由昆仑直上［沿太阳经一面］。

【外丘】足之外踝上七寸，阳交穴前行五分，与阳交相并。阳交在后，外丘在前，相隔一筋。

【光明】足外踝上五寸，阳交穴直下二寸（腓骨之前缘）。

【阳辅】外踝上四寸，微前三分（适当光明、悬钟二穴之中，微向前些）。

【悬钟】光明之下二寸，外踝上三寸（即腓骨线突起之前缘）。

【丘墟】外踝之前下陷中，胫腓关节之下端，第四趾之直上横纹中。

【临泣】小趾、次趾本节后陷中。即第四、五跖骨之接际部，歧骨间陷中。

【地五会】临泣下五分，第四趾外侧，本节后陷中。

【侠溪】第四趾外侧，本节前陷中。

【窍阴】第四趾外侧，去爪甲角约一分。

十三、足厥阴肝经 14 穴（计 28 穴）

【大敦】足大趾外侧端，毛际中。即蹞趾外侧，爪甲根部，去爪甲角一分许，微内再上些，关节之前陷中。（把爪甲之后画成 1/4 而取，爪甲外上部是穴）

【行间】足大趾之外侧，本节之后，动脉陷中，大趾、次趾合缝后五分。

【太冲】足大趾之外侧，歧骨之间。即第一、二跖骨之接际部微前，行间后一寸五分。

【中封】足内踝之前，大筋之内，然谷之上。即内踝之前陷中。

【蠡沟】内踝之上五寸。即胫骨前内侧面之中央陷中。

【中都】内踝之上七寸，胫骨内面之陷中，约当胫骨前内侧 1/3 部。

【膝关】犊鼻之下二寸，叉向内斜一寸五分陷中。即膝关节之内侧，曲泉之下二寸陷中。此穴与曲泉相对，曲泉在横纹之上，此穴在下。

【曲泉】膝之内辅骨之下。即膝部内缘之中央部。

【阴包】膝上四寸。即大腿内侧 1/3 部，在大腿骨内髁上四寸。

【五里】气冲之下三寸，耻骨突起之下陷中，阴廉斜下一寸。

【阴廉】气冲之下二寸，鼠蹊线之下部。

【急脉】曲骨之旁二寸五分。

【章门】十一胸肋之端，侧卧，伸下足，屈上足取之。

【期门】不容旁一寸五分，当第八肋端之外侧，去中行（巨阙）三寸五分。

十四、任脉经穴 24 穴

【会阴】两阴之间缝中，及前后阴之中间。

【曲骨】横骨之上，毛际陷中。即脐直下五寸之处。即耻骨与软骨接合之上际。

【中极】脐下四寸，曲骨穴上一寸。

【关元】脐下三寸，曲骨穴上二寸。

【石门】脐下二寸，曲骨穴上三寸。

【气海】脐下一寸五分，曲骨穴上三寸五分。

【阴交】脐下一寸，曲骨穴上四寸。

【神阙】当脐之中心。

【水分】脐上一寸，下脘之下一寸。

【下脘】脐上二寸，建里之下一寸。

【建里】脐上三寸，中脘之下一寸。

【中脘】脐上四寸，上脘之下一寸。

【上脘】脐上五寸，巨阙之下一寸。

【巨阙】胳上六寸，歧骨之下二寸。

【鸠尾】脐上七寸，歧骨之下一寸。

【中庭】膻中之下一寸六分，正坐取之（适当左右第六肋之间陷中）。
【膻中】胸骨之下五分之一部。即两乳之中间。
【玉堂】膻中之上一寸六分。
【紫宫】膻中之上三寸二分。
【华盖】膻中之上四寸八分，天突之下二寸。
【璇玑】膻中之上五寸八分，天突之下一寸。
【天突】结喉之下宛宛中。即胸骨之上端，颈窝正中央。
【廉泉】颌下结喉之间。即喉隆起之上方，颈横纹微斜上。
【承浆】下唇之下，颐唇沟之中央陷中。

十五、督脉经穴 28 穴

【长强】脊骶之端。即肛门之后陷中，伏而取之。
【腰俞】二十一椎之下。即第四荐骨假椎之下陷中。
【阳关】十六椎之下。即第四、五腰椎棘状突起之间。
【命门】十四椎之下。即第二、三腰椎棘状突起之间（与脐平）。
【悬枢】十三椎之下。即第一、二腰椎棘状突起之间。
【脊中】十一椎之下。即第十一、十二胸椎之间。
【中枢】十椎之下。即第十、十一胸椎之间。
【筋缩】九椎之下。即第九、十胸椎之间。
【至阳】七椎之下。即第七、八胸椎之间。
【灵台】六椎之下。即第六、七胸椎之间。
【神道】五椎之下。即第五、六胸椎之间。
【身柱】三椎之下。即第三、四胸椎之间。
【陶道】一椎之下。即第一、二胸椎之间（此穴距大椎约二寸）。
【大椎】一椎之上，第七颈椎与第一胸椎之间，与肩面平。
【哑门】风府之后一寸。即入后发际五分。即第一、二颈椎之间。
【风府】项后发际，直入一寸。即后头结骨与第一颈椎之间。
【脑户】枕骨之下面，强间之后一寸五分。即风府直上一寸五分。
【强间】后顶之后一寸五分，脑户之上一寸五分。
【后顶】百会之后一寸五分，强间前一寸五分。
【百会】前顶之后一寸五分，后顶之前一寸五分，两耳尖直上之正中。
【前顶】囟会之后一寸五分，百会之前一寸五分。去前发际正中三寸五分。
【囟会】正中入发际二寸，百会前三寸，后发际直上一尺。

【上星】正中前发际入一寸。

【神庭】正中直入发际五分。

【素髎】鼻柱之上端，当鼻软骨之尖端。

【水沟】鼻柱之下，人中之中，微斜上些。

【兑端】唇之上端。即外皮与黏膜之间。

【龈交】上唇之内，上齿之上龈缝之中央。

第二编

金门颜药生　东台夏少泉　同辑
涟水秦振声　天长陶悟生　校勘

一、简便取穴法

日本文部省经穴调查会，审定孔穴学，阅时六载，始克完成。其审查之结果，于六百六十六穴中，删除身体上之无关紧要之穴外，得一百二十穴；凡所取之穴，在大人以术者之指为标准，在小儿以患者之指为标准。盖经结田、富冈二氏，针灸尸体，指示其部位，而加确定，以为标准，爰摘数节，以资隅反。

（一）头部正中线

自眉间中央后方起点，向后方走正中，至项部之线，凡六穴。

【神庭】眉间之中，直上四指横径，相当于发际部。

【囟会】神庭直上，一指半横径。即大囟门部。

【百会】旋毛之陷中，自头盖正中线，与左右颅顶结节，引横线而相当于十字纹之部。

【后顶】自百会后约一指半横径，自外后头结节，约三指横径部。

【脑户】外后头结节之直上部，百会后四指半横径部。

【哑门】耳外后头结节下方，二指横径部。

（二）头部第一侧线

自上眼窠孔起点，离正中线之外方二指横径，于正中线平行至后方之线，凡四穴。

【曲差】神庭外方，二指横径，相当于发际部。

【承光】曲差之后方，二指横径，相当于囟会之外侧部。

【通天】承光之后方，一指半横径部。

【天柱】当风府之外方，一指横径部。

（三）头部第二侧线

自颞颥之起始部起点，离正中线之外方四指横径，与第一侧线平行，至后方，凡五穴。

【临泣】神庭外方，四指横径部。

【正营】临泣后方，二指横径部。

【承灵】正营后方，一指半横径部。

【脑空】承灵之后方，五指横径部。

【风池】脑空之后方，发际陷凹部。

（四）额部

额部，凡二穴。

【攒竹】眉毛内端之下方，正中线之外方，一指横径部。

【阳白】眉毛中央之上方，一指横径部。

（五）颞颥部

颞颥部，凡三穴。

【头维】神庭之外方，约四指半横径，相当于发际部。

【曲鬓】颧骨弓上方，约一指横径之凹陷部。

【丝竹空】眉毛外端凹陷部。

（六）颅顶部

颅顶部，凡二穴。

【率谷】颅顶结节下方，一指横径部。

【窍阴】乳嘴突起基底之后方部。

（七）耳前部

耳前部，凡二穴。

【上关】颧骨弓之上际部。

【听会】耳珠下少前方之凹陷部。

（八）耳下部

耳下部，凡一穴。

【翳风】耳垂与乳嘴突起间之凹陷部。

（九）颜面部

颜面部，凡九穴。
【迎香】鼻翼之旁凹陷部，鼻唇沟之上部。
【四白】下眼窠缘之下方，一指横径部。
【巨髎】鼻孔之外方，约一指横径，当第一小臼齿龈部。
【地仓】口角之外方，半指横径部。
【下关】颧骨弓之下方，下颚关节前方之凹陷部。
【颊车】下颌骨隅之后端部。
【大迎】下颌骨隅之前方，约一指半横径部。
【颧髎】颧骨之下缘部。
【水沟】鼻柱之下部人中。

（十）颈部

颈部，凡二穴。
【天鼎】前颈部喉结节外方，相当于胸锁乳嘴筋前缘之中部。
【天突】胸骨颈状截痕直上部，相当于胸骨上窝中央部。

（十一）胸部副胸骨线

离胸部正中线，当副骨线，凡六穴。
【俞府】巨骨与第一肋间，胸骨外方部。
【彧中】第一、第二肋间，胸骨外方部。
【神藏】第二、第三肋间，胸骨外方部。
【灵墟】第三、第四肋间，胸骨外方部。
【神封】第四、第五肋间，胸骨外方部。
【步廊】第五、第六肋间，胸骨外方部。

（十二）胸部乳线

胸部乳线，凡五穴。
【气户】第一肋间。
【库房】第二肋间。
【屋翳】第三肋间。

【膺窗】第四肋间。
【乳根】第六肋间。

（十三）胸部前腋窝线

【中府】库房之外方，二指横径部。

（十四）腹部正中线

自鸠尾起点，下行正中之耻骨缝际部之线，凡七穴。
【鸠尾】胸骨下端下方，一指横径部。
【巨阙】鸠尾之下方，约一指横径部。
【上脘】巨阙之下方，约一指横径部。
【中脘】上脘之下方，约一指横径部。
【建里】中脘之下方，约一指横径部。
【下脘】建里之下方，约一指横径部。
【关元】脐之下方，约三指横径部。

（十五）腹部下第一侧线

离鸠尾之外方半指横径，于正中线平行至下方之线，凡八穴。
【幽门】巨阙下方，半指横径部。
【通谷】幽门下方，一指横径部。
【阴都】通谷下方，一指横径部。
【石关】阴都下方，一指横径部。
【商曲】石关下方，一指横径部。
【肓俞】商曲下方，二指横径部。
【四满】肓俞下方，二指横径部。
【大赫】四满下方，二指横径部。

（十六）腹部第二侧线

离第一侧线之外方，一指横径起点，于第一侧线平行下方之线，凡八穴。
【不容】幽门外方，一指半横径部。
【承满】不容下方，一指横径部。
【梁门】承满下方，一指横径部。
【关门】梁门下方，一指横径部。

【太乙】关门下方，一指横径部。
【天枢】太乙下方，二指横径部，与脐平行。
【外陵】天枢下方，一指横径部。
【水道】外陵下方，二指横径部。

（十七）侧腹部

侧腹部，凡六穴。
【腹哀】季肋部，相当乳线部，中脘之旁四指横径部。
【大横】腹哀下方，四指横径，脐之外方部。
【腹结】大横下方，约一指半横径部。
【冲门】腹结下方，约四指横径部。
【胁髎】第一肋骨端之下方部，即章门。
【五枢】胁髎下方，五指横径部。

（十八）背部正中线

自第七颈椎突起起点，下行至尾间骨尖端之线，凡四穴。
【大椎】第七颈椎棘状突起与第一胸椎棘状突起之间。
【身柱】第三胸椎棘状突起与第四胸椎棘状突起之间。
【命门】第二与第三腰椎棘状突起之间。
【长强】尾间骨尖端部。

（十九）背部侧线

离正中线之外方二指，与正中线平行，至下方之线，凡十三穴。
【大杼】第一胸椎与第二胸椎突起间之外方，约二指横径部。
【肺俞】第三胸椎与第四胸椎突起间之外方，约二指横径部。
【心俞】第五、第六胸椎突起间之外方，约二指横径部。
【膈俞】第七、第八胸椎突起间之外方，约二指横径部。
【肝俞】第九、第十胸椎突起间之外方，约二指横径部。
【胃俞】第十二胸椎与第一腰椎突起间之外方，约二指横径部。
【肾俞】第二、第三腰椎棘状突起间之外方，约二指横径部。
【大肠俞】第四、第五腰椎棘状突起间之外方，约二指横径部。
【白环俞】尾间骨之侧方部。
【上髎】肠骨后上棘之下方部，相当于第一后荐骨孔。

【次髎】上髎之下方，约一指横径部，相当于第二后荐骨孔。
【中髎】次髎下方，约一指横径部，相当于第三后荐骨孔。
【下髎】中髎下方，粗一指横径部，相当于第四后荐骨孔。

（二十）肩胛部

肩胛部，凡二穴。
【曲垣】肩胛骨棘状突起根之上部中央。
【肩外俞】肩胛骨内侧，第一胸椎与第二胸椎间之外方，约三指横径部。

（二十一）上肢部

上肢部，凡十三穴。
【消泺】在上膊外面之中央，三角筋停止部，稍后下方。
【清冷渊】肘之上方，二指横径部。
【四渎】肘之下方，五指横径，尺骨外侧部。
【天井】尺骨上端，鹰嘴突起之上方，一指横径部。
【侠白】上膊内面尺泽之上方，五指横径部。
【尺泽】肘关节前面，肘窝内侧部。
【曲池】相当于肘窝横皱之外端。
【三里】曲池之下方，二指横径部。
【肩髃】肩峰起之肘外方部，上膊上凹陷之所。
【肩贞】肩峰突起之后外下方部，相当于肩峰突起之后外方，二指横径部。
【支沟】腕关节之背侧上方，三指横径部。
【合谷】第一掌骨与第二掌骨间之部。
【阳池】腕关节背面之中央部。

（二十二）下肢部

下肢部，凡十一穴。
【阴廉】鼠蹊沟之中央部。
【环跳】大转子之前方。
【承扶】臀部下沟之中央部。
【中渎】大腿骨外上髁上方，五指横径部。
【阳陵泉】膝之下方，一指横径部。
【三里】膝之下方，三指横径部。

【阴陵泉】胫骨关节髁后缘之直下部，与阳陵泉相对。

【飞扬】足之外踝上方，七指横径部。

【三阴交】足之内踝上方，三指横径部。

【悬钟】足之外踝上方，三指横径部。

【水泉】足之内踝后下方，一指横径部。

二、十四经要穴之功用

（一）手太阴肺经

【中府】理肺利气，泄胸膈诸热，兼可验肺病轻重（用指在穴上一点，不痛为肺伤，如痛而发惊为肺破。痛尚可治，惊跳则不治）。

【尺泽】止血舒筋。

【列缺】痛在头部，如头风等有特效，行气治头痛。

【太渊】调脉不匀（治一切危症、喉症，三棱针刺出血）。

【少商】危急喉痛及一切危急症。三棱针刺出血。

（二）手阳明大肠经

【商阳】主治喉症（放血）。

【合谷】行气血，止牙痛，为头面舌部总穴。

【曲池】行气血。

【肩髃】舒筋，与合谷、曲池合针，治手肘筋挛及风痛等神效。

【迎香】利气清风热，治目疾要穴，治鼻塞亦神效；与上星、素髎合针，治鼻渊亦灵，杀腹内虫疾。

（三）足阳明胃经

【头维】散风热，治头痛特效，目痛沿皮下针。

【颊车】祛风，治牙痛，配听会治下颌脱落神效。

【地仓】配颊车，治口眼㖞斜；配不容，治腹内虫痛。主舒头面之筋。

【人迎】治喉症，祛风邪，沿皮下针。

【天枢】腹痛、肠鸣、泄泻神效。

【归来】阴证伤寒，配长强治阴缩及一切生殖器病（治阴证伤寒加灸神阙）。

【足三里】肠胃病特效穴，兼能降气。

【丰隆】化痰泻肺热，治哮喘神效。兼针天突。

【内庭】四肢厥冷，足冷加阳陵泉，手冷加曲池。

【厉兑】四肢厥冷及胃气痛。

（四）足太阴脾经

【隐白】治月经不止，用灸法；治血崩神效（月经不调亦效）。

【公孙】治腹痛神效，配三里止腹痛，配中脘止气痛。

【三阴交】妇科主穴，配子户、胞门、中极，治妇人不孕。各针五分，灸五壮（注：中极旁开各二寸，左为胞门，右为子户）。

【阴陵泉】治淋浊、小便不通及胸胁胀满而痛，有神效（利小便特效，治淋病加配三里、小肠俞）。

【血海】治恶毒疮及止崩漏，有特效。止崩配地机，止漏配隐白。

（五）手少阴心经

【通里】镇心神效，配神门治心惊。

【神门】宁心，配内关、间使，针灸少商出血。心俞、膻中灸，太冲、涌泉针，能治神经病。

【阴郄】治盗汗，配后溪乃效。

【少冲】急救可刺出血。

（六）手太阳小肠经

【少泽】急救刺出血。

【后溪】用泻法可止汗，用补法可发汗；又治肩髀骨痛，配阴郄止盗汗。

【腕骨】舒筋。

【听会】治耳疾配翳风。

（七）足少阴肾经

【涌泉】能降上部一切热气，治脑充血尤特效，脑膜炎亦效。

【然谷】用补法补肾，用泻法泻肾。

【太溪】惊痫、风痹有特效；祛风（六脉沉微，此脉应手者可治）。

【复溜】治肿要穴，足肿。

【肓俞】治天花痘不上浆，可灸。

【照海】治胞衣不下有神效。

（八）足太阳膀胱经

【攒竹】治头目疾。

【大杼】散瘀，行血，清热。

【风门】解表寒。

【肺俞】治一切肺部病，肺痨要穴。

【膏肓】治五劳七伤，又为肺病第二期主穴。

【委中】腰背腿诸痛疾，特效（禁灸）。

【承山】腰背诸疾，或痔漏，或转筋。

【飞扬】健步，治足膝痛。

【昆仑】足转筋，步履艰难。

【至阴】灸治难产神效，配独阴（在小指、次指底横纹中，难产神效）。

【心俞】【肝俞】【脾俞】【胃俞】【肾俞】【大肠俞】【小肠俞】皆血证要穴，与膈俞、膈关、曲池、三阴交、血海等穴效同。大肠俞配天枢、足三里、中脘、下脘，治小儿食多、不生肌肉。

（九）手厥阴心包经

【间使】行血降气，治疟有特效，又治神昏谵语。

【内关】泻热，治胸腹诸疾。

【劳宫】退四肢热，驱手臂风邪；又治鹅掌风，有特效。

【中冲】降热理气，救急，又救晕针主穴。

（十）手少阳三焦经

【关冲】口苦咽干，救急。

【外关】驱四肢风。

【翳风】耳鸣、牙关脱臼，有特效（耳聋）。

【耳门】疗耳疾，治上牙痛，有特效（上牙痛配合谷，下牙痛配颊车）。

【丝竹空】清头目诸热。

（十一）足少阳胆经

【听会】耳疾主穴。

【头临泣】清目中邪热。

【风池】祛风，诸疾初起主穴。

【环跳】舒筋，行足部血。

【阳陵泉】舒筋，兼行气血。

【绝骨】疗脚气，为骨髓之会。配阳陵泉、环跳，治一切足气病。

【足窍阴】救急。

（十二）足厥阴肝经

【大敦】诸疝有特效。

【行间】祛湿。

【太冲】活血行气，惊痫证常用之。

【曲泉】行血。

【章门】总理脏腑诸疾。

【期门】伤寒主穴，又治难产。

（十三）任脉

【中极】妇科要穴，赤白带下、崩漏。

【关元】补诸虚损症。

【气海】补气，治一切气疾，配血海、足三里、三阴交、关元、膈俞；妇人产后，瘀血作痛可用。

【下脘】止心腹痛，神效（痛证多用泻法）；配天枢、足三里，治腹内绞痛。

【中脘】心胃气痛，开胃消食。

【上脘】心胃气痛，与中脘配用。

【天突】降气，止呕吐、反胃。

【承浆】宣气，通血脉。

（十四）督脉

【长强】痔漏主穴，又治夹阴伤寒；脱阳，现青黑色向上围者不治。

【命门】肾病主穴（30 岁以下者少用），治阳痿穴。

【灵台】疔疮要穴。

【大椎】活血散瘀；又治跌打，腰部以上痛者可用。

【风府】祛风。

【百会】统治头部风寒湿邪，又为救晕针之穴；施以五花针手术，治花柳主穴。

【上星】清头目热。

【水沟】救急，又救晕针主穴。

【囟会】灸初生小儿脐风特效，余病不可轻用。

（注意）凡普通病在上部者，肩髃、曲池、合谷皆可用；凡普通病在下部者，环跳、阳陵泉、太冲皆可用。

三、误针补救法（译自东京针灸学院）

【神阙】有时发生睾丸强痛，须针命门，以挽救之。下针时，针尖微向上方，至不可入为止，留二十呼吸，然后摇动针柄，约二三息，方提至皮部，约左右各斜刺寸五分，微捻动之。

【横骨】有时尿闭，针涌泉以救之。针入五分，留十呼，然后捻三四十呼，再出针。

【水分】有时发生水肿胀满，针天枢、肓俞以救之。乘呼气下针，入一寸五分，捻七八息，停二三息，提出六分，再捻十息，乃出针。

【气冲】或发疝气，针丰隆入一寸，拇指内转，捻动提出五分，外转捻动再入五分，一入一出，行十五六呼吸，而急出针。

【血海】针入过深，则剧倒闷，针足三里则止。针法：入针后，左捻九息，右捻三息，又停一二息，乃用指弹针柄数回，而出针。

【箕门】针箕门，有时发生足部不能运动自由，或起便秘。当针腹哀以救之，刺入一寸五分，停十息，然后左捻九，右捻六，而出针。

【灵台】刺灵台，有时发生手足不调，不能为复杂运动。可针委中以治之，针入一寸，以指外转，上下提插七次，而出针。

【神道】误针神道，如发生猝死。可针长强以救之，针入一寸五分，而行玄龟之法，进针时押手向左转，针则向右转以应之（此即玄龟法也）。

【承灵】如发生人事不省，刺肾俞以救之。针入一寸五分，急速退至皮部，复进如前，又急退之，约七八次；进针时须左转，退针时须右转。

【颅息】误刺则耳鸣、耳痛。补针阳池入三分，拇指内转，约三息，急去之。

【角孙】误刺则血晕。补针三阳络，针尖斜向下方，摇动而去之。

【承泣】误刺则失明（目定者灸听宫），补针内庭，指弹针柄，回捻而速去之。

【哑门】误刺则音哑，或立死。补针水沟，上下捻动，复摇其针柄；针后切不可以何物重敲针点，否则立死。

【脑户】误刺则发头痛。补针百会，以针依次向四面刺，并微叩针柄。

【囟会】误刺则立倒。补针风门，针不停捻入八分，拇指内转捻动，提插约五分钟，左右经十息之久，而速去之。

【神庭】误刺则狂乱。补针脊中，十一椎下，捻动不停，行十字形之泻法。针法：先直刺，食指不动，拇指向后捻动，约二三息，则拇指不动，食指退后捻动，手术毕，则提起至皮部，再向下刺，用泻法去之（即十字形泻法）。

【络却】误针则哑。补针至阴，入一分，不停捻动，约十息之久，稍停而去之。

【玉枕】误针则生黄水疮。天池针，补委中，入一寸五分，不停捻动，拇指外转，上下提插约五分钟，则去之。

【膻中】误针而失神智者。补天突，不停针，入一寸五分，补三度，引出三次，至针尖部，如是二三息而去之（以九捻为一度）。

【鸠尾】深刺，则呃逆、气短、心悸。针中脘，停针进针，用玄龟术，入一寸五分，二三息，退出六分；再捻进六分，往返行之，并摇动针柄（白虎术），久停而后去之。

【手三里】误刺则出血、真液枯。针阳溪不停，针入三分，押手重插；且以爪甲切散其气血，然后拇指内转，二三息而去之。

【承筋】误刺则腓肠痛，不能步。针昆仑不停针，捻转七八息，停止七八息，而去之。

【青灵】误刺则心痛、烦闷。针神门不停针，刺入四分，速捻转，速押针柄，微动七八息而去之。

【三阳络】误刺则呕吐、泄泻，脉乱，阴阳混淆。针足三里，或三阴交，进针时玄龟术，然后行白虎术，停五六息而去之。

第三编

金门颜药生　东台夏少泉　同辑
涟水秦振声　天长陶悟生　校勘

一、禁针穴歌

脑户囟会及神庭，玉枕络却到承灵；颅息角孙承泣穴，神道灵台膻中明。

水分神阙会阴上，横骨气冲针莫行；箕门承筋手五里，三阳络穴到青灵。

孕妇不宜针合谷，三阴交内亦通论；石门针灸应须忌，女子终身孕不成。

外有云门并鸠尾，缺盆主客深晕生；肩井深时亦晕倒，急补三里人还平。

刺中五脏胆皆死，冲阳血出投幽明；海泉颧髎乳头上，脊门中髓伛偻形。

手鱼复陷阴股内，膝膑筋会及肾经；腋股之下各三寸，目眶关节皆通评。

淡按：前人所用之针，与今之毫针较，其粗数倍，故对于内部有重要神经或血管、脑髓、脊髓，易于刺伤，发生其他疾患，乃有禁针之避忌。以今所用之毫针刺之，固无甚妨碍也。虽然，亦当知有所避忌，以慎为要。考脑户、囟会、玉枕、络却、承灵，中为脑髓，亦为面部器官重要神经发布之处；颅息、角孙，适当络脉之上。神庭一穴，前贤云刺之则发狂，乃偶然之事，中无重要神经，有目翳者，非刺不可。神道、灵台、脊门（即脊中穴），中为脊髓，适为心、肺、肝系附着之处；承泣为三叉神经之通于眼系者；水分、神阙，今人亦有针者，中为大动脉管，不可过深刺及耳。会阴、乳中之避针，殆避嫌也；横骨为生殖系之精囊、卵巢布及之处，针勿宜深；气冲为淋巴结节之处，粗针则伤；膻中避直刺。箕门、承筋、手五里、三阳络、青灵、冲阳、颧髎，中非静脉，即为动脉，前人恐出血不止，故列入禁穴，在今日勿需避忌。鸠尾恐伤破膈膜，非至不得已时始针之，必须患者两手直举，方可下针。肩井、缺盆，过深则伤及迷走神经之入于胃者，引起胃之反射性也。海泉在舌下之正中络上，并治消渴刺出血；鱼腹及腋股下，中有静脉，可无忌；膝膑出液则跛。总之在经验上。头之上后部，为大小脑延髓之处，不宜深针；背部自腰以上，胸部自脐以上肋骨所蔽之部，悉勿过深，不伤及内脏为要。手足诸部，虽无需避忌，但针宜清洁，若有锈污等物，遗入血管之中，即发生危险，有不堪设想者，当三注意焉。

二、禁灸穴歌

哑门风府天柱擎，承光临泣头维平；丝竹攒竹睛明穴，素髎禾髎迎香程。

颧髎下关人迎去，天牖天府到周荣；渊液乳中鸠尾下，腹哀臂后寻肩贞。

阳池中冲少商穴，鱼际经渠一顺行；地五阳关脊中主，隐白漏谷通阴陵。

条口犊鼻上阴市，伏兔髀关申脉迎；委中殷门承扶上，白环心俞同一经。

灸而勿针针勿灸，针经为此当叮咛；庸医针灸一齐用，徒使患者炮烙刑。

淡按：禁灸各穴，悉属神经散布浮浅之处，或直接动脉之所。所谓灸则伤神明者，即灸伤血管与神经也。至于灸不再针、针不再灸之说，良以灸后，肌肤表皮破溃，复以粗劣之针刺入，污物易于传入，致红肿溃脓。若针而再灸，则针孔未闭，火气同污物亦易直入，故针灸不能并施。今以针留孔穴，以艾燃针柄，使温热由针传入，颇可取法，惟效不如直接灸之为愈耳。

三、井荥输原经合歌

少商鱼际与太渊，经渠尺泽肺相连（手太阴肺经）。

商阳二三间合谷，阳溪曲池大肠牵（手阳明大肠经）。

隐白大都太白脾，商丘阴陵泉要知（足太阴脾经）。

厉兑内庭陷谷胃，冲阳解溪三里随（足阳明胃经）。

少冲少府属于心，神门灵道少海寻（手少阴心经）。

少泽前谷后溪腕，阳谷小海小肠经（手太阳小肠经）。

涌泉然谷与太溪，复溜阴谷肾所宜（足少阴肾经）。

至阴通谷束京骨，昆仑委中膀胱知（足太阳膀胱经）。

中冲劳宫心包络，大陵间使传曲泽（手厥阴心包经）。

关冲液门中渚焦，阳池支沟天井索（手少阳三焦经）。

大敦行间太冲看，中封曲泉属于肝（足厥阴肝经）。

窍阴侠溪临泣胆，丘墟阳辅阳陵泉（足少阳胆经）。

四、井荥输原经合表（表 50，表 51）

表 50　六阴经井荥输原经合表

五行 六阴经	井木	荥火	输土	经金	合水	络
肺	少商	鱼际	太渊	经渠	尺泽	列缺
脾	隐白	大都	太白	商丘	阴陵泉	公孙
心	少冲	少府	神门	灵道	少海	通里
肾	涌泉	然谷	太溪	复溜	阴谷	大钟
包络	中冲	劳宫	大陵	间使	曲泽	内关
肝	大敦	行间	太冲	中封	曲泉	蠡沟
	春刺	夏刺	季夏刺	秋刺	冬刺	

表 50　六阳经井荥输原经合表

五行 六阳经	井金	荥水	输木	原	经火	合土
大肠	商阳	二间	三间	合谷	阳溪	曲池
胃	厉兑	内庭	陷谷	冲阳	解溪	三里
小肠	少泽	前谷	后溪	腕谷	阳谷	小海
膀胱	至阴	通谷	束骨	京骨	昆仑	委中
三焦	关冲	液门	中渚	阳池	支沟	天井
胆	窍阴	侠溪	临泣	丘墟	阳辅	阳陵泉

淡按:《内经》(《灵枢·九针十二原》)曰：五脏五腧，五五二十五腧；六腑六腧，六六三十六腧。经脉十二，络脉十五，凡二十七气，以上下所出为井，所溜为荥，所注为输，所行为经，所入为合。二十七气所行，皆在五腧也。节之交，三百六十五会所言节者，神气之所游行出入也，非皮肉筋骨也。考井者，泉也，水源之所出也;《灵枢》二十七气之所出为井，言经脉之气，由此起源发出；汪昂注曰：井者，如水之出也，故曰所出为井。溜者，流也;《灵枢》二十七气所溜为荥，言经脉之气由此处急流而过也；汪昂注曰：荥者如水

之流也。俞者，输也;《灵枢》二十七气之所注为俞，言经气由此输注也；汪昂注曰：俞者，如水之注也。经者，行也;《灵枢》二十七气之所行为经，言经脉之气由此处通行而过；汪昂注曰：经者如水之行也。合，会也，接也;《灵枢》二十七气之所入为合，言经络之气由此会接；汪昂云：合者，如水之会也。《素问》曰：治腑者，治其合；又曰阳气在合，取合以虚阳邪。原者，源也，本也；经曰：脉之所过为原；又曰：泻必针其原。至于春刺、夏刺之说，言春令木旺，宜刺井穴以应之；夏令火旺，宜刺荥穴以应之；长夏土旺，宜刺俞穴以应之；秋为金旺，宜刺经穴以应之；冬为寒水司令，宜刺合穴以应之。此属前贤惑于阴阳五行之说，有此附会，在治疗上未尽然也。

五、井荥输经合治法总诀

井：井之所治，皆主心下满。

荥：荥之所治，皆主身热。

输：输之所治，皆主体重节痛。

经：经之所治，皆主喘咳寒热。

合：合之所治，皆主逆气而泄。

淡按：凡胸中满闷，属于肺经之患者，则刺肺之井穴；若属于大肠经之患者，则刺大肠之井穴，余可类推。凡身热发烧，属于肺经为患者，则刺肺经之荥穴；如为大肠经之热者，则刺大肠经之荥穴，余可类推。凡骨节酸重疼痛，属于肺经者，刺肺之输穴；属于大肠经之患者，刺大肠经之输穴，余可类推。寒热喘嗽之属于肺经患者，则刺肺之经穴；若属于脾经患者，则刺脾之经穴，余可类推。气逆发热兼泄或汗泄，或下泄，属于肺经患者，则刺肺之合穴；若属于脾经患者，则刺脾之合穴，余可类推。

附一：五脏热论

肝热患者，小便先黄，腹痛多卧，身热，热争则狂言及惊，胁满痛，手足躁，不得卧，庚辛甚，甲乙大汗，气逆则庚辛死，刺足厥阴、少阳；又曰肝热患者，左颊先赤。

心热患者，先不乐，数日乃热，热争则卒心痛，烦闷善呕，头痛，面赤，无汗，壬癸甚，丙丁大汗，气逆则壬癸死，刺手少阴、太阳；又曰心热病面颊先赤。

脾热患者，先头重，颊痛，烦心，颜青欲呕，身热，热争则腰痛不可用俯仰，腹满泄，两颌痛，甲乙甚，戊己大汗，气逆则甲乙死，刺足太阴、阳明；

又曰脾热患者，鼻先赤。

肺热患者，先淅然厥、起毫毛，恶风寒，舌上黄，身热，热争则喘咳，痛走胸膺背，不得太息，头痛不堪，汗出而寒，丙丁甚，庚辛大汗，气逆则丙丁死，刺手太阴、阳明；又曰肺热患者右颊先赤。

肾热患者，先腰痛胻酸，苦渴数饮，身热，热争则项痛而强，胻寒且酸，足下热，不欲言，戊己甚，壬癸大汗，气逆则戊己死，刺足少阴、太阳；又曰肾热患者颐先赤。

热病先胸胁痛，手足躁，刺足少阳，补足太阴。

热病始手臂痛者，刺手阳明、太阴，而汗出止。

热病始于头首者，刺项太阳，而汗出止。

热病始于足胫者，刺足阳明，而汗出止。

热病先身重骨痛，耳聋好瞑，刺足少阴。

热病先眩冒而热胸胁满，刺足少阴、少阳。

诸治热病，以饮之寒水，乃刺之，必寒衣之，居止寒处，身寒而止也。

附二：五脏咳论

肺咳之状，咳而喘息有音，甚则唾血；肺咳不已，则大肠受之。大肠咳状，咳而遗矢。

心咳之状，咳则心痛，喉中介介如梗状，甚则咽肿喉痹；心咳不已，则小肠受之。小肠咳状，咳而矢气。

肝咳之状，咳则两胁下痛，甚则不可以转，转则两胠下满；肝咳不已，则胆受之。胆咳之状，咳呕胆汁。

脾咳之状，咳则右胠下痛，隐隐引肩背，甚则不可以动，动则咳剧；脾咳不已，则胃受之。胃咳之状，咳而呕，呕甚则长虫出。

肾咳之状，咳则腰背相引而痛，甚则咳涎；肾咳不已，则膀胱受之。膀胱咳状，咳而遗溺，久咳不已，则三焦受之。三焦咳状，咳而腹满，不欲饮食（总括上文）。此皆聚于胃，关于肺，使人多涕吐、面浮肿。

诸咳治之奈何？治脏者，治其输；治腑者，治其合；浮肿者，治其经。

六、十二经原穴歌

胆出丘墟肝太冲，小肠腕骨是原中，心从神门原内过，胃是冲阳气可通。

脾出太白肠合谷，肺原本是太渊同，膀归京骨阳池焦，肾乃太溪大陵包。

淡按：脉之所过为原，泻必针其原。凡病由于某经之气太过者，即刺某经之原穴以泻之。

七、十五络穴歌

人身络脉一十五，我今逐一从头举。手太阴络为列缺，手少阴络即通里，
手厥阴络为内关，手太阳络支正是，手阳明络偏历当，手少阳络外关位，
足太阳络号飞扬，足阳明络丰隆记，足少阳络为光明，足太阴络公孙寄，
足少阴络名大钟，足厥阴络蠡沟配，阳督之络号长强，阴任之络为屏翳[①]，
脾之大络名大包。十五络名君须记。

淡按：支而横出者为络，十二经各有别络。别络者，由此经分支而与别经相连属之路也。

八、四总穴歌

肚腹三里留，腰背委中求；头项寻列缺，面口合谷收。

淡按：肚腹之疾，都肠胃病，所属亦为脾胃二经，故凡治肚腹之疾，以三里穴为主。腰背为太阳经之野，故治腰背之疾，以委中为主穴。头项、面口，指颈项与头之前半面言，为大肠经之分野，列缺为肺之络而通于大肠经者，故列缺与合谷为治头项、面口之主穴。

九、行针指要歌

或针风，先向风府百会中；或针水，水分侠脐上边取。
或针结，针着大肠二间穴；或针痨，须向膏肓及百劳。
或针虚，气海丹田委中奇；或针气，膻中一穴分明记。
或针嗽，肺俞风门须用灸；或针痰，先针中脘三里间。
或针吐，中脘气海膻中补，翻胃吐食一般医。

淡按：风指中风、头风，水指水肿、鼓胀，结指积聚、闭结，痨指虚痨、传尸，虚指精神衰弱、血虚、气虚，气指气结、气促或气闭，嗽是咳嗽，痰系痰饮、哮喘之类，吐则包含呕吐、翻胃、噎膈诸症。

---

① 屏翳：为“会阴”穴之别名，属任脉经穴。

十、八脉西江月

1. 冲脉 – 公孙

［公孙乾六冲脉］九种心疼涎闷，结胸翻胃难停，酒食积聚胃肠鸣，水食气疾膈病。脐痛腹疼胁胀，肠风疟疾心疼，胎衣不下血迷心，泄泻公孙立应。

淡按：前人以八脉配八卦，与九宫数。本穴公孙在卦为乾，在数为六，合奇经之冲脉，故杜撰一句曰“公孙乾六冲脉”，冠于公孙西江月词之上，便记诵也。［下七条意同，九种心疼是气痛、血痛、寒痛、热痛、食痛、饮痛、虫痛、疰痛、悸痛，九种是也］

2. 阴维脉 – 内关

［内关艮八阴维］中满心胸痞胀，肠鸣泄泻脱肛，食难下膈酒来伤，积块坚横胁撑。妇女胁疼心疼，结胸里急难当，伤寒不解绝胸膛，疟疾内关独当。

3. 督脉 – 后溪

［后溪兑七督脉］手足拘挛战掉，中风不语痫癫，头痛眼肿泪涟涟，腿膝腰背痛遍。项强伤寒不解，牙疼腮肿喉咽，手麻足麻破伤牵，盗汗后溪先砭。

4. 阳跻脉 – 申脉

［申脉坎一阳跻］腰背屈强腿痛，恶风自汗头疼，雷头赤目痛眉棱，手足麻挛臂冷。吹乳耳聋鼻衄，痫癫肢节烦憎，遍身肿满汗头淋，申脉先针有应。

5. 带脉 – 临泣

［临泣巽四带脉］手足中风不举，痛麻发热拘挛，头风痛肿项腮连，眼肿赤疼头旋。齿痛耳聋咽肿，浮风瘙痒筋牵，腿疼胁胀肋肢偏，临泣针时有验。

6. 阳维脉 – 外关

［外关震三阳维］肢节肿疼膝冷，四肢不遂头风，背胯内外骨筋攻，头项眉棱皆痛。手足热麻盗汗，破伤眼肿睛红，伤寒自汗表烘烘，独会外关无重。

7. 任脉 – 列缺

［列缺离九任脉］痔疟便肿泄痢，唾红溺血咳痰，牙疼喉肿小便难，心胸腹疼噎咽。产后发强不语，腰痛血疾脐寒，死胎不下膈中寒，列缺乳痈多散。

8. 阴跻脉 – 照海

［照海阴跻坤二五］喉塞小便淋涩，膀胱气痛肠鸣，食黄酒积腹脐并，呕泻胃翻便紧。产难昏迷积块，肠风下血常频，膈中快气气核侵，照海有功必定。

淡按：八脉八穴，能统治人身一切病苦，故每有以此八穴应诊者。普通针医，则先取八脉穴，再及其他要穴，收效较单凭八穴为便捷。考公孙、内关二穴，专治胸部与少腹之疾；后溪、申脉专治手足、腰背、头面诸疾；临泣、外关，专治手足、面部诸疾；列缺、照海专治少腹、咽喉、胸部诸疾。

十一、十二经治症主客原络诀

1. 肺主大肠客，肺原太渊，大肠络偏历

太阴多气而少血，心胸气胀掌发热；喘咳缺盆痛莫禁，咽肿喉干身汗越。肩内前廉两乳疼，痰结膈中气如缺；所生患者何穴求，太渊偏历与君说。

淡按：主客者，视病苦之偏重于某经者，即以某经为主病而刺其原穴，其涉及他经者，则为客。客者克也，涉也。譬如甲经之病，乙经受其影响而波及亦病，即乙经受甲经之客是也，下条意同。

2. 大肠主肺客，大肠原合谷，肺经络列缺

阳明大肠侠鼻孔，面痛齿疼腮颊肿；生疾目黄口亦干，鼻流清涕及血涌。喉痹肩前痛莫当，大指次指为一统；合谷列缺取为奇，二穴针之居病总。

3. 脾主胃客，脾原太白，胃络丰隆

脾经为病舌本强，呕吐胃翻疼腹脏；阴气上冲噫难疗，体重脾摇心事忘。疟生振栗兼体羸，秘结疸黄手执杖；股膝内肿厥而疼，太白丰隆取为尚。

4. 胃主脾客，胃原冲阳，脾络公孙

腹填心闷意凄怆，恶人恶木恶灯光；耳闻响动心中惕，鼻衄唇歪疟又伤。弃衣骤步身中热，痰多足痛与疮疡；气蛊胸腿疼难止，冲阳公孙一次康。

5. 心主小肠客，心原神门，小肠络支正

少阴心痛并干嗌，渴欲饮兮为臂厥；生病目黄口亦干，胁臂疼兮掌发热。若人欲治勿差求，专在医人心审查；惊悸呕血及怔忡，神门支正何堪缺。

6. 小肠主心客，小肠原腕骨，心络通里

小肠之病岂为良，颊肿肩疼两臂傍；项颈强疼难转侧，嗌颔肿痛甚非常。肩似拔兮臑似折，生病耳聋及目黄；臑肘臂外后廉痛，腕骨通里取为详。

7. 肾主膀胱客，肾原太溪，膀胱络飞扬

脸黑嗜卧不欲粮，目不明兮发热狂；腰痛足疼步难履，若人捕获难躲藏。心胆战竞气不足，更兼胸结与身黄；若欲治之更无法，太溪飞扬取最良。

8. 膀胱主肾客，膀胱原京骨，肾络大钟

膀胱颈病目中疼，项腰足腿痛难行；痢疟狂癫心烦热，背弓反手额眉棱。鼻衄目黄筋骨缩，脱肛痔漏腹心膨；若要除之无别法，京骨大钟任显能。

9. 三焦主包络客，三焦原阳池，包络络内关

三焦为疾耳中聋，喉痹咽干目肿红；耳后肘疼并出汗，脊间心后痛相从。肩背风生连膊肘，大便坚闭及遗癃；前病治之何穴愈，阳池内关法理同。

10. 包络主三焦客，包络原大陵，三焦络外关

包络为病手挛急，臂不能伸痛如屈；胸膺胁满胁肿平，心中淡淡面色赤。目黄喜笑不肯休，心烦心痛掌热极；良医达士细推详，大陵外关病消释。

11. 肝主胆客，肝原太冲，胆络光明

气少血多肝之经，丈夫㿉疝苦腰疼；妇人腹疼小腹肿，其则咽干面脱尘。所生患者胸满呕，腹中泄泻痛无停；癃闭遗溺疝瘕痛，太冲光明即安宁。

12. 胆主肝客，胆原丘墟，肝络蠡沟

胆经之穴何病主，胸胁肋疼足不举；面体不泽头目疼，缺盆腋肿汗如雨。颈项瘿瘤坚似铁，疟生寒热连骨髓；以上病症欲除之，须向丘墟蠡沟取。

十二、马丹阳天星十二诀

1. 三里膝眼下，三寸两筋间。能通心腹胀，善治胃中寒；肠鸣并泄泻，腿肿膝胻酸；伤寒羸瘦损，气蛊及诸般。年过三旬后，针灸眼便宽；取穴当审的，八分三壮安。

按：三里一穴，善治肠胃之疾。肾主元气，脾主中气，即天之生气。书曰：有胃气则生。盖脾、胃、肠三者，为供给营养中枢。肠胃无病，中气乃强，故古人于三旬之后，必当灸三里以助脾胃之气化，增加血液之运行。古谚有曰：若要身体安，三里常不干。即指常灸三里，致起泡溃糜也。近今日人甚笃信三里灸法，谓非但能治肠胃病，且能健身云。

2. 内庭次指外，本属足阳明。能治四肢厥，喜静恶闻声；瘾疹咽喉痛，数欠及牙疼；虐疾不能食，针着便惺惺。

按：内庭为足阳明之荥穴，故所治悉属足阳明经气太过之疾。

3. 曲池拱手取，屈肘骨边求。善治肘中痛，偏风手不收；挽弓开不得，筋缓莫梳头；喉闭促欲死，发热更无休；遍身风癣癞，针着即时瘳。

按：本穴治阳明经之身热与浮风身痒，及肘肩屈伸诸病。

4. 合谷在虎口，两指歧骨间。头疼并面肿，疟病热还寒；齿龋鼻衄血，口噤不开言；针入五分许，令人即便安。

按：合谷之主治有特效者，为齿、头面诸疾。

5. 委中曲䐐里，横纹脉中央。胆痛不能举，沉沉引脊梁；酸痛筋莫展，风痹复无常；膝头难伸屈，针入即安康。

按：委中一穴，专治腰背腿膝之疾。

6. 承山名鱼腹，腨肠分肉间。善治腰疼痛，痔疾大便难；脚气并膝肿，展转战疼酸；霍乱及转筋，穴中刺便安。

按：本穴为治脚气或霍乱转筋之特效穴。

7. 太冲足大趾，节后二寸中。动脉知生死，能医惊痫风；咽喉并心胀，两足不能行；七疝偏坠肿，眼目似云朦；亦能疗腰痛，针下有神功。

按：太冲为肝经之原穴，惊痫、疝气、目生云翳、咽喉、心胀都属肝经气太过之疾患，故太冲能治之。七疝者，为冲疝、狐疝、癞疝、厥疝、瘕疝、㿗疝、㾓疝七种。少腹上冲心而痛，不得前后为冲疝；睾丸偏小偏大，时上时下为狐疝；阴囊少腹肿大控急而痛为癞疝；厥气上冲心腹而痛为厥疝；少腹闷痛结形如瓜为瘕疝；睾丸肿痛，甚至溃脓为㿗疝；睾丸肿大、小溲不行为㾓疝。

8. 昆仑足外踝，跟骨上边寻。转筋腰尻痛，暴喘满中心；举步行不得，一动即呻吟；若欲求安乐，须于此穴针。

按：昆仑治足踝骨、跗骨之病，为最特效；腰痛转筋亦善。

9. 环跳在髀枢，侧卧屈足取。折腰莫能顾，冷风并湿痹；腿胯连腨痛，转侧重欷歔。若人针灸后，顷刻病消除。

按：环跳治腰痛由于折伤、气滞血瘀而致者，有特效；下肢风湿痹痛痿弛，亦有特效。

10. 阳陵居膝下，外臁一寸中。膝肿并麻木，冷痹及风；举足不能起，坐卧是衰翁。针入六分正，神功妙不同。

按：本穴专治下肢之风湿酸痹。

11. 通里腕侧后，去腕一寸中。欲言声不出，懊恼及怔忡；实则四肢重，头腮面颊红；虚则不能食，暴喑面无容。毫针微微刺，方信有神功。

按：本穴专治胸廓内脏、声带之疾，与血行之疾。

12. 列缺腕侧上，食指手交叉。善疗偏头患，偏身风痹麻；痰涎频壅上，口噤不开牙。若能明补泻，应手即如拏。

按：列缺善治头面之疾及周身肌肉浅层神经诸疾患。

十三、十三鬼穴歌

百邪为疾状癫狂，十三鬼穴须推详。一针鬼宫人中穴，二针鬼信取少商，
鬼垒三针为隐白，鬼心四刺大陵岗，申脉五针通鬼路，风府六针鬼枕旁，
七针鬼床颊车穴，八针鬼市闹承浆，九刺劳宫钻鬼窟，十刺上星登鬼堂，
十一鬼藏会阴取，玉门头上刺娇娘，十二曲池淹鬼腿，十三鬼封舌下针。
出血须令舌不动，更加间使后溪良；男先针左女先右，能令鬼魔立刻降。

按：孙真人十三鬼穴，专治神魂不安，或歌，或吟、或笑，或哭，或多言多语，或静默不声，或昼夜妄行，或潜居不动，裸体形秽，亲长不避，癫狂之

疾，颇有神效。行针依歌诀次序下针，申脉、曲池二穴宜用火针，舌下海泉宜出血。

注：禁针穴歌至本节，于民国二十一年春日注释。

十四、杂病穴法歌

杂病随症选杂穴，仍兼原合与八脉；

经络原会别论详，脏腑俞募当谨始；

根结标本理玄微，四关三部识其处。

按：原为五脏之腧及六腑之原。合即十二经之合穴。八脉即奇经八脉之主穴。经，直行曰经，此指十二经。络，横行曰络，此指十五络。会，指五会，气会膻中，血会膈俞，筋会阳陵泉，骨会大杼，髓会绝骨。俞，穴也，穴之在于背者曰俞，如心俞、肺俞之类。募者，五脏之募穴，肺之募为中府穴，肝之募为期门，心之募为巨阙，脾之募为章门，肾之募为京门。此言经气之结聚处谓之募，俞亦同；惟募在胸腹，俞在背部。《难经》曰：俞在阳而募在阴是也。俞穴可常针，能散其风寒，能补其脏气；募则宜少针，以能泄其脏气也。根结标本者，经脉在下端一穴为根，在上端一穴为结，经脉起处为本，行处为标。上下循行，理似玄微也。四关者，指四大关节，肘、肩、髀枢、膝。三部者，指上中下三部也。

伤寒一日刺风府，阴阳分经次第取。

按：伤寒一日，见太阳证，头痛项强，恶寒发热；先刺风府，继刺他穴。二日见阳明证，头痛发热自汗，不恶寒，反恶热；先刺阳明之荥穴内庭，再刺他穴。三日见少阳证，口苦咽干目眩，胸胁满痛，寒热往来；先刺少阳之输穴临泣，再刺他穴。四日见太阴证，腹满而痛，食不下，时腹自利不渴；先刺太阴之井隐白穴。五日见少阴证，脉微细，但欲寐，身重恶寒；先刺少阴之输太溪穴，再刺他穴。六日见厥阴证，腹中拘急，下利清谷，呕吐酸苦，甚则吐蛔；先刺厥阴之经中封穴，再针他穴。一日、二日、三日者，计数也；非一日必见太阳证，二日必见阳明证。惟伤寒见太阳证，不拘其日数之多寡，病尚未传，则刺其风府可也；证见阳明，则刺其荥穴不必问其日数，余皆同。在表之病，则刺阳经之穴；在里之病，则刺阴经之穴。所谓“在表刺三阳经，在里刺三阴经”，病经六日未汗，当刺期门、三里；惟阴经之病久，宜灸关元为妙。

汗吐下法非有他，合谷内关阴交杵。

汗法，针合谷，行九九数，得汗行泻法，汗止身温出针。如汗不止针阴市，补合谷。

泻法，针三阴交，行六阴数。一方使患者口鼻秘气，吞鼓腹中，即泄。泄不止，补合谷行九阳数。

吐法，针内关，先补六次，泻三次。一方使患者欲吐之状，即吐。吐不止，补九阳数，使其调匀呼吸即止。

按：汗吐下三法，非行于平人能得效者，必患者表病无汗，有汗之资，无汗之机，始发生汗之效力，溱溱而出矣。吐，亦须胸膈闭闷不堪，欲吐不能者，施之方有效。泻，亦必具有必须泻之条件，如腹满矢气、大解欲解而不得，行之乃有效。虽然，汗、吐、下为行针之功力所致，但医者无绝对之暗示，以坚其必得汗吐下之心理，则其功宜不著。

一切风寒暑湿邪，头疼发热外关起。

按：头疼发热，病属外感，不论其为风寒暑湿之所中，概先针外关，再及其他各穴，如风府、风池、太阳、大椎各经之荥穴等。

头面耳目口鼻病，曲池合谷为之主。

按：头面、耳目、口鼻之病，由气火、血热而发红肿痛之疾苦，乃以曲池、合谷为治疗之穴。

偏正头痛左右针，列缺太渊不用补（以外可针内庭）。

按：列缺、太渊之治偏正头痛，系指外感风邪所致，或大肠经气火太过所致，与血虚头痛或肝胆火太过所致之偏正头痛不同，幸注意之。并治列缺、太渊二穴之外，加刺风池，以收捷效。

头风目眩项捩强，申脉金门手三里。

按：太阳经之风邪稍涉阳明经病，故申脉、金门、手三里能治之。

赤眼迎香分血奇，临泣太冲合谷侣。

按：此赤眼，当为胆与大肠两经之火上炎。

耳聋临泣与金门，合谷针后听人语。

按：此条耳聋，为风火所扰之暴聋。

鼻塞鼻痔及鼻渊，合谷太冲随手取（尚宜加针上星或灸）。

按：此条亦属风热性所致之病，否则合谷、太冲未必有效。

口噤㖞斜流涎多，地仓颊车仍可举。

按：此为中风而致，地仓、颊车二穴宜灸，歪左灸右，歪右灸左。

口舌生疮舌下窍，三棱出血非粗鲁。

按：舌部病而属红肿痛者，前贤谓为心热，即舌之局部充血，故刺其舌下两边之紫络，放去静脉瘀血，其病即愈。

舌裂出血寻内关，太冲阴交走上部。

按：前贤有言曰：舌为心之苗，舌裂出血为心经血热上涌，其血热之上升，每夹肝气而僭逆，内关、太冲所以平心肝逆上之火。三阴交为脾经穴，脾脉络舌下，舌裂出血，亦有心脾之热者，故亦须针三阴交。

舌上生苔合谷当，手三里治舌风舞。

按：舌苔之厚，由于肠胃之浊热上泛使然，合谷所以泻其浊热也。舌风舞，即热病，心热太过，舌伸出齿外鼓动如蛇舌，手三里刺之有特效，其理不明。

牙风面肿颊车神，合谷临泣泻不数。

按：牙风即压痛，三穴俱宜刺，用泻法。

二陵二跻与二交，头项手足互相与；两井两商二三间，手上诸风得其所。

按：二陵即阴陵泉、阳陵泉，二跻即申脉（阳跻）、照海（阴跻），二交即阳交、三阴交。上列六穴，可治头项手足之病。两井即肩井、天井，两商即少商、商阳，二三间即二间、三间。此六穴，可治手上诸风痛或麻痹。

手指连肩相引疼，合谷大冲能救苦。

按：手指与肩臂俱痛，为大肠经病。

手三里治肩连脐，脊肩心后称中渚。

按：肩痛与脐腹俱痛，手三里可治之，肩痛及脊则中渚可已之。

冷嗽只宜补合谷，三阴交泻即时住。

按：合谷所以补肺气，三阴交所以泻脾气，补肺即所以助肺之肃降而嗽已，泻脾殆泻其上冲之气欤。鄙意冷嗽都属痰饮，由于脾失温运，嗽是标，脾失温运是本，治病必求其本，冷嗽当补三阴交而不当泻，泻则犯虚虚之弊，并须温灸肺脾二俞，斯为根治。

霍乱中脘可入深，三里内庭泻几许。

按：霍乱上吐下泻，中宫清浊混淆，挥霍缭乱，胃肠神经起剧烈之反射作用。中脘一穴，颇具特效，盖可以止神经之反射性，而使之安静，吐泻立止；三里、内庭，平胃气也。

心痛翻胃刺劳宫，寒者少泽灸手指。

按：前贤云，心为君主之官，不可受邪之侵袭，故心不能病，所病者，俱属心包络病。且心不可泻，须泻心者，都泻心包络。劳宫，心包输穴也，即原穴也；泻必针其原，泻劳宫即泻心也。心中寒而满者，补小肠井穴少泽，助心火也。

心痛手战少海求，若欲除根觅阴市。

按：少海用补法，阴市为胃经穴，实则泻其子欤。真理不明，在经穴主治各病之原理，未能畅明以前，颇多难解之处。

太渊列缺穴相连，能祛气痛刺两乳。

按：两乳亦为肺经分野之所及，太渊、列缺，泻肺气也，合针有效。

胁痛只需阳陵泉，腹痛公孙内关尔。

按：胁为肝胆经之分野，故刺阳陵泉有效。公孙、内关为治心胸腹痛胀闷之特效穴（胁痛针足临泣亦灵，腹痛气海、上中下脘亦可针）。

疟疾《素问》分各经，危氏刺指舌红紫。

按：足太阳疟，先寒后热，汗出不已，刺金门。

足少阳疟，寒热心惕汗多，刺侠溪。

足阳明疟，寒久乃热，汗出喜见日光火气，刺冲阳。

足太阴疟，寒热善呕，色乃衰，刺公孙。

足少阴疟，呕吐甚，欲闭户而居，刺大钟。

足厥阴疟，少腹满，小便不利，刺太冲。

肺疟，令人心寒，寒甚热，热间善惊如有所见，刺列缺。

心疟，令人烦心，甚则得清水，反寒多不热，刺神门。

肝疟，令人色苍苍然，太息，其状若死者，刺中封。

脾疟，令人寒，腹中痛，热则肠中鸣，鸣已汗出，刺商丘。

肾疟，令人洒洒然，腰脊痛，宛转大便难，手足寒，刺太溪。

胃疟，令人善饥而不能食，食而支满腹大，刺厉兑。

危氏复刺十指尖出血，及舌下紫肿筋出血。

又按：刺疟之法，必于疟发前一小时左右刺之，方可有效，过远则效不彰。

痢疾合谷三里宜，甚者必须兼中膂。

按：中医名白痢，病在气，刺合谷；赤痢病在血，刺小肠俞；赤白痢，气血皆病，刺足三里、中膂。实则白者，仅肠壁为寒食所伤，所下者为肠液，故白色；肠因伤而炎肿，肠壁血管破裂，所下者为血液，故赤色；两者互杂，乃为赤白色。其有胆液渗入者，则间夹黄绿色，名曰五色痢，为痢症之重者，宜加刺三焦俞，灸脾俞与天枢。久痢不止，宜灸百会，久泻亦同。

心胸痞满阴陵泉，针到承山饮食美。

按：此症由脾家湿热夹胆热失于疏化而成之痞满，故阴陵泉、承山治之。宜观其舌苔，舌质红者刺泻之，淡者加灸。

泄泻肚腹诸般疾，三里内庭功无比。

按：夹热者宜泻，因伤生冷或寒者宜灸，天枢一穴亦不可少。

水肿水分与复溜（此穴宜灸）。

按：水肿放水法，先用小针，次用大针，以鸡翎管透之（最好用放水针），水出浑浊者死，清者生。足上水肿大者，于复溜穴上放之。

附：泻瘀血法，先用针补入地部，少停泻出人部，少停复补入地部，少停泻出针，其瘀血自出，虚者仅出黄水。

胀满中脘三里揣。

按：胀满多属胃不消化，夹湿夹滞，中脘、三里有大效。

腰痛环跳委中求，若连背痛昆仑式。

按：环跳、委中善治腰部闪痛，不能俯仰；腰痛连背者再刺昆仑，宜加刺人中甚效。

腰连腿疼腕骨升，三里降下随拜跪。

按：腰连腿疼，系指腰背部痛及腿部。

腰连脚痛怎生医，环跳行间与风市；

脚膝诸痛美行间，三里申脉金门侈。

脚若转筋眼发花，然谷承山法自古；

两足难移先悬钟，条口后针能步履。

两足酸麻补太溪，仆参内庭盘跟楚；

脚连胁腋痛难当，环跳阳陵泉内杵。

冷风湿痹针环跳，阳陵三里烧针尾。

按：上节悉属筋骨酸痛之症，只需审其病苦之在何经而刺之可也。

七疝大敦与太冲，五淋血海男女通。

按：疝都属厥阴病，大敦、太冲，所以泻其气也。五淋者，劳淋、血淋、气淋、石淋、膏淋是也。血海虽能治五淋，亦宜兼刺他穴，如涌泉、阴陵泉、气海、中极等穴。

大便虚秘补支沟，泻足三里效可拟。

按：虚秘者，大肠少蠕动力也，即胆汁分泌过少，肠蠕动呆滞不运。补支沟，泻足三里，宜再按摩肠部。

热闭气闭先长强，大敦阳陵堪调护。

按：热闭、气闭，为猝失人事，昏不知人，悉属脑神经猝失知觉。热闭者，身热如灼，舌绛赤而干；气闭者，身或热或不热，舌亦不甚绛。长强穴之神经，能直通脑系。中医谓闭厥之症，都属肝经之病，肝为风脏，其性刚强，易于厥逆，肝胆互为表里，故长强、大敦、阳陵泉能治闭厥。

小便不通阴陵泉，三里泻下溺如注。

按：小便不通，刺阴陵泉、三里外，宜再刺关元。

内伤食积针三里，璇玑相应块亦消。

按：三里悉手三里与足三里，对于食积，二穴皆须针。

脾痛气血先合谷，后刺三阴针用烧。

按：原文为脾病气血先合谷，颇费解，恐“病”系“痛”字之误。脾部痛，非血寒即气滞，合谷所以疏其气，三阴交所以温其血。

一切内伤内关穴，痰火积块退烦潮。

按：内关善治胸中病，内伤都为情志之病，其病灶都在胸胁上腹部，故内关一穴能治之。

吐血尺泽功无比，衄血上星与禾髎。

按：吐血，每因咳逆上气而发生，尺泽所以降肺气之冲逆，血得行其常道，吐血不止而自止。上星、禾髎之治衄血，殆安静该部之神经，不刺激血液之外溢。

喘急列缺足三里，呕噎阴交不可饶。

按：肺与胃之气宜降，升则喘逆呕吐之病生。列缺、足三里，所以降肺胃之气，而喘急可已。呕噎亦是胃逆，阴交亦降其逆也，此穴有谓足三阴交，有谓任脉阴交穴。鄙意二穴皆是，都不可非。

劳宫能治五般痫，更刺涌泉疾若挑。

按：五痫为猪、羊、鸡、马、牛痫，都为痰涎阻塞咽喉声带所发出各种之声音，以其似何种畜声，即以何痫名之。

神门专治心痴呆，人中间使祛癫妖。

按：痴呆癫狂，悉属精神上受剧烈之刺激，或所欲不得遂，致神经起变化，如癫如狂，如鬼祟，神门、人中、间使刺之颇具神效。

尸厥百穴一穴美，更针隐白效照照。

按：尸厥者，猝然昏乱，不知人事，四肢逆冷，其状若死。

妇人通经泻合谷，三里至阴催孕妊。

按：妇女经阻不通，泻合谷补三阴交，经可通（此指实证经闭）。足三里与至阴催产，理不可解，恐属心灵转移之法。

死胎阴交不可缓，胞衣照海内关寻。

按：死胎不下，先泻阴交，再补之。胞衣不下，于照海、内关亦如之。

小儿惊风刺少商，人中涌泉泻莫深。

按：人中通督脉、太阳经，凡急惊风，都病在太阳，见背反弓、四肢瘛疭、下寒上热，人中缓太阳之拘急，涌泉引热下行，故惊风能已。

痈疽初起审其穴，只刺阳经不刺阴。

按：痈疽从背出者，太阳经；从鬓出者，少阳经；从髭出者，阳明经。以上俱以各经井、荥、输、经、合针治之；从胸出者，以绝骨一穴治之。

伤寒流注分手足，太冲内庭可浮沉。

按：前贤谓伤寒传足不传手，太冲、内庭，一为肝经穴，一为胃经穴。厥阴为阴之理，阳明为阳之盛，病由阳经传入阴经为逆，由阴退出阳经为顺。顺者，浮也；逆者，沉也。病毒之移转吉凶，以二经为机枢，太冲、内庭，防其逆也。

熟此筌蹄手要活，得后方可度金针；又有一言真妙诀，上补下泻值千金。

注：本篇于民国二十一年春日注释。

十五、《百症赋》

百症俞穴，再三用心。

昔贤谓穴之在于背后者名俞穴。俞者，注也，输也；言经络之气，输注于此也。故人身之穴，皆得名之曰俞穴，不必专指背部而言。经凡十二，络凡十五，奇经凡八，穴有三百六十五穴，纵横贯注，宜熟志之。

囟会连于玉枕，头风疗以金针。

头顶重痛，当刺以针。若血虚眩晕，则非针灸肝俞、腰俞不可。又按：囟会与玉枕，宜灸不宜针。

悬颅颔厌之中，偏头痛止。

偏头痛，书称肝胆风热，悬颅、颔厌宜刺，微出血；更刺风池，其效甚佳（可刺头维、太阳、风池三穴较好）

强间丰隆之际，头痛难禁。

头痛由于痰火上扰者，宜刺丰隆以降其痰火；强间不易刺入，可刺风府。

原夫面肿虚浮，间使水沟前顶。

脾虚面浮肿，刺水沟，流去面浮肿之水气，颇效；前顶宜灸。

耳聋气闭，全凭听会翳风。

肝胆之火夹风而上僭，则耳暴聋，刺听会、翳风以泻之。

面上虫行有验，迎香可取。

面痒如虫行，系血热所致，刺泻迎香。

耳中蝉鸣有声，听会可攻。

耳鸣有痰火上扰者，针听会外，宜再刺丰隆、风池等穴。系肾虚者，当更灸肾俞、气海以固肾元。

目眩兮，支正飞扬。

手太阳经脉与足太阳经脉，俱萦绕于目，故支正、飞扬，能治目眩。且二穴皆属络脉，刺络脉，即所以泻其血。

目黄兮，阳纲胆俞。

目黄、肌肤黄，黄而深者名阳黄，宜刺之；淡而晦暗者为阴黄，宜灸之。至阳一穴，亦宜针灸。

攀睛攻肝俞少泽之所。

胬肉攀睛，如系心肝之火，可刺肝俞与少泽；若攀睛已久，火炎已平，宜灸治之，于刺灸之外，当点消翳药品（此外宜针灸大小骨空）。

泪出刺临泣头维之处。

泪出即迎风流泪，泪热而微觉黏手者属热，宜刺之；冷而不黏手者为寒，则灸之。（并宜灸大小骨空）

目中漠漠，即寻攒竹三间。

漠漠者，视物不明，巩膜上似有白膜遮盖，近代眼科医士，名之曰气膜（再刺光明、肝俞、命门特效）。

目觉𥆨𥆨，急取养老天柱。

目𥆨无所见，即不明之意。此症属于内障，俗名大眼瞎子（与上合治）。

观其雀目肝气，睛明行间而细推。

雀目者，似雀之目，至夜即不见物，由于肝热肾虚之所致。睛明、行间外，肝俞、涌泉皆宜刺。与上条同治。

审他项强伤寒，温溜期门而主之。

伤寒太阳病，项强几几刺太阳经温溜，与肝之期门，当再刺大椎、天柱。

廉泉中冲，舌下肿痛可取。

舌为心苗，舌下肿，属于心热，亦有脾热者。

天府合谷，鼻中衄血宜走。

此症属于肺气热，阳明经火逼血妄行。

耳门丝竹空，住牙疼于顷刻。

斯症之牙疼，系牙最里之臼齿痛。

颊车地仓穴，正口㖞于片时。

中风而致口㖞，㖞左者灸右，㖞右者灸左。

喉痛兮，液门鱼际去疗。

三焦邪热上攻，喉中红痛。

转筋兮，金门丘墟来医。

转筋者，即小腿腨肠痉挛，刺金门、丘墟之外，当刺承山有效。

阳谷侠溪，颔肿口噤并治。

颔肿而口噤，兼有生外疡者，除针刺外，宜照外痈治之。

少商曲泽，血虚口渴同施。

口渴而由于血虚，亦属于邪热津枯而致者，刺少商出血，刺曲泽，再宜刺舌下。

通天治鼻内无闻之苦。

通天宜灸，该穴部位之神经通于鼻内。

复溜去舌干口燥之悲。

肾阴虚而有热，则舌干而口燥，复溜可治之。

哑门关冲，舌缓不语而要紧。

舌缓不语者，舌根无力鼓动也，由于三焦热所伤。

天鼎间使，失音嗫嚅而休迟。

嗫嚅，欲言而不能猝言之。

太冲泻唇㖞以速愈，承浆泻牙疼而即移。

唇㖞针太冲得愈者，殆为肝阳暴逆而唇㖞；承浆之泻牙疼，属下门牙痛。

项强多恶风，束骨相连于天柱。

太阳伤寒，宜针风池、风府、风门。

热病汗不出，大都更接于经渠。

热病无汗，大、都经渠针刺外，再治间使、合谷。

且如两臂顽麻，少海就傍于三里。

少海与手三里，当针灸并施。

半身不遂，阳陵达于曲池。

阳陵泉与曲池之治半身不遂，以灸为主（二穴宜同时捻提并宜灸）。

建里内关，扫尽胸中之苦闷。

胸中苦闷者，即痞满病也，建里、内关刺有特效。

听宫脾俞，祛残心下之悲凄。

心中悲凄者，精神不愉快，似觉心中酸楚，背间寒栗，灸脾俞有效。听宫穴，理不可解，殆泻小肠之火以安其心欤。

从知胁肋疼痛，气户华盖有灵。

针气户、华盖治胁肋痛，大都少效，宜加刺期门、阳陵泉。

腹内肠鸣，下脘陷谷能平。

腹内肠鸣，中有水气，下脘宜针灸并施，更宜灸天枢。

胸胁支满何疗，章门不用细寻。

胸胁支满，章门宜多灸。

膈痛饮蓄难禁，膻中巨阙便针。

膈下饮蓄作痛，膻中、巨阙针之，宜再灸脾俞与中脘。

胸满更加噎塞，中府意舍所行。

肺气失于肃降，即胃气上逆而为噎塞胸满，宜针内关、公孙、中脘。

胸膈停留瘀血，肾俞巨髎宜征。

胸膈停留瘀血，而针巨髎理颇费解，恐系巨阙之误。

胸满项强，神藏璇玑宜试。神藏与璇玑，治胸满则可；若治项强，则大椎、风池不可少。

背连腰痛，白环委中曾经。

背连腰痛，针白环、委中有特效，宜加针环跳。

脊强兮，水道筋缩。

脊强转侧不利。

目眩兮，颧髎大迎。

目眩羞明，针颧髎与大迎，宜再刺攒竹，可治目瞤。

痉病非颅囟而不愈。

痉病灸颅囟之外，宜再刺风府、大椎、曲池、合谷、中脘、昆仑等穴。

脐风须然谷而易醒。

脐风但凭然谷一穴，恐难十全，在脐之四周宜各灸一壮。

委阳天池，腋肿针而速散。

腋下筋肿，二手不能上举，委阳与天池，曾针过颇效。

后溪环跳，腿疼刺而即轻。

腿痛刺环跳与后溪而不愈，当刺阳陵泉与昆仑。

梦魇不安，厉兑相谐于隐白。

经曰：胃不和则卧不安。厉兑、隐白殆泄胃经之热，以安其胃也。

发狂奔走，上脘同起于神门。

神门治发狂奔走，上脘降其痰热之上冲。

惊悸怔忡，取阳交解溪勿误。

惊悸、怔忡不宁，阳明、少阳经火上扰心阴，阳交、解溪，所以泻其火也。

反张悲哭，仗天冲大横须精。

反张悲哭，俱为二三岁内小孩有之，其症都属脏寒，与惊痫之反张不同。

癫病必身柱本神之令。

身柱、本神刺癫疾而不愈，再刺大陵、间使、神门。

发热仗少冲曲池之津。

发热泻曲池，刺少冲，曾验有效；惟热过重，委中、合谷、间使、后溪等穴亦宜刺。

岁热时行，陶道复求肺俞理。

流行风温之热，刺陶道、肺俞外，合谷、曲池亦当刺。

风痫常发，神道还须心俞宁。

此症宜灸。

湿寒湿热下髎定。

湿寒、湿热之症，范围颇广，下髎之治湿寒、湿热，殆指肠风、痔漏之症。

厥寒厥热涌泉清。

厥寒、厥热之刺涌泉，亦专指热厥而言，寒厥宜灸关元。

寒栗恶寒，三间疏通阴郄语。

三间与阴郄宜刺而再灸（陶道、大椎行三进一退法甚效）。

烦心呕吐，幽门闭澈玉堂明。

二穴近胃脘，故治烦心与呕吐（再针中脘、三里）。

行间涌泉，去消渴之肾竭。

消渴分上、中、下三消，下消又名肾消，属肾经虚而有火，行间、涌泉泻其火也。

阴陵水分，治水肿之脐盈。

水肿之症，小便多而不利，刺阴陵泉，疏肝而利小便；灸水分温脾阳而消水肿。

痨瘵传尸，趋魄户膏肓之路。

魄户、膏肓，治传尸痨瘵，宜治之早，且宜灸，并灸三里。

中邪霍乱，寻阴谷三里之程。

中邪霍乱，系指呕吐、足转筋之病，阴谷、三里之外，当再刺承山、委中、尺泽、中脘等穴。

治黄疸，偕后溪劳宫而看。

治黄疸，刺灸劳官、后溪外，当再刺灸至阳。

倦言嗜卧，往通里大钟而明。

通里属心经，大钟属肾经，二穴治倦卧，宜加刺灸脾俞、至阳特效。

咳嗽连声，肺俞须迎天突穴。

咳嗽连声，系指顿嗽，前贤谓风伏肺底，每欲冲出而不得也，宜加刺中脘、天枢。

小便赤涩，兑端独泻太阳经（小海穴）。

小便赤涩不利，乃小肠结热，宜加针阴陵泉、三焦俞、膀胱俞。

刺长强于承山，善主肠风新下血。

肠风下血，乃肠出血，前贤谓之湿热下注，长强、承山有效。

针三阴于气海，专司白浊从遗精。

三阴交与气海针治白浊、遗精之症，须俟湿热已净尽乃可针。

且如肓俞横骨，泻五淋之久积。

五淋之针肓俞、横骨，亦须俟湿热已去，宜加针阴陵泉。

阴郄后溪治盗汗之多出。

盗汗针后溪与阴郄，曾针治数人；结核患者，每不易收效，其他佳良。

脾虚谷兮不消，脾俞膀胱俞觅。

脾虚少运，谷不易化，二穴当多灸之，宜加针三里。

胃冷食而难化，魂门胃俞堪责。

胃寒不化，魂门、胃俞亦须多灸，中脘亦不可少灸。

鼻痔必取龈交，瘿气须求浮白。

龈交治鼻痔，泻其气也；浮白治瘿气，宜针而多灸之。

大敦照海，患寒疝而善蠲。

二穴善治疝气之冲痛。

五里臂臑，生疬疮而能治。

二穴治疬疮宜灸，初起有效宜加针灸小海或天井、肩井。

至阴屋翳，疗痒疾之疼多。

此条理难解。

肩髃阳溪，消瘾风之热极。

瘾风，血热病也，二穴乃泻热也。

二穴宜针灸并施，于经之愆期者颇效。

抑又论妇人经事改常，自有地机血海。

女子少气漏血，不无交信合阳。

少气漏血，乃气不摄血，淋漓不净也，宜取中极旁一寸半，两面之经外奇穴针灸之。

带下产崩，冲门气冲宜审。

冲门属脾，气冲属胃，二穴能止带固崩。盖脾能统血，冲任为女子血海，冲隶属于阳明也，带下宜针带脉关元，产崩宜灸长强。

月潮违限，天枢照海须详。

月潮前期宜刺宜泻，后期宜补宜灸，腹胀痛者加针灸天枢、关元、气冲、阴陵泉穴。

肩井乳痈而极效。

乳痈都肝胆郁热，初起刺肩井与尺泽颇效。

商丘痔瘤而最良（瘤恐系“漏”字）。

痔漏刺商丘外，承山、长强宜刺之。

脱肛取百会尾翳之所。

大气陷下，脱肛久不愈，百会宜灸之；尾翳即长强，宜刺。

无子搜阴交石关之乡。

无子之原因有多种，阴交、石关不过灸子宫之虚寒不孕，宜加灸中极、关元。

中脘主乎积痢，外丘收乎大肠。

中脘、外丘治痢疾脱肛，当加灸天枢、气海、大肠俞。

寒疟兮，商阳太溪验。

寒疟针商阳、太溪外，宜再加灸大椎。

痃癖兮，冲门血海强。

痃癖之成，都为血瘀气聚，冲门、血海宜多灸。

夫医乃人之司命，非志力而莫为；针乃理之渊微，须至人之指教，先究其病源，后考其穴道，随手见功，应针取效，方知玄理之玄，始识妙中之妙。

赋中所述，悉属前人经验之作，每病刺每穴，其理有不可解者，针之则甚有效。其有不甚效验者，亦占十分之二三，盖作者囿于韵语，难免掇拾成章，惜作者未加详注，使学者不免目迷五色之憾矣。愚以临证实验之所得。加所输注，使其效却而收伟功，不无有助于后之读者。其他如玉龙歌、杂病穴法歌、胜玉歌等，亦当于诊余之暇，凭经验观察之所得，一一为之注释，以阐我古代之神术，俾彪扬于世界，是则愚之微意云尔。

第四编

金门颜药生　东台夏少泉　同辑
涟水秦振声　天长陶悟生　校勘

一、伤寒门

（一）太阳病

【中风】恶风自汗：风池、风府，针。

【伤寒】恶寒无汗：大椎、合谷、曲池，针。

头痛：合谷、太阳、风池，针；或加百会。

项强：合谷、间使、风门、肺俞，针。

发热：曲池、委中，针。

过经不解：期门，针。

蓄水小便不通：阴陵泉、阴谷，针。

误治发痉：曲池、合谷、水沟、复溜，针。

（二）阳明病

【大热不解】大椎、风门、肺俞、肝俞、肾俞、大肠俞、小肠俞、膈俞、厥阴俞、心俞。

【发狂】与前条同治。

【神昏谵语】十二井穴出血；神门、中脘、解溪、足三里，针。郑声者不治。

【余热不清】曲池、足三里、合谷，针。

【大便不通】章门、照海、支沟、太白，针。

【腹痛】足三里、内庭，针。

【发黄】腕骨、申脉、外关、涌泉，针。

（三）少阳病

【寒热往来】大椎、间使、期门、足临泣。

【胸胁痛】间使、合谷、期门、阳陵泉、内关，针。

【胁痛】支沟、章门、阳陵泉、委中、期门，针。

【呕吐】期门、中脘，针。

（四）杂治

【猝发寒热，顷刻不能动弹，身体疼痛者】少商出血、尺泽出血、委中出血；合谷、曲池、肩髃、阳陵泉、绝骨、昆仑、环跳、水沟。助治以阿司匹林。

【伤寒身热】陷谷、足三里、太溪、复溜、侠溪、公孙、太白、委中、涌泉，针。

【伤寒热不已】风池、少海、鱼际、合谷、复溜、足临泣、太白，针。

【热病汗不出】大都、经渠、间使、合谷、三阴交。

又法：泻合谷，补复溜、后溪。

【热病退热法】大椎、曲池、阳陵泉、足三里。

又法：少冲、曲池，重者加委中、合谷、间使、后溪。

【伤寒余热未清】涌泉、间使、大椎，针。

【热病后汗不止】阴郄，灸。

【伤寒吐哕】百会、曲泽、间使、劳宫、商丘，针。

【夹阴伤寒】长强穴上有黑筋一条，如未过脊柱者尚可救。

第一期针：大椎、曲池、百会、风府、血海、四髎、阳陵泉、三阴交。

第二期针：小肠俞、肾俞、委中、太冲、昆仑。

大凡热病取：合谷、曲池、尺泽、委中、涌泉。

大凡寒病取：大椎、间使、后溪。

【伤寒腹满时痛、自利不渴】中脘、天枢、足三里，灸。

中寒，腹痛吐泻、肢冷汗出、昏厥不省人事，急以食盐填脐中，以大艾炷灸之，可收起死回生之功。

二、温热门

【一切温病】合谷、肺俞、鱼际、尺泽，针。

【风温热病】陶道、肺俞、合谷、曲池，针。

【春温】合谷、列缺、尺泽、曲池、风门，针。

【暑温】神门、间使、涌泉，针。

【中暑不省人事】水沟、涌泉、中冲，针。

【伤暑口干齿燥、发热而渴、体倦、脉虚数者】曲池、间使，针。

【伏暑寒热缠绵】大椎、间使、涌泉，针。

【温毒】十二井穴出血、委中出血、涌泉，针。

【湿温】期门、中脘、大椎、肺俞、合谷、曲池，针。冬温与春温同治。

【大头瘟头项肿胀、口气秽浊、肤灼如火、神昏脉伏】十二井穴出血；合谷、曲池、委中，针。

【脑脊髓膜炎】（流行性痉病）百会、水沟、大椎、至阳、命门、风池、委中、曲池，针。如不效加中脘。

【鼠疫】（形寒、发热、神昏，腋下腰间有结核疼痛者，属急性之传染病）结核处以三棱针刺出血、十宣出血，或十二井穴出血、尺泽出血、委中出血；大椎、曲池、阳陵泉，针。

又法：十二井穴出血、尺泽出血、委中出血、太阳出血；百会、涌泉、大椎、中脘，针。兼衄血，加合谷、上星，针；昏厥，加神门、支沟，针。

又法：委中出血约 10mL、尺泽出血；合谷、曲池、肩髃、足三里、解溪、大椎、阳陵泉、间使，针。

凡鼠疫、结核，皆须于核上刺出血，以鸡蛋清调黄柏、乳香贴之，助以泻热清血毒之药为主。

鼠疫预防法：常灸足三里，不可间断。

【预防一切传染病】神阙、关元、气海、足三里。第一年灸三百壮，免疫一年；第二年灸六百壮，免疫三年；第三年灸六百壮，具一生之免疫性。

附：

【百合病】大椎、大杼、风门、阳陵泉、合谷、足三里、中脘、气海、三阴交、支沟、太冲。

【患者欲吐不得吐】支沟、照海、内关，引气上行而吐之。

【泻胸中热】大杼、缺盆、背部各俞穴。

【泻胃中热】气冲、足三里、巨阙、上下廉。

【泻四肢热】云门、肩髃、委中、髓空。

【泻五脏热】五脏俞穴、十二井穴。

凡病属实热者，多取四肢之穴针之。

凡病属虚热者，多取背部各俞穴灸之。

三、神志门

（一）中风

【中经络】恶寒发热、身重疼痛、肌肤麻木、筋骨不舒、头项强痛、脉浮苔白：合谷、阳辅、阳陵泉、曲池、风府、肝俞、内庭（各穴均针）。

助治：用大活络丹，陈酒送下。如初起服阿司匹林，再针少商、曲泽出血，合谷。

【中血脉】口眼歪斜，或半身不遂，或手足拘挛，或左瘫右痪：地仓、颊车、合谷、间使。

半身不遂：合谷、曲池、手三里、阳陵泉、肩髃、足三里、昆仑、绝骨、肝俞、百会，均灸。

手拘挛或麻木：手三里、肩髃、曲池、曲泽、合谷、间使。

足拘挛或麻木：足三里、行间、丘墟、昆仑、阳辅。

【中脏腑】口噤不开、痰涎上壅、不省人事、四肢瘫痪、便溺不觉。

口噤不开：颊车、地仓、水沟、百会，均灸。

痰涎上壅：关元、气海、百会，均灸。

不省人事、不知疼痛：神道灸二三百壮、百会灸十壮、水沟针。

注：凡中脏腑（充血症）危急症，宜加针十二经之井穴，先手后足，每穴约半分至一分之时间；末一次取涌泉留针，强刺十分钟，如见眼活痰平，为有效。盖涌泉为诱导脑中充血之特效穴也。

【中风通治法】百会、肩髃、曲池、外关、后溪、环跳、风市、阴陵泉。

【中风不语、手足瘫痪】百会、风池、风府、风门、膈俞、肝俞、白环俞、居髎、环跳、风市、阳陵泉、膝关、三里、合谷，针灸并施。

【中风手足拘急】外关、阳池、后溪、中渚、合谷、昆仑、丘墟、后溪，各穴均针灸。

【中风口噤不开】（即中血脉）颊车先针如不开，再直接灸之；合谷针。

【中风证辨】脑充血：脉弦面赤、舌稍黄者，此脑中充血，血管破裂所致，宜针。

脑贫血：脉无力或虚，面色淡黄或虚白者，此心脏衰弱，脑中贫血所致，宜灸。

【中风脉辨】脉不弦劲，或沉细欲伏者，均无妨；劈劈如弹石，或弦劲者，多属不救。

【中风死证】瞳孔散大，面色皖白，口噤遗尿，目停口开，痰声如锯，如见一二均属不治。

附：

日本金刚派中风预防名灸法：凡请求中风预防灸治时，大都在最初发病期，宜充分注意以鉴别之。若即灸施因之有发危险之状态者，人必以为因灸而致，夫灸为神圣无疵之治法，如此设想，岂仅见疑于术者之伎俩而已哉？是故吾人对于求灸者，当必鉴别其状态，有无危险而后施治，不可草率从事也。

患者自觉有无睡眠不足之状，或瞳孔左右不同，口气无力，最宜注意。于未诊脉之先，施术者须纳心于脐下丹田，屏绝外念，再以右手拇食指当右之颈动脉即人迎脉，而左手之食指当右手之桡骨动脉之寸口，中指当关上，无名指当尺中，候其三脉不调，不免有危险状态，即不可施灸。

施灸者当胆大心细，精密周详，尤必具美德资格，如一意孤行，疏忽从事，必遭大创而失败，不可不知也。

中风预防灸之要穴：风池、天柱、肩井、手三里、神门、阳关、风市、足三里。

凡八穴，左右两侧，三日之间，每日小灸七壮，宜于午前空腹灸之。

通利灸（预防灸）之要穴：大横、承山、昆仑，一日之间施小灸三十壮。

脑卒中症急救命术：凡卒中急倒时，速于腿部膝腘内之委中穴，与手之尺泽穴，用三棱针各刺半分许，使之出血，则脑中之充血减缓。如稍觉人事，即应止其出血，止血之后，再用普通三倍之艾绒，于足三里正中，自委中洼处，两面共灸之，无论如何重症，均可施灸一回而苏生也。故脑卒中症，用此之外，不论用何手术，均不敌其有效。则此方法，足可称为人命救助之第一方法。然用此法，如不出血，不能有效，故“出血”二字，尤为治此症之要诀也。

中风预防灸法：膝眼男左女右灸之，艾炷宜稍大。再于灸之日起计算，至第二年同月同日再灸。

（二）癫狂痫

【癫】神门、内关、隐白、少商，此四穴皆宜合针。

【狂】心俞温针、鸠尾针、丰隆针；间使、神门、中脘、后溪，温针。

【五痫】鬼眼灸最灵，或取申脉、上脘、神门、百会、鸠尾、魂门、照海。

【卒中邪风】十三鬼穴，或丰隆、风府、心俞、中脘、后溪、间使、大椎、百会、神门。

（三）痉厥

【痉病】百会、水沟、风府、中脘、大椎、涌泉、少商、合谷，针。

【寒厥】中脘、关元、百会，灸。

【热厥】少商、神门、涌泉，针。

又法：涌泉、行间、内庭、合谷、曲池，针。

【食厥】中脘、三里，针。

【痰厥】中脘、丰隆，针；或加合谷、灵台，灸。

【气厥】中脘、气海、三里，针。

又法：膻中、气海、建里、内关，针。

四、虚损门

【肺痨】（以手按中府穴部，痛者为肺病，不痛者非肺病，痛而身缩者肺已坏不治）肺俞、肓俞、足三里，俱针灸；或加气海。

【肺痈】（咳吐脓血，胸中隐隐微痛，吐痰臭浊，腥秽）、肺俞、列缺、尺泽、俞府、中脘、内关，针。

【怔忡】心俞、胆俞、神门、通里、神道，针灸；有热者不灸。

【心虚多梦善惊】神门、心俞、内庭。

【失眠】（多因脑脊髓神经衰弱，或有噩梦所刺激）肝俞刺入二分或三分，针尖向上方捻动十五息，二三日即愈。

【盗汗】后溪、间使、阴郄，针灸；或加大椎、肺俞。兼治虚汗。

又法：阴郄、后溪、合谷、大椎、曲池。（注：后溪，泻可止汗，补能发汗）

【骨蒸】劳宫灸。

【羸瘦】至阳、脾俞、肾俞、膏俞、足三里。

【咳血】中脘、肺俞、列缺，或用肺俞、风门、肝俞、列缺、足三里。

又法：心俞、尺泽、肺俞。

【呕血】郄门、尺泽、神门、鱼际。

又法：肝俞、膏俞、肾俞。

【吐血】尺泽、足三里、鱼际。

【滑精】肾俞、关元、命门、精宫，针灸。

【梦遗】心俞、肾俞、志室、关元，或用心俞、肾俞、三阴交。

【夜梦鬼交】大敦、隐白、脾俞、厥阴俞、曲骨（阴部涂雄黄）。

【阳痿不举】归来灸，或用命门、肾俞、关元、气海，灸。

【精冷不育】命门针；肾俞、关元、气海，针灸；或加心俞、关元俞，针灸。

五、咳嗽门

【伤风咳嗽】太渊、列缺、天突、三里，针。

【伤寒咳嗽】大杼、风门、肺俞。

【痰热咳嗽】太渊、列缺、肺俞、丰隆。

【痰饮咳嗽】太渊、胃俞、三里。

【小儿顿咳】天突、肺俞。

【老年久咳】肺俞、气海、天突、乳根、关元、中脘、三里。

【虚劳咳嗽】曲池、膈俞、三里、三阴交。

【血虚咳嗽】昆仑、气海，温针。女去昆仑加三阴交。

【吐血咳嗽】尺泽、气海、肺俞、三里。

六、哮喘门

【哮喘】天突、肺俞、照海、三里。

【冷哮】膏肓、中脘。

【热哮】合谷、列缺、肺俞、中脘、足三里。

【虚喘】灵台、气海、中脘、足三里。

【实喘】合谷、列缺、丰隆、足三里。

【气急】天突、肩井、中脘、足三里。

尺泽、灵台二穴定喘有效。

七、疟疾门

【一切疟疾】大椎、间使、后溪。

【寒疟】大椎灸、间使灸、商阳出血、太溪针。

【热疟】太溪、后溪、间使、陶道，针。

【温疟】大椎、间使、涌泉，针。

【恶性疟疾】(多发于夏秋之时，重者大热不退、神志昏迷，其死亡多在一二星期。其症状特点：①大热。②谵语。③呕吐。④瞳孔散大，喜向暗方侧卧。十二井穴出血，尺泽出血，委中出血；曲池、间使、大椎、神门、风门、肺俞、肝俞、肾俞、心俞、三焦俞、大肠俞、小肠俞，各经之荥穴。

【三阴疟】大椎针酸至尾闾灸之，间使针酸至肩上灸之，后溪温针，脾俞灸。

【疟母】章门、脾俞，针灸；痞块上梅花温针法。

【疟块成肿】阴陵泉、气海、章门、天枢。

【疟后不食】公孙、内庭。

【疟后头痛】腕骨。

【疟后心烦体痛】神门、中渚。

【疟后泄泻】天枢。

【疟后筋骨痛】公孙、大包。

【疟久不愈】脾俞灸，或发时刺十指出血，寒热即止，此系古法。

八、霍乱门

【真霍乱】吐泻、腹痛、瘪瘰［化热舌红，未化热者舌白］。

尺泽、委中，出血；中脘、气海、十宣，亦出血。如瘪瘰目陷，神气已失，当独灸神阙。

【假霍乱】因伤食或伤热所致呕吐、胸闷不舒者取：中脘、足三里、合谷、太冲、间使。

【寒霍乱】神阙灸七壮；委中、中脘、合谷、太冲，均针。

【助治】丁桂散加麝香少许，灸脐中。

【热霍乱】少商、少泽、关冲、委中，出血；合谷、太冲、大都、曲池、阳陵泉，均针。

【干霍乱】水沟、少商、委中、十宣，出血；气海、阴陵泉、曲泉。

又法：尺泽、委中，出血；水沟、中脘。

又法：天枢、委中、气海、大敦、十宣，不效灸；神阙。

【暴患绞肠痧】必放尺泽、委中出血。

吐加内关、三里。

泻加天枢、章门、阴陵泉、昆仑。

转筋加承山、绝骨、阴谷、三里、委中出血、尺泽、中脘、太冲。

又法：发时将阴囊扶起，即止。吴仰安君传。

【亡阳】灸关元。

【心腹痛】手腕骨中一穴甚效。

【肢冷脉绝】复溜补针；神阙、关元、气海，灸。

九、泻痢门

（一）泄泻

【热泻】中脘、天枢、三里，针。

【寒泻】天枢灸、胃脾俞灸。

【一切泄泻】天枢、关元、中脘、气海，俱针；或加三里、大肠俞。

【肠鸣泄泻】三里、天枢、神阙、公孙、至阳。

【水泻】委中针、神阙灸。

【久泻】百会灸、长强针；或去长强，加关元灸。

【久泻不止】（肠鸣、腹痛）天枢、关元、脾俞、百会，灸。

（二）痢疾

【痢疾】合谷、三里、中膂俞或大小肠俞（治红白痢）。

【白痢】合谷、关元、脾俞、天枢，均灸；或合谷、三里、中脘。

【赤痢】合谷、中膂俞、白环俞针灸。

【赤白痢】大小肠俞、中膂俞、足三里、合谷、外关、复溜、腹哀，均针。

【休息痢】天枢、三焦俞、脾俞，针灸。

【噤口痢】内关、外关、中脘、天枢、三里，均针。

十、胃病门

【呕吐】内关、中脘、三里，针。

【干呕】太渊、大陵、胆俞、尺泽，针；间使、章门、隐白、乳根，灸。

【寒吐】内关、中脘、气海、胃俞、间使、膻中、三阴交，均灸。

【热吐】合谷、曲泽、通里、内庭、通谷、阳陵泉、太冲，均针。

【病中呃逆】中脘、膻中、期门，均灸。

【久病呃逆】乳根灸三壮（男左女右）、气海十五壮。

【哕呃】为肾气因寒上冲者，中脘、关元、肾俞，均灸百壮。

【急性胃炎】（恶心、呕吐、脘痛）肝俞、膈俞、脾俞、胃俞、上脘、中脘、天枢、三里。

【慢性胃炎】（呕吐、嗳气、脘痛、便秘）上穴加胃俞、肓门、梁门。

【噎膈反胃】上脘、中脘、下脘、内关、外关、三里，或加幽门、食窦。

【反胃】天突、膻中，针；中魁灸、期门针。呕不止，加中脘。

又法：刺期门颇效。又法：内关、外关、中脘、下脘、三里，针灸。

【反胃吐酸】针乳根及内踝下一寸处，即愈。

【食管炎】（噎证）咽下时疼痛或困难。

风池、大杼、肝俞、天突、上脘，以上强刺激。

【食管癌肿】（膈气）老年患此不易图治。

中魁、肝俞、膈俞、厥阴俞，以上强刺激加温针。

【食管扩张】（翻胃）贲门部狭窄，食下而吐出。

巨阙针、商丘灸五壮、膏肓温针、乳根灸五壮。

【胃溃疡】食后心窝部热灼，或刺痛，或拒按，食后一二时呕吐，甚则吐血、下血。

肝俞、膈俞、脾俞、胃俞、天枢、关元、三里，以上温针，局部最忌下针。

【胃癌】胃痛同上，食后压重膨满、嗳气呕吐，更兼体瘦，皮色变青黄色，大便秘者，不治之症也。体强者半年或一年死，体弱者不及二月死。

【胃下垂】胃膨至脐下，压重嗳气，食后松带，外形心窝不高，水分阴交部位膨大。

上脘、中脘、下脘、梁门、不容、幽门、天枢、膈俞、肝俞、脾俞、胃俞、三焦俞，浅针而多灸。

【胃扩张】食少口渴，食后压重，膨满嗳气，便秘，吞酸嗳酸，有时连食物吐出，较最后所食之物为多，外形体瘦腹膨，按之如球。

上脘、中脘、建里、水分、梁门、滑肉门、日月、章门、肝俞、膈俞、脾俞，灸。

【胃痉挛】心窝部发生剧痛，颜色苍白，流冷汗，强压稍愈，于饮食无妨。

中脘、滑肉门、期门、三里、三阴交，以上用强刺激或留针于中脘；或但灸右边之滑肉门七壮，亦效。

【胃不消化】食后不快，膨满压重，眩晕倦怠，时有恶心，精神衰弱。

脾俞、胃俞、三焦俞、幽门、中脘、天枢、三里、公孙（以上用轻刺激，再用温针。如单用各法，每穴五六壮亦可，惟不及针刺之收效速而且持久。如患者无饥饿感，就上穴外加针然谷，用强刺激）。

【胃酸过多】食后疼痛，吞酸嘈杂，呕吐始快。

中脘、通谷、天枢、脾俞、胃俞、三里，中度刺激。

附1：胃病灸法

胃病食欲减退，饭后胃部不舒，嗳气嘈杂，胀满呕吐。以绳环项上，双垂至胸剑骨尖尽处，断之；转向背部垂之，至处点记，另度口长，折中置点上，两端是穴；再直置成八卦形“米”，连原有点共为九点，各灸七壮。

【胃痛】（神经痛）如上法，单灸中央一点卅壮（即不用口量点）加针手三里。

【胃痉挛与胆石痛】以两足相并，用绳绕之之长度，加中指至大陵之长度，而环颈项，在背上绳端点记。另张开大口，而量其周围，折成四方形，置于背点上（点在中央），四角是穴。灸二十壮至五十壮。

【又胆石痛偏于左肋端】期门、阳陵泉，针。

附 2：补遗

【胃痛通治法】中脘、三里。

【肝胃气痛】中脘、三里、期门、行间。

【多年胃痛】上脘、中脘、下脘留针一小时。

又法：中脘、三里、脾俞。

十一、鼓胀门（附奔豚、伏梁）

【水臌】肾俞、水分、气海，灸；或加关元、足三里、阴陵泉。

【全身肿胀】气海、三里、合谷、内庭、三阴交、行间、曲池。

【四肢浮肿】支沟、水分、关元（上身肿，水沟放水；下身肿，三阴交放水）。

【腹胀胃肿】建里、气海、复溜。

【气臌】气海、膻中、关元、丰隆、阳陵泉，以上均温针；太冲、脾俞、胃俞、期门，针。

又法：中脘、气海、关元，温针；足三里，针。

又法：膻中、气海、三里、三阴交，针。

【虚臌】中脘、下脘、脾胃俞、神阙、关元、大肠俞，灸。

附案：

一妇产后单腹胀，青筋暴露，心悸气喘，大小便不利，舌光脘闷，少腹有块，按之痛。

第一日：针天枢、府舍、五枢、意舍、胃仓以通气；灸水分、关元、三焦俞、肾俞以利水。翌日大小便通，腹胀略松，除用前穴外，加针中脘、胃俞、气海、中极以健脾振阳。

第三日：各症俱愈，结岈尚存，食下觉痛。再针上下脘、梁门、章门以破岈，关元、水道、归来以散瘀，补中脘、泻足三里以调胃气。

第五日：仍照前法，加灸脾俞、胃俞、肾俞各三壮，针三焦俞、大肠俞、小肠俞以助消化。

第七日：腹中大痛，泻出污物而愈。

【血臌】血海、膈俞、气海、曲泉、脾俞、足三里、内庭，腹中结岈上温针，或但针灸三里局部。

【水食气血蛊】内关、水分、公孙、行间，以上多灸；再加灸支沟、关元、气海、三阴交、三里。

【单腹胀】水分灸；三里、太冲、行间，针。或去太冲加内关、气海。

【奔豚】中脘、关元，灸百壮；不止，灸肾俞六百壮。

【奔豚冲痛】关元灸、大敦针。

【伏梁】上脘、中脘、气冲、三里，以上均温针；或去气冲加气海。

十二、黄疸门

【黄疸】至阳、脾俞，隔姜灸，日七壮。

【阴黄】至阳、脾俞、足三里，灸。

【阳黄】至阳、脾俞、阳纲、胆俞。

又法：至阳、劳宫、后溪，阳黄针，阴黄灸。

十三、消渴门

【三消渴饮】金津、玉液、涌泉。

【上消】肺俞、尺泽、内关、金津、玉液。

【中消】三里、中脘、内庭、曲池、支沟。

【下消】小肠俞、气海、肾俞、涌泉。

十四、痿痹门（附脚气）

【肌肉痿痹】脾俞、胃俞、大包、章门、足三里，俱针灸。

【周身关节痛】阳经关节之穴针灸之。

【半身不遂】肩髃、曲池、环跳、阳陵泉，灸五百五十壮。

【干脚气】承山、绝骨、行间、涌泉、昆仑、照海，俱针。

【湿脚气】解溪、三阴交、阴陵泉、阳陵泉、阳辅、足三里，俱针灸，有热者免灸。

又法：阳陵泉针灸；绝骨、三里、三阴交，温针；再吃糙米。或加阳辅、解溪；或去三阴交，加昆仑或用风市、伏兔、犊鼻、膝眼、上廉、下廉、绝骨、三里。

十五、疝气门

【小肠疝气】行间、曲泉、气冲、阴包、归来、三角灸。

又法：大敦、曲泉、气冲、三角灸。

【寒疝】关元灸、大敦灸、照海灸；或三角灸。

【冲疝】关元、太冲，灸。

又法：大敦、关元、急脉，三穴最有效。

【癞疝】曲泉、中封、大敦。

【疝痛外肾吊急】急灸独阴穴，在足次趾中结横纹中。

【疝痛】三角灸、独阴灸、大敦、三阴交。

【偏坠】三角灸。不应，取百会灸。

【睾丸偏大、痛引少腹之特效灸法】阳池七壮，左取右、右取左，最好加针关元、大敦（日本灸法）。

【睾丸痛】偏左针右承山，偏右针左承山；再加针行间，可以定痛消肿。

【诸疝】大敦、行间、太冲、中封、关元、水道及三角灸。临证加减，神明在人。

三角灸：以硬蔑量患者口角横径，截断照量得之分寸，三倍折成三角形，上角置脐中，下方两角是穴。以艾灸之，左患灸右，右患灸左。

十六、二便门

【小便短数】肺俞、合谷、中极，针。

【小便不通】会阴、三里、中极，针；或加小肠俞。

【小便过多】（老年人）命门、关元、肾俞、气海、小肠俞，灸。

【小儿遗溺】气海、关元、小肠俞，灸。助治：木瓜三钱，煎服。

【老人遗溺】命门、气海、关元、小肠俞，灸；或关元、肾俞、膀胱俞，灸。

【小便血】小肠俞、中极、阴陵泉，针。

【小便淋浊，小腹胀满】阴陵泉、涌泉、合谷、膀胱俞、中极，愈后复发加补肾俞。

【膀胱瘀血】血海、膈俞、曲池、足三里、三阴交、小肠俞。

【白浊】（湿热已净）三阴交、气海，针。

【五淋白浊】肾俞、小肠俞、三焦俞、中极、血海、阴陵泉、三阴交，针；或单取中极、阴陵泉、三阴交。助治：滑石二钱、牙硝二钱，泡茶饮，一日一服，三服可愈。此方治沙淋更效。

【梅毒】四髎穴有特效，再加后溪、大椎、内关。

【花柳病】两眦角现白色，毒已入骨。轻者，针大椎、曲池、百会、风府、阳陵泉、三阴交、血海、四髎；重者，加委中、太冲、昆仑、小肠俞、肾俞、百会，四角针。

【大便秘结】支沟、丰隆、大肠俞、照海、三阴交，针。

【大便不畅】支沟、照海、承山、大肠俞、三阴交，针。

【脱肛】（有炎性努厕者）长强、承山，针。

【脱肛】百会灸，长强针。

【痔漏脱肛】二白针、承山针、上脘针灸、百会针。

又法：百会、长强、气海、上髎、肾俞、承山。

【痔漏】承山、长强、二白，针。

【内外痔红肿疼痛】承山、二白、四髎，针。

【痔漏成管者】附子饼灸法（每次觉热痛为度）。

【痔出血】百会灸，会阳灸。如肛门有肉球等突出，鲜血淋淋疼痛，可用柳枝煎浓汤淋洗；以艾炷灸其上，连灸三至五壮，觉有热气一道，冲入肠中，因而泻下污秽鲜物，其疾如失。

【大便下血】三焦俞针灸、大肠俞针灸、长强针、承山针。

【久下血不止者】脾俞、大肠俞、四髎，灸。

【便血】（妇人久患便血、腹痛，此系气痛）三阴交、隐白、足三里、下廉、天枢、承山、大肠俞、气海、照海。

【肠风便血】长强、承山，针；大肠俞灸十五壮。

【大小便血】三焦俞、长强、中极、阴陵泉，针。

十七、妇科门

【月经不调】中极、血海、地机、三阴交。

又法：血海、三阴交、归来、关元，先期针，后期灸。

【经期腹痛】血海、膈俞、曲池、足三里、三阴交。

【经后腹痛】气海、关元、足三里、三阴交、公孙、太冲。

【白带】带脉、三阴交、气海、关元。

【赤带】带脉、中极、归来、三阴交、章门，针灸。

【赤白带下】三焦俞、小肠俞、带脉、血海、三阴交。

又法：气海、中极、肾俞、关元、白环俞、三阴交、小肠俞。

【五色带下】直接灸隐白穴。

【统治一切带病】三角灸、中极、命门、肾俞，日灸七壮。

【血崩】隐白灸有特效。

【血崩不止】灸隐白十壮，针三阴交、气海、中极。

又法：百会灸、隐白针灸，或加长强针。

【漏下不断】百会、隐白、长强，灸。如不止，加针血海、三阴交、足三里、胞宫。

【寒冷不孕】中极、归来、关元、血海、地机，针灸；或用命门、肾俞、关元、关元俞。

【预防小产】以炒盐填脐心，常灸之，壮数以奇数为要。

【妇人滑胎】肝俞、肾俞、命门、三阴交、关元，均灸。

【子痫】间使、内关、太渊。

【临产交骨不开】肩井、中极。

【难产】至阴灸七壮，或灸至阴、补合谷、泻三阴交、补太冲。

又法：至阴、独阴。

【胎死腹中】补合谷，泻三阴交，灸至阴。

又法：昆仑、曲池、至阴、三阴交。

【产后胞衣不下】三阴交、昆仑、中极、公孙、至阴，针；或用中极、昆仑。

【血晕不省人事】灸支沟五壮。

又法：取神门、支沟、关元、三阴交、足三里，或刺印堂出血。

【产后血块痛】气海、三阴交、曲池、复溜、关元。

【产后气脱阳亡】身热如烘，大汗淋漓，面赤唇红，喜向里卧，神昏谵语，肢瞤动，脉象浮大无根。急灸关元。

【产后乳少】膻中灸、少泽针。

【产后汗不止】太冲补。

【妇人腰痛连及脐腹部】二日后肚脐突起一二寸，灸膻中、气海，次日又针关元穴，即愈。

【阴挺】百会灸，子宫脱、落肛同治。

【阴缩】（前阴及两乳俱缩）以麝香和艾灸会阴、曲骨、水分、长强，及十数壮；再灸神阙、关元、中极。又法：针长强、归来针灸，或灸石门。

十八、儿科门

【急惊风】(即刚痉)流行性脑脊髓膜炎。

症状：恶寒发热，头痛呕吐，戴眼口噤，项急背反张，四肢痉挛。

治疗：水沟强刺出血，印堂、百会同上；大椎强刺，至阳、命门同上；风池、风府、厥阴俞、巨阙，中刺激；中脘、曲池、阳陵泉同上(注：百会不出血，但与强刺，又针至厥阴俞；反张已平者，则巨阙、中脘可不针)。

又法：印堂、大椎、百会、中冲、大敦、太冲、合谷、行间，俱泻。

又法：水沟、大椎、曲池、中脘、承山。

又法：少商、曲池、水沟、中脘、大椎、委中、涌泉。

又法：百会、水沟、涌泉、合谷、曲池、中脘、承山、少商。

又法：少商、水沟、涌泉、中脘，痉厥加百会、风府。

【慢惊风】(此症多由小儿吐泻痢久所致)神阙、天枢、关元，炷如黄豆大，最少七壮。

又法：脾俞、三阴交、关元、气海、中脘，俱灸。

又法：天枢、关元、神阙。

又法：神阙、关元、百会。

又法：印堂、隐白、脾俞。

【惊风急救法】水沟、中冲，二穴以手重掏之，出声者可治，否则危险。

【惊风易治难治之辨别】患者男左女右之拇指握拳时，在外男顺女逆，拇指在内者女顺男逆，在中食二指中者不治。

【麻疹】(多发于春夏二季，由肺胃蕴热，传染时气而发，初起咳嗽多泪，鼻嚏伸欠。治宜透发其疹毒，忌用凉剂，若初起误服之，则肺气闭而不宣，疹毒不发；或发而不透，致成肺炎，气喘不易挽救矣。西医多告束手，中医用药颇觉有效，若能参以针术，则可收十全之功。治以宣肺泄热，解毒清血为主。)合谷、太渊、肺俞、曲池、少商，针之宣利肺气；委中、尺泽，出血以泄热而清血解毒。若气喘者，加针中脘、足三里，以降泄肺胃之蕴热。若迁延失治，以致疹毒内陷，面白带青，鼻出气冷者，不治。

【一切感冒】身柱灸七壮(日本灸法)。

【发汗推拿法】迎香、通天、上星、风府，以大拇指推之。

【身热】大椎、合谷、曲池、太冲、足三里，按摩之。

【热厥】少商、中冲、尺泽、委中、涌泉、中脘，或用大椎、中脘、气海，亦效。

【脐风】然谷先针后灸，脐之四周施神灯照法（儿生七日，以蛋白搽长强，有红黑毛，去之可免），偏口撮不能吮乳，宜加灸颊车；并于脐中行线视之，必有红线由脐上行，再于红线上端灸之，不使上行，至胸可愈。

【痁疾】针大椎穴，针后以白胡椒末加膏药上盖之，神效。

【暴哑】哑门泻、承浆补。

【不语】心俞灸七壮。

【病后口哑】哑门针透风府沿皮向上、心俞灸。

第二日：心俞灸，中冲出血；神门、通里、内关，俱灸。

第三日：心俞灸、关元灸、三里灸；太冲、内庭、曲池，均针。

【雀目】合谷十壮，足大指第一节屈指尖端灸七壮立效。

【哮喘】天突隔姜灸。

【呕吐】天突、中脘。

【吐乳】中庭灸五壮。

【疳积】由停乳蓄食所致，四缝出血。

又法：刺食指、中指、无名指三指中节之横纹，流出白脓水少许，其效非常，四五次可愈。

【泄泻】天枢、大肠俞。

【久泻】百会灸。

【遗尿】关元、气海、肾俞，灸。

【骨蒸】阴郄刺。

十九、外科门

日本三大灸法：

【面疔】灸合谷。

【脱肛】灸百会。

【盲肠炎】灸肘尖。

【一切头面疮】两大指交叉，中指尽处，适当外关处，灸十四壮。

【一切皮肤病】血海灸、曲池灸，或加膈俞灸（上列二穴灸治外，亢进时用强刺激泻之，如无甚影响，灸掌心后一寸百壮，无不干燥结痂而愈，即劳宫下离腕横纹大陵穴一寸）。

【阴疽久流脓水而不愈者】膈俞灸七壮，灸后有反应者佳（如恶寒发热、头痛、体温增加、饮食减少）；七天后再灸一次。

【各种痈疽发背】灵台灸、膈俞灸、局部灸、病灶之本经针。

【各种风湿溃烂疼痛】曲池、膈俞、血海，针灸。

【各种瘰疬流注】百劳、翳风、肘尖、阿是穴。

又法：初起针肩髃、曲池；久则灸肩井、天井、曲池、少海。

【瘰疬之特效灸法】以麝香一分，分装于钉鞋钉大之三枚艾炷中，在曲泉穴处灸之，待火灭后外盖以膏药，任其自溃自愈。在三月中，忌食硝性食物，并戒房事。曲泉在手肘尖上。

【乳肿】肩井、尺泽、期门。

【乳痈】肩井、足三里、尺泽。

又法：以生地、香附等分，作饼敷上，以艾灸之。

【乳癌】未溃，香附局部灸之；已溃难治。

【遍身风痒】风市。

【鹅掌风】针灸劳宫有特效（小儿口疮龈烂亦可用之）。

又法：劳宫温针、八关针（手掌烂痒同治）。

【一切痈疽恶疮】第六椎下旁左侧一寸灸七壮，日灸之能化脓生肌，异常迅速。

【各种漏管】附子饼灸法。

【横痃】承山，右取左，左取右；再加血海，针之可立消。

又法：至阳、合谷、三阴交、承山、足三里，左取右，右取左。

【蜈蚣咬伤】在伤口上灸之立愈。

【疯犬咬伤】承山穴，三姓之人各灸一壮，重则各三壮，伤处灸数十壮。

又法：灸外丘三壮，另将头顶红发拔去。

【壁虎咬伤】以桑树乳汁抹之即愈。

【红丝疔】刺红丝头。

【四肢疔】身柱针出黄水，如血水者佳，再加针合谷。

【刀镰疔】（长圆形，青黄色，不可刺疔上）印堂、合谷、中冲、委中。

【一切疔疮】身柱、灵台；或加针合谷、曲池；或加针病灶之起穴或末穴。再饮以菊花汁。

附：急救法

【猝死或溺死】针会阴。

【暴死及绞肠痧】先刺十二井穴出血，继取百会、水沟。

二十、头面部

（一）头痛门

【一切外感头痛】以列缺为主；不应，加头维。

【一切偏正头痛】以太阳、风池为主。

【满头痛】急性风池、太阳、风府、头维，针。

【满头痛】慢性百会、太阳、风池灸、合谷，针。

【头痛正中如劈、拒按】尺泽出血，百会五花刺，风池、风府。

【头痛正中如劈、喜按】百会灸；风池、风府、太阳、头维，温针。

【头痛偏前面】合谷、列缺、头维，针，或太阳温针、偏历。

【头痛偏后面】头维、翳风、风池。

【头痛偏前正】（慢性）太阳温针；偏历、列缺、合谷，针。

【头痛偏后正】（慢性）风池温针，翳风、合谷、足临泣。

【偏头风痛】（由于痰火）风府、丰隆。

【偏头风痛】（由于胆火）悬厘、颔厌，出血；列缺、风池。

【前额痛连眉棱】攒竹、头维、丰隆、申脉，呕加中脘、三里。

【前顶额痛】囟会、上星、头维。

【头项强痛】即失枕　天柱、风池，不愈用锤杵足跟。

又法：天柱、小海。

【肝阳】（即前头痛、恶心便秘）风池、支沟、丰隆、昆仑，针；太阳出血。

【便秘】丰隆、支沟。

【充血】涌泉针。

【气虚】头维、气海、关元。

【血虚】头维、三里、曲池、三阴交。

【久年头痛不论何部】风池、太阳，温针；上星隔姜灸，攒竹、印堂，发时又刺脑空，有特效。

【久年头风不论寒热】百会、囟会、前顶、后顶，灸。

又法：太阳穴隔蒜灸三四壮，灸后随用布扎紧，勿使吃风。

【头痛灸背法】患者并足，以线围得长度，于咽喉环向背垂下为点，另量口之长度而折成“¬”，以一端着点垂下处为灸点，各三壮，灸点适当第六椎旁。

【头晕脑昏】风池温针；上星、肝俞，留针宜久。

【头昏目眩】肝俞、命门、肾俞、风池，温针。

【面肿】水沟、复溜。

（二）眼病门

【目赤肿痛】太阳出血；睛明、合谷，针；耳背紫络上出血，甚者委中出血。黄连酒点之（黄连一两、高粱酒十两，泡一月露过几次，去渣，点目有奇效），或去合谷加攒竹。

又法：合谷、光明，针；太阳、委中，俱出血。

【目赤痛羞明多眵】睛明、合谷，针；太阳耳后紫络俱出血，点黄连酒。

【风眩烂眼】攒竹针、太阳灸，以桑叶、艾叶、菊花煎汤洗之。

【目红肿生翳】以针频挑肝俞穴，至现出一筋，挑断之，即愈。

【目猝然生翳而赤涩疼痛者】灸听宫内侧十五壮，右灸左，左灸右。

又法：灸大指内侧本节后大横纹端三壮，左灸右，右灸左。

【目生内障】风池、肝俞，针。

【目痛如脱红而羞明】八关出血；尺泽、委中、太阳，俱出血。服止痛药。

【目痛如脱，至夜更甚，而不羞明者】风池、肝俞、肾俞、照海、行间，连针三次，均强刺激。

【目赤不甚，痛不甚，羞明者】睛明、肝俞、肾俞、光明，俱用中度刺激。

【目淡红，久不愈】肝俞、光明，针补法。

【目昏花】肝俞、肾俞、睛明、光明，针灸。

【目散光】肝俞、肾俞、命门、光明、复溜。

【目光无神】肝俞灸五壮、肾俞灸三壮、足三里灸十壮，间日灸之。

【老年目昏花】肝俞灸，或命门灸、攒竹针微出血。

【目因气逆而昏暗或红赤者】风池灸百壮、足三里灸十壮。

【病后目昏花】睛明、肝俞、肾俞、光明，用轻刺激法。

【迎风流泪】睛明、鱼际、瞳子髎，针；大骨空、小骨空灸。或用上星灸，大骨空、小骨空灸。最有效或用上星灸，睛明灸。

【胬肉攀睛】睛明、风池、肝俞，俱针；大骨空、小骨空灸。硫酸锌水，千分之一，合蒸馏水点之。

【拳毛倒睫】灸手三里十壮（如右眼者，以右手搭左手肘前，食指当肘尖而握之，小指本节着处是穴）。

【瞳人反背】玉枕穴针之。

【沙眼】（日本法）听宫日灸五七壮。

【雀目】（入夜不见物）肝俞、命门、光明，俱温针。加吃猪肝，不用盐。

（三）耳病门

【耳聋通治】听宫、翳风、中渚、外关、足临泣。

【耳暴聋】百会、翳风、听会、中渚、外关，强刺。

【病后耳聋】补肾俞，泻翳风、耳门。

【大怒耳聋】（肝火上逆）行间、临泣、翳风、耳门。

【耳鸣通治】肝俞、足临泣、听宫、肾俞、翳风（耳聋亦治）。

【耳暴鸣】听宫、翳风、液门、临泣、风池，强刺激。

【耳鸣目眩】听宫、翳风、心俞、肝俞、肾俞。

【耳鸣按之则已】肾俞、气海。又：肾俞、足三里、合谷。

【耳鸣按之更甚】听会、风池、丰隆。

【耳中肿痛】翳风、足临泣，或加阳陵泉。

又法:（少阳风热上攻）足临泣、听会、合谷、颊车，均针。

【聤耳流脓】（急性）合谷、耳门、翳风、中渚、液门，雷佛奴耳水洗之（百分之一溶液）；或以韭叶汁滴入，三四日可愈。

（慢性）合谷、耳门、翳风、中渚，均针。

（四）鼻病门

【鼻渊】风池、脑空、承灵，均灸；或单取风池针泻。

又法：上星、通天、迎香、禾髎，久年多灸上星，余针。

【鼻流清涕】上星灸。

又法：上星、风池、风府、风门，针。

【鼻塞】通天、迎香。

又：上星、迎香。

又：上星、迎香、合谷、风府。

【伤风鼻塞】大椎、曲池、合谷。

又：合谷、风池、迎香。

【鼻痔】上星、龈交。

又：上星、禾髎、风池、风府。

【鼻生息肉】先以小刀割破，用雄黄、麝香敷之可愈。

【鼻中生疮】少商针。

【鼻衄不止】哑门下行一寸，灸三壮，又以纸八层湿而熨之，待第二层纸干血即止。合谷针亦效。

又法：少商，灯心蘸油灸，左灸右，右灸左。

又：上星灸七壮；大椎、合谷，针。

（五）牙齿门

【牙痛】针合谷有特效，牙宣同治。

又：合谷、内庭。

【上牙痛】下关、内庭。

【下牙痛】合谷、颊车。

【上门齿】水沟、合谷。

【下门齿】合谷、承浆，皆强刺激。

【上牙生疮】水沟。

【下牙生疮】承浆。

【蛀牙】齿孔点几阿苏外，再针合谷，可立刻止痛。

【齿痛牵引颞颥】耳门部（即三叉神经痛），翳风、耳门、下关、合谷、外关。

【虚火牙痛】涌泉、太溪。

【牙关不开】颊车、水沟、承浆、合谷、列缺、廉泉、支沟。

【骨槽风】女膝穴灸之。穴在足后跟骨，除踝至地之正之正中是穴，灸七壮。

【齿痛】耳垂之尽处骨上，灸三壮。

【齿龈肿痛】项后入发，旁开二寸，按之殊痛处，灸二十壮。

【凡齿痛蠹朽】目翳视物不明、鼻衄牙宣、喉肿等症，以绳自大椎起量至肩端（即至肩颙穴折半之处是穴）灸七壮，有特效。

（六）口舌咽喉门

【口内生疮】舌下、少商，出血；合谷。

【口内秽臭】舌下出血：大陵。眼歪斜：地仓、颊车。

【口糜舌红】金津、玉液、少商，俱出血；合谷。

【口糜舌不红】关元、心俞、肾俞，均灸七壮。

【口糜，舌尖红缝碎者】金津玉液、少商、合谷、劳宫。

【口干咽痛】少商、曲泽，或加照海，均针。

【舌强不语】金津、玉液、少商，俱出血；哑门、风府、天突、然谷、廉泉。

【舌强舌肿】舌下、少商、上冲，俱出血。

【重舌木舌】舌下出血、少商出血、合谷针。

【舌下肿痛】廉泉、中冲，有特效。

【舌风舞】手三里、哑门、金津玉液。

又法：哑门、风府、金津玉液、手三里，针四五次痊愈。

【舌出不收】用朱砂研敷即收，或暗掷盘碗于地，使闻声振惊亦收。

【舌出血不止】以康熙钱一边着脐下，下边是灸穴，灸十五壮。

【咽肿痛水饮不能下者】少商针、合谷针、天鼎针、廉泉针。

【喉项肿痛】少商、液门。

【喉中肿塞】以竹丝自大指尖至大陵穴止之长度断之，自鼻端向上量之，尽处以利刀刺出血数滴即愈。

【喉内结核赤肿】劳宫灸七壮、涌泉灸九壮，隔豉灸之；十井刺。

【白喉】下颚骨曲骨向内一寸（即廉泉旁），各直针向上二三分深；再刺少商、商阳、合谷、曲池。

【喉痹】以中指本节之内横纹中央（掌指之交）灸五壮，男左女右。

【一切危急喉症】刺委中出血有效。

又法：尺泽穴下一寸针之，可治危急喉症。

又：少商出血，廉泉、丰隆、外关、合谷。

【痰火喉风，咽肿颌肿】以五指之长度之绳，自大椎穴下垂，尽处点之，以足长度折中按点上，两端是穴。灸十壮，三日愈，左病灸左，右病灸右，不能分者均灸之。

【双单乳鹅或溃烂】少商、合谷、曲池。

又法：委中、少商、中冲，出血；合谷、足三里，针。

【普通喉病】少商刺、人迎推拿。

【喉溃烂】少商、合谷、天鼎。

【喉痛不红】涌泉。

【喉痛因少阳有热者】合谷、中渚，针。

【喉痛】（热结）少商出血；合谷、中渚，针。

【下颌脱落】合谷、颊车、听会、下关。

二十一、心胸肋腹部

（一）心胸病门

【心痛】胃俞、肾俞、足三里，针。

【九种心痛】间使。

【心连肘痛】大陵。

【心胸痛】内关、心俞、足三里。

【心胸痞满】内关、心俞、足三里、三阴交。

又法：内关、阴陵泉、承山。

【心胃气痛】中脘、胃仓、三里、厉兑。

【心下悲凄】（精神不振，背间寒栗）脾俞灸。

【心房跳动】（肝气上冲）大敦、肝俞、三里、气海、委中、三焦俞。

【心腹痛】中泉针，经外奇穴，在阳池、阳溪之中。

【心连背痛】魂门针。

【胸中胀满】建里、内关，或承山、阴陵泉。

【胸痞气紧】内关、中府。舌腻加中脘、三里、脾俞、胃俞。

【胸痛】合谷、间使、期门。

【胸闷哮喘】肺俞、灵台、天突、中脘、三里。

【咳嗽胸痛】列缺、肺俞、俞府、期门、三里。

【胸胀腹痛】内关、中脘、气海、三里；或去中脘，加关元。

又法：公孙、内关。

（二）胁肋病门

【胁肋疼痛】期门、阳陵泉。

又法：支沟、外关、阳陵泉、膝关、行间。

【咳血胁痛】期门、肺俞、膈俞、中脘、三里，并宜食白及粥。

【胸肋刺痛】合谷、间使、内关、风门、期门、阳陵泉。

【肋骨疼痛】局部针灸之。

【腋下筋肿】（二手难举）委阳、天池。

（三）腹病门

【腹痛】气海、关元、三里。

又法：下脘、三里，或三里、内庭（又脐之上中左右各开一寸，各灸九壮神效）。

又法：公孙、内关、三里。便闭加支沟。

【脐中痛】神阙灸。

【虫痛】地仓、气海、大肠俞、阳陵泉、三里。

【气聚结块】三里为主，或加期门、章门、气海、脾俞、胃俞。
【腹中结块】痞根温针；或脾俞、三里、内庭，温针；天应穴。

附：结块刺法：

块之正中、左右、上下用梅花针灸，再盖狗皮膏。

二十二、腰背门

【腰脊酸痛】肾俞、命门、水沟，或再加至阳。
【肾亏腰痛】命门针灸、肾俞针灸。
【挫闪腰痛】尺泽、委中、水沟、肾俞。
【用力过度腰痛】委中出血、昆仑、肾俞。
【腰痛不可俯仰】环跳、委中、昆仑、水沟，均泻；或加肾俞。
【腰部以上挫闪】以大椎为主穴，天应穴。
【背连腹痛】白环、环跳、委中。
【背连心痛】魂门针。
【脊强不能转侧】水沟；或加水道、筋缩。

二十三、四肢部

（一）上肢门

【手指酸痛麻木】外关、合谷、中渚，俱温针。
【手指不能屈伸】合谷、中渚、阳池、外关，俱温针。
【手腕无力】外关、阳池、腕骨，俱温针。
【手部红肿】手三里、合谷、外关，俱温灸。
【手连肩痛】中渚、后溪，俱温针。
【手臂肿痛麻木】外关、手三里、曲池、合谷，俱针灸。
【手臂拘挛或麻木】手三里、肩髃、曲泽、曲池、合谷、间使、后溪，俱温针。
【五般肘痛】（即风寒暑湿热）肩髃、曲池、尺泽。兼腿痛加阳陵泉、委中。

（二）下肢门

【腿部疼痛】阳陵泉、后溪、环跳、昆仑。
【腿股红肿】环跳、风市、阴市，或加三阴交。

【腿膝无力】二市①、二陵②，俱灸。

【脚膝酸痛】行间、足三里、髋骨。

又法：阳陵泉、足三里。

【脚膝麻木】阴陵泉、阳陵泉、阳辅、三阴交。

【脚膝拘挛】阳陵泉、犊鼻、三里、昆仑。

【鹤膝风】膝眼，用吸筒。

又法：阳陵泉、髋骨。

【足痿躄】承山、昆仑、飞扬。

又法：环跳、风市、阳陵泉。

【足背红肿】丘墟、八风。

【阳虚足冷】肾俞、足三里，常灸之。

【足冷如冰】阳陵泉、内庭、厉兑、肾俞。

【草鞋风】行间、太溪、昆仑、丘墟。

【脚丫风】脚趾丫处针灸。

【足疽】八风。

附：承师谈话录

1. 予按日本生儿至三个月时必灸身柱穴七壮，艾粒如米粒大，云可消疾；又在 7 岁以下，如伤风发热不爽时，亦灸身柱，据彼邦人云奇效。凡病至十分虚弱时，艾灸宜小、宜少，如太过则不胜火伤毒素，反致危重矣。

2. 阴疽流注，用大蒜片贴酸楚不仁处，用艾炷灸之，不痛者以感觉痛、痛者以感觉痛止为佳。

3. 阳证焮肿无头者，先以湿纸贴患处，视何处先干，即为有脓；该处用艾隔蒜灸之，以平为佳（指将成未成者而言）。

4. 深刺乃刺激神经干，宜于慢性病之疼痛酸麻及运动失效（直接刺激）。

5. 浅刺刺激神经末梢，如热病痉挛、止暴痛（反射刺激），针之起反射作用，以诱导他部之充血分散，譬如舌尖刺中冲而有效也。

6. 凡灸伤太重，致发泡欲溃，此时宜将泡皮剪去，另用硼酸粉二分、凡士林十分，调和敷之，待白腐退、露红色肉时，再用锌养粉二分、凡士林二分调

---

① 二市：指风市、阴市二穴。

② 二陵：指阴陵泉、阳陵泉二穴。

敷，使生肌收口。

7. 冻疮初发时，可用太乙针药料加火酒调敷三四分厚，堆艾绒于其上灸之，迨知痒而不知痛时将上药除去，可以不发。

8. 疔不论何经何部，针灵台或身柱（针稍粗），使之微出血水，再饮以菊花汁一杯，无论如何险重，皆可取法。再者，若疔之部位在大指端，当属肺经，即刺其末穴或起穴，如中府穴针泻，立可见轻，余经类推。面部人中疔为疔中最恶之症，灸合谷有特效，宜大艾炷，两手皆宜灸之，此日本法。

9. 麻风初期，面部浮肿有光，唇厚色红黄，四肢关节微肿而痛，继见眉发脱，足跟手指溃裂流水，是为缠绵恶候期（麻风见足跟破烂，名漏底，难过三年）。

治疗：初起于肿处砭刺出血，二三日刺一回，并将尺泽、委中静脉上出血，关节痛处用强刺激泻法。内服苍耳子膏以佐治之，可愈十之六七；再委中穴每次必须针之，以铲除其根本而预防漏底也。

10. 臁疮用面粉做薄饼约四五分厚，上满刺小孔，贴于疮上，再用艾绒灸之（最好艾拌雄黄少许），灸后疮上之黑色者起黄腐，再灸腐脱至疮之周围，内部起粉红色之肉芽，即停止施灸。另以麻油一两煎数沸，入黄蜡六钱溶和，再加轻粉少许研入调和，摊纸上，逐日更换，自愈。

11. 夫晕针多属于贫血之人，或病久体弱与大饥大饱等。然艾灸亦能致晕，不可不知。其晕灸之形状亦具肢冷自汗、气促神迷、僵卧，与晕针完全相同，倘遇此种情形，最好与以皮下注射强心剂，可保无虞。若轻者只觉头晕欲呕，速与开水饮之，立可取效。行针灸者，不可不知也。

12. 我对患者之胸、肋、腹三部绝不加针，于局部如脘腹病取脾胃经，如三里、公孙、三阴交、内庭等；肋胁病取肝胆经，如曲泉、阳陵泉、太冲、行间等；胸部病取心肺经，如内关、合谷、中府、大陵等；头部病取少商、列缺、合谷、阳溪、三间等。然非练气功者，不能达治疗之目的也。

13. 下针断生死法：入针捻动，如久不得气者，为不治症；如尚不能决断，再于气海针一寸五分，行龙虎交战手法，犹不得气，必死之症矣。

针灸学术讲稿

承淡安遗著
承为奋整理

目　录

序　言

先父淡安公，从事针灸工作三十余年。在这三十余年的临床经验中，深深体会到经络学说之所以能指导针灸疗法而行之有效，并能成为中医理论体系中的重要一环，历数千年不替者，绝非偶然。所以对于经络学说，一向主张应该重视和钻研。

但是先父所编著之《中国针灸学》一书中，却对经络学说只字未提。对此问题，先父曾于 1957 年 1 月在《中医杂志》上发表的“关于针灸界应该首先学习研究经络学说的意见”一文中作了检讨说：“……有两种人，一种是明知经络学说有真谛，但怕遭时忌物议，畏而不敢谈，于是也采取些许新学说迎合时宜；一种是不懂经络学说，又不肯虚心钻研，便只好在时新论调上打圈子，粉饰排场……作者也曾犯过第一种毛病，现在回想，实不应该，附此检讨。”为了纠正这个错误，先父时刻想将《中国针灸学》予以改写，主要是以经络学说为主。直至病重，仍然时时萦怀，未尝稍释。后来获读日本长滨善夫所著《经络之研究》一书，其内容系用科学的方法，通过临床实验，证明了经络学说的真实。欢欣之下，除将该书赶译出版，供国内针灸界同志参考，以期引起重视和研究外，更急于改写《中国针灸学》的工作。但终因疾病缠绕，未能实现，竟成遗恨。

这本小册子中所辑集的几篇文章，是先父生前对学员的讲稿，也是准备改写《中国针灸学》的一部分材料，内容指出经络学说的重要性，并深入浅出地介绍经络学说。现在贡献给研究针灸的同志们作为参考。

承为奋谨识

1957 年国庆前夕

第一章　针灸的起源与沿革

针灸是中医学中发明最早的一门治疗学术。远在没有文字以前的时代，人类基于求生活与防卫身体的本能，在遇有身体违和，发生痛苦的时候，便会本能地用指掌按摩，用爪甲切掐，或用拳石擂打压刺，或烤灼烫熏等。而就在这些有意识或无意识的动作当中，发现了缓和痛苦或解除痛苦的方法，于群居生活中，自然地相互交流试用，逐步推广与逐步演进，而成立了这一个针灸治病的法门。究竟谁是第一个发明针灸者，是无法查考的。无可怀疑，针灸学术是古人从自卫生命，谋取缓解痛苦的种种动作中，由无意识的动作而到有意识地用之以为解除痛苦，经过了不知若干人的尝试，若干年代的经验所积累起来的。

根据近年殷墟出土文物的考证，证实了针灸疗法可能创始于石器时代，到了新石器时代更有了相当的发展。从此通过了多少人的智慧，相继发现和改进，相继实践观察，运用归纳方法，来解决感性经验所发现的一切问题，把人体被发现的刺激点称作孔穴。再经过若干年代，根据各种不同病态，结合刺激点在治疗过程中的疗效机转的再观察，反复识别，反复证明，用演绎的方法，才肯定出人体病理生理的线索，系统地把孔穴联系在一定的经络线上，而确定了它的作用，称之为经络，并且进一步根据孔穴疗效特点，订出了有规律的刺激方法（针法），于是就完成了经络治疗规律。

《山海经》说："高氏之山，有石如玉，可以为针。"郭璞注云："可刺痈肿者。"《内经》之"异法方宜论"中，也曾叙述过针灸疗法的起源，说："东方之域，天地之所始生也，鱼盐之地，海滨傍水，其民食鱼而嗜咸，皆安其处，美其食，鱼者使人热中，盐者胜血，故其民皆黑色疏理，其病皆为痈疡，其治宜砭石，故砭石者亦从东方来……北方者，天地所闭藏之域也，其地高陵居，风寒凛冽，其民乐野处而乳食，脏寒生满病，其治宜灸焫，故灸焫者从北方来……南方者，天地之所长养，阳之所盛处也，其地下水土弱，雾露之所聚也，其民嗜酸而食胕，故其民皆致理而赤色，其病挛痹，其治宜微针，故九针者从南方来……"

我们可以推想到最早的"砭石"治疗，是由拳石擂打等感性动作所演进的。更可以了解到，用文字来记载治疗经验的时候，已经具备了医学理论和医学规律，当时对针灸治疗，可以说已发展到了登峰造极的程度。所以在第一部医典《内经》中，已没有那种用粗糙的工具砭石来治疗的叙述，可以想见已经通过了去芜存菁的工作了。

这是针灸疗法发展的一个概况。至于针灸医学文献方面，在公元前403～前222年战国时代，那时的文化已有高度发展，在医学文献方面，完成了一部巨著《黄帝内经》。此书根据现代考证，是现存中医书中最古的一部典籍，当然在这部书以前，可能还有医书，但是现在无法考证了。这部书的内容包括养生、预防、藏象、生理、病理、诊断、治疗及经络系统，尤其是《灵枢》，可以说是几乎全部讲述有关于针和灸的，称它为针灸医学基础经典，亦未始不可。

《灵枢·九针十二原》篇说："……余欲勿使被毒药，无用砭石，欲以微针通其经脉，调其血气，营其逆顺出入之会，令可传于后世。"从这段文字中可以看出针灸治疗的重要性。

秦代曾一度焚书坑儒，但对医学文献可能未全部销毁或未销毁，故远古医学仍得传于世。公历纪元以后，中医学高度发展，针灸与药物治疗相辅并进，文献著作渐多，著名的医家如齐太仓公淳于意、涪翁、程高、郭玉、华佗、张仲景等，对于针灸疗法均有相当贡献。从晋到唐，则有《针灸甲乙经》《千金要方》《千金翼方》《外台秘要》，都为医林巨著，尤以晋皇甫谧的《针灸甲乙经》，根据《内经》学说，分门别类，次第编排，成为针灸学术上有系统的专书。宋、金、元时代，则有王惟德的《腧穴铜人图经》，王执中的《针灸资生经》，窦汉卿的《针经指南》《标幽赋》，滑伯仁的《十四经发挥》，对经络腧穴学说有更进一步的发挥。明末时期，有针灸专家杨继洲，他不但博学多闻，经验丰富，并将历代有关文献，汇成全璧，编著《针灸大成》一书，原名《针灸大全》。但是，在16世纪以后，一般士大夫视医为小技，尤以袒裼裸裎为封建社会所讳忌，因而使针灸医学黯然无光，即处方医家，亦遂放弃针灸，针灸学术从此日渐衰微。

新中国成立以来，由于党的正确领导，珍视中医学的真正价值，针灸疗法得到了广大群众的信仰。在文献方面迅速发展，在治疗方面亦有着更多的发现。虽然，中医书籍有五千余部，而专论针灸的只有十几部；但是历代以来，所有以方药治疗的医学名家，没有一个不精通经络学说和针灸疗法，在比较巨大的医学文献中，还存有不少针灸治疗的片断记载，由此可见经络学说与针灸疗法的重要。

第二章　针灸治病的学理

第一节　现代对针灸治病学理的研究

关于针灸的治病学理问题，最近几十年来，曾做出许多科学上的研究，如：神经纤维损伤的变质学说①，电气交流变化学说②，黑特氏带反射学说③，物理刺激促使神经功能兴奋或抑制学说④等，还有以为是激发网状内皮细胞的防御、营养、修补能力等关系，以及提高活体生理功能对抗疾病抗力基础，由知觉神经的兴奋，掀起了交感神经功能亢进而影响造血器官促成生理现象等。到今日为止，在巴普洛夫学说的指导下，针灸治病的学理，更有做出进一步理解的可

---

① 据日本医学博士三浦谨之助的研究，以不同之大小长短针，予肌肉神经以损伤，其损伤部分之下，可以看出发生变质及损伤之程度量，其部发生麻痹，在麻痹之前段为兴奋。故如能善于应用，对疾病起作用。

② 日本冈本爱雄氏之说，根据“佩尔兹利斯之电气分析法”的理论，针为金属所制，含有积极性及消极性电气，故针刺入身体组织中时，组织中发生消极性电气，因此两者相交流之电气发生针刺效果云云。此说不足信，因对身体组织的刺激，不独是金属所制之针，即是用木制竹制的，也能发生同一程度的作用。

③ 内脏发生病变之际，适当其脏器外之躯体浅表部分，或一定之皮肤上，发生特有之知觉过敏带，黑特氏对此作有详细的研究，其研究所得之发现，名为黑特氏知觉过敏带，亦称黑特帮。

黑特之说：内脏是因一种病的条件而发生疼痛感觉的，此感觉普通局限在疾病所在的局部，而脏器自身则仅有一种钝重倦怠的感觉而已，当其反射到体壁或四肢时，才感到特有的穿刺性疼痛。

普通存在于皮肤表层之潜在性疼痛（压痛），可由黑特带证明。

自从日本后藤道雄指出其与针灸术中的经穴有重要关系之后，便引起了针灸界的注意。

④ 针治为一种机械性的刺激，颇多信此说者，即针刺激神经即肌肉，予以冲动时，因其刺激之轻重、时间之长短等，因而神经分子之形态及配列发生变化，或使神经功能亢进，或使之减弱，此皆因机械的刺激而发生之证明。

能了。

关于这些近代的科学上的研究，诸位比我懂得多。我只知道针灸学是祖国治疗学上最早发明的学科，它本身自有一套完整系统的学理，这种学理，不但用之于针灸，而且也是中医内外科的药物治疗的依据。

中医学术的基本学理，完全建立在营卫气血和阴阳五行的上面，而营卫气血、阴阳五行的凭借，则在人体组织的脏腑经络上。而且中医的生理概念，更着重于“精”与“神”两个生命元素。所以中医治病，首先必须研究患者体质的强弱，再从辨证中确认其某经的变动，而根据其变动的原因，“阴阳虚实”“表里内外”，予以适当调整，就是客观地从病候的变动，观察生理机制的变动，确定组织生理的机制，从其变动的基本原因而予以调整的。

由于治疗法则是直达的、整体的，故收效迅速。要研究针灸治病的机理，首先要把中医学理的基础搞通，从临床上去摸索证实。否则，阴阳、五行、营卫、气血，以及在解剖学上素未谋面的经络，很难令人相信。

第二节　营卫气血的生理概念

营卫气血，可以统称为气血。中医学说，每以营为血，卫为气，但是详细地分别起来，就有先天的气血与后天的气血两种。先天的气血是父母给予的真气（也称元气），就是人的精神，好像发酵用的酵母。《灵枢·经脉》篇说：“人始生，先成精，精成而脑髓生。”《灵枢·本神》篇说：“故生之来谓之精，两精相搏谓之神。”五脏各有所藏，肾之所藏为精，心之所藏为神。有形可见者为精，无形可见者为神。这里所说的“精”与“神”，中医认为是人生命的主要元素。祖国医书上并认为“神藏于心”，是精神功能的根本。“精藏于肾”，亦称为精气，是人体生命的根本。精与神是分不开的，所以认为心与肾的功能是相连贯的，功能与液体混合而成为人体生命力的基本根源。形容得妙一些，就是古书上所说的“天地交泰而生人”，人是得天地之精气而成的。由神而生的为气，由精而生的为血，二者相互支持，相互协调，从母体胚胎时，就基此原则而成长。因此就称为先天之气血，也就是人的原动力的发现。它在母体时，借母体的营养分而逐渐增殖发育起来；脱离了母体以后，从消化器官中吸收营养分来增加补养，发育长大成人，这就是从先天的气血中补充入后天的营养分而扩展增长的气血，称为后天的气血。故中医书上往往以心肾的功能被认为有先天的意义，而脾胃的功能被认为有后天的意义。如果先天的气血，因外界的非常刺激而损伤、减少，或因长期消耗过度，或因后天营养补充不足，以致真元殆尽，所谓油干灯草尽，原动力完了，人的生命也就宣告终了。中医处处讲真元，处处着重于先天之本，就是为此。

基于上述中医对于气血的概念，我们可以了解血是人身上最宝贵的东西，是循环人身的有色液体，能给予人身营养及生命力的物质。至于气的说法，它的含义更是非常广泛的，中医对人体生理的看法，是不但言血，并且言气，例如大出血的病用血脱益气的方法，可见气对人身的重要性。

但是，气的作用并不一致，有宗气、中气、元气的分别。而各个脏腑器官，都有他的本气，至于经络，也有各经不同的经气。

肺主宗气，主持呼吸功能。胃主中气，肾主元气，一司后天气血营养的补给，一司人体生命之本。

总而言之，气是一切活动功能的主宰，有气才能活动，有气才能发挥作用。“血无气不行，气为血之帅”，气是肉眼所看不到的，生命完结，亦即是气之断绝。解剖尸体时，根本就看不到气，所以西医就很少讲到中医所谓的气。但是气对中医来讲，是十分重要的，在针灸治疗上，也有因得气与不得气，而区别出其疗效的强弱与不治的。各种气都是保持平衡的，太过与不及都足以致病。

至于营卫的说法，上面已经讲过，气血有先天之气血和后天之气血的分别。后天的气血就称营卫。再明白言之，营是先天之血借后天之营养分而增殖成的；卫是先天之气借后天之营养分而扩大的。营卫即是后天的气血。《内经》上说：“荣行脉中，卫行脉外。”它在全身循行着，并补给营养物于各个组织。它的循环路线，固然离不开血液循环的系统，但是还有它的主要的通路，可以说是生命力生活力的补给路线。所以营卫的循行路线，并不即等于血液循环，或许还包括神经系统、淋巴系统、内分泌系统及有管腺、无管腺等各个液体循环在里面。不过到现在为止，还没有得出肯定性的正确结论。但是营卫气血的循行道路，古人称它为经络，已经有正确的证明了。

第三节　脏腑与经络

中医学说，对于内脏器官和五官、骨骼、皮肤等生理功能的说法，与近代科学所公认的并不一样。中医所说心脏的功能，大部分等于近代科学的大脑皮质作用；肝的功能是指情感激动，相当于植物性神经作用；脾则指为消化系统而司吸收营养作用的；肾则指为生殖作用与精神作用，类乎近代的内分泌作用。惟有对肺脏的说法，则与近代科学上所指的大部分相接近。肠、胃、膀胱、胆等，虽亦有部分类同，但亦有许多异样。至于五官、骨骼、皮肤的功能和隶属则多数是不同的。

中医认为人体所有一切，不论内脏、五官、皮肤、骨骼，甚至于毛发，都相互关联并有所属的关系。中医的经络学说，就是对人身一切组织，发生直接间接的密切关系。也就是说：内脏与机体百骸之所以能够息息相通者，主要是在于经络为之沟通联属和补给营养，周转循环的关系。所以中医学说对经络的概念，说它“能决死生，处百病，调虚实”。

经络不但为营卫气血的循行道路，并且对所管辖之领域内所有组织脏腑器官等之新陈代谢，以及生长等的生活现象，都有调整平衡、补给缺损等的关联。由于它有这样的一个主要作用，所以能够处理百病而决定预后的生死。主持这个作用的，是经络之气（亦可单称为经气）。“气”就是他的作用，气弱，或是亢进，或是受外邪的刺激，皆要影响经络的平衡，便会发生异动或变动，有了变异，就发生了病候。所以《内经》对经络的异常，谓之“是动……所生病”。《难经·二十二难》中，有是动脉，有所生病，是一脉变为二病。

是动病，气也，邪在气，气为是动，主煦之；气在外，气留而不行者，为气先病也。

所生病，血也，邪在血，为所生病，主濡之；血在内，血壅而不濡者，为血后病也。

是动病，所生病，乃是经脉气血循环变动的病状，并不是各经病症的全部。在实际诊察与治疗上多应用它。

经络虽为补给营养的道路，但是也可作为修补缺损的道路，所以对于它作用所有的生活现象，亦因部位领域的不同而各异，主要是由于它所根属脏腑的关系不同而有异同。譬如说它根属于肺，就接受着肺的机变；根属于肝，就接受肝的机变。在发现了肺的病候或肝的病候时，即可于其经络上予以调整或修补，同时也可以知道此经络是有肺的作用或肝的作用了。所以说，十二经络方面，各有其不同的性质，也就是因其所根属脏腑不同的性质而表现出各个经络性质的特点。

上面已经讲过，中医的病理生理概念，建立在营卫气血、阴阳五行上面，而总的凭借，在于脏腑经络上。脏腑在机体上的重要性是大家所知的，古人把经络与脏腑同样重视，这是因为经络不但在生理上有它的重要性，并且在病理的表现与治疗上也有它的重要性。

再从治疗上来概述一下，就以针灸治疗来讲吧，针灸的治疗，是由皮肤与肌肉的刺激而达到疗效作用的。针灸的物理刺激，虽然并未直接施行于脏或腑的器质上，而内脏的病态却往往因刺激皮肤肌肉竟获治愈。今天在巴普洛夫的神经学说的指导下，固然有些地方可以说明其疗效作用问题，但是还有些含糊的和不能圆满理解的地方，以致不能完全以神经作用来彻底理解其作用问题。古人虽然没有了解到有神经，只谈到经络或血管，但是以经络学说来解答这个疗效作用问题，无论在理论方面、实际传导情况和疗效情况方面，都是可以自圆其说的。几千年来的经验证明，如果说经络是凭空想象的东西，则就要被历史淘汰而不能被保存到现在了。

经络的本态意义，或许就是中医所讲的气的意义。气的动态，在每一刹那都有它的活力存在，并且有它的动态规律性。当然内脏和各个组织的本身（上面讲过各自有其本气），自有气来运动着，而内脏与内脏之间、内脏与全身百骸之间的活力联系，就必须通过经气的推动来互相扶助与约制，互相调整其盈亏损益而保持着平衡。总之，经络虽然在解剖学上没有很好的证实它，但是在临床上，病态生理作用与针灸疗效学理上，已经发现了它的真实迹象了。

第四节　阴阳五行学说在针灸治疗上的运用

中医学说，无论在哪方面，都有着整体观念的学术思想，在人体的组织和生理上、病理与治疗上，皆有一套完整的体系。《内经》以五行学说运用于治疗，包括针灸疗法。所以研究针灸学对于阴阳五行学说的理解是必要的。

古人上观天象，日月星辰、风云雷雨与寒暑往复的变异，俯察大地，山川河流的分别，草木等物的春生、夏长、秋收、冬藏，再看到人的由生而长，由长而老及疾病死亡，体质衰弱与强壮的不同。从一切事物来对比、衡量，而定出了一种由想象而到实际的规律，这就是以阴阳五行来说明大自然界的所有属性、现象、变化，以及与人体的病理生理的变态和影响。这不是一个人的成就，也不是一个时期的成就，而是经过几千年人们的劳动，完全是从客观实际求得的一个颠扑不破的定律。

“阴阳”大家都知道是代表任何一切事物两个极端相反而又不能单独相存的无定型的事物代名词，这个不需再解释了。

“五行”是由阴阳而扩展的，由无形而产生有形的象征。古人因为阴阳尚不足说明一切事物的变动，于是以大自然中的五种主要物质木、火、土、金、水来代表一切的属性，以说明相生相克的作用。所谓“相生”，有帮助的意义，“相克”则有牵制的意义。相生就含有助长的作用，相克就有削弱的作用。阴阳等于夫妇关系，五行等于母子关系。所以要生与克，就是为了保持整体的平衡和协调。这种思想的产生，是根据自然的变化与人体疾病表现相对比而产生出来的。就是说，人体病理的机制，是一面助长，一面抑制，这样来调整疾病产生的矛盾，例如肺金虚而咳生，则泻火抑木。

这个学说成立以来，一直沿用到现在为止，从疗效事实上来证明是不错的。

古人以五脏六腑分配五行的属性，而经络也同样有肯定的属性，连经穴也有它的五行属性。

有人问这种思想是否实在？这种说法是否有真实性？如何证明？这正是我们需要说明的。否则在原则上搞不通，或者去附会盲从的话，是无益于研究，无益于临床实践的。

疾病的发生，有它一定的过程，疾病的成因，当然是一种非常的刺激或过分的耗损，不论是内在的情志冲动、某种的放纵，或外在的六淫外伤，这些刺激或耗损都能够表现于人体上而成为病候。

内在的如《灵枢·本神》篇所说“心怵惕思虑则伤神，伤神则恐惧自失，破䐃脱肉，毛悴色夭，死于冬。”这说明因情志激动影响引起内脏间的病理变化。如果把这段话加以简单解释，就是说：倘若经常怵惕不安，思虑不节，则神受伤，神受伤则藏神的心受其影响而亦变伤害，心受伤害则心气虚，心气虚则肾气来侵侮它，肾气得势，所以与肾相应的“恐”便明显活动了。所以便恐惧流淫而自失，以致䐃破肉脱，毛悴色夭。其死期大都在于冬天，因为冬天是属水的旺季，遇水旺的气节，则虚弱的心火，更受不了水的克制，所以致死。这是水克火的缘故。

外在的如“伤于风者，上先受之，伤于湿者，下先受之”，“邪之客于身也，必先舍于皮毛……”，“知肝传脾，当先实脾”等，都是因刺激使阴阳失去平衡，使生制失却协调而发生虚实情况，也就是失去平衡造成阴阳偏胜，胜者就是强者，于是去侮其所胜，如木克土的证候为腹胀痛与泻痢等；或反侮其所不胜者，如木反侮金的咳嗽气逆、眼痛燥怒等病症。

如上所述，所谓阴阳偏胜，所谓五行生制，即由内在因素与外来刺激所造成，突破平衡，攻破协调，而成病候。在这些病候方面，何以能够肯定是某脏虚、某脏实、某经虚、某经实？又何以能够肯定它是生制所发生的关系呢？当然是有证据的。本人最近从事于运用“知热感度测定法“（日人赤羽幸兵卫著，上海卫生出版社有译本），结合经络治疗的实验，由经络变动中，测定整体各部不平衡现象，利用生制原则来进行针灸刺激量，予以调整经络的平衡，而引起了非常的疗效作用。这些都足以令人注意，而证明经络与五行生制学说的实在性。

再从中医的诊断与治疗方面予以简单说明。中医诊断与治疗，是根据病候的表现而决定的。例如肺脉弱者，大半是肝脉旺，于是心脉亦旺。如果用针治法泻心火，则心脉弱，肝脉亦弱，而肺脉可以复常。又如阴虚者，补阴抑阳；金虚木实者，培土泻木，或泻火宁金。因此有“虚则补其母，实则泻其子”的定律。

认真结合到经络与经穴的五行属性，配合生制关系（经穴所以有井、荥、输、经、合的分别，即是表示经络的属性），进行适量的刺激调整（所谓适量，亦即虚则补之、实则泻之，与以适当的刺激程度），它的疗效特别迅速。

总之，能够从脉、色上去探究，从病候表现部位和病情上去旁证，再从治疗效果上去体验，这种学理是凿凿可据的。如果不去实践，是难于深入而不会相信的。所以说，阴阳五行学说与针灸治疗的机理问题也有其相当的意义。

第五节　中医针灸治病的学理

基于上述各点，中医对于人体生理病现现象上的一些观察是正确的。所谓阴阳五行，其目的在于说明所观察到的若干现象，从实质来体会它，并非玄虚难测的。现代病理生理学对疾病的基本认识是：“正常机体和各器官通过适当的调整过程，可以使功能发生改变而适应生理范围内本身的负担变动和外界条件的变动，这种广泛的适应性，就是健康的基本特征；相对的整个机体某一器官某一系统的这种适应性减退或丧失，机体亦因之不能与外界环境维持一定的平衡，这种不能适应的现象，作用于机体的结果，就是疾病。疾病的发生是由机体与周围环境相互关系的失调所造成的。在这种失调上，一方面由于外界环境在强度上或成分上发生异常；另一方面则是机体本身由于某种原因，对外界环境适应性的降低。”这适应性就是中医说的各组织的气，也就是经络之气。

上面引述的现代病理生理学对疾病的认识与中医对疾病的病理生理概念在学术上的共通性，说明了古人在医学上的成就，是由病理的观察而认识到生理现象，复从机体的病态而肯定出经络的，所以是有其病理生理的学理的。《内经》上说：“邪之所凑，其气必虚。”又说：“阴平阳秘，精神乃治，阴阳离决，精气乃绝。”这说明了病的成因。由于其气必虚的关系，就是说由于内在外在的刺激突破应有的平衡，而致生制协调失常，这时候就会发生生理的异常而显出病候。古人是掌握这个原则，创造出针灸治疗法则，予以适当的调整而治愈疾病的。针灸所以能够治病的学理，以“疏通经络，宣导气血”八个字来总结，原则即是调整虚实，促使生制协调，而达到阴平阳秘的生理正常现象。

“欲以微针通其经脉，调其血气，营其逆顺出入之会”，在临床上体会起来，是绝对不错的。说它能激发元气，起了修复作用，也是不错的。

这样的说法与近代病理学上的说法虽有着相当的距离，但是古人确是从病的现象结合治疗效果而做出的结论，与伟大的生理学家巴普洛夫的“机体统一完整性”的学理和“神经学说”的治疗原则很相近。虽然许多医学研究者，曾经把针与灸的刺激，对于生理上的作用，做过深切的研究，证明它有产生补体作用，增加白细胞作用，加强免疫抗体，激发内分泌的产生，激发网状内皮细胞的防御、营养、修补等作用，当然，这些都是促进愈病保健的重要作用。但是所有这些作用的产生，还是由经络或神经经过激发与调整的结果。归根结底，针灸的主要作用，还是针对着某部分的经络或神经功能，在发生不健全不平衡的情况下，予以直接或间接恰如其分的刺激，矫正了不平衡的偏差，而使其归于正常，因而恢复了原有的功能，病候也就消失了。

再把现代学说神经机转作用举例谈一谈，可见古人虽没有说到神经，而治疗学理却是类同的。例如针灸治聋哑症，使其恢复听觉与能言语，这是由于听神经的功能衰萎而至于麻痹，用针去对听神经施以直接间接的两种刺激，激发其功能的修补，恢复听觉而达成病的治愈。又如小儿麻痹症，是由于某几支运动神经的麻痹与失却平衡，用针或灸的直接激发与调整平衡（指针泻好的一面），而恢复行动正常。又如喘咳的支气管炎，其有关于支气管部分的交感神经、副交感神经的调节功能失却了平衡作用，通过针的刺激，调整了该部的神经调节机制，病候便可消失。又如疟疾用针灸得愈，也就是加强高级神经的调整功能，发生了生理上相应变化，限制和破坏了疟原虫的活动条件，因而得到了治愈。又如有很多人生活条件很好，饮食营养并不缺乏，而发生了缺少营养或某种维生素以致引起了病候，其实是由管理营养吸收的神经功能失调，或失却吸收能力而形成病候的，用针灸刺激其有关部分的神经，激发其吸收作用，病候即可消失。

诸如此类，用针灸使病候消失的作用，主要是利用针灸的刺激而调整神经的功能，使之达成平衡，恢复正常作用。以经络治疗来理解，也是同样通过调整经络气血的平衡，激发气血的作用而达成治愈目的。

总之，针灸能治好病，在我们中医学上的看法是“疏通经络，宣导气血”，包括了它的一切治病作用。在近代医学上的看法是“调整神经功能”，即掌握节制各组织器官的功能活动的统一与平衡。这两种看法，实际是很接近的。中医学很重视气血，而气血的凭借就是经络。经络与神经，分布状况并不相同，不能说经络就是神经，但两者治疗意义上是有着共通性的。

第三章　经络学说在针灸治疗上的应用

第一节　经络的概念

在现代解剖学的领域内，证实了神经、血管、淋巴结和内分泌腺等存在，对于经络还没有发现器质上的依据，因此引起不少人对经络学说的怀疑。其实，经络学说在古老的中医书籍《内经》里，已有了很详细完备的记载和阐述，可见得它的发现必定很早。假定它是凭空想象的东西，就不可能被保存下来，也不可能这样详备而有系统地记载在《内经》中，作为中医基础学理之一。再则针灸疗法所使用的穴位（就是刺针点）的分布，一直是和经络分不开的，历代针灸疗法的治疗法则，也一直离不开十二经络循行分布的基础，而我们在进行针灸治疗的时候，患者体内所发生的针下感传（就是刺针时的感觉），如压重、酸、麻、胀痛……其放散传达的径路范围常常发现与经络循行的经络范围有部分相符合。由此可见，经络学说有其实际意义，确有研究的必要。

经络是什么？关于这问题，《灵枢·经脉》篇说："谷气入胃，脉道以通，血气乃行。"又说："经脉十二，伏行于分肉之间，深而不可得见，诸脉之浮而常见者，皆络脉也。"又说："经脉者，常不可见也，其虚实也，以气口知之。"《灵枢·动输》篇说："经脉十二，而手太阴足少阴阳明独动不休。"根据这些记述看来，则古人所说的十二经脉，明明是指血管而言了。然而，把十二经循行的径路和现代血管分布的情况相对照，无论如何也不能符合。再看《灵枢·经脉》篇说经络的伟大作用是"所以能决死生，处百病，调虚实"。根据巴甫洛夫的高级神经活动学说，大脑皮层才有这样大的功能作用，循环系统是没有这样大的作用的。

那么，是否可以说古人的学说错了，经络学说可以否定了，或者说经络不是血管而是神经系统了，问题也不是这样简单。十二经络成为有系统的学说，并不是一两个人所能想出来的，而是总结了许多年代许多人的经验得来的，只是限于当时的条件，他们在解剖方面，除了血管以外，未能知道有神经和淋巴管。但对于人体内各器官之间的互相关系，对于"决死生，处百病，调虚实"

等的微妙而重大的作用，他们却已知道了，并且已能测知其间必定有一种起着这种作用的物质存在。凭当时的解剖知识，只有结合到脉管上去。因为脉管是分布在全身各组织之间，无所不到的，而针灸时的针下感传路径，有时与脉管的某些分布路径一致，因此，把经络和脉管便结合在一起，这也是当时很自然的趋向，我们不能因为这一点而否认了经络学说的本质。

经脉既不是血管，那是不是神经系统呢？现在有一些人试图把古人经络与神经系统联系起来。根据巴甫洛夫学说的启示，经络学说与神经活动学说，当有其结合的可能；但是目前解剖学上神经的分布情况与经络的分布情况，则决不是一致的。我们针灸治疗时，从患者针下感传方面和疗效方面来体验，均能证实经络分布与神经分布不同。所以，在目前阶段，我们还不能认为经络就是神经系统。如果以现在的神经和经络来生硬结合，是不妥当的。现在我们还未能确实说明经络的实质是什么，但据临床体验，古人所说的十二经循行的路径，至少在功能方面可以认为是存在着这样有规律的、有系统的通路。例如从感传径路来证明，在腹腔部针刺气海、关元等穴，被针者多数觉有直线样的酸麻感觉，直达到阴茎或耻骨部；也有的感到直上颈窝；在背部正中线方面，如大椎、陶道、至阳等穴针刺，多数是一直向下感传；在他两旁的膀胱经线取穴，也有一直向下的感传；经常针足三里、阳陵泉，总是直线传到第三、四趾，有时会碰到从足三里一直感传到腹部相当于中脘穴的旁边，而阳陵泉也会碰到直上到腋下胁肋部分的。曾经遇到针足踝上的三阴交也感传到上腹中脘旁；针足临泣，也发现过感传直上后头耳侧的。像这样的感传是否是神经直达传导呢？当然不能说是的。

再从治疗效果来说，针刺掌部的合谷穴能治三叉神经第三支的下颚齿痛；足背部的内庭穴能治三叉神经第二支的上颚齿痛；足小趾的至阴穴能治三叉神经第一支的头目痛；拇指端的少商穴与足踝下的照海穴能治咽头不同性质的炎症。这些远距离的治疗方法，有时竟如鼓应桴般迅速收效，几乎会针治没有完毕而病痛已经消失。其余如下肢部的三里、公孙穴能治一切胃病；上肢部的大陵、内关能治胸腔疾苦。最近有人在临床上探讨内关穴，在一定的手法下，能够起强心作用。内关为心包络经的主要穴位，部分系正中神经，在解剖上并没有心脏联系，而能引起这个作用，是值得我们注意的（见《中医杂志》1956年4月所载汤琰著“从内关的强心作用谈到针术的手法问题”一文）。肺部病取手腕部的太渊、大肠病取手掌部的合谷或足胫的上巨虚、失眠症取神门等，诸如此类，不胜列举，这些都是经常试用，实际收效和实现的感传情况。这些例子都难以神经的联系去理解，可是直接用古人经络的通路和经络的病态去解释，就可以做出一个相当的结论。

以经络或经穴的特定部位对病变的影响来说，内脏之异常，如胃病、胆石痛、肠疝痛等，在背部特定腧穴上（与内脏相连的背俞穴），可以找出膨肿硬结或陷凹或伴有压痛点的病变影响，在这部位进行针或灸，可以使内脏病苦消失。

当沿着直腹肌而引起的腹痛，在梁丘穴用指压，可以缓解其痛势（梁丘为胃经郄穴）；神经性耳聋或耳痛，在肾经原穴太溪针刺，可以得到效果，这些是我在经络之研究上的经验。

广泛地说，从有机体的一部与远隔部的病灶和病理相关的关系上来讲，以通常所认为由于血流等的媒介关系的事例来考察，把这些关系看作经络的走向，而后详细地去体会它，反而能够接受经络学说的必然性，对于从来解释困难的各种病态生理，也有极大的帮助与启示。

总之，研究经络学说，必须摆脱单纯生理学的狭义观点，而必须从病态生理的立场，从高度而广泛的、多方面的综合观点来进行研究。

古人所说的十二经脉循行经络，至少在功能方面，可以被认为是有规律、有系统地存在着这样一个循环的通路。

第二节　经络的类别和一般分布情况

现在再把古人所说的经络类别情况和经络循行的大概情况谈一谈。

经络大别为正经和奇经两类，正经有十二对，奇经有八条。按古医书的说法，正经是体内正常血气运行的道路，奇经是作为血气过剩时而溢出于正经以外的宣泄之所。譬如水的流行，一个是干流如江河，一个是别流如湖泊，有了沟渠的设备，可以防治水的泛滥。如果某经发生了特殊异变，营卫的流注受了阻碍时，就可由别流来负担转运。前面已经讲过，十二正经都有它所根属的脏和腑，奇经有八（亦称八脉），因为它没有一定的脏腑根属相配，像督脉、任脉、带脉等皆无对称，故名之为奇。

古人对经与络或经与脉都有严格的分别，大体上说，经络又称经脉，因为经络在发生变异时，它一面产生了病候，一面在脉搏上就可以诊察到他的反应现象，所以经与脉是桴鼓相应，一动就响的，因而我们往往把经脉或经络混称了。其实经与络，是有分别的，《内经》说：“直行曰经，支而旁出者曰络。”经是该经的干线，络是干线的支路，是与另一干线作交通传导关系的，因为同样是营卫气血的循行道路，所以就合为一起而言。

十二正经，每条各有一络。此外，脾经多一支络，督脉与任脉也各有一络，共有十五络。

十二正经还分出阴阳、手足和太少等名称。一般的说法，躯体分为阴阳两面，背为阳，腹为阴，经络分布的范畴在阳面，称作阳经，分布在阴面，称作阴经，这样的说法也是对的。但是经络还要以它所根属的脏器来分别阴阳。脏为阴，所根属的经，则为阴经；腑为阳，所根属的经，就为阳经；这样解释似乎更正确一些。对于手足的分别，理由更简单，它的走向到手的是手经，它的走向到足的叫足经。阳经还有太阳、少阳、阳明的分别，阴经则有太阴、少阴、厥阴的区别，这是以经络的深浅程度来区分的。以躯体分为三层，太阳经的经气最浅，在躯体的表层，所以感受外在刺激，它首当其冲，再深一些是中层，就是少阳，里层则称为阳明。阴经也是如此，阳经的深浅指阳面，阴经的深浅指阴面。还有其他的说法，非本讲范围，暂不介绍。这些就是经络的分类大概情况。

至于经络的布散情况，也只能作一个梗概的介绍。经络的分布，可以说是遍布于人身的每个部分。人的躯体各部分，不是这条经的辖区，就是那条经的辖区，简直没有空白区。脉气的循行，并不是各自为政，互不相关，而是互相联系，互相照顾，循环不息，遍周全身的。《灵枢·经脉》篇说："凡此五脏六腑十二经水者，外有泉源而内有所禀，此皆内外相贯，如环无端。"由此可见经络的循行和经络一些本质上的关系了。它的走法，大致可以分为四大类：有三对从胸走到手（手三阴经），即是从胸部走入上肢内侧，一直到掌而达指端为止；有三对从手走上头面（手三阳经），是从手指由手背通过上肢外侧，上肩背部而入头面部分的；有三对从头走至足（足三阳经），是从头面向肩背部通过下肢的外侧到足趾端的；有三对从足走到胸腹部（足三阴经），是从足趾由下肢内侧而走入胸腹部的。

它的联络循行情况，是由手太阴肺经于胸骨剑状突起与脐窝相去的中间部分开始，从胸部横过腋，经上肢内侧，通过掌而到拇指端。注入于手阳明大肠经，从食指端起向手背部通过上肢外侧，上肩颈而达头面，交接于足阳明胃经。由面部下胸腹部，过下肢前侧到足次趾。再接上了足太阴脾经，从足大趾经下肢内侧而上胸腹部承交于手少阴心经。接着起自胸腔，由腋窝而至上肢内侧直到小指内侧端。再连接着手太阳小肠经，起于小指外侧，循手背上行上肢外侧而到头面。交接足太阳膀胱经，复从头面通过头顶向后颈项直下背部而至下肢后侧，循踝后沿小趾侧达趾端。接上足少阴肾经，由足底心向上循下肢内侧直上腹部到胸部，而衔接了手厥阴心包经。再从胸部横走至上肢内侧正中，直达于中指端，与手少阳三焦经交转。再回转向手背正中行上肢正中线直达肩端后侧，上颈，至耳后，走出耳前至眉梢，接于足少阳胆经。再从头面部通过胸腹侧面而下大腿外侧，直达足背四趾之端。接上足厥阴肝经，由下肢内侧回到腹腔外侧，再上胸腔而交于肺经的起始部。如此再由肺传大肠，传胃，传脾……循环流转，成为经络之循环。

这样上下、前后、左右、内外，周而复始地循行着，不过是一个走向的轮廓，还有上面讲过的支脉、络脉、奇经八脉和贯通内脏的一些循行情况，在这里不作详述了。

十二经络，虽然衔接联系一贯的周行，但是各经有各经的独立性质。譬如各支神经一样，如果某经发生了变动，它就在某经所辖区表现出某一类的病候，或与其性质类同的病候，所以从病候去探讨经络，或根据经络来肯定和诊断证候，是有其一定规律的。

大凡疾病的发生，不外乎由于外面的感受或是内部的情志问题及其他问题而影响生理功能的异常变化，病态表现当然有它一定的规律和一定的范围。至于被感染的局部，有它一定的特征，这是因为经络满布在人体各部，并且所属所络都有其所根属的脏腑，所以病的征象也就脱离不了经络上的表现。

我们对内脏病变能在皮肤表面上施以针灸而能获得良好的结果，主要原因，当然是由于经络感传内脏而起了影响的作用。由此可知古人对于经络的应用，把病候归纳到经络方面，从经络来探讨治病法则，是有它的深刻意义的。

第三节　经络与病候的影响及其感传情况的实例

《灵枢·经脉》篇说:“肺，手太阴之脉，起于中焦，下络大肠，还循胃口，上膈，属肺，从肺系横出腋下，下循臑内，行少阴心主之前，下肘中，循臂内上骨下廉，入寸口，上鱼，循鱼际，出大指之端。其支者，从腕后直出次指内廉，出其端。”又说:“是动则病，肺胀满，膨膨而喘咳，缺盆中痛，甚则交两手而瞀，此为臂厥，是主肺所生患者；咳，上气，喘喝，烦心，胸满，臑臂内前廉痛厥，掌中热。气盛有余则肩背痛，风寒汗出中风，小便数而欠。气虚则肩背痛，寒，少气不足以息，溺色变。”

我们看这一段肺经的走向与其经络上所表现出来的病候，手太阴肺经的脉起于中焦，它开始于（中焦）胸骨剑状突起与脐窝相去的中间部分（即中医书上称为中焦的部分），离正中线约二分地位的腹腔中，以次下行，到脐上一寸部位名水分穴的旁侧而绕络于大肠，复反转向上行，沿着胃的上口（当上脘穴的外侧），向上，通过横膈膜进入胸腔而属会于胸腔（所谓络大肠属肺脏，足见经络在内脏的联系有它一定的关系，中医以脏腑相表里，就像肺与大肠相表里的说法，这也是一个根据，是经络联系上的关系）；再由肺脏循肺气管上行，至喉头部分，各向左右横行，循锁骨与胸大肌部分中府、云门二穴之处，横出腋窝部分，经过上传的三角肌内缘，肱二头肌部分的天府和侠白穴而过；再下行经前膊的前面，肱桡肌的内缘孔最穴，乃斜下至桡茎状突起之内侧经渠穴、太渊穴，即中医书中的所谓寸口诊脉的部分，于是达于第一掌骨，经鱼际穴而到拇指端的桡侧面爪甲角少商穴而终。还有一支旁支，于手腕茎状突起之上部列缺穴处分出别支，直下经腕关节走向第二掌骨，至食指之端，而交于大肠经的起始部。

这是肺经详细的循行情况，我们再看肺经所表现的病候。所谓"是动"，就是这条经有了变动，也可以说肺有病而经有所变动，或者经络上起了变动而影响于肺的。因为它分布于胸中，故影响到肺而病"肺胀满，膨膨而喘咳"。缺盆是在锁骨窝中，由于它是循锁骨而下胸大肌的，所以也可以影响到"缺盆中痛"。"瞀"是眼睛睁不开的样子。病得利害，两手觉着疲乏似无处按放而交叉起来，由于肺经是从中府出腋下面到肘臂的，肺气弱，经气亦弱，所以有此状态，而称之为"臂气厥逆"现象。至于咳、上气、喘喝、烦心、胸满，是肺本身所生的病，而外见于经证的。臑臂内前廉痛、厥、掌中热等，为肺经脉所循行的部位而为病的现象。

经气感受了外在风寒刺激，以致经气过盛而形成肩背痛、风寒汗出等症，因为一方面是肺脏附着于背，一方面还有筋结于肩的说法。以风寒在表而肺主皮毛，故汗出。如果肺经气虚，则肩背痛与气盛之肩背痛不同之处为"寒而少气，不足以息"。亦有因肺经的病而引起了小便的关系，即中医学说所谓的"母病及子"。肺为金脏，肾与膀胱为水脏、水腑，肺气不宣，影响溺变，中医书上说肺为脘之上脘，小便不通用开肺法即通，这是在临床上可以看到的，如欲以近代学说去解释，则似乎不会如此了。

再拿事实来证明，肺病咳嗽或气喘，针肺经太渊；肺病咯血，针肺经尺泽；手臂痛拘挛，也针尺泽；喉头病，针肺经少商。这可以证明经络与肺脏的联系是不错的。从此我们可以看出经络与脏腑间根属的含义，而证明古人以病候为表现，得出病系统于经络。由于病的关系影响经络的变动而不平衡，并从不平衡的表现而施治疗，所谓"疏通经络，宣导气血"，使它恢复生理正常。意义是一贯的，是很可以理解的。

再把肺经的经络图与针下感传的针响反应情况对照起来看，就可以了解到经络的实在性。

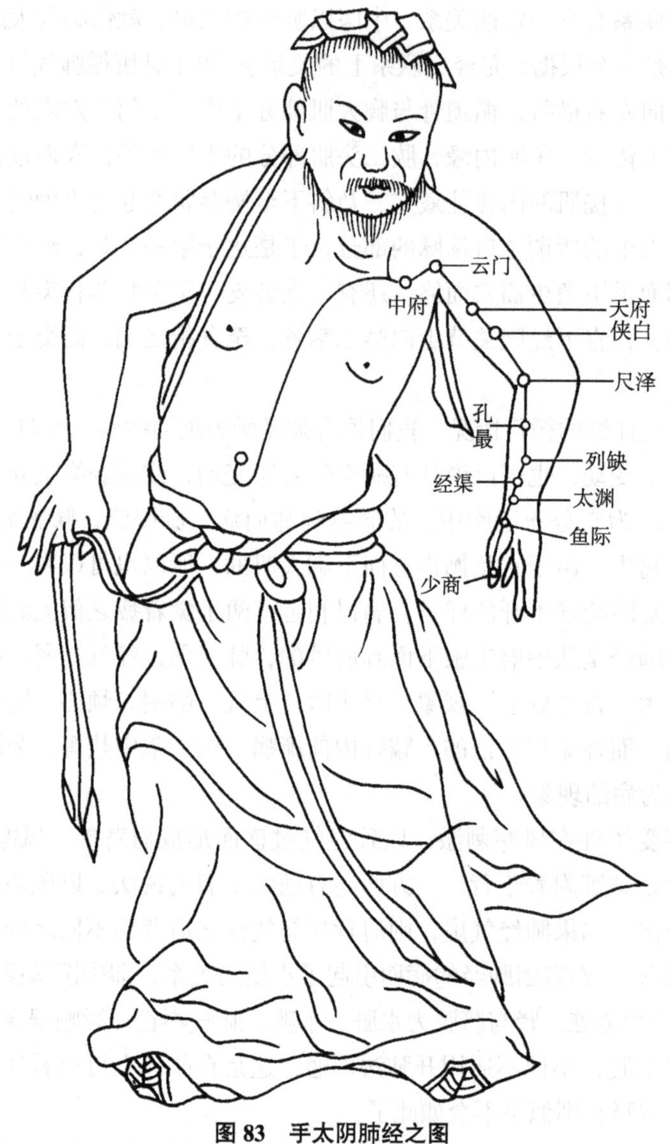

图 83　手太阴肺经之图

这两张图，一张是古时的手太阴肺经脉循行图（图 83），一张是日本长浜善夫于刺针实验经络时的针响感觉照片（图 84）。长浜善夫从一个富有敏感的患者身上探索到经络的走向反应情况，把这个反应就在患者的身上用两种颜色笔分别强弱的感觉画出来，摄成照片。这种照片共有 24 张，十四经的走向都已经通过实验而得到它实在的反应情况，与古人所说的走向是一致的。

长浜善夫的实验，在肺经利用的针刺穴位是太渊穴。依他的五输穴试验，得到的经络感传是：

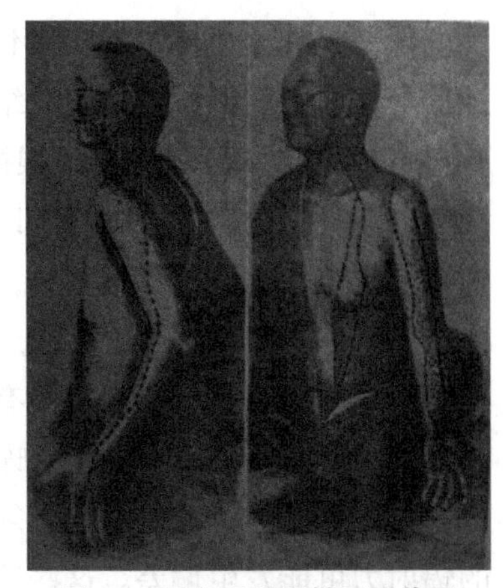
图 84　手太阴肺经针下感传图

少商 ++ →到中脘附近季肋部

鱼际 + →中脘附近（腹部全般）

太渊 +++ →中脘附近（中府附近）

经渠 +- →中脘下方（中府附近）

尺泽 +++（更强）→中脘下方（水分附近）

实验的成绩与对照的走向，大略是一致的。但是：①在对照上面所没有记载的，从肩到锁骨上窝，发现有弱感觉圈。②据对照上面所讲，自胸骨剑状突起与脐的中间，经过大肠的线和上胸部横走到腋窝的线，并没有发现。③又于成绩图中，从颊部到外眦部的感觉圈，“经脉”篇中没有这样的记载，但在《灵枢·邪气脏腑病形》篇里有“十二经脉三百六十五穴，其血气皆上于面而走空窍”的说法，所以与《内经》学说是一致而不相违背的。

通过这个实验的证明，我们对于古人经络之谜，从此可以得到解释，而在我们临床上一鳞半爪的片断事例也得到正确解决了。由此可以给研究经络学说的工作提供出一份新颖的资料，也可以证明经络学说决不是如某些人所认为的甚玄虚不足称道的东西了。

第四节　从治疗上来谈经络的价植

中医对于疾病是认为经络不调，营卫不和而引起的，也就是说整体中的部分经络失去平衡，而自然良能一时不及去调补，就发现出病候。针灸治疗，要认清病的根源是哪条经络，就在它的经络上选择与它病候性质有关的穴位，予以刺激。如果单纯拿兴奋、抑制、诱导等观点去衡量针灸的真正学理，这是不够的，而且所得的效果要小得多。

我们研究针灸，必须很好地研究经络学说，不但要在学说上去探求，而且要从临床治疗中去摸索经络的性质，并且要了解到经络的形态。过去所有关于经络的图书和铜人图、经络模型等，都把经络绘成一条细线，而且是只限于有穴位的一段线路。这样，很容易引起一部分学习针灸或是针灸工作者的误解，意味着经络只是一条细线形的径路，或者是一条假定的经穴联系线而已，像这样想象的人，在今日针灸工作者中，是为数不少的。但是我们从事针灸的人，能够稍微抱着一些研究的意图，一定能够觉察到针下得气的情况，有时能在很浅的部分就感觉到（如果经验不足，可结合患者的感觉），有的要在略深或更深的部分才能感觉到，这说明经络在皮下是有深有浅的（神经分布也有深浅，但是在感传上有些不一样）。再根据古人的指示，经穴的部位，在两筋之间、分肉之间、筋骨之间、关节之间，以及前廉、外廉、上廉、下廉等说法，似乎有的地方很狭窄，有的地方很宽阔，我们在治疗及针刺感传的反射面，可以体会得出来，可见古人对经络的指示，并不是一条细线，也不是一条等量阔度的线了。也可以体会到人身上是一定没有经络的空白区，而是满布着经气与络气的，不是阴经的范畴，就是阳经的范畴（经分络，络分孙络，以营营卫之气）。经络图示与铜人上的经线与穴位，必须作为部位的中心点看，假使不是中心，则刺激的辐射力可能发生偏差。这些情况，在进行针灸治疗临床观察中，如果能够从疗效强弱的上面去稍加注意，就有同样的体会。

我们再从疗效上来看经络问题，即以肺来论，它的穴位只是从胸侧第二肋起（中府穴），至手大指端的少商穴为止，可是中府穴能治“胸满善呕，食噎不下”这类胃肠的症状，可以说是与肺无关的，但是古人指示肺经起于中焦（中脘部分），下行络于大肠而返，就以能治上述的病症来证明，也是毫无疑义的。故任何经络，大部分可从其穴位上，得出经络分布的范畴的证明。拿它所述的经络与病候，对照它的循行指示，尤其在胸腔腹腔内的循行途径，结合经穴，结合临床实践，就不难得到理解了。这样去研究，就可以知道经络不单是孔穴的联系线，更说不上是假定的了。

再就穴位或脏腑来说，脏或腑所属经络，也不是只属一经（除根属的本经而外），而是有二三条或四五条经的，所谓一脏或一腑联属一条经，这是指根属的主经而言的，不是绝对的只有一条经连着或通过的。如肺脏就有心经、心包经、肾经、脾经、胃经、肝经、胆经、大肠经等八条经通过。无论哪个脏腑，总有好几条经通过的，所以在某经发生异变时，并不一定会影响其根属的脏腑而失却营养补给，就因为还有另外其他经过的经络为之补给的关系。反过来说，肺脏之病，并不一定是肺经发生异变，凡通过肺脏的客经有着异变，也能使肺脏发生病候而再影响到肺经上去的。所以在治疗上，往往不在其脏所根属的经上予以治疗，而在别经予以治疗得愈者，就是这道理。那么，在治疗时，用什么根据去取其客经，这要在经络诊断的脉法面色等方面去研究，在这里不及讲了。

至于经穴，也是一样，在初步研究的时候，以为肺经 11 穴、大肠经 20 穴……大都认为一穴只属一经的，其实不然。我们可进一步去研究经典的说法，仔细去参考一下，有一穴值二经的，如每条经中的络穴（列缺、偏历等穴），还有各经经气所交会的穴位，例如中脘穴就有八条经气所交会，百会穴就有五条经气所交会。故在治疗的应用上，一穴并不专治一经的病，所有交会有关的经，只要有着不平衡不协调的经，都能受到影响而得到调整（凡有关之经，其经气正常者不受影响）。由这点去观察经络对于治疗上的价值，是非常广泛而又有它具体系统和巨大的作用了。它在中医学上的重要性，不仅是针灸方面，即以药物治疗为主的医学大师张仲景也这样说过："凡要和汤合药，针灸之法，宜应精思，必通十二经脉，知三百六十孔穴，营卫气血，知病所在，宜治之法，不可不通。"可见经络学说的真正价值了。

第五节　经络对于诊断学上的新贡献

为了要把中医学的经络学说介绍得更具体一些，使中医学上精粹部分得到更多的医务工作同志来掌握和研究，为发扬中医学充实一些研究材料，最后我再来介绍一下"知热感度测定法"结合经络治疗的诊断法则。知热感度测定法，是最近几年日本针灸家赤羽幸兵卫所创的。这个方法，不但在诊断上可以知道疾病的根源所在，也证实了我们中医学中经络学说的真实性。总之，他是在我国的经络学说指示下，探讨实践而成功的，竟然风靡了日本的整个针灸界与医药界，而且也被德、法两国的针灸界所采用了。我也做过一段时间的实践观察，并用他的测定法来结合祖国经络治疗法则，的确既简便而又准确有效。

知热感度测定法就是利用经络的末端或起始部的井穴（在手足指的爪甲角），用线香去烫测，如果手足不具备的人，则从背部与指（趾）端同名的经络脏腑腧穴上测定之。因为手足的经络，不论哪条经都与其同名的脏腑联系着（这可见《内经》经络学说的正确性），其背部相同名的俞穴也同样有着偏差之感。

这个方法不是他想出来的，而是凭着《内经》上的指示，从实验中探测到的。《内经》上经络的络属脏腑之说，只给了他一些启示，实际是他从测定中得来的。他说脏腑的俞穴是在膀胱经上，刺激某一俞穴，膀胱经上是有些影响，但不及其本经所受的影响大。

测定的方法，用线香一支燃着，在每条经的井穴上面，一起一落地点烫着，要使被点烫者感到灼热痛为止。将此点数记录下来，从其左右所得的点数而比较之，如差数在50%以上，即为有病的经络所在。病愈重者，其差数愈大，甚至有六七倍、十余倍以上者。于此，可以认出有差数之经，即为有病之经。差数最多一面之经，即是其病所在之经。再观其所差的比例大小，而选择其有关之穴位，予以适当的刺激，其经之偏差得到了调整，其所现之病候也就减低或消失。其详细使用方法，可参阅已译出的知热感度测定法的针灸治疗学。

现在把它应用于诊断和治疗上的原理扼要介绍一下。为了说明他何以要用这个方法，先将他对病的一个简单见解介绍出来，可以知道他经过“知热感度测定法”诊断确定之后应用的治疗法则之意义所在。他说：人体的健康状态，就是人体的上下、内外、前后、左右、表里等完全显著平衡现象，如果某一方面受到了刺激以后，就会使它维持健康的一种自然良能发生一种不平衡现象。如天秤两面的盘子本来没有一些东西，它的表示是经常平衡的状态，但如在一面盘子里加入一些东西的分量，虽则菲薄如纸，它就表现出不平衡的状态。这个人体不平衡的现象是我们祖先所说过的，如《内经》上的“阴胜则阳病，阳胜则阴病”，也有所谓“上盛下虚”或“表虚里实”或“左盛右衰”等的病态。

根据他的不平衡现象说法，可以包括一切病的主要原因，也可以与巴甫洛夫的“兴奋与抑制”的原则相结合起来。何以会发生不平衡现象，他认为由于内外的刺激，突破平衡，就成为经络的变动了。亦即《灵枢·经脉》篇中的“是动则病”。所以当成了病的状态时，在知热感度测定法上就显著呈现出不同热感的偏差，说明了上下、左右、内外所有的不平衡，因而得到了症结所在，而可以去针对着予以矫正这个差数。更主要的是用差数的比例来衡量刺激程度，确定刺激量。他认为机体有病的一面，也好像天秤压下的一面，就是感热度较迟钝的一面，这正符合《内经》上所说的“邪之所凑，其气必虚”及“虚者陷下”。

通过这个测定诊断，可肯定其病的所在，给予适当的刺激量而获得治疗效果。这个方法在诊断上实在值得采用。

我认为在发扬中医学的热潮中，经络学说是我们医务界的必修课题，所以特向诸位郑重提出。

简易灸治、丹方治疗集

江苏省卫生厅印

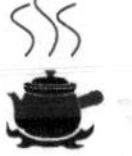

目 录

《简易灸治·丹方治疗集》一书，是前省中医学校校长承淡安先生之遗著。当承校长在世时，亲眼看到农业合作化发展的新气象，为了对农民兄弟健康有所贡献，当时虽在病中，仍坚持编写而成。今年承先生本来准备略作修改后付印，不料竟因病逝世，不及从事修改，甚属令人惋惜！

该书虽系初稿，但仍有很好的参考价值。为此我厅决予付印，供作内部参考资料，同时也作为怀念承先生对我国针灸学贡献的纪念。

江苏省卫生厅

1957年10月7日

编者的话

占全国人口 80% 以上的农民兄弟们，是社会生活的源泉，是祖国生产建设中的伟大力量。所以，保护农民兄弟们的身体健康，就是医务工作者们的光荣任务。

农业合作化的高潮已经到来了。他们在毛主席、在党和政府的英明领导之下，团结起来，组织起来，以突飞猛进的姿态向社会主义进军了。为了保证他们提前完成或超额完成农业生产计划的伟大任务，以利于国家第一个五年计划的提前完成，而加速社会主义的建设，对于农村的卫生保健事业，也就显得更加迫切和更加重要。

但是，目前农村医务人员还很缺乏，药物供应也赶不上需要，广大农村中，医药尚有缺乏的情况，为了适应目前的这种情况，所以，编写了这本《简易灸治、单方治疗集》。这里面，主要是介绍灸治疗法。这是祖国数千年流传下来的治疗方法之一，它与针治疗法好像是姊妹，通常都把它们并在一起，合称为针灸疗法。这两个疗法，都是讲穴道、讲经络的。凡是针科医生都会灸法，学会了灸法的人，也很容易进一步学习针法。而灸法比针法更简易便当些。因为针法是要经过一番学习刺针手法的功夫才能去实用。灸法是无需练功夫的，只要备好材料，认清穴道就行了。灸法的好处是学习容易，应用简便，收效快速，经济节约，有利无弊。这是最切合目前农村条件的。所以我们介绍这种疗法，让农民兄弟们可以自己很容易学会应用，就可以解决一般治病的医疗问题。在目前医药尚缺的情况下，自己去用它防治疾病，实在是适当的医疗武器。

我们介绍灸法的时候，是一个毛病一个毛病介绍的，而且是用说故事的方式来介绍。同时还把每一个故事中所应用的穴道，附上了插图和说明。所以看起来并不沉闷，找寻穴道位置也不困难。

另外，在各种疾病的灸法以外，又附了一些简易验方，也都是容易配置、花费不多、有效无弊的方子。灸法和验方，单独用也好，合起来用也好。农民兄弟们可以选择采用。

为了要求能够易懂、易学、易讲、易做，这本书只介绍病名病状和治法，没有病理上的理论。这样，比较容易在农村中推广应用，以起实际的防治作用。

值此农业合作化的高潮中，谨以此作为向农民兄弟们的献礼，并祝农民兄弟们身体健康！

承淡安

1956年2月于南京

第一编　灸的常识

一、关于灸的几个基本问题

首先谈谈关于灸的几个基本问题。

1. 什么称为“灸治疗法”？

灸，是医治疾病的一种法子，它是拿艾绒做成小粒（术语叫艾炷）放在皮肤上面的特定部位（术语叫孔穴、穴道，或灸点），用火燃旺，利用火烧的灼热刺激和艾绒的特殊药性气味，从而达到治疗疾病的效果，这就称为“灸治疗法”。

2. “灸治疗法”从哪里来的？

灸治疗法的发明，大约已有数千年的历史了。它是我们的祖先，在日常生活斗争中，所积累的战胜疾病的治疗经验之一。人类在大自然的环境中，在生活的创造和斗争的过程中，当然免不了要发生创伤和疾病。最古的时候，还没有药物的发明，这是只有在感性知觉的条件下，从无到有的逐步积累了与疾病做斗争的经验，首先发明了针、灸、按摩一类的疗法。等到日子长啦，办法越积越多啦，经验也越加丰富了，于是对于某种病宜于针，某种病宜于灸，某种病宜于按摩，也都有了全面了解与掌握。而在灸方面，又逐步有所发展和丰富，发明了许多不同的方式方法，成为一种独特的捷效疗法，广泛地流传在人民群众手里，一直应用到现在，实为祖国珍贵遗产之一。

3. “灸治疗法”和农村中采用的土灸法，是否相同呢？

这个问题提得很对，我们正要谈一谈这个问题。我们现在所介绍的“灸治疗法”和农村中采用的土灸法，基本上没有两样。因为从祖先遗留下来的灸法，基本上是相同的。不过，因为年代久了，过去的社会制度又限制了灸法的发展，没有人重视它、研究它、发扬它。所以在广大农民群众之间，虽然能流传应用，但是在“口传心授”的方式之下传到现在，期间已失去了原来的精华所在了。所以应用起来，有时会失掉正确的功效，而治起病来，往往不灵。其中主要原因是第一穴道位置不够正确，第二灸的程度和灸的方法不够适当。因此，便影响疗效了。这就是我们要向大家介绍的问题之一。这本书中所介绍的某种疾病取某些穴道，用什么灸法，都是根据历代医家的传统经验并结合我们的临床实践，证明是确属稳当、确属有效的，请大家共同推广使用吧！

4. 灸治为什么要用艾绒呢？

艾条也是一种药品，它有一种特别的芳香气味，燃烧起来，使人闻着了就会产生快感。古人说它性温而降，有疏通经络、调和气血的作用，所以能治百病。而且艾是全国各地都有的，取用极便。用它晒干做成了艾绒以后，既易燃烧，又能耐火，不像其他的东西，烧着了就很快燃完。放在皮面上烧灼起来，在灼痛之间，却有一种温和的力量阵阵地直透入皮下深部的肌肉中去，使人有一种特具的快适之感。由于这些原因，所以自古以来，一直用它来作为灸治的材料。另外，根据古人的经验，艾绒越陈越好，我们临床的经验，也证明了陈艾绒确比新绒易燃有烧灼痛感。

5. 艾绒的制法。

灸治的艾绒，是艾叶加工制成的。药铺出售的艾绒，也是粗制的，不合灸治之用。我们买来粗绒，要放在干燥土地上去曝晒干，再用筛子筛去灰尘和杂七八啦的东西，然后放在石臼里去杵，或者放在大石头上槌，要槌打得很透，把外面绿色的皮都槌脱了，渐渐变成白色了，再筛去了皮屑，再晒。这样晒了再槌，槌了再筛，筛了又晒，再槌再筛，轮番地二三次，或至七八次，看艾绒已经很细，颜色变得白了，就可以筛净储藏起来备用了。大概十斤粗艾绒可做成净艾绒六七斤。如果自做不便，买做好的细艾绒也好，苏州针灸用品社有供应。

6. 艾绒的保藏方法。

我们为了灸治的应用，总得要多准备一点净艾绒，艾绒越陈越好，多准备些积存起来，让它陈得久些更适用。但是艾绒芳香，气味也都走泄掉了。所以积存艾绒，不能不当心。应该找一个干燥清洁的罐子或桶（总以没有孔孔缝缝，不透气的东西为合宜），把晒干筛净的细艾绒装进去，装满压紧，再将罐或桶口，紧密封盖好了，放在干燥无湿气的地方。过些时，天气好的时候，可以拿出来晒晒，这样就可以长久保存了。假如日子久了，绒内生了虫，发现了些黑色的虫粪等东西了，这并不是没有用了，可以再照艾绒的制法去晒了槌、槌了筛，重制一下，把虫粪杂物槌筛去掉，仍旧是合用的艾绒。平时应用时，只要取出一些来装在小匣子里，随身备用，用完了再取一些，不需要一下子拿出很多来的。

7. 艾灸怎么会治好病的？

艾绒一样东西，只放在皮外燃烧，艾炷又只是那么一点点大，怎么会治病呢？前面已经说过艾的药性和作用了，但那是古人的看法。我们现在再略为说得具体些。艾的作用，根据研究，证实它能够增加身体内抵抗疾病的能力，能够旺盛血液的流行，能够强壮身体。而我们在身体外面施行灸治的穴道，是从数千年的时间，经过无数次实用有效的专门灸点，它与身体内部组织都有一定的联系。身体内部某一部分有病理变化，只要在和这个有病部分有关系的穴道上用艾火去灸一灸，就能够通过神经的反射，影响有病的部分，可以发生治疗作用。

再打一个比喻吧：比如我们合作社里装了很多电灯，有的装在门口，有的装在房间内，有的装在门市部，每一个电灯都有一条花线通到一个开关上去。你要开亮房内的电灯，就去按一按通房内电灯的开关，要亮门口的电灯，就按一按通门口电灯的开关，只要记好哪个开关是通房内的，哪个开关是通门市部的，哪个是通门口的，开灯时只去轻轻按一下开关就管事了。我们灸法的穴道就好比开关，神经就好比花线，内部各组织就好比装在各处的电灯，哪部分组织有毛病，就好比电灯不亮，我们在有关的穴道上灸治，就好比按一按开关。所以内部有毛病，只要在外面有关的穴道上，用小小的艾灸，便能治好病了。因此灸治的穴位，是要取得越准越好。

二、灸治的注意事项

再来谈谈在灸治的时候，要注意些什么事情。

1. 注意穴道位置的准确。

前面已经说过了，土灸法的功效不大，主要原因之一就是穴位取得不准确。并且也谈过穴道和内部组织的关系，就像开关和电灯一样。穴位不准确，当然也就像弄错了开关。所以结果不对头，不起作用了。我们为了帮助大家，在没有专门学习过穴道的条件下，也能够摸得准穴道。所以我们这本书内每介绍一个治病故事之后，即画出一个图，把这一个故事中所用的穴道画出来，并把它的位置再加以说明。能按照图和说明对照着到人身上去找定穴道，就容易找得准确了。有人要问了，假使找穴道找得差了一点，怎么办呢？初找时，总不免要发生一些穴位找不准的情况，逐步练习熟了就好了。稍微有一点点相差，是不妨事的。只要不把张三当作李四的弄错就行了。

2. 注意灸的程度。

灸的程度，也是灸治疗法当中要注意的一点。灸得不够，效力不好。灸得太过了，患者痛苦太大，对于治病也没什么帮助。这要灸到什么程度才算适合呢？这个标准倒很难说。因为这不是死板执行的事。现在只好分开来谈谈一些原则标准，请根据这些原则，看情况活用吧！

（1）在灸的地方，总要使皮肤发生潮红的圆圈圈，有三五分宽的周围（药条灸要有一寸以上的周围）才算适宜。

（2）患者感到热气透到皮内部，有温暖舒适的感觉为适宜。

（3）小孩子，老年人，身体虚弱的、有怕痛心理的人，都要少灸些，艾炷也要小一些。每个穴灸一两个艾炷，（烧一个艾炷，术语叫一壮）皮肤上有一点红了，可停一停，过一会再灸一两个艾炷。或者只灸一两个艾炷，就停止，下次再灸。对于这些人，最好是用艾条灸，不用直接灸。

（4）艾炷的大小，一般用一粒米或半粒米大，每次灸上三至五个艾炷（即三至五壮）为止。这是说的直接灸法。隔姜灸、隔蒜灸，则艾炷可稍大，一般用黄豆大小的艾炷。艾条灸最不痛，一般是每穴灸上三至五分钟的时间。如能有条件备好艾条，可以尽可能用艾条灸。书中介绍直接灸的地方，也可以用艾条灸代替，介绍用艾条灸的地方，也可以用直接灸代替，看条件活用好了，不必机械行事的。

3. 灸后起泡怎么办呢？

灸后起泡是常见的事，直接灸更会起泡（艾条灸如果灸得太过，也会起泡的，所以要掌握灸的时间和技术。掌握得好，可以保证不起泡）。本来起泡并没有什么关系，古人的灸法，都是用大艾炷直接灸，并且还要求灸得溃烂，甚至化脓（这叫灸疮），但是我们现在不需要这样，这样，患者的痛苦太大了。我们用小艾炷灸，只灸三至五壮，即使起泡也很小。假使起了小米粒大的小泡，可以让它去，不要抓破，过几天会消了的。如果因灸的次数多了，或艾炷大了，火力太旺了，起了老大一个水泡了。可以用一根干净的细针，拿酒精揩擦过，或放在水里煮一下，揩干，在水泡的周围，轻轻刺破几个小孔，用药水棉花轻轻将水压出来，揩去了流出来的水，再用药膏（消治龙药膏、硼酸油膏都可以）涂上，盖上纱布包好。隔一天换上一次。在换药膏的时候，可以用赤皮葱与薄荷煎水淋洗灸疮的周围，再盖上药膏纱布，自然很容易痊愈了。如不用葱或薄荷水淋洗，也可以的。

4. 面部施行灸治注意。

在面部施行灸治，如在眼睛附近的位置，要叫被灸的人把眼闭好，以免火星或艾灰弄到眼睛里去。特别对小孩，更应该留心。如在面部灸，采用艾条最为安全。因为直接灸是要有灸的瘢痕，有碍容貌上的美观。

5. 禁灸的穴位不要去乱灸。

根据古人遗传下来的医书里面，有些穴位是禁灸的，禁灸的穴位是不能够去乱灸的。同时为了疗效和安全，不能不注意到选择灸穴的重要性。凡是书本上所介绍的各个适应病候的穴道，都是可灸和有效的部位，没有禁灸的穴。所以不妨尽量按病按部地采用。但是不要自己不按穴位去乱灸乱搞。搞得不好，反而有害，最低限度也会影响疗效。至于哪些是禁灸的穴，现在不必要一一列出来了。

6. 对灸点分寸的测量法。

在本书的灸点图上，有些地方有距离某部分几分几寸的说法。这个分寸的长短，是根据患者的身体的长短而定的，这称为同身寸。不是平常的市尺或米尺等做标准的。关于同身寸的说法，也有好几种。因为各部分有各部分的长度。现在为了简易明了起见，不来做详细的解释了。我们只介绍其中一种指寸法作为标准，用起来较为便当。指寸法，就是用患者自己的手中指，弯曲起来，拿中节侧面现出的两条横纹的尖端的距离长度作为一寸。

7. 预防疾病

灸疗不但可以治病，而且可以预防疾病哩!

针灸医生们的队伍里，流传着有一句古话，说是:“若要安，三里常不干。”这句话，说明灸治不但能治病，而且还能防病。“三里”就是足三里穴，是一个足胫上可灸的穴位。在这个穴位上，常去灸灸它，可以预防疾病的传染。为什么叫常不干呢?因为灸得多了，这块皮肤都灸出水泡了，常常有液水流着，一次一次地这样灸下去，所以形成这个点上常常不会干燥的样子。所以这句老话的意思就是说，如果要身体安康没病，就要在三里穴去经常灸。换句话说:“常常去灸足三里穴，可以防止疾病的发生。”这就是用灸来预防疾病的良好办法。

第二编　灸的方法

灸治的方法，自古至今，历代发明流传下来的，不下二十余种。有用药品的，有用机械的，真正是丰富多彩，但是以疗效作用来说，不外疏通经络、调和气血，并没有什么特殊的不同之处。我们为了适合农村中便于采用，简易有效，同时通过我们实际试过，认为的确可行的，并且是在本书治验例中有所介绍的，把这些灸的方式方法，以及操作和各种灸法需要准备的材料等，分别详细写在下面，请大家首先对于各种灸的概念，有所明了。等到用的时候，就心中有数，而很便当地使用起来。

一、艾炷灸法（也称为直接灸法）

【方法】用艾绒做成的艾丸（即艾炷），直接放在该灸的皮肤上（就是灸点上，穴位上），用火将艾绒燃着，慢慢地烧起来。这艾丸快烧完的时候，皮肤上有点烧灼的热痛，这时候只要忍耐一下，一霎时就过去了。而且灼痛之后，随即有一种特殊快感。等一个烧完，再换上一个又烧。烧一个，就叫灸一壮，烧三个，就叫灸三壮。

如果那种热痛忍耐不住的话，可以用两种方法来解决问题：①等到艾丸快烧完时，可以用一件东西向艾火上一掀，使艾火熄灭，就不会十分难受了。②在艾丸将烧完而未烧到皮肤时，就用钳子把这艾丸钳掉去，再换上一个继续烧灸。

【材料的准备】艾绒搓成艾丸，引火的线香，钳子，或掀按的东西。

【艾丸的做法】因为毛病有轻重，人体有肥瘦，体质有强弱，皮肤有老嫩，以及年龄有大小等的不同。所以我们应用的艾丸，要做成大小不同的。大的可以做黄豆般大，小的做半粒米或像雀粪般小，艾丸要捺得紧，像半个枣的核子形式，上面尖，下面大而平，如△形。可以置在皮肤上，稳定不动。从上面尖端点燃烧着使它慢慢烧下去，火力均匀才对。

【其他】使用起来，当然对年纪小的瘦的，体质较差的，或者毛病较轻的，酌量情况，采用最小的艾丸去灸。还有许多病一定要灸许多许多壮的，也就取最小的去施灸。否则就容易灸出泡来，而使人家都怕痛不敢去尝试哩。

二、艾条灸法（艾绒药条熏灸）

【方法】用已经做好的艾绒药条，把艾条的一头燃着，对准应灸的灸点，离开皮肤七八分远，像麻雀啄米一样的动作一上一落（不要让火碰到皮肤）地熏灸，使热气和药味直透进里面去。这样在每一灸点熏灸数分钟，患者自已觉到里面温热舒适而皮肤面上现出有一寸方圆的红晕为止，再另灸别个穴位。这是灸法里顶好的一种，应该多多采用。

【材料准备】艾绒药条一根。

【艾条的做法】事先向药铺里买"肉桂三两，沉香二两，木香三两，雄黄一两，白芷三两，防风三两，羌活三两，独活三两，法甲片一两，甘松三两，三艿三两，川芎三两，麝香三钱（以上药十三味，共可配置药条一百支）"。上药共研成药末混合起来。用棉纸二方，先把艾绒（每支约十六钱）很均匀地铺在纸上（不要铺满，四旁留些空），然后将药末掺些艾绒上面（约两钱药末，要掺匀）。再把纸的左右两边包摺上去，包着艾绒。再将里面的一边向外边卷去，像卷爆竹一样，卷得很匀很紧，很结实。再在外面卷上一层薄棉纸，用鸡蛋清代替浆糊，把药条糊好，防其散开。封好后，放到太阳下去晒得干燥透了，收藏起来备用。这样事先准备好了，到临用时一端着火点燃，用以向应灸穴位上去熏灸。

【其他】一根药条，当然不是一次就用完的。在灸好之后，用一个相等粗细毛竹管或洋铁管，把艾条燃着的一头套进管里去，使火熄掉了，第二次要用仍旧可以把它燃着用的。一方面节省艾条，一方面可以使药味不泄气，药末也不会漏出来。药条的保藏方法也和艾绒的保藏方法一样，要干燥不泄气。

三、生姜灸法（也叫隔姜片灸）

【方法】把已切好的生姜片放在应灸的穴位上，再将做好的艾炷，放在姜片上。于是把艾丸燃着，让它燃完，再继续加一个艾炷又烧，和直接灸法的方法一样，不过多隔一层姜片罢了。因为隔着一片生姜，所以皮肤上不会烧焦。但是如果烧到二三粒艾丸时，也会热痛起来。如果真的十分难忍，可以用手把生姜片提一提起来，使它离开了皮肤，仍放下去。这样一提一放，就可以使他容易忍受了。或者仅将姜片稍微移动一下，也可以使热痛轻微些。每片生姜连烧二至三个艾丸后，可以换一片再烧。这也是灸法中最好的一种。

【材料准备】用生姜一块，洗干净了，切成若干姜片。每片一至二分厚，四五分见方的大小。艾绒丸（可以用稍大一点的）和线香（引火用）等。

【其他】如果皮肤被灸后，有些红肿不要怕，是不妨事的。不过对小孩子皮肤娇嫩的，应该把姜片时常提起来看看，见到皮肤发现一些红，就算好了。

四、大蒜灸法（隔姜灸）

【方法】与生姜灸的方法一样，只不过是改用大蒜片（一分余厚）隔着艾丸烧灸。先把蒜片放在皮肤上，然后将艾丸放蒜片上燃着（一片蒜片可以烧二三个艾丸）。

【材料准备】用比较大的大蒜头一瓣，切成一二分厚的蒜片几片。艾绒丸和线香等。

【其他】大蒜比较刺激皮肤，加之上面艾火燃着，如果过分烫，可能容易使皮肤起泡。虽然起泡是不妨事的，然不如我们事先多做准备，用比较小一点的艾丸燃，那么烫的面积小，刺激的力量轻，就不起泡了。但不能太小，而使里面感觉不到热。

五、盐水灸法

【方法】按着要灸的穴位，用黑墨点上一点，作为记号。再用一块半寸见方的白布，浸一浸泡好的浓盐汤，贴在应灸点上。黑墨记号明显映出了布面。再把艾丸一粒，放在布上的记号中心，燃着艾丸灸起来。这样照着应灸的壮数（就是连灸几个艾丸），灸好以后，再用一个棉花块，又浸透盐水，略挤干，盖压在被灸过的灸点上。又用一块干净的毛面巾，浸过热水绞干后，包压上去。让它盖上十几分钟，能够使患者感觉到非常舒服爽快。

【材料准备】浓盐汤半杯，半寸见方的白布几块，艾丸（小豆般大的）几粒，线香，毛面巾，药棉。

【其他】还有一种盐水灸法，是用两三层的小方白布，浸过盐水，贴在灸点上，再用艾丸燃灸的。如果白布干了，可以拿起来浸一浸湿再灸。

六、大蒜蒸灸法

【方法】用大蒜一握（切碎），艾叶两握，装入一个小白布袋里，放在锅上隔水蒸煮。等它蒸煮得非常熟了，拿起来稍微榨一榨，使半干，放在小儿的肚皮上面热熨。要用两只布袋，互相交换热熨肚皮。这种蒸灸法，对一般的肠胃病、肚皮痛等都是很好的。尤其对小孩子的病更好。

【材料准备】大蒜头，艾叶，小布袋等。

【其他】在施行热熨于肚皮上的时候，应该用手先试一试热的程度，是否皮肤能忍受？不要沸烫的时候一下就放在肚皮上去，使皮肤烫坏。特别对小儿要小心细心地做才对哩！

七、山栀生姜灸法

【方法】先把准备好的山栀泥浆一样的水，涂布在我们要灸的穴位上，再加上一片薄的生姜片，在姜片上像生姜灸法一样摆上艾丸燃着，隔着姜片灸起来。

【材料准备】山栀子（就是金黄色的山栀，药铺里有得卖，自己去采一点也好）一握，生姜汁少许，生姜片几片，麦粉，石灰，艾丸等。

【山栀水的做法】将一握山栀打碎，用水煎出浓汁，用一小块生姜，打出自然汁，将山栀水和生姜汁和在一起，再将麦粉与石灰等分，调进山栀水里面，混合起来，成为一种比较浓厚的黄泥浆水一样的东西，先涂布在要灸的穴位上去。

【其他】这个灸法所用的生姜片，应该比生姜灸法所用的生姜片稍微切得薄一点，艾丸也要用比较大一点的，可以使药力易透进去。

上面的几种灸法，都是比较简单易辨而且是很有效的。至于所适宜用于灸法治疗的病，在第三编的各种病例中有很明白的介绍。希望照着书中介绍的各种病症及适应的灸法推广使用起来，相信将会在农村中，为农民兄弟们解决一些治疗问题的！

第三编　灸治疗法与效验简易方

为了使农民兄弟们自己能掌握一些简易可行而又经济有效的治病方法，可以自己去解决一些医疗问题，既要容易学会，可以节省很多医药上的费用，又可减少很多求医配药的麻烦，同时还能节约不少远路就医的时间和人力上的耗费，劳动生产也少受影响，因此，我们选择了灸治疗法来向大家介绍，这是最合上述要求的疗法。希望大家应用推广起来，不但能够帮助保护健康，而且也发扬了祖国的宝贵医药遗产。

另外，我们在每一个疾病的后面，也选出一些效验简易方，这些方子都是简单经济，应用有效，没有流弊的，可以单独试用，也可与灸法配合用，则收效更快，请大家选择应用吧！

最后，更希望在农村中服务的知识分子、老师们、卫生工作者同行们，加以宣传、解释和指导，为农民兄弟们提供文化和技术上的帮助与支援。只有这样，才能使祖国的宝贵医疗法则在农村保健工作中起应有的作用，才能有利于农业生产，帮助社会主义建设。我们一起来共同努力吧！

附 1："头部" 灸点部位说明

神庭：额上前鬓际上面五分之处的中央一点。

曲差：神庭穴两边各一寸五分之处。

上星：额前鬓际上面一寸之处的中央一点。

囟会：上星穴后一寸处。即百会穴前三寸处。

百会：从两耳尖直上头顶正中处。

强间：百会穴后三寸处。

脑户：强间穴后一寸五分处。

风府：在项后发际上一寸的凹陷处。

哑门：项后发际上面五分处。

风池：在后颈骨下发际凹陷中，距离后项正中点一寸五六分。

天柱：在哑门穴两旁约一寸三分之处。

翳风：耳壳后面下部，距垂根约五分之陷凹处。

瘛脉：耳壳后面中部，翳风上约一寸处青脉上。

颅息：耳壳后面上部，瘛脉上约一寸处。

角孙：耳壳上际以手按之，将嘴如吃东西般咬嚼，手指下觉得引动之处即是穴位。

听宫：耳前小瓣略前。

听会：耳前小瓣之下方微前，张口有空之处。

悬厘：行额角发际向后二三分，再向下一寸许之处。

阳白：正坐平视，从目瞳子向上，当眉毛上面一寸之处。

颊车：耳骨微前，去耳根八九分之处。

大迎：在下颚骨边缘，试闭口鼓气将两腮鼓突，当下颚边有一沟形，即是穴位。

天突：仰头，在颈根正中，胸骨上端上面的陷凹处。

地仓：在口角外边约四分之处。

附2:“胸腹部”灸点部位说明

膻中：在两乳之间的胸骨上。

巨阙：脐上六寸之处。

上脘：脐上五寸之处。

中脘：脐上四寸之处。

下脘：脐上二寸之处。

水分：脐上一寸之处。

气海：脐下一寸五分之处。

石门：脐下二寸之处。

关元：脐下三寸之处。

中极：脐下四寸之处。

云门：锁骨外端下面陷凹处，约在中府穴之上一寸处。

中府：从乳头向上数第三根肋骨之上间，再外开二寸之处。

缺盆：锁骨上之凹陷中，下与乳头直对。

气户：锁骨下缘凹陷中，下与乳头直对。

腹结：脐旁四寸又下行一寸三分之处。

不容：巨阙穴两旁各二寸之处。

承满：不容穴下一寸之处。

天枢：脐旁二寸之处。

水道：天枢穴下三寸之处。

彧中：第一肋骨与第二肋骨之间，距离胸部正中二寸之处。

幽门：巨阙穴两旁各五分之处。

肓俞：脐旁各五分之处。

四满：肓俞穴下二寸之处。

带脉：第十一肋骨端直下，平脐之处。

附 3："肩背部"灸点部位说明

肩井：在肩上大肉上微前之中央，即大椎穴与肩端肩髃穴之间正中，再向上一些。

大椎：第七颈椎与第一肋椎之间陷中。

身柱：第三胸椎下陷中。

灵台：第六胸椎下陷中。

至阳：第七胸椎下陷中。

筋缩：第九胸椎下陷中。

命门：第二腰椎下陷中。

阳关：第四腰椎下陷中。

腰俞：第四荐骨当中。

长强：尾闾骨端与肛门之间。

大杼：第一胸椎之下，再向左右外开各一寸五分之处。

风门：第二胸椎之下，再向左右外开各一寸五分之处。

肺俞：第三胸椎之下，再向左右外开各一寸五分之处。

心俞：第五胸椎之下，再向左右外开各一寸五分之处。

膈俞：第七胸椎之下，再向左右外开各一寸五分之处。

肝俞：第九胸椎之下，再向左右外开各一寸五分之处。

胆俞：第十胸椎之下，再向左右外开各一寸五分之处。

脾俞：第十一胸椎之下，再向左右外开各一寸五分之处。

胃俞：第十二胸椎之下，再向左右外开各一寸五分之处。

三焦俞：第一腰椎之下，再向左右外开各一寸五分之处。

肾俞：第二腰椎之下，再向左右外开各一寸五分之处。

气海俞：第三腰椎之下，再向左右外开各一寸五分之处。

大肠俞：第四腰椎之下，再向左右外开各一寸五分之处。

关元俞：第五腰椎之下，再向左右外开各一寸五分之处。

小肠俞：第一荐骨棘突两旁各开一寸五分。
上髎：第一荐骨孔处。
次髎：第二荐骨孔处。
中髎：第三荐骨孔处。
下髎：第四荐骨孔处。
肩外俞：第一胸椎之下，再外向左右外开三寸之处。
魄户：第三胸椎下旁开三寸，即肺俞穴旁一寸五分，当肩胛骨边际。
膏肓：第四胸椎下旁开三寸，以指按之酸痛之处。
志室：第二胸椎下，再旁开三寸，即肾俞穴外开一寸五分之处。

附 4：“上肢部”灸点部位说明（一）

肩髃：手臂向外平举，在肩头有一陷凹，即是穴位。
曲池：手臂弯曲平放，肘部上面有一横纹，横纹端即是穴位。
手三里：曲池穴之下二寸处。
偏历：从大指直上行，手腕之上三寸处，略偏外面些。
合谷：虎口的后面，第一、第二两个掌骨接合处之前凹陷之处。
二间：食指根部骨节之前微陷处（靠大指一边）。
天井：屈肘，肘尖之上一寸处陷中。
四渎：阳池穴之上五寸之处。
支沟：在阳池穴直上三寸之处。
阳池：手腕背部之中央，直对第四指。
液门：握拳，当第四与第五指的指缝处。
养老：腕后兑骨（尺骨茎突）上部，以指甲按之，似有陷缝处。
后溪：以手握拳，小指外侧根骨节后掌侧现一横纹尖端，即是穴位。

附 5：“上肢部”灸点部位说明（二）

尺泽：肘弯内横纹中央微偏大指一面的陷中。
孔最：尺泽穴下面三寸之处，微向大指一面外斜些。
郄门：腕部横纹，直上五寸，臂内侧之中央处。
少海：在肘内侧屈肘横纹头，与曲池穴上下相对。
灵道：神门穴后面一寸五分之处。
神门：手小指直上，掌根小骨（豌豆骨）后缘横纹上。

附 6："下肢部"灸点部位说明（一）

风市：直立，两手下垂，中指尖所到之处。

中渎：风市穴下约二寸。

阳关：大腿外侧，屈膝横纹上面的凹陷中，在阳陵泉穴之上约三寸处。

阳陵泉：屈膝，在膝下外侧，按摸有两个骨突，在两骨突之间的下面陷凹处。

阳辅：从足外踝骨向上四寸微前之处。

悬钟：从足外踝骨向上三寸微前之处。

侠溪：在第四足趾与第五足趾的合缝处微后些。

外膝眼：屈膝，膝盖骨下外方有一陷凹，即是穴位。

足三里：外膝眼下方三寸之处。

上巨虚：足三里下方三寸之处。

丰隆：足外踝直上八寸，在小腿骨（胫骨）的外面一寸多些之处。

解溪：从第二足趾直上，至足腕部横纹处，两筋之间有陷凹之处。

内庭：第二足趾与第三足趾的合缝处微后些。

曲泉：膝内侧，屈膝横纹头。

血海：膝盖骨内缘之上约二寸处。

地机：膝盖骨内缘向下五寸之处，约当小腿上方 1/3 处。

三阴交：足内踝上行三寸，小腿骨后缘之处。

照海：足内踝尖下面约一寸之处。

太冲：在大趾、二趾之间，直上跖骨合缝之前方，距离大趾、二趾合缝处约二寸。

隐白：在大趾内侧甲角边约一分。

附 7："下肢部"灸点部位说明（二）

环跳：侧卧，伸下足，屈上足，骨关节后面的陷凹处。

殷门：从臀下面横纹之正中，向下六寸之处。

浮郄：委阳穴之上一寸处。

委阳：膝窝正中，再向外侧一寸之处。

承山：足踝上约七寸，以手扶按墙壁，两足跟抬起，足尖着地，看小腿肚下面有一人字纹之处，即是穴位。

昆仑：足外踝后面的陷凹处。

涌泉：脚心偏前方的陷凹处。

第一章　内科病类

1. 生姜灸是预防伤风感冒的好方法。

体质薄弱的人，常容易患上伤风感冒的毛病，用生姜灸的方法，可以防备伤风的传染。

王大妈她有两个孩子，体质都很薄弱，三天两头闹病，稍不小心，就会伤风咳嗽，弄得身体一天一天瘦弱下去，大妈替他们十分担忧。有一天听到人家说起，生姜灸法不但可以防治伤风，灸后还可使身体健康哩。王大妈听了，真高兴极了，急忙赶到城里去问一位针灸医师，请教这个防治伤风强健身体的灸法。这位医生很热心地详细指导了隔姜灸的法子和灸的穴位。

她回家之后，马上照着医生的吩咐天天做。可真灵！十来天，两个孩子的神气都一天一天好了，饭量也好了。于是她开心了，信心更大了，再做下去。还不到两个月，两个孩子都变了样。本来是面黄肌瘦的孩子，现在皮色也红润了，体重也增加了，有说有笑，能吃能蹦，成了一双强壮活泼可爱的小宝贝了。

灸的穴位：背部的身柱、肝俞、脾俞、肾俞，腹部的中脘、气海、天枢。

这几个灸点，如能常灸一两个月，身体很弱的人，一定可以强壮起来。

2. 伤风感冒的灸法。

民强是一位爱劳动又肯帮助人的好青年。一天因为村小学里的王老师患胃病，他扶着王老师到联合诊所去看医生。哪知民强自己也感觉不舒服，背脊上冷飕飕的怪难受，头也有些疼痛。因为在诊所里，就顺便请教医生。医生看了看说："你是伤风了，等一会或许还要发热的，现在我给你用艾炷来灸治一下吧！保证你马上会好。"因为他没有灸过，起初有些害怕，但是为了毛病，怕妨碍了生产，就同意医生给他灸治。医生用米粒般大的艾炷，放在民强背部第三与第四脊骨突起中间正中一点（称为身柱穴）的两旁边（离开左右各一寸五分）称为"肺俞"的两点穴位上，烧灸了各四火，再在下面第五第六的脊骨突起中间的两旁称为"心俞"的穴位上，烧灸了各三火（也可以用艾条灸）。

经过这样一灸之后，立即觉得身体非常舒服，怕冷、头痛都好了。他便向医生请教了穴道的名字和部位，牢牢记住了以后也就给人家去医治伤风，竟也医好了不少人。

3. 伤风后鼻塞、流清涕的灸治。

一个人伤风感冒，鼻子管都是好闭塞不肯通气似的，有时还要经常流着清涕，十分不好过。也有在伤风之后，表现出这种现象，这说明毛病还没有痊愈。可以在上星穴上（颈部）用生姜灸法，灸几次，就可以把这毛病治好的。

红星农社，有一次许多人患伤风病，在开会的时候，好些人都在不停吸鼻子。保健员小王发现了情况，对大家说："这几天感冒流行，很容易传染，大家不要随地吐痰和擤鼻涕，免得传染开来。已经患伤风的人，要赶快施用灸法把毛病治好。虽然是小毛病，我们为了生产，坚决不让毛病阻扰我们的生产劲头。"于是大家患伤风鼻塞流涕的，都到小王那里去。小王给他们一个一个灸了几火，很快地就把这流行的伤风病完全消减了（灸点是上星穴）。

4. 大葱煮面条能治伤风感冒。

汪家的老祖母，一看到邻居亲友中有人病伤风咳嗽，声音重浊，鼻流清涕或打喷嚏，总是叫人家煮大葱面条吃。把大葱去掉一些青管，多用些葱头，一碗面条有小半碗葱（切细），加点素油和酱油，又香又鲜，又烫又热。吃下去盖一盖被安睡一会儿，微微出了一点汗，伤风就好了。

5. 午时茶治伤风。

午时茶，药铺里有的买。碰到伤风病，买点午时茶用开水泡一泡，用碗盖盖上焖一焖，把药汁焖出来，趁热喝下去。如果寒气重，加进两片生姜更好。

午时茶的制法，在本书里也有说明。它不但能治伤风，对于一切轻微的毛病，如暑气、山岚瘴气、肚子不舒服，都可以吃，现在我们农村中都组织合作社了，像这种药品应该照方子准备一点起来，以备应用，对一些小毛病，吃一两付就好了，就不会酿成大病。

6. 葱豉汤也是伤风的灵验方。

一般的伤风咳嗽，怕冷或发热，你到药店里去买一二分钱的淡豆豉，再自己加上一些葱白，用开水泡一泡，吃下一大碗（去滓），两三次病就好了。如果是热伤风再加一点薄荷，一道泡着吃也很灵的。

7. 治伤风喉痛。

用薄荷和青菓（就是甘榄），把青菓敲敲破，与薄荷一道泡在开水里当茶吃。如果没有新鲜的就用干的甘榄也好（用水煮一煮）。

还有一个法子，多吃一点生莱菔，或者把莱菔煮汤吃（可以放一点白糖），都是很好的。

再用大蒜直切一两片，烤熟了贴在喉咙的外面（颈部），虽然有点子气味，可是对伤风喉痛极有效验的。

8. 对一切咳嗽的灸治。

引起咳嗽病的原因很多很多，伤风感冒、支气管炎、肺病、肺炎、肋膜炎、咽喉炎、百日咳、哮喘病，以及一切有关呼吸器官的毛病，都可以引起咳嗽。

大家并不是医生，要你们来判断某人的咳嗽是什么原因引起的咳嗽，当然是不可能的。所以你们自己来医治咳嗽，就很不容易对准原因去进行治疗。现在有一个灸法，可以治一切咳嗽，无论它是什么原因，只要有咳嗽，都可以灸得好，真是简便不过了。灸的地方，只有一点，就在颈骨突起的下面，即第七颈椎与第一胸椎的中间，新病只要灸三火至七火（随便用艾炷灸也好，艾药条灸也好，生姜灸也好），立可见效。如果慢性病的咳嗽则每天一次，多灸几天，也有显见的效验。实在是简单便当而多效的好法子。

9. 灸老咳嗽。

赵老笃年纪只有 48 岁，过去太喜欢吃酒。因经常捕鱼，平素风寒受得太多了，一年到头经常咳嗽，到冬天咳嗽更凶。碰上有风有雨的日子，几乎不能出门，在天光还没有大亮的时候和半夜里，一阵一阵的咳声，气急败坏地总是要咳上老半天。医生说他是支气管炎，有的说是痰饮咳嗽，有的说他是酒伤咳，吃些药是比较好些，不吃药又不行了，真是痛苦不堪。看着人人都下田忙着，而他不能去，心里不但着急而且非常苦闷。

有一天，从县里下来一位做卫生预防工作的同志，看看老笃的情况，实在有些难过，就教他一种灸法。用艾条每天灸，要灸两三个月，自然百病消散，身强体壮。同时说："等三个月后，我再来看你，你那时一定会和人家一样下田挑稻子哪！"

灸点：肺俞，身柱，灵台，脾俞，肾俞，天突，中脘，气海，足三里（每天灸一次，一次灸两三分钟，最好用艾药条灸熏）。

10. 枇杷叶和百合熬胶治老咳嗽。

张学时的咳嗽是 5 年的老毛病了，是干咳，没有什么痰唾的。有人告诉他，将生花生米晒干，脱衣，捣细，加上一些川贝粉，和在一起，天天早晨和临睡时都吃，的确治好了。

但是因为工作太辛苦的关系，好了四五个月，毛病又发作起来，这一次咳得更厉害了，什么药都吃过，吃的比较好点，但是总不能断根。后来有人叫他用枇杷叶和百合，两样东西，用同等分量擂碎，先熬透去滓，再加上蜂蜜共熬成糖浆一样，一天吃三次，每次吃一小汤匙。5 年的老咳嗽，就此断根了。

还有一个方法，用南天竺的籽三钱（红白均可），用文火煎煮后，多加点冰糖，每天吃两次。多吃几付也可以医好老咳病。

11. 治一般咳嗽的几种简便药。

下面几个药方，只要咳嗽时间比较长远一点，都可以服用的。①用扁柏叶阴干，加红枣七枚，水煎代茶。②用百合蒸冰糖，早晚服用，不要间断，多吃几天，自然可愈。③用生枇杷叶，把毛刷干净，浓煎当茶，天天服。

12. 治百日咳的灵验方。

百日咳（有的叫虾蟆咳），小孩子比较多，他不咳的时候平安无事，一咳起来，便连声连叠地不断，甚至会咳出血来。治百日咳顶好的办法，用大蒜头捣碎，加冰糖，用开水泡浸，浸出大蒜液来，（有点辣味），酌量小孩的年纪大小，每天吃三四次。一个大蒜头大约可以泡两玻璃杯开水（酌加冰糖）的样子。八九岁的孩子可以服三天，比较小的孩子，可以服四五天。只是百发百中的灵验方。

13. 伤风感冒引起的支气管喘息病的灸法。

一位七十二岁高龄的老妈妈，因为伤风而咳嗽、发热，没有治好，就连着发生气急喘息的毛病。有的说她是肺痨，有的说她是肺痈，总是医不好。

后来她听到一种灸法，灸的部位是身柱啦，肺俞啦，天突啦，彧中啦，巨阙啦，幽门啦，六个穴名，左、右、中央共有九点。

她用艾药条一天一天按着部位去熏灸，不到七天，发烧退掉了，咳嗽减少了。大约快一个月光景，连咳嗽的毛病都几乎忘掉了。本来的气急气喘，不晓得是在什么时候没有的。吃饭，睡觉，同平常一样，还能够起动做活哩。

真使她高兴得要哭起来，这把年纪比前两年更健康了，这都是灸的功效啊！

14. 治哮喘病还有一种奇妙的灸法。

这个灸法很稀奇，对灸点的取法也特别，先要叫患者两足相并平踏在地上，用一根绳在两足的边沿环绕一周，多下来的绳剪去不用，就用这个绕脚边一周长度的绳，将它相对折的中心点，用一双手按准在喉头结上，再把绳的两端拉向背后垂下去，将绳的两端结合在一起，按到背部中央，绳端相按到的这一边，这就是应灸的穴位所在。

灸的方法：用艾炷或用艾条都可以的，一天灸一次。如果用艾炷灸，每次灸十五火。用艾药条灸，要灸到里面觉得很热，外面起红晕为度。要连灸七天，再休息七天，再灸七天，又停七天，这样治两三个月，不论是新的或多年的老哮喘，都有很好的效验。

王晓光是一个 17 岁的青年学生，也患哮喘病（注意这个哮喘病是不会发热的），坐卧行动都非常不安，痛苦得很。有时发作，有时比较好些，天气冷就更厉害。他经常到医院去医，但是总不会断根，他恨极了。后来他用上面讲的灸法，逐渐好转起来，所以他就按着方法，连做了三个月，把几年来的老毛病，从此就治断根了。

15. 大蒜灸法可以医好支气管喘息。

阿明的爸爸患有多年的老喘病，一年到头没有几天是舒服的。做活太吃力了，气候转变了，以及偶然感到伤风的时候，都能使他的老毛病发作。尤其在冬天，甚至于不能平躺着睡觉。他发作的时候，总是在半夜一两点钟的时候最多。就是预先吃药防止也没有用。厉害的时候，必须打药水针，才能平静下去。真是痛苦极了。这个病一直闹了十几年，但是最近却好了，有好几年不闹这老毛病了。他是怎么治好的呢？请看阿明下面的介绍吧！

真是幸运！大前年的冬季里，李大夫到我们地方上来出诊，承他的教导，我用大蒜灸治的办法，并告诉我应灸的穴道（背上十五点，胸部十一点，我还说不出这么多的穴道名字）。又承他画了一张灸穴的图给我。

李大夫教给我，用大蒜片放在灸点上，再把艾炷放在蒜片上面燃着，在每个灸点上灸三四十个艾炷，蒜片可以时常换换。灸的时候，皮肤上有着微热，并不会灼痛，灸到里面觉得有非常舒服的热感为度。最好每天灸一次，如果说事忙不便利的话，可以每月灸十次或十五次。我照着他这办法做了半年，在头一个月就觉得松动得多了，到第四五个月上，简直是不会发作了，我更继续灸了半年，说起来到现在已经相隔两年光景，过了两个冬天，一直没有发过哩！这个可恶的毛病，谢谢李大夫的灸法，把它连根都拔掉了。

李大夫还告诉我说，如果嫌隔蒜烧灸麻烦的话，可以用艾药条来灸，也是百发百中的。只是要有耐性，根据毛病的新久，多灸一些日子，没有不治愈的。

16. 小孩子喘息病的灸法。

有一些人从小就会患上支气管喘息的毛病（俗名冷哮病），一到冬天气候较冷的时候，或者受着风寒就更发得凶些，弄得不敢跑出门去。小孩子有这种病，影响他的发育。可是这种病不大容易治好的，吃药打针，也不过是暂时见效，终究是难好断根。用灸的方法医治却着实灸好了许多人，确能使你几年的老病，完全根断不发。不过在灸的时候要有耐性，按照方法坚持去做才灵。

灸的部位：天突、灵台。

灸的方法：用艾炷或者艾药条灸都好的。第一个星期，每天各灸上三火。第二个星期，每天各灸上五火。第三个星期，每天各灸上七火。

如果用艾药条灸，可以照上面的程度，酌量灸的时间，一个星期一个星期增加。到三个星期以上，就照着第三个星期的程度一直灸下去好了。这样能够连做一年的话，保证完全根治。

17. 生姜灸治喘。

大凡年纪较大的老年人，一般都有喘哮病，一到冬季真伤心，抬着肩来气喘气急真勿灵。

老农名字叫阿福，年纪六十八岁，也犯着这个短命的毛病。干活、跑路，连吃饭睡觉都被它牵制着，碰上天气寒冷，真叫要命。

自从毛主席领导了人民，样样事情都公开研究，针灸医生把治喘的秘方也告诉了我们。

城里的王医生到我们这里巡回医疗的时候，他看到我喘得难过，就把他的治喘灸治灵验方告诉了我。灸的方法是用隔生姜灸法。灸的部位是肩井穴、身柱穴、肺俞穴、膏肓穴、天突穴、气户穴、郄门穴，照着王医生的治法，我就一连做了一个多月。果然，比任何药都灵验。这样冷的天气里，发作的程度减轻了一半。我想这样再连续灸下去，一定能够根治我这可恶的毛病啦！

18. 栗子叶可治喘息病。

喘息病初起，大约都是支气管炎引起的多，不能动作，在动作或在气候较冷的天气里，发得更厉害。用栗子叶（在春夏的季节里采来阴干）煎汤代茶，久服可以治愈。

19. 童便浸鸡蛋是治喘的效方。

秦正卿的多年喘病，现在却已经治好了，没有见他吃过药，他的办法真大。有人问他毛病是怎样治好的呢？他说：“我每天要吃一个蛋，已经吃了五个月，所以我的毛病治好了。但是我的鸡蛋是自己秘制的，是用孩子（健康的人）的尿，浸着鸡蛋（夏天浸三天，冬天浸七天），取出洗净，煮熟了，每天吃一只。现在我的喘病已经痊愈了。”

20. 几种治喘息病的常用灵药。

（1）日常当菜吃的腌小丝瓜，可以治好喘病。用初生的幼小丝瓜，摘来阴干，用少许盐擦一擦，再用米糠醃藏，可当蔬菜食用。

（2）喜欢吃酒的人，犯了喘息病，可用麦芽糖浸高粱酒，浸着准备，每天随量饮用（不可吃醉，如平常能吃半斤的只可吃二三两），慢慢可使喘病治愈。

（3）取枇杷叶和梗（去毛切碎），加糖少许煎服，或用枇杷树根，取来阴干，常常浓煎当茶饮用，非常有效。

（4）喘息有时发得非常凶，简直喘急得快要气息断绝似的。可以用韭菜捣出自然汁服之，作为一时的急用。

21. 一个治痰喘病的外治特效法。

无论多年或新起的痰喘病，一般是冷哮喘为多，所以碰到天冷更厉害。

这个外治法，可以说是治喘的第一妙法，极其灵光。在发病的前一时内，用凤仙花（即指甲花）连根带叶，熬出浓液，趁热用棉花一大团，蘸汁在背脊心上用力洗擦温烫，冷了就换，以擦红皮肤为度。再用白芥子三两，轻粉、白芷各三钱（共研末）调以蜜糖做成两个饼子，烘热后覆在背部第三脊骨的部位，冷了掉换热的。如此一天要做两三次（这时有些烫痛需要忍耐一下），连做四五天，就能将新旧的喘息病治愈了。

22. 老南瓜治冷哮喘病。

哮喘病大约都是冷哮喘的多，所以在日常生活中都怕冷的东西，吃也要吃得热些才舒服，一吃到冷食就可能发作。所以在天冷的日子里，就是犯哮喘病的最不好过的日子。

治冷哮病，用扁式的老南瓜一只，在靠近瓜蒂的地方切开，切成一个盖形，用大麦糖二斤，放入瓜内，在冬至日（可以不规定日子）置在锅内蒸两个钟头为度。南瓜肉和麦糖混合起来，每天早晨，取二调羹，用滚水冲服（南瓜老壳不吃）。重的毛病，服两料即能痊愈（一个大南瓜做一料，南瓜越老越好）。

23. 用治喘息病的灸法灸治肺病也蛮灵光。

阿明的邻居是个缝纫工人。他患了肺病，最近几个月病得更厉害。据医生诊断，还发生了肋膜炎哩。困在床上两个多月了，起不得床，非常衰弱。大家都认为这个病没有希望了。

他记起阿明的爸爸，用着李大夫的灸法医好老哮喘，用艾条自己灸了一个多月后，有显著好转。他想自己这样的肺病，眼见别无希望治愈，何不照着阿明的爸灸法来试试看。于是一天、两天、三天地灸，渐渐竟也觉得自己的病是有些松动起来。因而他更坚定了信心，跟着阿明爸一样，一连做半年的灸治。真正使人出乎意料的，这样一个没希望的毛病，竟也获得原有的健康了。他非常高兴，碰到人就说："我是再世的人了！我脱离苦海了！李大夫的灸法，真是我的救命王菩萨呀！"

24. 肺病的灸治。

有一位农民兄弟，生了三十来年的肺病咳嗽。在乡里没有比较好的医疗办法，要到医院去打药水针，但是经济上有些为难，因为这病不是一两天会好的病，而是一个顶厌烦的病哩。所以一般的人都说，这种痨病是不会好的了。

因此，他就到一位针灸医生那里去，做灸治的办法试试看。开始的前几次，是医生给他亲手灸治的。灸了三天，觉得有些见效，所以照着医生的吩咐，自己带到家里来做。仅灸治不到一个月吧，毛病竟大大好转了。

灸的部位：中府、巨阙、气户、肺俞、身柱、孔最、足三里。

灸治方法：

（1）用艾条灸，一天一次，每个点上熏灸到里面觉得很热为止。

（2）也可以用艾炷灸，每次用米粒大的艾丸，每穴灸七火，逐渐加大艾丸，一直加到像豆粒一般大为止。

25. 肺病的灸治。

肺病的症状，大概是咳嗽、咯痰、精神疲倦、食欲不振或发潮热等。肺病有这些症状时，可以先每天灸足三里穴两个星期，用艾炷灸三火到七火，也可以用艾药条灸到皮肤发红晕为度。灸了两个星期以后，每天改灸肩胛点上，也用艾炷灸三火到七火，或用艾药条灸到皮肤发生红晕为止，也连灸两个星期。以后，就在足三里穴和肩胛上两个地方，照前面的灸法一同灸起来，又灸两个星期。按照这个方法规定去做，对于肺病的咳嗽、潮热等一切毛病，能够逐渐好转起来。

取肩胛点的方法：让患者把自己的左手从前面搭在右肩胛上，他的左手中指指尖所伸到处的一点上，就是肩胛点的灸穴。如取左肩胛点，就用右手去搭量它。

26. 陈藕节治肺病咯血。

阿何发病咳嗽吐血，已经两年不劳动了，遵照医生的吩咐在静养。在实际上也不能劳动，因为做一点劳动，不但没有力气，毛病就会厉害起来。

后来经过年老人的告知，用陈藕节每天煎汤当茶，说可能治这个病，于是他一到塘藕多的时候，就把藕节收拾阴干，一串一串吊着使风干不坏，每日总是煎着当茶，从来没有间断过。说也奇怪，半年来，毛病没有发作过，而且身体有些好转了。再静养了不过一年，身体完全恢复，而肺病也治愈了。

27. 百部白及五味丸能治肺病。

那种痨伤咳血的毛病，实在可怕。张金才这样一位强壮健康的人，近半年来，因为咳过一次血，就从此身体逐渐消瘦，干活用不上劲，还有潮热，现在竟困着不能劳动了。

曾经打过链霉素，也吃过雷米风，虽然好了一点，但是总没有把病根挖除，据医生说，要长期休养。金才心想这样下去，可是不得了，一个人不劳动还行吗？于是东打听西问询，要想得着一个治肺病的效验药方。结果从一位老医生处，讨教到一张方子，是用百部、白及、穿山甲、生牡蛎和紫菜五样药，同等分量，共研细末，叫药铺里水泛为丸。每天吃两次（早晨和晚上），每次服三钱，用淡盐汤送下。金才依着这张方子，做了丸药，一连吃了两个多月。的确在前一个月中就见效验。咳嗽潮热逐渐没有了，现在身体也恢复了，也能够做轻度的劳动了，他还在继续服药哩！

28. 可怕的肺炎也灸好了。

阿勤的孩子只有两岁，天真活泼，没有一处不讨人喜欢的。前两天来，突然呆呆的，看他情况是很不爽快。又有咳嗽，发烧，先以为是感冒伤风了。哪知第三天上，烧发得更厉害了，呼吸很困难，好像气闭的样子，皮肤发青紫色，鼻孔一扇一扇动着，意识也迷糊了，病情显得严重了。

在农村里，没有急救的办法。到医院去呢，路太远，恐怕有些不来事。他妈急得乱哭乱喊着。幸亏他的爸爸曾经听一位医生说起过，用艾炷速灸风门、心俞、肾俞，三个背上穴道左右共六个灸点，是很灵验的。所以他就急忙地亲自动手，每个点上只用半粒米大的艾炷各灸三火。经过一次灸后，呼吸就比较平静了，危险情况，减轻下来了。一连灸了两天，烧也退静了。所以就继续再灸两天。奇怪！这个可怕的肺炎治愈后，并且还很快地恢复了原有的健康。据说，这病用艾条灸或者生姜灸都是很灵验的。因为孩子皮肤嫩，用艾条更妥当些。

29. 医治肺炎的效方。

肺炎差不多对小孩子最容易感染，但是大人也会生这个病。大约都是由于高热而影响了肺，所以肺炎发作，就会气促，呼吸困难。小孩子甚至于鼻翼扇动、嘴唇紫绀等险象，是很严重的病。医治肺炎，有一张灵验的效方，是用一根比较粗的新鲜芦竹根，另用麻黄二分，装入芦根的空管内，再把芦根的两头用线扎紧，放在砂锅里去煎（可以多用一点芦根，大约要一两以上），取汤分服，可有奇效。

30. 治肺炎效方。

这张药方也是肺炎的效方，用冬瓜子三钱，鲜芦根三钱，生枇杷叶三钱（毛去掉），甘草一钱，桔梗一钱，五味药煎服一二帖即愈。

31. 头痛的灸法。

农民王建国说：这是我永远不会忘记的一件事，同时感谢我们祖国的祖先留下来的宝贵医学灸治疗法，给予我强壮健硕的体魄，使我在争取生产农收的计划得到超额完成。这是怎么一回事呢？以前我是稍微疲劳一点，就会发生头痛的。到后来竟越闹越厉害起来了，痛得我竟不能睡觉，更不必说是劳动了。我那时真恨透顶了，我不是成为一个废人了吗？

感谢李大夫，他真的面向农村生产而到了我们这里来服务的时候，看到我这般情况，送给我一根艾条，告诉我说：在两膝眼直下三横指的地方一点，再量下去又是三横指的地方一点，再又量下去三横指的地方又一点，一共左右六点，每天用艾条子灸。如果艾条没有也可以用艾炷（米粒般大各灸七火）灸。

我真感谢，一天做一次，就一天比一天好起来。现在呢，什么病都没有了。还觉得身体比从前没病以前更好哩！

在共产党的领导下，有好医生，有真正为人民服务的医生，共产党关心我们的生产，还更关心我们的健康呢！从此我更要加把大劲，来做好我们的生产计划，要生产出更多更多的粮食来。

32. 香白芷末能治头痛。

陈大兴懂得一些医病的方法，他家也常备了一些药，其中有一种土做的头痛粉，的确很灵光。左右邻居和前后村，碰到头痛，就要向他去讨点来吃吃，一吃就没事了。

他的药粉就是用一味香白芷研成了粉，价钱非常便宜。但是到他家拿药时，他就要问问是哪种头痛，然后，他才给你一包白芷粉。同时还告诉人家说：伤风感冒头痛，要用葱姜汤做药引的（用葱头和生姜泡开水吞药粉）。一般的神经头痛，要用茶叶泡茶，做药引的。如果有些因为身体虚弱而常常患头痛的，就是血虚头痛，就用七、八各红枣煎汤做药引（用红枣汤来吞服药末），每次吞服六分至一钱，就能镇痛。确实是十分效验的。

33. 头晕的灸治。

瑞仙的妈妈常常病头晕，在洗衣洗菜或蹲下而起来的时候，发晕得更是厉害。有时候俯下去拾东西站起时，竟晕得连人都翻到在地上哩！人家都说，这是血虚，该多吃些补血药品。但是因为经济关系，吃得不多，也不见什么效验。

她看见小王兄弟俩的病，都说老师治好的，所以也到校里去问老师，有没有灸血虚的法子。老师说："对得很，血虚头晕，我妈从前也是这样，是李大夫告诉我一种灸法，现在已经痊愈了。我来告诉你吧。"于是就教她在百会、上星、身柱、至阳、肝俞、脾俞，几个穴位上用生姜灸法。每天每个穴位上灸一粒较大的艾丸，连续灸一个月。

瑞仙的妈妈就照着办法每天地做起来，果真灸了半个月，就比较好些了。她接连灸了两个月，身体是和过去大不相同而头晕病痊愈了。

34. 凤凰蛋能治血虚头晕。

孵小鸡的时候，不等小鸡脱处蛋壳，或者在孵坊里取出那种不能孵出小鸡的蛋，经过八九天都可以用。把蛋煨熟了，味道是很鲜美的。每天吃两只，能够医好血虚头晕的毛病。

方大妈她是一个光荣的妈妈，年纪不过40岁，她已有十个孩子了，因为生产太多的关系，同时抚养这帮孩子，在平常就很辛苦，还要操劳着田间的工作，所以她近年来，经常感觉会头晕，有时还会眼目昏花起来。自己晓得是血虚阴亏的毛病。

有人告诉她凤凰蛋能治好此病，所以她到了孵鸡的时候，取那种孵不出小鸡的蛋每天煨着吃，真的治好了头晕的毛病.

35. 血压升高的灸法。

什么称为血压升高呢？用普通浅易的话来解说，就是血管或血液发生了变化，使血的流行不正规，而使血压升高的情况。就是中医所说的肝阳旺盛的毛病。

胡老公公现在年纪已有90岁了。他在50多岁的时候，发生过血压升高。经医师检查高压有230mmHg，医生替他十分担忧。因为他的血压比平常人要高出很多了，据说有中风的危险。他平时觉得有头重头晕，又容易发怒的现象。吃药、打药水针，虽然有些时候会平点下去，终归稍稍多动或天气不好，或者多用点脑力，仍旧会升上去。

后来他就用艾灸的方法进行治疗，五天中降低了100mmHg。灸到两个月后，再去检查时，高压是右边188mmHg，左边182mmHg。按照年龄来推算，似乎比正常还嫌高了一点，但是没有发现头晕耳鸣等现象了。同时能够正常工作了。直到现在相隔40年光景了，并没有发生意外危险。

灸点：风池、肩井、身柱、肝俞、肾俞、中脘、气海、手三里、足三里。

灸法：艾炷灸或艾条灸，一天灸一次。

36. 治高血压的另一种灸法。

有一张医高血压的灸治方，它的灸点是足胫上一穴（叫足三里）左右两点；还有在左右肩背部一边三个穴，左右共六点。对这三个穴的取法。叫患者用两手在胸前做交叉势，两手掌直上按到肩头上，在手中指点着的地方，是一穴，再由这个穴直下一寸的地方，又是一穴，再又直下一寸，又是一穴，这样左边三点，右边三点，一共六点了，以及足胫上左右两点，总共是八个灸点。每天一次，用艾药条灸，或用艾炷灸，都可以的，是非常有效的一种灸法呀！

从前有一个店员工人，叫张太和，年纪52岁。平常头痛、耳鸣时时发作，稍一劳动，就感觉头晕得更厉害。因此只有回家休息，简直不好去干活了。医生诊断是血压过高所致的。他知道针灸对治高血压有效，就请教了一位老医师去灸治。老医师给了他上面的灸治方，仔细地告诉取穴的方法（像上面所说的），叫他回家去自己做。大约一个月光景，他的血压完全平静下来了。从此不管任何出门远行与辛苦劳动操作都能做，而没有引起过血压上升哩！

37. 山栀、生姜灸法也是医治高血压的良方。

张医生说：治高血压我有好方法，我是自己体验过的。我过去长年患高血压，吃药、打药水针，虽然比较好些，但总是没有满意的效果。一碰到事繁多做，或者多动脑筋，就会使血压仍旧高上去。那时自己确实有些担心。弄得病也不敢多看，有刺激性的食物一点也不敢尝试。

在去年暑期中，有事外出，碰到一位同道，告诉我一种灸法，对高血压病是非常有效的。经过我亲身试用后，的确很好。本来我的头脑，一天到晚觉得有一种不舒适的压重感，治疗后突然消失了。今年夏季（本来每逢夏季，头部更重得厉害）就一直没有发过这种压重的难过。

现在把这个灸法讲在下面：用山栀子（就是野生黄色的山栀，药铺里也有的卖）一把打碎，煎出浓汁，加上一些生姜汁进去，再用面粉石灰混起来，变成泥浆一样的较厚的浓汁，涂在要灸的穴位上，再在上面盖上一片生姜片，将艾绒一粒约黄豆般大，一连要灸五个艾丸。

灸的穴位是天柱、哑门、肩井、肩外俞、大椎、膏肓、肾俞、足三里。

38. 药芹菜治高血压。

高血压病，常常闹头重头痛。药芹菜是治高血压的妙药。将药芹菜用开水洗净，捣出菜汁，每天饮半杯，有不可思议的奇效。同时药芹菜清香味美，如果每天煮成菜蔬吃，把它放在锅内用开水泡煮一下，加上麻油酱醋拌好，是一样极其可口的小菜，实为下饭和治病两全的妙品啊！

39. 柿漆能治高血压及脑溢血的中风病。

高血压后的危险病就是中风病，成了脑溢血中风，有的竟成不治的死症，有的就侥幸变为口鼻歪斜或者半身不遂。

柿漆是一种青涩柿所榨出的黏液（就是纸伞店里用以漆伞用的柿漆），越陈越好。不过味道非常涩口难吃，可以将它冲豆浆或粥汤吃。连服几天后，是一定能见效的。希望大家不要因为它味道难吃而放弃它。

40. 荠菜能降低血压并能止血和治痢疾。

在田野间野生的荠菜是我们经常当小菜吃的，有清香和鲜美的滋味。用荠菜每日煎汤服，可以治疗高血压病。对于肺病吐血或者月经过多等出血症，服之能够止血。

用荠菜的根叶连花取来晒干后，放在干净的锅内炒焦了煎服，还能治好赤白痢疾。这样小小的野菜，它实在有着很大的用途。取来洗净晒干藏放，不但可以当作药用，也是非常鲜美的菜蔬，真是一举数得的家常简单灵药。希望大家多多收藏起来，以备急需之用吧。

41. 臭梧桐治高血压病。

臭梧桐大都生在人家的墙塌下，花色粉红（也有白花的），叶深绿色，在大暑后开花（也有人叫它臭芙蓉的），有臭气，将它的叶取来晒干切细泡茶吃，能治高血压病，颇有效验。

张成德有多年的高血压病，经过许多疗法，虽然见效，但是碰到多劳或者体质不甚健的时候，他的血压仍旧会上升。他想这个毛病，除了静养外只有长服药才好。听说臭梧桐能治高血压，他便取来晒干每天泡着当茶吃（晒干后就没有臭气了），吃了一个多月，血压病竟日见降低而平稳了。

42. 脑溢血病（半身不遂）的灸法。

在 4 年前林得才患脑溢血而变成了半身不遂了，半个身体行动不便。不要说他自己感到难受，别人看他的情形，也觉得可怜。他最近又发生了颜面神经痛的毛病，头面上一抽一抽地疼。本来是不想去治疗了，实在因加了新的病，更痛苦难忍，勉强要求灸治。

经过了那位医生的妙法，用艾药条在头顶、肩上、背上、上肢、下肢，一部一部地灸。每天灸一次，每点要灸二十至四十火的光景。仅仅灸一个星期，本来他是一步不能移动的，已经能够独自慢慢地上茅厕去大便了。他的高兴真无法形容。就此一直灸下去，十几天光景，竟能够下澡池里去洗澡了。不过连续灸了两三个月，居然恢复了原有行动自由了。这一下真正是使他喜出望外，并且觉得是一件惊奇的事。

灸点：百会、大椎、肾俞、命门、肩髃、曲池、手三里、足三里、风市、膝眼。

灸法：用艾条熏灸。据医生说也可以用艾炷直接灸（米粒大的艾炷烧灸每穴十余火）。

43. 松叶粉能治脑溢血。

采新鲜的松叶，阴干至燥脆后，捣碎成粉，用瓶子装好。每服约半茶杯，可以降低血压，慢慢也可以治疗因脑溢血而成的半身不遂的中风病。

44. 常服何首乌可以治脑充血。

我们俗称为中风病的，就是脑充血。凡是患脑充血病的人，平常时候，定有一种预兆，如头晕头重、中指麻木痉挛、呕吐，以及种种血压高的现象。有这类病的现象，应该早为防治，可常服何首乌（药店有售，也可以自己去采），每次二钱，用水一碗，煎至 2/3（文火煎），日服两次，当有奇效。

45. 预防中风。

有中风预兆的人，应该自己晓得调理，不要吃刺激性的食品，少做剧烈的运动，多静养。可以采野桑树的根晒干，不论多少，切细，再将阴干的棕榈树叶，不拘多少，也切碎，各抓一把煎汤，常常代茶吃，自然能够预防中风。

46. 心脏瓣膜炎的灸法。

在七八年前，陈大男曾经生过一场风湿痛的痛风病，很厉害，从此病后，因为心脏受到影响，常常发生心跳症。有时候好端端坐着，心里也跳个不停，非常不安。做事或劳动一下，跳得更会厉害。

他很信仰灸治，也觉得自己的病是慢性病，只有灸的办法有些希望，所以就去请教灸治医生。医生教给了他灸的穴位和灸法。大约没有灸到一个月吧，陈大男的心跳症被镇住了，手足四肢上的浮肿也消退了，面部的气色也慢慢好转了。他得到这样的效果，越发高兴地继续灸下去。后来即使在剧烈的劳动后，也不会发生心跳过快了。

灸点：①胸腹部：膻中一点、巨阙一点、气海一点。②背腰部：身柱一点、心俞二点、膈俞二点、筋缩一点、肾俞二点、上髎二点。③上肢部：手三里二点。④下肢部：足三里二点。

灸法：用艾药条灸法或米粒大艾炷，每点五火。

47. 山药能治心脏衰弱。

心脏不健全的人往往容易患心跳症，或有心脏衰弱的现象。用山药蒸熟做成山药泥，每顿饮食的时候作为下饭之用，或者当点心吃，连吃两三个月，可以强壮心脏。

48. 松叶汁也治心脏衰弱。

李春荣有心脏衰弱的毛病，胸腹部分终天觉得烦闷不畅，精神十分疲倦，有时好像上气不接下气一样。医生给他脉诊和听诊后，说他心脏非常衰弱，要好好休养，多吃点强心药品和培补药。因为经济上的关系，培补药实在有些吃不起。据医生说，既然如此，就可以用一种特别简便的东西，你去照样做起来吃吃看吧。采鲜松叶（松针）一把，用碗加上开水一同擂捣，以干净的布包起来绞出绿色的汁液，每次吃一茶杯，一天吃三次，如果嫌它难吃，可以加上一点糖进去，多吃几次自能好转的。

49. 肋膜炎的灸治。

有一位患慢性肋膜炎的患者，胸肋部觉得很不舒服，有时会疼痛，常常出冷汗（盗汗），用各种疗法医了一年光景，总是没有效果，搞得精神十分疲倦，食欲不振，人也消瘦下去。他的朋友劝他用灸法治疗，当时他不以为然，不肯相信，后来因为什么办法都用尽了，所以也就抱着试试看的态度来从事灸治。哪知真的意想不到，在背上四个穴位，左右八个灸点上，每天用小豆般大的艾绒丸，隔着生姜片灸一粒（穴名为大杼、肺俞、心俞、膈俞）。灸到一个礼拜，盗汗居然停止了，胃口也增加了。不到一个月毛病痊愈，恢复健康，能够照常工作了。

从此才相信，灸治的确是好办法，既省钱，又易做，而且又有这样的效果。常常对人家说，真是好疗法！真是好疗法！

50. 大蒜灸治肋膜炎。

货郎担的老王在病后身体没有恢复，非常薄弱，经过医生检查，说他是神经衰弱与肋膜炎并发症，非要静养一两年，是没有希望复原的。

他晓得灸治能够医好肋膜炎，更相信李大夫给阿明爸的灸法。因为艾炷灸直接灸有些怕痛，隔蒜灸不大痛，据李大夫说，用艾药条灸也可以医好这个病。所以他就照着李大夫的这个灸治穴位，也用起隔蒜灸的办法（一天灸一次），结果精神一天一天地好转，不满五个月，这个必须静养一两年的毛病治愈了。不但恢复正常，而且比以前更健壮了。

51. 治肋膜炎的简易方。

胸肋部分发生炎症，胁肋作痛，有时感觉胀闷，有时在胸胁间还会有积水。

姜志良犯了肋膜炎，据医生诊断是肋膜炎积水症，胸胁部分胀闷而痛，很是难过，经过医治不见显效。后来经人家的指导，叫他用香蕉皮煎着吃，用三个香蕉皮，加水一碗半，放在瓦罐里煎，每次吃三茶杯。一连服了四五天后，对于胸肋不舒服的症状，就此消失。再到医生那里去检查一下，据说肋膜积水也已痊愈了。

52. 龙舌兰也治肋膜炎。

龙舌兰就是芦荟，开黄花，叶大而尖，肉质有锯齿，用此种药切碎煎汤服之，对肋膜炎有奇效。

53. 胆石症的灸治法。

老李快50岁了，身体很健康，干活也勤快，全村的人都说，想不到他还会有这样扎实的身体。他在三年前是骨瘦如柴、面黄如纸的，终年不断病着，一天总有好几回胃痛。医生说他是胆石症，叫他要开刀医治的。他又不敢，又无经济，所以他总是东打听西闻讯地去讨单方。凡是能医胃痛的，就想办法去弄来吃，但是一直也无效。

后来他听到一位专门灸治病的先生，灸治很灵光，马上寻找前去。真的稀奇，效果很好。才灸了没有几天，发作的次数一天天减少，疼痛的次数也逐渐减少了。连灸上十天，病发作时完全两样了，要四五天才发一次。灸到一个月之后，好像忘掉了生病一样，不觉得有什么病了。一连灸了三个月，面孔丰满起来，身体的轻重、肥瘦和从前比起来简直是两样的人了。同时气力不晓得会从什么地方生出来的，能吃能做，不怕辛苦。他在村里开展劳动会讲时总是说："我如果没有灸法，哪能谈得上参加劳动竞赛呢？"

灸点：筋缩，胆俞，胃俞，命门，气海，关元俞，阳陵泉。

灸法：用艾炷或艾条灸。

54. 胆石症的外熨法。

胆石症，俗语一般都说是肝气痛。一位三十多岁的妇女有肝气痛的毛病，发作起来，要痛得面色发青，没有什么药止得住。她后来得到一个办法，是唯一的止痛法。是用橘叶（切碎）、麦麸、皮硝，三样东西，一同炒热，以布包裹起，放在痛的地方，趁热熨烫，冷了就换，里面就会咕咕响着，痛就会止住了。

55. 郁香散治肝气痛。

顾大嫂病了肝气疼痛两年多，经常请医吃药，总不断根。后来一位老年医生教导她常服郁香散，是用香附和郁金两样药（等分）研成细末，再用六萼梅一钱与九香虫七只，稍煎些汤去滓，调服药末，每日三钱。她在发作的时候就连吃了五六天，从此毛病减轻；第二次发作时又服五六天，就此告愈了。

56. 治肝胃气痛的良附丸与保和丸。

肝胃痛病发作的时候，有些是会泛呕清水的，是所谓肝胃气不和的关系。

在发病疼痛时，可吃良附丸二钱至三钱，用开水送下。

把剧烈的痛止住了，每天可以服保和丸（药店有售）一至二钱，用开水送下。

另外，要对食物加以注意，忌吃生冷和刺激性食品，同时对硬质不易消化的东西不要吃，也不要吃得过饱。慢慢地调养，自然就很容易痊愈了。

57. 慢性胃肠病的根治。

陈老师常年闹着胃肠病，消化不良，食欲不振，精神委顿，有时连讲话都提不起精神。经常吃药就比较好些，如果多天没有吃药或者饮食不小心一点，就会使病反复，影响了工作，感觉非常痛苦。

他听从老农张耕才的推荐说："陈老师你这样不是根本办法，以后会使你变成隔食病的哩！像我的耕福弟一样，几乎要病得没法子，幸亏得到一个灸治的单方，才能把他的毛病挖掉了根。我现在告诉你吧！"陈老师用这个方法，拿艾药条来熏灸，很简单。不到一个月，精神健旺，什么东西都能吃，而这慢性的胃肠病从此不闹了。不但医好了病，而且身体比没有病时更加强壮得多。

灸点：命门一点，胃俞二点，肾俞二点，大肠俞二点，上脘一点，中脘一点，天枢二点，关元一点，水道二点，共十四点。

58. 用灸法治好的慢性胃肠炎。

五爱村林素娥的爸爸，是病胃癌而死的。在前两个月，她因爸爸死亡而伤痛，同时得到妈妈又病了的消息，心里一急，更加悲伤万分。从此便觉得精神不振，逐渐消化不良，身体消瘦下来。经过针灸医生诊断，是慢性胃肠炎，顶妥当的办法，只要进行灸治，可以治愈的。一面告诉她，在胸腹部正中胸骨剑突（鸠尾）下面距离两横指（中食指）处为一个灸点，再下两个横指又为一点，又在肚脐眼的左右两旁离开脐眼两指宽各为一点，共四点，每天用艾药条熏灸一次（或用艾炷每点三火），不但可以治好毛病，且可能使你身体更强壮。

因此她回家后，就照着医师的指示，每天灸起来。通过两三个月的灸治，什么病也没有了，真的像医师所说，比过去不病时更健康强壮了。

59. 盐水灸治愈急性肠胃炎。

曾勤耕在夏天里因为吃了不清洁的食物和生冷的东西，肚子痛得要命，发烧，泻痢不止，一天要下几十遍，体温达 39℃了。这是急性肠胃炎，一下子使他十分疲乏。乡村里医药非常不便，进城去就医，气力一点也没有了，哪能赶路?

村校里的李老师有祖传的灸法，听到勤耕病倒了，连忙赶来给他灸治。他也是用盐水灸法，用三层薄薄白布，浸透盐水，就在肚脐眼上和肚脐眼两旁相距两横指多一点的左右两点（共三点）贴上，将小豆般大的艾丸放上去烧灸。灸得他很热很热，感觉非常舒服。经过一次灸后，什么毛病都好了，精神也恢复了。

60. 慢性下痢的灸法。

老徐的肚子常常闹着下痢，差不多五年来每到夏天总要上医院去看病。平常的饮食冷了一点或者多吃一点，或是硬了一点，就要下痢几天。为了这个毛病，真是像养花一样地当心身体，特别对饮食更是小心又小心的。但是稍微一疏忽，就免不掉要发病的。面皮黄淡，血色毫无，肌肉消瘦，精神整天委顿不堪，工作起来就觉得没动手已经疲乏了。

后来遇到一位外埠来的医生，教他用灸法医治。经过十天连续艾灸，胃口开了，精神有些恢复了，面上的血气也显出来了，吃点冷的东西试试看，也不会像过去那样马上显出不好过的情况了。

因此他有了信心，天天灸下去，不到一个月，五年来没有拉过成条的硬粪，现在已解硬粪，又不下痢了，觉得到恢复过去一般青年时代的健康了。

灸点：心俞，膈俞，肝俞，脾俞，大肠俞，中脘，气海，天枢，三阴交，上巨虚，泉生足。[1]

灸法：每天用艾药条灸。

61. 芥子汤熏洗沐浴可治大肠炎。

肠炎腹痛泄泻，就是所谓寒气泄泻肚痛的病。王福林在去年秋季里，因为晚上太贪凉了，加以饮食不洁，一时腹痛水泻，舌苔白腻，肚皮里咕咕地乱响。他用了土法，用芥子五钱，食盐一两，先把水四碗放在锅内烧开，再把芥子和盐两样放在锅内，搅匀，取出盛在水盆中，搁一块小板坐在上面，熏蒸热气（顶好四面设法围起来），一二十分钟，肚皮觉得非常温暖，于是腹痛等症都好了。

62. 韭菜粥和煨大蒜可治大肠炎。

（1）韭菜粥的制法：用牛腿肉煎汤，去肉，放进少许食米熬粥。临吃时，将韭菜剁碎拌进滚烫的粥里（韭菜可以多一些），趁热吃下。

赵老奶奶，她听见邻居朋友家，无论男女老少，如果闹肚子的话，她就前去做一两碗韭菜粥给他们吃了。又香又鲜又好吃，而又能治好毛病。所以上下邻居一有闹肚子的病，总去请教赵老奶奶的。

（2）煨大蒜：用生大蒜头原双的放在炭火上一烤，烤得有八九分熟了，就取出来剥去外皮膜吃着，也能治肚里不舒服，或者肚皮寒痛水泻等病。

这个办法，也是赵老奶奶惯常教人家使用的一种治病方法。

63. 急性大肠炎的治法。

赵老奶奶的外甥患急性大肠炎，有些发热，一天要水泄十多次，泄时好像水枪一样把大便直射出来，肚子非常痛。老奶奶到底有经验，说："这个是热泻呀！不能吃煨大蒜了。"

她用一只苹果，连皮带肉磨成果汁，一天吃三四次，每次要用半只苹果的样子。经过这个治法，外甥的热泻稀少下来了，三四天就告痊愈。

64. 几种治胃肠炎的简单灵药。

（1）纯阳正气丸：凡是夏天，泄泻腹痛，都可以吃。是家庭必备良药之一，药铺里有售。

（2）藿香正气丸：治一切不正时令邪气，而致肠胃有病，泄泻，胃呆，腹痛，等等，每次吞服二三钱。是夏秋之间的必用药品之一。

（3）医治小儿一般消化不良的药品：小儿因为喜欢吃零食，以致脾胃薄弱，

---

① 泉生足：奇穴，在前脚掌，第二脚趾跖屈对应处。

消化不良。可以用鸡内金（即肫皮）焙干，一两，加少数阳春砂，二钱，共同研细末，和入饭焦粉一斤（即饭锅巴晒干研粉），加点糖，给小儿吃。每次吃五钱至八钱，能健脾醒胃助消化。

（4）治一般的消化不良和胃口不开的毛病：用干荷叶一张（切碎），入米一小撮炒香（米炒黄），一同煎汤代茶饮，颇能开胃健脾。

65. 马齿苋是治赤白痢疾的唯一妙药。

黄埭地方有一位七十多岁的老婆婆患痢疾，日夜要拉几十遍。因为年老的关系，已经准备死了。她的儿子给她到布店里买点布，预备着后事。在布店里碰到一位朱大夫，谈起这件事。朱大夫说："我告诉你一味妙药，马齿苋治痢疾，是屡试屡验的。不妨你去采来煎汤，加一点白糖（红糖也好），吃几付看吧！"她的儿子赶紧照着朱大夫的话，取了很多鲜马齿苋，煎了一大瓦罐，给这位老婆婆当茶吃下，仅吃了两次，大便起来就觉得非常爽快，不会像以前那种腹痛里急后重痛苦了。第二天就想吃稀饭了。所以就把马齿苋用素油炒着当小菜吃，一面煎汤当茶吃，三天后，这样一个严重的痢疾竟然治愈了。

这一味简单的草药，不晓得治好了多少病情严重的痢疾。

66. 苦参子仁是治阿米巴痢疾（赤痢）的特效药。

阿米巴痢疾俗称为五色痢或赤痢，是痢疾里最讨厌的一种。有一种治这病的特效药，称为苦参子（也叫鸦胆子）。将苦参子的一层灰黑色的外壳去掉，里面有一粒像米粒样的仁，取仁两三粒，外面包一层薄薄的桂圆肉吞下去（因为这仁的味道奇苦异常，不堪下咽，又要它不在胃里消化，到肠里去发生作用，所以用桂圆肉包服）。根据患者的年纪和病的轻重情况，每日可服 20 ～ 40 粒，分两次服，几次即愈，其效无比。

67. 大蒜浸出液可治一般的痢疾。

用大蒜头两只，去皮衣捣碎，放在玻璃茶杯内，用开水泡浸，大约半天光景，取水，分作两次服下。

大人每天量约四个大蒜，可分两茶杯泡浸，分作四次服。

小儿可以酌量，多冲开水，以免过于辛辣难服（也可以加些红糖进去）。

68. 霍乱急救神验方。

霍乱有吐泻与不吐泻两种。吐泻的就是上吐下泻不止，泻出来的多像米泔水一样的东西；不吐泻的光是肚皮绞痛（也有叫绞肠痧的）。这是非常危险的传染病。不过以现在来说，由于我们政府做出种种防疫措施，打预防针等，确已经消减了真性霍乱的流行。但是还有一般假性霍乱，像在暑天突然吐泻不止，或者肚皮绞痛得非常厉害。

我们有个好办法来对付它。碰到这样的病症，用生白矾（研细）二钱，开水冲服。有这个毛病的人，白矾入口会不觉得涩口，反而会感到一些甜味的。如此吃下去，如果还没止痛，再继续连服，要吃到能够感觉到涩口为止，毛病就好了。

69. 治胃下垂的盐水灸法。

妇女陈冬莲时常患着大便困难甚至六七天不能大便的毛病，到医院里去检查，经过X光透视诊断，说是胃下垂，所以有顽固性便秘，需要动手术治疗。但是她不愿意开刀治疗。经人家介绍，就近请了一位医生来给她灸治。

因为这位医生自己也曾患过胃下垂的毛病，也是不愿用手术医疗，而用灸治的方法医好的，所以对医这个毛病很有把握的。

他叫患者平卧，就在要灸的部位先用墨笔点上一个记号，拿一块半寸见方的薄白布，在预先泡好的一碗浓盐汤里浸透，就贴在墨笔点过的灸点上，墨的黑色一点从布面透出来，再把一般大的艾绒丸一粒，放在布的黑点上，燃着灸起来了。如是一连换了七八个艾丸后，又用一团棉花浸些浓盐水压在灸过的地方，还用块热毛巾（热水浸过绞干的）盖上去，让他足足盖了十分钟光景。经过这样一灸一盖的时候，患者是感觉得非常舒服适意呢！

照这样做，一共做了五个地方，都在上中腹部（中脘一点，天枢两点，左侧的承满一点，不容一点）。

冬莲照着这样一连灸上三个月（一天灸一次）后，大便逐步通畅，而所谓顽固性的便秘竟医好了。她对胃下垂的情况十分不放心，再到医院去请医生检查，照X光，结果医生告诉她说，胃下垂的情形已经没有了，恢复正常了。

70. 胃病（胃酸过多）的盐水灸法。

劳有功平时劳动是很积极的，他在农社评分最多。因为工作过于紧张了，不知道修养调节，慢慢患上神经衰弱的毛病。又因为他不大注意吃东西的卫生，以致又发生了很重的胃酸过多的病。在空肚时，总觉得胃的部分，好像有东西在里面钉着一样的刺痛，胸腔里觉得烧辣辣的难过，经常溢满出清水来。日子长了，晚上还会闹失眠。一天天消瘦下来，真是痛苦极了。他试过不少方法，终归没啥效果。李老师劝他用盐水灸法来试试看，对他说："你可以照陈冬莲医胃下垂的办法去做，我相信一定能够灵验的。"

劳有功就照着陈冬莲的部位和灸法做起来，果然灵验。他苍白的面色逐渐恢复了，经常满溢的酸水也减少了，疼痛程度也轻了，失眠症也没有了。经过几个月的灸治后，把一个严重的胃酸过多和神经衰弱症都治愈了。

劳有功无限欢喜，同时非常感激李老师，对他说："你是我们人民的教师，你还兼做人民的医师哩！”李老师说：“这些治病的简便法子，都是现代的人民医师传出来的，方法实在太好了。我还听到说，如果嫌盐水灸法太麻烦的话，可以用艾药条的灸法，真正便当不过的，同时也有一样的效验哩！从此可以解决我们不少的医药问题。归根结底，我们都要谢谢毛主席！”

71. 胃幽门癌的灸法。

张家的老大娘，生了多年的胃病，病得骨瘦如柴，面色如土，毫无血色，胃部分很痛，不能多吃一点，弄得一点神气也没有，不但不会做活，连足都拖不动啦。曾到医院去检查过，原来是胃下口幽门部生了癌症，是没有办法医治的。但是医生介绍了一种灸法说：“我曾听见过，在肝俞、脾俞、中脘、水分、关元、手三里，这几个穴位上，用艾炷或用艾药条，每天灸治，只要有耐心信心地去做，据说是非常灵验的。你可以自己回家去灸起来，保证对你这病有很大的帮助。”张大妈果然回家连忙做起艾条。一连灸到两个月，皮肤色泽转变了，胃痛减轻了。她就一连不息地灸了一年光景，身体慢慢地胖了，与过去相比简直是两个人样儿，吃东西多点也没关系，而胃痛已根除掉啦！于是她索性一直灸下去，灸了四五年，真是令人不敢相信，现在她的身体真是健康强壮无比了。

72. 大蒜灸可以医好胃肠病和肾脏病。

李大夫的灸法实在多，他说，大蒜不但对哮喘病有灵验，还可以治好胃肠病和肾脏病。像一般胃口不好、消化不良、拉肚子、痢疾，许多胃肠部分的毛病及小便不利、水肿胀等肾脏病，都可以用大蒜灸法治愈。

73. 瓦楞子治胃痛病。

瓦楞子就是蚶子壳，把它在炭火煅得极透，研成细末，吞服或煎汤服，可治一般的胃痛。

苏打粉可以治胃痛，大家都知道的。李家村李三患胃痛症，是胃酸性痛，痛起来就要泛酸水，每次发作都要吃些苏打粉才能止得住。

有一次他乡村药店里买不到苏打粉，急得很。刚巧碰到了一医生，说起他的胃痛情形。医生告诉他：“不必吃苏打了，你自取一些蚶子壳来，洗干净后，用炭火挟上瓦片，把蚶壳放上去煅，要煅得愈透愈好，存性，用水煎汤吃，或就研成细粉开水吞服都可以的。”李三就照着办，的确非常灵验，而且比苏打粉的效力还好。

74. 马铃薯治一切胃病。

有胃痛病的人，常常把马铃薯煮烂当点心吃，或者当饭吃，对一般胃病都非常有效。同时多吃马铃薯，可以防止胃病哩！

75. 菱角熬汤可以治胃癌。

小学教师李先生有胃病，根据医生的诊断说是胃癌，李老师非常忧虑。有一次他在无意中听到一位有经验的老先生说，用菱角熬汤常服可以避免和预防发生胃癌。他听到了回去马上买了些菱角回来熬着汤，天天吃着。同时买了许多，好好地干藏起来，以备没有的时候，也可以熬着吃。

这样他经过几个月的服用，所有的胃病情况都消失了，同时到医生处去检查，据说连胃癌也痊愈了。李老师这一喜真是非同小可。

76. 对一般胃病的食物治疗。

一般胃病，首先应该注意食物。多吃对胃有帮助的食品，主要是不要吃得过饱，也不能太饿，要细嚼，要吃容易消化的东西，大忌生冷和刺激品。

菜蔬方面，像菠菜、莱菔，还有用猪肚煮大蒜加几粒胡椒清炖，连汤同吃（如果嫌猪肚不易消化可以不吃）。

饮料方面：牛奶、豆浆都是很好的养胃饮料。

药品方面：在不痛的时候，以香砂六君丸为最妥善（药店有售）。

点心方面：用马铃薯煮烂，赤豆煮烂，都是很好的。

主要问题：注意一点饮食卫生，自然就容易痊愈的。

77. 治呕吐与呃逆的两样特效药物。

（1）呕吐病是肠胃病的一种，大概都是因为胃热冲击而致成的，治这种毛病，当然要以止住呕吐，以免伤着胃气为主要的办法，在田野间有一种野菜叫马兰头的，将它连根采来（也可以阴干后存放备用）。用一握浓煎，频频饮下，对呕吐病非常有效。

（2）呃逆病往往发生在病后，俗称为打呃搭，用柿蒂煎汤服下，颇见效。

78. 盲肠炎（肠痈）的灸法。

盲肠炎是一种急性的（也有慢性的）要动手术割治的毛病，可能大家都知道的。不过目前在农村中的医药条件，是做不到动手术割治的。我们也有许多好办法，不一定去割治，也能解决问题。

手工业张金林，年纪 28 岁，有一次突然腹痛得非常厉害，据医生诊断是盲肠炎，因为进城还很便当，动员他到城里去割治。但他对割治有点怕，而想起了他过去有两个伙伴都是用灸治方法医好的，所以他也想试灸一下再说，立刻叫人去把一位灸治医生请来。经过这位医生诊断说，的确是盲肠炎，要赶快灸。于是就马上在他的腹部三处灸起来。说也奇怪，经过第一次灸后，痛势就一点一点减轻，最后消失了。到第二天竟像普通人一样，毫无痛苦，能吃饭了。再休息了几天，就能照常工作了。

灸法：用艾药条灸到半个钟头，以灸到腹痛止住为止。如果没有艾条，可以用米粒大的艾炷连灸三百火。最好再用红藤二两煮汤吃。

79. 盲肠炎和蚓突周围炎的灸法。

盲肠炎和蚓突周围炎，俗名称为肠痈，也称为缩脚肠痈，因为它痛得连脚胫都会伸不直。痛的部分在右下腹部。蚓突生在盲肠下面，所以痛的时候，在右下腹，仔细去摸，能够摸到一段像香蕉般的东西梗起来，这个就是蚓突发炎的关系。

灸这个病，在初起时，只要在右侧的大肠俞，用艾炷灸 15 ～ 20 火，自然就会止痛而愈的。

钱家村的钱根发，忽然患起这病，痛得额头上的汗珠流出来，右下腹有一条梗起，按上去特别痛。半夜里没有办法，只得把前村的老先生请了来，老先生一看说，这是肠痈初起。就在背腰上第四五腰脊间靠右边一点穴位上，一连灸了 20 个小艾炷。

根发的右下腹剧痛就告痊愈了。医生说，如果再用红藤二两煮汤吃更好。

80. 治盲肠炎的效验良药。

红藤是治盲肠的效验良药。

这是去年三月间的事。王桂卿同志下乡工作，忽然晚上右腹部剧痛异常，而且在盲肠部有明显的压痛点。据当地中医的诊断，系盲肠炎。桂卿实在有些熬不住了，这个医生家里备有红藤，他就马上取来，大约有二两光景，浓煎了，叫他速饮。吃了这服药后，她的痛势稍缓了，就继续煎着，第二煎吃下去以后，渐渐松动起来。所以第二天又服了一剂，居然是把这个十分危急的病完全治好了。

红藤治盲肠炎是非常良好的，轻的一服见效，重的三四服后，必有效验。中药店有售。每次至少要服一至二两（浓煎）。

81. 牛蒡根治盲肠炎。

牛蒡子的根梗，采来新鲜的，从有根的一头磨汁。每日饮一杯，治盲肠炎颇效。

82. 两张治缩脚肠痈的古方。

缩脚肠痈就是盲肠炎。古时传下来两张古方，很是效验，通过现在实验，的确可以说是验治两方。

（1）大黄牡丹皮汤：在初起还没有化脓时，服之自能消化而愈。

大黄四钱，牡丹皮一钱，桃仁三十粒，冬瓜子四钱，芒硝二钱。上药五味，用水一碗半，煎至一碗，去滓温服。二煎用水一碗，煎至半碗温服。

（2）薏苡附子败酱散：治肠痈已成或有脓，按之极痛，服之甚效。

薏苡仁十份，附子二份，败酱草五份。上药三味，研为末，每服一钱五，调盐水顿服。

83. 大便出血和时时要大便的灸法。

有一种病，大便时会出血来，在便前或便后有鲜血滴下，这个毛病损坏身体，同时身体愈疲劳而便血也愈厉害。吃药会好一点，多静养也会好一点，但是停药或多劳动辛苦些，又会复发的。

还有一种时时要大便，好像便不干净的样子，一般的说是肠气下坠。

这两种毛病相当可恶。有一个顶好的灸治方法，只要在一个穴位上，用艾药条天天去熏灸一次，多熏一些时间，可能把这两种毛病完全医好。

灸的穴位：迴气穴，它在肛门上骶骨尖端正中部上。

84. 灸治便秘病。

如果年纪到了四五十岁时，常常发生大便秘结，有时甚至要三四天才行一次，而且非常干燥困难。假使说，能够时常去进行灸治，不断做下去的话，自然一定可以治好。

灸点：肾俞，胃俞，大肠俞，天枢，气海，腹结。

灸法：用艾药条灸。

85. 蕺草能治便秘。

蕺草就是鱼腥草，是三白草科多年生草本，在山野间自生，臭味极强，开小形淡绿色花，叶可供药用。用蕺草叶煎汤，每日服之，可以通大便秘结。

86. 苹果皮是润便妙药。

经常大便秘结的人，尤其是老年人，肠内枯燥，大便更容易秘结，还有一种有习惯性便秘的人，如能时常用苹果皮煎汤当茶饮，不但大便常通，气色也可以逐渐转得光滑红润，真是一举两得的妙药。

87. 大便出血的治法。

大便前后出血，这毛病虽然不见得十分痛苦，但是很损人身体。

有一个简便治疗的办法，取扁柏（就是侧柏）烧成灰，大约每次用五钱，再加七个龙眼肉同煎，服四五剂，就能见效。

88. 椿皮根治大便出血。

一位老农在便后出血，鲜滴滴的，每次便后，要流出一大堆。他经常身体虽然是很健康，但是看到了下这些血，心里就非常着急。因为人顶实贵的东西是血，这样下来，不是要减少身上的血量吗？果真下得没有几天，老农身体就慢慢弱下来了，面色也是黄黄的。他想尽办法，得到一个治法，用椿根皮煎汤吃，加上红糖。不过吃了两次吧，血就止住了。后来他又买了一些红枣，拿去熬汤吃了几天，身体就恢复健康，照常发奋地到田间去工作了。

89. 肾脏病的灸法。

一个面色暗黄色、食欲不振、精神委顿、眼睑浮肿、下肢也有些浮肿的肾脏患者，已经有两三年的时间了，没有办法医好它，非常烦恼。最后通过一位针灸医生的指示，叫他用灸治的方法来进行治疗。大约只灸了一个星期罢了，就觉得有很好的进步，显著见效了。

那种肾脏病所有的难看的暗黄皮肤色泽，变好转了，食欲也旺盛了，健康状况，很明显地看得出是在一天一天恢复了。再经过一年多的观察，毛病并未复发过。

灸的部位：水分一点，天枢二点，中极一点，膈俞二点，脾俞二点，肾俞二点，小肠俞二点，次髎二点，足三里二点，照海二点。

灸法：用艾药条灸，或者用艾炷（米粒大的艾炷）直接灸也可，以各灸七火为度。

90. 恶性肾脏炎用大蒜蒸灸法治愈了。

和平村的张月娥，她在去年生过伤寒以后，常常会发生喉蛾（即扁桃腺炎）的毛病与全身浮肿的（即肾脏炎）毛病。

这次大约也是因为那次生伤寒病的关系，全身浮肿的毛病厉害起来了，竟发热不退烧，用体温表在口内一量，有 40℃，情况是非常严重了，其他医生多感觉对这病的治疗是没有把握。

于是她去请一位会灸法的医生，那位医生与他的助手把大蒜、艾叶装进了两个小布袋，说：给你用大蒜灸法来治疗吧。第一天里连灸两次，结果做了两天，月娥的热度降低了，治了一星期后，热度恢复到正常，这样一共医了五十多天，什么病都消除了，从此喉蛾也没有发作过，而恢复了原有的健康。据患者说，医生给她热烫的时候，有一种说不出的舒服和爽快的感觉。

91. 肾脏病（水肿）的弧白草蒸浴法。

一种水肿病，有的全身肿，有的下半身肿，有的肚皮肿胀，大约都是小便不利的。这种毛病第一要忌盐食，吃很淡的东西。

对这个病有一种蒸浴法是非常灵验的，自己到田野去采取一种药草，叫“弧白草”。多取一些水，用水煎汤，放在浴盆洗澡。一方面趁着热气熏蒸全身，最好用东西把浴盆四周围起来，不要使蒸汽放散掉。一方面另用“弧白草”捣自然汁（把新鲜的草，捣过绞出草汁），一天吃一大杯，这样既洗澡又口服，连续三四天后，小便自能畅利通达而浮肿消退。

92. 治肾脏炎肿胀妙方。

肾脏病大都引起眼睑浮肿及下肢肿胀、小便不利等症。

张家村的张金根患肾脏病，下半身肿得似橡皮人一样，连行动都很不方便了，医生诊断他是肾脏病，要忌盐食，吃过几帖药，也曾注射过药水针，但是继续无效。

后来他得到一个秘方，用大蒜头煮泥鳅，天天当菜蔬食用（很淡，基本不放盐），如果没有泥鳅就用黑鱼煮大蒜（黑鱼就是七星鱼），连续吃了个把月，小便日见长畅，而所有的肿胀竟不药而消了。

还有一个方法，用大蒜煮冬瓜，天天煮着当点心吃，也是非常有效的。

93. 几种治肾脏炎的方药。

凡是肾脏性水肿病，从面部先肿而后引起肢肿及全身肿，或是一般的小便不利，下面几个方剂都是效方。

（1）治面脚浮肿，用黑豆二十一粒，玉蜀黍二十粒，蝗虫七只，香菌一个，蕺草（就是鱼腥草）适量，以上五味用水三合（约一碗半水）煎到二合，分三次服，一天服完。

（2）西瓜糖浆：治面部浮肿。用一只大西瓜，将红瓤全部取出，用干净的布绞汁入瓦罐内，先用强火煎煮，后用文火慢煮，煮至七八个钟头将要快成浆状时，还要小心用勺搅透，至成为胶状时，取出装入瓶内，密封好，永不腐坏，食时用小匙挖出一杯，一天吃一次或两次，每次吃两汤匙许。

（3）黄瓜水治全身浮肿：在活黄瓜藤离土面一寸许处，将黄瓜藤剪短，用空瓶套在藤蔓上，使藤里的水滴入瓶中，如全身浮肿，饮此水一杯可以慢慢消退。

94. 西瓜散治肾脏水肿。

极大黑色西瓜，切开蒂部，挖掉瓜瓤留皮约四分厚，加入去梗连皮大蒜头十二两，又阳春砂仁四两（打碎），仍旧将蒂盖盖好，用竹签扦牢，外面涂上一层黄泥，厚寸许，再敷上一些砻糠，用木柴青炭烧灸，候干去泥，存性研细末，装入瓶内，勿令泄气。

每清晨或临睡时用开水送服一钱，病轻的五六服愈，病重的十余服即治愈。忌荤腥、盐及麵食，并须永远不吃西瓜，倘食之，可以使病复发，再服此药便无效了。

95. 治小便不利验效方。

一般的小便不利，排尿困难，大约都是膀胱炎症，如果碰到了小便尿不出而小腹膨胀的病，是很危急的。除手术导尿外，有三个好办法，都可以通利小便，非常灵光，小便得通，其病自然痊愈了。

（1）用大葱四五根，切二三寸长，在开水里烫一回，取出用薄手巾包裹，趁热熨在小腹部，就能利尿的。

（2）用土狗虫四五只（生在田边也叫车水狗的），取鲜的，用盐同捣，放在小腹上膨胀的部分，用布包好，大约半小时，就能小便。

（3）用玉蜀黍（苞萝）上的红髯，鲜的也好，干的也好，取一把来煎汤饮下，通尿很灵。

96. 糖尿病的灸法。

怎样称为糖尿病呢？就是因为有这种病的人的小便与众不同，里面有很多的糖分，发甜，所以叫“糖尿病”。吃下去食物的营养，不去帮助补充身体的营养而从小便里尿出来，所以有这病的人尿出来的小便有沉淀着的混浊胶汁样体液，患了这种毛病，身体会一天一天地消瘦和衰弱下去。治疗方法，一般是采取食饵疗法，即是注意饮食不能吃糖质和淀粉质的食物，但要根本解决却不容易，可以说是一种顽固的疾病。灸治对糖尿病有很好的疗效，希望大家用它来试试看，保证有良好的收获。

有一个患了8年糖尿病的人，一年到头，都是食饵疗法中打主意，但总是没法达到痊愈的目的，后来他得到了一种灸治的方法，一天一次依法细心地做，见得有些显效了，灸到一个月，做了一次尿的检查，查出他的尿中还有糖的成分，但是比起未灸以前来，却是减少得很多了，于是一连灸到四个月，他再去检查时，已没有糖的成分存在了，病已完全治愈了。

灸的穴位：中脘，水分，气海，肩井，风门，身柱，膵俞，肝俞，脾俞，肾俞，手三里，足三里。

灸法：用艾条灸，每天灸一次。

97. 又一个糖尿病的灸法。

胡阿福的糖尿病已有十多年了，甜味的食物一些也不能吃，有淀粉质的物品也不能多吃，为了选择食物的问题，非常头痛，自己看着自己消瘦得不成样子，因此十分焦虑。

她的女儿出嫁多年，因为不妊娠，是被一位灸治医生灸好的，现在已经养了小孩，就与她的爸爸做了主张，请那位医生用灸法来治疗。

他的灸点是肾俞、上髎、大肠俞、天枢、中极、中脘、足三里、三阴交等，每天一次用艾药条灸，或用每穴灸七火（米粒大的艾炷）的直接灸法。

果然灸到一个月的时间，十余年的痛苦，从此得到解决，恢复到原有的健康，以后还继续灸，碰到人总是津津有味地说起灸法的好处，并说：“有病真是活受罪，吃一点东西都是被限制的。现在呢，可是有味道什么都好吃了，灸法真灵！灸法真灵！”简直成为一个热心的灸法宣传员了。她还说：灸的功效实在大，不但在农村中为了医药不便应推广，就是城市中，为了解决医治问题，也是值得推广的。

98. 连钱草可治糖尿病。

能吃不会壮，不但不会壮，反而一天天消瘦下去，这种病，他的小便拉出来之后，下面就沉淀一层白的胶汁样的东西，就称为糖尿病。

王才发有两年的糖尿病了，每餐可以吃两三碗饭，但是人天天瘦下去，精神也是萎靡不振的，甚至连脚都拖不动了，请医生检查，验过小便，说是糖尿病，但是无法根治。

一位过路郎中经过王才发家，问起了才发的病情，这位先生也说是糖尿病，告诉他一种草药，叫他去采来，每日煎服。才发吃这个药后，逐渐好起来，检查小便时，含糖成分减少了，结果是给他治好了。

这种草药叫连钱草，一名叫垣通，一名叫攀墙草，是野生的多年生草本，如藤蔓方形匍匐在地面上，叶对生形状如心脏形，边缘有锯齿状，春季里在叶底开花的。

将此草的茎叶，采来阴干，每日煎服三四钱，用水两碗，煎至一碗多点，分两次喝，很能见效。

99. 夜尿症的灸法。

某合作社的营业员，年纪 19 岁了，工作是很积极的，又能刻苦耐劳，什么事都能够找窍门，发挥出优秀的工作力量。

可是他有一个夜尿症的毛病，夜间睡熟了，总是不知不觉地尿在床上，面色总是不好看而体力也不及别人。因为这个毛病，他十分自恨自怨，同志们中爱开玩笑的，把他取个绰号叫夜尿郎或者叫他尿黄子。他觉得非常耻辱而羞愧，但是没有办法来禁止它，也没有办法医好它。有一天在食堂里，会计员小张，晓得他有这个毛病，劝他并介绍他去请某医生灸治，他真高兴极了，马上前去，一连灸了半个月，在半个月当中，竟没有发生过一次，从此就治好了，这真使他喜出望外了，在同志们面前，到处传扬灸治的效力。

灸点：身柱，命门，肓俞，关元，中极。

灸法：用艾条灸。

100. 治夜尿病奇妙的办法。

会尿床的人，差不多都是在梦中撒尿，一待惊觉醒来，而尿已经遗在床上了，当然，这并不是懒惰起床撒尿，这是一种病态，但是这个病态，有一个办法可以制止它。

办法是用一条三四尺长的阔布条，把它的一头像束裤带一样的系缚在腰部，睡的时候，要叫他侧卧着，将脚膝屈弯了睡，再把布带的另外一头缚住弯着的一只小腿上，这样等他梦着要撒尿时，是必定要伸足的，刚刚此时因为足被缚住了，就会惊觉起来而尿不成了，慢慢地纠正了他的尿床毛病。

101. 煨大蒜可以治小儿夜尿病。

阿苟已经八岁了，每夜要尿床，不论在冷天热天，都是一样，又臭又冷的，一年到头没有好被窝睡。

阿苟的叔叔，在上海做工，这次回乡，他很懂得一些医药，也懂得一些单方草药，他告诉阿苟妈，用煨熟大蒜，每天吃四五片，慢慢就会不尿床的。

阿苟自从吃了煨熟大蒜以后，真就不大会尿床了。

102. 柿蒂也可以治夜尿。

这也是阿苟的叔叔说的，尿床病用柿蒂四钱，水一碗，煎至半碗，临睡时吃下，是很有效验的。

103. 医小儿遗尿的外治法。

小儿遗尿，有些孩子到四五岁还尿在床上，当然有部分孩子，是由于习惯上的关系，但是有些的确是一种病的关系，所以竟有到十八九岁了也会尿在床上呢。

治小儿遗尿有个外治的方法，就是取乌龟的尿滴入肚脐中，能够治好的，取乌龟尿的方法，先将荷叶一张放在盆中，把乌龟放在荷叶上，用镜子照着乌龟（面对面照着），龟见自己的影像，就会撒尿，尿就留在荷叶上了，取来滴入小孩肚脐眼里，可以治好夜尿病。

104. 还有一张治夜尿的良方。

一位在篾业生产合作社学习的学徒 15 岁了，也有夜尿的毛病，自己觉得非常羞耻，真是有苦说不出，非常苦闷。

在今年正月里，春节时请假回家，和母亲说起这个毛病，就马上请医生诊治吃药，这位医生给他开了一张药方，用菟丝子、益智仁、茴香、川芎，各三钱，叫他连服一星期，每天吃一剂，水煎分三次服，服了一星期，从此就没有再发生过尿床了。

105. 睾丸炎的灸法。

睾丸就是男人的卵子，如果过分跑路，或者不小心碰伤卵子，或者有其他的毛病，都可以能造成睾丸胀痛的毛病。

张老五年纪 19 岁了，他时常蹲在地上用手捧着阴囊，不能行动，左边的一个睾丸发胀而剧痛。据说他这个病从小得来的，因为不小心碰伤了睾丸，一直到现在时常发作，没有办法给他搞好。

有一天他赶庙会，在会场上发着了这个病，会场里的救护医生赶来了，问了问情况，说这是睾丸炎，就告诉他一个灸法，叫他回去照着连做一个月，以后就可以不发了。

灸点在足蹋趾里横纹中央一点，用艾条熏灸或隔姜片艾炷灸，左边的睾丸痛灸右足，右边的睾丸痛灸左足。

106. 疝气（小肠气，就是小肠下脱病）的灸法。

孔文翔年纪只有十八九岁，他不知在哪一年得了疝气病，多走路，多做事，都会发作，有时走在路上发作起来，就不能再跑路，一定要坐下来，或者躺着多休息一会，让它慢慢收上去，才好慢慢步行。

有一天因事跑路到亲戚家去，快要到了，疝气发作了，躺在路旁动也不敢动，有个过路的人看见问他，为什么睡在地上，他说是发疝气病，那人真好，问明情况后，就教他用生姜灸法和三角灸法，说只要每天灸一次，一定可以治好的。

孔文翔听了记好这位朋友指示，回去马上做起来，果真是效果好得无比。

107. 茴香橘核丸是治疝气良药。

小肠疝痛，大家都知道是很难治的，现成的有一种丸药，大小中药铺里多有得卖，就是茴香橘核丸，成人每日服三钱，分两次开水吞服，多服几次很有效验。

108. 治睾丸肿大的外治法。

卵子肿大疼痛，医书上也称为疝气病，可以用灶心土，多取一些来放在砂锅内炒热，加入川椒和小茴香末各一两拌土中，乘热将阴囊坐在上面，冷了再换热的，三次温熏之后可能治愈。

109. 阴囊水肿病的治法。

这个是男人特有的病，因为有病的关系，阴囊会肿得镜光闪亮，而且胀痛，苏州乡下有一位商人，他祖传一张秘方，非常灵验，可以说是百发百中的，他的方子是用母鸡的鸡食饨一只（把母鸡先喂饱稻谷，然后杀掉取出鸡食饨），放在瓦片上，用炭火焙干研末，再加麝香五厘，韭菜子三钱，胡荽子三钱，苦葶苈一钱，车前子三钱，冬瓜子三钱，共研细末和在一起，以上药末共分十二包，每天吃三包，四天吃完。

吃掉了这一料方药，就可以把这病治愈了。

110. 失眠病的灸法。

失眠的毛病是很痛苦的，一个人在白天工作，身体疲劳了，当然应该在夜里好好睡一夜，精神就会恢复。如果说，睡不着或者睡眠不足，就觉得非常不舒服。

犯失眠病的人，不论你怎样做得辛苦，晚上睡在床上翻来覆去，总是睡不着，越睡不着越会胡思乱想，越胡思乱想，就越是睡不好，不怕怎样去镇静，怎样凝神定气，终也不能入睡，即使睡着一霎，也容易醒，睡不实贴。

所以这个毛病，妨碍身体康健是很厉害的，应该好好用灸的办法，在临睡前灸一灸，是真有效验的。

灸点：两足的足三里、三阴交。

灸法：艾条灸或艾炷灸都可以，每次灸 3 ～ 5 火为度。

111. 夜交藤与酸枣仁能治失眠，常服天王补心丹也能治愈失眠症。

河西农社社长秦志成为了安排每天的生产工作，特别在去年秋旱的时候，计划分配运用水利的紧张工作中，开动了脑筋，连睡在床上也不肯放松一点，照样动脑筋，计划怎样来分配水利，保护作物。

这样一来，他接连半个多月没能睡个好觉，得了失眠的毛病，精神十分疲倦，已经有一个多月了。

张大夫下乡，秦社长和他谈起来失眠的事，张大夫说，有两样药一同煎汤，在每天清早和临睡时，分两次服下，连服三五天，就能见效。如果不能见效的话，可以继续服一种丸药，当然能够安睡的。

用夜交藤（就是何首乌的藤）四钱，酸枣仁三钱，煎汤分两次服。

还有一种天王补心丸，可以每天服两次，每次服三钱（早晨一次，临睡前一次）。

秦社长吃了两样药以后，不过三天就见效，能够每次入睡三五小时。后来他又继续吃了丸药一星期，就恢复了原有的睡眠而治愈了失眠的毛病了。

112. 大病以后极度衰弱萎黄无力的灸治法。

张丰年是胜利农社的生产能手，是健硕无比的，能挑得动两百多斤重担，他的家庭负担比较重，一度患过很严重的伤寒病，后来病虽好了，但是精神总难恢复，面色萎黄而无力，吃补药呢，有困难，以为慢慢总能恢复的，哪知愈拖愈糟，甚至于手足一点气力也没有了。有人劝他每天用生姜片隔灸的办法，在乳头之下的肓俞穴每天灸三火（三粒艾炷），自然能够容易恢复过来。他听到了这不花一个大钱的药方，连忙试起来，果然一个星期以后，他的精神逐渐一天比一天充沛起来了。

灸点：肓俞穴。

灸法：生姜灸法。

113. 病后衰弱的营养食品。

病后的萎疲无力，大都是由于病后脾胃未健，以致缺乏营养而不易恢复健康的关系，可以用米皮（就是米的外皮即米皮糠），不拘多少，用纱布包起，煮红枣每次十余枚，加姜一片，连汤带枣，作为点心。如果消化不甚健全，可以不吃红枣，尽吃些汤也好。

一面根据胃口的喜恶，爱吃什么就吃什么，不过不能吃得过饱，过饱是反能成害的。

在胃口比较健旺的时候，每天早上吃一只半熟的鸡蛋，对于身体是有很大帮助的。

114. 两膝冷感而无力的灸法。

汪樟芝体质不很强健，走路慢腾腾的，觉得连足都拖不动，膝关节（膝盖）部分，一年到头都觉得冷，尤其在冬天时更像冰一样一点热气也没有，据说他这个毛病已经多年了，大约是小的时候病伤的缘故。在去年的冬天吧，碰到一位会灸的医生，问起他为什么这样拖布起足的，樟芝告诉他的病况，这位先生真好心，就叫他在足膝上下的穴位，要他每天用艾条灸（两足），起初灸起来，就觉得热得爽快，灸的日子长啦，从此走路奔跑都感到有精神，而不是那样一拖一拖没精打采的了。

到了今年的冬天，两个膝部也不感觉阴冷了，连身体也跟着足一样非常的强健了。

所以汪樟芝从此以后，碰见人家跑路没力，就说你在膝顶和膝眼灸一灸，真好像打气筒一样，会给你加油加气力。

115. 虎潜丸治两膝冷感无力。

徐明在去年秋季里生过一场大病，病后什么都恢复了，胃口也健旺了，但是从此两膝部觉得冰冷，始终没有热感，下肢也就软绵绵用不出劲，拖着鞋子几乎连跑路都觉得吃力哩，他以为这双足或许会疯瘫吧，这样能吃不能做事，不是等于废了吗？真是令人忧虑而着急的，春耕的时期到了，田间的工作耽误下来可是要不得的。他连忙慢慢地步行到镇上去，找着了徐医生，给他医治，徐医生诊断之后，对他说，你这个是寒滞关节，而致气血不和，要每天服虎潜丸三钱（药店里去买），大约一个星期后，可以见效的。

徐明就遵照他的指示，每天服一次丸药，没有多少日子，徐明又出现在稻田里耕种了。

116. 脚气病灸好了。

去年冬天，陈万全患了脚气病，两足浮肿而感到非常沉重，还有一点最可恶的毛病：如果稍微剧烈劳动，或者上下阶梯的时候，心里就跳得特别厉害，四肢倦怠无力，因此就老是坐在家里，怕出门去工作。他想，这样闹下去，一个人不是等于完了吗？于是积极要想医好它，平素他是很相信灸法的，就慢慢地走到李大夫家请他指示对脚气病的灸法。李大夫说，你这种病称为心脏性的脚气，是蛮厉害的。你要耐心用艾药条灸，每天灸吧。万全跟着大夫的指示，一连就灸了两个月，显见得一天有一天的成绩，心跳、足肿消失得无影无踪了，精神也逐渐地恢复，现在要比病以前还要强壮呢。

灸的部位：足三里、承山、风市、天枢、关元、肾俞、志室、内庭。

117. 心脏性的脚气病灸法。

利农姑娘，平常身体不很结实，时常有头痛病，日常操作容易感到疲劳，对工作也不能上劲，不晓得是什么病，经过医生检查，说是心脏肥大，应该注意，要安静休养。

料不到在今年的夏天，凭空地脚浮肿起来，逐天严重，她妈妈说，像你这样的身体，赶快去用灸法治疗吧，不然拖延下去的话，会发生危险的。所以她就依从妈妈的话，去看针灸医生，连灸了两个礼拜，果然，在灸的时候，有一种不可形容的舒畅和热的快感，一切自觉症状从此消失了。

灸的部位：心俞、膈俞、肾俞、上髎，左右八点，每点灸七火；在肘部曲池左右二点，每天灸九火；腕部神门穴左右两点，各灸七火；足胫部足三里、三阴交左右四点，各灸七火。一天灸一次。

如果不用艾炷，用艾药条灸，也是一样的功效。

118. 生姜灸法治心脏性脚气病。

缝纫工人方才新也患过脚气病，两脚浮肿，步行也觉得困难，而且腹部也有些胀，大便不通，同时会心里跳，有点事情或行动，都能使心跳得更凶，自己觉得莫名其妙地会生这样一个怪病。

据医生的诊断是心脏性的脚气，叮嘱他要多静养，同时给他用灸法治疗，隔生姜灸法，在肝俞、脾俞、肾俞、大肠俞、小肠俞、中脘、天枢、肓俞、气海、风市、足三里、悬钟。

这些穴道上，经过他第一次灸后，那种郁闷不畅的情绪，好像云烟消散了，不过在灸时，艾丸快烧完了，觉得有点烫，但是身体感到是很松快舒服的。

所以就听从医生的指导，自己回家去教人给他每天照样灸着，没有多少日子，所有的各色各样毛病，一天一天都有显著好转，结果是治愈了。

119. 治脚气病的古方。

夏老三从去年冬令时候起，一直到现在已经有两个月了，看他做事不对劲，一双足浮肿得活像大脚疯，按下去就一个凹洞，据他说：小便不甚畅利，两脚似有几十斤重。

看医生吃了好几帖药，没有见效，医生说是肾脏性脚气病呢。

一天王家的老伯伯，来到老三家看望老三，他看到老三患的是脚气病，就说，我家倒有一张祖传的古方，医脚气病是很灵效的。

方用鲤鱼一条，不论大小，大约半斤以上的可用，不用除鳞，只去掉肠杂，破后不用水洗，鱼肚里放几个大蒜头，再加赤小豆一把，煮熟了（淡食）连汤吃下去，对治脚气病是十分灵验的。

老三吃过一次后，脚气渐见消退，小便从此就通利了。

120. 疟疾的灸法。

疟疾的大椎灸法，是一个很效验有名的灸法，在背上后颈下，大椎穴，用艾炷灸，或生姜灸，或者艾条灸，都是非常灵效的。如果一次未见有效，可以多灸几次，就可以一定见效的。

张学勤 38 岁，在去年秋天，发生了怕冷发烧的毛病，初起时以为是感冒呢，没有什么关系。但一天两天，总是不会好，后来隔一天发作一次了，先是发冷，脊背上像用冷水浇一样，一阵一阵发抖，坐在火热的太阳底下也禁不住，睡在床上用两条棉絮压上也是照样发抖，以后慢慢热起来，热得难当，竟要热得发昏了，再慢慢想喝热开水而有点汗了。要出一身汗后，烧才渐渐退下来，大家都知道这是打半子（疟疾）。本来吃些奎宁丸会好的，但是吃奎宁丸要配一定的时间，相当的数量，同时因为他住在乡下，还是有些不便，没有买到。他就又用着灸治的方法，在病发作前个把钟头，在大椎穴上用隔姜片灸了好几个艾丸。第一次灸后，发作的势力减轻了，他就一连灸上三天，从此就不发作了。张学勤说：我自己医好这样重这样难的一场毛病，一个大钱都没有花啦！

121. 大椎贴白胡椒膏药能截疟。

林芳本害了疟疾病，每间一日有规定的时间发作，先则怕冷像冷水浇一样，冷得发抖，继则发热，热得像坐在火笼里，似乎要烧得发狂了，这样隔一天就要来一次，本来准备到镇上去买奎宁丸来吃，但是离镇太远不太便当。

他的伯伯有一种治疟秘法，用白胡椒粉（就是我们拌小菜吃的胡椒粉），掺在一个膏药上，将它贴在后颈下一个特别高起的脊椎的下面（大椎穴），就能够止住疟疾不发，所以芳本就用这个方法来医治，从贴上这天开始，就没有发作了。

122. 草药塞鼻孔治疟疾初起。

鲤腥草也称为旱莲草，因为它有一种黑汁，也叫铁旱莲。古代有个单方，是用此药捣碎压在手臂脉门上面，盖上一个古老铜钱，就能截疟。经过我们试验，有有效的也有无效的，但是无效的多。我们现在的疗法，是用此药搓烂搓成一粒，适合鼻孔般大的丸子，将它塞在鼻孔里，用药物气味的刺激，达成治疗目的。曾经屡次试验，对于初起的疟疾，确能奏效。一般都用男左女右塞鼻孔，但是这办法倒不必拘执，只需塞一个鼻孔便可以了，不过要在疟疾前一小时塞才能有效，这个法子是无有妨碍的，不妨试试看。

123. 半贝丸治疟疾缠绵不愈。

半贝丸是半夏和贝母做成的丸子，两样药都是化痰的药品。中医有一句古话说，无痰不成疟。虽然以现在医学上的观点来说，在病理是不对头，但是这是历代医生的经验。对一种疟疾缠绵不清的，每天吃三钱半贝丸，几天之后的确能够治好疟疾，这一张可以说是从前传下来的一张验方，应用起来，真有无往不利的功效，特别对老年人或者体质衰弱人的疟疾，有相当的效果。

124. 一张截疟的灵验方。

这张方子不亚于奎宁丸，它能够止住疟疾不发，是常山一钱，草果一钱，槟榔一钱，青皮二钱，乌梅八分，向药铺里去买，水煎日服两次，于病发前三四个小时服完，当有奇效。

125. 治疟疾长时不愈效药。

王以仁患疟疾已有一年了，初起时吃点药好了后，没隔几天又发作起来，经吃奎宁丸和打奎宁针，又给他治好了，但是不到两个礼拜仍旧发作了。从此以后，吃了奎宁便好，但是时常治好，时常反复缠绵不愈，已经有一年光景了，有时甚至连吃奎宁都没有用，体质被它拖得很衰弱。

今年正月里，王以仁的毛病又发作了，精神非常委顿，一位老年中医师对他说，你的病久了，靠一般的药是不能根治的，用制首乌三钱，生鳖甲五钱，於术二钱，三样药浓煎，每天吃一剂，连吃四五天，就会断根。

以仁吃了这药后，距离现在快要一年了，他的毛病从未复发过。

126. 癫痫病的灸治。

吴明的外甥从小就有羊癫病，发作起来，有好几次非常危险，几乎送掉性命，一家人都为他而担心，不敢让他一个人跑出去。

后来找到一位医生教他用灸法治疗，告诉他在百会、囟会、巨阙、中脘、肓俞、气海、足三里、涌泉，这些穴位起初两个月每天灸一次（每点灸七小火），或艾条灸，以后逐月减少，改为隔天一次，隔两天一次，隔三天一次，最后改为一星期一次，隔十天一次，要连灸三年，因为这个病是非常顽固的，不是这样持久性的治疗，是难以断根的。

吴明他依着这个办法，督察他的外甥，一直坚持到三年，在灸的过程中，也显出效验，逐渐减少发作程度，居然，将他的病根除掉而不发了。

127. 成人癫痫的灸法。

成人癫痫的毛病，还有一种灸法，要做脊背五穴灸，就在脊背上取准五个穴位，用生姜隔灸法，在每个穴上灸二三十火（即二三十个艾炷，放在姜片上，一个一个灸）。

这个灸法对于小儿的痉挛病也很有效，不过给小儿灸，灸的火数应该减半。

如果嫌生姜灸麻烦，可以用艾药条熏灸，熏灸的程度，一定要灸到皮肤发生红晕，同时要多灸一段时间。每天去做，当有一定的效果。这个灸法是古时传下的一张验方，已经灸好了许多人了。

像张家村的张阿四，犯了多年的癫痫病，经过了这个灸法，灸了半年多，现在已经痊愈了，有一年多没有发作了。

128. 紫河车根治癫痫病。

上八村的李阿牛患有三年多的羊癫病了，真危险，有一次他在小河边行走，毛病发作了，几乎滚到河里去，幸亏一位朋友把他拦住，躺在河岸的地上，口里吐出白沫，大约足足有二十分钟，才慢慢苏醒转来。

从此他的妈妈不让他一个人跑到外面去，一位医生对他的妈妈说，这个病要吃紫河车才能断根。紫河车就是人的胞衣，你把生小孩的胞衣取了来（要注意取没有毛病、健康产妇的胎儿胞衣）。洗干净后，放在炭火上焙干，研细末，每次用黄酒冲服三钱，要继续不断地吃两三个胞衣的药末，这个病就可以根治。

阿牛自从这次治疗之后，大约已有一年的光景没有发作过了。

129. 灸脱肛。

阿金的妈妈本来有痔疮病，在忙的时候，工作多了，就要发生脱肛，路也不能走，还要痛，非睡上半天工夫，不能做重工作，后来碰到下乡的巡回医疗队里的老医生，用生姜灸法，灸三五次就不脱肛了。老医生还说，如果能灸两三个月，就可以使你几年不发。

阿金的妈妈相信老医生的话，灸了五天，真的下田做重工作也不会脱肛了，说真灵光，我还要继续灸下去。

灸点：腰俞，命门，囟会。

灸点：用生姜灸法，每点灸三个艾丸，从下面的穴位逐一灸上去。

130. 虚弱腰痛和脱肛的灸法。

阿金嫂和她的孩子，两个人都病了，也病得长久了，都瘦得不像样。后来病是好了，一时体格没有复原，两个人都吃了许多培养药品，但是阿金嫂的腰痛病始终不能痊愈，他的孩子在大便后就会脱肛。王老医生说：你们母子都是虚弱的关系，应该用灸治来收功，否则拖下去，越拖越虚弱了。在竹杖穴，每天用艾条灸一次，灸多些日子，因为你们所生的都是慢性的毛病，要有相当长时间的治疗，自然会见效而痊愈的。

灸点取法：人要直立，用一根竹杖靠身竖起，比着肚脐平的地方，做个记号，再比背脊上，当竹杖号记处就是灸点。

131. 脱肛药。

中医联合诊所倪医生是有名的小儿科，他备了一种药，治脱肛十分灵验。将少许药粉掺在一张干净的梧桐叶上（干净的树叶都可以），向肛门肠头凸出的上面，轻轻向上托，药末黏上肠头后，慢慢地肠头自能上收。

他一年到头脱肛药不晓得送掉多少，所以大家都叫他是脱肛灵丹呢。

他的脱肛药现在公开出来，使大家都可以去做一点，以备施用：用甲鱼的头骨（就是团鱼的头部骨头）烧灰，研末三钱，配合乌梅十个（去核烧炭），龙骨三钱（研末），三味一同细研过筛，用干净的药瓶装好，要用时取出一点应用。

132. 脱肛的两种内服药品。

（1）脱肛的毛病，中医说是大肠气虚的关系。这个病大都是体格不足的人会患上的，如果没有其他合并病的脱肛患者，应该常服补中益气丸。每日服三钱，用淡盐汤吞下，碰到有伤风感冒或者胃口不好的时候，可以停药几天，等外感好了，再继续吞服丸药，补中益气丸是中药铺里现成做好有卖的，可以去多买点来常服之，当有相当的功效。

（2）还有一种脱肛病，往往发生于那种经常有习惯性便秘的人，或者有痔疮的人，因为在排便时，过于用力的关系而致肛门黏膜脱出来。可以用枳壳（药店里有，很便宜的东西）三钱，煎服每日三次，连服十天就能治愈。

第二章　眼耳口鼻咽喉病类

1. 一般眼病的消炎镇痛灸法。

王和兴的眼睛经常发红发肿，闹疼痛，一年到头好不到几天，他和城里一位眼科医生给了亲似的，常不离门。有一次，他在眼科诊所里，碰到一位针灸医生，这位医生说，你的眼病发作时，只要在你的手虎口的合谷穴，用艾炷灸上七壮，每天灸上一次，灸了几天，就可以不发了。和兴听了这个治法，回家就马上试起来，不过是灸了五天（因为怕疼，是用隔姜片灸的），眼病就此好了。

他的弟弟和生，眼睛有病了，在眼结膜里发红，医生看了是结膜炎，用药滴上眼睛，总是没好。和兴说，我来给你医吧，就用艾炷，米粒大的，在合谷穴烧灸七火。

奇怪的很，经过这一次灸，和生的结膜炎也完全好了。

2. 赤眼病的灸法。

赤眼病是会传染的一种病，患赤眼病的人用的洗面巾，如果我们去拿来洗脸，可能就会被传染起来，这件事大家都是知道的吧。

张阿大从朋友家玩了回来，因为他的朋友在刚患赤眼病，阿大不知禁忌，用过了他用过的面巾，所以也患了红眼的毛病，又红又痛，肿得非常厉害，找过许多医生看，总是不见效。阿大还有一个朋友，是懂得灸法的，一天他前来望望阿大，看他病成了这般模样，就自动贡献意见，要他进行灸治疗法，保证他有很大的效验。阿大实在痛得很难受，所以听了就同意他的意见，并照他艾灸法去做，果然，使他非常惊喜地获得痊愈了。

灸的穴位：足三里，悬钟，手三里，曲池，各用隔姜片灸 5 ～ 7 个艾丸。百会，风府，同时各灸十余火（一天灸一次）。

阿大的朋友说，这个方法只可以治赤眼病，对于其他的眼病，使不可以这样灸的，这是应当要注意的。

3. 第七胸椎下用艾灸可治雀目症。

雀目症就是鸡盲症，也就是夜盲症，有这种毛病的一到晚上点灯的时候，就看不见东西。

王家的孩子阿宝才 8 岁，白天做事走路和玩耍一切都很好，一到晚上快要点灯的时候，什么东西都看不到，只是坐在那闷声不响，走路都不方便。

父母都很忧虑，试了不少方法，吃掉不少药，都没用，有人说灸的方法很好，阿宝应该趁早给他用这个办法医一医，或许可能见效。灸的地方，只消在背上第七个胸椎骨下，即使从头颈下一个顶高出的一节（这称为第七颈椎）一直往下数第八节的下面就是，每天灸上 20 火（只用半粒大的艾柱），或用艾条点上三四十下连续的灸上三星期，便能见效的。

阿宝的妈妈十分感激，照着做了三个星期，没有间断过，阿宝从此不再鸡盲了，现在已经是 17 岁了，目力是很好的，在中学里读书，眼睛没有一点毛病啦。

4. 砂眼与翳膜的灸法。

阿二患砂眼很厉害，连阿二嫂和他的孩子都传染起来了，因为他们不讲究卫生，大家合用一块面巾，我洗洗，你洗洗，把砂眼都传染上了。

阿二由于砂眼的关系，渐渐竟生了翳膜，几乎连看都看不见了，东找医生，西求眼药，结果还是医不好。一方面是因为离开医院太远，一方面对砂眼的割治有些怕，所以闹成这样。后来他访到一种灸法，阿二一家人都用起这种简单治法来医治，竟获得痊愈了。

灸法很便当，就是用手把耳朵壳子向前一折，在耳弧上端卷折成了一个尖角，像长角锅贴的尖子，就在这个尖角的部位上一点，左右二点，用艾柱灸五火，或者用艾条对准耳尖穴上熏灸，多多灸一些日子，自然慢慢地好转了。

5. 迎风流泪的眼病灸法。

王家大嫂子四十多岁了，一双眼睛总是不好，是多年的老毛病了，常常流泪，如果吹到风，泪水更是淌不完，也曾请过眼科医生，给她做过通泪管手术治疗，总是效验不强。隔壁的顾大娘相信灸法，劝她去用灸法医治，领她到李大夫联合诊所去看，李大夫说没问题，你自己回去灸灸吧，多灸几天就会好了。

灸法：两手握着拳头，用小艾柱在大拇指的第一节关节正中和小指的第二指关节正中去灸，灸时觉着灸火有些烫痛了，就把艾炷拿掉，重换一个艾炷再烧，这样一连灸上十个小艾炷，一天灸一次，多灸几天吧。

王大嫂照着这法子做了三四天，泪水不流了，再灸上十天，以后什么冷风大风刮到眼睛上，也不妨事了。

6. 眼睛生白点的治法。

有一位朋友，左眼生了一粒白点，没有办法弄好它，用眼药搽上不能退白星，他们乡下相传有一种土办法，用一节灯心草，贴在耳垂的中央，用火点着，快要烧完了（因为贴上去的时候溅过一点口水），好像有响声一样，卜的爆了一下，左眼白点，爆右耳，右眼白点，爆左耳，一面自己去采一把移星草（也有叫金钱草的），加几个红枣。这位朋友照着这个办法试了一试，再吃一碗煎浓的移星草汤，第二天左眼白点真的就没有了啦。

7. 眼睫疮（俗名称为偷针眼）的灸法。

眼皮内生偷针是经常有的一种眼病，同时有许多人会经常发生，是很讨厌的。

某厂家的炊事员也有这样的毛病，而且常常发生，大家都说他不卫生，所以会连续害偷眼针。他恨极了，无论如何要根治它，实在也有许多关系，每次发作总要痛好几天，且眼泪、眼屎疙瘩的，甚至连做工作都不方便，人家看到的确有些不太卫生。

他碰到了一位会灸的先生，对他说，只要在一个穴位上，用艾直接天天去灸上三火或隔姜片灸几火，要在发病时候去灸，灸了使偷眼针会使偷眼会出脓，就可以治断根了。他就依着所告诉他的地方（二间穴）灸了两天，果然出了许多脓，继续又灸了几天，准得很，从此以后这可恶的毛病就没有发过了。

8. 治风火眼熏洗法。

医一般的风火赤眼病，可以用野菊花采来煎汤，先熏后洗，连治几天慢慢自愈。如果采不到野菊花，就到药铺去买点甘菊花煎汤洗也好的。

9. 治偷针眼的药方。

用生南星与地黄两样东西，相同的分量，一同捣成药膏样，贴在两太阳穴上，自然能肿消出脓而愈。

10. 去翳膜的灵验秘方。

陈大通是肩挑贩卖零星货品的小贩，眼睛病了，没有钱医治，后来生了翳膜，连看东西也不方便了，路上碰到一位先生，看他这副尴尬的样子，怪可怜的，就告诉他一个办法，用野荸荠、猪胰两样东西，相等分量捣和，用鸡蛋壳半个，把药装在里面，临睡时将装着有药的蛋壳，覆在面部印堂上（就是两眼中央稍上一点），使药液能够流入目中，目翳就会慢慢地随泪而出，这样做二十余天，就可以好了。

大通听到这个治法，就急忙回家，当夜就去试用起来。

11. 山椒子治目翳。

眼睛里生翳膜，用山椒子取来每天吞服三四粒，治目翳极为有效。

山椒子是野生的芸香科灌木，它的子黑色，有辛辣的香味。

12. 羊肝治夜盲症。

夜盲症，人们都叫它为鸡盲，这个因为体质关系，一到点灯时候，就不能见物，像鸡到夜里就会盲目不见物的一样。

用黑羊的肝一具（不要落水），取来用竹刀切开，再将谷精草药店里买的研粗末，渗入肝内，瓦罐煮熟，不时食用。

一方用羊肝连胆一同煮食，更佳。

13. 治一切尘芒入目。

用生藕捣取自然汁，将药棉裹蘸滴进眼中，尘芒即出。

14. 中耳炎的灸法。

有一位患中耳炎的患者，在耳朵管子里又热又肿又痛，听觉也没有了，好像聋子，睡在床上连开关房门声音都听不见了。

他很信仰灸法治疗，别的药一点也没吃过，仅是用灸法来医治，医生叫他在有病的一面的听会穴、翳风穴、瘛脉穴，共四点每天用艾药条灸治，或者在四点上用艾炷（生姜片隔着艾）各灸一火，灸了有两星期左右，完全给他医好了。

15. 因伤风而引起的中耳道发炎的灸法。

李大嫂的第三个孩子，年纪只 3 岁，起初患了伤风，咳嗽，不料引起耳朵里红肿疼痛起来，孩子只是哭着喊痛，李大嫂弄得没办法，想起了去年六月里大孩子的肚痛，是张医生教他用的灸法来治好的，家里还有半条没用完的艾药条。因此连忙跑去请教张医生，张医生把病问仔细了说，这是从伤风而引起的中耳炎，灸伤风的穴位也可以采用后溪穴（在手小指外侧指本节的边上）和背上身柱穴（第三、第四胸椎的中间）。灸中耳炎的穴位称为照海穴（在足内踝骨直对下面大约一寸光景）和手背的液门穴（在手背小指和第四指的本节指缝间）。

在这几个穴上用药条灸（左右两边都要灸的），灸到皮肤发红晕为止，如果没有艾条就用半粒米大的艾炷，各连灸七火也好。

于是，李大婶迅速给孩子灸起来，不到一星期，毛病完全好了，身体也很健康。

16. 慢性中耳炎的灸法。

陈老太的长女是因中耳炎病而死亡的，她第二个女儿今年也有 17 岁了，在 14 岁的时候，也同她姐姐一样生过中耳炎和扁桃腺炎。

虽然医好过，但是从此一直的每年要发作三四次，好像是老规矩，每次听到她说耳朵痛，她妈就替他很担心，害怕她的毛病越来越凶，所以想尽办法，终归挖不掉这劳什子病根，大约在三年前吧，是她发病最厉害的一次，发作非常高的高烧，痛得也特别剧烈，她听说灸治可以医好中耳炎，所以急急忙忙的找寻灸治的方法。

医生说，你这病我可以给你把两种病根都除掉的，果然，不过灸了一次，体温就开始下降了，痛也止住了，她认为是已经治好了。医生说，你如果希望把病根挖掉的话，你就该依我这办法去灸三个月，才能够保证你的中耳炎和扁桃腺炎的病永远不发了，不然的话我是不敢保证的。

当然病家十分信任医生的话，照着他灸的方法，一口气就连做三个月后，计算起来，到现在已经有三年光景了，的确是没有发作过呀。

灸的部位：①治中耳炎的是听宫、角孙、百会。听宫在耳前的小辫下角端，左右各一点。角孙当耳轮上尖所着的部位，左右各一点。百会当头顶正中的一点。②治扁桃腺炎的是照海、天突。

灸的方法：每天一次，用艾药条灸，或者用艾炷，每点灸七火。

17. 虎耳草是治中耳炎的妙药。

耳朵里面红肿作痛，或者出臭脓一切等，可以采虎耳草的叶洗净稍加一点盐，用手揉碎搓捺，取出它的汁液，然后以药棉蘸着草汁，塞在耳朵中睡一夜，第二天就很轻快，几天以后可以完全治愈。

18. 中耳炎的外治和内服药方。

阿牛是西家村的农社里看牛的孩子，喜爱吃辣椒，一天他的耳朵里有些红肿疼痛得很厉害，他只会抱着头哭。

一位老年农友，告诉他一张好方子，用一个大田螺（田里的大螺丝）去买了一点冰片，放在螺丝里，螺丝吐出许多水来，用药棉蘸了螺丝的水，滴进耳朵中去，一面到药铺里去买了三钱龙胆草一钱毛柴胡，两样药煎了一煎，叫阿牛喝下去，第二天阿牛的耳病完全消失了。

19. 治耳痛出脓的药。

因痛化脓的耳病，先把干净棉花蘸清耳内脓汁后，用橄榄核烧灰存性，每一枚加冰片二厘，共研极细末，吹入耳中，几次治疗后即愈。

20. 耳常流脓的治法。

大人或小孩聤耳成脓，臭积的水，时流出耳外，用小麦粉，先用醋煎滚再入粉打成浆糊，晚上擦在耳部前后，留出耳壳不擦，用一张纸，剪一条裂缝，套着耳朵，以免污了枕被，次早洗掉，晚上再擦，不过五六次后，可以使脓干痊愈。

21. 小虫入耳疼痛的治法。

小虫钻进耳内，干痛难忍，或者有血水流出，用蛇蜕（即蛇脱的壳）烧灰存性研末吹耳内即愈。

还有一种治法，滴入猫尿或滴点盐卤俱效。

22. 口腔糜烂红痛的挑针法。

小儿许多在口腔内糜烂、发红作痛等病是经常有的毛病，影响吮乳与吃东西，还时刻的流着口液，因为痛的关系，叫吵哭个不休，弄得大人没有办法。

有一个挑针法，就是舌头下面，舌底正中有一条舌丝，舌丝的两边各有一条静脉（青筋）左边脉上穴道称为金津穴，右边脉上穴道称为玉液穴，即在这两个穴上，用针（或引线）消过毒（酒精擦过或开水泡过）刺他一刺，给它挑点破，挤点血出来。

可以使孩子的口腔内红痛与糜烂等都会治好，大家不妨试一试。

23. 上牙齿痛的灸法。

有一位妇女她在做产以后，发生了齿痛，是上牙齿痛，日夜痛个不停，夜里睡也不安稳，闹得常常失眠，每天背着孩子上齿科门诊所去看，结果是没有彻底止痛。

有人告诉她，李大夫的灸法治牙齿痛最灵验，只要经他灸一灸，马上会好了，所以她前去请他灸治，哪知真的只灸了一个穴位，说也奇怪，在足的关节前面中央，系鞋带处的正中上（叫解溪穴），压按上去有点痛的地方（用生姜片隔灸法），让他灸到十多火的时候，就不再痛了。一夜睡到大天明，竟忘掉了痛苦。

“稀奇！有这样的奇效，我真是出乎我所意料之外，使我佩服极了。”这位患者乐得连跳带嚷地这样说。

24. 下牙齿痛的灸法。

那位产妇，她治好了上牙齿痛，这个迅速的疗效，给她传遍了。

同村的一个农友，也患牙痛，正在没办法，已经痛了好几天，吃饭也嚼不来，因为是下牙齿后面的蛀牙作痛，碰也不好碰他一下，嚼东西也是用门牙代替的。

一听到他的传说，也就去请求灸治，经过李大夫的查看说，你这牙齿是下牙蛀，治疗上有些困难，不能像那位产妇的牙痛一样神效哩！

但是经过灸后，当天的牙痛也就减轻了不少，结果是被他把痛镇住了。

也是奇怪，被灸的穴位上（叫偏历）未灸前按压上去是有压痛点的，就在这压痛点上，用生姜灸法，灸十火到三十火光景，而止住牙痛的。

医生告诉他说，凡是下牙齿作痛，在这个点上，如用指头压按下去此处会感到疼痛的，像上牙齿痛一样，就在解溪点上，按去也会作痛确实有些奇怪，牙齿会影响到手臂上和足关节上呢?

至于对偏历穴的取法把两手的虎口交叉，水平放着，当中指尖所到的部位，就是偏历穴的准确穴位。

两种牙齿痛有两个不同的灸点和痛点，也可以根据不同的灸点，用艾条去熏灸，多灸一点时间，也同生姜灸法一样有效。

25. 骨槽风（就是齿槽脓漏）的灸法。

一位患过卵巢脓肿的妇人，是用灸法医好的，这一次她又患了很长久的骨槽风，（就是齿槽骨化脓症）虽经过许多医生给他医过，没有医好，她想到以前的病是灸好的，还是再去请教灸治吧。

灸治医生说，这病我不好劝你灸了，因为要灸在面部上的，恐怕灸出瘢痕来，是不大美观的，如果你自愿的话，那么我就给你灸吧。

这妇人只求病好，也顾不得美观不美观了，坚决要求灸，医生便开始准备灸的材料了，忽然灵光一闪，“好吧，面部不用直接灸了，”用艾条熏灸吧！效果一样的，不会起泡生疤”，妇人说“那更好了”，于是就在面部的听会穴、大迎穴和上肢部的合谷穴，足跟的女膝穴，每天灸一次，从此齿龈肿痛和骨槽脓症，都无形消失了。

26. 小儿鹅口疮的治法。

小儿容易满口生白疮，疼痛啼哭，允乳吃东西都很不方便，有时还会发微热，杨家村的老部医师说，医鹅口疮第一好方子要算金丝吊葫芦了，就是新鲜的天葵子，它生在石缝里，它的根像一根线一样，上面一棵棵生起鼠屎一般的东西，这就是金丝葫芦，取来煎汤当茶吃，或者把它磨出汁来吃，非常效验（如果没有新鲜的就用干燥的，多一点煎服也好）。

27. 唇口生疮药方。

在口唇四周生疮，像黄脂一般，又像黄蜡般结痂的，用旋覆花放在新瓦上用火煅，存性，调真麻油，涂敷生效。

28. 一般口舌糜烂的治法。

一大红蔷薇花的叶，焙干研末，加少许冰片，将它在口舌搽擦，如果冬天蔷薇无叶，就用根焙干研细搽擦也效。

29. 治蛀牙疼痛与一般牙痛。

（1）治蛀牙痛用独蒜一个（如无，用大蒜一瓣）加轻粉五分，一同捣烂，罨盖在手脉门上（男左女右）上面用蚬壳盖好，扎住，等里面有些辣刺了便揭掉，如果皮肤上能起了一泡，就能止住牙痛了。

（2）治一般牙痛；用马鞭草的叶，用盐揉搓，塞在痛处咬住可以止痛。

（3）治一切牙痛：用没石子一个（药铺里买），破为两瓣像半个山胡桃样，（在冷开水里浸一浸）用向里的一面，含覆在痛的部分，含着，两个交换着含，自然能够止住痛。

（4）将萝卜磨碎和麦粉和搅，点患处，可以一时止住牙痛。

30. 松树的瘤节可以治齿槽脓漏。

在齿槽骨发生化脓毛病，是很讨厌的，医治起来也很麻烦，有些是要动手术治疗的。

店员吴明他因为拔牙齿不小心拔伤了齿槽骨，同时又因为消毒不严密，齿槽骨化脓了，变成齿槽脓漏，已经时间很长久了，总是医不好，后来由人家告知，用松木的瘤节，刨碎烧成炭研末，加以适量的盐，每天早晨在齿根上擦，吴明照这样办法，大约擦了半个多月慢慢好转了。

31. 灸身柱穴可止鼻血。

红旗社的社员曾进发是生产能手，不论种田戽水，他的工分总比人家拿得多。

这一次他却落后了，一连请了四天假，没上工，社长觉得奇怪，进发为什么不到社里上工呢，身体不舒服吗？连忙跑到他家里去望望他，哪知进发脸孔黄黄的，额上包着毛巾，鼻孔里塞着蘸黑墨棉花，嘴唇上还有血迹，躺在床上，一看就知道他在淌鼻血。

社长说，进发同志，鼻血淌得厉害吗？还出不出呢？进发苦着脸愤愤地说，好端端淌了不晓得多少鼻血了，现在还没止住呢，我不敢动，一动就来的。

社长说，不妨不妨，我知道一种灸法，来给你试一试。于是叫进发伏着上身，在他背上第三第四胸椎的中央，用小艾炷，一连烧了七个艾火，立刻把他的鼻血止住了，吩咐进发安心休息一两天，才好上工。进发依着，到了第三天，果然，又见他很上劲地工作了。

32. 流鼻血的止血灸法。

一个82岁的老年农民，因为年纪大了，本来行动就不很方便，一身筋骨总觉得这里那里不舒服，不过这些多是老年人的常情，有一天赶庙会，突然在庙会上发生鼻血流个不停，以为是要死了，急忙叫人抬回家去，请医生打药水针和吃药，虽然觉得止住了些，但是没有完全止住，还是相继不断淌着，一般医生都认为是年纪老了，是有危险的，推却不医了。

这天的半晚，有位灸治医生请到，主张用灸治的方法来试试看，于是就在风池、天柱各灸九火，膏肓灸七火，天枢灸七火，手曲池灸二十火，足三里灸七火（都用艾炷灸法），这样一次灸后，鼻血稍稍止住了，到第二天完全与平常一样了。

33. 脑漏（鼻窦炎）的灸法。

张学勤是学生，在准备参加高校考试，准备功课期中，患了脑漏的毛病，从鼻孔里流出臭秽像脓一般的东西，人家说这是脑漏，他非常害怕，说：我的脑子坏了，不行啦！其实这不是脑漏，是一种鼻窦炎，是在上颌窦部分的病，不过流出的东西像脑汁一样，俗名称它叫脑漏，中医书上称作鼻渊病。

但是有了这个病，头部是觉得发重而不舒服的，他在医院里医疗，天天用洗涤法和吃点药，总是不得见效，他着实为了鼻病而天天烦恼。

有一位针灸医生教导他用灸的法子，在他的攒竹（在眉毛与鼻梁的中间部分左右各一点）和上星穴（在额上正中，发际一寸许）每天用药条熏灸一次，或者用艾炷灸到五火七火。

这样他灸了一个星期后，臭秽的鼻涕也没有了，使他引为烦恼的毛病，得到根本消除了。

34. 又一种治脑漏的灸法。

有个从小就患这病的人，在近两三年来，更加厉害起来了，当他的两眉的中间，怪难过的发胀而不舒服，鼻孔里流淌气味的鼻水，精神也十分的不愉快，经过医院用太阳灯以及洗涤鼻管疗法，一连治了两年多，结果是不能断根，相反的逐渐严重起来。因此他也就进行灸法治疗了，料不到竟会像说神话一样，不过灸了一个星期光景，将他从小所起的病根，连医两年不好的毛病，很快的挖掉根而获得了痊愈。

这个灸点是实在难能可贵的，现在把它写在下面公开出来，可使大家推广采用来医好更多的患者。

灸的穴位：神庭，哑门，风池，手三里。

灸法：用艾药条或艾炷灸都可。

35. 鼻血不止的几种治法。

治鼻血不止的方法很多，有三首歌诀包括治鼻血的方法，药方有 12 种，现在把它写在下面，可以随便采用。

（1）井泥苔藓贴囟门（就是用井底的泥，或井边青苔贴在头上囟门），大蒜捣烂涂足心（用大蒜头打成泥涂在两足底心），温热盐汤浸两足（用热的盐汤浸洗两足），铁锤烧红醋来熏（把铁锤烧红，叫患者俯下头首，用醋放在盆里，再将红铁锤向醋里一浸，一股醋烟上冲，使患者闻到这股酸味，其血即止）。

（2）石榴花瓣可以塞（用石榴花塞鼻孔），萝卜藕汁可以滴（用萝卜汁或藕汁滴入鼻孔），火煅龙骨可以吹（煅制龙骨细粉，药铺里买来可以吹如鼻孔），水煎茅花可以吃（茅草的花煎吃）。

（3）墙头苔藓可以塞（墙上的青苔可以塞），车前草汁可以滴（鲜车前草捣汁滴入），火烧莲房可以吹（用莲房烧灰研细吹鼻），水调锅煤可以吃（烧茅柴草的锅煤取来吞服）。

36. 消鼻中息肉的方法。

鼻子里发生息肉，也有叫鼻痔的。

消鼻痔的方法有两种：

（1）用枯矾和猪油（生的）同捣，搓比鼻孔稍小一点的丸子一颗，再用棉花薄薄包裹，塞进鼻孔，息肉就会随药而出。

（2）以藕节（有毛的取来）煅后存性研末，时吹鼻中，息肉就会慢慢收缩而脱落。

37. 治鼻渊（脑漏）的方法。

在鼻孔流出黄绿色的臭水，甚至头痛头重和鼻根部空痛，称为鼻渊。

治法：用丝瓜藤近根的一段，每根三五寸，炭火煅后存性，以酒调服，或者用老丝瓜筋煅为末，用酒服亦效。

又一方，用石首鱼（即黄鱼）脑骨二三十枚，煅后研末，每服五分酒下，一面用少许吹入鼻中，吹服几次可以痊愈。

38. 灸大椎治疗扁桃腺炎。

村小里王老师年纪20岁了，时常喉咙叫痛，或者红肿，在体格检查时医生说，他的扁桃腺有病，很容易犯扁桃腺炎，厉害时扁桃腺会红肿起来像蚕蛾一样，就是普通叫乳蛾喉蛾的毛病，要除掉这个常发病，就应把扁桃体腺割掉。

王老师心想去割治，但是因为时间问题，又有些害怕，所以就此耽搁下来，有一次喉咙病又发作了，刚刚碰到在考试时期，真抽不出功夫来，事情实在有些凑巧，西区的巡回治疗队下村工作了，队里的朱大夫是针灸家，就给王老师进行治疗了。在大椎穴用艾炷，米粒大的灸了五六火，王老师喉咙不痛了。

朱大夫说，你用艾药条，继续在这点上灸几天吧，可以使你常发病断根，而不需要去割治了，大椎灸点治扁桃腺炎，发作时只灸三至七火，就能显出奇效来了。

39. 乳蛾肿（扁桃腺炎）的灸疗。

天真活泼的孩子，尤其在六七岁的时候，最讨人喜欢的，张丽华的孩子才只六岁，伶俐聪明，左右邻居，没有一个不喜欢他，特别是隔壁的一位老年中医，天天的与他开玩笑，有一天他白天还是嬉皮笑脸与老人闹着玩，到了半夜，忽然发起高热来，就觉得喉咙头透气都不很顺利了，一家人弄得惊慌失措，连忙找这位老中医来看，据这位老先生的检查，说是扁桃腺炎，就是所谓喉蛾，发烧的原因也就是这病作怪。

又说，你们不必惊慌，只需要给灸一个穴位，就会好了，一边说一边拿了艾药条，烧着了，一头对着孩子足踝骨（内边的足踝骨），下面一点的地方（穴名叫照海），熏灸了四五分钟，果然发烧就慢慢退下去，仅继续灸了三天，什么病都没有了，仍是活泼伶俐一天到晚玩笑着。

40. 慢性喉头欧式管闭塞鼻塞声重的灸法。

秦彩娥在小学三年级读书，本来她是好学生，成绩非常好的，但是她进来不如以前了，两年来的成绩，渐渐的见她退下去，甚至弄得有几门功课都不及格，经过医生的体格健康情况检查，说她有很严重的喉头肿病，因为是慢性病的关系，逐渐影响了精神，应该住院进行手术治疗，她接受了这个治疗后，但仍旧没有得到好转的结果，因为她父亲胆结石症是由灸治医好的，所以父亲就主张给她灸法医治。

说也奇怪，从她经过灸后，不过是灸了两星期，却灵验非常，竟告痊愈了，回到学校去补课勤读，成绩也有显著的提高，还获得第二名哩！

所以她永远不会忘记了灸治的效验，常对人诚恳地说，灸法不但治好我的病，而且能够帮助我的身体，帮助我的智慧和脑力哩。

灸的部位：天突、大椎、灵道共四点。

灸法：用艾药条熏灸。

41. 医治乳蛾（即扁桃腺炎）的独圣散。

凡是一切喉蛾，不论是单蛾双蛾及一切烂喉痧缠喉风、锁喉风，关于热毒的喉症。

选用土牛膝粗壮的根，新鲜的（没有新鲜的就用干的给它煎得很浓）取来，勿经水洗，勿犯铁器，揩干净，把它捣出自然汁来，加几滴米醋或几粒盐亦可，慢慢地含入喉中，一面用鹅毛搅着喉头探出毒液，如果要呕吐更好，让它呕吐掉再含漱，自然痊愈或能蛾破而吐出血水即愈。

如果病得厉害，牙关紧闭，总要设法撬开牙关灌入，或从鼻管里灌进去也好，能够得到呕吐便会开口了。

这个办法还可以医治热痰壅蔽等险症，是一个开关涤痰最妙的方法。

42. 治风火喉癣的良方。

喉咙时红赤而痛或似虾皮圈的疮癣发生叫喉癣，用秋蝴蝶花的根，（就是药店卖的射干）二两，洗去泥，舂烂加绍兴酒煎，待稍冷，用以咽咽喉头，即行吐出，稍微有些咽下去，亦不妨事，要漱咽两三次，自可除根不发。

43. 治锁喉风闭的好办法。

锁喉风可能大家都知道的，就是一时间喉咙紧掣闭结异常，甚至鼻塞而死。

碰到这种情况，赶快先在头颈喉管部分，涂上香油，用一个铜钱或汤匙，像刮痧一样的刮着，待其痛势或紧掣的势头稍缓后，好趁势进药，或者先在十指尖刺出点血，也能暂缓其势，在危急时可以将舌下刺出紫血。对于所用的药很多，现在写出几个灵效的，请随便的采用：

（1）用土牛膝根捣汁，灌入喉咙。

（2）用蜒蚰和梅子（青梅放点食盐，即能化水，用此水含之，能吊出毒涎，即愈）。

（3）用生桐油蘸在鹅毛上，搅动喉咙探吐，吐出即愈。

44. 治一般扁桃腺炎肿方。

一般的扁桃腺炎，喉头两边的扁桃腺红痛，可将大葱的葱白直切两半，不要洗去黏质，贴在颈部喉咙的周围，用绷带扎好，干了再换，有想不到的效果。

45. 大蒜头、马鞭草治白喉。

白喉是喉咙头发生灰白色的白膜，可以使人的呼吸发生障碍，是非常危险的传染病，当然现在有治白喉的好药（白喉血清和白喉抗毒素），但是在偏僻的乡村里不容易办到。这个病一起，可以用大蒜头捣汁，把蒜汁滴在喉头白膜上，可以消去白膜，而救性命。

还有一种方法：取马鞭草的叶和盐揉搓取汁滴在喉头亦能消肿。

第三章　妇女病类

1. 灸治月经困难。

王樟莲看到了邻居阿桂姐的白带月经病，都被灸治医好了，身体也强壮起来，就是工作也非常有精神，她想到娘家侄女儿月华的痛经病，每月总要困在床上三四天，翻来覆去喊哭着，饭也不能吃，吃了就会吐，虽然常常请医吃药，总是时轻时重的每月发作。她在棉花收拾完毕，特地起个早，跑了二十里路到娘家去，将阿桂姐的病给灸法医好的事一五一十地告诉他们，劝月华也去灸治。

真灵妙的灸法，月华灸了两星期，月经来了，肚皮一些也没有痛，她快乐极了。医生说，还要继续下去，不然的话，还会发作的。吩咐再灸二个月。她一点也不少，就照样的灸了两个月。从此，四五年的病完全好了。

灸点：三焦俞，阳池，中脘，足三里，地机，三阴交。

灸法：艾炷和艾条灸都可。

2. 月经过少的汤药。

文仙是体质很弱的妇女，每次月经来得很少很少，简直是几滴，而且色泽也不很正，像黄水般的颜色。常常泡些生姜红糖茶吃，也是无效。

她的姑母从前是与她一样，现在都很调匀，面色也红润，比从前是两样的人了。文仙一次在姑母家玩，姑母谈起过去的病说，“幸好碰到一位妇科医生，他教给我一些汤药，才有现在的体质哩！”文仙听了也很喜欢，思忖自己的病和姑母是一样的，所以急忙问姑母吃的到底是什么药？

姑母说：“果皮、萝卜、蛋……”文仙红着脸说：“好了！快不要说笑话吧！什么果皮、萝卜，也会治好病？姑母实在太会开玩笑了！”姑母说：“谁不与你说正经？的确是一些不值钱的东西！苹果皮一撮，萝卜一寸，蛋白一个，三样东西用水煎，天天煎起来当茶吃。我吃了半个月后，来的月经就两样了，所以我就继续的吃了一个多月，你看我现在的体质，当然月经是非常调匀正规的了。”

文仙听了十分喜欢，回到家照样煎着吃，也不到一个月，月经的确是调整了。

3. 益母草是调经要药。

从前有一位著名的妇科医生，大家都称他是调经高手。到他那里去看病，除了开方子外，总要给一包药末，带回家调药吃，对于一切月经病，的确吃了他的药都很灵验。大家都知道他所开的药并不与人家两样，不过这包药末却是非常的好。当然在过去的社会里，他是卖秘诀秘方的，绝对不肯告诉人家究竟是什么药。日子长了，慢慢由他的学生，将秘密泄露出来。原来在他的后园里种满了益母草，他每年给人家的药末，都是他从后园里唯一的出产——益母草磨成的细末呀！

当时这个消息传出来，大家还不肯相信，都以为不是这么简单。后来就将他的药末拿到药铺里去一再试验，证明的确是益母草，大家才相信了。益母草的确是治一切月经病的好药，凡是月经不调、月经困难及痛经等症，只要用益母草浓煎加些红糖调和服下，是有相当疗效的。

4. 通经的马鞭草。

马鞭草是遍地产生的东西，什么地方都有。它能够通调月经，功效很大，大家不要以为它不值钱而不用。凡是月经过不调、月经困难，取来干的三四钱，水一碗半，煎至一半，日服两次，多吃几服，自然月经通调。如果能够加用当归二钱，一同煎服，就更灵验了。

5. 治月经久闭灵验药。

月经久闭不至，用晚蚕砂四两，炒黄，用无灰酒一斤，置砂锅内浓煎去滓，随量分饮。

如果不会吃酒，就用水煎，以水冲服亦可。

6. 妇女血崩和流产出血的灸法。

妇女的血崩（即子宫出血）或者在流产后出血不止，有个灸法，灸后其穴必止。但是这个灸法，只适应妇女的血崩症和流产后出血不止的毛病。如果子宫有其他毛病的出血是不能灸的。灸了反而有不良反应。

灸的方法和灸点：在石门穴和关元穴（石门穴在脐下二寸，关元穴在脐下三寸正中部）。在这两个穴上灸七火至十火（用米粒大的艾炷），或用艾药条灸也可以。

7. 灸隐白治妇女血崩和流产出血不止。

金兰大姐38岁，本来月经就有些毛病，每次总是滴沥不清，要十余天才能干净。不料三月里她忽然患起血崩来了，一阵一阵地崩着不息，身体实在支持不住了，头也发昏了，中药吃了三帖，都没见效。听说灸法能治血崩，就请求灸治医生来灸治。这位医生灸点不同，是在两足大踇趾内侧爪甲边的一点灸了五火，血崩遂止住了。

这位医生说，这样灸治，也可以治流产后的出血不止哩！

8. 治妇女血崩特效药。

妇女血崩不止或流产后出血不止，用陈棕灰（陈棕毛烧尘，如旧棕榈、蓑衣等都好用）、百霜草（即锅底烟煤，要在烧柴草的锅底取出来，烧煤的不可用）、头发灰（用头发烧黑），三味等分，每服一钱，用酒冲服，重症用童便冲服，即止，异常灵验。

朱芝英本来就是月经有病，每月总是滴沥不清，同时经常有紫块下来，因此体质就更不行。这一次，不知道什么缘故，竟大崩起来，那天晚上出血过多了，甚至晕了过去，她的丈夫照着上面的方子给芝英服了一次，血即减少，第二次服下后，血即止住了，后来吃了些调经药，便渐渐恢复了。

几个月后，芝英隔壁的王师母，因为疾病而流产了，以致大出血不止，芝英跑了过去看看情况，实在有些可怕，王师母躺在床上，面色和黄纸一样，不敢移动。芝英连忙回家，拿了没吃完的药，调上童便（即健康孩子的尿）给王师母吃了，大约吃了两次，血崩就止住了。

9. 治崩漏和赤白带下不止。

先用乌梅（药店有售）烧灰存性，研末，开水调服。血止后，再用莲蓬壳（烧灰存性）、香附（炒黑）共研细末，以淡醋汤（开水冲醋）调服，每次服三钱，连服数次即愈。

10. 治血崩和白带良方。

用旱莲草与野苎麻根各三两，水酒各半煎汤，冲木耳（烧灰研末）调服一钱，甚效。

11. 妇女的白带病与月经痛的灸疗。

阿桂姐20岁了，在村里姐妹年纪算是最大的一个，但她的身材却很矮小，不及人家，面色总黄黄的，好像有病一样，不爱说话，没有人家那么活泼，常常喊头痛、肚痛、眼睛昏花等。

她的母亲早就过世了，跟着姑母种几亩地过活。姑母知道她有痛经病和白带病。可是为了经济问题，没有办法吃药治疗。一天她的姑母在镇上听到亲戚家里的人说，有一位医生用灸法治疗妇女月经病很是灵验，不用花钱吃药，经过医生一次指导，以后还可以自己去做，姑母回了家来，马上领了阿桂前去，医生教了她灸法，还送了她一些艾绒，嘱她每天依法灸治。

果然不到一个月，阿桂的面色红润了，工作有精神了，从此没有再喊头昏不舒服，到了经期也不痛了。白带早在灸后的一星期就没有了。只花了一次医生的诊费，不到三角钱，而把一个怯弱的身体，灸得很健壮了。

灸的部位：三焦俞、肾俞、中髎、中脘、气海、中极、血海、三阴交。

灸的方法：用半粒米大的艾炷各灸七火，最好用艾条灸。

12. 妇女白带病的灸法。

白带病是妇女经常有的毛病，有这种病的妇女，身体可能逐渐衰弱下去，出现腰酸、头晕，甚至胃口不佳。一般的妇女都认为十女九带，是妇女一种普通的病，不去理会它，但是日子长了会影响身体健康，造成衰弱或引起其他疾病。

所以有白带的，应该赶紧医治。现在有一种灸法，很方便，自己也会医，只要有恒心，连续多灸一些日子，可以使疾病病断根，痛苦消除，使身体健康。

灸点：带脉、关元、腰阳关、三阴交。

灸法：用艾药条每天熏灸。

13. 湿热带下的灸法。

农村妇女，在溽暑候下田工作，因为湿热熏蒸而成白带病的有很多。

杨爱琴的身体十分强壮，可以挑得动120斤的长担，她在溽暑的天气里，简直是日夜不停工作，一到了秋后，她发现了一种毛病，好端端的流起白带来，同时小便时有些刺痛，虽然自觉对于身体上没有什么大的影响，但是她知道时间长了，就要影响到身体，所以她急忙跑到一位医生家去研究对于这种病的简便疗法。医生说："你的病就是中医书上说的'湿热下注而成带'，只用车前草连根叶都取来，煎汤当茶，一面也可以捡嫩的用素油炒着当菜吃。"

爱琴通过了这样的一个简单疗法，只有一个星期，迅速自己治好了毛病，而依然在生产战线上起劲劳动了。

14. 一般白带病的治疗。

古书上说：十女九带。在过去的封建时代，对于妇女的生理卫生方面是十分受束缚的。过去的妇女都被束缚在忧愁困郁的生活中，特别对于白带病的发生，形成了许多原因，可以说白带病竟成了一般女性的通病了。所以一些妇科医生也称为带下医。当然，以现在来说，是不适合了。

治白带的方法很多，现在选了几个简便有效的，让有白带的妇女试用吧！

（1）*治白带的汤药* 用白的鸡冠花（不论鲜的干的都好）水煎后去滓，临吃时冲点黄酒顺服。

（2）*治白带的小菜* 用乌贼鱼（干者）去骨，稍洗（不用洗得太干净，不用把它的黑水洗掉）切块，文火清炖煮烂，稍加盐（要比一般菜蔬淡一点）当菜蔬常常食用，非常有效。

（3）*治比较虚弱白带的丸药* 用椿根皮与乌贼鱼骨同等分量研成末药，再将生鸡蛋打糊（最好用鸽子蛋或用麻雀的蛋），将末药拌匀，晒干，搓成丸子，如梧桐子大，用瓶装好，每天吃五六十粒，用盐汤空心服下，约半个月当能除根治好。

15. 大蒜灸治疗妇女的月经病和坐骨神经痛。

妇女月经不调，经来或经后肚皮痛，这些都是妇女常有的毛病。有的妇女一到经期就像生大病一样儿，影响身体健康，而且是非常累缠的痛苦。

还有一种是经常多见的痛风病，称为坐骨神经痛，在腰脊以下，像打伤一样的疼痛，厉害起来，简直坐立不安，行走都不便。

李大夫又给我们一个很好的灸法，他诚恳地告诉我们，说是百发百中，希望大家见到这样的毛病，都可以照这个灸法来治愈它。据说这个灸法，也能够医痔疮的。

16. 妇人腰酸冷痛生姜灸法。

李大嫂子的腰部和腹部，整年的觉得冷飕飕的，而且有些疼痛，还常常会有下稀便，也会流白带。尤其在月经的前后，更是不舒服，肚皮痛，头痛，头晕，要拿热的东西经常在腰部腹部暖压着，会比较舒服一些。

一年到头，活像半个患者一样，没有几天爽快的。后来有人劝她赶快去灸治，否则这样闹下去，会把人拖虚掉的。

李大婶去请医生来灸治。本来她要热烫的东西会觉得舒服的，所以灸的时候，她真感觉有说不出的痛快。从此，她的精神渐渐振作起来了，经过两个月后，一切毛病无影无踪了，很快恢复到健康状况了。

灸点和灸法：用生姜灸法，在命门、肾俞、大小肠俞、次髎、下髎、中脘、肓俞、天枢气海、关元、足三里、三阴交。

17. 艾灸治愈妇人腰尻冷痛。

很多妇女有一种通病，腰部会有像冷水淋的感觉，有时还牵连到肩头也会冷痛。

某医生有灸腰冷痛的方法，用艾药条熏灸，只要连灸一个月，很便当。如果没有艾条，就用艾炷生姜隔灸也好。

灸的方法是在肺俞、心俞和足三里，每天于临睡时，每穴各灸六七分钟或各灸六七火，不消三四个星期，就有非常的效验。

18. 两种坐骨神经痛和腰尻冷痛的热汤熏洗法。

妇女最易患坐骨神经痛和腰尻冷痛，下面介绍热汤熏洗和热罨两种方法，随便哪种方法去多治疗几次，非常有效。

（1）采取生在皂荚树上的菰，它附生在皂荚树上，形状圆如盆，取来用水煮开，将水趁热用毛巾浸透，捣擦痛处，经过几次治疗，就能止痛。

（2）采用茴香的茎与叶，阴干后，搓碎，用毛巾缝做一个长形的袋，把它装在袋里，再加些艾叶进去（两样东西同等分量）放在锅内煮。一方面把毛巾袋取出趁热罨在痛处，一方面将所煎的汤倒在浴盆中，趁热熏洗，最好设法在周围用草席围好，以免泄气，当有很好的效验。

19. 木瓜糖浆治神经痛。

新鲜的木瓜五合（洗净），加白糖二三斤，用大口瓶装好密封。经过一个月后，就化出很多水来，每次饮少许，即能止痛。

20. 头发生姜烧酒擦痛法。

患腰尻冷痛，还有一种酒擦的方法。

光用烧酒（即高粱酒）加几片生姜煨热后，再用一把乱发浸酒，趁热按擦痛处，必须擦到局部非常热，也是很有效的一个方法。

21. 妊妇浮肿的灸法。

顾大嫂子怀胎三个月，初起两只脚一到下午就会渐渐粗壮起来，要到第二天早晨才消掉。大家都说有身孕的人脚里有些浮肿是胎气，是寻常的事，不过是身体气力不好的问题，应该注意注意营养，不要多劳动，就会好的。顾大嫂子听到人家都是这般说，也就很放心了。可是后来两只脚的浮肿一天天重起来，到六个月时，下半身都沉重了，在大腿上如果用指头一按就会有一个凹洞，不得不请医生看一看。医生说是肾炎，因为有了胎儿，又不好过分吃药，他就介绍用灸的方法治疗，叫他每天灸一次，一定会好的，而且将来生产，也比较容易些，胎儿的身体也强壮些。这位先生很有道德，地方上对他的信仰特别高，所以顾大嫂依照他的指示，在家里母亲替他灸着。大约十天光景，浮肿大部分消失了，神气也好得多了。一连就灸了两个月，结果体力非常健壮，肿是老早就没有了。果然，在生产的时候，非常顺利，孩子也很肥硕，今年已经 4 岁了，真是连伤风都不会感染过一次。

灸点：身柱、肝俞、脾俞、肾俞、命门、次髎、中脘、水分、肓俞、足三里、三阴交。

灸法：每天灸一次，用艾条灸法。

22. 产后血脚气灸法。

妇女在产后发生脚气浮肿的毛病，用灸治的治法是很效的，又不会影响乳汁。

吴家的大嫂子在产后脚浮肿得很厉害，有人说这称为血脚气，用灸的方法治疗，最妥当不过了。如果说药治，不但不容易好，有时还会影响乳汁。吴家的嫂子，就用这灸来进行医治，三个星期后，什么病都能除了。检查乳汁，真的一点没有影响。小孩子养得又白又胖，真开心煞了。

灸点：身柱、心俞、脾俞、肾俞、大肠俞、中脘、关元、足三里、悬钟。

灸法：用艾药条，或者用米粒大的艾柱灸都好。

23. 治脚气熏洗药方。

（1）用矾石二两，煮水一面盆，熏洗两脚，便能消退。

（2）萝卜菜，鲜者或干者均可，煎汤熏洗亦佳。

（3）冬瓜皮，煎汤熏洗也可消退。

24. 妊妇产后或病后的脚气治法。

一般营养性的脚气是缺少维生素的关系。尤其是病后、妊妇或产后，更以缺乏维生素所致的脚气浮肿为多。

治这种脚气，用赤小豆、米皮糠（取米的一层表面皮膜）和菠菜三样东西，一同煎煮熟（米皮糠用纱布包煎），连汤和豆菜一同吃，颇效。

张大力在病后两脚浮肿，他的妻子怀孕已有八个月了，也是两脚浮肿得像大脚疯一样。夫妻一对，坐着连脚都拖不动了，两个人你看看我，我看看你的，又好笑，又好气，又着急，唉声叹气，毫无办法。

社长是位保健员同志，热心地前来照顾，特地为了他的脚气病跑到城上去问医生，据医生告诉他上面的方法，同时给他们带来一些菠菜和米糠，家里现成有的是赤小豆，叫他俩煮来吃。张大力感动得流出泪来。

夫妻俩吃了三四天，脚气很快消退了。一个星期后，夫妻俩又双双下田工作了。

25. 治产后脚气良方。

桂英大嫂，养了一个胖胖的孩子。产后十余天，桂英发生了脚气病，两足浮肿得很厉害，请了朱大夫前来开方吃药。这张药方真灵，仅吃了三贴，脚气就慢慢消退了。

药方：当归二钱，川芎一钱，地黄二钱，白芍二钱，木瓜二钱，薏苡仁二钱，苍术一钱。七味药同煎，水一碗半，煎至七分，去滓，温服。又加水一碗，煎至六分，去滓温服。

26. 乳肿之灸法。

张姓妇女有婴孩哺乳，因为给孩儿吮伤了乳部，乳房有些疼痛，经过一晚，乳房竟肿了起来，成了乳腺炎，非常惊恐，只怕生乳病是要溃烂的。听说有人会灸治乳腺的方法，就去请他用灸法治疗。

那人用大蒜片四片，在乳肿的部位排列着，用艾丸放在蒜片上，一连灸上三火，觉得有些烫痛了，才歇了灸。照这样灸了两天，就真的平安无事了。

27. 治积乳痈肿药。

妇女哺乳的时候，有时乳管不通致成痈肿，是很容易成为积乳成痈的。

治此病初起，用土牛膝根与黄酒煎服，就能消肿通乳，还有一种叫乳吹病的，说是被儿口风吹入乳管而闭塞胀痛的。

用鹿角粉二钱，以开水或酒吞服颇效。

28. 治乳痈的特效方。

吴金弟生了乳痈，肿痛得非常厉害，大半个乳房都红肿起来了。

外科医生告诉他一样特效药，医治了两三天，居然红消肿退，平安无事了。

药名称为蒲公英（一名黄花地丁），新鲜的采来，连根梗药，捣自然汁服（每次服大半茶杯，每天服二次），并用渣涂敷在乳上，如果没有新鲜的，就用干的浓煎，服之亦效，一面将蒲公英研细，调醋敷上，亦有效验。

29. 石首鱼脊翅治乳痈。

用石首鱼脊翅（就是黄鱼）焙干研末，小青皮晒干研末（小青皮要比鱼脊翅多一倍的分量），两样东西和匀，每服三钱，加葱二三个（杵），冲黄酒送下，随量饮微醉，令卧，盖被出汗（要避风）。初起一服即愈，已成熟者一连三服，能出脓消肿。

因为临时采用不便，可以预先把这两种药和匀，用米饮汤糊作为丸药，焙干用瓶装置，以便应用。

30. 一张土制的消炎退肿膏专治妇女乳肿。

妇女乳部硬肿，是很容易变成溃疡的。在外面农村中，现成有着很好的消炎退肿药品，因为大家都不晓得去利用它，所以往往使一种好药埋没了它的作用。

在前三年有这么一回事：王家村的王大嫂子，他的乳部，忽然的肿了起来，有些发热和发红，很是疼痛。因为医药非常不便，已经拖了三天，病势越闹越凶。一位外科先生，下乡来做防疫工作，但是也没有带治疗药品。看了王大嫂子的乳肿，他就想出了一个医治的办法。用生姜一块，生芋头两个（大的）一同捣烂，杵匀，加上面粉，搅成几个药饼，铺在纸上（药饼五六分厚），贴在患处，干了就换，经过一晚，就可以马上止痛。大嫂子不过换了三五个药饼，把这样一个来势凶猛的乳肿也消退了。

这算是一个极好的一张消炎退肿膏，它的效验可以与市上卖的安福消肿膏比拟一下的。

第四章　小儿病类

1. 小儿灸。

林家村林阿四的孩子，只有 10 个月，发了两天寒热，迷迷糊糊的，奶也不要吃了，阿四为着田里忙，又离街过远，没工夫上街去看医生，听说前村的吴老师会灸的，吃过了晚饭，到校里去看吴老师，老师说：好，去试一下看吧！我会得一种有名的小儿灸，是专门灸小儿发烧的，好在是灸不坏的，如果灸了仍不退烧，那么非去请医生看不可，当晚吴老师就在孩子的背脊上灸了三个米粒般大的艾柱，真稀奇，在下半夜就退凉了，也要吃奶了（灸点是身柱穴）。

吴老师有办法，既做人民教师，又做了人民医师，林阿四真兴奋惊奇极了，碰到人便这样地说着。

2. 治小儿消化不良的灸法。

小孩子在三四岁的时候，尤其在夏秋的季节里，更要好好地小心不要乱吃零食，对于饮食也要有节制，否则，便使他容易造成消化不良的疾病而影响孩子的发育。

如果说孩子患上了这种毛病，可能使他一天一天的瘦弱下去，没精打采的，一道冬令严寒，更会显的衰弱了。

这里有很好的灸法，假使孩子有这样的病时，可以在天枢穴和小儿命门，左右共四点，因为小儿怕疼的关系，就用艾药条，每天一次的在这四点上熏灸，灸到个把月，就立刻显出他的好处，不但治愈毛病，并且可以使孩子的肤色、神气、形态及体重，都能够相当好转，一定可以使你喜悦，有个壮健活泼可爱的孩子。但是要记取经验教训，再不要让孩子再去乱吃东西。

3. 简便的大蒜蒸灸疗法，医好小儿恶性消化不良。

有一次方家村的一位儿童，由于父母太疼爱的关系，对吃的东西，听凭孩子去乱吃，没有注意到孩子饮食卫生，以致吃坏了肚皮，弄得患恶性的消化不良，从此孩子皮黄骨瘦，对正常饭食根本就不想吃，闹到好像营养不够的样子。其实是乱吃而吃坏的，医生诊断后，要他住院治疗，这时有人介绍他一个疗法，叫他先试一下看再说，因为这个治法，既简便而有灵效，而且很舒服，可以解决孩子不喜欢吃苦药的一切问题。

大蒜蒸疗法这个疗法，是对一般肚痛（着寒的肚痛）、肚里不舒服等毛病，都可以用。

果然，这孩子用过大蒜蒸灸法，几次以后，那种恶性消化不良的毛病完全治好了，恢复到他的原有的健康。不过治好以后做父母的就该注意，以后不要让孩子再乱吃东西才对。

4. 治小儿食物积滞的简易方。

胡老奶奶会治小儿食积，她能给小儿摸食，上下村庄，左右邻居，每逢小儿食滞发热的毛病都请胡老奶奶，给她摸一下，或经过胡老奶奶给一点汤茶吃，就会退热消食，胡老奶奶唯一的方法是问一问孩子吃伤什么了，把孩子吃伤的东西取来烧成焦炭，煎汤服下，说自能消滞。

胡老奶奶常常告诉大家说：凡是小儿吃多了，停滞不消化，引起发烧，这个称为食滞，就用原食物烧成焦炭，煎汤服下，它的消滞力量是很大的，这是我几十年的经验治法。

5. 治小儿冒乳的葱乳汤。

乳婴往往会冒乳，主要原因大都是感受寒气的关系，或者是胃里不安静所致，所以婴儿在乳后，不宜有剧烈震动，不要颠簸震动摇篮，要使他安静地睡一觉。

如果是小儿感受寒气而冒乳，可以使用葱头两个，放在火铣上，把火铣向火上烫熟，再喷射一些人乳在葱上，取来冲些开水，喂给小孩子吃，如果寒气过重，加一小薄片生姜同泡（不应有辣味）更好。

6. 挑疳积。

小王的弟弟过了八月半，是三足岁的孩子了，还是常常要吃零食，要哭，从来没有看见他笑过，两臂两腿，瘦得不像样，总是把指头挖着鼻孔，连肚皮也有些胀大了，拉出来的屎白溏溏的没有一天好肚子，大家都说："小小王是闹疳积啦，是小痨病哩，赶快要医好他才好。"学校里的吴老师看见了说："的确是疳积病，替他挑挑疳积看"。于是拿上一把过去的种痘刀、一些药棉，用酒精在弟弟的手指上和小刀上揩一揩干净（消毒法），就在手指的纹上刺了一刺，会冒出鸡蛋清似的水珠子，老师说，过三四天再挑吧，要挑到没有蛋清般的水珠而现出红的血水时，那就好了。

果真，经过老师刺了三四回后，小弟弟的神气活泼起来了，也不哭不想吃零食和拉肚子了，从此肯说肯笑，爱玩爱闹了。

这个手指上挑破的地方，称为四缝穴。

7. 治小儿疳积良方。

邱金生的孩子，一向喜欢吃闲食和糖食，弄得正常的三餐不要吃，脾气暴躁，早晨起来口臭，眼屎堆积得像松香一般，眼睛也有些儿发赤了，鼻孔底下，两条红红的，鼻黏膜发炎了，外表看来肝火非常重的样子，他的爸爸找了许多疳药给他吃，因为孩子最怕吃苦水，总是吃不下糟蹋了许多药，结果还是吃不下去，后来给他访问到一种疳药，煎起来毫无气味，像白开水一样，他每天的吃着，慢慢地就治好了，药方：用夜明砂、生石决明（药店有售）二味药等分，煎汤代茶饮。

8. 治小儿疳泻、疳胀的妙药。

西郊李宅村的李家小囡已经8岁了，一年到头一张小脸儿黄黄的，头发像干松毛一样，一天到晚要拉五六遍肚子，拉出来的东西白溏溏的臭秽异常，粥饭根本就不要吃，身体瘦得不像样。

这个病就是疳泄，是从小的饮食不节慢慢儿得来的，如果不给他治好，就要变成疳胀，肚皮要像小铜鼓一样，连肚脐也会胀得突起来，李家在镇上的联合诊所里，访问到一个单方，是专治小儿疳泄和疳胀的妙药。

疳泄：用活蝦蟆一个，去肠杂，放在炭火上去煅成炭，存性研末，分做几次开水调服即愈。

疳胀：用蝦蟆一个，焙干后和砂仁五分，一同研作细末，分两次服，若未见效，再配一料服之，当有奇效。

李小囡吃过了两个蝦蟆炭后，大便慢慢正常起来，而疳泄病也就痊愈了。

9. 鹅肝能治小儿疳积病。

（1）治小儿因为无乳，将成疳积：用鹅肝一对（不落水洗），冰糖四两，琐琐葡萄一斤（去核），一同捣烂，搓成丸子，随时用开水化开食之，甚效（琐琐葡萄，形态像葡萄，一根数本蔓牵长，开极细的黄白色花，它的果实有紫、白、青、黑数种，一种色紫而小如胡椒的就是琐琐葡萄）。

（2）治小儿一切疳积：用鹅肝一对（不落水洗）加雄黄四分，同放在酒杯里，加一点黄酒进去（约一汤勺），在煮饭时置在饭锅内蒸透，食下，服三四次后自然非常有效。

10. 野茄窠梗虫治小儿一切疳积食积。

小儿严重的疳积食积毛病形成了以后，他的腹部会膨胀而显出青筋，大便拉薄粪，重的甚至眼睛怕阳光而渐致失明的。

用野茄窠梗内的虫（就是苍耳草虫）采取数百根来，以米粉和在一起，一同捣杵搓成丸药，晒干后，每天服用，很有效验。

11. 治小儿各种虫积的食物。

（1）南瓜子（炒）和炒榧子均能治寸白虫，小儿虫积最多的是两种虫，一种是蛔虫，一种是寸白虫，蛔虫可能是大家都知道的，而对于寸白虫或许会不十分明了，寸白虫也是一种肠寄生虫，晚上孩子睡去的时候，在孩子的肛门里，可以看见到，如果寸白虫多的话，会爬出肛门来，它是极细的，像丝线般的一条小虫，治这种虫，香榧子与南瓜子都能治疗，而且孩子很喜欢吃，比吃什么药物都便当，又可当食用又可治病，真是两全其美。

（2）使君子肉治蛔虫：在药铺里买的使君子肉，它能治蛔虫，用使君子肉煨起来吃，味道香美，和榧子差不多，有蛔虫病的孩子，可以常常煨点吃吃，每次吃五六枚或十余枚，能把蛔虫杀灭。

12. 小儿脐风的灯火爆法。

小儿脐风是顶危险的病，都是由于小儿才出生的时候，脐带剪断时消毒不够严密的关系，所以现在新法接生对这个毛病可以说没有了，老法接生就难免有发生这种毛病的危险了，因为过去小儿脐风病太多了，古法传下来有一种极妙的医法，据说小儿发作了脐风，在她的肚脐上面可以隐约地看得出一股青气般的东西向上冲，这股青气如果冲到鸠骨上（胸剑骨上），毛病就十分危险了。

有个办法先用灯心草溅上菜油点着火，向青气般的尽端头上爆一火，这样使青气就会遭到打击一样的缩短，再在缩短的尽头又爆一火，这样使青气一直缩到脐中，继续地在脐的周围，绕脐眼一圈多爆上几火，一面又在眉心爆一火，在两口角各爆一火，进行这样地灯火爆法，是可医好小儿危险脐风病的。

13. 治脐风的艾灸法。

初生小儿如发脐风，要仔细看，会像上面所讲的一样，脐上有青筋一条，由脐而上至心口，如果此筋已至心口，则十个之中难救一二，只要此筋未至心口，是可以灸好的，用艾丸（赤豆大或麦子般大）在筋头上灸，这筋就向下缩短，再从缩下的尽头上又灸，此筋就下缩以至消除而病即愈。

14. 治小儿脐风的简效方。

脐风就是破伤风，所以脐风还有一个七日脐风的名称，大约在初生小儿六七日间发作，由于出生时，剪断脐带时，用具或其他方面消毒不够严密而造成的毛病。

脐风发作有各种各样的病状，主要是四肢抽搐等神经症状，治脐风的简效药物是：僵蚕三钱，蝉蜕十余只，天南星一钱，三味药同煎，不时服下，颇能见效。

15. 虎耳草也能治小儿的脐风（抽筋）病。

小儿体质各部都尚未充实，所以稍有热度就很容易发生痉挛症的。

用虎耳草（即猫耳朵草）洗净，放在碗内擂碎，绞出自然汁，少加水，饮一小酒杯，就能够消炎和解除痉挛的毛病。

16. 治小儿惊风病的两种药草。

有一种草药称为荔枝草，也叫它是雪裹青和皱皮葱，它的药草性很凉，它在冬令发苗，经霜不枯，三月里抽茎，茎高大约尺许，茎方中空，药尖长有锯齿形的边缘，药面青色，背淡白色，开花细紫成穗，到了五月里其茎即枯。

凡是惊风病，热高而抽搐的急惊风，取荔枝草汁半茶杯，掺入朱砂半分，和匀服下，消炎退热，镇惊除风的力量是很大的。

还有一种称为石菖蒲，生在水旁石隙中的菖蒲，取它的根捣出自然汁灌服，它也能治小儿惊风病，不过这个药，是治小儿痰热蕴结而成惊风的，小儿如有痰迷或痰声阻闭而成的惊风抽搐等病，用汁少许，灌入服下，它颇能开窍化痰，而能治疗小儿惊风。

17. 小儿的夜啼（也称为夜惊）的灸法。

前村林春全家的小毛头两岁了，一到夜里大家都想睡的时候，他就哇啦哇啦地哭，吵得一家人都不得安眠，春泉以为这是神道作怪，偷偷写了一张红纸条“天皇皇，地黄黄，我家有个哭儿郎，过路君子读一遍，一夜睡到大天光。”贴在厕所旁边，以为就可以镇压住鬼神而使小毛头不哭，但是一天一天贴着，小毛头还是哭个不休的。

这张红纸条儿吴老师看见了，问了问，知道是春全家的小毛头夜啼，吴老师真有些发笑，这样也可以解决问题吗？连忙跑到春全家向春全说：你家小毛头的夜啼，我有办法，你写的那纸条儿，我念了好几遍，大概没有解决问题吧？那是迷信的玩意儿，不中用的，还是让我来给你灸一下吧！于是在毛头的背上肝俞、命门，用半粒米大的艾柱灸了三火，而当夜就不吵夜了。

18. 治小儿夜啼（夜惊）病的药方。

用抱木茯神三钱，灯心草拌朱砂一枚，同煎汤代茶，自能安神镇静的治好了夜惊。

19. 治神识错乱胡言乱语的挑针法。

吴家的孩子，得病没几天，身上摸去有些热，迷迷糊糊地总是困，在前天晚上，病厉害起来，神识有点错乱，见神见鬼地胡言乱语地乱说一套，一家人闹得心慌意乱，竟有的人要求神许愿，有人认为还是请医生看看好。

他的爸爸跑到村校里与王老师商量，王老师说，这个是病的关系么！有什么神啦鬼啦，简直是胡闹，前村的老医生有经验，他还有一些各种的医治方法哩，快去请他吧！因此老吴才到前村去请医生。

老医生来了一看，就用引针（消过毒）先把嘴巴的上唇翻转来，在唇里的中央直弦上，决出一粒青色的息肉像黍米般的一棵东西，挤了一点血。当天晚上，孩子就睡得比较好而没有胡言乱语的情形了。

20. 灸法治疗小儿脑膜炎后痴呆病。

陈大力的女孩子 7 岁了，去年夏天患了脑膜炎，治疗得及时，虽然没有丧命，但是病后失去了过去的灵敏活泼，变成了痴呆模样，笑起来也像似哭的样子，拿些玩具来逗弄他玩，或湿吃的东西给他吃，有时他不接受，给到他手里，总是丢了出去，吃饭也要喂他才吃，有时还会吐出来，一天到晚哼着哼着，竟成为一个废物了，他的母亲为了她，常常暗中哭泣，这样有一年光景，总觉得是没办法了。

陈大力从朋友里听说，某先生用灸法能医好不少奇怪的病，所以也就去医治，起初三天，在他身上灸时，好像什么都不知道，简直失去知觉一般，后来灸时慢慢地有些知道痛的样子，这样连续灸到一个半月，那种哼哼调门不会唱了，给东西他会拿着不扔了，智慧感觉也都有一些进步了，哭叫声也有抑扬高低了，而笑起来也像笑的样子。

持续了三个月的灸治以后，什么都与平常孩子一样，这样竟慢慢恢复了智慧和活泼，而且也上小学去念书了。

灸点：百会、右肝俞、左脾俞、命门、长强、鬼哭，每天各穴灸三小火，也可以用艾药条灸熏。

21. 治脑膜炎灵验方。

脑膜炎是烈性传染病，是非常危险的毛病，初起时头痛胸闷，颈项强直，继则角弓反张，神志昏迷，往往治疗后，会出现五官不仁，或者四肢残废，或者声哑目盲等的后遗症。这是一种急性病，要用迅速快捷治疗方法，在城市中当然比较便当，但是在我们农村中，往往会贻误生命，轻则成残废不全。

近代中医对这个有简便治疗法，曾经有人试用过，都很灵验。

用皂矾研制成性（皂矾药铺里有得卖），研成细末过筛备用，如果患者左边头痛，以矾末少许吹入右鼻孔，右边头痛，吹入左鼻孔，如头部左右皆痛，吹入两鼻孔，两三分钟后胸中就会感觉清爽，少许会流清涕，随即流出许多血水后，病就好了。

根据研究，皂矾的药性，酸凉涩敛，它能够敛下脑部热毒，和化痰解热的作用。

这张方子，过去（1938 年）曾经在报纸上刊登过，我想患这毛病在大城市里，当然有完备的医院良好的治疗，但是以偏僻农村来说，一时恐怕措手不及，不妨用这个方法一试，是友谊无害的。

22. 小儿麻痹症的灸法。

张家嫂子的妹妹去年三月生的孩子，在今年七月忽然发了五天高烧，请医生开单子吃过十来贴药，烧退了，但是发现了奇怪的毛病，站立不稳，不能开步，仔细检查，原来左脚僵着不会活动了，医生说变成小儿麻痹症了，是不容易治好的，我们都非常焦急，捣出去找医生来看，都说是医治困难，怎么办呢？

过了三个月，左足比右足逐渐细小起来了，更急坏人，医生说过的，足细小更困难而无法治的，但是我们还多方面打听请教，究竟有没有良好的治法？有人介绍说，某位医生能用灸法治好了许多困难症，就急忙忙的前去请诊，果然不错，医法简单高妙，不过灸了三个月光景，这个大家都认为无法希望的毛病竟医好了。

灸的地方是肺俞、肝俞、命门、中髎、四满、手三里、中渎、阳陵泉、足三里、悬钟。

23. 小儿内翻足的灸法。

阿林 5 岁的女孩子，不小心被热水烫痛了足，而又闪伤了腰骨，走起路来，左足向里一拐一拐的，认为是烫痛的关系，不大去留意他，过几天就会好的，哪里知道，一天天沉重起来，竟像跛子一样，于是就到就近医生去看，说他是结核性的骨膜炎，医了三年，换过好几处医生总说是这个毛病，一时不容易治好的，一家人都非常的悲观，最后找到了一位针灸医生那里去，仔细地问前问后和诊查，说这是先天性的内翻足可以灸治，就在他那里每天灸一次，用药条灸，不到一星期，很看得出，情况有些好转了，经过三星期后，如果不留意去看。看不出他曾经有过什么毛病哩，共灸了三个月，完全像好的一式一样了，快步如飞的，谁也不信，会好得那么快。

灸点：筋缩、命门、上髎、外膝眼、悬钟。

灸法：也可以用艾柱，半粒米大的灸五火。

第五章　风痛病类

1. 颜面神经麻痹的灸法治疗。

农社里的会计小林，年纪 21 岁，她早就找好了对象，还有半个月要结婚了，那天她参加田里工作，好像面上被吹着一阵风似的，没有注意，和她在一起工作的社员姊妹们，看看小林的面上说，小林姐，怎样你的嘴巴歪了，这时她才觉得右边面孔肌肉有些紧绷绷地，说话张口都有点不自然，马上回去拿镜子一照，哇的一声哭起来了，她的母亲知道了，安慰她说，不要紧的，前村的朱老伯伯，他会灸艾灸的，今天辰光不早了，明天叫小王（她的未婚爱人）伴你去吧，第二天一个老早，小王来了，伴着小林一同去找朱老伯伯，朱老伯一看，就说，不打紧！不打紧！你毛病才初起，很快很快就会好的，就是有两三个月也没关系，我的灸法是特别灵验的，一面说一面动起手来。

他拿了两片生姜同时灸了两个地方（就是生姜灸法参照第二编灸法 3）用一块干净的干毛巾，将口紧紧围起来，关照她说：两个钟头不要说话，不要吹着风，明天再灸。这样灸了三次，完全好了。

据他说，时间久了，只要多灸几次，也是会好的。

2. 颜面神经痛，用栀子生姜灸治。

陈老师说，从前他在学校读书的时候，刚刚在期中考试的阶段，发生剧烈的颜面神经痛，面部突然歪斜，眼泪流淌，连饮食都不便下去，夜里睡觉也被抽掣抽掣的疼痛扰得不能安眠。

虽经过注射及电气治疗，都不见效，后来请了一位老医生，用栀子生姜灸。

在我的面部、颈部、头部及肩部足部等处，依法灸治，两星期后，颜面歪斜和不安眠等症消除，三星期后大部分的疼痛消失，一直就灸了三个月光景，很困难的毛病，完全得到根本治好了，这件事距离现在有七、八年了，从此没有复发过，这个灸治的方子，我现在都保存着，可以给大家看看，如果犯了这病，跟着这方子自己去灸起来，是十分灵效的。

灸方：肩井、阳白、下关、听宫、大迎、颊车、脑户、风池、足三里。

3. 鳝鱼血可以涂治颜面神经麻痹。

颜面神经麻痹，会使人口鼻㖞斜，取鲜的鳝鱼涂在麻痹的一面，可以治好这种毛病。

4. 山栀子与竹皮可治神经痛。

杨介樵是胜利农社的会计，同时还担任农社夜校的老师，他的工作是很忙的，他为了要搞好农社的经济制度和准备给本社的社员摘去文盲的帽子，所以他的工作越搞越起劲，越办越认真，可以说一天到晚嘴巴和手是没停留的时候了。

连睡在床上还开动脑筋，找办法，想计划，所以大家都非常的敬爱这位热心工作的青年，因为睡眠不足，用脑过度，他的头面偏左的一面，牵掣着发痛，他尚在支持着他的每天必须做的事情，三天以后他实在不能支持了。

保健员小汪，他知道杨介樵有着毛病，连忙前去慰问他，他看了看情况，想起了学习的时候，一位老师讲起过这个是神经痛病，有一简治方法，是用山栀子（就是野黄栀）六七个和一些毛竹外面的青皮，一同煮浓熬成真黄色的汁，一天服几次可治，所以他就照着的办了起来，送到杨同志的房间里叫他吃了，这样一天吃三次，连吃了两天，杨会计的神经痛给治疗了，小汪与小杨，一个叫着汪医师，一个叫着杨老师，真的有这说不出的关心。

5. 治漏肩风的盐水灸。

在外面的广大农村里，一年到头劳动的人，到了 50 岁开外，常会发生一种普遍性的毛病，肩臂疼痛，不能向上举，也有手不能反转到背后去，往往吃药、注射，都不大灵光。

只有一种灸法，既简便而又速效，现在把这个灸法贡献给农民兄弟，如果有这种毛病，可以效法自己去做。

灸的方法：用盐水灸法。

灸的部位：肩外俞、肩井、肺俞、魄户。

依照这个灸法和灸点，一连灸上几天，慢慢地自然会痊愈的。

6. 腕关节炎的灸治。

有一位音乐家，为了弹钢琴，发生了腕关节部疼痛的毛病，长远治不好，很是忧虑，钢琴弹不来了，而且酸痛得厉害，后来他经过医生的指导，教他自己用灸法来治疗。

他的方法就在痛的部分的中心位置的皮肤上，用一粒米粒大的艾绒放上去燃灸（也可以用艾条熏灸），如果痛点有移动时，灸也跟着移动去做，不到一个月，就完全治愈了。为了防止再发，他治愈后还继续灸了一段时间，此后根本就没有发作过。

7. 治疗关节痛风的大蒜灸法。

有一位妇女患恶性痛风，膝关节和足关节疼痛，行动很不方便，医生也认为治愈是困难的，用尽了方法都没效果，从病初起到现在，只有一个多月，就变成了如此痛苦，同时又非常焦虑着怕耽误了生产，在万般焦灼的时候，刚刚她的妹子前来望望她的病，说起徐医生的大蒜灸法，真的医好了不少奇怪的毛病和一些难治的病，于是由她的妹妹介绍，请了徐医生前来。医生诊断之后，说这是关节炎，俗语说是骨节痛风，大凡这种痛风都是好像会游走的模样，这里痛，那里痛，东跑西走，没有一定部位，所以灸这个病，不必规定穴位，就依痛点上去灸，痛在哪里就灸哪里，痛点作为灸点，最方便也没有了，用前面讲过的大蒜灸法由自己去做，一天一次，或者一天两次，只要耐性，一定是会好的。

她遵照医嘱，细心地只灸了一个星期，就大大见效了，行动也方便多了，从此她更持续做起来，根本治愈了，直到现在一年多没有发过了。

8. 坐骨神经痛的灸法。

黄立三同志是一位工作干部，他的工作非常辛苦，不论下雪落雨，每天都要东跑西走，日夜忙着，本来已有多年的腰腿疼痛的毛病，可以说没有很好的休养一下，虽然一面在医治，总是无效，在去年的春天，毛病更厉害起来了，弄得不能行走，有人劝他，你不用怕麻烦，还是好好灸治去，的确可以医断根的。

他不得已，依着话，去实行灸治了，起初是一天灸一次，渐渐的隔一天灸一天，这样医了三个月，想不到，竟灸一天有一天的效验，几年不好的毛病，甚至到了不能开步的腰腿疼痛，行走却能照旧健步如飞的干工作了，现在痊愈了已有一年光景，虽然跑走得再辛苦一点，也没有复发过一次。

灸点：志室、大肠俞、环跳、殷门、委阳、阳陵泉、丰隆、侠溪。

灸法：用艾药条灸，或者直接灸都可以。

9. 龙舌兰能治关节炎。

龙舌兰就是芦荟，俗名叫象胆，是一种常绿的灌木，叶长大而尖，肉质，边有锯齿，它的药有很厚的分泌脂液，质地脆弱，如果患关节痛，用它的叶，磨碎在痛的地方散涂之，片刻会觉得有像针刺般的感觉，半痛半痒，等到六七分钟或者十余分钟以后去掉，再用温温的手巾拭净，其痛就可止住，这样息息做做，经过三五次后，自能治愈。

10. 豨莶草是治各种痛风的妙药。

豨莶草有些地方俗称为粪缸草，因为它有种恶劣的气味，但祛风去湿的力量非常足，能够通利经络、强壮筋骨，治一切风湿痛症有奇效。

豨莶草不论多少（红梗的更佳），将蜜糖和酒一同调拌，置在小木甑内，蒸三炷香时间，取出阴干一日，再拌些蜜和酒，仍旧置在甑内去蒸，要这样拌蒸几次，晒干，研成细末（或搓成丸药），每次服三钱，用米汤送下，功效非常大。

从前有一个医生患了风湿痛病，一双脚和腰脊骨几乎不能行动，年纪已经六十几岁，病了一年余，诸药无效。后来他就自制豨莶丸，每日服三钱，不到一个月，一年来的痛苦竟完全消失，并且精神十分充沛。

豨莶草经过道地蒸制以后，祛风强壮筋骨的效力是非常强的。豨莶丸不但能够治疗痛风，还能益寿延年。

11. 一般膝关节炎的灸法。

胜利农社的会计员，年纪才19岁，最近的三个月当中，总是不开心，走起路来一拐一拐地喊着痛，是左脚的膝盖部分，有些肿，他一经上卫生所去治疗，医生说是膝关节炎，一面吃药一面擦药和把膝部包扎起来，但是已经医了一个多月了，还没有好了哩，在前一个礼拜卫生所里加了一个新来的医生，说是会针灸的，小张会计连忙去找他，奇怪这位医生问了问病情，就在小张的右脚的膝关节内侧中央部分，在膝腘横纹头用起灸法来，小张以为很奇怪，对医生说，我并不是右脚痛啊，是痛在左膝呢，为什么要治我的好脚，你是否搞错呢？

医生笑了笑说，我一点没有错，请你看结果吧，于是就在右脚（叫曲泉穴）灸了二十火后，再用引针（就是缝衣针）在左脚膝关节部痛的位置上，轻轻刺点了二十下。

果真的，左脚就比较轻松了，医生说，你照我这样自己回去做几次，包你自能痊愈了。

小张回去照着做，不过自己再做了二次，三个月的痛苦完全消失了。

灸法是：左膝痛，灸右曲泉，用引针轻刺点左膝的痛点。

右膝痛，灸左曲泉，用一阵轻刺点右膝的痛点。

12. 鹤膝风（膝关节肿痛）灸法。

鹤膝风这个病名，可能大家都知道，就是膝部关节的毛病，在膝盖部分肿起来而且很痛，不把它治好的话，可能慢慢肿大起来，它膝部显得肿大，而大腿与小腿都会逐渐逐渐的消瘦下去，中间像个槌一样，和鹤的膝一样，所以称为鹤膝风，这个毛病很讨厌的，不容易治好的。

陈大华才25岁，本来在利民供销合作社里工作，因为害了鹤膝风在家休养和医治，用尽了医疗办法，终究是没有效果，从起病到现在，已经有一年多了，膝盖部分肿起来，有点像鹤膝一样了，非常的害怕而忧虑，任何地方都去请教，但是没有得到比较好的医法。一天，东村的巡逻医疗队到这里来了，这一个小队是一位针灸名医老先生领队的，遇到他就向这位老先生请教治法，老先生对他说，这个病果然很麻烦，但是没有办法，你可以每天在膝上两穴用艾药条去熏灸，连灸不要脱节的灸几个月，可以慢慢地使它好转而痊愈的，这灸点的取法，就是从膝盖骨上部的外侧凹下去的地方，你要勉强伸着足就可以看得出凹的凹点，就在这上面灸吧。

真的，大华按照这个办法，在患的膝上灸呀灸呀，一连两三个月，眼见的肿痛一天一天的减退，有些儿灵活了，他知道这个治法，是有治疗的希望了。

13. 治鹤膝风的特效方。

有一种草药，称为老虎脚迹的，它生在一些田塍塝上，叶的形状像老虎脚迹。

将其根打烂，把它放入砚壳内，合在膝部的膝眼上，将布扎好等到皮肤上发起水泡来，去掉，将泡挑破，流出水液，等到此地结起疤后，就能慢慢地行动了。

最好一而再吃些豨莶丸，那么效验更好了。

14. 多发性瘘麻质斯（痛风）的灸法。

大众布店的职工老许，前年夏天有事下乡，带着他的孩子（10 岁）一同下乡，这位小朋友是第一次到乡间去，看到宽敞的田野和农村的景物，处处都那么可爱，快乐极了，赤着脚在田沟里溜来溜去，也不怕太阳晒和田沟水汽的蒸发。但是，本来他这几天稍微有些伤风不大舒服，这样乐以忘忧的又感受了些暑湿的熏蒸，结果，回家以后发起热来，几天后毛病加重，全身不能动弹，而且疼痛，于是就到医院去治疗，据说是多发性关节炎，可能会变成残废的，他的爸爸着急了，看看的确医治不大见效，所以就主张用针灸疗法，针灸医生诊后说，此病非要作全身灸法不可的，眼看这样严重的毛病，当然就听从医生的处理了，在灸的时候，看他并不觉怎样热痛，没有叫喊。

因为她的痛处，没有一定，有时会在手部，有时会在足部，所以对灸的部位，就跟着它的痛点去做，痛势移动，而将灸点也跟着移动，或在手方面，或在足方面，结果，几乎使这个孩子成为残废的十分严重的多发性痛风毛病，用灸治方法竟给医好了。

灸的穴位：上肢肩髃、曲池、天井、四渎、手三里、阳池、合谷。下肢环跳、风市、阳陵泉、阳辅、昆仑、解溪、太冲。

灸法：用生姜灸和艾条灸法。

15. 治伤筋之后变成痛风的热罨法。

杨爱民是一位运动家，特别擅长足球，大家都称他是足球能手，他因为有次在足球比赛的时候，稍不小心，扭伤了脚腕关节的筋，当时倒没有什么问题，所以没有去注意它，外面弄些碘酒，松节油，樟脑油等擦了几次，经过了一个多礼拜后，渐渐地疼痛起来，不能上球场，这样才赶快医治，总是医不好，后来有一位医生告诉他，用糯稻的稻秆烧灰趁尚未烧过时，把自己的尿浇上去，不要怕烫，乘热的将秆灰和尿搅匀取来罨在痛的地方，用布包裹一宿，这样继续罨治四五次，伤后痛风就告痊愈了。

16. 治鹅掌风法。

鹅掌风是手掌肿痒，像鹅的足掌一样，所以称为鹅掌风。

治鹅掌风的方法：

（1）用豨莶草一把，煎汤，搓洗手掌，拭干，再用生桐油擦手掌，将青松毛扎紧，放炭火上烧出烟，把手掌向烟上熏灼，勿见汤水。如此第二天再洗再擦再熏，连做六七天后，自然能够痊愈。

（2）用池塘里紫背浮萍草，取来晒干，烧起将手掌在烟上熏，烧到发热时，再用扁柏叶捣出的自然汁涂上去，重的一连医治三四次后，即能见效。

第六章　外科病类

1. 灸治瘰疬（淋巴结肿）的方法。

小王已经有11岁了，但总是呆呆地没有其他孩子活泼，面色惨淡得好像没活力似的，在学校里功课也不好，身体发育还不如邻家9岁的阿福呢，他的耳下颈项侧有四五个疙瘩。

学校里的老师说，这是淋巴结肿，大家叫它瘰疬疮，如果不把它医好，将来溃烂起来就很难医好的。

那位老师会灸法，特地跑到小王家去，告诉他的父亲说："小王的病，应该趁早给他灸治，这样的拖下去，与身体发育都有关系，如果等到溃烂起来，那时就很为难了。"于是就教他怎样去灸，怎样去取灸点穴道。小王的爸听了老师这么说，便认真的从那天起，每天小王放学回家时，就替他灸一次，不到一个月，不但那颈上的疙瘩散掉，而且小王的脸色也变得粉红光泽的，大腿上的肌肉也结实起来，连性情都变活泼了，不像以前一样呆若木鸡，呆杜西西似的，身体也像吹火筒似的发育得很快了。

灸点：天柱、身柱、肝俞、脾俞、肘尖。

灸法：每天用艾药条灸。

2. 治瘰疬的内服药和外搽药。

王本立在12岁的时候，项颈生了五六个结核，身体非常消瘦，项间的瘰疬不痛也不痒，但是影响了身体的健康，大家对他这个毛病非常担忧，因为这个东西烂起来非常厉害的。

一位有名的专医疬串的医生，告诉了他一个治法，用白玉簪花的叶，取极嫩的，浸在米醋里浸一宿，取出向饭锅上蒸熟，扯作一块块像膏药一样贴在每个结核上，一面取香梗芋艿，生磨成粉晒干，水法成丸，或把芋艿切成薄片晒干，每天服丸或片三钱，或五钱，分作两次服也行，王本立经常这样治疗，瘰疬慢慢由缩小软化而消除干净，从此体格也逐渐强健了。

3. 壁虎鸡蛋可治瘰疬。

用壁虎一只（就是墙壁上的爬虫）捉来，将一个生鸡蛋，把蛋壳敲一个洞，将壁虎装入蛋内，洞口仍用纸封好，置在炭火上去焙，焙到极干。再把壁虎连蛋壳均研细末，分作四次用温开水吞服（每日服一次），重者连服二三颗，瘰疬就能消退而愈。

4. 项疽（俗名称为落头疽）的灸法。

在项部生疽，过去有的说是一种致命的外科病，但是用灸治方法来医是可以好的，所以说它一定会致命，其实不尽然的，不相信的话，有事实证明，灸法已经医好不少这样的致命项疽。

张家村的张小三患了落头疽，颈项溃烂得很严重，痛得要命，人家一说起了落头疽，都是皱起眉头替他担心，而张小三一面服药，一面进行灸治，不到三个星期，落头疽不但没有把头烂落了，相反脓水干净，肉芽生长而获痊愈了，张小三真是高兴得比任何事情都快乐，说："我真是死里逃生哩。"但是医生说："你不应该这样说的，本来嘛，这种病与其他外科一样的，并不见得十分危险，问题是要及时医治，像你这种病，一起始就追着去灸治，第一天先在手三里穴灸十余火，到第二天脓就会排出来的。"

于是张小三再去进行灸治，在养老穴上用指头压按会有些痛的感觉，这是痛点，要在这痛点上灸一火。然后又继续在肩井穴上灸五火，肺俞穴上灸十火。这样一天去灸一回，就更加容易治好了（都用生姜片隔灸法）。

这种灸法，已经治好了不少疾病，不让落头疽真的烂落了人头。

5. 面部疔疮的灸法。

某供销社合作社的工作同志，在口角上生了一粒疔疮，半片面孔都肿了起来，两天不能吃东西，势头是非常凶猛的，面孔肿得实在有些可怕。

他即行回到自己家里，使用灸治来治疗，先在疔疮的中心点，用小艾炷一口气灸了五火，再在手臂上（手三里穴）灸了二十火，当天就止住了肿势和疼痛，再继续的灸了三天，这样凶猛的肿势完全消退平服而精神轻快了。

6. 又是一种面部疔疮的灸法。

一位小学生年纪十六岁，明天是准备去参加体育大会的，而且他是主要的选手呢，早晨突然在额角上，生了疔疮，来势非常凶猛，叫痛不已，因为他家有一张祖传的灸治疔疮的秘方，秘方上说："只要在背中正确穴位一点，急灸五火，治一切疔毒。"所以他妈就照这方上的取穴法给儿子连灸了五火，在当天的中午就出了不少的脓而痛止肿消了。

到了第二天，仍旧高高兴兴出现在运动上，大显他的体育身手，额上连瘢痕也没有一点。

秘方上的取穴法子：用绳一根，当肚脐部分绕转一周，量出腹部周围的长度后，根据这个标准，把绳分拆的中心，按在喉结的下面，再将绳两端，沿颈项左右分向后背部垂下，使绳两端在背的当中结合，当这两端结合的部位一点，就是要灸的穴位，在这里灸上五火就好了。

7. 灯火爆治红丝疔。

张小丰，在那年的秋天里，手上生了一粒疔疮，这个疔疮都奇怪，好像拖着一根细丝般的长尾巴，从疔疮的根上起，一直向手臂上牵着一条红筋，极细的隐在皮肤里面。

人有些恶冷发热，大家说，乖乖不得了，这是红丝疔哩！王家的老伯伯，他有个医红丝疔的妙法，他说，不要慌，让我来给你治吧！拿了一根灯心草，溅点菜油点着了，就按着红丝的尽头爆了一下，说也奇怪，这根红丝好像是怕火烧的一样，慢慢地就缩短，王伯伯又在缩短的红丝端上，又是一火，这样几爆之后，红丝缩到疔疮的根部，而看不见有红丝了，王伯伯最后在开始点上爆了一下说，好了，没有关系了。

果然，疔疮肿势平下去了，没有问题了。

8. 蜒蚰与野茄窠虫都是治疔疮的妙药。

在阴湿墙角和水缸旁边的蜒蚰，它能够医治疔疮，将它活的取来，打一打糊，敷在疔疮上面，初起的疔疮就会消散，已成脓的疔疮能够拔出脓头，灼热极痛的疔疮，也可以说要比盘尼西林消炎的力量还大，不过这个东西，一定要取鲜活的用，才能有效力。

还有一种称为野茄窠梗虫，就是苍耳子的虫，它生在野茄窠的梗里面，要在立秋后五日内去采取（因为这时候采来的虫更好些）你去仔细察看，梗上有细粒孔的里面必定有虫，在虫孔下边近地的一段折断，在梗里就很容易找出虫来，如果当时要用，就可以取它来用，当时不用的话，可以给它原条的虫浸在真麻油里，用瓶装好，用时取出，放在疔疮上，再贴盖膏药、可以拔头也可以消肿。如果取得此虫不给它泡在麻油里，就用土贝母粉同捣和匀，做成绿豆大的丸子，阴干后藏在瓶里，以备要用时取出一二颗捺碎，敷在疔疮上，再贴盖膏药，也是一样的。

疔疮如果已出脓，有了破口时，将原根的虫（不论鲜的或油浸的）塞进了破口，或把做成的丸药捺碎掺入破口，都是极其效验的好办法。

现在再把两种治验告诉大家吧，丁家村丁金海，在鼻孔旁生了一个疔疮，鼻梁肿得像唱戏的金兀术一样，打了四万单位的盘尼西林三瓶，鼻部的肿热和疼痛一点也没有消去，身上仍发一阵阵的寒热，有些支持不住了，好像要晕过去的样子，后来他用活的蜒蚰三只，打糊敷上鼻孔旁疔疮头上，没几分钟就觉得一种阴凉清快的很是舒服，但是十几分钟后干掉了，他又换了几条鲜活的敷上去，大约不到一个钟头，流出了许多脓，拔出了一根白筋般的脓头，顿时就肿消热退的连痛也止住了，而就此告愈。

李老伯伯家是有秘制的疔疮药，他的药就是麻油浸的苍耳子虫，他的大孙子，在城里学校里读书，因为嘴唇上生疔疮，嘴唇肿得像烂桃子般，由学校里抬了回来，李家伯伯看了知道这是很危险的翻唇疔，但是这个疔疮已经破口出脓，它的脓头很深，看不见在什么地方，他就把苍耳虫原根的塞进疮口，一面取了一把西瓜子仁，嚼溶，围敷在疮口的周围，这样不到两个钟头，肿势逐渐消退拔出了脓头而慢慢痊愈了。

李老伯伯告诉大家说，生西瓜子仁（就是西瓜子里面的肉）也是治疔疮消肿的好药，初起时将它嚼细敷上去，也可以消炎消肿就能医好了疔疮烂毒的。

9. 治一切疔毒的内服药。

（1）紫花地丁（药店有售）每服三钱，浓煎服下，能解一切疔毒。

（2）苍耳子（就是野茄窠）自采浓汤煎服下，也能解一切疔毒。

10. 丹毒的灸法。

红星农社的社长，在前年九月初，起初觉得左耳的耳壳上，有点很小的硬肿，是不去十分注意它，第一天还会工作，也会去理发洗澡，哪里知道，第二天左边的耳朵全部红肿起来，而且身体发热，量量体温升到三十九度，立即就请医生来诊治，认定是丹毒了，即行医治，家里的人，非常不放心，所以又去请教一位灸治医生来看，医生说，不妨，不妨，给他灸一灸就好了，于是就用起灸法来，经过一次灸后，到了明天热度居然降到 36.6 度，正常的体温了，而肿势已经消除干净而痊愈了。

灸的部位和灸法：

当丹毒发作的时候，在他的肩髃穴与曲池穴的中间，稍微下面一点的部位，会有凝滞样的东西或像小结节一样的现象发生，就在这个上面，小艾炷五十火（能够多灸些更好）就能够很快退热止痛。

再继续在肩髃，曲池，身柱，肾俞，足三里，去灸些时候，就平安无事了。

11. 还有一种丹毒的治法。

大凡赤丹毒（俗名叫流火的）往往多在下肢部发生的，在发生的时候，于发作的局部，不用药也不须用灸，只用一块碗片锋（就是打碎的破瓷碗小块而有尖峰的）取来，将筷破开钳住碗锋再用线扎紧，将碗锋向丹毒部分打刺，（就是砭打）要从丹毒外周围打进去，刺遍一块丹毒，慢慢自然能够止住不发而痊愈的。

12. 治流火的单方。

在农村里，这种丹毒流火的毛病很多的，一般的流火，都是发生在两足胫部分，红肿起块而痛。

治流火的外治法，很多，但是不能十分见效，有一种治法，在发作时，把药搽上，四五天就能治愈了，曾经治好了不少的人，大家都可以来试用一下。

用磺灰化在水缸里，第二天于水面上浮有一层结起薄薄的好像薄冰一样的东西，把这层东西取来用桐油对调搅匀，可以制成腻厚的油膏样的东西。将这流膏每天敷在一块块的丹毒上面，一天搽三四次。

在搽这药的时候，应该忌吃猪肉。

13. 野菊花煎汤内服与外搽可治流火。

在流火发得厉害的时候，用野菊花约二两煎汤顿服，一面将煎出的浓汁少许，再用番木鳖一个在粗碗上和菊花水磨汁，把鸡毛或鸭毛，蘸着药汁刷在患处，每天多刷几次，数日即愈。

14. 痔疮发作疼痛时的灸法。

王阿毛的痔疮已有三年多了，因为没有什么痛苦就不去注意它，他很能劳动，但是也很喜欢喝酒和吃辣的东西，今年的夏天，很久不下雨，天气很干燥，田里没有水，为了要搞好生产，阿毛日夜不停戽水，连着日夜的疲劳，他的痔疮发作起来，肛门口吊着一块像胡桃样的东西，胀痛得十分厉害，大便时更如刀割，还有一些血，起初还挣扎着上田去做工，后来连路也不能走了，坐也不好站也不好的，只好天天躺着。

镇上的医生给他开了一张方子，吃了几贴中药，不见效，心里很是焦急。

社里的老陈，从城里回来，看到阿毛这般情况，对他说，我有个治法，用很小的艾炷，在你的背上烧灸几下，便可止痛，但是你怕不怕痛，阿毛急于求愈，便说，烧火比我这个劳什子的痛总好当一点，而且长痛不如短痛，就请你给我灸吧。老陈便用米粒大的艾炷，在他背下腰俞穴，一连灸到十五壮时，即见痔疮慢慢地缩小而肛门就不大痛了，灸到二十壮时，便完全止痛，躺着休息了一会，就能够起来照常工作去了。

灸点：腰俞一点，在第四荐骨下正中一点。

15. 大蒜灸法治痔瘘。

小桥村的王自强是劳动农民，他患了5年的痔疮，越做辛苦了，痔疮越发作得厉害，身体搞得很衰弱，工作起来痔疮又疼痛，而又有气没力的，觉得有些不行了，据说这个病一定要割掉它才行，但是他看这几年来，他亲眼看到许多毛病，都是用灸的治疗而得断根的，所以他就跑到针灸医生那里去商量商量，是否也能灸好痔疮，这位医生诚恳地说，因为你的病是个多年的病，好是可以当然给你治好的，不过只要有信心，时间长久一点吧，但是可以使你不费钱的，也可由你自己回去照法治疗就行啦！

因此就开始治疗，灸的方法与灸点，照着前面阿明爸的李大夫给他的那种灸方的方法一样做。

再另外用一片三分厚的大蒜片，把它充分的烧热后，贴在瘘孔上面，冷了就换，一天做两三次，每天要交换贴着两三个小时。

果然，三个月功夫，五年的痔瘘，给大蒜灸法医愈了。

16. 灸痔核的盐水灸法。

灸痔核的盐水灸的方法，用半寸方的白布，先浸透浓盐水，贴在痔核上面，把小豆般大的艾丸，置在布上烧灸着，一天灸一次，一次要灸十火，布干了可以再浸一浸盐水重新贴上去灸的。

有一位患痔核的患者，医治了许多地方，都没有效果。由人家告知，灸法对治疗痔核是特效的，因为实在无法可治而去进行灸疗的，于是思想上还抱着姑且试试的态度。但是在灸的时候，感觉热得非常舒服适意，连灸了三天，血也止住了，经过这个简便办法一个月的治疗，竟给他所有的痛苦完全消除，痔核平平服服，已经痊愈了，一直到现在已有两年多没有复发呢！

17. 熏洗痔疮的两种药品。

痔疮发作时，往往都在过度疲劳之后，或者在多吃刺激食品之后，（像酒、辣椒等）发作起来，在肛门部分刺刺刺的痛，和欣然红肿，有的甚至连走路都不方便，用一种药来浓煎趁热熏洗，可以使痔疮消失收缩和止痛的。

（1）蒲公英：遍生田野间，开黄花，所以也叫黄花地丁，俗名也叫金簪草、金鼓草的，它开花以后，花萼上成了一个白色的冠毛，如毛球状，乘风吹散，将它的梗叶根采来，不论干鲜均可煎用。

（2）无花果叶：有一种无花果树的叶子，它的形状很大，分裂三至五个，边缘有锯齿，有毛茸，拆切后白汁流出来，取来三五张不等，煎汤熏洗。

上面两种药，随便哪种，煎成浓汤，置入木盆，先将屁股趁热坐木盆上先熏，待稍温凉，洗痔疮部分，数次之后，可能慢慢消退炎肿和止痛的。

18. 痔疮出血可以多食柿饼止血。

一位医痔瘘的专家，碰到痔疮出血，他一面给他医治，一面就叫患者常吃些柿饼，果然吃了柿饼之后，出血的程度，会慢慢减少而能止住，连大便也可以比较顺利。

陈春生有内痔，大便时颇感困难，有时还会出血，他在出柿子的时候常常吃柿子，没有柿子的时候就常吃柿饼，的确解决了大便困难问题和大便出血问题。虽然内痔没有痊愈，但是程度减轻了，确实能够减少不少的痛苦。

19. 一切外科疖子肿疡初起的治法。

在农村中因为种种环境的关系，很容易发生一般的外科病毒，疖子啦，肿痛啦，疮疡啦，在这种病刚起的时候，如果有适当的办法处治，就可以免得发展到化脓、溃烂的程度，把病毒散掉，就没有问题了。

处治的方法很简单，用风化石灰和鲜韭菜捣出的自然汁调和起来，阴干用瓶装起封好，需要用的时候拿点出来，和上一点水，把它涂布在疖子或各种外毒初起的上面，连涂几次，自然会消散的。还有一个办法，就在这个疮毒上，用药条熏灸，也是非常灵验的一个好法子。

20. 治天泡疮的药品。

天泡疮大都是孩子发生的多。在身上发出一个个亮晶的水泡，水泡破了，毒水蔓延到哪里，它就会发到哪里。治天泡疮，用白的百合花，捣烂连水夹滓的涂敷，能够很快治愈。

如果没有新鲜的百合花时候，可以用生锦纹（就是大黄）用冷开水磨烊，不时将大黄磨汁，刷到天泡疮，也能很快的治愈。

21. 治一切痈疽初发时的内服药。

对一切痈疽疮毒初发的时候，用茄子蒂的骨九个（干的可以多用几个），生首乌一两，一同浓煎，顿服。没有溃烂的一切痈疽毒就能消除。

22. 芙蓉花的叶是治一切外科疮毒的好药。

木芙蓉的叶，新鲜的加几粒食盐一同捣烂，在一切外科红肿上敷着，可以拔毒消炎，打散退肿，是医治外科的唯一妙药。

23. 天蛇头的治法。

俗语说："十指连心。"如果在指头上生毒，它比生在任何地方要痛些。

指头上发生肿硬，称为生天蛇头的，火辣辣的发热，在初起的时候，去取一只猪胆，里面加上一点雄黄粉，把整个指头套进猪胆，用线扎好，不要使胆汁流出来，火辣辣的灼痛慢慢就会平静下去，等它肿势退清，那就没有问题了。

24. 黄水瘤疮的治法。

有一种称为黄水瘤疮，它常常会生在面部，流出来的黄稠水，它流到那就蔓延到哪里，稠水就结了痂，把皮肤上堆起，十分难过，治这种疮，用蚕豆壳烧灰存性，加点冬丹，和匀，干擦在疮上，不时用菜油去润之，它自能好去。

25. 还有几种治疮毒的特效药。

（1）紫罗兰叶，可以使疮毒出脓止痛：

用紫罗兰细长的叶，揉搓成糊，涂敷患处，第二天就能出脓止痛。

（2）水仙花头，可治顽固不出脓的疮毒：

将水仙花头放在磁盆中研碎，涂在患处，用布包扎，能够退热拔脓。

（3）土制的百合花膏，能化脓消毒：

采百合花瓣，装在瓶内封好，过一年就能变成茶色的膏药一样，用以敷涂一切疮毒肿痛，非常灵效。

26. 灸冻疮的法子。

一到了天气寒冷的时候，很容易发生冻疮，像足跟头和指节等处最易发生，在冻疮开始的时候，是红肿而痒，结果还会溃烂起来，也是一件可恶的事情，我们应该在它发作的起初，来防治它，不要使它烂开吧。

用极小粒的艾炷，放在冻疮上烧灸，当快烧完的那一霎，是非常痛快的，不过不要烧着皮肤，即将艾火拿掉，继续再换上一个，这样做几回，冻疮的瘀血，就会散掉，歇一两天，自然会好的了。

冻疮上用生姜和药条熏灸，都能够使它散掉而不会作怪的。

27. 冻疮已溃的治法。

蛤子壳（即瓦楞子）火煅后，研极细末，用麻油调敷烂处，如果流水的创面，就用粉燥掺亦可。

28. 冻疮未溃的治法。

（1）用樗树子烧成炭，研成细末，加上茶花籽油（即茶油）熬之，擦患部，可痊愈，或用樗树籽煎汤，浸洗患部亦甚效。

（2）用辣椒，芥子，以及生姜，熬汤，越浓越好，趁热时时洗患部，即能散去瘀血。

（3）茄子茎梗，在冬天以茄茎当燃料煮饭时，将足，手冻疮患处，靠近火烟上熏灼，有意想不到的效果。

第七章 其他疾病

1. 晕船晕车的预防灸法。

有些人每每在坐船或乘车，不论是汽轮木船，汽车，火车都会像喝醉了酒一样的头晕脑胀，还会呕吐，这是一种对出门是很不便的毛病，犯得厉害的甚至会有好几天不舒服。

夏得发就得了这样的病，他特地为了这个毛病跑去讨教针灸医生询问，究竟有没有办法来预防或医治它？

医生说，这很简单，容易见效，不消十天功夫，随便你去坐什么船呀车呀，都不发晕。夏德发说，请你告诉我吧，试试看，究竟灵验不灵验呢？医生说，你在左手的阳池穴与腹上的中脘穴和左右足胫上的三阴交穴，共四个灸点上，每天用艾药条熏灸，或者用半粒米大的艾炷（艾炷每点七火）来灸，灸上十天，以后就不会犯这个毛病了。

果然，得发就试起，灸后特地去坐船，真的就不会昏晕呕吐了。

2. 医治跌打损伤的“回生第一丹。”

凡是跌打、压伤、刀伤、铁木器伤，虽然遍体鳞伤、骨折筋断，“回生第一丹”都可医治。另外，冻死、惊死、吊死、溺死及雷震死，只要有一丝气息，身体稍软，用这药来灌服都有相当的疗效。

不过这张药方比较价钱昂贵，一般人的经济力量难以买到，最好由农业社里来准备着些，可以临时拿出来应用，现在把这张方抄录下来，以备大家采用。

药方：活大土鳖虫（应选择大的活的雄的，尾略尖者是雄的，才有效，小的力小，死的无效，还要选择一下，如果有翅能飞的有毒不可用）五钱，自然铜三钱（醋焠制九次），真乳香三钱，真陈血竭二钱，真辰砂二钱，全当归一两，真正当门麝香一钱。

以上七味药，要选择道地药材，照准分量，共研细末，用小瓷瓶装置，封紧瓶口，不要漏气。

服法：大人每服一分五厘，小孩酌量减半，用黄酒冲服，伤重者三五付，伤轻者一付立效。

禁忌：宜避风，尤忌房事和气恼。

附注：如果受伤人牙关紧闭，不能灌药时，可用生乌梅擦牙即开，用生半夏擦两腮，也能开口。气要断绝时，可设法挖开牙关灌下，却能有起死回生的效果。

3. 简易止血特效药。

对于一切刀创破伤流血不止的止血药品非常的多，但是还嫌他有些弊病不够好，因为有些地方不便使用，譬如说，截破了口腔里面，擦上了药，难免要咽下去，恐怕会生出一些关系，还有使用了以后，因为收缩性过大，容易使创口结上瘢痕，所以在这些方面，一般的止血药品，就不能认为是完善的了，现在有一个极其灵验而且简便，家家可备的良药，它的好处，不但能够安全止血，而且愈后无疤，也不妨入口咽下，种种方面，都很妥当，请大家多来准备吧。

药方用龙眼核（就是桂圆的核）不论多少，剥去外层光皮，放在干净锅内焙炒，磨成细粉，用瓶子贮藏着，临时要用的时候，拿点出来敷在疮口上，用干净包扎起来，不必再去动它，等三五天自然愈合了。

4. 艾叶可以止血。

平常时候将艾叶取来阴干后，装入罐里保存起来，用时把它揉碎，掺在创伤出血的伤口上，就可以止血。

5. 火、水烫伤的简易神效药品。

火烫或水烫伤了皮肤，是寻常的事情，在乡村中治疗十分不便，往往措手不及，乱弄乱搞，把烫伤的部位，弄成溃烂化脓，甚至于弄到十分厉害，痛苦非常。

现在有一种很简单且非常灵验的法子，用石灰与水混合，让石灰融化后沉淀清楚，取面上的清水，加下麻油，搅匀，就会凝结像鸡蛋清般的液体，用鹅毛挑着薄薄的涂布在烫伤皮肤上面，不要去动它，一天擦一次，等三五天后自然痊愈。

6. 老黄瓜水可治火伤。

用最老的黄瓜（带黑紫色的最好），将皮剥去，切细装在瓶内，放置在阴凉的地方。

黄瓜自能化成水，就将此水擦火伤患处，不但有良好的效果，并且好后不留瘢痕。

7. 火伤药韭菜和洋山芋。

（1）用韭菜放在盆内捣碎，加醋少许搓匀，要捣至有黏性时，铺在纸上，贴在火伤处用布条扎好，每天换两三次，如果皮肤起泡或脱皮时，可以先用绵纸铺在伤处，再在纸上涂药，到第二天换药时，就可以去掉纸而直接将药涂上，可以止痛，数日后完全治愈而无瘢痕。

（2）用洋山芋磨出的水，涂敷在火伤上，也有相当奇效。

8. 治疯狗咬的内服药方。

主治：疯狗咬。

药方：生军（即大黄）四钱，地鳖虫（去足炒）桃仁七粒（去皮尖）

以上三味药研末，加白蜜三钱用黄酒一碗同煎，煎至十分之七的光景，连药渣统服下（如果不会吃酒的用水对和煎之），小儿减半。

服法及服后注意事项：

（1）空心服此药后，要另外干净粪桶一只，给他大小便，（以验大小便）因大便必下像鱼肠猪肝一样的东西，小便像苏木汁一样的东西，几次后，药力尽，大小便即如常，再服药即恶物又下，不论帖服，要吃到大小便中没有丝毫恶物为度。不可中止，使余毒留在腹中，以致复发，要牢记。

（2）碰到被疯狗咬，不论轻重，应急服此药，越早越好，如果因循毒发，未过一周时者，还可医治，不过需要赶紧进药，一天可以服两三贴，切不可延迟误事。

（3）大凡被疯狗咬后，发病之期，大都在四十九天，近则二三十天，远到六七十天或百余天不等，大概是毒有轻重的关系。

（4）如果对疯狗有怀疑，也不妨服此药以为检验，若是疯狗当下些恶物，不是疯狗，则大便略泄而已，药性和平，无甚妨疑。

（5）这张方子比较其他药方简便而功效颇大，服过此药，但忌房事数天，其余一概不忌。

9. 家狗咬伤的简易治法。

被狗咬去，虽不是疯狗，即普通的家狗，因为它的嘴巴整天在地上东吻西闻，当然不很干净而有毒，所以被狗咬去破伤容易烂肿，简便的治法，用生蚕豆放在口里嚼溶，涂敷被咬的伤口，就可以免掉溃烂和红肿。

10. 蛇咬和蜂螫的急治法。

蛇咬后和毒蜂螫后，都很容易肿和难忍的疼痛，现有两个急治方法。

（1）用新鲜的梧桐叶，嚼细涂敷患处。

（2）用马齿苋梗和叶捣碎，连渣汁和点白糖拌匀，涂敷患处。

这两种药随便采用哪一种敷上，均能立刻止痛。

11. 喇叭花的叶治一切毒虫螫痛。

被毒虫咬伤，肿痛，可取喇叭花的叶，搓碎，捺出草汁，涂在被伤的皮肤，有奇效。

12. 芋艿的茎可治毒蛇咬肿。

被毒蛇咬去，伤痛难当，还要肿得很厉害，当时取芋茎，揉碎涂在伤口可以解毒止痛消肿。

13. 治头发脱落两种办法。

有些人在病后，或者有其他病的人，头发脱落得很凶，脱光了头发，不但不卫生而且也不很美观，治脱发有两个办法。

（1）用菊花叶煎汤，洗涤头发，对于脱毛性者，很有效。

（2）用桑白皮（药店里可以买到），自己也可以采到，煎出很浓的汁，用此汁刷头或常涂头上，不唯能防止脱毛，还可以生头发。

14. 甘露午时茶的制法。

一切普通初起的毛病，像伤风感冒，头痛发热，遍身疼痛，肚痛饱胀，山岚瘴气，暑气中恶以及水土不服等病，把午时茶浓煎或开水泡服，都有相当的灵验，是我们家常应备的药品，不过这药方配合药味过多，私人配制有些困难，好在现在我们农村都已经组织了农社，在我们这样的生产的大家庭中，应该准备准备这些药品制备应用，是非常必要的事情。

药方：茯苓 45 两，桔梗 30 两，葛根 22 两，楂肉 32 两，桑白皮 26 两，麦芽 30 两（炒），大腹皮 24 两，藿香 20 两，白芍 20 两（炒），泽泻 24 两（炒），川芎 16 两，川朴 18 两（姜汁炒），陈皮 16 两，苏叶 18 两，半夏 12 两，柴胡 10 两，羌活 10 两，甘草 24 两，薄荷 8 两，南豆 16 两（炒），猪苓 12 两，香薷 16 两，白芷 37 两，苍术 10 两（米泔水泡）。

上面二十味药，要向药铺选上等药材，共研为粗末，给它一包一包分开装置，每包八分再加入陈茶叶一钱二分（合计每包二钱），一包即为一服。

服法：每服一次，大人一两包，小人一包，用开水泡服，或放在药罐稍煎一下，可趁热喝下。

头屑也干净消除。

13. 治头发脱落的小办法

有些人在中年后，或者有其他病的人，头发脱落[illegible]了头发，不到[illegible]不[illegible]而且[illegible]，治疗有两个方法。

(1) [illegible]，每日早晚各一次。

(2) [illegible]也可以买到，自己也可以采摘，[illegible]，[illegible]，[illegible]。

14. [illegible]

[illegible]

[illegible]，[illegible]10克，[illegible]32两，[illegible]30[illegible]，[illegible]30两（[illegible]），[illegible]20[illegible]，[illegible]24[illegible]，[illegible]10[illegible]，[illegible]18[illegible]，[illegible]10克，[illegible]18克，[illegible]，[illegible]24[illegible]，[illegible]16两，[illegible]12[illegible]，[illegible]10[illegible]。

上面这十味药，[illegible]，[illegible]一[illegible]。

[illegible]，[illegible]一[illegible]。

经典校译·校注十四经发挥

滑伯仁　原著

承淡安　校注

目　录

滑伯仁先生传

滑君，名寿，字伯仁，自号为撄宁生（以上见宋濂《十四经发挥》序），世为许襄城大家。元初，祖父官江南，自许徙仪真，而君生焉（以上见《医学入门》小传）。后又徙余姚（见《中国医学史》）。笃实详敏（句见揭汯《难经本义》序），好学能诗（见《中国医学史》滑寿传）。习儒，日记千言，操笔为文（三语见《医学入门》），温雅有法（见宋濂《十四经发挥》序），而又长于乐府（见《医学入门》）。京口王居中，名医也，客仪真，君从之学，授以《素问》《难经》。君卒业，乃请益曰："《素问》详矣！独书多错简，愚将分象经度等为十二类，抄而读之。《难经》又本《素问》《灵枢》，其间营卫脏腑，与夫经络腧穴，辨之博矣！而缺误或多？愚将本其意旨，注而读之。何如？"居中跃然曰："甚矣！子之善学也；速为之！"（以上见《中国医学史》滑寿传）说者谓君之理识契悟过王氏焉（《医学入门》曰：受王居中习医，而理识契悟过之）！其后，又学针法于东平高洞阳，尽得其术（以上见《中国医学史》滑寿传）。其学盖仿于东垣李先生，精于诊而审于剂，愈疴起瘤，活人居多（以上见刘仁本《难经本义》序），遂名于医（见张翥《难经本义》序）。故所至人争迎致，以得其一言，定死生为无憾（见《中国医学史》滑寿传）！江南诸医，未能或之先也（二语见宋濂《十四经》序）。尝因《素问 · 骨空论》等及《灵枢 · 本输》篇所述之经脉，辞旨简严，读者未易即解；于是训其字义，释其名物，疏其本旨，正其句读，厘为三卷，名曰《十四经发挥》（以上见宋濂《十四经发挥》序）。自序之。其辞曰："人为血气之属，饮食起居，节宜微爽，不能无疾。疾之感人，或内或外，或小或大，为是动，为所生病，咸不出五脏六腑手足阴阳。圣智者兴，思有以治之，于是而人者，于是而出之也。上古治病，汤液醪醴为甚少，其有疾，率取夫空穴经隧之所统系，视夫邪之所中，为阴为阳，而灸刺之，以驱其所苦。观《内经》所载，服饵之法才一二，为灸者四三，其他则明针刺，无虑十八九，针之功，其大矣！厥后方药之说肆行，针道遂寝不讲，灸法亦仅而获存，针道微而经络为之不明，经络不明，则不知邪之所在，求法之动中机会必捷如响，亦难矣！若昔轩辕氏、岐伯氏，斤斤问答，明经络之始末，相孔穴之分寸，探幽摘邃，布在方册，亦欲使天下之为治者，视天下之疾，有以究其七情六淫之所自；及有察夫某为某经之陷下也；某为某经之虚若实可补泻也；某为某经之表里可汗可下也。针之，灸之，药之，饵之，无施不可，俾免夫颦蹙呻吟，抑已备矣！远古之书，渊乎深哉！初学或未易也？乃以《灵枢·本输》《素问·骨空论》等，裒而集之，得经十二，任督脉之行腹背者二，其隧穴之周于身者六百五十有七，考其阴阳之所以往来，推其骨空之所以驻会，图章训释，缀以韵语，厘为三卷，目之曰《十四经发挥》，庶几乎发前人之万一，且以示初学者于是而出入之向方也。呜呼！考图以穷其源，因文以求其义，尚不戾前人之心。后之君子，察其勤而正其不逮，是所望也。”张钟毓曰：“余读滑氏《十四经发挥》，观其图章训释，纲举目张，诚足为学者出入之向方，而医学之司南（四语本吕复《十四经发挥》序），滑氏此书，其为医涂之与梁也欤（二语本宋濂《十四经发挥》序）！”后伯仁氏而兴者，有薛良武氏焉。校正是书，而刊诸梓，欲以广其传也（四语见盛应阳《十四经络发挥》序）。然仍为四库所未收，世不经见，反越海而之东邦，此岂非所谓礼失诸市而求之野者非耶？日人山本长兵卫尉氏，尝于宽文五年乙巳时重刊之（文化年间，有八田泰兴氏者，更译之而为和文焉，并经辰井文隆氏加以头注），然则，吾道东矣！又尝以越人《八十一难》，昼惟夕思，旁推远索，作《难经本义》二卷（以上见揭汯《难经本义》序），其书首列汇考一篇，论书之名义源流，引用苏东坡、朱晦庵、项平庵、柳道传、欧阳厚巧、虞伯生诸氏之说；次列阙误总类一篇（按：阙误总类一篇，据《薛氏医案》本，系在汇考之前，而《中国医学大辞典》则云其书首列汇考一篇，次列阙误总类一篇。钟毓所见之《难经本义》，仅为薛氏医案本，见闻寡陋，未敢臆测，故暂从《中国医学大辞典》之说，而志个人所见如此），记脱文误字；又次有图说一篇，为图凡十一，皆不入卷数。后疏本义（句出刘仁本《难经本义》序），析其精微，探其隐赜，钩其玄要，辨疑正误，取众人长，于是《难经》之书，遂辞达而理明条分而缕解矣（以上本揭汯《难经本义》序）！天台刘仁本为之语曰：“得之可以趋黄帝、岐伯之庭，而问崆峒寿域。”（见刘仁本《难经本义》序）盖由此而得窥素灵之奥云（揭汯云：《素问》《灵枢》之奥，亦由是而得矣）。所著除二书外，尚有《素问钞》（近世所通行者，为《素问钞补正》，凡十二卷。明丁瓒因滑寿《素问钞》岁久传写多伪，故因其旧本，重为补正者也。寿所著之《诊家枢要》，亦附于此书之末）、《读伤寒论抄》、《诊家枢要》（凡一卷，论脉象及辨脉之法，颇有心得。此书有二：一即附于明丁瓒《素问钞补正》之后者，一即清周学海所评注，而刊入周氏所评注之医书中者）、“痔瘘篇”等，又尝采诸家本草而为医韵，皆有功于世。年七十余，容色如童孺，步行矫捷，饮酒无算（以上见《中国医学史》），卒于明洪武中。天台朱右，尝摘其治疾神效者数十事，为之作撄宁生传（见《中国医学史》及《宋元明清名医类案》滑伯仁先生小传等）。故其所著述，益有称于世焉（见《中国医学史》滑寿传）。今余姚武林间，盖有滑氏之子孙云（据《宋元明清名医类案》小传）。

张钟毓曰："伯仁故家许，许去东垣近，故早为李氏之学（据张翥《难经本义》序），既而从学王居中，上窥素难，旁极群书。复得高氏针术之传，知邪之所在。本《内经》汤药攻内、针灸攻外之旨，病无所逃，废者起，痼者愈，其业绩不可胜计焉（按滑氏自序曰：针道微而经络为之不明，经络不明，则不知邪之所在。滑氏从高氏而得其传，故能知邪之所在也。《内经》云：汤药攻其内，针灸攻其外，则病无所逃矣。故曰病无所逃。揭汯云：起废愈痼，不可胜计，故曰：废者起，痼者愈，其业绩不可胜计也）！而其所著述，皆能载道而行远，利医而济民，岂世之仅以医见业者，所能比拟其万一耶？"

1936年3月锡君张钟毓谨传于无锡安仁草庐中

参考书目文献举要：

［1］宋濂《十四经发挥》序

［2］吕复《十四经发挥》序

［3］滑伯仁《十四经发挥》自序

［4］盛应阳《十四经络发挥》序

［5］日人长泽丹阳轩主人《假名读十四经发挥》题言

［6］揭汯《难经本义》序

［7］张翥《难经本义》序

［8］刘仁本《难经本义》序

［9］丁瓒《素问钞补正》（诊家枢要附）

［10］李梴《医学入门》（历代医学姓氏）

［11］陈邦贤《中国医学史》

［12］谢利恒《中国医学大辞典》

［13］徐衡之等《宋元明清名医类案》滑伯仁先生小传

滑伯仁先生传后叙

滑氏既具活人术（陆宣公曰：此亦活人之一术也），遂以医行。辨证审治，独具卓识，青囊药有神（罗洪先诗云：谁似青囊药有神），所治靡勿瘳（书曰：厥疾勿瘳），皆多所全济焉（句出《华佗传》）。其诊疗盖以妇人为最多：尝治一妇人，怀麟九月，病滞下，日五七十起，后重下迫，伯仁以消滞导气丸药下之，病愈而孕未动。此《素问》所谓有故无殒者是也。一产妇，恶露不行，脐腹痛，头疼，身寒热，众皆以为感寒，温以姜附，益大热。手足搐搦，语谵目窜，诊其脉，弦而洪数。面赤目闭，语喃喃不可辨，舌黑如炲，燥无津润，胸腹按之不胜手，是盖燥剂搏其血，内热而风生，血蓄而为痛者也。伯仁诊之曰："此产后热入血室，因而生风。"乃先为清热降火，治风凉血，两服颇爽；继以琥珀牛黄等，稍解人事，从以张从政之三和散，行血破瘀，三四服，恶露大下如初，时产已十日矣。而诸证悉平。呜呼！胎前未忌消滞，产后权用寒凉，此君之所异于世之医，而世之医所不能起者，必待君以药之也。一妇月事将至，三五日前脐下疞痛如刀刺，寒热交作，下如黑豆汁，必待水尽乃苏。因之无孕。伯仁诊其脉，两尺沉涩欲绝，余部皆弦急，乃曰："此下焦有寒湿，邪气搏于冲任，冲主血海，任主胎胞，为妇人血室，故经事将来，邪与血争，痛作而寒热生，浊下如豆汁也。宜治下焦。"遂以辛散苦温理血之药，令先经期日，日服之，凡三次而邪去，经调而获麟，此君之调经以种子也。一妇病寒疝，自脐下上至心，皆胀满攻痛，而胁痛尤甚，呕吐烦满，不进饮食，伯仁诊之，其脉，两手沉结不调，乃曰："此寒在下焦，宜亟攻其下，无攻其上。"为灸章门、气海、中脘，内服延胡桂椒，佐以茴木诸香茯苓青皮等，十日一服温利丸药，果得桴鼓效。此岂非所谓聚而散之者耶？一妇人病小便涩，中满喘渴，脉三部皆弦而涩，医投以瞿麦栀苓诸滑利药而秘益甚。伯仁诊而告之曰："水出高原，膻中之气不化，则水液不行，病因于气，徒行水何益哉！法常治上焦。"乃与朱雀汤，倍桔梗，长流水煎服，一饮而溲，再饮气平而愈。又治一妇人，年六十余矣，亦病小便秘若淋，小腹胀，口吻渴，脉沉且涩，伯仁曰："此病在下焦血分，阴火盛而水不足，法常治血。血与水同，血有形而气无形，有形之疾，当以有形之法治之。"乃与滋肾丸，不数服而愈。此君之治妇人小便秘，迄未尝一主渗利也。一妇人，怀躯五月，病咳痰，气逆恶寒，咽膈不利，不嗜食者阅十余日矣；脉浮紧，形体瘦，伯仁曰："此上受风寒也。当进以辛温。致津液而开腠理，散风寒而嗽自止矣。"卒如其言。一妇，体肥而气盛，自以谓无子，尝多服暖宫药，积久火盛，迫血上行为衄，而衄必数升余，面赤，脉躁疾，神恍如痴，医者犹以上盛下虚丹剂镇坠之，伯仁见而谓之曰："经不云乎？上者下之。今血气俱盛溢而上行，法当下导，奈何实实耶？"即与桃仁承气汤，三四下，积瘀始去；继服既济汤二十剂，病得霍然不再起。一妇年五十余患疟，寒热涌呕，中满而痛，下利不食，殊困顿，医药罔效。伯仁诊其脉，沉而迟，曰："是积暑与食，伏痰在中，当下之。"而或者曰："人疲倦若是，无能为也矣。且下利不食，焉可下。"方拟进参附；伯仁曰："脉虽沉迟，然按之有力，虽利而后重下迫，不下则积不能去，而病必不能已。"乃以消导丸，微得通利，觉少快；翌日再服之，宿积肠垢尽去，向午即思食；旋以姜橘参苓，淡渗和平饮调之，旬余乃复。一妇始病疟，当夏月，医以脾寒胃弱，久服桂附等药，后疟虽退，而积火燔炽。遂致消谷善饥，日数十饭犹不足，终日端坐如常人，第目昏而不能视，足弱而不能履，腰胯困软，肌肉虚肥。至初冬，伯仁诊之，脉洪大而虚濡，曰："此痿症也。长夏过服热药所致。盖夏令湿当权，刚剂太过，火湿俱甚，肺热叶焦，故两足痿易而不为用也。"遂以东垣长夏湿热成痿之法治之，日食益减，目渐能视；至冬末，忽下榻行步如故。此伯仁甫（美称）之治妇人也。

伯仁之治伤寒也，尤多独识。一人，七月内病发热，或令其服小柴胡汤必二十六剂乃安；如其言服之，未尽二剂，已升发太过，而多汗亡阳矣！遂致恶寒发热，肉筋惕，乃请伯仁诊视。候其脉，细欲绝，曰："此升发太过，多汗亡阳也；恶寒甚者，表极也；肉筋惕者，里虚极也。"以真武汤，进七八服而愈。有潘子庸者，得感冒证已汗而愈，数日，复大发热恶寒，头痛眩晕，呕吐却食，烦满，咳而多汗，伯仁诊之，其脉两手皆浮而紧，在仲景法，劳复证，浮以汗解，沉以下解，为作麻黄葛根汤，三进，更汗，旋调理数日而愈。初众医以病后虚惫，且图温补，伯仁曰："法当如是。"因远众与之。又尝治一妇人，已经汗下，病去而背独恶寒，脉细如丝，汤熨不应。伯仁以理中汤加姜桂附子大作服，外以荜拨良姜吴茱桂椒诸品大辛热药为末，用姜汁调敷满背，以纸覆之，稍干即易，如是半月，竟平复不寒矣。此治法之变者也。上所论列，咸伯仁甫之治伤寒也。其治暑证也，恒树奇验。临安沈君彰，自汗如雨不止，面亦身热，口燥心烦，居楼中，当盛暑，帷幕周密，自云："至虚亡阳，服术附药已数剂。"伯仁诊其脉虚而洪数，视其舌上苔黄，曰："前药误矣！"轻病重视，医者死之！《素问》曰："必先岁气，毋伐天和，术附之热，其可轻用以犯时令耶？"又曰："脉虚身热，得之伤暑，暑家本多汗，加以刚剂，服洪数则病益甚。”悉令撤幔开窗，初亦难之！少顷渐觉清爽，为制黄连人参白虎等汤，三进而汗止大半，诸证稍解；又兼以既济汤，渴用冰水调天水散，服七日而病悉去；后遍发疡疹，更服防风通圣散，乃已。又治一妇人，暑月身冷自汗，口干烦躁，欲坐卧泥水中，服浮而数，按之豁然虚散。伯仁曰：“脉至而从，按之不鼓，诸阳皆然，此为阴盛格阳，得之饮食生冷，坐卧当风所致。”乃与真武汤冷饮，一饮而汗止，再饮而躁除，三饮而病已。又一人，暑月泄泻，小便赤，四肢疲困不欲举，自汗微热口渴，且素羸瘠。众医以为虚劳，将峻补之。伯仁诊之，六脉虚微，乃曰：“此东垣所谓夏月中暑饮食劳倦，法宜服清暑益气汤。”投二剂而病如失焉。此伯仁甫之治暑证也。

虽然：伯仁不仅能治妇人、伤寒、与夫暑证也。其治杂病，亦多妙方。有盛暑出门者，途中吐血数口，亟还则吐甚，胸拒痛，体热头眩，病且殆，或以为劳心焦思所致，与茯苓补心汤。伯仁至，诊其脉，洪而滑，曰：“是大醉饱，胃血壅遏，暑迫血而上行也。”乃先与犀角地黄汤，继以桃仁承气汤，去瘀血宿积，后治暑，遂安。有苦胸中痞满者，溃溃若怔忡状，头目昏痛，欲吐不吐，忽忽善忘，时一臂偏痹。伯仁脉之：关以上濡而滑，按之沉而有力，乃曰：“积饮滞痰，横于胸膈。盖得之厚味醇酒，肥腻炙烩，蓄热而生湿，湿聚而痰涎宿饮皆上甚也。王冰云：‘上甚不已，吐而夺之。’但冬月降沉之令，未可猝行此法也。”乃候至春日晴明，以药探之，大吐黑色痰，如胶饴者三四升，一二日更吐之，历三四次，胸中洞爽矣。有患怔忡者，其人善忘，口淡舌燥，多汗，四肢疲软，发热，小便白而浊，众医以内伤不足，拟进茸附等药。幸未决。伯仁至，按脉虚大而数，曰：“是由思虑过度，厥阴之火为害耳！夫君火以名，相火以位，相火所以代君火行事者也。相火一扰，能为百病。百端之起，皆由心生。越人云：‘忧愁思虑则伤心。’其人平生志大心高，所谋不遂，抑郁积久，致内伤也。”用补中益气汤、朱砂安神丸，空心进小坎离丸，月余而安。有僧病发狂谤语者，视人皆为鬼，诊其脉累累如薏苡子，且喘且搏。伯仁诊之曰：“此得之阳明胃实。《素问》所谓阳明主肉，其经血气并盛，甚则弃衣升高，踰垣妄詈者是也。”遂以三化汤，三四下，复进以大剂，乃愈。此伯仁甫之治杂病也。呜呼！世之业医者众矣，毫厘之差，动辄杀人，轻病重视，医者死之（句出滑氏）。是以药饵为刀刃也（句出叶天士传），可不慎哉！当滑氏之世，粗工已如许之多，幸伯仁甫出而纠之。起蜀纩（礼曰：蜀纩以俟气绝），挽易箦（见檀弓），所活遂不可胜计（句见《武进县志》许微传）。时至今日，斯道日晦，粗工庸医，所在皆有，安得如伯仁甫者，起而一一正之也。钟毓又记。

《校注十四经发挥》序

余于乙亥之秋，东渡日本，历时虽不久，已遍迹扶桑三岛，是行也。志欲复兴针灸学术，故每于休暇之日，不事休息，汲汲以发扬祖国古代之绝学为急务焉。忆月之某日，有日人板木贡者，东京高等针灸学院院长也，以针灸闻名于国，所编著之针灸书亦甚多，因闻余之名，降格而来访。余聆其议论，并读其著述，知为时下医，有所问，颌之而已；又某日，邀宴于其家，出八田泰兴氏所译之《十四经发挥》以问难，余卒读之，快于心而未现于色，盖祖国此书几已失传，虽有薛刻（《薛氏医案》附有《十四经发挥》）流行民间，书多错简，不足观也。余曩岁屡欲搜罗之，今无意中而遇板木贡氏，又无意中而获读此译本，是以知彼邦必有我国之古本存焉，乃逐日往各医学书店，细心浏览，竟于某旧书肆中觅得一古本，急购而读之，其中内容所论经脉之循行，空穴之部位，注释之明了，较之日人译本，与我国之薛刻，更觉详而且尽，谓之曰发挥者宜也。夫十四经络，创于内、难二经，滑伯仁先生论而发挥其旨。针灸得盛行于元代，此滑氏之功也。厥后此书中国散佚，故针灸之学几随之而淹没不彰，流传于日本，彼邦之针灸又盛兴，岂非书之瑰宝，有以致之欤？此次东行之目的，在发扬针灸之道，兹获得此书携归祖国，未遑详研，即行刊印。幸蒙谢君建明，校阅正误；张君钟毓作序并传，以公之同好。惟迄今时隔廿载，暇时玩味之，犹嫌未加注释，今拟再版，特抽得余暇，加以注释，希我同道，有以发挥匡正为幸。

1955 年 11 月澄江承淡安序于金陵旅舍

《重刊古本十四经发挥》序

王勳臣曰："著书不明脏腑，真是痴人说梦；治病不明脏腑，又如盲子夜行。而古人好以无凭之谈，作欺人之事云。"虽然，解剖之学，由来久矣。西儒之言曰："公元前四百六十年至三百七十七年间，希腊亚细亚学派之领袖曰希氏者，尝解剖家畜，观察身体之构造，而为解剖学之滥觞云。"然而，此非确论也。昔者岐伯云："天之高，地之广，非人力之所度量而至也！若夫八尺之士，皮肉在此，外可度量切循而得之；其死可解剖而视之：其脏之坚脆，腑之大小，谷之多少，脉之长短．血之清浊，气之多少，皆有大数。"此解剖学之始见于载籍者，实亦解剖学之嚆矢也！岐伯为黄帝时人，以史考之，去今盖四千六百余年矣（在公元前 2670 年左右）；与希氏之说较：如以历史之目光观之，则岐伯早希氏两千二百余年；如以其立足点观之，则希氏所主者为动物，而岐伯所主者为人体也。是则解剖术之造端于吾华，亦已明矣！而血液之循环,《内经》已发其凡（按《素问·五脏生成》曰：诸血者，皆属于心。《素问·六节藏象论》曰：心者生之本，其充在血脉。《灵枢·营卫生会》曰：周营不休，如环无端），固不待英医哈斐之发明也（明崇祯时，有英医哈斐，始说明人身血液循环之理）；脑之司知觉,《灵枢》尝明其说（按《灵枢·海论》曰：脑为髓海，髓海有余，则轻劲多力。自过其度，髓海不足，则脑转耳鸣，胫酸眩冒，目无所见，懈怠安卧），固不待传路伦氏之试验也（按泰西古时，不识脑之功用。有谓脑之作用，乃消心脏上冲之热气者。有谓心主知觉者。殆至 19 世纪，传路伦试验野鸽之脑，始证实灵机之所在）。至若《内经》所载治疗之法，汤液醪醴为甚少，为灸者四三，为针刺者，无虑十八九；而针灸者，以针刺或艾灸经络孔穴，刺激其功能，达到治病之术也。《内经》尝云："欲以微针，通其血脉。"又曰："病生于脉，治之以灸刺。"行是术者，必于其穴，或深或浅，皆有所本，盖亦本乎解剖耳。然世之针灸术者，非必尽谙解剖也，所恃者经络孔穴耳。经络孔穴者，先圣解剖人体之所得，示后世之规矩也。试取人而解剖之，固未必定有是经，定有是络，而定有是穴。第以某穴治某病，其效如桴鼓者，何是？曰："某者为神经之分布也；某者为血管之径路也；某者为肌肉之起点也。虽未必确有此经络，循经络以求穴，则易得也。虽未必若斯之分布，举经络以为纲，则易识也。”然则，经络为想象，孔穴为实验，先哲之发明，岂忍淹没哉！日本文部省尝设孔穴调查会，聘医学博士富士川游、医学博士大泽岳太郎、东京盲人学校校长町田则文、同校教谕富冈兵吉、盲人技术学校教授吉田弘道诸氏为委员，经调查之结果，决定为三百六十穴；文部省又委托三宅医学博士等五大家，从事解剖、调查而研究之，规定灸治点凡一百二十穴；复经后藤博士之研究，以谓英人海特氏所发明之海特带（Head's Zone）与古来针灸之孔穴，有互相吻合之点。凡此数者，皆阐明孔穴者也。而其经穴之所本，盖出于滑伯仁之《十四经发挥》。

伯仁名寿，自号曰撄宁生，元时人。其撰《十四经发挥》者，慨针灸之道衰也；悯经络之学晦也；而又惧乎远古之书，后学或未易即解也。乃以《灵枢・本输》《素问・骨空论》，裒而集之，得经十二，任督脉之行腹背者二，其隧穴之周于身者，六百五十有七。图章训释，缀以韵语，所以示初学者于是而出入之向方也。书成于至正初元，为元顺帝时（辛巳为1341年），去今将六百年矣。是书始刊于薛良武，良武之子已（号立斋）特刊诸于薛氏医案中，原为四库所未著录，不重于世，而世亦不经见也。及其流诸东邦，朝野传诵，习针灸者，视为必修，几至人手一篇矣。往岁余读日人八田泰兴氏所译本（按此书名曰:《假名读训释十四经发挥》，有辰井文隆头注，发行者为辰井高等针灸学院），日人长泽丹阳轩主人誉之为“习医之根本”，几不知其原本尚留诸人间也。于戏！日本之针灸术，自经科学之整理，长足进步。说者谓能树东方物理疗法之帜，成世界惊佩之术。观其历世钻研，日新月异，而此书仍为举世所传诵，且以之为医途之舆粱，此岂非所谓:“质之鬼神而无疑，百世以俟圣人而不惑”者欤！承子淡安，得古本《十四经发挥》于东京旧书肆，携以归，校正而句读之，重刊诸梓，以广其传。于戏！绝学其重光乎！

1936年3月22日锡君张钟毓撰于无锡安仁草庐

重刊古本《十四经发挥》跋

《十四经发挥》乃中国古代针灸经穴学之奇书也。原著者滑寿，字伯仁，号撄宁生，元代之襄城人。随其祖父官江南，徙义真，又徙余姚。幼警敏，好学工诗。学医于京口名医王居中，学针法于东平高洞阳，尽得其术，驰名吴楚间。其治效多见《医学入门》中。尝言人身六脉，虽皆有系属，惟督任二经，则包乎腹背而有专文，诸经满而溢者，则此受之，宜与十二经并论，乃取《内经》骨空论及《灵枢》所述经脉，著《十四经发挥》，计三卷，通考隧穴六百四十有七，于针石诊脉，颇有发明之功，故非独学针灸者，宜熟玩之，学中医者，亦不可不寝馈此书也。第此书中国几已失传传，欲求古本，更不易得。承师淡安，创办中国针灸学研究社，屡欲搜罗此书，以资研究，乃书肆坊闻，百不一观；乙亥之秋，承师因赴日考察之便，见日人译有《十四经发挥》之书，购而读之，不禁拍案叫绝。中国学术之被日人罗致者，即此一端，已概可见矣。继思既有译本，亦必有硕果仅存之古本在焉，因不惮烦劳，举凡东京之医学书店，每涉足其间，细心流觉，废食忘餐，流连忘返，精诚所至，竟于某旧书店获得一古本《十四经发挥》焉。当时欣快之状，不可言喻，故不惜重借购而随之归。该书虽已破旧，字迹尚属清楚，且曾经日本名针家批注者。承师为提倡古代学术，公开研究起见，不肯秘而藏之，爰校其鱼鲁，正其讹误，付梓以广流传，内容悉照古本，不更一字，并有医家张君钟毓，为之传，为之序。盖亦翔其实而懿之也，建明不才，经手付刊，校书如扫落叶，错误在所难免，未敢曰尽善尽美，兹值付刊之时，故纪其经过而书于后焉。

江西清江谢建明谨跋。

《新刊十四经络发挥》序

《十四经发挥》者，发挥十四经络也。经络在人身：手，三阴三阳；足，三阴三阳，凡十有二，而云十四者，并任、督二脉言也。任、督二脉何以并言？任脉直行于腹，督脉直行于背，为腹背中行诸穴所系也。手太阴肺经，左右各十一穴；足太阴脾经，左右各二十一穴；手阳明大肠经，左右各二十穴；足阳明胃经，左右各四十五穴；手少阴心经，左右各九穴；足少阴肾经，左右各二十七穴；手太阳小肠经，左右各十九穴；足太阳膀胱经，左右各六十三穴；手厥阴心包经，左右各九穴；足厥阴肝经，左右各十三穴；手少阳三焦经，左右各二十三穴；足少阳胆经，左右各四十三穴；兼以任脉中行二十四穴，督脉中行二十七穴，而人身周矣。医者明此，可以针，可以灸，可以汤液投之，所向无不取验。后世医道，不明古先圣王救世之术，多废不讲，针、灸、汤液之法：或歧为二，或参为三，其又最下则针行者百一，灸行者十二，汤液行者十九而千万。抑何多寡之相悬耶！或者以针误立效，灸次之，而汤液犹可稍缓乎？是故业彼者多，业此者寡也。噫！果若是，亦浅矣哉，其用心也！夫医之治病，犹人之治水，水行于天地，犹血气行于人身也，沟渠亩浍，河泖川渎，皆其流注交际之处，或壅焉，或塞焉，或溢焉，皆足以害治而成病，苟不明其向道，而欲治之，其不至于泛滥妄行者、否也；医之治病，一迎一随，一补一泻，一汗一下，一宣一导，凡所以取其和平者，亦若是耳，而可置经络于不讲乎？滑伯仁有忧之，故为之图，为之注，为之歌，以发挥之；周悉详尽，曲畅旁通，后之医者，可披卷而得焉，伯仁氏之用心亦深矣哉！后伯仁氏而兴者，有薛良武焉，良武潜心讲究，其所自得，亦已多矣。乃复较正是书而刊诸梓，欲以广其传焉，推是心也，即伯仁之心也。良武名铠，为吴之长洲人，有子曰已者，今以医判南京太医事，尤以外科名，而外科者，特其一也，君子谓其能振家业云。

嘉靖戊子冬闰十月望日，前进士姑苏西阊盛应阳斯显书于金陵官寓

《十四经发挥》序

人具九脏之形，而气血之运，必有以疏载之，其流注则曰历、曰循、曰经、曰至、曰抵；其交际则曰会、曰过、曰行、日达者；盖有所谓十二经焉。十二经者，左右手足各备，阴阳者三，阴右而阳左也，阳顺布而阴逆施也。以三阳言之，则太阳、少阳、阳明；阳既有太少矣，而又有阳明者何？取两阳合明之义也。以三阴言之，则太阴、少阴、厥阴；阴既有太少矣，而又有厥阴者何？取两阴交尽之义也。非徒经之有十二也，而又有所谓孙络者焉；孙络之数，三百六十有五，所以附经而行，周流而不息也。至若阴阳维跻、冲、带六脉，固皆有所系属，而唯督、任二经，则包乎腹背而有专穴；诸经满而溢者，此则受之，初不可谓非常经而忽略焉，法宜与诸经并论，通考其隧穴六百五十有七者，而施治功，则医之神秘尽矣。盖古之圣人契乎至灵，洞视无隐，故能审系脉之真，原虚实之变，建名立号，使人识而治之。虽后世屡至抉膜导窍，验幽索隐，卒不能越其范围，圣功之不再，一至是乎？由此而观，学医道者，不可不明乎经络，经络不明，而欲治夫疢疾，犹习射而不操弓矢，其不能也决矣。濂之友滑君，深有所见于此，以《内经》骨空诸论及《灵枢》本输篇，所述经脉辞旨简严，读者未易即解，于是训其字义，释其名物，疏其本旨，正其句读，厘为三卷，名曰《十四经发挥》。复虑隧穴之名，难于记忆，联成韵语，附于各经之后，其有功于斯世也，不亦远哉！世之著医书者，日新月盛，非不繁且多也。汉之时，仅七家耳，唐则增为六十四，至宋遂至一百七十又九，其发明方药，岂无其人；纯以《内经》为本，而弗之杂者，抑何其鲜也！若金之张元素、刘完素、张从正、李杲四家，其立言垂范，殆或庶几者乎？今吾友滑君起而继之，凡四家微辞秘旨，靡不贯通，发挥之作，必将与其书并传无疑也。呜呼！橐籥一身之气机，以补以泻，以成十全之功者，其唯针砭之法乎。若不明于诸经而误施之，则不假锋刃而戕贼人矣。可不惧哉！纵诿曰：九针之法，传之者盖鲜，苟以汤液言之，亦必明于何经中邪，然后法何剂而治之，奈何粗工绝弗之讲也。滑君此书，岂非医途之舆梁也欤！濂故特为序之以传，非深知滑君者，未必不以其言为过情也。滑君名寿，字伯仁，许昌人，自号撄宁生，博通经史诸家言，为文辞温雅有法，而尤深于医。江南诸医，未能或之先也。所著又有《素问钞》《难经本义》行于世。《难经本义》，云林危先生素尝为之序云。

翰林学士亚中大夫知制诰兼修国史金华宋濂谨序

《十四经发挥》序

观文于天者，非宿度无以稽七政之行。察理于地者，非经水无以别九围之域。矧夫人身而不明经脉，又乌知营卫之所统哉。此《内经》《灵枢》之所由作也。窃尝考之，人为天地之心，三材盖一气也。经脉十二，以应经水，孙络三百六十有五．以应周天之度，气穴称是，以应周期之日。宜乎营气之营于人身，昼夜环周，轶天地之度，四十有九。或谓卫气不循其经，殆以昼行诸阳，夜行诸阴之异，未始相从，而亦未尝相离也。夫日星虽殊，所以丽乎天者，皆阳辉之昭著也。河海虽殊，所以行乎地中者，实一水之流衍也。经络虽交相贯属，所以周于人身者，一营气也。噫！七政失度则灾眚见焉。经水失道，则洚潦作焉。经脉失常，则所生是动之疾，繇是而成焉。以故用针石者，必明俞穴，审开阖，因以虚实，以补泻之。此经脉本输之旨，尤当究心。《灵枢》世无注本，学者病焉。许昌滑君伯仁甫，尝著《十四经发挥》，专疏手足三阴三阳及任督也。观其图章训释，纲举目张，足以为学者出入向方，实医门之司南也。既成将锓梓以传，征余叙其所作之意，余不敏，辄书三材一气之说以归之。若别经络骨度之属，则此不暇备论也。

至正甲辰中秋日，四明吕复养生主书于票骑山之樵舍

自 序

人为血气之属，饮食起居，节宜微爽，不能无疾。疾之成人：或内或外，或小或大，为是动，为所生病，咸不出五脏六腑、手足阴阳。圣智者兴，思有以治之，于是而入者，于是而出之也。上古治病，汤液醪醴为甚少，其有疾，率取夫空穴经隧之所统系。视夫邪之所中，为阴、为阳、而灸刺之，以驱去其所苦，观《内经》所载服饵之法一二，为灸者四三，其他则明针刺，无虑十八九。针之功，其大矣。厥后方药之说肆行，针道遂寖不讲，灸法亦仅而获存。针道微而经络为之不明；经络不明，则不知邪之所在。求法之动中机会，必捷如响，亦难矣。若昔轩辕氏岐伯氏斤斤问答，明经络之始末，相孔穴之分寸，探幽摘邃，布在方册。亦欲使天下之为治者。视天下之疾，有以究其七情六淫之所自，及有以察夫某为某经之陷下也。某为某经之虚若实，可补泻也。某为某经之表里，可汗可下也。针之、灸之、药之、饵之，无施不可，俾免夫颦蹙呻吟，抑已备矣。远古之书，渊乎深哉！于初学或未易也，乃以《灵枢经》本输篇，《素问》骨空等论，裒而集之。得经十二，任督脉之行腹背者二，其隧穴之周于身者，六百五十有七。考其阴阳之所以往来。推其骨之所以驻会，图章训释，缀以韵语，厘为三卷；目之曰《十四经发挥》。庶几乎发前人之万一，且以示初学者，于是而出入之向方也。乌乎！考图以穷其源，因文以求其义，尚不戾前人之心。后之君子，察其勤而正其不逮，是所望也。

至正初元闰月六日，许昌滑寿自序

《十四经发挥》凡例

十二经所列次第，并以流注之序为之先后，附以任督二奇者，以其有专穴也。总之为十四经云。

注者，所以释经也。其训释之义，凡有三焉；训字一义也，释身体府藏名物一义也，解经一义也。其载穴法分寸，则圈以别之。

各经既于本经详注处所，其有他经交会处，但云见某经，不必复赘。

经脉流注，本经曰历、曰循、曰至、曰抵；其交会者曰会、曰过、曰行。其或经行之处，既非本穴，又非交会，则不以右例统之。

奇经八脉，虽不若十二经之有常道，亦非若诸络脉之微妙也。任督二脉之直行者，既已列之十四经，其阴阳维、跻、冲、带六脉，则别具辑编，以参考。

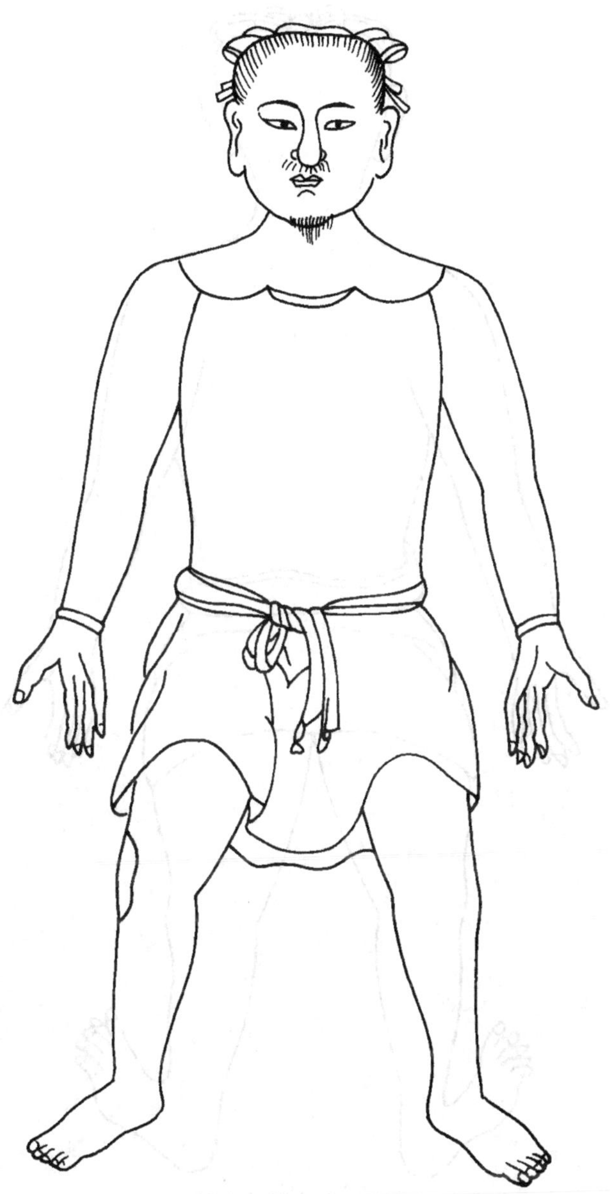

图 85　仰人尺寸之图

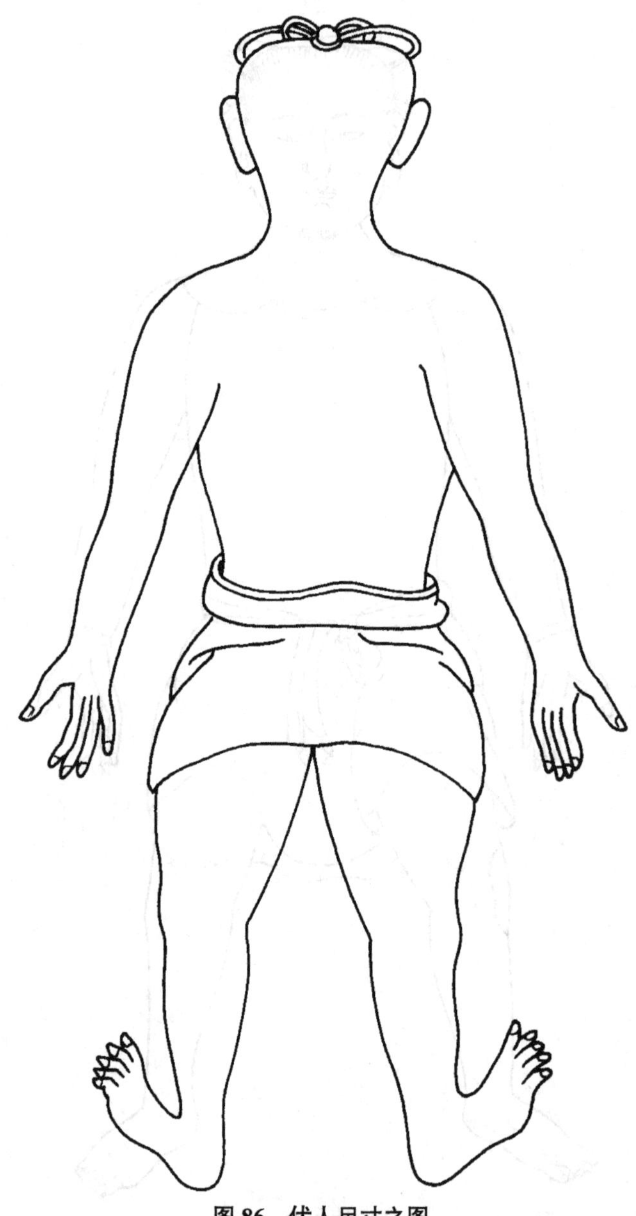

图 86　伏人尺寸之图

卷上　手足阴阳流注篇

凡人两手足，各有三阴脉、三阳脉，以合为十二经也。

三阴谓太阴、少阴、厥阴。三阳谓阳明、太阳、少阳也。人两手足，各有三阴脉、三阳脉，相合为十二经也。手三阴谓太阴肺经，少阴心经，厥阴心包经。手三阳谓阳明大肠经，太阳小肠经，少阳三焦经。足三阴谓太阴脾经，少阴肾经，厥阴肝经。足三阳谓阳明胃经，太阳膀胱经，少肠胆经。谓之经者，以血气流行，经常不息者而言。谓之脉者，以血理分邪行体者言也。

【淡安注】阴阳二字，包括宇宙间一切事物的相对性，如地与天、月与日、水与火、女与男、夜与昼、寒与热、晦与明、柔与刚、静与动、降与升之类，均属阴阳相对待。以言人身，则内为阴外为阳，腹为阴背为阳，腹以上为阳腹以下为阴，五脏为阴、六腑为阳，躯体为阴四肢为阳。以此类推，一切事物，无不有其阴阳相对性，也无不可以阴阳为统摄而分类，其间的发展变化，亦莫不由于阴阳的消长关系所影响。生理病理的虚实胜复，也不外是。故阴阳之理，实为中医学说的重要基础之一。

经络学说也是中医理论基础之一。中医学识中，谓人身中有十二条正经和八条奇经分布着，将全身所有的组织联系起来，维持生命的营养物质，就在这许多经络中流行输送着，使河流道路一样的担负着灌溉运输的任务。不过这些经络在人体内的分布路线，到目前为止，还没有能从解剖上找到它的迹象，但是在临床实践上，根据了古经络学说的法则，选择与疾病相应的经络上面的相应穴位，加以适当的刺激，则其所收的治效，可以话是完全确实而非常伟大的。因此，我们对于古代经络学说的正确性是不应忽视的。

十二条正经又有手足阴阳之分，因为五脏六腑的功能作用是与躯体四肢内外相通的，其联系相通的道路，就是经络。五脏为阴、六腑为阳，故内通五脏的经络称阴经，内通六腑的经络称阳经，外通上肢的阴经和阳经各有三条，故称手三阴经和手三阳经。外通下肢的阴经和阳经也各有三条，故称足三阴经和足三阳经。经络亦称经脉，所以手足的三阴、三阳经，又称为手足之三阴脉、三阳脉。总共手足的阴阳经为十二条，有时也迳称之为三阴三阳。这十二条经是内与脏腑直接相通的，故称正经。此外任、督、冲、带、阴维、阳维、阴跻、阳跻八脉，因为不与脏腑之间相联系，故称奇经。又五脏只有五种脏器，而阴经却有六条，这是在肝心脾肺肾之外，又有一个心包络经。古医书中的心包络，今皆视为心囊，也有一条经络直接与它相通，而古医书中把这条经也列入为阴经，所以阴经也有六条。十二经的名称，滑注已详，不再重述。

三阴即是太阴、少阴、厥阴，三阳即是太阳、少阳、阳明，这是从各经的气血盛衰而定名的。即《素问·至真要大论》所说的“气有多少异用也”。太，是大的意思。阴气大盛即称太阴、阳气大盛则称太阳。少，是初生未充的意思。阴气初生则称少阴，阳气初生则称少阳。阳明，是“两阳合明”，阳气盛极的意思。厥阴，是“两阴交尽”，阴气消尽的意思。因为古人把三阴三阳配合十二支十二月、如《灵枢·阴阳系日月》篇所说：“寅者正月之生阳也，主左足之少阳，未者六月主右足之少阳，卯者二月，主左足之太阳，午者五月，主右足之太阳，辰者三月主左足之阳明，巳者四月主右足之阳明，此两阳合明于前，故曰阳明。申者七月之生阴也，主右足之少阴，丑者十二月，主左足之少阴，酉者八月，主右足之太阴，子者十一月，主左足之太阴，戌者九月，主右足之厥阴，亥者十月，主左足之厥阴，此两阴交尽，故曰厥阴。”一至六月即上半年、属阳：一与六配，为阳气始生，故称少；二与五配，均属仲月，为阳气大盛，故称太；三与四配，居太少四个月之中，阳气合明而盛极，故称阳明。七至十二月即下半年、属阴，七与十二配，为阴气始生，故称少；八与十一配，均属仲月，为阴气大盛，故称太；九与十配，居太少四个月之中，阴气渐消而交尽，故称厥阴。阴阳系日月篇还有以十干配手三阴三阳的说法，兹不引。如所引《内经》上的一大段阴阳左右十二月的分配，在针灸治疗的应用上有没有用处呢？有的。在同篇的后面有这样的指示：“正月二月三月人气在左，无刺左足之阳。四月五月六月，人气在右，无刺右足之阳。七月八月九月，人气在右，无刺右足之阴。十月十一月十二月人气在左，无刺左足之阴”。这是告诉后人，一年四季中阴阳盛衰之气，在人体的左右处所有着不同，因而刺法也要知其宜忌，有所分别。至于其中的真理何在，我们现在还不能彻底明了，但由于时令气候的不同，人体部位的不同，在针治时采用不同的手法，对于治疗有一定的影响，则是可以肯定的。

手之三阴，从脏走至手。手之三阳，从手走至头。足之三阳，从头下走至足。足之三阴，从足上走入腹。

手三阴从脏走至手，谓：手太阴起中焦，至出大指之端。手少阴起心中，至出小指之端。手厥阴起胸中，至出中指之端。手三阳从手走至头，谓：手阳明起大指次指之端，至上挟鼻孔。手太阳起小指之端，至目内眦。手少阳起小指次指之端，至目锐眦。足三阳从头走至足：谓足阳明起于鼻，至人中指内间。足太阳起目内眦，至小指外侧端。足少阳起目锐眦，至入小指次指间。足三阴从足走入腹：谓足太阴起大指之端、至属脾络胃。足少阴起足心，至属肾络膀胱。足厥阴起大指聚毛、至属肝络胆。足三阴虽曰从足入腹，然太阴乃复上膈挟咽、散舌下；少阴乃复从肾上，挟舌本；厥阴乃复上出额、与督脉会于巅，兼手太阴从肺系横出腋下；手少阴从心系上肺出腋下；手厥阴循胸出胁，上抵腋下。此又秦越人所谓诸阴脉，皆至颈胸而还者也。而厥阴则又上出于巅，盖厥阴阴之尽也，所以然者，示阴无可尽之理，亦犹易之硕果不食，示阴无可尽之义也。然易之阴阳以气言，人身之阴阳以藏象言，气则无形，而藏象有质，气阳而质阴也。然则无形者贵乎阳，有质者贵乎阴欤？

【淡安注】手之三阴经，是分布在上肢靠胸腹一面的三条经，是与内脏肺、心、心包络相通的，它们都是从胸腹腔沿着上肢内侧走到手指端的。手之三阳经，是分布在上肢靠背一面的三条经络，是与内脏大小肠和三焦相通的，它们都是从手指端沿着上肢的背侧而走向头部去的。足之三阳经，是由头下经背胁腹沿下肢外侧或后侧走向足趾端的三条经，是与内脏胃、胆、膀胱联系着的。足之三阴经，是由足趾沿着下肢内侧上行走向胸腹的三条经，是与内脏脾、肝、肾联系着的，这全身手足共计是十二条正经，其详细的分布情况，可参照中卷各经络的注释。

络脉传注，周流不息。

络脉者：本经之旁支，而别出以联络于十二经者也。本经之脉：由络脉而交他经。他经之交，亦由是焉。传注周流，无有停息也。夫十二经之有络脉：犹江汉之有沱潜也，络脉之传注于他经，犹沱潜之旁导于他水也；是以手太阴之支者，从腕后出次指端，而交于手阳明。手阳明之支者，从缺盆上挟口鼻，而交于足阳明。足阳明之支者，别跗上，出大指端，而交于足太阴。足太阴之支者，从胃别上膈，注心中而交于手少阴。手少阴则直自本经少冲穴，而交于手太阳，不假支授，盖君者出令者也。手太阳之支者，别颊上至目内眦，而交于足太阳。足太阳之支者，从髆内左右别下合腘中，下至小指外侧端，而交于足少阴。足少阴之支者，从肺出，注胸中而交于手厥阴。手厥阴之支者，从掌中循小指次指出其端，而交于手少阳。手少阳之支者，从耳后出，至目锐眦而交于足少阳。足少阳之支者，从跗上入大指爪甲，出三毛而交于足厥阴。足厥阴之支者，从肝别贯膈，上注肺而交于太阴也。

【淡安注】所谓经络，分而言之，经为经，络是络。《内经》上所谓："伏行分肉之间，深而不见者为经，其常见者皆脉络也。"他指的似乎经是动脉，络是静脉。如果经络二字合言之：经络亦名经脉，就是《内经》上指的十二经脉，是“行血气而营阴阳濡筋骨利关节者也”的经络。又说：“直行者曰经，支而旁出者为络”这就是指的经为本干，络为旁支，每一经络，皆有旁支，称为络脉，分络于皮肤之间，是经与经之间的联系线，像河道的支流，可以彼此交通，于是十二经借支络的联系，此继彼接，连贯一气，输送营养，如环无端的周流不息。

故经脉者，行血气，通阴阳，以荣于身者也。

通结上文，以起下交之义。经脉之流行不息者，所以运行血气，流通阴阳，以荣养于人身者也。不言络脉者，举经以该之。

【淡安注】从本条十二经脉的作用上看，明显与今日血液循环的意义相同，但从它的走向研究，则不同于解剖上的血管与神经。可是在治疗效果上和有时在针刺时的感传上去体验推究，则又多能证明经脉的感通路线，在活体中确属存在，并与古书的所说，多相符合，虽然在目前还不能从解剖上得到它的迹象，然而它能发挥治疗作用的物质基础是与血管和神经是分不开的，这一点却可以明确肯定的。

其始从中焦，注手太阴阳明，阳明注足阳明太阴，太阴注手少阴太阳，太阳注足太阳少阴，少阴注手心主少阳，少阳注足少阳厥阴，厥阴复还注手太阴。

始于中焦，注手太阴，终于注足厥阴，是经脉之行一周身也。

【淡安注】十二经络，又称十二经脉，是行血气以荣养周身的道路。血气产生的根源是出于中焦的胃，《内经》上所谓“谷入于胃，游溢精气，上注于肺，”又说：“中焦受气，取汁变化而赤，是谓血，”又说：“营气之道，内谷为宝，谷入于胃，乃传之肺，”营气就是营养成分流动于经络之中的一种物质，与血是有着关系的，但并不即等于血液。这种营气，在经络中的流行，是循着十二经的走向流动的。首先是由中焦受了胃气而产生，上注于肺经，故《灵枢·营气》篇说；气从太阴出（指的营气从肺经开始向他经流传）注手阳明（大肠经）上行注足阳明（胃经）下行至跗上注大指间与太阴（脾经）合，上行抵脾，从脾注心中，循手少阴（心经）出腋下臂，注小指，合手太阳（小肠经）上行乘腋，出䪼内）注目内眦，上巅下项，合足太阳（膀胱经）循脊下尻，下行注小指之端，循足心，注足少阴（肾经）上行注肾，从肾注心外，散于胸中，循心注脉（心包经络）出腋下臂，出两筋之间，入掌中、出中指之端、还注小指次指之端，合手少阳（三焦经）上行注膻中，散于三焦（三焦经），三焦注胆，出胁，注足少阳（胆经）下行至跗上，复从跗注大指间，合足厥阴（肝经）上行至肝，从肝复上注肺，这样的经脉流转于全身一周，并不完全同于今之血液循环。

其气常以平旦为纪，以漏水下百刻，昼夜流行，与天同度，终而复始也。

气，营气。纪、统纪也。承上文言经脉之行：其始则起自中焦，其气则常以平旦为纪也。营气、常以平旦之寅时为纪，由中焦而始注手太阴，以次流行也，不言血者，气行则血行，可知漏水下百刻，昼夜流行，与天同度者：言一昼夜漏下百刻之内，人身之经脉流行，无有穷止，与天同一运行也；盖天以三百六十五度四分度之一为一周天，而终一昼夜。人之荣卫，则以五十度周于身；气行一万三千五百息，脉行八百一十丈，而终一昼夜，适当明日之寅时，而复会于手太阴，是与天同度，终而复始也。或云：昼夜漏刻有长短，其营气盈缩当何如？然漏刻虽有短长之殊，而五十度周身者，均在其中，不因漏刻而有盈缩也。

右本篇正文，与《金兰循经》同。

【淡安注】此言营气在十二经脉中之流转时间，一昼夜间是五十个周转律。以目前的科学理解去看本问题，当然是不能得到解答。但是古人是从几千百年的积累经验中得出来的说法，与后来的针灸中的子午流注法则、稗史中的点穴术，是有其线索可寻的。这应保留着，待以后作进一步的研究，目前还不能过早的对它作结论。

卷中 十四经脉气所发篇

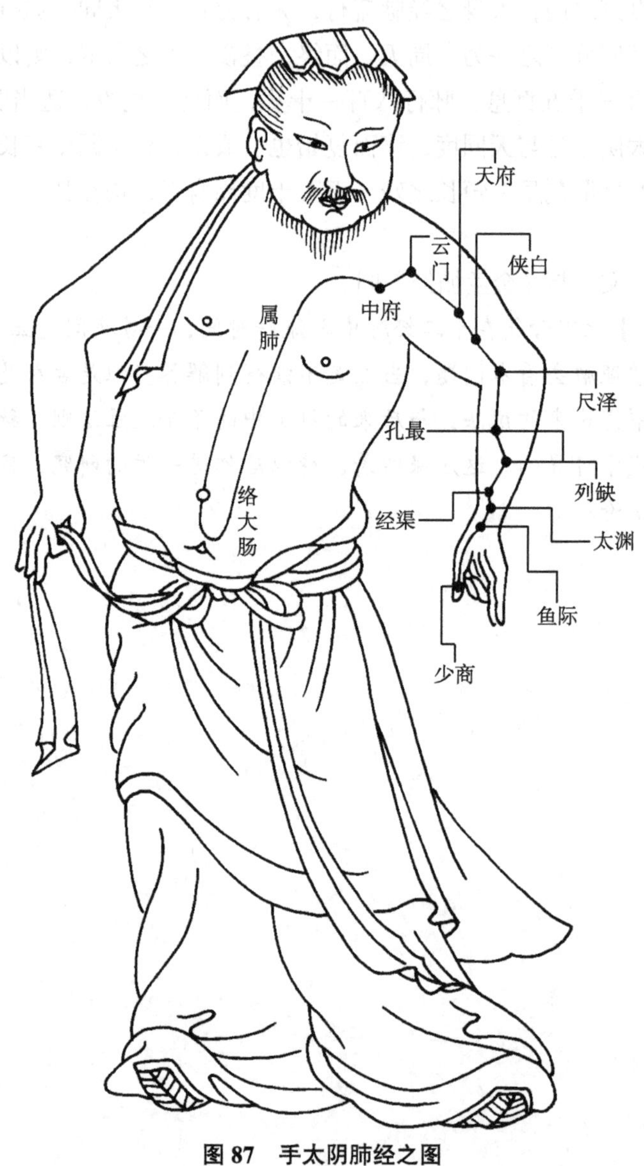

图 87 手太阴肺经之图

手太阴肺经穴歌

手太阴肺十一穴，中府云门天府列，侠白尺泽孔最存，列缺经渠太渊涉，鱼际少商如韭叶。

手太阴肺之经，凡十一穴，左右共二十二穴。是经多气少血。

肺之为脏，六叶两耳，四垂如盖，附着于脊之第三椎中，有二十四空，行列分布诸脏清浊之气，为五脏华盖云。

【淡安注】十二经多气少血，少气少血之说，出于《素问·形志》篇："夫人之常数，太阳常多血少气，少阳常少血多气，阳明常多气多血，少阴常少血多气，厥阴常多血少气，太阴常多气少血。"中医学说处处以阴阳气血来说明生理的平衡作用，以气为阳，血为阴。任何组织，一脏一腑，一阴一阳，一多一少，必须相对保持平衡，故十二经之表里相配，亦从阴阳气血相对平衡之原则而立。太阳为腑，多血少气，少阴为脏，少血多气，故为表里配合。少阳为腑，少血多气，厥阴为脏，多血少气，故为表里配合。太阴为脏，多气少血，阳明为腑，多气多血，故为表里配合。阳明气血皆多，与太阴多气少血相配，似有未合，然古人以血与气皆生于阳明，故阳明经之气血，理应相等均多，不能有一多一少的。所以我们不要机械推求。要知道这个气血多少之说，古人并不是指实质的气或血的分量而言，而是从临床实践中得出的推论。作为抽象的原则，向后人指示出对各经治疗方法上的宜忌。如太阳是多血少气的，如果太阳发生变动而有病，可以多用刺络法出血，少血的就不宜多用刺络法。这可说完全是从临床经验中总结出来的抽象规则。

手太阴之脉，起于中焦，下络大肠，还循胃口，上膈属肺。

起，发也。络，绕也，还复也。循，巡也，又依也治也。属，会也。中焦者，在胃中脘，当脐上四寸之分。大肠，注见本经。胃口，胃上下口也。胃上口、在脐上五寸上脘穴。下口在脐上二寸下脘穴之分也。膈者，隔也；凡人心下有膈膜与脊胁周回相着，所以遮膈浊气，不使上熏于心肺也。手太阴起于中焦：受足厥阴之交也，由是循任脉之外，足少阴经脉之里，以次下行，当脐上一寸水分穴之分，绕络大肠；手太阴阳明相为表里也。乃复行本经之外，循胃上口，逦迤上膈而属会于肺，荣气有所归于本脏也。

【淡安注】十二经之开始起发点曰"起"，其经脉营绕于与其相关连之脏腑曰"络"，其经去而复回曰"还"，由此处至彼处曰"循"，由下而至上曰"上"，与其本脏相连曰"属"。中焦：指胃部中脘穴之部。胃口：指胃之上下口。膈：指横膈膜。

手太阴肺的经脉，从中焦部起发，约在脐上四寸离正中线二分左右之处而下，至脐上一寸水分穴部位之旁而绕络于大肠，于是回转向上至胃之上口部分而上入横膈膜，连属于肺脏。

从肺系横出腋下，下循臑内，行少阴心主之前，下肘中。

肺系，谓喉咙也。喉以候气，下接于肺。肩下胁上际曰腋。膊下对腋处为臑，肩肘之间也。臑尽处为肘，臂节也。自肺脏循肺系出而横行，循胸部第四行之中府云门，以出腋下，下循臑内，历天府、侠白，行手少阴手心主之前，下入肘中，抵尺泽穴也。盖手少阴循臑臂，出小指之端。手心主循臑臂，出中指之端。手太阴则行乎二经之前也。中府穴：在云门下一寸，乳上三肋间，动脉应手陷中。云门：在巨骨下，侠气户傍二寸陷中，动脉应手，举臂取之。天府：在腋下三寸臑内廉动脉中。侠白：在天府下去肘五寸动脉中。尺泽：在肘中约文上动脉中。

【淡安注】经脉平行曰“横”，原来深隐内部而忽现于外肤曰“出”，通过其他经络曰“行”，自上而下曰“下”。肺系：指喉头气管。腋：指腋窝部。臑：指上膊。少阴心主：指心包络经。肘中：指肘弯横纹部。

手太阴肺经连属于肺脏之后，即循肺气管横行而出腋窝部分，下至上膊内侧，经过心包络经之前而下达于肘窝中。

循臂内上骨下廉，入寸口上鱼，循鱼际，出大指之端。

肘以下为臂。廉，隅也、边也。手掌后高骨傍、动脉为关。关前动脉为寸口。曰鱼、曰鱼际云者：谓掌骨之前，大指本节之后，其肥肉隆起处，统谓之鱼。鱼际，则其间之穴名也。既下肘中，乃循臂内，上骨之下廉，历孔最、列缺，入寸口之经渠、太渊，以上鱼，循鱼际出大指之端，至少商穴而终也。端、杪也。孔最穴：去腕上七寸。列缺：去腕侧上一寸五分，以手交叉头指（当做食指）末，筋骨罅中络穴也。经渠：在寸口陷中。太渊：在掌后陷中。鱼际：在大指本节后内侧散脉中。少商：在大指端内恻，去爪甲如韭叶，白肉内宛宛中。

【淡安注】经络自外至里曰“入”。臂：是前膊。上骨之骨：是桡骨。廉：是侧边之意。寸口：指的腕后桡骨动脉搏动之处的前部。鱼：指的外展拇短肌部。鱼际：是穴名。端：是指（趾）端，末梢之意。

肺经自肘中循前膊之内侧，当桡骨下侧边而入于桡骨茎状突起部之前内侧寸口处，以上第一掌骨内侧外展拇短肌部鱼际穴而出大拇指之内侧端。

其支者，从腕后直出次指内廉，出其端。

臂骨尽出为腕。脉之大隧为经。交经者为络。本经终于出大指之端矣，此则从腕后列缺穴，达次指内廉出其端，而交于手阳明也。

【淡安注】经络干线上分出的曰“支”，经络之直行的曰“直”。腕：是手腕，前膊与手的关节部。次指：是第二指（趾）。内廉：是内侧的意义。

肺经有一支络，从经过桡骨茎状突起之上部处分出，直行的向第二指的内侧达指端而出，交于手阳明大肠经络。

是动：则病肺胀满，膨膨而喘咳，缺盆中痛，甚则交两手而瞀，此为臂厥。是主肺所生患者。咳嗽上气，喘渴、烦心、胸满，臑臂内前廉痛，掌中热。气盛有余，则肩背痛，风寒（寒字疑衍）、汗出中风，小便数而欠。虚则肩背痛、寒，少气不足以息，溺色变，卒遗矢无度。盛者，寸口大三倍于人迎。虚者，寸口反小于人迎也。

【淡安注】经络：在现代解剖上还不能得到它的迹象如何，已如前述，就是在用针去按着经络领域中的穴位上去刺激，其所发生的针刺感传感觉路线，也不能说这就是经络的实际迹象所在。一定要依据古经学说所指示的病候，当发生某经病的症状时，即在其相应的经络领域上，采取适当的穴位予以刺激，结合感传而得到治愈的趋向，这样才可以说这病的治愈是该经络调整的关系。照这样也可以想象地说病的产生，先是经络本身发生了问题，才有病候的外现，所以《内经》上有“是动则病……”就是说该经络发生了变动，则有种种相应的病候随之而发生。

缺盆：指肩前的锁骨前端上侧的凹窝。交两手而瞀此为臂厥，言两手交叉于胸部，闭目无力之状，为臂气厥逆之故。是主肺所生患者：言由肺脏所生之病候。上气：言呼吸之气急促。小便数而欠：言小便频数，时多呵欠。少气不足以息：呼吸气短之状。溺色变；小便之色不正常。卒遗矢无度：言与平常不一样，时时要大便也（别本无此句）。盛者寸口大三倍于人迎：言本经之气过盛而为病，则寸口之脉搏力量比人迎脉要强三倍。人迎脉：即颈动脉。经脉气血流行，发生变动，因而致病，由气之变动而患者曰是动病，由而之变动而患者曰所生病，此《难经》越人之意也。

手阳明大肠经穴歌

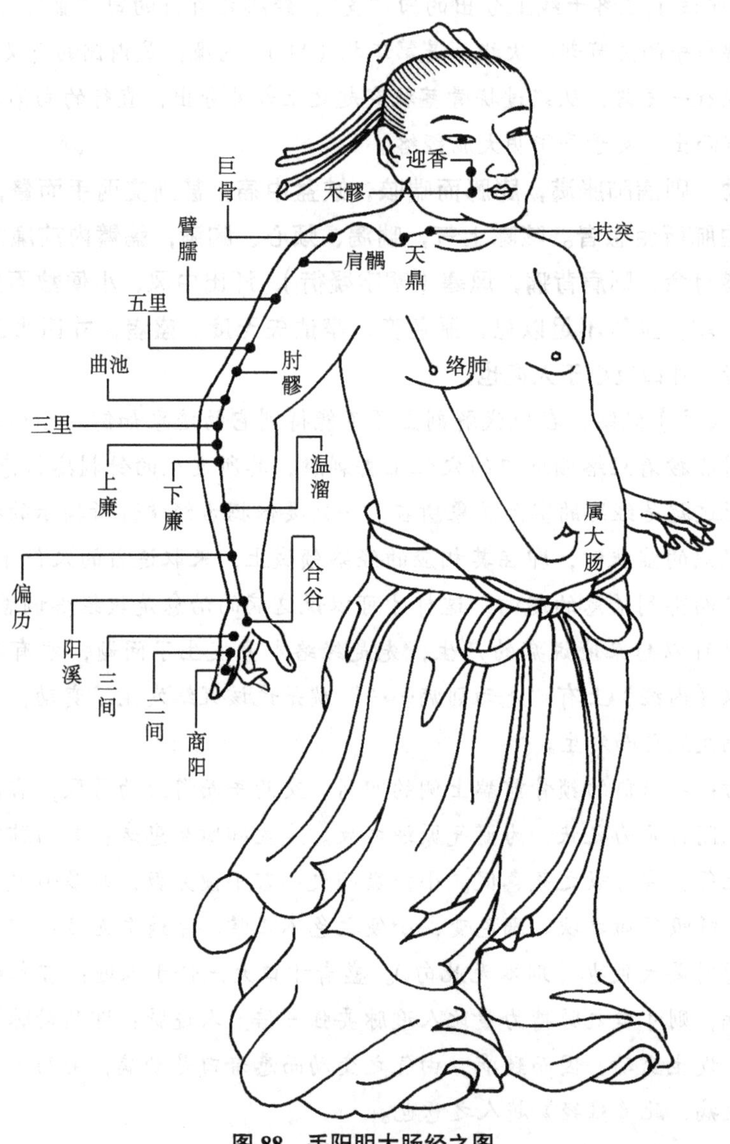

图 88 手阳明大肠经之图

手阳明穴起商阳，二间三间合谷藏，阳溪偏历历温溜，下廉上廉三里长，曲池肘髎迎五里，臂臑肩髃巨骨当，天鼎扶突禾髎接，终以迎香二十穴。

手阳明、大肠之经。凡二十穴、左右共四十穴。是经气血俱多。

大肠长二丈一尺，广四寸，当脐右回十六曲。

手阳明之脉，起于大指次指之端，循指上廉，出合谷两骨之间，上入两筋之中。

大指次指：大指之次指，谓食指也。手阳明，大肠经也。凡经脉之道：阴脉行手足之里，阳脉行手足之表，此经起于大指次指之端，商阳穴，受手太阴之交，行于阳之分也。由是循指上廉，历二间三间，以出合谷两骨之间，复上入阳溪两筋之中。商阳：在手大指次指内侧，去爪甲角如韭叶。二间：在手大指次指本节前，内侧陷中。三间：在手大指次指本节后，内侧陷中。合谷：在手大指次指歧骨间陷中。阳溪，在腕中上侧两筋间中。

【淡安注】出合谷两骨之间的两骨，指第一掌骨与第二掌骨。两筋是伸拇短肌腱与伸拇长肌腱。

循臂上廉，入肘外廉，循臑外前廉，上肩。

自阳溪而上，循臂上廉之偏历、温溜、下廉、上廉、三里，入肘外廉之曲池，循臑外前廉，历肘髎、五里、臂臑，络臑会，上肩，至肩髃穴也。偏历：在腕中后三寸。温溜：在腕后，小士五寸，大士六寸。下廉：在辅骨下，去上廉一寸。上廉：在三里下一寸。三里：在曲池下二寸，按之肉起。曲池：在肘外辅骨屈肘曲骨之中，以手拱胸取之。肘髎：在肘大骨外廉陷中。五里：在肘上二寸，行向里，大脉中央。臂臑：在肘上七寸。臑会：见手少阳经，手阳明之络也。肩髃：在肩端，两骨间陷者宛宛中，举臂有空。

【淡安注】臂上廉：指前膊上侧。肘外廉；是肘关节外侧。臑外前廉：是上膊外侧的前部。

出髃骨之前廉，上出柱骨之会上。

肩端两骨间，为髃骨。后胛上际会处，为天柱骨。出髃骨前廉，循巨骨穴，上出柱骨之会上，会于大椎。巨骨穴：在肩端上，行两叉骨间陷中。大椎：见督脉，手足三阳督脉之会。

【淡安注】髃骨：是肩胛骨与锁骨关节部之肩峰。柱骨是颈椎。柱骨之会上是颈椎与胸椎结合之处。

下入缺盆，络肺、下膈、属大肠。

自大椎而下入缺盆，循足阳明经脉外，络绕肺脏。复下膈，当天枢之分，会属于大肠。缺盆、天枢：见足阳明经。

【淡安注】大肠经由缺盆（释见肺经）而入于胸腔内部，连络肺脏，出膈膜而下达脐旁二寸之天枢穴部分而附属于大肠。

其支别者，从缺盆上颈贯颊，入下齿缝中。

头茎为颈。耳以下曲处为颊。口前小者为齿。其支别者：自缺盆上行于颈，循天鼎扶突上贯于颊，入下齿缝中。天鼎：在颈、缺盆直扶突后一寸。扶突：在气舍后一寸五分，仰而取之。又云人迎后一寸五分。

【淡安注】经络的分支两歧处曰“别”。

大肠经从缺盆分支处别行上颈。颈为头茎之前半侧。颊为下颚之旁侧部。经络穿通某组织之中曰“贯”。

还出挟口，交人中，左之右，右之左，上挟鼻孔。

口唇上、鼻柱下，为人中。既入齿缝，复出挟两口吻，相交于人中之分，左脉之右，右脉之左，上挟鼻孔，循禾髎迎香，而终以交于足阳明也。人中穴：见督脉，为手阳明督脉之会。禾髎：在鼻孔下，挟水沟旁五分。迎香：在禾髎上一寸，鼻孔旁五分。

是动：则病齿痛颈肿，是主津液所生患者。目黄、口干、鼽衄、喉痹、肩前臑痛，大指次指痛，不用。气有余则当脉所过者热肿。虚则寒栗不复。盛者，人迎大三倍于寸口。虚者，人迎反小于寸口也。

【淡安注】经络并于某组织之两边曰“挟”。经络彼此交叉而过曰“交”。人中：为鼻柱下之唇沟中央。

𩓐：当目下眶鼻茎外，颧骨内侧，为下颚骨之上端部分。是主津液所生患者：此指《内经》大肠为传导水谷、变化精微、为津液产生之所，故曰是主津液所生之病。鼽衄：鼽是流鼻涕、衄是鼻出血。喉痹：是喉头痛（包括扁桃腺炎）。当脉所过者热肿：是言其经络所经过之处发生热肿。

足阳明胃经穴歌

四十五穴足阳明，承泣四白巨髎经，地仓大迎颊车峙，下关头维对人迎，水突气舍连缺盆，气户库房屋翳屯，膺窗乳中延乳根，不容承满起梁门，关门太乙滑肉门，天枢外陵大巨存，水道归来气冲次，髀关伏兔走阴市，梁丘犊鼻足三里，上巨虚连条口位，下巨虚乃继丰隆，解溪冲阳陷谷中，内庭厉兑经穴终。

足阳明胃之经，凡四十五穴，左右共九十穴。是经气血俱多。

胃大一尺五寸，纡屈屈伸，长二尺六寸。

足阳明之脉：起于鼻，交頞中，旁约太阳之脉，下循鼻外，入上齿中，还出挟口环唇，下交承浆。

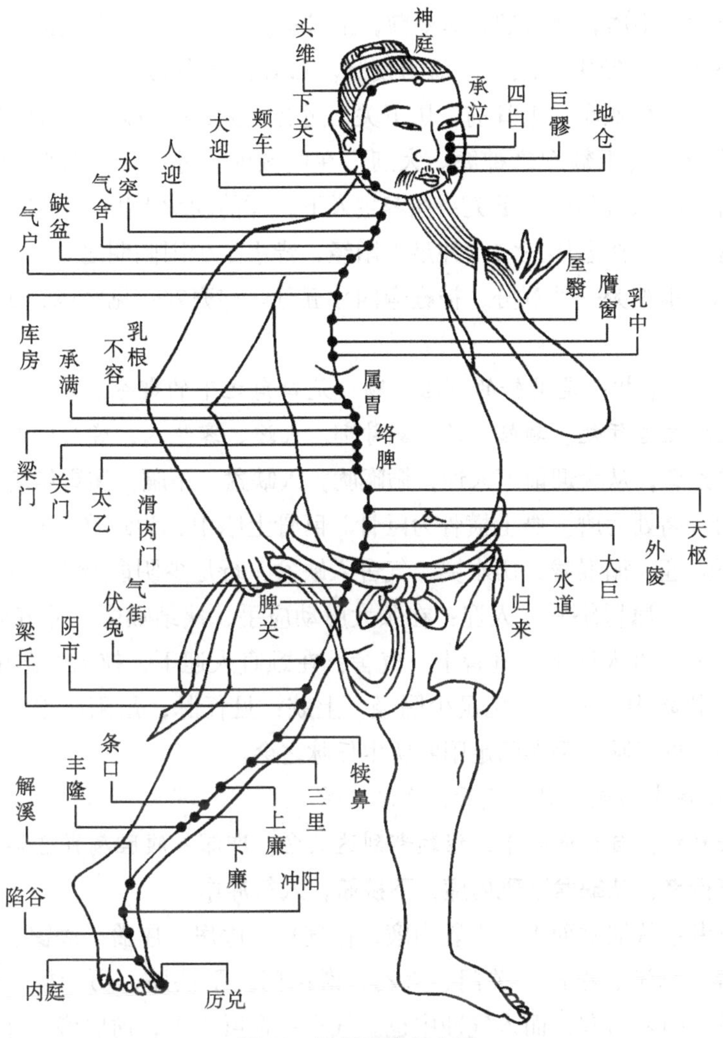

图 89　足阳明胃经之图

頞，鼻茎也，鼻山根为頞。足阳明起于鼻两旁迎香穴。由是而上，左右相交于頞中，过睛明之分，下循鼻外，历承泣、四白、巨髎，入上齿中，复出循地仓，挟两口吻环绕唇下，左右相交于承浆之分也。迎香：手阳明经穴。睛明：足太阳经穴，手足太阳少阳足阳明五脉之会。承泣：在目下七分，直瞳子。四白：在目下一寸，直瞳子。巨髎：在鼻孔旁八分，直瞳子。地仓：挟口吻旁四分。承浆：见任脉，足阳明任脉之会。

【淡安注】约：缠束之意。旁约太阳之脉：是缠束旁侧的太阳经脉。经络围绕某组织的周围曰“环”。

却循颐后下廉，出人迎，循颊前，上耳前，遇客主人，循发际，至额颅。

腮下为颔。颔中为颐。囟前为发际。鬓际前为额颅。自承浆却循颐后下廉，出大迎，循颊车，上耳前，历下关，过客主人，循发际，行悬厘、颔厌之分，经头维，会于额颅之神庭。大迎：在曲颔前一寸三分，骨陷中动脉。颊车：在耳下曲颊端陷中。下关：在客主人下，耳前动脉下廉，合口有空，开口则闭。客主人：接悬厌三穴，并足少阳经，皆手足少阳阳明之交会。头维：在额角发际，本神旁一寸五分，神庭旁四寸五分。神庭穴：见督脉，足太阳阳明督脉之会。

【淡安注】却：是退转的意思。颐：是口角之下的部分。过：是经过。发际：是生发之边际处。额颅：是前额骨部。大迎、客主人，皆为穴名。

其支别者，从大迎前下人迎，循喉咙，入缺盆，下膈，属胃络脾。

胸两旁高处为膺。膺上横骨为巨骨。巨骨上陷中，为缺盆。其支别者：从大迎前下人迎，循喉咙，历水突、气舍入缺盆，行足少阴俞府之外下膈。当上脘中脘之分，属胃络脾。人迎：在颈大脉动应手，挟结喉旁一寸五分。水突：在颈大筋前，直人迎下，气舍上。气舍：在颈直人迎下，挟天突陷中。缺盆：在肩下横胁陷中。俞府：见足少阴经。上脘：见任脉，足阳明手太阳任脉之会。中脘：见任脉，手太阳足阳明所生任脉之会。

【淡安注】喉咙是喉头气管，亦名喉结。

这条胃经，自大迎而下，经颈部到达缺盆，即深入腹腔属胃络脾。

其直行者：从缺盆下乳内廉，下挟脐，入气冲中。

直行者：从缺盆而下，下乳内廉，循气户、库房、屋翳、膺窗、乳中、乳根、不容、承满、梁门、关门、太乙、滑肉门。下挟脐，历天枢、外陵、大巨、水道、归来诸穴，而入气冲中也。气户：在巨骨下，俞府旁二寸陷中。库房、在气户下一寸六分陷中，仰而取之。屋翳：在库房下一寸六分陷中，仰而取之。膺窗：在屋翳下一寸六分陷中。乳中：当乳是。乳根：在乳下一寸六分陷中，仰而取之。不容：在幽门旁，相去各一寸五分。承满：在不容下一寸。梁门：在承满下一寸。关门：在梁门下一寸。太乙：在关门下一寸。滑肉门：在太乙下一寸，下挟脐。天枢：在挟脐二寸。外陵：在天枢下一寸。大巨：在外陵下一寸。水道：在大巨下三寸。归来：在水道下二寸。气冲：一名气街，在归来下，鼠鼷上一寸，动脉应手宛宛中。自气户至乳根（去中行各四寸）。自不容至滑肉门（去中行各二寸）。自天枢至归来（去中行各二寸）。

【淡安注】乳内廉：是乳房之内侧部分。脐：指脐窝。挟脐：是夹脐之两边。这条经脉，是由缺盆直下至乳部而侧向内侧，再直下达于气冲部分。

其支者，起胃下口，循腹里，下至气冲中而合。

胃下口，下脘之分。《难经》云：太仓下口为幽门者是也，自属胃处。起胃下口，循腹里，过足少阴肓俞之外本经之里，下至气冲中，与前之入气冲者合。

【淡安注】这条支脉，是在深入腹腔属胃之支脉上所分出，在胃下口处出发，循腹腔而下至气冲中与前面由缺盆直下之干脉会合。

以下髀关，抵伏兔，下入膝膑中，下循胻外廉，下足跗，入中指内间。

抵，至也。股外为髀。髀前膝上起肉处为伏兔。伏兔后交文为髀关。挟膝解中为膑。胫骨为胻。跗，足面也。既相合气冲中，乃下髀关，抵伏兔，历阴市、梁丘，下膝膑中，经犊鼻，下循胻外廉之三里、巨虚上廉、条口、巨虚下廉、丰隆、解溪，下足跗之冲阳、陷谷，入中指内间之内庭，至厉兑而终也。髀关：在膝上伏兔后交文中（一作交分）。伏兔：在膝上六寸起肉，正跪坐而取之。一云、膝盖上七寸。阴市：在膝上三寸，伏兔下陷中，拜而取之。梁丘：在膝上二寸，两筋间。犊鼻：在膝膑下，胻骨上，骨解大筋中。三里：在膝眼下三寸，胻骨外大筋内宛宛中，举足取之，极重按之，则跗上动脉止矣。巨虚上廉：在三里下三寸，举足取之。条口：在下廉上一寸，举足取之。巨虚下廉：在上廉下三寸，举足取之。丰隆：在外踝上八寸，下胻外廉陷中，别走太阴。解溪：在冲阳后一寸五分，跗上陷中。冲阳：在足跗上五寸，骨间动脉，去陷谷三寸。陷谷：在足大指次指间，本节后陷中。内庭：在足大指次指外间陷中。厉兑：在足大指次指去爪甲如韭叶。

【淡安注】经脉由此直达于彼曰“抵”。髀是大腿之上外侧部，当阔肌膜张肌与股直肌之一部。髀关为穴名。伏兔：为穴名。以足直伸，股直肌臁缩形如伏兔故名。膝膑：指膝盖骨，亦名膑骨。胻：即胫骨，亦名骭骨。跗；指足背。

其支者，下膝三寸而别，以下入中指外间。

此支自膝下三寸，循三里穴之外别行而下，入中指外间，与前之内庭厉兑合也。

【淡安注】其支者，下膝三寸而别，别本皆作下廉三寸而别。

其支者，别跗上，入大指间出其端。

此支自跗上冲阳穴，别行入大指间，斜出足厥阴行间穴之外，循大指下出其端，以交于足太阴。

是动则病洒洒然振寒，善伸、数欠、颜黑。病至则恶人与火，闻木音则惕然而惊，心欲动，独闭户牖而处。甚则欲上高而歌，弃衣而走，贲响腹胀，是

为骭厥，是主血所生患者。狂，疟，温淫，汗出，鼽衄，口㖞，唇胗，颈肿，喉痹，大腹水肿，膝膑肿痛。循膺乳、气街、股伏兔、骭外廉，足跗上皆痛，中指不用。气盛则身以前皆热。其有余于胃：则消谷善饥，溺色黄。气不足：则身以前皆寒栗。胃中寒，则胀满。盛者：人迎大三倍于寸口。虚者：人迎反小于寸口也。

【淡安注】洒洒然振寒：为全身感觉寒冷飒飒之状。善伸：为常作伸腰挺足、以舒筋骨。数欠：为屡屡呵欠。贲响：为肠中气体走动之肠鸣。骭厥：是病名，其病状就是贲响腹胀。胫骨：古称骭骨。言贲响腹胀之气，是从骭骨部分上去的，所以称为骭厥。是主血所生患者：因营出于中焦，营指血，中焦为胃之部分，又谷入于胃脉道以通，血气乃行，所以胃为生血之所，故曰是主血所生患者。温淫：为发高热之温病。唇胗：是唇生干疮。膺：是胸骨两侧部分。气街：是鼠鼷部分。股：是大腿。

足太阴脾经穴歌

二十一穴太阴脾，隐白大都太白抵，公孙商丘三阴交，漏谷地机阴陵泉坳，血海箕门冲门开，府舍腹结大横排，腹哀食窦连天溪，胸乡周荣大包随。

足太阴脾之经，凡二十一穴、左右共四十二穴。是经多气少血。

脾广三寸，长五寸，掩乎太仓，附着于脊之第十一椎。

【淡安注】脾：按中医书之说明，系指现代解剖上所称之膵脏而言，并不是现代解剖上的脾脏。又：中医所说之脾脏功能，是指的胃肠之消化吸收作用，与今日所言脾脏、膵脏之功能不同，应注意辨别。

足太阴之脉：起于大指之端，循指内侧白肉际，过覈骨后，上内踝前廉。

覈骨，一作核骨，俗云孤拐骨是也。足跟后两旁起骨为踝骨。足太阴起大指之端隐白穴，受足阳明之交也。由是循大指内侧白肉际大都穴，过核骨后，历太白、公孙、商丘，上内踝前廉之三阴交也。隐白：在足大指内侧端，去爪甲角如韭叶。大都：在足大指本节后陷中。太白：在足内侧核骨下陷中。公孙：在足大指本节后一寸，别走阳明。商丘：在足内踝下微前陷中。三阴交：在内踝上三寸，骨下陷中。

【淡安注】白肉际：手足之掌与指，皆分赤白肉际，在背面有毫毛部分曰赤肉，掌面不生毫毛部分曰白肉，赤肉白肉交界之所曰赤白肉际，亦称白肉际。覈骨：又名核骨，为拇指第一节与跖骨结合之关节。内踝：又名内踝骨，为胫骨的下端。

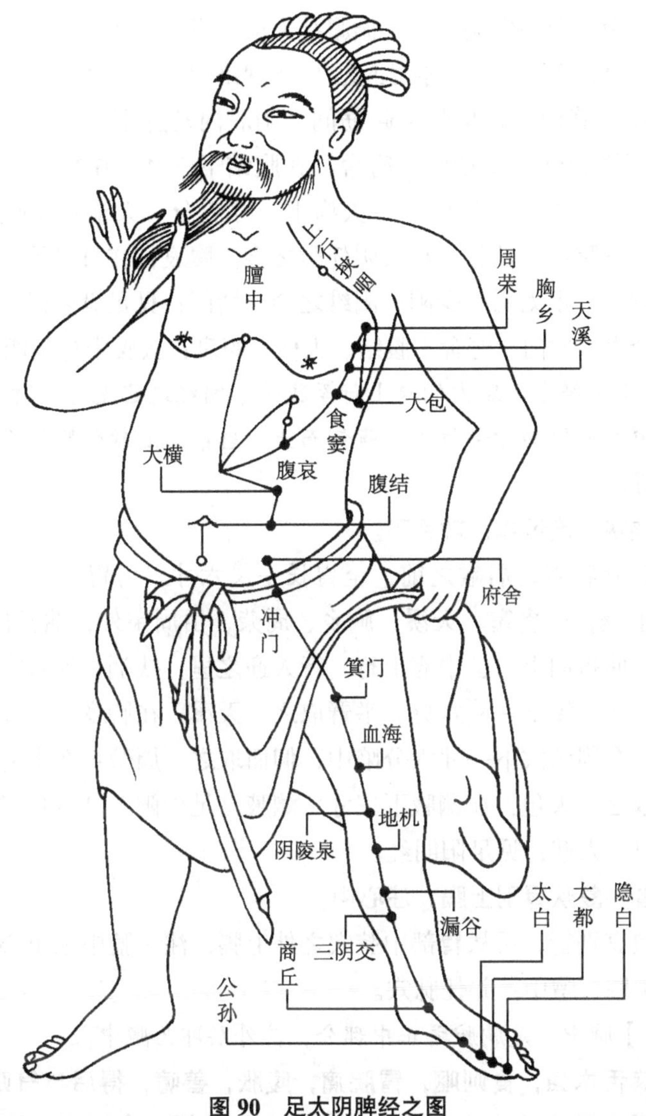

图 90　足太阴脾经之图

上腨内，循䯒骨后，交出厥阴之前。

腨，腓肠也。由三阴交上腨内，循䯒骨之漏谷，上行二寸，交出足厥阴经之前，至地机阴陵泉。漏谷：在内踝上六寸，骨下陷中。地机：在膝下五寸。阴陵泉：在膝下内侧，辅骨下陷中，伸足取之。

【淡安注】腨：是腓肠肌部。

上循膝股内前廉，入腹，属脾络胃。

髀内为股。脐上下为腹。自阴陵泉上循膝股内前廉之血海箕门。迤逦入腹，经冲门府舍，会中极关元，复循腹结大横会下脘，历腹哀，过日月期门之分，循本经之里，下至中脘下脘之际，以属脾络胃也。血海：在膝膑上，内廉白肉际二寸中。箕门：在鱼腹上越筋间，阴股内动脉中。冲门：上去大横五寸，在府舍下横骨端约中动脉。府舍：在腹结下三寸。中极、关元：并见任脉，皆足三阴任脉之会。腹结：在大横下一寸三分。大横：在腹哀下三寸五分，直脐旁。下脘：见任脉，足太阴任脉之会。腹哀：在日月下一寸五分。日月：见足少阳经，足太阴、少阳、阳维之会。期门：见足厥阴经，足太阴、厥阴、阴维之会也。冲门、府舍、腹结、大横、腹哀：去腹中行各四寸半。

【淡安注】脾经自大趾内侧起上行至腹（中间经过已见滑氏所注）。自到达脐上四寸正中线外侧四寸部位之上腹侧而止，当第九肋软骨附近而深入腹腔内部，属脾络胃。

上膈，挟咽，连舌本，散舌下。

咽：所以咽物者，居喉之前，至胃长一尺六寸，为胃系也。舌本、舌根也。由腹哀上膈，循食窦、天溪、胸乡、周荣，由周荣外，曲折向下至大包。又自大包外，曲折向上，会中府上行，行人迎之里，挟咽，连舌本，散舌下而终焉。食窦：在天溪下一寸六分、举臂取之。天溪：在胸乡下一寸六分，仰而取之。胸乡：在周荣穴下一寸六分陷中，仰而取之。周荣：在中府下一寸六分陷中，仰而取之。大包：在渊腋下三寸（渊腋见足少阳）。中府：见手太阴经，足太阴之会也。人迎：见足阳明经。

其支别者：复从胃别上膈，注心中。

此支由腹哀别行，再从胃部中脘穴之外上膈，注于膻中之里心之分，以交于手少阴。中脘、膻中：并任脉穴。

【淡安注】膻中：是胸腔之正中部分，其外层即为膻中穴。

是动则病舌本强，食则呕，胃脘痛，腹胀，善噫，得后与气则快然如衰，身体皆重，是主脾所生患者。舌本痛，体不能动摇，食不下，烦心，心下急痛，寒疟，溏，瘕泄，水闭，黄疸，不能卧，强立股膝内肿，厥，足大指不用。盛者，寸口大三倍于人迎。虚者，寸口反小于人迎也。

【淡安注】噫：是胃中气体上逆有声，由口噫出也。得后与气则快然如衰：为肠中浊气排出肛外也。溏：是大便稀薄。瘕泄：稀便中大都为未消化之物。别本皆作瘕泄、水闭为两个病候：为水肿兼大小便不通。厥为冷。足大指不用：为大趾不活动。

手少阴心经穴歌

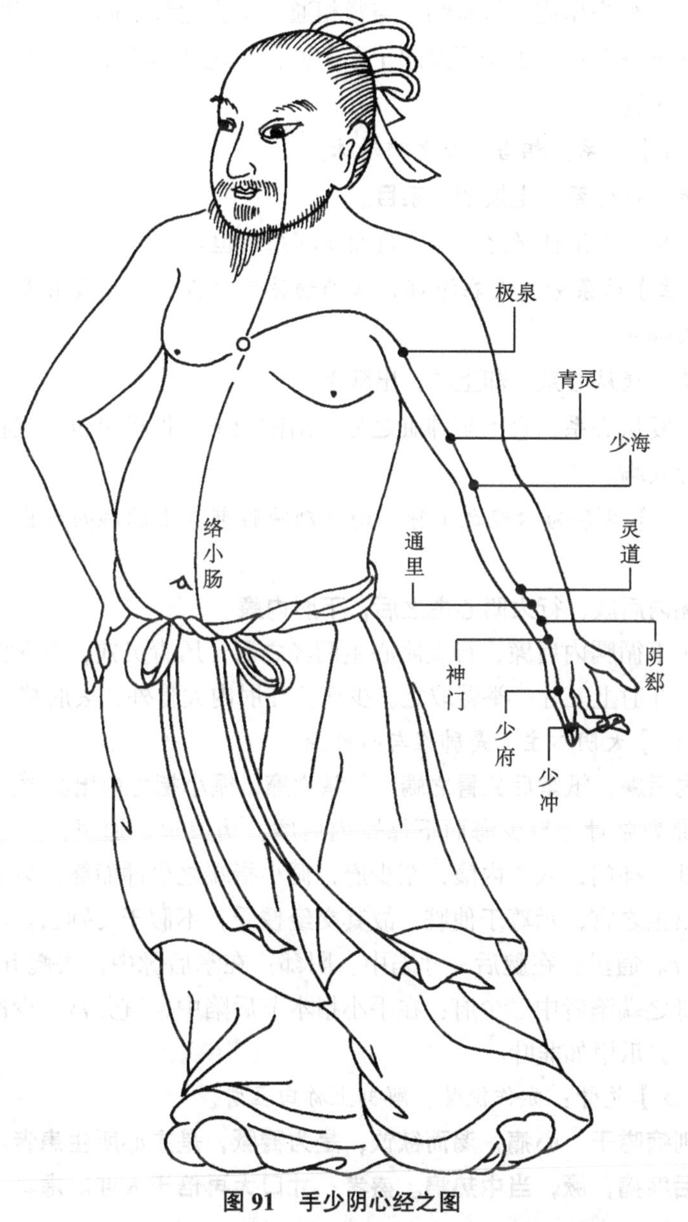

图 91　手少阴心经之图

九穴心经手少阴，极泉青灵少海深，灵道通里阴郄邃，神门少府少冲寻。

手少阴心之经，凡九穴，左右共十八穴。是经多气少血。

心形如未敷莲花，居肺下膈上，附着于脊之第五椎。

手少阴之脉：起于心中，出属心系，下膈、络小肠。

心系有二,一则上与肺相通，而入肺两大叶间。一则由肺叶而下，曲折向后，并脊膂，细络相连，贯脊髓，与肾相通，正当七节之间。盖五脏系皆通于心，而心通五脏系也。手少阴经起于心，循任脉之外属心系，下膈，当脐上二寸之分，络小肠。

【淡安注】心系：相当于今之肺动脉。

其支者：从心系，上挟咽，系目。

支者，从心系出任脉之外，上行而挟咽系目也。

【淡安注】这条分支是在深部，从肺动脉部分直上，循食管而出于面，达于眼的内眦部分。

其直者：复从心系，却上肺，出腋下。

直者，复从心系，直上至肺脏之分。出循腋下，抵极泉也。穴在臂内腋下筋间，动脉入胸。

【淡安注】这条为心经之干脉，由肺动脉脏部分上肺脏而外出体腔，通于腋下。

下循臑内后廉，行太阴心主之后，下肘内廉。

自极泉下循臑内后廉，行太阴心主两经之后，历青灵穴，下肘内廉，抵少海。青灵：在肘上三寸，举臂取之。少海：在肘内大骨外，去肘端五分。

【淡安注】太阴心主，是肺经与心包经

循臂内后廉，抵掌后兑骨之端，入掌内廉，循小指之内出其端。

腕下踝为兑骨。自少海而下循臂内后廉，历灵道、通里，至掌后锐骨之端，经阴郄、神门，入掌内廉，至少府，循小指端之少冲而终，以交于手太阳也。心为君主之官，示尊于他脏，故其交经授受，不假于支别云。灵道：在掌后一寸五分。通里：在腕后一寸陷中。阴郄：在掌后脉中，去腕五分。神门：在掌后锐骨之端陷者中。少府：在手小指本节后陷中，直劳宫。少冲：在手小指内廉端，去爪甲如韭叶。

【淡安注】兑骨：亦作锐骨，解剖上称曰豆骨。

是动则病嗌干，心痛，渴而欲饮，是为臂厥，是主心所生患者。目黄，胁痛，臂内后廉痛，厥，当中热痛。盛者：寸口大再倍于人迎。虚者：寸口反小于人迎也。

【淡安注】嗌：是食管之上口。

手太阳小肠经穴歌

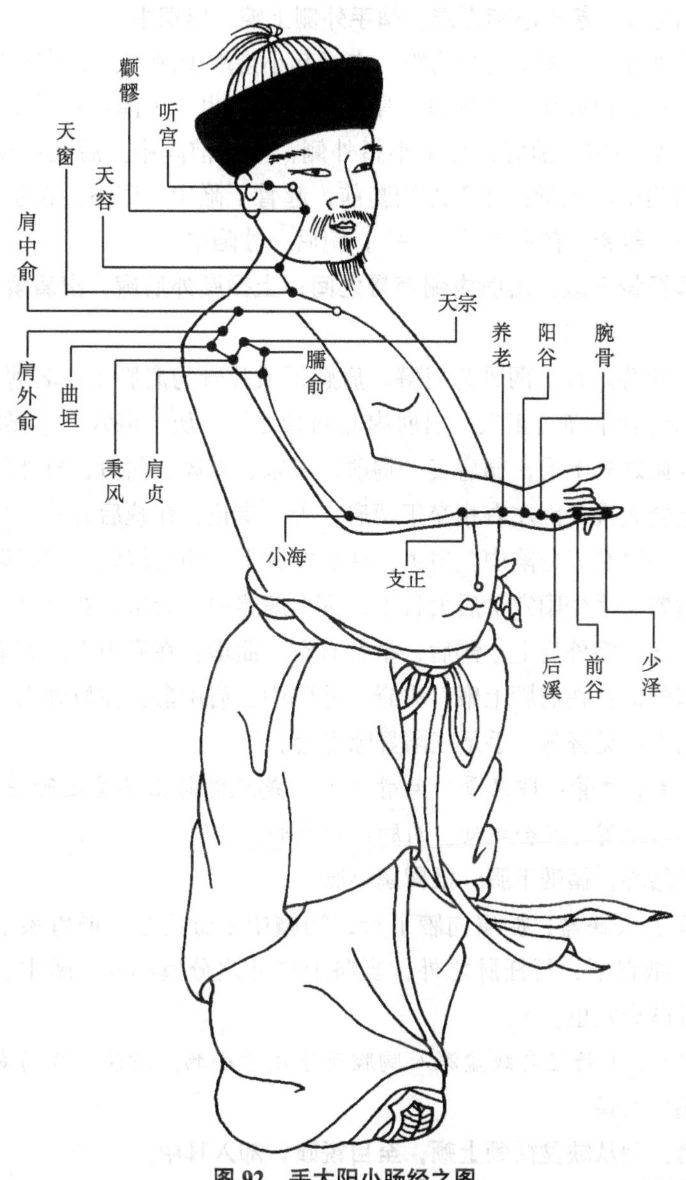

图 92　手太阳小肠经之图

手太阳穴一十九，少泽前谷后溪遇，腕骨阳谷可养老，支正小海肩贞走，臑俞天宗及秉风，曲垣肩外复肩中，天窗天容上颧髎，却入耳中循听宫。

手太阳小肠之经，凡十九穴，左右共三十八穴。是经多气少血。

小肠长三丈二尺，左回叠积十六曲。胃之下口，小肠上口也，在脐上二寸，水谷于是入焉。脐上一寸，为水分穴，则小肠下口也。至是而泌别清浊，水液入膀胱，滓秽入大肠。

手太阳之脉：起于小指之端，循手外侧上腕，出踝中。

臂骨尽处为腕。腕下兑骨为踝。本经起小指端少泽穴，由是循手外侧之前谷，后溪上腕，出踝中，历腕骨、阳谷、养老穴也。少泽：在手小指外侧端，去爪甲角一分陷中。前谷：在手小指外侧，本节前陷中。后溪：在手小指外侧，本节后陷中。腕骨：在手外侧腕前，起骨下陷中。阳谷：在手外侧腕中，兑骨下陷中。养老：在手踝骨上一空，腕后一寸陷中。

直上循臂骨下廉，出肘内侧两骨之间，上循臑外后廉，出肩解，绕肩胛，交肩上。

脊两旁为膂。膂上两骨为肩解。肩解下成片骨为肩胛（一名髆）。自养老穴直上，循臂骨下廉支正穴，出肘内侧两骨之间，历小海穴，上循臑外后廉，行手阳明少阳之外上肩，循肩贞、臑俞、天宗、秉风、曲垣、肩外俞、肩中俞诸穴，乃上会大椎，因左右相交于两肩之上。支正：在腕后五寸。小海：在肘内大骨外，去肘端五分陷中。肩贞：在肩曲胛下，两骨解间，肩髃后陷中。臑俞：在挟肩髎（手少阳穴）后大骨下，胛上廉陷中。天宗：在秉风后大骨下陷中。秉风：在天髎外肩上小髃后，举臂有空。曲垣：在肩中央曲胛陷中，按之应手痛。肩外俞：在肩胛上廉，去脊三寸陷中。肩中俞：在肩胛内廉，去脊二寸陷中。大椎：见督脉，手足三阳督脉之会。

【淡安注】臂骨：即尺骨。两骨之间：是尺骨与上膊骨之肘关节。肩解：是肩胛棘端与上臂骨交会之处。肩胛：是肩胛骨。

入缺盆络心，循咽下膈，抵胃属小肠。

自交肩上入缺盆，循肩向腋下行，当膻中之分络心，循胃系下膈，过上脘、中脘、抵胃下，行任脉之外，当脐上二寸之分属小肠。膻中、上脘、中脘：并见任脉会穴也。

【淡安注】小肠经自缺盆深入胸腔而下属于小肠。滑注：循肩向腋下行之腋，恐为胸字之误。

其支者：别从缺盆循颈上颊，至目锐眦，却入耳中。

目外角为锐眦。支者：别从缺盆，循颈之天窗、天容上颊，抵颧髎，上至目锐眦，过瞳子髎，却入耳中，循听宫而终也。天窗：在颈大筋前曲颊下，扶突后，动脉应手陷中。天容：在耳曲颊后。颧髎：在面頄骨下廉、锐骨端陷中。瞳子髎：足少阳经穴。听宫：在耳中珠子大如赤小豆。

【淡安注】目锐眦：即是目外眦。却入耳中：是由目外眦反转入于耳中。

其支者：别挟上䪼，抵鼻，至目内眦。

目下为䪼。目大角为内眦。其支者：别循挟上䪼，抵鼻至目内眦睛明穴，以交于足太阳也。睛明：足太阳经穴。

是动：则病嗌痛颔肿，不可回顾，肩似拔，臑似折，是主液所生患者。耳聋，目黄，颊肿，颈颔、肩臑、肘臂外后廉痛。盛者：人迎大再倍于寸口。虚者：人迎反小于寸口也。

【淡安注】颔：是下颚骨正中下面空软之部。是主液所生患者：此以"小肠为受盛之官，化物出焉。"认为体液是由小肠产生的，故曰是主液所生患者。

足太阳膀胱经穴歌

足太阳穴六十三，睛明攒竹曲差参，五处承光上通天，络却玉枕天柱崭，大杼风门引肺俞，厥阴心俞膈俞注，肝俞胆俞脾俞同，胃俞三焦肾俞中，大肠小肠膀胱俞，中膂白环两俞输，自从大杼至白环，相去脊中三寸间，上髎次中复下髎，会阳承扶殷门亚，浮郄委阳委中罅，膊内挟脊附分当，太阳行背第三行，魄户膏肓与神堂，譩譆膈关魂门旁，阳纲意舍及胃仓，肓门志室胞之肓，二十椎下秩边藏，合腘以下合阳是，承筋承山居其次，飞阳附阳泊昆仑，仆参申脉连金门，京骨束骨交通谷，小指外侧至阴续。

足太阳膀胱之经，凡六十三穴，左右共一百二十六穴。是经多血少气。

膀胱重九两二铢，纵广九寸，居肾下之前，大肠之侧。当脐上一寸水分穴之处，小肠下口、乃膀胱上际也。水液由是渗入焉。

足太阳之脉：起于目内眦，上额，交巅上。

目内角为内眦。发际前为额。脑上为巅，巅、顶也。足太阳起目内眦睛明穴，上额，循攒竹，过神庭，历曲差、五处、承光、通天，自通天斜行，左右相交于巅上之百会也。睛明：在目内眦。攒竹：在眉头陷中。神庭：见督脉，足太阳督脉之会也。曲差：在神庭傍一寸五分，入发际。五处：挟上星傍一寸五分。承光：在五处后一寸五分。通天：在承光后一寸五分。百会：见督脉，足太阳督脉之交会也。

其支别者，从巅至耳上角。

支别者，从巅之百会，抵耳上角，过率谷、浮白、窍阴穴，所以散养于经脉也。率谷、浮白、窍阴三穴，见足少阳经，足太阳少阳之会也。

【淡安注】耳上角：指耳壳的上部。

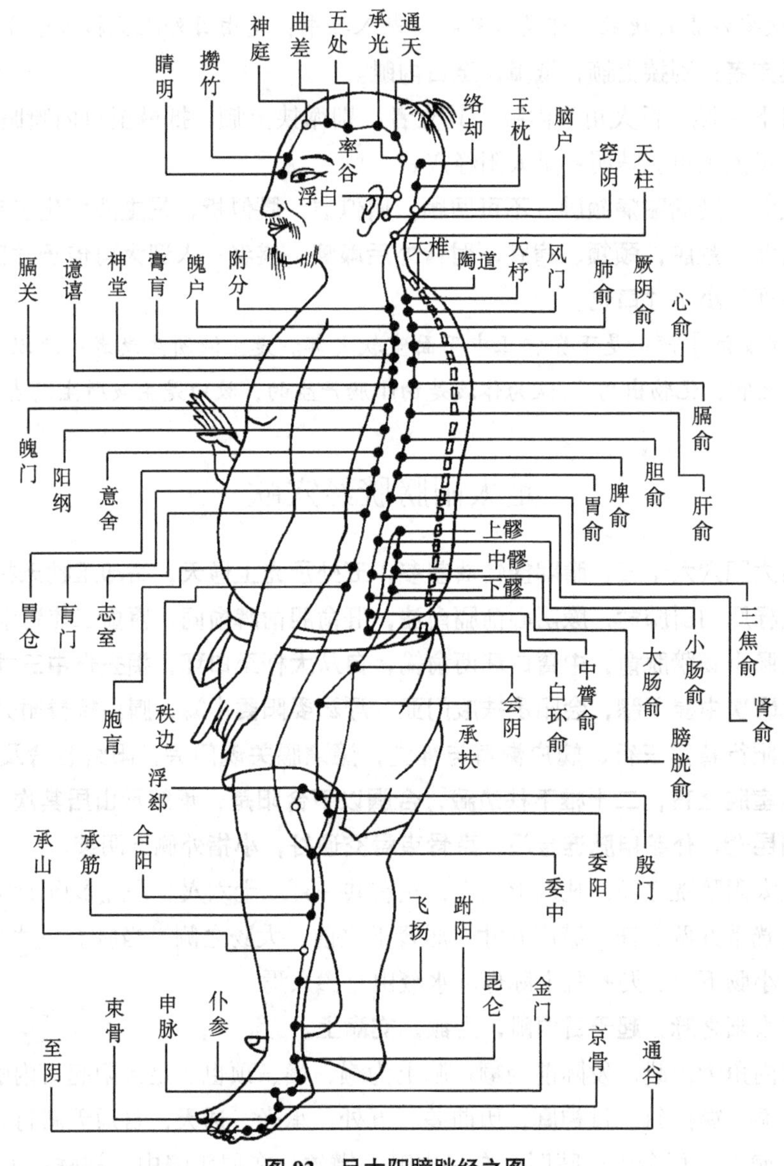

图 93 足太阳膀胱经之图

其直行者，从巅入络脑，还出别下项。

脑，头髓也。颈上为脑。脑后为项。此直行者：由通天穴后，循络却、玉枕、入络脑。复出下项，抵天柱也。络却：在通天后一寸五分。玉枕：在络却后一寸五分，挟脑户傍一寸三分，枕骨上，入发际三寸。脑户：督脉穴，足太阳督脉之会。天柱：在颈大筋外廉，挟项，发际陷中。

【淡安注】入络脑：是于其处深入而络于脑髓。还出别下项：是由脑户穴回出而分别下行项部。

循肩髆内，挟脊抵腰中，入循膂，络肾，属膀胱。

肩后之下为肩髆。椎骨为脊。尻上横骨为腰。挟脊为膂。自天柱而下，过大椎、陶道，却循肩髆内，挟脊两旁下行，历大杼、风门、肺俞、厥阴俞、心俞、膈俞、肝俞、胆俞、脾俞、胃俞、三焦俞、肾俞、大肠俞、小肠俞、膀胱俞、中膂俞、白环俞。由是抵腰中，入循膂，络肾，下属膀胱也。大椎：见督脉，手足三阳督脉之会。陶道：见督脉，足太阳督脉之会。大杼：在项后第一椎下。风门：在第二椎下。肺俞：在第三椎下。厥阴俞：在第四椎下。心俞：在第五椎下。膈俞：在第七椎下。肝俞：在第九椎下。胆俞：在第十椎下，正坐取之。脾俞：在第十一椎下。胃俞：在第十二椎下。三焦俞：在第十三椎下。肾俞：在第十四椎下，与脐平。大肠俞：在第十六椎下。小肠俞：在第十八椎下。膀胱俞：在第十九椎下。中膂俞：在第二十椎下，挟脊起肉。白环俞：在第二十一椎下，伏而取之。自大杼至白环俞诸穴，并背部第二行，相去脊中各一寸五分。

【淡安注】肩髆：肩胛也。脊：就是脊椎骨。腰中：是腰椎部分的名称。膂：是夹脊骨两旁之浅层肌肉，包括菱形肌、阔背肌在内。

其支别者：从腰中下贯臀，入腘中。

臀，尻也。挟腰髋骨两旁为机，机后为臀。腓肠上，膝后曲处为腘。其支者：从腰中循腰髁，下挟脊，历上髎、次髎、中髎、下髎（按：腰髁即腰监骨，人脊椎骨有二十一节，自十六椎节而下为腰监骨，挟脊附着之处，其十七至二十凡四椎，为腰监骨所揜附，而八髎穴则挟脊第一二空云云也。会阳在尾骶骨两旁，则二十一椎乃复见而终焉，又按：督脉当脊中起于长强，在二十一椎下，等而上之，至第十六椎下为阳关穴，其二十椎至十七椎皆无穴，乃知为腰盘骨所揜明矣）。会阳下贯臀，至承扶、殷门、浮郄、委阳，入腘中之委中穴也。上髎：在第一空，腰髁下一寸，挟脊陷中。次髎：在第二空挟脊陷中。中髎：在第三空挟脊陷中。下髎：在第四空挟脊陷中。会阳：在尾骶骨两旁。承扶：在尻臀下，股阴上，纹中。殷门：在肉郄下六寸。浮郄：在委阳上一寸，展膝得之。委阳：在承扶下六寸，屈膝取之，在足太阳之后，出于腘中外廉两筋间。委中：在腘中央约纹中动脉。

【淡安注】臀：指荐骨下部两侧坐骨部分。腘：指膝关节部分的后面，通称膝弯。

其支别者：从髆内左右别下，贯胛挟脊肉，过髀枢。

膂肉曰胛，夹脊肉也。其支者：为挟脊两旁第三行，相去各三寸之诸穴。

自天柱而下，从膊内左右别行，下贯胛膂，历附分、魄户、膏肓、神堂、譩譆、膈关、魂门、阳纲、意舍、胃仓、肓门、志室、胞肓、秩边，下历尻臀，过髀枢也。股外为髀。楗骨之下为髀枢。附分：在第二椎下，附项内廉。魄户：在第三椎下。膏肓：在第四椎下，近五椎上，取穴时令人正坐，曲脊伸两手，以臂着膝前令正直，手大指与膝头齐，以物支肘，毋令臂动摇。神堂：在第五椎下。譩譆：在肩膊内廉，挟第六椎下。膈关：在第七椎下，正坐开肩取之。魂门：在第九椎下。阳纲：在第十椎下。意舍：在第十一椎下。胃仓：在第十二椎下。肓门：在第十三椎下叉肋间。志室：在第十四椎下，并坐正取之。胞肓：在第十九椎下。秩边：在第二十椎下，并伏而取之。

【淡安注】髀枢：即大腿骨上端与髋骨相接之处，今称为环跳部分，又称大转子。

循髀外后廉，下合腘中，以下贯腨内，出外踝之后，循京骨，至小指外侧端。

腨，腓肠也。循髀外后廉，髀枢之里，承扶之外一寸五分之间而下，与前之入腘中者相合，下行循合阳穴，下贯腨内，历承筋、承山、飞阳、跗阳，出外踝后之昆仑仆参申脉金门，循京骨、束骨、通谷，至小指外侧端之至阴穴，以交于足少阴也。合阳：在膝约文中央下三寸。承筋：在腨肠中央陷中。承山：在腨肠下分肉间。飞阳：在外踝上七寸。跗阳：在外踝上三寸。昆仑：在外踝后跟骨上陷中。仆参：在跟骨下陷中，拱足取之。申脉：在外踝下陷中，容爪甲白肉际。金门：在足外踝下。京骨：在足外侧大骨下，赤白肉际陷中。束骨：在足小指外侧，本节后陷中。通谷：在足小指外侧，本节前陷中。至阳：在足小指外侧，去爪甲角如韭叶。

【淡安注】腨内：指腓肠肌中间。外踝：指胫骨下端之外踝骨。京骨：是指的第五跖骨的后端；一为京骨穴。

是动则病冲头痛，目似脱，项似拔，脊痛，腰似折，髀不可以曲，腘如结，腨如裂，是为踝厥，是主筋所生患者。痔、疟、狂癫疾，头囟项痛，目黄、泪出、鼽衄，项背、腰尻、腘腨、脚皆痛，小指不用。盛者：人迎大再倍于寸口。虚者：人迎反小于寸口也。

【淡安注】是为踝厥：指上述之病，为其经脉之气变动，从外踝部向上厥逆之所致。是主筋所生患者：《内经》有“太阳为诸阳主气”与“阳气者，精则养神，柔则养筋”之文，是膀胱阳气不能养筋而有是病之意。

足少阴肾经穴歌

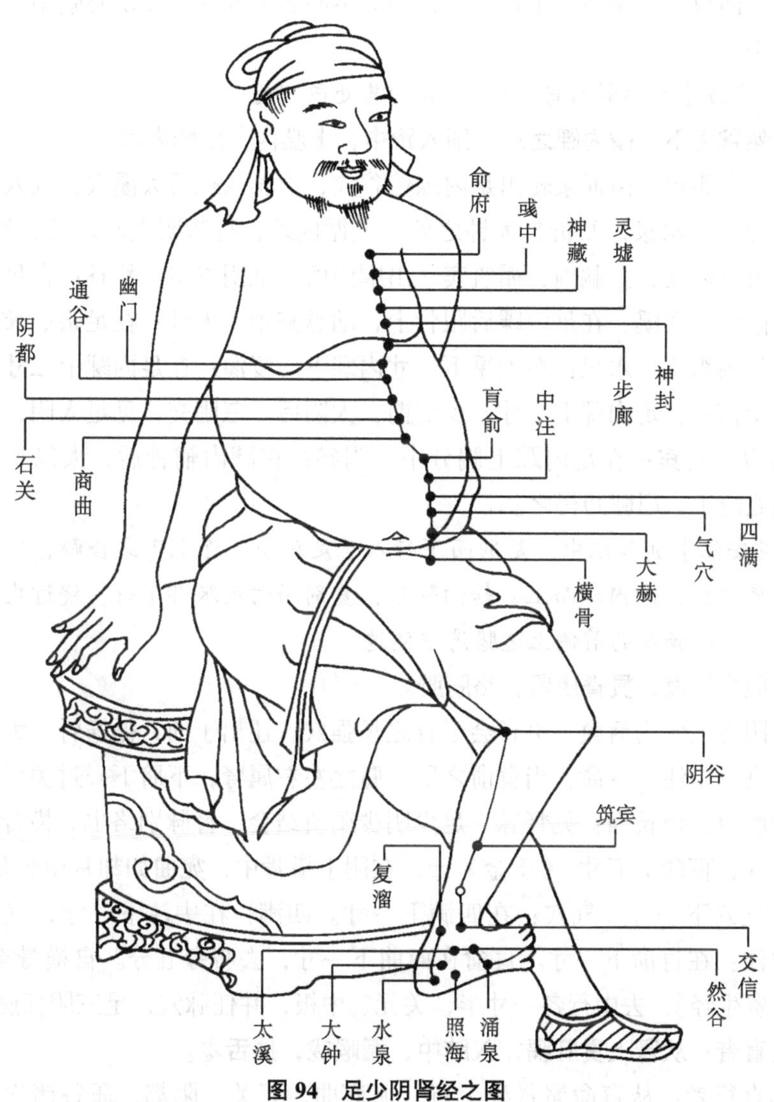

图94　足少阴肾经之图

足少阴二十七穴，涌泉然谷太溪溢，大钟照海通水泉，复溜交信筑宾连，阴谷横骨至大赫，气穴四满中注莅，肓俞商曲石关循，阴都通谷幽门闭，步廊神封灵墟位，神藏彧中俞府既。

足少阴肾之经，凡二十七穴，左右共五十四穴。是经多气少血。

肾有两枚，状如石卵，色黑紫，当胃下两旁，入脊膂附脊之第十四椎，前后与脐平直。

足少阴之脉：起于小指之端，斜趋足心。

趋，向也。足少阴起小指之下，斜向足心之涌泉穴，在足心陷中，屈足卷指宛宛中。

【淡安注】经络斜行曰“斜”，直向其处曰“趋”。

出然谷之下，循内踝之后，别入跟中，上腨内，出腘内廉。

跟，足跟也。由涌泉转出足内踝然谷穴，上循内踝后太溪穴，别入跟中之大钟、照海、水泉，乃折自大钟之外，上循内踝，行厥阴太阴之后，经复溜、交信，过三阴交，上腨内，循筑宾，出腘内廉，抵阴谷也。然谷：在足内踝前大骨下陷中。太溪：在足内踝后跟骨上，动脉陷中。大钟：在足跟后踵中。照海：在足内踝下。水泉：在太溪下一寸内踝下。复溜：在足内踝上二寸，动脉陷中。交信：在足内踝上二寸，少阴前，太阴后。三阴交：见足太阴，足三阴之交会也。筑宾：在足内踝上腨分中。阴谷：在膝内辅骨后，大筋下、小筋上，按之应手，屈膝乃得之。

【淡安注】别入跟中：是别而下行入于足跟中。连上下文合解，即是指其经由足底斜出，向内踝而上，转向踝后，复别而向足跟部下行，绕过内踝下面再向上，由腓肠部的前侧上达膝湾内侧边。

上股内后廉，贯脊属肾，络膀胱。

由阴谷上股内后廉，贯脊会于脊之长强穴。还出于前，循横骨、大赫、气穴、四满、中注、肓俞，当肓俞之所，脐之左右属肾，下脐下，过关元、中极而络膀胱也。〇长强：见督脉，足少阴少阳所结会，督脉别络也。横骨：在大赫下一寸，肓俞下五寸（《千金》云，在阴上横骨中，宛曲如却月中央是）。大赫：在气穴下一寸。气穴：在四满下一寸。四满：在中注下一寸，气海旁一寸。中注：在肓俞下一寸。肓俞在商曲下一寸，去脐旁五分。自横骨至肓俞，考之《资生经》，去中行各一寸半，关元、中极，并任脉穴，足三阴任脉之会。

其直者：从肾上贯肝膈，入肺中，循喉咙，挟舌本。

其直行者：从肓俞属肾处上行，循商曲、石关、阴都、通谷诸穴。贯肝上，循幽门上膈，历步廊、入肺中，循神封、灵墟、神藏、彧中、俞府而上循喉咙，并人迎，挟舌本而终也。商曲：在石关下一寸。石关：在阴都下一寸。阴都：在通谷下一寸。通谷：在幽门下一寸。幽门：挟巨阙旁各五分。商曲至通谷，去腹中行各五分。步廊：在神封下一寸六分陷中。神封：在灵墟下一寸六分陷中。灵墟：在神藏下一寸六分陷中。神藏：在彧中下一寸六分陷中。彧中：在俞府下一寸六分陷中。俞府：在巨骨下，璇玑旁二寸陷中。自步廊至彧中，去胸中行各二寸，并仰面而取之。人迎：见足阳明经。

其支者：从肺出络心，注胸中。

两乳间为胸中。支者：自神藏别出绕心，注胸之彧中，以交于手厥阴也。

是动：则病饥不欲食，面黑如地色，咳唾则有血，喝喝而喘，坐而欲起，目𥆨𥆨如是无所见，心如悬，若饥状，气不足则善恐，心惕惕如人将捕之，是谓骨厥，是主肾所生患者。口热，舌干，咽肿，上气，嗌干及痛，烦心，心痛，黄疸，肠澼，脊臀股内后廉痛，痿、厥、嗜卧，足心热而痛。盛者：寸口大再倍于人迎。虚者：寸口反小于人迎也。

【淡安注】面黑如地色：别本皆作面如漆柴，言黑而干枯。喝喝而喘：是声嘶音微而气喘。坐而欲起：是形容坐卧不安之状。目𥆨𥆨：是视力不足。心惕惕：心悸恐惧的意思。是为骨厥：《内经》以肾主骨，言肾气强的则骨坚强，上面的病，说明由于肾气不足，因称为骨厥。肠澼：是指的下痢。痿：指的骨无力不能站立。厥：指手足冷。

手厥阴心包经穴歌

九穴心包手厥阴，天池天泉曲泽深，郄门间使内关对，大陵劳宫中冲备。

手厥阴心包之经，凡九穴，左右共十八穴。是经多血少气。

心包，一名手心主，以藏象校之，在心下横膜之上，竖膜之下，与横膜相黏，而黄脂漫里者心也，其漫脂之外，有细筋膜如丝，与心肺相连者，心包也。或问手厥阴经、曰心主，又曰心包络，何也？曰君火以名，相火以位，手厥阴代君火行事，以用而言，故曰手心主。以经而言，则曰心包络。一经而二名，实相火也。

【淡安注】心包络：按滑氏注为黄脂浸里，则视为今日所称之心囊。

手厥阴之脉：起于胸中，出属心包，下膈，历络三焦。

手厥阴，受足少阴之交，起于胸中，出属心包，由是下膈，历络于三焦之上脘、中脘及脐下一寸，下焦之分也。

【淡安注】历络三焦：医书称三焦为油膜，其根源在两肾中间之命门部位，于此敷布于胸腹脐下，达于全身，亦通着一条经络，以其部位广泛，有上中下三焦之分，乃有历络三焦之交。

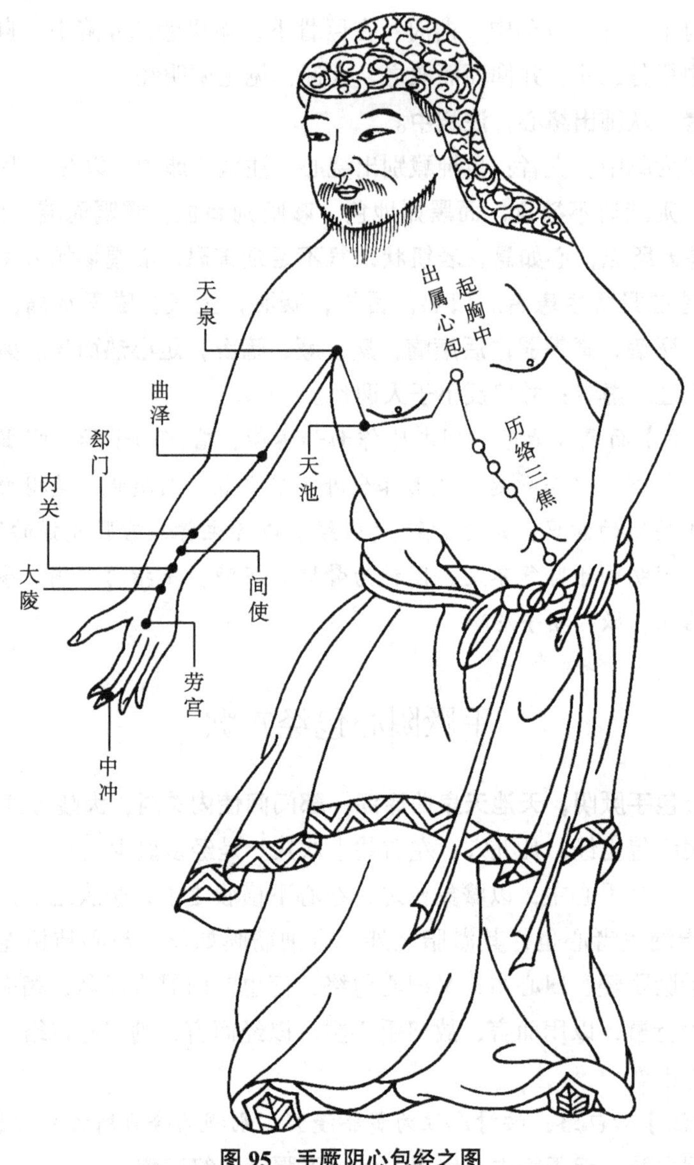

图 95 手厥阴心包经之图

其支者：循胸出胁，下腋三寸，上抵腋下，下循臑内，行太阴少阴之间，入肘中。

胁上际为腋。自属心包，上循胸出胁，下腋三寸，天池穴上行抵腋下，下循臑内之天泉穴，以介乎太阴少阴两经之中间，入肘中之曲泽也。○天池：在腋下三寸，乳后一寸，着胁直腋橛肋间。天泉：在曲腋下，去臂二寸，举臂取之。曲泽：在肘内廉下陷中，屈肘得之。

下臂行两筋之间，入掌中，循中指，出其端。

由肘中下臂，行臂两筋之间，循郄门、间使、内关、大陵，入掌中劳宫穴，循中指，出其端之中冲云。郄门：在掌后，去腕五寸。间使：在掌后三寸，两筋间陷中。内关：在掌后，去腕二寸。大陵：在掌后，两筋间陷中。劳宫：在掌中央，屈无名指取之，资生经云，屈中指。以今观之，莫若屈中指无名指两者之间取之为妥。中冲：在手中指端，去爪甲如韭叶陷中。

【淡安注】两筋之间：指的掌长肌腱与桡侧屈腕屈肌。

其支别者：从掌中，循小指次指出其端。

小指次指：无名指也，自小指逆数之，则为次指云。支别者，自掌中劳宫穴别行，循小指次指出其端，而交于手少阳也。

是动则病手心热，臂肘挛急，腋肿，甚则胸胁支满，心中澹澹大动，面赤，目黄，喜笑不休，是主脉所生患者。烦心、心痛、掌中热。盛者：寸口大十倍于人迎。虚者：寸口反小于人迎也。

【淡安注】胸胁支满：胸腔胁肋间有胀痛之感。心中澹澹大动：心搏动过甚之意，一般称为心悸动。是主脉所生患者：《内经》有“诸脉者皆属于心”，心包络代心主事，故亦主脉所生患者之意。

手少阳三焦经穴歌

二十三穴手少阳，关冲液门中渚傍，阳池外关支沟会，会宗三阳四渎配，天井合去清冷渊，消泺臑会肩髎偏，天髎天牖仝翳风，瘈脉颅息角孙通，耳门禾髎丝竹空。

手少阳三焦之经，凡二十三穴，左右共四十六穴。○是经多气少血。

三焦者：水谷之道路，气之所终始也。上焦在心下下膈，当胃上口。其治在膻中，直两乳间陷者中。中焦在胃中脘，当脐上四寸，不上不下，其治在脐旁。下焦当膀胱上口，其治在脐下一寸。

【淡安注】三焦：三焦究为何物？迄无定论。按《难经》称为水谷之道路，气之所终始，是言保持生命之谷食，由上焦胃之上口而入，从中焦胃之中脘而化，至脐下一寸之下焦而出，仅指定三焦之上中下三个部位，并未指定为何物。近年的名医谢观说：“三焦为中清之腑，调和内外，荣养左右，导宜上下，其根在两肾之间，有油膜一条，贯于脊骨，名曰命门，是为焦原。从此系发生板油，连胸前之膈，以上循胸中，入心包络，连肺系，上咽，其外出为手背胸前之腠理，是名上焦。从板油连及鸡冠油，着于小肠，其外出为腰腹之腠理，是为中焦。从板油连及网油，后连大肠，前连膀胱，中为胞室，其外出为臀胫少腹之腠理，是为下焦。三焦于周身之脏腑经络，均有连带，肠胃中水液，均由此输送于膀胱，决渎通快，即周身安适。如三焦不利，则水道闭塞而成肿胀，故三焦和则内外俱和，逆则内外俱逆。”依此说法，油膜是三焦之根，板

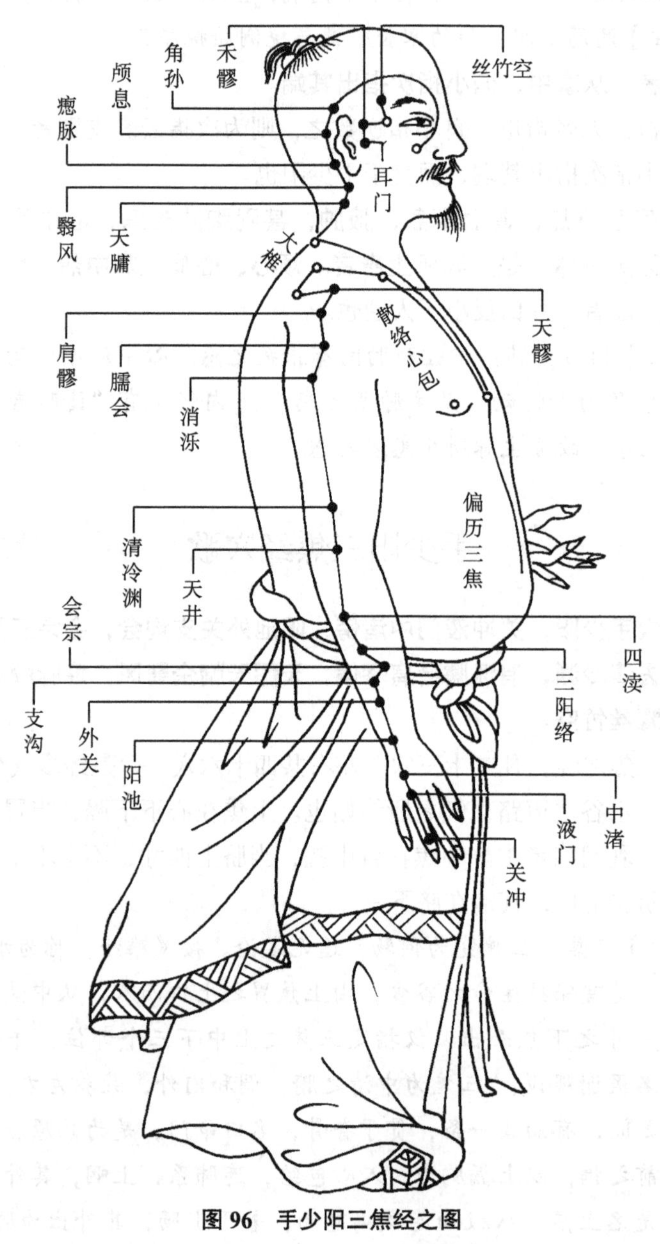

图 96 手少阳三焦经之图

油，鸡冠油，网油是三焦之体，确可成为一腑。按：十二正经，皆各有一实体的脏腑连络着，三焦经亦应连在一实体的脏腑上。则谢氏所说，可能合理。

手少阳之脉：起于小指次指之端，上出次指之间，循手表腕，出臂外两骨之间，上贯肘。

臂骨尽处为腕。臑尽处为肘。手少阳起小指次指端关冲穴。上出次指之间，历液门、中渚，循手表腕之阳池，出臂外两骨之间，循外关、支沟、会宗、三阳络、四渎，乃上贯肘，抵天井穴也。关冲：在手小指次指之端，去爪甲如韭叶。液门：在手小指次指间陷中。中渚：在手小指次指本节后间陷中。阳池：在手表腕上陷中。外关：在腕后二寸陷中，别走手心主。支沟：在腕后三寸，两骨间陷中。会宗：在腕后三寸，空中一寸。三阳络：在臂上大交脉，支沟上一寸。四渎：在肘前五寸，外廉陷中。天井：在肘外大骨后上一寸，两筋间陷中，屈肘得之，甄权云、曲肘后一寸，叉手按膝头取之，两筋骨罅。

【淡安注】次指之间，是小指与第四指（又名药指）之间。循手表腕，是手腕背面。两骨之间，是桡骨与尺骨之间。

循臑外上肩，交出足少阳之后，入缺盆，交膻中，散络心包，下膈，遍属三焦。

肩肘之间，膊下对腋处为臑。从天井上行，循臂臑之外，历清冷渊、消泺，行手太阳之里，阳明之外，上肩，循臑会，肩髎、天髎，交出足少阳之后，过秉风、肩井，下入缺盆，复由足阳明之外而交会于膻中，散布络绕于心包，乃下膈，当胃上口以属上焦，于中脘以属中焦，于阴交以属下焦也。清冷渊：在肘上二寸，伸肘举臂取之。消泺：在肩下臂外间，腋斜肘分下行。臑会：在肩前廉，去肩头三寸。肩髎：在肩端臑上举臂取之。天髎：在肩，缺盆中上毖骨之际陷中。秉风：见手太阳经，手足少阳、手太阳、阳明之会。肩井：见足少阳经，手足少阳、阳维之会。缺盆：足阳明经穴。膻中：见任脉，心包相火用事之分也。中脘、阴交：见任脉，三焦之募，任脉所发也。

其支者：从膻中，上出缺盆，上项，挟耳后直上，出耳上角，以屈下颊至䪼。

脑户后为项。目下为䪼。其支者：从膻中而上出缺盆之外，上项过大椎，循天牖上，挟耳后，经翳风、瘈脉、颅息，直上出耳上角，至角孙，过悬厘、颔厌，及过阳白、睛明，屈曲下颊至䪼，会颧髎之分也。大椎：见督脉，手足三阳督脉之会。天牖：在颈大筋外，缺盆上，天窗后（天窗后，《资生经》作天容后）天柱前，完骨下，发际上。悬厘、颔厌：见足少阳经，手足阳明、少阳之交会也。翳风：在耳后尖角陷中，按之引耳中痛。瘈脉：在耳本后，鸡足青脉中。颅息：在耳后青脉中。角孙：在耳郭中间上，开口有空。阳白：见足少阳经，手足阳明、少阳之会。睛明：见足太阳经。颧髎：见手太阳经，手少阳、太阳之会也。

其支者：从耳后入耳中，却出，至目锐眦。

此支从耳后翳风穴，入耳中，过听宫，历耳门、和髎，却出至目锐眦，会瞳子髎，循丝竹空，而交于足少阳也。听宫：见手太阳经，手足少阳、手太阳、三脉之会。耳门：在耳前起肉，当耳缺中。和髎：在耳前锐发下横动脉。瞳子髎：见足少阳经，手太阳、手足少阳之会。丝竹空：在眉后陷中。

是动则病耳聋浑浑焞焞，嗌肿，喉痹，是主气所生患者。汗出，目锐眦痛，颊痛、耳后肩臑肘臂外皆痛，小指次指不用。盛者：人迎大一倍于寸口。虚者：人迎反小于寸口也。

【淡安注】浑浑焞焞：听觉模糊之意。是主气所生患者：《内经》有“三焦出气，以温肌肉，充皮肤”；又有“中焦受气……乃化而为血，以养生身”，所以有主气所生患者。

足少阳胆经穴歌

少阳足经瞳子髎，四十三穴行迢迢，听会客主颔厌集，悬颅悬厘曲鬓翘，
率谷天冲浮白次，窍阴完骨本神企，阳白临泣开目窗，正营承灵及脑空，
风池肩井渊液长，辄筋日月京门当，带脉五枢维道续，居髎环跳下中渎，
阳关阳陵泉复阳交，外丘光明阳辅高，悬钟丘墟足临泣，地五侠溪窍阴毕。

此经头部，自瞳子髎至风池，凡二十穴，作三折，向外而行。始瞳子髎至完骨是一折。又自完骨外折，上至阳白，会睛明是一折。又自睛明上行，循临泣、风池是一折。缘其穴曲折外，多难为科牵，故此作一至二十，次第以该之。一瞳子髎，二听会，三客主人，四颔厌，五悬颅，六悬厘，七曲鬓，八率谷，九天冲，十浮白，十一窍阴，十二完骨，十三本神，十四阳白，十五临泣，十六目窗，十七正营，十八承灵，十九脑空，二十风池。

足少阳胆之经，凡四十三穴，左右共八十六穴。是经多气少血。

胆在肝之短叶间，重二两三铢，包精汁三合。

足少阳之脉：起于目锐眦，上抵头角，下耳后。

足少阳经：起目锐眦之瞳子髎，于是循听会、客主人，上抵头角，循颔厌，下悬颅、悬厘，曲悬厘外循耳上发际，至曲鬓、率谷，由率谷外折，下耳后，循天冲、浮白、窍阴、完骨，又自完骨外折，上过角孙，循本神，过曲差，下至阳白会睛明。复从睛明上行，循临泣、目窗、正营、承灵、脑空、风池云。瞳子髎：在目外眦五分。听会：在耳前陷中，上关下一寸，动脉宛宛，张口得之。客主人：在耳前起骨上廉，开口有空，动脉宛宛中。颔厌：在曲周下，颞颥（一名脑空）上廉。悬颅：在曲周上颞颥中。悬厘：在曲周上颞颥下廉。曲鬓：在耳上发际，曲隅陷中，鼓颔有孔。率谷：在耳上如前三分，入发际一寸五分，陷者宛宛中。天冲：在耳后发际二寸耳上，如前三分。浮白：在

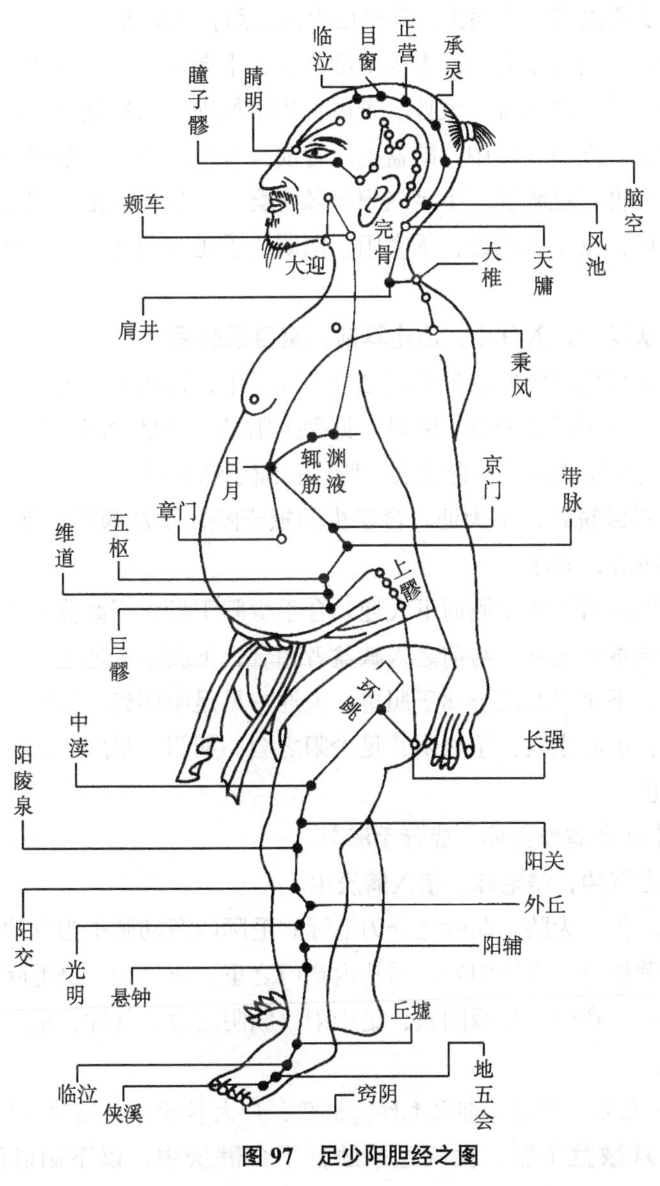

图 97　足少阳胆经之图

耳后入发际一寸。窍阴：在完骨上，枕骨下，摇动有空。完骨：在耳后入发际四分。角孙：见手少阳经，手足少阳之会。本神：在曲差旁一寸五分，入发际四分。曲差：见足太阳经。阳白：在眉上一寸，直瞳子。睛明：见足太阳经，手足太阳、少阳、足阳明，五脉之会。临泣：在目上直入发际五分陷中。目窗：在临泣后一寸。正营：在目窗后一寸。承灵：在正营后一寸五分。脑空：在承灵后一寸五分，挟玉枕骨下陷中。风池：在颞颥后发际陷中。

【淡安注】头角：指前额边缘。

循颈行手少阳之前，至肩上，却交出少阳之后，入缺盆。

自风池循颈，过天牖穴，行手少阳脉之前，下至肩，上循肩井，却左右相交，出手少阳之后。过大椎、大杼、秉风，当秉风前，入缺盆之外。天牖：见手少阳经。肩井：在肩上陷中，缺盆上大骨前一寸半，以三指按取之，当中指下陷中者是。大椎：见督脉，手足三阳督脉之会。大杼：见足太阳经，足太阳少阳之会。秉风：见手太阳经，手太阳、阳明、手足少阳之会。缺盆：见足阳明经。

其支者：从耳后，入耳中，出走耳前，至目锐眦后。

其支者：从耳后颞颥间，过翳风之分，入耳中，过听宫，出走耳前，复自听会至目锐眦，瞳子髎之分也。翳风：见手少阳经，手足少阳之会。听宫：见手太阳经，手足少阳太阳、三脉之会。听会：瞳子髎见前。

其支者：别目锐眦，下大迎。合手少阳抵于䪼，下加颊车，下颈合缺盆，下胸中贯膈，络肝，属胆。

其支者：别自目外瞳子髎而下大迎。合手少阳于䪼，当颧髎穴之分，下临颊车，下颈，循本经之前，与前之入缺盆者相合，下胸中天池之外，贯膈：即期门之所络肝，下至日月之分属于胆也。大迎：见足阳明经。颧髎、颊车：手太阳穴。天池：手心主穴，手厥阴、足少阳之会。期门：足厥阴穴。日月：见下文，胆之募也。

【淡安注】这条胆经支脉，皆行于深部。

循胁里，出气冲，绕毛际，横入髀厌中。

胁、胠也。腋下为胁。曲骨之分为毛际。毛际两旁动脉中为气冲。捷骨之下为髀厌，即髀枢也。自属胆处，循胁内章门之里，出气冲，绕毛际，遂横入髀厌中之环跳也。章门：足厥阴穴，足少阳、厥阴之会。气冲：足阳明穴。环跳：在髀枢中。

【淡安注】毛际：即耻骨部之毛际。髀厌：即大转子部，通称为环跳。

其直者：从缺盆下腋，循胸过季胁，下合髀厌中，以下循髀阳，出膝

外廉。

胁骨之下为季胁。此直者：从缺盆直下腋，循胸，历渊液、辄筋、日月穴，过季胁，循京门、带脉、五枢、维道、居髎，由居髎入上髎、中髎、长强，而下与前之入髀厌者相合。乃下循髀外，行太阳、阳明之间，历中渎、阳关，出膝外廉，抵阳陵泉也。渊腋：在腋三寸宛宛中，举臂取之。辄筋：在腋下三寸，复前行一寸，着胁陷中。日月：在期门下五分。京门：在监骨下，腰中挟脊季肋本。带脉：在季肋下一寸八分。五枢：在带脉下三寸。维道：在章门下五寸三分。居髎：在章门下八寸三分，监骨上陷中。上髎、中髎：并见足太阳经，上髎为足少阳、太阳之络。中髎则足少阴、少阳所结之会也。长强：见督脉，足少阴、少阳所结之会。中渎：在髎骨外，膝上五寸，分肉间陷中。阳关：在阳陵泉上三寸，犊鼻外陷中。阳陵泉：在膝下一寸，外廉陷中。

【淡安注】季胁：指第十一肋骨之处。髀阳：即大腿外侧部分。

下外辅骨之前，直下抵绝骨之端，下出外踝之前，循足跗上，入小指次指之间。

骺外为辅骨，外踝以上为绝骨。足面为跗。自阳陵泉下外辅骨前，历阳交、外丘、光明，直下抵绝骨之端。循阳辅、悬钟而下，出外踝之前至丘墟，循足面之临泣、地五会、侠溪，乃上入小指次指之间，至窍阴而终也。阳交：在足外踝上七寸，斜属三阳分肉之间。外丘：在足外踝上七寸。光明：在足外踝上五寸。阳辅：在足外踝上四寸，辅骨前，绝骨端，如前三分，去丘墟七寸。悬钟：在足外踝上三寸，动脉中。丘墟：在足外踝下，如前去临泣三寸。临泣：在足小指次指本节后间陷中，去侠溪一寸半。地五会：在足小指次指本节后陷中。侠溪：在足小指次指歧骨间，本节前陷中。窍阴：在足小指次指端，去爪甲如韭叶。

【淡安注】外辅骨：即腓骨。绝骨：腓骨下端近外踝部分。足跗：指足背部分。跗骨：包括足背的骰子骨、三枚楔状骨。

其支者：别跗上，入大指之间，循大指歧骨出其端，还贯入爪甲，出三毛。

足大指本节后为歧骨。大指爪甲后为三毛。其支者：自足跗上临泣穴，别行入大指，循歧骨内出大指端，还贯入爪甲，出三毛，交于足厥阴也。

【淡安注】三毛：指大趾背面第一节有毛部位。

是动则病口苦，善太息，心胁痛不能转侧，甚则面有微尘，体无膏泽，足外反热，是为阳厥，是主骨所生患者。头角颔痛，目锐眦痛，缺盆中肿痛，腋下肿，马刀，挟瘿，汗出，振寒，疟，胸胁、髀膝外至胫绝骨外踝前及诸节皆痛，

小指次指不用。盛者：人迎大一倍于寸口。虚者：人迎反小于寸口也。

【淡安注】善太息：指常作长呼气的叹气。面有微尘：面色不光泽，似有尘垢之象。阳厥：言少阳之气厥逆为病。是主骨所生患者：为少阳合经为病，经文有“少阳属肾”“肾主骨”，故有主骨所生患者。头角颔痛：别本皆作头痛颔痛。马刀侠瘿：为颈腋两部的大形结核之病名。

足厥阴肝经穴歌

足厥阴，十三穴，起大敦，行间接，太冲中封注蠡沟，中都膝关曲泉收，阴包走五里，阴廉章门期门启。

足厥阴肝之经，凡十三穴，左右共二十六穴。是经多血少气。

肝之为脏，左三叶，右四叶，凡七叶。其治在左。其藏在右胁右肾之前，并胃着脊之第九椎。

足厥阴之脉：起于大指聚毛之上，循足跗上廉，去内踝一寸。

足大指爪甲后为三毛。三毛后横文为聚毛。去、相去也。足厥阴起于大指聚毛之大敦穴，循足跗上廉，历行间、太冲，抵内踝一寸之中封也。大敦：在足大指端，去爪甲如韭叶，及三毛中。行间：在足大指间，动脉应手。太冲：在足大指本节后二寸，或云一寸半动脉陷中。中封：在足内踝前一寸陷中，仰而取之。

【淡安注】本经之脉，始于大敦穴，穴在爪甲第一趾关节前，所谓聚毛之上侧。

上踝八寸，交出太阴之后，上腘内廉。

自中封上踝，过三阴交，历蠡沟、中都，复上一寸，交出太阴之后，上腘内廉，至膝关、曲泉。三阴交：见足太阴经，足少阴、太阴、厥阴之交会也。蠡沟：在内踝上五寸。中都：在内踝上七寸，骭骨中。膝关：在犊鼻下二寸陷中。曲泉：在膝内辅骨下，大筋上，小筋下，陷中，屈膝得之，在膝横文头是。

循股，入阴中，环阴器，抵小腹，挟胃属肝络胆。

髀内为股。脐下为小腹。由曲泉上行，循股内之阴包、五里、阴廉，遂当冲门、府舍之分，入阴毛中，左右相交，环绕阴器，抵小腹，而上会曲骨、中极、关元，复循章门，至期门之所，挟胃属肝下日月之分，络于胆也。阴包：在膝上四寸，股内廉两筋间。五里：在气冲下三寸，阴股中动脉。阴廉：在羊矢下，去气冲二寸，动脉中。冲门、府舍：见足太阴。曲骨：见任脉，足厥阴任脉之会。中极、关元：见任脉，足三阴、任脉之会也。章门、在大横外，直脐季肋端，侧卧屈上足，伸下足，举臂取之。期门：直两乳第二肋端，肝之募也。日月：见足少阳经。

上贯膈，布胁肋，循喉咙之后，上入颃颡，连目系，上出额与督脉会于巅。

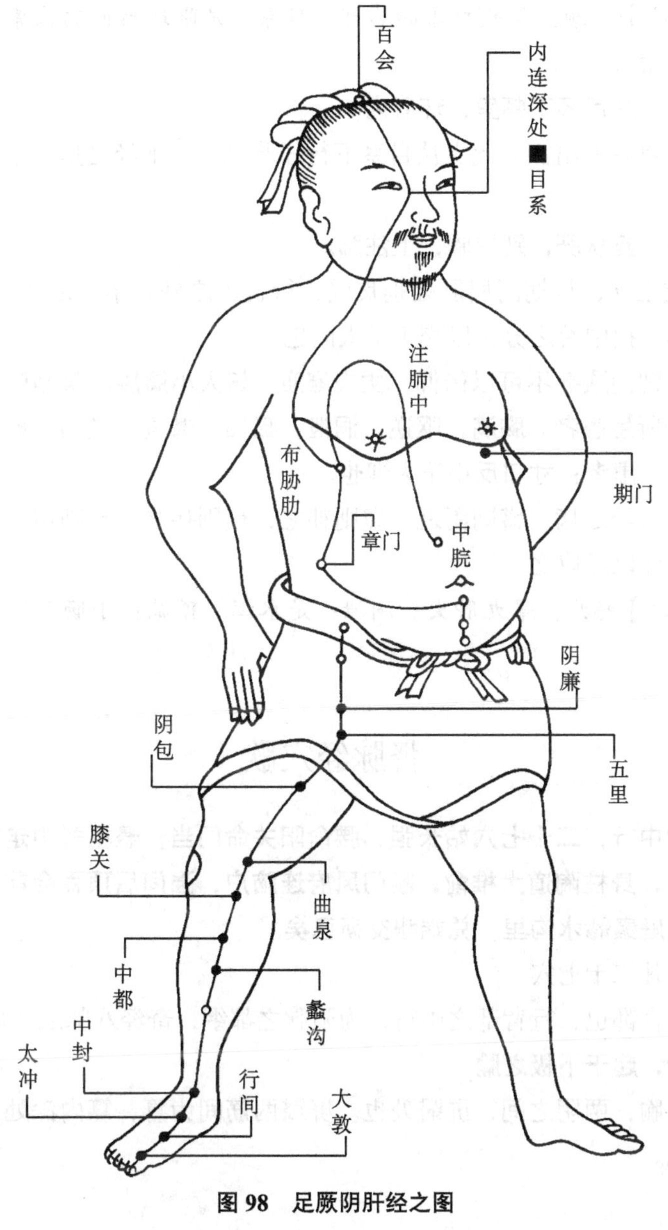

图 98　足厥阴肝经之图

目内连深处为目系。颃颡，咽颡也。自期门上贯膈，行食窦之外，大包之里，散布胁肋；上云门、渊液之间，人迎之外，循喉咙之后，上入颃颡；行大迎、地仓、四白、阳白之外，连目系，上出额，行临泣之里，与督脉相会于颠顶之百会也。食窦、大包：足太阴经穴。云门：手太阴经穴。渊液：足少阳经穴。人迎、大迎、地仓、四白：见足阳明。阳白、临泣：见足少阳。百会：见督脉。

【淡安注】颃颡：是软口盖的后部。目系：是眼球后面的系索，包括眼球后之诸神经索。

其支者，从目系下颊里，环唇内。

前此连目系上出额。此支从目系下行任脉之外，本经之里，下颊里，交环于口唇之内。

其支者：复从肝，别贯膈，上注肺。

此交经之支，从期门属肝处别贯膈，行食窦之外，本经之里，上注肺中，下行至中焦，挟中脘之分，以交于手太阴也。

是动：则病腰痛不可以俯仰，丈夫㿉疝，妇人小腹肿。甚则嗌干，面尘脱色。是主肝所生患者。胸满，呕逆，洞泄，狐疝，遗溺，癃闭。盛者：寸口大一倍于人迎。虚者：寸口反小于人迎也。

凡此十二经之病，盛则泻之，虚则补之，热则疾之，寒则留之，陷下则灸之，不盛不虚以经取之。

【淡安注】㿉疝：睾丸肿大。洞泄：是水泻。狐疝：小肠下脱。癃闭：小便不通。

督脉经穴歌

督脉背中行，二十七穴始长强，腰俞阳关命门当，悬枢脊中走筋缩，至阳灵台神道长，身柱陶道大椎俞，哑门风府连脑户，强间后顶百会前，前顶囟会上星圆，神庭素髎水沟里，兑端龈交斯已矣。

督脉，凡二十七穴

督之为言都也，行背部之中行，为阳脉之都纲，奇经八脉之一也。

督脉者，起于下极之腧。

下极之腧，两阴之间，屏翳处也。屏翳两筋间为篡，篡内深处为下极；督脉之所始也。

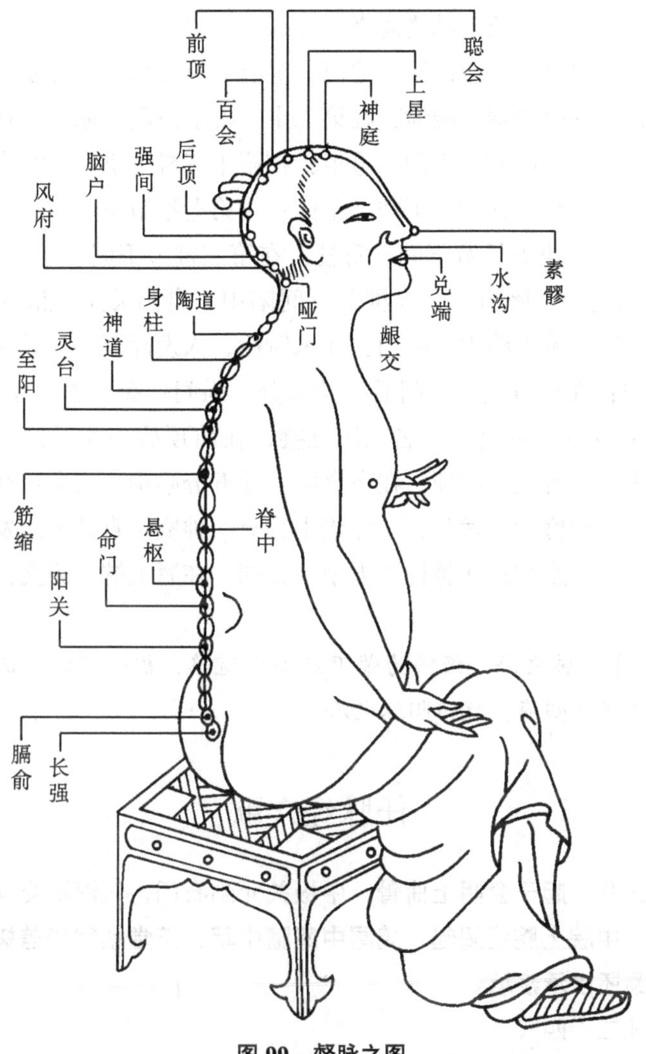

图 99　督脉之图

【淡安注】督脉为奇经之一，有视为即是脊髓的。但是，从它的感传走向，与病候疗效观察，并不即等于脊髓，另有它的生理作用，与十二正经同一观法。因其无藏腑直接系络，无表里配合，称谓奇经而已。

并于脊里，上至风府，入脑上巅循额至鼻柱，属阳脉之海也。

脊之为骨，凡二十一椎，通项骨三椎，共二十四椎。自屏翳而起，历长强穴，并脊里而上行，循腰俞、阳关、命门、悬枢、脊中、筋缩、至阳、灵台、神道、身柱，过风门。循陶道、大椎、哑门，至风府入脑。循脑户、强间、后顶、上巅、至百会、前顶、囟会、上星、神庭，循额至鼻柱，经素髎、水沟、兑端，至龈交而终焉。云阳脉之海者：以人之脉络，周流于诸阳之分；譬犹水也，而督脉则为之都纲，故曰阳脉之海。屏翳：见任脉，任脉别络，挟督脉冲脉之会。长强、在脊骶端。腰俞：在第二十一椎节下间。阳关：在第十六椎节下间。命门：在第十四椎节下间。悬枢：在第十三椎节下间。脊中：在第十一椎节下间。筋缩：在第九椎节下间。至阳：在第七椎节下间。灵台：在第六椎节下间。神道：在第五椎节下间。身柱：在第三椎节下间。风门：见足太阳，乃督脉足太阳之会。陶道：在大椎节下间陷中。自阳关至此诸穴，并俯而取之。大椎：在第一椎上陷中。哑门：在风府后，入发际五分。风府：在项入发际一寸。脑户：在枕骨上，强间后一寸五分。强间：在后顶一寸五分。后顶：在百会后一寸五分。百会：一名三阳五会，在前顶后一寸五分，顶中央旋毛中，直两耳尖，可容豆。前顶：在囟会后一寸五分陷中。囟会：在上星后一寸陷中。上星：在神庭后入发际，一寸陷中容豆。神庭：直鼻上入发际五分。素髎：在鼻柱上端。水沟：在鼻柱下人中。兑端：在唇上端。龈交：在唇内齿上龈缝中。

【淡安注】阳脉之海：经络为荣卫流通之道路，视如河流，诸阳经皆与督脉交通，如江河之归海，故曰阳脉之海。

任脉经穴歌

任脉分三八，起于会阴上曲骨，中极关元到石门，气海阴交神阙立，水分下脘循建里。中脘上脘巨阙起，鸠尾中庭膻中萃，玉堂紫宫华盖树，璇玑天突廉泉清，上颐还以承浆承。

任脉，凡二十四穴。

任之为言妊也，行腹部中行，为妇人生养之本，奇经之一也。

任脉者：起于中极之下，以上毛际，循腹里，上关元，至喉咙，属阴脉之海也。

任与督，一源而二歧。督则由会阴而行背，任则由会阴而行腹。夫人身之有任督，犹天地之有子午也；人身之任督以腹背言，天地之子午以南北言，可以分，可以合者也；分之于以见阴阳之不杂，合之、于以见浑沦之无间，一而二,二而一者也。任脉起于中极之下，会阴之分也。由是循曲骨，上毛际，至中极，行腹里，上循关元、石门、气海、阴交、神阙、水分、下脘、建里、中脘、上脘、巨阙、鸠尾、中庭、膻中、玉堂、紫宫、华盖、璇玑、天突、廉泉。上颐循承浆，环唇上，至龈交分行，系两目下之中央，会承泣而终也。云阴脉之海者：亦以人之脉络，周流于诸阴之分；譬犹水也，而任脉则为之总任焉，故曰阴脉之海。会阴：一名屏翳，在两阴间。曲骨：在横骨上，毛际陷中，动脉应手。中极：在关元下一寸。关元：在脐下三寸。石门：在脐下二寸。气海：在脐下一寸五分。阴交：在脐下一寸。神阙：当脐中。水分：在下脘下一寸，上脐一寸。下脘：在建里下一寸。建里：在中脘下一寸。中脘：在上脘下一寸，《灵枢经》云，髃骬（即歧骨也）以下至天枢（天枢：足阳明经穴挟脐二寸，盖与脐平直也）长八寸，而中脘居中是也。然人胃有大小，亦不

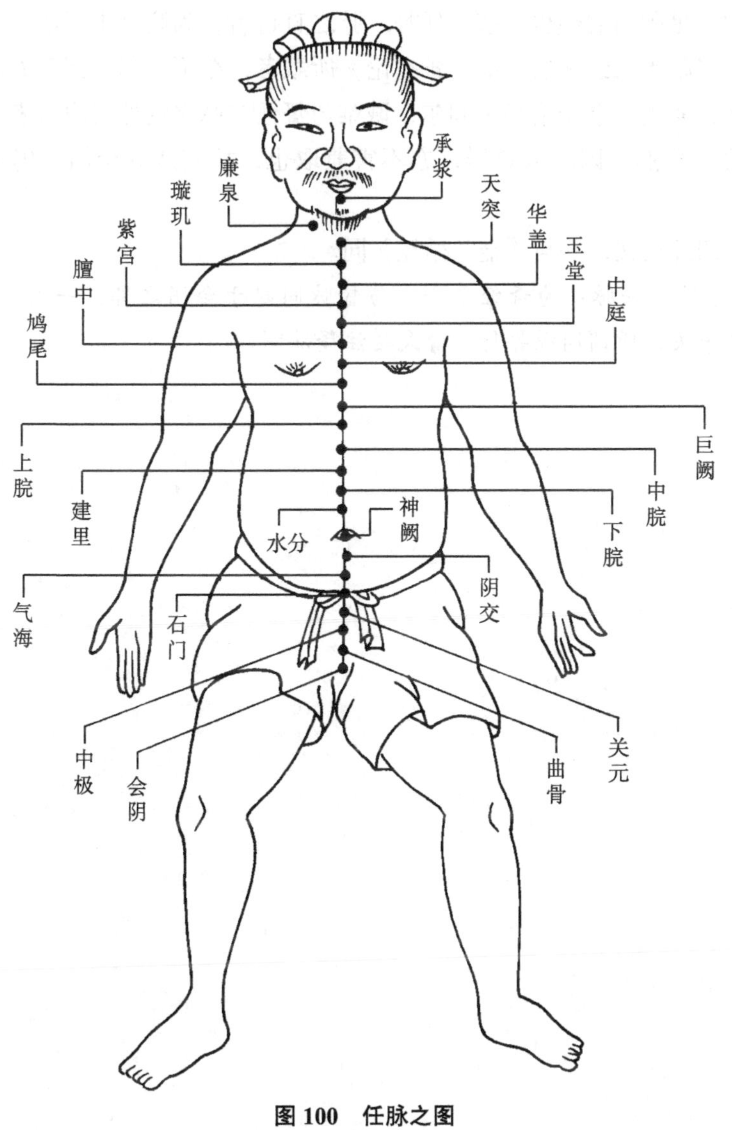

图 100 任脉之图

可拘以身寸，但自髑骬至脐中，以八寸为度，各依部分取之。上脘：在巨阙下一寸，当一寸五分，去蔽骨三寸。巨阙：在鸠尾下一寸。鸠尾：在蔽骨之端，言其骨垂下如鸠形，故以为名，臆前蔽骨下五分也，人无蔽骨者，从歧骨际下行一寸。中庭：在膻中下一寸六分。膻中：在玉堂下一寸六分，两乳间。玉堂：在紫宫下一寸六分。紫宫：在华盖下一寸六分。华盖：在璇玑下二寸（《资生经》云一寸）。璇玑：在天突下一寸陷中。天突：在颈结喉下一寸宛宛中。廉泉：在颔下结喉上舌本，阴维任脉之会，仰而取之。承浆：在唇下陷中，任脉足阳明之会。龈交：见督脉，任督二脉之会。承泣：见足阳明，跻脉、任脉、足阳明之会也。按：任督二脉之直行者，为腹背中行诸穴所系，今特取之，以附十二经之后，如《骨空论》所载者，兹不与焉，其于如冲带维跻所经之穴，实则寄会于诸经之间尔，诚难与督任二脉之灼然行腹背者比，故此得以略之。虽然，因略以致详，亦不害兼取也，故其八脉全篇，仍别出于左方云。

上十四经正文，并与《金兰循经》同。

【淡安注】任脉：为奇经之一，与督脉同起于会阴之部，一向背之中央，一向腹之中央，所谓同源异行，滑氏之注释殊明。

卷下　奇经八脉篇

脉有奇常。十二经者，常脉也。奇经八脉则不拘于常，故谓之奇经。盖以人之气血，常行于十二经脉，其诸经满溢，则流入奇经焉。奇经有八脉：督脉督于后，任脉任于前，冲脉为诸脉之海，阳维则维络诸阳，阴维则维络诸阴，阴阳自相维持，则诸经常调；维脉之外有带脉者，束之犹带也；至于两足跻脉，有阴有阳，阳跻行诸太阳之别，阴跻本诸少阴之别。譬犹圣人，图设沟渠，以备水潦，斯无滥溢之患，人有奇经，亦若是也。今总集奇经八脉所发者，气穴处所，共成一篇，附之《发挥》之后，以备通考云。

【淡安注】奇经计有八条，因它没有脏腑直接与之联络，也不像十二经有一脏一腑、一阴一阳的表里相配，所以称它为奇经。八条奇经，不称经而称脉，就是与十二经分别的意思，八脉中只有督脉和任脉有独立的穴位，其他是附于正经方面的。八脉和正经一样，在解剖上无迹象可寻，在病的治效上是有作用的。

督　脉

督脉者，起于小腹以下骨中央，女子以系廷孔之端。其络循阴器，合篡间，绕篡后，别绕臀，至少阴，与巨阳中络者合少阴，上股内后廉，贯脊属肾；与太阳起目内眦，上额交巅上，入络脑，还出别下项，循肩膊内，挟脊抵腰中，入循膂络肾，其男子循茎下至篡，与女子等。其少腹直上者，贯脐中央，上贯心，入喉，上颐环唇，上系两目之中。此生病，从少腹上冲心而痛，不得前后为冲疝，其女子不孕，癃痔、遗溺、嗌干，治在督脉。督脉之别，名曰长强，侠膂、上项而散，上头，下当肩胛左右，别走太阳，入贯膂。实则脊强，虚则头重，取之所别；故《难经》曰：督脉者，起于下极之腧，并于脊里，上至风府，入属于脑，上巅，循额至鼻柱，属阳脉之海也。此为病，令人脊强反折。督脉，从头循脊骨入骶，长四尺五寸，凡二十七穴。

【淡安注】篡：是会阴穴部分。巨阳中络者：是与太阳经连络者。不得前后：是大小便不通。

按《内经》督脉所发者二十八穴。据法，十椎下一穴名中枢，阴尾骨两旁二穴名会阳，共有二十九穴。今多龈交一穴，少中枢一穴，会阳二穴，则系督脉别络，与少阳会，故止载二十七穴（穴已见前）。

【淡安注】按：督脉发端于会阴之部，即男子于阴囊与肛门的中间，女子在阴唇联合处溺孔之中。绕至骶骨尖端下际的（长强）穴，一直由背部脊骨中心上行，经过（腰俞、阳关、命门、悬枢、脊中、筋缩、至阳、灵台、神道、身柱、陶道）诸穴，而到第七颈椎与第一胸椎棘状突起间的（大椎）穴，再上行项后发际（哑门穴）至项窝上端后头结节之下方的（风府）穴。于是走入脑部，达颠顶，经过（脑户、强间、后顶）而至（百会）穴。复向直额部直行循（前顶、囟会、上星、神庭）穴而下走前额部，循鼻部正中，过鼻的尖端（素髎穴）达唇沟中央的（水沟、兑端）两穴，走入唇部内面门齿缝上际的龈交穴而终了。

任　脉

任脉者，与冲脉皆起于胞中，循脊里，为经络之海，其浮而外者，循腹上行，会于咽喉，别而络唇口。血气盛则肌肉热。血独盛则渗灌皮肤生毫毛。妇人有余于气、不足于血，以其月事数下，任冲并伤故也。任冲之交脉，不营其口唇，故髭须不生。是以任脉为病，男子内结七疝，女子带下瘕聚。故《难经》曰，任脉起于中极之下，以上毛际。循腹里，上关元，至咽喉，上颐，循面入目，属阴脉之海。凡此任脉之行，从胞中上注目，长四尺五寸，总二十四穴（穴见前）。

按《内经》云，任脉所发者二十八穴，经缺一穴，实有二十七穴，内龈交一穴，属督脉，承泣二穴属足阳明跻脉，故只载二十四穴（穴已见前）。

【淡安注】胞中：是指下腹中膀胱与直肠之后的部分。为经络之海：指足三阴经络皆经其处而过会之。七疝：是指中医所谓的七种疝气病。带下：是指妇女的带症。瘕聚：是指的腹中痞块等病。属阴脉之海：是指阴经皆与任脉有联系而言。

按：任脉与督脉，是同一个发源而分为相反的走向，由会阴起向前经过耻骨中央直上腹部正中线，循白条线直到胸骨，通过（曲骨、中极、关元、石门、气海、阴交、神阙、水分、下脘、建里、中脘、上脘、巨阙、鸠尾）等穴，再循胸骨正中线，经（中庭、膻中、玉堂、紫宫、华盖）等穴，以及胸骨柄端（璇玑）穴与陷凹中的（天突）穴而上达颏下（廉泉）穴，至颐唇沟的中央（承浆）穴，环绕至上唇，分行两系向上，至目下承泣穴虚而终。

阳跻脉

阳跻脉者，起于跟中，循外踝上行，入风池。其为病也，令人阴缓而阳急。两足跻脉，本太阳之别，合于太阳，其气上行，气并相还，则为濡目，气不营则目不合；男子数其阳，女子数其阴，当数者为经，不当数者为络也。跻脉长八尺。所发之穴，生于申脉（外踝下属足太阳经），以跗阳为郄（外踝上），本于仆参（跟骨下），与足少阴会于居髎（章门下），又与手阳明会于肩髃及巨骨（并在肩端），又与手足太阳阳维会于臑俞（在肩髎后，胛骨上廉），与手足阳明会于地仓（口吻两旁），又与手足阳明会于巨髎（鼻两旁），又与任脉足阳明会于承泣（目下七分），以上为阳跻脉之所发。凡二十穴，阳跻脉患者宜刺之。

【淡安注】阴缓而阳急：《脉经》注阳跻在外踝，病则其脉急，当从外踝以上急，内踝以上缓。男子数其阳：以阳跻为经，阴跻为络。女子数其阴：以阴跻为经，阳跻为络。按：两足阳跻脉，本着膀胱经的脉气而别出，起于足跟外侧面的内部，从外踝的（申脉）穴开始出发，绕过外踝下后侧的（仆参）穴而向腓骨后外缘上行，经过（跗阳）穴，循大腿外侧胆经部分直上，至臀部外上侧，当髂骨前下棘部分的（居髎）穴，再向上经过胁侧而至腋窝，从腋缝通过（臑俞）穴，上肩，至（巨骨、肩髃）两穴，循颈动脉前面而直上口角（地仓）穴，傍鼻茎外侧而上，贯通（巨髎、承泣）两穴入于目之（睛明）穴，复从睛明沿着膀胱经而上发际，循胆经线入风池而终。

阴跻脉

阴跻脉者，亦起于跟中，循内踝上行，至咽喉，交贯冲脉。此为患者，令人阳缓而阴急。故曰跻脉者，少阴之别，别于然谷之后，上内踝之上，直上循阴股入阴，上循胸里，入缺盆，上出人迎之前，入鼻，属目内眦，合于太阳。女子以之为经，男子以为络。两足跻脉，长八尺，而阴跻之郄在交信（内踝上二寸），阴跻脉患者取此。

【淡安注】阳缓而阴急：《脉经》注，阴跻在内踝，病即脉急，当从内踝以上急，外踝以上缓。郄：指气血深聚之处。按：阴跻脉与阳跻脉同起于足跟部，这在足跟部的内侧，秉足少阴肾经的脉气而别出，当足内踝下方舟状骨下际的（然谷）穴后方（照海）处发出，沿着内踝直上，经过交信，依了肾经的走向，直上大腿内侧，经过阴部而深入腹腔，上至胸腔里侧，连锁骨窝（缺盆穴）而出，循颈动脉而上，经过喉头，与冲脉同行于唇口，沿鼻旁上连于目内眦（睛明）穴而终。

冲 脉

冲脉者，与任脉皆起于胞中，上循脊里，为经络之海。其浮于外者，循腹上行，会于咽喉，别而络唇口。故曰，冲脉者，起于气冲，并足少阴之经，挟脐上行，至胸中而散。此为病，令人逆气里急。《难经》则曰：并足阳明之经。以穴考之，足阳明挟脐左右各二寸而上行，足少阴挟脐左右各五分而上行。《针经》所载，冲脉与督脉，同起于会阴，其在腹也，行乎幽门、通谷、阴都、石关、商曲、肓俞、中注、四满、气穴、大赫、横骨。凡二十二穴，皆足少阴之分也。然则冲脉，并足少阴之经明矣。

【淡安注】逆气里急：是胸腔呼吸不顺，腹腔觉着挛急不舒。

按：冲脉与任督二脉，皆起于腹腔最下的会阴部分，沿着脊柱里侧直上，到达咽喉而出，绕络于唇部分与任脉相合。

他的脉气浮出在外部的，则于耻骨部当腹白线外侧的（横骨）穴而出，沿肾经的走向直上，通过肾经的大赫到上腹胸腔附近的（幽门）穴，复深入胸中而散，计历肾经上十一穴。

阳维脉

阳维维于阳，其脉起于诸阳之会，与阴维皆维络于身。若阳不能维于阳，则溶溶不能自收持。其脉气所发，别于金门（在足外踝下太阳之郄），以阳交为郄（在外踝上七寸），与手足太阳及跻脉会于臑俞（肩后胛上廉），与手足少阳会于天髎（在缺盆上），又会于肩井（肩上），其在头也，与足少阳会于阳白（在肩上），上于本神及临泣，上至正营，循于脑空，下至风池，其与督脉会，则在风府及哑门。《难经》云，阳维为病，苦寒热。此阳维脉气所发，凡二十四穴。

【淡安注】阳维维于阳：指阳维脉是维持诸阳经联系之意思。其脉起于诸阳之会：说明其脉都会合在诸阳经的穴上。溶溶不能自收持：言肢体无力，懒惰不欲行动的意思。苦寒热：指时有怕冷发热的困苦。

按：阳维脉是将手足阳经联系起来的一条经脉，他从足背外方的（金门）穴发出，沿着外踝上行，约有七寸之处的阳交穴相会，再上行膝的外侧，循着胆经线到大转子前上侧的（居髎）穴，复从胁肋侧面上达肩头，通过（臑会、天髎、臂臑）诸穴，至肩上的（肩井）穴，绕向肩后头（臑俞）穴。一面由肩井沿着胆经线从颈而上至（风池）穴，再一直历（脑空、承灵、正营、临泣）诸穴而至前额（阳白）穴，复上沿发际至（本神）穴而止（附注：本经参考李时珍八脉者，与《十四经发挥》略异）。

阴维脉

阴维维于阴，其脉起于诸阴之交，阴若不能维于阴，则怅然失志。其脉气所发者，阴维之郄，名曰筑宾（见足少阴），与足太阴会于腹哀、大横，又与足太阴厥阴会于府舍、期门，与任脉会于天突、廉泉。《难经》云，阴维为病，苦心痛。此阴维脉气所发，凡十二穴。

【淡安注】阴维是维络阴经的，其脉都交会在诸阴经的穴上，故曰其脉起于诸阴之交。怅然失志：是形容精神不宁。

按：阴维脉胸腹之阴经交相而联系着，为阴经脉之交通道。其脉在下腿内侧近中央部分，当比目鱼肌与腓肠肌下垂部间的肾经（筑宾）穴起发，沿着大腿内侧的中央线上行，至小腹耻骨而部分交合脾经的（府舍）穴，复循脾经的走向上行，当脐窝旁四寸处交会（大横）穴而上，斜向第九肋软骨，交合（腹哀）穴而会合于肝经的（期门）穴。于是上入胸膈，沿肝脾两经线之间而走近咽喉与通过任脉（天突，廉泉）两穴，就在颈椎之前而终。

带　脉

带脉者，起于季胁，回身一周。其为病也，腰腹纵容，如囊水之状。其脉气所发，在季胁下一寸八分，正名带脉，以其回身一周如带也，又与足少阳会于维道。此带脉所发，凡四穴。

【淡安注】按带脉的走向，在腰腹部环绕一周，有如束带样，故曰带脉。其脉气于第十一肋端前面肝经（章门）穴起发，斜向下方一寸八分之胆经（带脉）穴，又斜向前下方的（五枢、维道）两穴。

以上杂取《素问》《难经》《甲乙经》《圣济总录》中，参合为篇。

经典校译·《百症赋》笺注

澄江 承淡安 注

百症俞穴，再三用心。

昔贤谓穴之在于背后者名俞穴。俞者，注也，输也；言经络之气[1]，输注于此也。故人身之穴，皆得名之曰俞穴，不必专指背部而言。经凡十二，络凡十五，奇经凡八，穴有三百六十五穴，纵横贯注，宜熟志之。

囟会连于玉枕，头风疗以金针。

头顶重痛，当刺以针。若血虚眩晕，则非针灸肝俞、腰俞不可。囟会与玉枕，宜灸不宜针。本条之头风，指慢性头痛，宜改针为灸。

悬颅颔厌之中，偏头痛止。

偏头痛，书称肝胆风热，悬颅、颔厌宜刺，微出血；更刺风池，其效甚佳。

强间丰隆之际，头痛难禁。

头痛由于痰火上扰者，宜刺丰隆以降其痰火；强间不易刺入，可刺风府以代之。

原夫面肿虚浮，须仗水沟前顶。

脾虚面浮肿，刺水沟，流去面浮肿之水气，颇效；前顶宜灸。

耳聋气闭，全凭听会翳风。

肝胆之火夹风而上扰，则耳暴聋，刺听会、翳风以泻之。

面上虫行有验，迎香可取。

面上如虫行，系血热所致，刺泻迎香。

耳中蝉鸣有声，听会堪攻。

耳鸣有痰火上扰者，针听会外，宜再刺丰隆、风池等穴。系肾虚者，当更灸肾俞、气海，以固肾元。

目眩兮，支正飞扬。

手太阳经脉与足太阳经脉俱萦绕于目，故支正、飞扬，能治目眩。且二穴皆属络脉，刺络脉，即所以泻其血以去炎上之热。考本条目眩，当属于三焦血热上攻者。

目黄兮，阳纲胆俞。

目黄、肌肤黄，黄而深者名阳黄，宜刺；淡而晦暗者为阴黄，宜灸之。至阳一穴，亦宜针灸。

攀睛攻肝俞少泽之所。

---

① 原文“经”，改为“气”更适合。

胬肉攀睛，如系心肝之火，可刺肝俞与少泽；若攀睛已久，火炎已平，宜灸治之，于刺灸之外，当点消翳药品。

泪出刺临泣头维之处。

泪出即迎风流泪，泪热而微觉黏手者属热，宜刺之；冷而不黏手者为寒，则灸之。

目中漠漠，即寻攒竹三间。

漠漠者，视物不明，巩膜上似有白膜遮盖，近代眼科医士，名之曰气膜。

目觉䀮䀮，急取养老天柱。

目䀮无所见，即不明之意。此症属于内障，俗名大眼瞎子。一为两目外视时觉黑花缭乱。

观其雀目肝气，睛明行间而细推。

雀目者，似雀之目，至夜即不见物，由于肝热肾虚之所致。睛明、行间针刺外，肝俞、涌泉皆宜刺。

审他项强伤寒，温溜期门而主之。

伤寒太阳病，项强几几，刺太阳经温溜与肝之期门外，当再刺风府、大椎、天柱、风门。

廉泉中冲，舌下肿痛堪取。

舌为心苗，舌下肿，属于心热，亦有脾热者。刺廉泉中冲，确有特效。

天府合谷，鼻中衄血宜追。

此症属于肺气热，阳明经火逼血妄行。

耳门丝竹空，住牙疼于顷刻。

斯症之牙疼，系牙最里之臼齿痛。

颊车地仓穴，正口㖞于片时。

中风而致口㖞，㖞左者灸右，㖞右者灸左。

喉痛兮，液门鱼际去疗。

此条指三焦邪热上攻，喉中红痛之症。

转筋兮，金门丘墟来医。

转筋者，即小腿腨肠筋肉痉挛，刺金门、丘墟之外，当再刺承山尤效。

阳谷侠溪，颌肿口噤并治。

颌肿而口噤，兼有生外疡者，除针刺外，宜照外疡医治法治之。

少商曲泽，血虚口渴同施。

口渴而由于血虚，亦属于邪热，津枯而致者，刺少商出血，复刺曲泽，再宜刺舌下。

通天去鼻内无闻之苦。

通天宜用灸治，再刺迎香一穴以疏其气。

复溜祛舌干口燥之悲。

肾阴虚而有热，则舌干而口燥，复溜可治之。

哑门关冲，舌缓不语而要紧。

舌缓不语者，舌根无力鼓动也，由于邪热伤津所致。

天鼎间使，失音嗫嚅而休迟。

嗫嚅者，欲言不能猝言也，属于风痰缠绕清道所致。

太冲泻唇㖞以速愈，承浆泻牙疼而即移。

唇㖞针太冲得愈者，殆为肝阳暴逆之唇㖞。承浆之泻牙疼，当属下门齿痛。

项强多恶风，束骨相连于天柱。

太阳伤寒病也，故刺太阳经穴，加刺风池、风府为愈。

热病汗不出，大都更接于经渠。

热病无汗，大都经渠针刺外，再刺间使、合谷、三阴交，易效。

且如两臂顽麻，少海就傍于三里。

少海与手三里，当针灸并施。

半身不遂，阳陵泉远达于曲池。

阳陵泉与曲池之治半身不遂，针刺外当再加灸治。

建里内关，扫尽胸中之苦闷。

胸中苦闷者，即痞满病也，建里、内关刺有特效。

听宫脾俞，祛残心下之悲凄。

心下悲凄者，精神不愉快，似觉心下酸楚，背间寒栗，灸脾俞有效。听宫穴，理不可解，殆泻小肠之火，以安其心欤。

久知胁肋疼痛，气户华盖有灵。

针气户、华盖，治胁肋痛，大都少效，宜加刺期门。

腹内肠鸣，下脘陷谷能平。

腹内肠鸣，中有水气，下脘宜针灸并施，更宜灸天枢。

胸胁支满何疗，章门不容细寻。

胸胁支满，宜多灸章门，亦当刺膈俞。

膈疼饮蓄难禁，膻中巨阙便针。

膈下饮蓄作痛，膻中、巨阙针之，宜再灸脾俞与中脘。期门亦不可少。针膻中，针沿皮向下。

胸满更加噎塞，中府意舍所行。

肺气失于肃降，即胃气上逆而为噎塞胸满。

胸膈停留瘀血，肾俞巨髎宜征。

胸膈停留瘀血，而针巨髎，理颇费解，恐系巨阙之误。

胸满项强，神藏璇玑已试。

神藏与璇玑，治胸满则可；若治项强，则大椎、风池不可少。

背连腰痛，白环委中曾经。

背连腰痛，针白环、委中外，环跳有特效。

脊强兮，水道筋缩。

脊强转侧不利，就经验治疗，当以人中为最验。

目瞤兮，颧髎大迎。

原书作“目眩兮”句。惟上文已有目眩句，似属重复。即目眩之病因不同，而颧髎非治目眩之穴，只可治目瞤动。故此眩字改为瞤字为合。

痉病非颅囟而不愈。

痉病刺颅囟宜出血，当再刺风府、大椎、曲池、合谷、中脘、昆仑等穴。

脐风须然谷而易醒。

脐风但凭然谷一穴，恐难十全，在脐之四周宜各灸一壮。或用神灯火法。

委阳天池，腋肿针而速散。

腋下筋肿，二手不能上举，委阳与天池，针过颇有效。

后溪环跳，腿疼刺而即轻。

腿疼刺环跳与后溪而不愈，当刺阳陵泉与昆仑。

梦魇不宁，厉兑相谐于隐白。

经曰：胃不和则卧不安。厉兑、隐白，殆泄胃经之热，以安其胃欤。其真理实不可得。

发狂奔走，上脘同起于神门。

神门治发狂奔走，上脘降上冲之痰热。

惊悸怔忡，取阳交解溪勿误。

惊悸、怔忡不宁，阳明、少阳经火上扰心阴。阳交、解溪，所以泻其火也。

反张悲哭，仗天冲大横须精。

反张悲哭，俱为二三岁内小孩有之，其症都属脏寒，与惊痫之反张不同。

癫疾必身柱本神之令。

身柱、本神刺癫病而不愈，再刺大陵、间使、神门。

发热仗少冲曲池之津。

发热泻曲池，刺少冲，曾验有效；惟热过重，委中、合谷、间使、后溪等穴亦宜刺。

岁热时行，陶道复求肺俞理。

流行风温之热，刺陶道、肺俞外，合谷、曲池亦当刺。

风痫常发，神道须还心俞宁。

此症宜灸。心俞宜少灸为妙。

湿寒湿热下髎定。

湿寒、湿热之症，范围颇广，下髎之治湿寒、湿热，殆指肠风、痔漏等症。

厥寒厥热涌泉清。

厥寒、厥热之刺涌泉，亦专指热厥而言，寒厥宜灸关元。

寒栗恶寒，三间疏通阴郄谙。

三间、阴郄，宜刺而再灸。

烦心呕吐，幽门闭彻玉堂明。

二穴近胃脘，故治烦心与呕吐。

行间涌泉，主消渴之肾竭。

消渴分上、中、下三消，下消又名肾消，属肾经虚而有火，行间、涌泉泻其火也。

阴陵泉水分，去水肿脐盈。

水肿之症，小便多不利，刺阴陵泉，疏肝而利小便；灸水分温脾阳、分水道而消水肿。

痨瘵传尸，趋魄户膏肓之路。

魄户、膏肓，治传尸痨瘵，宜治之早，且宜灸，并灸三里。

中邪霍乱，寻阴谷三里之程。

中邪霍乱，系指呕吐、足转筋之病。针阴谷、三里之外，当再刺承山、委中、尺泽、中脘等穴。

治疸消黄，谐后溪劳宫而看。

治黄疸，刺灸劳宫、后溪外，当再刺灸至阳。

倦言嗜卧，往通里大钟而明。

通里属心经，大钟属肾经，二穴治倦卧，宜加刺灸脾俞。

咳嗽连声，肺俞须迎天突穴。

咳嗽连声，系指顿嗽，前贤谓风伏肺底，每欲冲出而不得也。

小便赤涩，兑端独泻太阳经（小海穴）。

小便赤涩不利，乃小肠结热。

刺长强于承山，善主肠风新下血。

肠风下血，乃肠出血，前贤谓之湿热下注，长强、承山有特效。

针三阴与气海，专司白浊久遗精。

三阴交与气海针治白浊、遗精之症，须俟湿热已净尽乃可针之。

且如肓俞横骨，泻五淋之久积。

五淋之针肓俞、横骨，亦须俟湿热已去。

阴郄后溪，治盗汗之多出。

盗汗针后溪与阴郄颇效，但必加大椎。

脾虚谷以不消，脾俞膀胱俞觅。

脾虚少运，谷不易化，二穴当多灸之。

胃冷食而难化，魂门胃俞堪责。

胃寒不化，魂门、胃俞亦须多灸，中脘亦不可少灸。

鼻痔必取龈交，瘿气须求浮白。

龈交治鼻痔，泻其气也；浮白治瘿气，散其郁也，宜针而多灸之。

大敦照海，患寒疝而善蠲。

二穴善治疝气之冲痛，最宜三角灸，灸关元尤妙。

五里臂臑，生疬疮而能治。

二穴治瘰疬宜灸，并灸肩井与天井。

至阴屋翳，疗痒疾之疼多。

此条理难解，针亦不甚效。

肩髃阳溪，消瘾风之热极。

瘾风，血热病也，多发生于手部，皮下红色，如锦如云，抓之则愤起，针上穴乃泻热也。

抑又论妇人经事改常，自有地机血海。

二穴宜针灸并施，于经之愆期者颇效。

女子少气漏血，不无交信合阳。

少气漏血，乃气不摄血，淋沥不净也。

带下产崩，冲门气冲宜审。

冲门属脾，气冲属胃，二穴能止带固崩。盖脾能统血，冲隶阳明，亦即血海，针此可以固冲也。

月潮违限，天枢水泉细详。

月潮前期，宜刺宜泻，后期宜补宜灸。

肩井乳痈而极效。

乳痈都肝胆郁热，初起肩井与尺泽颇效。

商丘痔瘤而最良（瘤恐系“漏”字）。

痔漏刺商丘外，承山、长强宜刺之。

脱肛趋百会尾翳之所。

大气陷下，脱肛久不愈，百会宜灸之；尾翳即长强，宜刺。

无子搜阴交石关之乡。

无子之原因有多种，阴交、石关不过灸子宫之虚寒不孕。

中脘主乎积痢，外丘收乎大肠。

中脘、外丘治痢疾脱肛，当加灸天枢、气海、大肠俞数穴。

寒疟兮，商阳太溪验。

寒疟针商阳、太溪外，宜再加灸大椎。

痃癖兮，冲门血海强。

痃癖之成，都为血瘀气聚，冲门、血海宜多灸。

夫医乃人之司命，非志士而莫为；针乃理之渊微，须至人之指教。先究其病源，后攻其穴道，随手见功，应针取效。方知玄理之玄，始达妙中之妙。

赋中所述，悉属前人经验所作，每病刺每穴，其理有不可解者，针之则甚有效。其有不甚效验者，亦占十分之二三，盖作者囿于韵语，难免掇拾成章。惜作者未加详注，使学者不免有目迷五色之憾矣。愚以临证实验之所得，加所疏注，使其效确而收伟功，不无有助于后之读者。其他《如玉龙歌》《肘后歌》《杂病穴法歌》《胜玉歌》等，亦当于诊余之暇，凭经验观察之所得，一一为之注释。以阐我古代之神术，俾彪扬于世界，是则愚之微意云尔。

经典校译·杂病穴法歌注释

杂病随症选杂穴，仍兼原合与八脉，经络原会别论详，脏腑俞募当谨始，根结标本理玄微，四关三部识其处。

原：为五脏之腧及六腑之原。合：即十二经之合穴。八脉：即奇经八脉之主穴。经：直行曰经，此指十二经。络：横行曰络，此指十五络。会：指五会，即气会膻中，血会膈俞，筋会阳陵泉，骨会大杼，髓会绝骨。俞：穴也。穴之在于背者曰俞，如心俞、肝俞之类。募者五脏之募穴，肺之募为中府穴，肝之募为期门，心之募为巨阙，脾之募为章门，肾之募为京门，此言经气之结聚处谓之募。俞亦同。惟募在胸腹，俞在背部。《难经·六十七难》曰："五脏募皆在阴，俞皆在阳。"俞穴可常针，能散其风寒，能补其脏气。募则宜少针，以能泄其脏气也。根结标本者，经脉在下端一穴为根，在上端一穴为结，经脉起处为本，行处为标。上下循行，理似玄微。四关者，指四大关节，肘、肩、髀枢、膝。三部者，指上中下三部也。

伤寒一日刺风府，阴阳分经次第取。

伤寒一日见太阳证，头痛项强，恶寒发热，先刺风府，继刺他穴。二日见阳明证，头痛发热自汗，不恶寒反恶热，先刺阳明之荥穴内庭，再刺他穴。三日见少阳证，口苦咽干目眩，胸胁满痛，寒热往来，先刺少阳之俞穴临泣，再刺他穴。四日见太阴证，腹满而痛，食不下，自利不渴，先刺太阴之井隐白穴。五日见少阴证，脉微细但欲寐，身重恶寒，先刺少阴之俞太溪穴，再刺他穴。六日见厥阴证，腹中拘急，下利清谷，呕吐酸苦，甚则吐蛔，先刺厥阴之经中封穴，再针他穴。一日二日三日者，计数也。非一日必见太阳证，二日必见阳明证也。惟伤寒见太阳证，不拘其日数之多寡，病尚未传，则刺其风府可也。证见阳明，则刺其荥穴，不必问其日数，余皆同。在表之病则刺阳经之穴，在里之病则刺阴经之穴。所谓："在表刺三阳经，在里刺三阴经。"病经六日未汗，当刺期门、三里。惟阴经之病久，宜灸关元为妙。

汗吐下法非有他，合谷内关阴交杵。

汗法：针合谷行九九数，得汗行泻法，汗止身温出针。如汗不止，针阴市补合谷。

泻法：针三阴交行六阴数，一方使患者口鼻秘气，吞鼓腹中，即泻。泻不止，补合谷行九阳数。

吐法：针内关，先补六次泻三次。一方使患者作欲吐之状，即吐。吐不止，补九阳数，使其调匀呼吸即止。

按汗、吐、下三法，非行于平人能得效者。必患者表病无汗，有汗之资，无汗之机，始发生汗之效力涔涔而出矣。吐亦须胸膈闭闷不堪，欲吐不能者，施之方有效。泻亦必具有必须泻之条件，如腹满矢气、大解欲解而不得，行之乃有效。虽然，汗吐下为行针之功力所致，但医者无绝对之暗示，以坚其必得汗吐下之心理，则其功亦不著。

一切风寒暑湿邪，头疼发热外关起。

头疼发热病属外感，不论其为风寒暑湿之所中，概先针外关，再及其他各穴，如风府、风池、太阳、大椎、各经之荥穴等。

头面耳目口鼻病，曲池合谷为之主。

头面耳目口鼻之病，由气火血热而发红肿痛之疾苦，乃以曲池、合谷为治疗之穴。

偏正头痛左右针，列缺太渊不用补。

列缺、太渊之治偏正头痛，系指外感风邪所致，或大肠经气火太过所致。与血虚头痛或肝胆气火太过所致之偏正头痛不同，幸注意之。除针列缺、太渊二穴之外，加针风池，以收捷效。

头风目眩项捩强，申脉金门手三里。

太阳经之风邪稍涉阳明经病，故此三穴能治之。

赤眼迎香分血奇，临泣太冲合谷侣。

此赤眼当为胆与大肠两经之火上炎所致。

耳聋临泣与金门，合谷针后听人语。

此条耳聋，为风火所扰之暴聋。

鼻塞鼻痔及鼻渊，合谷太冲随手取。

此条亦属于风热性所致之病，否则合谷太冲未必有效。

尚宜加针上星或灸。

口噤㖞斜流涎多，地仓颊车仍可举。

此为中风所致，地仓、颊车二穴宜灸。㖞左灸右，㖞右灸左。

口舌生疮舌下窍，三棱出血非粗鲁。

舌部病而属红肿痛者，前贤谓为心热，如舌之局部充血，刺其舌下两边之紫络，放去静脉瘀血，其病即愈。

舌裂出血寻内关，太冲阴交走上部。

前贤有言曰：舌为心之苗，舌裂出血为心经血热上涌，其血热之上升，每夹肝气而僭逆。内关、太冲所以平心肝逆上之火。三阴交为脾经穴，脾脉络舌下，舌裂出血，亦有心脾之热者，故亦须针三阴交。

舌上生苔合谷当，手三里治舌风舞。

舌苔之厚，由于肠胃之浊热上泛使然，合谷所以泻其浊热也。舌风舞即热病，心热太过，舌伸出齿外，鼓动如蛇舌，手三里刺之有特效，其理不明。

牙风面肿颊车神，合谷临泣泻不数。

牙风即牙痛，三穴俱宜刺，用泻法。

二陵二跻与二交，头项手足互相与。两井两商二三间，手上诸风得其所。

二陵即阴陵泉、阳陵泉，二跻即阳跻申脉、阴跻照海，二交即阳交、三阴交。上列六穴可治头项手足之病。两井即天井、肩井，两商即少商、商阳，二三间即二间、三间。此六穴，可治手上诸风痛或麻痹。

手指连肩相引病，合谷太冲能救苦。

手指与肩臂俱痛，为大肠经病。

手三里治肩连脐，脊肩心后称中渚。

肩痛与脐腹俱痛，手三里可治之。肩痛及脊则中渚可已之。

冷嗽只宜补合谷，三阴交泻即时住。

合谷所以补肺气，三阴交所以泻脾气。补肺即所以助肺之肃降而嗽已。泻脾殆泻其上冲之气欤？鄙意冷嗽都属痰饮，由于脾失温运。嗽是标，脾失温运是本。治病必求其本，冷嗽当补三阴交而不当泻，泻则犯虚虚之弊。并须温灸肺脾二俞，斯为根治。

霍乱中脘可入深，三里内庭泻几许。

霍乱上吐下泻，中宫清浊混淆，挥霍缭乱，胃肠神经起剧烈之反射作用，中脘一穴，颇具特效。盖可以止神经之反射，而使之安静，吐泻立止。三里内庭，平胃气也。

心痛翻胃刺劳宫，寒者少泽灸手指。

前贤云：心为君主之官，不可受邪之侵袭，故心不能病。所患者，俱属心包络病。且心不可泻，须泻心者，都泻心包络。劳宫，心包络脉之荥穴也。泻劳宫即泻心也。心中寒而满者，补小肠井穴少泽，助心火也。

心痛手战少海求，若欲除根觅阴市。

少海用补法，阴市为胃经穴，实则泻其子欤？其理不明。在经穴主治各病之原理未能畅明以前，颇多难解之处。

太渊列缺穴相连，能祛气痛刺两乳。

两乳亦为肺经分野之所及，太渊、列缺，泻肺气也。曾针有效。

胁痛只需阳陵泉，腹痛公孙内关尔。

胁为肝胆经之分野，故刺阳陵泉有效。公孙、内关为治心胸腹痛胀闷之特效穴。胁痛针足临泣亦灵，腹痛气海上中下脘亦可针。

疟疾《素问》分各经，危氏刺指舌红紫。

足太阳疟，先寒后热，汗出不已，刺金门。

足少阳疟，寒热心惕汗多，刺侠溪。

足阳明疟，寒久乃热，汗出喜见日光火气，刺冲阳。

足太阴疟，寒热善呕，色乃衰，刺公孙。

足少阴疟，呕吐甚，欲闭户而居，刺大钟。

足厥阴疟，少腹满，小便不利，刺太冲。

肺疟，令人心寒，寒甚热，热间善惊如有所见，刺列缺。

心疟，令人烦心，甚则得清水，反寒多不热，刺神门。

肝疟，令人色苍苍然，太息，其状若死者，刺中封。

脾疟，令人寒，腹中痛，热则肠中鸣，鸣已汗出刺商丘。

肾疟，令人洒洒然，腰脊痛，宛转大便难，手足寒，刺太溪。

胃疟，令人善饥而不能食，食而支满腹大，刺厉兑。危氏复刺十指尖出血，及舌下紫筋出血。

又按刺疟之法，必于疟发前一小时刺之，方可有效。过远则效不彰。

痢疾合谷三里宜，甚者必须兼中膂。

白痢病在气，刺合谷；赤痢病在血，刺小肠俞；赤白痢气血皆病，刺足三里、中膂。

心胸痞满阴陵泉，针到承山饮食美。

此症由脾家湿热夹胆热失于疏化而成之痞满，故阴陵泉、承山治之。宜观其舌苔，舌质红者刺泻之，淡者加灸。

泄泻肚腹诸般疾，三里内庭功无比。

夹热者宜泻，因伤生冷或寒者宜灸。天枢一穴亦不可少。

水肿水分与复溜。

水肿放水法：先用小针，次用大针，以鸡翎管透之。最好用放水针。水出浑浊者死，清者生。足上水肿大者，于复溜穴上放之。

泻瘀血法：先用针补入地部，少停泻出人部，少停复补入地部，少停泻出针。其瘀血自出。虚者仅出黄水。

胀满中脘三里揣。

胀满多属胃不消化，夹湿夹滞，中脘、三里有大效。

腰痛环跳委中求，若连背痛昆仑式。

环跳委中善治腰部闪痛，不能俯仰。腰痛连背者再刺昆仑，宜加刺水沟甚效。

腰连腿疼腕骨升，三里降下随拜跪。

腰连腿疼，系指腰背部痛及腿部。

腰连脚痛怎生医，环跳行间与风市。脚膝诸痛羡行间，三里申脉金门侈。脚若转筋眼发花，然谷承山法自古。两足难移先悬钟，条口后针能步履。两足酸麻补太溪，仆参内庭盘跟楚，脚连胁腋痛难当，环跳阳陵泉内杵，冷风湿痹针环跳，阳陵三里烧针尾。

上节悉属筋骨酸痛之症，只需审其病苦之在何经而刺之可也。

七疝大敦与太冲，五淋血海男女通。

疝都属厥阴病，大敦、太冲所以泻其气也。五淋者，劳淋、血淋、气淋、石淋、膏淋是也。血海虽能治五淋，亦宜兼刺他穴，如涌泉、阴陵泉、气海、中极等穴。

大便虚秘补支沟，泻足三虽效可拟。

虚秘者，补支沟，泻足三里，宜再按摩肠部。

热闭气闭先长强，大敦阳陵堪调护。

热闭气闭，为猝失人事，昏不知人。热闭者，身热如灼，舌绛赤而干。气闭者，身或热或不热，舌亦不甚绛。中医所谓闭厥之症，都属肝经之病。肝为风脏，其性刚强，易于厥逆。肝胆互为表里，故长强、大敦、阳陵泉能治闭厥。

小便不通阴陵泉，三里泻下溺如注。

小便不通，刺阴陵泉、三里外，宜再刺关元。

内伤食积针三里，璇玑相应块亦消。

三里系手三里与足三里，对于食积，二穴皆须针。

脾痛气血先合谷，后刺三阴针用烧。

原文为“脾病气血先合谷”颇费解，恐“病”系“痛”字之误。脾部痛，非血寒即气滞，合谷所以疏其气，三阴交所以温其血。

一切内伤内关穴，痰火积块退烦潮。

内关善治胸中病，内伤多为情志之病，其病多在胸胁上腹部，故内关一穴能治之。

吐血尺泽功无比，衄血上星与禾髎。

吐血每因咳逆上气而发生，故尺泽降肺气之冲逆而止血。上星、禾髎止衄血，不使血外溢。

喘急列缺足三里，呕噎阴交不可说。

肺与胃之气化宜降，升则喘逆呕吐之病生。列缺足三里，所以降肺胃之气，而喘急可已。喘噎亦是胃逆，阴交亦降其逆也。此穴有谓足三阴交，有谓任脉阴交穴，郾意二穴皆是，都不可非。

劳宫能治五般痫，更刺涌泉疾若挑。

五痫为猪、羊、鸡、马、牛痫，都为痰涎阻塞咽喉声带所发出之各种声音。以其声似何种畜声，即以何痫名之。

神门专治心痴呆，人中间使祛癫妖。

痴呆癫狂，如癫如狂，如鬼祟，神门、人中、间使刺之，颇具神效。

尸厥百会一穴美，更针隐白效昭昭。

尸厥者，猝然昏乱，不知人事，四肢逆冷，其状若死。

妇人通经泻合谷，三里至阴催孕妊。

妇女经阻不通，泻合谷补三阴交，经可通（此指实证经闭）。足三里与至阴催产，理难解。

死胎阴交不可缓，胞衣照海内关寻。

死胎不下，先泻阴交再补之。胞衣不下，于照海、内关亦如之。

小儿惊风刺少商，人中涌泉泻莫深。

人中通督脉太阳经，凡急惊风都病在太阳，见背反张，四肢瘛疭，下寒上热。人中缓太阳之拘急，涌泉引热下行，故惊风能已。

痈疽初起审其穴，只刺阳经不刺阴。

痈疽从背出者太阳经，从鬓出者少阳经，从髭出者阳明经，以上俱以各经井荥俞经合针治之。从胸出者，以绝骨一穴治之。

伤寒流注分手足，太冲内庭可浮沉。

前贤谓伤寒传足不传手，太冲、内庭，一为肝经穴，一为胃经穴，厥阴为阴之里，阳明为阳之盛，病由阳经传入阴经为逆，由阴退出阳经为顺。顺者，浮也。逆者，沉也。病之移转吉凶，以二经为机枢。太冲、内庭，防其逆也。

熟此筌谛手要活，得后方可度金针。又有一言真妙诀，上补下泻值千金。

1932 年春注释

经典校译·**经络要穴歌诀**

目 录

《百症赋》笺注及经络要穴歌诀序

针灸学术，发源中古，载于经，志于史，用以治病。其功效之神速，昭且著矣。古来名医，无不谙之。奈后世不屑深研，渐形陵替。方今精是科者，虽不乏其人，然已不数觏。惜乎！国医精粹，将自此而沦亡矣。

承师淡安，有鉴于此。乃出而提倡之，其功伟矣，其心仁矣。虽然，欲斯道之复行，必使学者日众。若徒赖古书，必不济事，盖古来医籍，言针灸者虽多，大都晦滞不明，瑕瑜互见。初学读之，则如身入雾中，头目晕迷，莫明其奥，入门无由，登堂安向？徒兴望洋之叹而已。忆余肄业浙兰医校时，每思研究斯术，终至无成者，职是故也，承师复感于此，乃以生平阅历经验，兼采旧书原文，辑成《中国针灸治疗学》一册，书中所言俞穴部位及理论，证以人身生理，凿凿有据，且于古书之妄者辟之，暗者明之，繁者删之，要者节之，条次彰然，读者得一诵而明，足为研究针灸之指南。较之古书庞杂无纪者，大有霄壤之别，今兹夏，复有《百症赋》笺注及《经穴摘要歌诀》合编付梓，则又多发前人所未发。此书出后，岂独国粹不亡学者易成而已哉！更为今后人民造福不少也。余爱而慕之，故书陋辞于卷末。

1933 年仲夏浙江龙游受业生邱茂良谨序

经络要穴歌诀

澄江承淡安　编撰

琼州冯瑞麒　龙游邱茂良　兴化潘春霆　同校

一、手太阴肺经

1. 手太阴肺经脉之分野

肺手太阴之脉，起于中焦，下络大肠，还循胃口，上膈，属肺，从肺系（中府）横出腋下，下循臑内（天府），行少阴心主之前（侠白），下肘中（尺泽），循臂内（孔最）上骨下廉，入寸口（太渊），上鱼，循鱼际（鱼际），出大指之端（少商）。其支者，从腕后（列缺）直出次指内廉，出其端（商阳）。

2. 手太阴肺经脉歌

手太阴肺中府生，下络大肠出贲门，上膈属肺从肺系，横外腋下臑中行，肘臂寸口上鱼际，大指内侧爪甲根，支络还从腕后出，接次指属阳明经。

3. 手太阴肺经总穴歌

手太阴肺十一穴，中府云门天府诀，侠白尺泽孔最存，列缺经渠太渊涉，鱼际少商如韭叶。

4. 手太阴肺经穴分寸歌

太阴中府三肋间，上行云门寸六许，云在璇玑旁六寸，天府腋三动脉求，侠白肘上五寸主，尺泽肘中约纹是，孔最腕侧七寸拟，列缺腕上一寸半，经渠寸口陷中取，太渊掌后横纹头，鱼际节后散脉里，少商大指内侧端，鼻衄喉痹刺可已。

5. 手太阴肺经穴摘要歌

【中府】中府乳上三肋间，泻除胸热术非艰，喘逆胸满复气塞，上气咳嗽治能兼。

穴在乳上第三肋间，仰卧取之，就乳头直上三寸，横外开一寸。针三分至五分深，留五呼。灸五壮至五十壮。

【尺泽】尺泽肘中约纹心，筋急肘痛吐血灵，惊风瘈瘲伤寒疟，四肢肿痛汗不清。

穴在肘中约纹之中心，以手平伸取之。针五分至一寸深，留七呼。不宜灸。

【列缺】列缺腕侧骨罅中，善治寒嗽偏头风，尿血精出阴中痛，气刺乳中针有功。

穴在腕上寸半，以两手拇食二指交叉，食指尽处，两骨罅中是穴。针四五分，留三呼。灸七壮。

【经渠】经渠主治疟绵绵，胸背拘急胀满坚，喉痹咳逆气数欠，呕吐心痛亦堪痊。

穴在腕后五分，寸口脉上。针二分至三分，留三呼。禁灸。

【太渊】太渊齿痛最宜针，腕侧无力痛难伸，并刺咳嗽风痰急，偏正头疼效如神。

穴在寸口前横纹上，掐之甚酸楚。针二三分，留五呼。灸三壮。

【鱼际】鱼际主灸齿牙疼，灸其所在左右分，更刺伤寒汗不出，并治疟发势防增。

穴在本节后白肉际，去太渊一寸许。针五六分深，留三呼。灸五壮。

【少商】少商大指内侧边，专刺惊风肿痛咽，昏沉猝暴风初中，急救回生此穴先。

穴在大指内侧端，去爪甲角如韭叶许。针一分，留三呼。泻热宜以三棱针刺出血。不可灸，治鬼魅则灸之。

二、手阳明大肠经

1. 手阳明大肠经脉之分野

大肠手阳明之脉，起于大指次指之端（商阳），循指上廉（三间），出合谷两骨之间（合谷），上入两筋之中（阳溪），循臂上廉（三里），入肘外廉（曲池），上臑外前廉（臂臑），上肩（肩髃），出髃骨之前廉（巨骨），上出于巨骨之会上，下入缺盆，络肺，下膈，属大肠。其支者，从缺盆上颈（扶突），贯颊，入下齿中，还出挟口，环唇（禾髎），交人中，左之右，右之左，上挟鼻孔（迎香）。

2. 手阳明大肠经脉歌

阳明之脉手大肠，次指内侧起商阳，循指上廉出合谷，两筋歧骨循臂长，

入肘外廉循臑外，肩端前廉巨骨旁，从肩下入缺盆内，络肺下膈属大肠，

支从缺盆直上颈，斜贯颊前下齿当，环出人中交左右，上挟鼻孔上迎香。

3. 手阳明大肠经总穴歌

手阳明穴起商阳，二间三间合谷藏，阳溪偏历温溜长，下廉上廉手三里，曲池肘髎五里近，臂臑肩髃巨骨当，天鼎扶突禾髎接，鼻旁五分号迎香。

4. 手阳明大肠经穴分寸歌

商阳食指内侧边，二间寻来本节前，三间节后陷中取，合谷虎口歧骨间，阳溪腕上筋间是，偏历交叉中指端，温溜腕后去五寸，池前四寸下廉看，池前三寸上廉中，池前二寸三里逢，曲池屈肘纹头尽，肘髎大骨外廉近，大筋中央寻五里，肘上三寸行向里，臂臑肘上七寸量，肩髃肩端举臂取，巨骨肩尖端上行，天鼎扶下一寸真，扶突人迎后五寸，禾髎水沟旁五分，迎香禾髎上一寸，大肠经穴是分明。

5. 手阳明大肠经穴摘要歌

【商阳】商阳主治病非轻，涌痰暴仆致昏沉，伤寒中风兼痎疟，三棱针刺立回生。

穴在食指内侧端，去爪甲角如韭叶。针一分，留一呼。灸三壮。

【二间】刺到二间止牙痛，颔肿喉风头痛加，不思饮食身寒栗，三壮灸之乃可瘥。

穴在食指本节前之内侧。针二分，留六呼。灸三壮。

【三间】鼻衄热病三间辟，下齿龋痛目眥急，喉痹咽塞气喘多，肠鸣洞泄疟寒热。

穴在本节后陷中。针三四分，留三呼。灸三壮。

【合谷】合谷伤风易治平，痹痛还兼患急筋，并针头面诸般痛，水肿产难小儿惊。

穴在虎口歧骨间。针五分至一寸，留六呼。灸三壮。孕妇禁针。

【阳溪】阳溪主治热如蒸，瘾疹痂疥概宜针，头痛齿痛咽喉痛，狂妄惊惶见鬼神。

穴在手腕横纹之上，两筋间陷中。针二三分，留七呼。灸三壮。

【手三里】手三里治舌风舞，腰背连脐痛殊苦，头风目眩臂顽麻，齿痛项强手头举。

穴在曲池下二寸。针三分至一寸。灸五壮。

【曲池】曲池取得治中风，手挛筋急满胸中，喉痹伤寒兼疟疾，遍身风癣灸多功。

穴在肘外辅骨之陷中，以手拱胸前取之。针八分至一二寸深，留七呼。灸三至十数壮，有至数十壮者。

【肩髃】肩髃专疗瘫痪疾，手挛肩肿四肢热，精神憔悴灸还宜，更防瘿气加瘰疬。

穴在肩尖下寸许，举臂有空陷。针六分至寸余，留五呼。灸七至七七壮。

【迎香】迎香主治鼻不通，兼治面痒苦虫行，多涕有疮生息肉，此穴须知禁火攻。

穴在鼻洼外五分。针二三分至六七分，留五呼。禁灸。

三、足阳明胃经

1. 足阳明胃经脉之分野

胃足阳明之脉，起于鼻之交頞中（睛明），旁约太阳之脉，下循鼻外（四白），上入齿中，还出挟口，环唇（地仓），下交承浆，循颐后下廉，出大迎（大迎），循颊车（颊车），上耳前（下关），过客主人，循发际至额颅（头维）。其支者，从大迎前下人迎（人迎），循喉咙（水突），入缺盆（缺盆），下膈，属胃，络脾。其直者，从缺盆下乳内廉（不容），下挟脐（天枢），入气街中（气冲）。其支者，起于胃口，下循腹里，下至气街中而合，以下髀关（髀关），抵伏兔（伏兔），下膝膑中（犊鼻），下循胫外廉（足三里），下足跗（解溪），入中指内间（内庭）。其支者，下廉三寸而别，下入中指外间。其支者，别跗上，入大指间，出其端（隐白）。

2. 足阳明胃经脉歌

足阳明胃交鼻起，下循鼻外下入齿，还出挟口绕承浆，颐后大迎颊车里，耳前发际至额颅，支下人迎缺盆底，下膈入胃络脾宫，直者缺盆下乳内，一支幽门循腹中，下行直合气相逢，遂由髀关抵膝膑，胻跗中指内间同，一支下膝注三里，前出中指外间通，支者别走足跗上，次指之端经已终。

3. 足阳明胃经总穴歌

四十五穴足阳明，头维下关颊车停，承泣四白巨髎经，地仓大迎对人迎，水突气舍连缺盆，气户库房屋翳屯，膺窗乳中延乳根，不容承满梁门起，关门太乙滑肉穴，天枢外陵大巨存，水道归来气冲次，髀关伏兔走阴市，梁丘犊鼻足三里，上巨虚连条口位，下巨虚跳上丰隆，解溪冲阳陷谷中，内庭厉兑经穴终。

4. 足阳明胃经穴分寸歌

胃之经兮足阳明，承泣目下七分寻，四白目下方一寸，巨髎鼻孔旁八分，地仓挟吻四分近，大迎颔前寸三分，颊车耳下曲颊陷，下关耳前动脉行，头维神庭旁四五，人迎喉旁寸五真，水突筋前迎下在，气舍突外穴相乘，

缺盆舍外横骨内，相去中行四寸明，气户璇玑旁四寸，至乳六寸又分明，
库房屋翳膺窗近，乳中正在乳头心，次有乳根出乳外，各一寸六不相侵，
相去中行须四寸，以前穴道为君陈，不容巨阙旁二寸，却近幽门寸五新，
其下承满与梁门，关门太乙滑肉门，上下一寸无多少，共去中行二寸寻，
天枢脐旁二寸间，枢下一寸外陵安，枢下二寸大巨穴，枢下三寸水道全，
水下一寸归来好，共去中行二寸边，气冲鼠蹊上一寸，又在曲骨二寸间，
髀关膝上有尺二，伏兔膝上六寸是，阴市膝上方三寸，梁丘膝上二寸记，
膝膑陷中犊鼻存，膝下三寸三里至，膝下六寸上廉穴，膝下七寸条口位，
膝下八寸下廉看，下廉之旁丰隆系，却是踝上八寸量，解溪跗上系鞋处，
冲阳跗上五寸唤，陷谷庭后二寸间，内庭次指外间陷，厉兑大次指外端。

5. 足阳明胃经穴摘要歌

【头维】头风疼痛刺头维，三分刺入只沿皮，目痛不明泪多出，针之则愈灸不宜。

穴在额角入发际，去神庭旁四寸五分。针三分沿皮向下，留五呼。禁灸。

【颊车】颊车主灸牙不开，口眼歪斜出语难，牙疼面肿亦可刺，偏正头痛何忧哉。

穴在耳下一寸，曲颐之端，近前陷中。针三至五分深，留五呼。灸三至七七壮，炷如小麦。

【地仓】口眼喎斜灸地仓，唇弛颊肿失音吭，牙关不开目不闭，瞤动视物目䀮䀮。

穴在口角旁四分。针三分，留五呼。灸七至七七壮，病左治右，病右治左，艾炷宜小，过大则口反歪，灸承浆可愈。

【乳根】膺肿乳痈灸乳根，小儿龟胸有名称，噎哕膈气舌难下，胸闷臂痛治尤能。

穴在乳中下一寸六分，仰而取之。针五分至一寸，留五呼。灸五壮。

【天枢】天枢主灸脾胃伤，泄泻痢疾甚相当，兼治鼓胀癥瘕病，艾火多加体必康。

穴在脐旁二寸。针五分至一寸，留七呼。灸五壮至百壮。孕妇不可针。

【伏兔】膝冷须寻伏兔中，并愈脚气痛痹风，若逢穴处生疮疖，说与医人莫用功。

穴在膝上六寸，正跪坐而取之。针五分至一寸。禁灸。

【阴市】阴市堪愈痿痹深，腰膝多寒似水浸，兼刺两足拘挛症，寒疝少腹痛难禁。

穴在膝上三寸，屈膝取之。针三分至七分深，留五呼。灸三至七七壮。

【足三里】足三里治气上攻，诸虚牙痛及耳聋，噎膈膨胀水肿喘，寒湿脚气兼痹风。

穴在膝眼下三寸，坐而垂膝取之。针一寸五分至三寸，留七呼。灸三壮至十壮。

【丰隆】丰隆可治病癫狂，头痛血肿针即痊，妇人心痛哮喘急，腿膝酸疼步履艰。

穴在外踝上八寸。针六七分至一寸，留七呼。灸三壮。

【解溪】解溪治疗风水气，腹足肿虚目生翳，气逆发噎头目眩，悲泣癫狂兼惊瘛。

穴在足腕上系鞋带处。针三至五分深，留五呼。灸五壮。

【冲阳】冲阳主治病在胃，足痿跗肿难进退，针刺之时须留神，不教出血斯为贵。

穴在足跗上五寸。针三分，留三呼。灸三壮（一说不宜灸）。

【陷谷】何病最宜刺陷谷，肠鸣疝痛兼及腹，无汗振寒水气肿，面肿善噫痎疟作。

穴在次指外本节后，去内庭二寸。针三至五分，留五呼。灸三壮。

【内庭】内庭堪泻痞满坚，腹鸣振寒痛其咽，并泻妇人石蛊胀，行经头晕腹痛痊。

穴在次中二指之间。针四五分，留五呼。灸三壮。

【厉兑】曷为须寻厉兑穴，惊狂面肿兼尸厥，喉痹足寒膝膑中，隐白同消梦魇恶。

穴在足次指外侧爪甲角。针一分，留三呼。灸一壮。

四、足太阴脾经

1. 足太阴脾经脉之分野

脾足太阴之脉，起于大指之端（隐白），循指内侧白肉际，过核骨后（太白），上内踝前廉（商丘），上腨内（三阴交），循胫骨后，交出厥阴之前（阴陵泉），上膝股内前廉（血海），入腹（气冲），属脾络胃，上膈挟咽，连舌本，散舌下。其支者，复从胃别上膈，注心中。

2. 足太阴脾经脉歌

太阴脾起足大指，上循内侧白肉际，核骨之后内踝前，上腨循胻经膝里，股内前廉入腹中，属脾络胃与膈通，挟喉连舌散舌下，支络从胃注心中。

3. 足太阴脾经总穴歌

二十一穴脾中州，隐白在足大指头，大都太白公孙盛，商丘三阴交可求，漏谷地机阴陵泉，血海箕门冲门开，府舍腹结大横排，腹哀食窦连天溪，胸乡周荣大包随。

4. 足太阴脾经穴分寸歌

大指内侧端隐白，节前陷中求大都（原作节后），太白核后白肉际，

节后一寸公孙呼，商丘踝前陷中逢，踝上三寸三阴交，踝上六寸漏谷是，

膝下五寸地机朝，膝下内侧阴陵泉，血海膝膑上内廉，箕门穴在鱼腹取，

动脉应手越筋间，冲门横骨两端同，去腹中行三寸半，冲上七分府舍求，

舍上三寸腹结算，结上寸三是大横，却与脐平莫胡乱，中脘之旁四寸取，

便是腹哀分一段，中庭旁五食窦穴，膻中去六是天溪，再上寸六胸乡穴，

周荣相去亦同然，大包腋下有六寸，渊腋之下三寸半。

5. 足太阴脾经穴摘要歌

【隐白】隐白原治脾病科，腹胀喘满不得和，尸厥足寒儿惊忤，并治妇人天癸多。

穴在足大指内侧，爪甲缝际，去爪甲角如韭叶。针一分，留三呼。禁灸。

【大都】大都主治温热病，骨痛腰酸卧不定，厥逆伤寒呕烦闷，胎产百日灸弛禁。

穴在大指内侧本节前，第二节后。针三分，留三呼。灸三壮。

【太白】太白治腰痛不安，泻痢脓血大便难，痔漏腹胀食不化，身重骨痛膝胻酸。

穴在核骨下微前赤肉际。针二三分，留三呼。灸三壮。

【公孙】壅痰积块取公孙，下血肠风寒热蒸，兼治妇人气蛊病，随机补泻见功能。

穴在核骨后赤白肉际，足背最高骨之下。针五六分至一寸，留五呼。灸三壮。

【商丘】脾虚须向商丘记，寒疟疸黄兼痞气，腹胀胃痛脚背疼，呕吐肠鸣还泻痢。

穴在内踝骨下微前陷中。针五分，留五呼。灸三壮。

【三阴交】三阴交治痞满坚，痼冷疝气脚气缠，妇人不孕及难产，带下遗精淋浊安。

穴在内踝上三寸。针三至五分至一寸，留七呼。灸五壮。孕妇禁针。

【阴陵泉】阴陵泉治气成淋，水肿腹坚卧不宁，小便诸疾足膝肿，遗尿泄

泻成遗精。

穴位在膝下内辅骨下陷中，与阳陵泉相对，去膝横开一寸余，正坐屈膝取之。针三分，留五呼。灸三壮。

【血海】血海堪医经不调，肾风腹胀未能消，崩漏带下妇人疾，热疮淫痹痒须搔。

穴在膑膝上二寸半，膝之内侧。针五分至一寸，留七呼。灸五壮。

五、手少阴心经

1. 手少阴心经脉之分野

心手少阴之脉，起于心中，出属心系，下膈络小肠。其支者，从心系，上挟咽，系目系。其直者，复从心系却上肺，下出腋下（极泉），下循臑内后廉（青灵），行太阴心主之后（少海），下肘内，循臂内后廉，抵掌后锐骨之端（神门），入掌内后廉（少府），循小指之内出其端（少冲）。

2. 手少阴心经脉歌

手少阴脉起心中，下膈直与小肠通，支者还从心系走，直上喉咙系目瞳，
直者上肺出腋下，臑后肘内少海从，臂内后廉抵掌中，锐骨之端注少冲。

3. 手少阴心经脉总歌

九穴午时手少阴，极泉青灵少海深，灵道通里阴郄后，神门少府少冲寻。

4. 手少阴心经穴分寸歌

少阴心起极泉中，腋下筋间动引胸，青灵肘上三寸觅，少海肘后五分充，
灵道掌后一寸半，通里腕后一寸同，阴郄去腕五分的，神门掌后锐骨逢，
少府小指本节末，小指内侧是少冲。

5. 手少阴心经穴摘要歌

【少海】少海主刺腋下瘰，羊痫痹痛肩风漏，心痛手颤臂顽麻，目眩发狂也可救。

穴在肘内廉，出肘端五分。针三分至七分，留五呼。不宜灸。

【灵道】治愈心痛取灵道，骨寒髓冷火烧到，瘛疭暴喑不能言，此穴施针甚为妙。

穴在掌后一寸五分。针五分，留五呼。灸五壮。

【通里】温热堪除通里记，无汗懊侬心惊悸，喉痹苦呕暴喑哑，妇人崩漏经多费。

穴在掌后一寸。针五分。留五呼。灸三壮。

【神门】怔忡心悸扣神门，痴呆中恶遽狂奔，并治小儿惊痫症，或时恶寒

欲就温。

穴在掌后锐骨之端陷中。针二三分，留五呼。灸三壮。

【少府】久疟宜针少府中，肘腋拘挛痛引胸，妇人阴挺痒而痛，男子遗尿治亦同。

穴在手小指本节末，掌中。针三至五分，留五呼。灸三壮。

【少冲】少冲主治心胆寒，怔忡癫狂不可遗，上气寒热心烦满，眼赤火炎不一端。

穴在小指内廉之端。针一分，留三呼。灸二壮。

六、手太阳小肠经

1. 手太阳小肠经脉之分野

小肠手太阳之脉，起于小指之端（少泽），循手外侧（后溪），上腕（腕骨），出踝中（养老），直上循臂骨外廉（小海），交肩上（秉风），入缺盆，络心，循咽下膈，抵胃，属小肠。其支者，从缺盆循颈上颊（天容），至目锐眦，却入耳中（听会）。其支者，别颊上䪼，抵鼻至目内眦，斜络于颧。

2. 手太阳小肠经脉歌

手太阳经小肠脉，小指之端起少泽，循手外廉出踝中，循臂背内肘内侧，上循臑外出后廉，直过肩解绕肩胛，交肩下入缺盆内，向腋络心循咽嗌，下膈抵胃属小肠，一支缺盆贯颈颊，入目锐眦却入耳，复从前行仍上䪼，抵鼻升至目内眦，斜络于颧别络接。

3. 手太阳小肠经穴总歌

手太阳穴一十九，少泽前谷后溪数，腕骨阳谷养老绳，支正小海外辅肘，肩贞臑俞接天宗，髎外秉风曲垣首，肩外俞连肩中俞，天窗乃与天容偶，锐骨之端上颧髎，听宫耳前珠上走。

4. 手太阳小肠经穴分寸歌

小指端外为少泽，前谷外侧节前觉，节后捏拳取后溪，腕骨腕前骨陷侧，兑骨下陷阳谷讨，腕后锐上觅养老，支正腕后五寸量，小海肘端五分好，肩贞胛下两筋解，臑俞大骨下陷保，大宗秉风后骨中，秉风髎外举有空，曲垣肩中曲肩陷，外俞去脊三寸从，中俞二寸大椎旁，天窗扶突后陷详，天容耳下曲颊后，颧髎面鸠锐端量，听宫耳中大如菽，此为小肠手太阳。

5. 手太阳小肠经穴摘要歌

【少泽】少泽堪治心中烦，喉痹舌强目翳攀，耳声不眠项臂强，妇女生疡得乳难。

穴在小指端外侧，去爪甲角如韭叶。针一分，留一呼。灸一壮。

【前谷】前谷治愈痫与癫，头项肩臂痛难痊，更治产后不生乳，目翳鼻塞咳声迎。

穴在小指外侧本节前。针二三分，留三呼。灸二壮。

【后溪】寻得后溪疟自平，癫痫从此渐心清，头项难顾肘腕痛，胁肋腿疼亦告轻。

穴在小指本节后，第五掌骨之前外端，握拳取之。针五分至一寸，留五呼。灸三壮。

【腕骨】腕骨能疗臂腕疼，五指诸痛分浅深，脾疾翻胃食常吐，疸黄疟疾亦堪针。

穴在腕尖豌豆骨侧，握拳向内取之。针五七分，留五呼。灸三壮。

【阳谷】头面之疾刺阳谷，胁痛项肿病手膊，癫狂痔漏阴瘘疾，小儿瘛疭治尤速。

穴在手腕之两骨间。针三至五分，留五呼。灸三壮。

【支正】七情六郁支正探，肘臂十指尽皆挛，兼治消渴饮不止，补泻分明自可安。

穴在腕侧上五寸。针五分，留三呼。灸三壮。

【小海】小海肘尖五分陷，齿根肿痛刺为便，肘臂肩臑颈项痛，风眩瘛疭五痫敛。

穴在尺骨鹰嘴突起之上端，去肘尖五分陷中，以手屈肘向头取之。针五分，留五呼。灸三壮。

【听宫】耳内蝉鸣取听宫，并治肾虚耳暴聋，癫疾失音心腹满，心下悲凄俱可攻。

穴在耳前珠子旁。针三至五分，留三呼。灸三壮。

七、足太阳膀胱经

1. 足太阳膀胱经脉之分野

膀胱足太阳之脉，起于目内眦（睛明），上额交巅（通天）。其支者，从巅至耳上角。其直者，从巅入络脑，还出别下项（天柱），循肩膊内（大杼），挟脊抵腰中（肾俞），入循膂，络肾，属膀胱。其支者，从腰中下挟脊，贯臀入腘中（委中）。其支者，从膊内左右别下贯胛，挟脊内（附分），过髀枢，循髀外，从后廉下合腘中，以下贯腨内（承山），出外踝（昆仑），循京骨（京骨），至小指外侧（至阴）。

2. 足太阳膀胱经脉歌

足太阳膀胱经脉，目内眦上起额尖，支者巅上互耳角，直者从巅脑后悬，络脑还出别下项，仍循肩髆挟脊边，抵腰脊肾膀胱内，一支下与后阴连，贯臀斜属委中穴，一支髆内左右别，贯胛挟脊过髀枢，臀内后廉腘中合，下贯腨内外踝后，京骨之下指外侧。

3. 足太阳膀胱经穴总歌

足太阳经六十七，睛明目内红肉藏，攒竹眉冲与曲差，五处上寸半承光，通天络却玉枕外，天柱后际大筋外，大杼背部第二行，风门肺俞厥阴四，心俞督俞膈俞强，肝胆脾胃俱挨次，三焦肾气海大肠，关元小肠到膀胱，中膂白环仔细量，自从大杼至白环，各骨节外寸半长，上髎次髎中复下，一空二空腰髁当，会阳阴尾骨外取，附分挟脊第三行，魄户膏肓及神堂，譩譆膈关魂门九，阳纲意舍仍胃仓，肓门志室胞肓远，二十椎下秩边场，承扶臀横纹中央，殷门浮郄到委阳，委中合阳承筋是，承山飞阳踝附阳，昆仑仆参连申脉，金门京骨束骨忙，通谷至阴小指旁。

4. 足太阳膀胱经穴分寸歌

足太阳是膀胱经，目内眦角始睛明，眉头头中攒竹取，眉冲直上旁神庭，曲差入发五分际，神庭旁开寸五分，五处旁开亦寸半，细算却与上星平，承光通天络却穴，相去寸五调匀看，玉枕夹脑一寸三，入法三寸枕骨取，天柱项后发际中，大筋外廉陷中献，自此挟脊开寸五，第一大杼二风门，三椎肺俞厥阴四，心五督六椎下论，膈七肝九十胆俞，十一脾俞十二胃，十三三焦十四肾，气海俞在十五椎，大肠十六椎之下，十七关元俞穴椎，小肠十八胱十九，中膂穴俞二十椎，白环廿一椎下当，以上诸穴可推之，更有上次中下髎，一二三四腰空好，会阳阴尾尻骨旁，背部第二诸穴了，又从脊上开三寸，第二椎下为附分，三椎魄户四膏肓，第五椎下神堂尊，第六譩譆膈关七，第九魂门阳纲十，十一意舍之穴存，十二胃仓穴已分，十三肓门端正在，十四志室不须论，十九胞肓廿一秩，背部三行诸穴匀，又从臀下横纹取，承扶居下陷中央，殷门扶下方六寸，委阳腘外两筋乡，浮郄实居委阳上，相去只有一寸长，委中在腘约纹里，此下三寸寻合阳，承筋合阳之下直，穴在腨肠之中央，承山腨下分肉间，外踝七寸上飞阳，附阳外踝上三寸，昆仑后跟阳中央，仆参跟下脚边上，申脉踝下五分张，金门申前墟后取，京骨外侧骨际量，束骨本节后肉际，通谷节前阳中强，至阴却在小指侧，太阳之穴始周详。

5. 足太阳膀胱经穴摘要歌

【睛明】睛明专治目不明，雀目生翳或攀睛，目赤睛痛火炎上，眦痒流泪怕风迎。

穴在目内眦角一分宛中。针一分至三分，留三呼。不可灸。

【攒竹】眉头陷处是攒竹，眉间疼痛难张目，脑昏目赤瞳子痒，腮睑瞤动治可复。

穴在眉头。斜针三至五分，留五呼。禁灸。

【通天】通天头旋神恍惚，耳鸣项强难转侧，衄血偏风口㖞斜，青肓内障鼻还塞。

穴在曲差后三寸五分，即入发际寸四寸。针三分，留三呼。灸三壮。

【大杼】取得大杼治疟疾，喉痹咳嗽身发热，头疼腰脊项背强，痿厥风痹疼其膝。

穴在第一胸椎（即大椎），横开一寸五分。针五分，留五呼。不宜灸。

【风门】风门主治易感风，痰嗽风寒吐血红，兼治一切鼻中病，艾火多加嗅自通。

穴在第二胸椎之下旁开一寸五分。针五分至一寸，留三呼。灸五壮。

【肺俞】肺俞内伤嗽吐红，兼灸肺痿及肺痈，小儿龟背亦堪灸，止嗽须教肺气通。

穴在第三胸椎旁开一寸五分。针三分至一寸，留五呼。灸三壮至数十壮。

【膈俞】膈俞治痛在胸胁，翻胃吐食兼痃癖，一切失血总宜针，膈胃寒痰并吐逆。

穴在第七椎下旁开一寸五分。针三分至一寸，留五呼。灸五壮。

【肝俞】肝俞主泻脏热清，兼灸气短语无声，更向命门同用灸，能令瞽目倍功明。

穴在第九椎下旁开三寸五分。针五分至一寸，留五呼。灸三壮。

【胆俞】寻得胆俞胸腹宽，更防惊悸卧不安，翻胃酒疸目黄色，而发赤斑口苦干。

穴在十椎下旁开一寸五分。针五分至一寸，留五呼。灸三壮。

【脾俞】脾俞治疗食过多，吐泻疟痢积未磨，尤患婴儿脾风症，喘急吐血治同科。

穴在十一椎之下，旁开一寸五分。针五分至一寸，留五呼。灸三壮。

【胃俞】胃俞堪治黄疸病，食毕头目即眩晕，疟疾善饥不能食，腹胀翻胃均能定。

穴在十二椎下旁开一寸五分。针五分至一寸，留五呼。灸三壮。

【三焦俞】三焦俞治多积聚，胀满膈塞不通利，积块坚硬痛不宁，更防赤白休息痢。

穴在十三椎下，去脊一寸五分。针五分至一寸，留五呼。灸三壮。

【肾俞】下元虚败肾俞医，令人有子效多奇，精滑耳聋胁腰痛，女疸妇带不能遗。

穴在十四椎下去脊一寸五分。针五分至一寸，留五呼。灸五壮。

【大肠俞】大肠俞治大肠鸣，大小便难食积停，腹胀腰酸兼泻痢，先补后泻要分明。

穴在十六椎下，去脊一寸五分，伏而取之。针五分至一寸，留五呼。灸三壮。

【膀胱俞】膀胱俞治小便涩，少腹胀满遗淫泺，腰脊强痛脚膝寒，女子癥瘕可消失。

穴在十九椎下去中行一寸五分。针五分至一寸，留五呼。灸三壮。

【膏肓】膏肓一穴灸劳伤，百损诸虚罔不良，上气咳逆健忘症，梦遗咳火发癫狂。

穴在四椎下五椎上，脊骨旁三寸五分。针五分至八分，留五呼。灸五壮至数十壮。

【譩譆】譩譆主治久疟疾，胸腹胀闷兼气嗌，大风热病汗不出，肩背胁肋均痛急。

穴在第六椎下去中中行三寸。针五六分至一寸，留五呼。灸五壮。

【意舍】胸胁满痛刺意舍，小便黄而大便泻，恶寒呕吐立时宁，消渴目黄食不下。

穴在第十一椎下去中行三寸。针五分至一寸，留五呼。灸三壮。

【委中】腰背疼痛取委中，热病汗稀便不通，衄血脊强狂热疾，眉发脱落遇大风。

穴在膝腘窝之正中。针一寸五分至三寸，留七呼。禁灸。

【承山】痔漏须寻承山穴，心胸痞满还衄血，转筋脚气复腰疼，膝肿胻酸便流血。

穴在委中下八寸腨肉之间，以足趾履地，两手按壁上取之。针七分至一寸五分，留五呼。灸五壮。

【飞阳】欲觅飞阳步不前，淫热痔漏起坐艰，历节风疼难伸屈，头目眩兮效如仙。

穴在外踝上七寸，与承山穴平。针五分至寸余，留五呼。灸三壮。

【昆仑】足腿红肿昆仑觅，衄衄头疼肩背急，霍乱转筋腰尻痛，喘咳目眩难步立。

穴在足外踝后五分陷凹中。针五分，留五呼。灸三壮。孕妇禁针。

【申脉】昼发痉症治若何，速针申脉起沉疴，上牙疼兮下足肿，头风偏正尽平和。

穴在外踝下微斜前陷中。针三至五分，留三呼。不宜灸。

【金门】金门不患疟难平，尸厥癫痫又转筋，膝酸疝气头风痛，小儿反折成急惊。

穴在外踝向前一寸。针三至五分，留三呼。灸三壮。

【京骨】太阳原穴是京骨，能治腰背痛如折，项强难顾背难弯，痎疟癫狂目眦赤。

穴在申脉前三寸。针三至五分，留三呼。灸三壮。

【束骨】束骨仍是太阳经，风热眦红可治平，项强耳聋腰膝痛，头疼发背与痈疔。

穴在小指外侧本节后。针三至五分，留三呼。灸三壮。

【通谷】头痛目眩寻通谷，心脏善惊加衄衄，胃有留饮食不消，脏气逆乱东垣诀。

穴在小指本节前。针二分，留三呼。灸三壮。

【至阴】至阴穴在小指端，能灸妇人横产难，并针头面诸般疾，寒疟转筋心内烦。

穴在小指外侧，去爪甲角如韭叶。针一分，留三呼。灸三壮。

八、足少阴肾经

1. 足少阴肾经之分野

肾足少阴之脉，起于小指之下，斜走足心（涌泉），出于然谷之下，循内踝之后（太溪），别入跟中（水泉），以上腨内（筑宾），出腘内廉（阴谷），上股内后廉（横骨），贯脊属肾，络膀胱。其直者，从肾上贯肝膈，入肺中，循喉咙，挟舌本。其支者，从肺出，络心，注胸中（俞府）。

2. 足少阴肾经脉歌

足肾经脉属少阴，小指斜走涌泉心，然谷之下内踝后，别入跟中腨内侵，
出腘内廉上股内，贯脊属肾膀胱临，直者属肾贯肝膈，入肺循喉舌本寻，
支者从肺络心内，仍至胸中部分深。

3. 足少阴肾经穴总歌

足少阴经二十七，涌泉然谷照海溢，水泉太溪通大钟，复溜交信筑宾实，阴谷膝内辅骨后，以上从足走至膝，横骨大赫连气穴，四满中注肓俞脐，商曲石关阴都密，通谷幽门寸半关，折量腹上分十一，步廊神封膺灵墟，神藏彧中俞府毕。

4. 足少阴肾经穴分寸歌

足掌心中是涌泉，然谷踝前大骨边，太溪踝后跟骨上，照海踝下四分安，水泉溪下一寸觅，大钟跟后踵筋间，复溜踝上方二寸，交信溜前五分连，二穴止腘筋前后，太阴之后少阴前，筑宾内踝上腨分，阴谷膝下内辅边，横骨大赫并气穴，四满中注亦相连，五穴上行皆一寸，中行旁开半寸边，肓俞上行亦一寸，俱在脐旁半寸间，商曲石关阴都穴，通谷幽门五穴缠，下上俱是一寸取，各开中行半寸前，步廊神封灵墟穴，神藏彧中俞府安，上行寸六旁二寸，俞府璇玑二寸观。

5. 足少阴肾经穴摘要歌

【涌泉】欲疗热厥涌泉针，兼刺奔豚疝气疼，血淋气痛殊难忍，男疾如蛊女如妊。

穴在足底之中央（去跟）。针三至五分，留三呼。灸三壮。

【然谷】然谷主泻肾脏热，咳血遗精喉痹疾，疝气温疟月经差，撮口脐风还洞泄。

穴在内踝前之高骨下，去公孙一寸。针五分，留五呼。灸三壮。

【太溪】寻得太溪治消渴，呕吐房劳眠不得，妇人水臌胸胁满，衄血吐血溺色赤。

穴在内踝后五分。针三至五分，留五呼。灸五壮。

【照海】夜间发痉照海攻，消渴咽干便不通，月事不调胞难下，疝气噤口并喉风。

穴在内踝下斜前四分，侧足取之。针三至五分，留五呼。灸七壮。

【复溜】复溜血淋宜乎灸，气滞腰痛贵在针，伤寒无汗尤当泻，六脉沉浮亦宜升。

穴在内踝上二寸后些。针五七分，留五呼。灸三壮。

【交信】交信能医疝气凌，五淋泻痢腹痛频，女人漏血阴生挺，腰膝强痛亦可凭。

穴在复溜后五分。针四七分，留五呼。灸五壮。

【阴谷】阴谷舌纵涎流唇，腹胀烦满膝难伸，疝痛痿痹阴股痛，妇人漏下及鲜娠。

穴在膝内辅骨之下。针三至五分，留五呼。灸三壮。

【大赫】曷寻大赫病遗精，女人赤带亦能清，阴痿下缩茎中痛，病属虚劳总可轻。

穴在脐下四寸，傍五分。针五七分，留五呼。灸五壮。

九、手厥阴心包络经

1. 手厥阴心包络经脉之分野

心主手厥阴心包络之脉，起于胸中，出属心包络，下膈，历络三焦。其支者，从胸中出（天池）胁，下腋三寸，抵腋下，循臑内（天泉），行太阴少阴之间，入肘中（曲泽），下臂行两筋之间（间使），入掌中（劳宫），循中指，出其端（中冲）。其支者，别掌中，循小指次指出其端（关冲）。

2. 手厥阴心包络经脉歌

手厥阴心主起胸，属包下膈三焦宫，支者循胸出胁下，胁下连腋三寸间，
仍上抵腋循臑内，太阴少阴两筋中，指透中冲支者别，小指次指络相通。

3. 手厥阴心包络经穴总歌

九穴心包手厥阴，天池天泉曲泽深，郄门间使内关对，大陵劳宫中冲侵。

4. 手厥阴心包络经穴分寸歌

心包穴起天池间，乳后旁一腋下三，天泉曲腋下二寸，曲泽肘内横纹端，
郄门去腕方五寸，间使腕后三寸安，内关去腕止二寸，大陵掌后二筋间，
劳宫屈中名指取，中冲中指之末端。

5. 手厥阴心包络经穴摘要歌

【曲泽】病从曲泽可离身，呕吐伤寒气上升，心痛善惊身烦热，肘臂掣痛不能伸。

穴在肘内廉下之循凹中，屈肘取之。针五七分，留五呼。灸三壮。

【间使】欲治脾寒间使宜，癫狂瘰疬并堪医，九种心疼五种疟，咽中如鲠心如饥。

穴在腕后三寸与中指直。针五分，留七呼。灸五壮。

【内关】欲消气块内关攻，肚痛胁疼闷心胸，缠绵久疟兼劳热，支满肘掣及中风。

穴在间使下一寸。针五七分，留七呼。灸五壮。

【大陵】穴号大陵治目赤，呕血疟来兼喘咳，胸中疼痛与疮疥，附骨痈疽均可脱。

穴在腕横纹之中，两筋之间。针三至五分，留五呼。灸三壮。

【劳宫】胸疼痰火刺劳宫，小儿口疮鹅掌风，满手生疮兼黄疸，大便小便血流红。

穴在掌中，屈拳，中指无名指之间。针三至五分，留三呼。灸三壮。

【中冲】中冲能止夜儿号，头痛如刺身如烧，心中烦满舌肿痛，热病中风俱易消。

穴在中指之端。针一分，留三呼。灸一壮。

十、手少阳三焦经

1. 手少阳三焦经脉之分野

三焦手少阳之脉，起于小指次指之端（关冲），上出两指之间（液门），循手表腕（阳池），出臂外两骨之间，上贯肘（天井），循臑外上肩（臑会），而交出足少阳之后（天髎），入缺盆，布膻中，散络心包，下膈循属三焦。其支者，从膻中上出缺盆，上项系耳后，直上出耳上角，以屈下颊至䪼。其支者，从耳后入耳中（翳风），出走耳门（耳门），过客主人，前交颊，至目锐眦（瞳子髎）。

2. 手少阳三焦经脉歌

手经少阳三焦脉，起自小指次指端，两指歧骨手腕表，上出臂外两骨间，
肘后臑外循肩上，少阳之后交别传，下入缺盆膻中分，散络心包膈里穿，
支者膻中缺盆止，上颈耳后耳角旋，屈下至颐乃注颊，一支出耳入耳前，
却从上关交曲颊，至目锐眦乃尽焉。

3. 手少阳三焦经穴总歌

二十三穴手少阳，关冲液门中渚旁，阳池外关支沟正，会宗三阳四渎长，
天井清冷渊消泺，臑会肩髎天髎堂，天牖翳风瘈脉青，颅息角孙丝竹张，
和髎耳门听有常。

4. 手少阳三焦经穴分寸歌

无名指外端关冲，液门小次指陷中，中渚液上止一寸，阳池手表腕陷中，
外关腕后方二寸，腕后三寸支沟容，支沟横外取会宗，空中一寸用心攻，
腕后四寸三阳络，四渎肘前五寸着，天井肘外大骨后，骨罅中间一寸膜，
肘后二寸清冷渊，消泺对腋臂外落（臑会下二寸），臑会肩前三寸量，
肩髎臑上陷中央，天髎巨骨陷内上，天牖天容之后旁，翳风耳后尖角陷，
瘈脉耳后鸡足张（在翳风穴上一寸），颅息亦在青络上，角孙耳廓上中央，
耳门耳缺前起肉，和髎耳后锐发廊，预知丝竹空何在，眉后陷中仔细量。

5. 手少阳三焦经穴摘要歌

【关冲】无名指侧关冲穴，三焦积热唇焦涸，唇干难调心烦热，速取金针刺出血。

穴在无名指端外侧，去爪甲角如韭叶。针一分，留三呼。灸一壮。

【液门】液门可治肿喉艰，手臂红肿出血灵，目眩耳聋难得睡，刺入三分始可宁。

穴在小指无名指之间合缝处，握拳取之。针五分至一寸，留五呼。灸三壮。

【中渚】中渚善治四肢麻，战振蜷攀力不加，肘臂连间红肿痛，手背生痈亦易瘥。

穴在无名指本节后，即手第四五两掌骨之间，握拳取之。针五七分，留五呼。灸三壮。

【阳池】病名消渴取阳池，烦闷唇干瘅有时[①]，兼治折伤手腕痛，不能举臂力难持。

穴在腕后横纹陷中，适当小指与无名指间之直下。针三分，留五呼。灸三壮。

【外关】外关主治脏腑热，指臂俱疼兼胁肋，吐衄不止血妄行，胸头瘰疬成结核。

穴在阳池后二寸两筋间。针五分至一寸，留五呼。灸三壮。

【支沟】中恶心痛取支沟，三焦相火盛难收，大便不通胁肋痛，产后血晕亦可瘳。

穴在外关后一寸。针五分至一寸，留五呼。灸三壮。

【天井】瘰疬疮疹天井间，治愈惊悸及癫痫，臂腕难运肘肿痛，吐脓寒热治还兼。

穴在肘尖上一寸陷凹处。针三至五分，留五呼。灸三壮。

【翳风】翳风善治耳聋病，中风暴喑口还噤，牙车急痛颊肿兮，项下瘰疬俱平定。

穴在耳根后，距耳约五分之陷凹处。针三至五分，留五呼。灸三壮。

【角孙】目翳生成取角孙，齿龈肿痛缘火升，唇吻燥裂颈项强，此穴宜灸不宜针。

---

① 添“唇”字，改“瘅”字。

穴在耳角上壳之陷凹处。灸三壮。不宜针。

【耳门】牙痛伤寒针耳门，耳中诸疾听不闻，聤耳流脓生疮痏，此间手术有异功。

穴在耳前肉峰下缺口外。针三至五分，留三呼。灸三壮。

【丝竹空】丝竹空中治头风，目痛难安肿又红，若从此穴针流血，目眩头疼尽可松。

穴在眉毛梢外端。针三分至一寸，沿皮斜向耳上角针，留五呼。禁灸。

十一、足少阳胆经

1. 足少阳胆经脉之分野

胆足少阳之脉，起于目锐眦（瞳子髎），上抵头角（颔厌），下耳后（完骨），循头行手少阳之前，至肩上，却交出手少阳之后（肩井），入缺盆。其支者，从耳后入耳中，出走耳前，至目锐眦后。其支者，别锐眦，下大迎，合于手少阳，抵于䪼，下加颊车，下颈合缺盆，以下胸中，贯膈，络肝，属胆，循胁里（渊腋），出气街，绕毛际，横入髀厌中（环跳）。其直者，从缺盆下腋，循胸，过季胁（带脉），下合髀厌中，以下循髀阳，出膝外廉（中渎），下外辅骨之前廉（阳陵泉），直下抵绝骨之端（绝骨），下出外踝之前（丘墟），循足跗上，入小指次指之间（窍阴）。其支者，别跗上，入大指之间，循大指歧骨内，出其端，还贯爪甲，出三毛（大敦）。

2. 足少阳胆经脉歌

足脉少阳胆之经，始从两目锐眦生，抵头循角下耳后，脑空风池次第行，
手少阳前至肩上，交少阳右上缺盆，支者耳后贯耳内，出走耳前锐眦循，
一支锐眦大迎下，合手少阳抵䪼根，下加颊车缺盆合，入胸贯膈络肝经，
属胆仍从胁里过，下入气街毛际萦，横入髀厌环跳内，直者缺盆下腋膺，
过季胁下髀厌内，出膝外廉是阳陵，外辅绝骨踝前过，足跗小指次指分，
一支别从大指去，三毛之际接肝经。

3. 足少阳胆经穴总歌

少阳足经瞳子髎，四十四穴行迢迢，听会下关颔厌集，悬颅悬厘曲鬓翘，
率角天冲浮白次，窍阴完骨本神邀，阳白临泣目窗关，正营承灵脑空摇，
风池肩井腋堂出，渊液辄筋相并标，日月泾生京门穴，带脉五枢肋下条，
维道居髎相继取，环跳之下风市招，中渎阳关阳陵穴，阳交外丘光明宵，
阳辅悬钟丘墟外，临泣地五侠溪滔，足窍阴在四肢梢。

4. 足少阳胆经穴分寸歌

外眦五分瞳子髎，耳前陷中听会绕，上关上行一寸是，内斜曲角颔厌照，
后行颅中厘下廉，曲鬓耳前发际看，入发寸半率谷穴，天冲率后斜三分，
浮白下行一寸间，窍阴穴在枕骨上，完骨耳后入发际，量得四分须用记，
本神神庭旁三寸，入发五分耳上系，阳白眉上一寸许，入发五分是临泣，
临后寸半目窗穴，正营承灵及脑空，后行相去寸半间，风池耳后发际陷，
肩井肩上陷解中，大骨之前寸半取，渊液腋下三寸逢，辄筋复前一寸行，
日月乳下二肋逢，期门之下五名存，脐上五分旁九五，季肋挟脊是京门，
季下寸八寻带脉，带下三寸五枢真，维道章下五三定，章下八三居髎名，
环跳髀枢宛中陷，风市垂手中指寻，膝上五寸是中渎，阳关阳陵上三寸，
阳陵膝下外歧真（原作三寸任），阳交外踝上七寸，外丘外踝七寸分，
此系斜属三阳络，踝上五寸定光明，踝上四寸阳辅地，踝上三寸是悬钟，
丘墟踝下陷中立，丘下三寸临泣存，临下五分地五会，会下一寸侠溪呈，
欲觅窍阴归往处，小指次指外侧寻。

5. 足少阳胆经穴摘要歌

【听会】听会主治耳聋鸣，兼刺迎香患更轻，中风瘛疭㖞斜病，牙车脱臼痛牙龈。

穴在耳珠前微陷中。针三分，留三呼。灸三壮。

【临泣】临泣堪疗鼻不利，惊痫反视目生翳，日晡发疟胁下疼，暴厥眵蔑流冷泪。

穴在目正中之直上入发际五分。针三分，留五呼。禁灸。

【风池】风池脑后凹陷间，偏正头风治不难，头项如拔痛难顾，伛偻项急四肢瘫。

穴在脑空之后部，发际陷凹处。针五分至一寸，留七呼。灸三壮。

【肩井】肩井由来治仆伤，肘臂不举亦无妨，脚灸[①]酸疼宜速灸，坠胎厥冷刺尤良。

穴在肩上之凹窝正中。针四五分，不可多深，留五呼。灸三壮。孕妇禁针。

① 不解。疑为错字。

【带脉】带脉能治一切疝，偏坠木肾[①]均堪散，妇人急痛小腹寒，经水不调亦白带。

穴在脐旁八寸半。针六分至一寸，留五呼。灸五壮。

【环跳】环跳专消风湿症，股膝筋挛腰痛甚，委中刺血亦同功，经络开通见凭证。

穴在髀枢中，侧卧伸下足屈上足取之。针入一二寸，留七呼。灸十数壮。

【风市】风市堪治腿中风，两膝无力脚气冲，兼治浑身频瘙痒，艾火烧针皆有功。

穴在膝上外廉两筋中，垂手中指尽处是穴。针五分至一寸，留五呼。灸五壮。

【阳陵泉】阳陵泉治偏风症，腰酸膝肿湿寒攻，霍乱转筋俱见效，冷风脚痛可调融。

穴在膝下外尖骨前之陷凹处。针五分至一寸，留五呼。灸七壮。

注：阳陵泉穴在膝下外侧小歧骨间陷中为真。

【阳辅】两膝酸疼阳辅寻，腰冷溶溶似水侵，肤肿筋挛诸痿痹，偏风不遂灸功深。

穴在外踝上四寸。针五分至一寸，留五呼。灸三壮。

【悬钟】胃热不食刺悬钟，腹胀肋痛脚气逢，脚胫须防湿挛痒，足指疼痛亦宜攻。

穴在外踝上三寸。针六分至一寸，留五呼。灸五壮。此穴又名绝骨。

【丘墟】胸胁满痛取丘墟，腿腰酸痛及髀枢，足胫转筋小腹硬，跗痛足肿亦能除。

穴在外踝下微前陷中。针五分，针宜斜入，留五呼。灸五壮。

【足临泣】颈漏腋下马刀疡，并连胸胁乳痈疮，妇人月水不调畅，足临泣穴有奇方。

穴在足小指次指之间本节后，去侠溪一寸六分。针五七分，留三呼。灸三壮。

【侠溪】胸胁痛满侠溪迫，伤寒热病汗难出，额肿口禁而不言，耳痛且聋目还赤。

① 木肾：病名，指睾丸肿大坚硬而麻木之病证，出《丹溪心法》卷四，多由下焦感受寒湿而致。

穴在足小指次指歧骨间，本节前陷中。针三至五分，留三呼。灸三壮。

【窍阴】治疗胁痛窍阴僻，烦热咳逆不得息，痈疽疼痛耳仍聋，喉痹舌强宛如结。

穴在足次趾外侧爪甲角，如韭叶许。针一分，留一呼。灸三壮。

十二、足厥阴肝经

1. 足厥阴肝经脉之分野

肝足厥阴之脉，起于大指丛毛之际（大敦），上循足跗上廉（太冲），去内踝一寸，上踝八寸（中都），交出太阴之后（膝关），上腘内廉（曲泉），循股阴（五里），入毛中（阴廉），环阴器，抵小腹，挟胃，属肝，络胆，上贯膈，布胁肋（期门），循喉咙之后，上入颃颡，连目系，上出额，与督脉会于巅。其支者，从目系，下颊里，环唇内。其支者，复从肝，别贯膈，上注肺。

2. 足厥阴肝经脉歌

厥阴足脉肝以终，大指之端毛际丛，足跗上循太冲分，踝前一寸入中封，
上踝交出太阴后，循腘内廉阴股冲，环绕阴器入小腹，挟胃属肝络胆逢，
上贯膈里布胁肋，挟喉颃颡目系同，脉上巅会督脉出，支者还生目系中，
下络颊里环唇内，支者便从膈肺通。

3. 足厥阴肝经总穴歌

一十四穴足厥阴，大敦行间太冲侵，中封蠡沟中都近，膝关曲泉阴包临，
五里阴廉上急脉，章门常对期门深。

4. 足厥阴肝经穴分寸歌

足大指端名大敦，行间大指缝中存，太冲本节后寸半（原作二寸），
踝前一寸号中封，蠡沟踝上五寸是，中都踝上七寸中，
膝关曲泉（原作犊鼻）下二寸，曲泉屈膝尽横纹，阴包膝上方四寸，
气冲三寸下五里，阴廉冲下有二寸，急脉阴旁二寸半，章门直脐季肋端，
肘尖尽处侧卧取，期门又在乳直下，四寸之间无差矣。

5. 足厥阴肝经穴摘要歌

【大敦】阴囊肿痛寻大敦，脑衄伤风复血崩，小儿急慢惊风病，七疝五淋治亦能。

穴在足大指外侧，爪甲上三毛际。针一分，留一呼。灸三壮。

【行间】行间本治小儿惊，妇人血蛊恐留停，浑身肿浮单腹胀，善施手术自然平。

穴在大指次指合缝后五分。针三至五分，留五呼。灸三壮。

【太冲】取得太冲治溏泄，步履艰难肿股膝，霍乱吐泻小腹疼，手足转筋及遗溺。

穴在行间后寸半。针三至五分，留五呼。灸三壮。

【中封】中封主治病遗精，阴茎便难及五淋，鼓胀瘿气随年灸，寒疝痿厥及挛筋。

穴在内踝前一寸陷凹处。针四五分，留五呼。灸三壮。

【曲泉】曲泉溃疝四肢强，风劳失精膝胫冷，兼治女子血癥瘕，少腹冷疼阴痒挺。

穴在膝之内侧，曲泉内股横纹头。针七分至一寸，留五呼。灸三壮。

【期门】期门穴主伤寒患，又治女人生产难，胸满痞结胁积痛，热入血室不可慢。

穴在乳头下约四寸，不容穴旁一寸五分。针五七分，留五呼。灸三壮。

十三、任脉

1. 任脉经之分野

任脉者，起于中极之下，以上毛际，循腹里，上关元，至咽喉，上颐，循面入目。

2. 任脉经歌

任脉起于中极下，会阴腹里上关元，循内上行会冲脉，浮外循腹至咽端，
别络口唇承浆已，过足阳明上颐间，循面入目至睛明，交督阴脉石海传。

3. 任脉经总穴歌

任脉二五起会阴，曲骨中极关元临，石门气海阴交仍，神阙水分下脘配，
建里中上脘相连，巨阙鸠尾蔽骨下，中庭膻中募玉堂，紫宫华盖璇玑夜，
天突结喉上廉泉，承浆相接龈交舍。

4. 任脉经穴分寸歌

任脉会阴两阴间，曲骨毛际陷中安，中极脐下四寸取，关元脐下三寸连，
脐下二寸石门是，脐下寸半气海全，脐下一寸阴交穴，脐之中央即神阙，
脐上一寸为水分，脐上二寸下脘列，脐上三寸名建里，脐上四寸中脘许，
脐宫五寸上脘在，巨阙脐上六寸步，鸠尾蔽骨下五分，中庭膻下寸六取，
膻中却在两乳间，膻上寸六玉堂主，膻上紫宫三寸二，膻上四八华盖举，
膻上璇玑六寸四，膻上一寸天突取，天突结喉下四寸，廉泉颔下结上已，
承浆颐前上下中，龈交齿下龈缝里。

5. 脉经穴摘要歌

【中极】阳气大虚取中极，无子失精腹块结，小便赤涩五淋加，妇人虚冷恶露积。

穴在脐下四寸。针八分，留五呼。灸三壮。

【关元】关元脐下三寸量，诸虚百损灸斯良，遗精淋浊疝瘕聚，经水不行亦有方。

穴在脐下三寸。针一寸至二寸，留五呼。灸三壮。

【气海】气海总治诸般气，阳虚不足灸尤利，七疝奔豚脐下寒，伤寒卵缩功非细。

穴在脐下一寸半。针一寸至二寸，留五呼。灸三至五壮。

【神阙】神阙宜灸不宜刺，堪治中风不省事，虚泻虚胀儿脱肛，纳盐脐中灸百次。

穴在脐中，可灸不可针，纳盐脐中灸之，须百壮以上。

【水分】水分脐上一寸量，善治腹坚浮肿膨，水气不消肠鸣泻，亦不宜针灸乃良。

穴在脐上一寸，宜灸不宜针。

【上脘、中脘】上脘奔豚与伏梁，中脘主治脾胃伤，兼疗脾疗疟痰晕，痞满翻胃尽安康。

上脘脐上五寸，中脘脐上四寸。针一二寸，留七呼。灸五壮。

【巨阙】巨阙九种病心疼，痰饮吐水兼息贲，霍乱腹胀黄疸病，须经此穴灸而针。

穴在脐上六寸。针六分至一寸，留五呼。灸七壮。

【膻中】膈痛饮蓄灸膻中，呕吐脓血成肺痈，咳嗽哮喘气瘿病，艾燃七壮自成功。

穴在二乳中间，不针。灸七壮。

【承浆】承浆主治儿紧唇，半身不遂偏风生，女子瘕聚男七疝，牙疳消渴灸功深。

穴在下唇之下沟中，开口取之。针三分，留三呼。灸七壮。

十四、督脉

1. 督脉经之分野

督脉者，起于少腹以下骨中央，女子入系廷孔，其孔溺孔之端也，其脉循阴器，合纂间，缝纂后，别绕臀至少阴，与巨阳中络者合少阴，上股内后廉，贯脊，属肾，与太阳起于目内眦，上额交巅，上入络脑，还出别下项，循肩膊内，挟脊抵腰中，入循膂，络肾，其男子循茎下至篡，与女子等。其少腹直上者，贯脐中央，上贯心，入喉，上颐环唇，上系两目之下中央。

2. 督脉经歌

督脉少腹骨中央，女子入系溺孔疆，男子之络循阴器，绕篡之后别臀方，至少阴者循腹里，曾任直上关元行，属肾会冲街腹气，入喉上颐环唇当，上系两目中央下，始合两眦属太阳，上额交巅入络脑，还出下项肩膊场，挟脊抵腰入循膂，络润茎篡等同乡，此是申明督脉路，总为阳脉之督纲。

3. 督脉经穴总歌

督脉中行廿八穴，长强腰俞阳关密，命门悬枢接脊中，中枢筋缩至阳逸，灵台神道身柱长，陶道大椎并肩的，哑门风府脑户深，强间后顶百会准，前顶囟会上星圆，神庭素髎水沟窟，兑端开口唇中央，龈交唇内任督毕。

4. 督脉经穴分寸歌

尾间骨端是长强，二十一椎腰俞当，十六阳关十四命，十三悬枢脊中央，十一椎下寻脊中，十椎中枢穴下藏，九椎之下筋缩取，七椎之下乃至阳，六灵五神三身柱，陶道一椎之下乡，一椎之上大椎穴，上至发际哑门行，风府一寸宛中取，脑户二五枕之方，再上四寸强间位，五寸五分后顶强，七寸百会顶中取，耳尖直上发中央，前顶前行八寸半，前行一寸囟会量，一尺一寸上星会，入发五分神庭当，鼻端准头素髎穴，水沟鼻下人中藏，兑端唇尖端上取，龈交齿上龈缝乡。

5. 督脉经穴摘要歌

【长强】长强专治去肠风，小儿脱肛痢尤凶，腰脊强急难俯仰，小肠气痛即堪攻。

穴在尾间骨端。针五分至一寸，伏地取之，留五呼。灸二三壮。

【腰俞】腰俞治痛腰脊间，冷痹强急动作难，腰下至足不仁冷，月经热赤并能痊。

穴在尾闾骨之上部，二十一椎之下。针五分，留三呼。灸三壮。

【命门】十四椎下命门是，肾虚腰痛防其肆，兼疗脱肛痔肠风，弱冠灸之恐乏嗣。

穴在十四椎下。针三分至八分，留五呼。灸三壮至数十壮。

【至阳】腰脊强痛胃中寒，胸胁支满胫骨酸，痞满喘促身黄疸，取得至阳身便安。

穴在七椎之下。针五七分，留五呼。灸三壮。

【神道】身患伤寒更痛头，风痫常发或悲愁，痎疟频来身寒热，须由神道乃能瘳。

穴在五椎下，不宜针，可灸五壮。

【身柱】癫痫狂走取身柱，咳嗽痰喘均能治，身热瘛疭多妄言，肺痨腰痛何难去。

穴在第三椎下。针三至五分，留五呼。灸五壮。

【哑门】哑门发际五分测，衄血脊强致反折，中风尸厥阳热张，头项疼痛语难出。

穴在入发际五分。针三至五分，不宜深，留三呼。亦不宜灸。

【风府】伤寒百病寻风府，脑后发中一寸许，头项强急痿总急，中风舌缓不能语。

穴在入发际一寸。针五七分，留五呼。禁灸。

【百会】百会专医神恍惚，鼻衄耳聋兼鼻塞，中风偏风及癫痫，儿病惊风肛久脱。

穴在头顶，耳尖直上正中。针二三分，留七呼。灸五壮。

【上星】上星通天主鼻渊，息肉鼻寒亦能捐，兼治头风诸目疾，三棱刺血即安然。

穴在入发际一寸。针三分。禁灸。

【水沟】水沟中风噤齿牙，中恶癫痫口眼斜，刺治风水头面肿，灸治儿惊亦不差。

穴在鼻下沟之正中。针三至五分，留三呼。灸三壮。

经典校译·经外奇穴汇编（附孔穴便查表）

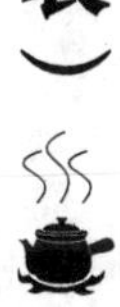

目 录

前　言

在十二经穴以外，还有奇穴、别穴。它是唐宋以来的针灸家于治疗上积累了丰富经验逐渐创造出来的。在实践中证明，确有独特作用，实较十二经穴中的正穴效速而功宏。这一宝贵的医学遗产，极有提供同好作为深入研究和灵活运用的必要。

本编里面列举的穴位所在和取法、主治，是依据以前的各针灸书籍所载，加以分析和整理，定名曰《经外奇穴汇编》。为使学者便于查考起见，并把骑竹马、四花穴、膏肓俞穴等灸法，汇列于后。

另附刺疔捷法之头面图，供诸研究针灸外科治疗学者检查穴位之用，并附经穴便查表于末，亦为便于同好检查穴位而作，特此说明。

头面部

【神聪】四穴。穴在百会穴之前后左右，各去一寸，卧针入三至五分。

主治头风目眩、风痫狂乱。

【当阳】二穴。穴在瞳子直上入发际一寸，内有血络，卧针入三至五分出血。

主治风眩不识人，鼻塞症。

【太阳】二穴。穴在眉梢与目外眦之中间，向后一寸二三分，针入三五分。如使之出血，即在其处之络上刺之。

主治偏头痛，目痛红肿。

【明堂】一穴。穴在鼻直上入发际一寸（即上星穴），卧针三至五分。

主治头风，鼻塞，多涕。

【眉冲】二穴。穴在目内眦角直上入发际，卧针二分。禁灸。

主治五痫，头痛，鼻塞。

【鼻准】一穴。穴在鼻柱尖端（即素髎穴）。针刺出血。

主治鼻上酒齇，霍乱。

【耳尖】二穴。穴在耳尖，卷耳取之。灸七壮，不宜多灸。不针。

主治沙眼，目生白膜。

【聚泉】一穴。穴在舌中缝，以舌伸出口外使直，中缝陷中。用生姜薄片，搭舌上，灸七壮，不宜多灸。

主治哮喘咳嗽久不愈。热哮用雄黄末少许，和艾炷灸。冷哮用款冬花末少许，和艾柱灸。灸毕用茶清和生姜细嚼咽下。又治舌苔吞强，少刺出血。

【海泉】一穴。穴在舌下中央脉上。以针微刺出血。

主治消渴。

【内迎香】二穴。穴在鼻孔中，用清洁芦管子搐出血。

主治目热暴痛。

【金津玉液】二穴。穴在舌下两旁紫络上。三棱针微刺出血。

主治重舌，肿痛，喉闭。

【鱼腰】二穴。穴在眉毛中间，一边一穴，沿皮向两旁，卧针三至五分。

主治眼生翳膜。

【印堂】一穴。穴在两眉中间，鼻准直上，卧针向下三分。灸五壮。

主治小儿惊风，头额痛眩，呕吐。

【机关】二穴。穴在耳下八分微前，灸五壮。主治口噤不开。

体腔部（背面）

【阿是穴】阿是穴即天应穴，即当病之处取穴。可针可灸。视病之需要而定，取用此穴，大都是痛、酸、肿、胀、麻痹之类之病。

【崇骨】一穴。穴在大椎上一节。灸三壮，针三分。

主治项强。

【百劳】二穴。穴在大椎向上二寸。各开一寸，灸七壮。

主治瘰疬。

【精宫】二穴。穴在第十四椎下，各开三寸半，灸七壮。

主治梦遗。

【胛缝】二穴。穴在肩胛端，腋缝尖。针五分至一寸五分。

主治肩背痛连胛。

【腰眼】二穴。令患者解去衣服，直身正立，于腰上脊骨两旁有微凹陷处，是谓腰眼穴。先计癸亥日前一日预点，至夜半子时交为癸亥日期。使患者伏床着面而卧。以小艾炷灸七壮、九壮、十一壮。痨虫吐出或泻下则焚虫即安。此法名之遇仙灸，治痨之捷法也。

按：《针灸大成》卷九：鬼眼穴专祛痨虫。令患者举手向上，略转后些，则腰上有两穴可见，即腰眼穴也，以墨点记。于六月癸亥夜亥时，灸勿令人知。鬼眼与腰眼似同。惟灸期相差一日。《针灸杂志》复刊号第二期，灸期与下条相同，而穴不同。笔者对此皆无经验，希阅者各试用之。痨虫吐出或泻出无此理由。姑妄录之，以供参考。

【环冈】二穴。穴在小肠俞下二寸横纹间。灸七壮。

主治大小便不通。

【下腰】一穴。穴在八髎正中央脊骨上，名曰三宗。灸五十壮。

主治泄痢下脓血。

【回气】一穴。穴在脊穷骨上，即尾闾骨上。灸百壮。

主治五痔便血失尿。

【囊底】一穴。穴在阴囊下，十字纹上。灸七壮。

主治肾脏风疮及小肠疝气，一切肾囊病。

【肩柱骨】二穴。穴在肩端起骨尖上是穴，灸七壮。

主治瘰疬，手不能举动。

胸腹部

【阑门】二穴。穴在玉茎旁各二寸，即曲骨旁三寸。灸二七壮，针五分至七分。

主治疝气冲心欲绝。

【肠远】二穴。穴在中极旁（即归来穴）。灸随年壮。

主治大便闭塞。

【气门】二穴。穴在关元边三寸。针七分至一寸五分。

主治妇女崩漏。

【胞门】一穴。穴在关元左旁二寸。灸五十壮。

【子户】一穴。穴在关元右旁二寸。灸五十壮。

【子宫】二穴。穴在中极两旁各五分。针二寸。灸二七壮。

主治妇人无子。以上三穴同。

【通关】二穴。穴在中脘穴旁各五分。针一寸至二寸。

主治五噎。左捻能进饮食，右捻能和脾胃。

【直骨】二穴。穴在乳下，大约离一指头，看其低陷之处，与乳直对不偏者是穴。妇人按其乳直向下，看乳头所到之处为正穴。灸三壮，炷如小豆大，男左女右，不可差误。

主治远年久咳。

【旁廷】二穴。穴在腋下四肋间，高下正与乳相直，乳后二寸陷中，名注市。举臂取之。针五至七分。灸五十壮。

主治卒中恶胸胁支满。

【长谷】二穴。穴在胁下，脐旁五寸，一名循元。灸三十壮。

主治泄痢不嗜食。

手部

【肘尖】二穴。穴在屈肘首尖。灸百壮。

主治瘰疬，又治肠痈，灸则脓下肛门。

【龙玄】二穴。穴在列缺之后青络中（一云在侧腕上交叉脉）。灸七壮。

主治下牙痛。

【中泉】二穴。在手腕背阳溪、阳池之中，两筋间陷中。灸七壮。

主治心痛，腹中诸气块。

【二白】四穴。穴在掌后横纹上四寸，手厥阴脉也，两筋相并，而一穴在两筋中（即郄门穴），一穴在大筋外（靠拇指一边）。针五至八分，灸三壮。

主治痔漏，下血，痒痛。

【中魁】二穴。穴在中指第二节尖上，屈指取之。灸五壮，吹火自灭。

主治五噎，吞酸，呕吐。

【五虎】四穴。穴在食指及无名指第二节尖，屈拳取之。灸五壮。

主治五指拘挛。

【大都】二穴。穴在手大指次指间，虎口赤白肉际，屈掌取之。针三分，灸七壮。

主治头风及牙疼痛。

【上都】二穴。穴在食指中指本节歧骨间。针三分，灸七壮。

主治手臂红肿。

【中都】二穴。穴在手中指无名指之间，本节前歧骨间。针三分，灸三壮。

主治手臂红肿。

【下都】二穴。穴在手小指无名指之间，本节前歧骨间。针三分，灸三壮。

主治手肿痛。

【八邪】八穴。即大都、上都、中都、下都，两手共八穴。

主治大热眼痛，睛痛欲出。针之出血立止。

【八阙】即八邪。

【四缝】十六穴。穴在手四指内中节（即四指之第二节横纹两端），靠手掌一面。用三棱针刺出血。

主治小儿疳积。

【十宣】十穴。穴在十指尖端，去爪甲一分。针一分。

病起猝暴者皆治之。

【十王】十穴。穴在十指爪甲根下一分。针一分。

主治同十宣。

【大骨空】二穴。穴在手大指第二节尖上，屈指取之。灸七壮，以口吹火灭。

主治眼烂风弦。

【小骨空】二穴。穴在手小指第二节尖上，屈指取之。灸九壮，以口吹火灭。

主治眼疾及烂弦风。

【高骨】二穴。穴在掌后，寸部（医家按脉之寸部）前五分骨上。灸七壮。

主治手部之病。

足 部

【鹤顶】二穴。穴在膝盖骨尖上。灸七壮。

主治两足瘫痪无力。

【膝眼】二穴。穴在膝盖下正中外侧凹陷中。针五分，灸不宜。

主治肾囊风疮，膝膑酸痛。

【髋骨】四穴。穴在梁丘两旁，各开一寸五分。灸七壮。

主治腿痛。

【百虫窠】二穴。即血海穴上一寸。针一寸，灸二七壮。

主治下部生疮。

【营冲】四穴。一名营池，在足内踝前后两边池中。针三分，灸三十壮。

主治赤白带下，小便不通。

【漏阴】二穴。穴在足内踝下五分，有脉微动。针一分，灸三十壮。

主治赤白带下。

【交仪】二穴。穴在足内踝上五寸。灸二十壮。

主治妇人漏下赤白。

【阴阳】二穴。穴在足踇趾下，屈里纹头白肉际。灸二七壮。

主治妇人赤白带下。

【阴独】八穴。穴在足四趾间，一名八风，又名八丘。针三分，灸五壮。

主治妇人月经不调，须待经止为之，又治足背红肿。

【足内踝尖】二穴。穴在足内踝骨尖。灸七壮。

主治下牙疼，足内廉转筋。

【足外踝尖】二穴。穴在足外踝尖。三棱针出血，灸七壮。

主治脚外转筋，又治寒热脚气。

【独阴】二穴。穴在次趾内中节横纹当中。灸五壮。

主治胸腹痛及疝痛欲死。男取左，女取右。

【内太冲】二穴。穴在足太冲穴对内，旁隔大筋陷中，举足取之。针一分，灸三壮。

主治疝气上冲，呼吸不通。

【甲根】四穴。穴在足大趾端，爪甲角，隐皮爪甲根左右廉内，甲之隙缝处。针一分，灸三壮。

主治疝气。

【气端】十穴。穴在十趾端。灸三壮。

主治脚气（日灸之）。

【通理】二穴。穴在小趾上二寸。针二至三分，灸二七壮。

主治妇人崩中及经血过多。

【鬼眼】四穴。穴在手大指去爪甲角如韭叶，两指并起，用帛缚之，当两指歧缝中是穴。又二穴在足大趾，取穴如手。灸三壮。

主治狂痫（发时用之）。

【四关】四穴。即两合谷、两太冲也。

【鬼哭】二穴。即上条鬼眼之在手大拇指者。

主治神志不清，癫狂。

【十三鬼穴】穴为人中、少商、隐白、大陵、申脉、风府、颊车、承浆、劳宫、上星、会阴、曲池、舌下中缝。

主治癫狂病。

奇穴灸法

【膏肓穴灸法】二穴。穴在背第四椎、第五椎之间，横开三寸半，当肩胛骨棘下。取法：令患者就床平坐，屈膝齐胸，以两足围其足膝，使胛骨开离，勿令动摇。以手指按四椎微下一分，五椎微上二分，平画相去三寸余。胛骨边之下方，肋间空处，重按之，觉牵引胸中，与手中指麻，是真穴。灸七壮至数十壮。灸后，必再灸气海、足三里数壮。

又一取法：患者两手交叉在两膊上，则胛骨开，其穴立可按得。

主治阳气亏弱，诸虚痼冷，梦遗上气，咳逆噎膈。尤以痰饮诸疾最效。

【患门穴灸法】二穴。穴在背上。取法：以没有伸缩性之绳一条（从前用涂蜡之绳）。以患者男左女右脚背，从足大趼趾头齐量起，向后随脚掌当心贴肉经足跟正中直上，至膝弯大横纹（委中穴处）中截断。以此长度之绳，使患者平身正坐，取绳子于其鼻端齐，引绳向上，头下脑后，贴肉随脊骨垂下至绳尽处，以墨点记（此为标出发点，不是灸点）。另用一软纸绳，做成“<”字样，中心着鼻柱根，两端齐口角剪断，以此纸绳展直，中心于背上点墨处横量，弗令高下，两端尽处以墨点记。此是灸点。初灸七壮，累灸至百壮。

主治少年阴阳俱虚，面黄体瘦，饮食无味，咳嗽遗精，盗汗潮热，心胸背引痛，五劳七伤等症。

【四花穴灸法】四穴。穴在背部，令患者平身正坐或正立。取无伸缩性之软绳一条，绕颈项，后平大椎骨，前平结喉，以绳双垂，与鸠尾尖齐，即剪断。却翻绳向后，前之平大椎骨者则平结喉，平结喉者平大椎，双绳头则从背脊垂下，绳头尽处，以墨点记（不是灸穴）。另以纸绳量比两口吻之长度剪断，以此长度之正中，于墨点上横量，左右两头尽处点之，此是灸穴。再直量之，上下两头尽处点之，亦是灸穴，一共四点。初灸七壮，累灸百壮。正中脊上二穴要少灸之。四穴灸后，再灸气海、足三里以降火气。

又一灸法（崔知悌法）：以绳自脚大趾起沿足心足跟，直上至膝弯中横纹为止，切断。即以此绳环在结喉下，两端垂向背后，着于背脊，两绳端会合处，以墨点记。另以纸绳量两口角，剪断，以其长度裁一方形之纸，纸之见方阔度，等于口角长度。方纸正中剪一小孔，小孔对正背脊墨点，纸之四角，即用墨点记，即为灸穴。

四花穴主治与患门穴相同。

按：此穴灸法皆阳虚所宜。阴虚脉数者不宜灸。即灸，亦不能超过七壮。必须再灸足三里。

【骑竹马灸法】二穴。穴在背部。取法：使患者手伸直掌向上，以薄篾条从手弯横纹中量至中指端剪断。使患者正坐凳上，以断篾从患者之尾闾骨端比齐，上端着背脊，尽处以墨点记（不是灸穴），从墨点向左点各外开一寸，用墨点记，此是灸穴。灸三七壮。

主治痈疽，发背，肿毒，疮疡，瘰疬，疠风，一切无名肿毒。

【三角穴灸法】穴在小腹。取法：仰卧露腹。以纸绳量口角之长度，共计三支（即三个口角之长度），折成三角形，以一角着脐心，脐心下左上两角是灸点。

主治狐疝气（即小肠下坠），偏于左者灸右角，偏于右者灸左角，两角皆灸亦可。

【疔疮奇穴图】见图101、图102。

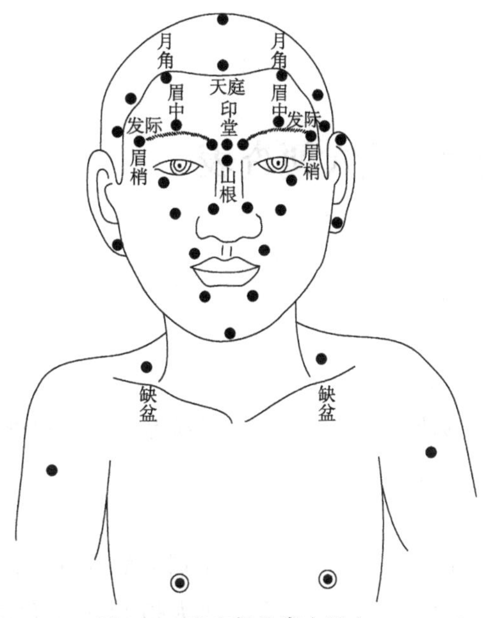

图101　疔疮部位奇穴图之一

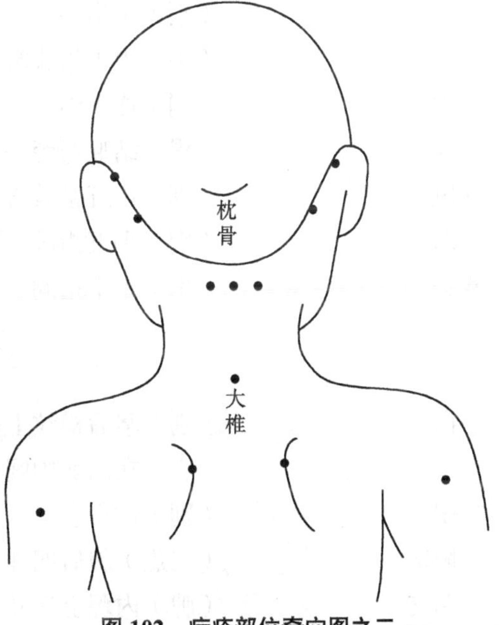

图102　疔疮部位奇穴图之二

附：孔穴便查表

南陵社员牧国泰　编

一画

一窝风	（按摩）掌根尽处

二画

二白	（别）掌后横纹上四寸
二间	（大肠）（荥）食指第三节之关节前内侧
十七椎穴	（别）即当处也
十王	（别）十指尖
十宣	（别）手十指头端去爪甲一分
人中	（别）详水沟
人迎	（胃）结喉两旁一寸五分
八风	（别）足五趾歧骨间
八邪	（别）手五指歧骨间
八关	（别）手十指间

三画

三白	（别）掌后横纹上四寸，手厥阴脉也，两脉相并而一穴在两筋中间
三阳	（别）详百会
三阳络	（三焦）腕后四寸
三阴交	（脾）内踝上三寸
三里	（大肠）曲池下二寸
三间	（大肠俞）食指本节后两侧陷中
三宗	（别）详下腰
三焦俞	（膀胱）十三椎下两旁去脊一寸五分

三焦募	（别）详石门
下巨虚	（胃）足三里下六寸
下关	（胃）客主人下耳前动脉之下，合口有空，张口则闭
下纪	（别）详关元
下极	（别）详会阴
下极	（别）详横骨
下极俞	（别）十五椎又曰下极俞
下肓	（别）详气海
下都	（别）手小指无名指之间，本节前歧骨间
下陵	（别）详足三里
下脘	（任）脐上二寸
下腰	（别）八髎正中央脊骨上名曰三宗
下廉	（大肠）上廉下一寸
下廉	（别）详下巨虚
下髎	（膀胱）二十一椎下侠脊陷中
大巨	（胃）外陵下一寸
大中纪	（别）详关元
大包	（脾络）渊液下三寸
大羽	（别）详强间
大肠俞	（膀胱）十六椎下两旁去脊一寸五分
大肠募	（别）详天枢
大迎	（胃）曲颔前一寸二分
大杼	（膀胱）一椎两旁去脊一寸五分
大指甲根	（别）当处也
大骨	（别）手大指二节尖上屈指常骨节中
大骨空	（别）手大指第二节尖上
大钟	（肾络）足跟骨两筋间
大顺	（别）详大敦
大都	（别）手大指次指间，虎口赤白肉际，屈拳取之
大都	（脾）（荥）大趾本节后内侧陷中
大陵	（包络）（输）掌后骨下两筋间
大椎	（督）一椎上陷中
大敦	（肝井）足大指端去爪甲一韭叶许

大赫 （肾）气穴下一寸
大横 （脾）腹结上三寸与脐平
上门 （别）详幽门
上天梯 （别）详长强
上巨虚 （胃）足三里下三寸
上气海 （别）详膻中
上关 （胆）即客主人
上纪 （别）详上脘
上星 （督）神庭后一寸
上都 （别）食指中指本节两歧骨间
上脘 （任）脐上五寸
上廉 （大肠）手三里下一寸
上廉 （别）又即上巨虚
上慈宫 （别）详冲门
上管 （别）详上脘
上髎 （膀胱）第十八椎下直小肠俞去中行一寸
小吉 （别）详少泽
小肠俞 （膀胱）十八椎下两旁去脊各一寸五分
小肠募 （别）详关元
小骨空 （别）手小指本节尖
小海 （小肠）（合）肘后大骨外去肘端五寸
小商 （肺）（井）大指内侧去爪甲一韭叶许
子户 （别）关元右旁二寸
子母 （别）详承山
子宫 （别）中极两旁各五分
女膝 （别）足后跟赤白肉际
飞扬 （胱）外踝骨上六寸
飞虎 （别）详支沟

四画

丰隆 （胃）（络）外踝上八寸
井灶 （按摩）两鼻孔
天井 （三焦）（合）肘上一寸

天五会	（别）详人迎
天地	（别）详承浆
天臼	（别）详通天
天会	（别）详天池
天冲	（胆）耳后发际二寸
天池	（包络）腋下三寸乳下一寸
天应	（别）即阿是穴当处也
天河水	（按摩）大陵后
天枢	（胃）侠溪两旁各二寸
天府	（肺）腋下三寸肘上五寸
天宗	（小肠）秉风后大骨下
天项	（别）详天鼎
天柱	（胱）侠项后发际
天泉	（包络）曲腋二寸
天突	（任）结喉下一寸
天容	（小肠）耳下曲颊后
天盖	（别）详缺盆
天鼎	（大肠）缺盆上直行扶突后一寸
天温	（别）详天泉
天窗	（小肠）颈大筋间前曲颊下扶突后
天满	（别）详百会
天溪	（脾）胸乡下一寸六分
天牖	（三焦）颈大筋外缺盆上天容后
天瞿	（别）详天突
天髎	（三焦）肩上缺盆旁
元儿	（别）详膻中
元见	（别）详膻中
元柱	（别）详攒竹
云门	（肺）巨骨下侠气户旁二寸陷中
五处	（胱）上星旁一寸五分
五会	（别）详百会
五里	（大肠）肘上三寸
五里	（别）详劳宫

五枢	（胆）带脉下三寸水道旁五寸半
五虎	（别）食指及无名指第二节尖上屈拳取之
支正	（小肠）（别）腕后五寸
支沟	（三焦）（经）腕后三寸
不容	（胃）幽门旁一寸五分
太乙	（胃）关门下一寸
太仓	（别）详中脘
太白	（脾）（输）足大趾内侧内踝前扶骨
太冲	（肝）（输）足大趾本节后一寸五分
太阳	（别）两额角首后青络
太阳	（别）详上关
太阳	（别）详瞳子髎
太阴	（别）详三阴交
太阴	（别）详中都
太阴络	（别）详漏谷
太渊	（肺）（输）掌后内侧横纹头
太溪	（肾）（输）足下内踝后五分
巨谷	（别）详下巨虚
巨骨	（大肠）肩尖端上行两叉骨隙间
巨窌	（别）详丝竹空
巨虚	（别）详上巨虚
巨阙	（任）鸠尾下一寸
巨髎	（胃）鼻孔旁直八分瞳平水沟
少冲	（心）（井）手小指内侧去爪甲角一韭叶许
少关	（别）详阴交
少谷	（别）详三间
少府	（心）（荥）手小指本节后陷中
少泽	（小肠）（井）手小指端外侧去爪甲一韭叶许
少海	（心）（合）肘上廉大骨外去肘端五分
日月	（胆）期门下五分
中冲	（包络）（井）手中指端去爪甲一韭叶许
中守	（别）详水分
中极	（任）脐下四寸

中枢	（督）第十椎下
中郄	（别）详中都
中府	（别）云门下一寸六分乳上三肋间
中空	（别）详中髎
中肩尖	（别）详肩髃
中封	（肝）（经）足内踝骨前一寸
中柱	（肾）肓俞下一寸
中泉	（别）手腕阳溪阳池两筋之中
中庭	（任）膻中下一寸六分
中都	（别）手中指无名指之间，本节前歧骨间
中都	（别）详神门
中都	（肝）内踝上七寸
中恶	（奇）乳后三寸，男左女右
中脘	（任）脐上四寸
中渎	（胆）髀外膝上一寸
中渚	（三焦）（输）小指次指本节后液门下一寸
中魁	（别）手中指第二节尖上屈指取之
中魁	（别）详阳溪
中膂	（胱）二十椎下两旁去脊一寸五分
中髎	（胱）三空脊陷中
内太冲	（别）足太冲穴对旁隔大筋陷中举足取之
内关	（包络）（络）掌后三寸
内迎香	（别）鼻孔中
内昆仑	（别）足内踝后陷中
内庭	（胃）（荥）足大趾次趾外间陷中
水门	（别）详水突
水分	（任）脐上一寸
水穴	（别）详扶突
水沟	（督）鼻下沟中
水泉	（别）详大敦
水泉	（肾）太溪下一寸
水突	（胃）人迎下气舍上
水道	（胃）大巨下三寸

手大指内侧横纹头	（别）当处也
手大指甲后	（别）第一节横纹头白肉际
手太阳	（别）详前谷
手中指第一节穴	（别）手中指背第一节前陷外
手足大指爪甲	（别）当处也
手足小指穴	（别）当处也
手足髓孔	（别）在腕后尖骨头
手表腕上踝骨尖端	（别）当处也
手掌后白肉际穴	（别）当处也
手掌后臂间	（别）掌后横纹后五指许
气门	（别）关元旁三寸
气户	（胃）锁骨下一寸去中行璇玑旁四寸
气穴	（肾）四满下一寸去腹中行各一寸
气冲	（胃）归来下一寸
气舍	（别）详神阙
气舍	（胃）在人迎之直下近陷凹中旁为天突穴
气府	（别）详京门
气俞	（别）详京门
气原	（别）详中极
气海	（任）脐下一寸半
气海俞	（胱）十五椎下两旁去脊一寸五分
气街	（别）详气冲
气端	（别）足十趾端
长平	（别）详章门
长谷	（别）胁脐旁相去各五寸一名循元
长谷	（别）详天枢
长强	（督）骶骨端
长频	（别）详禾髎
长溪	（别）详天枢
仆参	（胱）足跟骨下陷中
分中	（别）详环跳
分水	（别）详水分
分肉	（别）详阳辅

公孙	（脾）（络）足大趾本节后一寸内踝前
风门	（胱）二椎下两旁去脊一寸五分
风市	（胆）使患者正立以两手自然垂下，当第三指之端
风池	（胆）耳后脑空下发际陷中
风府	（督）项后入发一寸
丹田	（别）详气海
丹田	（别）详石门
丹田	（别）详关元
丹田	（别）详阴交
斗肘	（按摩）手弯尖处
心主	（别）详大陵
心俞	（胱）五椎下两旁去脊一寸五分
心募	（别）详巨阙
尺之五间	（别）详五里
尺泽	（肺）（合）肘中约横纹上动脉中
孔最	（肺）去腕上七寸侧取之

五画

玉户	（别）详天突
玉英	（别）详玉堂
玉枕	（胱）络却后一寸五分
玉泉	（别）详中极
玉堂	（任）紫宫下一寸六分
玉液	（别）舌下右旁脉
正营	（胆）目窗后寸半
甘载穴	（按摩）合谷后
本池	（胆）详廉泉
本神	（胆）曲差旁一寸半
匝风	（别）详脑户
厉兑	（胃）（井）足大趾次趾端去爪甲一韭叶许
石门	（任）脐下二寸
石关	（肾）阴都下一寸
石阙	（别）详石关

龙玄	（别）列缺之后青络中
龙虎	（别）详长强
龙渊	（别）详然谷
龙颔	（别）鸠尾上寸半
平翳	（别）详会阴
归来	（胃）水道下二寸
目窗	（胆）临泣后寸半
目髎	（胆）详丝竹空
甲根	（别）足大趾端爪甲角隐皮爪根左右廉内甲之隙
申脉	（胱）外踝下五分
四气	（别）脊穷骨上
四白	（胃）目下一寸直瞳子
四关	（别）即合谷太冲，详合谷
四渎	（三焦）腕上六寸
四满	（肾）中柱下一寸
四缝	（别）手四指内中节横纹柴脉是
禾窌	（别）详禾髎
禾髎	（大肠）鼻孔下侠水沟旁五分
丘墟	（胆）原外踝下略前
白环	（胱）二十一椎下两旁去脊一寸半
印堂	（别）两眉间陷中
外勾	（别）详伏兔
外关	（三焦）（络）腕后二寸和内关相对
外劳宫	（别）背上和内劳宫相对
外邱	（别）详伏兔
外邱	（胆）外踝上六寸
外枢	（别）详维道
外命	（别）详复溜
外陵	（胃）天枢下一寸
外踝尖	（别）外踝尖上三寸
兰门	（别）曲池旁
头冲	（别）详臂臑
头维	（胃）额角入发际，本神旁一寸半，神庭旁四寸半

奶旁　（按摩）两乳旁
发际　（别）平眉上三寸
丝竹空　（三焦）眉后陷中

六画

老前　（别）足第二趾端
地五会　（胆）足小趾次趾本节后，去临泣五分，去侠溪五分
地仓　（胃）口吻旁四寸
地机　（脾）膝下五寸
地冲　（别）详涌泉
耳门　（三焦）耳前起陷中
耳尖　（别）卷耳取之
机关　（别）耳下
百虫窠　（别）详血海
百会　（督）正项中
百劳　（别）大椎向发二寸点记，将其二寸中折墨记横布先点上，左右两旁端尽处
夺命　（别）曲泽上
列缺　（肺）（络）去腕侧上一寸半
夹承浆　（别）夹承浆两边各一寸
夹骨　（别）脊间
夹脊　（别）令患者仰面卧，伸两手着绳以身横牵两肘尖，当脊间绳相去两旁各一寸半
至阳　（督）七椎下
至阴　（胱）（井）足小趾外侧，去爪甲一韭叶许，又名艰产
至荣　（别）详目窗
光明　（胆）（络）外踝上五寸
当阳　（别）目直上入发际一寸
当乳　（别）详乳中
曲牙　（别）详颊车
曲节　（别）详少海
曲池　（大肠）（合）曲肘横纹头陷中
曲泽　（包络）（合）肘外廉陷中

曲垣	（小肠）肩中央曲胛陷中
曲骨	（任）横骨上中极下一寸
曲泉	（肝）（合）膝肘上内侧辅骨下
曲差	（胱）神庭旁一寸五分
曲鬓	（胆）耳上发际
吕细	（别）内踝尖
吕细	（别）详太溪
肉郄	（别）详承扶
肉柱	（别）详承山
舌本	（别）详风府
舌本	（别）详廉泉
舌立	（别）详哑门
舌厌	（别）详哑门
舌踵	（别）详哑门
竹杖	（别）详命门
伏白	（别）详复溜
伏兔	（胃）膝上六寸
伤山	（别）详承山
华盖	（任）璇玑下一寸六分
血郄	（别）详委中
血郄	（别）详膝眼
血海	（脾）膝膑上内廉白肉际二寸半
囟上	（别）详囟会
囟门	（别）详囟会
囟会	（督）上星后一寸
后曲	（别）详瞳子髎
后顶	（督）百会后一寸半
后神聪	（别）去百会一寸
后腋下穴	（别）背后两旁腋下后纹头
后溪	（小肠）（输）手小指外侧本节后陷中
行间	（肝）（荥）足大趾缝间
会阳	（胱）阴骨尻骨旁
会阴	（任）两阴间

会宗　（三焦）腕上四寸
会屈　（别）详冲阳
会涌　（别）详冲阳
会维　（别）详地仓
会额　（别）详脑户
合阳　（胱）委中旁一寸
合谷　（大肠）（原）手大指次指歧骨间陷中
合颅　（别）详脑户
肋头　（别）以绳量患者两乳中，屈之乃从乳头向外量，当肋罅平绳尽
肋头　（别）第一屈肋头近二肋下即是
肋髎　（别）详章门
多所闻　（别）详听宫
冲门　（脾）府舍下一寸
冲阳　（别）详迎香
冲阳　（胃）（原）足跗上五寸
交中　（别）详后顶
交仪　（别）足内踝上五寸
交骨　（按摩）阴阳二池旁
交信　（肾）足内踝上二寸复溜后三分
次门　（门）详关元
次髎　（胱）第二空侠脊陷中
羊矢　（别）会阴旁三寸，股内横纹中，按皮肉间有核如羊矢
关门　（胃）梁门下一寸
关元　（任）脐下三寸
关冲　（三焦）（井）手小指次指外侧，去爪甲一韭叶许
关充　（胱）十七椎下一寸五分
关阳　（别）详阳关
关俞　（别）详厥阴俞
关陵　（别）阳关之名
池泉　（别）详膝眼
安邪　（别）详仆参
阳跻　（别）详申脉

阳白	（胆）眉上一寸
阳交	（胆）足踝上八寸
阳关	（胆）阳陵泉上三寸
阳关	（督）十六椎下
阳池	（三焦）（原）手表腕上陷中
阳谷	（大肠）（经）手外侧腕中锐骨下陷中
阳纲	（胱）十椎下两旁去脊各三寸
阳泽	（别）详曲池
阳陵泉	（别）详阳关
阳陵泉	（胆）（合）膝下外廉
阳辅	（胆）（经）外踝上四寸
阳维	（别）耳后引耳令前弦筋上
阳溪	（大肠）（经）腕表上侧两筋间
阳窟	（别）详腹结
阴跻	（别）太溪上详
阴包	（肝）膝上四寸
阴市	（胃）膝上三寸
阴交	（任）脐上一寸
阴关	（别）详大赫
阴阳	（别）足大跗趾下屈里纹头白肉际
阴谷	（肾）（合）膝内辅骨后大筋下小筋上，按之应手
阴茎	（别）当处
阴郄	（心）掌后去腕五分
阴胞	（别）阴包上详
阴独	（别）足四趾间
阴都	（别）脐下一寸五分两旁相去各三寸
阴都	（肾）通谷下一寸
阴陵泉	（脾）（合）膝下内侧辅骨下
阴维	（别）详大赫
阴鼎	（别）详阴市
阴廉	（肝）气冲下二寸
阴囊下横纹寸	（别）当处

七画

扶突	（大肠）气舍下一寸半人迎后一寸半
走马	（按摩）琵琶下
志室	（胱）十四椎下两旁去脊各三寸
劳宫	（包络）（荥）掌中有内外二穴
极泉	（心）臂肉腋下筋间
束骨	（胱）（输）足小趾外侧本节后赤白肉际
两手研子骨	（别）两手腕研子骨
步廊	（肾）神封下一寸六分
足三里	（胃）（合）膝下三寸
足大趾甲根	（别）当处
足大趾横纹	（别）三毛中
足小趾尖	（别）当处
足五里	（肝）气冲下三寸
足太阳	（别）外踝
足太阴	（别）内踝
足内踝尖	（别）当处
足外踝尖	（别）当处
足尖趾节	（别）当处
足临泣	（胆）足小趾次趾本节后陷中
足窍阴	（胆）足小趾次趾外侧，去爪甲一韭叶许
足窌	（别）详阴交
足第二趾上穴	（别）二趾上一寸
足踵	（别）足踵聚筋上白肉际
员在	（别）详攒竹
听会	（胆）耳微前陷中
听宫	（小肠）耳中听子大如赤小豆
别阳	（别）详阳夹
别阳	（别）详阳池
利机	（别）详石门
身交	（别）少腹下横纹中
身柱	（督）第三椎之下

谷门	（别）详天枢
肝俞	（胱）九椎下两旁去脊一寸半
肝募	（别）详期门
肚角	（按摩）脐下左右
肘尖	（别）屈肘骨尖
肘髎	（大肠）大骨外廉陷中
肠风	（别）十四椎下各开一寸
肠结	（别）详腹结
肠绕	（别）挟玉泉相去各二寸
肠遗	（别）挟中极旁相去二寸五分
肠窟	（别）详腹结
龟尾	（别）详长强
角孙	（三）焦耳廓中开口有空
鸠尾	（任）两歧骨下
条口	（胃）下廉上一寸
迎香	（大肠）禾髎上一寸鼻旁五分
库房	（胃）气户下一寸六分
肓门	（胱）十三椎下两旁去脊各三寸
肓俞	（肾）商曲下一寸
肓募	（别）以乳头斜度脐中，乃屈其半从乳下量至尽处
间谷	（别）详二间
间使	（包络）（经）掌后三寸有内外二穴
兑冲	（别）详神门
兑骨	（别）详颧髎
兑端	（督）唇上端
完骨	（胆）耳后入发四分
穷骨	（别）详长强
灵台	（督）六椎下
灵道	（心）（经）拳后一寸半
灵墟	（肾）神藏下一寸六分
尾间	（别）详长强
尾翳	（别）详鸠尾
阿是	（别）详天应

附分　（胱）二椎下项附内廉两旁，去脊各三寸
附阳　（别）详跗阳

八　画

环冈　（别）小肠俞下二寸横纹间
环跳　（胆）髀枢中，侧卧伸下足屈上足取之
青灵　（心）肘上三寸
势头　（别）阴茎上尿孔上宛宛中
直肠　（别）详承筋
直骨　（别）乳下大约纹离一指头，观其低陷处和乳直对而不偏者是
虎口　（别）两虎口赤白肉际
肾气　（别）详大横
肾俞　（胱）十四椎下两旁去脊一寸半
肾募　（别）详京门
昆仑　（胱）（经）外踝后五分
昌阳　（别）详复溜
明光　（别）详攒竹
明堂　（别）详上星
明堂　（别）鼻直上入发际一寸
垂浆　（别）详承浆
和髎　（三焦）耳前动脉中
季callback　（别）详气海
委中　（胱）腘中央陷中
委阳　（胱）承扶下六寸
秉风　（小肠）天髎外，肩上举臂有空
侠溪　（胆）（荥）小趾次趾歧骨间，本节前
版门　（别）详鱼际
金门　（别）详会阴
金门　（胱）外踝下，丘墟后，申脉前
金津　（别）舌下左旁脉
命门　（别）详石门
命门　（督）十四椎下

命关	（别）胁下脘中
郄门	（包络）掌后去腕五寸
郄中	（别）详委中
乳下	（别）正居乳下一寸
乳上	（别）以绳横度口以度从乳上行
乳中	（胃）当乳正中
乳根	（胃）乳下一寸六分
肺俞	（胱）三椎下两旁去一寸五分
肺募	（别）详中府
胁窌	（别）详章门
胁堂	（别）腋下骨间陷中举腋取之
周荣	（脾）中府下一寸六分
鱼肚	（按摩）在腿肚上
鱼尾	（别）目眦外头
鱼际	（肺）（荥）手大指本节后赤白肉际
鱼复	（别）详承山
鱼腰	（别）详印堂
京门	（胆）监骨下腰中季肋
京骨	（胱）足外侧大骨下赤白肉际
夜光	（别）详攒竹
府中俞	（别）详中府
府舍	（脾）结腹下二寸
疝气	（别）杆心一条量口两角则折为三段，如△字形，以一角安脐中心，两角安肾两旁尖尽处
闸门	（别）玉茎旁三寸
河口	（别）平腕后陷中动脉
河车站	（别）长强别名
泪空	（别）详睛明
注市	（别）详旁廷
肩井	（胆）肩上陷中
肩中	（小肠）肩胛内廉去脊二寸
肩外	（小肠）肩胛廉中去脊三寸
肩贞	（小肠）曲胛下两骨解间，肩髃后陷中

肩尖	（别）详肩髃
肩柱	（别）肩端起骨尖
肩髃	（大肠）肩端上两骨间
肩髎	（三焦）肩端陷中
建里	（任）脐上三寸
居髎	（胆）章门下八寸三分
屈骨	（别）详曲骨
屈骨	（别）详横骨
承山	（胱）腿肚锐端
承光	（胱）五处后一寸半
承扶	（胱）尻臀下阴股上纹中
承灵	（胆）正营后寸半
承命	（别）详三阴交
承泣	（胃）目下七分直瞳子
承浆	（任）唇下陷中
承筋	（胱）脚跟上七寸
承满	（胃）不容下一寸
始光	（别）详攒竹
经中	（别）任脐下寸半两旁各三寸
经始	（别）详少冲
经渠	（肺）（经）寸口动脉陷中

九　画

挟骨	（别）详窍阴
带脉	（胆）京门下一寸八分，去脐八寸半
荣池	（别）足内踝前后两边池中脉
威灵	（按摩）一窝风下
面王	（别）详素髎
面髎	（别）详承泣
背俞	（别）详心俞
背解	（别）详腰俞
临泣	（胆）（输）目直上入发际五分
哑门	（督）项后入发五分

胃仓 （胱）十二椎下两旁，去脊各三寸
胃俞 （胱）十二椎下两旁，去脊一寸五分
胃脘 （别）详上脘
胃募 （别）详中脘
胃管 （别）详上脘
骨骶 （别）详长强
幽门 （别）详下脘
幽门 （肾）挟巨阙两旁各一寸半
复溜 （肾）足内踝上二寸
泉阴 （别）横骨下三寸
鬼门 （别）详百会
鬼门 （别）详囟会
鬼心 （别）详大陵
鬼心 （别）详太渊
鬼市 （别）详水沟
鬼市 （别）详承浆
鬼穴 （别）详风府
鬼臣 （别）详曲池
鬼邪 （别）详足三里
鬼床 （别）详颊车
鬼枕 （别）详风府
鬼受 （别）详尺泽
鬼信 （别）详少商
鬼宫 （别）详水沟
鬼客厅 （别）详水沟
鬼哭 （别）两手大指并传穴在四处之骑缝
鬼堂 （别）详上星
鬼堂 （别）详尺泽
鬼眼 （别）手大指甲根
鬼眼 （别）详隐白
鬼眼 （别）详痨虫窠
鬼眼 （奇）分上下两穴，上穴详鬼哭，下穴两足第二趾尖内后一寸半

鬼眼　（按摩）在膝前有内外两穴
鬼路　（别）详申脉
鬼路　（别）详劳宫
鬼路　（别）详间使
鬼叠　（别）详隐白
鬼魇　（奇）足大趾内，去爪甲如韭叶
俞府　（肾）气舍下，璇玑旁各二寸
食窦　（脾）天溪下一寸六分
胆俞　（胱）十椎下两旁，去一寸五分
胆募　（别）详日月
胛缝　（别）肩胛端腋缝尖
胞门　（别）关元左旁一寸
胞肓　（胱）十九椎下两旁，去脊各三寸
胞尿　（别）详屈骨
脉白　（肺）肘上三寸
独阴　（别）足大趾次趾内中节横纹中
养老　（小肠）手腕骨后一寸
前关　（别）详瞳子髎
前谷　（小肠）（荥）手小指外侧本节前陷中
前顶　（督）颅囟后一寸半
前神聪　（别）去前项五分，目神处至此共四寸
逆注　（别）详温溜
总心经　（别）详大陵
浊浴　（别）侠胆俞旁行相去五寸
泪孔　（别）详睛明
客主人　（别）详上关
客主人　（胆）耳前骨中开口有空
扁骨　（别）详肩髃
神门　（心）（输）掌后锐骨端陷中
神光　（别）详日月
神府　（别）详鸠尾
神宗　（别）详脊中
神封　（肾）灵墟下一寸六分

神庭 （督）鼻直上入发五分
神堂 （别）详上星
神堂 （胱）五椎下两旁，去脊各三寸
神道 （督）第五椎之下
神阙 （任）脐中
神聪 （别）百会前后左右各去一寸
神藏 （肾）彧中下一寸六分
屋翳 （胃）库房下一寸六分
屏翳 （别）会阴外名
眉冲 （胱）目外眦上锐发动脉
络却 （胱）通天后一寸半
绝阳 （别）详商阳
绝骨 （别）详阳辅
绝骨 （胆）外踝上三寸

十 画

素髎 （督）鼻柱上端
彧中 （肾）俞府下一寸六分
唇里穴 （别）唇里正当承浆边
缺盆 （胃）结喉旁横骨上部之陷凹中
秩边 （胱）二十椎下两旁去脊各三寸
殷门 （胱）浮郄上三寸
胯骨 （别）详梁丘
胸乡 （脾）周荣下一寸六分
脏腧 （别）详神道
脐中 （别）详神阙
脐旁穴 （别）以绳量患人口两角为一寸，作三折成三角，以一角安脐心，两角在下脐尽处点记
脑户 （督）枕骨上
脑空 （胆）承灵后一寸五分
脑盖 （别）详络却
高曲 （别）详商曲
高骨 （别）掌后一寸部前五分

高盖　（别）详肾俞
脊中　（督）十一椎之下
脊内俞　（别）详中膂俞
脊背　（别）背第二椎上及下穷骨尖二外
脊骨　（别）脊骨旁左右突起浮高处
脊俞　（别）详脊中
资脉　（别）详瘛脉
旁廷　（别）腋下四寸间，高下正与乳相直乳后二寸陷中，名注市
拳尖　（别）中指本节前骨尖上握拳取之
消泺　（三焦）肩下臂外间
涅九宫　（别）详百会
海泉　（别）舌下中央
浮白　（胆）耳后入发二寸
浮郄　（胱）委阳上三寸
涌泉　（肾）（井）足心陷中蜷足取之
窍阴　（胆）（井）耳后入发一寸
容主　（别）详上关
陶道　（督）一椎之下
陷谷　（胃）（输）足大趾次趾本节后陷中
通天　（胱）承光后一寸半
通关　（别）中脘旁各五分
通谷　（肾）幽门下一寸
通谷　（胱）（荥）（络）足小趾外侧前陷中
通间　（别）三阳络之别名
通里　（心）（络）掌后一寸
通里　（别）足小趾上二寸
难产　（别）详至阴

十一画

营冲　（别）足内踝前后两边池中脉
营池　（别）详营冲
曹溪　（别）详风府

辄筋　（胆）腋下三寸腹前一寸
颅囟　（别）详颅息
颅息　（三焦）在瘛脉上一寸半
虚里　（别）左乳下三寸
悬枢　（督）十三椎下
悬厘　（胆）曲周下颞颥
悬钟　（胆）外踝上三寸
悬泉　（别）详中封
悬浆　（别）详承浆
悬颅　（胆）曲周上颞颥中
蛇头　（别）详温溜
祟骨　（别）大椎上第一小椎也
偏历　（大肠）（络）腕表皮三寸
偏骨　（别）详肩髃
脖胦　（别）详气海
章门　（肝）大横外直季肋端
商丘　（脾）足内踝骨下微前陷中
商曲　（肾）石关下一寸
商阳　（大肠）（井）手大指次指外侧，去爪甲一韭叶许
率谷　（胆）耳后入发寸半
清冷渊　（三焦）肘上二寸
渊腋　（胆）腋下三寸
液门　（三焦）（荥）小指次指歧骨间
液门　（别）详渊液
梁门　（胃）承满下一寸
梁丘　（胃）膝上二寸
梁关　（别）详金门
隐白　（脾）（井）大趾内侧，去爪甲一韭叶许
颈冲　（别）详臂臑
维会　（别）足外踝上三寸一分
维道　（胆）章门下五寸三分

十二画

琵琶	（别）肩井下，巨骨旁
期门	（肝）乳旁一寸半，直下一寸半
厥阳	（别）详飞扬
厥阴	（胱）四椎下两旁，去脊一寸半
颊车	（胃）耳下八分，曲颊端略前陷中，侧卧开口有空
紫宫	（任）华盖下一寸六分
掌中	（别）详京门
跗阳	（胱）外踝上一寸半
遗精	（别）详精宫
喑门	（别）详哑门
骬骬	（别）详鸠尾
锐中	（别）详神门
犊鼻	（胃）膝眼外侧之陷凹处
筑宾	（肾）内踝上臑陷中
筋缩	（督）九椎下
循元	（别）详长谷
循际	（别）详天枢
脾舍	（别）详地机
脾俞	（胱）十一椎下两旁，去脊一寸半
脾募	（别）详章门
腋下	（别）腋下聚毛下附肋宛宛中
腋门	（别）详大巨
腋气	（奇）剃除腋毛，用定粉水调搽，六七日后腋下现一黑点孔，即气窍也
腕骨	（小肠）（原）手外侧腕前起骨下陷中
然谷	（肾）足内踝大骨下陷中
然骨	（别）详然谷
痨虫穴	（别）在腰间两旁，正身直立有微陷处，名鬼眼
痞根	（别）十一椎旁开三寸半
童玄	（别）详列缺
温溜	（大肠）偏历上一寸

滑肉门　（胃）太乙下一寸
窗笼　（别）详天窗
窗笼　（别）详听宫
属累　（别）详命门
强阳　（别）详络却
强间　（督）后顶后一寸半

十三画

魂门　（胱）九椎下两旁，去脊各三寸
魂户　（别）详魄户
输府　（别）详俞府
督俞　（胱）六椎下两旁，去脊一寸半
睛中　（别）黑珠正中
睛明　（胱）目内眦角一寸宛宛中
照海　（别）详太溪
照海　（脾）足内踝下四分
颔厌　（胆）曲周下颞颥上廉
腰户　（别）详腰俞
腰柱　（别）详腰俞
腰俞　（督）二十椎下
腰眼　（别）使患者正身直立，于腰上脊骨两旁有微陷处
腨肠　（别）详承筋
腹屈　（别）详腹结
腹哀　（脾）日月下一寸半
腹结　（脾）大横下一寸三分
腿凹　（别）详委中
解溪　（胃）（经）冲阳下一寸半
廉泉　（任）结喉上
意舍　（胱）十一椎下两旁去脊三寸
慈宫　（别）详冲门

十四画

赘疣　（奇）两手中指节屈节尖上宛宛中

聚泉 （别）以舌出口外使直有缝陷中
龈交 （督）唇内齿上龈缝中
骶上 （别）详长强
箕门 （脾）府舍下一寸
鼻人中 （别）详水沟
鼻冲 （别）详曲差
鼻交额中 （别）当处
鼻准 （别）鼻柱尖
魄户 （胱）三椎下两旁，去脊各三寸
膊井 （别）详肩井
膈关 （胱）七椎下两旁，去脊各三寸
膈俞 （胱）七椎下两旁，去脊一寸半
膀胱俞 （胱）十九椎下两旁，去脊一寸半
膀胱募 （别）详中极
膏肓俞 （胱）四椎下两旁，去脊各三寸
精宁 （按摩）一窝风下
精宫 （别）十四椎下各开三寸
精露 （别）详石门
漏阴 （别）足内踝下五分有脉微动
漏谷 （脾）内踝上六寸

十五画

璇玑 （任）天突下一寸六分
鞋带 （按摩）详仆参
横户 （别）详阴交
横骨 （肾）大赫下一寸
暴绝 （别）详鬼魇
踝下 （别）足内踝下白肉际
踝尖 （别）足内踝尖上
膝关 （肝）膝盖犊鼻内，横针透膝眼
膝旁 （别）立在曲脉横纹头
膝眼 （别）膝盖两旁陷中
鹤顶 （别）膝盖骨尖上

瘛脉	（三焦）耳本后青筋上刺出血
譩譆	（胱）六椎下各三寸于两旁

十六画

颞颥	（别）眉尾中上下有来去络脉
燕口	（别）两吻两旁燕口处赤白肉际
薜息	（别）详乳根
橛骨	（别）详长强
瘰疬	（别）先从发核上灸起，至初发母核而止

十七画

翳风	（三焦）耳后肩角陷中
瞳子髎	（胆）耳外去眦五寸
髀关	（胃）伏兔上斜行向里些，去膝一尺二寸
膻中	（任）玉堂下一寸六分
膺中俞	（别）详中府
膺窗	（胃）屋翳下一寸六分
豁穴	（别）详归来
臂臑	（大肠）肘上七寸

十八画

髃骨	（别）详环跳
髃骬	（别）详鸠尾
翻胃	（奇）分上下两穴，在乳下一寸，穴在内踝下，用手三指稍斜向前
臑会	（三焦）肩前廉去肩端三寸
臑俞	（小肠）侠骨髎后大骨下

十九画

攒竹	（胱）两眉头陷中
巅上	（别）详百会
髋骨	（别）膝上梁丘旁，各开一寸五分

二十画

颥交	（别）详颥会
颥窌	（别）详颥会

二十一画

髓孔	（别）详大迎
髓孔	（别）详悬颅
髓孔	（别）详腰俞
髓府	（别）详四满
髓府	（别）详腰俞
髓空	（别）详腰俞
髓俞	（别）详腰俞
髓膏	（别）腿部
蠡沟	（肝）（络）内踝上五寸

二十二画

囊底	（别）阴囊十字纹
颧髎	（小肠）面鸠骨下廉锐骨端陷中
鼷穴	（别）详承泣

经典校译·内经新注①

①《内经新注》：原稿未见刊印。依据谢锡亮先生保存手抄本整理，现仅见“上古天真论新注”“四气调神大论新注”“生气通天论新注”“金匮真言论新注”四篇，落款署为“承淡安1956年于南京”。

目　录

第一章　上古天真论新注

“上古天真论”是《素问》的第一篇论文。所谓“上古”，是指有文字以前的远古时代。按《周易 · 系辞》所说：“上古结绳而治。”又说：“上古穴居而野处。”历史上所称的上古人民，也就是旧石器时代人类最初的社会，以及由原始群逐渐过渡到以氏族形态结合起来的原始公社制社会。他们过着勤劳朴素的生活，纯洁而天真。天真就是天性，也就是人的本性。所以本篇用“上古天真论”作为主题。它的中心意义，就是描述上古人民合力劳动的生活和不假雕琢粉饰、没有虚伪的淳朴的生性，用来说明具有严肃的劳动态度、生活有规律而注意保健的人，不但可以避免疾病，而且可以长寿，使劳动力持久不衰。在当时医药条件极为缺乏的情况之下，上古人民和疾病做斗争的方式，就是凭着淳厚的天性，恬静淡泊地过着有规律的生活，不致发生由内伤外感而引起疾病。为了证明心神的宁适和俭朴的生活可以作为防治疾病的方法之一，因此，本篇扼要叙述了上古人民的生性和他们的生活，借以引起人们注意到这也是一种保健的方法，所以称为“上古天真论”。

《内经》将这篇论文置于卷首，可见古人重视劳动，重视有规律的勤劳生活，能够促进健康的意义，而且早已认识到卫生工作应以预防为主。这在本篇各节中反复举例阐述，足以供我们去体会研究。

1. 以两种人的生活和他们劳动力强弱的不同作为比较：一种人是春秋皆度百岁而动作不衰，另一种人是年方半百而动作皆衰。这两种人的劳动力，为什么会相差得这样多？对于其中的原因，在全文的首节就作了具体分析。

2. 描述了上古人民的衣食住行，如何使心神宁适，如何防治疾病，终于形劳而不倦，使劳动力持久不衰。在简单的介绍中，使我们知道了上古人民勤劳俭朴的生活和他们调养身心的方法。

3. 指出男女从幼小到衰老过程中生理上的各种变化，每一个阶段中有哪几种生理上的特征，并强调了男女虽已到生理上不能生育子女的年龄，但如果善于调养，仍能够生育子女。用这个事实来说明人定胜天和重视养生之道的必要。

4. 列举传说中的真人、至人、圣人、贤人等养生的方法，在他们都能高寿的例子中，充分说明了要做到促进健康和防治疾病，必须注意造成疾病的内外因素，即整个人体和周围环境的统一性。因此，对于“上古天真论”全篇的意义，也就更容易使人明了了。

一、古人与今人劳动力强弱的不同

昔在黄帝。

黄帝姓公孙，名轩辕，即位于公元前2697年。他的主要发明有弓箭、衣裳、房屋和养蚕的方法等。

生而神灵。

神，是神奇，《易经》：“阴阳不测之谓神。”灵，是灵活，也是随感而应的意思。生而神灵就是说，生下来即是一个极聪明而灵活的人。

弱而能言。

古人以未满70天的婴儿为弱。潘岳有《哀弱子》篇，其子未七旬曰弱。

幼而徇齐。

幼，是幼小。《礼记》：“人生十年曰幼学。”徇齐，就是迅速。在幼小的时候发育很快，对于一切事物，很快就能懂得的意思。《通雅》所注为：“徇，迅也。齐，疾也。言圣哲遍知而神速。”

长而敦敏。

长，是年纪长大。敦，是仁厚。敏，是聪慧，亦即是思想灵敏、动作敏捷的意思。

成而登天。

意思是有了成就之后逝世。登天，是对死者的颂扬语。世传黄帝白日升天的故事是神话。

乃问于天师曰：余闻上古之人，春秋皆度百岁，而动作不衰；今时之人，年半百而动作皆衰者，时世异耶？人将失之耶？

天师，是对岐伯的尊称。春秋，是指年龄而言。度，是超过。度百岁，就是说能活到100岁以上。以上数句，是描述黄帝询问岐伯，听说上古的人，年龄都已超过了100岁而动作如常，没有衰老的样子。但现在的人就不同了，到了50岁，活动和工作方面的能力已经很衰弱了。这是由于时代环境的不同，还是人们生活失常耗伤了身体所致呢？

岐伯对曰：上古之人，其知道者，法于阴阳，和于术数。

其知道者，是指能懂得休养和保健道理的人。阴阳，是相对的名词，是代表矛盾和相反的两种性质形体的总称。这里所说的阴阳，如日月、昼夜……都有着自然规律。法，是效法。法于阴阳，就是等于仿效日月一样过着有规律的生活。和，是调和。术数，是指一般休养身心的法则。

食饮有节，起居有常，不妄作劳，故能形与神俱，而尽终其天年，度百岁乃去。

此数句是承接上文，说明上古懂得保健之道的人，不但法于阴阳，和于术数，而且饮食有节制。在日常起居方面，对于生活和劳动，也都有常度。工作和休息，有着一定的时间，不妄做过累的劳动。所以能够形体与神气俱全，而达到他应该活到的年纪，到 100 岁以上才死去。

今时之人不然也。以酒为浆，以妄为常，醉以入房，以欲竭其精，以耗散其真。

这是说，今时之人与上古之人不同之处。浆，是一种可以止渴的液汁。以酒为浆就是经常饮酒如饮浆一样，毫无节制。并且以妄为常，经常妄作妄为。又以酒色并行，喝醉了酒，再行房事，由纵欲而使精竭，由过分消耗而使真元散失。真，就是人的精气。

不知持满，不时御神。

持，是执持。御，是统御。不知持满，就是说当精神饱满的时候，不能善为控制与运用。不时御神，是指不能按四时调御精神，即易于使精神散漫。

务快其心，逆于生乐，起居无常，故半百而衰也。

这是说，只是逞着一时的快意，而违反了养生之道，且对于日常生活劳动和休息，也都是漫无标准，即所谓起居无节。这都与古人有规律的生活完全相反，所以到 50 岁就衰老了。

【小结】

上节将两种人的生活方式与劳动态度做了一个明显对比：一种人是食饮有节，起居有常，不妄作劳；而另一种人是以酒为浆，起居无节，以妄为常。结果，前者是春秋皆度百岁而动作不衰，后者是年半百而动作皆衰。从这个对比中，充分说明了生活与劳动的正常与否，将会对人体健康有其决定性的影响。

上文举出了这几个对比，来引起人们重视正常的生活及劳动和健康的关系，这是有着深长意义的。虽然没有具体说明其中的原因，但我们从现代生理学的常识中来分析，就可以得出确切的结论。一个人劳动力的强弱，大部分与神经系统的强弱有关。当劳动的时候，大脑皮层就形成和这劳动有关的兴奋中心；与这劳动无关的那些区域，就进入抑制状态。如果有规律地从事劳动，就是上面所说的“不妄作劳”的那些人，他们的精神集中，对工作便能极感兴趣。所以在他们大脑皮层中有关区域的兴奋作用也就更强，其他区域的抑制作用也就更深。这样，不但能够产生优良的成绩，而且可以长时期工作，不感疲劳。

可是，像这种持久的劳动，要维持身体，尤其是大脑的健康，还是需要有正常的生活：把每天应有的活动，做适当的安排。如劳动、休息和饮食起居等，都规定时间，交替循环进行着，就如上面所说的“食饮有节，起居有常”的人一样。这样就很容易养成有规律的生活习惯。劳动时就能集中精神，专心从事工作。在习惯的膳食时间内，当没有进食之前，他的消化器官，就开始分泌消化液，发生食欲，而使食物可以更好地消化吸收。在习惯睡眠和起床的时间内，既很容易入睡，也很容易醒来。因为能够严格遵守这种作息制度的人，他的大脑皮层中形成了种种条件联系，养成了种种生活习惯，就必然会增进人体各器官的健康。相反，“以酒为浆，以妄为常，醉以入房”，这种起居饮食和劳动都没有规律的人，他们大脑皮层中的兴奋与抑制作用，各器官功能的活动状态都没有适当的调节，当然会散失真元，降低工作效率，对健康肯定是有害的。

因此可见，生活正常而热爱劳动的人，就能使中枢神经系统健全，肌肉发达，身体健康。有了健康的身体，就会产生更多的劳动力，持久不衰。两者互为因果。所以上述度百岁动作不衰与年半百而动作皆衰的两种人，他们身体强弱的主因，就更易明了了。

二、上古人民的生活环境与保健方法

夫上古圣人之教下也，皆谓之虚邪贼风，避之有时。

虚邪贼风，是指要伤害人畜和农作物的一种不正常的气候。这些不正常的气候，能危害人体的健康，所以上古圣哲教育人民，对于这种“虚邪贼风”，都必须及时防避。

恬憺虚无，真气从之，精神内守，病安从来。

恬，是安静。憺，音淡，就是澹泊。虚无是空（庄子：以恬养志。老子：澹兮其若海。《淮南子》：有而若无，实而若虚）。以上数句是承接上文上古圣人教下的意思。对外是适应周围环境，防避虚邪贼风。对内是养成恬淡虚无的性情，既不贪求，也无妄念，于是真气从之而不乱，精神内守而不散。因此，就可以不致影响神经活动功能，以构成疾病的种种刺激，使整体得以呈现出正常生活状态，所以说：“病安从来。”

是以志闲而少欲，心安而不惧，形劳而不倦。

志闲就是志意淡逸，没有贪欲。心安就是心神安宁，无所忧惧。由于心境安宁，精神集中，所以虽在劳动，也不致感觉疲倦。

气从以顺，各从其欲，皆得所愿。

气从，就是心平气和。气从以顺，就是顺着此种心平气和的趋向，使每个人都能随心所欲，对一切也都能感到满意，符合他们的心愿。

故美其食，任其服，乐其俗，高下不相慕，其民故曰朴。

美其食，就是不分食物的精粗，都觉味美。任其服，是指穿的衣服都很随便，不求华丽。乐其俗，是适应所处的风俗，相安相乐，不相疑忌。高下不相慕的意思，是指上古人民常是自由集居在山林或平原，地势虽有高下优劣，但都能各安其居而不相慕。像这种对于衣食住行都能简单随便的生活，所以说："其民故曰朴。"朴，就是俭朴。

是以嗜欲而不能劳其目，淫邪不能惑其心。

这是说在简朴的生活中，一般不正当的嗜好，他们也不想去看。淫邪的诱惑，也无动于心，不受它的迷惑。

愚智贤不肖，不惧于物，故合于道。

愚智贤不肖，是指任何人的意思。不惧于物，是说虽有外界物欲的刺激，也不怕受了它的影响而使生活失常，所以说合于道。道，是指养生和保健的意思。

所以能年皆度百岁，而动作不衰者，以其德全不危也。

这是说，年纪到了百岁以上而动作仍是不衰的主因，是他们能够德全不危。德全，是指对于养生之道完全能够掌握。不危，就是不致被物欲所危害的意思。

【小结】

这一节是描述上古人民勤劳朴素的风气，补充了前文因生活正常而能促进健康的原因。上古人民在当时生存的斗争中，必须合群而居，共同取得食物，合力劳动。他们的生活都很简单，医药条件更是缺乏，而他们凭什么来保护健康和预防疾病呢?

我们分析了上面这一节原文，就可以看出上古人民的保健方法。首先对于人体健康有影响的自然界的灾害，都能注意及时防避，即所谓："虚邪贼风，避之有时。"其次是养成了一种朴素的风气，在生活方面，无论愚智贤不肖，人人都能美其食，任其服，乐其俗，也就是不浪费，不奢侈，每个人都能守住自己的工作岗位，各从其欲，皆得所愿。同时在行为方面，因为已养成了志闲而少欲的习惯，少欲就不会贪求，也不会妄想，因而嗜欲不能劳其目，淫邪不能惑其心，由此产生了心安而不惧，能够毫无顾虑地安心工作。因为心神的宁适和安逸，所以在充分的劳动中，就能够形劳而不倦。这样身心都很愉快地劳动，结果终于达到了预防疾病和增进健康的目的，能安然度百岁而动作不衰了。

三、人体从发育到衰老过程中的特征

帝曰：人年老而无子者，材力尽耶，将天数然也？

材力，是指精力。天数，是天赋。材力尽耶与天数然也的意思，就是问，年老的人不能再生子，是否精力已尽，还是生理上必然的现象？

岐伯曰：女子七岁，肾气盛，齿更发长。

《素问·五脏生成》云："肾之合，骨也，其荣发也。"所以认为骨骼与头发都与肾有关，并将牙齿与骨视为同类，称为齿乃骨之余。因此在7岁肾气方盛的时候，头发长，牙齿也要更换。也就是乳齿逐渐脱落，恒齿长出来代替乳齿的换牙。

二七天癸至，任脉通，太冲脉盛，月事以时下，故有子。

这是说，女子到了14岁的时候，已能够生育女子的原因。天癸的意思：古人以先天之气，始化为水，故有天一生水、地二生火等名词。而以癸水称为是天一所生之水，并以人之生，始成精，男女之精，皆主于肾。这和先天之气，始化为水的意思一样。所以肾也称为癸水，表示两者同是天与人的始生之物。因此，也就将人体中内分泌的激素，认为是秉先天之气蓄积而成的。其由来与天一生水相同，故名为天癸。任脉、冲脉，是奇经八脉中的两脉，原称为经血之海。据《黄帝内经太素》所说："十二经脉，奇经八脉，十五络脉，皮部诸络，皆以任冲二脉血气为大，故为海。"月事就是月经。有子，是指生子，不分男女，均称子。

三七肾气平均，故真牙生而长极。

三七是21岁。平，是满足。均，是均匀。真牙，是最后生出来的牙齿，就是长在上下颚最后边的大臼齿，也称为智齿，俗名尽根牙。长极，是指发育成长到了极度的意思。

四七筋骨坚，发长极，身体盛壮。

四七是28岁。这时候筋骨都已坚强，头发也长足了，而身体也显得更为壮健。

五七阳明脉衰，面始焦，发始堕。

五七是35岁。阳明脉已经衰弱。阳明是足阳明胃经，它并冲任挟脐上行，荣于面，循发际。据《素问·阳明脉解》说："阳明主肉，其脉血气盛。"所以阳明脉衰弱，就会影响头面而逐渐使面容憔悴，头发下堕。

六七三阳脉衰于上，面皆焦，发始白。

六七是42岁，这时候，三阳脉都已衰于上，呈现了面焦发白的衰老形态。三阳脉就是手足的太阳、阳明、少阳各经。手三阳从手走头，足三阳从头走足，其经络都与头面相关。血行旺盛，则面色红润，即所谓血脉华于色。而发是血之余，血脉即衰，所以就会使面容焦枯，头发也变白了。

七七任脉虚，太冲脉衰少，天癸竭，地道不通，故形坏而无子也。

七七是49岁，生理上却与二七14岁的时候相反。二七是任脉通，太冲脉盛。这时候任脉虚，太冲脉衰少。二七是天癸至，月事以时下，故能有子。这时候是天癸竭，地道不通，形坏而无子。地道是指下部的脉道。《素问·三部九候论》说："下部地，足少阴也。"不通是指月经的终止。形坏是形体衰老的意思。

丈夫八岁，肾气实，发长齿更。

丈夫是男子的通称。《孟子》："彼丈夫也，我丈夫也。"男子到了8岁肾气充实，头发长，也是乳齿脱落更换恒齿的时期。

二八肾气盛，天癸至，精气溢泻，阴阳和，故能有子。

这是说男子到了16岁的时候，肾气已盛，天癸始至，精气满盈，所以泻溢其精，阴阳和合，便能生子。

三八肾气平均，筋骨劲强，故真牙生而长极。

三八是24岁，男子8岁肾气实，二八时肾气盛，到了三八，正当青年时期，肾气更足。肾主骨，肾水能生肝木，肝主筋，所以在三八肾水平均的时候，筋骨就很劲强，大臼齿也生出来了，身体的发育也到了极度。

四八筋骨隆盛，肌肉满壮。

四八是32岁，男子从幼年8岁起，到老年八八64岁的时间内，32岁正是其中的半数。所称筋骨隆盛，肌肉满壮，也就是表示这是身体最强壮的时候。

五八肾气衰，发堕齿槁。

肾气的盛衰，与头发牙齿有关。在早年发长齿更，是属于肾气盛实的缘故，但到五八40岁的时候，肾气已衰，所以也就会使发堕齿槁。

六八阳气衰竭于上，面焦，发鬓颁白。

阳气衰竭于上，与三阳脉衰于上的意思相同。阳气，就是指三阳之气。男子到48岁的时候，因为根气渐衰，标阳渐竭，所以就会面容憔悴，发鬓颁白。鬓是耳际的鬓发。颁与斑同。颁白是头发黑白相杂。

七八肝气衰，筋不能动，天癸竭，精少，肾脏衰，形体皆极。

《素问·六节藏象论》云："肝者，其华在爪，其充在筋。"男子到七八 56 岁时，因为肝气已衰，筋就不能运动自如。而且天癸竭，精少，肾脏衰。肝主筋，肾主骨。肝肾俱虚，筋骨皆衰。因此，终于使形体疲极，现出衰老的样子。

八八则齿发去。

男子到了 64 岁的年纪，精气衰竭，所以齿发去。去，就是脱落的意思。

肾者主水，受五脏六腑之精而藏之，故五脏盛，乃能泻。今五脏皆衰，筋骨解堕，天癸尽至。故发鬓白，身体重，行步不正，而无子耳。

以上数句，是总结年老不能再生子女的原因。据《灵枢·本神》篇说："五脏主藏精也，不可伤。"故认为五脏各有其精，渗灌于肾。肾者主水，就是指肾是主藏精水的脏器，肾藏精是收受了五脏六腑之精而藏之，所以五脏旺盛的时候，整体健全，肾藏充实，也就能泻其精。如早年肾气盛，天癸至，精气溢泻，筋骨隆盛，肌肉满壮的情形一样，但到了年老的时候，他的形态就完全相反，显出了筋骨懈惰，天癸竭绝，因此鬓发也白了，身体笨重，走路的时候，步调不稳了，这都是五脏已衰的征象。因为五脏盛，乃能泻。五脏衰，则肾脏更衰。所以到老年就不能再生子女了。

帝曰：有其年已老而有子者，何也？

这是问有些年纪已老的人，还能够生子女，是什么缘故？

岐伯曰：此其天寿过度，气脉常通，而肾气有余也。此虽有子，男不过尽八八，女不过尽七七，而天地之精气皆竭矣。

天寿过度，是指先天的精气有余。气脉常通，是指后天的调养得宜。有了天寿过度、气脉常通的优越条件，终于使五脏不衰，肾气有余，年纪虽老而仍能生子。但这是一种例外。因为按一般的情况，男子不超过 64 岁，女子不超过 49 岁，天地之精气便已皆竭。

帝曰：夫道者，年皆百数，能有子乎？

前句是问老年人何以仍能生子的缘故。此句是进一步追问有一种精通养生之道的，年纪到了百岁以上，是否有生子的可能？

岐伯曰：夫道者能却老而全形身，年虽寿，能生子也。

这是说明调养精神的重要。却老就是到老不衰。全形身，是指身体各部分的功能都很健全，没有一般老年人的形态。这种人平时善于保养，虽然有了高寿，但精力充实，还是能生子。所以说："年虽寿，能有子也。"

【小结】

这一节主要的意义，说明人体由少壮到衰老，虽然在生理上有一定的程序，但能够很好保养身体的人，即使到了应该衰老的时期，仍可以老当益壮。其中强调了“天寿过度，肾气有余”“年虽寿，能有子也”等语句，以与前两节度百岁而动作不衰的情况，先呼后应。我们综合这段文字的内容，可以得到几个概念。

1. 上述男女在生理上发展的过程，特别以牙齿、头发、肌肉、骨骼等的特征作为比较，在年龄方面，虽然所说的是个概数，但大致与实际没有过多的距离。我们知道，人体的硬骨是逐渐地缓慢地发育而成的。骨的化学成分是有机物和无机物两类。有机物可以使骨骼有弹性，无机物可以使骨坚硬。骨生长的主要特征是无机物的含量以年龄的不同逐渐增加。儿童的骨含有较多的有机物，所以比较柔软。老年人的骨含有大量钙盐，有机物逐渐减少，所以比较硬，也比较脆。至于成人的骨大约含有 1/3 的有机物和 2/3 的无机物，比较调匀，所以显得坚强。根据我国生理学家关于我国人生长率的研究，硬骨的生长，男女的年龄是不同的。在女子要到 19 岁左右，在男子要到 24 岁左右才达到生长的限度。这个比例是现代用统计方法得来的。但是我们的祖先，却很早就注意到了这一点。所以说“女子三七肾气平均，故真牙生而长极”，“丈夫三八肾气平均，筋骨劲强，故真牙生而长极”。这两句话不但说明了男女硬骨的生长与年龄的比例，而且早已认识了牙齿是属于骨的一部分，并把最后生长的大臼齿来作为决定硬骨已经形成的标志。大臼齿，一般都是在 18 岁或迟到 30 岁之前才长出来的。所谓三七、三八真牙生而长极的话，这与现代生理学的常识适相符合。可见古人研究的精细。还有一点更值得我们来探讨的。古人当时尚不知骨的化学成分，而认为骨属于肾，所以把肾和骨与牙齿发生了直接联系。因此说“肾气盛，齿更发长”，“肾气平均真牙生”，“肾脏衰，筋骨解堕”。古人所说的肾，虽不是现代解剖学上的肾脏，但从这些事实来看，古人始终将骨与牙齿和肾联系在一起。其中的深意，这是值得我们进一步去研究的。

2. 中医学有一种独特之处，即以为男子大体有余阳，不足余阴。所以男子的衰退，以足少阴肾经为起点，并以肾主骨、齿为骨之余。血乃肾之液，发乃血之余，所以到了 40 岁肾气虚弱之后，就开始发堕齿枯。并以肝为肾所生，肾气衰，肝气亦渐衰，肝生筋，肝肾两衰，筋骨就不能运动自如，于是就表现出了上述男子在七八和八八时期内的那种衰老现象了。至于女子方面，认为大体有余阴，不足余阳。气为阳，血脉为阴，所以男子先衰于肾气，女子先衰于血脉。而她衰老的开始，以足阳明胃经为起点，由于阳明脉是荣于面，循发际，于是就形了五七时期的面始焦，发始堕，以及六七时期的面皆焦，发始白的现象。因为女子是有余阴，阴为血脉，所以她的发育和男子有不同的现象。特别提出了“二七任脉通，太冲脉盛，月事以时下”，到七七近于衰老的时期，又有“任脉虚，太冲脉衰少，地道不通”等语，以表示与男子的衰老，在生理上的现象有不同之处。这一些事实，也都是值得我们注意而加以进一步研究的。

3. 在这一节文字中，虽然是叙述了男女在生理过程中的现象，而其主要目的，还是结合上文注意生活劳动能增进健康的意义。上文提出了度百岁而动作不衰，无非说明了重视有规律的生活与劳动，能够长寿而始终保持健康，这一节是进一步说明了人定胜天的事实。本来按生理的常态“男不过尽八八，女不过尽七七，而天地之精气竭矣”，原已不能有子，但如果能够善于调养，很好地保护健康，使“气脉常通，肾气有余”，结果，仍可能改变生理上的必然过程，年已老而有子。甚至说能够始终坚持休养保健之道的人，既能够活到百岁以上，还可以照常有子。这一种事实，我们现在虽然已不容易看到，但原文特别强调了这一点，因此来对比上文年半百而动作皆衰的一些人，便更显得生活正常与保护健康的重要性了。

四、用四个例子说明生活环境与健康的统一性

黄帝曰：余闻上古有真人者，提挈天地，把握阴阳。

真人，是指修真得道的人，也就如神话中所说的那种人。提挈天地与把握阴阳的意思，就是形容他们的博大。《淮南子》：“提挈天地，而委万物。”

呼吸精气，独立守神，肌肉若一。

呼吸精气是指吸收天地间的精气。据《素问·疏五过论》说：“身体日减，气虚无精”；“精气竭绝，形体毁沮。”李东垣说：“气乃神之祖，精乃气之子。气者，精神之根蒂也。大矣哉，积气以成精，积精以全神。”独立是说能够始终坚持他个人所认为的养生之道。守神是指以静养神，不使精神散漫。《淮南子》：“事其神者神去之，休其神者神居之。”肌肉若一，就是年纪虽老，而肌肤仍和童年一样的泽，也就是鹤发童颜的意思。

故能寿敝天地，无有终时，此其道生。

这是形容他的寿命，可以同天地一样无有终极之时，并认为也是由于精修养生之道的结果。有了道才能够长久生存，这即是由道所生，所以说：“此其道生。”

中古之时，有至人者，淳德全道。

至，就是极。至人，是指有了修养之道已到了极度的人。杨上善云："积精全神，能至于德，故称至人。"淳，是厚。淳德全道，就是说至人即有淳厚的德，也有完全的道。

和于阴阳，调于四时。

和，是和合。调，是调摄。就是能适应自然界阴阳的变化，按四时气候的不同而善为调摄。

去世离俗，积精全神。

去世离俗，是说他的志趣与常人不同，没有世俗的习气。积精是积聚精力，全神是神气充足。

游行天地之间，视听八达之外。

八达，是四通八达，也就是远的意思。这是说，他经常云游天下，即使在一般目所未见、耳所未闻、人迹罕有的远处，亦无不有他的踪迹。

此盖益其寿命而强者也，亦归于真人。

益其寿命，就是增强他的寿命。强，是自强不息的意思。像这种人，既能延寿，又能长久保持着身体的强健，虽与上述寿敝天地的真人不同，但已近似于真人，所以说："亦归于真人。"

其次有圣人者，处天地之和，从八风之理。

圣人，是指有最高尚的人格，足以使人受其感化的一种人。处天地之和，从八风之理的意思，就是能够注意到自然界的现象，适应周围环境。对于危害身体健康的八方的风向，都能及时防避。八风的名称，据《灵枢·九宫八风》云："风从南方来，名曰大弱风。西南方来，名曰谋风。西方来，名曰刚风。西北方向来，名曰折风。北方来，名曰大刚风。东北方向来，名曰凶风。东方来，名曰婴儿风。东南方向来，名曰弱风。此八风皆从其虚之乡来，乃能患者。"

适嗜欲于世俗之间，无恚嗔之心。

适嗜欲，就是随遇皆安，没有特殊的嗜好。世俗间一般的嗜欲，他都感到舒适。没有忿恨和恼怒的意思。

行不欲离于世，被服章，举不欲观于俗。

他的行为与世人无异，并没有脱离群众。他的举动，也仿效一般的习俗。观于俗，就是效尤的意思。"被服章"三字，据前人校正《内经》原文时，认为此三字和上下语气不能接合，疑是多余的文句。

外不劳形于世，内无思想之患，以恬愉为务，以自得为功，形体不敝，精神不散，亦可以百数。

此数句是说能享寿百数的主因：在外对事务上并不做过分的操劳，在内对思想上也没有杂生乱的妄念。日常生活中，以恬静愉快为根本，以悠然自得为原则。像这样外使形体不坏、内又精神饱满的人，终于也可活到100岁以上。

其次有贤人者，法则天地，象似日月。

贤人是指有才德而能通达世事的人。法，是效法。则，是方式。法则天地，就是效法着天地的方式，如天的高远、地的宽大一样。象似日月，就是他完全可以像日月一样的过着有规律的生活。

辨别星辰，逆从阴阳，分别四时。

辨是辨别，别是分解。辨别星辰，就是能懂得天文。逆从阴阳，就是能按阴阳所代表的正负两方面去观察事物。分别四时，就是按春生、夏长、秋收、冬藏，四季时令的不同，能够分别适应来调养身体。

将从上古，合同于道，亦可使益寿而有极时。

和上古人民一样过着恬静俭朴而简单的生活。所以说："从上古合同于道。"这种人亦可使"益寿而有极时"。极时，是有终极的时间，并非是无限的。就是说，也能增加他的寿命使之享有相当高的寿命。

【小结】

这一节是全文的总结，为了指出调养身心的重要，将生活环境与健康的关系下了一个结论，所以举出四种人的生活方式作为引证。所谓真人、至人等名称，是否果有其人，不必去研究，因为原文中也并没有肯定，而只是说"余闻上古有真人者"，表示这些人都是传闻而来的。至于这些人的生活方式，当然也不能说全都有模仿的必要。但其中有一点，从总的方面说，就是这四种人中的任何一种人，他们的生活都是有规律的、简单的、朴素的，没有自私心理，也没有贪求妄念，于是他们都得到了超越常人的高寿。

上文一方面描述了四种人不同的生活和修养方式，另一方面对他们的年寿，也分别作了不同的比较。有的是"寿敝天地"，有的是"亦可以百数"，有的是"益其寿命而强者也"，有的是"益寿而有极时"。将修养的程度和寿命的长短，几乎做了一个正比例。我们如果细细体会原文的中心意义，引用这些例子，其实也就是要借此说明生活环境和个体相互间的密切关系。

古人提出这四种人来举例说明，其主要目的无非要使人相信一个人的生活环境与健康是成正比例的。

综合全篇的意义，其目的也就是要启发人们，应注意到生活环境与健康是成为正比这一点。所以开始就提出了“春秋皆度百岁而动作不衰”和“年半百而动作皆衰”的两种人，以说明不同的生活环境，就有着不同的健康状态。其次又叙述了上古人民生活恬静俭朴的生活，说明他们是“虚邪贼风，避之有时，恬澹虚无，真气从之，精神内守，病安从来”。在这寥寥数语中，已把适应生活环境足以防治疾病的意义，说得很是显明。同时再举出善于调养身体的人，虽然已到了生理上已不可能生育子女的年龄，能“却老而全形身，年虽寿，能有子也”。依这个例子来阐述生活环境的改变，能够引起人体的改变。最后更举出了四种人的例子，依他们不同的生活和年寿的长短，为人体和他的生活条件是统一的意义，作了一个总结。像以上各节，这许多例子中，当然是由于人体与其周围环境是共同成为一个统一整体的缘故。因此，我们要做到增进健康和预防疾病，就不应该只注意到局部，而必须注意到整个人体和周围的环境。

承淡安 1956 年于南京

第二章　四气调神大论新注

“四气调神大论”是《素问》的第二篇论文。什么是四气调神呢？就是说能够适应四季的气候，调养精神，舒展身心，是可以预防疾病的。因此，全文的内容着重指出了气候对于人体的影响，并以万物因感受四季的气候不同，而有春生、夏长、秋收、冬藏的现象。认为人体也同样需要随着气候的变化，应该按春夏秋冬等季节以顺养生长收藏之道。但是该用怎样的方式来顺养调神呢？如果不按时调养又将会发生怎样的疾病呢？对这些问题，本篇中都曾扼要地有所阐明。全文内容约可分为 4 节。

1. 第 1 节开始就针对这主题，先将四气调神的方式详为说明，其中分为 3 点：①描述了四季的气候与不同的景色，列举万物在四季中生长收藏等现象作为例证，以说明人体为什么也需要适应气候的原因。②分述在日常生活中应按四季气候调养的方式。③指出因不能及时调养而将造成的各种病症。

2. 第 2 节是专论天气的作用，广泛地分析了因气候失常而造成的各种灾害。因为天气的不和能够成灾，所以人体的失调也能够生病。以此例彼，进一步解释了必须按时调养的原因。

3. 第 3 节是呼应前文，重复论述了因不顺四时气候，对于肝心肺肾各器官直接所受的影响，以证实四气调神的重要性。

4. 第 4 节是总结全文，生动地做了几个比喻，肯定了卫生工作应以预防为主的原则。而四气调神也正是遵照这一原则必须做到的重要工作。

一、四气调神的方式与失调所造成的病症

春三月。

通常以正、二、三月作为春季。但按农历节气须自立春起，即阳历 2 月 4 日或 5 日。包括立春、雨水、惊蛰、春分、清明、谷雨等节气。

此谓发陈。

发是启发，陈是陈旧。当时万物都将启陈旧而发新，所以草木的旧根子，也就会重新生发枝叶。

天地俱生，万物以荣。

天是指气候而言，春季的气候由寒转温，地面上生气蓬勃，万物欣欣向荣。

夜卧早起，广步于庭，被发缓形，以使志生。

心意的趋向称为志。《素问·金匮真言论》云："春气者，病在头。"被发就是头部没有束缚。缓形就是举动轻松和缓，体舒心逸。

生而勿杀，予而勿夺，赏而勿罚。

春季要顺应万物生发之象，所以当生则生之而不杀，当予则予之而不夺，当赏则赏之而不罚。

此春气之应，养生之道也。逆之则伤肝，夏为寒变。

寒变是寒性的病变。春季不能顺应养生之道，当生发而不使生发则伤肝。当进入夏季炎热的时候，反将发生寒病。

奉长者少。

奉就是承接。万物春生夏长，春季无所生，夏季即无所承接而长也很少了。

夏三月。

通常以四、五、六月作为夏季，但按农历节气须自立夏起，即阳历5月6日。包括立夏、小满、芒种、夏至、小暑、大暑等节气。

此谓蕃秀。

蕃是茂盛，秀是秀丽。

天地气交，万物华实。

《素问·脉要精微论》云："夏至四十五日，阴气微上，阳气微下。"这就是所谓天地气交。因为从夏至起，此后将由炎热逐渐转入秋凉，时间也将逐渐夜长昼短。这也正是万物英华盛实的时候。

夜卧早起，无厌于日。

在一年中，夏季日出的时间最早，日入的时间也最迟，容易使人倦怠，但仍宜夜卧早起，不能憎厌日长。

使志无怒，使华英成秀。

华英是茂盛的花草。成秀是要保护华英，使其更为秀丽。在人体来说，华英是指心华，也就是神气。《素问·阴阳应象大论》云"怒伤肝""怒胜思"。又云："肝生筋，筋生心。"所以怒能伤肝，也能阻抑思想。无怒则可以使心华秀长，心神宁适。

使气得泄，若所爱在外。

所爱在外，是指夏季要使体内炎热的暑气得以疏泄，就要当作它是所爱在外一样，必须充分使其排泄在体外。

此夏气之应，养长之道也。逆之则伤心，秋为痎疟。

《素问·五运行大论》云："南方生热，在夏为热，在地为火，在脏为心。"故以心属火，火旺于夏，心火在夏季应长而不长，暑气应泄而不泄，心衰则暑盛，到秋季金气收敛的时候，即如《类经》所云："暑邪内瘀，至秋令阴欲入而阳拒之，故为寒。火欲出而阴束之，故为热。金火相争，故寒热往来，而为痎疟。"

奉收者少，冬至重病。

万物夏长秋收，夏季无所长，秋季即无由承接而所收的也很少。不但如此，若人体逆夏长之气则伤心，心属火，火病畏水，到冬至寒水当令的时候，反将引起重病。

秋三月。

通常以七、八、九月作为秋季，但按农历节气须自立秋起，即阳历8月8日。包括立秋、处暑、白露、秋分、寒露、霜降等节气。

此谓容平。

自然界各种植物到了秋天，大都由秀而结成果实，已经平定，所以称秋三月为容平。

天气以急，地气以明。

秋风劲疾，气候干燥称为急。山川景净，物色清肃称为明。

早卧早起，与鸡俱兴。

早卧是要与春夏夜卧的时间不同，可以适应秋夜静肃的环境。早起的时间与鸡相同，更可以吸收舒爽的秋气。

使志安宁，以缓秋刑。

秋刑是肃杀之象。秋季有燥急之气，所以要使人志安宁，不致急躁，就不会妄动。不妄动就能谨慎，因而缓用秋刑，就不会妄杀。

收敛神气，使秋气平。

平是平和，也就是饱满。夏日炎热，易使心神散荡，在秋凉之时需要收敛，使可以回复到精神饱满、神气充足的形态。

无外其志，使肺气清。

秋令要收敛，要使神志安宁，也需要吸收秋令爽朗的空气。志不外弛，就能够聚精会神。肺气清静，就能够保持健康。

此秋气之应养收之道也。逆之则伤肺，冬为飧泄。

食不化而泄，称为飧泄。《素问·脏气法时论》云："肺主秋，手太阴阳明主治。"故逆秋收之气则伤肺。肺金不能生冬时之肾水，当进入冬令之时，就有飧泄之病。《灵素集要》云："秋收而后冬藏，阳藏于阴，而为中焦釜底之燃，以腐化水谷。秋失其收，至冬寒水用事，阳气下虚，则水谷不化，而为飧泄。"

奉藏者少。

万物秋收冬藏。秋季无所收，冬季即无由承接而所藏的也很少了。

冬三月。

通常以十、十一、十二月作为冬季。但按农历节气须自立冬起，即阳历 11 月 8 日。包括立冬、小雪、大雪、冬至、小寒、大寒等节气。

此谓闭藏。

草木凋枯，蛇虫潜藏，地面上寂然无生长繁荣之象，如同闭塞一样，所以称为闭藏。

水冰地坼，无扰乎阳。

坼，是土地裂开的意思。《礼记》："仲冬地始坼。"严冬之时，不要扰动阳气。如果是滴水成冰，泥土冻裂，这正是冬季应有的景气。

早卧晚起，必待日光。

春夏秋季都是早起，独在冬季，需要晚起，而必待日光。就是要防避为寒气所侵袭。

使志若伏若匿，若有私意，若已有得。

伏是潜伏，匿是藏匿。伏匿则不动，不动则静。若有私意和若已有得，都是说明冬季以静为主，心无妄念，精神不散。

去寒就温。

天寒地冻之时，室内比户外温暖。去寒就温，就是要深居简出，以防避寒风冷气。

无泄皮肤，使气亟夺。

汗是由皮肤排泄出来的液体。无泄皮肤就是不要使之出汗。冬令要固藏阳气，不应泄夺。阳气是根于主阴，发于皮表，出汗则阳气发泄，易为寒风所迫，而亟夺其根气。

此冬气之应养藏之道也。逆之则伤肾，春为痿厥。

《素问·脏气法时论》云："肾主冬，足少阴太阳主治。"故逆冬藏之气则伤肾。肾水不能生肝木，到了春季，就将发生痿厥的病症。本经有"痿论""厥论"两篇详言其理。痿是痿弱，不能运动自如的意思。厥是昏迷。《素问·厥论》云:“阳气衰于下则为寒厥。阴气衰于下则为热厥。”

奉生者少。

万物冬藏春生。冬季无所藏，春季即无由承接而所生的也很少了。

【小结】

这一节的内容，列举了四季气候与按时调养的方式。综合其中的意义，有几个特点是值得我们重视而应有所体会的。

1. 古人认为要调养身体，应该是睡眠和起身时间，按四季的气候各有迟早。因此指出了春夏两季都应该夜卧早起，秋季是早卧早起，冬季是早卧晚起。照这样的规定，也就是说，工作和睡眠的时间，应该和昼夜一样各有短长。春夏昼长夜短，所以睡眠时间也要少一些。秋冬夜长昼短，所以睡眠时间也可以多一些。如依照这一种方式来做，其中实在含有深长的意义。

我们知道，正常的生活过程是在工作和睡眠循环交替的条件下进行的。睡眠是保持健康的必要因素，它能够完全恢复我们在一天中所消耗的体力。但是为什么四季之中又要迟早不同呢？原因虽是很多，而主要的当然是为了利用春夏较长的白昼，可以充分发挥劳动力。由于充分劳动之后，就很容易入睡。而春夏秋三季的早晨空气新鲜，所以都必须早起，才能够吸收。至于秋冬要提早睡眠，因为秋冬夜长，黑夜静寂的环境，能够使人安眠，可以充分得到休息，容易将一天的疲劳完全恢复。这就是在秋冬夜长昼短需要早睡的原因。相反，如上文所说春夏应该夜卧早起，那是因为春夏昼长，如果起床时间和秋冬一样，那既不能吸收早晨的新鲜空气，又会影响劳动的时间。所以古人指出四季的睡眠时间这一点实在是值得我们深思的。

2. 上文所提四季调养的方式，按季节的顺序来说，是春生、夏长、秋收、冬藏。但分开来看，春季的生发与秋季的收敛，夏季的盛长与冬季的闭藏，其作用都是相反的。所以春季要“广步于庭，被发缓形，以使志生”。而秋季却是“使志安宁，收敛神气，无外其志”。其方式也是和春秋的景象完全不同。尤其是夏季要“使气得泄，若所爱在外”，冬季却是“无泄皮肤，使气亟夺”，更是完全相反的两件事。而为什么在夏冬两季，偏要提出这两点来作为必须调养的例子呢？我们依据现代生理学的观点，来分析这个问题，便可以得到结论了。因为人体经常保持一定的温度，一面在产热，一面在散热。产生的热和散失的热通常是大体相等的。这种平衡的维持，是由于神经系统一方面控制热量的产生，一方面控制热量的散失。热量的散失，有种种不同的方式，传导、对流、辐射，或蒸发等。在一般情况下人体由皮肤的蒸发作用而失去的热，约占人体所散失热量的 25%，因此皮肤有主要的散热作用。当天气炎热气温升高，或从事一种剧烈运动时，皮肤的微血管就会发生充满血液的情形，而能使大量的热由辐射作用和蒸发作用而散失。因为皮肤的蒸发作用能够出汗而带走大量的热。在夏天，流了汗，人体觉得爽快。如果患者发热流了汗，温度就可以减低。这些都是汗带走热的证明。所以在夏季如果不出汗，同时因气候炎热，体内继续产热不能散发，结果，体温升高，在这种情况下，往往容易中暑。所以上文在夏季特别提出了"使气得泄，若所爱在外"。也就是说，在夏季要使皮肤充分发挥蒸发作用，以散失体内的热量。与此相反，在寒冷天气中，气温降低的时候，皮肤里的血管收缩，血液大量减少，于是放出的热也就减少了。所以在冬季，如果出汗使体内的热量散失过多，可能使皮肤的温度大大降低，也就是使体温反将降得比正常低，容易失去对于疾病的抵抗力因而发生各种受寒的疾病。如果长时间受冷，又可能因局部的刺激引起全身衰弱。这也就是上文在冬季中"无泄皮肤，使气亟夺"的主因了。

3. 中医学对于各器官功能的相互关系与病理分析有独特之处。即以肝心脾肺肾五脏来说，既系循环相生，而又按季节的不同，各有所主，并以此作为造成病症的原因之一。所以如上文所说：肝主春，逆春气则伤肝。心主夏，逆夏气则伤心。肺主秋，逆秋气则伤肺。肾主冬，逆冬气则伤肾。不但如此，且以春季当生发之时，竟有痿厥之病。夏季当盛长之时，竟有寒变之病。秋季当收敛之时，竟有痎疟之病。冬季当闭藏之时，竟有飧泄之病。其病情适与时令相反，而其病因则全是由于在上一季失于按时调养之故。其中的意义，是值得我们体会而进一步来研究的。其次，中医学的原理，是以阳气发源于下焦阴藏。春生于上，夏长于外，秋收于内，冬藏于下，所以对四季调养的方式，亦是依据这种原则。因而提出了春季要被发缓形，使头部没有束缚，夏季要使气得泄，秋季要收敛神气，冬季要无泄皮肤。如果不能按此进行，则将夏失所长，秋失所收，秋既有碍则冬无所藏，阳不归原则根气已损，到冬季寒水当令，无阳热温煦。所以在上文"奉收者少"之下，特添上一句"冬至重病"，其故即在于此，这也是值得我们来研究的。

二、自然界的灾害与造成疾病的因素

天气清净，光明者也。藏德不止，故不下也。

古人以为天气在空中无休止地活动着，因而产生了冷热温凉、风霜雨露等现象。调和四时，使万物得以生长，这就是所谓天德。因为天气含藏有这些调和四时的作用，永远没有休止，所以说："藏德不止。"这种"藏德"的现象，是由于天气在高空中的演变而成。如果天气不是高居上空，就不能产生此种作用。因为要表示天气在高空有此伟大的作用，所以说："故不下也。"

天明则日月不明，邪害空窍。

此二句是补充上句的意义，说明天气不能藏德的后果。天明，是天气光明的意思。天气不但是光明的，而且还要能产生各种作用。这就是说，如果天气仅是一种透明的气体，只有单纯的光明，而不能流通运行于天地之间演变各种现象，即不能按时调和气候，就将四季不分、寒暑失常。像这种情形，天气既已失其运用的功用，势将烟雾弥天，日无光，月不明，而难以显其辉芒。所以说天气仅有光明，而不能如上文之所谓"藏德不止"，则日月不明。以天比拟人体，如果人体仅是单纯吸收了空气，不知运用，也不能按四时适应气候的变化，做适当的调和，也易于引起疾病，即所谓为邪所害。空就是孔。窍，杨上善云："空窍，谓三百六十五穴也。""邪害空窍"就是感染了外界构成疾病的种种刺激，伤害了身体的意思。

阳气者闭塞，地气者冒明。

阳气是指日光。《素问·生气通天论》云："阳气者若天与日。"闭塞，是指天空有云，日光不现的意思。冒明，是指掩蔽了光明。此二句是说气候反常，上下不能调和的现象。阳气闭塞在上，是指一种阴沉恶劣的气候。太阳为云霓浓雾所遮蔽，日光不得下射，如同闭塞一样。而地面上的水蒸气，如在晴好的天空中，受日光照射之后，都能发散。但在所谓阳气闭塞、阴晦潮湿的气候之中，地面的尘埃水气，就集结着弥漫了低空，几乎完全掩蔽了光明。这就是上闭塞、下冒明的现象。所以说："地气者冒明。"

云雾不精，则上应白露不下。

上文阳气者闭塞二句，是指天日无光。此二句是指地气不升。白露就是雨，雨是由云变成的。地面上的水气蒸发到了天空中去，遇到冷，水蒸气就和空气中的灰尘凝结成小水珠，积聚起来浮在高空的就是云，近地面的就是雾。如果地面上水蒸气不断上升，和原先飘浮在天空中的小水珠合在一起，小水珠就慢慢变大而重，空气支持不住，落到地面上来，就成为雨。所以空气中的水蒸气越多，下雨的机会也越多。此句所说的云雾不精，就是指当时气候异常干燥，水蒸气不能凝成云雾。既没有云雾，当然雨就更少了。下不升，上不降，这就是云雾不精，则上应白露不下的原意。

交通不表，万物命故不施，不施则名木多死。

下不能上升为云雾，上不能下降为雨露，上下没有交通的表现，气候失常。万物的生命，也不能受其施化。即名木珍果，也将枯萎而死。

恶气不发，风雨不节，白露不下，则菀藁不荣。

此数句是说：恶气当发不发，风雨应节不节，白露宜下不下，则菀藁不荣。恶气是阴霾密布的气象。菀是茂盛，藁是禾杆，不荣就是不能生长繁荣。

贼风数至，暴雨数起，天地四时不相保，与道相失，则未央绝灭。

数音朔。《灵枢·岁露论》云："凡四时乖戾不正之气，是为贼风邪气。"不相保，就是寒暑无节，不保其常。与道相失，就是不合时令。央是中半。未央绝灭，就是说生长不到一半，还未成熟就已绝灭。

唯圣人从之，故身无奇病，万物不失，生气不竭。

从是顺从，四时的气候虽是不和，若能适应而善为摄养调理，在人体就不致有奇特的疾病，在生物也不致遭遇到未央绝灭，都仍能继续成长，生气不竭。

【小结】

这一节广泛地论述了自然界的现象，其目的原欲以天气不和能使草木不能生长为例证，以说明人体必须适应气候按时调养，也可以防治疾病。但我们研读了这一节内容之后，深觉当时在自然科学尚未昌明的时候，古人竟能以寥寥数语准确地指出了云雾雨露及高空中天气的本质。在《素问·阴阳应象大论》中，便明确地指出"地气上为云，天气下为雨，雨出地气，云出天气"等语。再如上文所谓阳气闭塞，即浓云蔽日的现象，居然能解说这是地气冒明的缘故。可见古人早已认识云是地面上水蒸气上升而形成的，而且也早已认识了雨与云雾的成分是相同的。所以将不下雨的情形就直接说是由于云雾不精之故。空气中的水蒸气不能凝成云雾，可见气候的干燥了。所以古人虽以阳气、地气、恶气、贼风等名词来形容天空中的现象，但我们不能因为这些名词费解，而抹杀了它在自然科学上的规律。

三、从四时的气候说到人体与季节的关系

逆春气则少阳不生，肝气内变。

少阳是足少阳胆经，胆与肝相为表里，腑气不生，则脏气变。所以逆春气则少阳之令不能生发，阳气不出，肝气内郁而发生变更。

逆夏气则太阳不长，心气内洞。

太阳是手太阳小肠经，小肠与心相为表里。《素问·脏气法时论》云："心主夏，手少阴太阳主治。"所以逆夏气则太阳之令不长，就使心气虚而内空。

逆秋气则太阴不收，肺气焦满。

焦是焦热。满是胀满。太阴是手太阴肺经，主秋收之气。逆秋气则太阴之

令不收。太阴不收，则肺叶焦热胀满。

逆冬气则少阴不藏，肾气独沉。

藏就是藏于中，沉就是沉于下。少阴是足少阴肾经，主冬藏之气。在冬令不能蓄藏肾气，则肾气虚而独沉，即发生注泄沉寒等病。

夫四时阴阳者，万物之根本也。所以圣人春夏养阳，秋冬养阴，以从其根，故与万物沉浮于生长之门。

四时是春夏秋冬，阴阳是昼夜寒暑冷热动静等的代名词。万物随着气候的影响而能发育生长。所以说，四时不同的气候，就是万物的根本。春夏昼长夜短是阳气外盛的时候，气候温热，万物收藏。有生长才有收藏，有收藏才能生长，两者互为因果。所以春夏养阳与万物同浮，就是预为秋冬培养了收藏的根基。秋冬养阴与万物同沉，就是预为春夏开辟了生长的泉源。

逆其根则伐其本，坏其真矣。

根，如同草木的根苗。本，如同草木的枝干。真，如同草木的生命。不能按时培养根苗，枝干即无由发育，更何能望其成长？

故阴阳四时者，万物之终始也，死生之木也。

阴阳四时，是指冷热不同的季节。春季气候温和，是一年之始，是万物生长的时候。冬季气候寒冷，是四时之终，也正是万物凋残蛰藏似死的时期。

逆之则灾害生，从之则苛疾不起，是谓得道。

逆，是指不按照四时做适当的调养。从，是指顺从不同的气候及时注意摄生。苛，是残虐的意思。不起，就是不致引起。道，是指保健的原则而言。

道者圣人行之，愚者佩之。

行之的意思，是指既要了解保健的原则，又能确实做到。佩之的意思，仅是流露于外表而不能身体力行。《黄帝内经太素》云："圣人得道之言，行之用身，宝之于心府也。愚者得道之章，佩之于衣裳，宝之于名利也。"

【小结】

这一节提出了肝气内变、心气内洞、肺气焦满、肾气独沉等症状，以补充第1节的内容，说明因不能按时调养直接造成的病症。而其中的意义，却是强调了四时阴阳是万物的根本，是万物的始终与万物的死生之本。所以逆之则灾害生，从之则苛疾不起。但是为什么四时阴阳会有这样大的影响呢？这是值得我们来研究的。

所谓四时阴阳，其实就是自然界的现象。自然界有阳光、空气、水，这都是万物能够生长的主要条件。就人体来说，经常和阳光、空气、水接触，代谢的作用比较旺盛，调节体温的能力比较强大。而这些自然界的因素又能引起刺激，通过中枢神经系统，可以使体内各器官加强工作，就可以增进整个身体的健康。

由于太阳在四季中，照射在地面上的时间不同，四季的气候也有变化。这种气候与万物的生长收藏都有着最密切的关系。所以如上文所说的春夏养阳，就因为春夏地面上向日的时间多。秋冬养阴，就因为秋冬地面上背日的时间多，因而起卧时间和生活方式也随着季节而不同，就是为了要适应当时的气候。相反的，如果气候失常，夏季不热，冬季不冷，春季如秋季一样的干燥，秋季如春季一样的多雨，气候不正，当然会影响万物的成长。人体如果与阳光、空气、水等接触太少，当然也容易生病。气候既与万物有如此重大的关系，这就是上文所说“逆之则灾害生，从之则苛疾不起”的意义了。

四、预防疾病的重要性

从阴阳则生，逆之则死。从之则治，逆之则乱。

从者，就是指四时五脏之气，相生而顺行，顺则治，治则生。逆者，就是指五脏四时之气，相胜而逆行，逆则乱，乱则死。就是说能够顺阴阳就能生存，违逆了阴阳就会死亡。顺从就得太平，违逆就会混乱。

反顺为逆，是谓内格。

五脏相生之气，在外者格拒于内，应入而不入，应出而不出，逆而不得顺行，称为内格。即是说，如果不顺从反而违逆，就会使机体和环境互相格拒。

是故圣人不治已病治未病，不治已乱治未乱，此之谓也。

治未病与治未乱，都是治之于未形。

夫病已成而后药之，乱已成而后治之，譬犹渴而穿井，斗而铸锥，不亦晚乎？

【小结】

这一节着重指出了预防疾病的重要性。我们读了上面这段生动而精辟的语句，言简意赅，发人深省，不但为整篇四季调神论的意义作了一个明确的结论，而且反映了古人对于卫生工作应以预防为主的原则，早已有了深刻的认识。

《淮南子》说：“良医者，常治无病之病，故无病。”说明古人早就明悉预防可以无病，要想无病，必须经常做好预防工作。

承淡安 1956 年于南京

第三章 生气通天论新注

“生气通天论”是《素问》的第3篇论文。为什么题为生气通天？因为本篇的主要内容，就是广泛论述空气与人体的关系。任何人不能片刻停止呼吸，所以人体必须要有空气，才能够维持生命，这就是所谓生气。生气不但上通于天，且因天空中的空气，随着自然界的演变，会有冷热燥湿与形成风云雨露等现象，如因气候不和也能够造成各种灾害，而人体中的生气亦是如此。我们知道，体内的组织经常需要氧气，所以生气可以说就是氧气。在氧化过程中，气体在体内能够产生热和其他的能，并与外界环境经常交换着气体。它既能保持各器官功能的正常，又因感受外界寒暑湿燥等气候的影响，在体内也能发生不同的变化。如失于调和，甚之即能造成疾病。因此体内的空气能与天空中的空气一样，也会产生各种不同的作用。正如《灵枢·邪客》中所描述的人身皆与天地相应，其理相同，所以称为生气通天。

本篇所论虽以生气为中心，而其着重却是以阳气为主。所谓阳气，是中医学中一个重要的名词。在《内经》（包括《素问》《灵枢》共162篇论文）中，可以说是经常引用阳气二字为论述对象的，而其与人体健康的关系亦是很大。什么是阳气呢？本篇中对此作了扼要的说明，而且列举因阳气不固造成的各种疾病。为了解释阳气在人体中的重要性，本篇中并提出了阴为内、阳为外的原理，而又列举了两者不和引起的病症。所以综合全文内容，在前所论的是阳、是外、是气，在后所论的是阴、是内、是味。反复举出例证，借此分表里、明精气，以辨邪正的本末。

1. 综论空气所扩散的范围，并对于人体直接所发生的利害关系。

2. 着重阐述阳气的意义：①说明阳气的功能，以天之有太阳作为比喻。天日不能无光，阳气亦不能失所。所以提出了阳气因寒暑湿气等伤害，将能造成怎样的病症。②说明阳气需要清净，如烦劳而不清净，在夏季炎暑之时，即能发生煎厥与目盲耳闭等严重病症。③说明因阳气不固而能造成厥胀、偏枯、痤疿、大丁、皶痤等症状的因素。④说明阳气的作用，精则养神，柔则养筋，并列举偻瘘、善畏、惊骇、痈肿、风疟等症状，以证明因失于调和所生的后果。⑤说明一天之内阳气在人体中盛衰的过程，以及怎样按时适应的方式。

3. 由阴气说起，详述内外调和的重要性：①说明造成狂病与九窍不通的原因。②列举因饮食起居不节，由饮食、大饮、强力所引起的各种病症。③指出为四时阳邪或阴邪所伤，会造成寒热、洞泄、痎疟、咳、痿厥、温等病的原委。

4. 分论五味与五脏的关系，并将因食五味过多时各脏器所生的损害，鲜明地作了几个对比。而且将全篇的精义，即阴阳内外与筋骨气血的相互关系做了一个总结，对于生气通天的原意使人更易明了。

一、空气在人体中的重要性

黄帝曰：夫自古通天者，生之本。

天空有空气，自古以来，万物都必须有空气才能够维持生命，不能片刻与空气隔绝不通。所以说："通天者，生之本。"

本于阴阳天地之间，六合之内。

本是根本。六合就是上下四方。阴阳天地是指自然界的现象。人要维持根本的健康，就需要适应大自然的环境。《素问·四气调神大论》说："四时阴阳者，万物之根本也。"

其气九州九窍，五脏十二节，皆通乎天气。

九州是古时的冀兖青徐扬荆梁雍豫等州。九窍是头部七窍，下部二窍。五脏是肝心脾肺肾。节是骨节，人体四肢各有三大节，故称为十二节。《黄帝内经太素》："十二节者，为人四肢各有三大节也。"此数句是形容空气扩散的区域，在地广至九州，在人体遍及九窍五脏四肢等。

其生五。

五是指木火土金水的五行，相传河图以天之十干化生地之五行，以五行分居于东南西北中五个方位，而由五个方位化生出五种不同的气候。如木属东方，东方生风。火生南方，南方生热。土属中央，中央生湿。金属西方，西方生燥。水属北方，北方生寒。故称为："其生五。"

其气三。

三气就是天气、地气、运气，是三阴三阳之气的合称。天气在上，随着时令的不同而有寒暑燥湿风火等气候。地气在下，随着气候的不同而使万物有生长化收藏等现象。运气在中，运行于天地之间。天气的变化影响地面时，或地面的水分上升到天空，而在其中先有所表现的征兆，就是运气。正如《素问·六元正纪大论》所说："天气不足，地气随之。地气不足，天气从之。运居其中，而常先也。"

数犯此者，则邪气伤人，此寿命之本也。

邪气伤人，就是说如果风火寒暑燥湿等气候发生了变化而失常，若冒犯其变，为邪气所伤，就容易使人生病。如能气候调和，善为摄养，就是维持寿命的主因。所以说："此寿命之本也。"

苍天之气清净，则志意治。

天气清净则气候正常，人气清净则精神开朗，于是使志意也随之安和而不乱。

顺之则阳气固，纵有贼邪，弗能害也。此因时之序。

顺之就是及时顺养，像苍天之气那样的清净，则神志与意念都不浊乱，于是阳气固密，外邪不能侵。因为阳气主外为卫，阳气固就是指由于内外协调增强了抵抗力，即"虽有贼邪，弗能害也"。但必须注意到四季时序的不同而适应气候的变化，所以说："此因时之序。"

故圣人传精神，服天气，而通神明。

传精神，是指传授了休养精神之法。服天气，是指静坐呼吸法。通神明，就是传精神、服天气的结果。

失之则内闭九窍，外壅肌肉，卫气散解，此谓自伤，气之削也。

如果生活反常，耗精纵欲，志意烦乱等，就会九窍不通，肌肉壅塞，卫气解散而失去其功能。卫气属于阳气的一种，是人体的外卫。卫气散解，就失去了保卫的作用。而卫气散解和内闭九窍、外壅肌肉的情形，都是由于自己失于调和，过分地耗伤精力之故。所以说："此谓自伤，气之削也。"

【小结】

这一节概括全篇，简明地叙述了空气所扩散的范围。同时又指出了空气对于人体的重要，重点是在清净二字。所谓清净，一方面是指新鲜的空气，另一方面是指人体身心的安宁。这两点即是本篇所论述的造成疾病的内因和外因。

二、阳气的作用与寒暑湿气

阳气者，若天与日，失其所，则折寿而不彰。

此数句是说明阳气与人体的关系。人有阳气如同天有太阳。失其所是指天没有日光，人缺少阳气。天没有日光，就变成阴晦而不明，人缺少阳气，就将使寿命短折而不能有所表现。

故天运当以日光明。

即指天有太阳，才有光明。

是故阳因而上卫外者也。

天日在上，普照万物。人的阳气也与天日一样，应该上行于外，而起保卫身体的作用。

因于寒，欲如运枢，起居如惊，神气乃浮。

枢是枢纽。如惊是轻举妄动的意思。四季气候不同，冬季更需要阳气生热，所以寒冬时应该将阳气周密闭藏，精神内守，如紧闭门户一样。若起居不节，犹如开门引进寒气，反使神气浮露于外。

因于暑、汗，烦则喘喝，静则多言，体若燔炭，汗出而散。

夏季气候炎热，如果热的产量增多或排出减少，体内的热量便会超过平时，因而汗出。烦的时候则气喘呼喝。静的时候则多言。体热虽如燔炭，但出汗之后，却能使热度减退。

因于湿，首如裹，湿热不攘，大筋软短，小筋弛长，软短为拘，弛长为痿。

攘是排除。软是缩。因为湿气熏蒸在上，使头如布裹一样昏胀，久则大筋因热瘀而短，小筋因湿热而弛长。软短则手足拘挛而不伸，弛长则手足痿弱而无力。

因于气为肿，四维相代，阳气乃竭。

四维是指四时。《素问·至真要大论》云："寒暑温凉，盛衰之用，其在四维……春夏秋冬，各差其分。"古人以四肢为诸阳之本，而手足有三阳之气，在四时有盛有衰，亦如四时之交相代谢。故亦将四维比拟为四肢。相代就是交替连续为病的意思。"因于气"是指因阳气不能运行，气滞而肿。《素问·阴阳别论》云："结阳者，肿四肢。"四肢连续发肿，终致内外阻塞，使阳气竭壅不行，甚则呼吸停止以致死亡，即所谓："阳气乃竭。"

【小结】

本篇的主题是生气通天，因此所有的描述也着重以自然界的现象来比拟人体。

三、烦劳大怒及汗湿风寒所引起的病证

阳气者，烦劳则张，精绝，辟积于夏，使人煎厥。目盲不可以视，耳闭不可以听，溃溃乎若坏都，汩汩乎不可止。

烦劳是指精神不宁而烦乱。张是浮张在外。精绝是指元素的竭绝。辟是病，亦指偏邪。煎厥是指情绪激动，引起烦热如煎而致昏厥。《素问·脉解》云："肝气当治而未得，故善怒。善怒者，名曰煎厥。"溃溃是散乱的意思。汩

汩是水流放泄的声音。这里所说的阳气，大意是指体温而言。“阳气者，烦劳则张”就是由于精神烦乱，劳伤过度，致使体温升高，阳气浮张于外。烦劳连续不休，以致精力日衰，终于“精绝辟积”，造成阳扰阴亏、积劳成疾的状态，甚至因而昏厥。不但目盲耳闭，而体内各器官的损伤，亦如散乱而又颓废的都城一样。其病势之危殆，正如河堤决口，水流急速，一发不可收拾了。

阳气者，大怒则形气绝，而血菀于上，使人薄厥。

菀是茂盛。血菀于上是血流菀积于上焦。薄是逼迫。气血俱乱而昏厥，称为薄厥。这一节是说人身的阳气，因大怒而使形气隔绝不通，血液瘀积于上部，而发生薄厥病症。

有伤于筋纵，其若不容。

纵是弛缓之意。大怒伤肝则血不营筋，使筋受伤而纵弛不收，手足无措，似不能容我自由屈伸的样子。

汗出偏沮，使人偏枯。

这是说人体当出汗的时候，如仅一侧出汗，则不出汗的另一侧，日久之后即因之而偏枯。偏枯就是半身不遂的病症。

汗出见湿，乃生痤痈。

痤是由湿热所生的疮疖，痈与痱同。当出汗的时候，外受水湿，湿热淤于皮肤之间，重则为痤，轻则为痱。

高粱之变，足生大丁，受如持虚。

高粱即膏粱，是指肥美的食物。足是饶足，丁同疔。受如持虚是持空皿以受物。此数句是说平素嗜食肥厚美味太过的人，内多滞热，足以成为患生疔疮的因素。感发之速，如以空皿盛物，虚而易受。

劳汗当风，寒薄为皶，瘀乃痤。

皶音渣，是发于面部的小疹子，俗称粉刺。劳动出汗时，当风取凉，为寒气所侵，血滞于肤表，即成皶。瘀结日久，即变为痤。

阳气者，精则养神，柔则养筋。

精指一种营养人体的重要物质。神是神气，也是生命的泉源。此节所说的阳气，是指人体的营卫气血在经络中循环，其中的精华以养神，它的柔和之气可以养四肢筋脉。

开阖不得，寒气从之，乃生大偻。

皮肤汗孔的开阖失职，当发泄而不发泄，当收闭而不收闭，开阖不得其宜，皮肤居外，外为阳，外不固密，为寒气乘阳虚所侵袭，结于筋络之间。阳虚则背部亦虚，于是内侵的寒邪痹闭于背，使背部急不伸，成为俯偻即曲背的神态。

陷脉为瘘，留连肉腠。

寒气内侵之后，久结不散，陷入经脉，留连于肌肉皮肤之间，蔓延日甚，故称为瘘。

俞气化薄，传为善畏，及为惊骇。

就是说经俞中的寒气，起了变化后侵逼脏腑，使阳气受伤于内，转变为善畏及惊骇之病。

营气不从，逆于肉理，乃生痈肿。

营气在内，如将军之守营，故称为营气。卫气在外，如士卒之卫外，故称为卫气。《灵枢 · 营卫生会》云："营在脉中，卫在脉外。"生于肌肉坚厚之处而赤肿者名痈。营气不从，就是血行不良，不能循脉顺行。营气逆则血瘀，血瘀则热淤积于各经分肉之间，聚而为痈肿。

魄汗未尽，形弱而气烁，穴俞以闭，发为风疟。

魄汗是皮肤所排出的液体。此数句是说夏季之中，暑汗不能尽出，在体虚气衰的时候，外感风寒，闭留俞穴之内，瘀而为疟。病因为感风寒所致，故称为风疟。《素问 · 金匮真言论》云："夏暑汗不出者，秋成疟。"

【小结】

上文列举了各种疾病，以说明阳气不能调和即能成为疾病的因素，主要是启发人们必须注意周围环境与日常生活的协调，并强调不能烦劳过度，应当戒嗜欲而节喜怒。同时着重指出了有病需及早治疗的必要。内中确有几点是值得重视和应进一步研究的。

1. 从烦劳过度与情绪剧烈波动而影响健康的方面来说，中医学对于七情六欲素来极为重视，认为这都是疾病的内因，其结果也可以连及外因。七情是喜、怒、忧、思、悲、恐、惊。六欲是眼、耳、鼻、舌、身、意。神静则宁，情动则乱。用情过偏，即能成病。所以对七情所伤，如喜怒伤气等，都有详细的解释。又如久视伤血、久行伤筋、久坐伤肉、久卧伤气、久立伤骨、多言伤气、房劳伤肾等类，更对六欲所伤有了具体的说明。而特别提出了"阳气者，烦劳则张，精绝辟积于夏，使人煎厥"，以说明经常心烦意乱，精神不宁的人，由于长时期阳扰阴亏精神衰竭，终致发生严重的病变。同时更提出了"大怒则形气绝，而血菀于上，使人薄厥"，以说明用情过偏，精神刺激剧烈，都必然成为疾病的内因。可见精神宁静，情志不乱，确是保持健康的一个重要条件。

2. 从饮食失调而影响健康来说，中医学中对此也亟为重视。《内经》中屡有提及，如"过醉伤神，过饱伤脾，过饥伤胃"等语。更指出了"高梁之变，足生大丁，受如持虚”，说明平日嗜食肥厚美味太过的人，亟易生疔。这实在是古人从精密的临床观察和统计中得来的结论，是值得我们去研究的一种资料。

3. 对于外界环境的因素与疾病应该及早治疗的必要性都有简要的叙述，可见古人在上文中举出很多病例是含有深长意义的，我们应当细心去领悟。

四、及时治疗疾病的必要和日常保健的方式

故风者，百病之始也。清净则肉腠闭拒，虽有大风苛毒，弗之能害，此因时之序也。

清净，是指日常生活中起居有节，宁静无恐，与情志不乱而言。因时之序，就是适应四季的时序，善为摄养的意思。以上数句是说疾病的发生，开始时大都与风有关，故称风为百病之始。但如能按时序的不同，顺其气候，在生活中维持身心的宁静无恐，情志不乱，内则精神焕发，外则肉腠固密，抵抗力加强。外邪不能入，则虽有大风苛毒，亦可不至于受其侵害。

故病久则传化，上下不并，良医弗为。

传化就是转变，如病由皮毛而逐渐转入肌肉、筋脉、脏腑等部位称为传。传后又经变化，并发其他疾病称为化。此数句是说病势日久，就将转变而更为复杂，使循环发生障碍，上下失于交通，不能相并以为和，虽有良医，亦将束手，不能有所作为。

故阳畜积病死，而阳气当隔，隔者当泻，不亟正治，粗乃败之。

畜是留的意思。当隔是当阻塞的时候。《素问·阴阳别论》云：“三阳结谓之隔。”正治是适当的治疗。粗，这里指的是庸医。此数句是承接上文病久则传化的意义。阳气在经络循行，如阳气滞留，则上下不并，延误日久，即能因此而死。因为阳气当隔之时，即滞留阻塞不通的时候，应与疏泻而不疏泻，不能及时治疗，又为庸医所误，结果必将使症状恶化而无法挽救。

故阳气者，一日而主外，平旦人气生，日中而阳气隆，日西而阳气已虚，气门乃闭。

这是说天之阳气在一天之中盛衰的情形各有不同。《素问·阴阳应象大论》云：“阴在内，阳之守也。阳在外，阴之使也。”所以认为在一昼夜之中，白昼以阳气主外，夜间以阴气主内。人的阳气之盛衰，与太阳在一天中出没的时间相同。天明时旭日东升，故称为“平旦人气生”。中午时日光最烈，故称为“日中而阳气隆”。傍晚时夕阳西下，故称为“日西而阳气已虚”。黄昏后，黑夜代替了白昼，即所谓阳气之门已闭，故称为“气门乃闭”。

是故暮而收拒，无扰筋骨，无见雾露，反此三时，形乃困薄。

三时是指平旦、日中、日西。反此三时，就是说以夜代日，在夜间重复白昼之动作，该休息而不休息。也就是说，日常起居和太阳一样。日落之后，就需要做适当的休息，所以说收拒。收是休息。拒是不受外界环境的刺激。无扰筋骨，就是不使有过分的疲劳。无见雾露，就是避免早晚为寒湿所侵。若劳扰不按昼夜，也不分朝暮，则将使阳气耗损过多，形体劳困。故称为"形乃困薄"。薄是遭受病魔侵袭的意思。

【小结】

上文是有关阳气的总结，其中提出了4个"故"字。从狭义方面说，这4个"故"字是与前文所论4个"阳气者"遥相呼应的。如首论阳气者，若天与日，不能适应寒暑湿气，即能造成疾病。所以第1个"故"字就针对着说"故风者，百病之始也"，以说明风的刺激，是各种病的主要外因。若能及时注意，即不致因而引起寒暑湿气等病，纵有大风苛毒，亦不致受其影响。其次，如"阳气者，烦劳则张，精绝辟积"是说既已因劳成疾，又不及时治疗，终于到夏季病发煎厥而无可挽救。所以第2个"故"字也说："故病久则传化，上下不并，良医弗为。"再如"阳气者，大怒则形气绝"等句，这都是由于气血循环发生了障碍，刚柔不济，或内多滞热，日久使病由轻转重的例子。所以第3个"故"字亦是说："故阳畜积病死，而阳气当隔，隔者当泻，不亟正治，粗乃败之。"如大偻，风疟等，则是由于起居不节致为风寒所伤的病症。所以最后一个"故"字，更提出了阳气在一天中有盛有衰，日常起居必须和太阳出没一样，暮而收拒，无扰筋骨，无见雾露，才可能避免风寒或其他刺激而保持健康。

这4个"故"字从广义来说，则是人体需要维持精神的宁静、情绪的愉快，并须随时随地适应着周围的环境和四季不同的气候。心烦意乱的生活，都直接能影响人的健康。如在日常生活与风寒暑湿等气候之中，能够保持身心健康，不仅对诱发疾病的因素应以预防为主，且在感染了疾病之后，更必须迅速做适当的治疗。决不能如上文所述"不亟正治，粗乃败之""病久则传化，良医弗为"那样造成严重的后果。

五、内外调和的意义和饮食起居不节的后果

岐伯曰：阴者，藏经而起亟也。阳者，卫外而为固也。

《类经》云："亟，气也。精化为气，即起气之谓。"古人常用阴阳二字，作为各种代名词。对于气血，亦是如此。阳为气，阴为血。所以《素问·阴阳应象大论》说："阳病治阴，阴病治阳；定其血气，各守其乡。"并认为如上所

云，阴者藏精，阳者卫外。也就是阳气主外而为卫，外有卫则内固。阴气是主内而藏精，精充足则气盛。《灵枢·本神》云："阴虚则无气。"所以阴内阳外，成为表里，相互而生，得其和则可不病。

阴不胜其阳，则脉流薄疾，并乃狂。

阴不胜其阳，就是阴不足而阳有余。薄疾，就是急迫。并，是体内阳盛已极，再感受外界风火暑等阳邪刺激的意思。这是说狂病发生的过程，起因是由于阴虚阳盛，血衰气旺，气血不能调和，即所谓阴不胜其阳。阴为血，阴虚气实遂使脉行急迫。并因阳气盛实，阳为火，火热而燥。同时再与外界风火暑等阳邪相并，阳气更盛而转发为狂病。《素问·宣明五气》云："邪入于阳则狂。"

阳不胜其阴，则五脏气争，九窍不通。

阳不胜其阴，就是阳不足而阴有余。争，就是不和。五脏气争，是指五脏之气紊乱，不能进行正常的活动。九窍不通，是说内外不能调和的病变。脏为阴，九窍为阳。内外原属互相调节，如阳不胜其阴，则阳虚阴盛。此一阳虚，是指脏腑功能活动的虚弱，就是缺少阳气，于是形成"五脏气争"。脏腑之气通于九窍，内伤外应，因此，终于影响在外的九窍呆滞不通。

是以圣人陈阴阳，筋脉和同，骨髓坚固，气血皆从。

陈，是陈列，即装置或铺设的意思。筋脉骨髓气血，用阴阳二字代表的关系，就是阳气养筋，阴气注脉，少阳主骨，少阴主髓。气为阳，血为阴。就是说将人体的内外表里，布置安排得有条不紊而合于养生之道。于是使筋脉骨髓和调坚固各得其宜，而气血也得以顺适，各尽其用。

如是则内外调和，邪不能害，耳目聪明，气立如故。

气立就是生存的意思。古人以万物的生命必须得天地之气始能成立，故称为气立。《素问·五常政大论》云："根于中者命曰神机，神去则机息。根于外者命曰气立，气止则化绝。"耳目聪明就是内外调和的特征。内密外固，气血皆从，抵抗力充实，邪不能害，即不致感染外界的刺激而诱发疾病。所以能保持健康，气立如故。

风客淫气，精乃亡，邪伤肝也。

风客淫气，是指外来的风邪侵入皮肤后，迷乱了气血，亦即妨害了体内气血的正常活动。精乃亡，是说由于外表不固，为风邪所侵之后，风能生火，火炎则热盛，热盛则水干，水干则肾气不营，精神亦因之消失。而肾水能生肝木，肾伤则肝虚，所以风邪更易乘虚侵入而伤肝。

因而饱食，筋脉横解，肠澼为痔。

此数句是承接上文，指风邪伤肝之后，又复过分饱食，因而使肠胃过度扩张而受伤，于是筋脉弛解不能调节，日久则肠宽失润，脓血漏泄而为痔。

因而大饮则气逆。

体已虚而大饮则湿热在脾，使脾阴虚弱。脾虚则影响于胃。脾胃两伤，于是使精气不能营其经络四肢而气逆于上。

因而强力，肾气乃伤，高骨乃坏。

此数句是说精亡肝伤之后，而要强行用力，致使肾气受伤。高骨，《类经》说："腰之高骨也。"肾主骨，所以说高骨之坏，就是肾气已伤的一种特征。

凡阴阳之要，阳密乃固。

要调和阴阳，保持健康，必须适应周围环境的变化，使在外的体表固密，使病原无从侵入，在内的脏器便不致受其损害，故称为阳密乃固。

两者不和，若春无秋，若冬无夏，因而和之，是谓圣度。

此数句是承接上文阐释调和阴阳的重要性。两者不能调和，即如有春季之生升而无秋季之收降，有冬季之闭藏而无夏季之浮长。所以人体也需和四时一样，有开有阖，有升有降，不偏不倚而得其中和，这才能符合养生的法度。

故阳强不能密，阴气乃绝。

阳强，就是太过。阳居外，有卫外的作用。阳既太过而有病，则外不能周密，于是使阴外失保卫。又由于外不固密，更将尽量向外耗散，终于消损致绝。《素问·痹论》云："阴气者，静则神藏，燥则消亡。"消亡即"阴气乃绝"的意思。

阴平阳秘，精神乃治。阴阳离决，精气乃绝。

如果阴平和而阳固秘，则精与神有了正常调节，成为保持健康的重要条件。否则，阳与阴分离，有阳无阴则精绝。阴与阳决裂，有阴无阳则气绝。

【小结】

上一节原文的内容，所论以阴气为主，是配合前文所说的阳气，强调阴与阳的相互关系。既有"阳密乃固"，又有"阳强不能密，阴气乃绝"，以说明内外相通与阴阳调和的重要性。本来，中医学中所引用的阴阳二字，其论述的中心，无非以调和为重要的关键，而其错综复杂的关系，则是值得我们去详细研究的。即以上文而言，其中就有一些不容我们忽视的重要意义。

上文用阴阳二字重点论述了内外调和的必要，一方面提出了阴不胜其阳和阳不胜其阴而造成的病证。另一方面又连续指出："阴平阳秘，精神乃治，阴阳离决，精气乃绝。"古人如此重视人体的内外调和，认为是保持健康的必要条件，确是符合现代医学的一种宝贵经验。

同时，在内外调和的原则上，古人对于气血的调和，也认为是特别重要的一环。如上文所提出的“是以圣人陈阴阳，筋脉和同，骨髓坚固，气血皆从”等，充分说明了气血皆从就是身体健康的特征。

这些长期经验中累积而来的成果，也正是中医学中不可漠视的一种值得研究的资料。

六、四时失调为风暑寒湿所伤之病

因于露风，乃生寒热。

因于露风，就是触冒了风寒。寒热是指为邪所侵之后，体内阴阳相搏而造成寒热往来的症状。

是以春伤于风，邪气留连，乃为洞泄。

这是说春季为风所伤，风气通于肝，风邪入肝而不去，故称为邪气留连。留连日久，肝失疏化之力，则脾不运而肠胃不和，于是即成为洞泄之症。

夏伤于暑，秋为痎疟。

夏季炎热时，感染了暑气不能发散而使热邪内蕴，再受秋令的湿气相蒸，于是寒热交争，而成为痎疟之症。

秋伤于湿，上逆而咳，发为痿厥。

秋季感受了湿气，湿气伤脾土而不能培养肺金。肺虚气不肃降，以致气逆而生咳嗽。同时，又因湿气之伤，影响肌肉筋脉弛长而成为痿，手足不和而厥冷。

冬伤于寒，春必病温。

冬令严寒的时候受了寒，为寒邪所伤。当时即病的称为伤寒。如果寒毒蕴藏在内，当时虽没有成病，但到了春季气候温和，阳气上升的时候，邪从内作而发病的，称为温病。温，就是寒非纯寒而有热、热非纯热而有寒。

四时之气，更伤五脏。

四时之气是指风寒暑湿。人体如被四时的风寒暑湿所伤之后，不仅在外表发生轻症，而且能够逐渐内侵而伤及五脏。

【小结】

上文列举为四时风暑寒湿所伤的病症，其意义还是结合前述内外调和的重要性而言。前文所说“阳密乃固”，主要就是要适应周围的环境，具体提出了几个病例，一方面固然说明了寒热、洞泄、痎疟、咳嗽、痿厥、温病等病因，都是由于不能适应四季气候所致，同时也说明中医学中所谓阴病、阳病与阴邪、阳邪等在疾病过程中错综复杂的关系。

七、过食五味对健康的妨碍

阴之所生，本在五味。

阴是指五脏，即手太阴肺、足太阴脾、手少阴心、足少阴肾、足厥阴肝。五味生阴，即《素问·阴阳应象大论》所云："酸生肝，苦生心，甘生脾，辛生肺，咸生肾。"

阴之五宫，伤在五味。

五味伤阴之五宫，即《素问·阴阳应象大论》所云："酸伤筋，苦伤气，甘伤肉，辛伤皮毛，咸伤血。"

是故味过于酸，肝气以津，脾气乃绝。

如果食酸味过多，就能使肝气津润而满溢。肝属木，肝木如满溢，就能克制脾土，于是肝盛而脾亏，使脾经之气绝而不行，故称为"脾气乃绝"。

味过于咸，大骨气劳，短肌心气抑。

如果食咸味过多，则将伤肾。肾主骨，肾伤也会使大骨懈怠而无力。不但如此，多食咸味也能伤血。《素问·阴阳应象大论》说："心主血，咸伤血。"伤血之后，不仅因此使肌肉短缩，也能使心气抑郁，故称为"短肌心气抑"。

味过于甘，心气喘满，色黑，肾气不衡。

如食甜味过多，即能使上焦因之滞缓。上焦不能舒畅，于是也就使心气喘急而胀满。同时，又因为甘先走脾，多食甜味，也能使脾土厚实。脾土实，就将克制肾水。肾水受脾土的克制，于是在外呈现黑色，在内使肾气不能平衡。

味过于苦，脾气不濡，胃气乃厚。

脾气不濡，是说如果食苦味过多，苦先入心。心伤即脾失所养。脾气因之不能润泽，以致胃气留滞。胃气因留滞而充实，就会感觉胀满。《素问·脉要精微论》："胃脉实则胀，虚则泄。"实与胀，就是"胃气乃厚"的意思。

味过于辛，筋脉沮弛，精神乃央。

筋脉沮弛，是指肝木受伤而言。因为食辛辣之味过多，辛先走肺，肺属金，多食辛味，使肺金旺盛，肺金盛就将克制肝木。《素问·五运行大论》云："肝生筋。"肝木被肺金所伤之后，就影响筋脉的败坏与松弛。另一方面，辛辣也能够散气。多食辛味，会使气大量耗散，气散就会表现出精神不足的状态，做事也有始无终，至半而废。故称为"精神乃央"。

是故谨和五味，骨正筋柔，气血以流，腠理以密，如是则骨气以精，谨道如法，长有天命。

五脏得五味调和之后，与筋骨气血腠理的关系，据《素问·五脏生成》

说:“肾之合骨也，肝之合筋也，心之合脉也，脾之合肉也，肺之合皮也。”又说:“诸血者皆属于心，诸气者皆属于肺。”五味调和对于五脏的作用，据《素问·脏气法时论》说:“辛酸甘苦咸，各有所利，或散或收，或缓或急，或坚或软，四时五脏，病随五味所宜也。”依据上述五味对于五脏的关系，所以说要谨和五味。因为五味入口之后，各能营养五脏。如慎于调和，各得其所养，则：咸入肾，肾实则骨正；酸入肝，肝和则筋柔；辛入肺，肺清则气舒；苦入心，心平则血畅；甘入脾，脾健则肌肉结实，腠理固密。不但可内借五味的调和以养阴，阴强则可以壮阳，而且使外有坚实的骨气以固阳，阳密即可以卫阴。如此内外协调，表里兼顾，经常能有此调养的法则，就足以保持健康。这就是“谨道如法，长有天命”的原意。

【小结】

上文提出了过食五味对于健康的妨碍，是与前文所论不能适应气候而造成疾病的情况先后配合，重复地强调了阴阳调和与内外表里息息相关的重要性。

古人以阴阳二字代表天地和气味，以阳为气，以阴为味，气本于天以养阳，味本于地以养阴。尤其是如上文所提出的“阴之五宫，伤在五味”，认为五味分别能在人体中起着不同的作用，明确规定了五味与五脏的关系。这些宝贵的经验，充分说明了古人对于五味的研究，确是有其优越的价值。而这也是中医学中调配药物，用来保护人体健康的一种重要依据。

同时，有一点亟堪重视的，就是五味营养五脏，并化气以运行六腑。对于气与味的相互关系，五味相生和互伤的原因，古人均曾有周密的规定。例如五味各走其喜，并按五行循环相利，都有一种原则，可以作为我们研究的对象。至于五味与筋骨皮肤气血等在五脏所属的关系，《内经》中均有专论，言之甚详。有许多丰富的资料，足以使我们去发掘钻研。

还有一点是应该指出的，本篇的主题是生气通天，而反复论述了阳气与阴气对于人体健康的重大关系。要明白这个意义，如果仅在阳气和阴气的字眼上去研究，用来探讨病理，那还是不容易得其要领。因为气是一种动力，五脏六腑、十二经络、各种器官，各有其功能作用，即各有其气。气是活动的，看不到它的物质，只能看到它的表演，这就是中医所称的阳气。相反，如血液、营养、内分泌激素、淋巴液、水分、精、血浆……能流通而有物质可看到的，就是所谓阴气。所以要研究本篇阳气与阴气失于调和的病症，就必须将各节文句，按这个原则，从多方面去观察研究，才可能得到结论。同时，本篇前段所论的是阳、是外、是气，而在后段所论的是阴、是内。又偏在最后一节特别论述到五味，提出了“谨和五味，骨正筋柔，气血以流，腠理以密。如是则骨气以精，谨道如法，长有天命”。这几句话是有深长意义的。所以全篇的内容，就是在说明人体必须要注意到气血和五味的调和。气就是体内的主要活动力，味就是指身体中不可缺少的养料。也就是说，人体既要适应和调节环境，而各部分又皆需要气与味不断补给，以使血液循环能够维持正常，于是使各器官和各系统的动作，能按照整体的需要协调合步，而成为一个健全统一的整体，保持健康以符合生存的要求。这就是全论的中心意义。

淡安于南京

第四章　金匮真言论新注

“金匮真言论”是《素问》的第 4 篇论文。本篇的主题用了“金匮真言”4 个字，顾名思义，可见其中所论述的重要。因为金匮是古帝王藏书的器具，将书籍珍藏于金制的书匮之中，也就是要表示这些书籍有着特殊的价值。按历史上的记载，例如《史记》所说：“迁为太史令细史，记石室金匮之书。”又说：“与功臣剖符作誓，丹书铁券，金匮石室，藏之宗庙。”金匮既被认为如此重要，而本篇的篇名，在金匮之下再加上真言二字，就更显得重要了。本篇的内容综论了中医学的基本原理，这都是古人长时期经验累积的成果。为了要说明其中有着重大的意义，所以称为金匮真言。

本篇主要从经验与五脏的受病说起，指出了某些疾病发生和发展的规律，列举四时不同的气候何以能成为诱发疾病的因素，并分述疾病在人体所发生的形态变化和功能变化的过程。同时又指出了人体内外表里怎样才能相互协调，四时与五脏有着怎样的密切关系，对这些问题都做了扼要说明。综合全文的内容，约可分为如下三节。

1. 论述了经脉受八方风向的影响而伤害了脏器的经过，并将春夏秋冬四季中，感受了不同的气候与各种风的刺激，最容易发生的疾病，如内脏四肢颈项胸胁肩背腰股等部分，按其上下表里，分别说明了与四季有关的必然因素，尤其着重提出了冬宜闭藏、夏宜疏泄的原则。用冬不藏精则病温，夏不泄汗则病疟的例证，说明每个人在四时的脉法各有不同。因此，也提出了怎样按时辨脉，在临床上应该注意哪些重要的关键。

2. 分述阴阳的变化。阳中有阳，阴中有阴，一天中的阴阳如何不同，人体的内外表里腹背前后的阴阳又是怎样各异，人的阴阳怎样与天的阴阳相应。依据这些阴阳的规律，以说明四季的病变，怎样可从阴阳中去分析研究其中致病的原因。

3. 列举四时的气候与天空的景象，五方的气色与地面上的产物，怎样与人体的五脏有着密切的关系。所以详述五方、五色、五星、五味、五类、五畜、五谷、五音、五数、五臭等对于人体的直接影响，以及四时分别病在骨、肉、筋、脉、皮毛的原因。为了证明金匮真言的重要，特在最后一节中，重复申述了本篇的内容。这些都是善脉者，必须细心体会的诊断纲要，应该藏之于心意之中、合之于精微之内。因此也就更显出这是一篇值得研究的论文了。

一、疾病与季节的关系

黄帝问曰：天有八风，经有五风，何谓？

八风就是八方的风向。经是经脉。五风是指受了外界风的刺激而影响五脏，分别形成了心风、脾风、肝风、肺风、肾风等五种。

岐伯对曰：八风发邪，以为经风，触五脏，邪气发病。

八风发邪，就是八方的风向发生变化，以致造成了失常的气候。此种偏邪的风向，刺激了人体的经脉，就能够成为经风。触五脏，是指外感风邪，循脉内侵，接触到了五脏，从而影响全身各内脏的意思。所受外感留滞在内，因而诱发各种疾病，故称为邪气发病。

所谓得四时之胜者，春胜长夏，长夏胜冬，冬胜夏，夏胜秋，秋胜春，所谓四时之胜也。

以上数句是承接上文而言。因为四季中，寒暑温凉湿的气候各有不同，用五行来作为代名词，即所谓春主木、夏主火、长夏主土、秋主金、冬主水。而每个季节中所盛行的风向大致也一定。四季的气候与当时所盛行的风向，亦可以用五行相互克制的方式来解释致病的理由。

所谓得四时之胜者，就是得有四时当令的气候，能胜过外来不当令的风向。依据这个原则分别来说，例如："春胜长夏"，就是春主木，长夏主土而多西南风，木克土，亦即是春季气候温和，纵有西南风，不致受其影响。"长夏胜冬"，就是长夏主土，冬主水而多北风，土克水，亦就是长夏时当伏暑，纵有北风，亦不致如冬季那样有着严寒的刺激。"冬胜夏"，就是冬主水，夏主火而多南风，水克火，亦即是冬季气候寒冷，纵有南风，也不致因此成病。"夏胜秋"，就是夏主火，秋主金而多西风，火克金，亦即是夏季气候炎热，纵有西风，亦绝无妨碍。"秋胜春"，就是秋主金，春主木而多东风，金克木，亦即是秋季气候干燥，纵有东风亦不致成为疾病的外因。相反的，八风发邪，风向过烈，胜过当时的气候，即能使气候失常而造成疾病。所以说："所谓四时之胜也。"

东风生于春，病在肝，俞在颈项。

俞是输运，也就是续发其他病变的意思。东风是雨天的先兆，常发生于春季。病在肝，是指春季东风多雨，感染了此种气候，即能引起与肝脏有关的疾病。同时肝木之气上升，其病在上，于是"俞在颈项"。

南风生于夏，病在心，俞在胸胁。

南风是从南方吹来的湿重而温高的风，常发生于夏季。病在心，是指夏季南风吹拂时，正如《素问·四气调神大论》所说："逆夏气，则太阳不长，心气内洞。"因而发生心病。心病能引起"胸中痛，胁支满，胁下痛"，于是"俞在胸胁"。

西风生于秋，病在肺，俞在肩背。

西风是干燥的风。病在肺，是指当西风盛行，气候干燥的秋季，最能引起肺脏疾病。《素问·脏气法时论》说："肺患者，喘咳逆气，肩背痛汗出。"所以"俞在肩背"。

北风生于冬，病在肾，俞在腰股。

北风生于冬。病在肾，是说当寒冷的北风猛烈刺激着的冬季里，如《素问·四季调神大论》所说"逆冬气，则少阴不藏，肾气独沉"而发生肾病。肾水不足能引起腰痛，血不营经，能引起腿酸足软，即所谓"俞在腰股"。

中央为土，病在脾，俞在脊。

《素问·五运行大论》云："中央生湿，在天为湿，在地为土，在体为肉，在气为充，在脏为脾。"中央主长夏。由于长夏的湿气，使脾脏受病。脾土居中，脊亦在背部之中。所以认为脾病能影响脊柱。

故春气者，病在头。

春季的气候是暖而轻的空气开始上浮的时候。人体受了这种气候的影响，也能如气体蒸发上升一样由下而上，容易使头部受病。

夏气者，病在脏。

夏季气候炎热，人体需要大量散热，而体表也常易直接受外界的刺激，即所谓阳气外浮、脏气内虚，易为风乘虚侵袭。如不能适应气候，其病在脏。

秋气者，病在肩背。

秋季由热转凉，气候干燥，尘灰飞扬，容易感冒或发生呼吸道疾患。肺部筋络外连肩背，肺部不适则肩背痛。这就是此句之意。

冬气者，病在四肢。

在严寒的天气里，距离心脏较远，获得血液较少的四肢手足和耳朵，如果保温不善，容易冻伤。所以说："病在四肢。"

故春善病鼽衄。

鼻孔闭塞流出稀薄鼻汁称为鼽。衄是鼻黏膜出血。善病，就是受了当时气候的影响而容易诱发疾病。《素问·气厥论》说："脾移热于肝，则为惊衄。"这就是肝虚热盛，以致转变为衄。肝主春，所以说："春善病鼽衄。"

仲夏善病胸胁。

仲夏就是农历五月，各种热性病乘时而起。因为夏主心火，手少阴经的经络是循于胸胁。外感热邪，就容易成为《素问·脏气法时论》所说的“心患者，胸中痛，胁支满，胁下痛”。

长夏善病洞泄寒中。

长夏脾土主气而里虚，如果为风寒所伤，风木乘虚以制脾土，脾与胃相为表里，脾气虚不能转输水谷，并影响肠吸收水分的作用，于是就成为洞泄寒中之病。

秋善病风疟。

夏季气候炎热，炎气伏藏，不能发散，而使热邪内蕴。到秋季的时候，秋风劲锐，再感受当时的风寒，就将发生寒热往来而形成了风疟。

冬善病痹厥。

《金匮要略》说：“但臂不遂者，名曰痹。”又说：“厥者，手足逆冷也。”冬季善病痹厥，是因为当时气候寒冷，如血行不够旺盛，则容易发生痹厥。

故冬不按跷，春不鼽衄。

冬不按跷，就是在冬令不要冒寒妄动及过分劳扰筋骨，应该养藏阳气，不使精气泄散，则当春季气候温暖中犹有余寒时，就不容易因体虚而感冒风寒，亦可不致有鼽衄之病。

春不病颈项，仲夏不病胸胁，长夏不病洞泄寒中，秋不病风疟，冬不病痹厥，飧泄而汗出也。

这是说只要注意摄生，冬天藏精固密，不使筋骨过劳，不扰动潜伏的阳气，则春天不病颈项，仲夏不病胸胁，长夏不病洞泄寒中，秋不病风疟，冬天也不会病痹厥、飧泄、汗出了。

夫精者，身之本也。

精，是指肾阴，即元气，是调节身体代谢的重要物质，可以协调生理正常，具有促进机体生长的功效。精在人体的重要性既是如此，所以说：“身之本也。”

故藏于精者，春不病温。

精是身之本，精耗则阴虚，阴虚就易为阳邪所侵。尤其是冬季万物收藏的时候，更需要藏精固密，使血气充实，内外环境调节适宜，既不致为寒所伤，到春季也不致引起温病。

夏暑汗不出者，秋成风疟，此平人脉法也。

夏季炎热宜出汗，使体内的热量随汗排出，不致热邪内郁。否则，到秋季便会因感受风寒而形成风疟。能够适应气候与按时调和，脉法便会正常，亦即无患者之脉法。所以说："此平人脉法也。"

【小结】

以上各节，以四时的气候与风向为主，反复论述了疾病与季节的关系。中医学对于风的刺激及四季不同的气候，认为是存在于机体周围环境中的，造成疾病的外在因素。所以《素问·生气通天论》说："故风者，百病之始也。"又如《素问·四气调神大论》说："故阴阳四时者，万物之终始也。死生之本也。逆之则灾害生，从之则苛疾不起。"而在本篇之首更提出："八风发邪，以为经风，触五脏，邪气发病。"又列举了四季的风向分别使人体健康受其影响的例证，有许多是值得我们研究的资料。

二、昼夜的阴阳和人体的阴阳

故曰：阴中有阴，阳中有阳。

阴阳是相对的名词，包含着许多错综复杂的关系。例如夏季属阳，而夏季的白昼为阳中之阳。冬季属阴，冬季的夜间为阴中之阴等。如果再将夏季的阳病和冬季的阴病合并起来说，就更可以在阴阳所代表的范围内分析出许多种的阴阳。所以说："阴中有阴，阳中有阳。"

平旦至日中，天之阳，阳中之阳也。日中至黄昏，天之阳，阳中之阴也。

平旦是天初亮的时候。日中是中午。天之阳是指白昼而言。黄昏是傍晚。从天亮到中午，气温逐渐增高，白昼是阳，日中气温最高，所以说："阳中之阳。"相反，从中午到黄昏，虽然还在白昼，但是气温已逐渐降低，接着夕阳西下，由阳衰转入阴盛，所以说："阳中之阴。"

合夜至鸡鸣，天之阴，阴中之阴也。鸡鸣至平旦，天之阴，阴中之阳也。

合夜，就是夜间。鸡鸣，是夜半。天之阴是指黑夜而言。一天中，当日落之后到夜半鸡鸣，气温逐渐下降，夜间称为阴，气温的降低也称为阴，所以称为"阴中之阴"。夜半到天明日出，气温随太阳而上升，逐渐由阴衰而转入阳盛。所以说："阴中之阳。"

故人亦应之。

用这种现象来比拟人体，认为人体中也有阴阳，其盛衰的过程也是如此。

夫言人之阴阳，则外为阳，内为阴。

从人体的表里而言，如皮肤肌肉在外的都称为阳，筋骨脏腑在内的都称为阴。从经络方面说，分列在上肢手背一面、下肢外侧一面的称为阳经，分列在上肢手掌一面及下肢内侧一面的，称为阴经。

言人身之阴阳，则背为阳，腹为阴。

背上近于头，故称为阳。腹在胸部以下，近腰，故称为阴。从经络方面说，分列在背侧头部一面的称为阳经，如背侧中央线的督脉，即所谓总督一身之阳；分列在胸腹一面的称为阴经，其中，在胸腹中央线的任脉，即所谓统任一身之阴。

言人身之脏腑中阴阳，则脏者为阴，腑者为阳。肝心脾肺肾五脏，皆为阴。胆胃大肠小肠膀胱三焦六腑，皆为阳。

五脏属里，能生精血而藏神气，故称为阴。六腑属表，贮水而传化物，故称为阳。经络方面也是如此，手足阴经都属于五脏，手足阳经都属于六腑。

所以欲知阴中之阴，阳中之阳者，何也？为冬病在阴，夏病在阳，春病在阴，秋病在阳，皆视其所在，为施针石也。

以上数句，是说明时令与病症的关系，都可以用阴阳二字来解释。按四季原有阴阳之分，春夏属阳，秋冬属阴。而此节所说春病在阴，秋病在阳。将春称为阴，秋称为阳，其中是有一个原因的。因为一年之中分为四个阶段，春夏昼长夜短，虽称为阳，但春分之前，余寒尚盛，白昼比夜间长的时间并不很多，所以春季是阳中之阴。夏季气候炎热，白昼最长，是阳中之阳。而秋冬两季，夜长昼短，虽称为阴，但秋分之前，暑气未尽，夜间比白昼长的时间也并不多，所以秋季称为阴中之阳。冬季气候寒冷，夜最长，才是阴中之阴。而季节与疾病的关系，所谓阴中之阴，就是指冬病在阴、春病在阴而言。凡春冬所生之病，都是与阴有关。因春冬属阴，肝肾又在胸之下，下为阴，这就是阴中之阴的意思。至于阳中之阳，就是指夏病在阳、秋病在阳而言。凡夏秋所生之病，都是与阳有关。因夏秋属阳，心肺又在腹部之上，上为阳，这也就是阳之阳的意思。因此，在治疗疾病的时候，就应该按四时注意到疾病与其部位所属阴阳的关系，施行各种治疗。所以说："皆视其所在，为施针石也。"针是针灸，石是砭石。

故背为阳，阳中之阳，心也。背为阳，阳中之阴，肺也。

人体躯干内部，在膈之上的是胸腔，容纳心脏和肺脏。心肺在膈之上，接近背部，阳经行于背，背为阳，在上的亦称为阳，所以将心肺称为阳。心是阳中之阳，肺是阳中之阴。

腹为阴，阴中之阴，肾也。腹为阴，阴中之阳，肝也。腹为阴，阴中之至阴，脾也。

腹腔在下为阴，肾脏、肝脏、脾脏都是阴。而肾为阴中之阴，肝为阴中之阳，脾是阴中之至阴。

此皆阴阳表里，内外雌雄，相输应也，故以应天之阴阳也。

如此句是说人的阴阳，有表有里，如五脏为阴，六腑为阳。有内有外，如腹为阴，背为阳。有雌有雄，如肾脾肺为牝脏属阴，肝心为牡脏属阳。人体内外表里各器官的活动，都是相互影响、联系，协调着成为一个统一的整体。以人比天，天也有阴阳，如日月、昼夜、寒暑……这些阴阳也都有一定的规律，循环不息地在运动着。人体必须内外协调与天气必须四时有常的意义相同，人体也都与四时的气候相关，所以说："故以应天之阴阳也。"

【小结】

以上各节，概括地论述了阴阳与人体的关系。这也是中医学用来分析病理的重要根据。所说虽是不多，但仅就这些来说，已将阴阳分为好几种，各有其代表的对象，在医学上也各有其特殊的价值。不但可以广泛地应用来解释天地间的一切事物，而且从上文各节来看，可以说它是应用在中医学上的指导原则。它有现实的物质基础，也有实际的应用价值，并对现代医学能起巨大的启示作用。所以，阴阳学说应用在医学上，是有进一步研究和发挥的必要的。

三、五方对五脏不同的影响

帝曰：五脏应四时，各有收受乎？

这一句问话大意是说，四时天空的气候及地面上的产物等形形色色，而每个季节中容易引起的疾病，也有许多类别。五脏应于四时，所吸收的营养、所感受的疾病，以及它所收所受等，对五脏各自的影响，是否按季节的不同，亦有所差别？

岐伯曰：有。东方青色，入通于肝。

日出东方，代表黎明，亦代表春季，也称为木旺之方。木色青，肝属木，同气相求，故以青色入通于肝。

开窍于目。

目为肝之窍。肝脏如有不和，甚之就不能使眼目分辨五色。

藏精于肝。

木之精气藏于肝，称为魂。

其病发惊骇。

惊骇是指全身痉挛、手足抽搐等症状。

其味酸。

酸先入肝，凡是酸味的药或食物，都是能涩、能收的。

其类草木。

人体的筋脉散布全身，正如树木的枝叶一样。

其畜鸡。

《易经》以鸡为巽卦，巽属木，鸡为木之畜。因为鸡啼司晨，晨是一天中最早的时间，而树木也都是在春季生发新的枝叶，其意相同。又据《本草》载：鸡性甘温，能益肝。所以说其畜鸡。

其谷麦。

在谷类中，麦的收成最早。麦为五谷之长，能养肝，所以麦应于东方，列为肝之谷。

其应四时上为岁星。

岁星是九大行星之一的木星，青白色，很明亮。

是以春气在头也。

春季的气候由寒转温，阳气上升。而以人体来说，头部位于身体的最上部。春气在头，就是认为与春气上升有同气相感的意思。

其音角。

角是五音之一，属于木音，其应在春。

其数八。

八是代表八的数字。按周易五行生成数以天三生木，地八成之。木的生数是三，成数是八。所以说其数八。

是以知病之在筋也。

肝主筋，凡筋病都认为与肝有关。《素问·痿论》云："肝气热，则胆泄口苦，筋膜干。筋膜干则筋急而挛，发为筋痿。"又如《素问·阴阳应象大论》云："风伤筋，酸伤筋。"因为筋属肝木，酸是木之味，风是木之气，是同气相求的一种例子。

其臭臊。

臭同嗅。臊是一种臭气。以木来说，就是木烂后的那种臊臭味，即旧说气因木变则为臊。

南方赤色，入通于心。

南方主炎热的夏季，亦称为火旺之方。火色赤，心亦属于火，其气相同，所以将赤色称作入通于心。

开窍于耳。

耳是心之窍。《素问·阴阳应象大论》说："心在窍为舌，肾在窍为耳。"又据《素问·缪刺论》说："手少阴心经及足少阴肾经之络，皆会于耳中。"可见耳兼属于心肾的二窍。

藏精于心。

精气藏于心中。

故病在五脏。

《素问·灵兰秘典论》云："心者，君主之官也，神明出焉。"因为心被称为五脏的君主，所以将五脏的病，特别提出了与心脏有关。也就是说，如果心脏有了病，血液循环发生了障碍，也必然会使五脏都受到影响因之成病。

其味苦。

苦先入心。凡是苦味的药或食物，都是能泻、能燥、能坚的。

其类火。

心与火同类。

其畜羊。

羊肉性大热，故列为南方。

其谷黍。

黍色赤性温，播种又在夏季，所以黍应于南方，列为心之谷。

其应四时，上为荧惑星。

夏季上应荧惑星，就是九大行星之一的火星。

是以知病之在脉也。

心生血，血行脉中。心与脉都属于火，脉病也与心火有关。

其音徵。

徵是五音之一，属于火音，其应在夏。

其数七。

七是代表火的数字，按周易五行生成数以地二生火，天七成之。火的生数是二，成数是七。所以说其数七。

其臭焦。

焦气是物经燃烧，在火力过度时所发生的臭气。

中央黄色，入通于脾。

中央属土，土色黄。脾病属土，同气相求，所以将黄色称为入通于脾。

开窍于口。

各种食物都是通过口腔，经消化作用后才能吸收，所以说脾开窍于口。

藏精于脾。

土之精气藏于脾，称为意。《灵枢·本神》说："脾藏荣，荣舍意。"

故病在舌本。

舌本就是近咽喉部的舌根。舌能辨别滋味，把食物推送到咽腔而咽入食管中。舌根与脾的关系，正如《灵枢·师传》所说："脾者主为卫，使之迎粮，视唇舌好恶以知吉凶。"

其味甘。

甘先入脾。凡是甘味的药或食物，都是能补、能和、能缓的。

其类土。

脾与胃表里相应，所以将脾脏比拟为与土同类。

其畜牛。

《易经》以牛为坤卦。坤原是顺的意思。坤属土，土居中央，故以牛的性顺力大而色黄，列为土之畜。

其谷稷。

稷就是高粱。因为稷的果实极是香美，性复中和，杆又高大，而古人也曾将稷称为百谷之长。所以将稷应于中央，列为脾之谷。

其应四时，上为镇星。

镇星就是九大行星之一的土星。

是以知病之在肉也。

脾主身之肌肉。《素问·五运行大论》说："湿伤肉，甘伤肉。"这就是说湿属脾土，湿太过即能伤肉。甘亦属脾土，食甜味太过亦能伤肉。因此可知脾病能影响肌肉。

其音宫。

宫是五音之一，属于土音，其应长夏。五音以宫为主，所以也是五音之首。其音大而和。在五音中是极长、极下、极浊的。

其数五。

五就是代表土的数字，周易五行生成数以天五生土，地十成之。土的生数是五，成数是十。因为五居全数之中，土居五方之中。所以土独用五的生数，称为其数五。

其臭香。

草木花朵能有香气，必须得到土的培养。香为土气所化，所以说其臭香。

西方白色，入通于肺。

西方主肃杀的秋季，草木凋零，亦是田稻收割的时候。所以西方也称为金旺之方。金色白，脾亦属于金。同气相求，故称为白色入通于肺。

开窍于鼻。

体内与外界的交换，首先即是以鼻腔为过道，所以肺脏的开窍就是鼻。

藏精于肺。

金之精气藏于肺，称为魄。《灵枢·本神》说："脾藏气，气舍魄。"

故病在背。

前节曾说："背为阳，阳中之阴，肺也。"秋季气候由热转凉，亦称为阳中之阴的气节。同气相应，因距离夏季还不远，仍是以阳为主，故认为其病在背。

其味辛。

辛先入肺，凡是辛味的药或食物，都是能散、能润、能横行的。

其类金。

肺与金同类。

其畜马。

《易经》以马为乾卦。乾属金，金质坚硬。马的蹄坚壮而健于行，又可以战。应于西方肃杀之气，列为金之畜。

其谷稻。

稻米色白质坚，又是收成在秋季。所以应之于西方，列为肺之谷。

其应四时，上为太白星。

太白星就是九大行星之一的金星。

是以知病之在皮毛也。

《素问·五脏生成》说："肺之合皮也，其荣毛也。"又说："多食苦则皮槁而毛拔。"这就是因为皮毛属肺，肺属金，苦味属于火。皮槁毛拔就是火克金的意思。所以将皮毛之病认为与肺金有着密切的关系。

其音商。

商是五音之一，属于金音，其应在秋。古人常以秋称为商，如秋风称作商飙之类。商音是轻而劲，在五音中是次长、次下、次浊的。

其数九。

九是代表金的数字。周易五行生成数以地四生金，天九成之。金的生数是四，成数是九，所以说其数九。

其臭腥。

腥为金气所化，就是刀斧之下，能发生血腥气。

北方黑色，入通于肾。

北方属寒冬，亦称为水旺之方。水色黑，肾亦属于水，同气相应，所以将黑水称为入通于肾。

开窍于二阴。

肾脏是泌尿器官的主要部分。肾属水，水性润下，而肛门与尿道有排泄的作用，也都是躯干的下部。所以说肾开窍于二阴。

藏精于肾。

水之精气藏于肾，称为志。《灵枢 · 本神》说："肾藏精，精舍志。"

故病在溪。

《素问 · 气穴论》云："肉之大会为谷，肉之小会为溪。肉分之间，溪谷之会，以行荣卫，以会大气。"

其味咸。

咸先入肾。凡是咸味的药或食物，都是能下、能软坚的。

其类水。

肾与水列为同类。

其畜彘。

彘，《易经》以之为坎卦。坎卦属水，肾亦属水。故以猪列为北方水之畜。

其谷豆。

此句所说的豆，是指黑大豆。性甘温似肾，能补肾。因为色黑性寒能补肾，所以应于北方，列为肾之谷。

其应四时，上为辰星。

辰星，就是九大行星中的水星。

是以知病之在骨也。

《素问 · 五运行大论》云："在天为寒，在地为水，在体为骨，在脏为肾。"水遇寒能凝为坚冰。肾属水，位列北方，肾藏精，亦能形成坚硬的骨骼，即所谓肾生骨髓。而骨病与肾有关，"是以知病之在骨也"。

其音羽。

羽是五音之一，属于水音，其应在冬。其声是极短、极高、极清的。

其数六。

六就数是代表水的数字。按周易五行生成数以天一生水，地六成之。水的生数是一，成数是六。所以称为其数六。

其臭腐。

凡物久浸水中，就会朽腐，即所谓腐为水所化。

故善为脉者，谨察五脏六腑，一逆一从，阴阳表里，雌雄之化，藏之心意，合心于精。

以上数句是总结前文各节的意义。就是说五脏六腑，不但各有其所通的经脉，表里循环，雌雄相应，都有一定的规律，而又是外合于五方五行，阴阳大气，内外息息相关。反四时的称为逆，顺四时的称为从。所以要有准确的诊断，就必须注意到这些内在与外在的因素。藏之心意，在心中有数之后，再有精微的观察与检查，即所谓合心于精，于是得之于心，应之于手。

此三句承接上文"藏之心意，合心于精"的意思，即是说治疗疾病，应该精细周到，而研究医学的态度，对人对己，也都应该非常郑重。对于教导方面，要按其程度的浅深、智慧及能力的高低分别施教，循序渐进。否则，开始就对初学者教以高深的学问，反使不易进步。所以说："非其人勿教。"同时，对教导者自身来说，也应有精深的修养、丰富的经验，不能没有根据或毫无把握地传授。所以说："非其真不授。"能够切实做到上述数点，才可称"是谓得道"。

上文五方所包括的各项列表如下（表 52）。

表 52　五行系统表

方位	色	入通	开窍	藏精	病在	味	类	畜	谷	应四时	病在	音	数	臭	季节
东方	青	入肝	目	肝	惊骇	酸	草木	鸡	麦	岁星	筋	角	八	臊	春
南方	赤	入心	耳	心	五脏	苦	火	羊	黍	荧惑星	脉	徵	七	焦	夏
中央	黄	入脾	口	脾	舌本	甘	土	牛	稷	镇星	肉	宫	五	香	长夏
西方	白	入肺	鼻	肺	背	辛	金	马	稻	太白星	皮毛	商	九	腥	秋
北方	黑	入肾	二阴	肾	溪	咸	水	彘	豆	辰星	骨	羽	六	腐	冬

【小结】

上文列举了五方与四时的气色物产等项，分门别类，以说明各别应用在医学上的不同作用。它不但反映了我国地理气候与物产性味的特点，而且按五方四时的不同，广泛地提出了五色、五味、五类、五畜、五谷、五星、五音、五数、五臭……把这些事物和疾病都联系起来，启示了自然环境对于人体有不可分离的统一性。这也是中医学中用来解释生理病理及诊断治疗的主要原则。

《内经》中有关五方的论文很多，包括的范围也很广泛，对五方的地理与疾病的关系，也有精密的认识。古人在当时的历史条件下，能够把五方流行的疾病及地理形势分析清楚，可见他们在医学上对于客观事物深入观察和研究的努力，正如《素问·气交变大论》中所说："上知天文，下知地理，中知人事，可以常久。”

古人从五方中所分出的五种颜色，在望色变证的应用上，有着特殊的价值。将五色联系了四季、五脏、九窍及各种部位，借以观神察色，辨别疾病的外感内伤，寒热虚实，其中有着很丰富的资料，可供研究。《内经》中有关五味的论述，说得具体完备，也是几千年来中医在治疗上的重要依据。还有一点值得提起的是由五音来分别疾病，认为五脏有五声，如与每个脏器相和，即是健康。否则音有变乱，即是疾病。用五音来作为闻诊辨病的法则，也是在诊断上主要的一环。

我们的祖先，远在三千多年以前，在劳动实践经验中，对于天文和气象的研究，已有了深刻认识。例如殷墟甲骨文中，就有许多有关气象的记述，大多是真实可靠的。即以本篇所提五方上应四时的星来说，古人将现代天文学九大行星的木火土金水五星，已能够按五色五行将它分配在五方的范围之内，可见古人对于天文学早已有了丰富的知识。其中对于天文、地理、气象和疾病所有关联之处，包含的意义很广，足以提供我们去钻研发掘。本篇中所提出的五行生成数，它的意义也是如此，认为五行的数字，既有先后，也就是五行的气化各有盛衰，按其次序盛衰的情况，来说明六气运化的盛衰，便可以明了气候与疾病的关系。

本篇以五脏应四时各有收受的原因，列举出许多种类，认为是同气相求，各有所归，其分析细微，归纳精确，实在是无数先民长时期观察实验所得的结论。而其中相互协调、相互促进、相互克制的发展，可以演变出许多错综复杂的关系，使可以认识疾病、分析疾病和研究疾病。正如《素问 · 至真要大论》所说："故治患者，必明六化分治，五味五色所生，五脏所宜，乃可以言盈虚病生之绪也。”所以本篇的内容，确是我们应该细心去研究的。

承淡安 1956 年

经典校译·伤寒论新注（附针灸治疗法）

目 录

自　序

《伤寒论》为中医学经典著作之一，集汤液之大成，为百病而立法，后世医家，无不奉为圭臬。历代名贤注释此书者，多至一百余家。笔者学识谫陋，经验不丰，岂敢妄僭前贤，疏赞圣典。只因抗战期间，应四川德阳国医讲习所之聘，适值原《伤寒论》教授因事他去，诸同学挽余承乏其事。于是勉为浅解，并参合针灸疗法以为方剂之助。冀能便利农村偏僻地区，在药物缺乏之条件下，或可作应急之措施。因名之为《伤寒论新注〈附针灸治疗法〉》，作为临时讲授之资。辍教以后，即便束之高阁，未遑审阅。去冬出长江苏中医进修学校，乃复行检出，以备参考。今春江苏人民出版社因响应政府发扬中医学之号召，向余征索旧稿，因将此编交印。顾此编当日匆匆编写，咎误实多，欲加删改，苦于病躯衰弱，无力以赴。承苏州朱襄君先生允予协助整稿，附此致谢。并希海内诸同道，不吝珠玉，指其疵谬，俾资改进，则幸甚！感甚！

1955年国际劳动节江阴承淡安

朱襄君序

张仲景先师是我们祖国伟大的医学家。他居常慨叹曰："凡要和汤合药，针灸之法，宜应精思，必通十二经脉，知三百六十孔穴，营卫气行，知病所在，宜治之法，不可不通。"他是穷究医理，博览群籍，不满当时的医家。在自序中说："观今之医，不念思求经旨，以演其所知；各承家技，终始顺旧；省疾问病，务在口给；相对斯须，便处汤药。"一种粗枝大叶的诊断，贻误病家。深深地感到草菅人命之可痛。他虽在后汉干戈扰攘和政治腐败黑暗的时候，却能以毕生的精力，结合实践工作中累积的经验，撰述了一部《伤寒卒病论》，创建了中医在辨证论治上的基本规律。

现存《伤寒论》是永嘉之乱文物丧失后的残本。自晋王叔和编次后，虽经历代名家注释，各家各说，编次亦各不相同。金成无己注本为最先，惟屡经翻刻，错简甚多。金以后注《伤寒论》者，在明时已有五十余家，今则百余家了。大多各秉己意，互有改易。唐孙思邈《千金翼方》与原编次尚合。宋版林亿、高保衡校定本，国内已成稀世之宝。近代国内注《伤寒论》的也有数家，陆渊雷的《伤寒今释》较为著名。

读书旨在明理，固然应该有信心地去读。但鉴于庞杂的说法，没有判断力是得不到什么的。因此，秦伯未先生说："读古医书难矣。非眼高于巅，心细如发不可。更无霹雳手、斗大胆不可。"就是要辨别孰明孰昧、孰是孰非，非具有大公无私的裁判能力不可。譬如《伤寒论》上的六经与《内经》上的六经，是否渊源一辙？当时作者用的什么思想方法？他的居处和气候地理，以及社会环境如何？这些问题都应该研究明白，才能明了仲景之所以有这样伟大的贡献。

古代科学为倡明，人所周知的。古代有"格物致知"的理论，亦是人所共晓得。《大学》上说："致知在格物。"元朱震亨有《格致余论》一卷，其自序说："古人以医为吾儒格物致知之一事，故特以是名书。""格物致知"是用区分或分析的方法达到研究的目的，由不知到知的意义。朱熹在《大学》上注："格，至也；物犹事，穷究事物之理，而推极其知识也。"仲景就是用的这个思想方法，以各种证候，凭经络领域，区分为六个证候群，作为施治用药的标准。他是河南南阳人，北人和南人的体质是了解的。从前有江南无正伤寒之说，不合事实的。再说《伤寒论》的经方不能治南人的病，更是荒谬。当时的社会，在干戈扰攘的时代，疾病的流行，人民经济的困难，可想而知。假使没有辨证和处方的确当，决不能医名大振的。所以我说经方是只要辨证正确，处方确当，可以医治古今中外的疾病。他是合乎科学的。

澄江承老淡安先生，出示《伤寒论新注》，以执简御繁之一法，有由博返约之浅解，根据方不在多，而贵加减得法的宗旨，并以汤药之后，附以针灸治法。针灸与汤药，法虽不同，而理实一贯。因为治病最重要的为辨证，假使辨证不能明确，针、药则无所适从。《伤寒论》为经方家言，是一部辨证论治的经典著作。先生能发挥经义，羽翼圣心，裒集先贤之精论名言，或抽扬脉理，或阐发病机，义明词显，可作为方书的楷模。有舛错的改之，有残缺的补充之，不独能做汤药的津梁，还可以作为针灸的指南。承蒙委托余协助参订，刊之以便同志探讨。不学无术如余，读书尚未明理，滥竽医界数十年，毫无心得，实在不能担当这一重任。不过学习了《人民日报》的社论，明确了政府重视中医学的意义，不得不勉强尽我的绵力。自觉以瑕掩瑜，难免贻笑大方，使本书得与海内同志见面，余附于骥尾，实感荣幸。

1955 年青年节吴县朱襄君

张仲景与《伤寒论》

张机，字仲景，东汉南郡涅阳（即今河南南阳）人。灵帝时举孝廉。建安中官至长沙太守，故后世又称张长沙。好学多才，博通群籍。尝学医于同郡张伯祖，尽得其传。后至京师，医名大振，当时称为上手。生卒年月，已无可考。所著《伤寒杂病论》，垂示百病治法之准则，千余年来，奉为医学之科律。后世尊崇之为医圣。

《伤寒论》原名《伤寒杂病论》。仲景原序有“博采众方，为《伤寒卒病论》合十六卷”之语。卒病即杂病也。成书年月亦不可考，据原序“建安纪元犹未十稔”之文推测，则当在建安十年前后不远，距今盖一千七百余年矣。惜乎永嘉乱后，原书无存。迨王叔和编次其书，又分伤寒、杂病为二。故今日传世之书，殊非仲景原来面目。历代注释此书者百余家，而以成无己为最先。宋朝林亿、高保衡等奉旨校定《伤寒论》十卷，同时校正别本《金匮玉函经》，又将王洙所得馆阁蠹本《金匮玉函要略》中之杂病与方剂，别录为《金匮要略》行世，均系当时官本。宋版原刻本，恐国内已无藏存。成无己本之存世者，当以明赵开美覆刻本为唯一善本。此书依据证候群而立治法，掌握病变之规律，归纳分类，建立六经纲领，分析表里，参伍阴阳，因病施治，随证立方，条分缕析，规矩谨严，集汤液之大成，垂后学以规范，实为有功医药文化之伟大贡献。

本书编述大意

本书编述立意，以浅显明白为原则，故不嫌词费，反复重叠，逐条分别注释。

于本文之下，先提其原文纲领，如文章之点明全篇立意然。

继就原文直译，如从文言文之译成白话文然，为便于明了其意义，免推索之苦耳。

以直译之词，犹未能畅达原意者，再作补充于后，依句或段而疏释之。

犹嫌其未能尽意，乃采各大家之注以申明之。

原文中有错简之疑者，则从理解或前贤改正之意而校正之。

原文中言证不言苔、脉，或及脉不及苔，及苔不及脉者，则将脉、舌之症状，依平时经验之所见而补充之，虽为续貂，亦便于初学者研读之意云尔。

病固汤药可愈者，亦可不用汤药而以简捷之针灸法治愈者，因将针灸法补于后，复约略释其取穴之意义，俾读者于仓促不及配药时择用之。

本方原方分量煎煮，悉照原文。近代应取之分量，于第一方后涉及之。

于原方之后，提明本方之主症，俾应用时得有标准可循。

伤寒论新注（附针灸治疗法）

江阴承淡安　注解
吴县朱襄君　参订

辨太阳病脉证并治法上篇

一条："太阳"之为病，脉浮，头项强痛而恶寒。

本条为"太阳病"脉与病之总提纲。

解曰： 外感病初起，病在人身最外一层，曰病在"太阳"；其为病之证象，脉搏见浮；本身之自觉，则见头项强痛，身发热而恶寒。故曰："太阳之为病，脉浮，头项强痛而恶寒。"条文中虽无发热之提出，但从脉浮上观察，必有发热之症状也。因发热非"太阳病"所独有，是以简略而不述也。

据吉益南涯释曰："太者，大甚也。阳气盛于表位，谓之'太阳'。脉浮，头项强痛，此其候也。气盛而血窘窒，故致强痛。发出则不项强，不恶寒，发热汗出矣。经过日时，则迄于内。盖表位，气之末也。末气常乏。今气盛甚于其末者，阳气太之状也，因名之曰'太阳'。"

程郊倩曰："按'六经'之设，是从人身划下疆界，辖定病之所在，无容假冒，无容越径。故一经有一经之主脉，一经有一经之主症，稍有假冒，以经核之，可以据此验彼。若有越径，以经核之，可以从彼执此。即以'太阳'一经而论，脉浮，头项强痛而恶寒，自是'太阳'之为病，固无与他经事。何以'阳明'亦有'太阳'？'少阳'亦有'太阳'？'三阴'中亦有'太阳'？无非与此条之脉与证有符合处耳。又有'太阳病'竟不能作'太阳病'处治者，亦无非与此条之脉与证有参差处耳。名曰'六经'，其实为'表里腑脏'四字各与之地方界限。有地方界限，可以行保甲，此仲景之'六经'也。因地方界限，以之作驿递，此众人之'六经'也。"

由此观之，"太阳"二字，是仲景根据《内经》经络领域证候表现，而定出"伤寒六经"分类。故清季以前注《伤寒论》者近百家，每谓"太阳"为"足太阳膀胱经"之"太阳"，实非无理。第仲景复以病态及病灶之领域所在，结合寒、热、虚、实、表、里，而分立六经辨证，便于审证及治疗上之便利，特别立一系统耳。

仲景曰："病有发热、恶寒者，发于阳也；无热、恶寒者，发于阴也。"凡病之称为阳证者，皆属热，皆属实；病之称为阴证者，皆属寒，皆属虚。即西医称病之属于进行性者，为阳；属于退行性者，为阴；生理功能亢盛者为阳，生理功能减退者为阴是也。《伤寒论》一书，称"太阳""少阳""阳明"证者，大多为热证、实证，即功能亢进之证是也；称为"太阴""少阴""厥阴"证者，大多为寒证、虚证，即功能减退之证是也。

当身体受病菌或病毒等侵害时，神经系统受到刺激，而后使机体本身发生一定反应动作来对付，这时体温升高，加速循环，增加体内抗菌功能之作用。通常在发热初期，患者常有寒冷之感觉，甚至发生战栗。这是临床症状上发热初期之一般现象。而古人无此观念。但在实践工作中累积之经验，以脉浮为病邪并着于肌表，皮肤微血管收缩，而头项部比之其他部分血液充盈之度为高，故郁滞所致则为痛为强。头项为身体之最高部分，肌表为身体之最外一层，恶寒为发热初期之征兆。故不论何种病证，若脉浮、头项强痛而恶寒时，皆得以之谓"太阳病"。仲景之所以不立方剂者，以标示"太阳病"之大纲也。

如病毒郁滞于肋骨弓下，以致胸胁苦满、口苦、咽干、目眩、而呕等症状，无"太阳"之表证，又无"阳明"之里证，中医称为"半表半里"。故仲景特揭口苦、咽干、目眩、胸胁苦满为提纲，阳气微少于表，因名之曰"少阳"。

肠胃内由病邪侵袭，其机体全身反应为不恶寒反恶热、谵语、腹满、汗自出、不大便等。《内经》上说："太阳为开，阳明为阖，少阳为枢。"开即启也，发也，如花发曰花开。凡闭藏于内而发出之曰开。阖为开之对待，闭藏也。《易》曰："阖户谓之坤。"是指内部的意义。所以吉益南涯曰："明为黎明之明，示阳实也。"体温调节中枢，产生热能，迫发于外；但蒸发、辐射、对流等的发散，不敌内部产热量，因之产热与散热之协调机构失去平衡，即里位极时则实，实于内而向外扩张。故曰"阳明"之为病，胃家实是也。

肠胃道因寒冷刺激或消化功能不健全及受化学刺激，以致腹满而吐、食不下、自利、腹痛等，名之曰"太阴病"。若误与"阳明证"混治，则必胸下结痞。此因内虚，故惟腹壁膨满、挛急，若按其内部，则空虚无物。

无热而恶寒，脉微细，但欲寐，四肢不温，曰"少阴病"。假令一切之病证，循环与神经功能衰弱，都能在临床上显现此等症状，宜作"少阴病"而施治之。

病邪弥漫躯体上下内外，随患者之抵抗力如何而异其病所，中枢神经调节功能失却控制，亦即传导刺激对于神经和肌肉的兴奋性变化，调节平衡之功能失却常态，因此体内抗菌功能不能发挥作用而濒于险境。如能战胜病邪则生，不能战胜病邪则死，为疾病之生死关键。其病态为寒热错杂，或上热下寒，或外热内寒，或吐，或利，或消渴、气逆等者，曰“厥阴病”。

明了《伤寒论》所称“六经”之意义，再进而研究各条文之真义，则不致对于清代以前各家注释，发生模糊之感矣。

脉浮主病在表。“太阳病”之机体反应属于兴奋性、阳性，故其脉必浮。其机体反应的作用为加强体内抗菌功能，加速血液循环，促进抗体之产生等，中医称之曰“正气”，西医称之曰“抵抗力”。因为血液循环加速，浅层动脉之血液充盈，故桡动脉之搏动乃见浮象。脉浮非一定指表证和实证。如张介宾曰：“大多浮而有力有神者，阳有余也。阳有余，则火必随之（中略）浮而无力空豁者，阴不足也（中略）若以此为表证，则害莫大焉。”

何以见头项强痛？因血液循环加速，颞颥动脉之搏动，或受毒素刺激而影响知觉神经，回旋椎部运动神经受到影响而发生障碍。有谓“头则痛，项则强”，其实不必机械式之分割。有头痛而不项强者；有头项之回旋，但觉重而不灵动者。总之，头项有不舒适之自觉症状，即可谓头项强痛之证。其强与痛之程度高低，患者各不一致，胥视其感受病毒之轻重，与其本身之抵抗力强弱如何以为衡量。

何以见恶寒？吴襄《生理学大纲》上说：“通常在发热的初期，患者常有寒冷的感觉，甚至发抖。事实上，这时候的体温已经升高，但因皮肤小血管正在普遍收缩，皮肤温度很低，以致刺激了皮肤的冷觉感受器。皮肤小血管收缩的结果，体温发散减少，再加发抖增加了体热的产生，于是体温更迅速上升，因之和四周空气的温度不平衡。”所以条文中虽曰“恶寒”，其实“恶风”亦包括于其中。

《伤寒论》只言脉与证，独于舌苔之症状不言，虽“阳明篇”有“舌上苔者‘栀子豉汤’主之”一条，亦含混不明。为便于初学者之辨认症状起见，于讲解条文之后，补入舌色苔证；其无脉证之条，应知其脉证者，亦补入脉证。续貂之嫌，则不计也。本条“太阳病”之舌质颜色当为红润或红淡，苔则薄白而不燥。

本条解释谓从脉浮上知其必有发热之症状者，以血液集散于表层，其脉必浮，其身上肌肤之温度必高过正常体温。而仲景不言发热者，因非“太阳病”之所独有症状也。

吕搽村曰："仲景《伤寒》立法，能从'六经'辨证，则虽繁如'伤寒'，不为多歧所误，而杂病即一以贯之。"因之，学者不可泥于章句之末，如能参透领悟其真精神，则万病之治如示诸掌。

二条：太阳病，发热，汗出，恶风，脉缓者，名为中风。

本条为"太阳中风病"脉证之提纲。

解曰：脉浮、头项强痛、恶寒之"太阳病"，见发热、汗自出、恶风，而脉浮中有缓象者，名曰"太阳中风"。简言之，即头项强痛、发热、汗出、恶风、脉浮缓者，名曰"中风"。亦有头项不强痛，仅见昏晕者，而发热、汗出、恶风、脉浮，为"中风"必有之主症。

"太阳病"原包括"中风""伤寒"两种症状而言，首条即言"中风""伤寒"两种共有之症状，此则专言"太阳中风"之脉证也。

发热为人身体温超过正常温度，对于病体来说，应当是有利的，原为对于外界侵害的一种生理反应，其作用为"正气"（即抵抗力，以后统称谓之正气）抵抗病邪的一种表现，即体温中枢调节起了变化，热的产量增多或排出减少，使蓄积在体内的热量超过平时，成为发热。

发热的原因很多，归纳起来约有下列几点：①传染病的发热。②手术后的发热。③神经性发热。④缺水发热。⑤药物的影响。

但就本书所论发热，不外与传染病的关系，条分之可得六点：①外界一种病毒侵袭体内，生理上即发动一种抵抗作用，刺激神经体温调节中枢，于是体温升高，增强体内抗菌功能，促进抗体产生等。战胜病毒后，由于汗腺分泌加速，体热大量随汗而去，体温乃得复原，即中医所谓汗出而解。②病原细菌侵入体内，放散一种毒素，或发生繁殖作用，与体内血液或各部组织的液体起化学作用，而使产热中枢的功能兴奋。③血液循环发生障碍，废料物质不能尽量排泄，此类废物如新陈代谢的尾产物、过剩的营养料、毒物等，留着体内，影响了血细胞和细胞的新陈代谢，而使体温增加。④脏器组织因某种关系发生变化，或残废物不能大量排出体外，此类残余即能起发酵作用，成为瓦斯浊气，因之体温升高。⑤外层汗孔闭塞，体内热量增加，不得放散，新陈代谢失去调节，亦能使体温升高。⑥血之所至，即热之所至，血液大部分充盈于某部，某部的温度即觉升高。但此类的热，西医谓之发炎，中医称之为"火"，如"胃火""肝火"等。

以上六点，或曰"实热"，或曰"邪热"，或称"表热"，或称"内热"，视临床症状如何而名之。

"太阳中风"的发热，即属上列的第一点，产热中枢的功能亢进，由它发出冲动，管理着与体温有关的血管、肌肉及汗腺的活动，皮肤放散和辐射之功能受到障碍，中医称之为“表热”。

排热和生热最有关的器官是皮肤小血管、汗腺、肌肉和肺。出汗是皮肤血管扩大，全身肌肉舒松，肺呼吸加速，汗腺分泌汗液。汗腺受交感神经所支配，中枢在脊髓、延髓、下视丘和大脑皮层中。这些中枢的兴奋都可使汗腺分泌，亦即排除病毒的一种生理功能表现。

按出汗的原因，不外下列四点：①正常体温的保持，是人体健康活动的基本要求之一。人体不断进行新陈代谢，所以不断产生热。在热产生的同时，身体将热不断排出，产生和排出的量和速率相平衡，体温就恒定不变。肺呼吸及内呼吸不停，不断吸入空气中的氧与血液中的铁质化合，和食物内所含的氢化合成水，和食物内所含的碳化合成碳酸气，与燃烧时的变化相似。燃烧时发热，呼吸时也发热。简括地说：体热的产生，来自养料的氧化；体热产量的多少，决定于中枢神经系统的兴奋情况，例如情绪紧张、体力劳动和气候冷热等。另一方面，散热中枢的兴奋，可因三方面的刺激而加强：一是血液温度增高的直接刺激；二是低级中枢所传达的热觉感受器的冲动；三是大脑皮层的冲动。当大脑皮层接受高热的刺激时，不论来自内在或外在环境的，都将转来加强散热中枢的活动，因而加速热量的发散，以为调节。出汗即为散热中枢功能亢进，刺激汗腺，为一种大量发散体温的作用。②当产热与散热的协调机构长期失去平衡时，皮肤表层神经衰弱，汗孔的分泌作用无力控制而汗自出。③体温升高，直接刺激下视丘的体温中枢，致汗腺开放而汗自出。④神经中枢的功能衰竭，各部组织之神经都失却主宰而汗自出。

“太阳中风”之汗自出，即属于第一点的散热中枢神经功能亢进，刺激汗腺。虽曰汗出，亦不过皮肤上稍稍湿润而已。虽汗而不多，故其发热并不因微汗而退清。因为体温中枢的调节起了变化，产热多，散热少，致体温升高。在发热的时候，体温升高之后，虽然产热和散热趋于平衡，然此时保留在体内的热量仍比正常多，所以体温保持在高水准上。经过治疗或一个时期休息之后，如药物治疗或针灸治疗，体温又起变化，结果把过多的热排出，于是保留在体内的热量恢复正常，乃得痊愈。

“恶风”者，因有微汗，汗腺开张，肌腠疏而不密，皮肤内温觉感受器不胜流动空气与皮肤辐射和对流的刺激，故淅淅恶风。成无已曰：“恶风者，风至则恶，得居密室之内，帏帏之中，则坦然自舒也。”

“脉缓”为脉浮缓之略。首条已举“太阳病”之脉浮为标的。浮中所以见缓者，以皮肤有汗液滋润，柔和而不紧缩，即皮肤血管舒张，皮下感觉神经亦呈弛缓的缘故。

本条之名“中风”，俗称之“伤风症”者是，与猝然倒地、口眼㖞斜、不省人事之“中风症”截然不同。一为病在脑部，此则病在肌表，所谓“风伤卫”者是也。

本条之舌证：舌质当属正常红润或淡润，苔则薄白。

三条：太阳病，或已发热，或未发热，必恶寒，体痛，呕逆，脉阴阳俱紧者，名曰伤寒。

本条为“太阳伤寒病”脉证之提纲。

解曰：初感病邪之“太阳病”，不论其已见发热或未见发热，必有恶寒，一身筋骨疼痛，或作呕逆，其脉见紧象的，即名曰“太阳伤寒”。

上条言“太阳中风”的脉证，此则言“太阳伤寒”的脉证。以“太阳”包括“中风”“伤寒”二证，故仲景于开卷即立出三条纲领。

尤在泾曰：“此‘太阳伤寒’之的脉的证也，与上‘中风’条参之自别。”

吾人在气交之中，风吹寒侵，日炙雨淋，有为患者，有不为患者，有即为患者，有不即为病、久而始发者，种种不一，是在其人本身之抵抗力如何而已。抵抗力，中医名为“正气”，强者即不能为病，纵病亦久而后发；弱者即成为病，病之始也，即为“太阳病”。其为“中风”或为“伤寒”，则又视其人之生理机构如何以为衡。

日本汤本求真曰：“凡言人之体质，千差万别，不能逆睹，若穷极之，可分为二大别：其一皮肤粗疏而弛缓，有此禀赋之人，若罹‘太阳病’，必见其脉浮弱、自汗等之症状；其一为皮肤致密紧张者，有此体质，若侵入‘太阳’，则脉浮紧、无汗等之证候出。”可见病因大致相同，结果病态有不同者，体质之不同也。

本条“太阳病”，言初感外邪，皮肤小血管收缩，竖毛肌收缩，汗腺密闭。若其人之神经灵敏者，或抵抗力之强盛者，血液循环加速，加强体内抗菌功能，遽起发热的症状；若其人体弱，抵抗力不能遽然而发者，或神经滞钝者，其发热之起则转迟缓。不论其发热之起与未起，其皮肤之表层因外邪所袭，必见恶寒之证象。当皮肤紧缩，汗腺闭而不通，则体温之放散失去调节，内部之浊热与疲劳物质充斥于肌肉筋骨之间，神经备受压迫刺激而为疼痛，故曰：“必恶寒，体痛。”其呕逆者，以本身之浊热与水气不能向外放散，则向上涌，延髓部之呕吐中枢神经备受刺激，引起胃神经的反射而作呕吐。脉之见紧者，以外邪袭于皮肤表层，皮肤紧缩，皮下神经亦紧张，故脉管亦弦劲有力，搏指呈紧象。其曰脉阴阳俱紧者，指头手足三部之脉。古人诊脉，“人迎”“寸口”与

"趺阳"并诊。仲景《伤寒论·自序》曰"按'寸'不及'尺'，握手不及足，'人迎''趺阳'三部不参"云云，可见脉阴阳俱紧之阴阳，指上下之脉而言。上者为阳，下者为阴。注家都以"尺""寸"言或"浮""沉"言，仅拘泥于手部桡动脉的成见而言之。

紧脉为脉搏见弦硬有力之象。以指按之，医者之手指直觉搏动有力，于跃动流利之中脉道为紧束而具坚硬之象。盖脉管周围有神经，中为血液流动，血行充满于内，神经紧张于外，于是脉管弦直，搏动有力而呈紧象。身疼痛，因神经有舒缩血管的纤维，加速或阻遏心搏的纤维，以致皮肤痛觉感受器的神经感受压迫刺激而紧张作痛。脉诀主"弦紧为寒，弦紧为痛"者，实具有理由也。

此名"伤寒"，乃指发热者初起，病在肌表时，发热、无汗、恶寒的"太阳伤寒"，与西医所谓传染病之有"伤寒杆菌"在肠中的"伤寒"不同，不得误混。

本条"伤寒"初得病时，其人如未发热，则脉为紧；已发热后，则脉浮紧。故浮紧为"太阳伤寒病"已发热之定脉。

"太阳病"有"中风证"，有"伤寒证"。如首条脉浮、头项强痛而恶寒，为"中风"与"伤寒"的共通证。其不同点，"中风"有汗出，"伤寒"则无汗；"中风"脉浮缓，"伤寒"脉浮紧为别。初学者于此等处宜分辨其异同点，即知仲景辨证的规律。

本条之舌证：舌质当为正常红润或淡润，苔则薄白而润，或苔较厚些。

四条：伤寒一日，太阳受之，脉静者，为不传也；若脉数急者，为传也。

本条为凭脉象以诊断其病之传与不传。

解曰：初感风寒之邪，病在肌表，故曰"伤寒一日，太阳受之"。其脉搏只见浮而不见数或急者，为病邪仍在肌表，未传于里之候，故曰"为不传也"；若脉浮中见数或急，或不浮而数急者，则病邪已传入于里之候，故曰："为传也"。

"中风"或"伤寒"初起，病在于表，见发热、恶风寒，脉必为浮，或浮兼缓，或浮兼紧，继而变为往来寒热，或变为烦渴壮热，此即表病而变为"少阳"半表半里病，或"阳明"里热病；名为"传变"，方书则曰"传经"。本条之言传与不传，即传经之谓。病何以传？即抵抗力不足，不能驱病毒外散，反引起内脏组织之变化，发生其他病态。视其病态之如何，名其曰"少阳病"或"阳明病"或"三阴病"等名目。脉之浮者，亦变为弦、为数、为大、为微弱等，随其病态与病灶所在而异其名。

本条脉静乃指适合“太阳病”之脉浮，或浮缓、浮紧之谓。若作和缓平静的解释，则失去原来的意义（静乃动之对，寂然不动，动则变的意义）。脉浮，病在“太阳”，故曰不传；如浮中带数，则病已趋入“阳明”；如浮中带急，急者如张弓弦，则病已趋入“少阳”，故曰传也。盖“阳明病”之脉为数大，“少阳病”之脉为弦。

脉数急，言脉搏动的频率与脉搏动的形态，一为搏数，一为搏势。《脉经》以一呼吸之间五至为正常，超过五至为数，不足五至为迟。数为有热，迟为有寒，愈数愈热，愈迟愈寒，所谓“六数七极，三迟二败”。脉与心脏的血液输出量有密切的关系，所以脉搏随心搏动的频率而变异。血液因温度的直接刺激，加速循环，心搏因之加速，脉数即因血之热而流速，此为生理上之常态。亦有数脉不因热而因心脏衰弱者，名曰“虚”。脉急为神经与血管紧张的表现，脉数急，即血因热的刺激而行数，神经血管因热而紧张，可见病势在进行中，故曰脉数急者，为传的表现。

《伤寒论》每有言一日、二三日、六七日、八九日、十三日等，皆言病之过程。非确切不易，为一定如许之时期。清季以前注家每引《内经》经文“伤寒一日太阳受之，二日阳明受之，三日少阳受之，四日太阴受之，五日少阴受之，六日厥阴受之”以为准计。读书泥于章句，每致误会。病的传与不传，以病变症状为决，万不可以日计算。本条之言“伤寒一日”，言“太阳”初病的意义，以后见有日期，都从此义，不再释。

舌色正常，舌苔薄嫩，则病尚无传变趋势。若舌色之红而为绛，舌苔薄而为厚，而为黄者，病已传里的表示。此从舌色、舌苔，亦可观察病之传变与否。诊断须从多方面观，不能只凭一脉也。

本条之原文为“伤寒一日，太阳受之，脉若静者，为不传；颇欲吐，若躁烦，脉数急者，为传也”。与下条原文“伤寒二三日，阳明、少阳证不见者，为不传也”同为辨病之传与不传。一以脉辨，一以证辨。但本条有脉有证，下条无脉无证，只言“阳明”“少阳”证不见者，文极简略。近贤“伤寒”大家陈逊齐，将二条原文修改，脉证各分，泾渭不混，且与原文之文法类似，认为改之合理，特从之。

五条：伤寒二三日，阳明、少阳证不见者，为不传也；颇欲吐，若躁烦者，为传也。

本条凭症状以断其病之传与不传。

解曰：“太阳伤寒”，经二三日后，仍为发热、恶寒、头项强痛等症，而不变病，不见“阳明”“少阳”等之症状者，为病邪未传于里之候。即本条“‘阳明’‘少阳’证不见者，为不传也”。如有“太阳病”之症状，兼见颇欲作吐之症状，或兼见烦躁之症状者，即病邪已经显现传变，故曰：“颇欲吐，若躁烦者，为传也。”

颇欲吐者，胃中有水毒夹热而上冲，胸中痞闷，时时欲吐之状，此为“少阳病”之症状，与第三条“太阳病”之体痛、呕逆，同而不同。彼为呕吐中枢神经受充血之刺激而引起胃神经之反射，此则为病邪传变而直接刺激之欲吐症状。躁烦即烦躁，为里热亢盛，使脑神经不宁所致，属“阳明病”症状。“太阳病”兼有此等症状与上条之“脉数急”者，即为已传入“少阳”或“阳明”之候。“若”字作“或”字解，与十九条之“若吐”“若下”“若温针”之“若”字同义。

六条：太阳病，发热而渴，不恶寒者，为温病。

本条言“温病”之症状。

解曰：脉浮、头项强痛、发热、恶寒之“太阳病”，如见身热而口渴、不恶寒者，则非“伤寒”，乃为“温病”。

“太阳病”之“伤寒”，其热借血液充于肌表之故。热在表层，体腔内之黏膜层水分尚未被热灼，每不见口渴，且因表层受寒邪之束缚，水液不能外散，更不见口渴。本条发热而渴与“太阳伤寒”之发热不渴，此不同者一也。“太阳伤寒”，以寒邪外束有恶寒证，本条则不恶寒，此不同者二也。故初起只热而不恶寒者，名曰“温病”。“伤寒”与“温病”不同之点如此。由此观之，“温病”无表寒之证，其热则内外皆热。热势炽甚，则黏膜之水液为热蒸发而干，故口渴；表里皆热，故不恶寒。

清代以前之医家，每谓“伤寒”由外而入，“温病”由内而发。一以其初病之恶寒与不恶寒为别。其实皆为时令感症，惟病原不同，病菌亦异耳。《内经》有“冬不藏精，春必病温”，仅言感“温病”者由于体虚之故。言其因素，未必尽然。又曰：“冬伤于寒，春必病温。”言病毒久伏于里，一旦乘机暴发而成。此言病因，有些意义。又曰：“先夏至日者为病温。”仅依时令而名，更无意义。故《内经》之言亦简而欠实际。余谓“温病”之发，仍为外入，属细菌感染病。病不限于季令，天时经久温暖而燥，即有此类微生物繁殖，人感之而即病。其病灶以在呼吸系与神经系为多，不影响于肌表，故无“恶寒”一证现象。清代叶氏诸医家，谓温邪由口鼻吸入，是有见地。

书名《伤寒论》之“伤寒”，为包括一切外感之热病而言。所谓“伤寒”者，外感病之总名也。故《难经》有曰：“伤寒有五，曰中风，曰伤寒，曰湿温，曰热病，曰温病。”五者皆外感之病也。“太阳病”之“伤寒”，则五者中之一。本条之“温病”，亦五者中之一。于此提出，殆与“太阳伤寒”作分辨耳。

尤在泾曰：“此温病之的证也。温患者，冬春之月，温暖太甚，所谓非时之暖，人感之而即患者也。此正是伤寒对照处。伤寒变，乃成热，故必传经而后渴；温邪不待传变，故在太阳而即渴也。伤寒阳为寒郁，故身发热而恶寒；温病阳为邪引，故发热而不恶寒也。”

张路玉曰：“发热而渴，不恶寒，提挈温病自内而发之大纲。凡初病不恶寒，便发热、烦渴，三四日间或腹满，或下利者，此温病也。若先恶寒、发热，三四日后表邪传里，变烦渴者，此又伤寒热邪传里而显内实之故也。”

徐灵胎曰：“发热而渴，少阴津液先亏，病在太阳；反不恶寒，明是温病，而非伤寒矣。”

本条之脉证、舌证：以经验所得，其脉必滑数，尺部更显明有力；舌质红绛，舌苔薄白而燥，或无苔而燥。

七条：若自汗出，身灼热者，名曰风温。

本条言“风温病”之症状。

解曰：“太阳病”发热而渴，不恶寒，若兼见自汗出，身热不因自汗而减轻，以手按之仍灼热者，名曰“风温”。

本条与上条之发热，皆由体温升高，直接刺激体温调节中枢，因而体温中枢调节发生变化。产热中枢活动亢进，体温提高之后，就又转来刺激散热中枢，故自汗出。虽然产热和散热趋于平衡，然此时存留在体内之热量仍比正常多，所以身热不因自汗而减轻。“太阳病”以有汗者为“中风”，无汗者为“伤寒”。“太阳中风”有汗出，此则亦有汗出，但渴、烦热而不恶风为异，故曰：“风温”。

六、七两条，一言“温病”，一言“风温”，正与二、三两条言“中风”“伤寒”作对照。“伤寒”之发热，无汗且恶寒；“温病”则发热，无汗而不恶寒；“中风”之发热，有汗而恶风；“风温”则发热，有汗而不恶风。两两相照，先后对立。仲景如此序列，殆有意示人以纲领欤。

“温病”与“风温”，二而一者也。病因、病灶相同，第以患者之体质不同而异。大概阴虚之体，心肾之脏气不甚强者，感之即为“风温”，而病变亦迅速，每成下条之险证，医家在临床上极需注意。

本条原文首句为“若发汗已”，辞义欠通。观下条“风温”之症状，有自汗出，可见此“汗已”为“自汗出”之误，应改正之。

八条：风温为病，脉阴阳俱浮，自汗出，身重，多眠睡，息必鼾，语言难出。若发汗者，小便不利；若被下者，直视，失溲；若被火者，微发黄色，剧则如惊痫，时瘛疭；若火熏之，一逆尚引日，再逆促命期。

本条言“风温”之脉证与不能以“伤寒”之汗下常法治之之义。

解曰：“风温病”之为状，其脉不论“寸口”“趺阳”，皆见浮象，身灼热，自汗出，全身转侧觉重而不敏活，终日昏昏多睡眠，鼻息必粗如鼾声，舌本强而语言甚难出。若与“麻桂”之辛温剂发汗，则内部之水液涸而变为小便不利之坏症；若与“承气”之苦寒剂泻下，则液脱于内而变为直视、失溲之坏症；若与火灸、火熨逼其出汗，则火毒内攻，血细胞破坏而变为血细胞解体性，或称溶血性黄疸；其火攻之剧烈者，则神经亦受火毒之刺激而不宁，变为惊痫，时时发生抽搐瘛疭之坏症；甚则身黄如火熏，成为烟黄之象。凡此皆为逆治之所致。如只与发汗或火灸之，则一逆尚可苟延时日；若既下之，又复下之，或更灸之熨之，则一逆再逆，朝不保夕，促其寿命。

“风温病”之脉阴阳俱浮者，以产热中枢功能亢盛，血液沸腾，向外奔涌，故其脉皆浮。并且见汗出者，以热向外涌，水液蒸发，汗腺亦受刺激而开放也。身重者，以后脑神经为热蒸，又失水液之涵养，致运动钝而重也。多眠睡者，大脑神经亦受热灼之故也。息必鼾者，亦属脑神经灼伤之故。且热向外涌，津液被灼为痰，痰热交阻于咽喉，呼吸不利而激动声带故也。语言难出者，舌咽神经亦热伤，复以热痰阻滞于咽喉之故。病之原因固在热之亢盛，而其症结之所在，则在脑系，故此症与今之所谓脑膜炎症相近似，与“风温”犯肺之发热咳嗽者不同也。初学者毋作为一般“风温病”看乃可。

本条“风温”之为病，为产热中枢功能亢进，散热中枢功能亦亢进，但不敌产热中枢功能之亢盛，故汗出而身仍灼热。且汗为血液中之水分与各组织之水液，经热之熏蒸已容易干涸，再加散热中枢功能之刺激汗腺，而蒸蒸汗出不已，其水液更易于涸竭，亟宜以甘寒之剂，清其热而增其液。医者若不知此理，误以治“伤寒”常法施之，以辛温助热发汗，或汗下劫液伤里，与火热熏灼等治法，则变症百出。故仲景特提出诫之曰：若发汗者，若被下者，若被火者等，则见如何坏象，学者能不凛然而深切志之耶。

“风温病”既有如是之灼热，复有汗出之消耗，其内部之水液已不能支，若再汗之，腹腔部水液亦趋出为汗，则肾与膀胱无资源以分泌，是以小便不利也。

本条之“风温病”，既不可汗，亦不可下，以气血正向外奔腾，遽与攻里泻下，则内无接济，津液脱于下，即西医所谓脱水症状。或因之虚脱，膀胱括约肌因而失职，而为小便不禁之失溲。脑神经亦为厥逆，发生两目直视。盖脑神经本为热伤，且夺其腹腔部津液之资源，则失其所养而厥绝也。且膀胱之开阖，其中枢神经亦在脑系，脑系厥绝，故直视与失溲亦同时共见也。

汗、下既不可，火攻更非所宜。火熏、火灸有火伤毒素，微则刺激血液循环亢进，血压增高；重者破坏血细胞，毒质溶入血中，成为血细胞解体性或称溶血性黄疸。故本症以火攻之，微则为黄色，成为溶血性黄疸也。如火攻之剧者，脑系原受热伤，再加剧烈之火毒刺激，于是知觉神经不得宁静，发生反射之亢奋而为惊痫。运动神经不宁起亢奋，则时时发生手足抽掣之瘛疭。瘛为筋脉挛急，疭为弛纵，一急一纵，乃抽掣不已。而皮肤之微黄色，因火毒更重，溶于血中更多，皮肤亦变为若火熏之烟黄色矣。

本条之脉证、舌证：脉为阴阳俱浮，其实浮且兼滑数，方合其灼热之症状。舌质必红绛，舌苔薄白或薄黄色。

九条：病有发热恶寒者，发于阳也；无热恶寒者，发于阴也。发于阳者七日愈，发于阴者六日愈，以阳数七、阴数六故也。

本条辨病发于“阴阳”之大纲及推测其病愈之期。

解曰：疾病之始也，有发热之症状，或兼恶寒者，称之曰病发于“阳”。如初病只有恶寒而不发热者，则称之曰病发于“阴。”发于“阳”者约经七日可愈，发于“阴”者约经六日可愈，以生成数之七为“阳数”、生成数之六为“阴数”而推之也。

一部《伤寒论》，论列病态，以“阴阳”为总纲，以“表”“里”“半表半里”为三领域。“表”再分“阴阳”，“里”再分“阴阳”，“半表半里”亦分“阴阳”，以此成为“三阳”“三阴”六大门。称“阳”者多热、多实；称“阴”者多寒，多虚。“表”之“阳”称“太阳”，“表”之“阴”称“少阴”；“里”之“阳”称“阳明”，“里”之“阴”称“太阴”；“半表半里”之“阳”称“少阳”，“半表半里”之“阴”称为“厥阴”。

“阴阳”二字之释义颇泛。以寒热分“阴阳”，寒者为“阴”，热者为“阳”；以“表里”分“阴阳，“表”为“阳”，“里”为“阴”；以脏腑分“阴阳”，脏为“阴”，腑为“阳”；以上下分“阴阳”，上为“阳”，下为“阴”；以左右分“阴阳”，左为“阳”，右为“阴”；以气血分“阴阳”，气为“阳”，血为“阴”；以虚实分“阴阳”，虚为“阴”而实为“阳”。其他以躯体组织之内分泌液、水分、血浆等有物质者谓之“阴”，身体之抵抗力、细胞之新陈代谢力、各脏腑之自然功能等属于无形者谓之“阳”。一部《伤寒论》所言“阴阳”之意义大率如此。

发热而恶寒者，谓病发于“三阳”之“太阳”。无热而恶寒者，谓病发于“三阴”之“少阴”。初病每自表始，以其有热，称之为“阳”；以其无热，称之为“阴”。虽然，“太阳”“少阴”皆主于病之在“表”，所差者为发热与不发热耳，而虚实之分，亦于是判焉。发热恶寒者，寒邪外束，“正气”未弱，能鼓舞血液向外与之抵抗，故起发热之症状，即称之为“太阳病”。若寒邪外侵，“正气”已弱，不能鼓舞血行与之抵抗，则但寒而不热，即称之为“少阴病”。故含有生理功能之充实性，有抵抗病毒之能力者，亦可称之曰“阳”；含有生理功能之衰弱性，已失却抵抗力者，亦可称之曰“阴”。“阴阳”之意义明，乃可读中医书。

病“发于阳者七日愈，发于阴者六日愈”之说，不可拘泥。生理功能中，原有抵抗病毒之一种能力。慎药之人与夫乡农山居者，往往受病之后，节劳慎食，休养数日，即不药而愈，此即生理功能中自然发挥抵抗病毒之能力也。但几日得愈，则视病体之年龄、强弱、环境与病邪之轻重而不一致，大率与气候亦有关系，五日为一候，地球之转动与赤道线距离远近，气候每有变更，与病体之影响至大。试观虚弱患者往往至节令时，即觉不舒适，甚至有旧病复发者。可见古人定运气之说，亦有所见而作也。七日愈，六日愈，殆即从五日一候，气候转移关系而来。一候不愈再经一候，事诚有之。至于阳数七、阴数六之说，则出于《河图》生成数之词，属于数理。言七日六日而愈者，古人囿于“阴阳”数词之说，乃有此论，似未可尽信也。

注：生成数为“天一生水，地六成之。地二生火，天七成之。天三生木，地八成之。地四生金，天九成之。天五生土，地十成之”。其大意为孤阴不生，独阳不长，必阴阳合而后万物能化生。如今日言化学之理，必二种不同性质之物相合，始起变化作用之意。以天地代“阴阳”，水、火、木、金、土代天地间之一切物质，一、二、三、四、五代水、火、木、金、土之数。自一至五，等于“孤阴”“独阳”，不起变化。自五加一，乃起生化作用，其意为“阳生”者“阴成”，“阴生”者“阳成”。从五起者，以万物土中生也。五加一为六，六为偶数，偶为“阴”，故曰“阴数”六也；五加二为七，七为奇数，奇为“阳”，故曰“阳数”七也。

十条：太阳病，头痛，至七日以上自愈者，以行其经尽故也；若欲作再经者，针足阳明，使经不传则愈。

本条言病将传变之预行医治法。

解曰：“太阳病”头痛、发热等至七日以上，“正气”渐复而病自退。仲景不解其为生理机转之故，乃以传经之理释之，谓行其经已尽故也。若病仍不退，有欲作再传一经之势者，针“足阳明”之穴，使不能传其经，即可自愈云。

注释本条者，有谓日传一经，“六经”传六日，至七日“六经”已传遍而不愈者，则又从“太阳”起而再传之。有谓“太阳病”至七日以上自愈，为一经已行尽，可以自愈，不愈则再传“阳明”，故针“足阳明经”以泄其邪，使其不能传而自愈云云。虽然，仲景《伤寒》所言之“六经”，确为《内经》所谓之“六经”。但一经有一经之病状，日传一经，当日变其病态，六日至“厥阴”，七日复至“太阳”，亦应见六日“厥阴病”之消渴、吐蚘等症状，至七日一变而为头痛、项强之症状矣。恐古今医家未有见如此之症状者。果有之，曷不早为针治，必待七日见其再传而为之耶？日传一经之说，不攻自破。六日行“太阳”一经，亦不合理。即以《内经》之义言，营卫之气流行，一日一夜漏水百刻，五十周于身，则人身十二经，气血流走一昼夜有五十次之多，计算二刻钟即一周于身。一呼脉行三寸，一吸脉行三寸，呼吸定息，脉行六寸。“足太阳膀胱经”，《内经》言其长为八尺，十三呼吸即可行尽其经，如何需七日以上始行尽其经耶？果需七日以上始行尽其经，何以一二日之间，即见“少阳”或“阳明”甚至“厥阴”之症状者？可见亦不合理。柯韵伯亦大斥日传一经之非。要之，《伤寒》之“六经”，即《内经》之所谓“六经”。《内经》有云：“一日太阳，二日阳明……”安知其非以“日”为“曰”字之误耶？本条之言“行其经尽故也”，乃仲景解释其“太阳病”自愈之理，彼未知生理机转之故，以理想行其经尽强解之，见其病态转变，则以再经强解之耳。针“足阳明”，使经不传，则非讹言，确能使头痛、发热等自解。然则既有其效，传经之理当合矣。曰：是又不然。仲景未言针“足阳明”何穴，周禹载谓“趺阳脉”，柯韵伯谓针“足阳明”之交，陈修园谓针“足三里”，莫衷一是。按“足阳明”与“足太阳”之交为“睛明穴”，“睛明”不能治头痛、发热等症，凭空理不求实际，可谓荒谬之极。“趺阳脉”为“冲阳穴”，“冲阳”古人禁针，出血堪虞，亦是凭空理之谈。“足三里”比较切于实际。以“太阳病”头痛、发热等症，其血液大多奔放于表层与上部，“三里”一针能引血压下降，头部充血即趋下行，而头痛可愈，脑系之压迫遽减，生理机转可为之一变而汗出热解。依淡安经验，当取“头维”“足三里”“内庭”诸穴，可确实收效于俄顷。总之，仲景虽未明生理机转之故，欲解其理，欲求其治，理想《内经》之义而推测之。针“足阳明”经而收效，信乎传经之理为不误，即笔而出之耳。本条真义，“太阳病”头痛不解，有传经之势时，针“足阳明”经。

十一条：太阳病欲解时，从巳至未上。

本条为预测“太阳病”欲解之时。

解曰：“太阳病”将欲解退之时，每在“巳时”至“未时”之间。

此解不过随文释意，求其真义，既不可得，征之实际，亦不尽然。按《伤寒》六经皆有欲解时：“太阳病”从“巳”至“未”上；“阳明病”从“申”至“戌”上；“少阳病”从“寅”至“辰”上；“太阴病”从“亥”至“丑”上；“少阴病”从“子”至“寅”上；“厥阴病”从“丑”至“卯”上。理不可解，事待征验，仲景必有根据与体验而得。百余注家，皆以天地感应之气与“阴阳”之数为解。言之成理，岂信而有征耶？有待进一步之研究。录数则于下，以供参阅。

周禹载曰：“太阳病自解，固如是矣。服汤而解，亦如是乎？曰然，纵使服汤有先后，则其解应无定期，然亦必至其所王之时，而精神爽慧也。”

《医宗金鉴》曰：“凡病欲解时，必于其行气之旺。太阳，盛阳也，日中阳气盛，故从巳、午、未之旺时而病解。”

柯韵伯曰：“巳、午为阳中之阳，故太阳主之，至未上者，阳过其度也。人身阴阳，上合于天，天气至太阳之时，人身太阳之病得借其主气而解，此天人感应之理也。”

陈修园曰：“察阴阳之数，既可推其病愈之日，而六经之病欲解，亦可于其所旺时推测而知之。太阳病欲解之时，大抵从巳至未上者，以巳午二时为日中阳气之所主。邪欲退，正欲复，得天气之助，值旺时而解矣。”

十二条：中风表解而不了了者，十二日愈。

本条言病解而未痊愈者，预测其痊愈之期意。

解曰：“太阳中风证”，经表解之后，尚未舒适者，再经一候，约至第十二日可以痊愈。

“太阳中风证”，病在肌表，使之病从肌表而退，即名之曰表解。了了者，清楚也。不了了，谓病虽解，精神体气尚未恢复清楚也。需须静养数日，约再经一候，至十二日间精神可恢复痊愈。盖本条原接上文“太阳病”头痛至七日以上自愈而来，七日以上虽解而不了了者，须至十二日而愈之意也。此亦预测之词，非必然之谓，未可拘为定论也。

本条原文首句为“风家”。“风家”应指素有“风病”者而言，如“风湿痹痛”等，缠绵数年不痊愈者，可谓“风家”。“中风”为偶有之事，不能称为家。注者皆以“中风病”为解，曷不直接改为“中风”二字以醒眉目耶。

十三、十四条：患者身大热，反欲得近衣者，热在皮肤，寒在骨髓也。身大寒，反不欲近衣者，寒在皮肤，热在骨髓也。

本条辨寒热之真假，示人以甄别之的。

解曰：患者皮肤，按之有大热，而患者反欲得近衣被者，其热为假热，只在皮肤表层，实有真寒在骨髓之内也。如患者皮肤不甚温，四肢厥冷，似有大寒，但不欲近衣被者，其寒为假寒，只在皮肤外层，实有真热在骨髓之内也。

成无己曰："皮肤言浅，骨髓言深；皮肤言外，骨髓言内。身热欲得衣者，表热里寒也；身寒不欲衣者，表寒里热也。"

里寒外热，其热为假。内为心脏衰弱，成为虚寒；外为浮热，由于体温外越；内愈寒，则外愈热也，属"通脉四逆汤"证。外寒里热，其寒为假，以血与热集中于里，不能通越四肢，内愈热则外愈寒，所谓热深厥亦深也，属"四逆散"证。真寒似热，真热似寒，初学者首要辨别清楚。

本条虽示人以辨别寒热真假之法，但仅举"欲近衣""不近衣"为别，实太简略。兹补一稍明了之辨别法列表如下（表 53）。

表 53　寒热真假辨别

	面色	口鼻气	舌形	脉象	按胸腹
真寒假热	两颧色红，界限分明，红部虽鲜艳，而不红部则白中带青	呼出气不温，且不急促，气亦不臭	舌虽干而质淡，或红而质润	脉虽浮数，按之则无力	胸腹部按之不蒸手，初按似热，久按如平人，不觉甚热
真热假寒	面部表皮虽冷，面色虽滞，两目则炯炯有神	呼出气必热，且急促，或有臭气	舌虽白而质糙，苔虽薄而根部必厚，或黄而疏松，或润而齿枯	脉虽沉细，必兼数疾	四肢虽寒，胸腹必热，久按且蒸蒸有热气

十五条：太阳中风，阳浮而阴弱，阳浮者热自发，阴弱者汗自出，啬啬恶寒，淅淅恶风，翕翕发热，鼻鸣，干呕者，桂枝汤主之。

本条言"太阳中风"之症状与治法。

解曰："太阳"发热、汗出、恶风之"中风病"，其脉浅按之则浮，深按之则弱，或手部之脉浮，足部之脉弱。浮为热自外发之故，弱为汗自内出之故，且见啬缩怕冷，淅淅恶风，阵阵轰热之状，并兼鼻呼吸有声如鸣而时作干呕等之病状者，以"桂枝汤"主治之。

"阴阳"二字，已释第九条中。此条之"阳浮"而"阴弱"指脉象，"阳"指浅按，"阴"指重按。轻按之浮者，血热奔放于表层也。血之所至，即热之所至。血之奔放于肌表，其热亦发于肌表，故曰："阳浮者热自发。"重按之弱者，脉管纤维不紧张，皮下神经亦弛缓也。皮下神经弛缓，汗腺亦得弛缓，表热蒸发汗腺，汗液自出矣，故曰："阴弱者汗自出。"若诊手足二部以辨之，则手部之脉"浮"，血液活动趋势于上也，故发热而恶寒；足部之脉"弱"，下腹"丹田"之气不足，内不固而收摄力微，故汗自出也。明白生理机构，单诊手部之脉以论病也可，诊手足二部之脉以论病，亦无不可。啬啬恶寒者，蜷缩偎倚怕冷也；淅淅恶风者，如猝沃冷水而惊恶之状也；翕翕发热者，血充于表，阵阵作轰热之状也；此为"太阳中风"特有之症状。鼻鸣为鼻黏膜发炎，呼吸出入不利之故；干呕为血热向上奔放，引起胃神经之反射也。鼻鸣、干呕为"太阳中风"之兼症，非如主症之必有症状。"桂枝汤"则治"太阳中风"之主症，主症去则兼症亦随之而解矣。

本条之脉证、舌证：脉为浮；舌为苔薄白。

本条之针法：

风府丅　风池丅　头维丅　外关丅　合谷丅

取"风府"治项强、恶风；"风池"治头痛、恶心；"头维"治头痛；"外关"治鼻鸣、干呕、发热、恶风；"合谷"治鼻鸣、发热、头痛。一以直接解散头部之充血，一以诱导法引去头部充血，血降则生理机构即得乘机转变，而汗出热解。

注：针灸法能疏通经络，宣导气血，直接刺激病灶部之神经与组织，或以反射法刺激各项生理之中枢神经，使之发生机转，其学理已详于拙著之《中国针灸学》，于此不再详叙。"伤寒"各证，皆可用"针"或"灸"代替药剂治疗，其收效往往能随手见功，较药剂为迅速而无偏弊。但亦有不及药剂之处，如"滋补剂""泻下剂"，要差逊一筹矣。总之，治病如救火，以取速效为贵。故将仲景《伤寒》条文有汤剂治疗者，补入"针灸治疗"，随学者之采用，以助药剂之不及。每穴应"针"应"灸"，或"针""灸"并用，或"针法"应用强刺激或轻刺激者，则标符号于穴名之下：以"丨"代"针"，以"X"代"灸"，以"又"代"针后再灸"，或作"温针"，以"丅"代"针之强刺激"，以"丄"代"针之轻刺激"。关于穴之部位，则详拙著之《中国针灸治疗学》及《中国针灸学》，各有经穴照片，或经穴挂图，以作参考，于此不补述。

再注：方有"桂枝汤""麻黄汤"等，而针灸法不能以某某几穴代"桂枝汤"，或某某几穴代"麻黄汤"。"针"与"灸"之取穴，概以症状为定则，若以某穴能代某药，则根本不可能也。

桂枝汤方

桂枝三两（去皮）　芍药三两　甘草二两（炙）　生姜三两（切）　大枣十二枚（擘）

右[①]五味，㕮咀三味，以水七升，微火煮取三升，去滓，适寒温，服一升。服已须臾，啜热稀粥一升余，以助药力。温覆令一时许，遍身漐漐微似有汗者益佳。不可令如水流漓，病必不除。若一服汗出，病瘥，停后服，不必尽剂。若不汗，更服依前法。又不汗，后服小促其间，半日许，令三服尽。若病重者，一日一夜服，周时观之，服一剂尽，病证犹在者，更作服。若汗不出，乃服至二三剂。禁生冷、黏滑、肉面、五辛、酒酪、臭恶等物。

李东垣谓："古之方剂，锱铢分量与今不同。谓㕮咀者，即今剉如麻豆大是也。云一升者，即今之一大白盏也。云铢者，六铢为一分，即二钱半也，二十四铢为一两也。云三两者即今之一两，云二两即今之六钱半也。"

程知曰："古今量度，惟汉最小，汉之一两，惟有今之三钱半强，故《千金》《本草》以古三两为今之一两。然世有古今，时有冬青，地有南北，人有强弱，大约古用一两，今用一钱足矣。宜活法通变，不必胶柱而鼓瑟，则为善法仲景者矣。"

钱天来曰："汉之一升，即今之二合半也。"

汪琥曰："古方全剂，谓之一剂。三分之一，谓之一服。凡用古方，先照原剂按今之马子折实若干重。古方载三服者，只取三分之一，依法煎服。载再服者，宜分两次服之。顿服者，取一剂而尽服之，只要取今之马子折之。至'大枣''乌梅'之类，仍照古方枚数，以马子有古今之不同，而果枚古今无异也。"

徐灵胎曰："今之论古方者，皆以古方分量太重为疑，以为古人体气厚，故用药宜重。不知此乃不考古，而为此无稽之谈也。古时升斗权衡，历代各有异同，而三代至汉，较之今日，得十之二。余亲见汉时有六升铜量，容今之一升二合。如桂枝汤乃伤寒大剂也，桂枝、芍药各三两，甘草二两，共八两，亦不过一两六钱为一剂，分作三服，则一服不过今之五钱三分零。今人用药，必数品各一二钱或三四钱，则反用三两外矣。古人之用药，分量未尝重于今日，而谬说相传，方剂日重，即此一端而荒唐若此，况其深微者乎。"

陶弘景曰："㕮咀，古之制也。古人无铁刀，以口咬细，令如麻豆大，为粗药煎之，使药水清，饮于肠中则易升易散。今人以刀剉为麻豆大，比㕮咀之易成也。"

柯韵伯曰："桂枝之去皮，去其粗皮也。"

---

① 右：原书竖排为"右"，今当作"上"。后同。

淡安按："桂枝"之力，即在皮内，去皮为去其表层之粗者，柯氏所言良是。

本方之主症：头痛，发热，汗出，恶风寒，脉浮弱。

"桂枝汤"为调和营卫解肌之剂，以桂枝强心气，助正气，以驱散外邪，邪散则头痛、项强、发热皆愈。本方以之为君。君者，指其为一方中之主药也。芍药为和缓挛急，引血内返，使血液不致向外奔集。桂枝驱邪外散，芍药则引血内返，本方以之为臣。臣者，协同主药以补偏救弊者也。甘草缓和神经，补养液质。大枣增加营养而化水毒，偕甘草共为补偿发热汗出之损失。生姜温胃健胃，本方用之以止呕，且助桂枝之发散。甘、枣、姜为本方之佐使。佐使者，助主药发挥作用也。

柯韵伯《伤寒附翼》云："此为仲景群方之魁，乃滋阴和阳，调和营卫，解肌发汗之总方也。凡头痛发热，恶风恶寒，其脉浮而弱，汗自出者，不拘何经，不论中风、伤寒、杂病，咸得用此。惟以脉弱、自汗为主耳！愚常以此汤治自汗、盗汗、虚疟、虚痢，随手而愈。因知仲景方可通治百病，与后人分门证类；使无下手处者，可同年而语耶！"

《类聚方广义》曰："桂枝汤者，盖经方之权舆也。《伤寒论》资始于桂枝汤，《杂病论》发端于瓜蒌桂枝汤，必非偶然也。斯书亦列以桂枝汤为众方之嚆矢。仲景之方，凡二百余首，其用桂枝者，殆六十方，其中以桂枝为主药者，垂三十方，可见是方者，比其他诸方变化为最多也。"

《方机》本方条曰："头痛，发热，汗出，恶风者，正证也，亦当投此方矣。若因咳嗽，呕逆，而头痛者，则非此汤之所治也。"

又曰："恶寒，鼻鸣，干呕者，外邪之候也，此方主之。脉浮弱，或浮数而恶寒者，证虽不具，亦用此方；浮数，浮弱者，盖'桂枝汤'之脉状也。"

又曰："汗、吐、下后，更凑一证，又发热，汗出，而身疼痛者，此方犹为可用。若脉浮紧而疼痛者，则非此汤所治也。"

"桂枝汤"之服法必须注意，服药后啜热稀粥一杯，以助发汗，为不可少。温覆取遍身漐漐微似有汗者佳，不可令如水流漓，更属重要。

十六条：太阳病，头痛，发热，汗出，恶风者，桂枝汤主之。

本条言"桂枝汤"之主症。

解曰：凡病见头痛、发热、自汗出而恶风者，不论其为"伤寒""中风"或"杂病"，皆可以"桂枝汤"主治之。

头痛，"三阳病"皆有之，"太阳"头痛，每在正中与后头部。发热，"三阳病"皆有之，"太阳"发热，必恶风寒。汗出，"太阳""阳明"共有之，"太阳”汗出，必恶风。恶风，“太阳”“少阳”共有之，“太阳”恶风，必兼发热。“太阳”复包括“伤寒”与“中风”二证；头痛、发热、恶风，“伤寒”“中风”皆有之，独异者，“中风”有汗出耳。如无汗出，则非桂枝汤所主矣。故汗出为“太阳伤寒”与“中风”之分歧点。审证必如此分析，乃不致方药误投，犯虚虚实实之诫。

与患者相对，患者每将一切身上所感病苦，滔滔陈述，甚少将重要纲领提举。如述一感冒病，必曰：一身作痛，夜不安眠，腰干作胀，口淡无味，不思饮食，头痛脑胀，四肢疲倦……如是不实不尽之报告，而对于头痛抑头晕，痛晕又在何部？有无头项强，有无恶心欲呕，恶寒抑系恶风，汗之有无等，反略过不涉。医者苟未于此等处详与诘问，决不得病之要领。病有主症有兼症：主症决然备具，兼症则随人体质而各有不同。中医研究医病，即在审证择要，即如桂枝汤一证而言：只要有发热、恶风、汗出、脉浮，即已主症备具；其他头痛或头晕，身疼或腰胀，项强、恶心、食少、口淡等之有无，可舍而不论矣。若粗工仅凭患者言，而不审其主症之所在，见病治病，则药味多而力散，疗效不强矣。

本条之脉证、舌证：脉当为浮弱；舌苔当为薄白。

本条之针法：如上条。

十七条：太阳病，项背强几几，及汗出、恶风者，桂枝加葛根汤主之。

本条言“太阳中风”兼项背强之治法。

解曰：发热、恶寒、头项强痛之“太阳病”，兼见项部牵引至背，亦作强而几几然不舒，及汗自出而恶风之症状者，以“桂枝加葛根汤”主治之。

本条原为“太阳中风证”，观其汗出、恶风知之也。故仍用“桂枝汤”，因另有项背强几几一症，再加葛根以治之。

成无己曰：“几音殊，引颈之貌。几，短羽鸟也。短羽之鸟，不能飞腾，动则先伸引其头耳。项背强，动亦如之。”

程应旄曰：“几几者，俯仰不自如之貌。《素问·刺腰痛论》曰：腰痛侠背而至于头，几几然。几几之义可见矣。”

和久田氏曰：“几几者，以项背强形容不便反顾伸舒之辞也。谓其强度极甚，故假此状之。”

汤本求真曰：“项背强几几者，乃至腰部沿脊部之两侧，向后头结节处，上走筋肉群之强直性挛急也。故患者若自云肩凝，或腰部牵痛，可照愚说问诊。尚有疑义时，则于右筋肉群，以指头沿其横径，强力按压，而触知有凝结挛急，同时询患者疼痛，则断为项背强几几，百不失一矣。”

汤本氏之说是也。项背之所以强者，以背部肌肉组织中之黏稠液凝滞，水气不能在其间流动故也。葛根有升引水气，解散凝滞之力，故葛根有通痹、解毒、排脓、破血诸功。

本条之脉证、舌证：脉当为浮；舌当为薄白苔。

本条之针法：

风池丅　身柱丅　风门丅　外关丅　合谷丅　申脉丅

取“风池”以治项强、头痛、恶风；“身柱”治项背强、发热；“风门”治几几背强。以上之穴皆直接疏通该部之血行与组织之挛急。取“外关”“合谷”“申脉”，则以诱导与反射两种作用，从经络联系疏通其部之凝滞与头痛、发热之充血解散，以达病愈之目的。

桂枝加葛根汤方

桂枝三两（去皮）　芍药三两　生姜三两（切）　甘草二两（炙）　大枣十二枚（擘）　葛根四两

右六味，以水七升，内诸药，煮取三升，去滓，温服一升。不须啜粥，余如“桂枝汤”将息，及禁忌法。

本方之主症：为发热，汗出，恶风，而项背强者。

十八条：太阳病，下之后，其气上冲者，可与桂枝汤，用前法；若不上冲者，不可与之。

本条言“太阳病”误下后，可否再用“桂枝汤”之审辨法。

解曰：脉浮、头项强痛而恶寒之“太阳病”，如医误下之，病若不因下而变证，其脉浮、头痛等之病证依然，而有翕翕发热然之气上冲者，可知其外邪未陷，正气未弱，可与“桂枝汤”方，用前之啜粥微汗法治之。若因误下之后，脉不见浮，知其正气已虚，已不能鼓动气血向上向外抗拒病毒，即本文所谓不上冲者，则不能与“桂枝汤”。视其病状之变态，如“十九条”之“知犯何逆，随证治之”。

其气上冲者，非少腹有气上冲胸腹，乃系一种如十五条“淅淅恶风，翕翕发热”之自觉感。“太阳病”，表未解，不许用下，恐使其里气虚而外邪陷；今误下之，里气虽未虚，但已受挫，为欲抵抗病毒之内陷，不能不贾其余勇向外抵御，乃有作翕翕发热之感，即一阵一阵觉头面背部有轰热之感，此即为自觉气上冲，医者可询而得之。诊其脉，仍为浮，并未因下而减其浮之趋势，亦可见其里气未虚，仍有向上向外作抵御之势，此即为其气上冲之一种表示。若认为本条“其气上冲者”另有一种气在腹内攻冲，则误矣。

丹波氏曰：“上冲，诸家未有明解，盖此谓‘太阳’经气上冲，为头项强痛等证，必非为气上冲心也。”

汤本氏曰：“‘太阳病’者，可专发表，不可下也。医误下之，因反动而致气上冲者，可与桂枝汤，降其上冲之气。非然者，不可与之。‘气’者，触于五官而无形，乃一种活动力。此所谓‘气’，指神经作用之意，即发作的上走性神经证之谓。非必自少腹而上冲于胸，只为上冲之应，而但现头痛耳，前条之头痛是也。”

十九条：太阳病，三日，已发汗，若吐，若下，若温针，仍不解者，此为坏病，“桂枝”不中与也。观其脉证，知犯何逆，随证治之。

本条示治病以脉证为标准，不凭日数作定则。

解曰：“太阳病”有二三日，已与发汗，或已与吐法，或已与泻下，或已与温针，而病仍不解者，则此为不良症状，桂枝汤已不中与之矣。应观察其脉形与症状，知其所犯为何种之逆治。由汗而致欤？由吐而致欤？抑由下或温针而致欤？当随其脉证而治之。

“若”作“或”字解。“坏”作“不良”解。“太阳病”，或因汗不如法，或误用吐、下法，温针法等，而致其病仍不愈，乃变为不良之症状矣。“仍不解者”之“解”，非指原病如头痛、发热、恶寒、脉浮等之仍在未变也。此为“坏病”之“坏”，亦非败坏至已临不可救治之谓也。观下文“知犯何逆，随证治之”，可知病已变为他种症状，仍可随其所变之症状依法治之。

柯韵伯曰：“《内经》曰：‘未满三日者，可汗而已；汗不解者，当须更汗。’吐、下、温针之法，非太阳所宜，而三日中亦非吐、下之时也。治之不当，故病仍不解。坏患者，即变证也。若误汗，则有汗漏不止、心下悸、脐下悸等症；妄吐，则有饥不能食、朝食暮吐、不欲近衣等症；妄下，则有结胸、痞硬、协热下利、胀满、清谷等症；火逆，则有发黄、圊血、亡阳、奔豚等症。是桂枝证已罢，故不可更行桂枝汤也。桂枝汤以五味成方，减一增一，便非桂枝汤，非谓桂枝竟不能用也。”

随证治逆法：

太阳中风，即禁大汗；误汗之变证，不外发生液干、体温减低等症，大致如下数条。

汗漏不止，小便少，四肢急，桂枝加附子汤救之。灸神阙、气海、阴郄。

身疼痛，脉沉迟者，桂枝加芍药、生姜各一两，人参三两，新加汤方救之。针合谷、外关、复溜、后溪。

汗出过多，心下悸欲得按者，桂苓甘草汤方救之。灸巨阙、水分。

脐下悸欲作奔豚者，茯苓桂枝甘草大枣汤救之。灸水分、关元、肾俞。

小便不利，微热消渴者，五苓散救之。针合谷、外关、中极、足三里、阴陵泉。

心下悸，头眩，身瞤动振振欲僻地者，真武汤救之。灸神阙、关元。

汗出，恶寒者，芍药甘草附子汤救之。灸神阙。

太阳病，万不可下，误下则里气更虚或表邪内陷，变证大致如下数条。

脉促，胸满者，桂枝去芍药汤主之。针合谷、外关、内关。

心下满，微痛，小便不利者，桂枝去芍药加茯苓白术汤救之。针风府、大椎、内关、经渠、合谷、阴陵泉、足三里。

下利不止，脉促，喘而汗出者，葛根黄芩黄连汤救之。针合谷、足三里、内庭、天枢、大肠俞、小肠俞、中膂俞。

心下逆满，气上冲胸，起则头眩，身为振振摇者，苓桂术甘汤救之。灸中脘、水分、足三里。

心烦，腹满，卧起不安者，栀子厚朴豉汤救之。针间使、劳宫、足三里、公孙、涌泉。

太阳病，亦不应用吐法。吐能伤胃，引起胃部食管充血。误吐之变证，大致如下数条。

腹中饥而不欲食者，大黄甘草汤救之。针中脘、内庭。

不喜糜粥，欲食冷物，朝食暮吐者，吴茱萸汤救之。灸膻中、中脘。

心烦，不欲近衣者，栀子生姜豉汤救之。针间使、劳宫。

太阳病，固宜汗解，不宜用火攻使之汗解。古之温针为火针，可以劫汗，发热者则忌之。其变证大致如下数条。

胸满，烦惊，小便不利，谵语，一身尽重，不可转侧者，柴胡加龙牡汤救之。针大包、大椎、间使、阴陵泉。

火热与邪热相熏灼而发黄者，茵陈蒿汤救之。针至阳、腕骨、涌泉。

火热而致阳盛、阳亢，为衄血、咯血者，三黄泻心汤救之。针合谷、内庭。

阴虚，小便难者，猪苓汤救之。针中极、肾俞、复溜。

腹满而喘，身热而渴者，承气汤救之。针支沟、承山、曲池、合谷、足三里、内庭。

口干咽燥者，苦酒汤救之。针少商、鱼际、液门、天鼎、廉泉。

胃亢热而哕者，竹茹橘皮汤救之。针内关、足三里、中脘。

惊狂卧起不安者，桂枝去芍药加蜀漆龙牡汤救之。针间使、大陵、涌泉。

针处被寒，发奔豚者，茯苓桂枝甘草大枣汤救之。灸水分、关元、肾俞。

赵晴初曰："人身内外作两层，上下作两截，而内外上下，每如呼吸而动相牵引。譬如攻下而利，是泄其在内之下截，而上截之气即陷，内上既空，其外层之表气，连邪而入，此结胸之根也。譬如发表而汗，是疏其在外之上截，而在内之气跟出，内上既空，其内下之阴气上塞，此痞闷之根也。识此，在上禁过汗、在内慎攻下之法，后读仲景《伤寒论》结胸及痞塞诸证，则冰消雪化矣。"

总之，太阳病之中风证，只可微汗，不可大汗，吐、下、温针则绝对禁忌。注家都以本条为汗、吐、下、温针各法皆用遍而病不解，乃为坏患者，误也。果尔，则已为不可收拾之症矣，与下文"知犯何逆，随证治之"之文意亦不接合。可见汗、吐、下、温针，用一法即成逆症，拙者三叮咛之。

二十条：桂枝汤本为解肌，若其人脉浮紧，发热，汗不出者，不可与也。当须识此，勿令误也。

本条点明"桂枝汤"之作用在解肌，非发汗大剂。

解曰："桂枝汤"本为和解肌肤之剂，若其人脉浮而紧，发热，汗不出者，与"桂枝汤"之主症为脉浮而缓或浮而弱及发热、汗自出者，截然相反，脉证不合，不可与"桂枝汤"也。盖此证为"麻黄汤证"。其脉之浮紧与浮缓，汗不出与自汗出，为两方之不同点，当识而志之，勿令有所误用也。

脉浮紧，发热汗不出者，乃外感风寒，皮肤紧缩，而内部之血则向外奔放以抗拒，于是浅层脉管之血充溢而为浮；因皮肤紧缩，血管外壁之神经亦紧张，故脉浮之中而兼紧象；与汗出皮肤弛缓，脉亦见缓者，适得其反也。发热为产热中枢功能亢进，热随血流充溢于肌表也。汗不出，汗腺受寒气之刺激而紧闭也。本证应与发汗，疏通汗腺，解散外寒。"桂枝汤"只能微汗，不能大汗，且有白芍之引血内行，即欲汗亦不得汗矣。故曰不可与，以与之无效也。陈修园谓"甚矣哉，桂枝汤为不汗出之大禁"，未免过甚其词耳。盖用之有害乃可禁，用之仅无效，何得称曰大禁耶！

一般注家，每以"桂枝汤"为解肌，"麻黄汤"为解表，其实肌表二字可以通用，如"伤寒"大下后，心下痞，恶寒者，表未解也。解表宜"桂枝汤"。《外台秘要》有"麻黄解肌汤"，即此可见肌表二字，原无分别。学者应以脉浮紧、发热、汗不出者为"麻黄汤证"，脉浮缓、发热、汗自出者为"桂枝汤证"，斯辨矣。

二十一条：若酒客病，不可与"桂枝汤"，得汤则呕，以酒客不喜甘故也。

本条指示酒客病"太阳中风"者，不可与"桂枝汤"之义。

解曰：若酒客病"中风"，不可与"桂枝汤"；不然，服之则作呕，以酒客不喜甘味之故也。

酒客指好饮者。酒性热烈，能使胃壁硬化，失去分泌与吸收作用。胃中水液不化，则聚而为湿，与热交合，则为湿热。“桂枝”辛温，能助其热；“甘”“枣”甘缓，能助其湿。胃中湿热弥漫，则壅而为呕，病未除而呕增，故仲景戒不可与也。

酒客何以不喜甘？以酒含有酒精，胃神经久被酒精刺激，成为麻痹状态，非经酒精刺激，不能发挥其作用；甘味之品，更使神经缓滞，失却消化力，故厌甘也。试观好酒者之食者，苟不饮酒，饮食无味，而食后极不舒，以神经未得酒精刺激，其分泌量不足消化食物也。然则酒客有“中风”之证时，以何方为适宜？曰：可与“葛根黄芩黄连汤”，以芩、连化湿热，葛根散风邪以为治。虽然，好酒者量有大小，酒有浓淡，未可一概论也。宜以舌苔为标准，舌苔浊腻、黄腻、厚腻者，“桂枝汤”当忌与；若舌苔薄白者，证明其胃之消化力未弱，仍可与“桂枝汤”也，葛、芩、连反为不妥矣。本条之酒客病，乃指胃神经呆滞，有湿热久留不去为戒。仲师未定舌证，致后人疑信参半，有谓可用，有谓不可用，甚有谓非仲景之原文，众说纠纷不清矣。

《金鉴》曰：“酒客，谓好饮之人也；酒客病，谓过饮而病也。其病之状，头痛、发热、汗出、呕吐，乃湿热熏蒸使然，非风邪也。若误与‘桂枝汤’，服之则呕，以酒客不喜甘故也。”

淡安按：此解另具一格，录作参考。

二十二条：若喘家作，桂枝汤加厚朴、杏子仁。

本条谓素有喘患者发生“中风证”之治法。

解曰：若素有哮喘病家，因中风邪而病作，以“桂枝汤”加厚朴、杏子仁治之。

喘家为素有哮喘病之人，其肺之气管多为痰阻，偶有感冒，即引起旧病共作。“桂枝汤”只治其新症，不能已旧疾之喘，因加厚朴、杏仁于“桂枝汤”中，兼平其喘。于此可见仲景之治病，注重新病，其旧恙则兼及之而已。

本条喘家之喘，为肺脏功能衰弱，肺组织中之水分不能蒸化成为气体，留滞而为痰饮之属，阻于支气管中。身体上稍劳，或饮食不节，或稍有感冒，正气微感疲劳，喘病即乘机窃发，宜审其诱因而先除之，正气恢复，喘病亦能自已。

本条承上条而来，喘家之上，亦应加“若”字为顺；“杏子佳”为“杏子仁”之误，从陈本也。

本条之脉证、舌证：脉当为浮；舌当为薄白苔。

本条之针法：

风府⊤　风池⊤　头维⊤　合谷⊤　外关⊤　列缺⊤　足三里⊤　天突⊤　丰隆⊤

头不甚痛者，“风池”“头维”不必针；项不强者，“风府”不必针；痰不多者，“天突”“丰隆”不必针。

二十三条：凡吐家，服桂枝汤，其后必吐脓血也。

本条言有呕吐患者不可服“桂枝汤”之诫。

解曰：凡素有胃病作吐者，纵有“中风”症状，不可与“桂枝汤”；否则，服汤后有发生吐脓血之虑。

本条之原文为“凡服桂枝汤吐者，其后必吐脓血也。”陈氏本改为“凡吐家”，比较合理，从之。按服“桂枝汤”吐者，未尝见，即酒家服之而吐者亦未尝见。以“阳明”热盛，服之而衄血、吐血者间见之。若谓必吐脓血，则其人必有胃癌、胃溃疡之症，得辛热之药品，血管与黏膜等破裂，而脓血随出，比较近理。盖有胃癌、胃溃疡者，其平素有胃痛欲吐之证，故陈本改为吐家可通。虽然，神经性之呕吐者，或胃酸过多喜吐者，服“桂枝汤”决不致吐。服“桂枝汤”而吐脓血，可谓仅有之症。果有胃溃疡、胃癌之疾者，如有感冒，可以“葛根黄芩黄连汤”代之。

本条之脉证、舌证：脉当为数大或滑数；舌当见糜腐苔。

二十四条：太阳病，发汗，遂漏不止，其人恶风，小便难，四肢微急，难以屈伸者，桂枝加附子汤主之。

本条为“中风”发汗太多成为阳虚之救治法。

解曰：“太阳中风病”，当与微汗法。若发汗太多，遂致体温消失过甚，调节中枢失却控制力量，则使调整各组织之功能反常作用，不能恢复，因此汗腺开张之后收摄困难，而致汗漏不止。汗不止，则体温消散，中医简称曰“阳虚”，或曰“表虚”。皮下神经以汗多“阳虚”而衰弱，不胜流动空气之刺激而恶风。且以汗漏不止，体内之水液消耗太多，小便之来源缺乏，更以体温不足，各组织之细胞失温养而不活泼，功能因之减低，所以小便为之难。至于四肢微拘急，难以屈伸者，体温不能充分达于四肢，且以筋肉中之水液，已分泌为汗，“阳虚”液少，遂为拘急不利矣。病之焦点，在于汗漏而成“阳虚”。以附子强心生温，活泼细胞，以救“阳虚”。“桂枝汤”养液固表，阳复液回，诸证皆可愈矣。

桂枝加附子汤，以附子强心生温，活泼神经为君；桂枝、芍药、生姜治汗漏不止与恶风；附子、芍药治小便难；芍药、甘草、大枣治四肢挛急，屈伸不利。药无妄用，箭无虚发，惟仲师方有如此结构。

本条之脉证、舌证：脉当为浮细或浮弱；舌当为质淡，苔薄白。

本条之针法：

神阙× 关元× 阴郄×

灸“神阙”“关元”，升高体温，强壮心脏。壮数以麦粒大二三十壮为足。“阴郄”三壮可矣，止汗有特效。其有头痛者，则取“风池”“风府”“头维”“合谷”等一二穴针之即愈。

桂枝加附子汤方

桂枝三两 芍药三两 甘草二两（炙） 生姜三两 大枣十二枚 附子一枚（炮，去皮，破八片）

右六味，以水六升，微火煮取三升。去滓，适寒温，服一升。若一服汗止，停后服。

本方之主症：“桂枝汤证”之汗出不止者。

二十五条：太阳病，下之后，脉促，胸满者，桂枝去芍药汤主之。若微恶寒者，桂枝去芍药方中加附子汤主之。

本条为“中风”误下为胸满、恶寒之救治法。

解曰：“太阳中风证”，应与微汗发之，医乃误下之，不特本病未解，反增脉促、胸满者，以“桂枝去芍药汤”治之。若更增为恶寒，则于“桂枝去芍药汤”方中再加“附子”以治之。

“太阳病”，即病在表，亦名表证。凡表证万不可下，即使兼有里证，亦应用表里双解之法。如“桂枝”加“大黄”，“桂枝”加“承气汤”之“厚朴七物汤”，“白虎”加“桂枝汤”等。如不兼里证而误下之，重则变为结胸、硬满，或下利不止，轻则变脉促、胸满，即本条是也。脉促为数中一止，因误下之故，肠中受泻下剂之刺激，血液即向下奔集，但外有风寒之侵袭，心脏不得不增加其搏动之力，输血外行，与表病抗拒，终因下后力减，于努力搏动之中，偶有一止，以为间歇，遂成为促脉。总之，脉促为表示心脏尚能做抵抗运动。如三十八条“太阳病，桂枝证，医反下之，利遂不止，脉促”者，表未解之，可见正气未因下而虚，尚能抵抗表邪不与内陷也。表邪未解，仍与“桂枝汤”方，但增有胸满一证，非芍药所宜，故去之。胸满者，因下后血返于里，胸中血管充血，不能使之再增，且此时须鼓血外行，亦不应使之内返，芍药为引血内返之品，故非去芍药不可。若误下，增脉促、胸满之外，复见恶寒者，则产热中枢功能亦为之衰弱，非增加附子，以增其温，以强其心，以壮其气不可。

“太阳病”为表证，不宜下而误下之，是泄其在内之下截，而上截之气即陷；内上既空，其外层之表气连邪内入，此结胸之根也。今脉促而胸满者，促脉近似苛立根脉（Couigan's pulse），为心室收缩期短，及末梢抵抗加强之故；又如水流锤状脉（water-hammer pulse），脉之数急，似时止而复来也，是心脏衰弱之征。但见胸满，而不言满而痛，且诸证未具，故知胸未结。脉既促则呼吸亦受影响而加速，因此感觉胸满。

本条之舌证：当仍为薄白苔。

本条之针法：

有“桂枝汤”之证者：风府⊤　风池⊤　合谷⊤　外关⊤

而胸满之证者加：内关⊤　上脘⊤

有恶寒之证者加：大椎×　神阙×

桂枝去芍药汤方

桂枝三两　甘草二两（炙）　大枣十二枚　生姜三两

右四味，以水七升，微火煮取三升，去滓，适寒温，服一升。

本方之主症：有“桂枝汤证”而兼胸满者。东洞翁则谓治“桂枝汤证”之不拘挛者（指直腹筋不挛急之谓也）。

桂枝去芍药加附子汤方

桂枝三两　生姜三两　甘草二两（炙）　大枣十二枚　附子一枚（炮，去皮，破八片）

右五味，以水七升，微火煮取三升，去滓，适寒温，服一升。若一服恶寒止，停后服。

本方之主症：东洞翁曰：“治桂枝去芍药汤证之微恶寒者。”（注意：此恶寒与表证之恶寒异，乃因误治而成之阳虚恶寒，未可忘也。）

二十六条：太阳病，得之八九日，如疟状；发热恶寒，热多寒少，其人不呕，圊便欲自可，一日二三度发。脉微缓者，为欲愈也；脉微而恶寒者，此阴阳俱虚，不可更发汗、更下、更吐也。面色反有热色者，未欲解也，以其不能得小汗出，身必痒，宜桂枝麻黄各半汤。

本条为“太阳”如疟、脉微之治法。

解曰：“太阳病”，得之八九日，发热、恶风寒之证，变为往来寒热如疟之状，一时发热，一时恶寒，热之时间较多，寒之时间较少，但其人不见呕，大小便亦自调，惟一日二三度发之往来寒热。若脉见微缓者，则其气血已趋和缓，不复向表层奔放，知其病欲愈也。若脉见微弱而恶寒者，则为血行已感无力，体温亦见减低，成为阴阳两虚之证。此时治疗，不可更发其汗，更不可用下剂或吐剂，重伤其正气也。若一日二三度发之往来寒热，面色反有见赤色而热者，为血与热向表层奔放之象，病未欲解之候也。且因其不得小汗出之故，热郁于表层既久，残废物质停于汗腺中，欲出不出，影响及皮下之淋巴毛细血管发炎而作痒感，致全身皮肤必痒，此时宜以小汗去解散风寒，用“桂枝麻黄各半汤”与之。

本条需作三节看：“太阳病”至“一日二三度发”为一节，言其自始迄今之主要症状；“脉微缓”至“更吐也”为第二节，反复推断其病之能否自愈；“面色”至“身必痒”为第三节，重申第一节之症状，述其无自解能力，为之主方以治之。

第一节言如疟状，则非疟疾可知。以疟只一日一发，或隔日一发，决无一日二三度发者。或许为“少阳病”之往来寒热。但下文即申明其人不呕，可知非“少阳病。”圊便欲自可，更知其不传“阳明。”其一日二三度发之发热恶寒如疟状，乃为血液一时向外奔放，皮下血管充血，即觉发热而不甚恶寒，一时血液不向外奔放，皮肤即因贫血而觉恶寒。从脉微而观，正所谓阴阳俱虚，正气不甚足，病毒亦不甚烈；正气欲鼓病向外，乃为发热；终因力不支而退转，乃为恶寒，迨潜力再积，又鼓病外出而复热，不支而退复为寒；如阵地之拉锯战，只需略壮其正气，微助其发散，故用“麻桂各半汤”也。

本条之脉证、舌证：发热、恶寒、热多、寒少、脉微、无汗，以“桂枝汤”之半，强心、补血、和营卫，以“麻黄汤”之半，微汗之。其舌当为薄白苔。

本条之针法：

大椎⊤　间使⊤　合谷⊤　经渠⊤　至阴⊤　屋翳⊤　曲池⊤　列缺⊤

以“大椎”“间使”治寒疾如疟；“合谷”“经渠”治汗不透彻；“列缺”治头痛、发热；“至阴”“屋翳”“曲池”治汗不出之身痒。随症取穴，不必皆针。

桂枝麻黄各半汤方

桂枝一两十六铢　芍药一两　生姜一两　甘草一两　麻黄一两（去节）大枣四枚　杏仁二十四个（汤浸，去皮尖）

右七味，以水五升，先煮麻黄一二沸，去上沫，内诸药，煮取一升八合，去滓，温服六合。

《金镜内台方义》载：“此方即桂枝汤原方分量加麻黄二两、杏仁七十个，白水煮服，取微汗。”

本方之主症：东洞翁曰：“本方治桂枝汤、麻黄汤二方证相半者。”

《勿误药室方函口诀》本方条曰：“此方可用于外邪之坏证者或类疟者，可勿论，并宜于其他发风疹而痒痛。”

二十七条：太阳病，初服桂枝汤，反烦不解者，先刺风池、风府，却与桂枝汤则愈。

本条言“桂枝汤证”服“桂枝汤”而烦者之治法。

解曰：“太阳中风证”，初服“桂枝汤”，病未愈而反增躁烦者，以药力不及，先与刺“风池”“风府”，降其上部之充血，再与“桂枝汤”微汗之，则病可愈。

汤剂内服，每有见烦，或闷，或眩，或惊惕、寒战等现象，一为药不对症而起之变病，一为服药而起之“瞑眩”现象。所谓药石不“瞑眩”，厥疾不瘳。此种“瞑眩”症状，为正邪相争之现象。审系药症相合，不必改道易辙。如本条服“桂枝汤”反烦不解之烦，即正邪交争之所致。苟正气得胜，即得汗出而解。其曰不解，非“桂枝汤”之不合法，乃正气不能克服病邪之所致，故刺“风池”“风府”以助之，使充于头项之血疏解，仍与“桂枝汤”解肌，则可愈矣。若医者不明“瞑眩”之理，遽以其烦躁而用“栀子豉汤”去治烦，则大误矣。盖其言不解者，发热、汗出、恶风、头痛等依然如故也，“桂枝汤”之症状仍在也。故仍用“桂枝汤”，胜其病则愈。

本条之脉证、舌证：脉当为浮；舌苔当为薄白。

本条之针法：

风池丅　风府丅　头维丅　外关丅　合谷丅

二十八条：服桂枝汤，不汗出，脉洪大者，与桂枝汤如前法，若形如疟，日再发者，汗出必解，宜桂枝二麻黄一汤。

本条为“太阳病”服“桂枝汤”转症之治法。

解曰：“太阳病”，服“桂枝汤”后，不见汗出病解，而脉浮者反变为脉洪大；与服“桂枝汤”如前之啜粥法后，若变为形如疟之往来寒热，一日二三度发；二者皆可使之汗出，必能解其病邪，宜用“桂枝二麻黄一汤”治之。

本条原文“服桂枝汤大汗出”之“大”字，陈本改为“不”字，文义遂合理解；否则服“桂枝汤”而大汗出，脉洪大，已成“亢阳”，属“白虎汤证”矣，安可再与“桂枝汤”。诸家注谓未见烦渴，病仍在“太阳”，故可与“桂枝汤”，此乃自圆其说。脉洪大，其血热已沸腾；大汗出，其津液消耗已过甚，安有不见烦渴者耶！若与“桂枝汤”重汗之，可必其不为吐血、衄血，亦必成为狂乱不宁，否则变为“亡阳”虚脱，可见“大”字有错误。且“桂枝汤”为微汗法，决不能逼其大汗；既有大汗，其脉因汗出而热散，当见浮缓，决不变为洪大，更可见“大”为“不”字之误。然则不汗出，何以脉成洪大？此为服汤后，心脏得“桂枝”之辛温，必加强其驱温向外作用，血亦加强向外奔放，故脉搏亦加强有力而为洪大。此必原有寒邪，病重药轻，初服“桂枝汤”，未能使之汗，故再加“麻黄”以助其汗，所以下文有汗出必解也。

本条未提“太阳中风”，仅以服“桂枝汤”作起，安知此病非纯粹“太阳中风”之“桂枝证”？必兼有无汗之“麻黄证”在，故单用“桂枝”尚不能解其表，仅鼓助心脏而为脉洪大耳。本条病原提纲未清，遂致后之注者各释不同。

服“桂枝汤”如前法啜粥之后，而转为一日再度发之寒热如疟状，此为另一症状，必表解未净，又复感冒，而正气已挫，如二十六条欲驱邪外出，中途不支而退。第生理机转一再外透，乃有一日再度如疟之状，亦须助之汗解即可。

汗出必解为总承一、二两节之证，即服“桂枝汤”，不汗出，脉洪大者，汗出必解；与服“桂枝汤”如前法，若形如疟，日再发者，汗出必解。二者皆宜以“桂二麻一”治之。盖第一节之证，脉虽洪大，因有寒邪外束，不能单与“桂枝汤”；第二节之证恰如二十六条，第证情较轻，亦不必用“桂麻各半汤”。故皆以“桂二麻一”治之。

本条之主症：一为头痛、发热、恶寒、无汗、脉洪大；一为寒热如疟状，而有头痛、恶寒。

本条二节之舌证、脉证：舌当为薄白苔；脉必兼浮。

本条之针法：

第一节：大椎丅　曲池丅　合谷丅　经渠丅　外关丅　内庭丅

第二节：大椎丅　间使丅　合谷丅　外关丅

以“大椎”“曲池”“内庭”，降血压以清热；“合谷”“外关”“经渠”，出汗解邪；“大椎”“合谷”“间使”，则治如疟。

桂枝二麻黄一汤方

桂枝一两十七铢　芍药一两六铢　麻黄十六铢（去节）　生姜一两六铢　杏仁十六个（去皮尖及双仁）　甘草一两二铢　大枣五枚（擘）

按：麻黄去节、杏仁去皮尖及双仁，后不赘，俱仿此。

右七味，以水五升，先煮麻黄一二沸，去上沫，内诸药，煮取二升，去滓，温服一升，日再服。

本方之主症：东洞翁曰：“治桂枝汤证多，麻黄汤证少者。”

《类聚方广义》本方条曰：“中风伤寒，弃置多日，或发汗后，邪气又缠绕不去，发热、恶寒、咳嗽或渴者，宜取用以下三方。”余曰：以下三方者，谓“桂枝二麻黄一汤”“桂枝麻黄各半汤”“桂枝二越婢一汤”也。

二十九条：服桂枝汤，大汗出后，大烦渴不解，脉洪大者，白虎加人参汤主之。

本条为“太阳病”转成“阳明病”之治法。

解曰：“太阳中风”，服“桂枝汤”后，散热中枢功能亢进而为大汗出，产热中枢功能更亢进，于是热不因汗解，变为大烦热。汗出多而津液消耗，更为大渴，血热沸腾，脉搏由浮而变为洪大。如此变证，当以“白虎加人参汤”主治之。

大汗、大烦渴、脉洪大，方书称为“阳明经病”，谓“阳明”主里，“阳明病”即主病在里，且主实热。其实热为产热中枢功能异常亢进，生理机制为发泄此项高热，散热中枢即起而救济，刺激汗腺，发生大汗出，使热可外散。但产热中枢功能继续亢进，虽汗出而热仍不减，于是汗愈多而热愈炽。以汗多则液少，液少则热增，热增则脑神经为热之熏灼而为烦；汗多则各组织之水分愈消耗而为渴。此热病成为烦渴之理也。产热中枢功能亢进，则热度高；血得热而涌，则脉为洪；血管复因热而扩张，则脉为大。此脉成洪大之理也。本病之症结在产热中枢功能亢进致热度高，故以“白虎汤”清高热为主治，加人参防心脏之衰弱，补助津液之消耗。

“阳明病”有“经证”，有“腑证”。经证者，热在神经血液二系，肠胃未结实。经证以“白虎汤”为主方，本条是也。腑证者，病在肠已结实，则以“承气”为主剂。“阳明病”之成也，有“阳明”自病，即温热病之一发即为高热者，方书称“正阳阳明”；有“太阳病”失治而转成“阳明”者，或“太阳病”发汗太过，耗其津液而成者，方书称“太阳阳明”，本条是也；有由“少阳病”失治而转属“阳明”者，称“少阳阳明”。总而言之，“阳明病”属于津液消耗太多，热不能解，为其总因。

本条之舌证：舌质红绛而液干，舌苔薄白或薄黄而干燥，兼见唇燥齿干。

本条之针法：

大椎丅 陶道丅 曲池丅 尺泽丅 外关丅 间使丅 合谷丅 液门丅 足三里丅 上巨虚丅 阳陵泉丅 丰隆丅 委中丅 悬钟丅 内庭丅 通谷丅

以上诸穴，能引血向四肢外散，减少体腔中之烦热，而达退热之目的。

白虎加人参汤方

知母六两石膏一斤（碎，绵裹） 甘草二两（炙） 粳米六合 人参二两

右五味，以水一斗，煮米熟汤成，去滓，温服一升，日三服。

本方之主症：

《方舆輗》曰：“白虎加人参汤之正证，汗徐出不止，微恶寒，身热，大渴

引饮者是也。"

《类聚方广义》本方条曰："治霍乱吐泻后，大热烦躁，大渴引饮，心下痞硬，脉洪大者。消渴，脉洪数，昼夜引饮不歇，心下痞硬，夜间肢体烦热更甚，肌肉日消铄者。疟病，大热如煅，谵语烦躁，汗出淋漓，心下痞硬，渴饮无度者。"

《活人辨疑》曰："化斑汤（即本方），治赤斑，口燥，烦渴，中暍。"

《徐同知方》曰："人参白虎汤（即本方），治伏暑发渴，呕吐，身热，脉虚，自汗。"

《保赤全书》曰："人参白虎汤（即本方），治暑盛烦渴，痘出不快，又解麻疹、斑疱等热毒。"

《病因备考》曰："消渴经年月者，虽年在五十以上，间有得治者，白虎加人参汤主之。"

本方之组合：石膏微辛而寒，于清热中，具有散热之性，为退热之专品，惟宜生用，以药中含有天然水分，若煅用之，则水分消散而失去效用矣；知母苦寒，在方中为除烦止渴之用。二味为本方之主药。甘草清热消炎滋液，粳米、甘草滋润各组织之黏膜。四味合用成为清热除烦生津止渴之专剂。其加人参者，以服"桂枝汤"后，热益增加，汗亦大泄，心脏不免因热重而虚弱，汗多津液消失过多而干涸，人参苦甘微寒，有振奋心脏胃脏功能与促进新陈代谢之功能，用之所以预防其心之疲，偿液之涸也。

三十条：太阳病，发热恶寒，热多寒少，烦躁，脉微弱者，此无阳也，不可发汗，宜桂枝二越婢一汤主之。

本条为"太阳""阳明"合病治法之一。

解曰：病在"太阳"，发热重而恶寒少，更因热多而发生烦躁，宜"桂枝二"以治中风，"越婢一"以解外寒，以清里热，而主治之。若脉见微弱者，则发热之热为假热，恶寒之寒为真寒，烦躁为阳虚，涉于"少阴病"阳虚之证矣，不宜"桂枝二越婢一"之发汗清热剂矣。因此为无阳之证也，不可发汗，特指出而叮咛之。

本条原文无"烦躁"二字。柯韵伯曰："不烦不躁，何得妄用石膏？"可见应有"烦躁"二字，与方证乃合。且"越婢汤"之组织与"大青龙汤"之组织相合，其主症为不汗出而烦躁，以麻黄发汗散外寒，以石膏除烦清里热。故本条用"越婢"，当有"烦躁"二字。

章虚谷曰："此条经文宜作两截看。宜桂枝二越婢一汤句，是指热多寒少句来，今为煞句，是汉文鼎转法也。"

汤本求真亦云："桂二越一当承热多寒少而解。"二家所见诚是，兹当移植在烦躁下解。"脉微弱者"至"不可发汗"为另一节，仲景所以禁示于人也。无阳，为无表证也。无表证，故不可发汗。山田氏云"'无阳'当作'亡阳'"，实误也。彼虽指明"阳"为人身之"元气"，诚是；但本条之"无阳"，只可称为"阳虚"，不可称为"亡阳"。"亡阳"应有大汗出，体温低。调节功能失去活力，乃可称"亡阳"。

柯韵伯曰："考'越婢汤'比大青龙无桂枝、杏仁，与'麻黄杏仁石膏汤'同为凉解表里之剂。此不用杏仁之苦，而用姜、枣之辛甘，可见治太阳阳明合病，热多寒少而无汗者，犹'白虎汤证'背微恶寒之类，而不可以之治脉弱无阳之证也。"

本条之脉证、舌证：脉当为浮而有力；舌为质红，苔薄白。

本条之针法：

合谷丅 经渠丅 曲池丅 间使丅 足三里丅 内庭丅

以"间使"除烦；"足三里""内庭""曲池"退热；"经渠""合谷"发汗。

桂枝二越婢一汤方

桂枝（去皮）、芍药、甘草各十八铢 生姜一两二铢 大枣四枚（擘） 麻黄十八铢 石膏二十四铢（碎，绵裹）

右七味，㕮咀，以水五升，煮麻黄一二沸，去上沫，内诸药，煮取二升，去滓，温服一升。本方当裁为越婢汤、桂枝汤，合饮一升；今合为一方，桂枝二越婢一。

本方之主症：发热，恶寒，头痛，热多，寒少，无汗，烦躁，脉浮有力者。

三十一条：服桂枝汤，或下之，仍头项强痛，翕翕发热，无汗，心下满，微痛，小便不利者，桂枝去芍药加茯苓白术汤主之。

本条为"太阳"中湿之治法。

解曰："太阳"中湿证，头项强痛，翕翕发热，无汗，医以为"中风证"，与"桂枝汤"，不效，或又与下法，仍为头项强痛，翕翕发热无汗，及增心下满，微痛，小便不利者，以"桂枝去芍药加茯苓白术汤"主治之。

本条喻嘉言、周禹载等谓：服"桂枝汤"治风而遗寒，所以不解而证变。其实本条为湿病。湿为"伤寒病"之一，原有发热、无汗、头痛、项强、背痛等症。若谓治风遗寒未用麻黄之故，所以不解。按"桂枝汤"原为微汗之剂，"麻黄汤"中亦有"桂枝"，即或不解，仍可维持其原状，何至而为心下满、微痛？可见此病初起，即非"太阳"之"中风"或"伤寒"证。否则"桂枝汤"

虽不十分中的，亦能小效。当时其不见效，反而增心下满、痛者，当为湿病无疑。试观下方之加苓、术化湿之品，可以知矣。

盖湿病之在表，应用解表化湿之品如“麻黄加术汤”之方。若“桂枝汤”或下方，无化湿之药，当然不能收效，而且必增满痛与小便不利。何以言之？桂枝、白芍为温通血管与血行之品，血行增加，血管扩张，则毛细血管之渗出液愈多。是类渗液，淋巴管不能尽吸收，遗漏于外者，聚于心下而为湿为水，愈聚愈多，则心下为满为痛矣。日人南涯氏谓：“此条为心下停饮之症，有水气结滞，乃至头项强痛，若不逐心下之水，虽服‘桂枝汤’或下之，亦不解也。”其见地诚是。小便不利，南涯氏则未言及。此症之小便不利，当从或下之而来，以下之则血行下趋，下部之血管扩张，水液尽量分泌而为停水。水停于下而为湿，肾不分泌，即为小便不利矣。

本条原文为“桂枝去桂”，当改为“桂枝去芍药”。《医宗金鉴》曰：“去‘桂’当是‘芍药’。此方去‘桂’，将何以治头项强痛、发热无汗之表乎？论中有脉促、胸满、汗出、恶寒之证，用‘桂枝去芍药加附子汤’主之。去‘芍药’者，为胸满也。此条证虽稍异，而其满则同，应去芍药可知矣。”日人尾台氏曰：“‘桂枝去桂加茯苓白术汤’之‘去桂’二字可疑。太阳篇‘瓜蒂散’条曰：病如‘桂枝证’，头不痛，项不强，是头痛项强者，本条‘桂枝证’也。今虽已服‘桂枝汤’或下之，然仍头项强痛，翕翕发热不止者，是‘桂枝汤证’依然存在也。‘桂枝’安可去耶？况有去主药之理耶？是故‘桂枝去芍药加附子汤’‘桂枝去芍药加皂荚汤’‘桂枝去芍药加蜀漆龙骨牡蛎汤’‘柴胡去半夏加栝蒌汤’‘木防己去石膏加茯苓芒硝汤’诸方，其所去加，皆不过医佐药，可以证矣。后读徐灵胎之说，与余如合符契，益信鄙见之不谬。”成无己亦曰：“头项强痛，翕翕发热，虽经汗下，邪气仍在表也。心下满，微痛，小便自利者，则将成结胸。今外证未解而无汗，小便不利，则心下满，微痛，为停饮也。与‘桂枝汤’以解外，加茯苓、白术以利小便，行留饮也。”由是观之，则成氏所注之本，必无“去桂”二字可知矣。再试观“苓桂术甘汤”“五苓散”等方之逐水剂中，桂、苓皆同用。此条水停心下而满痛，水停下焦而小便不利，正合此二方，正需要桂枝，何得再去桂枝？故本条“桂枝去桂”为不合理，去“芍药”为合法，应从《金鉴》改之。其加苓、术者，正如此以去心下与下焦之水也。水去则里急得解，心下满、痛、小便不利自除。而外证之头项强痛、发热者，原为湿毒着于头项筋肉之间而作强痛，湿遏于外，热不得散而为发热也，亦得桂枝、白术、生姜之温散，可微汗以解矣。

本条之脉证、舌证：脉当为浮而濡；舌为苔薄白腻。

本条之针法：

大椎丅　风府丅　列缺丅　合谷丅　经渠丅　内关丅　上脘丅　阴陵泉丅　足三里丅

取“大椎”“风府”“列缺”治头项强痛；“合谷”“经渠”治翕翕发热无汗；“内关“上脘”治心下满痛；“阴陵泉”“足三里”治小便不利。

桂枝去芍药加茯苓白术汤方

桂枝三两　甘草二两（炙）　生姜、茯苓、白术各三两　大枣十二枚

右六味，吹咀，以水八升，煮取三升，去滓，温服一升。小便利则愈。

本方之主症：为“桂枝汤证”而胸满、小便不利者。

三十二条：伤寒，脉浮，自汗出，小便数，心烦，微恶寒，反与桂枝汤以攻其表，此误也，得之便厥，咽中干，烦躁，吐逆，谵语，脚挛急，作“甘草干姜汤”与之，以复其阳。若厥愈，足温者，更作芍药甘草汤与之，其脚得伸。若胃气不和，谵语者，少与调胃承气汤。

本条为“太阳”“少阴”合病误治变证之救治法。

解曰：“伤寒”，脉浮，自汗出，为“太阳中风证”；小便数，心烦，微恶寒，为“少阴虚寒证”；心烦，又为上热下寒之“阴阳不和证”。如法应用表里两治之“桂枝加附子汤”为适合。医者但注重脉浮，自汗出，反与“桂枝汤”以攻其表，而未顾及“少阴”之虚寒，此误治也。故得“桂枝汤”之后，便即变证而为四肢厥冷、咽中干燥、烦躁不安、吐逆、谵语、脚挛急等，阴阳两虚诸证蜂起矣。此时即当阴阳两救之。若专回阳，则阴愈虚；专滋阴，则阳愈越。故取“四逆汤”之半，作“甘草干姜汤”与之，重用甘草以增液救阴，干姜炮黑去其辛散以回阳。咽干、烦躁，得甘草之增液而自和；厥逆得姜而阳回，所谓以复其阳也。若厥愈足温，而脚犹挛急者，更作“芍药甘草汤”与之，通其血痹，滋其阴液，其脚即可伸矣。此时之谵语，亦应于阳回液复之后，自然安和。若仍谵语，则胃气未全和也，少与“调胃承气汤”以和其胃气可也。

所谓阴阳两虚者，已于第九条下释之。“阴阳”二字，其义广泛，包罗万象。本条所谓阴阳两虚者，阳指心脏衰弱，阴指内层肌肉组织水液失润也。阳愈越者，指脑系神经虚性兴奋也。

本条原文“脚挛急”在“微恶寒”之下，“谵语”在“胃气不和”之下。按照下下条“证象‘阳旦’按法治之而增剧，厥逆，咽中干，两胫拘急而谵语”之文，应为误服“桂枝汤”发生变证而起，故移在“吐逆”之下。

仲景立法，凡表证兼有里证之虚寒者，必先温其里而后攻表，如温里宜“四逆汤”，攻表宜“桂枝汤”，或表里两治之如“桂枝加附子汤”。本条有“太

阳中风”表证，亦有“少阴”虚寒里证，先与攻表，此为治法之逆，故曰此误也。且“少阴”虚寒不可妄汗，今径用“桂枝汤”攻表，即犯少阴不可妄汗之诫，故用后即变证蜂起。盖虚寒误汗，则阴愈虚而阳愈越，上热者更热，下寒者更寒，成为阴阳两虚之证矣。

其变证分释如下：

厥逆：为四肢厥冷也。微恶寒，本为“少阴”虚寒，属阳虚。兼有上热下寒之心烦，得“桂枝”之误汗，则阳愈上越，即体温奔向上逆，心之运血功能更弱，不能达及四肢而为逆冷矣。

咽中干：为咽喉黏膜干燥。“少阴”虚寒之人，即平素阴虚，属神经衰弱者，稍病即水液不得上升，复得“桂枝”之辛温表散，则上升愈甚而液愈干，于是觉咽中干燥矣。

烦躁：为神经不宁之现象。一以体温外散而不足，致心胸之阳不振；一以水液不得温化，滋养神经；再与辛温之刺激，于是神经起不安现象。陈修园所谓水火相杂而烦躁是也。

吐逆：谓胃中水液得辛温之发汗而干燥，胃神经起反射作用，所谓胃气随热之上越而上逆，于是发生吐逆矣。

谵语：谓大脑神经不宁现象，非“阳明”实热之语，乃“少阴”误用辛温发汗劫液，神经不和而谵语。试观“少阴篇”，有“少阴”误火，液伤成谵语。此条虽非误火，而用辛温误汗，与误火者殊途同归。总之，神经为热伤而不和，致成谵语，则一也。

脚挛急：一以体温不能下达，神经失于温煦；一以发汗，筋失滋润所致。陈修园谓：“此证（上略）为‘太阳’之标热合‘少阴’之本热，为阴阳热化之病。热盛灼筋，故脚挛急。并可悟脉浮，自汗出，小便数，皆系热者。而有微恶寒一证，亦可知表之恶寒渐微，里之郁热渐盛。”柯韵伯有“心烦，微恶寒，是‘阳明’表证；小便数，脚挛急，是‘阳明’里证。便当认为‘阳明伤寒’”云云。如陈氏说，“太阳”“少阴”皆热，则误表之后亟应救阴，不得用“甘草干姜汤”。依柯氏说，为“阳明”表寒与“阳明”里热，更不得用“甘草干姜汤”矣。要知脉浮、自汗为热与血皆奔放表层；小便数为小便短数，下焦虚寒，膀胱括约肌无力收束；微恶寒，即内之体温不足；心烦即热在上，寒在下，阳虚，神经不宁也：合为“少阴”虚寒发于里，发于下，“太阳”表热发于外，发于上也。误汗之后，变为阳虚于外，阴虚于里，“甘草干姜汤”即为救阳复阴之剂。其后“芍药甘草汤”专为脚挛急而设；“调胃承气汤”少与之，乃非下剂，而为健胃之剂。甘苦合用，一可以滋胃之燥，一可以刺激胃壁发生蠕动，分泌胃液，胃气下降，血压遂低，大脑神经即得安和而神清目爽，谵语自已。观喻嘉言之注，较为合理。

喻嘉言曰："此段辨证用法最精最详。从前不得其解，今特明之。脉浮，自汗，固是在表之风邪；而小便数，心烦，则邪又在里；加以微恶寒，则在里为寒邪；更加脚挛急，则寒邪颇重矣。乃用'桂枝'独治其表，则阳愈虚，阴愈无制，故得之便厥也。'桂枝'且误，'麻黄'更可知矣，'大青龙汤'更可知矣。阴邪内凝，总无攻表之理也。'甘草干姜汤'复其阳者，即所以散其寒也。厥愈足温，不但不必治寒，且虑前之辛热有伤其阴，而脚挛转痼，故随用'芍药甘草汤'以和阴而伸其脚。设胃气不和而谵语，则胃中之津液亦为辛热所伤，故少与'调胃承气汤'以和胃而止其谵语，多与则为下而非和矣。若不知此证之不可汗，而重发其汗，复加烧针，则阳之虚者，必造于亡阳；阴之无制者，必至上犯无制。此则用'四逆汤'以回其阳，尚恐不胜，况可兼阴为治乎？"

本条之舌证：舌质当较淡，苔当为薄白。依陈氏之说，舌质当红绛；依柯氏之说，苔当为薄黄。皆非"甘草干姜证"也。

本条之针法：

厥逆：神阙×　气海×

咽中干：照海⊥　复溜⊥　廉泉⊥

烦躁：复溜⊥　间使⊥　上脘⊥

吐逆：上脘｜　足三里｜

谵语：上脘丅　丰隆丅　神门丅

脚挛急：承山｜　昆仑｜

三十三条：若重发汗，复加烧针者，四逆汤主之。

本条承接上文，不用"桂枝汤"，用发汗烧针发生变证之救治法。

解曰："伤寒"，脉浮，自汗出，小便数，心烦，微恶寒之证，不与"桂枝汤"。若用"麻黄汤"重汗之，或复加烧针劫其汗者，则变证更甚，必成"亡阳"危证，当以"四逆汤"救治之，非"甘草干姜汤"所能胜任矣。

脉浮、自汗出、小便数、心烦、微恶寒之自汗出、脉浮，极似"桂枝汤证"之正气外御病邪之象，而心烦、微恶寒，亦似"桂枝证"，但小便决不会数，故小便数为本条与上条之眼目，忽略此一主要点而用"桂枝汤"，所以变证蜂起也。盖小便数者，少腹里气不固，膀胱括约肌无力，中医称为肾亏现象。人之将死，少腹先陷，或预早见少腹空软无力。古人称丹田为元气所藏之处，丹田即在少腹。少腹空陷，即元气将溃之候。小便短数，即元气不固之候，亦即里虚之谓。里气虚，何来正气抗御外邪。则上条之自汗出、脉浮，亦可谓为表虚不固，阳浮于上。其脉之浮，如三十四条之浮大，且必有尺部虚或沉，按则软弱之象。心烦、微恶寒，为里气不振、心中慌乱之象。“桂枝汤”有“桂”“芍”“草”强心壮气之用，第以“生姜”一味之辛散，遂偏于解肌外散，服之已不合，何能胜任重发其汗与烧针之劫汗，其不立起“亡阳”大汗虚脱者几希！“四逆汤”为救亡之剂，故以此主之。陈修园曰：“仲景方用之适当，效如桴鼓；不当，则祸不旋踵。”学医者，于审证可不周详者乎！

甘草干姜汤方

甘草四两（炙） 干姜二两（炮）

右㕮咀，以水三升，煮取一升五合，去滓，分温再服。

本方之主症：

东洞翁曰：“治厥而烦躁、多涎沫者。”

《方机》曰：“吐涎沫而不咳，遗尿，小便数者。”

《勿误药室方函口诀》本方条曰：“此方简而其用广，如‘伤寒’之烦躁、吐逆，肺痿之吐涎沫，伤胃之吐血，皆用之。虚候之喘息，亦可用此方和‘黑锡丹’服之。凡肺痿之冷证，其人必肺中冷，气虚，不能温布津液，津液聚化为涎沫，故多唾出，然非如热证者之唾凝而重浊；又不咳，咽渴，必遗尿而小便数，此症以此方治之有奇效。又病嫌此方难服，如无咳，惟多吐涎沫而非唾者，可用‘桂枝去芍药加皂荚汤’，亦有伟效。又虽不烦躁，但吐逆而难用苦味药者，若用此方弛解之，更奏速效也。”

《类聚方广义》本方条曰：“此方与‘生姜甘草汤’同治肺痿，然其功效所生，二者正相反，是可见干姜与生姜主治之异。老人平日小便频数、吐涎、气短、难以行动者，宜此方。”

《百疢一贯》曰：“用‘四逆汤’而呕甚者，有与‘甘草干姜汤’治之者，腹向脊拘挛，不问脉腹证，凡有急迫处者，用之皆效。又以心烦为目的，或以脊筋等痛而心烦者亦效。至分量宜用等分，《玉函》亦称等分。呃逆而有急迫之貌，苟用‘橘皮竹茹汤’，不如用‘甘草干姜汤’为效大。用‘甘草干姜汤’时，宜知即为‘四逆汤’中除附子者也。”

《青州医谈》曰：“‘甘草干姜汤’治毒迫心下而有盗汗。又治胸中作痛，左卧则左痛，右卧则右痛，因毒迫心胸者，皆宜此方。又气上迫而喘咳，有汗出多，或多吐涎沫者，此世医不知其能治汗也。此方之能治汗，因气逆盛，毒由内发也。”

又：“痫症，角弓反张，筋惕，气急息迫，或叫唤不止者，宜‘甘草干姜汤’。”

吴遵《程氏方注》曰：“‘甘草干姜汤’即‘四逆汤’去附子也。辛甘相合，专复胸中之阳气。若夹食夹阴，面赤，足冷，发热，喘咳，腹痛，便滑，外内失和，难于发散，或寒药伤胃，合用‘理中’，不便参、术者，并宜服之，真胃虚夹寒之圣剂也。若四肢脉沉，畏冷，呕吐，自利，虽无厥逆，仍属‘四逆汤’。”

《外台秘要》曰：“‘干姜甘草汤’（余曰：是即本方）疗吐逆，水米不下。”

《仁斋直指方》曰：“‘干姜甘草汤’（余曰：是于本方中加大枣也）治脾中冷痛，呕吐不食。”

又：“‘甘草干姜汤’治男女诸虚出血，胃寒不能行气归元，无力收约其血。”

《魏氏家藏方》曰：“‘二宜丸’（余曰：是即本方中之丸方也）治赤白痢，为末，蜜丸服。”

《证治要诀》曰：“饮酒过多，衄甚，宜用‘理中汤’加干、葛、川芎各半钱，或单用‘干姜’‘甘草’二味。”

《朱氏集验方》曰：“‘二神汤’（即本方）治吐血极妙，凡男子妇人吐红之疾，盖是久病或作急劳损其营卫，壅滞气上，血之妄行所致。若投以藕汁、生地黄等凉剂治之，必求其死矣。每遇患者，用此药甚简效。”

芍药甘草汤方

白芍药四两　甘草四两（炙）

右二味，㕮咀，以水三升，煮取一升半，去滓，分温再服之。

本方之主症：

东洞翁曰：“治拘挛急迫。”

《类聚方广义》本方条曰：“治腹中挛急而痛者。小儿夜啼不止，腹中挛急甚者，亦有奇效。”

《魏氏家藏方》曰：“‘六羊汤’（即本方）治湿热脚气，不能行步。”

《内外摘要》曰：“‘芍药甘草汤’，治小肠发府咳，咳而失气（余曰：失气即放屁也）。”

《朱氏集验方》曰：“‘去杖汤’（即本方）治脚弱无力，行步艰难。”

《医学心悟》曰：“‘芍药甘草汤’止腹痛，效如神。”

《古今医统》曰：“‘芍药甘草汤’治小儿热腹痛，小便不通，及痘、疹之肚痛。”

谓胃承气汤方

大黄四两（去皮，清酒洗） 甘草二两（炙） 芒硝半斤

右三味，以水三升，煮取一升，去滓，内芒硝，更上火微煮令沸，少少温服之。

本方之主症：

东洞翁曰："本方治'大黄甘草汤'之实者（大便迫而不通）。"

《方机》本方之主治曰："因汗、吐、下而谵语者；发汗后热而大便不通者；服下剂而下利不止，心烦或谵语者；吐、下后心下温温欲吐，而大便溏，腹微满，郁郁微烦者；吐后腹胀满者。"

《活人书》曰："大抵发斑不可用表药。表虚里实者，若发汗开泄，则更增斑烂，宜用'调胃承气汤'下之。'阳明证'头痛，不恶寒，反恶热者，胃实故也。'阳明'气实，故攻头，'调胃承气汤'主之。"

《卫生宝鉴》曰："'调胃承气汤'治'伤寒'，发狂而烦躁，面赤，脉实。"

《试效方》曰："'调胃承气汤'治'消中'，饮食多。"

《口齿类要》曰："'调胃承气汤'治中热而大便不通，咽喉肿痛，或口舌生疮。"

《外科枢要》曰："'破棺丹'（即本方之丸剂）治疮疡热极而汗多，大渴，便秘，谵语，发狂。"

《证治准绳》曰："'破棺丹'治疔疮之气入腹而危者。"

《玉机微义》曰："'调胃丸'治齿痛，血出不止。用'调胃承气汤'为末，作蜜丸服之。"

《用方经权》本方条曰："按膏粱太过之徒，酿其毒于肠胃，失升降之政，潮热，寝汗，微咳，脉数，大便或秘，或为下痢状，宛如虚劳；心气迫塞，悲笑无时，胸动而难行步，其腹微满，或里急拘挛者；凡酿成食毒于胃府而发诸证，或下流而郁结于肠中，小腹微满，大便不快，凡事为之失政者，苟药确对证，无不奏效。"

《类聚方广义》本方条曰："痘疮，麻疹，疤疽，疔毒，内攻冲心而大热谵语，躁烦闷乱，舌上燥裂，不大便，或下利，或大便绿色者，宜此方。"

又："牙齿疼痛、齿龈肿痛、龋齿枯折、口臭等，其人大多平日大便秘而冲逆，亦宜此方。"

又："反胃，膈噎，胸腹痛，或妨满而腹中有块；咽喉干燥，郁热便秘者；消渴，五心烦热，肌肉燥瘠，腹凝闭而二便不利者，均宜此方，或为兼用方亦良。"

四逆汤方

甘草二两（炙）　干姜一两　半附子一枚（生用，去皮，破八片）

右三味，㕮咀，以水三升，煮取一升二合，去滓，分温再服。强人可大附子一枚，干姜三两。

本方之主症：

东洞翁曰："本方治四肢厥逆，身体疼痛，下利清谷，或小便清利者。"

《方机》本方主治曰："手足厥冷者；下利清谷者；腹拘急，四肢厥冷，下利，恶寒者；大汗出而热不去，拘急，四肢厥冷者；下利，腹胀满，身体疼痛者。"

《古方便览》本方条曰："世医所谓'中寒''中湿'及'伤寒'阴证、霍乱等诸证，若有厥冷、恶寒、下利、腹痛等，则皆可用此方。又一年二年下利清谷不止，亦宜用之。"

《类聚方广义》本方条曰："霍乱，吐、利甚者及所谓'暴泻症'而急者，死不崇朝。若仓皇失措，拟议误策，则令人死于非命，罪将何归。医者当以平素研讨，深得于心，以济急靖难为要。"

《勿误药室方函口诀》本方条曰："此方为阴证正面之治方。四肢厥冷、下利清谷等，其目的也。其他，遇假热之证，有冷服此方之法，亦近乎加猪胆汁之意。"

又："于此方中加乌梅、蜀椒，名'温中汤'，治蚘厥。"

《医林集要》曰："'干姜附子汤'（即本方）治'伤寒'阴证，唇青面黑，身背强痛，四肢厥冷及诸虚沉寒。"

《济生方》曰："'姜附汤'（即本方）治五脏中寒，口噤，四肢强直，失音不语，或猝然晕闷，四肢厥冷。"

《万病回春》曰："凡阴证，身静而重，语言无声，以气少，喘息难，目睛不了了，口鼻或冷气，水浆不下，大小便不禁，面上恶寒，宛如刀括，当先用葱熨法，次服'四逆汤'。"

《伤寒六书》曰："'四逆汤'治脉浮，热甚，足冷。反灸之则因火而动，必致咽燥吐血。"

三十四条：问曰：证象阳旦，按法治之而增剧，厥逆，咽中干，两胫拘急而谵语。师言夜半手足当温。两脚当伸。后如师言。何以知此？答曰：寸口脉浮而大，浮则为风，大则为虚。风则生微热，虚则两胫挛，病证象桂枝；因未加附子参其间，增桂令汗出亡阳故也，厥逆，咽中干，烦躁，"阳明"内结，谵语烦乱；更饮甘草干姜汤，夜半阳气还，两足当温，胫尚微拘急，重与"芍

药甘草汤"，尔乃胫伸；以"承气汤"微溏，则止其谵语，故病可愈。

本条即前条之意，而设为问答，以明其所以增剧与病愈之理。

解曰：门人问曰：脉浮、自汗出、小便数、心烦、微恶寒之证象，为"太阳"兼"少阴"之"阳旦病"，按"桂枝汤"法治之而病增剧，致成为厥逆，咽中干，两胫拘急而谵语。吾师言至夜半时，手足当能温，两脚当能伸，后果如师之所言，不知吾师何以知之也。师答曰：患者"寸口"之脉为浮而大，浮为"中风"之脉证，大为"下虚"之脉证。"中风"则生微热，"下虚"则两胫挛急。脉浮，发热，自汗出，病证像"桂枝"，不知微恶寒、脚挛急为"少阴"虚寒，而医者未加"附子"参加于"桂枝汤"之中，反而多增"桂枝"令汗出亡阳之故也，所以一变成为厥逆、咽中干、烦躁，再变而为"阳明"发生热结，谵语烦乱，症状复杂。当依其所急而先治之，当服"桂枝增桂枝汤"之后，更即与饮"甘草干姜汤"，以救其阳。故至夜半时，阳气回转，两足当即温和而厥逆愈。厥愈则两足可以伸矣。而两胫尚微有拘急，重与"芍药甘草汤"饮之，使复其阴，尔乃两胫可伸缩自由，不复拘急矣。以"阳明"微有热结，胃气未和而谵语，再与少许"调胃承气汤"，使大便微溏泄，以荡涤"阳明"之热，则可止其谵语，一切杂乱之变病，皆可愈矣。

脉浮为血液集于表层。因有自汗出，故曰浮为风。血集于表则发热，故曰风则生微热。脉大有虚有实。实者，浮沉皆大而有力，为血热沸腾，血管因热扩张所致也。虚者为浮，按之则大，重按则脉搏无力而弱，为气虚于下，无固摄之力，而血液浮于表层与上部，浅层动脉管纤维发生虚性扩大也。脉浮而大，当必浮大而虚者，故曰大则为虚。虚则两胫挛者，下焦虚寒，阴液滞，此腹挛急之所致也。仲师先见两胫挛之证，遂以脉大为病两胫挛耳。以证合脉，以证推理，中医讲病理大率如此。

本条原文为上条之释义。注家皆谓叔和所搀入，宜删。今从陈本，于"加附子参其间"上增入"未"字，删去"附子温经"四字，勉可通顺。

三十五条："太阳病"，项背强几几，无汗，恶风者，葛根汤主之。

本条为"伤寒病"在"太阳经"背部治法。

解曰：脉浮、头项强痛而恶寒之"太阳病"，今复牵及背部亦强，几几然俯仰不自然，无汗而恶风者，以"葛根汤方"主治之。

项背强几几，为背部肌肉组织中之黏稠液凝滞，水气不得在其间流动之故也。无汗、恶风，即无汗、恶寒之轻者。总之，属散热中枢功能衰减，无力刺激汗腺，驱散外邪，故以"桂枝汤"加麻、葛以汗之。

本条与十七条之"桂枝加葛根汤证"相同。特彼为有汗，此条则为无汗。

故于“桂枝加葛根汤”中，再加麻黄，名其汤曰“葛根汤”。以麻、桂治“太阳病”之无汗、恶风；以葛根治项强几几；以芍药、甘草和其营卫；以姜、枣助其汗。方意大概如此。

日人浅田氏曰：“邪气屯于‘太阳’，则项背几然而强。不特项强，腰背亦然。《素问》云：‘伤寒一日，太阳受之。’故颈项痛，腰背强也。”

成无己曰：“‘太阳病’，项背强几几，汗出，恶风者，中风表虚也。项背强几几，无汗，恶风者，中风表实也。表虚宜解肌，表实宜发汗，是以‘葛根汤’发之也。”

周禹载曰：“无汗，恶风，几几，当用‘麻黄汤’加‘葛根’矣。乃仲景于‘桂枝汤’中加‘麻黄’，君‘葛根’者何意？曰：非有喘无取于杏仁也。乃不去麻黄，复加葛根，则葛根亦大开肌腠之药，岂不虑大汗而无制乎？故不独以桂枝监之，且有芍药收之，庶几兼发二经之邪，而无亡阳虑也。”

本条之脉证、舌证：脉当为浮紧；舌当为苔薄而润。

本条之针法：

合谷⊤ 经渠⊤ 风池⊤ 大椎⊤ 风门⊤ 身柱⊤

以“合谷”“经渠”发其汗，其余四穴治项背几几。关于头痛、恶风等症，即包括于上数穴中矣。

葛根汤方

葛根四两 麻黄三两 桂枝二两(去皮) 芍药二两 甘草二两(炙) 生姜三两 大枣十二枚(擘)

右七味，哎咀，以水一斗，先煮麻黄、葛根，减二升，去沫，内诸药，煮取三升，去滓，温服一升，覆取微似汗，不须啜粥。余如桂枝汤法将息及禁忌。

本条之主症：项背强而无汗、恶风者。

东洞翁曰：“本方治项背强急，发热，恶风，或喘，或身痛者。”

《方机》“葛根汤”条曰：“痘疮自初热至见点，投本方，兼用‘紫圆’。自起胀至贯脓，‘葛根加桔梗汤’主之(于本方内加桔梗五分)。自落痂以后，‘葛根加大黄汤’主之(于本方内加大黄五分)。若恶寒剧，起胀甚，而一身肿胀，或疼痛者，‘葛根加术附汤’(本方内加术、附子各四分)、‘紫圆’主之。若肿胀甚者，兼用‘桃花散’，寒战咬牙而下利者，俱加‘术附汤’，兼用‘紫圆’。”

又云：“头疮，加大黄主之。”

又云：“小疮，‘葛根加梓叶汤’(本方加梓叶五分)主之，兼用‘桃花散’，以蓖麻子擦之，毒剧者以‘梅肉散’攻之。”

又云：“诸顽肿恶肿，加‘术附汤’主之。”

又云：“世俗所谓赤游丹毒之类，本方皆加‘术附汤’主之。”

又云：“治麻疹初起，恶寒，发热，头项强痛，无汗，脉浮数，或干呕，下利者。若热炽，咽喉刺激，心胸闷者，兼用‘黄连解毒汤’。”

又云：“疫痢初起，发热，恶寒，脉数者，当先用本方，温覆发汗；若呕者，加‘半夏汤’以取汗后，加‘大柴胡汤’‘厚朴七物汤’‘大、小承气汤’‘调胃承气汤’‘桃核承气汤’‘大黄牡丹皮汤’‘大黄附子汤’等，各随证处之，以疏荡里热宿毒。”

又云：“鼻渊、脑漏、鼻衄、鼻中息肉等之臭脓滴沥，或浊涕不止，不闻香臭者，皆由头中郁毒淤液之所致。脑漏尤为恶证，若不早制之，则或至不起。俱宜本方加‘术附汤’，兼用‘再造散’。如息肉者，敷以‘硇砂散’，或瓜蒂一字吹鼻中，则清涕多漏、息肉旋消矣。”

又云：“痈疽初起，壮热增寒，脉数者，以‘葛根汤’发汗后，转以加‘术附汤’而促其酿脓。脓成者，速可刺破。若心胸烦闷，郁热便秘者，宜兼用‘泻心汤’‘大柴胡汤’等。”

三十六条：“太阳”与“阳明”合病，必自下利，“葛根汤”主之。

本条为“太阳”“阳明”合病下利之治法。

解曰：“太阳病”之头痛、发热、恶寒、无汗而兼肠胃病之下利，称曰“太阳”与“阳明”合病。若见自下利证，以“葛根汤”主之，仲景称肠胃病为“阳明病”或“太阳病”也。

本条之自下利，为水饮下趋于肠中，与热邪下陷之下利不同。故发其汗则下趋之水自减轻，不必治其利而利自止。且以仲景治病之定则，凡表里两病皆实者，当先解表而后治其里。本条原为表证多，以水饮无法从表排除，乃趋于里，故以“桂枝汤”加麻黄发汗解表，葛根升其阳气，汲引水饮而达外，则水之下趋者可止矣。陈修园谓“有热、渴、目疼、鼻干等阳明证”一者，非也。

汤本求真谓：“有脉浮、头项强痛、恶寒之表证，且有自下利之里证，因设二阳合病之名目。但其真意，此自下利非真正之里证，乃示因无汗当自表排泄之水毒迫于里之所致也。换言之，乃暗示此下利之原因，不在肠而在表，故不问其自下利，而以本方解其表证，则自下利可不治而愈矣之意也。”

本方之止利作用，由诸药之协力，使水毒由皮肤而排除之，其主力则在葛根与芍药。以葛根含淀粉甚多，有缓和筋肉痉挛，协同白芍抑制与缓和肠之蠕动亢进也。

总之，“葛根汤”为下利病初起兼有表证之特效良方。不论时令，不论男妇老幼，凡下利有发热、恶寒者，用之立效。此为笔者近年喜用之剂，与时方“人参败毒散”治痢疾初起有表证者同一功效。就经验言，“葛根汤”不特治下痢初起有表证者特效，治小儿惊风角弓反张亦有特效。

本条之脉证、舌证：脉当为浮濡或浮细；舌当为白苔，或舌根厚白苔，舌质正常。

本条之针法：

中脘丅　天枢丅　风府丅　合谷丅　经渠丅　外关丅

取“天枢”“中脘”止自利；“风府”止头痛、项强等；“合谷”“经渠”“外关”发汗，退热。

三十七条：**太阳与阳明合病，不但下利，而呕者，葛根加半夏汤主之。**

本条为“太阳”“阳明”合病，下利且呕者之治法。

解曰：有头痛、发热、恶寒、无汗之“太阳病”，合下利之“阳明病”，不但下利，而且作呕者，以“葛根加半夏汤”主治之。

本条原文为“不下利但呕者”，为“不但下利，而呕者”之误。何以言之？前条因下利而知为“太阳”“阳明”合病。且“太阳”“阳明”合病，必自下利，今不下利，从何而知为“太阳”“阳明”合病？呕为“太阳”兼证，为“少阳”主症。不下利而呕，不将为“太阳”“少阳”合病耶？且葛根为升发水液之品，半夏为降水液上逆作呕者之品，设本条为不下利，水液停于胃，致上逆，但作呕者不应再加葛根助而升发之。可见本条接踵上条而来。上条为自下利，此条再多一呕证，故仍用上方加半夏以止呕。汤本求真氏亦谓此方可治下利而呕吐者，足见此条为下利而呕。

本条之脉证、舌证：当如上条。

本条之针法：同上，以“中脘”亦能止呕也。

葛根加半夏汤方

葛根四两　麻黄三两（汤泡，去黄汁，焙干，秤）　桂枝二两　芍药二两　甘草二两（炙）　生姜二两　大枣十二枚（擘）　半夏半斤（洗）

右八味，以水一斗，先煮葛根、麻黄，减二升，去白沫，内诸药，煮取三升，去滓，温服一升，覆取微似汗。

本方之主症：有表证见下利而呕者。

《勿误药室方函口诀》本方条曰：“此方不仅治合病之呕，平素有停饮（胃内停水也）难服本方（指‘葛根汤’也），或酒客外感，以此方加半夏，反得奏效。”

又云："'葛根汤'，动则害胃，往往食机不振，致恶心、呕吐等。故若胃不健全，有恶心、呕吐之倾向，或认为有胃内停水，则不宜用'葛根汤'，而用'葛根汤''小半夏汤'合方之本方，可预防服'葛根汤'之弊。"

三十八条：太阳病，桂枝证，医反下之，利遂不止，脉促，喘而汗出者，表未解也，葛根黄芩黄连汤主之。

本条为表邪下陷于里，成为陷热下利之主治法，亦为"桂枝证"误下成利之救治法。

解曰：脉浮、发热、汗出、恶风之"太阳中风桂枝证"，医者不明，反而下之，致表邪下陷，肠中发炎，遂为下利不止，当以"葛根黄芩黄连汤"主治之。脉见浮而急促，症见喘而汗出者，则其表邪尚未解也，仍宜解表。

本条分作二两看："利遂不止"为一节。以"桂枝证"误下之，下剂刺激其肠蠕动，于是奔集于肌表之血即向下趋，表分之热亦随之而入，遂引起肠中发炎而为利下不止，方书所谓"表热下陷，协热下利"，此时宜用"葛根黄芩黄连汤"主治之。以"葛根"升发下趋于肠之水液，以芩、连苦寒消肠中之发炎，则热清而利自已。"脉促"至"表未解也"又为一节。言误下之后，脉见浮数急促，则因血向下趋，心脏则努力加强搏动，鼓血外行，血压亦增高，助血与热向外奔放，于是症见喘而汗出，此时宜以"桂枝加葛根汤"助正气之向外抗拒以解之。观"表未解也"一句，即知应与解表。"葛根黄芩黄连汤"非解表之剂，治表热下陷而利之剂，应置于"利遂不止"之下解乃合。

本条原文"喘而汗出者"在"表未解也"之下。按脉促为表未解之脉，喘为表未解之症，可以改为"脉促，喘而汗出者，表未解也"，明显通顺。

上条治"二阳"合病之下利，为解表邪未陷、里热未盛之下利。此条为表邪已陷、肠热甚重之下利。表邪未陷者，重于解表；已陷而成为里热者，重于清里。此不易之法也。

本条"桂枝证"，因下之而利遂不止。如为内部因下法而成为虚寒下利不止，则不得用本方，应用"四逆汤"以温里。若成为阴阳两脱之下利，喘而汗出者，则应用"四逆加人参汤"救之。故同为"桂枝证"之误下，其虚实寒热，大有不同。所以成为虚实寒热之不同者，则视其人之抵抗力何如，所谓正气足与不足之关系。其辨法，为脉搏之有力无力及舌苔之淡白与黄厚，以及下利之热与不热，色之黄赤与黄淡。虚寒者为脉微无力，实热者为脉数有力；虚寒者舌苔淡白，实热者舌红苔黄；虚寒者下利不热，色黄淡；实热者下利热灼，色黄赤而热臭。此不可不知也。

本条之脉证、舌证：脉为数而有力；舌为舌红，苔淡黄；如为表未解者，其苔不黄，虽黄亦淡而薄。

本条之针法：

合谷 丅　足三里 丅　内庭 丅　天枢 T（浅针）　大肠俞 丅　小肠俞 丅　中膂俞 丅

取“合谷”“足三里”“内庭”以清肠热；“天枢”“大肠俞”“小肠俞”“中膂俞”直接刺激肠部之神经，制止其蠕动，放散其充血，以消其炎性。如腹痛下利且肠热极盛者，“天枢”不可针，尤禁重刺激之针。

葛根黄芩黄连汤方

葛根半斤　甘草二两（炙）　黄芩三两　黄连三两

右四味，以水八升，先煮葛根，减二升，内诸药，煮取二升，去滓，分温再服。

本方之主症：协热下痢。

东洞翁本方定义曰：“治项背强急，心下痞，心悸，下利者。”

《方舆輗》本方条曰：“下利初发，用‘桂枝汤’‘葛根汤’之类，以解表证；但脉益促，热尚盛者，可用此汤。小儿之痢疾热炽难用下剂之证多效。”

《类聚方广义》本方条曰：“治平日项背强急，心胸痞塞，神思郁悒而不舒畅者，或加大黄。”

又曰：“项背强急，心下痞塞，胸中郁热，眼目牙齿疼痛，或口舌肿痛腐烂者，若加‘大黄’，其效尤速。”

《橘窗书影》曰：“大热下利夹惊者，‘葛’‘芩’‘连’也；昏睡不醒者为重证，下痢剧者，亦‘葛’‘芩’‘连’‘也；缓者，‘葛根’加‘黄连’。”

《勿误药室方函口诀》本方条曰：“此方治表邪下陷之下利有效。尾州医师用于小儿疫利之下利，屡有效云。余亦于小儿之下利，多经验之。此方之喘，为热势内壅之处，非主症也。古人用于酒客之表证者，活法也；加‘红花’‘石膏’治口疮，亦同。”

三十九条：“太阳病”，头痛，发热，身疼，腰痛，骨节疼痛，恶风，无汗而喘者，“麻黄汤”主之。

本条为“太阳伤寒”之正治法。

解曰：寒邪初感于肌表之“太阳病”，名曰“太阳伤寒麻黄汤证”，其症状为头痛、发热、身痛、腰痛、骨节疼痛等之一身皆痛，并恶风、无汗而喘者，必须与之发汗，以“麻黄汤”主治之。

“太阳病”为外感风寒，病邪在肌表之总称。其治疗以“桂枝汤”与“麻黄汤”二方为主剂。其分别之主要点，则在有汗无汗、脉浮缓脉浮紧上分辨，其头痛、发热、身痛、恶风等，则为共有症状。

本条为寒邪外束，正气因鼓动血液向外奔放抗拒，但散热中功能不称职，于是较“桂枝证”之头项强痛、发热诸症外，复多身疼、腰痛、骨节疼痛而喘诸症。简言之，一身皆发生疼痛而兼喘逆。所以然者，以寒邪外束，汗腺紧闭，身体内之疲劳物质与残废物质无法排泄，停留于筋肉之间而为疼，蓄积于骨节之间，刺激神经而为痛。全身之热气、水毒既不从皮肤而发，于是上涌于肺，冀借呼气以排出。肺脏受热气、水毒之熏蒸涌挤，加速呼气以放散之，乃形成喘逆病态。种种病苦之症结在皮肤汗孔紧闭，只需开宣汗孔，发泄汗液，则一切残余物质及热气、水毒皆从汗解，诸证全消矣。

何谓疲劳物质？吾人终日熙攘不息，筋骨百骸运动无已，于是筋肉中产生一种疲劳物质，等于机轮运转，两种轮齿摩擦下之油滓，亦等于煤炭燃余之灰烬。此项疲劳物质，即从汗孔中与尿道中排泄而出。吾人劳动愈甚，此类物质之产生亦愈多，多则不及尽泄于体外，蓄于体内而为祟，于是身体感觉异常疲倦、四肢酸痛等症状矣。

何谓残废物质？吾人一日三餐，昼夜呼吸，所以维持生命不息。当饮食消化之后，其菁华由肠胃吸收，从淋巴管、微血管运输各组织，营养各细胞，经细胞之吸收，排出其残余，即为残废物质产生之一。又因吸入之氧气在体内起燃烧作用，以维持体温之一部及维护细胞之活力。经起燃烧作用之后，亦如柴炭燃烧后产生之灰烬相等，此为残废物质产生之二。此外，尚有血球、细胞等之老废者、死灭者。一切物质之残余统称之曰残废物质，由皮肤小便排泄而出，若留着不泄，经络筋骨能发生痛证。

何谓热气、水毒？热气即吸入氧气发生燃烧之温热与饮食物产生之发酵热，在体中不断产生，亦不断在皮肤与呼气时发散之，体温即保持常度，不致蓄积为害。水毒即蒸化之水气，亦从呼气、皮肤、小便各处发泄；若排泄机关塞闭，此项水气即蓄积化为毒液，称为水毒。

感冒寒邪，致皮肤紧束，此项疲劳物质、残废物质、热气、水毒，不能尽量排泄，蓄积于筋肉、骨节间，刺激神经而为疼痛，奔向肺脏即为喘逆。本条之病理大概如此。“麻黄汤”以麻黄、桂枝为主体，一以开发皮肤，刺激汗腺而为汗，一以温通血管，驱除病毒；内温外散，于是一汗而诸痛皆止，肺气得舒；复佐以杏仁以平喘，甘草以缓急促，则诸证皆消矣。徐灵胎曰：“麻黄治无汗，杏仁治喘，桂枝、甘草治‘太阳’诸证，无一味不紧切，所以谓之经方。”

本条之脉证、舌证：脉为浮紧；舌为白苔。

本条之针法：

合谷丅　经渠丅

取“合谷”“经渠”以反射发汗中枢，使全身汗泄。关于头痛、身疼，则视其病灶所在而随证取穴。如头痛取“风府”“风池”；上肢痛取“肩髃”“曲池”；下肢痛取“阳陵泉”“三里”；腰背痛取“后溪”“委中”等穴可也。

麻黄汤方

麻黄三两　桂枝二两（去皮）　甘草一两（炙）　杏仁七十个（去皮尖）

右四味，以水九升，先煮麻黄，减二升，去上沫，内诸药，煮取二升半，去滓，温服八合，覆取微似汗，不须啜粥，余如桂枝法将息。

本方之主症：

东洞翁曰：“本方治喘而无汗，头痛，发热，恶寒，身体疼痛。”

《方舆輗》“还魂汤”（即本方）条曰：“此方为起死回生之神剂，诚不愧‘还魂’名也。小儿发搐而死，二三日不醒，间有起之者。余通家一芽儿，曾患此病，医人来集，投以惊药数方，且针且灸，治法殆尽，未见一效，病势已极，皆曰不治。余后诸医至，初诊其脉，可谓沉绝。暂对之，则时有生机仿佛可见。因向病家曰：此子虽病势已危，以余观之，全是热邪郁闭之极，若一得发泄，庶几可以回春。即作‘还魂汤’与之，使其母抱而被覆之，须臾，汗出即醒。盖‘还魂汤’原无发汗之说，今用之使被覆，乃出余之胸臆，先觉者尚何言哉。余常值小儿之发热昏沉者，则务发其汗，十不一误。此证遽用金石脑麝，不惟不醒，反引其邪深入于内，祸在反掌之间。”喻嘉言曰：“小儿病发热昏沉，务择‘伤寒’名家，循经救疗，则百不失一矣。”洵确论也。

四十条：“太阳”与“阳明”合病，喘而胸满者，不可下，宜“麻黄汤”。

本条为表证未解，喘而胸满者之治法。

解曰：“太阳”与“阳明”合病，其主症见喘而胸满者，不可用下剂，宜“麻黄汤”发汗解表平喘。

本条于症状叙述欠详明，只言喘而胸满，殆为本病之主要点。其曰“不可下”，殆恐人误认为里实证而用下法。“承气汤”中有一条“喘而腹满者，大承气汤主之。”胸膺属“阳明”之部。胸满，恐人误认为“阳明”之实，取腹满而喘之例与下法也。仲师特提出叮咛，不可误为里实之意欤。

然则本条喘而胸满用“麻黄汤”之理如何？曰：就“麻黄汤”之主症研究，此病必为发热、无汗、体痛、恶寒而喘兼胸满。其不言上述之症状者，即以“太阳”二字括之。以胸满为“阳明”之部分病症，遂以“阳明”二字出之。其实本条仍为“太阳病”。胸满为“太阳”不解所引起者，并非“太阳”与“阳明”同时合病也。与三十六条“太阳”与“阳明”合病用“葛根汤”者同一意义，完全属“太阳”无汗所引起。以“太阳”受风寒束缚，汗孔闭塞，内部之浊热不得外泄，于是集向肺部奔涌，聚集于胸腔，肺之气泡尽量扩张容纳浊热，向外呼放，形成喘证。肺因尽量扩张，压迫膈膜向下，肋骨弓亦随肺之扩张而扩张，于是胸骨肋骨下之部，备受压迫而觉胀满。故此项胀满，为无汗而喘所引起，不能与腹内腔有里热、食滞、水饮等所产生之瓦斯毒素而胀满者误混。本条所以用发汗之法也，汗出表解，则喘满立已。若误用下法，势必成为结胸。

本条之脉证、舌证：当与上条同。若果有“阳明”里实之症状者，苔必见黄，脉必见数大。

本条之针法：与上条同。因有胸满，加针内关。

四十一条：太阳病，十日已去，脉浮细而嗜卧者，外已解也。设胸满，胁痛者，与小柴胡汤。脉但浮者，与麻黄汤。

本条指示凡有“太阳”之脉者，仍以解表为定则。

解曰：“太阳病”头痛发热，无汗恶风，经过十日以上，正气渐复，病热渐退，各种证象渐平。脉见浮细而嗜卧者，则外邪已见渐解，不须与药，休养自愈。若脉不见浮细，亦无嗜卧之证，反有胸满、胁痛者，则为“太阳”之病已转入“少阳”，应与“少阳”方“小柴胡汤”。若病经十日以上，头痛、发热、无汗、恶寒之表证仍在，而脉仍为浮者，病虽十日以上，仍未传变，病在“太阳”，当以“麻黄汤”发之。

陈修园谓“脉细为‘少阴’之脉，嗜卧为‘少阴’之证”者，则大误特误。何则？既见脉细、嗜卧之“少阴证”，则外已解也之表邪已解，而病已入“少阴”，其病仍在身上，应为之立方如下文之“小柴胡汤”“麻黄汤”等。何以独缺此不言？仲师必不如此模糊。可见脉浮细，嗜卧，决非“少阴”症状，乃病渐解之必然现象，故无需处方，休养自已。兹释其理如下：“太阳病”在表层，血液亦集中表层抗拒，故脉见浮。如有头痛、身痛，神经受刺激而兴奋，则脉管亦见紧张而紧。今脉虽见浮而有细象，可见神经之紧张已退，其头痛、身痛等必然已平，即身热亦渐见减退，故曰：“外已解也。”但解犹未尽，以脉犹有浮象，即如十二条风家表解而不了了者是也。再经数日，正气恢复自愈。其所以嗜卧，亦是神经兴奋后之疲劳现象。曾经头痛发热之神经紧张，及病退而生疲劳嗜卧，乃必然之事。不知医理者亦明此理，何得指为“少阴证”耶！

胸满胁痛为“少阳病”主症之一，此为“太阳”转入“少阳”之候，故用“少阳”主方“小柴胡汤”治之。若脉见浮者，则气血仍奔集于表层，故仍以“麻黄汤”解之。

本条之脉证、舌证：已解，脉为缓细，入“少阳”则浮弦，仍在“太阳”则为浮。已解，舌如常，入“少阳”则舌红，苔薄黄，仍在“太阳”则苔薄白。

本条之针法：如病已解，可不针。

胸满胁痛：内关丅　期门丅　阳陵泉丅

仍在“太阳”，照前二条取穴。

四十二、四十三条：“太阳伤寒”，脉浮紧，发热，恶寒，身疼痛，不汗出而烦躁者，“大青龙汤”主之。若脉微弱，汗出，恶风者，不可服之；服之则厥逆，筋惕肉瞤，此为逆也。

本条为外有表寒、内有里热之治法，亦即“大青龙汤”之症状。

解曰：“太阳伤寒证”，脉见浮紧，症见发热、恶寒、身疼痛、不汗出，纯粹为一表寒“麻黄汤证”，但不同者尚有烦躁一症。烦躁为里热，故于“麻黄汤”中加石膏名“大青龙汤”主治之。若脉不浮紧而微弱，证不恶寒而恶风，不汗出而汗出者，则为脉证不合，“大青龙汤”不可与服之。以脉微弱、汗出、恶风，为“少阴”虚证，若与服之，必变为厥逆，甚至筋惕肉瞤，则为逆治矣。“太阳”病例，“中风”脉浮缓，发热、汗出、恶风，“伤寒”脉浮紧、发热、无汗、恶寒，于生理病理极合。本条原文首句为“太阳中风，脉浮紧，发热，恶寒，不汗出”，显然错误；下条“伤寒，脉浮缓”，亦是脉证与命名相反。陈本首先指出前后条倒置之误。

烦躁为里有热之所致，即产热中枢功能亢进，神经不宁现象，并非表寒束缚，热不得外发而内郁所致。苟为无汗，热不得泄之所致者，则“麻黄汤”解其表，汗出热解，无需再加石膏。故本证为表有寒、里有热之证。“大青龙汤”即为表寒里热之主方，以麻黄解其表寒，石膏清其里热。里热除，则烦躁已；表寒解，则身热、恶寒、身痛皆已。

若脉见微弱，为“正气”不足、体温不充之“少阴”脉象；汗出、恶风，为表虚亡阳之“少阴”症状，即心脏衰弱之候。体温不足，心脏衰弱，即是“少阴”阳虚之证，只可温补，不可发汗，更不可清里，故“大青龙汤”不可服之。服之则汗愈出，而阳愈亡，心愈弱；轻则成为厥逆，重则筋肉失于温煦，不随神经起反射作用而为筋惕肉瞤、躁扰不宁之真寒假热证矣。故用“大青龙汤方”时，必须认清其主症，方不误投。

本条之舌证：舌红，苔薄白。舌红为里热，苔薄白为表寒。

本条之针法：照三十九条针治，另加下穴以治内热烦躁。

曲池丅　足三里丅　间使丅

大青龙汤方

麻黄六两　桂枝二两（去皮）　甘草二两（炙）　杏仁五十个（去皮尖）　生姜二两（切）　大枣十二枚（擘）　石膏如鸡子大（碎）

右七味，以水九升，先煮麻黄，减二升，去上沫，内诸药，煮取三升，去滓，温服一升，取微似汗。汗出多者，温粉扑之。一服汗者，停后服。

本方之主症：发热，恶寒，身疼痛，不汗出而烦躁者。

东洞翁本方条曰："治喘及咳嗽，渴欲饮水，上冲，或身痛，恶风寒者。"

《勿误药室方函口诀》本方条曰："此方为发汗峻发剂，无论矣。其他溢饮，或肺胀，其脉紧大，表证盛者，用之有效。又天行赤眼，或风眼初起，此方加车前子以大发汗，时有奇效。盖风眼为目之疫热，故非峻发无效也。盖此方实居'麻黄汤'之首要者。"

"大青龙汤"之组成：以麻黄为发汗去水之主药，发热，身疼痛，得之则愈；桂枝亦为止痛解表之品，合杏仁亦为降气之上冲，气紧、头痛等得之则愈；石膏为清里热之主药，烦躁得之自已；生姜助麻黄之散，亦与草、枣等和胃气；大枣为化水气和胃气之品；甘草为调和诸药与缓和神经之用。本方之组合意义，大致如此。麻黄、石膏为主药，桂枝、杏仁为助药，草、姜、枣则佐导而已。

四十四条：中风，脉浮缓，身不疼，但重，乍有轻时，无"少阴证"者，"大青龙汤"发之。

本条之主旨在暗示"大青龙汤"不能治有"少阴证"者。

解曰：有"中风"之浮缓脉，身亦不痛，但觉转侧重，且有时乍轻，仍有发热、恶寒、无汗、烦躁诸症，而无"少阴病"之脉微弱，身重，但欲寐，或汗出、恶风等症者，仍可以"大青龙汤"发散之。

本条与上条同为"大青龙汤"方治，所异者为脉浮缓之"中风"脉，身亦不疼而但重，且乍有轻时，可见较上条之症状为轻。但需注意：发热、恶寒、不汗出而烦躁之"大青龙汤"主症依然存在，否则不能用此方。所以不举者，系承上条而下，只言其异，不必举其同耳。其重要点在"无少阴证"四字上，使人认识有"少阴证"者不得用此方。

柯韵伯曰："寒有重轻：伤之重者，脉阴阳俱紧而身疼；伤之轻者，脉浮缓而身重；亦有初时脉紧渐缓，移时身疼，继而不疼者。诊者勿执一以拘也。本论云：'伤寒'三日，'阳明'脉大，'少阳'脉小；脉弦细者属'少阳'，脉浮缓者系'太阳'，可以见'伤寒'无定脉也。脉浮紧者身必疼，脉浮缓者身不疼，'中风''伤寒'皆然，又可谓之定脉定证矣。脉浮缓下，当有发热、恶寒、无汗、烦躁等证。盖脉浮缓，身不疼，见表证已轻；但身重乍有轻时，见表证将罢；以无汗、烦躁，故合用‘大青龙汤’。无‘少阴证’，仲景正为不汗而烦躁之证，因‘少阴’亦有发热、恶寒、无汗、烦躁之证，与‘大青龙’同法，当温补；若反与‘麻黄’之散、‘石膏’之寒，真阳立亡矣。必细审其所不用，然后不失其所当用也。”

《金鉴》云：“‘伤寒’脉当浮紧，今脉浮缓，是‘伤寒’之病而兼‘中风’之脉也。‘伤寒’当身疼，今身不疼，是‘伤寒’之病而兼‘中风’之证也。身轻，邪在阳也；身重，邪在阴也；乍有轻时，谓身重而有时轻也。若但欲寐，身重无轻时，是‘少阴证’也。今无但欲寐，身虽重乍有轻时，则非‘少阴证’，乃营卫兼病之‘太阳证’也。脉虽浮缓，证则无汗，属实邪也，故亦‘大青龙汤’发之。前条以脉微弱、汗出示禁，此条以无‘少阴证’发时，盖详审慎重之至也。”

四十五条：伤寒，表不解，心下有水气，干呕，发热而咳，或渴，或利，或噎，或小便不利、少腹满，或喘者，小青龙汤主之。

本条为外有表寒，内有水饮之治法。

解曰：有“伤寒”发热、恶寒、无汗、表不解之症状，兼有心下有水气之宿病，于是发生发热、干呕之表证，“水饮”犯肺而为咳逆之饮证，间或口渴，间或下利，间或作噎，间或小便不利，少腹满，间或作喘等之兼证者，概以“小青龙汤”主治之。

本条之证，原有“水饮”旧病，自“伤寒”感冒之后，肌表为寒气束缚，于是饮邪之水气，无从在皮肤发泄，即留蓄于中而为种种病态。发热、干呕为表不解之原有症状，咳为水饮犯肺所致，此即“小青龙汤”之主症。其下“或渴，或利”至“或喘”，悉属兼证。

咳之症状至多，非“小青龙汤”可统治。必须认清其症状，则用之效如桴鼓。其主要之症状：呼吸气觉紧，咳而不畅，须咳数声而痰始咯出，痰成稀黏之水泡状为其特征。胸中时觉气上冲，亦为特征。所以如此者，肺气部之体温不高，支气管不十分扩张，肺泡中之水气以肺脏内之温度不高，不能化气蒸发，遂凝而为稀黏之水泡状痰，蓄积于肺泡中阻碍呼吸；肺为扫除阻碍起见，即作咳逆而排出之。因支气管不甚扩张，痰不易出，于是非续咳不能咯出。且有水饮证者，其直腹筋每每挛急，挛急则易于冲逆，故时时觉胸中有气上冲。凡见气上冲而咳逆，痰为水泡状者，即可以“小青龙汤”应手而解。

“水饮”而见渴者极少。本条之或渴，殆为发热之故。亦有因内温低，蒸气不上升而渴者。渴喜热饮而不多，方书称曰“气不化液”，故不竟曰“渴”

而曰“或渴”也。

“水饮”原为流动性。其流于肠间，肠不吸收，则为下利溏泄，与滞下之利不同，不得误认。“水饮”下利，大多为肠鸣溏泄，非本方必有之主症，故曰“或利”。

“水饮”上而不下，停于膈膜之间，则为噎。噎者，“水饮”之毒蓄积于内，膈膜为之鼓运而出，但与“呃逆”之证不同。此亦非本方必有之证，故曰“或噎”。

“水饮”下而不上，停于膈膜之下，腹膜之内，乃为小便不利。不利则少腹为之满，此亦非本方必有之证，故曰“或小便不利、少腹满”也。

“水饮”停于胸腔，压迫肺叶，或肺泡内之水渗出于外，压迫肺叶，则为咳喘，亦非本方必有之证，故曰“或喘”。

凡有“饮病”之人，其内部之体温必不高，方书所谓“阳气不振，水不化液而为饮”。此类饮邪，苟无外感或饮食不慎等诱因，每潜伏不发，有时见头眩，或胃病，或溏泄，或胸闷，或肢体酸重，或肌肉抽动，即“水饮”潜伏于内之征兆。

统观本条为外伤寒邪，内有“水饮”，成为外寒内饮之症状。“小青龙汤”即为其主方。

《金鉴》曰：“‘伤寒’表不解，为脉浮紧、头痛、身痛、发热、恶寒、无汗之证仍在也。心下有水气，谓干呕而咳也。然水之为病不一，故曰或病，或利，或噎，或小便不利、少腹满，或喘者，皆为有水气之证，故均以‘小青龙汤’如法加减主之也。”

本条之脉证、舌证：脉为浮紧；舌为薄苔或白苔。

本条之针法：

列缺⊤ 太渊⊤ 天突⊤ 中脘⊤ 足三里⊤ 丰隆⊤

取“列缺”治发热、头痛；“太渊”治咳；“天突”“中脘”“足三里”，可以止咳，可以止呕，亦可以降冲气；“丰隆”降痰浊。如见下利，加针“天枢”；见小便不利，加针“阴陵泉”；腹满，加针“气海”；噎气，加针“内关”；口渴者极少，即有，针“太渊”“中脘”二穴，气机一开，渴亦自已。

小青龙汤方

麻黄（去节）、芍药、细辛、干姜、甘草（炙）、桂枝各三两 五味子半升 半夏半升（洗）

右八味，以水一斗，先煮麻黄，减二升，去上沫，内诸药，煮取三升，去滓，温服一升。若渴，去半夏，加栝楼根三两。若微利，去麻黄，加荛花如鸡子大，熬令赤色。若噎者，去麻黄，加附子一枚（炮）。若小便不利，少腹满者，去麻黄，加茯苓四两。若喘，去麻黄，加杏仁半升（去皮尖）。

本方之主症：为心下有水气，咳吐水泡状痰沫。

《勿误药室方函口诀》本方条曰："此方治表不解，而心下有水气喘咳者，又可用于溢饮之咳嗽。其人咳嗽喘急，至于寒暑则必发，吐痰沫而不得卧，喉中如结，心下有水饮也，宜此方。若上气烦躁，宜加石膏。又于胸痛，头痛，恶寒，汗出，与发汗剂虽为禁法，然于喘而有汗证，仍用'小青龙汤'，与麻、杏、甘、石之用于汗出者同意。《一老医传》中云'此证之汗必臭气颇甚'，可为一征。此方用于诸病之目的，主痰沫，咳嗽，无里热之证。"

《方舆輗》本方条曰："初学'小青龙汤'，以为治咳之主方，然'小青龙'之专效在于逐水发邪。盖此咳由于水与邪相激而发，故用此汤以发邪，则咳自止矣。"

《御药院方》曰："'细辛五味子汤'（即本方）治肺气不利，咳嗽喘满，胸膈烦闷，痰沫多，喉中有声，鼻塞清滋，头痛目眩，四肢倦怠，咽喉不利，恶逆恶心。"

《医学六要》曰："脚气上冲，喘息，初起有表邪者，'小青龙汤'加槟榔。"

《金鉴》曰："'小青龙汤'用于杂病之肤胀水肿证，以发汗而利水。"

本方之组合：麻黄治恶寒无汗，又能疏泄"水饮"，扩张肺气管，使痰易出。有汗者不用。若有汗而汗液黏手或臭气者仍可用。桂枝合麻黄为解表发汗，合半夏为降上冲之气。白芍合甘草化直腹筋挛急，以止冲逆，以挛急不解，咳逆不得止也。五味子为增液润肺以止咳，合细辛为温散"水饮"，凡肺泡中渗出之"水饮"，非此不得散也。干姜为增内温化寒之用。水饮之盛也，即为内温减低，非干姜不能根本解决，且与细辛、五味子协同作用为温中化寒，疏水润肺，成为治咳之良方。半夏为温降水气、止逆、止咳、止呕、止噎、止喘之用。因此组合，本方乃为治咳之主方。凡有咳嗽喘急，每逢寒暑辄发，吐痰沫而不得卧，喉中如结者，即为心下有"水饮"，用本方辄效。

四十六条：伤寒，心下有水气，咳而微喘，发热不渴，服汤已渴者，此寒去欲解也，小青龙汤主之。

本条言"小青龙汤"之主症。

解曰：外感"伤寒"，复兼心下有"水气"，咳而且微喘，身发热而口渴，是"小青龙汤证"也，以"小青龙汤"主之。服"小青龙汤"以后，反见渴者，此水饮已去，病欲解也。

本条“小青龙汤”主之，指在发热不渴之下。

“伤寒”，包括发热、恶寒、无汗之表证。心下有水气，指明内饮之所在。咳而微喘，为水饮迫肺之证候，亦即本方之主症。发热不渴，为病未解之眼目。服汤已渴者，此寒饮已解也，即暗示水饮已解，“小青龙汤”之药效已达，不须再用本方。陈修园谓：“寒邪去而水饮犹未解，仍以‘小青龙汤’主之，再散其水气”者，误也。心下有“水饮”，故不渴；服汤已渴者，可见“水饮”已去，胃中已干燥，故见渴象。“寒”字乃指“水饮”。试观一百八十一条：“病如‘桂枝证’，头不痛，项不强，寸脉微浮，胸中痞硬，气上冲咽喉，不得息者，此为胸有寒也，当吐之。宜‘瓜蒂散’。”此胸有寒之“寒”字，即指“水饮”。否则寒为无形之气，安可吐而出之耶！末句之“小青龙汤”主之者，倒装文笔也。

柯韵伯曰：“‘水气’在心下，则咳为必然之证，喘为或然之证，亦如‘柴胡汤证’，但见一证便是，不必悉具。咳与喘皆水气射肺所致。水气上升，是以不渴；服汤已而反渴，水气内散，寒邪亦外散也。此条正欲明服汤后渴者是误解，恐人服止渴药反滋水气，故先提‘不渴’二字，作服后提出渴者以明之。服汤即服‘小青龙汤’。若寒即欲解而更服之，不惟不能止渴，且重亡津液，转为‘阳明’，而成胃实矣。”

《金鉴》曰：“‘伤寒’心下有水气，咳而微喘，发热不渴；此为外伤寒邪，内停寒饮，宜以‘小青龙汤’两解之。服汤汗解已，复渴者，乃已汗寒去，内燥之渴，非未汗停饮不化之渴，故曰寒去欲解也。当少少与水饮之，以滋其燥，令胃和自可愈也。”

本条之脉证、舌证：当如上条。

本条之针法：如上条。

小 结

病有发热恶寒者，发于阳也；无热恶寒者，发于阴也。所以“六经”区分为“三阳”“三阴”。“太阳”即“三阳”之最外部分。人身以纵而言，是上、中、下；以横而言，是表、中、里。故“太阳”主表位。“太阳病”，脉浮，头项强痛，恶寒，为表证之提纲。如汗出，恶风，脉浮兼缓，则为“中风”。中于“风”之意，即今之所谓感冒。无汗，恶寒，脉浮兼紧，则为“伤寒”。发热而渴，不恶寒者，为“温病”。身灼热而自汗出，为“风温”。“风温”之脉，阴阳俱浮，身重，多睡眠，息必鼾，语言难出；误汗、误下，则变两目直视，膀胱不约而失溲；被火熏灼，则剧而为惊痫瘛疭，或为黄疸。

以脉证为立方之准则，有汗，恶风，脉浮缓者，用“桂枝汤”。“桂枝汤”之组成：以桂枝之祛风；芍药之引血内行，镇痉止痛；甘草之清热解毒，祛痰矫味；生姜之辛散，止呕健胃；大枣为和缓强壮药。桂枝为和解肌肤之药，故称桂枝为解肌；伍以芍药之镇痉止痛，甘草之缓解组织，生姜为消除胃内停水，大枣主治挛引强急，且有利水作用，所以“桂枝汤”之治表证为解肌作用。

无汗、恶寒、脉浮紧者，用“麻黄汤”。麻黄为表汗之品，能消解黏膜充血，并能兴奋中枢，加速心跳而使汗腺分泌，舒张弛缓支气管与胃肠平滑肌；伍以“杏仁”之镇静及镇咳。《金匮》中只有麻黄、杏仁、甘草，《千金》中有桂枝，并称“麻黄汤”为“还魂汤”，急救诸奄忽气绝而不复觉者，是古人早知“麻黄”有急救急性心力衰竭等病症之功效矣。

“太阳病”之有偻麻质斯样的项背强几几、无汗、恶风者，则用“葛根汤”；汗出、恶风者，“桂枝加葛根汤”。“葛根汤”内有麻黄，“桂枝加葛根汤”内无麻黄，如是则知麻黄、桂枝、葛根，同是有发汗解热之功效，但麻黄、桂枝与葛根则不同。葛根含有多量之淀粉，故有缓和包摄作用于表，缓解筋肉痉挛于里，抑制肠蠕动之亢进及缓和包摄肠黏膜，故能发挥止泻作用，有表里两解之能。所以“太阳”“阳明”合病用“葛根汤”，下利而呕者用“葛根加半夏汤”。“太阳病”之“桂枝证”，医者误下，以致利不止而脉促、喘、汗，用“葛根黄芩黄连汤”。是“葛根汤”主治“太阳病”之兼胃肠型症状者，又主治神经型之头项强直、角弓反张等如脑膜炎症状者。因此，《金匮要略》曰：“‘太阳病’无汗，小便反少，气上冲胸，口噤不得语，欲作刚痉，‘葛根汤’主之。”

“大、小青龙汤”为“桂枝汤”之变方。“大青龙”之治身疼痛，不出汗而烦躁，有石膏之寒凉，味辛能散，有辛凉解肌之功。“小青龙”之治喘咳、呕噎，表不解而胃内有停水，故无石膏而用半夏、干姜，以温胃，降逆，止呕吐；细辛治宿饮，去停水；五味子摄纳冲逆，为止喘咳之助。

“太阳病”既主表，表证只宜汗解，所以不可吐，不可下；若犯吐、下，必变坏证。应观察其脉证，知犯何逆，随证治之。如酒客病，不宜用“桂枝汤”；喘家则宜“桂枝汤”加厚朴、杏仁；素有呕吐患者亦不宜用。若“太阳中风病”而误用“麻黄”，则汗多亡阳，故“桂枝汤”中宜加附子以救之。不宜下而下之后，见脉促、胸满，则宜去芍药。若微恶寒，宜去芍药而加入附子。“太阳病”如疟状，一日数发，脉微、恶寒者，宜“桂枝麻黄各半汤”；如脉洪大者，宜“桂枝二麻黄一汤”；若热多寒少，烦躁而脉微弱者，宜“桂枝二越婢一汤”。总之，“太阳病”之主方为“桂枝汤”，其加减之灵活，善运用者，左右咸宜。如误下而表证仍在，心下满，微痛，小便不利者，则去芍药而加茯苓、白术。喻嘉言、周禹载等谓“治风遗寒”，茯苓、白术非祛寒之品，明明湿病。

非“桂枝汤证”而误服之，大汗出后，大烦渴不解，脉洪大者，为脱水症状。此脉为虚，因组织水分消耗而热愈高，故以“白虎加人参汤”救之。表证兼有里证而体质虚者，宜用强壮兴奋之“四逆汤”；轻者或用“甘草干姜汤”“芍药甘草汤”。若胃气不和，有谵语者，则用“调胃承气汤”矣。如“太阳病”已无表证，反有胸满胁痛，是“少阳”之见症，宜“小柴胡汤”。

治病首先辨证。辨证必须认清表里虚实寒热。正气实者，多见阳脉；正气虚者，多见阴脉。阴证得阳脉者生，阳证见阴脉者危。证之阳者，未必皆实；脉之阴者，多数真虚。正胜则愈，邪胜则死。实者虽感邪甚而病较轻，虚者虽感邪微而病较重。所以初、中、末之三法，亦不可不明。初者，病邪初起，正气尚强，邪气尚浅，则宜速攻；中者，受病较久，邪气渐深，正气渐弱，宜攻兼扶；末者，病已经久，邪气侵凌，正气消残，宜扶正气。“六经”六证，变态不测，必须权衡轻重，分清缓急而图之。

附录：

紫圆方：巴豆三分，赤石脂三分，代赭石三分，杏仁六分。为细末，米糊为丸，取三分顿服。

桃花散：乌鱼骨、虎骨、龙骨各一两，寒水石八两（煅），赤石脂、白石脂、白蔹各五钱，黄丹少许，白及五钱。敷用。

梅肉散：轻粉三分，巴豆三分，干梅肉六分，山栀子六分。为丸，每服一分。

再进散：郁金五钱，大黄一两（皂荚煎酒煨），大皂角刺五钱（炒），白牵牛头末六钱（生、炒各半）。共研和，酌量服。

硇砂散：硇砂一钱，轻粉三分，雄黄三分，冰片五厘，白及五钱。为末，外用。

辨太阳病脉证并治法中篇

四十七条：太阳病，外证未解，脉浮弱者，当以汗解，宜桂枝汤。

本条指示凡病在“太阳”，显“太阳”之症状者，不论其日期多少，皆以汗解为原则。

解曰：头痛、发热、恶风寒之“太阳病”，经过若干时日，其头痛发热恶风寒之外证仍未解，而脉见浮弱者，仍当使之汗解，宜“桂枝汤”治之。

就“外证未解”句看，知此病已有相当时日矣。否则“太阳病桂枝证”已言之屡矣，何必一再言之不休？可见本条在侧重“外证未解”句。不论病之时日多少，苟无里有虚寒，概与汗解，即里有实证热证，亦以汗解为先，此为仲师之心法。

本条有头痛发热恶风寒之“太阳”表证，复有浮弱之“太阳”脉证，当然以“桂枝汤”微汗之。其脉虽浮而弱，但弱非“少阴”之脉，以病有时日，神经之兴奋力渐退，故见脉弱。病之症状依然，故脉仍浮，不能以其有弱象而即认为有入“少阴”趋势也。

于此亦可知治病以证与脉为主，不以时日为主，“伤寒”一日“太阳”受之，二日“阳明”受之等依日传变之说为不足信也。

方中行曰：“外证未解，谓头痛、项强、恶寒等证犹在也。浮弱即阳浮而阴弱。此言‘太阳中风’凡在未传变者，仍当从解肌，盖严不得下早之意。”

程知曰：“外证未解，脉见浮弱，即日久犹当以汗解，只宜‘桂枝’解肌之法，不宜误行大汗之剂。至于不可误下，更不待言矣。”

《金鉴》曰：“‘太阳病’外证未解，谓‘太阳病’表证未解也。若脉浮紧，是为‘伤寒’外证未解。今脉浮弱，是为中风外证未解也，故当以‘桂枝汤’汗解之。”

本条之舌证：为薄白苔。

本条之针法：照十五、十六条针治。

四十八条：太阳病，下之微喘者，表未解故也，桂枝加厚朴杏仁汤主之。

本条为“太阳中风”误下变证治法之一。

解曰：“太阳中风”之“桂枝证”，医者不与微汗解表而反下之，因成微喘，但发热、恶风、头痛等症依然，知其表证仍在未解故也。应与“桂枝汤”解表，加厚朴、杏仁平喘主治。

“太阳病”下之所以见微喘者，血液有向里趋势，而患者之“正气”尚强，即向上冲以为抗拒，使表邪不得内陷，故见微喘。微喘者，气逆于肺也，与心下有水气之喘不同，故不用干姜、细辛温肺逐水之品。但不得误认“太阳病”误下之后，只见微喘，其他发热恶风之证已无。若只见微喘，其他之证已无，则为逆证，非本方可得而治矣。

本条下之微喘与十八条“太阳病”下之后其气上冲者相仿佛。

成无己曰：“下后大喘，则为里气太虚，邪气传里，正气将脱也。下后微喘，则为里气上逆，邪不能传里，犹在表也。与‘桂枝汤’以解外，加厚朴、杏仁以下逆气。”

柯韵伯曰：“喘为‘麻黄证’，治喘者功在杏仁。此妄下后，表虽不解，腠理已疏，故不宜‘麻黄’而宜‘桂枝’。‘桂枝汤’中有芍药，若但加杏仁，喘虽微，恐不胜任，复加厚朴以佐之，喘随汗解矣。”

《金鉴》曰：“‘太阳病’当汗而反下之，下利脉促，喘而汗出不恶寒者，乃邪陷于里，热在‘阳明’，‘葛根黄连黄芩汤证’也。今‘太阳病’当汗而反下之，不下利而微喘，是邪陷于胸，未入于胃，表仍未解也。故仍用‘桂枝汤’以解肌表，加‘厚朴’‘杏仁’以降逆定喘也。”

本条之脉证、舌证：脉为浮，苔为薄白。如不见浮而见细弱者，非“桂枝证”也。

本条之针法：

外关丅　合谷丅　风府丅　风池丅　太渊丅　列缺丅　足三里丅

以“外关”“合谷”治发热恶风；“风府”“风池”治头痛；“太渊”“列缺”“足三里”治微喘。

桂枝加厚朴杏仁汤方

桂枝三两　芍药三两　甘草二两　生姜三两　大枣十二枚　厚朴二两（炙去皮）　杏仁五十枚（去皮尖）

右七味，以水七升，微火煮取三升，去滓，温服一升，覆取微似汗。

本方之主症：有桂枝证而喘者。

东洞翁下本方之定义曰：“治‘桂枝汤证’而胸满微喘者。”汤本氏曰：“所以追加‘胸满’二字者，以本方中有主治胸腹满之厚朴，则其证当有胸腹满。然厚朴之用量少，故只表胸满，而无腹满。比之‘桂枝去芍药汤’治胸满，则本方证者，实为比较的实证而常有存在者也。又此胸满与‘人参’主治之心下痞硬或异，盖彼为限局的痞硬，此则普遍的膨满也。”

《类聚方广义》本方条曰：“本有喘证，则谓之喘家。喘家见‘桂枝汤证’者，以此方发汗则愈。若喘因邪而势急，邪乘喘而威盛者，非此方所得而治也。宜参考他方以施治，不可拘也。”

本方之组合：徐灵胎曰：“表邪误下，气逆不降，故表不解而气微喘也。须加‘桂枝汤’解陷伏之邪，加厚朴以调中降逆。芍药酸寒，但加杏仁，不胜治喘之任，必加厚朴之辛温，佐桂以解肌，佐杏以降气。此解表治里之剂，为下后发热气喘气逆之端方。”

四十九条：太阳病外证未解，不可下也。下之为逆。欲解外者，宜桂枝汤主之。

本条揭出有表证者不可用下法之定则。

解曰：有“太阳病”外证未解之症状者不可用下剂，如用下剂即为逆治。欲解外证者，宜以“桂枝汤”主之。

王肯堂曰：“但有一症头痛恶寒，即为表证未解，不可下也。”

《金鉴》曰：“‘太阳病’外证未解者，谓‘桂枝汤’之表证未解也。凡表证未解，无论已汗未汗，虽有可下之证，而非在急下之例者，均不可下，下之为逆也。欲解外者，仍宜‘桂枝汤’主之。”

成无已曰：“经曰：‘本发汗而复下之，为逆也’。若先发汗，治不为逆。”

五十条：太阳病先发汗不解，而复下之，脉浮者不愈。浮为在外，而反下之，故令不愈。今脉浮，故知在外，须当解外则愈，宜桂枝汤主之。

本条说明有脉浮之外证者，虽已发汗，仍须用解表之例。

解曰：“太阳”表证，即先为之发汗，而病仍不解，医者见其不愈，而复攻下之。要知已发汗而不愈，其脉浮者，浮为病仍在外，可再发汗，而医反下之，故令其病不愈。今反下后，脉仍为浮，故知病在外，须当解其外证则愈，宜以“桂枝汤”主之。

“太阳病”本应发汗，发汗而病不愈者，或以汗不如法，或以病重药轻之故。但见其脉浮者，知病尚在表，宜仍以汗解，不能以其不愈而遽下之也。本条之立意，即在于脉浮，使人认清脉浮者，表证仍在，不可下也。

上条以有表证在，不可下。本条以脉浮为不可下。总而言之，外感之病，不论时日，已否汗下，但见有表证表脉，概不可下，此仲景不易之法也。

本条“而反下之，故令不愈，今脉浮，故知在外”，柯韵伯、舒驰远等目为衍文。但于此可知发汗之后，其脉为浮，复下之后，其脉仍为浮也。有浮脉，虽已汗已下，其表证仍在者，即可再汗三汗。

本条之舌证：为薄白。

本条之针法：按照“桂枝汤”之症状取穴。

五十一条：太阳病，脉浮紧，无汗发热，身疼痛，八九日不解，表证仍

在，此当发其汗。服药已，微除，其人发烦，目瞑，剧者必衄，衄乃解。所以然者，阳气重故也。麻黄汤主之。

本条言“太阳病”发汗解兼衄解之例。

解曰：“太阳病”，见两脉浮紧，身无汗而发热，身亦疼痛，经八九日病不解，头痛、身疼、发热无汗之表证仍在者，虽经八九日，仍当发其汗，以“麻黄汤”主治之。服“麻黄汤”药已，微见病势轻减，即发生身疼头痛诸症减轻。但其人发烦躁，目昏眩，甚至发烦昏眩极剧者，必发生鼻衄。衄则病可即解。所以然者，以阳气重之故也。“麻黄汤”主之，则指当发其汗之下。

“太阳伤寒”，脉浮紧、无汗、发热、身疼痛，为“麻黄汤”之证。虽不云恶寒，从脉之浮紧与身疼痛之症状推测，当有恶寒一症，或为缺文亦未可知。经八九日不解者，其症状不变，故曰表证仍在，当不论时日之多少，概以“麻黄汤”为之发汗。下文之“麻黄汤”主之，即指当发其汗下。服药已，微除，其人发烦、目瞑，乃指初服是汤后，“麻桂”药性之发越与病邪起冲夺之“瞑眩”现象也，与上文二十七条服“桂枝汤”反烦不解之“瞑眩”现象同一意义，仍应以未尽之余剂继服之，不能以发烦目瞑而即停药或更方。如发烦之剧者，必为衄血。衄则八九日之阳气郁遏于内者可以尽解。当此之时，不能再服“麻黄汤”矣。若照本方直解，衄后再与“麻黄汤”，则衄将不止，变为阴脱于里、阳越于外之危症矣。所以然者，乃解释衄血之理，以阳气积重不得外越，欲寻出路而解，衄则郁遏之阳气可以随越而解矣。

“太阳伤寒”八九日不解，其内部之温热与日俱增，愈积愈重，血压即行上升，因服“麻”“桂”以辛散鼓动血行作用。热皆向外向上奔涌而出，于是血压增高而为烦，血行上冲而为目瞑。上涌过甚，则最薄之鼻部血管爆裂而衄出矣。衄则上涌之血外出，而上涌之热随解。血出热解，而目瞑者即清澈，心烦者即安矣；虽不汗泄，而遏郁之热已随衄解，故衄血与出汗同为解热，有异曲同工之妙；古人名之曰“红汗”者，良有以也。“伤寒”见衄而解者，在春令较多。如衄过多不止者，则进“泻心汤”可立已。

目瞑为目视觉昏暗，合而不欲张之情状。以头之前额充血，视神经受血与热之压迫使然也。衄则血压减而热外泄，即清澈自如矣。

尤在泾曰：“脉浮紧，无汗，发热，身疼痛，太阳‘麻黄汤证’也。至八九日之久而不解，表证仍在者，仍宜以‘麻黄汤’发之。所谓治‘伤寒’不可拘于日数，但见表证脉浮者，虽数日犹宜汗之是也。乃服药已，病虽微除，而其人发烦目瞑者，卫中之邪得解，而营中之热未除也。剧者血为热搏，势必成衄，衄则营中之热亦除，而病乃解。所以然者，阳气太重，营卫俱实，故须汗血并出，而后邪气乃解耳。”

周禹载曰：“服药已，微除，热即未尽，势必稍减。今病势不能向衰，而反加烦瞑者，其故安在？以所感之邪既重，乃复迁延时日，则郁于经者已伤经中之血，津液暗消，渐将入里。苟不与药，或进膀胱之府而为蓄血，或入‘阳明’之府而成结硬满痛，未可定也。今与‘麻黄汤’以冲动其邪，邪多药少，不能即衰，邪深药浅，不能引出，又何怪乎为烦为瞑，以至于为衄耶！仲景恐人有药不对病之疑，而反张皇无措，故申言其人如此者，只因阳气重，而非有他变也。”

本条之舌证：当为苔白质红。

本条之针法：可照三十九条，如见发烦、鼻衄者，单针“合谷”即立止。

五十二条：太阳病，脉浮紧，发热，身无汗，自衄者愈。

本条承上文，言“太阳病”衄血亦等于汗解之义。

解曰：“太阳病”，见脉浮紧、发热、身无汗等证，不服药而见自衄者，其病亦可愈。

凡属外感，因皮肤表层紧缩，内之浊热郁遏不得外泄，势必向上奔涌形成血与热集中于一部，发生充血现象。血管之微薄者即破裂而出血，热亦随泄，所谓邪亦随解，无须再用汗解。《内经》有“夺血者无汗，夺汗者无血”之文，故衄后不得再汗。上条服“麻黄汤”汗解而病微除，乃因八九日之郁热，初汗而未能解尽之故，所以汗后仍见衄症。六十条有衄后仍用“麻黄汤”者，以衄出不多，表证未除而后用之，非自衄皆得病愈也。

衄血有因出血性素质而发，或因瘀血及血压升高所致，更因传染病而并作，如伤寒、痘疮、麻疹、肺炎等之初期，鼻黏膜毛细血管最易破裂，为衄血之好发处。如鼻中隔软骨之下端、鼻及鼻中次之，往往因皮肤小血管受到高温的刺激充血而破裂。温度因衄血而降低，故中医谓之“红汗”。故多血家之有脑充血征象者，不但无害，反而有益。然出血之际，务宜安静。

周禹载曰：“浮紧无汗，‘麻黄证’也。使早汗之，何致衄乎！惟未经发汗，则邪热上行，势必逼血而出于鼻衄。衄既成流，则阳邪随解，夺血无汗，此之谓也。仲景恐人于衄后复用表药，故曰愈。”

《金鉴》曰：“‘太阳病’，脉浮紧，发热无汗，此‘伤寒’脉证也，当发其汗。若当汗不汗，则为失汗。失汗则寒闭于卫，热郁于营，初若不从卫分汗出而解，久则必从营分衄血而愈也。故‘太阳病’，凡从外解者，惟汗与衄二者而已。今既失汗于营，则营中血热妄行，自衄。热随衄解，必自愈矣。”

黄坤载曰：“发热无汗而脉浮紧，是宜‘麻黄’发汗以泄卫郁。若失服‘麻黄'，皮毛束闭，卫郁莫泄，蓄极思通，势必逆冲鼻窍而为衄证。自衄则卫泄而病愈矣。"

本条之舌证：如上条。

五十三条：二阳并病，太阳初得病时，发其汗。汗先出不澈，因转属阳明。续自微汗出，不恶寒，若太阳病证不罢者，不可下，下之为逆。如此可小发汗。设面色缘缘正赤者，阳气怫郁在表，当解之熏之。若发汗不澈，不足言阳气怫郁不得越，当汗不汗，其人躁烦，不知痛处，乍在腹中，乍在四肢，按之不可得。其人短气，但坐，以汗出不澈故也，更发汗则愈。何以知汗出不澈？脉涩，故知也。

本条言二阳并病，与汗之不澈者更可发汗之定则。

解曰："太阳"与"阳明"并病，当"太阳"初得病时，有头痛、身疼、发热、恶寒证，以发汗法治之；汗出而未能透彻，因此病邪转属于"阳明"里证，见续续微汗出，发热而不复恶寒。若"太阳病"之头痛身疼诸证未罢者，病邪尚未全入"阳明"，不可用治"阳明"里证之法下之，下之则为逆治，只可用小发汗之法以治之。假设有"太阳"未罢之症状，复见面色绯红正赤者，则是阳气怫逆上升，郁于肤表，欲汗而未能汗之象，当以汗解之，或用药汤熏蒸发汗之。若当"太阳"初得病时，发其汗而未能透彻，不足言阳气怫郁不得外越，当是汗不如法。应汗不汗，于是其人烦躁，水毒到处攻动，寻求出路，不知痛处，乍在腹中，乍在四肢，按之又不可得，其人短气不得卧，但能坐。所以然者，以汗出不透彻故也。当重发其汗，使水毒排出则愈。何以知汗出不澈？以脉气郁涩之故知之也。

本条通篇分为四节：至"不恶寒"为第一节，说明"太阳"转入"阳明"，指定微汗出，不恶寒为"阳明"症状。至"小发汗"为第二节，恐人见有"阳明"症状而用下法，即申释有"太阳"未罢之症状者，不可遽用下法。至"解之熏之"为第三节，说明有"太阳"未解，热涌于上者，可以汗之或熏而汗之。以下为第四节，反复说明"太阳证"未罢，阳邪亦并不怫郁于上，乃在全身走注者，可大汗而解之。更，再也，即先发汗，以汗出不澈，可再汗之谓也。何以知汗出不澈？脉涩，故知也。为补明可与大汗解之故。

"太阳""阳明"或"少阳"，同时为患者，曰"合病"。"太阳"治不如法，转入"阳明"或"少阳"，而"太阳证"仍在者曰"并病"。

本条二阳并病，为本条之提纲。因为"太阳"未解，故仍可发汗。但发汗须视其症状之轻重而为小汗大汗。本条即反复申述，以示小汗大汗之症状。小汗法用"桂枝汤"，或如二十六条用"桂枝麻黄各半汤"，大汗法则为"麻黄汤”。

“太阳”初得病时发其汗，汗先出不澈，为发汗之未能如法。而产热中枢功能亢进，遂成“阳明”症状。续自汗出即“阳明”病濈濈然汗出之“承气证”。不恶寒即为恶热，亦为“承气”之症状，似可以下矣。但以“太阳病”证未罢，即不得下，当先发其微汗，俟表证解后，再视其病之趋势而行下法。

其见面色缘缘正赤者，乃为邪热怫郁在表，即血与热充在表皮。怫者忿也，怫然作色于头面，故面皮发赤，于此应乘其势而开之发之，用汗法即可解其表矣。熏为古人用一种药草熬水，蒸其水气以取汗之法。

若二阳并病，因发汗不澈，应汗解而不汗，则内热愈重而为烦躁不安，与“大青龙汤”之烦躁同一理由。水邪与热，到处攻冲，欲寻出路，故痛无定处，时在腹中，时在四肢，与西医所言之游走性之偻麻质斯[①]相同，中医所谓之流痰走注亦相同，应以大汗发之，则阳邪可解而水毒得随汗泄。若表邪解清而里证未已者，即可用清里热之剂矣。然二阳并病之“阳明证”，往往因汗解，肺气畅达，大肠积热亦能自动机转，不借下剂而自通。

短气即为气喘。阳邪因汗出不澈，奔涌胸腔，迫肺为喘，故非重汗不能解。下条之申明更可发汗，即就热气烦躁走痛脉涩不畅知之也。

脉涩，指下按之迟而细，似搏动之势蹇涩不利之象。指下之皮肤亦见干燥不润泽，为血滞而寒之候，亦即血运不畅之候。但本条所言之“脉涩”，与《脉诀》“涩脉主血虚”者不同。如为血虚，即不得用大汗法。此为血液中含有之浊质，未能从汗排泄，阻碍血运使然也。

尤在泾曰：“二阳并患者，‘太阳病’未罢，而并于‘阳明’也。‘太阳’得病时发汗不澈，则邪气不得外出，而反内走‘阳明’，此并之由也。续自微汗出不恶寒，此‘阳明证’续见，乃并之证也。若‘太阳证’不罢者不可下，下为逆。所谓本当发汗而反下之，此为逆是也。如是者可小发汗。以病兼‘阳明’，故不可大汗而可小发，此并病之治也。若发其小汗已，面色缘缘正赤者，阳气怫郁在表而不得越散，当解之熏之以助其散，又并病之治也。‘发汗不澈’下疑脱一‘澈’字，谓发汗不澈，虽澈而不足云澈，犹腹满不减，减不足言之文。汗出不澈，则阳气怫郁不得越，阳不得越，则当汗而不得汗，于是邪无从出，攻走无常，其人烦躁，不知痛处，乍在腹中，乍在四肢，按之而不可得也。短气者，表不得泄，肺气不宣也。坐犹缘也，言躁烦短气等证，但缘汗出

① 偻麻质斯：风湿性疾病的最早中文翻译（rheumatism）。

不澈所致。故当更发其汗，则邪气外达而愈，非特熏解所能已其疾矣。以面色缘缘正赤者，邪气怫郁躯壳之表；躁烦短气者，邪气怫郁躯壳之里也。按《内经》云：‘脉滑者多汗。’又曰：‘脉涩者，阴气少，阳气多也。’夫汗出于阳而生于阴，因诊其脉涩，而知汗出不澈也。此又并病之治也。”

本条之舌证：为薄白或薄黄苔。若阳明下证，则苔为黄燥。

本条之针法：可依照三十九条及四十二条针治之。

五十四条：脉浮数者，法当汗出而愈。若下之，身重心悸者，不可发汗，当自汗出乃解。所以然者，尺中脉微，此里虚，须表里实，津液自和，便自汗出而愈。

本条指示阴虚津液不足者之不可任意发汗之定则。

解曰：脉见浮者，其病在表，法当发汗而愈。若误下之，津液内伤，致神经失养而为身重心悸者，不可再发其汗，当待其津液自和，自然汗出乃解。所以然者，以尺中脉微，知其里气已虚，须得表里内外皆实，津液充和，便得自汗出而愈也。

外感病，脉浮紧，脉浮数，皆可发汗。以脉浮主病在表，浮紧为寒束于表，浮数为热涌于表，故皆可发汗。不发汗而误下之，则伐及无辜，徒使津液内伤，运动神经与心脏功能皆受影响，于是成为身重心悸。此时纵有表证未解，不能再汗，以重伤津液，只有待其里气复，津液足，生理机转起自然抗毒作用，自汗出而解。

“所以然者”以下，乃解释何以不可发汗之理。尺中脉微，尺微里气虚也。盖尺主里，里虚乃有身重心悸，故不可汗也。

此脉或因迷走神经不安定而产生，因为寸关浮数，尺中脉微，今所谓静脉窦性不整脉，在吸气时脉搏快，呼气时脉搏慢。

当发其汗而不发汗，反下之，组织水分因下而脱，血中残余物质及组织中之残余物、代谢中间产物亦加多，遂致发生中毒症状之身重心悸者。此里虚为很明显的津液亏，所以说须表里实，津液自和，便自汗出而愈。

方仲行曰：“此承上条，复以其治不如法，因而致变者言，晓人当知谨也。身重，下后阴虚而倦怠也。悸属心，心主血，阴虚则血虚，所以心不宁也。盖不当下而反下之，故证变如此。不可汗者，禁不重亡津液，以复损其阴也。当自汗出乃解者，言下虽反而病未甚变，须待其津液回，当得自汗而解也。‘所以然者’以下，乃申释上文之词。里虚，以亡津液言。须表里实，以待津液回，邪还表言也。”

喻嘉言曰：“脉浮数者，法当从乎汗解。设经误下而身重心悸，纵脉浮数，亦不可复发其汗，但宜静摄，俟其汗出乃解耳。所以然者，以尺脉微，里阴素虚故也。必须津液自和，即为表里俱实，便自汗出而愈，此亦‘小建中’而后发汗之变法也。要知仲景云尺脉微者不可发汗，又云尺微者不可下，无非相人津液之奥旨。所以误下之，脉虽浮数不改。亟宜发汗者，亦必审谛其尺脉，不当率意任情，有如此矣。”

程郊倩曰："脉浮数者，虽与浮紧之脉稍异，然经曰诸脉浮数，当发热而洒淅恶寒，言邪气在表也。法当汗出而解无疑矣。若下之而身重心悸者，不惟损其胃气，虚其津液，而营血亏乏可知，其人尺中之脉必微。夫寸主表，尺主里，营主血，而对之卫则亦为里。今脉虽浮数，而尺中则微，是为表实里虚。‘麻黄汤’之伐营，为表里俱实者设，岂可更用之以虚其里乎！须用和表实里之法治之。使表里两实，则津液自和，而邪无所容，不须发汗，而自汗出愈矣。可见验脉之法，全凭尺寸相应。尺脉不但主乎营血，卫气亦出于下焦，而始行于中焦。凡验表里虚实汗下法，于此庶为得其所宜，不致犯其所禁也已。”

本条之舌证：当为红而微燥，苔薄白亦当见微燥。

本条之针法：有表证者，可照前法按证治疗，不若药剂之影响全体，毋须待其自汗而解。

五十五条：脉浮紧者，法当身疼痛，宜以汗解之。假令尺中迟者，不可发汗。何以知其然？以营气不足，血少故也。

本条言尺中脉迟者，亦不可发汗之定则。

解曰：脉见浮紧者，法当身疼痛，应以汗解之。假设其人身疼痛而尺脉迟弱者，不可与之发汗。何以知其不可发汗？以尺中迟弱主营血之气不足，血液少之故也。

上条言尺中脉微者不可发汗，此条言尺中迟者亦不可发汗，以尺脉主里亦主营血，尺迟为营血不足，血液中之水分可发为汗，营既不足，发汗更伤血之水分，使血细胞失活泼机动，所以不能再汗。但既有身痛之表证，似不能不汗，为尺迟弱营虚之故，而任其自愈，亦不可能，当于发汗之中加入补气补血之品，未始不能解其病邪。本条可以“桂枝加附子汤”或“新加汤”治之。

迟脉为脉之至数迟。尺迟寸亦迟，左右两手皆迟。脉浮紧，紧如转索，当属脉搏有力之候。本条尺中脉迟，如迟而有力，可以汗，亦可以下。此言不可汗者，当为尺中迟而弱，不若寸关之有力也。“迟”宜作“弱”字看为是。

本条之主症：“太阳伤寒”身疼痛。能汗解与否，须视其脉。如为浮紧者，法当使之汗解。若尺中脉迟者，则不能使之汗解。一般注者以为寸关脉浮紧尺脉独迟者为不可发汗，此误也。脉之浮紧为指下按之浮而兼弦滑有力之象。浮弦滑有力，即带数象，为血液向上奔放，有汹涌澎湃之势。尺关相去仅分许，何能独见迟脉？即使为迟，必属迟而有力，亦为实象，何云不可发汗？要知脉浮紧与尺中迟为两事，绝非寸关浮紧而尺中迟也（如非若上条所注之呼吸性不整脉，吸气时快，呼气时慢，乃能有两种脉）。

李东垣曰："尺中脉迟，不可用'麻黄'发汗，当频与'小建中'和之。和之而邪解，不须复汗。设不解，不妨多与，俟尺中有力，乃与'麻黄'汗之可也。"

周禹载曰："攻邪者必顾其正。尺中迟则真阳必虚，而真阴亦少矣。肾为血脉之源，未有肾气虚而营血反足者。尚可汗之以伤其液乎！'建中'之设，正为此也。"

本条之舌证：当为质淡苔白。

本条之针法：治尺脉迟而身疼痛。

风门⊤　肩髃⊤　曲池⊤　气海×　神阙×

针"风门""肩髃""曲池"治身疼痛；灸"气海""神阙"强心运血以抗外邪。

五十六条：脉浮者，病在表，可发汗，宜麻黄汤。

本条为凭脉定发汗之法。

解曰：脉见浮者，其病在肌表部分，可以发汗，宜以"麻黄汤"。

上二条言有表证尺脉见微、见迟者则不可汗，本条及后条言脉浮、脉浮数者可以汗，悉凭脉以示别。脉浮者，言病邪在表，正气亦抗拒于肌表，宜因势而透发之，使之汗解。"宜麻黄汤"句，当为"桂枝汤"之误，否则脉浮者之间，须加一"紧"字乃合。

五十七条：脉浮数者，可发汗，宜麻黄汤。

本条意同上条。

解曰：脉见浮数者，其病亦在肌表，血与热亦集于肌表抗拒，故可发汗以解之，宜"麻黄汤"。

上两条皆言脉而不言证，皆主"麻黄汤"，殊为未备。按"麻黄证"条必有发热、无汗、恶寒、体痛等症。若单以脉浮用"麻黄汤"，脉浮数用"麻黄汤"，则失之远矣。且温病中最多浮数之脉，若误用"麻黄汤"，则危殆立见。所以应参合脉与证而处方，斯无误矣。

尤在泾曰："二条凭脉以言治而不及证，且但举浮与数而不言紧，而云可与'麻黄汤'发汗；殊为未备，然仲景自有'太阳伤寒'条与'麻黄汤证'，在学者当会通全书而求之，不可拘于一文一字间也。"

周禹载曰："但浮不紧，何以知其寒耶？以无汗，故可发也。脉数何以知其未入里耶？以其浮，故可汗之也。"

五十八条：病常自汗出者，此为营气和。营气和者，外不谐，以卫气不共营气和谐故尔。以营行脉中，卫行脉外，复发其汗，营卫和则愈，宜桂枝汤。

本条言自汗之治法。

解曰：病有常作自汗出者，此为内部之营气和。内部之营气和，而外层之卫气不和谐，所以病常自汗出，盖以外层之卫气不共营气和谐故也。以营行脉中，卫行脉外，如两者不得和而自汗出者，则复发其汗，使其营卫得和则愈，宜以"桂枝汤"治之。

周汝鸣曰："气取诸阳，血取诸阴，人生之初具此阴阳，则亦具此气血。气血者，其人生之根本乎！血何以为营？营行脉中，滋营之义也。气何以为卫？卫行脉外，护卫之义也。然则营与卫岂独无所自来哉？曰：人受谷于胃，胃为水谷之海，灌溉经络，长养百骸，五脏六腑皆取其气。故清者为营，浊者为卫，营卫之气周流不息，一日一夜脉行五十度，平旦以复会于气口。所谓阴阳相贯，如环无端，则是二气恒相随而不相离也。夫惟血营气卫，常相流通，则人何病之有？一有窒碍，百病由此生矣。"

出汗中枢分以下级：脊髓是初级，延髓及丘脑下部为较高级，大脑皮层为最高级。无论外界和体内之热度升高，都能刺激各级中枢之兴奋。血液温度升高可直接作用于高级脑中枢，经过皮层及下丘脑，而后影响于初级出汗中枢。其他凡能引起人们情绪紧张，如语言文字、骇人听闻的消息，以及可怖的和令人愤恨的形象与报道等，都可引起条件反射性之出汗。

化学物质与出汗之关系，交感神经末梢所产生之腺素与肾上腺素等，副交感系统节前与节后纤维相继兴奋时，其末梢均系释放乙酰胆碱，并无例外。惟交感系统兴奋时，其节后末梢所释放者，并非均与肾上腺素相似的物质。如汗腺为交感纤维所支配，交感兴奋时可以引起出汗；惟注射肾上腺素无效，而注射乙酰胆碱则可引起，预先注射阿托品可以抑制。这表示支配汗腺之化学物质并不同于神经功能作用。

本条病常自汗出者为营气和，而不言发热与否，下条则有时发热自汗出而不愈，则本条可假定为不发热。营气和者，外不谐，以卫气不共营气和谐故尔，则汗腺分泌不因温度刺激，而交感系统兴奋另有故也。汗腺之分泌，其作用主要为发散体热。但古人当时并无此种科学理论观念，依据营是滋营之义，则合乎血液循环是输送养料于全身各部组织中，是在依据全身各部在不同时间内之实际工作需要，而有效地供给以充分之血液，故有营行脉中之说。卫是护卫之义，则包括一切自然抵抗作用，所以卫行脉外。卫属气，为无形有质之东西，又如物质将它内部所含之能力释放出来，作为人体各种活动能力之源泉。能力在未释放之前称为势能，既释放之后即为动能。动能之形式不一，可为热能，可为电能，亦可为机械运动。例如心脏之搏动和脑之活动发生电的变化，肌肉之收缩舒张发生机械运动，同时还有大量之热放出。体热之产生，来自养料之氧化。体热产量之多寡，决定于体温调节中枢之兴奋情况。实际上身体任何一部之活动都有电、热及机械工作之表现。古人谓营在内，为卫之守也；卫在外，为营之使也。由此可知，体温之调节仅为卫气之一部分耳！以本条之“营行脉中，卫行脉外，复发其汗，营卫和则愈，宜‘桂枝汤’”。我们读了《新药物学》，知道麻黄碱有刺激中枢神经的效能，是作用于交感神经兴奋药，我们用作发汗药，而桂枝对神经作用，尚未有发明。在新药学上只言芳香性健胃药，在本草上有温经、通脉、发汗、解肌、止烦、止唾、除邪、利肺气、调营卫、治伤寒、自汗、伤风头痛、中风自汗、表虚自汗等。本条如中风自汗，不言发热，而言营卫和则愈。“桂枝”有调和营卫，又治中风自汗，表虚自汗。表为阳，亦为卫气之一部分。如本条为卫气不足捍御外卫，为虚的表示。但是条文上并不言表虚自汗，亦不言阳虚自汗，可知并不因表虚和阳虚之关系。只言营卫不和，亦不言发热，则很明显之表示为亢则害，是卫气之亢害，与营气之协调失去平衡之故。因为上文有“营气和者，外不谐”也。以生理学来说，既交感系神经兴奋而出汗，更使其兴奋发汗而愈者，可能为诱导作用而出现抑制吧！因为兴奋是直接对付环境刺激因子者，其作用意义至为明显，抑制则当刺激过度或无益时发生，具有保卫作用。因此等场合，身体实无力对付，或空耗精力，如不停止兴奋，以抑制来代替兴奋，则身体将遭受损害。桂枝虽然尚未发明对神经有如何作用，但根据其芳香健胃来说，一定有刺激和兴奋消化系统之神经作用，其精油对于皮肤和黏膜有制菌止痛之效能。又“桂枝汤”内有芍药之止汗，甘草、大枣具有缓解组织之作用，生姜排除胃内停水，有解毒之功能，故“桂枝汤”能调和营卫，制止不正常之汗腺分泌。在桂枝尚未有对神经作用之发现前，我不能做肯定的解释。

自汗出而不发热，既为卫气偏强，故复发其汗以损其卫气。于是两者皆得保持适当程度，而汗不出矣，故曰营卫和则愈。

本条之脉证、舌证：脉当为浮弱，舌当属正常。

本条之针法：

复溜⊥　大椎|　阴郄×

三穴以“阴郄”为止汗主穴，“大椎”“复溜”则和其表层汗腺而已。

五十九条：患者脏无他病，时发热自汗出而不愈者，此卫气不和也。先其时发汗则愈，宜桂枝汤主之。

本条为有定时发热汗出之治法。

解曰：患者内脏无他病，饮食调和，二便如常，惟有定时发热而自汗出不愈耳，此为卫气不和也。先于发热之前发其汗则愈，宜“桂枝汤”主之。

患者脏腑无他病，即除有定时之发热汗出外，无他苦也。发热汗出乃如“桂枝证”，故以“桂枝汤”治之。与上条之自汗症不同，彼为无定时之自汗，此为有定时之自汗，且有发热，病情似有不同，而皆为散热功能亢盛则一也。故曰此卫气不和也，皆可以“桂枝汤”治之。此则仅先其时服之为异。所以然者，以其有定时，可依其时先损其亢盛之机，则热可不发，汗可不出也。

不特此也，“桂枝汤”名为发汗之剂，实为补益气血之剂。桂枝为强壮心功能与神经细胞活泼之品，白芍有补阴敛汗之能，草、枣亦为补养之品，加以啜粥补养津液，合之为活泼各组织器官之细胞，增加血液之成分。气血双补，内外皆调，表里得和。上条中医称为表不固之自汗，得表固而汗止。本条中医称为阴虚发热自汗，亦得阴液复而热自不发，汗自不出。此“桂枝汤”之所以应用颇广，在乎运用之得法耳。

成无己曰：“脏无他病，里和也；卫气不和，表病也。《外台》云：‘里和表病，汗之则愈。’所谓先其时者，先其发热汗出之时发汗则愈。”

张隐庵曰：“上节自汗出，言营气自和于内，致卫气不与相谐，而其病在营；此节自汗出，言卫气不和于外，营气不与相将，故时发热自汗出，而其病在卫。时发热者，发热有时也。先其时发汗者，先其未热之时而以‘桂枝汤’发其汗也。合上二节，皆言‘桂枝汤’调和营卫之义。”

尤在泾曰：“人之一身，经络纲维于外，脏腑传化于中。而其为病，从外之内者有之，从内之外者有之。脏无他病，里无病也。时发热自汗，则有时不发热无汗可知。而不愈者，是其病不在里而在表，不在营而在卫矣。先其时发汗则愈者，于不热无汗之时，而先用药取汗，则邪去卫和而愈。不然汗液方泄，而复发之，宁无如水淋漓之患耶！”

本条之脉证、舌证：脉当为浮虚数；舌质当为红嫩，苔当为薄白或无苔。

本条之针法：

阴郄｜　后溪｜　复溜｜　大椎｜

四穴可以退轻热与止汗，于盗汗更效。

六十条：伤寒，脉浮紧，不发汗，因致衄者，“麻黄汤”主之。

本条为“伤寒”衄血后病未解之治例。

解曰：“太阳伤寒”，脉见浮紧，寒邪外束，不得汗出，因而致衄血，但病仍未解者，应以“麻黄汤”主治之。

衄家不可发汗，已有明文，五十一、五十二条复有“衄乃解”与“自衄者愈”，恐人泥于上说，不问其表证仍在与否，不敢发汗，故本条提出亦有可用汗法者。惟需注意本条，虽致衄而病仍未解为要。

成无己曰：“‘伤寒’脉浮紧，邪在表也，当与‘麻黄汤’发汗。若不发汗，则邪无从出，拥甚于经，迫血妄行，因致衄也。”

朱奉议曰：“衄后脉浮者，宜‘麻黄汤’；衄后脉微者，不可行‘麻黄汤’，宜‘黄芩芍药汤’。盖衄后脉浮，表未解也；脉微，表已解也。于此见仲景用‘麻黄汤’于衄后之大旨。”

周禹载曰：“当汗不汗，因而致衄者，必点滴不成流也。阳邪既不大泄，热从何解？仍以‘麻黄’汗之，势必解散而不衄矣。此之谓夺汗无血也。”

本条之舌证：当为薄白苔。

本条之针法：照五十一条例。

六十一条：伤寒，不大便六七日，头痛有热者，与承气汤。其小便清者，知不在里，仍在表也，当须发汗。若头痛者，必衄，宜桂枝汤。

本条言“伤寒”头痛宜分表里以治之法。

解曰：感冒外邪，不大便有六、七日，头痛有身热者，可与“承气汤”。若其小便清者，知其身热并不在里，仍在于肌表，则不能用“承气”，当须用“桂枝汤”发汗。若头痛剧者，必发衄血。

本条义分两节：“与承气汤”为一节，“当须发汗”为一节。首节不大便六、七日，肠中已结实，头痛而有热，故用“承气汤”。二节为虽不大便六、七日，并未结实，从小便清看出头痛有热非属里热，仍为“太阳”表证，只可发汗。“桂枝汤”即指在发汗下，为倒装文笔。若头痛者，必衄，言不与发汗，头痛不已，必将成衄，宜于未衄前先与“桂枝汤”解之。

柯韵伯曰：“此辨‘太阳’‘阳明’之法也。‘太阳’主表，头痛为主；‘阳明’主里，不大便为主。然‘阳明’亦有头痛者，浊气上冲也；‘太阳’亦有不大便者，阳气太重也。六、七日是解病之期，七日来仍不大便，病为在里，则头痛身热属‘阳明’，外不解由于内不通也。下之，里和而表自解矣。若大便自去，则头痛身热病为在表，仍是‘太阳’，宜‘桂枝’汗之。若汗后热退而头痛不除，阳邪盛于阳位也。阳络受伤，故知必衄，衄乃解矣。”

本条之脉证、舌证：与“承气汤”证”，脉必洪数有力或沉数有力，舌质粗而苔见黄，腹部按之实满。

本条之针法：

首节：内关丅　承山丅　内庭丅

二节：照十六条针。

首节针“内关”时，需使患者鼓气欲作大便之状乃得下，用针最为麻烦，不如用泻剂之便捷。

六十二条：伤寒，发汗，解半日许，复烦，脉浮数者，可更发汗，宜桂枝汤主之。

本条为“太阳”汗后，病未净、复烦之治法。

解曰：发热、头痛、恶风寒之“太阳伤寒证”，用发汗解之，经半日许，复见烦躁，而脉见浮数者，知其表证未净，可更发汗，宜以“桂枝汤”。

烦为里热，但初无烦之症状，只有表证，经发汗后半日许而烦者，为发汗未澈，余邪与正气抗拒而为烦，与里有热之烦不同。以其脉浮数，即知为表邪未净，故仍用“桂枝汤”微汗而解之。与二十七条服“桂枝汤”反烦不解者同一意义。若果为汗后表邪已净，因汗出过多，伤其津液所致之虚烦，其脉当不浮而只数，数且无力，非“桂枝汤”可得而治矣。

本条汗后半日许复烦，脉浮数，用“桂枝汤”，当有头晕痛或身疼与恶风之表证，决不只有烦之一证，否则不得用“桂枝汤”也。

方中行曰：“伤寒发汗者，服‘麻黄汤’以发之之谓也。解，散也。复，重复也。既解而已过半日之久矣，何事而复哉？言发汗不如法，汗后不仅重新又有所复中也。盖汗出过多，则腠理反开，护养不谨，邪风又得易入，所以新又烦热，而脉转浮数，故曰可更发汗。更，改也，言当改前法，故曰宜‘桂枝汤’。‘桂枝汤’者，中风解肌之法。微哉旨也！庸俗不省病加小愈之义，不遵约制，自肆粗莽，不喻汗法微似之旨，骋以大汗为务，病致变矣。反谓邪不尽，汗而又汗，辗转增剧，卒之莫救，不知悔悟。读书不喻旨，赵括鉴矣。学医费命，伊谁鉴耶！伤哉。”

本条之舌证：当为薄白苔。

本条之针法：照二十七条。

六十三条：凡病若发汗，若吐，若下，若亡津液，阴阳自和者，必自愈。

本条指示病经汗或吐或下伤其津液后之待期疗法。

解曰：凡一切病证，经用汗法，或用吐法，或用下法，或用其他方法，致亡其津液而病未愈者，可用待期疗法。俟其阴阳内外皆和，其病必不药自愈。

《伤寒论》全部之眼目，在存津液。苟津液已伤者，病虽未已，不得再汗或再吐再下，重亡其津液，否则未有不变证百出者。曰：何以知津液已伤，不可再用吐、汗、下三法耶？上文有再汗、重汗、更汗之条，以如何情状而斯可耶？曰：当以脉证、舌证两参之。脉有胃气，不见尺脉微，舌有神气，不见津液涸，斯可再汗、再吐、再下。若津液已伤者，其脉虽浮、大、促、数，其尺脉必微，或沉按无力；其舌苔虽白、黄、厚，其舌质必见液涸少神。于斯时也，虽有表证或里证，不可再用峻汗峻下之法，宜停药以缓待，以饮食消息之，俟其津液自复，正气振而邪自解，即今之所谓待期疗法也。上文之五十四条，亦即待期疗法。虽然，总以病邪之轻者斯可，病重者则断断乎不可也。

阴阳非指脉，当指表里内外言，作气血解亦可。

六十四条：大下之后，复发汗，小便不利者，亡津液故也。勿治之。得小便利，必自愈。

本条为汗下逆施，重亡津液，不得再利小便之诫。

解曰：病有使其大下之后，复发其汗，致小便不利者，以下则伤其里液，汗则伤其外液，内外亡其津液故也。勿可以其小便不利，再利其小便。必须停药，待其津液自复，得小便自利，必能自愈也。

大下之后，使其内脏之津液伤；复发其汗，使躯体之津液亦伤；内外之津液伤，即各组织之水分消耗太多，致膀胱水涸而小便不利。医者于此，不能强利其小便；利则更涸其液，必使胃中燥而为内烦。须待其津液自复，或用增养津液之品以补其已亡之津液乃可。本条接上条而来，系泛论，并未指实何种病证。津液已伤者，总以滋养津液为是，利小便固不可，任其自复亦非计。

方中行曰："复之为言，反也。未汗而下，谓之反下；已汗而下，谓之反汗；既反下，又反汗，谓之重亡津液。津液重亡，则小便少，应不利，非病变也。故曰勿治。言欲治之，以利其小便，则小便无可利者，不惟无益而多害，害则转增变矣。亦戒慎之意。"

柯韵伯曰："勿治之，是禁其勿得利小便，非待其自愈之谓也。然以亡津液之人，勿生其津液，焉得小便利？欲小便利，治在益其津液也。"

本条之脉证、舌证：从亡津液而小便不利，推测其脉与舌证，脉当为微弱，舌当为光绛。

本条之针法：小便不利既为阴虚，只有用药滋补，非针力所能及。

六十五条：下之后，复发汗，必振寒，脉微细。所以然者，以内外俱虚故也。

本条言误施汗下之后，不特亡津液，且可亡阳之义。

解曰：病有误下之后，复发其汗，必定发生振寒战栗，脉见微细。所以然者，以误下亡其里阴，复误汗亡其体温，致内外之阴阳俱虚故也。

下后亡津液，即为阴虚于里。复发其汗，不特亡其津液于外，且因汗而体温消失过多，即成亡阳。较上条之只亡津液为更重，故于小便不利之外，复见振寒脉微。振寒者，体温不足，恶寒而且战栗，即阳虚于外之现象。脉微细者，津液伤而阴血虚。血虚不充于脉管，脉乃为细，心功能搏动无力，脉乃为微，此时果不能如上条用待期疗法，应亟用“四逆汤”回阳救治。以津液伤或可以饮食消息治复，阳虚则脏腑功能不能生化，各组织之功能垂绝。本条虽跟上条而来之泛论，但不能以其无方，即视为有同样勿治之之义也。

内外俱虚，即阴阳两虚，轻则“四逆汤”，重则“四逆加人参汤”。

成无己曰：“发汗则表虚而亡阳，下之则里虚而亡血。振寒者，阳气微也；脉微细者，阴血弱也。”

本条之舌证：当为淡而无神。

本条之针法：

至阳×　脾俞×　神阙×

三穴多灸，可以治振寒脉微，强壮心功能，鼓动血运。灸后能啜热粥以资津液，更愈。

六十六条：下之后，复发汗，昼日烦躁不得眠，夜而安静，不呕，不渴，无表证，脉沉微，身无大热者，干姜附子汤主之。

本条为阳虚烦躁之治法。

解曰：病有与下剂之后，复与汗剂，致成阳虚之证。昼日发生烦躁不得眠，至夜则安静，不呕亦不渴，亦无发热、恶风等表证，两脉沉微，身无大热，完全成为阳虚症状者，以“干姜附子汤”主治之。

下后发汗，有使阴虚者如六十四条；有使阴阳俱虚者如六十五条；有使阴不虚而阳虚者即如本条。阴虚者，可任其自复；阴阳俱虚者，可阴阳两救之，如“人参四逆汤”；本条只是阳虚，则以“干姜附子汤”主之。

下后，血液下趋则心阳虚，发汗则体温外散而卫阳亡，于是成为纯粹之阳虚证，致昼日烦躁不得眠，至夜复安静。

烦躁大多由里热亢盛，如“大青龙证”“白虎证”；亦有表不解，邪热不得解之烦躁，如“桂枝汤证”。此则乃为变相之烦躁，故下文证明不呕，无“少阳证”之热；不渴，无“阳明证”之热；无表证，亦无“太阳证”之热；身无大热，无内外皆热之热；脉沉微，更足说明纯粹属于阳虚阴盛，虚阳躁扰之假热证。其烦于白昼，静于夜分者，以白日藉气候之阳热而蠢动，故昼日觉烦躁不得眠，夜则已无蠢动之力，故至夜而安静。躁同燥。

阴虚者，当救阴。阴阳两虚者，当阴阳两救之。只有阳虚，则当救其阳。救阳宜急不宜缓，以阳主生化，无阳则不化，各组织之功能有立绝之危，故本条以“四逆汤”去“甘草”之缓，但取“姜附”之迅烈以救之。

阳虚见烦躁者，如“真武证”“吴茱萸汤证”等，患者极鲜。非具下列不呕、不渴、无表证、脉沉微者，不得视为阳虚烦躁，不得视为本方之证。辨证宜审慎之。

程郊倩曰：“下之后复发汗，昼日烦躁不得眠，虚阳扰乱，外见假热也；夜而安静，不呕，不渴，无表证，脉沉微，身无大热，阴气独盛，内系真寒也。宜‘干姜附子汤’，直从阴中回阳，不当于昼日烦躁一假热证狐疑也。”

尤在泾曰：“大法昼静夜剧，病在肾阴；夜静昼剧，病在胃阳。汗下之后，昼日烦躁不得眠，夜而安静者，邪未尽而阳已虚。昼日阳虚欲复而与邪争，则烦躁不得眠；夜而阴旺阳虚，不能与邪争，则反安静也。不呕，不渴，里无热也；身无大热，表无热也。而又无头痛恶寒之表证，其脉又不浮而沉，不洪而微，其为阳气衰少无疑。故当以‘干姜附子’以助阳虚而逐残阴也。”

陈修园曰：“下之后复发汗，亡其阳气。昼日为阳，阳虚欲援同气之救助而不可得，故烦躁不得眠；夜为阴，阴盛则相安于阴分而安静。其于不呕，不渴，知其非传里热邪；其于无表证，知非表不解之烦躁也；脉沉微，气虚于里也；身无大热者，阳虚于表也。此际不急复其阳，则阳气先绝而不可救，以‘干姜附子汤’主之。”

本条之舌证：其舌苔必薄白而质淡。

本条之针法：

神阙×　关元×

两穴多灸之，以壮心阳即可。

干姜附子汤方

干姜一两　附子一枚（生用，去皮，擘，破八片）

右二味，以水三升，煮取一升，去滓，顿服。

本方之组合：人身阳气敷布之枢，在于心脏搏动之力强；阳气产生之源，在于胃气温化之力强。胃寒者，水饮不化，每作慌悸，体温不和，影响于心脏者甚大。本方偏重于温胃，间及于强心，以干姜为君，附子佐之。昼日烦躁不得眠，即胃阳不化作慌悸也。脉沉微，心阳不振，射力不充于四肢也。故本方投之，阳气立振，效如桴鼓矣。

本方之主症：

东洞翁本条定义曰：“治下利烦躁而厥者。”

《外台秘要》曰：“‘深师干姜丸’（即本方之丸剂）治伤寒病哕不止。”

《和剂局方》曰：“‘姜附汤’（即本方）治暴中风冷，久积痰水，心腹冷痛，霍乱转筋，一切虚寒，并皆治之。”

《三因方》曰：“‘干姜附子汤’治中寒，猝然晕倒，或吐逆涎沫，状如暗风，手挛搐，口噤，四肢厥冷，或腹燥热。”

《易简方》曰：“‘姜附汤’（即本方），凡阴证伤寒，大便自利，而发热者，尤宜服之。”

《名医方考》曰：“‘附子散’（即本方之散剂）治寒痰反胃者。”

《卫生宝鉴》曰：“身冷，脉沉数，烦躁，不饮水，此名阴盛格阳，‘干姜附子汤’加人参半两治之。”

《圣济总录》曰：“‘附子散’治小儿冻足烂疮，以附子二枚，干姜二两，捣罗为散，入绵中，如装袜。若有疮脓，即以腊月猪脂涂之。”

六十七条：发汗后，身疼痛，脉沉迟者，桂枝加芍药、生姜各一两，人参三两，新加汤主之。

本条为汗后伤津液致身疼痛之治法。

解曰：病有发汗之后，伤其津液，致身疼痛，脉见沉迟者，以桂枝加芍药、生姜各一两，人参三两，“新加汤”主治之。

尺中脉微或迟，上条已有明文不可发汗，以其里虚血不足也。但发汗后，身仍疼痛，则表邪犹未净；而脉已见沉迟，则发汗已伤其津液可知。身疼痛虽属表邪未净，而血虚神经失养，亦为一大原因。补其阴血，则遗邪仍不解，再发其汗，则阴血更伤，故仲师立“新加汤”法，养血而兼解表，双方兼顾，则正复而邪解，与吾人治疗尺微或迟而有表邪者之一大法门。

脉沉迟为里寒证。发汗后而见沉迟者，则非里寒，乃属血虚，不能充满脉管之故；有疼痛为表邪未净，亦为血不畅行痹阻经络之故。“新加汤”为“桂枝汤”倍加芍药、生姜与人参。白芍通血之痹而止痛，生姜温舒经络亦止痛，且芍药合甘草又为养阴补血之妙品。业师瞿简翁常谓：“芍药、甘草同用，甘苦相合，有西洋参之功用，生津养血，有过之无不及。”人参为补阴之主药；桂枝温通血管，止身疼痛，且解余邪。“桂枝汤”一增加，即成为阴虚有外感之特效良方。中药配合之神，即于此等方见之。

成无己曰：“汗后身疼痛，邪气未尽也；脉沉迟，营血不足也。经曰：‘其脉沉者，营气微也。’又曰：‘迟者营气不足，血少故也。’与‘桂枝汤’以解未尽之邪，加芍药、生姜、人参以益不足之血。”

本条之舌证：当为苔薄白微燥。

本条之针法：

合谷⊤　外关⊤　复溜⊥　后溪⊥　肩髃⊤

以“合谷”“外关”“肩髃”治身痛；补“复溜”“后溪”以疏通小肠经肾经，加增化源，产生津液。

桂枝加芍药生姜人参新加汤方

桂枝三两（去皮） 芍药四两 甘草二两（炙） 人参三两 生姜四两（切） 大枣十二枚（擘）

右六味，以水一斗二升，微火煮取三升，去滓，分温服，余依桂枝汤法。

本方之主症：东洞翁曰："本方治'桂枝汤证'而心下痞硬、身疼痛及呕者；又主心下痞硬，或有拘急，或有呕证者。"

六十八条：发汗后，不可更行桂枝汤。汗出而喘，无大热者，可与麻黄杏仁甘草石膏汤主之。

本条为"风温证"发热汗出而喘之正治法。

解曰：病有发汗后，不可更用"桂枝汤"者，即"风温证"是也。其症汗出而喘，外无大热，可与"麻黄杏仁甘草石膏汤"主之。

发汗后再用"桂枝汤"者，屡见不鲜。此则云不可更行"桂枝汤"者，非"中风证"，乃"风温证"也。"风温"亦为"伤寒"之一。"风温证"为产热功能异常亢进，血热沸腾，故不能再用"桂枝"之辛温强心壮热也。汗出为散热功能亢进。喘为肺中发炎，热郁欲泄。无大热者，以有汗出，表层之热随汗排泄，按之不觉其大热也；非无大热，热郁于肺中也。故病之症结，乃在于肺。故以麻黄扩张肺管，使肺中之郁热得以排泄；用石膏消肺中发炎，杏仁下气平喘，甘草缓肺急迫。

本条为拟似流行性之肺炎症，中医称为"风温。"冬春天时温燥，每多此病，尤以幼孩发生者为多。就过去随侍先君，每年必遇此症，即以本方为特效剂。有痰声者，兼用"牛黄夺命散"（方出《幼幼集成》)，无不立效。但见面白带青，鼻翼扇动，呼气不温者不治。

无汗者，得用麻黄。此有汗出而亦用麻黄者何也？曰：此为用药配合之妙。《气血水药征》中曰："麻黄合杏仁治疼痛而喘，合桂枝治恶寒无汗，合石膏则治汗出。"盖麻黄不特发汗，主要乃在扩大支气管，使肺中之痰热易泄。

本条所言之"风温"与第八条所言之"风温"不同，彼为神经系之病，此为呼吸系之病，不得互混，特提明之。

尤在泾曰："发汗后，汗出而喘，无大热者，其邪不在肌腠，而入肺中也。缘邪气外闭之时，肺中已自蕴热气，发汗之后，其邪不从汗而出之表者，必从内而并于肺耳。故以麻黄、杏仁之辛而入肺者，利肺气，散邪气；甘草之甘平，石膏之甘辛而寒者，益肺气，除热气；而桂枝不可更行矣。盖肺中之邪，非麻黄、杏仁不能发；而寒郁之热，非石膏不能除；甘草不特救肺气之困，抑以缓石膏之悍也。"

本条之脉证、舌证：脉当为浮数；舌当质红而苔薄白。

本条之针法：

肩髃丅　曲池丅　内庭丅　合谷丅　尺泽丅　太渊丅　足三里丅

前四穴可以清里热；“尺泽”“太渊”可以平气喘；“足三里”可以降冲逆。

麻黄杏仁甘草石膏汤方

麻黄四两（去节）　杏仁五十个（去皮尖）　甘草二两　石膏半斤（打碎，绵裹）

右四味，以水七升，先煮麻黄减二升，去上沫，纳诸药，煮取二升，去滓，温服一升。

本方之主症：

东洞翁本方定义曰：“治‘麻黄甘草汤证’，喘急迫，自汗或不汗，而咳，烦渴者。”

《方舆輗》本方条曰：“用‘小青龙汤’以解表，然喘犹甚者，水热结也，此时以‘麻杏甘石’为必效之方。”

《类聚方广义》本方条曰：“治喘咳不止，面目浮肿，咽干口渴，或胸痛者，兼用‘南吕丸’（即滚痰丸）、‘姑洗丸’（即控涎丹）。”

又：“哮喘胸中如火，气逆涎潮，太息呻吟，声如拽锯，鼻流清涕，心下硬塞，‘虚里’动如奔马者，宜此方。待痰融声出之后，须当‘陷胸丸’‘紫圆’之类疏导之。”

又：“肺痈发热喘咳，脉浮数，咯痰脓血，渴欲饮水者，宜加桔梗，有时以‘白散’攻之。”

《勿误药室方函口诀》本方条曰：“此方为‘麻黄汤’里面之药，言以汗出而喘为目的也。其热沉沦于肉里，而熏蒸于上肺部者，以麻、石之力解之，故此方与‘越婢汤’皆云无大热也。”

六十九条：发汗过多，其人叉手自冒心，心下悸欲得按者，桂枝甘草汤主之。

本条为心下悸之治法。

解曰：发汗过多，易使心功能衰弱与引起水饮停于心下，所以其人以两手交叉自按冒于心部，盖因心悸不宁，欲得按之以冀宁静也。如此患者，以“桂枝甘草汤”主治之。

发汗过多，血液中之水分消耗必多，于是血液浓厚，血运困难，心脏必加强其舒缩力，以鼓动血行，遂成心悸亢进。当发汗之时，腹腔中之水气被吸以为汗液而上，比及心脏发生衰弱，吸上之水即停于心下，该部之神经受水气之刺激与心悸之影响亦起反射冲动，遂成心下悸。心悸为心之搏动加强。

心下悸则非心之动，乃心之下部动，在“巨阙”至“下脘”部分发生悸动，其悸动范围有半手掌面大，可按而得，并不随心之搏动而搏动，中医称之曰水气凌胸。治以“桂枝甘草汤”。桂枝强壮心气，且降冲逆；甘草缓和神经，能解急迫。

张隐庵曰：“此因发汗而虚其心气也。发汗过多，则过伤其心液矣。其人叉手自冒心者，心主之气虚也。心下悸欲得按者，下焦之气乘虚上奔，故悸而欲按也。宜桂枝以保固其心神，甘草以和中，以防御其上逆。”

尤在泾曰：“心为阳脏，而汗为心之液；发汗过多，心阳则伤。其人叉手自冒心者，里虚欲为外护也。悸，心动也；欲得按者，心中筑筑不宁，欲得按而止之也。是宜补助心阳为主，桂枝、甘草辛甘相合，乃升阳化气之良剂也。”

本条之脉证、舌证：脉当见促疾；舌苔当润，舌色正常。

本条之针法：

水分×

只此一穴，炷如米粒大，灸二十至三十壮，即可使心力增加而心悸止、水气化。

桂枝甘草汤方

桂枝四两（去皮） 甘草二两（炙）

右二味，以水三升，煮取一升，去滓，顿服。

本方之主症：阳虚之心悸。

汤本求真曰：“本方证因发汗过多，亡失体液，变为虚证，故腹部见软弱无力。然尚未陷于阴证，故有热状而无寒状。且上冲急迫，心悸亢进颇剧，脉促疾，而心脏及心下部现悸动，腹部之大脉搏动亦甚，较‘桂枝去芍药汤证’之脉促胸满，其上冲急迫更为高度。然此心悸亢进异于实证，以不随血压之升腾为常。”

张令韶曰：“此发汗多而伤其心气也。汗为心液，汗出过多则心悸空而喜按。故用桂枝以保心气，甘草助中土以防水逆，不令肾气乘心。”

柯韵伯曰：“此补心之峻剂也。发汗过多则心液虚，心气馁，故心下悸，叉手冒心则外有所卫，得按则内有所依，如此不堪之状，望之而知其虚矣。此方用桂枝为君，独任甘草为佐，以补心之阳，则汗出多者，不至于亡阳矣。姜之辛散，枣之泥滞，固非所宜；并不用芍药者，不欲其苦泄也。甘温相得，气和而悸自平。”

七十条：发汗后，其人脐下悸者，欲作奔豚，茯苓桂枝甘草大枣汤主之。

本条为脐下悸之治法。

解曰：病有发汗之后，其人腹腔之水气被引动而为脐下悸，欲作“奔豚”病证之势者，以“茯苓桂枝甘草大枣汤”主治之。

发汗易伤心力，上条已言之，中医称谓伤心之阳气。阳气者，即各组织细胞之活力与各组织之功能也，《内经》所谓“阳化气”。阳气伤者，其各组织之功能皆呆滞而不活泼。本条即谓心阳之虚而影响肾阳亦虚，致肾脏降低其泌水作用，水气停于下腹腔。陈修园所谓“肾阳虚即水邪夹水气而上冲是也”。水气潴留于肠间膜之间，元气尚不十分虚弱，不随意肌因水气之刺激而生反射之悸动，如在心下即为心下悸，在脐下即为脐下悸。

脐下悸与脐下动气筑筑者又不同。动气为阴虚，下行大动脉之搏动显于外也，其动止随心之动止而动止。脐下悸为阳虚，其动为肠间膜中之水气悸动，与心搏并不协同，且较为速。病理与病灶，二者相去悬殊。

欲作“奔豚”，谓将成为“奔豚”而未成也。盖肾气因汗出过多而受阳虚之影响，减低分泌作用，但未至于寒，故不致即成为“奔豚”，仅为脐下之悸动。所谓“奔豚”者，有一攻冲性之气泡自下腹冲至心部也。其泡如豚，其行如奔，名曰“奔豚”。《金匮要略》中曰：“‘奔豚’病起自少腹，上冲咽喉，发作欲死，复还止”是也。

脐下悸与心下悸，病理相同。但上条有心悸，此则心不悸，故方亦小异，增茯苓、大枣二味。桂枝与茯苓合而为温化水气，温降冲逆；大枣与甘草缓其悸动，且化水毒。以本条偏重于水毒，故有欲作“奔豚”之势，须用苓、枣化水解毒，非如上条徒用桂枝降其冲逆即能已也。

成无己曰：“汗者心之液，发汗后脐下悸者，心气虚而肾气发动也。肾之积名曰‘奔豚’，发则从少腹上至心下，为肾气逆欲上凌心。今脐下悸为肾气发动，故云欲作‘奔豚’，与‘茯苓甘草桂枝大枣汤’以降肾气。”

《医宗金鉴》曰：“发汗后心下悸者，乃虚其心中之阳，本经自病也。今发汗后，脐下悸欲作‘奔豚’者，乃心阳虚而肾水之阴邪乘虚欲上干于心也。主之以‘茯苓桂枝甘草大枣汤’者，一以扶阳，一以补土，使水邪不致上干，则脐下之悸可安矣。”

本条之脉证、舌证：脉当为小弦或濡细；舌苔白或薄白而滑。

本条之针法：

水分×　关元×　肾俞×

“水分”“关元”直接加强心功能与化其脐下之水气；灸“肾俞”增加肾之泌尿力，使水气水毒有出路也。

茯苓桂枝甘草大枣汤方

茯苓半斤　甘草二两（炙）　大枣十五枚（擘）桂枝四两（去皮）

右四味，以甘澜水一斗，先煮茯苓，减二升，纳诸药，煮取三升，去滓，温服一升，日三服。作甘澜水法：取水二斗，置大盆内以杓扬之，水上有珠子五六千颗相逐，取用之。

本方之主症：

东洞翁本方定义曰："治脐下悸而挛急上冲者。"

《证治摘要》曰："'苓桂甘枣汤'，脐下悸者，欲作'奔豚'，按腹痛冲胸者有屡用屡验之效。"

《勿误药室方函口诀》本方条曰："此方主脐下之动悸，大枣能治脐下之动者也。"又曰："此方原治'奔豚'之属于水气者为主，然运用之而治澼饮，亦有特效。"

七十一条：发汗后，腹胀满者，厚朴生姜半夏甘草人参汤主之。

本条为虚性腹胀满之治法。

解曰：发汗之后，表邪已解，而腹发生胀满者，以"厚朴生姜半夏甘草人参汤"主之。

腹胀满，有虚性，有实性。由本方观，此条之腹胀满则属虚性。或其人胃气素不健，素有胃肠病，经发汗之后，伤其阳气，胃阳虚致发生胀满，于是胃肠之消化更不良，水谷发酵之气体不得降，充斥于胃肠之间而为胀满。故以芳香性之厚朴、生姜剂刺激其神经而降之。且厚朴苦温，专治胀满，生姜合半夏犹能温胃而开降滞气，甘草、人参补其已伤之中气。

虚性胀满属于肠胃之神经呆滞不化，不能使水谷发酵之气下降，宜本方治之。若实性胀满，则属于肠中有形之积滞不降，大便闭塞不通之所致，以"承气"为主剂。若投本方，大非所宜，形且使之益满。故虚实之分，在诊断上不可不知。实性者，按其腹腔，轻重皆见绷紧有弹力，其脉实，其苔厚。虚性者，轻按腹腔似绷紧，重按则空虚无力，其脉濡或虚大，其苔薄，其质淡，或虽厚而松，不如实性者之老敛。虚实之辨，大概如此。

腹胀满而不用下剂，可知其为胃肠内容无物。内容无物，必属虚性胀满，可推测知其为肠神经弛缓而麻痹，即今所谓"鼓肠"者是也。前条之脐下悸，欲作"奔豚"，而是神经痉挛绞扎之轻性者，故以"茯苓桂枝甘草大枣"之缓解剂；此条之用"厚朴生姜半夏甘草人参汤"者，以刺激肠之神经也。

本方不特为虚性胀满之良剂，凡食欲不振，脘腹胀满不舒，与胃神经不振之神经性消化不良胃病，用之皆有良效。

尤在泾曰："发汗后，表邪虽解去，而腹胀满者，汗多伤阳，气窒不行也。是不可以徒补，补之虚气愈室；亦不可以径攻，攻之则阳益伤。故以人参、甘草、生姜助阳气，厚朴、半夏行滞气，乃补泄兼行之法也。"

本条之脉证、舌证：已述如上。

本条之针法：

内关⊥　公孙⊥　足三里⊥

"足三里"善降肠胃之气，"内关""公孙"亦善治肠胃之不消化病。

厚朴生姜半夏甘草人参汤方

厚朴半斤（去皮，炙）　生姜半斤（切）　半夏半斤（洗）　人参一两　甘草二两（炙）

右五味，以水一斗，煮取三升，去滓，温服一升，日三服。

本方之主症：

东洞翁曰："治胸腹满而呕者。"

汤本氏曰："发汗后，腹部虚满者，为本方所主治也。"

《类聚方广义》本方条曰："治霍乱，吐泻后腹犹满痛而有呕气者（非实满也）。"

《用方经验》本方之主治曰："平生'敦阜'之症（肥大之意），或噫气，或吞酸，心下不坚满而膨胀者。"

《张氏医通》曰："本方治胃虚呕逆，痞满不食。"

七十二条：伤寒，若吐若下后，心下逆满，气上冲胸，起则头眩，脉沉紧，发汗则动经，身为振振摇者，茯苓桂枝白术甘草汤主之。

本条为水饮停胃之治法。

解曰："伤寒病"，或吐，或下，外证已解，而引起内饮为病，水饮停于心下而为心下逆满，水饮之毒则上冲于胸，致起则头眩，两脉沉紧，以"茯苓桂枝白术甘草汤"主治之。如与发汗，则动表层经络中之阳气，致阳虚而身恶寒战栗，为振振摇之情状，成"真武汤"之候矣。

素有停饮患者，经吐下之后，外病虽解，因吐下伤及肠胃之消化能力，停饮病必乘机而窃发。心下逆满者，心下即胃脘部分；水停于中而不下，则为满；水饮有上冲性，则为逆。气上冲胸，即形容水饮之上逆。起则头眩者，水饮之毒由胃之迷走神经反射于脑也，卧则气压平，起则气压升故也。

水毒之头眩，时时皆眩，转侧亦眩，起坐则更眩。

脉沉紧者，脉诀以沉主里主寒，紧主饮主寒。脉之沉紧，水饮停滞于里之候也。就生理言之，脉沉为体温不足，血运不畅，血液不能充量达于四肢，体温不足，故云主寒。不能充量运血于四肢，即有病毒亦不能驱出至表层，故云主里。紧脉为脉管纤维与脉管周围之神经紧张，神经紧张则筋肉有挛急之趋势。《内经》以寒主收引，挛急每称为寒所致，故紧脉主痛主寒。由脉之沉紧，故可以测知其内层之神经紧张，内层筋肉有挛急趋势，挛急则气有上冲趋势，所以有逆满、上冲、头眩诸症也。

“茯苓桂枝白术甘草汤”主之，指在“脉沉紧”之下，为倒装文笔。故本条应分二节看：“脉沉紧”为一节，宜本方；“发汗则动经”至“振振摇”为一节，则非本方可已也。

发汗则动经者，以吐下已伤其胃气，发汗必再伤其阳气，成为阳虚，于是发生寒战，寒冷之感觉必先起于背。背为太阳经之领域，发汗阳虚，寒冷先起于背，故曰动经。身为振振摇者，形容寒战之状也。此时不特为停饮，且兼阳虚，非“真武汤”不能已矣。

丹波元坚曰：“此条脉止沉紧，即为此汤之所主治矣。若吐，则胃虚饮动而致也。且更发汗伤其表阳，则变为动经。而身振振摇，是与身瞤动振振欲擗地者相同，即为‘真武汤’之所主也。”

本条病证主在胃气虚，水饮不化，故以桂、苓化水降逆气而振奋胃神经，白术助吸收水饮，甘草缓冲逆之气。且桂可温胃而降逆气，术可滋吐下所伤之胃阴，药仅四味，而功效之大乃如此。经方运用得法，洵非时方可及其万一也。

《金鉴》曰：“‘伤寒’若过发汗，则有心下悸，叉手冒心，脐下悸，欲作‘奔豚’等证。今误吐下则胸虚邪陷，故心下逆满，气上冲胸也。若脉浮紧，表仍不解，无汗当用‘麻黄汤’，有汗当用‘桂枝汤’，一汗而胸满气喘可平矣。今脉沉紧，是其人必素有寒饮相挟而成。若不头眩，以‘瓜蒂散’吐之，亦自可除。今乃起则头眩，是又为胸中阳气已虚，不惟不可吐，亦不可汗也。如但以脉之沉紧为实，不顾头眩之虚而误发其汗，则是无故而动经表，更致冲外之阳亦虚，一身失其所倚，故必振振而摇也。主之以‘苓桂术甘汤’，涤阴与扶阳并施，调卫与和营共治也。”

本条之舌证：当为苔薄白而质淡。

本条之针法：

上半节：天突⊤　中脘⊤　水分⊤　气海⊤　足三里⊤　三阴交⊤

下半节：至阳×　命门×　肾俞×　神阙×　关元×

上半节以“天突”“中脘”“水分”“气海”降冲逆与胸脘满闷，并鼓动胃肠兴奋，以运化其停水；以“足三里”与“三阴交”引冲气下降而止眩冒冲胸。

下半节取“至阳”“命门”“肾俞”“神阙”“关元”等穴而灸之者，为发汗误治动经，恶寒战栗，振振摇而不自安，其心阳不振而虚，亟取诸穴以灸之，振奋心肾功能也。各穴壮数，以十五壮至数十百壮为是，觉心神安定，身暖和而不恶寒瞤动为度。

茯苓桂枝白术甘草汤方

茯苓四两　桂枝三两（去皮）　白术二两　甘草二两

右四味，以水六升，煮取三升，去滓，分温三服。

本方之主症：

《方机》本方之主治曰：“心下逆满，起则头眩者。”又曰：“眼痛生赤脉，不能开者。”又曰：“耳聋冲逆，甚而头眩者。”

《方舆輗》曰：“‘苓桂术甘汤’，治气上冲咽喉，眩冒，经脉动惕，久而成痿。”

又曰：“‘茯苓桂枝白术甘草汤’，治心下逆满，气起上冲于胸则头眩者。”

《类聚方广义》本方条曰：“治饮家眼目生云翳，昏暗疼痛，上冲头眩，睑肿，眵泪多者，加茺蔚（即车前子）尤有奇效。当以心胸动悸，胸胁支满，心下逆满等证为目的。”

《勿误药室方函口诀》本方条曰：“此方以去支饮为目的，气上冲于咽喉，及目眩，手足振掉，皆由水饮所致也。不论起自头眩者，或卧时眩晕者，但有心下逆满者则用之。若不治者，‘泽泻汤’也。彼方始终无眩，然以冒眩，颜面有紧张之候也。又此方以动悸为的候，易与‘柴胡姜桂汤’混乱。然此方若颜面色明，第一脉不沉紧者，则为无效也。又此方加‘没食子’治喘息，又于水气而成痿躄者有效。足或腰仍动剧者，卧时则脊骨缘战动，或一身中经脉跳动，有耳鸣逆上之候者，凡本论所谓久而成痿之任何证候，此方皆可百发百中也。”

七十三条：发汗，病不解，反恶寒者，虚故也。芍药甘草附子汤主之。

本条为阳虚恶寒之治法。

解曰：病有发汗之后反见恶寒者，阳虚故也。以“芍药甘草附子汤”主治之。

发汗，病不解，并未指明为何种病证，以本方推测之，为一切生理功能反常所起之病证。发汗之后，反见恶寒，可见病前原无恶寒一症，其非表邪可知。其病不解，亦可知其病非外感，为泛论生理功能反常之病证。如劳倦能成为发热、头痛，亦能成为一身疼痛；伤食能成为发热、头痛、腹痛、气逆、肢冷；精神上猝受刺激，亦能成为头痛、发热、气逆、肢冷等证。此皆为生理功能起反常所致，稍稍休养即复。医者认为感冒而发其汗，药不中病，故病仍不解，反伤其阳而为恶寒。

恶寒为心脏衰弱，心阳虚微之征。心阳虚则血运之力微，而血乃痹。本方芍药即通血痹，附子强壮心阳。本方芍药分量与甘草等，含有治四肢挛急之意，以血痹每从四肢起也。

张隐庵曰："夫发汗所以解病也，今病不解，发汗所以散寒，今反恶寒者；里气本虚，而太阳之表阳复虚故也。'芍药甘草附子汤'主之。芍药、甘草资中焦之血气，熟附补内外之阳虚。"

山田氏云："病不解，不复常之谓，非谓表不解也。"

吉益氏："'芍药甘草附子汤'，其证不具也。为按其章曰：'发汗，病不解，反恶寒'，是恶寒者，附子主之，而芍药、甘草则无主症也。故此章之义，以'芍药甘草汤'。脚挛急者而随此恶寒，则此证始备矣。"

本条之脉证、舌证：以恶寒推测，当为脉迟或沉迟，舌质当淡。

本条之针法：

神阙× 气海× 关元×

取"神阙"或"气海""关元"，灸治之以增强心力，温通血管。

芍药甘草附子汤方

芍药三两　甘草三两（炙）　附子二枚（炮，去皮，破八片）

右三味，以水五升，煮取一升五合，去滓，分温三服。

本方之主症：

东洞翁曰："治'芍药甘草汤证'而恶寒者。"

《张氏医通》曰："本方治疮家，发汗成痉。"

《类聚方广义》本方条曰："治痼毒沉滞，四肢挛急，难以伸屈，或骨节疼痛，寒冷痉痹者。"

又："于此方加大黄，名曰'芍药甘草附子大黄汤'，治寒疝腹中拘急，恶寒甚，腰脚挛痛，睾丸坚肿，二便不利者，有奇效。"

《勿误药室方函口诀》本方条曰："此方不仅治发汗后之恶寒，且治'芍药甘草汤证'而属于阴位者。又以附子代草乌头，善治虫积痛。又活用于治疝或痛风、鹤膝风等，自痛风以至鹤膝等，有所谓以绵包足之冷者，皆有效。凡下部之冷专在腰者，用'苓姜术甘'治之；其专在脚者，用此方治之。又湿毒之后足大冷者亦用之，若有余毒者，可兼用'伯州散'（方附篇后）。"

汤本氏曰："本方可治腰部神经痛、坐骨神经痛、关节强直等。"

七十四条：发汗，若下之，病仍不解，烦躁，四逆者，茯苓四逆汤主之。

本条为阳虚烦躁兼水饮之治法。

解曰：病有发汗或下之后，病仍不解，而烦躁，四肢厥逆者，以“茯苓四逆汤”治之。

“烦躁”下原无“四逆”二字，陈本根据“茯苓四逆汤”之主症，加“四逆”二字，点清眉目。否则，诚如舒驰远所云：“所言汗下仍不解者，果为何经之病？必点明病属何经，以便分经用药。但云烦躁，安知其有汗无汗？属阳属阴？何人创此无理之言？吾不能曲为之解矣。”

发汗或下之，有使其阴虚者，有使其阳虚者，有使阴阳两虚者。阴虚者可任其自复，阳虚者用“干姜附子汤”，阴阳两虚者用“人参四逆汤”，具见上文。本条发汗若下之，病仍不解，烦躁，四逆者，当属阳虚。复因阳虚水饮冲动而为烦，以干姜、附子强心生温；茯苓利水除烦；人参、甘草，一以和阴，一以补偿汗下精气之损失。此为本证用本方之大意。

山田氏曰：“若汗或下后，仍不复常，反生烦躁者，为亡阳假热之烦躁，与‘干姜附子汤’之烦躁同，而比诸‘干姜附子汤’，其证稍异，即‘大青龙汤’条所谓汗多亡阳，遂致虚而恶风烦躁者是也，非实热之烦躁，宜以‘茯苓四逆汤’以回复阳气。”按“干姜附子汤”条，为汗下俱犯之证，此则或汗或下，犯其一者也。

本条之脉证、舌证：当为脉微弱而带数；舌质淡而有白滑苔。

本条之针法：同上条。

茯苓四逆汤方

茯等六两　人参一两　附子一枚（生用，去皮，破八片）　甘草二两（炙）　干姜一两半

右五味，以水五升，煮取三升，去滓，温服七合，日三服。

本方之主症：

《方机》本方之主治曰：“手足厥冷烦躁者。”

又曰：“肉瞤筋惕，手足厥冷者。”

又曰：“心下悸，恶寒，腹拘急，下痢者。”

《类聚方广义》本方条日：“治‘四逆加人参汤证’而心下悸，小便不利，身瞤动而烦躁者。”

又曰：“‘霍乱’重证吐泻后，厥冷，筋惕，烦躁，无热，无渴，心下痞硬，小便不利，脉微细者，可用此方。服后小便利者，可救。”

又曰：“诸久病，精气衰惫，干呕不食，腹痛溏泄而恶寒，面部四肢微肿

者，皆治之。"

又曰："慢惊风，搐搦上窜，下利不止，烦躁怵惕，小便不利，脉微数者，亦治之。"

《勿误药室方函口诀》本方条曰："此方以茯苓为君药，以烦躁为目的也。"

《本草》云："'茯苓主治烦满'，可谓古义。'四逆汤证'，汗出而烦躁不止者，非此方不能救。"

七十五条：发汗后，恶寒者，虚故也。不恶寒，但热者，实也，当和胃气，与调胃承气汤。

本条指示汗后虚实之辨法与实者之治法。

解曰：发汗之后而恶寒者，阳虚故也，如七十三条用"芍药甘草附子汤"。若不恶寒，但热者，则为里实也，当和胃气，与"调胃承气汤"。

上数条，皆言汗后或下后而为虚者之治法。但亦有变为实者，当随其所变而治之，不能先有汗下后为必虚之成见。

本条分两节："虚故也"为一节，即上条之"芍药甘草附子汤证"，其下为一节，言汗后只热不寒，则非虚而实，由"太阳"进而为"阳明证"矣。时肠中犹未燥结，不见腹满，故以"调胃承气汤"微溏之，先去其化热之源，则病可解矣。

只热不恶寒者，产热功能亢进也。见烦渴者，为"白虎证"；见腹满者，为"小承气证"；见腹满而谵语者，为"大承气证"；只见热而不烦躁，为本方证。以病虽在"阳明"，尚不为重，故不曰下而曰和。"阳明"指胃肠。仲师言胃，肠亦包括在内。热则不和，微利去其热，即可使胃气和。当和胃气，即是此意。

本条之脉证、舌证：实则脉当数大或滑数；舌苔当已化黄。虚则如七十三条。

本条之针法：

实：曲池丅　合谷丅　足三里丅　内庭丅

虚：如七十三条。

上四穴能引血向四肢放散，减轻内热。

七十六、七十七条：太阳病，发汗后，大汗出，胃中干，烦躁不得眠。欲得饮水者，少少与饮之，令胃气和则愈。若脉浮，小便不利，微热，消渴者，五苓散主之。

本条言汗后烦渴治法之一。

解曰："太阳病"经发汗后，表证虽解，因大汗出之故，使水分发泄过多，致胃中干燥，成为烦躁不得眠；因燥欲得水饮以润之者，则少少与饮之，不可多与；只令胃中得润，其气自和则愈。若汗后其脉见浮，小便不利，身微有热而口渴者，则表证未尽解，且兼停饮之症矣，宜“五苓散”解表化水饮以治之。

本条亦分两节：至“胃气和”为一节，至“五苓散”为又一节。

上节：汗后，表邪已解，但因发汗太过，各组织之水分消耗过多，口腔中之唾腺遂分泌不足，与胃壁黏膜失润，神经失水涵养，于是烦躁不得眠。各组织需要水分以冀救济，于是口渴欲饮水，斯时宜少少与饮之，则可使胃中滋润，胃气自和而愈。若恣意饮之，则汗后生理功能未全恢复，反成停水矣。

下节：汗后见脉浮微热，表证犹在也。而小便不利，消渴饮水者，复引起停饮也，以小便不利为肾脏停止泌尿工作，胃肠中水分不被组织吸收，停积为饮也。既有停饮而复消渴者，以组织不吸收，中下二焦之水气无由上达，咽黏膜失润而觉渴也。故虽渴，水入则仍吐出。“五苓散”之白术即为促进组织之吸收，佐以泽泻生津止渴而利小便，猪苓利水，茯苓除烦，桂枝得热饮而解表，合而为解热止渴利小便之作用，适合脉浮、小便不利、微热、消渴之病证。

徐灵胎曰：“胃中干而欲饮，此无水也，与水则愈。小便不利而欲饮，此蓄水也，利水则愈。同一渴而治法不同，盖同一渴而渴之象及渴之余症亦各不同也。”

成无己曰：“发汗已解，胃中干，烦躁不得眠，欲饮水者，少少与之，胃气润则愈。若脉浮者，表未解也，饮水多而小便少者，谓之消渴，里热甚实也。微热消渴者，热未成实，上焦燥也，与‘五苓散’，生津液，和表里。”

本条之舌证：当为薄白苔。

本条之针法：

合谷⊤　外关⊤　中极⊤　足三里⊤　阴陵泉⊤

前二穴，取其退热解表；后三穴，取其利小便。

五苓散方

猪苓十八铢（去皮）　泽泻一两六铢半　茯苓十八铢　桂枝半两（去皮）　白术十八铢

右五味，为末，以白饮和服方寸匕，日三服，多饮暖水，汗出愈，如法将息。

孙思邈曰：“方寸匕者，作匕正方一寸，抄散取不落为度。”

本方之主症：渴欲饮水而小便不利者。又：大汗出，烦躁，小便不利，微热，消渴者。又：发热烦渴欲饮水，水入则吐者。

《和剂局方》曰："'辰砂五苓散'，治'伤寒'表里不解，头痛发热，心胸郁闷，唇舌干焦，神思恍惚，狂言谵语，如见鬼神，及治瘴疟烦闷不省者，即本方加辰砂。如中暑发渴，小便赤涩，用新汲水调下。小儿五心烦热，焦躁多哭，咬牙上窜，欲成惊状，每服半钱，以温热水下。"

《三因方》曰："己未年，京师大疫，汗之死，下之死，服'五苓散'遂愈。此无他，温疫也。"

又："'五苓散'治伏暑饮热，暑气流入经络，壅溢发衄，或胃气虚，血渗入胃，停饮不散，吐出一二升许。"

《伤寒百问经络图》曰："'五苓散'又治瘴气温疟，不服水土，黄疸或泻；又治中酒恶心，或呕吐痰水，水入便吐，心下痞闷者；又治'黄疸'如黄橘色，心中烦急，眼睛如金，小便赤涩，或大便自利。若治'黄疸'，以'山茵陈'煎汤下，日三服。"

《仁斋直指方》曰："'五苓散'治湿症小便不利。《经》曰：'治湿之法，不利小便，则非其治'；又治'伤寒'烦渴，引饮过多，小便赤涩，心下有水气者；又欲使水饮流行，每服二钱，沸汤调下；若小便更不利，则加防己以佐之；又治尿血，又治便毒。"

罗谦甫曰："春夏之交，人病如'伤寒'，其人汗自出，肢体重痛，难以转侧，小便不利，此名'风湿'，非'伤寒'也。阴雨之后，感受水湿，或饮引过多，则多成此证。若多服'五苓散'，使小便通利，湿去则愈。初虞世曰：'医者不识，作伤风治之，发汗而死，下之亦死。己未之年，京师大疫，正因此也。'罗得其说，救人甚多。大抵'五苓散'惟能利水去湿，胸中有停饮及小儿吐哯欲作痫者，'五苓散'最妙也。"

《类聚方广义》本方条曰："'霍乱'吐下之后，厥冷烦躁，渴饮不止，而水药共吐者，宜严禁汤水果物。每欲饮水，与'五苓散'；但一帖，分二三次服为佳。不过三帖，呕吐烦渴必止。吐渴共止，则必厥复而热发，身体惰痛，仍用'五苓散'，则必漐漐汗出，诸证脱然而愈。"

七十八条：发汗已，脉浮数，烦渴者，五苓散主之。

本条亦为汗后烦渴之治法。

解曰：发汗已后，而脉见浮数，与烦渴，小便不利者，以"五苓散"主治之。

发汗已，为已经发汗而表热仍未解，故脉见浮数。因发汗往往引起停水，即肾脏停止泌尿工作，水液停蓄，水毒与热充满于胃肠之间，热不解而为烦，水不化为而渴。此证用"五苓散"，应当有小便不利；否则汗后脉浮数，烦渴，明明为胃中有热兼胃中干燥，因热而脉为数，因热而为烦渴，“五苓散”有桂助热，有术助燥，决不适用也。

汤本氏云：“本条虽说唯脉浮数与烦渴二证可用本方，其实既于前条示以小便不利，故于本条省略之，非无此证之意也。尾台氏云：‘于发汗已，脉浮数之下，似脱发热、小便不利等证。盖发汗后烦渴者，概非本方证，而为‘石膏剂证’。然‘石膏剂证’之烦渴，必伴以脉浮滑，或滑或洪大等，决不浮数。今脉浮数与烦渴并举，则虽略去发热、小便不利，于本方亦理无不可也。”

方中行曰：“已者，言发汗毕，非谓表病罢也。烦渴者，膀胱水蓄，不化津液，故用‘四苓’以利之。浮数者，外表未除，故凭一桂以和之。谓‘五苓’能两解表里者此也。”

七十九条：伤寒，汗出而渴者，五苓散主之；不渴而心下悸者，茯苓甘草汤主之。

本条以汗出渴与不渴而分别用方之法。

解曰：“伤寒”汗出之后而渴，小便不利者，“五苓散”主之；如汗出之后不渴而心下悸者，则以“茯苓甘草汤”主治之。

本条仅举汗出渴与不渴，分别举用二方，实为简略。“五苓散”衔接上二条而下，固可省文，而“茯苓甘草汤”不能以“汗出不渴”四字即可指证用此方，其中必有阙文无疑。柯韵伯云：“当有‘心下悸’三字”，诚是。“茯苓甘草汤”原是治水饮之方，有心下悸之证。陈逊斋直接以“心下悸”三字填入之，条明理清，因从之。“茯苓甘草汤”，以茯苓治悸，桂枝降冲，桂、苓化水，生姜温胃，甘草缓中。

陈逊斋曰：“‘五苓’与‘苓甘’皆治水之剂。水在下焦，故小便不利。‘苓甘证’水在心下，故心下必悸。‘五苓散’水结少腹，故水不上济，胃干而口渴。‘苓甘证’水停心下，故胃不干而不渴。”

本条之脉证、舌证：脉当浮数；苔当薄白。

本条之针法：

中脘×　水分×

二穴皆主温中化水，止悸降冲。

茯苓甘草汤方

茯茶二两　桂枝二两（去皮）　生姜三两（切）　甘草一两（炙）

右四味，以水四升煮取二升，去滓，分温三服。

本方之主症：

东洞翁本方定义曰：“治心下悸，上冲而呕者。”

《杂病辨要》痘疮条曰："疹点稀朗红润而心下悸者，急当治其悸；否则小便不利，水气满于皮肤，而结痂必迟。治悸宜'茯苓甘草汤'。"

《方舆輗》本方条曰："心下悸大率属于痫饮，以此方加龙骨、牡蛎绝妙。又此证致不寐者，以'酸枣汤'及'归脾汤'不能治也，余用此方，屡奏奇效。有一妇人，自心下至膈上动悸颇甚，宛然城郭震动，遂眩晕不能起，夜悸烦而目不合，如此数年，屡易医不愈。余最后诊视，谓病家曰：'群医之案不一，今我姑置病因不论，止投以一神方，服之不怠，则病可得间。'即以'茯苓甘草汤'加龙骨、梅花蛎与之，日渐有效。淹久之病，半年痊愈，病家欣忭不胜。此非奇药异术而能起沉疴痼疾者，盖为在汉以上之方药也。"

八十条：中风发热，六七日不解而烦，有表里证，渴欲饮水，水入则吐者，名曰水逆，五苓散主之。

本条为有表里证之"水逆"治法，亦即"五苓散"之主症。

解曰："太阳中风"，发热汗出，脉浮之表证，经六七日尚不解，而且增烦躁者，为有表证复兼里证矣。其烦渴欲饮水，水入则又不受而吐出者，亦里证也。此名"水逆"，以"五苓散"解表热化里水治之。

《金鉴》曰："'中风'发热六七日不解而烦者，是有表证也。渴欲饮水，水入则吐者，是有里证也。若渴欲饮水，水入则消，如前条之胃干，少少与饮，令胃和则愈。今渴欲饮水，水入不消，上逆而吐，故名曰'水逆'。原其所以吐之之由，则因邪热入里，与饮相搏，三焦失其蒸化而不能通调水道，下输膀胱，以致饮热相格于上，水无去路于下，故水入则吐，小便必不利也。宜'五苓散'辛甘淡渗之品，外解内利，多服暖水，令其汗出尿通，则表里两解矣。"

汤本氏曰："谓之表里证者，有脉浮，发热，汗出而恶寒，头项强痛，'桂枝证'之表证，又有胃内停水之里证。此胃内生停水者，由小便不利，则肾脏功能障碍之结果，排泄阻止，水毒充满于胃肠之内；而此水毒与热毒结合，故渴欲饮水，然咽下之，则水毒充填之胃腔再无容受之余地，势必不得已而吐出之也：是师所谓'水逆'也。此际若用本方，则方中之桂枝由汗腺排出水毒，同时发挥解热作用，且抑制水毒之上冲，以资他药之活动。故以泽泻为君，以治烦渴，又由猪苓、茯苓、白术之援助，则水毒与热毒由泌水器而驱逐之，故胃肠内之停水消失，而吐自镇矣。此古方之神妙，至足叹服也。"

本条之舌证：当为薄白苔。

本条之针法：

中脘⊤　气海⊤　阴陵泉⊤　内关⊤　合谷⊤　外关⊤

取“中脘”以利上下枢机，且可止呕吐；“气海”“阴陵泉”引水下达；“内关”解胸脘部神经之紧张；“合谷”“外关”引血向外奔放，以解表邪。

八十一条：未持脉时，患者叉手自冒心，师因教试令咳，而不咳者，此必两耳聋无闻也。所以然者，以重发汗，虚，故如此。

本条为问诊探病法。

解曰：未持脉时，见患者叉手自冒心，师使咳以试之，患者不作咳声者，此必耳聋无闻也。其所以叉手冒心与耳聋者，以重发其汗，虚，故如此也。

发汗每使心阳外散而成阳虚（心阳指体温与心功能）。水气无阳不化，当发汗阳气外散之时，肠胃间之水气随之上升，当汗后阳气虚微之时，即停于心下而为心下悸。患者觉悸动之不舒，乃叉手以冒其心部，欲求悸之宁静。若重发其汗，不特心阳虚而津液亦虚。津虚即阴虚，阴虚则为脑转耳鸣或耳聋矣。津液之生，由于阳气之化。气者，各组织细胞之生活力也，其发动之原则，属生殖腺中所产生之生殖素。人生各脏器各组织发育滋养之力，即借此元素为发动力。《内经》名之曰“精”，亦曰“肾气”。生殖素源源产生充足者，一切细胞之生活力不减，新陈代谢旺盛，津液之在人身亦充而且富。“伤寒”一再发汗，重伤其津，间接伤及元素，于是神经失养，细胞痿废，尤以知觉神经之影响更大，故五官方面之变动至巨，目眩，耳鸣，耳聋，相继发生也。试观初病一二日，或劳倦过甚，汗腺稍多，即口味不振；再重则头昏，目眩，耳鸣。可见津液受伤者，五官之知觉神经先受影响。《内经》谓“精脱者耳聋”，盖即此理。总观此条，叉手自冒心，为阳虚水停心下作悸，与六十九条同，可以“桂枝甘草汤”治之；耳聋无闻为重汗阴虚，宜“附子汤”或“苓桂术甘汤”治之。

本条之脉证、舌证：当与六十九条同。

本条之针法：

肝俞⊥　肾俞⊥　命门⊥

余如六十九条。

此三穴为补肝肾之法，能补助耳窍中之听神经，与其组织中之淋巴发生变动以复聪。

八十二条：发汗后，饮水多，必喘；以水灌之，亦喘。

本条戒发汗后不可多饮水也。

解曰：发汗之后，津液干燥口渴，宜少少与饮之：若恣饮过多者，必发喘；或以水浇灌之，亦必作喘。

发汗后，饮水多必喘者，以汗伤气，即各组织之神经发生疲劳，不能作充分吸收，饮水过多，水饮即停而上逆，故喘，可以“五苓散”化其水。以水灌之亦喘者，汗后汗腺开张尚未十分收缩，猝受水灌即紧闭而体温不得发泄，浊热向肺奔放，故亦作喘。此时可视其寒热轻重，择用“小青龙汤”“麻杏甘石汤”“文蛤散”等方用之。

柯韵伯曰：“未发汗，因风寒而喘者，是‘麻黄证’。下后微喘者，‘桂枝加厚朴杏仁证’。喘而汗出者，‘葛根黄芩黄连证’。此汗后津液不足，饮水多而喘者，是‘五苓证’。以水灌之亦喘者，形寒饮冷，皆能伤肺，气迫上行，是以喘也。汉时治病有火攻水攻之法，故仲景言及之。”

本条之针法：

中脘⊤　太渊⊤　尺泽⊤　经渠⊤　合谷⊤　足三里⊤　天突⊤　膻中⊤

以平喘为目的，择用上列各穴三四位即可。

八十三条：发汗后，水药不得入口为逆。若更发汗，必吐下不止。

本条为发汗后之“水逆证”。

解曰：发汗后，水药不得入口者，胃有停水，为“水逆”于上也。若更发汗，则停水愈甚，必吐下不止。

发汗之剂都为辛温升散之品。生理功能往往随物质之性起一种反射作用。故发汗剂入胃肠后起升散作用，胃肠腹腔之水即随升散之性而上升，而为汗液之补充，其未经汗出者，即停于胸胃之间。但阳气已因汗而消耗，不能再化此停水。水停于中，即上逆而为吐，甚至拒绝外入之水药，即八十条之“水逆证”。此时当以“五苓散”化其停水，不能再与发汗。若更发汗，则阳气愈散，水饮愈聚，上逆愈甚而为吐不止，甚至胃肠中之功能失职，停水下趋而为下泄不止。

张路玉曰：“水药不得入口为逆，言‘水逆’也。若更发汗，必吐下不止者，以其原有蓄积痰饮，发汗徒伤胃中清阳之气，必致中满，若更发汗，则水饮上蒸而为吐逆，下渗而为泄利矣。凡发汗皆然，不独‘桂枝’当禁。所以‘太阳水逆’之证不用表药，惟‘五苓散’以导水，服后随溉热汤以取汗，所谓两解表里之法也。”

周禹载曰：“水药不得入口为逆。其人素有痰饮，清阳之气久虚者，误汗则风邪挟饮，结聚上焦，以致水药拒格不入也。若更汗，不使津液愈伤，水饮愈逆耶！逆则必吐，吐则必泄，盖上气虚而下窍亦开，肺与大肠为表里也。设使竟服‘桂枝’，何至为逆？后服‘五苓’，又何至吐下不止乎？”

本条之脉证、舌证：同八十条。

本条之针法：

中脘×　神阙×　气海×　足三里⊤

吐，照八十条取穴。吐下不止，取以上各穴。

八十四条：发汗吐下后，虚烦不得眠。若剧者，必反复颠倒，心中懊侬，栀子豉汤主之。若少气者，栀子甘草豉汤主之。若呕者，栀子生姜豉汤主之。

本条为发汗或吐或下后成为虚烦之治法。

解曰：发汗或吐或下后，伤其津液，使神经失养而为虚烦不得安眠。若虚烦之剧者，必反复颠倒而不安，心中懊侬而不宁，宜以“栀子豉汤”清心养液以治之。若虚烦不眠复见气短者，以“栀子甘草豉汤”主治之，加甘草以缓其肺也。若虚烦不眠而兼呕吐者，则以“栀子生姜豉汤”主治之，加生姜以止其呕也。

发汗或吐或下后虚烦不得眠者，以伤其胃腑津液，胃气失其机转之力，血循环失去平衡，肾不能多量排泄小便，于是血中存留尿素与残余之热毒相合，刺激大脑皮质，致神经不宁静而为烦，烦则不得眠矣。仲师称之为虚烦者，以汗吐下伤其胃阴，故曰虚也。反复颠倒者，形容不眠之甚也。心中懊侬者，形容心烦之甚也。此时不特脑神经不宁，胸腔中更起炎性充血矣。治之以“栀子豆豉汤”者，以两者皆属苦寒之品，苦可清心除烦，寒可消炎退热。且栀子能降血压，使脑神经宁静，豆豉能生水液，以滋胃阴，两者合用，成为清心宁神之良方，热病后虚烦之特效剂矣。

本条上半节分两截看：“发汗吐下后，虚烦不得眠”为一截，用“栀子豉汤”；“若剧者”至“心中懊侬”为一截，亦用“栀子豉汤”。上者病轻，下者病重，其病理与病灶则皆同，故悉可用本方治之。

若少气者，谓虚烦不得眠复兼少气之证也。少气者，呼吸迫促也。以胸中烦热较甚，致肺脏不安，呼吸呈迫促之现象也。甘草有消炎缓迫促之作用，故加于本方中，名曰“栀子甘草豉汤”。

若呕者，谓虚烦不得眠复兼呕吐之证也。呕为胃阴虚而胃气上逆也。以生姜有止呕作用，故加于本方中以治其呕，名曰“栀子生姜豉汤”。

虚烦不眠，大多起于热病之后，余热未清，正气未复之时，“栀子豉汤”实有特效。

方中行曰：“虚烦不得眠者，火邪乍退，正气暴虚，余热闷乱，胃中干而不和也。剧，极也。反复颠倒，心中懊侬者，胸膈壅滞不得舒快也。所以用‘栀子豉汤’，高者因而越之之法也。”

本条之脉证、舌证：脉当虚数；舌红而嫩。

本条之针法：

虚烦不得眠者：间使丅　厉兑丅

心中懊侬，反复颠倒者：间使⊤ 巨阙⊤ 劳宫⊤ 涌泉⊤

兼少气者加：太渊⊤

兼呕者加：内关⊤ 足三里⊤

栀子豉汤方

栀子十四枚（擘） 香豉四合（绵裹）

按：栀子（擘），香豉（绵裹），后仿此。

右二味，以水四升，先煮栀子得二升半，内豉，煮取一升半，去滓，分温二服。

本方之主症：虚烦。

《千金要方》本方条曰："治少年房劳短气。"

《圣济总录》曰："治'虾蟆黄'舌上起青脉，昼夜不眠。"

《肘后百一方》本方条曰："治霍乱吐下之后，心腹胀满。"

《小儿药证直诀》曰："'栀子饮子'（即本方）治小儿蓄热中之身热狂躁，昏迷不食。"

"栀子豉汤"为温病汗吐下后余热未尽之佳方。凡温病最易耗散阴液。阴液既伤，虽经汗或吐或下后，病邪虽解，残余之热毒往往不净，成为午后潮热或五心烦热、失眠、心烦等证，本方即为特效之剂。亦可于脉证、舌证中得之。"温病"未解之脉为滑数，舌为黄苔；既解之后，脉数而不滑，数且无力，即为伤阴之脉，黄苔化为薄白红嫩，亦为伤阴之苔。与以本方，无不应手而效。脉舌不可不注意也。

栀子甘草豉汤方

栀子十四枚 甘草二两 香豉四合

右三味，以水四升，先煮栀子、甘草，得二升半，内豉，煮取一升半，去滓，分温二服。

本方之主症：虚烦而短气者。

《千金要方》本方条曰："'栀子甘草豉汤'，治食宿饭、陈羹、臭肉、宿菜而发者。"

八十五条：发汗，若下之，而烦热，胸中窒者，栀子豉汤主之。

本条为有烦热、胸中窒塞不舒之治法。

解曰：发汗或下之，致伤其阴而为烦热，甚至食管发炎，致胸中似窒塞不舒者，以"栀子豉汤"清热养液以治之。

热未必皆烦，烦必皆有热，第热之虚实或有不同耳。本条发汗或下之而见烦热者，以汗下伤阴，阴虚则作热而烦；且因发汗或下后，热邪仍未尽解，留热于中，引起食管或胸腔发生炎性，致窒塞不舒。窒者，阻塞而不能容物，觉食物等有所梗塞也。汤本氏谓："食管有压窄之自觉，由食管之黏膜受热毒而干燥，食下觉不滑利也。"总之，此证为烦热而自觉胸中不舒，与上条心中懊侬相仿佛。"栀子豉汤"原为治汗吐下后之烦，本条之烦热，亦由汗下后所发生，故亦可用本方。"栀豉"苦寒，清其主要之烦热，则胸中因热郁而窒塞，或食管炎症而窒塞，可不治而退矣。

本条之脉证、舌证：当与上条同，药证类同也。

本条之针法：照上条"心中懊侬"取穴。

八十六条：伤寒五六日，大下之后，身热不去，心中结痛者，未欲解也，栀子豉汤主之。

本条为"温病"热未解而兼胸中痛者之治法。

解曰："伤寒"五六日之热，经大下之后，身热仍不去，转而心中结痛者，热郁于胸腔食管间，无欲解之机也；宜以"栀子豉汤"清胸中之热以治之。

"伤寒"为外感病之总称，不专指"太阳伤寒"项强身痛发热恶寒无汗之"伤寒"。本条"伤寒"五六日，大下之后，身热不去，乃指"温病"。否则表邪未解，遂用大下，不变证百出耶！最低限度，亦必成为"结胸"，或利下不止。

"温病"之热，为产热功能亢进，热自里发，内外皆热，下之可去其里热，故前人有"'伤寒'下不嫌迟，'温病'下不嫌早"之说也。"温病"经下之后，身热不去者，即下文"未欲解也"之表热仍未因下而解也。下后伤其阴液，至胸腔食管等之黏膜发生干燥，引起炎症而作痛，较上条胸中窒者更加重之，且亦有烦热不得卧之症状，条文中虽未指出，于汤方中可以推知之。胸中窒，心中结痛，病灶部位相同，病理亦同，彼用"栀豉汤"，此亦可用"栀豉汤。"痛虽较窒为重，"栀子豆豉"亦能止胸痛，《本经》称"治疮疡"，震亨称"治热厥心痛"。且其清热之力，即有消炎止痛之效，痛较窒虽重，仍可用也。

本条之脉证、舌证：脉当为浮数，或数；舌当红。

本条之针法：

曲池丅　合谷丅　足三里丅　间使丅　内关丅　膻中丅　巨阙丅

八十七条：伤寒下后，心烦，腹满，卧起不安者，栀子厚朴豉汤主之。

本条为虚烦腹满之治法。

解曰："伤寒"发热与下之后，伤其阴液而为心烦，伤其胃气而为腹满，致卧起不安者，以"栀子厚朴豉汤"主治之。

本条心烦为"温病"下后伤阴，神经失润之虚性兴奋，且以血液内趋之热，熏蒸刺激，更见烦而卧起不安。与前条之心中懊侬，反复颠倒，同一意义，同一症状，应仍用“栀子豉汤”。但有腹满一症在内，则于“栀子豉汤”中加入治腹满之厚朴即可。

腹满为下后而得，其为虚满也，可无疑义。山田氏曰：“其所以致腹满者，以下后内虚，气滞不通之故，与‘厚朴生姜半夏人参汤’同一虚胀，虽满而不坚实。”此说甚是。胀满有实有虚，实者为肠中有积滞，产生浊气；属于下后，肠中当无积滞，其满当为肠功能因下之刺激而虚，不能分清淅浊，故成虚满。

“栀子厚朴汤”中有枳实而无香豉，当有错误。陈逊斋氏已先言之，本条烦而卧起不安，原为“栀子豉证”，如何不用豆豉？腹满为滞气不降，并无积滞，只需厚朴之芳香辛温刺激神经使之兴奋，温降滞气，无须枳实之荡涤实积，故依陈氏以枳实易豆豉，仿“栀子甘草豉汤”“栀子生姜豉汤”意，名“栀子厚朴豉汤”。

本条之脉证、舌证：脉当数而少力，或大而少力；苔当黄淡而松，或中后根有苔，舌端无苔。

本条之针法：

间使丅　劳宫丅　涌泉丅　足三里丨　公孙丨

前三穴清心肾，今之所谓诱导法，减低脑部血压使神经宁静，引血外行使胸腔清旷也。后二穴则调抚脾胃，亦即反射法激动肠中功能发生运用力，以治腹满也。

栀子厚朴豉汤

栀子十四枚（擘）厚朴四两（炙）香豉四合

以上三味，以水三升半，煮取一升半，去滓，分二服。

本方之主症：虚烦腹满。

《类聚方广义》云：“下后，心烦，腹满，卧起不安者，世医动辄以为病尚未尽，有尚用三‘承气汤’等误治者，此长沙氏之所以有是等方法也。措治之间，是宜注意。”

八十八条：伤寒，医以丸药大下之，身热不去，微烦者，栀子干姜豉汤主之。

本条为“温病”下后致上热下寒之治法。

解曰：“伤寒”“温病”，医以丸药大下之太过，致成上热下寒之局势，身热不去而微烦者，宜以栀子清上热，干姜温下寒以治之。

“温病”为上中下“三焦”内外皆热，丸药大下之，中下焦之热去，且伤其阳，则成为虚寒；而上焦之热与外热则依然未去，故上热则烦，外热则身热不去。故以栀子清上焦热以治烦，豆豉清外热以解身热，干姜则温中下焦之虚寒。虚寒当有溏泄或腹痛证，文中虽未明言，于用干姜上可以推而知之也。

原文中“栀子干姜汤”无豆豉。但自八十四条至八十九条，皆言“栀豉证”，应有豆豉，且身热非豆豉不可，故本条应加豆豉，逊斋亦是此说。

《金鉴》云：“‘栀子干姜汤’当是‘栀子豉汤’，断无烦热用‘干姜’之理。”其实眼目在大下，大下则溏泄未已，故用干姜，身热则豆豉不可去也。

古人用丸药作下，取其峻。陈修园氏谓：“丸则缓留于中”，大误。文中明言大下之，何尝缓留于中？盖泥于“丸者缓也，汤者荡也”之义，食古不化，乃生误解。

本条之脉证、舌证：脉当为浮而虚；舌当为苔薄白。

本条之针法：

曲池⊤ 合谷⊤ 间使⊤ 天枢× 建里× 气海×

前三穴为退热除烦，后三穴为温其胃肠。

栀子干姜豉汤

栀子十四枚（擘） 干姜二两 豆豉四合

本方之主症：身热微烦而腹痛或溏泄者。

《圣惠方》曰：“‘干姜散’方（本方加薤白七茎）治赤白痢，不问日数多少。”

八十九条：凡用栀子豉汤，患者旧微溏者，不可与服之。

本条说明“栀子豉汤”之禁忌。

解曰：凡用“栀子豉汤”，其患者旧有胃肠虚寒，大便微溏者，不可与服之。旧微溏，其人胃肠素有虚寒，纵有心烦懊侬，不能再用苦寒剂重损其阳，故提出禁戒之。然而其人胃肠虚寒而有“栀子证”者将奈何？则上方之“栀豉干姜豉汤”可用也。

九十条：太阳病，发汗，汗出不解，其人仍发热，心下悸，头眩，身瞤动，振振欲擗地者，真武汤主之。

本条为表热未解，引起阳虚水动之治法。

解曰：“太阳病”，为之发汗，但汗出而热未解，其人仍发热，反因发汗而虚其阳气，引动其水饮停于心下而为心下悸；水毒上逆刺激大脑神经而为头眩，肌肉中亦因阳气虚，水气不化，刺激神经发生反射而为瞤动，甚至震颤不已，不能坐立而欲仆地之象；如此者，以“真武汤”温经化水以治之。

瞤动者，肌肉跳动也。凡水气流动于肌肉中，在其部不能通过时，即刺激神经发生跳动。振振欲擗地者，即七十二条“身为振振摇”之剧者，亦阳虚畏寒之状也。喻嘉言曰："'振振欲擗地'五字，形容亡阳之状如绘。"盖汗出过多，卫气解散，其人似乎全无外廓，无可置身，思欲擗地以处其内也。大热亡阴者，欲坐井中，避热就冷也。汗多亡阳者，欲擗地中，避虚就实也。试观婴儿汗出过多，神虚畏怯，常合面偎入母怀，岂非振振欲擗地之一验乎？

山田氏曰："此条所言'太阳病，以'麻黄''青龙'等大发其汗时，其人充实者，当出汗，可复常；若其人虚弱者，汗出而表证罢，病仍不解，发热，心下悸，头眩，身瞤动，而欲仆地，此以汗出多而阳亡故也。此虽发热，然非表不解之发热，乃虚火炎上之发热，后世所谓真寒假热者是也。心下悸为胃阳虚而水饮有停蓄所致。头眩为头中之阳虚，《灵枢·卫气》篇所谓'上虚则眩'是也。身瞤而欲仆者，经中之阳虚。'茯苓桂枝白术甘草汤'条所谓'发汗则动经，身振振而摇'是也。此表里上下俱虚之候备，故与'真武汤'以复其阳，以行其水也。"

本条虽有仍发热，而阳虚水动之症甚亟。仲师心法，阳虚者必先救阳。故以附子回阳，则振振欲擗地者可已；以茯苓化水，则心下悸、头眩可已；以白术助吸收水饮，协同茯苓化水气，协同附子以温中达四肢，以芍药、生姜温通血痹，则身瞤可已。

本条之脉证、舌证：脉当为微细，或浮大而虚；舌当淡而苔白，或灰黑而润。

本条之针法：

神阙× 关元×

二穴多灸，壮心阳，化水气，温通血管。

真武汤方

茯苓三两 芍药三两 生姜三两 白术二两 附子一枚（炮）

右五味，以水八升，煎取三升，去滓，温服七合，日三服。

本方之主症：心下悸，头眩，身瞤动，振振欲擗地，小便不利，或呕，或下利拘急腹痛。

东洞翁本方定义曰："治心下悸，身瞤动，振振欲擗地，小便不利，或呕，或下利若拘痛者。"

《方机》本方之主治曰："腹痛，小便不利，四肢沉重疼痛，下利，或咳，或呕。"

又曰："心下悸，头眩，身瞤动，振振欲擗地者。"

又曰："舌上干燥，黑胎生，口中有津液，身热，头眩，手足振振，或下利者。"

《类聚方广义》本方条曰："'痿躄病'，腹拘挛，脚冷不仁，小便不利，或小便不禁，皆治之。"

又曰："腰疼，腹痛，恶寒，下利日数行，夜间尤甚者，是名疝痢，宜此方。又久痢而浮肿，或咳或呕者，亦宜用之。"

又曰："产后下利，肠鸣腹痛，小便不利，支体酸软，或麻痹而有水气，恶寒发热，咳嗽不止，渐成痨状者，尤为难治，宜此方。"

《勿误药室方函口诀》本方条曰："此方所以谓内有水气为目的，与其他附剂异，因水饮而心下悸，身瞤动，振振欲擗地，或觉麻痹不仁，手足引痛，或水肿，小便不利，其肿虚濡而无力，或腹以下有肿，臂肩胸背羸瘦，其脉微细或浮虚，心下大痞闷，饮食不甘，或四肢沉重疼痛，下利者，用之皆有效。"

《伤寒绪论》曰："凡不得眠者，皆为阳盛，切忌温剂，惟汗吐下后，虚烦，脉浮弱者，因津液内竭，则当从权，用'真武汤'温之。"

《易简方》曰："'真武汤'不惟阴证'伤寒'为当服，若虚劳之人，憎寒壮热，咳嗽下痢，皆宜服之。"

《医史》撄宁生传曰："宋可与妾，暑月身冷，自汗，口干，烦躁，欲卧泥水中。伯仁诊其脉，浮而数，沉之豁然虚散。曰：'此为阴盛隔阳，得之饮食生冷，卧坐风露。'煎'真武汤'，冷饮之，一进汗止，再进烦躁去，三进平复如初。"

九十一条：咽喉干燥者，不可发汗。

本条至九十七条皆言发汗之禁例。

解曰：平素咽喉有干燥之患者，不可以发汗。

素有咽喉干燥之人，其阴必虚，以其黏膜中素少水分。发汗则黏膜愈干燥，故禁止发汗。咽为食管之上口，喉为肺气管之上口，素有干燥之患者，每有肺结核或喉头结核之病，其营养素不良，若与汗剂，则伤阴液，结核菌愈形猖獗无制矣。

咽喉干燥者，宜常服"麦门冬汤"。发生感冒非汗不解时，"麦门冬汤"加"葱豉"以微汗之。"麻桂"切不可以沾唇。或用"小柴胡汤"亦可。

九十二条：淋家不可发汗，发汗必便血。

解曰：有"淋病"之人，其下元阴虚，亦不可发汗，发汗必小便血。

淋患者，其肾阴虚，发汗势必引起下焦之水，于是下焦之津液愈干，肾之相火愈炽。有"淋症"之病灶部分，其组织已不健全，相火炽张，尿道之血管必扩张，不健全之血管因而破裂出血，或肾脏中之血管破裂出血，故曰淋家发汗必便血。且于此悟得肾虚有"淋证"者，芳香性之灸治亦宜禁止。

"淋病"出血或肾脏出血者，可用"猪苓汤"。如有感冒，可于"猪苓汤"加"葱豉"汗之，或与"小柴胡汤"。

九十三条：疮家虽身疼痛，不可发汗，发汗则痉。

解曰：有疮疡者，每多血虚液虚，虽有身疼痛，为经络筋肉失养之所致，不可视为"伤寒表证"而发其汗，发汗则成痉矣。

"疮家"有二说：一为受金创而流血过多之贫血症，一为久患溃疡脓血过多之血虚证或淋巴外漏之液亏证。总之，属于血虚、液虚。发汗则阴愈亏，致组织干燥，成血不养筋之痉病，故不可发汗。纵有感冒，只可用"建中汤"温养而微汗之，或以"小柴胡汤"。

九十四条：衄家不可发汗；汗出必额上陷，脉急紧，直视不能眴，不得眠。

解曰：素易衄血者，亦不可发汗；汗出必额上陷，脉亦急紧，两目直视不能动，不得合目而眠。

易于鼻衄血之人，名曰"衄家"，其前额筛骨内部之组织必不健全，其前脑部之神经亦必虚弱不健全。发汗则血与热易向外向上奔集，血管因而扩张，素不健全之额内血管因扩张而再裂；如血流于外而为衄，则不致有额陷直视之危症，想必血管裂，血渗于外，凝固不流动，眼神经为之压迫而失其用，致直视不动，眴者，动也。额上陷，以额部之神经亦在前脑，被内部流出之凝血压迫，失去皮肤活动也。额陷，前额之皮肤板紧也。脉急紧，有谓额上之脉管紧急，以前额之皮肤紧急，脉管亦为紧急，其说亦合。但衄家必阴虚，发汗神经失养而起虚性紧张，故两脉紧急如真脏脉，为阴虚欲脱之象也。且直视不能眴，额上陷，皆是神经紧张状态，则两脉亦必发生紧张状态可以无疑。不得眠者，两目直视，眼睑不合，如不眠之状也，非烦躁不眠之眠也。病至如此，已无挽救，可不慎哉！然则"衄家"发生感冒，如何而可也？可以"黄连阿胶鸡子黄汤"加"葱豉"汗之。以黄连之苦寒降血压，使其热血不升；阿胶、鸡子黄滋养神经，柔和血管，防止血溢；"葱豉"则微汗之。或参"小柴胡汤"亦可。

九十五条：亡血家不可发汗，发汗则寒栗而振。

解曰：素有"咯血""咳血""大便血"等之失血者，亦不可发汗；发汗则寒栗而振。

亡者，失也。素有"咯血""便血"之失血者，曰"亡血家"。血为阴液，失血者必阴虚，其神经必灵敏而衰弱。如以辛温发汗，内则劫其阴血，而为津液更耗之阴虚重证；外则神经过敏，体温易于外散而为阳虚重证。内外皆虚，变为寒栗而振之虚脱现象，即上文所谓“发汗则动经，身为振振摇”者是也，斯时当以大剂“人参四逆汤”救之。

“亡血家”发汗如是严重，若有外感，只可以“小建中”加“葱豉”微汗之，或与“小柴胡汤”，务避辛温燥烈之品为要。

九十六条：汗家重发汗，必恍惚心乱，小便已阴疼，与禹余粮丸。（本方阙）

解曰：素有易于自汗之人，其心脏本衰弱，如重发其汗，则使之更弱而为恍惚心乱；且心脏弱者，其肾阴亦虚，小便后尿道中之神经失养而为阴中作痛，宜“禹余粮丸”。

方书以汗为心之液，多汗则伤心液云。心液伤则心气不足，今名心脏衰弱，亦即神经衰弱。患此者，其阴虚，其神经过敏而无力，若重发其汗，则汗愈多而阴愈伤，脑神经失养而为神经错乱，心脏亦自觉若空虚不宁，合之为恍惚心乱，此时当以“桂枝加龙骨牡蛎汤”救之，壮其心气，宁其神经。

神经衰弱者，其肾阴必亏，重汗致津液消耗过多，肾阴亦受损伤，小便后该部神经失其水分之滋润而为阴痛，宜以“猪苓汤”育阴止痛之法治之。

“汗家”不能重汗，如有感冒时，当仿“桂枝汤”啜粥助汗之法，只啜热粥而不药，微汗自解。以其易汗也，毋庸药剂。

“禹余粮丸方”，大论未载，王日休为之补方，用赤石脂、禹余粮，亦如龙、牡之镇静神经而已。

九十七条：患者有寒，复发汗，胃中冷，必吐蚘。

解曰：患者素有肠胃虚寒者，不先温里，反发其汗，则肠胃更寒，蚘失温养而蠢动，必发生吐蚘。

复，反也。吐蚘有作吐逆，以逆为是。寒指里寒。里寒者，纵有外感，必先温里。只发其汗，阳气外散，里愈虚寒，且能引其水饮而作吐逆。吐蚘亦有释如上解。

成无己曰：“患者有寒，则当温散。反发汗损阳气，胃中冷，必吐蚘也。”

张隐庵曰：“夫阴阳气血皆生于胃府水谷。患者有寒，胃气虚矣；若复发汗，更虚其中焦之气，则胃中冷，必吐蚘。夫蚘乃阴类，不得阳热之气，则顷刻倾生而外出矣。”

九十八、九十九条：本先发汗，而反下之，此为逆也；若先发汗，治不为逆。本先下之，而反汗之，为逆；若先下之，治不为逆。

本条言应汗而下，应下而汗，谓之逆治之意。

解曰：病有当先发汗，而反下之者，此为逆治也；若先与发汗治之，即不为逆。病有当先下之，而反汗之，此亦为逆；若先与下之，即不为逆。

“本”作“当”字解。应汗而下，应下而汗，必生变证，是谓逆治。如“桂枝麻黄证”，应发汗而用下法，则变为下利不止，或为痞满，或为结胸，此即为逆。如“承气证”，应下而用汗法，则津液愈涸，大便愈结，而为阳亢之躁狂不安，此即为逆也。

一百条：伤寒，医下之，续得下利，清谷不止，身疼痛者，急当救里；后身疼痛，清便自调者，急当救表。救里宜四逆汤，救表宜桂枝汤。

本条为表证兼里虚之治法先后定律。

解曰：“伤寒表证”，应发汗而医反下之，致大泄之后续得下利不止，且为完谷不化者，虽身有疼痛之表证，急当救里，用“四逆汤”。已后，身仍疼痛，而清便已调，不复下利清谷者，则急当救表，用“桂枝汤”。

下利清谷者，为利下尚未消化之物也，此为肠中虚寒，失熟腐之能所致。清便自调者，“清”作“圊”，即厕也，谓入厕已如常也。

“伤寒”应先解外，而医误下之，成为下利清谷不止者有之，成为阳邪下陷，协热下利者有之；一为虚寒，一为肠热，虚实寒热，绝对不同，应详细而分别之。虚寒者宜温里，“四逆汤”为主方。肠热者宜清里，“葛根黄连汤”为主方。

同为误下，一为虚寒，一为肠热，则视其人之禀赋如何而异。禀赋素薄，肠胃消化功能不强者，每为虚寒下利；素有湿热，平时喜膏粱厚味者，每成肠热下利。

本条举外有表证，内有虚寒，必先救虚寒而后解表，示人以定则也。温里宜“四逆汤”，解表宜“桂枝汤”，此举方例而已，非一成不变之法也。

本条之脉证、舌证：脉当为浮而微；舌当为淡而白。

本条之针法：

天枢× 气海× 足三里× 大杼⊤ 曲池⊤ 合谷⊤ 外关⊤

针法不若药剂之应先后分治，以药物属化学疗法，亦属复杂疗法，虚实内外往往不能合治。针则属于理学疗法，其主要目的，能疏通经络，宣导气血，可促使内脏功能兴起调整功能。病纵复杂，悉可作一次合治之。“天枢”“气海”“足三里”用灸治，即温其里之法。“大杼”“曲池”“合谷”“外关”即解表之法。

一百零一条：病发热，头痛，身体疼痛，若汗之不差，而脉反沉，当救其里，宜四逆汤。

本条为舍证从脉治法之例。

解曰：“太阳病”，发热，头痛，身体疼痛，法当汗之，而汗之病不差，其脉从浮紧而为沉者，当救其里，宜“四逆汤”。

病发热、头痛，为“太阳证”，其脉应浮，而脉反沉，足见里寒之候，依法为“麻黄附子细辛汤证”，而下文言当救其里，宜“四逆汤”，则汤与证不合，故各家佥言有脱简。《医宗金鉴》谓身疼痛之下当有下利清谷，方合当温其里之文。柯韵伯谓是“太阳”之表证而得“少阴”之里脉，当以“麻黄附子汤”发之；不差，下利清谷，身体疼痛，不可更汗，当温其里，宜“四逆汤。”因此汤本氏改为：“病发热，头痛，脉反沉，则与‘麻黄附子细辛汤’。若不差，而身体疼痛，下利清谷，则当救其里，宜‘四逆汤’。”如此改正，亦合病理。陈逊斋则改为“病发热，头痛，身体疼痛，若汗之不差，脉反沉，当救其里，宜‘四逆汤’”，更较清简，因从之。原文“若不差”，为汗之不差，抑下之不差，原文含糊。“身体疼痛”亦不合当救其里之条件。文次凌乱而有阙文，一望而知，然不越上述二条改正之范围。以逊斋所改者，较为合理。盖不论“麻黄汤”发汗，或“麻黄附辛”温经发汗，皆不致成下利清谷也。

本条之舌证：当质淡苔白。

本条之针法：

风池⊤　风府⊤　合谷⊤　经渠⊤　关元×

“风池”“风府”解散头部充血疏通经络以止头痛；“合谷”“经渠”，取汗退热；灸“关元”则强壮心肾元气也。

一百零二条：太阳病，其人冒，先下之而不愈，因复发汗，以此表里俱虚。因冒症汗出自愈，所以然者，汗出表和故也。得里未和，然后复下之。

本条示治冒之法则。

解曰：头痛发热恶风寒之“太阳病”，但其人眩冒而不头痛，应与发汗，医者乃先下之，下之而不愈，因复发其汗，于是表里俱虚。因医不知冒症汗出即可自愈。冒症之所以汗出自愈者，汗出表和之故也。如得里气未和之症状，然后复下之，则不误矣。

本条原文为：“太阳病，先下而不愈，因复发汗，以此表里俱虚。其人因致冒，冒家汗出自愈，所以然者，汗出表和故也。得里未和，然后复下之。”错误甚多。舒驰远曰：“原文云‘太阳病’，则必头项强痛，恶寒发热矣；曰‘下之而不愈’，是‘太阳病’未解可知矣；‘因复发汗’，不可谓不当。其病之解不解，置而不言，乃曰‘以此表里俱虚’。‘其人因致冒’，则其冒因汗而致明矣，何又曰‘冒家汗出自愈’？又曰‘所以然者，汗出表和故也’，其先已发汗矣，其表何以不和？且‘太阳’未兼‘阳明腑证，何又凭空插出二句曰‘得里未和，然后下之’？况早已下之矣，其里何不和？叔和伪撰，不通之至。”舒氏举其误，可不赘词。逊斋为之改正如上，则条明理清矣。

冒，眩冒也。头上如有重物冒住之状，与头痛同为脑部因寒邪外束，血与热上升压迫之故，此为实冒。法当汗出，解散外寒，其充于内部之血与热，汗解而亦得自和。若冒症起于汗后或下后者，则为虚冒，属脑贫血，汗下皆不可矣，宜“近效白术汤”。又有胃肠不洁，浊热上蒸而致冒者，亦属实冒，则宜“承气”下剂矣。

本条之脉证、舌证：脉当浮；苔当白。

本条之针法：

上星｜　太阳｜　风池⊤　合谷⊤　外关⊤　经渠⊤

前三穴疏通头部经络，解散充血以止冒。后三穴取其发汗以解表。

一百零三条：太阳病未解，脉阴阳俱微，必先振栗汗出而解；但阳脉微者，先汗出而解；但阴脉微者，下之而解。若欲下之，宜调胃承气汤。

本条为凭脉分应汗应下之法。

解曰：“太阳病”表证未解，手足阴阳之脉俱微者，必先见振栗寒战，汗出而解；但手部之寸口脉微者，先应汗出而解；但足部之趺阳脉微者，应下之而解。若欲下之，则宜“调胃承气汤”。

“脉阴阳俱停”之“停”，当为“微”字之误，下文“阴脉微”“阳脉微”之两“微”字即可知也。脉果停，则脉已绝矣，救治之未遑，尚可俟其振栗汗解耶？但在寒战时，暂时有十余分钟之沉伏则有之，沉脉似停，实非停也。

脉阴阳之“阴”，指足之趺阳少阴脉，“阳”指手之寸口脉。读仲师之自序“按寸不及尺，握手不及足，人迎趺阳，三部不参”云云，可知本条阴阳脉指手足之脉。

“太阳病”未解，脉阴阳俱微，必先振栗汗出而解者，脉管起收缩作用，血流阻塞；上部表部之血管有阻塞，则阳脉微；下部内部之血管有阻塞，则阴脉微。阻塞愈甚，则脉愈微，而血中之热愈郁。郁极，则生理之自然功能起激变，遂为寒战振栗，肢冷脉绝。不数分钟，阻塞通，血行畅，正气舒张，大汗淋漓而解矣。此证在夏秋疫病中最多，名曰“战汗”。业师瞿简庄尝谓：“正邪相争，正气胜，则汗出而解，不胜则立即死亡，危险危险。”

如为阳脉微而阴脉不微，则脉管之阻塞者在上部，在表部，不必待其战汗，先以汗剂解之可也。

如为阴脉微而阳脉不微，则阻塞者在内部，在下部。内部者宜下，亦不待其振栗自利而解，先以药下之可也。下之以“调胃承气汤”。

微脉，原为里虚气不足之候，忌汗忌下。此则可汗可下者，非气血之不足，乃气血之郁滞也。如何为气血不足？如何为气血郁滞？则以病态神情判之，四诊互参，辨别亦至易也。

本条不具症状，仅以阳脉微宜汗解，阴脉微宜下解者，仲师于此条殆注重论脉乎？汗有汗之证，下有下之证，可推而得之。

《金鉴》曰："'太阳病'未解，当见未解之脉；今不见未解之脉，而阴阳脉俱停，三部沉伏不见。既三部沉伏不见，则当见可死之证，而又不见可死之证，是欲作解之兆也。作解之兆，必先见振栗汗出而始解者，乃邪正交争，作汗故也。但作解之脉，不能久停。脉之将出，必有其先。先者何？先于三部上下阴阳沉伏不见处求之也。若从寸脉阳部微微而见者，则知病势向外，必先汗出而解；若从尺脉阴部微微而见者，则知病势向内，必自下利而解；如不自下利，若欲下之以和里，宜'调胃承气汤'主之。由此推之，则可知如不自汗出者，若欲汗之以和表，宜'麻黄各半汤'主之也。"

本条之舌证：苔多浊腻。夏秋湿热郁蒸，疫疠盛行时每多是证。

本条之针法：以症状定穴，不能凭脉定穴。

一百零四条：太阳病，发热汗出者，此为荣弱卫强，故使汗出；欲救邪风者，宜桂枝汤。

本条言邪风汗出之治法。

解曰："太阳病"之"中风"，发热汗出，此为荣气弱，卫气强，故使汗出也，欲治此风邪者，宜"桂枝汤"。

发热汗出即"太阳之中风证"。荣弱者，言荣气虚。荣主内守，虚则不能收纳阴液，致外泄而为汗之意也。卫强者，言卫气强。卫主乎外，卫强则汗孔开张，汗液得以外泄之意也。其实本证为散热功能亢进，"桂枝汤"调和荣卫，引血内行，故能止汗解肌。

柯韵伯曰："此释'中风'汗出之义，见'桂枝汤'为调和荣卫而设。荣者，阴也；卫者，阳也。阴弱不能藏，阳强不能密，故汗出。"

一百零五条：伤寒五六日，中风，往来寒热，胸胁苦满，默默不欲饮食，心烦喜呕，或胸中烦而不呕，或渴，或腹中痛，或胁下痞硬，或心下悸，小便不利，或不渴，身有微热，或咳者，小柴胡汤主之。

本条为"少阳病""小柴胡汤"之治证。

解曰："伤寒"五六日之"中风证"未解，转为往来寒热之"少阳证"。胸胁中发生异常满闷，终日默默不思饮食，心中烦而时欲作呕状者，即"少阳病""小柴胡汤"之证也。亦有兼胸中烦而不呕者，或兼渴，兼腹中痛者，或有胁下作痞硬者，或作心下悸，小便不利者，或不渴而微热者，或兼作咳者，概可以“小柴胡汤”主之。

往来寒热，与“太阳病”之发热恶寒名曰寒热者不同。“太阳”之寒热，恶寒时身亦热，发热时亦恶寒。此则恶寒时身不热，发热时不恶寒，寒已而热，热已而寒，一往一来，故曰“往来”，为“少阳病”特有之症状。然与疟疾又不同。疟有定时，此则无定时。疟一日一发，或二日三日一发，此则一日数发，无一定。所以如此者，以病在“少阳”。“少阳”之领域，当躯体之内，脏腑之外，内为脏腑，外为躯壳，所谓“半表半里”之间。病毒留恋此部，方书谓之“入与营争则寒，出与卫争则热”也。

胸胁为少阳经之领域。胸胁苦满者，胸胁部发生满闷、异常不舒也。以胸导管阻塞则胸觉满，两侧之淋巴管阻塞则胁觉满，故患者自觉胸骨胁肋间气胀填膺也。苟在肋骨弓之下沿肋骨而按之，有障碍物可以按得，此则淋巴管阻塞胀大也，为“少阳病”特有症状之一。

默默不欲饮食者，心不自安而又不好动，谓之默默，非悠然静默也。以“少阳病”，血不畅行于外，则为火郁；三焦油膜原为行水之道路，邪据于此，则水流不畅而为水郁。火郁则胸导管阻塞；水郁则淋巴管阻塞。火郁于中则心不自安，郁于内则气不畅于外，表层之气不畅，则躯体不欲动而似静默也；水郁于内，脾胃吸收作用成为呆滞现象，所以食欲不振而不欲食也。

心烦喜呕者，火郁于中则为烦。成无己曰：“烦者，热也。”《三因方》曰：“外热为躁，内热曰烦。”柯韵伯曰：“热郁于心胸者曰烦。”盖血不畅行于外，即热不能达于外，故郁于内而为火，而为烦。火者，指超越正常体温以上之热也。喜呕者，热郁于内，上越之所致也，《内经》曰“诸呕吐酸，皆属于热”是也。且因水郁之故，水毒亦能上逆而为呕，更以胸导管淋巴管之阻塞障碍，压迫胃腑，亦能引起反抗而为呕也。此心烦喜呕，所以亦为“少阳病”之特有症状。

“少阳”之领域既广，其引起领域范围内之症状亦至多，故于主症之外，往往兼有他证，大概视人之年龄强弱与宿疾而至不一。本条心烦喜呕以下之“或”字各证，即为兼证。或胸中烦而不呕，则为热仅在胸腔中，未及于心，火郁之程度亦轻，故上越与刺激胃腑之力较低，故胸只烦而不呕；或渴，为火郁水郁，液不上升也；或腹中痛，为火郁水郁之毒下趋，侵及胃肠神经也；且以肋骨弓下之淋巴干管障碍，亦能压及横行结肠之两端而为痛；或其人素有腹痛之宿疾，因三焦油膜不畅而病发，更且腹膜亦属于“少阳三焦”之领域，腹痛亦当易于引起也；或胁痞硬者，为肋骨弓下之淋巴干管更形增大也，或肝脾两脏发生肿大也。肝胆脾胃心肺俱在“少阳”领域之内，病则每易波及之；或心下悸，小便不利者，水郁则水停，水停于上，藉热之冲动而为心下悸，水停于下而不化，则为小便不利；或不渴者，水火之郁不甚，水津尚能上升也；身有微热者，为“少阳”之阻塞不甚，血热易于外达，不必作寒作热，仅有身热也；或咳者，水饮停于上而逆于肺也。凡此兼证，皆可以“小柴胡汤”治之。主症去，兼证自能随之而愈也。

柴胡苦辛，专疏泄淋巴管，解三焦之郁，开胸膈之塞，退寒热，解烦渴，“小柴胡汤”以之为君；黄芩苦寒，清火郁；姜、夏辛温，降水逆；参、草、枣则为补助津液，以为佐耳。

本条之脉证、舌证：脉当为弦数；舌当质红，苔薄白或薄黄，不全布满舌面。

本条之针法：

期门丅　大椎丅　间使丅　足临泣丅

以“期门”疏通脾肝之经络，以促进静脉之回流与疏泄淋巴管之阻塞，为治“少阳病”主要之穴；“大椎”“间使”则治寒热往来；“足临泣”以诱导胁肋之水气下行，减轻胸胁之痞满也。其他：心烦，取“间使”“内关”开胸解火郁；呕，取“上脘”“足三里”以降胃逆；胸中烦而不呕，取“内关”“劳宫”开胸涤烦；口渴，取“廉泉”“复溜”升津液；腹痛，取“天枢”“气海”疏腹膜之气；悸，取“巨阙”开胸降水逆；身有微热，取“外关”“曲池”“合谷”清外热；咳，取“尺泽”“太渊”宣肺气而助其肃降之力。

小柴胡汤方

柴胡半斤　黄芩三两　人参三两　甘草三两　半夏半升（洗）生姜三两（切）大枣十二枚（擘）

右七味，以水一斗二升，煮取六升，去滓，再煎，取三升，温服一升，日三服。

加减法：若胸中烦而不呕，去半夏、人参，加瓜蒌实一枚；若渴者，去半夏，加人参合前成四两半，瓜蒌四两；若腹中痛者，去黄芩，加芍药三两；若胁下痞硬，去大枣，加牡蛎四两；若心下悸，小便不利者，去黄芩，加茯苓四两。若不渴，外有微热者，去人参，加桂枝三两，温覆取微汗愈；若咳者，去人参、大枣、生姜，加五味子半升，干姜二两。

本方之主症：

东洞翁本方定义曰：“‘小柴胡汤’，治胸胁苦满，往来寒热，心下痞硬而呕者。”

《方机》本方之主治曰："若上逆者，'柴胡加桂枝汤'主之。于本方内，加桂枝五分。"

又："若本方证而呕逆剧者，加倍半夏，汤熟，加生姜汁一钱。"

《餐英馆治疗杂话》"小柴胡汤"条曰："此方不仅治'伤寒半表半里'之证，且其用极广，凡寒热往来者，不论何病。古人亦称之为价千金。用之之目的，凡左胁下拘挛或凝，按则痛，往来寒热者，靡不效，所谓'胸胁苦满'者是也。疟疾等寒热相半者，合'桂枝汤'甚有效。凡风劳之证，寒热往来，或只发热，咳嗽自汗，或盗汗等，加秦艽、鳖甲极妙，此出诸医方口诀，余每每经验之。妇人经行不顺，寒热如疟，或诸病因怒而发者，加香附子、青皮、木香、莪术，甚妙。"

《医方口诀集》"小柴胡汤"条曰："余有常用之口诀六：'伤寒半表半里'之证，加减用之，其一也；温热初发，增减用之，其二也；下疳及便毒、囊痈等之类，凡在前阴之疾，本方皆用之，此其三也；胸胁痛而寒热往来，因怒成病等，凡属肝胆者，皆本方治之，其为用四也；寡尼室女寒热往来，头痛，胸胁牵引，口苦，经候失常者，似疟非疟，似伤寒亦非伤寒，此热入血室也，用此方为本药，更随见证而作佐使用之，其五也；古书凡劳瘵骨蒸者，多以本方加秦艽、鳖甲等药主治之，余虽未之试，顾亦不为无理，故为口诀六也。"

《古今医统大全》曰："'小柴胡汤'治瘰疬，乳痈，便毒，下疳，及肝经之一切疮疡，发热，潮热，或不思饮食。"

《千金要方》曰："又'黄龙汤'（即本方）治伤寒瘥后更头痛、壮热、烦闷方。"

《仁斋直指方》"小柴胡汤"之主治曰："治男女诸热出血，血热蕴隆。"

又："伤暑发大热，头痛，自汗，咽疼，烦躁，缓腹中热，诸药无效者，最良。"

又："治有刚痉热。"

又："咽喉干，喉塞，亡血家，淋家，衄家，疮家，动气并汗出者，皆宜用此汤。"

《伤寒绪论》曰："'伤寒'盗汗，责在半表半里，为胆有热，专用'小柴胡汤'。"

《名医方考》"小柴胡"之主治曰："疟发时，耳聋胁痛，寒热往来，口苦，喜呕，脉弦者，名风疟，此方主之。"

《济阴纲目》曰："'小柴胡汤'，治妇人风邪，带下五色。"

《易简方》曰："'柴胡汤'，小儿温热悉能治疗。"

《证治准绳》“小柴胡汤”主治曰：“痘疮发热甚而呕者，宜服之。”

《保赤全书》曰：“痘疮起靥之后，身热退去者，或寒热往来者，用‘小柴胡汤’。”

《正体类要》曰：“‘小柴胡汤’治一切扑伤等证，肝胆经火盛，因作痛出血，自汗，寒热往来，日晡发热，或潮热身热，咳嗽发热，胁下作痛而痞满。”

《保命集》曰：“产后日久，虽日久而脉浮疾者，宜服‘三元汤’，本方合‘四物汤’（又名‘柴胡四物汤’）。”

又：“产后日久虚劳，针灸小药俱不效者，宜服‘三分汤’，本方合‘四物汤’、加白术、茯苓、黄芪。”

《得效方》曰：“‘小柴胡汤’治挟岚嶂溪源蒸毒之气。自岭以南，地毒苦炎，燥湿不常，人多患此状，血乘上焦，病欲来时，令人迷困，甚则发躁狂妄，亦有哑不能言者，皆由败毒瘀血、毒涎聚于脾所致，于此药中加大黄、枳壳各五钱。”

《伤寒蕴要》近代名医加减法曰：“若胸膈痞满不宽，或胸中痛，或胁下痞满，或胁下痛，去人参，加枳壳、桔梗各二钱，名‘柴胡枳壳汤’。”

又：“若胸中痞满，按之痛者，去人参，加瓜蒌仁三钱，枳实、桔梗各二钱五分，名‘柴胡陷胸汤’。”

又：“若脉弦虚，发热，口干，或大便不实，胃弱不食者，加白术、白茯苓、白芍药各一钱五分，名‘柴胡三白汤’。”

又：“若发热烦渴，脉浮弦而数，小便不利，大便泄利者，加‘四苓散’用之，名‘参苓汤’。”

又：“若内热甚者，错语心烦，不得眠者，加黄连、黄柏、栀仁各一钱，名‘柴胡解毒汤’。”

《内台方议》“小柴胡汤”条曰：“如发热，小便不利者，加五苓散；呕恶者，加橘红；胸中痞结者，加枳实。”

《本草权度》曰：“‘玉茎’挺长，亦温热，‘小柴胡汤’加黄连。”

《万病回春》曰：“‘小柴胡’加青皮、山栀者，治胸胁胀痛，咳嗽吐痰。”

柯韵伯曰：“此为‘少阳’枢机之剂，和解表里之总方也。”

《金鉴》曰：“邪伤‘太阳阳明’，曰汗，曰吐，曰下。邪传‘少阳’，惟宜和解，汗吐下三法皆受所禁。以其邪在半表半里，而界于躯壳之内。界在半表者，是客邪为病也；在半里者，是主气为病也；邪正在两界之间，各无进退而相持，故立和解之一法。既以柴胡解‘少阳’在经之表寒，黄芩解‘少阳’在府之里热，犹恐在里之‘太阴’正气一虚，在经之‘少阳’邪气乘之，故以姜、枣、人参和中，而预壮表气，使里不受邪而和，还表以作解也。”

汤本氏曰：“‘小柴胡汤’应用之主目的为胸胁苦满。所谓胸胁苦满者，令患者仰卧，医用指头，自肋骨弓下始，沿前胸壁里面，向胸腔按抚轻压而上，触知有一种抵抗物，同时觉压痛者是也。故胸胁苦满，当为肝脾脺三脏之肿胀硬结，固不待言。然是等脏器即使毫无异状，而此抵抗物反屡多触知何也，是殆因种种之关系使然，其主要者，或因该部淋巴结之肿胀硬结。何则？胸胁苦满，即当以右抵抗物为主目的，治以‘小柴胡汤’，则随脑、五官器、咽喉、气管、气管支、肺、肋膜、心脏、胃、肠、肝、脾、脺、肾、子宫等病证之治愈，而此抵抗物亦渐次缩消。征诸种种经验的事实，其理除求诸淋巴系统外，其他无说明之辞矣。质言之，即上记经验的事实之病理，为右诸脏器中之一个或数个，有原发的病变时，其病毒由淋巴及淋巴管之媒介至横膈膜之上下，遂于该部之淋巴结惹起续发的病变而使之肿胀硬结。此肿胀硬结，除成为彼之抵抗物外，其余无可解之道矣。是故余谓胸胁苦满之腹症，概不外前胸壁里面部所有淋巴结之肿胀硬结也。师之创立‘小柴胡汤’，即欲并治此续发的淋巴结之肿胀硬结与原发的病变耳。又以此淋巴结之肿胀硬结为其应用主目的者，夫亦以其续发的病变不仅易于触知，且常确定不变也。”

一百零六条：血弱气尽，腠理开，邪气因入，与正气相搏，结于胸下；正邪分争，往来寒热，休作有时，嘿嘿不欲饮食；胸胁相连，其痛必下，邪高痛下，故使呕也。小柴胡汤主之。

本条为上条之释义。

解曰：血弱气虚者，其腠理不固，外邪因乘虚而入，与正气相搏夺，结于胸胁之下。正气与邪气相争，于是往来寒热，一寒一热，休作有时，嘿嘿然不欲饮食。因胸胁相连接，其邪在胸腔间，其痛结于胁，所谓邪在高而痛在下，压迫胃府，故使呕也。此“小柴胡汤”主治之。

原文为“血弱气尽”之“尽”字，当为“虚”字之误，气尽则气绝而死矣。胸胁相连，原文为“脏腑相连”，病在胸胁，不在脏腑，故改之。逊斋亦如是说。血弱则营虚于内，气虚则卫虚于外，内不能守，外不能卫，则腠理开发，而外邪乘虚得入矣，入则与腠理三焦之气相击搏而留结于胸下，营气与之争于内则发寒，卫气与之争于外则发热，即正邪分争而为往来寒热也。因血弱气虚，正气不充，不能作胶着之抗拒，而为间歇之争夺，故寒热之发而为休作有时，此为“少阳”之特有症状。“少阳”主三焦油膜淋巴分泌腺之运化生理，外邪结滞于“少阳”领域之内，致胸下淋巴管阻塞，水液不能回流畅通而压迫胃脏，胃腺亦不分泌，于是嘿嘿不欲饮食。嘿嘿为热郁于胸中，淋巴管阻塞肿胀，压迫神经作痛，压迫胃脏作呕，则在于胁下，故曰“邪高痛下”也。

一百零七条：服柴胡汤已，渴者，属阳明也，以法治之。

本条为服“柴胡汤”后，以渴不渴辨其转属与否之法。

解曰：“少阳证”，与“柴胡汤”服后，而反渴甚者，是热入“阳明”也，则依其症状而治之。

“少阳”之主症为胸胁痞硬而呕，如一百零五条，其间有“或渴”之文，渴非其主症。今服“柴胡汤”已，而渴者，是三焦淋巴畅通，热郁于胸中者得入于胃府，津液耗散而作渴。胃属“阳明”，故曰“属‘阳明’”也。“以法治之”而不言方者，盖自用“柴胡汤”助功能枢转之后，视患者之身体如何而为各不同形之病变也。如为渴而小便不利者，则以“五苓散”主之；如为渴而烦热者，则“白虎汤”主之；如烦渴而胃阴虚者，则“人参白虎汤”主之；如渴而腹满者，则“调胃承气汤”主之；如渴而谵语大便闭结者，“大小承气汤”主之；烦渴而“少阳证”仍旧者，则“柴胡白虎汤”主之；渴而“少阳证”仍在，大便实者，则“大柴胡汤”主之。渴虽不一，而属于“阳明”则一，但兼证不同，治即不同，故曰“以法治之”也。

方中行曰：“已，毕也。渴亦‘柴胡’或为之一证，然非津液不足，水饮停逆则不渴；或为渴，寒热往来之暂渴也。今服‘柴胡汤’已毕而渴，则非暂渴，其为热已入胃，亡津液而渴可知，故曰属‘阳明’也。”

柯韵伯曰：“‘柴胡汤’有芩、参、甘、枣，皆生津之品，服之反渴者，必胃家已失津液，不足以和胃也，当行‘白虎承气汤’法。仍用‘柴胡’加减，非其治矣。此‘少阳’将转为‘阳明’之证。”

郑重光曰：“‘少阳’‘阳明’之病机在呕渴中分，渴则转属阳明、呕则仍在少阳；如呕多，虽有‘阳明证’，不可攻之，因病未离‘少阳’也。服‘柴胡’，渴当止。若服‘柴胡’已，加渴者，是热入胃府，耗津消水，此属‘阳明’胃病也。”

本条之脉证、舌证：未属“阳明”，脉当弦数，苔当薄白；已入“阳明”，脉当滑数，苔当黄。

本条之针法：观其状况如何，依法治之。

一百零八、一百零九条：得病六七日，脉迟浮弱，恶风寒，手足温，医二三下之，不能食，而胁下满痛，面目及身黄，颈项强，小便难者，与柴胡汤后必下重不渴而饮水呕者，柴胡汤不中与也，食谷者哕。

本条为“柴胡汤证”之似是而非者，特提出以为诫之义。

解曰：得病已六七日，脉迟浮弱，恶风寒，手足温而不发热，原为“太阳证”，医者则二三下之，致胃愈寒而不能食，水饮不化，而胁下亦作满痛，面目及身发黄色，颈项强而便难，如以胁下满痛误认为“柴胡证”，与“柴胡汤”，后必发生下重，不渴而饮水呕者，胃有停饮也，“柴胡汤”不中与也；否则胃愈寒，不特饮水呕，食谷亦“哕”矣。

脉迟浮弱，恶风寒，手足温，不言发热，颈项强痛，则脉之迟为里有寒，浮弱为表虚，表虚里寒，故恶风寒；手足温而不发热，则为“太阴病”矣，脉迟亦“太阴”脉也。然则本条为“太阴伤寒”，法当温中，医乃二三下之，使肠胃愈虚，致不能食；肠胃虚寒，外层油膜不温，则水饮不行而停留，致胁下满痛；胆汁因肠中寒，失其下降作用，胆汁不下行，回于血中，成为“太阴病”之黄疸。水饮停于内，而肌肉中之水气亦停滞，如十七条之“桂葛证”，而下焦之水气亦不化而为小便难。医见颈项为“少阳经”领域，胁下满痛又为“柴胡汤”之主症，且“柴胡证”中有不欲食小便难之兼证，遂谓“柴胡证”，而与“柴胡汤。”故仲师提出而诫之曰:“与‘柴胡汤’后必下重。”盖“柴胡汤”之胁下满痛为水热交郁致淋巴管阻塞发炎肿，不欲饮食小便利等皆为热郁水停之所致也，故淋巴管干热郁，用“柴胡汤”而可愈；此则属“太阴”里寒，致水停而为胁下满痛与小便难，法当温化，若与“柴胡汤”之苦寒剂，则肠中愈寒而为下利后重矣。因苦寒剂有使肠蠕动增加之能，但无里积，无物可下，乃为下滞，故曰:“与‘柴胡汤’后必下重。”

呕为“少阳主症”之一，即属“柴胡证”之一，但其呕每见烦渴，以有热郁也。仲师亦恐人误认呕为“柴胡证”，故提出不渴而饮水呕者，“柴胡汤”为不中与。以不渴而饮水呕，胃中必有停水凝寒，法当温降。如与“柴胡汤”之苦寒，则胃愈寒，食谷亦且为“哕”，不特饮水而呕矣。

张隐庵曰:“浮为气虚。弱为血弱。脉迟浮弱，里之气血虚也。恶风寒，表之气血虚也。手足温者，系在‘太阳[①]’也。‘太阴篇’曰:‘伤寒’脉浮而缓，手足自温者，系在‘太阴’；后凡言手足者，俱仿此也。医二三下之，则大伤其中土矣。不能食者，中焦之气虚也。胁下满痛者，生阳之气逆也。面目及身黄者，‘太阴’湿土之虚黄也。颈项强者，‘太阳’之气虚也。小便难者，脾不能转枢其津液也。夫里气虚微，急当救里。与‘柴胡汤’启其生气之根源，则地虚气陷而后必下重，‘太阴’之土气将败矣。不渴饮水而呕者，‘阳明’胃气虚也。入胃之水谷亦藉下焦之生气以温蒸。故胃虚者，‘柴胡’不中与也。若

---

① 太阳：据下文应改为太阴。

再启其根源，则食谷不化而发呃逆，而‘阳明’之土气将败矣。嗟嗟！后人皆以‘小柴胡汤’为‘伤寒’和解之用，不知柴胡、半夏启下焦之生阳，黄芩澈‘太阳’之表热，生姜散‘阳明’之胃气。元阳之气，发源在下，根气虚者误用此汤，是犹揠苗助长，鲜不败矣。”

吴谦曰：“得病六七日，‘少阴’入‘太阳’‘太阴’之时也。脉迟，‘太阴’脉也；脉浮，‘太阳’脉也。恶风寒，‘太阳证’也；手足温，‘太阴证’也。医不以‘柴胡桂枝汤’解而和之，反二三下之，表里两失矣。今不能食，胁下满痛，虽似‘少阳’之证，而实非‘少阳’也。面目及身发黄，‘太阴’之证已具矣；颈项强，则‘阳明’之邪未已也；小便难者，数下夺津之候也。此皆由医之误下，以致表里相杂，阴阳同病，若更以有‘少阳’胁下满痛之一证，不必悉具，而又误与‘柴胡汤’，则后必下重，是使邪更进于‘太阴’也。虽有渴证，乃系数下夺津之渴。其饮水则呕，亦非‘少阳’本证之呕，缘误下所致。故‘柴胡汤’不中与也。”

本条之舌证：苔当白而质当淡。

本条之针法：

至阳× 脾俞× 大杼× 中极× 阴陵泉× 中脘× 章门×

膻中× 巨阙× 上脘× 足三里×

灸“至阳”“脾俞”，治身黄也；“大杼”，治颈项强也；“中极”“阴陵泉”，通小便也；“中脘”“章门”，治不食与胁下满痛也。“膻中”以下诸穴，则治食谷欲哕欲呕也。

一百一十条：伤寒四五日，身热，恶风，颈项强，胁下满，手足温而渴者，小柴胡汤主之。

本条为三阳合病之治法。

解曰：“伤寒”四五日，“太阳表证”未罢，身热而恶风，而又兼“少阳证”之颈项强，胁下满，与手足温而渴之“阳明证”，成为三阳合病，以“小柴胡”和其机枢而分解之。

身热，恶风，为表证未解，与上条之恶风寒属里寒表虚者不同。颈项强，胁下满，亦与上条之胁下满痛，头项强，为寒邪水饮停滞者不同，此为三焦淋巴因热所伤之发炎。颈项为“少阳”之领域，淋巴结最多之处，因胁下淋巴管发炎为满之所波及也。手足温，亦与上条之手足温属“太阴”者不同，以彼不渴，且无身热，此则渴而且兼身热，为热伤入“阳明”之候。上条与本条之证几相似，彼不能用“柴胡汤”，此则可用之，彼属“太阴”之热，此属三阳之热也，症相似而虚实悬殊。仲师以本条紧接上条，似有深意在焉，上条恐人认

“柴胡证”，本条又恐人比拟上条不敢用“柴胡汤”也。

三阳合病，独治“少阳”，为治三阳病之定律。程郊倩曰：“表里经路原是相通，‘少阳’其枢机也。枢机一碍，则无不碍。从而舒之，使勾萌得达，虽有他经之邪，无不从枢机为宣畅，‘小柴胡’所以得和解之名也。”

本条之脉证、舌证： 脉当弦数；舌当质红，苔薄黄或薄白。

本条之针法：

大椎丅　曲池丅　足三里丅　风门丅　大杼丅　翳风丅　中渚丅　章门丅　期门丅　阳陵泉丅　间使丅　复溜丅

以“大椎”“曲池”“足三里”退身热；“风门”治恶风；“大杼”“翳风”“中渚”治颈项强；“章门”“期门”“阳陵泉”治胁下满；以“间使”“复溜”止渴。

一百一十一条：伤寒，阳脉涩，阴脉弦，法当腹中急痛者，先与“小建中汤。”不差者，与小柴胡汤。

本条为“伤寒”兼虚寒腹痛之治法。

解曰：“伤寒”，寸口脉见涩，为血虚寒；趺阳脉见弦，为里痛。故法当腹中发生挛急作痛，有里寒者，先当温里，与“小建中汤”。若不瘥者，再与“小柴胡汤”去黄芩加芍药治之。

“伤寒”，为外有感冒，但脉不见浮，而见涩，足部之脉又见弦。涩为血虚而有寒，即上部脉管中之血行，因虚而且寒致血行不畅。如此之脉，虽有感冒，不可发汗。阴脉弦，即足部之脉见弦劲。弦属阴而主痛，为神经与筋肉起挛急之候。涩与弦相合，故法当腹中有虚寒而急痛，治当先温其里，以“小建中汤”。饴糖补其中脏，养其血液；桂枝温运血管，助壮心气；芍药除挛急以止痛；姜、草、枣辛甘发散，佐助桂、芍、饴糖完成补血除寒止痛之功。若病不瘥者，腹膜虽得温而尚未通也，再与“小柴胡汤”去黄芩加芍药，疏通腹膜三焦之气。

“小柴胡汤”去“黄芩”加“芍药”者，因“小柴胡汤”之加减法，腹痛去芩加芍药也。腹中急痛，指腹中拘急作痛，即直腹筋因中焦血寒而拘急也。“小建中汤”温以治寒，甘以缓急，辛以宣通，用之得当，其效如神。

本条之舌证： 当为质淡而苔白。

本条之针法：

天枢×　气海×　足三里×

上三穴，或用温针，或用灸，皆可，为治虚寒腹痛之特效法。

小建中汤方

桂枝三两（去皮）　甘草二两（炙）　大枣十二枚（擘）　芍药六两　生姜三两（切）　胶饴一升

右六味，以水七升，煮取三升，去滓，内胶饴，更上微火消解。温服一升，日三服。呕家不可用建中汤，以甜故也。

本方之主症：

东洞翁本方定义曰："'小建中汤'治里急，腹皮拘急，及急痛者。"

《证治准绳》本方条曰："治痢，不分赤白新久，但腹中大痛者，神效。其脉弦急或涩浮大，按之空虚或举指皆无力者，是也。"

《张氏医通》曰："形寒，饮冷，咳嗽，兼肿痛，脉弦者，'小建中汤'加桔梗，以提肺气之陷。"

《苏沈良方》本方条曰："此药治腹痛如神。然腹痛，按之却便痛，重按之却不甚痛，此是气痛；重按则愈痛而坚者，当自有积也。气腹痛不可下，下之则愈甚，此虚寒证也。此药偏治腹中虚寒，补血，尤治腹痛。"

一百一十二条：呕家不可用建中汤，以甘故也。

本条示呕家不可用甘之义。

解曰：素有呕症者，不可与"建中汤"，以本方多甘味故也。

素有呕者，称曰"呕家"，其胃中酸液分泌过多，刺激胃壁，故易呕。甘味易于化酸，故为呕家所不喜。

一百一十三条：伤寒中风，有柴胡证，但见一证便是，不必悉具。

本条言有"柴胡"之一证者，即可用"柴胡汤。"

解曰：不论起因为"伤寒"或"中风"，有"柴胡汤证"，如往来寒热，胸胁痞满，心烦喜呕等，但见一证，便可用"柴胡汤"，不必悉具而始用之。

此推广"柴胡汤"之用也。凡症状见有"柴胡证"之一者，即知病已传入"少阳"之领域。"少阳"为三阳之枢，病已向内传变，即可乘其进行之际而助"少阳"之枢转，即预先疏通三焦淋巴，使里气不滞，本身之抗拒力量增加，外邪自易外退而解矣，故不必"柴胡证"皆具而后用之。虽然，此指"柴胡证"之主症而言，如寒热往来，或热多寒少，或但热不寒，或心烦而呕，或胸胁满痛等，统为"柴胡证"状；若悸也，渴也，咳也，腹中痛也，小便不利也，则属"柴胡证"之兼证而非主症，虽具其一，不得用之，此应知者也。

郑重光曰："有'柴胡证'，但见一证便是，不必悉具者，言往来寒热是'柴胡证'，此外兼见胸胁满硬，心烦喜呕，及诸症中凡有一证者，即是'半表半里'，故曰呕而发热者，'小柴胡汤'主之。因'柴胡'为枢机之剂，风寒不全在表，未全入里者皆可用，故证不必悉具，而方有加减法也。至若'柴胡'

有疑似证，不可不审者，如胁下满痛，不渴而饮水呕者，‘柴胡’不中与也，及但欲呕，腹中痛，微溏者，亦服‘柴胡汤’，此等又当细为详辨者也。”

一百一十四条：凡柴胡汤病证而下之，若柴胡证不罢者，复与柴胡汤，必蒸蒸而振，却发热、汗出而解。

本条言误下而“柴胡证”仍在者，复可用“柴胡汤”之法。

解曰：凡“柴胡汤”病证，不用“柴胡汤”而用下剂，若“柴胡证”不因下而罢，仍在者，复可与“柴胡汤”，但必蒸蒸而寒战，却发热汗出而后解。

“柴胡汤”病证而下之，原为逆治，但里气不因下而虚，未见变证，故复可用“柴胡汤”。如上条有“柴胡证”之一者，即可用“柴胡汤”，此则病仍未变，安得不用“柴胡汤”。

凡属三阳之证，其里气未虚，则抗拒外邪之力量仍有。“柴胡汤”为施转“少阳”之枢，使淋巴水道油膜等畅通，内外之交通无梗，本身之抗拒力量即可发展，故本方之应用甚广，功效亦倍于他方。观仲师于本方下立出加减一法，统治一切外感证，于上条再叮咛只其一证即可用之，其重视本方也，可以见矣。奈何苏浙人士畏之如蛇蝎，怪哉！

复与“柴胡汤”必蒸蒸而振，却发热、汗出而解者，以误下之后，里气有下陷之势，得“柴胡”之透发，还其枢转，正气复振，与邪抗拒，热气从内向外蒸发，生理机运发生变动而外为战栗，及至正气战胜，血流向外畅通，则大汗淋漓，邪随汗泄矣。此亦战汗之一也，初学无经验，不得认为变证而失措。

尤在泾曰：“‘柴胡证’不应下而反下之，于法为逆。若‘柴胡证’不罢者，仍宜‘柴胡汤’和解，所谓此虽已下，不为逆也。蒸蒸而振者，气从内达，邪从外出，有战胜之义焉，是以发热汗出而解也。”

一百一十五条：伤寒二三日，心中悸而烦者，小建中汤主之。

本条为“伤寒”二三日，心中悸烦之治例。

解曰：“伤寒”二三日，未经汗下，心中悸而烦者，其上焦气虚不及也。以“小建中汤”温养中气，兼辛散透发以治之。

“伤寒”二三日，未经汗下，即见心悸而烦，其人必为阴虚心脏功能衰弱者。“伤寒”二三日，邪气在表，血充于外，心脏必加强其搏动，可吸引静脉回流，于是而为心悸。阴虚者，稍有劳倦身热，即心烦不安，纵有表邪，不可发汗，以“小建中汤”重用芍药引血内行，以治其烦；饴糖营养血液，缓和心悸，借桂、姜之辛散，透发表邪，诚入彀之方也。

成无已曰：“‘伤寒’二三日，邪气在表，未尝传里之时，心中悸而烦，是非邪气搏所致。心悸者，气虚也；烦者，血虚也。以气血内虚，与‘小建中汤’先健其里。”

尤在泾曰：“‘伤寒’里虚则悸，邪扰则烦，二三日悸而烦者，正气不足，而邪欲入内也，是不可攻其邪。但与‘小建中’，温养中气，中气立则邪自解，即不解，而攻取之法亦可因而施矣。仲景御变之法如此，谁谓‘伤寒’非全书哉？”

《金鉴》曰：“‘伤寒’二三日，未经汗下，即心悸而烦，必其人中气素虚，虽有表证，亦不可汗之。盖心悸，阳已微；心烦，阴已弱。故以‘小建中汤’先建其中，兼调营卫也。”

本条之脉证、舌证：脉当浮数而虚，舌当红而有苔。

本条之针法：

合谷丅　外关丅　间使丅

“间使”可以治烦，“合谷”“外关”则解热，热解则悸烦皆安，与方剂之必须顾及全体者不同。

一百一十六条：太阳病，过经十余日，反二三下之，后四五日，柴胡证仍在者，先与小柴胡汤。呕不止，心下急，郁郁微烦者，为未解也，与大柴胡汤下之则愈。

本条为“少阳”“阳明”合治之法。

解曰：“太阳病”，虽过经已十余日，病在“少阳”，其里尚未实，而医反二次三次下之，又后四五日，“柴胡证”仍在者，先与“小柴胡汤”。但呕不止而心下复急，郁郁不舒而微烦者，病已入于“阳明”而未解也，与“大柴胡汤”解“少阳”兼解“阳明”，下之则可愈。

观“反”“仍在”“呕”三点，即知过经虽十余日，其病仍在“少阳”原无里矣。医者不以症状为根据，凭时日以推计，认为邪已入里而二三下之，幸病不因下而虚，亦不因下而解，“柴胡证”仍在，当先与“小柴胡汤”。若服后而呕不止，则“少阳”之郁热不特未解，且热邪转入于胃，使心下急而不舒。心下，即胸下胃之部分也。心下急，即胃中之热更重而结也。斯时“少阳”之邪已转“阳明”之里矣。郁郁必热郁于胃，较“小柴胡证”之嘿嘿为更重；微烦即心烦，以热已入胃，胸中之郁热较减，故较“小柴胡”之烦稍微。在证偏重于“阳明”，成为“少阳”与“阳明”并病，故用“大柴胡汤”双解之，“小柴胡汤”去参、草，加枳实、大黄、芍药方也。以“阳明”实热，不适用参、草补虚之品；胃中热结，则非枳实不能破其结，非大黄不能下其热；芍药则舒心下之急；但“阳明”虽结而“少阳”未罢，“柴胡汤”又不可不用，故在此方为双解“少阳”“阳明”之剂。

本条之脉证、舌证：脉当弦大或沉结；苔色当黄而厚。

本条之针法：

中脘丅 足三里丅 承山丅 支沟丅 间使丅

取“中脘”“足三里”解烦急与呕，与“承山”“支沟”相合，殆为反射大便中枢神经，冀其通便。“间使”则有止烦止呕退热之效用。

大柴胡汤方

柴胡半斤 黄芩三两 芍药三两 半夏半升（洗）生姜五两（切）枳实四两（炙） 大枣十二枚（擘）

右七味，以水一斗二升，煮取六升，去滓，再煎，温服一升，日三服。

王叔和曰：“若不用大黄，恐不名‘大柴胡汤’。”

许叔微曰：“‘大柴胡汤’，一方无大黄，一方有大黄。此方用大黄者，以大黄有荡涤蕴热之功，为‘伤寒’中要药。”

本方之主症：

东洞翁本方定义曰：“治‘小柴胡汤证’而腹满拘挛，呕剧者。”

《方机》本方之主治曰：“心下满痛，大便不通者，胸胁苦满，而腹拘挛者。”

《类聚方广义》本方条曰：“治麻疹，胸胁苦满，心下硬塞，呕吐，腹满痛，脉沉者。”

又：“治狂疾，胸胁苦满，心下硬塞，膻中动甚者，加铁粉，尤见奇效。”

又：“平日心思郁塞，胸满少食，大便二三日或四五日一行，心下时时作痛，吐宿水者，其人大多胸胁妨胀，肩项强急，脐旁大筋坚韧，上入胸肋，下连小腹，或痛或否，按之则挛痛，或兼吞酸、嘈杂等症者，俗称‘疝积留饮痛’，宜长服此方，隔五日或十日，当用‘大陷胸汤’与‘十枣汤’等攻之。”

又：“治霉毒沉滞，头痛耳鸣，眼目云翳，或赤眼疼痛，胸胁苦满，腹拘挛者，又时时以‘紫圆’‘梅肉散’等攻之；大便燥结者，加芒硝为佳。”

《餐英馆治疗杂话》本方条曰：“当今之半身不遂而不语者，世医顾虽名为‘中风’。然肝积塞经络，阻血气之顺行，而成半身不遂症者颇多。故属肝实者，可用此方。然当以由左胁至心下有凝，或于左胁筋脉拘挛，按之则痛，大便秘，而喜怒等症为目的。是为近世古方家者流之新发明，间或奏效。”

又：“痢疾初起，发热，以下有痞呕等证，可留意于此方。”

《和田家之口诀》：“男妇共栉，每次脱发，而发少与年不相应者，是为肝火所致，用此方有大效。”

《方舆輗》本方条曰：“世所谓‘疝’‘痫’‘留饮’等胸腹满急者，‘大柴胡汤’确效之方剂也。夫‘柴胡’善治胸胁，庸医以‘柴胡’为寒热之药，不知‘柴胡’之实效，惟治胸胁为主，其治寒热也，以寒热亦‘少阳证’，‘少阳’之分配于身体时，系于胸胁，故以‘柴胡’治胸胁，其寒热亦从而治矣。观夫‘太阳’表热及‘阳明’里热无论如何无效，即明证也。此义熟读《伤寒论》即知。然以‘柴胡’治胸胁亦有一说，凡患在左胸者，如鼓之应桴；若在右胸，则虽服数十剂，亦如石投水。是虽长沙论所未及，然为余数十年来得心应手之诀也。余尝语人曰：‘人身为一，何有左右之别？然人身虽一，既有表里上下之别，岂无左右之分？余好潜越，非敢妄言，是由天地阴阳之理，人身造化之机云尔。’”

《百疢一贯》曰：“‘中风’偏枯之症，于左脐旁有块，渐渐偏移于胁，是为偏枯之原，有者十愈八九，余用‘大柴胡汤’极效。”

又：“龟胸龟背，大多原由于毒，凡龟胸后必成龟背，用‘大柴胡汤’治之。重者用‘大陷胸汤’之类，随证不同。”

《漫游杂记》曰：“疫病，有‘太阳证’，其手足拘挛，类于瘫痪者，以‘葛根汤’发汗。表证既明，拘挛瘫痪不愈者，可用‘大柴胡汤’，服四五十日愈。”

《直指附遗》曰：“‘大柴胡汤’治下痢，舌黄、口燥，消满作渴，身热，腹胀，谵语，此必有燥屎，宜下，后服木香、黄连，苦坚之。”

又：“疟，热多，寒少，目痛，多汗，脉大，以此汤微利为度。”

《伤寒绪论》曰：“‘伤寒’斑发已尽，外势已退，内实，不大便，谵语，用小剂之‘凉膈散’或‘大柴胡’微下之。”

又：“潮热，而胁下汗出者，为胆实，用‘大柴胡汤’；手足心汗出者，为胃实，用‘大承气汤’。”

《旧窗方意》解本方条曰：“是虽为‘小柴胡汤’之变方，然以其热候蒸蒸不已，有‘柴胡证’中间胃实之状况，故于本论亦曰‘郁郁微烦’也。考此蒸蒸之所自，因心下有覆椀状之痞块故也。言其心下之状，惟于本论有‘心下急’句，急之义为急缩。因以柴胡缓其两胁，黄芩宽其心胸，芍药、大枣和其心下，半夏、生姜治其胸中胃口之停饮，大黄、枳实泻下胃中之热实，此外六味亦各有特效。故本论曰：呕不止，心下急，郁郁微烦者，与‘大柴胡汤’下之则愈。呕不止者，谓心下之状况，与‘小柴胡汤’有异，以是虽用‘小柴胡汤’，而呕仍不止也。故本论有四五日‘柴胡证’仍在者，先与‘小柴胡汤’云云。用大黄、枳实之旨趣，不亦大白乎？”

一百一十七条：伤寒，十三日不解，胸胁满而呕，已而微下利，日晡所发

潮热，此柴胡证，本不得利，今反利者，知医以丸药下之，非其治也。潮热者，实也；先宜小柴胡汤以解外，后以柴胡加芒硝汤主之。

本条为“少阳证”误治而兼“阳明证”之治法。

解曰：“伤寒”经十三日病不解，其病之主症为胸胁满而呕，已而转增微下利与日晡所发潮热，此盖“柴胡证”，决不当有下利，今反见微利者。知医以丸药下之故也，此非正治之法也。其潮热者，“阳明”实也。先应于胸胁满而呕之时，与“小柴胡汤”以解之；及下后发潮热，则以“柴胡加芒硝汤”主治之。

本条原文为“‘伤寒’十三日，胸胁满而呕，日晡所发潮热，已而微利，此本‘柴胡证’，下之而不得利，今反利者”，至“微下利”而曰“此本‘柴胡证’，首先不合，以胸胁满为“柴胡证”，潮热为“承气证”，虽有微下利，亦不能只用“小柴胡”，应用“大柴胡。”又曰：“下之而不得利。”“小柴胡”非下剂，其义费解。各家都以为“下之而”为衍文，上述亦不通。陈逊斋为之改正如条文，则方证符合。

日晡，所谓日偏西，申酉时之前后也。潮热，为有定时之热，如潮汐之有定时也。日晡所发潮热，言在午后申酉时前后发热也。“阳明”热病，大肠结实，每有此症。《明理论》云：“潮热，若潮水之潮，其来不失其时者也。一日一发，指时而发者，谓之潮热；若日三五发者，即是发热，非潮热也。潮热属‘阳明’，必于日晡时发云。”

胸胁满而呕，日晡所发热，原为“少阳”“阳明”之并病，属“大柴胡证。”本条不用“大柴胡汤”者，以其曾服丸剂，已有微利，腑气已通。但所下者，非结实之燥矢耳！故只取芒硝之软坚破结，不用枳实去伤其胃气。

周禹载曰：“‘少阳’之邪，半入‘阳明’之府。胁满而呕，‘少阳’也；胸满而日晡潮热，‘阳明’也。阳证不得有利，本当以‘少阳’为主治，今反利者，丸药误下故也。丸药下性固迟，渣滓难化，以致留滞作利，里邪未去，徒伤津液。故虽微利，而胸满潮热如故，胸胁满与呕犹存。此时复用‘大柴胡’，恐津液既伤，而内外之邪不服。宜以‘小柴胡’先解其外，复加芒硝以去其血分之热，足矣。此又圣人于误治变证，善相人津液之奥旨也。”

本条之脉证、舌证：脉弦大弦数；舌见苔黄厚。

本条之针法：

期门丅　足临泣丅　内关丅

间使丅　支沟丅　承山丅　内庭丅

上三穴取其治胸胁满而呕，下四穴取其治日晡潮热。

柴胡加芒硝汤方

柴胡二两六铢　半夏二十铢　黄芩一两　甘草一两　生姜一两　人参一两　大枣四枚　芒硝二两

右八味，以水四升，煮取二升，去滓，纳芒硝，更煮微沸，分温再服。

本方之主症：东洞翁曰："本方为'小柴胡汤证'而苦满难解者。"又曰："'小柴胡汤证'而有坚块者。"

一百一十八条：伤寒十三日不解，过经，谵语者，以有热也，当以汤下之。若小便利者，大便当硬，而反下利，脉调和者，知医以丸药下之，非其治也。若自下利者，脉微当厥，今反和者，知为内实也，调胃承气汤主之。

本条为"阳明"坏证之治法。

解曰："伤寒"有十余日病仍不解，且已过经而为谵语，此肠胃中已结实有热也，当以"承气汤"下之。若未经过下而小便利者，则肠中水分已经前趋，由肾入膀胱矣，其大便当干燥，不应下利，今反下利，脉应迟微，而脉又调和不见迟微者，知医以丸药下之故也。用丸药通便，此非治"阳明"结实之法也。若其肠中虚寒而自利者，则脉应微而手足当厥冷；今患者虽自利而脉调手足和者，乃为内实也，当以"调胃承气汤"主治之。

上条为"少阳"用丸药误下之坏证治例。此为"阳明"用丸药误下之治例。过经者，言"伤寒"已有若干时日，病不在"太阳"，已过他经也。

谵语者，"阳明"热结之特征也；以胃肠之热与积滞互结，浊气毒素从迷走神经之反射，刺激大脑神经，发生昏乱变态也。

大肠中之水分被吸收，经肾脏而入膀胱，则大便闭而硬，小便利。可知大肠之水分已干燥，不应见有下利，今反利者，苟非用下剂，则必为自利。自利属"太阴"，其脉当微而肢厥，今脉调，可知非自利。既未用汤剂下之，则医以丸药下之无疑义矣。但丸药所下者，为肠中剩余之水分，而非燥矢，虽利而病不为解，或更将燥结。用"调胃承气"者，以已用丸剂，大肠已推动，毋需"大承气汤"也。

脉调和，谓与"阳明"之症状相调和，如滑大数实是也。若视为缓和之脉，则其病已愈，毋庸"承气"下剂，亦不言其为内实矣。

凡下利者，小便必少；大便硬者，小便必多。凡用下剂，必视其小便利，知其大便将硬。初有小便，既而少者，则大便有自下之势，下剂可缓用，待其自利为愈。

热病，肠中干燥而大便不行，当以汤剂解之。以药物之刺激与推动，固可通便，而水液亦为推荡之一助，如多饮开水，其便亦通。若用丸剂，每多辛热之品所成，只有刺激肠蠕动之力，无清润肠壁之力，故所下者，大多剩余之水分。

本条之脉证、舌证：脉当滑大或滑数；舌当质红而苔黄厚。

本条之针法：如上条。

一百一十九条：太阳病不解，热结膀胱，其人如狂，血自下，下者愈，其外不解者，尚未可攻，当先解其外；外解已，但少腹急结者，乃可攻之，宜桃核承气汤。

本条为膀胱部蓄血之治法。

解曰：“太阳病”不解，热邪结于膀胱之部分，致热与血交结，瘀毒反射大脑神经，发生错乱，其人乃如狂状。若其瘀结于膀胱部分之血自行而下者，则可自愈；不下者，可攻之；若有“太阳”之外证未解者，则未可攻，当先解其外证；外证已解，而少腹仍急结者，乃可攻之，用“桃核承气汤”。

瘀血者，血液已越出血管之外，失其血液之性能而成为死血，在医学名词上名为瘀血，或简称“瘀”。死血在生理上不特已失作用，且能遗害于全身：一为化成毒质，刺激脑神经使之发生错乱，或使血液不清洁，发生种种病变，如皮肤病，疡疮，潮热，以及攻冲性游走性之疼痛诸疾患；一为阻塞血管，发生循环障碍，大之成为“中风偏废”，甚至死亡，小则一部分失去运动作用或疼痛。凡属一切急慢性病证与奇病怪疾，属瘀血为患者占大多数。“桃核承气汤”“下瘀血汤”“抵当丸汤”“桂枝茯苓丸”“大黄䗪虫丸”等，皆为治瘀血之良剂。

“如狂”，谓未至于狂也，为瘀血毒素刺激脑神经所致。下其瘀，则神经宁静，如狂之症可愈。

“少腹”，指“关元”“中极”部分，大腹之下也，内即膀胱。热结少腹，故曰“热结膀胱”，非热结膀胱之内也。若瘀热结于膀胱之内，则血当自小便而下，但“蓄血证”瘀血无从由小便出也。

“少腹急结”，言内则瘀热凝滞，外则皮肉紧急，盖“蓄血证”之外候也。桃仁与大黄破血瘀，桂枝通血管且降冲逆，芒硝则软坚化结，甘草缓急迫，于是少腹急结之瘀血热荡涤无余矣。

程知行曰：“‘太阳病’不解，随经入腑，故热结膀胱。其人如狂者，瘀热内结，心不安宁，有似于狂也。若血自下，下则热随瘀解矣。然必外证已解，乃可直攻少腹急结之邪。于‘调胃承气’中加桃核，欲其直达血所也；加桂枝以通血脉，兼以解‘太阳’随经之邪耳。”

本条之脉证、舌证：脉当为沉涩，或弦细；舌则红中带紫，苔或白或黄。

脉以涩细，舌以紫青，为瘀血之候，亦有非瘀血者，总以与外证合参，则不至误断。

本条之针法：

合谷⊤　外关⊤　中膂俞⊤　次髎⊤　血海⊤　阴陵泉⊤　三阴交⊤

委中放血

“合谷”“外关”解外证，“中膂俞”“次髎”刺激少腹之神经，促其发生机转而冲动瘀滞；“血海”“三阴交”“阴陵泉”，则藉反射之刺激以引去其瘀滞；“委中”放血，解其瘀热。瘀血虽未解，即引之排出体外，由生理之作用，逐渐混于大小便中而出者，在经验上颇多经过也。

桃核承气汤方

桃仁五十个（去皮尖）　桂枝二两　大黄四两　芒硝二两　甘草二两（炙）

右五味，以水七升，煮取二升半，去滓，纳芒硝，更上火微沸，下火。

先食温服五合，日三服，当微利。

本方之主症：

东洞翁本方定义曰：“治血证，小腹急结而上冲者。”

《方机》本方之主治曰：“小腹急结如狂者。”

又：“胞衣不下，而气息急迫者。”

又：“产后小腹坚痛，恶露不尽，或不大便，而烦躁，或谵语者。”

又：“痢病，小腹急痛者。”

《方舆輗》曰：“产后恶露涩滞，脐腹大痛，不可近手者，服‘桃仁承气汤’二三点即愈。此症之脉多洪数，虽间有见细数者，然于其时当舍脉取证。”

又：“死胎及胞衣不下与血晕等证，用之亦佳。”

《勿误药室方函口诀》本方条曰：“此方之治‘伤寒蓄血’，小腹急结，固可弗论；且宜用于诸血症，如‘吐血’‘衄血’不止，不用此方则无效。又‘走马痔’‘断疽’出血不止者，亦非此方不能治。‘痈疽’及‘痘疮’紫黑色而欲内陷者，以此方速下时，得意外挥发之。又妇人阴门肿痛或血淋，亦有效。若产后恶露不多而腹痛者，与经日胞衣不下者，可煮此汤，澄清滓，徐徐饮之。又用于‘打扑’‘经闭’等瘀血之腰痛。瘀血之目的必昼轻夜重，痛风等亦昼轻而夜痛甚，皆由于血也。又数年齿痛不止者，宜用此方为丸，服之极验。其他：加荆芥可治痉病又发狂，加‘附子’可治血沥腰痛及月信痛，效难枚举。”

《类聚方广义》本方条曰：“治痢疾，身热，腹中拘急，口干唇燥，舌色殷红，便脓血者。”

又："治血行不利，上冲心悸，小腹拘急，四肢麻痹或痼冷。"

又："淋家小腹急结，痛连腰腿，茎中疼痛，小便涓滴不通者，非利水剂所能治也，用此方则二便快利，苦痛立除。"

又："小便癃闭，小腹急结而痛者，打扑疼痛而不能转侧，二便闭涩者，用之亦良。"

又："会阴打扑，不速驱除瘀滞，洗涤血热，则瘀血凝滞，焮热肿胀，必致小便不通。若致尿道焮闭，阴茎肿痛已甚，不能用导尿管，徒束手待毙，立见其死耳。故若遇斯症，宜不问二便之利与不利，早用此方，驱瘀滞，解热闭，俾不至凝肿溺闭，是为最上乘之法，且宜于打处立以铍针轻轻乱刺放血为佳。"

《青州治谭》曰："妇人久患头痛，诸药罔效者，与以'桃核承气汤'兼'桃花散'，极有效。"

又："久患头疮，药无效者，与以'桃仁承气'兼'桃花散'，亦极有效，或贴'桃仁油'亦可。"

《古今录验》曰："往来寒热，胸胁逆满者，'桃仁承气汤'主之。"

《总病论》曰："'桃仁承气汤'又治产后恶露不下，喘胀欲死，服之十差十。"

《三因方》"阴癞门"曰："'兼金丸'（即本方之丸剂）治热入膀胱，脐腹上下，兼胁肋疼痛，便燥，欲饮水，按之痛者。妇人血闭疼痛，亦宜服之。"

《伤寒六书》曰："'伤寒以手按之，心下胀满而不痛者，宜'泻心汤'加桔梗，是痞满也。又按之而小腹苦痛，小便自利，大便黑而艰，或身黄，谵妄，燥渴，脉沉实者，为蓄血，用'桃仁承气'尽下黑物乃愈。"

《小青囊》曰："'桃仁承气汤'，治'伤寒'呃逆、舌强短者。"

又："治疟夜发者。"

又："治脏毒瘀血不下；又痘后失血证，即余毒热邪迫经血妄行，自大便出。"

又："治痘后'狐惑证'，其人好睡，不欲食；上唇有疮，则虫食其腑；下唇有疮，则虫食其藏；其声哑嗄，而上下不定，故名'狐惑'。此候最恶，麻疹后犹多，如大便不通，则以此下之。"

《识病捷径》曰："'桃仁承气汤'治噎嗝有积血者。"

《传心尤易方》曰："'桃仁承气汤'治淋血。"

《心法附录》曰："吐血，觉胸中气塞，上吐紫血者，以'桃仁承气汤'下之。"

《名医方考》曰："'桃仁承气汤'，痢疾初起，质实者，此方主之。若初起失下，反用固涩之药，必致邪热内蓄，血不得行，腹痛欲死者，可急以此汤攻之。”

《证治大还》曰：“吐血势不可遏，胸中气塞，上吐紫黑血，此瘀血内热盛也，‘桃仁承气汤’加减下之。打扑内损而有瘀血者必用。”

《张氏医通》曰：“龋齿，数年不愈，当作‘阳明’蓄血治，‘桃仁承气’为细末，炼蜜丸如桐子大，服之。好饮者多此，屡服有效。”

又：“虚人虽有瘀血，其脉亦芤，必有一部带弦，宜兼补以去其血，‘桃核承气’加人参五钱，分三服缓攻之，可救十之二三。”

《柯氏方论》曰：“‘桃仁承气汤’，治女子月经不调，先期作痛与经闭不行者，最佳。”

《种痘新书》曰：“‘桃仁承气汤’治出痘而大便秘结。”

《瘟疫论》曰：“大小便蓄血便血，不论‘伤寒’‘时疫’，盖因失下，邪热久羁，无由外泄，血为热搏，留于经络，败为紫血，溢于肠胃，腐为黑血，便色如漆，大便反易者，因结粪得瘀而润下，结粪虽行，真元已败，多至危殆。其有喜笑如狂者，此胃热波及于血分，血乃心之属，血中留火，蔓延心家，宜其有是证矣，仍从胃治。”

又：“胃实失下，至夜发热者，热留血分，更加失下，必致瘀血。初则昼夜发热，日晡益甚；既投‘承气’，昼日热减，至夜独热者，瘀血未行也，宜‘桃仁承气汤’。服汤后，热除为愈；或热时前后缩短，再服再短，畜血尽而热亦尽。大热已去，亡血过多，余焰尚存者，宜‘犀角地黄汤’调之。”

《证治准绳》撄宁生《卮言》曰：“血液，血泄，诸蓄妄证，其始予率以‘桃仁’‘大黄’行血破于之剂挫其锐气，而后区别治之，虽往往获中，犹不得其所以然也。后来四明，遇故人苏伊举，讨论诸家之术。伊举曰：‘吾乡有善医者，每治失血蓄妄，必先以快药下之。或问失血复下，虚何以当？’曰：‘血既妄行，迷失故道，不去蓄利瘀，则以妄为常，曷以御之？且去者自去，生者自生，何虚之有？’予闻之愕然曰：‘名言也。昔者之疾，今释然矣。’”

一百二十条：伤寒八九日，下之。胸满，惊烦，小便不利，谵语，一身尽重，不可转侧，柴胡加龙骨牡蛎汤主之。

本条为“柴胡证”误下而致烦惊谵语之治法。

解曰：“伤寒”八九日，不应下而下之，致热邪陷于胸而为满，心脑不宁而为惊烦，因误下消耗水液而为小便不利，热陷“阳明”而为谵语，全身运动神经因下失养，发生疲劳而为一身尽重，不可转侧，凡此皆以误下而波及全身上下内外之神经，主以“柴胡汤”从中疏通，使内外交通，加龙骨、牡蛎、铅丹安抚神经，桂枝畅通血行，大黄驱热清脑，茯苓行水利溺，为全盘之统治也。

“烦惊”，为心烦而时作惊惕，脑神经不宁现状也。阴虚之人，每于劳倦过度之后，睡中每作惊惕，以阴虚者，其神经都灵敏而无力，疲劳物质未及排泄体外者，每刺激知觉神经之潜在性能而为惊惕不安，刺激运动神经之潜在性能而为酸重胀疼。本条之一身尽重，亦即疲劳物质之为祟也。

成无己曰：“‘伤寒’八九日，邪气已成热而复传经之时，下之虚其里，而热不除，胸满而烦者，阳热客于胸中也；惊者，心恶热而神不守也；小便不利者，里虚津液不行也；谵语者，胃热也；一身尽重，不可转侧者，阳气内行于里，不荣于表也。与‘柴胡汤’以除胸满而烦；加龙骨、牡蛎、铅丹收敛神气而镇惊；加茯苓以行津液，利小便；加大黄以逐胃热，止谵语；加桂枝以行阳气而解身重。错杂之邪，斯悉愈矣。”

尤在泾曰：“‘伤寒’，下之后，其邪有并归一处者，如结胸、下利诸候是也；有散漫一身者，如此条所云诸证是也。胸满者，邪痹于上；小便不利者，邪痹于下；烦惊者，邪动于心；谵语者，邪结于胃，此病之在里者也。一身尽重，不可转侧者，筋脉骨肉并受其邪，此病之在表者也。夫合表里上下而为病，必兼阴阳合散以为治，方用柴胡、桂枝以解其外而除身重，龙、蛎、铅丹以镇其内而止烦惊，大黄以和胃气、止谵语，茯苓以泄膀胱、利小便，人参、姜、枣益气、养营卫，以为驱除邪气之本也。如是表里虚实，泛应确当，而错杂之邪，庶几尽解耳。”

本条之脉证、舌证：脉当为弦数，细数；舌质当红而苔黄。

本条之针法：

内关丅　间使丅　阴陵泉丅　足三里丅　中极丅　内庭丅　大椎丅　大包丅

以“内关”“间使”治胸满，惊烦，谵语；“阴陵泉”“三里”“中极”通小便；“内庭”清胃热；“大椎”“大包”治一身尽重。

柴胡加龙骨牡蛎汤方

半夏二合（洗）大枣六枚　柴胡四两　生姜一两半　人参一两半　龙骨一两半　铅丹一两半　桂枝一两半（去皮）茯苓一两半　大黄二两　牡蛎一两半

右十一味，以水八升，煮取四升，纳大黄，切如棋子大，更煮一二沸，去渣，温服一升。

本方之主症：

东洞翁本方之定义曰：“治‘小柴胡汤证’而胸腹有动，烦躁惊狂，大便难，小便不利者。”

《方机》本方之主治曰："'小柴胡汤证'，胸腹或动者，或失精者，胸满烦惊者，'柴胡加龙骨牡蛎汤'主之。"

《类聚方广义》本方条曰："治狂症，胸腹动甚，惊惧避人，兀坐独语，昼夜不欲眠，或多猜疑，或欲身死，卧不安床者；痫症，时时寒热交作，郁郁悲愁，多梦少寐，或恶与人交接，或屏居暗室，殆如劳瘵。若治狂、痫二症，亦当以胸胁苦满，上逆，胸腹动悸等为目的。癫痫，居常胸满上逆，胸腹有动，及每月二三发者，常服此方无懈，则患不再发。"

《勿误药室方函口决》本方条曰："此方为镇坠肝胆郁热之主药，故不仅治'伤寒'之胸满烦惊，且用于小儿惊痫，与大人之癫痫。又有'中风'之一种曰热瘫痫者，用此方亦佳。又加铁砂，可治妇人发狂。此方除'伤寒'外，易与'柴胡姜桂汤'混淆，盖均以动悸为主，而'姜桂'施于虚候，此方施于实候也。"

一百二十一条：伤寒，腹满，谵语，寸口脉浮而紧，此肝乘脾也，名曰纵，刺期门。

本条与下条专用刺法所治之证。

解曰："伤寒"，腹满，谵语，脾胃疾也；寸口脉浮而紧，肝脉也；此肝木乘脾土也，名之曰"纵"，刺"期门"以治之。

观本条主症在腹满、谵语，想必无发热、恶寒、头痛诸症。其脉浮紧，为神经紧张；腹满，为腹膜之水气凝滞；谵语，为肝静脉有瘀血，瘀毒犯脑，致神经错乱，脉亦见紧张。"期门"为疏通肝静脉，静脉回流畅通，水气即不凝滞。凡一切奇病怪疾，大多起自静脉瘀血，郁则化瘀，引起各功能发生障碍，去其原因，诸证皆解。此名肝乘脾者，仲师殆以脉紧似弦，弦为肝脉，腹属"太阴"脾经，以腹满为痹病，因曰"肝乘脾"欤？如曰腹满、谵语为胃实，应用"承气"，刺"期门"决不能愈其病；以浮紧为表寒，刺"期门"亦不能已其病；即或可愈，表寒里实之证如何谓之"肝乘脾"，亦殊费索解矣。

张隐庵曰："合下两节，言病气之在形藏，而不涉六气之传变也。'平脉篇'曰：'水行乘火，金行乘木，名曰'纵'，谓乘所不胜于己者，放纵而自如也'；'火行乘水，木行乘金，名曰'横'，谓横行而侮其所胜己也'。'伤寒'腹满，病在脾也；谵语者，脾是动病上走于心，心气烦乱，故谵语也。'辨脉篇'曰：'脉浮而紧者，名曰弦也'。以脾土之病证，而见木之弦脉，此肝乘脾也，名曰'纵'，当刺肝之'期门'，以泻肝经之热。盖邪留于有形之脏腑者，当以经取之也。"

本条之舌证：当苔白而质紫。

一百二十二条：伤寒，发热，啬啬恶寒，大渴欲饮水，其腹必满；自汗出，小便利，其病欲解；此肝乘肺也，名曰横，刺期门。

解曰：“伤寒”，发热，啬啬恶寒，病在肌表也；大渴而欲饮水，上焦有热也；其腹必满，下焦水气不化也；自汗出，则表证可解，小便利，则下焦水气已化也，故曰“其病欲解”；此肝乘肺之病，名曰“横”，当刺“期门”，治腹满也。

本条之症状具详，明系表寒上热而兼停水证，其不具方而专刺“期门”可愈者，想必上条同为肝静脉瘀血之故。肝静脉直通门脉，门脉统主腹腔各脏器之静脉血，门脉管无瓣膜装置，血压极低，以此回流殊缓，易成郁阻，郁则化瘀，发生种种不同之病态。本条各证殆与“伤寒表证”与“停水证”相似，故刺“期门”而可愈；否则刺“期门”，腹满可以愈，而外证决不能解。其曰“肝乘肺，名曰‘横’”者，殆以大渴饮水为肝热犯肺，肺虚不能通调水道而为腹满，不能收敛皮毛而为啬啬恶寒之故欤？曰“纵”，曰“横”，则以肝侮脾为木克土，属顺；肝侮肺为木侮金，属逆；顺者曰“纵”，逆者曰“横”之意也。

成无己曰：“‘伤寒’，发热，啬啬恶寒，肺病也。大渴欲饮水，肝气胜也。《玉函》曰：‘作大渴欲饮酢浆，是知肝气胜也。’‘伤寒’，欲饮水者愈，若不愈而腹满者，此肝行乘肺，水不得行也。经曰：‘木行乘金名曰横。’刺‘期门’泻肝之盛气，肺肝既平，水散而津液得通，外作自汗出，内为小便利而解也。”

张隐庵曰：“‘伤寒’，发热，啬啬恶寒者，‘太阳’之气主皮毛，而肺气亦主皮毛，皮毛闭拒，故发热而啬啬恶寒也。大渴欲饮水者，肝主木火之气，肝是动病，甚则嗌干而渴也。其腹必满者，此肝乘肺金，气虚而脾无所致制也。名曰‘横’，犹言横行而无忌也；亦刺肝之‘期门’，以泻肝经之热。夫刺之而自汗出，小便利者，此肝木平而肺气通，水津布而病欲解也。”

本条之脉证、舌证：脉当弦数；舌时红紫，苔白。

一百二十三条：太阳病二日，反烧瓦熨其背，大汗出，火热入胃，胃中之水竭，躁烦，必发谵语。十余日振栗，自下利者，此为欲解也。其汗从腰以下不得汗，故欲小便不得，反呕。先欲失溲，足下恶风。大便硬，小便当数，而反不数及不多。大便已，头卓然而痛，其人足心必热，谷气下流故也。

本条言火逆之坏证。

解曰：“太阳病”二日，应以汤剂汗之，反烧瓦熨其背，虽大汗出而火热已入于胃，致胃中之水竭，于是神经失涵养而躁烦，火毒刺激大脑，神经错乱而为谵语。虽有胃热，此时肠中尚未结实，且伤津液，不可下也，只有待其津液自和而解。经十余日津液回复，正气渐盛，与病邪作抗拒，发振栗战汗，自下利者，此为欲解也。盖大便通，火毒可以泄也。其战汗从腰以下不得汗者，以下焦之水气尚未回，故欲小便而不得，正气在上作抗拒，胃气亦上逆而反为呕。其先以体温集于上部，腰以下之体温感不足，于是下部之神经功能衰弱，膀胱括约肌收摄力减低，时欲作失溲之象，两足亦恶风。胃中水竭，大便当硬。大便硬者，小便当数，而今反不数且不多，可知水液已返集胃中而为战汗之资，故得振栗战汗、自下利之证。战汗时正邪抗拒于上部，头即卓然而痛，汗出而解；汗解，液趋于下而为自下利，于是大便已而足之恶风者得解，足心且亦热矣，盖以谷气下流达于下肢故也。

本条原文“反躁凡熨其背”，“凡”字不可解，《玉函》脉经作“反烧瓦熨其背”，义通，从之。全文须分段观，“必发谵语”为一段，言用火攻发汗，必使津竭，谵语；“为欲解也”为一段，言火逆伤津，不可攻下，发汗，任其自解；“及不多”为一段，言火逆欲解前之症状与病理；“大便已”以下为一段，言病解时之症状与病理。

一百二十四条：太阳病中风，以火劫发汗，邪风被火热，血气流溢，失其常度，两阳相熏灼，其身发黄。阳盛则欲衄，阴虚小便难，阴阳俱虚竭，身体则枯燥。但头汗出，剂颈而还。腹满，微喘，口干，咽烂，或不大便，久则谵语，甚者至哕，手足躁扰，捻衣摸床，小便利者，其人可治。

本条亦言火逆之坏证，兼测其可治不可治。

解曰：“太阳病”中风，应以“桂枝汤”微汗之，反以火攻法劫发其汗，于是风邪之热再被火攻之热毒为助，其热益炽，血液沸腾，到处流溢，失其流行之常度，风热与火热相互熏蒸，灼其津液，血细胞崩溃，胆汁外溢，溶解血中，成为全身发黄之黄疸。此时热毒亢盛，充血于上，则阳盛而欲衄；津液被灼，水分消失过多，则阴虚而小便难；阴阳内外皆被热蒸，津液枯涸而虚竭，皮肤无所滋濡，致身体枯燥。但内热郁蒸不已，热向上奔，水气续被蒸发，故但头汗出，剂颈而还止。热蒸于内，肠中亦干燥，积滞化为浊气，充斥腹内而致腹满；热向上奔，肺脏加紧发散而为微喘；咽喉黏膜被灼干燥，复成炎肿，而为口干、咽烂；肠中液干而不大便；久之，热毒愈盛，蒸灼脑系而为谵语；胃液干涸而作“哕逆”；大脑神经亦被熏灼，手足亦躁扰不安，捻衣摸床，为种种错乱现象。病变至于斯极，法在不治。如其小便利者，则尚存一线之津液，其人勉可救治。

成无己曰：“‘风’为‘阳邪’，因火热之气，则邪风愈甚，迫于血气，使血气流溢，失其常度。风与火气谓之两阳，两阳相熏灼，热发于外，必发身黄。若热搏于经络，为阳盛外热，迫血上行，必衄。热搏于内者，为阴虚内热，必小便难。若热消血气，血气少，为阴阳俱虚。血气虚少，不能荣于身体，为之枯燥。‘三阳’经络至颈，‘三阴’至胸中而还；‘但头汗出，剂颈而还’者，热气炎上，搏阳而不搏于阴也。《内经》曰：‘诸胀腹大，皆属于热’，腹满、微喘者，热气内郁也。《内经》曰：‘火气内发’，上为口干，咽烂者，火热上熏也。热气上而不下者，则大便不硬；若热气下入胃，消耗津液，则大便硬，故云‘或不大便’。久则胃中燥热，必发谵语。《内经》曰：‘病深者其声哕。’火气太甚，正气逆乱，则‘哕’。《内经》曰：‘四肢者，诸阳之本也’，阳盛则四肢实，火热大盛，故‘手足躁扰，捻衣摸床’，扰乱也。小便利者，为火未剧，津液未竭，而犹可治也。”

本条叙火劫之为害甚详，热性病绝对不得用火攻，可引以为戒矣。观拙著之《中国针灸学》：“火伤毒素之轻者，可增进循环血行，过分则破坏血细胞，消烁血浆。”本条则蹈过甚之弊，致神经系、呼吸系、消化系无不蒙受其毒。陈逊斋曰：“本条宜对证用药：‘黄疸病’，用‘茵陈蒿汤’；腹满而喘、谵语、不大便，用‘承气汤’。独躁扰循摸一症为神经濒绝之现象，法在不治。曩在首都，用‘百合地黄汤’，加‘龙骨’‘牡蛎’，及时方‘犀角地黄汤’加‘龙骨’‘牡蛎’，救治多人。”

本条之脉证、舌证：本条症状，身黄，欲衄，便难，腹满，微喘，咽烂，非皆兼有，故脉舌之证亦不一，但总不越出脉洪大滑数、苔黄焦黑诸候。

本条之针法：

身黄：至阳丅　脾俞丅　腕骨丅　公孙丅　阴陵泉丅

衄血：合谷丅　曲池丅　厉兑丅　至阴丅

小便难：复溜丅　间使丅

身体枯燥：肩髃丅　上巨虚丅　三里丅　复溜丅　后溪丅　太溪丅

口干咽烂：少商丅　鱼际丅　天鼎丅　廉泉丅

头汗出：支沟丅　承山丅　内庭丅

哕：内关丅　膻中丅　上脘丅

手足躁扰：十二经之井穴出血，十二经之合穴重刺之。

一百二十五条：伤寒，脉浮，医以火迫劫之，亡阳，必惊狂，起卧不安者，桂枝去芍药加蜀漆龙骨牡蛎救逆汤主之。

本条为火逆亡阳惊狂救治之法。

解曰：“伤寒”，脉浮，病在表也，应以汗解，医则以火迫劫取其汗，致卫阳亡于外，火毒劫于内，而为惊狂卧起不安，以表证未解，仍用“桂枝汤”；以起卧不安，胸有痰浊，去芍药而加蜀漆；以其惊狂，复加龙骨、牡蛎以镇之。

和久田曰："劫者，因威胁而出物也。夫表邪之轻证，其初不用汤药，以烧针于肌，威胁出汗，为当时医者之术。以其病名为'伤寒'，固非轻证，然医以火迫于肌，劫而出汗，因'亡阳'也。亡者，言不自卫其处也。出汗以劫，因而阳气不能卫于表，冲气剧而为胸腹之动气，则必发惊狂之证也。起卧不安者，当起卧而不自安，乃详状惊狂之辞也。此证以亡阳而致冲逆，下之致胸满，内外虽如异途，然其趣向一也。加龙骨、牡蛎之意，以镇动气；且加蜀漆去痰逐水，亦由冲逆而逐逼痰气于心胸也。"

山田氏曰："此条卧起不安，乃一百二十条胸满之外候，前条论'柴胡证'而被火攻者，本节论'桂枝证'而被火攻者也，前言八九日，此言脉浮，其义可见矣。此证虽云'亡阳'，然而未至汗出、恶寒、四肢厥冷之甚，故无取乎姜、附剂也。"

张隐庵曰："'伤寒'脉浮，病在'太阳'之表，以火迫劫，则阳气外亡矣。'亡阳'则神失其养，必惊狂而起卧不安也。用桂枝保助心神；龙骨、牡蛎启水中之生阳；蜀漆乃常山之苗，从阴达阳，以清火热；甘草、姜、枣助中焦水谷之精，以生此神。芍药苦泄，故去之。夫'太阳'合心主之神，外浮于肤表，以火迫劫之，此为逆也。用'桂枝加蜀漆龙骨牡蛎汤'，启下焦之生气，助中焦之谷精，以续外亡之阳，故名曰'救逆'。"

本条之舌证：苔当白，质正常。

本条之针法：

合谷⊤　外关⊤

大陵⊤　间使⊤　丰隆⊤　内庭⊤　足临泣⊤

上二穴取其退表证余邪，下五穴取其镇惊狂，降痰浊，和胃气也。

桂枝去芍药加蜀漆龙骨牡蛎救逆汤方

桂枝三两（去皮）　甘草二两（炙）　生姜三两（切）　牡蛎五两　龙骨四两　大枣十二枚（擘）　蜀漆三两（洗去腥）

右为末，以水一斗二升，先煮蜀漆，减二升，纳诸药，煮取三升，去滓，温服一升。

本方之主症：

东洞翁本方定义曰："治'桂枝去芍药汤证'而胸腹动剧者。"

《勿误药室方函口诀》本方条曰："此方主火邪，故汤火伤之烦闷疼痛者及灸疮发热者有效。以牡蛎一味，麻油调涂汤火伤，则火毒忽去，其效可推知矣。"

《方舆輗》本方条曰："不寐之人，彻夜虽一目亦不得眠，及于五六夜时，必发狂，可恐也，亟宜服此方。蜀漆去心腹之邪积也。”

一百二十六条：形作伤寒，其脉不弦紧而弱，弱者必渴，被火者必谵语；弱者发热，脉浮，解之，当汗出而愈。

本条辨可汗不可汗之例。

解曰：病形似“伤寒”，言有头痛发热之表证也。但其脉不弦紧，非“伤寒表证”之脉，未可汗也。其见脉弱，乃为阴虚，血脉不足之脉。《内经》曰：“诸弱发热。”脉弱而发热，为阴虚发热，亦未可汗也。阴虚为津液不足，阴虚而发热，故必渴，因曰：“弱者必渴。”阴虚者，发汗尚不可，如以火迫发汗，则阴更虚而热更甚，因曰：“被火者必谵语。”如发热脉弱而见浮者，则为中风之脉证矣，可以汗解之，如四十七条，外证未解，脉浮弱者当以汗解，当汗出乃愈。

张隐庵曰：“此形体虚弱而自作寒热，亦不可以火攻也。形作‘伤寒’者，形体自作之寒，非感天之寒邪也。夫正受邪克，其脉必弦，邪正相持，其脉必紧；此非外邪，故脉不弦紧而但弱也。弱为阴虚，故弱者必渴。若被火攻，则火热入胃，神气虚微，必发谵语。夫弱为阴虚，不但于渴，而且发热矣。得脉浮而气行于周身之肤表，则解之当自汗出而愈矣。”

曾氏曰：“久病虚弱之人，忽作寒热，发热而渴，即形作‘伤寒’也。医以外感治之而致败者，不可胜数矣。”

一百二十七条：太阳病，以火熏之，不得汗，其人必躁，到经不解，必清血，名为火邪。

本条亦言火攻为害之例。

解曰：“太阳病”，以火熏之法发其汗而不得汗，于是热不得外泄，其人必烦躁。如热毒到经络之中，即不能解，必伤其营血而为大便下血，清血即圊血，此亦火邪为害之一，故名火邪。

“到经”，有作“到七日再经”解者。成无己曰：“此火邪逼血，而血下行者也。‘太阳病’，用火熏之不得汗，则热无从出，阴虚被火，必发躁也。六日传经尽，至七日再到‘太阳经’，则热气当解；若不解，热气逼血下行，必圊血；圊，厕也。”

方中行曰：“熏亦劫汗法，盖当时庸俗用之，烧坑铺陈，洒水取气，卧患者以熏蒸之之类是也。躁，手足疾动也；到，言犹反也。谓徒躁扰而反不得解也。圊血，便血也。汗为血之液，血得热则行，火性大热，既不得汗，则血必横溢，阴盛者所以下圊也。”

火攻有“烧针”“温针”“艾灸”“烧瓦熨背”“烧坑而卧”，法至不一，患者强弱亦不一，故其害有轻重。一百二十四条为害最重，一百二十三条与一百二十五条稍次之，此则较轻，津液未伤，得圊血而火毒随解。

一百二十八条：脉浮，热甚，反灸之，此为实，实以虚治，因火而动，必咽燥，吐血。

本条亦言火攻为害之例。

解曰：脉浮热甚者，此为实也；反以治阳虚之火灸法施治之，是实证作虚证治也。于是因火灸之热而激动经络之血上逆，必使津伤液燥，黏膜干而咽燥，血管裂而吐血。

成无己曰："此火邪迫血而血上行者也。脉浮热甚为表实，医以脉浮为虚，用火灸之，因火气动血，迫血上行，故咽燥，唾血。"

尤在泾曰："古法：泻多用针，补多用灸。医不知脉浮热甚为表实，而反灸之，是实以虚治也。两实相合，迫血妄行，必咽燥而唾血。"

火灸当指"艾灸"。"艾灸"能增高血压，迫血上升，血升则热升，往往灸后发生口渴咽燥。本条原有实热，灸之益增其热，变症咽燥，吐血，其轻者也。

一百二十九条：微数之脉，慎不可灸；因火为邪，则为烦逆，追虚逐实，血散脉中，火气虽微，内攻有力，焦骨伤筋，血难复也。

本条指示微数脉慎用火攻也。

解曰：病见微数之脉者，慎不可以灸。以微为血虚之脉，血少不能充满脉管之候也；数为有热之脉，亦神经衰弱之脉。其微数之脉者，其人必阴虚，纵有热，亦为阴虚发热之热。灸能破坏血细胞，阴虚者则更虚，有热者则更热，故曰"慎不可灸"也。"因火为邪"，谓火邪之为病也；"则为烦逆"，能使发烦也；"追虚逐实"，即虚者更虚，实者更实，《内经》所谓"实实虚虚"之说也；"血散脉中"者，言火毒能使血液流溢，失其常度，散乱于脉中也；"火气虽微，内攻有力"，言火灸之毒虽微，无熏熨之剧，而内攻则甚有力也，"焦骨伤筋，血难复也"，言被灸之筋骨被焦灼，血肉被伤难复也，亦所以形容火力虽微，其为害则甚大也。

程郊倩曰："脉浮热甚，不可灸者，以营分变邪，束血为实故也。若血少阴虚之人，脉见微数，尤不可灸。虚邪因火内入上攻，则为烦为逆。阴本虚也，而更加火，则为追虚；热本实也，而更加火，则为逐实。夫行于脉中者，营血也，血少被追，脉中无复血聚矣。艾火虽微，泛行无御，内攻有力矣。无血可逼，焦燎乃在筋骨，盖气主煦之，血主濡之，筋骨失其所濡，而火所到处，其骨必焦，其筋必损。盖内伤真阴者，未有不流散于经脉者也，虽复滋营养血，终难复旧；此则枯槁之形立见，维善调护，亦终身为残废之人而已，可不慎欤！”

一百三十条：脉浮，宜以汗解。用火灸之，邪无从出，因火而盛，病从腰以下必重而痹，名火逆也。欲自解者，必当先烦，乃自汗而解。何以知之？脉浮，故知汗出解也。

本条言火灸能自解之例。

解曰：脉浮，病在表，宜以汗解之。医用火灸之，致病邪无从出，且因火灸之，其热更甚，血与热皆集于上，于是腰以下之气血感不足，神经失养，水液留着而为麻痹重滞，此亦火逆之为害也。欲其病自解者，必俟其正气渐复，气血得活泼，与病邪作抗拒，先作发烦，能战胜病邪，乃有汗出而解。何以知其自汗而解？以脉浮为正气，仍有驱病向外之力，故知可汗出而解也。

程郊倩曰：“如诊得浮脉，即是邪还于表之兆，切勿妄治其烦，使汗出而当解者反不解也。”

沈明宗曰：“夫自解证，有从衄解，有从下血而解，有从下利而解，有从小便暗除而解者。此即‘太阳’战汗之一端，或从脉辨，或从证参。仲景妙义散见诸篇，务必合参则备。”

一百三十一条：烧针令其汗，针处被寒，核起而赤者，必发奔豚，气从少腹上冲心者，灸其核上各一壮，与桂枝加桂汤。

本条为烧针致“奔豚”之治法。

解曰：以烧针之法令其汗，致针孔伤处受寒风，发为肿核而赤肿者，必发“奔豚”。水气从少腹上冲心者，灸其核上各一壮，以散其寒，复与“桂枝加桂汤”。

烧针为古法，以粗针外裹棉花蘸油烧之，俟针红，即撮去油棉而刺入之，为古人用以取汗之一法。今之疡医，间有用以决脓于关节之深处不能施刀者，然能此者已少矣。观其灸核上各一壮之“各”字，知非一针，所针何处则不知耳。针处被寒，核起而赤，乃针孔发生炎肿或成“破伤风症”也。“破伤风”宜发汗，伤口宜火灸，以散其瘀与杀其菌，故各灸一壮，复以“桂枝汤”发其汗；以其有冲气，故再加桂二两以降之。必发“奔豚”者，为施火针时，患者从惊恐中引起水逆，复以火针猝刺，神经突受刺激，水气、血气俱向针处奔集，欲不发“奔豚”亦不可得矣。“奔豚”者，气从少腹直向上奔于胸中也，于此可知所针者在上部。如在下部，则水气、血气即向下而不复向上，虽有惊恐能引起水逆，但不能断其必发“奔豚。”

如火邪侵入身体之破损处，因“艾灸”“火烘”，火气从疮口逼入所致，多见烦躁，疮口焮肿赤色，名曰“破伤火”，宜“芎黄汤”加薄荷、荆芥、防风；不应，加黄连四五分，黑山栀二钱；兼小便不利者，合用“导赤散”。录此以供参考。

成无己曰：“烧针发汗，则损阴血而惊动心气，针处被寒，气聚而成核。心气因惊而虚，肾气乘寒气而动，发为‘奔豚’。《金匮要略》曰：病有奔豚，从惊发得之。肾气欲上乘心，故其气从少腹上冲心也。先灸核上以散其寒，与‘桂枝加桂汤’，以泄‘奔豚’之气。”

方中行曰：“‘烧针’者，针性寒，必须先烧使之温，而后可用也。‘被寒’，言寒遂从针穴反得又入也。‘核’，谓针穴处肉变红肿高起如核也。‘奔豚’，肾之积名也。‘气从少腹上冲心’，‘奔豚’证发作之状也。盖人之素有肾积者，因针穴处寒得入之，其积遂发，则气自少腹上逆而冲心，状若惊豚突前而奔走，故曰‘奔豚’也。灸其核上者，所以散其寒也。与‘桂枝汤’者，解其欲自解之肌也。加桂者，桂走阴而能伐肾邪，故用之以泄‘奔豚’之气也。然则所加者‘桂’也，非‘枝’也。方出增补，故有成五两云耳。”

本条之脉证、舌证：脉当浮而弦；苔当薄白。

本条之针法：

章门丅　中极丅　三阴交丅

桂枝加桂汤方

即桂枝汤加桂枝二两。

本方之主症：

东洞翁曰：“本方治‘桂枝汤证’而上冲剧者。”

《证治摘要》曰：“‘桂枝加桂汤’治气自少腹上冲者。”

一百三十二条：火逆下之，因烧针烦躁者，“桂苓甘草龙骨牡蛎汤”主之。

本条为火逆烧针误治救逆之法。

解曰：先为火逆，又复烧针而汗之，因而引起水逆烦躁者，以桂、苓化水除烦，龙、牡镇静安躁治之。

原文为“火逆，下之，因烧针”，一误三误，仅引起烦躁一证，决无此轻浅病证。山田氏曰：“‘下之’二字，莫所主当，必是衍文，宜删（中略）‘桂枝甘草汤’条云发汗过多，其人叉手自冒心，心下悸欲得按者，‘桂枝甘草汤’主之。由此考之，此条亦为发汗过多之证明矣。”陈逊斋改为“火逆，烧针汗之”，其意与山田氏同。以火攻与烧针，俱为劫汗之法，兹从之。此证虽两误，变证则极轻。

本条之针法：

巨阙丅 建里丅 三阴交丅

以“巨阙”“建里”降水逆以除烦，“三阴交”助二穴以降逆治躁。

桂苓甘草龙骨牡蛎汤方

桂枝一两 甘草二两 龙骨二两 牡蛎二两 茯苓四两

上五味为末，以水五升，煮取二升半，去渣，温服八合，日三服。

本方之主症：为阳虚心悸而烦躁者。

一百三十三条：太阳、伤寒者，加温针，必惊也。

本条为上十条之总结，暗示热病不得用温针也。

解曰：“太阳”“伤寒”等证，加火灸、火针治之者，必为惊烦、惊狂也。

本条为总结以上十条，“太阳病”用烧瓦熨背，火劫发汗，“伤寒”用火迫、火熏、火灸、烧针，都成惊烦躁扰，故于此以“加温针，必惊也”包括之，示人慎用之意也。

小 结

太阳病之表证表脉，上篇已详示，此篇重申其脉证。表证表脉只宜汗解，如医者不察而误下，则为逆治。何谓逆治？即违反治疗规律。病必增加，而原有证象仍在者，应以原来之症状用主要药，再加减之以应急措施。例如四十八条：下之微喘者，表未解故也，“桂枝加厚朴杏仁汤”，因逆治后而见呼吸系型之变态，故加厚朴、杏仁以镇咳祛痰，用于气管之发炎性喘息。如为汗后而喘甚者，又非厚朴、杏仁与“桂枝汤”所能治疗，宜“麻黄杏仁甘草石膏汤”治疗之，故四十九条谓：“外证未解，不可下也，下之为逆，欲解外者，宜‘桂枝汤’。”如医者先发汗而病仍不解，不敢再发汗而妄用下剂，幸无变故，因此再指示脉浮，恐其再误，更指示用“桂枝汤”，亦即指示表证只宜汗解。四十七条至五十条即“桂枝汤”之主要证候。

仲景先师学说之可贵处，就是很详细地指示我们，一病有一病的主要药，一证有一证之的对药。如“太阳病”之脉，详细的分以浮缓与浮紧，有汗或自汗。脉浮缓者为“桂枝汤证”；无汗，脉浮紧，则不是“桂枝汤”可以解决，而是“麻黄汤证”。麻黄素对拟交感神经作用大致和肾上腺素相似，另有中枢兴奋的作用，有血管收缩，支气管松弛，胃肠平滑肌舒张弛缓，故有治喘及消解黏膜充血的功效。所以我们中医说它是肺家之专药，发汗解肌，但是药量不足则症状轻减而不解，药量太过则有汗多“亡阳”。“亡阳”即汗出恶寒而有衰竭现象。或者身体壮实，则有烦躁，目瞑，甚至衄血，衄血后往往可以解除病苦。目瞑者，因麻黄有散大瞳孔之作用。烦躁者，中枢兴奋过甚之故。衄血是血管收缩，鼻黏膜之微血管因压力而破裂。况且浮紧脉之紧，即血管壁之收缩的缘故。如五十二条说："脉浮紧，发热身无汗，自衄者愈。"因周围动脉收缩，汗腺亦因之紧闭，若其人素质易衄者，鼻黏膜毛细血管容易破裂，因衄而体温的发散，散热中枢兴奋，引起皮肤汗腺同时的作用，热因辐射、对流、蒸发而降低。

中医的辨证论治是临床上不可缺少的基本知识，取法都自《伤寒论》和《金匮要略》两书。因为仲景书以病脉证治为主要，如脉之浮紧、浮数和面色、神情、呼吸、全身症状都很详细的分析。如五十三条之二阳并病的一系列症状，结语以脉涩为点清眉目；五十八、五十九二条之用"桂枝汤"的主要目的为调和营卫；六十条之脉浮紧，不发汗，因致衄者，仍用"麻黄汤"；但九十四条则说衄家不可发汗，九十五条亡血家不可发汗。如果细玩文义，都有交代。六十条之可发汗，因其鼻衄后，证未解除；而九十四条则衄家不可发汗，因为体质素易衄血，血液之亏耗可知；九十五条之亡血家则更甚矣，吐血、咳血、大便血等，都是亡血，血液消耗更甚，所以不能发汗，如果误犯，必致阳亡于外，阴竭于内，不可救治矣。

若医家不细心观察，汤药杂投，如患者抵抗力强，尚可自愈，否则变端不测。如六十三、六十四两条，一则阴阳自和，一则小便若能自利可自愈，所以仲景师有应急措施的"四逆汤""干姜附子汤""新加汤""厚朴生姜半夏甘草人参汤""芍药甘草附子汤""茯苓四逆汤"等，都用于因抵抗力不足而变证者。总之，表证不可用里证药，如表里俱患者，宜先解表，然后攻里。尚且不知其抵抗力之强弱者，"栀子豉汤证"之虚烦呕吐，而八十九条又有"患者旧微溏者，不可与服之"的禁忌。本篇禁忌的条文不少，如呕家不可用"建中汤"，咽喉干燥者不可发汗，淋家不可发汗，疮家不可发汗，衄家不可发汗等，在九十八、九十九条："本先发汗、而反下之，此为逆也"，就是说应当先发汗，而不先发其汗，反用攻下，这是违反了法则。"若先发汗，治不为逆；本先下之，而反汗之，为逆；若先下之，治不为逆"。这是很明确的应当先下与先汗的治法，但亦不能教条主义地使用，而应该活用。所谓辨证论治，如一百条的救里和救表是清楚的。

因此赵晴初说："古人随证以立方，非立方以待病。"又曰："拘方治病，病必殆。"就是说一定要辨证正确，才能定治法，绝对不是某方一定治某病，某病一定用某方。古人说："胶柱鼓瑟，必败之道也。"以一死方来治活病，人命其何堪哉！同样一病，人之体质各有不同，环境不同，职业不同，性情不同。中医学的可贵处就是统一整体观念。仲景的学说就是可贵于辨证论治。

附录：

伯州散：反鼻霜（即蝮蛇）、津蟹霜（即河蟹，今用鼹鼠霜代之）、角石霜（即鹿茸，今多用鹿角霜代之）各等分。

上药各别为末，混合之，每日服二回或三回，每回服五分至一钱。饮酒者可用酒冲服。

主治：恶毒之不易发出者。刘泗桥曰：此散为亢奋性温药。故内脏有急性炎证者，假令虽有以上之适应证，决然不可用之。若误与之，则反助长炎症。宜注意。

梅肉散：轻粉巴豆各五分，干梅肉山栀子各一钱。

右四味，各别为末，合而为散。若散不易服，则为丸亦佳。顿服一分至二分五厘。

辨太阳病脉证并治法下篇

一百三十四条：太阳病，当恶寒发热；今自汗出，不恶寒发热，关上脉细数者，以医吐之过也。一二日吐之者，腹中饥，口不能食；三四日吐之者，不喜糜粥，欲食冷食，朝食暮吐，以医吐之所致也，此为小逆。

本条论吐法之弊。

解曰：“太阳病”，当恶寒发热，医与吐法取汗，今吐后自汗出，外证已解，不复恶寒发热，但脉搏未能正常，其关上之脉细而且数，所以然者，以医吐之过也。因关脉候胃气，脉细为胃之津液因吐而虚，脉数为胃平滑肌因吐之刺激而发炎，此为胃因吐而致液虚发热。在“太阳病”一二日间吐之者，则胃之消化功能尚未减退，所以自觉饥饿欲食；但口不能食，因呕吐中枢尚在兴奋阶段，未入抑制阶段，舌上味蕾被吐药刺激后，而得食即欲泛吐，即反射性之呕吐样。如在得病三四日后而使之吐者，胃之平滑肌因受刺激而贲门做保护性之收缩，所谓神经反射性呕吐，故糜粥之热刺激后，又引起呕吐中枢之反射性兴奋，故不喜糜粥。欲食冷食，因胃内轻度发炎，呕吐中枢调节纷乱，为朝食暮吐之周期性或发作性之反射性呕吐，中医所谓呕吐伤胃，实则消化道之逆蠕动所致，因医以吐药刺激所致，故曰“此为小逆”。

吐法为古代医家治疗法则之一。张戴人以吐法治宿疾，名噪一时。此时不复闻中医用吐法矣。

方中行曰："此原病变由于误治，因复推其未为太过，亦严警戒之意。'关上'，脾胃之部位也，细则为虚，数则为热，所以知其误于治也。'一二日'，言病之初，犹在'太阳'也。'腹中饥'，阳能化谷，而吐后胃虚也。'口不能食'，胃能伤也。'三四日'，病在'阳明'也。'欲食冷食'，'阳明'恶热也。朝自寅至辰，'少阳'之王时，'少阳'未病，故饮食如常也。暮自申至戌，'阳明'之王时，'阳明'胃伤，故当其时则吐也。'小逆'，言脉未甚变，邪未乱传，但以吐伤其胃气，致使止妨于饮食，所以犹得为小逆也。然逆虽曰小，君子必求无过而后可，是故致戒如此。"

本条之针法：

针"中脘""足三里"，可立愈，不需服药，或与"吴茱萸汤"治朝食暮吐，"大黄甘草汤"治饥而不欲食。

一百三十五条：太阳病，吐之；但太阳病当恶寒，今反不恶寒，不欲近衣者，此为吐之内烦也。

本条亦言吐法之弊。

解曰："太阳病"而与吐法，但"太阳病"当恶寒，今反不恶寒而恶热，不欲近衣，此为吐伤胃中津液，胃中干燥化热而为烦也。故曰"此为吐之内烦也。"

《金鉴》曰："'太阳病'吐之，表解者当不恶寒，里解者亦不恶热，今反不恶寒，不欲近衣者，是恶热也。此由吐之后，表解里不解，内生烦热也。盖无汗烦热，热在表，'大青龙证'也；有汗烦热，热在内，'白虎汤证'也；吐下后心中懊侬，无汗烦热，大便虽硬，热犹在内，'栀子豉汤证'也；有汗烦热，大便已硬，热悉入府，'调胃承气汤证'也。今因吐后生烦热，是为气液已伤之虚烦，非未经汗下之实烦也，以上之法，皆不可施，惟宜用'竹叶石膏汤'，于益气生津中清热宁烦可也。"

本条之针法：

针"间使""足三里""内庭"，亦可立愈，与"竹叶石膏汤"亦佳。

一百三十六条：患者脉数，数为热，当消谷引食，而反吐者，此以发汗，令阳气微，胃气虚，脉乃数也，数为客热，不能消谷，以胃中虚冷，故吐也。

本条言发汗太过，致阳微胃寒而致吐。

解曰：患者脉数，数为脉之频率。数脉之见，因血液温度超过正常，刺激神经，使心搏加速，故为热象。如果胃热，应消谷善饥欲食。因胃神经受热刺激而兴奋亢盛，则胃蠕动增加，消化液亦同时分泌增加，故能善饥欲食。而今反吐者，神经衰弱，或因水分消耗过多，脏躁等所引起神经性呕吐。条文中“此以发汗，令阳气微、胃气虚，脉乃数”，即发汗过多之明证。水分蒸发太过，同时散热多而产热量不能抗衡，以致内脏及各部组织均现缺乏水分之现象；心脏努力增加搏动，以运血至各部组织，而脉现数象。故萧万舆曰：“盖数本属热，而真阴亏损之脉，亦急数也。然愈数则愈虚，而愈虚则愈数，一有差误，死生反掌。”本条之脉数当属虚者，热亦为客热，客热非稽留热，如客之不时往来，故热亦属虚，故不能消谷，而反呕吐，胃之神经呈阻抑状态，蠕动迟缓，故曰“胃中虚冷”。

尤在泾曰：“脉数为热，乃不能消谷，而反吐者，浮热在上，而虚冷在下也。浮热不能消谷，为虚冷之气逼而上浮，如客之寄，不久即散，故曰‘客热’。是虽脉数如热，而实为胃中虚冷，不可更以清药益其疾也。按数为客热，数而无力可知。”

本条之针法：

针“间使”“中脘”“足三里”三穴，用轻刺激法，亦能立愈。

一百三十七条：太阳病，过经十余日，心下温温，欲吐，而胸中痛，大便反溏，腹微满，郁郁微烦，先此时，自欲极吐下者，与调胃承气汤；若不尔者，不可与；但欲呕，胸中痛，微溏者，此非柴胡证，以呕极吐下，故知也。

本条为辨吐之寒热而定治法。

解曰：“太阳病”，过经已十余日，心下温温然，闷热欲吐，以胸中有炎症，故胸中作痛。如正常为实热，大便应燥结，而反见溏与腹微痛，又似肠中有虚寒，但郁郁为烦复似热，故必审其先吐时是欲亟吐亟下为快者，则胃中有热也，宜“调胃承气汤”下之。若不尔者，则为虚寒，不可与也。若但欲呕，胸中痛，微溏，又似“柴胡证”而实非“柴胡证”也，以微溏非“柴胡证”之所有也。以呕亟欲吐下为胃中有热，故知为“调胃承气证”也。

心下温温欲吐，是胃有积热，欲吐不得吐也。胸中是食管，胃热延及食管而作痛也。郁郁微烦，为胃中有热，欲吐不得吐，无可如何之情状也。欲呕，胸中痛，似“柴胡证”，便溏则又非“柴胡证”。胃中热，大便应燥不应溏，今便溏、腹满，又似“太阴证”，病证在疑似之间，故以先此时自欲亟吐下作定评，虚实寒热即可于此分矣。

陈修园曰：“病症在疑似不可定之际，必求诸患者之情。‘太阳病’既已过经不解，当辨其留于何经之分，而不必泥于所值之气，约计十有余日，或留于‘阳明’之分，则心下温温欲吐而胸中痛，以心下与胸中为‘阳明’之所主也；或留于‘太阴’之分，则大便反溏而腹微满，以大便与腹为‘太阴’之所主也。胃络上通于心，脾脉又上膈注心，脾胃不和，故郁郁微烦。然以上诸证，或虚或实，不无疑义，必须审患者之情，先此十余日之时，自料其病；若欲极吐极下而后适其意者，此胃实也，可与'调胃承气汤'以和胃气；若不尔者，为虚证，则不可与。若但欲呕而无心下温温证，但胸中痛而无郁郁微烦证，但微溏而无腹满证者，此且非'柴胡证'，况敢遽认为'承气证'乎！然则'承气证'从何处而得其病情乎？以其呕即是温温欲吐之状，故知先此时自欲极吐下也。"

一百三十八条：太阳病，六七日表证仍在，下之，脉微而沉，反不结胸，其人发狂者，以热在下焦，少腹当硬满；小便自利者，下血乃愈。所以然者，以太阳随经，瘀热在里故也。抵当汤主之。

本条为"蓄血证"最重之治法。

解曰："太阳病"六七日，医与下之而表证仍在，脉则转为微而沉，法当成"结胸"，其人不"结胸"而发狂，是邪热陷于下焦。邪热下陷，其血互结而瘀滞，瘀毒犯胸而发狂。瘀热结于下焦，少腹当硬满，但水结下焦腹亦硬满，以小便利不利别之。以小便自利者，为瘀血也，下其血则可愈。所以成为下焦蓄血者，以误下，"太阳"之表热随经而下，与血结于下焦故也。当以水蛭、虻虫、桃仁、大黄专事破瘀之"抵当汤"攻之。

汤本氏曰："'太阳病'经过六七日，已下之后，尚有头痛、发热、恶寒等证，加以脉微而沉者，实由误下而表热内陷于下腹部，与已有之瘀血相合成为少腹硬满，余波所及，遂达上部而发狂也。盖其热专迫血而不与水结，故上不'结胸'，下无小便不利。且表证虽如仍在，而实则仅为其痕迹，余则陷入内部，与瘀血合而变为诸症。故用本方下其瘀血，则热亦随之而泄，前症于以治矣。"

《金鉴》曰："'太阳病'六七日，表证仍在者，脉当浮大；若脉微而沉，则是外有'太阳'之表而内见'少阴'之脉，乃'麻黄附子细辛汤'证也。或邪入里，则为'结胸''脏结'之证。今既无'太阳''少阴'兼病之证，而又不作'结胸''脏结'之病，但其人发狂，是知'太阳'随经，瘀热不结于上焦之卫分而结于下焦之营分也。故少腹当硬满，而小便自利者，是血蓄于下焦也。下血乃愈者，言不自下者，须当下之，非抵当汤不足以逐血下瘀，乃至当不易之法也。"

陈逊斋曰："其人发狂，便知内有蓄血，更无问其小便自利与否之必要。然本论蓄血之症每提及小便自利者，何也？盖少腹硬满，有'血结'，有'水结'、有'血水两结'。'血结'必见狂妄，如'桃仁承气证'是也；'水结'必小便不利，‘五苓散证’是也；‘水血两结’必小便难，少腹满如墩状，如‘大黄甘遂证’是也。本节之症，‘血结’已无疑问；而有无‘水结’，则尚不可知，故必审其小便自利，方能证实是单纯‘血结’。”

《伤寒论述义》曰：“瘀血者，血失常度，而瘀蓄于下焦者是也。盖邪热壅滞于血中，故相搏而为瘀。惟其为瘀也，血即水类，故必就下，以结于少腹，其证有结日尚浅而病势剧者，有结日已深而病势慢者，治法随之而不同。结浅而病剧者，‘桃核承气汤证’是也。此盖由于失汗而邪气内并所致，其结未紧，故热未敛而势殊剧，所以宜急用此方逐而利之也。结深而病慢者，为‘抵当汤丸证’，大抵亦因失汗而其结已紧，其热已敛，故其势殆慢，是虽所以专宜破溃之，但更有轻重，以是有汤丸之分。‘桃核’之血多结于得病之后，‘抵当’之血多结于得病之先，然亦未可一律论也；然均是属实，乃‘阳明病’之类变也。”

本条之舌证：舌质当为紫红色，苔当黄或黑。

本条之针法：

中极⊤　血海⊤　三阴交⊤　太冲⊤　间使⊤

上五穴皆以强刺激法，以鼓动经络之生理发生机转，可收“抵当汤”同样之效果。

抵当汤方

水蛭三十个（熬）　虻虫三十个（去翅）　桃仁二十个（去皮尖）　大黄三两（酒洗）

右四味，以水五升，煮取三升，去滓，温服一升，不下再服。

本方之主症：

东洞翁本方定义曰：“治有瘀血者（凡有瘀血者有二：少腹硬痛而小便快利者，其一：腹不满而其人自觉满者，其二：急则以汤，缓则以丸）。”

《方机》本方之主治曰：“小腹硬满，小便自利而发狂者。”

又：“善忘，大便硬而反通易，易色黑者。”

又：“脉浮数而善饥，大便不通者。”

又：“经水不利者。”

《方舆輗》曰：“此方曰‘蓄血’，曰‘少腹硬满’，比诸‘桃核承气汤证’，其病沉结而根深蒂固，至此，不以水蛭、虻虫之类，不能攻之。以上二方，可详考本论而尽其变化。”

又曰：“上症凡体虚者多患之。夫体虚者，虽瘀血在少腹，但不可专攻。然不攻则病又不去。善哉！陈自明于此方中去大黄加地黄用之，名曰‘通经丸’，仅一味之加减，克尽守攻之能事，孙吴兵法，亦不足过。余尝以此四味，水煎以治‘干血劳’甚效。”

一百三十九条：太阳病，身黄，脉沉结，少腹硬，小便不利者，为无血也；小便自利、其人如狂者，血证谛也；抵当汤主之。

本条为少腹硬，审其有瘀无瘀之辨。

解曰：“太阳病”少腹硬，为有蓄血，亦有非蓄血者；身黄，脉沉结，小便利者，即为无血；如小便自利，其人如狂，乃为血证之谛，方可与“抵当汤”。

少腹硬，有“水结”，有“血结”，有“水血两结”，上条已言之矣。仲师以“抵当汤”为峻剂，不可妄用，恐人以少腹硬即认为蓄血，特提出以辨之欤。

身黄者，为热无出路，热度高张，血细胞破坏，血红蛋白游离，偕胆汁溶入血中，成为溶血性黄疸也，方书谓热与湿郁蒸而成，称为“阳黄”者是也。

成无己曰：“身黄，脉沉结，少腹硬，小便不利者，胃热发黄也，可与‘茵陈汤’。身黄，脉沉结，少腹硬，小便自利，其人如狂者，非胃中瘀热，为热结下焦而为‘蓄血’也，与‘抵当汤’以下蓄血。”

喻嘉言曰：“此一条，乃法中之法也。见血证为重证，‘抵当’为重药，恐后人辨认不真，不当用而误用，与夫当用而不敢用，故重申其义。言身黄，脉沉结，少腹满三者，本为下焦蓄血之证，然只现此，尚与发黄相邻，必如前条之其人如狂，小便自利，则血证无疑。舍‘抵当’一法，别无他药可代之矣。又曰小便不利何以见其非血证耶？盖小便不利，乃热瘀膀胱无形之气病，为发黄之候也。小便自利，则膀胱之气化行，然后少腹满者，尤为有形之蓄血矣。庸工不能辨证，实于此等处未著眼耳。”

钱天来曰：“此又以小便之利与不利、以别血证之是与非是也。身黄，遍身发黄也。沉为在里，而主下焦。结则脉来动而中止，气血凝滞，不相接续之脉也。”

一百四十条：伤寒，有热，少腹满，应小便不利，今反利者，为有血也，当下之，不可余药，宜抵当丸。

本条为叮咛下焦蓄血，非此药不可之意。

解曰：“伤寒”有热，结于下焦，其少腹满，应小便不利，今反利者，为有瘀血之候也，当下之，宜“抵当丸”，不可用他药。“余”作“他”字解。

成无己曰：“‘伤寒’有热，少腹满，是蓄血于下焦。若热蓄津液不通，则小便不利。其热不蓄津液而蓄血不行，小便自利者，乃为‘蓄血’，当与‘桃仁承气汤’‘抵当汤’下之。然此无身黄、屎黑，又无善忘发狂，是未至于甚，故不可与快峻之药也，可与‘抵当丸’小可下之也。”

本条之脉证、舌证：脉多沉细，沉结，细数；舌质之色呈不显明，如黑黯色状，亦有如常者。

本条之针法：

同一百三十八条。

抵当丸方

水蛭二十个（熬） 虻虫二十五个（熬，去翅） 桃仁二十个（去皮尖） 大黄三两（酒浸）

上四味，杵分为四丸，以水一升，煮一丸，取七合服之，晬时[①]当下血，若不下者，更服。

本方之主症：

山田正珍曰：“比‘抵当汤’为轻，无发狂、如狂等证，惟满而不硬，方亦四之一耳。”

《类聚方广义》本方条曰：“余家用此方，取上四味为末，炼蜜为丸，分八丸，以温酒咀嚼下之，日服二丸，四日服尽。不能饮酒者，白汤送下。”

又曰：“产后恶露不尽，凝结为块，成宿患者，平素虽服药，然当难收效，其后再有分娩，用此方服之，不过十日，块可尽消。”

方有执曰：“上条之方，变汤而为丸，名虽丸也，而犹煮汤焉。”

陶弘景曰：“晬时即周时，由今旦至明旦也。”

一百四十一条：太阳病，以饮水多，小便利者，必心下悸；小便少者，必苦里急也。

本条言饮水多，以小便利不利而为心下悸与苦里急之义。

解曰：“太阳病”，小便利者，为内无热，如饮水多，则内寒停饮，必为心下悸；若小便少者，为内有热，饮水多，水蓄膀胱不得泄，必苦里急。

成无己曰：“饮水多而小便自利者，则水不内蓄，但腹中水多，令心下悸。《金匮要略》曰：‘食少饮多，水停心下，甚者则悸。’饮水多而小便不利，则水蓄于内而不行，必苦里急也。”

尤在泾曰：“病在‘太阳’之时，里热未甚，水液尚通，其外虽病，而其内犹晏如也，故不可多饮水，设饮水多，必停于心下为悸。所以然者，里无水不能消水，心属火而畏水，水多凌心，故惕惕然跳动不宁也。然使小便自利，则

① 晬时：一昼夜。

停水自行，虽悸犹当自愈。若小便不利而少，则水不下行，积于膀胱，必苦里急。里急者，小便欲下而不能，则少腹奔迫急痛也。”

一百四十二条：问曰：病有结胸，有脏结，其状何如？答曰：按之痛，寸脉浮，关脉沉，名曰结胸也。何谓脏结？答曰：如结胸状，饮食如故，时时下利，寸脉浮，关脉小细沉紧，名曰脏结；舌上白苔滑者，难治。

本条辨明“结胸”与“脏结”之异同。

解曰：本条以问答之词说明“结胸”“脏结”之异同。“结胸”者，邪热与水毒结于胸脘之部，按之则痛甚，其脉则寸浮而关沉，即名曰“结胸。”寸浮，为病在上也；关沉，为病在膈而沉结也。“脏结”者，为阴寒结于脏，亦如“结胸”之在胸脘之部而按之痛者，惟以在脏而不在腑，能饮食如故耳。因属阴寒，故为时时下利。其脉亦寸浮关沉，以病属阴性，脉较为细小耳。“脏结”者，如见舌苔白滑，则其内部之阴寒更甚，为不易愈候矣。

成无己曰：“‘结胸’者，邪结在胸；‘脏结’者，邪结在脏。二者皆下后邪气乘虚入里所致。下后邪气入里，与阳相结者为‘结胸’，以阳受气于胸中故尔；与阴相结者为‘脏结’，以阴受之则入五脏故耳。气不通而塞，故痛。邪结阳分，阴气不得上通；邪结阴分，则阳气不得下通，是二者，皆心下硬痛。寸脉浮，关脉沉，知邪结在阳也；寸脉浮，关脉小细沉紧，知邪结在阴也。阴结而阳不结，虽心下结痛，饮食亦自如故，阴气乘阳虚而下，故时时自下利，阴得阳则解。‘脏结’得热证多，则易治；舌上白苔滑者，邪气结胸中亦寒，故云难治。”

《金鉴》曰：“按此条‘舌上白苔滑者难治’句，前人旧注单指‘脏结’而言，未见明悉，误人不少。盖舌苔白滑，即‘结胸证’具，亦是假实；舌苔干黄，虽‘脏结证’具，每伏真热。‘脏结’阴邪，白滑为顺，尚可温散；阳邪见此为逆，不堪攻下，故为难治。由此可知著书立论，必须躬亲体验，真知灼见，方有济于用。若徒就纸上陈言，牵强附会，又何异按图索骥耶？”

一百四十三条：脏结，无阳证，不往来寒热，其人反静，舌上苔滑者，不可攻也。

本条重复申述“脏结”之症状与不可攻。

解曰：“脏结”为阴寒证，别无阳证，故无往来寒热；因无热，故其人静而不烦；如舌上苔滑者，为里寒已甚，不可攻下。

成无己曰：“‘脏结’于法当下，‘无阳证’为表无热，‘不往来寒热’为半表半里无热，‘其人反静’为里无热。经曰：‘舌上如苔者，以“丹田”有热，胸中有寒。’以表里皆寒，故不可攻。”

柯韵伯曰："'结胸'是阳邪下陷，尚有阳证见于外，故脉虽沉紧，有可下之理。'脏结'是积渐凝结而为阴，五脏之阳已竭也，外无烦躁潮热之阳，舌无黄黑芒刺之苔，虽有硬满之证，慎不可攻，'理中''四逆'辈温之，尚有可生之义。"

一百四十四条：病发于阳，而反下之，热入，因作结胸。病发于阴，而反下之，因作痞。所以成结胸者，以下之太早故也。

本条点明"结胸"与"痞"之形成为下之太早之故。

解曰：病有发热恶寒之阳证，不与发表而反下之，则热邪下陷，结于胸中而为"结胸"。若病属无热恶寒之阴证，不与温剂而反下之，则阴邪内陷而作"痞"。所以成"结胸"与"痞"之原因，乃为下之太早之故有以致之也。

本论"结胸"有"大结胸""小结胸""水结胸""热实结胸""寒实结胸"之分。"大结胸"与"热实结胸"不按而痛。"太阳病"，重发汗而复下之，不大便五六日，舌上燥而渴，日晡时有潮热，从心下至少腹硬满而痛不可近者；又"伤寒"六七日，"结胸"热实，脉沉而紧，心下痛，按之石硬，"大陷胸汤"主之是也。"小结胸"按之乃痛。如"小结胸病"，正在心下，按之则痛，脉浮滑者，宜"小陷胸汤"是也。"水结胸"则无大热而头汗出。如"结胸"无大热者，此为"水结"在胸胁也，但头微汗出者，"大陷胸汤"主之是也。"寒实结胸"则无热。如"寒实结胸"无热证者，与"三物白散"是也。

成无己曰："发热恶寒者，发于阳也，而反下之，则表中阳邪入里，结于胸中为'结胸'。无热恶寒者，发于阴也，而反下之，则表中阴邪入里，结于心下为'痞'。"

钱天来曰："'发于阳'者，邪在阳经之谓也。'发于阴'者，邪在阴经之谓也。'反下之'者，不能下而反下也。两'反下'其义迥别，一则以表邪未解而曰'反下'，一则以始终不可下而曰'反下'也。"

陈逊斋曰："'痞结'之性质同于'脏结'，'痞结'之部位同于'结胸'，故'结胸''痞结''脏结'，实三鼎足分立者也。'脏结''结胸'之分，在一阴一阳。'脏结''痞结'之分，在一虚一实。"

陆渊雷曰："'结胸'之病，其人膈上本有水饮，因误下'太阳'，热陷于里，与水相结，遂成恶候者也。'痞'即胃炎，本无水饮。其成也，有由于误下'太阳'者，脉浮而紧，而复下之，紧反入里，则作'痞'。'伤寒''中风'，医反下之，其人下利，日数十行，谷不化，腹中雷鸣，心下痞硬，'伤寒'大下后，复发汗，心下'痞'，恶寒者，皆是也。有由于误下'少阳'者，'伤寒'五六日，呕而发热者，'柴胡证'具，而以他药下之云云，若但满而不痛者，此为‘痞’是也。亦有不因误下而成者，‘伤寒’汗出，解之后，胃中不和，心下痞硬是也。然未有由于误下阴证者。阴证误下，当为‘亡阳’虚脱，岂但‘痞’而已乎？”

一百四十五条：结胸者，项亦强，如柔痉状，下之则和，宜大陷胸丸。

本条言“结胸”有如“痉”之状与其治法。

解曰：“结胸病”，有头不痛而项强，不恶寒而汗出，如“柔痉”之症状者，下之则和，宜“大陷胸丸”治之。

成无己曰：“‘结胸’病项强者，邪结胸中，胸膈结满，心下紧实，但能仰而不能俯，是项强，亦如‘柔痉’之状也，与‘大陷胸丸’，下结、泄满。”

本条之“结胸”，项强如“柔痉”状，不言热，不言痛，殆指“鸡胸”证言。和久田曰：“胸骨高起，心下亦按之硬而不痛，常项背强，俗名‘鸠胸’，亦所谓‘龟胸’也。此症多得之胎毒，非一时之剧症，故无伏热或手不可近之痛。《伤寒论》曰：‘结胸’者，项亦强，如‘柔痉’状，下之则和，宜‘大陷胸丸’，如‘柔痉’者，是因‘结胸’之毒及于项背，因之项背亦强如‘柔痉’，用‘大陷胸丸’下之，则强者和而如常人矣。”

凡攻胎受之病或血块等陈痼之证，汤药反不能攻其结毒，故以丸药治之，是故所谓“龟胸”“龟背”及“哑痫”等胎毒，其毒渐增，致成伛偻，则成终身废疾，皆“大陷胸丸”所治也。然此方为攻击之剂，不可日日用之，是当审其外证，每日用“小陷胸汤”“旋覆代赭石汤”“半夏厚朴汤”“厚朴生姜半夏人参汤”之类，再加以灸灼，隔五日七日，以“大陷胸丸”攻之。

汤本求真之注曰：“谓病‘结胸’者，不仅心下硬满，项部亦强，其状恰如‘柔痉’，以‘大陷胸丸’泻下之，则复常态之意也。而如‘柔痉’状者，柯氏所谓头不痛而项犹强，不恶寒而头汗出，故如‘柔痉’状也。故信如此说，似即‘葛根汤证’之项背强急，不头痛，不恶寒，而自汗出者也。又此证所以不用‘大陷胸汤’而用丸方者，如山田氏云：‘凡“结胸”有热者，用“大陷胸汤”下之；其无热者，宜用“大陷胸丸”下之。论云：过经谵语者，以有热故也，当以汤下，而医以丸药下之，可见非其治也。盖丸方本为无热者而设也。’如上述，以本非热证也。”

本条之脉证、舌证：结胸无热者，其脉大多沉微，舌色正常或淡。

本条之针法：

身柱丅　大椎丅　风池丅　肺俞丅　膈俞丅　太渊丅　中府丅

膻中丅　彧中丅　上脘丅　丰隆丅

以上数穴，须每间二日针一次，间七日以巴豆、黄连研粉，填脐中灸七壮，以病去为度。

大陷胸丸方

大黄半斤　葶苈子半升（炒）　芒硝半升　杏仁半升（去皮尖，熬黑）

右四味，捣筛二味，纳杏仁、芒硝，合研如脂，和散。取如弹丸一枚，别捣甘遂末一钱匕，白蜜二合，水二升，煮取一升，温顿服之，一宿乃下；如不下，更服；取下为效；禁如药法。

本方之主症：

《医宗金鉴》曰："'大陷胸丸'治'水肿''肠澼'之初起，形气俱实者。"

《类聚方广义》本方条曰："东洞先生晚年，以'大陷胸汤'为丸用之，一如'理中''抵当'二丸，泻下之力颇峻。然若毒聚胸背，喘鸣咳嗽，项背共痛者，则以此方为胜。"

又："治痰饮疝症，心胸痞塞结痛，痛连项背臂膊者，或用汤药，随其宜而兼用此方亦佳。"

一百四十六条：结胸证，其脉浮大者，不可下，下之则死。

本条示"结胸证"不可下者。

解曰："结胸证"之脉浮大者，为表邪犹盛，下之则胸结愈甚，故不可下，下之则死。

成无己曰："'结胸'为邪结胸中，属上焦之分，得寸脉浮，关脉沉者为在里，则可下；若脉浮大，心下虽结，是在表者犹多，未全结也，下之重虚，邪气复结，则难可制，故云'下之则死'。"

陈逊斋曰："脉大有虚实两说：'阳明'脉大，是大而实也；脉大为劳，是大而虚也。大而实者，是充血作用，下之可降低血压；大而虚者，是贫血作用，下之适以涸竭其血液。"

逊斋之说亦是，其辨别在沉浮有力无力为分耳。浮大有力者为表邪盛，浮大无力者为正气虚，二者皆不可下也。

一百四十七条：结胸证悉具，烦躁者，亦死。

本条示"结胸"之死证。

解曰：胸脘硬满而痛，脉沉紧，"结胸"之症状悉具，复见躁扰不已，虽脉不浮大，不下亦死。

成无己曰："'结胸证'悉具，邪结已深也。烦躁者，正气散乱也。邪气胜正，患者必死。"

尤在泾曰："'伤寒'邪欲入而烦躁者，正气与邪争也；邪既结而烦躁者，正气不胜而将欲散乱也。'结胸证'悉具，其脉沉紧，心下痛，按之石硬，及不大便，舌上燥而渴，日晡潮热，如下文所云是也；而又烦躁不宁，则邪结甚深，而正虚欲散，或下利者，是邪气淫溢，际上极下，所谓病胜脏者也，虽欲不死，其可得乎！”

一百四十八条：太阳病，脉浮而动数，浮则为风，数则为热，动则为痛，头痛发热，而微汗出，及恶寒者，表未解也，医反下之，动数变迟，客气动膈，膈内拒痛，短气烦躁，心中懊侬，胃中空虚，阳气内陷，心下因硬，则为结胸，大陷胸汤主之。若不结胸，但头汗出，余处无汗，剂颈而还，小便不利，身必发黄也。

本条示表证误攻，不为“结胸”即为“发黄”之义。

解曰：“太阳病”，其脉浮而兼动数，浮为风邪在表之候，数为发热之候，动为有痛之候（“动”为“弦”字之误），故头痛发热而微汗出及恶寒者，知其为表证未解也，如法以“桂枝汤”发汗。而医反下之，致表邪下陷，脉动数者转变为迟，其外邪客热陷于膈中，因此热与水交结膈内而作痛拒按，压迫肺叶而为短气，热蒸脑系而为烦躁，心中热郁而为懊侬，且因下而胃中空虚，致外邪内陷，与水交结，心下因硬，遂成“结胸”之病。当以“大陷胸汤”治之。取大黄清下陷之热，芒硝破胸脘之结，甘遂攻交结之水。若表证误下而不“结胸”，但见头汗出至颈而止，他处无汗者，则热陷于三焦，即躯体腔网膜层之间，使水道阻塞，水气被热郁蒸，欲汗而不得汗，仅从头部发泄少许而出。若小便利者，其下焦水道尚通，郁热犹可从小便而出。若小便亦不利，则郁热无由可解，影响血液，而为瘀热在里，热不得越之身必发黄也。

表证未解而攻下，有为“结胸”，有为发黄者，则以其人有无水饮以为断。有水饮者，热与水交结而成“结胸”。无水饮者，则为“阳明”协热下利之症；不为下利，复小便不通，但头汗出者，则必发黄矣。以热郁于里，影响血液不洁，易于引起血细胞分化作用，而成“黄疸”。成“结胸”者，以“大陷胸汤”治之。成“黄疸”者，则以“茵陈蒿汤”治之。

本条原文有“数则为虚”，与“胃中空虚”在“膈内拒痛”之下，病理不合，从陈本改正。

本条之脉证、舌证：成“结胸”则脉当为沉紧，舌当为厚腻。成“黄疸”则脉当为弦数，舌当为黄腻。

本条之针法：

成“结胸”：针身柱、肺俞、中府、期门、太渊、曲池、通里、间使、大陵。

成“黄疸”：针至阳、脾俞、腕骨、公孙、足三里、曲池。

大陷胸汤方

大黄六两（去皮） 芒硝一升 甘遂一钱

右三味，以水六升，先煮大黄，取二升，去滓，纳芒硝，煮一两沸，纳甘遂末，温服一升，得快利，止后服。

本方之主症：

东洞翁曰："本方治'结胸'从心下至少腹硬满者。"

《类聚方广义》本方条曰："肩背强急，不能言语，忽然而死者，俗称'鬼打肩'，急以针针之以放血，与此方服之，取其峻泻，可挽回一生于九死也。"

又："脚气冲心，心下石硬，胸中大烦，肩背强急，短气不得息者；产后血晕；及小儿急惊风，胸满心下石硬，咽喉痰潮，直视痉挛，胸动如奔马者；真心痛，心下硬满，苦闷欲死者。凡是诸症，苟非治法神速，方剂峻快，乌能得救？宜用此方，是摧坚应变之兵也；是在得其肯綮，执其枢机耳。"

《古方便览》曰："胸高起，或背曲成痀瘘之状，或腹内陷下濡而牵引及背，脚细软羸瘦而不能步行，手臂不遂者，皆治之。"

汤本氏曰："本方殊不背陷胸之名，尤善治胸廓前后高起者，此所以能治'龟胸'及压迫性脊髓麻痹也。"

《勿误药室方函口诀》本方条曰："此方治'热实结胸'之主药，其他凡胸痛剧者，尤有特效。一士人，胸背彻痛，昼夜苦楚不能忍，百治无效，欲自死，服'大陷胸汤'三贴而霍然。又脚气冲心，昏闷欲绝者，服此方而苏。凡医者临死地，不可无此手段。又因留饮而肩背凝痛者，有效速。小儿患'龟背'等，亦有用此方者；其轻者，宜用'大陷胸丸'。又小儿将成'龟胸'时，宜及早用此方，以收速效。"

一百四十九条：伤寒六七日，结胸热实，脉沉而紧，心下痛，按之石硬者，大陷胸汤主之。

本条言"热实结胸"之脉证与治法。

解曰："伤寒"六七日，表证已无，热邪结实于胸中，脉不浮而只沉紧，为热邪纯结于里之候，故心下痛；结而且实，故按之石硬，亟宜荡其热而去其水，以"大陷胸汤"治之。

此条与下条，为表邪自陷于里之"结胸"，非由下而致者，总之，其病由转变而致，或误下而致，其已具"结胸"之症状者，概可以本方治之。有是症即用是方，以症为主，不以其原因而分也。

成无己曰："病在表而下之，热入，因作'结胸'，此不云下后，而云'伤寒'六七日，则是传里之实热也。沉为在里，紧为里实，以心下痛按之实硬，是以为‘结胸’，与‘大陷胸汤’以下结热。”

汪琥曰：“或问脉沉紧，焉知非‘寒实结胸’？答曰：胸中者，阳气之所聚也；邪热当胸而结，直至心下石硬且痛，则脉不但沉紧，甚至有伏而不见者，乌可以脉沉紧为非热耶！大抵辨‘结胸’之法，但当凭证最为有准。”

一百五十条：伤寒十余日，热结在里，复往来寒热者，与大柴胡汤。但结胸无大热者，此与水结在胸胁也，但头微汗出者，大陷胸汤主之。

本条辨热结在里为“大柴胡证”与“结胸证”之分。

解曰：“伤寒”已十余日，热邪已入里，结于胸胁，如有往来寒热者，则非“结胸”，乃热邪结于“少阳”“阳明”也，以“大柴胡汤”主治之。若但“结胸”，硬满而痛无往来寒热者，此为与水结在胸胁也，但头微汗出者，水气上蒸于头也，须以“大陷胸汤”治之。

柯韵伯曰：“前病发于阳条言热入是‘结胸’之因，此条言水结是‘结胸’之本，互相发明‘结胸’病源。若不误下，则热不入，热不入，则水不结。若胸胁无水气，则热必入胃而不结于胸胁矣。此因误下，热入，‘太阳’寒水之邪亦随热而内陷于胸胁间，水邪、热邪，结而不散，故名曰‘结胸’。粗工不解此义，另立‘水结胸’一证，由是多歧滋惑。不思‘大陷胸汤丸’，仲景用甘遂、葶苈何为耶？‘无大热’指表热未下时大热。下后无大热，可知大热乘虚入里矣。‘但头微汗出者’，热气上蒸也。余处无汗者，水气内结也。水结于内，则热不得散，热结于内，则水不得行，故用甘遂以直攻其水，用硝、黄以大下其热，所谓其次治六腑也，又大变乎‘五苓’‘十枣’等法。”

唐容川曰：“热结在里，则似‘结胸’矣。使不往来寒热，而但见烦痛、大热等证，便当用‘大陷胸汤’。今复有往来寒热，则热邪虽入结于胸中，而正气尚欲达于身外也，宜用‘大柴胡汤’，有‘大黄’以夺其结热，有‘柴胡汤’以达其正气，为表里两解之法。若得‘结胸’，无往来寒热之证，且无陷胸等烦躁之大热证者，此为水结在胸胁间，非热结也。使纯是水，则火不上蒸，无头汗矣，便不得用‘大陷胸’矣；。虽无大热，而尚有热，虽火不结，而尚能上蒸为头汗出，则不但水结，尚兼火证矣，故宜以‘陷胸汤’夺去其水，兼泻其火。‘大柴胡证’是邪结而正欲出，此证是水结而火尚炎，成注将水结以下尽解作水证，与文法、方治均未合。”

“大柴胡汤证”有心下急郁，微烦，有胸胁满痛，颇类“结胸”，故本条提出以辨之。

本条之舌证：“大柴胡证”当为黄厚苔，“结胸证”当为黄苔。

本条之针法：

“大柴胡证”，针期门、大椎、间使、阳陵泉、足临泣、承山、支沟，俱用强刺激。

“结胸证”，可参照一百四十八条。

一百五十一条：太阳病，重发汗，而复下之，不大便五六日，舌上燥而渴，日晡所小有潮热，从心下至少腹硬满而痛不可近者，大陷胸汤主之。

本条言“结胸”兼胃实之“大结胸证”。

解曰：“太阳病”，与之重发汗，又复下之，表证虽解而热邪已下陷于里，且以汗下伤其津液，致不大便者五六日，里热日炽，津液日涸，“阳明”结热愈甚，舌上燥而渴，至午后申酉时微发潮热，以水热交结于胸脘，“阳明”热结于肠中，因此从心至少腹硬满而痛，手不可近者，亟以“大陷胸汤”攻水破结，荡热泄实以治之。

成无己曰：“重发汗而复下之，则内外重亡津液，而邪热内结，致不大便五六日，舌上燥而渴也。日晡潮热者属胃，此日晡小有潮热，非但在胃，从心下至少腹硬满而痛不可近者，是一腹之中，上下邪气俱甚也，与‘大陷胸汤’以下其邪。”

陈逊斋曰：“此节之证，因‘汗’‘下’交误所致，‘阳明’之热重于三焦之水，自胸膈至少腹皆结实，为‘结胸病’之‘大结胸证’。舌上燥渴，日晡潮热，肠胃胀满硬痛，皆是胃家实之‘阳明病’。不用‘大陷胸丸’者，以‘阳明’热实为主也；不用‘大承气’而用‘大陷胸’者，因兼有水结故也。日晡即申酉时，潮热即申酉时发。痛不可近即是拒按，方书：‘喜按为虚，拒按为实。’此为实热，故拒按也。”

一百五十二条：小结胸病，正在心下，按之则痛，脉浮滑者，小陷胸汤主之。

本条言“小结胸”之证及治法。

解曰：“小结胸病”，正在心下胃脘之部作硬满症状，按之即痛，不若“大结胸”之心下至少腹硬满而痛，手不可近之剧；其脉亦浮滑，不若“大结胸”之沉紧；其病之原因亦为热与水饮交结所致，特无“大结胸证”之剧，故曰“小结胸”。病轻药剂亦轻，故用“小陷胸汤”。

“小结胸”之病状仅在胃中，与“痞”略同，第按之痛，“痞”则不痛耳，为胃中痰热互结黏膜发炎之病也，主用苦降泄热涤痰之“小陷胸汤”之法，以黄连清热，半夏降水，栝蒌实开结滑痰，无须以剧药攻破。

成无己曰：“心下硬痛，手不可近者，‘结胸’也。正在心下，按之即痛，是热气犹浅，谓之‘小结胸’。‘结胸’脉沉紧，或寸浮关沉，今脉浮滑，知热未深结，与‘小陷胸汤’以除胸膈上结热也。”

柯韵伯曰：“‘结胸’有轻重，立方分大小。从心下至少腹，按之石硬而痛不可近者，为‘大结胸’。正在心下，未及胁腹，按之则痛，未曾石硬者，为‘小结胸’。‘大结胸’是水结在胸腹，故脉沉紧。‘小结胸’是痰结于心下，故脉浮滑。水结宜下，故用甘遂、葶、杏、硝、黄等下之；痰结宜消，故用黄连、栝蒌、半夏以消之。水气能结而为痰，其人之阳气重可知矣。”

汤本氏曰：“夫‘小结胸’云者，为对‘大陷胸汤证’比较之辞也。而本方证正在心下，惟按之则痛，不若彼之心下石硬与硬满，又无手不可近之剧痛，故对彼证之大，而此称小，并随治法而不用彼之峻下剂，只用消痰解凝利尿药之黄连、半夏、瓜蒌实也。又正在心下，按之则痛者，为以指头轻打胸骨剑状突起之下部，立觉疼痛之意也。此轻打与疼痛间不容发，非其他压痛可比，故特以‘则’字插入其间，以见意也。又此证之脉浮滑者，因不若‘大陷胸汤’之病位深，而此结实之度为弱也。”

张锡驹曰：“汤有大小之别，证有轻重之殊，今人多以‘小陷胸汤’治‘大结胸证’，皆致不救，遂诿‘结胸’为不可治之证。不知‘结胸’之不可治，只有二节，余皆可治者，苟不体认经旨，必致临时推诿，误人之性命也。”

本条之舌证：舌质红而苔黄。

本条之针法：

间使丅　中脘丅　足三里丅　上巨虚丅　陷谷丅

五穴宜用强刺激而提插时间稍长。“中脘”入针不必深。

小陷胸汤方

黄连一两　半夏半升（洗）　瓜蒌实大者一个

右三味，以水六升，先煮瓜蒌，取三升，去滓，纳诸药，煮取二升，去滓，分温三服。

本方之主症：心下结痛而有呕者。

《丹溪心法》云：“本方治食积，痰壅滞而喘急，为末，糊丸，服之。”

《内台方议》曰：“‘小陷胸汤’又治心下结痛而气喘闷者。”

刘心山曰：“‘结胸’多夹痰饮，凝结于心胸，故‘陷胸’‘泻心’，用甘遂、半夏、瓜蒌、枳实、旋覆花之类，皆为痰饮而设也。”

《证治大还》曰：“加味‘小陷胸汤’治火动其痰嘈杂，本方加枳实、栀子。”

《张氏医通》曰：“咳嗽面赤，胸腹常热，惟手足有凉时，其脉洪者，热痰在膈上也，‘小陷胸汤’。”

《勿误药室方函口诀》本方条曰：“此方治饮邪结心下而痛者。‘瓜蒌实’以痛为主，观《金匮》‘胸痹’诸方可征。故《名医类案》以此方治孙主簿述之‘胸痹’，《张氏医通》治热痰在膈上者。其他可治胸满气塞，或嘈杂，或腹鸣下利，或饮食不进，或胸痛。”

一百五十三条：太阳病，二三日，不能卧，但欲起，心下必结，脉微弱者，本有久寒也，反下之，若利止，必作结胸；未止者，四日复下之，此作协热利也。

本条言“太阳病”误下不成“结胸”，即为“协热利”。

解曰：“太阳病”，经二三日，以心下有水结而不能安卧，但欲起坐，盖因外有表邪，内有水饮，其心下必结，但脉应见浮紧，而反微弱者，以原有久寒也。久寒者，为素有饮邪之谓也。素有饮邪，其阳必虚，故脉见微弱也。法当温化，而医反下之，则表邪下陷。若利止者，则表邪必与久寒互结而为“结胸”；若利未止者，则表邪直下“阳明”，不作“结胸”矣。如经三四日复下之者，则协同下陷之表邪作“协热利”矣。

本条原文为“本有寒分也”，《玉函》作“此本寒也”，《外台》“寒分”作“久寒”，“寒分”义不通，从而改之。

成无己曰：“‘太阳病’，二三日，邪在表也，不能卧，但欲起，心下必结者，以心下结满，卧则气壅而愈甚，故不能卧而但欲起也。心下结满，有水分，有寒分，有气分，今脉微弱，知本有寒分，医见心下结而反下之，则‘太阳’表邪乘虚入里，利止则邪气留结为‘结胸’；利不止，至次日复如前下利不止者，是邪热下攻肠胃，为‘协热利’也。”

柯韵伯曰：“不得卧，但欲起，在二三日，似乎与‘阳明’并病，必心下有结，故作此状。然结而不硬，脉微弱而不浮大，此其人素有久寒宿饮结于心下，非亡津液，胃家实也，与‘小青龙’以逐水气。而反下之，表实里虚，当利不止。若利自止者，是‘太阳’之热入里，心下之水气交持不散，必作‘结胸’矣。若利未止者，里既已虚，表尚未解，宜‘葛根汤’‘五苓散’辈。医以心下结为病原，反而复下之，表热里寒未解，此‘协热利’所由来也。”

一百五十四条：太阳病，下之，其脉浮，不结胸者，此为欲解也，脉促者，必结胸也；脉细数者，必咽痛；脉弦者，必两胁拘急；脉紧者，头痛未止，脉沉紧者，必心下痛，脉沉滑者，协热利；脉数滑者，必下血。

本条言“太阳病”下后，专从脉形以推断其变病之法。

解曰：“太阳病”，下之则表邪内陷，易成“结胸”，所谓病发于阳而反下之，热入必作“结胸”也。但其脉浮而不作“结胸”，是邪热未下，气血犹在肌表作抗拒，此为欲解也。若下后脉急促者，则表邪已陷，心脏受外热压迫，欲努力鼓动血行驱之外出也，此必欲作结胸之候也。如下后而脉细数者，数为有热，细为阴虚，被下之后，外热内陷，故作咽痛。如下后脉弦者，弦为神经兼皮下淋巴细管紧张，较紧脉稍缓，淋巴管之紧张为淋巴干管或淋巴结紧张之余波，故弦脉主饮亦主痛。饮即淋巴之渗于组织之内而失去生理作用者是也。两胁拘急，即淋巴干管与该部神经作紧张也。如下后脉紧者，主头痛未已者，以紧为神经与脉管紧张，血有上溢之势也。神经紧张则痛，血势上溢则上部充血，其痛当在上，故断其为头痛未已。如脉沉紧，则血管与神经之紧张皆在于内，故主心下痛，即“结胸”之正脉也。上文脉促必“结胸”，乃欲作“结胸”之候也。如下后脉沉滑者，沉主血液集于内之候，所谓沉主里也，滑为血中有热之候，故沉滑为内有热。又在下后得之，其热在里，故作“协热利”也。如下后脉数滑者，则血中更热，不免血管破裂而下血也，以下后血集于下，血管之破裂亦当在下也。

本条原文为脉浮为“结胸”，脉紧为咽痛，脉细数为头痛未止，大部错误，兹从《金鉴》本改正，为之解释，亦就其病而推论其脉。若谓有是脉必有是病，则大不然也。

一百五十五条：病在阳，应以汗解之，反以冷水潠之，若灌之，其热被却不得去，弥更益烦，肉上粟起，意欲饮水，反不渴者，服文蛤散；若不差者，与五苓散。

本条为“太阳病”用冷水潠灌之变证与治法。

解曰：病在“太阳”，应以汗解之，反用冷水喷之，或以冷水浇之，其肌表之热被遏而不得去，于是内部之热不得出，弥更烦热而不自安，皮肤之汗腺皮脂腺被冷水之刺激而紧闭虬结[①]，于是肌肤粟起矣。以内热不得出而烦，意欲饮水以解热，但不见渴，以未经汗下，胃中水液未伤也。与“文蛤散”，以消其水；若服“文蛤散”后，而意欲饮水反不渴之证仍在者，则与“五苓散”，外解表邪，内化水气，以治之。

潠，含水喷也。灌，浇灌也，亦溉也。被却，被迫受遏之意也。肉上粟起，皮面起颗粒如粟之形也。

方中行曰：“在阳，谓表未罢，热未除也。潠，喷之也。灌，溉之也。被，

---

① 虬结：盘曲交结。

蒙也；言邪蒙冒于潠灌之下，郁闭而不散，热悗烦恼益甚也。粟起，言皮肤上粒起如粟，水寒郁留于表而然也。意欲得水而不渴者，邪热虽甚，反为水寒所制也。‘文蛤’，即‘海蛤’之有文理者，咸寒走肾而利水，以之独专任者，盖取督肾而行水也。不差者，水虽内渍，犹有外被者，故用‘五苓散’，内以消之，外以散之，而两解也。”

本条之脉证、舌证：脉当弦细或浮弦；舌当白苔。

本条之针法：

外关⊤ 合谷⊤ 经渠⊤

文蛤散方

文蛤五两

上一味，为散，以沸汤和一钱匕服，汤用五合。

本方之主症：东洞翁曰："治渴。"

一百五十六条：寒实结胸，无热证者，与三物小白散，陷胸汤不可服。

本条言"寒实结胸"之治法。

解曰：寒痰结实于胸中，而身无热证，口不燥渴，但胸中硬满者，曰"寒实结胸"，与"三物小白散"以攻之。"陷胸汤"为苦寒之剂，不可服也。

本条原文为"与'三物小陷胸汤'，'白散'亦可服"，各家皆以为非，谓"三物小陷胸汤"为"三物小白散"之误。"陷胸汤"万不可服，以"寒实结胸"，为寒饮凝痰，结于胸中，如与黄连、半夏、瓜蒌之三物苦寒剂，益使其坚凝不得化也。"白散"为巴豆、桔梗、贝母，药为三味而色白，所服极少，称之"三物小白散"亦合，所以各家谓"三物小陷胸汤"为"三物小白散"之误植。原文"不可服"，佥谓衍文；逊斋谓"亦"字为"不"字之误，亦有理。

本条之脉证、舌证：脉当沉微或沉迟；舌当白滑。

本条之灸法：

巴豆十四个 黄连七寸（去皮用）

上捣细，津唾成膏，填入脐中，以艾火灸其上，腹中有声，其病去矣。不拘壮数，病去为度。

白散方

桔梗三分 巴豆一分（去皮心，熬黑，研如脂） 贝母三分

右三味，为散，纳巴豆，更于臼中杵之，以白饮和服，强人半钱匕，羸者减之。病在膈上必吐，在膈下必利。不利，进热粥一杯；利过不止，进冷粥一杯。身冷皮粟不解，欲引衣自覆者，若以水潠之洗之，益冷，热却不得出，当汗而不汗，则烦。假令汗出已，腹中痛，与芍药三两，如上法。

本方之主症：

东洞翁本方定义曰："有结毒而浊唾吐脓者。"

《方机》本方条主治曰："毒在胸咽而不得息者。"

《类聚方广义》本方条曰："此方不仅治'肺痈'，且治'幽痈''胃脘痈'，及胸膈中有顽痰，胸背牵痛者。又咳家胶痰缠扰，咽喉不利，气息有臭气者，皆有效。"

又："'卒中风''马脾风'，痰潮息迫，牙关紧闭，药汁不入者，取少许吹鼻中，则吐痰涎而咽喉立通。"

又："'肺痈'用此方，当在咳逆喘息，胸中隐痛，黄痰甚臭之时，断然投之，以扫荡郁毒，断除根底。若犹豫不决，持重旷日，以致毒气浸润，胸背微痛，脓秽涌溢，极臭扑鼻，蒸热柴瘦，脉细而数，则噬脐莫及矣。谚云：'医者胆欲大而心欲小'，良以此也。"

一百五十七条：太阳与少阳并病，头项强痛，或眩冒，时如结胸，心下痞硬者，当刺大椎第一间、肺俞、肝俞，慎不可发汗。发汗则谵语，脉弦。五六日谵语不止，当刺期门。

本条为"太阳""少阳"并病之刺法。

解曰："太阳"与"少阳"并病，"太阳病"为血热充于上部，故见头项强痛，或眩冒。"少阳病"为胸腔淋巴管阻塞，故时如"结胸"之心下痞硬，当刺"大椎"，以降头部之充血而治头项强痛或眩冒；刺"肺俞""肝俞"，借交感神经之反射，疏通胸腔之淋巴管阻塞而治心下痞硬。慎不可与发汗，殆以其人津液不足，只可借针刺以激其组织之神经，冀其自动发生机转。如与发汗，则必使津液干燥，神经兴奋，致成神经错乱之谵语与脉弦。脉弦即神经兴奋之候也。如五六日谵语不止者，则肝静脉必有瘀血已化毒也，当刺"期门"，以疏通其静脉之瘀血，瘀血通则谵语止。

本条之谵语，为静脉瘀血化毒刺激脑神经致不宁静而成之谵语，非"阳明"胃实之谵语，故刺"期门"可止之，与下条之热入血室而谵语，理由一致。

成无己曰："'太阳'之脉，络头下项，头项强痛者，'太阳'表病也。'少阳'之脉，循胸络胁，如'结胸'心下痞硬者，'少阳'里病也。'太阳''少阳'相并为病，不纯在表，故头项不但强痛，而或眩冒，亦未全入里，故时如'结胸'，心下痞硬，此邪在'半里半表'之间也。刺'大椎'第一间'肺俞'，以泻'太阳'之邪，刺'肝俞'以泻'少阳'之邪。邪在表，则可发汗；邪在'半表半里'，则不可发汗，发汗则亡津液，损动胃气，'少阳'之邪，因干于胃，土为木刑，必发谵语、脉弦；至五六日传经尽，邪热去而谵语当止；若复不止，为‘少阳’邪热甚也，刺‘期门’以泻肝胆之气。”

按：所针者为“大椎”“肺俞”“肝俞”三穴，成注似止肺肝二俞，“肺俞”并不在“大椎第一间”。

本条之舌证：舌为苔白而液干，故只取刺法而不用方。

一百五十八条：妇人中风，发热恶寒，得之七八日，经水适来，热除而脉迟身凉，胸胁下满，如结胸状，谵语者，此为热入血室也，当刺期门，随其实而泻之。

本条为“热入血室”之针法。

解曰：妇人“中风”，发热恶寒之“太阳”表证，得之七八日之后，适逢经期，于是血行下趋，表邪亦乘势而入，外热除而身凉，脉亦不浮不数而迟，但胸胁下发生硬满如“结胸”状，神经亦发生错乱谵语，此以表热下陷，结于“血室”之故也，当刺“期门”，依其所结实之部位而泻之。

“血室”指肝脏，肝脏为腹腔门静脉总汇之所，其血最多，其热最高，故曰“血室”。吴氏《瘟疫论》曰：“‘血室’一名‘血海’，即冲任之脉也。”方书指为“子宫”者，以其谵语适在经行或经止之时，遂指“子宫”即“血室”，实误也。

本条之胸胁下满如“结胸”状，即为肝静脉瘀血过多而作胀。胸胁下为肝脏之所，肝胀故胸胁下满如“结胸”状，刺“期门”即疏通肝静脉也，静脉通即瘀血解，瘀热亦随之而解，谵语、胁满诸证亦自然随之而愈。

本条之舌证：舌质当为紫红色，有薄白苔。

本条未示方，可以“小柴胡汤”加桃仁治之。

一百五十九条：妇人中风七八日，续得寒热，发作有时，经水适断者，此为热入血室，其血必结，故使如疟状，发作有时，小柴胡汤主之。

本条为“热入血室”治法之一。

解曰：妇人“中风”七八日，言妇人病发热恶风有七八日也。续得发作有定时之寒热，如“疟”状，且以经水适于此时中断，以热邪陷入“血室”，与血固结之所致也。热陷“血室”即肝静脉发生瘀血，亦能影响于淋巴油膜发生障碍，形成内外热之不得调剂适度，迨内热积蓄既久，冲出而为热，热复退而为寒，所以发作如“疟”状之有定时也。以“小柴胡汤”清热结与疏通淋巴而治之。

陈逊斋曰：“‘中风’七八日，经水忽然中断，而‘太阳病’恶寒发热已退，续得间歇性之寒热，俨然如‘疟疾’之形状，此亦‘热入血室’之症也。初则热邪乘血管之虚而内陷，继则热邪与血液合并，结于‘血室’，因而肝血不下注于子宫，月经遂告中断，热血交结于肝脏，故曰‘其血必结’。荣卫循环经过血结之处，发生正邪交争，故寒热往来；荣卫循环有定时，故寒热往来亦有定时。此与‘疟疾’病型完全相同，故曰：如‘疟’状。前节脉迟身凉，并无外邪，故不必处方，而但用刺，此节寒热如疟，故以调和寒热之‘小柴胡汤’为主治，其实前节之症亦可用‘柴胡’，本节之症亦可用‘刺’也。但肝藏血节，似宜加入‘丹皮’‘鳖甲’‘桃仁’‘新绛’等味，临床时斟酌用之可也。”

本条之脉证、舌证：脉当为弦；舌质当为紫红。

本条之针法：亦可刺期门，加大椎，间使，更佳。

一百六十条：妇人伤寒发热，经水适来，昼日明了，暮则谵语，如见鬼状者，此为热入血室，无犯胃气及上下焦，必自愈。

本条为“热入血室”不可用下之诫。

解曰：妇人“伤寒”发热，适月经来潮，热邪乘虚陷入“血室”，血热交结而为瘀，于是神经发生错乱，昼则阳气重，血行速，瘀滞之毒借血行之速得稍疏通，故昼日神识明了，至夜则阴气重而血行较缓，瘀滞易阻，故暮则神经错乱更甚，谵语如见鬼状矣。约言之，此为“热入血室”。以其谵语非“阳明”实热之症，不曰泻下，故曰无犯胃气及不伤其上下二焦，必可自愈。

原文为“上二焦”，逊斋从古本改为“上下焦”，谓胃为中焦，再加上下二焦，则汗吐下之法皆不可施。必自愈者，除汗吐下三法之外，用“柴胡汤”和解法可以愈。若不治而自愈者，非也。观一百五十八条有谵语胁满须刺“期门”，一百五十九条无谵语亦用“小柴胡汤”，此条之症较上条为甚，安可不治而愈？刺“期门”与“小柴胡汤”皆可择而用之。

方中行曰：“‘无’，禁止之辞。‘犯胃气’，言下也。‘必自愈者’，言伺其经血下行，则邪热得以随血而俱出，犹之鼻衄红汗，故自愈也。盖警告之意，勿妄攻以致变乱之意也。”

一百六十一条：伤寒六七日，发热微恶寒，支节烦疼，微呕，心下支结，外证未去者，柴胡桂枝汤主之。

本条为“太阳”“少阳”并病之治法。

解曰：“伤寒”六七日，发热而微有恶寒，肢节皆烦疼，“太阳表证”未解也。微作呕，心下支满闷结，已入“少阳”之候也。其头痛恶寒身痛之外证未罢，已见呕而心下满之“少阳证”者，是谓太少二阳并病，以“桂枝汤”治“太阳病”，以“小柴胡汤”治“少阳病。”

“支节”即肢节，统指全身骨节而言，“烦疼”谓骨节酸疼，反复放置不得舒适之情状也。“心下”即胸下，“支结”即觉胀满撑结不舒也，较硬满为轻。恶寒骨疼属“太阳”，呕与支结属“少阳”，太少并病，故“柴”“桂”合用。

柯韵伯曰：“微恶寒便是寒少，烦疼只在四肢骨节间，比身疼腰痛稍轻，此外证将解而未去之时也。微呕是喜呕之兆，支结是痞满之始，即阳微结之谓，是半在表半在里也。外证微，故取‘桂枝’之半；内证微，故取‘柴胡’之半。虽不及脉，而微弱可知；发热而烦，则热多可知。仲景制此轻剂以和解，便见无阳不可发汗，用‘麻黄’‘石膏’之谬矣。”

方中行曰：“肢节，四肢百节也。支结，言支饮搏聚而结也。发热至微呕，‘太阳’之表也，故曰‘外证未去’。以微而未去也，故加‘桂枝’以解之。支结属‘少阳’，以结则难开也，故用‘柴胡’为主治。然则是证也，虽无‘太’‘少’之明文，而于‘太’‘少’之治以究之，则亦因药可以知病矣。”

本条之脉证、舌证：脉证当为浮弦；舌证当苔白质红。

本条之针法：

大杼丅　肩髃丅　曲池丅　外关丅　阳陵泉丅

间使丅　足三里丅

上五穴直接刺激其病灶之神经支，鼓动其神经所及范围内之血行，以疏畅疲劳物质之呆滞。下二穴藉反射与诱导之作用，止呕，降逆气，复可借反射作用以疏通淋巴。

柴胡桂枝汤方

柴胡四两　桂枝（去皮）　黄芩　人参各一两半　甘草一两（炙）半夏二合半（洗）　芍药一两半　大枣六枚（擘）　生姜一两半（切）

右九味，以水七升，煮取三升，去滓，温服。

本方之主症：

东洞翁本方定义曰：“治‘小柴胡汤’‘桂枝汤’二方证之相合者。”

《类聚方广义》本方条曰：“发汗失期，胸胁满而呕者；头疼，身痛，往来寒热，累日不愈，心下支撑，饮食不进者；或汗下之后，痛犹未解，而又加重，但热气缠绕不去，胸满，微恶寒，呕不欲食，经过数日，如愈如不愈者。间亦有之，当其发热之期，先用此汤，重复取汗。”

又：“妇人无故憎寒壮热，头痛眩晕，心下支结，呕吐恶心，支体酸软，或痛痹郁郁，恶欲对人，或频欠伸者，俗谓之‘血道’，宜此方，或兼服‘泻心汤’。”

又：“治疝家腰腹拘急，痛连胸胁，寒热休作，心下痞硬而呕者。”

《勿误药室方函口诀》本方条曰：“此方虽为世医风药之套方，然以‘结胸’之类证而心下支结为目的，止因有表证之余氛，故用‘桂枝’。《金匮》有用于寒疝腹痛者，即今之所谓‘疝气’者是也。”

又：“生‘肠痈’而腹部一面拘急向胁下牵强，其热状似‘伤寒’而非者，宜此方。”

又：“世医用此方时，不啻用《伤寒蕴要》之‘柴葛解肌汤’，即加葛根、芍药于‘小柴胡汤’者是也。”

又：“加大黄于此方，可治妇人心下支结而经闭者，此奥道逸法眼之经验也。”

《伤寒绪论》曰：“‘伤寒’，若脉浮紧，潮热盗汗者，宜‘柴胡桂枝汤’。”

《三因方》曰：“‘柴胡加桂汤’（即本方）治‘少阳伤风’四五日，身热恶风，颈项强，胁下满，手足温，口苦而渴，自汗，其脉阳浮阴弦者。”

《伤寒六书》曰：“‘阳明病’，脉浮紧，必潮热，发作有时，但脉浮者，必盗汗出，‘柴胡桂枝汤’。”

《仁斋直指》曰：“‘柴胡桂枝汤’，腹中左右上下动气筑触，并汗下者，用此汤。”

《证治准绳》曰：“‘柴胡桂枝汤’者，治‘疟’，汗多，身热。”

《温知堂杂著》曰：“‘风温’与肢节疼痛者，用‘柴桂’加苍术，多有效，不必拘泥风湿门诸方。初起宜用‘葛根’加苍术者多，凡用乌附、当、麻类无效者，大抵宜于此方。盖‘柴胡桂枝汤’条，以有支节烦疼，外证未去者为目的。近来余屡用此方而得奇效。余又于此症用‘柴胡桂枝汤’加石膏或‘小柴胡加石膏汤’与‘桂枝茯苓丸’之合方，亦屡得奇效。”

一百六十二条：伤寒五六日，已发汗而复下之。胸胁满，微结，小便不利，渴而不呕，但头汗出，往来寒热，心烦者，此为未解也，柴胡桂枝干姜汤主之。

本条为汗下后水饮留于三焦之治法。

解曰：“伤寒”五六日，已经发汗而又下之，病传“少阳”；三焦分利水道阻塞，故胸胁满而微结；下焦之水饮不化而为小便不利；上焦有热而作渴；水饮停于胸胁而不在胃，故不呕；水饮上蒸则头汗出；三焦通路阻塞而为往来寒热；上焦郁热而为心烦；凡此皆为热与水错杂于三焦之间，“太阳”“少阳”未解也。以柴胡、黄芩和解往来之热，桂枝、甘草解未罢之表邪，牡蛎逐水以化结，干姜温中化水以散满，天花粉则滋渴化热以除烦。

汤本氏曰：“据‘已发汗而复下之’云云观之，此汗下之为误治也明矣。因此误治，加以本来体质薄弱，遂有‘胸胁满，微结’以下变证。盖体质若不虚弱，即使为误治，亦不致如是变证，当现‘小柴胡证’也。胸胁满，微结，为胸胁苦满之轻微者，不外左右直腹筋上端与前胸壁里间存有微小之硬结物之谓，若不详加诊察，每易忽略。又小便不利，与‘小柴胡汤证’之小便不利异，为心脏衰弱故也。渴而不呕，因胃内有虚热，水毒不上攻口腔所致。但头汗多者，水毒上冲头部而脱汗也。又往来寒热，为‘少阳病’之佐证，‘柴胡’之所主治。心烦则以病毒上侵头脑所致，则主牡蛎治之。”

元坚云：“此病涉‘太少阳’而饮结，亦冷热并有者也。此条诸注为津乏解，然今验治饮甚效。因考曰‘微结’，曰‘小便不利’，曰‘渴’，俱似水气之征。不呕者，以水在胸胁而不犯胃之故。但头汗出，亦邪气上壅之候。盖干姜温散寒饮，牡蛎、栝楼根兼逐水饮，‘牡蛎泽泻散’亦有此二味，其理一也。或曰‘微结’字无着落，盖心下微结之省文也。”

本条之脉证、舌证：脉当为沉弦或细弦；舌当为薄白苔。

本条之针法：

大椎丅　间使丅　中脘丅　章门丅　中极丅　阳陵泉丅　阴陵泉丅

以“大椎”“间使”，治往来寒热；“中脘’“章门”，治胸胁满结；“中极”，疏通膀胱；“阳陵泉”“阴陵泉”，则引水气下行由小便而解也。

柴胡桂枝干姜汤方

柴胡半斤　桂枝三两　干姜二两　栝楼根四两　黄芩三两　牡蛎二两　甘草二两（炙）

右七味，以水一斗二升，煮取六升，去滓，再煎，取三升，温服一升，日三服；初服微烦，复服汗出，便愈。

本方之主症：

东洞翁以治“小柴胡汤证”不呕不痞，上冲而渴，有胸腹痛者，为本方之定义。

《方舆輗》本方条曰：“本方之主治，虽同为胸胁，然较诸‘大、小柴胡’之证，不急不硬，腹中无力而微结，盖此腹多蓄饮或带动悸者也。《素问·上古天真论》‘志闲而少欲，心安而不惧，形劳而不倦’云云，此养性之要道，延寿之真诀也。而今天下升平，万民形乐志苦，风俗与上古相反，于是乎人皆虚怯，疝痫，且无不留饮，故此药自然行于世也。”

又曰：“虚劳者，其初多为风邪感召，汉土有谚云：‘伤风不治便成劳’，即此义也。又留饮家数被微风，遂有成为劳状者。此等症，既宜于‘柴胡姜桂汤’。余少时视世医治疗，适值此症，遽投以参、芪、归、地之类，甚至用獭肝、紫河车等郑重药，余亦同是。今刀圭之道渐开，俗医无不以‘姜桂’为言，道与时有隆污焉。”

《类聚方广义》本方条曰：“劳瘵、肺痿、肺痈、痈疽、瘰疬、痔漏、结毒、霉毒等，经久不愈，渐就衰惫，胸满，干呕，寒热交作，动悸，烦闷，盗汗，自汗，痰嗽，干咳，咽干，口燥，大便溏泄，小便不利，面无血色，精神困乏，不耐厚药者，宜此方。”

一百六十三条：伤寒五六日，头汗出，微恶寒，手足冷，心下满，口不欲食，大便硬，脉沉细者，此为阳微结，必有表复有里也，脉沉细，病在里也；头汗出，病在表也；假令纯阴结，不得复有外证，悉入在里；此为半在里半在外也，脉虽沉细，不得为少阴病，所以然者，阴不得有汗，今头汗出，故知非少阴也；可与小柴胡汤，设不了了者，得屎而解。

本条为“阳微结”与“纯阴结”之辨。

解曰：“伤寒”五六日，见头汗出、微恶寒、手足冷、心下满、口不欲食、大便硬、脉沉细等证，以病之症结而辨之，在心下满结，心下即胸下，当膈膜之分，居上下内外之中心，适“半表半里”“少阳”之部位也。但心下满结，有阳，有阴。以头汗出，不欲食，大便硬，则似阳证；脉沉细，微恶寒，手足冷，则似阴证。其实为阳证似阴，阳气不旺之“阳微结”证，有表证复有里证也。脉沉细，即为病在里；头汗出，即为病在表。设使此心下满属纯粹之阴结，即不得复有头汗出之外证，应见悉入在里之里证；此则半在里，半在外，阴阳错杂证耳。脉虽见沉细，不得云为“少阴病”也。所以知其非“少阴”者，以阴证不得有汗，今见头汗出而知之也。其病之症结在心下满，以“小柴胡汤”和之，如服汤后而不了了者，以其大便硬也；再通其大便，得屎即可解矣。

成无己曰：“‘伤寒’五六日，邪当传里之时，头汗出，微恶寒者，表仍未解也。手足冷，心下满，口不欲食，大便硬，脉细者，邪结于里也。大便硬为阳结，先邪热虽传于里，然以外带表邪，则热结犹浅，故曰‘阳微结’。脉沉虽为在里，若‘纯阴结’，则更无头汗恶寒之表证，诸阴脉皆至颈胸中而还，不上循头，今头汗出，知非‘少阴’也。与‘小柴胡汤’以除‘半表半里’之邪，服汤已，外证罢，而不了了者，为里热未除，与汤取其微利则愈，故云‘得屎而解’。”

柯韵伯曰：“大便硬，谓之‘结’；脉浮数，能食，曰‘阳结’；沉迟，不能食，曰‘阴结’。此条俱是‘少阴’脉，谓‘五六日’，又‘少阴’发病之期，若谓阴不得有汗，则‘少阴’‘亡阳’，脉紧汗出者有矣。然‘亡阳’与‘阴结’有别，‘亡阳’咽痛吐利，‘阴结’不能食而大便反硬也。‘亡阳’与‘阳结’亦有别，‘三阴’脉不至头，其汗在身；‘三阳’脉盛于头，‘阳结’则汗在头也。邪在‘阳明’，阳盛故能食，此谓‘纯阳结’。邪在‘少阳’，阳微故不欲食，此谓‘阳微结’，宜属‘小柴胡’矣。然欲与‘柴胡汤’，必究其病在‘半表’，而微恶寒亦可属‘少阴’。但头汗始可属之‘少阳’，欲反复讲明头汗之义，可与‘小柴胡’而勿疑也。上焦得通，则心下不满而欲食；津液得下，则大便自软而得便矣。此为‘少阴’‘少阳’之疑似证。”

本条之舌证：当为淡黄苔。

本条之针法：

中脘丅　章门丅　支沟丅　承山丅

取“中脘”，以疏通上下之气；“章门”，疏通内外之气（针“期门”亦可）；“支沟”“承山”，可解满结，可通大便。

一百六十四条：伤寒五六日，呕而发热者，柴胡汤证具，而以他药下之，柴胡证仍在者，复与柴胡汤，此虽已下之，不为逆，必蒸蒸而振，却发热汗出而解；若心下满而硬痛者，此为结胸也，大陷胸汤主之，但满而不痛者，此为痞，柴胡不中与也，宜半夏泻心汤。

本条为“少阳”误下，为“结胸”为“痞”之辨别与治法。

解曰：“伤寒”五六日，呕而发热，胸胁痞硬等之“小柴胡汤证”悉具，不与“柴胡汤”而以他药下之者，则观其变证如何而治之。如“柴胡证”仍在者，则复与“柴胡汤”，虽然已下，未为逆证也，服汤后必蒸蒸而振战，如战胜病邪，驱毒外出，却发热汗而病解。若以他药下之之后，作心下满而硬痛者，则水热交结而为“结胸证”矣，当以“大陷胸汤”治之。如下后心下满而不痛者，则为水热互滞不化之“痞结证”矣，“柴胡汤”不中与也，即“大陷胸汤”亦不中与也，宜以“半夏泻心汤”治之，以黄芩解痞结，黄连降胃热，干姜散水结，半夏降水逆，参、甘、枣和胃而化水气，一散一降，则热清水化而愈矣。

汤本氏曰：“此条示‘柴胡剂’‘大陷胸汤’‘半夏泻心汤’三证之鉴别法。心下部膨满而硬，有自他觉的疼痛者，名‘结胸’，‘大陷胸汤’主治也。但心下部膨满，无他觉的疼痛者，称‘痞’，‘柴胡剂’主治胸胁苦满，不主治心下满，非治‘痞’适中之方，宜用‘半夏泻心汤’。以上鉴别法，临床上甚紧要。更详论之，‘柴胡剂’主胸胁苦满，不主心下。‘大柴胡汤证’虽有心下急，必别有胸胁苦满，若‘结胸’及‘痞’，则与肋骨弓下无关系，可以区别；‘结胸证’心下部必膨满而硬，有自他觉的疼痛；‘痞证’心下部膨满有自发痛，但不坚硬，且无压痛；是三者之别也。”

《金鉴》曰："'结胸'兼'阳明'里实者，'大陷胸汤证'也；兼'阳明'不成实者，'小陷胸汤证'也。痞硬兼'少阳'里实证者，'大柴胡汤证'也；兼'少阳'里不成实者，'半夏泻心汤证'也。今'伤寒'五六日，呕而发热者，是邪传'少阳'之病也。既'柴胡证'具，乃不以'柴胡'和之，而以他药下之，误矣。若'柴胡证'仍在者，此虽已下，尚未成逆，则当复与'柴胡汤'，必蒸蒸而振战，然后发热汗出而解矣。盖以下后虚中作解之状，皆如是也。若下后心下满而硬痛者，此为'结胸'，'大陷胸汤'固所宜也。若但满而不痛，此为虚热气逆之'痞'，即有呕而发热之'少阳证'，'柴胡汤'亦不中与之，法当治'痞'也，宜'半夏泻心汤'主治之。"

本条之脉证、舌证：脉当为沉而濡；舌当为苔薄黄。

本条之针法：

中脘丅　内关丅　公孙丅　太渊丅　足三里丅

半夏泻心汤方

半夏半斤（洗）　黄芩、干姜、甘草（炙）、人参各三两　黄连一两　大枣十二枚（擘）

右七味，以水一斗，煮取六升，去滓，再煮取三升，温服一升，日三服。

本方之主症：

东洞翁本方定义曰："治呕而心下痞硬，腹中雷鸣者。"

《方机》本方之主治曰："治心痞硬，腹中雷鸣者。"

又："呕而肠鸣，心下痞硬者。"

又："心中烦悸，或怒或悲伤者。"

《芳翁医谈》曰："'休息痢'，世皆以为难治，盖亦秽物不尽也，宜服'笃落丸'，兼用'半夏泻心汤'之类。"（按："笃落丸"为"大黄"一味之丸方）。

又："下痢如休息，无脓血，惟水泻，时或自止，止则腹胀，泻如爽然，而日渐羸惫，面色萎黄，恶心吞酸，有时腹自痛者，当与'半夏泻心汤'，兼用'笃落丸'为佳，且宜常服。"

《类聚方广义》本方条曰："痢疾腹痛，呕，心下痞硬，或便脓血者，及饮食汤药，下腹即辘辘有声转泄者，皆可用以下三方（即本方与'甘草泻心汤''生姜泻心汤'。"

又："疝瘕，积聚，痛侵心胸，心下痞硬，恶心呕吐，肠鸣下痢者，皆治之。若大便秘者，兼用'消块丸'或'陷胸丸'（按：'消块丸'即'硝石丸'之别名，《千金方》：硝石六两，大黄八两，人参、甘草各三两）。"

《勿误药室方函口诀》本方条曰："此方以饮邪并结，心下痞硬者为目的，故治‘支饮’或‘澼饮’之痞硬者无效。如由饮邪并结而发生之呕吐，哕，下利，皆有特效。《千金翼》加‘附子’，即‘附子泻心汤’之意，温散饮邪之惟一旧法也。”

《千金要方》曰：“‘泻心汤’（即本方）治老少下利，水谷不消，肠中雷鸣，心下痞硬，干呕不安。”

《三因方》曰：“‘泻心汤’治心实热，心下痞满，身重发热，干呕不安，溺溲不利，水谷不消，欲吐不吐，烦闷喘息。”

一百六十五条：太阳少阳并病，而反下之，成结胸，心下硬，下利不止，水浆不下，其人心烦。

本条言误下成“结胸”之难治者。

解曰：“太阳”“少阳”并病，医不知与“柴胡桂枝汤”，而反下之，热邪乘虚下陷而为“结胸”，心下硬满，此又可与“陷胸汤”治之也，若下利不止，则伤胃气，正气虚于下矣；水浆不下，病气拒于上矣；正虚邪实，心烦不宁，依法下之则增其利，止利则增其结，是以谓之难治。

喻嘉言曰：“误下之变，乃至‘结胸’下利，上下交争，水浆不入，心烦待毙，‘伤寒’固可易言治哉！并病即不误用汗下，已如‘结胸’心下痞硬矣。况加误下乎？此比‘太阳’一经误下之‘结胸’，殆有甚焉。其人心烦，似不了之语。然仲景‘太阳经’谓‘结胸’悉具烦躁者死。意者此谓其人心烦者死乎？按下利不止，关闸已坏，水装不下，胃气已竭，不死何待。”

柯韵伯曰：“‘结胸，法当下，今下利不止，水浆不下，是‘阳明’之阖病于下，‘太阳’之开病于上，‘少阳’枢机已失主宰，其人心烦，是‘结胸证’具烦躁者死也。”

一百六十六条：脉浮而紧，而复下之，病反入里，则作痞，按之自濡，但气痞耳。

本条言“气痞”之因。

解曰：脉浮而紧，为“太阳伤寒”之脉，应以汗解，而反下之，表邪入里，因而成“痞”。自觉心下痞满，但按之则觉濡软，此内无水饮结滞，但有热气陷入为“气痞”耳。

濡者，软也。《金鉴》云：“按之自濡者，谓不硬不痛，但‘气痞’不快耳。”按“痞证”为热与水饮交滞于胃肠中，有水即有形质，按之则硬，无水则无形质，故按之不觉其硬，只自觉满闷不舒，故曰：“气痞。”按一百六十九条心下“痞”按之濡，可以“大黄黄连泻心汤”治之。

原文为“紧反入里”，山田氏谓后人掺入当删，以其不可通也；逊斋改

“紧”为“病”，则无间矣。

一百六十七条：太阳中风，下利，呕逆，表解者，乃可攻之；其人漐漐汗出，发作有时，头痛，心下痞硬满，引胁下痛，呕即短气，汗出不恶寒者，此表解里未和也，十枣汤主之。

本条为水饮结于胸胁下之症状与治法。

解曰：“太阳病中风证”，而兼有水邪结于胸下，发生下利呕逆之病，水邪宜攻，惟须待其表证已解者，乃可攻其水邪。如其人全身漐漐微汗出，发作有一定之时者，则其表邪已解，内之积水向外作间歇性之排泄也。水毒上攻，则为头痛；水溃胸腔内膜层之间，则为心下痞硬满，牵引至胁下而作痛；水毒犯胃则呕，呕则气更上逆迫肺，呼吸则急促而短。其人虽漐漐汗出，但不恶寒，知其表证已解，仅为水饮渍于胸腔肋膜之中，里气尚未和也，当以“十枣汤”峻攻其水以治之。

本条症状与西医之渗出性肋膜炎相同，发作时即起恶寒战栗，中等度之弛张热，呼吸困难，干咳，胸部剧烈刺痛，恶心。西医每施胸膜穿刺手术放出其渗出物，中医则以逐水剂攻之，惟皆在发热恶寒头痛之表证已解之后，始可攻其水结。

漐漐有定时之汗出，与“中风”之自汗出不同，一以汗出恶风否分之，一以汗出有定时否分之。此有定时而不恶寒，则非表邪；头痛亦然，彼有恶寒，此则不恶寒。审定已无表证，乃可攻之。“十枣汤”为攻水之峻剂，非缓和药剂可比，于服用前非有审慎之甄别不可也。

和久田曰：“心下痞硬而满，胁下引痛，以指头按之，则心下肋下之边际，稍触即惊痛，或咳则引动胁腹，或举手动身则应之而痛，或随息而痛者，皆如此，是因胸间心下有水饮悬而不下所致，故名‘悬饮’，悬为悬于中也，例曰：‘饮后水流在胁下，咳唾引痛，谓之‘悬饮’是也。’或支饮，或咳家，皆胸胁之间或心下之水饮，凡引痛者，概主‘十枣汤’治之。”

山田氏曰：“下利呕逆，有可攻者，有不可攻者；若其表未解者，四肢厥冷者，脉迟微弱者，心下不见硬痛者，并不可攻之，急可温之。如‘四逆汤’‘真武汤’‘吴茱萸汤’证是也。今此证漐漐然发热汗出，而发作有时，头痛，心下痞硬满，引胁下痛，干呕短气，不恶寒者，此为表已解，而里有水结，亦‘结胸’之变局也。但以其肠胃不实，反见下利呕逆，故不用‘大陷胸’，只用逐水之品以攻下之。若唯痞硬而不痛，呕逆而不下利，乃属‘大柴胡证’，见后一百七十三条。又按‘小青龙汤’‘五苓散’皆治表未解不可攻里之饮证，‘十枣汤’治表已解而有痞硬满痛之里气未和，‘桂枝去桂加白术茯苓汤’治表未解而有心下满微痛之里未和也，其硬满痛与微满痛亦自有别矣。”

本条之脉证、舌证：脉当沉弦；舌为白苔。

本条之针法：

大椎　陶道　灵台　至阳　肝俞　期门　阴陵泉　阳陵泉　三阴交

上穴皆先针而后灸之。

十枣汤方

芫花（熬）甘遂　大戟　大枣十枚（擘）

右上三味等分，分别捣为散，以水一升半，先煮大枣肥者十枚，取八合，去滓，纳药末，强人服一钱匕，羸人服半钱，温服之，平旦服；若下少，病不除者，明日更服，加半钱；得快下利后，糜粥自养。

本方之主症：

东洞翁本方定义曰："治病在胸腹，有掣痛者。"

《方机》本方之主治曰："胸背掣痛，不得息者。"

《类聚方广义》本方条曰："治‘支饮’咳嗽，胸胁掣痛，及肩背手脚走痛者。"

又："治痛风支体走注，手脚微肿者，与以‘甘草附子汤’，若兼用此方，则有犄角之功。"

《勿误药室方函口诀》本方条曰："此方以‘悬饮’内痛为主。所谓‘悬饮’者，外邪内陷，以胃中之水向胸逆流，而贮水饮于胸是也；又有向外表一面突出之状况，亦有兼汗出而发热头痛等症者。然要以里之水气为主，表则为客，故当以胸下痛，干呕，短气，或咳烦，水气浮肿，上气喘息，大小便不利，为目的，而与此方。"

又："用于上引缺盆为目的，不问脉之长弦或紧者。此方固属悍剂，然除咳家因水饮者外，若非变为劳瘵，诸凡引痛证水饮之候，皆得以此方应之。据前田长庵之经验，一人之手肿，余处不肿，元气饮食如故，用此方，经水泻而速愈，亦别开生面法也。"

《外台秘要》曰："‘深师朱雀汤’（即本方）疗久病癖饮，停痰不消，在胸膈上液液，有时头痛，及眼睛挛，身体手足十指甲尽黄。又疗胁下支满，饮辄胁下引痛。"

《三因方》以"十枣汤"药料末，用枣肉和为丸，以治水气四肢浮肿，上气喘息，大小便不通，盖善于变通者也。

一百六十八条：太阳病，发热恶寒，医发汗，无阳则阴独，因复下之，遂心下痞，表里俱虚，阴阳气并竭，复加烧针，因胸烦，面色青黄，肤瞤者，难

治，今色微黄，手足温者，易愈。

本条言误下成“虚痞”者不可用烧针之戒。

解曰：“太阳病”，发热恶寒，医发汗太过，而致阳虚，阳虚则成虚寒，所谓“无阳则阴独”也。阳虚者，亟应温里复阳，而医又复下之，遂成“虚寒痞结”，因此表里内外俱虚，即内外阴阳之气并竭也；若复加烧针，则火毒内犯，因而胸中发生虚烦，火毒蕴结熏蒸，成为“黄疸”。如色青黄肤瞤者，则为“阴性黄疸”，即难治矣；若色微黄而手足温者，则为“阳性黄疸”，较为易愈。

本条原文为“太阳病，医发汗，遂发热恶寒；因复下之，心下痞，表里俱虚，阴阳气并竭，无阳则阴独；复加烧针，因胸烦，面色青黄，肤瞤者，难治。今色微黄，手足温者，易愈。”观其文法，“医发汗，遂发热恶寒”，“太阳病”发汗为正治，如何又遂发热恶寒？下文“阴阳气并竭”，又何言“无阳则阴独”？上下多矛盾。逊斋为之改正，则词畅意达矣。

成无己曰：“‘太阳病’，因发汗，遂发热恶寒者，外虚阳气，邪复不除也。因复下之，又虚其里，表中虚邪内陷，传于心下为‘痞’。发汗表虚为竭阳，下之里虚为竭阴，表证罢为‘无阳’，里有‘痞’为‘阴独’，又加烧针，虚不胜火，火气内攻，致胸烦也。‘伤寒’之病，以阳为主，其人面青色，肤肉瞤动者，阳气大虚，故云难治。若面色微黄，手足温者，即阳气得复，故云易愈。”

周禹载曰：“此条又为‘痞’中危证，嘉言只重无阳阴独一语，殊不知此条不独误下，先已误汗，故一经误汗，遂发热恶寒，则知未汗前或未必甚热，即热亦未必恶寒，明是汗多‘亡阳矣’；既‘亡阳’而复下之，则又因下而‘亡阴’矣；故曰‘表里俱虚’，犹恐未明，复曰‘阴阳气并竭’，岂不昭然可见。然又云‘无阳则阴独’，所以申明恶寒一语也。正见‘阴独无阳’，则治‘痞’，寒下之药必不可用，而可用者，庶几‘附子泻心汤’乎！若使复加烧针，不但心下为‘痞’，因增胸中之烦，其阴阳错杂，有难拟议。观其外见之候，面杂青色，阳气外脱者，自为危笃；使其色微黄，则脾气尚存，手足温，则真阳犹在，是以尚易为力也。”

本条之脉证、舌证：脉当虚弦，舌当淡白。

本条之针法：

汗下成虚痞者，取膈俞、膻中、中脘、气海，各灸五壮至七壮，炷如麦粒大。

已成阴黄者，取至阳、脾俞、公孙，各灸七壮。

阳黄者，取至阳、脾俞、腕骨、足三里、公孙，针而不灸。

一百六十九条：心下痞，按之濡，其脉关上浮者，大黄黄连泻心汤主之。

本条言心下“痞”之治法。

解曰：心下胃脘上部“痞”闷膨满，按之濡满者，为热邪陷于胃中也，以其无水饮之关系，故按之不硬而濡；其脉关上浮者，关主中焦，为热邪在中焦之候也，以“大黄黄连泻心汤”清其热以治之。

汤本氏曰：“心下‘痞’，按之濡者，即胃部有停滞膨满之自觉，而他觉亦得触知之意；按之而濡也者，虽为触诊上右膨满部软弱之义，然此濡非言腹壁至腹底软弱之谓，寓有浅按虽濡，而深按不然之意。何则？若全按软弱无力而无些微之抵抗，则为纯然之虚证，下剂极所禁忌，今由方中有泻下药之大黄观之，则‘黄连证’，于浅部虽呈软弱之膨满，而于深部未必无抵抗之意。”

元坚曰：“此邪热乘误下之势，入而著心下以为‘痞’者。惟其无饮，故按之濡；脉浮而紧，而复下之，紧反入里，则作‘痞’。按之自濡，但‘气痞’耳，盖言此证也。‘痞证’因饮结者，必云‘痞硬’。”

本条之舌证：舌质当红而苔薄黄。

本条之针法：

中脘丅　内关丅　足三里丅

大黄黄连泻心汤方

大黄二两　黄连一两

右二味，以麻沸汤二升渍之，须臾，绞去滓，分温再服。

本方之主症：

东洞翁曰：“本方治心烦，心下痞，按之濡者。”

《方舆輗》曰：“‘泻心汤’，治子痫，发则目吊口紧，痰涎壅盛，昏晕不省，时醒时作者。子瘴，孕妇猝发瘴也；治法宜‘泻心汤’，或参、连、胆汁等间服之；俟稍愈，乃随证转方可也。此病往时世医通用‘羚羊角散’，然不如‘泻心汤’之简捷。”

又：“经血错出口鼻，曰‘逆经’，又名‘错经’。先哲之言曰：‘此火载血上也。’龚云林用‘四物汤’，加生地黄及大黄、童便治愈之，载于《万病回春》，似甚有理。往年新街酒店茨木屋某之下婢患此疾，初吐衄，后眼耳十指尖皆出血，甚至形体麻木，手足强直，余投以‘泻心汤’，不出十日而血止，后与‘回生汤’，调理复原。此妇之症，为‘错经’中之最剧者也。”

又：“此方不仅治吐血、衄血，凡下血、尿血、齿衄、舌衄、耳衄等一身九窍出血者，无一不治，真治血之玉液金丹也。”

又：“跌打损伤，昏眩不省人事，及血出不已者，大宜于此汤。患金疮者，惟用此汤可治。"

《腹证奇览》曰："'三黄泻心汤'治心气不定，心下'痞'者。'不定'，为心中起落不安，思念紊乱，按之跳荡不已者，是亦血气之热，故有吐血、衄血等证，或痔疾下血、便血，或狂乱之证，是皆心气不定所致；又或血气上冲，眼目赤翳，或头项肿热，口舌热疮，疔疖，热冷气疾积聚之心悸惊烦，产后血崩，便秘，脉数，心下痞硬，冲逆面赤者，或小儿之丹毒积热，一切血热，血气上逆而心烦心悸者，天行下利脓血等，皆可治。要知心下'痞'，心中烦悸而不定者，为腹证之准据，当斟酌其宜也。论曰：'心气不定，吐血，衄血，"泻心汤"主之。'"

《用方经验》曰："'泻心汤'治吐血，衄血，下血，及气逆，血晕，或发狂，或痫癖者，惟此为对证之药，善镇心气，理血脉之剂也。故旁治心下郁热上冲至眼，血膜攀睛，或胃火上逆，口臭，舌衄，牙疳，齿痔者，加'羌活''石膏'亦妙；余症与'大黄黄连泻心汤'大致相同，可互考。"

《餐英馆治疗杂话》本方诀曰："此方以心下'痞'，大便秘，上气为目的；并一切上焦有蓄热，或口舌生疮，或逆上而眼目赤者，皆当以大便秘为目的。又治痔疾，肛门肿痛，下鲜血者，极验，见局方。鲜血之'鲜'字为眼目，'鲜血'也者，真赤色之血也。大多血证色黯淡者为寒，鲜者为热。吐血症，世医虽知用此方，然于下血之症，每不用此方。又谦斋之诀，过食辛热厚味，足胫痛者，亦极有效，此不可不知也。"

《类聚方广义》本方条曰："中风猝倒，人事不省，身热，牙关紧急，脉洪大，或鼾睡不息，频频欠伸者，及省后偏枯，瘫痪不遂，缄默不语，或口眼㖞斜，言语謇涩，流涎泣笑，或神思恍惚，而机转如木偶人者，宜此方。"

又："酒客郁热下血者，肠痔肿痛下血者，痘疮发热炽盛而七孔出血者，产前后血晕郁冒或如狂者。眼目焮痛，赤脉怒张，面热如醉者；龋齿疼痛，齿缝出血，口舌腐烂，唇风，走马疳，喉痹，焮热肿痛，重舌，痰疱，不能言语者；此二症以破针横割，去恶血，除瘀液，为佳。痈疽内攻，胸膈郁热，心气恍惚者；发狂，眼光荧荧，倨傲妄语，昼夜不就床者：以上诸症，不论有'心下痞'与'心中烦悸'之症与否，用'泻心汤'，其效如神。"

《千金要方》曰："'三黄汤'，治下焦结热，不得大便。"

《千金翼方》曰："'三黄汤'，治腹痛胀满，卒急发，主解散。"

《外台秘要》曰："'集验大黄散'（即本方）疗'黄疸'，身体面目皆黄。"

《肘后百一方》曰："患恶疮三十年不愈者，以大黄、黄芩、黄连各三两为散，将疮洗净为止，每日三次敷之，无不瘥。"

《医林集要》曰："'泻心汤'，治咳逆，大便软利者。"

《和剂局方》曰："'三黄圆'，治丈夫妇人三焦积热。上焦有热攻冲，眼目赤肿，头项肿痛，口舌生疮；中焦有热，心膈烦躁，饮食不美；下焦有热，小便赤涩，大便秘结；五脏俱热，即生疮痍。及治五般痔疾，粪门肿痛，或下鲜血。小儿积热，亦宜服之。"

《三因方》曰："'三黄圆'，治骨蒸热极，耳鸣，面色焦枯，隐曲而膀胱不通，牙齿脑髓苦痛，手足酸疼，大小便秘。"

《圣济总录》曰："金花丸（即本方之丸），凡急劳，烦躁，羸瘦，面色萎黄，头痛，眼涩，困多力少者，三味等份为末，炼蜜为丸服之。"

《卫生宝鉴补遗》曰："烦躁发热，胸中烦闷，或已经汗解而内耗，胸中烦满，其证不虚不实者，用'活人三黄泻心汤'。"

《古今医统》曰："'三黄丸'，治遗精有热者。"

《活人书》曰："'三黄汤'，治妇人'伤寒'六七日，胃中有燥屎，大便难，烦躁谵语，面赤，毒气闭寒不通。"

《幼科发挥》曰："'三黄泻心丸'，一名'三黄五色丸'，利诸惊热。"

《痘症宝筏》曰："痘疮，有胃实，声哑者，必口渴，热盛，大便秘结，其疮不起发，宜用'三黄汤'。"

又："大便闭结，胀闷，痘发不齐，并不起长，形色赤紫者，以'三黄汤'通之，则痘易发而色转顺。"

《保赤全书》曰："'三黄丸'，治麻后赤白痢，里急后重，身实。"

《松原家藏方》曰："'泻心汤'，治猝倒，不知人事，心下痞坚，痰喘急迫者。"

又："'泻心汤'，凡猝倒，瘛疭，口噤，不知人事，手足逆冷，脉沉迟者，或狂痫，癫痫，痴痫，皆主之。"

又曰："发狂，莫如'三黄泻心汤'，以兼用瀑布泉为妙。"

又曰："发狂，惊搐，多宜用'三黄泻心汤'，如有表证者，宜'葛根汤'，痘家宜'甘连汤'。"

一百七十条：心下痞，而复恶寒、汗出者，附子泻心汤主之。

本条为"痞"而恶寒、汗出之治法。

解曰：心下胃脘部发生膨满，按之濡，而恶寒、汗出者，为兼有阳虚也，宜"泻心汤"中加附子以回阳治之。

本条接上条而下，仍有按之濡，其脉关上浮之证，故仍用"泻心汤"；以有恶寒、汗出，为体温减低，发生虚弱，故加附子于其中以救之也。

成无己曰："心下'痞'者，虚热内伏也；恶寒、汗出者，阳气外虚也；与'泻心汤'攻'痞'，加附子以固阳。"

本条之舌证：当为苔薄而质淡。

本条之针法：

中脘⊥　内关⊥　足三里⊥　大椎⊥

附子泻心汤方

大黄二两　黄连　黄芩各一两　附子一枚，炮，去皮，破，别煮取汁

右四味，切三味，以麻沸汤二升渍之，须臾，绞去滓，纳附子汁，分温再服。

本方之主症："三黄泻心汤证"而恶寒、汗出者。

《方舆輗》本方条曰："是为'泻心汤'之证，但欲寐，甚至有一面食物、饮药，而一面沉睡者，又有手尖微冷者，此等症皆宜用此方。"

《类聚方广义》本方条曰："老人停食，瞀闷昏倒，人事不省，心下痞，四肢厥冷，面无血色，额上冷汗，脉伏如绝，状类'中风'者，是为'食厥'，宜'附子泻心汤'。"

一百七十一条：表以下之，故心下痞，与泻心汤。痞不解，其人口中渴而烦躁，小便不利者，五苓散主之。

本条为"痞"而烦、渴、小便不利之治法。

解曰：表证而反下之，故邪内陷而为心下"痞"，与"泻心汤"而"痞"不解，则以其兼水也。"泻心汤"只解热而不化水，故与之不解而反渴，以水饮得苦寒，不能化气上润也；又复烦躁者，阳虚水动不安也；小便不利者，泌尿功能发生障碍，水停于中而不下也；当以"五苓散"化气利水以治之。

方中行曰："'泻心汤'者，本所以治虚热之'气痞'也，治'痞'而'痞'不解，则非气聚之'痞'可知矣。口渴而躁烦，小便不利者，津液涩而不行，伏饮停而凝聚，内热甚而水结也。'五苓散'者，润津液而解躁烦，导水饮而荡结热，所以又得为消'痞满'之一法也。"

一百七十二条：伤寒，汗出，解之后，胃中不和，心下痞硬，干噫食臭，胁下有水气，腹中雷鸣，下利者，生姜泻心汤主之。

本条为"伤寒"汗解后，胃中不和而成"痞"之症状与治法。

解曰："伤寒"汗出病解之后，胃气未和，消化功能衰弱，食物水饮停滞不降，故心下胃脘之部发生硬满不舒，食物发酵之气上升，而为干噫，有食臭气，水饮不化，停于胃囊，故曰"胁下有水气"。停水渗入肠中，肠亦失去吸收功能，于是在肠中流动激荡，而为腹中雷鸣，不利。凡此症状，完全为肠胃

自病，失去消化功能与发生炎性之为病也。以黄连清热降胃，半夏、生姜和胃降逆，干姜化水，参、甘、枣培益胃气以治之。

汤本氏曰："就文表面观之，似'伤寒'因发汗剂之应用，汗出而解，但又突然发胃中不和之病证。然其实不然，盖此胃病前之旧病，惟一时为'伤寒'所隐蔽，故不论其或治或否，终必立刻重现，是所以胃中不和也者，为胃内不若平时调和之意。干噫食臭，据《伤寒杂病辨证》云：'噫，嗳也'，嗳为噫之俗字。按'噫'，据《说文》云：'饱食臭也'，《金匮》云：'中焦之气不和，则谷不能消，故使噫。'《平脉法》云：'噫，吞酸，食卒不下。'又云：'上焦不归者，噫而吞酢。'皆同意。盖有宿停而含酸曰'噫'，酸水不出曰'干噫'，噫即嗳，食臭也，故曰'干噫食臭'，曰'噫气'，并为物不出之称。准是以观，为消化不良兼吞酸嘈杂之意。胁下有水气者，即胃内有停水之谓，以是可知本方之所以用于胃之弛缓扩张及多酸症也。又由'雷鸣下利者'云云观之，可知本方有应用于急性胃肠加答儿[①]之机会也。"

本条之脉证、舌证：脉当为弦滑；舌当为苔黄腻。

本条之针法：

中脘丅　建里丅　天枢丅　足三里丅

生姜泻心汤方

生姜四两（切）　甘草三两（炙）　人参三两　干姜一两　黄芩三两　半夏半斤（洗）　黄连一两　大枣十二枚（擘）

右八味，以水一斗，煮取六升，去滓，再煎，取三升，温服一升，日三服。

本方之主症：

东洞翁本方定义曰，'生姜泻心汤'，为'半夏泻心汤'证，治干噫食臭，下利者。"

《施氏续易简方》曰："'生姜泻心汤'，治大病新瘥，脾胃尚弱，谷气未复，强食过多，因之停积不化，心下痞硬，干噫食臭，胁下有水，腹中雷鸣，下利，发热，名'食复'者，最宜服之。"

《二神传》曰："'生姜泻心汤'，治卒痫干呕。"

《荻野家口诀》曰："鼓胀，由心下渐渐胀者为实，宜用'生姜泻心汤'与'大半夏汤'。血胀，则由小腹胀者，先用'生姜泻心汤'，则其块渐减；若不

① 加答儿：即炎症。

长用，则无益；有血块，则必留水凝结，其块渐大，若去其水，而投以解血块之方，则奏效速。”

《类聚方广义》本方条曰：“凡患噫气干呕，或嘈杂吞酸，或平日饮食每觉恶心房满，胁下有水饮升降者，其人大多心下痞硬，或脐上有块，长服此方，且由五椎至十一椎以及‘章门’，日灸数百壮，兼用‘消块丸’‘硝石大圆’等，自然有验。”（方附于本篇小结后）

《方伎杂志》曰：“有称‘僻囊’或吐水病之腐败水与食物交吐者，大多胸中嘈杂，心胸痞塞，胁腹挛急，有症结而肩背凝痛者，亦有日日或隔日或四五日必发痛，吐苦酸水或无味之水者，有吐前惟噫气恶心而不痛者；大抵大便秘结者，其主方用‘生姜泻心汤’或‘附子粳米汤’，合‘芍药甘草汤’或‘大建中汤’等，兼用‘消块丸’与‘大陷胸丸’一钱为辅，每夜或隔一二夜服之，则三四月可全治；又自七八椎至十四五椎及‘章门’灸其‘痞’根。虽然，戒饮食不严，则无论何药，无论何针灸，亦不治。凡酒、硬饭、面食、糕饼、酢、鲊、油腻、汤茶、卤鱼、干脯之类，一切皆禁，否则药、灸无效。至呕吐之故，亦不慎饮食所致，有物始吐，不食不吐，此自然之理，故患者饮食宜节慎。有吐水后口渴不堪者，是宜多食‘茯苓泽泻汤’，如慎饮食十日，痛吐必止，如此则腹中黏附之宿毒消，拘挛癥块亦从而解。凡患此等之人，多属嗜酒食肉者流及喜食咸辛者，治此等人必徒劳无功焉。”

一百七十三条：伤寒、中风，医反下之，其人下利，日数十行，谷不化，腹中雷鸣，心下痞硬而满，干呕，心烦不得安，医见心下痞，谓病不尽，复下之，其痞益甚，此非热结，但以胃中虚，客气上结，故使硬也，甘草泻心汤主之。

本条为“痞”而复下，胃中益虚之治法。

解曰：“伤寒”“中风”，不与发汗，而反下者，胃肠功能为之打击，致下利一日数十行，完谷不化，肠中水分绝不吸收，水气荡漾流动而为雷鸣，胃中则以虚寒邪结，“痞”而硬满，胃气虚而不降，时作干呕，陷下之热不解，而为心烦不安，此时应以“甘草泻心汤”解其热而化其水，和胃安中以治之。医者不察，见其心下“痞”，谓其病未尽而复下之，一误再误，致其病益甚。彼不知此非实热所结，以胃中虚寒，外邪下陷之客热所结而成痞硬者也。“甘草泻心汤”指在“心烦不得安”下，为倒装文法。

汤本氏曰：“此证原为胃弛而有停水之人，有‘伤寒’或‘中风’之表证时，因医误下，胃肠肌并衰弱，同时内陷之热毒乘之而发生者是也。而‘谷不化’也者，为食物不消化之意，因胃肠肌衰弱与下利频频而无消化之暇，与自由溏泄而伤谷下利异。'腹中雷鸣'者，盖胃肠内水气鸣走义也，因热毒激动水毒之故。'心下痞硬而满'，示心下'痞'即胃部膨满不化耳，实基于痞硬也。'干呕，心烦不得安'者，因下利日数十行，谷不化与热水二毒之急迫，故于本方'半夏泻心汤'中增甘草之量，以对之也。'医见心下"痞"，而谓水不尽，复下之，其痞益甚'者，谓不可下之本方证，误认为'大柴胡汤'之心下痞硬，呕吐而下利者而下之，因之心下痞硬益甚之意。'此非结热'以下，谓本方证之痞硬，不若'大柴胡汤证'之由于'热结'，惟乘胃之衰弱，致热水二毒上逆而为痞硬者云。"

丹波元坚说："'痞'有结在心下，冷热不调者，何也？谓其人胃气素弱，水液不行，因误治而更虚，冷热搏于胃，以成痞硬者是也。因虚实相半，故病势颇缓，实系'少阳'之类变，其治法宜温凉并行，以调停之。"

本条之脉证、舌证：脉当为濡；苔当为白厚腻，或淡黄厚腻。

本条之针法：

如上条再加"气海"，俱用轻刺激法。

甘草泻心汤方

甘草四两　黄芩三两　干姜三两　半夏半升洗　大枣十二枚（擘）黄连一两

右六味，以水一斗，煮取六升，去滓，再煮，取三升，温服一升，日三服。

本方之主症：

东洞翁曰："治'半夏泻心汤'证而心烦不安者。"

《方机》本方之主治曰："治下利不止，干呕心烦者。"

又："默默欲眠，目不得闭，起卧不安，不欲饮食，恶闻食臭者。"

《类聚方广义》本方条曰："此方系于'半夏泻心汤'方内更加甘草一两而成，其主治大不同。曰'下利日数十行，谷不化'，曰'干呕，心烦不安'，曰'默默欲眠，目不得闭，卧起不安'，此皆有所急迫而然，故以甘草为君药也。"

又："'慢惊风'有宜此方者。"

《勿误药室方函口诀》本方条曰："此方以胃中不和之下利为主，故以谷不化，雷鸣下利为目的。若谷不化，无雷鸣，而只有下利者，则为'理中''四逆'之所治。《外台》作水谷不化与清谷异文，可从之。又产后口糜者，用之亦有奇效。此等芩、连，可谓反有健胃作用也。"

《伤寒六书》曰："动气在上，下之则腹满，心痞，头眩者，宜'甘草泻心汤'。"

《张氏医通》曰："痢之不纳食者，俗名'噤口'。如因邪留胃中，胃气伏而不宣，脾气因而涩滞者，宜用连、枳、朴、橘红、茯苓之属。头痛，心烦，呕而不食，手足温暖者，宜用‘甘草泻心汤’。”

一百七十四条：伤寒，服汤药，下利不止，心下痞硬，服泻心汤已，复以他药下之，利不止，医以理中与之，利益甚；理中者，理中焦，此利在下焦，赤石脂禹余粮汤主之，复利不止者，当利其小便。

本条为“痞证”服“泻心汤”后复误下之治法。

解曰：“伤寒”，表证未解，应先解表；如服下剂，则肠胃虚寒而为下利不止，表邪内陷而为心下痞硬；下利而心下痞硬者，与“甘草泻心汤”，原为方证的对，医者殆未俟其发挥药效，或病重药轻，尚未全效时，复又下之，于是肠胃并虚，关闸不闭，成为滑脱而利不止矣。医者知其误，以“理中汤”与之，其利益甚；以“理中”为温化“中焦”虚寒，治小肠失去吸收功能之剂，此利在“下焦”，直肠失去吸收水分功能与括约肌失去其收摄作用也，非“理中汤”所得而治也，应以“赤石脂禹余粮”之固涩剂治之。若与“赤石脂禹余粮汤”而仍不愈者，则为大肠失去吸收水分关系，当促进肾脏之泌水功能以利小便之法治之。

成无已曰：“‘伤寒’服汤药下后，利不止而心下痞硬者，气虚而客气上逆也，与‘泻心汤’攻之则‘痞’已，医复以他药下之，又虚其里，致利不止也。‘理中丸’，脾胃虚寒下利者服之愈，此以‘下焦’虚，故与之其利益甚。《圣济经》曰：‘滑则气脱，欲其收也，如开肠、洞泄、便溺、遗矢，涩剂所以收之。’此利由‘下焦’不约，与‘赤石脂禹余粮汤’以涩洞泄。下焦主分清浊，下利者，水谷不分也，若服涩剂而利不止，当利小便以分其气。”

本条之脉证、舌证：脉当为濡弱；舌当质淡，苔白。

本条之针法：

天枢⊤　气海⊤　长强⊤

赤石脂禹余粮汤方

赤石脂一斤（碎）　禹余粮一斤（碎）

右二味，以水六升，煮取二升，去滓，分温三服。

本方之主症：

东洞翁曰：“治毒在脐下而下利不止者。”

《方机》本方之主治曰：“下利，小便不利者。”

又：“小腹痛，小便不利，及下利者。”

《百疢一贯》曰：“一种肠滑症而下，有续失肠胃之调治者，此症无毒，以脐下微痛为目的，宜‘赤石脂禹余粮汤’。”

《类聚方广义》本方条曰："治肠癖滑脱，而脉弱无力，大便黏稠如脓者；若腹痛干呕者，宜'桃花汤'，又合用二方亦妙。"

《幼科发挥》曰："由大肠来者，则变化尽成屎，但不结聚，而所下皆酸臭，宜'禹余粮汤'。"

一百七十五条：伤寒八九日，吐下后，虚烦，心下痞硬，胁下痛，气上冲咽喉，眩冒，复发汗，脉甚微，经脉动惕者，久而成痿。

本条言"痞"证复汗之变病。

解曰："伤寒"八九日，误用吐下法，热邪下陷而为虚烦，心下之水饮停滞而为痞硬，牵引胁下作痛，胃气因吐下而受伤，失其下降之自然作用，反而挟水毒上冲咽喉，波及脑神经而为眩冒，此时当以"苓桂术甘汤"以降其冲逆，化其停水，助其吸收，医者不知，复发其汗，于是使体温外趋，心功能衰弱而为脉微，体温低，神经失养，起虚性兴奋而为肉瞤惊惕不安，应以"真武汤"温经化水，若久久失治，则水饮不化，筋络失润而成"痿废"矣。

尤在泾曰："心下痞硬，胁下痛，气上冲咽喉，眩冒者，邪气搏饮，内聚而上逆也。内聚者不能四布，上逆者无以达下。夫经脉者，资血液以为用者也。汗吐下后，血液之所存几何？而复搏结为饮，不能布散诸经。譬如鱼之失水，能不为之时时动惕耶！且经脉者，所以纲维一身者也。今既失浸润于前，又不能长养于后，必将筋膜干急而挛，或枢折胫纵而不任也，如《内经》所云'脉痿''经痿'之证，故日久而成'痿'。"

本条原文为"伤寒吐下后，发汗，虚烦，脉甚微，八九日，心下痞硬，胁下痛，气上冲咽喉，眩冒，经脉动惕者，久而成痿"。以其不合理解，从陈本改正。

一百七十六条：伤寒，发汗，若吐，若下，解后心下痞硬，噫气不除者，旋覆代赭石汤主之。

本条为外感病解后痞硬、噫气之治法。

解曰："伤寒"，发汗，或用吐，用下，而病已解之后，忽心下痞硬，噫气不除者，是必其人素有胃病停水之证。汗能解表，但能引起水饮，如六十九条至九十条，颇多例证；吐、下更直接伤及胃气；所以外邪难解，而旧病必发。痞硬为水饮结滞之征，噫气为胃中碱汁起酵性作用，不降而上逆也。以旋覆花软坚化结，代赭石降逆止噫，姜、夏和胃消"痞"，参、草、枣培养胃气，治之。

汤本氏曰："本条之病证亦与前者同。于未罹'伤寒'以前，已有此症，非汗、吐、下后始发者。"

方中行曰："解，谓火邪已散也。心下痞硬，噫气不除者，正气未复，胃气尚弱，而伏饮为逆也。旋覆、半夏蠲饮以消痞硬，人参、甘草养正以益心虚，代赭以镇坠其噫气，姜、枣以调和其脾胃。然则七物者，养正散余邪之要用也。"

本条之脉证、舌证：脉当濡弱或小弦；舌当薄白。

本条之针法：

膻中×　中脘×　足三里×

取三穴以温胃降逆，除其噫气，则胃自和也。

旋覆代赭石汤方

旋覆花三两　人参二两　生姜五两（切）　代赭石一两　大枣十二枚（擘）甘草三两（炙）　半夏半升（洗）

右七味，以水一斗，煮取六升，去滓，再煎，取三升，温服一升，日三服。

本方之主症：心下痞硬，噫气不止者。

《勿误药室方函口诀》本方条曰："此方治'生姜泻心汤证'之更剧者。

《医学纲目》曰：'病解之后，痞硬，噫气，不下利者，宜此方；下利者，宜'生姜泻心汤。'今用于呕吐诸证，大便秘结者，甚有效；又下利不止而呕吐，吐出宿水者，亦有效。一宜于秘结，一宜于下利，其妙真不可拘泥于表里。又治哕逆属水饮者，周扬俊曰：'予用此方治反胃噎食，气逆不降者，有神效'云。"

《餐英馆治疗杂话》曰："此方亦可用于心下痞硬，大便秘而噫气不除者。虽然，'三黄泻心'治热秘，此方治虚秘，此等处宜留心患者之状况别之。然若有反胃膈噎之症，均不治。如元气尚未大虚，宜用顺气和中之剂加牡蛎。或大便久秘者，用'大黄甘草汤'，大便通而一旦觉快。若元气已极疲乏，大便秘而吐食者，为脾胃虚极而虚气聚心下也，此时不宜用'大黄剂'，假令欲其一旦觉快，则反促命期；若用此方，以代赭石镇压虚气之逆，以半夏、旋覆花逐饮，甚妙。是非余所发明，周扬俊曰：'治反胃噎气，气逆不降者，有神效。'及余经验数人，除此方外，殆无他方可治。《伤寒论》云'噫气不除'之'不除'二字亦甚妙，谓已用'生姜泻心'而噫气不除者，为虚气之逆，宜用此方镇压之之意。古人用字，虽一字不苟，观此可知矣。"

一百七十七条：下后，不可更行桂枝汤；若汗出而喘，无大热者，可与麻黄杏仁甘草石膏汤。

本条为"风温病"汗出而喘之治法，与六十八条同；彼为汗后，此为下后，原因不一，症状则同，有是证即用是方也。参阅六十八条，于此不再释。

一百七十八条：太阳病，外证未除，而数下之，遂协热而利，利下不止，心下痞硬，表里不解者，桂枝人参汤主之。

本条为表邪未解而兼“痞”“利”之治法。

解曰：“太阳病”，发热恶寒之外证未除，而一再下之，遂使胃肠虚寒，挟表热而下利，以数数下之，致利下不止，心下水饮停滞而为痞硬；发热恶寒之表证仍在，“痞”“利”不已之里证依然，表里不解，故以“桂枝人参汤”治之。以桂枝解外邪，干姜温胃寒，白术促吸收，参、草补胃虚，胃得温而“痞”自消，肠吸收而利自止，正气复而表亦解矣。

三十八条“桂枝证”，医反下之，利遂不止，用“葛根黄芩黄连”，此则同为利下不止，而用“桂枝人参汤”者，何也？彼为热利，此为寒利，彼无心下痞硬，此则有心下痞硬也。

尾台氏曰：“协同挟，《玉函脉经》《千金翼》皆作‘挟’，宋本作‘协’。‘协热下利’者，此为表证未除而数下之，故素有之里寒挟表热而下利不止也。主以‘桂枝人参汤’者，以桂枝解表，术与干姜蠲寒饮而止下利，人参解心下之痞硬，甘草缓其急，不得一味加减。古方之简约，而其妙用有如此者。”

柯韵伯曰：“外证未除，是表不解；利下不止，是里不解：此之谓有表里证。然病根在心下，非辛热何能化‘痞’而软硬，非甘温无以止利而解表，故用桂枝、甘草为君，佐以干姜、参、术，先煎四味，后纳桂枝，使和中之力饶，而解肌之气锐，于以奏双解表里之功，又一新加法也。”

李缵文曰：“此证亦有不因误下而自利者，俗名‘漏底伤寒’‘噤口毒痁痢’之类，《内经》谓两感必死证。圣人设此方，活人无数。余于方内加‘五谷虫’‘砂仁末’各五分，便可进食。”

本条之脉证、舌证：脉当浮细；舌当质淡，苔白。

本条之针法：

合谷⊤　外关⊤　中脘⊤　天枢⊤　气海⊤　足三里×

桂枝人参汤方

桂枝四两　甘草四两（炙）　白术三两　人参三两　干姜三两

右五味，以水九升，先煮四味，取五升，纳桂更煮，取三升，温服一升，日再服，夜一服。

本方之主症：

东洞翁本方定义曰：“治‘人参汤’（即理中汤）证，上冲急迫者。”

《方舆輗》本方条曰：“初起泄泻，痢疾混同者，或泄泻一两日后下脓血，遂为痢者，宜用此方，是试用之方也。”

《类聚方广义》本方条曰：“头痛，发热，汗出，恶风，肢体倦怠，心下支撑，水泻如倾者，多于夏秋间有之，宜此方。按‘人参汤’主吐利，此方主下利有表证者。”

一百七十九条：伤寒，大下后，复发汗，心下痞，恶寒者，表未解也，不可攻痞，当先解表，表解乃可攻痞，解表宜桂枝汤，攻痞宜大黄黄连泻心汤。

本条为有表证兼“痞”之治法。

解曰：“伤寒”有表证未解而大下之，知其误而再汗之，但大下伤胃已成“痞”证，虽汗而表仍未解，依然为头痛、发热、恶寒，此时不可攻“痞”，当先解表，去其表证，然后可以攻“痞”，解表宜“桂枝汤”，攻“痞”宜“大黄黄连泻心汤。”

尾台氏曰：“此条‘心下痞’之下，疑光头痛、发热、身疼痛一二证，否则与‘附子泻心汤’证似无差别。”

本条之脉证、舌证：脉当为浮弦；舌当质红，苔白或薄黄。

本条之针法：

外关丅　合谷丅　内关丅　足三里丅

以上四穴，“外关”“合谷”，可治头痛，亦可治发热；“内关”“足三里”，则开胸理气以治痞满。表证、里证可以一次治之，不必如汤剂之分先后也。虽然，于各穴之下针序次，则不可先后紊乱，盖有定焉。

一百八十条：伤寒，发热，汗出不解，心下痞硬，呕吐而不利者，大柴胡汤主之。

本条为“少阳”“阳明”证之治法。

解曰：“伤寒”，发热，汗出不解，心下痞硬而呕吐，是病已入“少阳”也；其不利者，为大便困难，“阳明”亦结实也；故以“大柴胡汤”双解之。

本条原文为“呕吐下利”，《金鉴》改为“不利”，逊斋亦然之，以“大柴胡汤”有大黄泻下药，既下利即无须大黄也。虽然，下利亦有说，如为“阳明”热结旁流，肠中发炎而下利，复兼“少阳证”者，固可以“大柴胡”治之也。汤本氏曰：“呕吐而下利者，亦呕吐为主而下利为客也。本条之病证，因不由表证而‘小柴胡汤证’而‘大柴胡汤证’经过一定之程序，即由表证而直转‘大柴胡汤证’，故为本方证中之最剧者。据余之经验，则本方于暴饮暴食而成之急性胃肠加答儿、赤痢等症，应用之机会甚多。”而山田氏则曰：“此章‘下利’之上似脱‘不’字，当补之。此章特称不下利者，盖对前条‘桂枝人参汤’‘甘草泻心汤’‘生姜泻心汤’‘赤石脂禹余粮汤’诸证，皆有痞硬且下利言之，言‘伤寒’发汗后，惟恶寒罢，而发热不为汗解，心下痞硬，呕吐而不下利者，此为热邪内攻为实，盖‘少阳’‘阳明’并病也，故与‘大柴胡汤’下之则愈。大抵‘痞证’率属心气自结而不关外来之邪，但此一条，是为外邪入里，心气为之郁结，故不用‘泻心’而取‘大柴胡汤’，其因不同也。”理由皆有。总之，以症状为标准，如自汗，复可发汗，但睹其有无表证，有表证即可再汗，不为误也；下利，亦以其有无里实，有里实，虽已自利，仍须以下剂通之。故本条按寻常之病理言，当为不利，然人事无常，病证亦杂，下利亦未始不合也。

一百八十一条：病如桂枝证，头不痛，项不强，寸脉微浮，胸中痞硬，气上冲咽喉，不得息者，此为胸有寒也，当吐之，宜瓜蒂散。

本条为胃有水饮用吐治之法。

解曰：其病发热，恶寒，脉浮，气冲，如“桂枝证”之证，但头不痛，项不强，寸脉微有浮象，则非“桂枝”之症状，故曰“如‘桂枝证’”，而非“桂枝证”也。其胸中痞硬，气上冲咽喉，不得息者，此为胸中有寒饮也。寒饮即水饮，亦曰痰饮，停于胸中，故为痞硬。其饮之毒上迫咽喉，呼吸亦为之急迫，所以不得息也。脉之微浮，为气血浮于上之候，有驱病毒向上之势也，当乘其势而吐之，宜“瓜蒂散”。

程郊倩曰：“病如‘桂枝证’，则是发热，恶寒，自汗出，与‘太阳中风’无异也，而头不痛，项不强，则实与‘太阳中风’无与；脉浮又似‘太阳中风’矣，而只寸脉微浮，则又与‘太阳中风’无与。其人胸中痞硬，不因误下而成，其非表邪陷入可知；气上冲咽喉不得息，病不在中下二焦，其非里邪结聚可知；非表非里，明属邪气蕴蓄于膈，此为胸有寒也。虽胸处至高，尚属‘太阳’之分，然邪不在肌，解肌之法，无所用也，法当吐之。缘痞硬一证，因吐下者为虚，不因吐下者为实，实邪填塞心胸，中下二焦为之阻绝，自不得不从上焦为出路，所谓在上者因而越之是也。宜瓜蒂之苦，佐以‘小豆’之酸，使邪从上撤，而‘痞’自消，气自下，如‘桂枝’之证不治而自治矣。”

吐之针法，“内关”入针二三分，先行九数六次，再行六数三次，再次“子午捣臼法”三次，令患者呼气几次，提气上行而吐之。

药剂有汗吐下之法，针亦有汗吐下之法。药剂之汗吐下，藉药之性质作用，在组织中起化学变化，促进生理机转，其津液不足者亦能使之汗，肠中无积者亦能使之下，胃中空虚者亦能使之吐，等于强迫压榨，能竭其所有而尽之。针则不然，有可汗可下可吐之资，而关于汗吐下之中枢神经，因不能发挥其作用，致不汗不吐不下时，则针可刺激而完成其作用；若无可汗可吐可下之资，虽刺激之亦不能发挥其作用。此就经验上屡试而知之者。故针术为助身体自然疗解之一种手术，譬之时钟，其发条机件原无损坏，或有尘滓阻于齿轮，或悬锤不动，或稍有偏侧，而致不得行走者，只需一拨其机件，走动即可恢复，其理有近似也。

瓜蒂散方

瓜蒂一分（熬黄）　赤小豆一分

右二味，各别捣筛，为散已，合治之，取一钱匕，以香豉一合，用热汤七合，煮作稀糜，去滓，取汁，和散顿服之。不吐者，少少加，得快吐乃止。诸亡血虚家，不可与瓜蒂散。

汗、吐、下，为治病之三大法：病之在表者，则汗；在肠者，则下；在胃者，则吐。但善用吐法者，首推戴人，今无闻焉，虽知其方而不知其用也，病家未见吐法之能愈病，亦不敢尝试，浸假而失传矣。今录《生生堂医谈》一则与独啸庵之《吐方考》与治案数则，借可知其用法与宜忌。

《生生堂医谈》曰："问曰：当世之医施行下剂者甚多，然施行吐剂者至稀，即偶有用者，一生亦不过二三度以至十度，然子于一年中，用'瓜蒂'数斤，且未闻有误治者，愿闻其详。答曰：治病之大纲，为汗、吐、下三法也；汗逐毒之在表者，下驱毒之在里者，吐则条达毒之在胸膈者也。此三法可谓医术之鼎足，不能暂缺一，如前述矣。越前之奥村良筑，豪杰也，始兴吐法，其时有山胁东门、独啸庵、惠美三伯等，相和而行此法，其后绝不闻有行之者。据闻此诸人之施行吐法也，与余所行者有异。盖其药毒烈，故其弊为病家所恐惧。直至后世，考良筑等之所行，先呼患者之亲族询问，若因施药后'瞑眩'而死，有无怨言，迨答乃行。其法服吐药后，令人拥患者起坐或抱患者之头，乃以两手揉其腹由下而上，咽中以鸟羽探之；医亦守候于病家，直至吐止始归；若不止，则以'麝香'止之。如此用药，在未用以前，已令患者恐惧而上冲，'瞑眩'亦自加强，故有损而无益者多焉。职是之故，今世之医咸以为吐剂杀人，非惟己所不行，且见他人施，亦必向病家力阻。非遇有志之医，及百药不效，病家对患者已抱绝望者，决不能施。余生后世而业医，遇他法不治之病甚多，因有数年来殚精竭虑，研究吐剂之服法，终得治病不误之法，知瓜蒂为吐剂之第一，以越前产为上品；所用分量视患者所有毒之多寡而定，不能预断。就大略言，如为瓜蒂末，则自三分至一钱，煎汤服之；又用三分至一钱之'三圣散'与同汤，或'一物瓜蒂散'与同汤，或瓜蒂与赤小豆之末等份，豆豉汁或齑汁或萝卜叶煎汁等送下，当随时制宜。凡胸膈中毒，非他药所可拔者，得尽拔之。其服法与通例之散药煎汤无异，有服后须臾则欲呕者，有隔半日一日而始呕者，其迟速因人而殊，故无一定。又有虽欲吐而吐出极迟者，此时可以绵团成大枣，以系搏其中央，俾吞入咽中，既至咽，疾以系泄出，则呕气必忽甚而得快吐。如此行之，其'瞑眩'至轻，不过用'紫圆'十粒之度。予历施吐法至数百人，无一有误，且从未有'瞑眩'之度至以'麝香'停吐者。病之轻者，一吐即愈；剧者，数吐亦治。六七年前，予在天津，近乡缠喉风盛行，自五六岁至三十岁者，猝然憎寒壮热，咽喉肿痛，不能饮食，四五日之内，咽喉腐烂而死，医术穷而不能救者不知凡几，就中有用'半夏苦酒汤'，延至四五日而终死者。余初与他医同，杀人甚多，后急用'三圣散'（方附于本篇小结后）使得快吐，霍然顿愈，至无须调理。余自得此法，活人无算，凡罹此症者，皆请余治；后移居京师，治愈此症者亦甚多。"

《独啸庵氏吐方考》曰："扁鹊望桓公之色而走，是我技古之道也，故从事于此者，知死者与不治者为第一义。世医不能知死者与不治者，汗、吐、下误施，取凶暴之名，非古方之罪也。"

"欲决死生，定治不治者，当审腹气虚实。候腹如易实难，其故何则？有如虚而实者，有似实而虚者，有邪来而虚，邪去而实者，有邪来而实，邪去而虚者，得之于手，应之于心，父不可以喻子也。"

"人之有脉，犹户之有枢，微乎微乎，感而能通，不可思而得。如水陆草木之花实不一，有忽开忽落者，有忽花而徐萎者，有花盛而无实者，有结实而无花者，有花至小而长存者，疾病染人亦如此，为医者当察其开落之机，谨芟刈之期。"

"吐后三五日，当调饮食，省思虑，不可当风，不可酒，不可内，不可劳动。"

"古语曰：'病在膈上者，吐之'，是用吐方之大表也，而其变不可胜数，沉研不久，经事不多，则难得而穷诘。"

"吐后气逆极多，用下气之方可也，或'三黄汤'，或'承气汤'。嗝噎，劳瘵，鼓胀，吐之则促命期。张子和吐癞，余未见其可也。"

"张子和《儒门事亲》，有'时气''温病''伤寒'等，一二日以里，头痛、身热、恶寒，以'通圣散''益元散''葱白''莲须''豆豉'一撮吐之之法，余试之数十人，时有效，要之，不为之亦可也。"

"初学者对于妊娠、产后、痰血、咳血、癥毒、血崩、亡血、虚家等，暨年过六十者，不可吐之。"

"'伤寒'吐之，不可过二三回，得一快吐则止。用瓜蒂三分或五分，其治一次逆时，则急者促命期，缓者为坏证。"

“瓜蒂越福井产为可，他邦出者不中用。用之若五分，若二钱，二钱以上不可与。”

“‘苦瓠穰’捻如大豆，若七粒，若十粒。寒乡无瓜蒂，则可代之。其形至小，研净无厌医为佳品。”

“藜芦，华产为佳；尤多毒，用之二分，若三分。”

“常山，华产为佳；末用之，则若五分，若一钱。”

“巴豆，不去油可也。”

“豆豉，从《本草》制造之法可也。”

“‘伤寒’用‘承气汤’不下者，吐后再下。”

“诸气疾，诸积聚，心下痞硬，脏腑逼上者，问其生平无吐血、咳血、衄血之患者，悉可吐之后服‘泻心’之方数十日。”

“喘息初发，暨未发者，按其腹知之。腹气坚实，则吐之后服‘泻心汤’‘小承气汤’之类，数十日灸数千壮。五十以内，偏枯，痰涎满胸者，可吐之。”

“月事积年不下，心下痞硬，‘抵当’诸药不验者，吐后再服。”

“‘黄疸’烦喘欲吐者，可吐之。”

“肿病，用吐尤难，须谨慎其方法。”

“口吐大便者，吐之后服‘附子泻心’‘生姜泻心’‘半夏泻心’之类数日。”

“痿躄初发，暨欲发者，按其心下‘痞’时，则吐之后论所宜服之药。”

“右各以‘瓜蒂散’吐之。腹气不坚实者，决不可吐。”

又曰：“服吐方既吐之时，直视搐搦之候见者，即当止其吐。”

“疟，以常山吐之，病发后十日许可服。”

“肺痈，未见浮肿者，以‘桔梗白散’吐之。腹气不坚实者，虽吐之无益。”

又曰：“吐河豚毒暨一切鱼毒方，温‘蓝汁’一盏服之。又方：八九月橘子将熟之时，裂之，纳胡椒三粒，待果熟，取烧之为末，使少许入于小竹管，吹入咽中，遇咽则吐。按食伤尤为暴急，用瓜蒂得吐迟，用此方可也。”

《古今医统》引丹溪说曰：“小儿急惊风热，口疮，手心伏热，痰嗽，痰喘，并用涌法，重则用‘瓜蒂散’，轻则用苦参末、赤小豆。”

《奇效良方》曰：“‘瓜蒂散’，治风癫宜服此药吐之。”

一百八十二条：病胁下素有痞，连在脐旁，痛引少腹，入阴筋者，此名脏结，死。

本条言“脏结”症状。

解曰：患者若胁下素有“痞块”，并连及脐旁，则其寒饮凝聚之范围极大，其阳气为之消沉者亦甚，生理之机转阻遏乃多，复加之以痛，痛且引及少腹，入于阴筋，则其痛亦剧，所谓痛伤气，其生气之日疲，不言可知。积久不治，安得不死。此症属内脏之阴寒凝结，故曰“脏结”，今之所谓恶性瘤之癌症也。

此症之起，大多起于静脉瘀血，嗣后肝脏或胰腺或淋巴干管发生肿大；初起尚可攻破，及至舌上白苔白滑，其内藏之阳气已微，生机已弱，即不任攻荡，病属难治矣。盖攻之伤其正，补之壮其邪，投鼠忌器，无法可施也。积久迁延。正气日微而死矣。如能耐心日灸“命门”“章门”“关元”，助其内藏之机转，亦可十救其三四；但体瘦如柴者，百不活一。

方中行曰：“素，旧常也，脐旁，阴分也；藏，阴也。以阴邪结于阴经之藏，攻之不可及，所以于法为当死也。”

一百八十三条：伤寒，若吐，若下后，七八日不解，热结在里，表里俱热，时汗，恶风，大渴而烦，舌上干燥，欲饮水数升者，白虎加人参汤主之。

本条为表里俱热，大汗大渴而烦之治法。

解曰：“伤寒”，发热，若吐，若下后，其热七八日不解，愈积愈盛，在内之产热中枢功能异常亢进，所谓热结在里，因此内外俱热；散热中枢为调节亢热，亦发生亢进而时时汗出，汗出则肌腠疏而恶风，热蒸愈盛则津液愈枯，液涸则热愈盛而烦，是以大渴而烦，舌上干燥，欲饮水数升以自救也，以“白虎加人参汤”清热养液以治之。

本条首句曰“伤寒”，非“太阳中风伤寒”之“伤寒”，“伤寒”为外感发热病之总称，“温病”“热病”“湿温”，皆可称为“伤寒。”本条之证似温病，温病之热，为产热中枢和散热中枢虽然同时起着颉颃作用，因为产热量多，散热量少，同时存留在体内的热量仍比正常多，所以体温保持在高水准上，故内外皆热，即表里俱热是也。表里指内外，非指表证未解之热，如谓表证未解，即如一百八十五条表未解者，不可与“白虎”，读者不可误解。其恶风似为表未解，亦非也。以“白虎证”为大汗大渴，大汗则皮下神经末梢虚弱，不胜外风之刺激也。

山田正珍曰：“此条为‘阳明病’之浅证而未至胃实者也，即所谓‘阳明病’汗出多而渴者是。本条当在‘阳明篇’中，以下二章及一百八十五条皆然。热结在里，表里俱热为因，时时恶风以下为证，此为‘伤寒’之表邪炽盛，以发汗若吐若下而不解，入里而结者也。虽然，以未成胃实，故其热熏蒸表里，令人且热且渴。至时时恶风，亦以为成结实故也。盖此条之时时恶风与次条之背微恶寒，俱因内热熏蒸，汗出肌疏所致，以是不常而时时，不显于全身而仅于背上微微恶寒也。准是以观，非其表不解之恶风寒可知也。”

本条之脉证、舌证：脉当为洪滑数；舌当红而燥。

本条之针法：

如二十九条。

白虎加人参汤方

方与用法见二十九条。

一百八十四条：伤寒，无大热，口燥渴，心烦，背微恶寒者，白虎加人参汤主之。

本条为外无大热，而汗、渴、烦、背微恶寒者之治法。

解曰：“伤寒”热病，而外无大热，口则仍燥而大渴，心亦烦，背部虽有微恶寒者，仍为“白虎加人参汤”之证，故以“白虎加人参汤”主治之。

本条无大热，非身不甚热也，指皮肤外层不似上条之灼热而已，其里仍甚热也。如不甚热，则何来口燥渴与心烦。燥渴指渴之甚也。其背微恶寒者，为背部皮肤汗腺最多，放散汗液过多，该部神经末梢衰弱，乃有恶寒之感也。若视为表证之恶寒，误矣。

《金鉴》曰：“‘伤寒’身无大热，知热渐去表入里也。口燥渴，心烦，知热已入‘阳明’也。虽有恶寒热一证，似乎‘少阴’，但‘少阴证’口中和，今口燥渴，是口中不和也。背恶寒，非阳虚恶寒，乃‘阳明’内热熏蒸于背，汗出肌疏，故微恶寒也。主‘白虎汤’以直走‘阳明’，大清其热，加人参者，盖有意以顾肌疏也。”

逊斋曰：“‘阳明’内热病往往外无大热，其故有二：一散热中枢神经兴奋，体温已有出路；一瘀热在里，与‘太阳病’体温集中于表者不同。‘麻杏甘石汤’之‘风温证’‘越婢汤’之‘风水证’，皆云无大热，其理正相同也。”

本条之脉证、舌证：当如上条。

本条之针法：

如二十九条。

一百八十五条：伤寒，脉浮，发热，无汗，其表不解者，不可与白虎汤。渴欲饮水，无表证者，白虎加人参汤主之。

本条示表不解者不可与“白虎汤”之义。

解曰：“伤寒”，脉浮，发热，无汗，表证也。表证未解者，不可与“白虎汤”，以“白虎汤”为热在“阳明”之分，如表不解而与之，则表热被寒，血液不复向表层奔放而表邪不得解也。必欲见其渴欲饮水，证明为内热重，津液消烁，而无脉浮、无汗等之表证，乃可与“白虎汤”或加人参与之。

上两条有表里俱热，有背微恶寒，仲师恐人误认为表证，特提出而诫之曰：表未解者不可与“白虎汤”也。要知“白虎汤”之必具条件，为大汗，大渴，大烦，脉洪大，最重要一点即在大汗，如无汗者，纵烦，渴，热俱盛，不得用“白虎汤。”

成无己曰：“‘伤寒’脉浮，发热无汗，其表不解，不渴者宜‘麻黄汤’，渴者宜‘五苓散’，非‘白虎’所宜。大渴饮水，无表证者，乃可与‘白虎加人参汤’，以散里热，临证之工、大宜精别。”

喻嘉言曰：“‘白虎’但能解热，不能解表，必恶寒、头痛、身疼之表证皆除，但热渴而求救于水者，方可与之。”

柯韵伯曰：“‘白虎汤’治热结在里之剂，先示所禁，后明所用，见‘白虎’为重剂，不可轻用也。脉浮，发热，无汗，‘麻黄证’尚在，即是表不解，更兼渴欲饮水，又是热入里，此谓有表里证；常用‘五苓’，多服暖水发汗矣。若外热已解，是无表证，但渴欲饮水，是邪热内攻，热邪与元气不两立，急当救里，故用‘白虎加人参’以主之。若表不解而妄用之，热去寒起，亡可立待矣。”

一百八十六条：太阳少阳并病，心下硬，颈项强而眩者，当刺大椎、肺俞、肝俞，慎勿下之。

本条为“大阳”“少阳”并病之针法。

解曰：“太阳病”未解，复发生“少阳证”者，曰“太阳”“少阳”并病，颈项强而眩者为“太少二阳病”，心下硬满为“少阳病”，殆以其人津液不足，不能与“柴胡桂枝汤”，故与刺法以治之，取“大椎”以治颈项强而眩，“肺俞”“肝俞”以治心下硬。慎不可与下之，恐为“结胸”，水浆不下，或下利不止也。

本条与一百五十七条相同。彼为不可发汗，以发汗则为谵语、脉弦之变也；此则诫不可下，虽未明言下之何害，然于一百六十五条“太少并病”，下之成“结胸”，下利不止，水浆不下，其人心烦之变，可推测得之。

颈项为“少阳”“太阳”领域，固称“太少并病”。颈项之强，当为心下痞硬，淋巴干管发生阻塞肿大，波及颈项部最多之淋巴结体亦发生阻塞而为强。眩为淋巴阻塞，水道不通，水停为毒，反射胸部之所致。所谓“少阳病”，口苦，咽干，目眩，本条之眩，亦当属于“少阳证”。“少阳证”宜和，不宜下，下之必作“结胸”，如一百六十四条，“‘柴胡证’具，而以他药下，若心下满而硬痛者，此为‘结胸’也”。故本条曰：“慎不可下。”如非“太阳”“少阳”

并病，纯属“少阳证”，可与“小柴胡汤。”

一百八十七条：太阳与少阳合病，自下利者，与黄芩汤；若呕者，黄芩加半夏生姜汤主之。

本条为发热下利之治法。

解曰：“太阳”与“少阳”合病，其热不集于上而趋于下。集于上则颈项强而眩，心下硬满，如上条；趋于下则为自下利，与“黄芩汤”以清热；若下利而兼呕者，则加半夏、生姜于“黄芩汤”中以降逆止呕。

本条之“太少二阳合病”，自下利用“黄芩汤”。其实“太阳病”之表证已解，“少阳病”之外证亦去，纯为内热下利，即今之所谓“热痢”，西医所云之“肠炎”，并无发热、恶寒、头痛、颈强之“太阳表证”，亦无胸胁苦满之“少阳半表半里”证。否则，即有下利，决非“黄芩汤”所能愈。此云“太少合病”，或许其初起有此症状，嗣后热趋入肠而自下利，生理发生机转，外证自解，亦未可知。总之，“黄芩汤”为专清肠热之剂，亦即治热病之剂，读者万不可为“太少合病”所困，认为有头痛、恶寒、痞满诸证。如有此症状，仍为“柴胡桂枝汤”所主治，非“黄芩汤”所可疗也。

成无己曰：“‘太阳阳明’合病，自下利为在表，当与‘葛根汤’发汗。‘阳明’‘少阳’合病，自下利为在里，可与‘承气汤’下之。此‘太阳’‘少阳’合病，自下利为在‘半表半里’，非汗、下所宜，故与‘黄芩汤’以和解‘半表半里’之邪。呕者，胃气逆也，故加半夏、生姜、以散逆气。”

汪琥曰：“‘太少合病’而至下利，则在表之寒邪悉入而为里热矣；里热不实，故与‘黄芩汤’以清里热，使里热清而在表之邪自和矣。所以此条病，不但‘太阳桂枝’在所当禁，并‘少阳柴胡’亦不须用也。”

周禹载曰：“‘黄芩汤’，治温本药也。明言‘太少二阳’，何不用二经药？非‘伤寒’也。‘伤寒’由表入里，此则自内发外，无表。何以知？‘太少二阳’，或胁满，或头痛，或口苦引饮，因不恶寒而即热，故不得谓之表也。如‘伤寒’合病，皆表病也。今不但无表，且有下利里证，‘伤寒，协热利’，必传经而入，不若此病之即利也。温何以即利？外发未久，内郁已深，其人中气本虚，岂能一时尽泄于外，势必下走作利矣。”

周氏之说，较为近似。“‘黄芩汤’，以黄芩清肠热，‘芍药’止腹痛，‘甘草’缓急迫而化毒，此方可谓治‘热利’之祖方。”

本条之脉证、舌证：脉当为数；舌当质红，苔黄。

本条之针法：

大肠俞丅　中膂俞丅　天枢丅　气海丅　大椎丅　合谷丅　足三里丅

"天枢""气海"，宜浅针；余穴宜重刺激而久捻之。往往一针而痊愈。

黄芩汤方

黄芩三两　甘草二两（炙）　芍药二两　大枣十二枚（擘）

右四味，以水一斗，煮取三升，去滓，温服一升，日再，夜一服。

本方之主症：

东洞翁本方定义曰："治下利，腹拘急、心下痞者。"

《类聚方广义》本条曰："治痢疾，发热，腹痛，心下痞，里急后重，便脓血者，宜加'大黄'；若呕者，宜于'黄芩加半夏生姜汤'中加大黄。"

《勿误药室方函口诀》本方条曰："此方为'少阳'部位下痢之神方，与后世之'芍药汤'等方岂可同日而语？但同为下利，'柴胡'以往来寒热为主，此方以腹痛为主，故此证若有呕气，即当不用'柴胡'而用后方。"

《伤寒六书》曰："'黄芩汤'，治发热，口干，鼻燥，能食者。"

《拔萃方》曰："'芍药黄芩汤'（即本方），治泄利腹痛，或里急后重，身热，久而不愈，脉洪疾，及下痢脓血稠黏。"

黄芩加半夏生姜汤方

黄芩三两　芍药二两　甘草二两（炙）　大枣十二枚（擎）　半夏半升　生姜一两半（一本作三两）

右六味，以水一斗，煮取三升，去滓，温服一升，日再，夜一服。

本方之主症："黄芩汤证"而呕者。

《医方集解》曰："'黄芩加半夏生姜汤'，治胆腑咳，呕苦水如胆汁。"

《证治要诀》曰："'黄芩加半夏生姜汤'，治'太阳'与'少阳'合病，头痛，腰痛，往来寒热，胸胁疼而呕者。"

一百八十八条：伤寒，胸中有热，胃中有邪气，腹中痛，欲呕吐者，黄连汤主之。

本条为上热下寒兼有表证之治法。

解曰："太阳伤寒"兼有胸中有热，胃下肠中有寒气，有寒则腹中痛，有热则欲呕，以"黄连汤"治之。

言"伤寒"，有表证也；胸中有热，指胃中有热也；胃下有邪气，指肠中有寒气也，肠中有寒则腹痛，胃中有热而下有寒，因不得下降而上逆，故欲呕。胃在上，肠在下，胃有热，肠有寒，成为上热下寒而兼有表证。肠寒宜温，胃热宜清，表证宜解。"黄连汤"之干姜即温肠中之寒，黄连即清胃中之热，桂枝即解"伤寒"之表邪，半夏所以止呕，参、草、枣所以和胃。本方诸药，于各证面面俱到矣。

汤本氏曰："胸中有热也者，胸中烦热，即心中有烦悸之意；胃中有邪气者，胃内有热毒及水毒之意也；腹中痛，即此二毒刺激胃肠黏膜之结果；欲呕吐者，因水毒为热毒所激动而上迫故也。"

本条之脉证、舌证：脉当弦，或浮而弦；舌当有淡黄厚腻苔。

本条之针法：

大椎丅　中脘丅　天枢丅　足三里丅

黄连汤方

黄连　甘草（炙）　干姜　桂枝各三两　人参二两　半夏半升（洗）　大枣十二枚（擘）

右七味，以水一斗，煮取六升，去滓，温服一升，日三服，夜二服。

本方之主症：

东洞翁本方定义曰："治心烦，心下痞硬，腹痛，呕吐上冲者。"

《方机》本方之主治曰："心烦，呕逆者。"

《方舆輗》本方条曰："此方治腹痛而恶心有呕气者，盖以腹痛在心下迄脐上之部分；临治之时，当善察痛部，以定处治之方为要。"

《伤寒论述义》曰："此方治'霍乱'之吐泻腹痛，应效如神。"

《类聚方广义》本方条曰："治'霍乱''疝瘕'，攻心腹痛，发热上逆，心悸欲呕吐，及妇人血气痛，呕而心烦，发热头痛。"

《勿误药室方函口诀》本方条曰："此方治胸中有热，胃中有邪气，虽为本文，然观喻嘉言'湿家下之而舌上如苔者，为丹田有热，胸中有寒，仲景亦用此汤而治之'之说，则'舌上如苔'之四字，可为一征。盖此症之舌苔状况，舌上苔厚而稍带黄色；如舌上有润滑之苔者，则虽无腹痛，而有杂病，干呕，诸药无效者，用之决有效；若为腹痛，则验尤甚。又此方虽为去'半夏泻心汤'之黄芩，代以'桂枝'之方，然其效用大异。盖此与甘草、干姜、桂枝、人参所组成，故以意趣颇与'桂枝人参汤'相近。惟彼关于'协热利'，此则用于上热下寒，是以黄连为主药之故。又按此桂枝，以腹痛为主，与《千金》'生地黄汤'之'桂枝'同旨。"

一百八十九条：伤寒，八九日，风湿相搏，身体烦疼，不能自转侧，不呕，不渴，脉浮虚而涩者，桂枝附子汤主之；若其人大便溏，小便自利者，去桂枝加白术汤主之。

本条为风湿在表在里之治法。

解曰："伤寒"经八九日，风湿之邪，抑遏肌表，交迫不解，使全身百骸异常疼重，不能自动转侧；"伤寒"虽有八九日，但无里热，不呕亦不渴，脉则浮虚而涩；按浮虚为表虚而兼风邪，涩为血行不畅；表虚而湿不化，神经备受压迫，所以一身烦疼也。以“桂枝附子汤”治之，桂枝温通血管以祛风，附子鼓动血行以止痛，合之为驱“风湿”，止烦疼；姜、草、枣则佐之以完成其散风化湿和胃之功而已。若有上述之一身烦疼，而大便溏，小便自利者，则其“风邪”已解，“湿邪”已入里矣，于“桂枝附子汤”中去桂枝加白术以治之，盖风邪已解，无须乎桂枝矣；湿内陷，则须白术以吸收之也。

本条为风湿痛之证，“伤寒”八九日者，风湿痛起初亦有发热，言其得病已有八九日也，不得视为“太阳病中风伤寒”之“伤寒”。“风湿相搏”，搏，迫也，言“风”与“湿”在肌肤中相迫也。风湿名为外感而入，其实乃由内而发。此证有实有虚：实者皮肤汗孔阻塞，肾脏泌尿功能不足，血液中之尿酸素不能排泄，潴留于骨节之间而为发热烦疼，此证大多起于养尊处优，耽于安逸之人；虚者，每为营养不足而劳动过度，其新陈代谢功能不良，疲劳物质蓄积过多，潴着筋肉之中，亦能发热烦疼。本条之证，即为虚证。附子即为促进新陈代谢之功能，活泼组织之细胞也。合桂枝之温通血管，则发热、疼痛各证皆解。如其人兼小便利，大便溏，则肠中之吸收功能亦发生障碍，则骨节烦疼之症愈益增加，一以减低营养之资源，二以增加体温之消失。体温低，血行愈瘀滞；营养亏，经络愈失养。其疼不将更重耶！故加白术助吸收，以治其溏泄自利。

原文为大便硬，硬则属实，属胃热，不当用术与附子。逊斋改为“溏”是也。

汤本氏曰：“‘伤寒’八九日者，自罹‘伤寒’约经八九日间之意。风湿相搏者，由本来之水毒，感外来之风邪，互相搏激也。身体疼烦者，为身体全部疼痛烦闷也。不能自转侧者，不能以自力卧转反侧也。不呕不渴者，读之虽如字义，然有深意存焉；因‘伤寒’经过八九日，为现‘少阳柴胡剂’之证及‘阳明白虎汤证’之时期，故云不呕不渴，所以暗示无‘柴胡白虎’之证也。又脉浮者，为表证之征，然虚而涩，为阴虚证之候。本条之病证，以虚证与表里阴阳相半者也。”

本条之舌证：当苔白而滑腻。

本条之针法：

前节针大杼、肩髃、曲池、气海俞、风市、阳陵泉、阳辅。

后节加针天枢、关元。

桂枝附子汤方

桂枝四两　附子三枚（去皮，炮，破八片）　生姜三两（切）　甘草二两

（炙） 大枣十二枚（擘）

右五味，以水六升，煮取二升，去滓，分温三服。

本方之主症：

东洞翁曰："'桂枝附子汤'治'桂枝去芍药汤'而身体烦疼不能自转侧者。"

《方机》云："治身体烦疼，不能自转侧者，兼用'应钟'或'七宝'。"

雉间焕云："'桂枝附子汤'，今称痛风者，及上冲难降者，主之，皆宜加术。"渊雷案："术、附相配，治风湿流注、霉毒痛风等甚效。"

《兰轩医谈》曰："清川玄道家有中风奇药，方为'桂枝附子汤'或'乌头桂枝汤'加大黄、棕叶用之，初发不论虚实皆可用，有奇效。"

桂枝附子去桂加白术汤方

白术四两 甘草二两（炙） 附子三枚（炮） 大枣十二枚（擘） 生姜三两

右五味，以水六升，煮取二升，去滓，分温三服。初服，其人身如痹，半日许，复服之，三服尽，其人如冒状，勿怪，此以附子、术并走皮内，逐水气未得除，故使之尔，当加桂枝四两，此本一方二法也。

本方之主症：前方证，而大便溏，小便不利者。

一百九十条：风湿相搏，骨节烦疼，掣痛，不得屈伸，近之则痛剧，汗出，短气，小便不利，恶风不欲去衣被，或身微肿者，甘草附子汤主之。

本条为风湿骨节痛之治法。

解曰：风湿交搏，湿留骨节而烦疼，甚至掣引作痛，手足屈伸不得，触近之则痛更剧；汗出而呼吸促迫，表虚湿重也；小便亦不利，湿滞不化也；恶风不欲去衣被，虚寒畏风也；或身微肿者，湿不得下泄，着于肌肤而为肿也。"甘草附子汤"，以温里化湿，解表祛风，兼而有之，即"桂枝附子汤""去桂加术汤"之合剂也。盖此证较上条之证为重，湿着于表而为骨节烦疼，且加甚而为掣痛不得近，湿着于里而为小便不利或身体微肿，较上条之症状尤更剧也，故以二方之合剂治之。

和久田曰："湿者，水也；不曰'水'而曰'湿'者，因水每成肿，按之不凹，但以皮肤无种种之固结，肌肤如湿者，故名'湿'也。俗呼胀大之类，皆可谓为'湿'也。此亦由正气之弱，水气得以乘之，后世所谓气虚之候也。风湿相搏者，其人素有湿气，感冒风邪，以风邪与湿气相搏而名之也。骨节烦疼者，节节关节疼烦也。掣者，紧也，由后引之而痛也，谓惊恐与疼痛也。不得屈伸之句，应骨节疼烦也。近之者，以手近于疼处也。汗出者，风湿相搏也。

短气者，呼吸急迫也。小便不利者，气冲逆不得降下也。恶风欲示较重于寻常，故又以不欲去衣被言之，凡此皆风湿相搏之证也。此证汗出、短气，以表证而冲逆急迫，故有桂枝、甘草；又以恶风、骨节疼痛、小便不利等证，复以术、附相配，而附子之分量多者，以表证剧，有内寒也。凡有内寒者，右小腹结聚，腹皮软弱也。"

本条之脉证、舌证：脉证当浮濡；舌当白腻。

本条之针法：

如上条。

甘草附子汤方

甘草二两（炙） 附子二枚（炮，去皮，破） 白术二两 桂枝四两

右四味，以水六升，煮取三升，去滓，温服一升，日三服。初服得微汗则解，能食，汗止，复烦者，服五合；恐一升多者，宜服六七合为妙。

本方之主症：

东洞翁本方定义曰："治骨节烦疼，不得屈伸、上冲，汗出，恶寒，小便不利者。"

雉间焕云："治后世所谓'痛风''历节风'，手近之则痛剧者。"

一百九十一条：伤寒脉浮滑，此表有寒，里有热，白虎汤主之。

本条为"白虎汤"之变例。

解曰："伤寒"发热，脉浮滑者，浮主表，滑主热，故曰此表有寒，里有热也，"白虎汤"主之。

本条原文为"表有热，里有寒"，用"白虎汤"完全相反，《玉函经》改为"白通汤"，逊斋亦云不然，以脉浮滑非"白通汤证"脉也。程知曰："滑则里热，云浮滑则表里俱热矣。大热之气得辛凉而解，犹之暑暍之令得金风而爽，故清凉之剂，以'白虎'名之。"又曰："'厥阴'条中有'伤寒'脉滑而厥者，里有热也，'白虎汤'主之，可证此条之非里有寒矣。"程氏之说是矣。逊斋曰："里有热即'阳明'里热之症，表有寒即内热极而反感外寒，乃身体内外温度不平均所致，与上文时汗恶风及背微寒之证正同一理，热炽于里，故脉滑；热溢于表，故脉浮，如此解释，便丝丝入扣。"余谓此条脉浮滑，此表有寒，里有热，绝无异议。惟"白虎汤"当为"白虎加桂枝汤"，与文乃合。此条虽未举证，当然不能以脉"浮滑"二字即用"白虎汤"，尚须参合症状，其为汗出，烦渴，则"白虎汤"可无间言；如间有头痛，恶寒，则"白虎桂枝"无疑义矣。总以症状为主，脉则审其虚实，斯得矣。

白虎汤方

知母六两　石膏一斤（碎）　甘草二两　粳米六合

右四味，以水一斗，煮米熟，汤成，去滓，温服一升，日三服。

本方之主症：大汗，大渴，大烦，脉洪大者。

东洞翁曰："'白虎汤'治大渴引饮烦躁者。"

《方机》本方之主治曰："手足厥冷，或恶寒，自汗出而谵语者。"

又："手足厥冷，胸腹热剧者。"

又："大烦渴，舌上干燥，欲饮水数升者。"

又："无大热，心烦，背微恶寒者。"

又："暑病，汗出，恶寒，身热而渴者。"

《方舆輗》曰："'白虎汤'治'赤斑'，口渴，烦躁。"

又："'白虎汤'，以痘纯红、脸赤、眼赤、口气热、唇口肿痛、烦躁闷乱、循衣摸床、小便赤、大便秘、身如火、发斑、谵语、实热等证为主，并治口气臭。"

又："此治痘症，因热毒甚而不能起胀贯脓，或虽起胀贯脓，但因破损而热益甚，大渴引饮，躁烦不堪。"

《类聚方广义》本方条曰："'伤寒'，脉滑，而厥者，及虽无大热，口烦渴，心烦，背微恶寒者，世医不用'白虎'，遂致一病不起，可胜叹哉。呜呼！仲景诲谆，垂以跻寿之法，后人不能奉行，反逞私见，揑造方剂，流弊千古，岂不可叹？庄子曰：'道为天下所裂。'此虽愤世之言，实含旨理。"

又："治麻疹，大热谵语，烦渴引饮，唇舌燥裂，脉洪大者。"

又："治齿牙疼痛，口舌干渴者。"

又："治眼目热痛如灼，赤脉怒张，或头脑眉棱骨痛，烦渴者，俱加黄连为良；兼用'应钟散'，时以'紫圆'攻之。"

又："治狂症，眼中如火，大声妄语，放歌高笑，登屋逾垣，狂走不已，大渴引饮，昼夜不眠者，亦加黄连，隔三日五日，而用'紫圆'，由一钱至一钱五分，令峻泻数行；又日用灌水法，必有效。若难用下药者，亦惟用灌水法。"

《勿误药室方函口诀》本方条曰："此方治邪热散漫肌肉之间，发大热，大渴，脉洪大或滑数者。成无已氏名此方为辛凉解散清肃肌表之剂，以散漫于肌表间之邪热，使成汗而出者也。今以一息不出者，用辛剂，以清肃其肌肉之分，俾悉数成汗而出，是犹手绞糟袋之汁，使涓滴无遗也。是故'白虎汤'与'承气'同，俱为表里之剂，用于'阳明证'，所谓表里俱热，或'三阳'合病等不胃实而近表证者也。"

《和剂局方》曰："'白虎汤'，治'伤寒'大汗出后，表证已解，心胸大烦，渴欲饮水，及吐或下后，七八日邪毒不解，热结在里，表里俱热，时时恶风大渴，舌上干燥而烦，欲饮水数升者，宜服之。又治夏日中暑毒，汗出恶寒，身热而渴。"

《集验良方》曰："'白虎汤'，治中暑、口渴饮水、身热、头眩、昏晕等证。"

《医学入门》曰："'白虎汤'，治一切时气、瘟疫杂病、胃热咳嗽、黄斑及小儿疱疮、瘾疹、伏热等证。"

《痘证宝筏》曰："'白虎汤'，痘已发未发，或胃火偏盛，面红，齿燥，口臭，唇干，烦渴，龂齿，咬牙，夹斑，夹疹，或独用或兼用均宜。"

《医学纲目》曰："孙兆治一人自汗而足逆冷至膝下，腹满，不省人事，孙诊六脉小弱而急，问其所服药，取视皆阴病药也。孙曰：'此非受病重，药能重病耳！'遂用'五苓散''白虎汤'，十余贴，病少苏；更服，痊愈。或问治法。孙曰：'患者伤暑也，始则阳微厥而脉小无力，医谓阴病，遂误药，其病厥；用'五苓散'利小便，则腹减；'白虎'解利邪热，则病愈。凡阴病，胫冷则臂亦冷，汝今胫冷臂不冷，非下厥上行，所以知是阳微厥也。"

一百九十二条：伤寒，脉结代，心动悸，炙甘草汤主之。

本条言脉结、代，心动悸之治法。

解曰：凡"伤寒"热病，见脉结、代，自觉心悸跳动者，以"炙甘草汤"主治之。

"伤寒"泛指一切热病而言之。脉结、代者，脉搏缓中一止，止无定数者，结脉也；止有定数者，代脉也；脉"结""代"二字并言者，指脉搏时作间歇之意也。此为血虚，心脏衰弱，血压太低，血运迟缓，心脏为维持其运血之职，于是勉力搏动，以血虚难乎为续，终而一止以为间歇也。心动悸者，心脏跳动加剧也，即上述之勉力运血也；其动在左乳下乳根穴之部见之者，大多属于血虚与神经衰弱。"炙甘草汤"为其主方。以阿胶、生地养血滋阴，麦冬、麻仁增液润燥，生姜、桂枝壮心运血，参、草、枣培补元气。重用甘草，缓其动悸之急迫也。

本条之舌证：或红，或正常而无苔，或有裂痕。

本条之针法：

通里上　心俞上

二穴皆用轻微之刺激。

炙甘草汤方（一名复脉汤）

甘草四两（炙）　生姜三两（切）　桂枝三两　人参二两　生地黄一斤　阿

胶二两　麦门冬半升　麻子仁半升　大枣三十枚（擘）

右九味，以清酒七升，水八升，先煮八味，取三升，去滓，纳胶烊消尽，温服一升，日三服，一名“复脉汤”。

本方之主症：脉结、代，心动悸。

《方舆輗》本方条曰：“此为仲景治‘伤寒’，脉结代，心动悸之圣方也；孙真人用之以治虚劳，王刺史利用之以治肺痿，凡仲景之诸方，其通变如此。顾虽云通变如此，而此方之妙，在脉结、代，故一名‘复脉汤’。无论何病，凡脉结、代者，概当先用此方。详言之，即其来缓而时一止复来者，结脉也。结者，一止即还，至不足数，但少有间断耳；代者，止而不还，断而复动，此绝彼来也。与代换之代，顾似而少异。虽然，治法惟此一方，故结、代连称。此脉惟大病有之，最可畏。又常人亦有时见此脉者，此为无害，虽药亦不及者也。昔人有言曰：‘有病见之难治，若气逆得之，则无忧。’洵确言也。此汤，《金匮》虽引《千金翼》，然今阅《翼》称‘复脉汤’，注云：仲景‘炙甘草汤’，盖后世调血气、补虚劳不足诸方似多由此方生出者也。《金匮》‘炙甘草汤’方下‘行动如常’数句，说者多削而不取，是虽不能视为正文，然亦不可谓是说无理。曰：凡脉见结、悸者，虽行动如常，亦不出百日必死；若复危急，不能行动，则过十日必死。语极明了，从前解者多误。”

《类聚方广义》本方条曰：“骨蒸劳嗽，抬肩喘息，多梦不寐，自汗盗汗，痰中血丝，寒热交发，两颊红赤，‘巨里’动甚，恶心愦愦而欲吐者，宜此方；若下利者，去麻子仁，加干姜，水煮之为佳。”

《勿误药室方函口诀》本方条曰：“此方以心动悸为目的，凡心脏之血不足，气管动摇而为悸，心脏之血不能运动血脉，时时间歇，故成脉结、代。此方滋养心脏之血，润滑脉路，以是不仅治动悸，且治‘人迎’边之血脉凝滞而气急促迫者颇有效，是数年之经验也。又用于肺痿之少气而胸动甚者，亦一时有效。龙野之秋山玄端，加桔梗于此方，为肺痿之主治，盖据《金匮》说也。”

《卫生宝鉴》曰：“至元庚辰六月，许伯威年五十有余，中气本弱，病‘伤寒’八九日，医者见其热甚，以凉剂下之，又食梨三四枚，伤脾胃，四肢冷，时昏聩，请余治之。余诊其脉动有中止之时，旋成结脉，又心动悸，吃噫不绝，色青黄，而精神减少，不欲开目，蜷卧，恶与人语。余以‘炙甘草汤’治之，减生地黄，恐损阳气也，剉一两令服，无效。再令于市铺选尝气味厚者再煎服之，病遂减半，再服即愈。”

一百九十三条：脉，按之来缓，而时一止复来者，名曰结，阴也。又脉来数，而中止更来，及小数中止能自还者，名曰促，阳也。脉来缓，而中止不能

自还，因而复动者，名曰代，阴也。得此脉者，必难治。

本条言“结脉”“促脉”“代脉”之脉形。

解曰：脉搏，按之其来势缓，而有一止，继即复来者，名曰“结脉”，属阴也，亦虚象也。又脉来数，而中有一止，止后更来，与小数中一止能自还动者，名曰“促脉”，属阳脉，亦属实象也。脉来缓，缓中一止，不能自还，必待他部之脉起而后动者，名曰“代脉”，属阴也，亦虚也；得此脉者，病必难治。

人体脱离母腹，自营生活，虽借饮食之滋养资生，亦必赖心功能之维持血行不替，而后可以生以长。若脉见结、代，其心功能已失却维持血行正常之力，亦即显露其心功能已有病态或呈衰弱之候，本身已不健全，显摇动不稳之象，安能再受外侮，重其剥夺，加其负荷，故任何病证，得此脉者为难治也。

小　结

“太阳病”本为表证，法宜从表而解。中医诊断贵在辨证论治，仲师以毕生精力，结合实际经验，写出了这一部《伤寒论》，做出规矩准绳，昭示后世学者，其用意决非立方待病，很显然是随证施治，谆谆告诫我们，必须熟察病情，详审用药。故本篇首条与一百八十一条很详细地指示：“太阳病”应该恶寒发热，头痛，脉浮，现在汗自出，不恶寒发热，关上脉细数，因此知医者误以吐法之过也。在一百八十一条很明白地说：病如“桂枝证”，但“桂枝证”应该头痛、项强，现在无此症状，寸脉虽浮，而“桂枝证”所无之胸中痞硬，气上冲咽喉，不得息者，说明这一系列症状，并非“桂枝证”所有者，故诊断其为胸有寒，当吐之，亦就是说明应用吐法之症状是如此。仲师很明白地指示着我们，何证应汗，何证应吐，何证应下，各有专条详论。后世张子和亦说明汗、吐、下三法。他说：“余用三法，常兼三法，有按，有跻，有揃，有导，有增减，有续止，医者不得余法，而反诬之。”当然，辨证论治之专条，犹几何学之定律，犹依定律来推演各种问题一样，问题推演而发生错误，不能就说成定律错误，是一个理由。病证当用发汗，而反用吐法，以致病证变端。仲师更以某几种症状之显现，为误于某法者，例如一百三十四条与一百三十五条之指示鉴别法。一百三十八条之见证仍为“太阳病”，因问证而知误下，遂致中毒性之发炎的神经症状，我们中医称之为“瘀热在里”，有少腹硬满，小便自利，则可知肾脏及膀胱无病变，而肠部或腹膜有硬满症状之可证有侵及神经之发狂症状。瘀即污秽，侵入血液，更刺激神经，所以用“抵当汤”或丸剂，急则用汤，缓则用丸，以驱除瘀血，肃清病毒。

有很多脏器病证亦有表证，如脏腑内部发炎，或在脏腑周围发炎，所以本篇一百四十二条有“结胸”和“脏结”之鉴别，以下则说明“脏结”之不可攻，病在表而误下成“结胸”，“结胸”如项强而柔痉状者，下之则和，假使脉浮大，则不可下，下之必死。误下而不“结胸”，头汗出，余处无汗，齐颈而止，小便不利，则可知淋巴液还流有碍，或累及肝胆发生障碍。蔡翘在《生理学》上讲：“在肝脏功能受损，红细胞破坏太多，或胆管阻塞时，胆色素的排泄不够，积聚在血浆中，致血浆黄色加深，皮肤发生黄色，致表见黄疸病征。”中医所谓郁热熏蒸，如小便利则犹可排出体外，小便不利则身必发黄。“太阳病”误下而成“协热下利”，或其人素有饮邪，变证多端，所以辨证不可不详，论治不可不精细。

古代有用冷水“潠”“灌”之法，医者误用，才致表热被遏，皮肤受刺激而发荨麻疹之粟粒，亦即皮肤呈硬固性之炎症者，先与“文蛤散”，若不瘥，则与“五苓散”。“寒实结胸”为“脓胸”或“肺脓疡”，“三物小白散”可以排除脓毒，本条之以药末填入脐中而以艾灸，亦即排除病毒之一法。

“太阳”与“少阳”并病，有“太阳病”之头项强痛的“表证”，有“少阳病”之心下痞硬的“半表半里证”。此种并病，不宜发汗，不若针刺疏通之；如医者不慎，误发其汗，遂致影响神经而谵语者，当刺“期门”，以镇定其神经。如一百五十八条与一百五十九条，同为“热入血室”，前条影响神经中枢而谵语，亦刺“期门”，后条无谵语症状，不刺“期门”，所以“期门”的刺激点为镇静神经者。热入血室之“血室”，为冲任之脉，内联系于胞宫，故方书大多指“血室”为“子宫”。又“热入血室”大多为经水适来适断时，热之侵犯冲任之脉。“柴胡”为解热药，古称和解药，主治证为“半表半里”之“少阳病”，一百六十三条言之颇详，一百六十四条之鉴别颇精细。

“结胸证”为心下硬满而痛，“痞”则按之不硬而濡。如心下“痞”硬满，引胁下痛，呕即短气，汗出不恶寒者，为胸膜间有水毒，犯胃则呕，迫肺则短气，故以“十枣汤”峻攻其水。“结胸”则以“大小陷胸汤”。心下“痞”则用“泻心汤”。“泻心汤”有“生姜”“附子”“甘草”“半夏”等之分别，各有主治证之不同。误下而邪陷下焦者，宜“赤石脂禹余粮汤”。误犯吐下，重则成“痿”，轻则以“旋覆代赭汤”。一百七十七条误下后，再以发汗，邪热迫肺，故汗出而喘，与六十八条汗后再下，症状相同。仲师指示：不论其下后再汗，汗后再下，所见症状为汗出而喘，无大热者，可与“麻杏甘石汤”。

“脏结”为邪结在脏，与阴相结；邪结在胸，与阳相结为“结胸”。“脏结证”见白滑舌苔者，难治。无阳证，不往来寒热，其人反静，舌苔滑者，不可攻。患者若胁下素有“痞”，连在脐旁，痛引少腹，入阴筋者，死。“结胸证”，脉浮大者，下之则死。“结胸证”悉具，烦躁者亦死。病名曰“结”，脏器有硬变，或内部肿瘤所致，古称“癥瘕积聚”，故预后不良，或为癌瘤，则死期可待。

“白虎汤”之主治症为大渴而烦，热虽结在里，证现阳性；如证现阴性，不可与也。

偻麻质斯样之骨节烦疼，掣痛不得屈伸，或不能自转侧，身体烦痛，中医称之为“风湿相搏”。

“伤寒”病之结、代脉，心动悸，可与“炙甘草汤”，又名“复脉汤”，为心力衰竭，或血压降低，可以振奋神经而使其恢复。如无发热病而脉见结、代或促，则为心功能障碍，或瓣膜疾患，故必难治。

附录：

硝石大丸（一名夹钟丸）

大黄二钱　芒硝一两六钱　甘草　人参各五钱

右四味各别为末，用食醋三合，先煮大黄，俟减至二合，乃加甘草、人参，更煮之成饴状，由火取下，纳芒硝于内，搅之为丹。用法：每回服七分。

消块丸（一名硝石丸）

硝石六两　大黄八两　人参三两甘　草三两

右药研为细末，以三年米醋三升，置瓷器中，竹片作准，每入一升，作一刻。先入大黄，不住手搅，使微沸，尽一刻，乃下余药，又尽一刻，微火熬，便可为丸，如鸡子黄大。每服一丸，米饮送下。下如鸡肝米泔赤黑色等物。下后忌风凉，宜进软粥将息。

三圣散

瓜蒂（炒微黄）三两　防风三两　黎芦一两

右药共为粗末，每服五钱，以姜汁三茶盏，先用二盏，煎三至五沸，去姜汁；次入清水一盏，煎至三沸，却将先二盏同处煮二沸，去滓澄清，放温徐徐服，以吐为度，不必尽剂。

应钟散（又名蒡黄散）

大黄二钱五分　芎蒡一两六钱

右二味，各别为末，混合为散。服法：每服五分至五分二厘，用酒冲服，如无效，可加至一钱，服至能下为度，又可随证，每夕服之。

前七宝丸

轻粉、牛膝各二钱五分　土茯苓一钱二分　鸡舌香六分（可入白米七粒共研之）

右五味，各别为细末，以米糊为丸如细粒大。用量二分五厘至二分七厘，一日三回分服。

续七宝丸（凡用前七宝丸无功者用之，服量同前）

水银七分五厘　矾石　芒硝各一钱六分

右三味中，先碎矾石、芒硝，乃合三味，入瓦盆中，以茗碗覆之，以砂筑石碗，不令其侧出气，架火上，由下烧之，约半日许，取茗碗上附着之霜，取枣肉为丸如细粒大。

辨阳明病脉证并治法

一百九十四条：问曰：病有太阳阳明，有正阳阳明，有少阳阳明，何谓也？答曰：太阳阳明者，（发汗）脾约是也；正阳阳明者，胃家实是也；少阳阳明者，利小便，胃中燥实，大便难是也。

本条说明“阳明病”之起因。

解曰：病有“太阳阳明”，有“正阳阳明”，有“少阳阳明”，何义耶？曰：“太阳阳明者”，由于“太阳病”发汗太过，致脾约无津液以输散而成者也；“正阳阳明”者，由于胃家自实所成也；“少阳阳明”者，则以利小便过多，反使胃中燥，致大便难而成者也。

“太阳阳明”“正阳阳明”“少阳阳明”，言“阳明病”之所由来也。由“太阳病”发汗过多，使津液干燥，热度亢盛，肠胃结实而成者，是谓“太阳阳明”，言其病由“太阳”而转入者是也。其言脾约者，以《内经》有“脾主为胃，行其津液，与脾气散津，上归于肺，通调水道，下输膀胱”之文，谓脾约则津不输布，胃肠失润，致胃家结实而为病也。

古人对于胰之功能不明，所以错认为脾之功能；胰脏有胰腺酶帮助消化，含有多种酵素，能使蛋白质分解，淀粉转化为葡萄糖，尚有消化脂肪之能力，应用于胰脏功能障碍、糖尿病患者之消化不良等，并能增加食欲，此为有管腺之分泌物；另有一种无管腺分泌物，直接渗透血液，名胰岛素，为一种激素，其主要作用为调节糖类代谢，同时对脂肪和蛋白质的代谢发生一定影响，所以糖尿病患者为缺乏胰岛素之关系，中医称糖尿病为消渴病。

由胃肠自病，化热结实者，即名“正阳阳明”；由“少阳病”利水过多，胃肠中之水分消失过甚，大便干燥化热而成者，即曰“少阳阳明”；此为“阳明病”起因之大纲。不论其起因之如何，而病之在胃肠中化热则一。有谓“太阳阳明”为“太阳”与“阳明”合病，“少阳阳明”为“少阳”与“阳明”合病者，则非。合病为二病同时而起，有二病之症状者方曰合病，此则已完全成为阳明病，特其致成之原因为不同耳。

丹波元坚曰：“‘阳明病’者，里热实证是也；邪热陷胃，燥屎搏结，即所谓胃家实者也。如其来路，或自‘太阳’，或自‘少阳’，而其等不一，病之轻重，亦随而异。有其人胃素有热，邪势亦甚，相借遽实者，其病为重，即‘正阳阳明’也。本篇‘大承气’为第一条，玩语气，似曾不经误治，而邪气自实者。有自‘太阳桂枝证’发汗过多，胃液为燥者，其病最轻，即‘太阳阳明’也；脉阳微而汗出少者，脉浮而芤，及‘麻子仁丸’三条，可以征焉。有自‘少阳病’误发汗，利小便，以为胃燥者，其病颇轻，即‘少阳阳明’也；然误治之后，亦成为‘正阳阳明’。有自‘太阳病’误汗、下、利小便者，如问曰：何缘得，‘阳明病’条是也。有自‘太阳病’失汗者，如本‘太阳’，初得病时发其汗，汗先出不彻是也，次条相承，亦为失汗胃实。有自‘少阳病’误汗者，如《少阳篇》发汗则谵语是也。然则轻证所由，亦不止一端也。仲景先区分为三等，以示轻重，更出以上诸条，以尽其变。”

一百九十五条：阳明之为病，胃家实是也。

本条为“阳明病”之总提纲。

解曰：“阳明”之所以为病，在于胃家结实之故也。

《内经》以“阳明”指胃与大肠，仲师以病在肠胃，因亦名之曰“阳明病”。“阳明病”之主症为身热，自汗，腹满，谵语，所谓胃家实是也。胃包括大小肠而言，不仅指胃，以大便结实都在肠中也，仲师则每言胃。而对于真实之胃，则曰“心下”“胸下”者，此根据疗效定位而言也。

胃家实之原因如上条，而其病理，则为胃肠糟粕异常发酵，与热毒病菌交结不解，蒸蒸郁塞，产热功能因之异常亢盛，酿成身热、腹满、谵语诸症。所以“阳明”无寒证，无虚证。无虚证，以攻下为主治，不若“太阳病”之以汗为主治。盖“太阳”之病为气血奔集于表层，病毒悉在肌表，必须汗而出之。“阳明病”则与之相反，病毒在里，而气血之奔集亦在里。在里者，非攻下不能去，肃清肠中，即去病菌之凭借，邪热亦失其凭借而自退。故“太阳篇”中多属汗剂，“阳明篇”中多属下剂也。

吉益南涯曰：“明者离明之明，示阳实也，取照临四方之义。热气充实表里内外，无所不在，此之谓‘阳明’。在外则现潮热，在内则致谵语，此其候也。

大便硬或燥，汗若不出，则发黄色。其病起于内而急迫发出，水血为之郁结，此阳气明实之状，因名‘阳明’。”

山田正珍曰：“‘阳明’指里而言，盖邪之中人，始于‘太阳’，中于‘少阳’，终于‘阳明’，自表而里，自轻而重，势之必然也。此‘阳明’宜在‘少阳’后，今置之‘少阳’前者，何也？尝考《素问》热论，其所谓‘阳明’者，亦以表病言之，乃仲景氏‘大青龙汤证’也；故继‘太阳’以‘阳明’，乃是《素问》之说，非仲景氏之说也。虽然，‘太阳’‘阳明’‘少阳’之次序，古来医家相传之定说，不可遽易者也，故姑从其旧说以次第之，备论其传变于内，俾人思而得焉而已。实谓邪实，乃腹满便结之病，故曰胃家实。凡平人肠胃素虚，有邪陷之，则成三阴下利、呕吐诸虚寒证。肠胃素实，有邪陷之，则成‘阳明’腹满便结、谵语妄言、身热自汗诸实热证；是非邪之有寒热，皆从其人固有之虚实而化也。譬诸练丝之可以黄，可以黑，其本虽同，末则大异也。再按《素问》三阴，即本论‘阳明病’。盖《素问》单以实热病分属于六经，仲景则并举虚寒实热，以配三阴三阳也。”

一百九十六条：问曰：何缘转阳明病？答曰：太阳、少阳病，若发汗，若下，若小便利与亡津液，胃中干燥，因转属阳明，不更衣，内实，大便难者，此名阳明也。

本条申释成“阳明病”之原因。

解曰：问：何以转成“阳明病”耶？曰：“太阳”“少阳”等病，或发汗，或下，或利小便等太过者，此皆亡其体腔中之津液，使胃肠干燥，因而化热，其不如厕，肠内结实，大便困难者，即谓之曰“阳明病”也。

本条照陈本改正，为一百九十四条之解释，说明转属“阳明”之理。自不更衣，内实，大便难，说明“阳明”之症状。不更衣，言不如厕也。古人如厕必更衣，今则作为不大便解。

《金鉴》曰：“问曰：何缘得‘阳明’胃实之病？答曰：由邪在‘太阳’时，发汗，若下，若利小便，皆为去邪而设，治之诚当，则邪解而愈矣；如其不当，徒亡津液，致令胃中干燥，则未尽之表邪，乘其燥热，因而转属‘阳明’。为胃实之患者有三：曰不更衣，即‘太阳阳明’脾约是也；内实，即‘正阳阳明’胃家实是也；曰大便难，即‘少阳阳明’大便难是也。三者虽均为可下之症，然不无轻重之别。脾约自轻于大便难，大便难自轻于胃家实。盖病脾约，大便难者，每因其人津液素亏，或因汗、下、利小便，施治失宜所致；若胃实者，则其人阳气素盛，胃有宿食，即未经汗下，而亦入胃成实也。故已经汗下者，为夺血致燥之‘阳明’，以滋燥为主；未经汗下者，为热盛致燥之‘阳明’，以攻热为急。此三‘承气汤’‘脾约丸’及‘蜜煎土瓜根’‘猪胆汁’导法之所由分也。”

一百九十七条：问曰：阳明病，外证云何？答曰：身热，汗自出，不恶寒，反恶热也。

本条言“阳明病”之外证。

解曰：问：“阳明病”之外证为如何情状？曰：身热，汗自出，不恶寒，反恶热，为其外证也。

不恶寒，反恶热，为“阳明病”外证之特征；以身热汗自出，“太阳”亦有此症状也。上条不更衣，内实，大便难，言其里证，故本条紧接言其外证。身热，为全身内外皆热，其热发自内，不若“太阳病”之热在表；热在表故有恶风恶寒，此则内外皆热，产热功能亢进，故不恶寒而反恶热。其汗自出，似“太阳中风”之自汗出，彼为皮肤表层不固而汗自出，此为内热蒸发而汗自出，理论上不同，而情形上亦微异，“中风”之汗自出，其汗微，所谓漐漐汗出，且恶风，此则汗较多而不恶风，为别也。

柯韵伯曰：“‘阳明’主里而亦有外证者，有诸中而形诸外，非另有外证也。胃实之外见者，其身则蒸蒸然里热炽而达于外，与‘太阳’表邪发热者不同；其汗则濈濈然从内溢而无止息，与‘太阳’风邪为汗者不同。表寒已散，故不恶寒；里热闭结，故反恶热。只因有胃家实之病根，即见身热、自汗之外证，不恶寒、反恶热之病情。然此但言病机发现，非即可下之证也。”

一百九十八条：问曰：病有得之一日，不发热而恶寒者，何也？答曰：虽得之一日，恶寒将自罢，即自汗出而恶热也。

本条为补充上条之不恶寒。

解曰：上条言“阳明病”之外证，为不恶寒，反恶热，然其得病之一日，有不发热而恶寒者，何也？曰：虽其得病之一日不发热而恶寒，但其恶寒之时间不久，必将自罢，而即汗出，发热，不恶寒也。

此言“正阳阳明”之初起非由“太少二阳”传入者，故其初起之一日先有形寒，形寒为病之发端也。不论伤寒热病，急性传染病，其初起必先作形寒。盖将病时，其生理机转必先发生变化，血行起偏面趋向，如天之将风将雨，其气压云层先有变化是也。仲师指示，于此等处最宜注意，如体认不切，以恶寒为“太阳”表证，与之发汗，立变为烦热谵语或痉厥狂乱等危证。于此特点明之曰：一起而为“阳明病”者，大多为温病、热病、疫病，其初起虽恶寒，或不发热，其脉必有力，或沉数，或弦数，或滑大，舌则质红而苔燥或苔厚黄，或坚敛，可汗之舌，如苔薄白而润，舌质正常，切脉更可分辨。然则“阳明”

恶寒不可汗乎？曰：非也。果如所言之若，必汗下兼施，独用辛温发汗则不可耳。“阳明篇”中，亦有“麻”“桂”汗剂，系“阳明病”轻、“太阳病”重之并病，非“正阳阳明”之自病也。

一百九十九条：问曰：恶寒何故自罢？答曰：阳明居中土也，万物所归，无所复传，始虽恶寒，二日自止，此为阳明病也。

本条释“阳明”恶寒必当自罢之义。

解曰：上条言恶寒即将自罢，何也？曰：“阳明”为胃肠，居于腹腔之中，为后天生化之基，如土之生长万物，亦为万物之所归。“阳明病”自“太阳”或“少阳”传变而来，至此不复再传，如万物之归土，就此而止。故始虽恶寒，二日自止；既入“阳明”，不复再变为“太阳”之发热恶寒，或“少阳”之往来寒热，此其所以为“阳明病”也。

成无已曰：“胃为水谷之海，主养四旁。四旁有病，皆能传入于胃，入胃则更不复传。如：‘太阳病’传之入胃，则更不传‘太阳’；‘少阳病’传之入胃，则更不传‘少阳’；‘少阳病’传之入胃，则更不传‘三阴’。”

二百条：本太阳病，初得病时发其汗，汗先出不彻，因转属阳明也。

本条亦言“太阳”转属“阳明”之原因。

解曰：“太阳”初得病时，本可发汗而解；但发其汗，汗先出而未能透彻，热邪未解，津液已伤，因而转属阳明也。

本条亦可言“太阳阳明并病”，应用“桂枝加大黄汤”表里两治。但汗其表而遗其里，所以表解而“阳明病”毕露；但阳明早有积滞伏热，特“太阳病”先为诱因，虽汗之如法，“阳明病”亦必暴发。医家、病家总以其先发“太阳病”症状，即认为转属，其实未尽然也。

程郊倩曰：“胃家有燥气，无论病在‘太阳’，发汗，吐，下，过亡津液，能转属之；即汗之一法，稍失其分数，亦能转属之。彻者，尽也，透也。汗出不透，则邪未尽出，而辛热之药性反内留而助动燥邪，因转属‘阳明’，“辨脉篇”所云‘汗多则热愈，汗少则便难’者，是也。”

山田正珍曰：“按彻，除也。‘厥阴篇’曰：‘伤寒脉迟者，六七日，反与“黄芩汤”而澈其热’之义，与此同。程应旄训为尽，为透，非也。凡‘伤寒中风’，既离‘太阳’，而纯属‘阳明’或‘少阳’，故谓之传入；转而尚不纯，故谓之转属、转系。转属、转系者，皆并病也。”

二百零一条：伤寒发热，无汗，呕不能食，而反汗出濈濈然者，是转属阳明也。

本条言“伤寒”未与发汗而转属“阳明”之义。

解曰：初起为“伤寒”，发热，无汗，继而为呕不能食，再则为汗出濈濈，因而转属“阳明”。

本条有谓“少阳病”转属“阳明”者，以上条为“太阳”，本条有呕而不能食，遂认为“少阳”，盖为成见所蔽。呕为“少阳证”之一，而非主症，必有胸胁痞满，始可云“少阳证”也。其实如上条所解，“阳明”早有积滞伏热，特热尚未盛，故只有发热而无汗；胃热时欲掀动，故呕；已有积滞，故不复欲食；及热势日盛，向外扩展，于是濈濈然汗出；水液蒸发，肠中愈燥，“阳明”症状乃暴露无遗矣。

方中行曰：“发热无汗，追言‘太阳’之时也。呕不欲食，热入胃也。反汗出者，肌肉著热，肤腠反开也。濈濈，热而汗出貌。”

程郊倩曰：“‘伤寒’，发热，无汗，呕不能食，‘太阳’本证，现在而反汗出濈濈然者，知大便已燥结于内，虽表证未罢，已是转属‘阳明’也。濈濈，连绵之意，俗云‘汗一身不了又一身’也。”

山田正珍曰：“‘伤寒’无汗，呕而不能食者，是为‘少阳病’‘小柴胡汤证’；若其人反汗出濈濈然者，是转属于‘阳明’，即‘少阳’‘阳明’之并病也，当与‘大柴胡汤’或‘柴胡加芒硝汤’以润下之。”

二百零二条：伤寒三日，阳明脉大。

本条示“阳明”之脉证。

解曰：“伤寒”二三日，病已成“阳明证”，则其脉亦为大。

三日而成“阳明”，为约略之词，非决然之词。阳明有一二日而起者，有经十余日而成者，三日之说不可拘。此据方书“一日‘太阳’，二日‘少阳’，三日‘阳明’”之意而言之也。“阳明病”是里热充斥，热度亢进，血行涌盛，故其脉为大，为“阳明”之本脉；如“太阳”之脉浮，“少阳”之脉弦也。

成无己曰：“‘伤寒’三日，邪传‘阳明’之时，经曰：‘尺寸俱长者，阳明受病，当二三日发’；‘阳明’气血俱多，又邪并于经，是以脉大。”

柯韵伯曰：“脉大者，两阳合明，内外皆阳之象也。‘阳明’受病之初，病为在表，脉但浮而未大，与‘太阳’同，故亦有‘麻黄桂枝证’，至二日恶寒自止而反恶热，三日来热势大盛，故脉亦应其象而洪大也，此为胃家实之正脉。若小而不大，便属‘少阳’矣。”

二百零三条：伤寒，脉浮而缓，手足自温者，是为系在太阴；太阴者，身当发黄；若小便自利者，不能发黄；至七八日，大便硬者，为阳明也。

本条言“太阴”转属“阳明”之理。

解曰：“伤寒”脉浮而缓，无汗出恶风之证，而手足自温者，是病系在“太阴”，不属于“太阳”；但“太阴”身当发黄，以“太阴”为脾，喜燥而恶湿，湿郁不化，脾乃为病，湿遏所以发黄；若其小便自利者，则湿有出路，不能发黄也。但小便自利过多，则肠中水分渐干，积至七八日而大便硬者，则“太阴”转成“阳明证”矣。

“太阳中风”之脉浮而缓，“太阴”发黄之脉亦浮而缓，其分别点：一为汗出恶风，一为不汗出恶风而手足温。《内经》以“阳明”“太阴”为表里，“阳明”属胃，“太阴”属脾，脾胃共居中央而配土；以“阳明”为燥土，以其热多易燥，成为胃实也；以“太阴”为湿土，以其湿多易虚，易成发黄或下利也。简言之，“阳明”“太阴”皆指胃肠，其病亦在胃肠，属热属实者称“阳明病”，属湿属虚者称“太阴病”耳。“太阴”发黄，即为胃肠中湿郁不化，胆色素排泄不够，积于血中而发黄；发黄者每小便不利，肾脏减低滤毒作用，黄色素不得从小便而出；若其小便自利者，则胆汁随入随泄，不致蓄积而发黄。但小便利者，至七八日后，肠中液燥而大便硬，则化热而为“阳明病”矣，亦即“太阴”转属“阳明”也。

喻嘉言曰：“此‘太阴’转属‘阳明’腑证也。脉浮而缓，本为表证，然无发热恶寒外候，而手足自温者，是邪已去表而入里；其脉之浮缓，又是邪在‘太阴’，以脾脉主缓故也。邪入‘太阴’，势必蒸湿为黄。若小便自利，则湿行而发黄之患可免。但脾湿既行，胃益干燥，胃燥则大便必硬，因复转为‘阳明’内实，而成可下之证也。”

程郊倩曰：“‘阳明’为病，本于胃家实。胃家之实，不特‘三阳’受邪能致其转属‘阳明’，即‘三阴’受邪亦能致其转属‘阳明’。聊举‘太阴’一经例之。脉浮而缓，是为表脉，然无发热、头痛、恶寒等外证，而手足自温，是邪不在表而在里。但入里有阴阳之分，须以小便别之：小便不利，湿热蒸瘀而发黄，以其人胃中原无燥气也；小便自利者，胃干便硬而成实，以其胃中本有燥气也。病虽成于七八日，而其始证却脉浮而缓，手足自温，实是‘太阴’转属而来也。即‘太阴’‘阳明’推之，‘少阴’三‘大承气证’，‘厥阴’一‘小承气证’，何非转属‘阳明’之病哉！”

二百零四条：伤寒转系阳明者，其人濈然微汗出也。

本条总提“伤寒”转属“阳明”之经过。

解曰：凡“伤寒”转属“阳明”，不论由“太阳”“少阳”“太阴”等转系“阳明”，其人必见濈濈然连绵不已之微汗出也。

转系即转属。不论“太阳”或“少阳”“太阴”等转系“阳明”，其人之里热必亢盛，将水分外熏而为汗，肠中始得结实，成为硬满便难之“阳明证”。

舒驰远曰："此条但据汗出濈濈一端便是转属'阳明'，恐不能无疑。若热退身凉，饮食有味，岂非病自解之汗乎？必其人恶热，不恶寒，腹满按痛，谵语，诸证错见，方为有据，否则不足凭也。"按：其说甚是，临床当然不能凭一证以定虚实寒热，须统盘证合。此条函接以上各条，仅举其要耳。

二百零五条：阳明中风，口苦，咽干，腹满，微喘，发热，恶寒，脉浮而紧，若下之，胃中空虚，客气动膈。

本条为"阳明"热而未实，兼有表邪，不可下早之戒。

解曰："阳明"有热而兼表证，谓之"阳明中风"，其肠中之热熏蒸，从食管而上，则口苦而咽干；从肺中而出，则微喘；肠中积滞发生浊气而为满；因有表证，则发热而恶寒，脉则浮而紧。虽有"阳明"之腹满、微喘，而发热、恶寒、脉浮紧之表证甚重，则可从"少阳"和解，不可下也；下之则胃中空虚，客气动膈而为"结胸证"矣。

本条原文为"若下之，腹满，小便难"，既有浮紧、发热、恶寒之脉证，其表邪已盛，下之当为"结胸"；表已解而肠未实，则下之为腹满、小便不利。故从陈氏本而改之。

二百零六条：阳明病，若能食，名中风；不能食，名中寒。

本条以"阳明病"能食不能食，辨其为"中风"或"中寒"。

解曰："阳明病"，若能食者，为胃中有热能消谷也，因名"中风"，以风为阳邪，意指胃中有热也；不能食者，名"中寒"，意指胃中有寒邪也，寒属阴邪。

本条不过随文生训，实则不合理解。诚如张盖仙所云："'阳明病'在经主'葛根'，入里主'白虎'，入府主'承气'，不必辨其为'中风'与'伤寒'也。今乃不察其病之在经在府，而斤斤于能食与不能食，为何哉？谅仲景当不致如此。"

程郊倩曰："'阳明'经病，不一之病也，前不必有所传，后不必有所归。在表既无头痛、恶寒证，则非太阳之表；在里又无燥坚、里实证，则并非'阳明'之里。错综之邪，从何辨之？辨之于本因之寒热耳。本因有热，则阳邪应之，阳化谷，故能食；就能食者名之曰'中风'，犹云热则生风，其实乃瘀热在里证也。本因有寒，则阴邪应之，阴不化谷，故不能食。就不能食者名之曰'中寒'，犹云寒则召寒，其实乃胃中虚冷证也。寒热以此辨，则胃气之得中与失过于此验，非教人于能食不能食处辨及'中风''中寒'之来路也。"

二百零七条：阳明病，若中寒，不能食，小便不利，手足濈濈然汗出，此欲作固瘕，必大便初硬后溏，所以然者，以胃中冷，水谷不别故也。

本条言“阳明”病夹“中寒”之证。

解曰：“阳明病”，若胃中寒，寒则不化，故不能食，小便亦不利。但以肠中大便硬而微化热，手足则濈濈然而有微汗出。以有寒，则又欲作溏泄，因此欲作“固瘕。”固，坚结也；瘕，溏泄也。大便之硬结者与稀溏者先后而下，故大便必先硬而后溏。所以成“固瘕”者，以肠中初有燥矢，继胃中有寒冷，致水与燥矢先后而出也。

此证应属“太阴病”，实中夹虚，热中夹寒，实多而热少之证。其曰“阳明”者，殆以手足濈然汗出一症，指为“阳明病”也。此证初起为肠中大便已结实，尚未十分化热，而胃中复得生冷之品，成为胃中寒，消化与吸收功能乍退，致不能食；肠中不吸收水分，水饮即直趋而下，于是其已结硬者先下，溏水继之而出。其小便之不利，由于肠不吸收，水分由肠而出，不涉肾脏泌水发生障碍。“所以然者”，为申释作“固瘕”之理。“水谷不别”之“谷”作硬便解，非完谷不化而下之谓。

周禹载曰：“此言胃弱素有积饮之人，兼膀胱之气不化，故邪热虽入，未能实结；况小便不利，则水并大肠，故第手足汗出，不若潮热之偏身漐漐有汗。此欲作‘固瘕’也，其大便始虽硬，后必溏者，岂非以胃中阳气向衰，不能蒸腐水谷？尔时急以‘理中’温胃，尚恐不胜，况可误下寒下之药乎！仲景惧人于‘阳明证’中但知有下法，及有结未定，俟日而下之法，全不知有不可下，反用温之法，故特揭此以为戒。”

柯韵伯曰：“‘固瘕’，即初硬后溏之谓，肛门虽固结，而肠中不全干也，溏即水谷不别之象；以癥瘕作解者，谬矣。按大肠、小肠俱属于胃，欲知胃之虚实，必以二便验之：小便利，矢定硬；小便不利，必大便初硬后溏。今人但知大便硬，大便难，不大便者为‘阳明病’，抑知小便难，小便不利，小便数少，或不尿者，皆‘阳明病’乎？”

二百零八条：阳明病，欲食，大便自调，小便反不利，其人骨节疼，翕翕有如热状，奄然发烦，濈然汗出而解者，此水不胜谷气，与汗共并，脉紧则愈。

本条言正气强则能胜邪气之义。

解曰：发热、不恶寒之“阳明病”，其胃气尚强，消化力充足，欲食而大便亦调，绝无便难、腹满之证，但其小便反不利，其人骨节间疼痛，时作翕翕然有热之状，忽然作发烦、汗出而病解，所以然者，此水气不能战胜谷气，与汗共并而出，其脉紧有力，则病愈矣。

小便反不利之人，以“阳明病”应小便利而大便硬，今大便调而小便不利，与“阳明病证”不合，故曰“反”也。“翕翕”为开合貌。“翕翕如有热状”，为一阵一阵如有热上冲或外散之意，系正气驱邪外出现象也。“奄然”，忽然也。“奄然发烦，汗出而解”，为忽然作烦躁、汗出也，亦系正邪抗争现象。“水不胜谷气”，“水”指水气，亦可谓之湿气，“谷气”亦可曰胃气或正气。“脉紧”作脉有力解，《千金翼》作“坚”。

本条为湿邪自解之证。“阳明病”，指发热，不恶寒之证，其实非“阳明”之热，为湿邪化热之热，所以其欲食，明示“阳明”无病，其消化力仍强也。湿邪为病，原为小便不利，大便反快，所以本条有大便自调，小便反不利也。湿邪留着关节间，所以为骨节疼；翕翕如有热状，即湿邪欲出之象；正气与之抗拒，向外驱散，所以有奄然发烦；及战胜病邪，即汗出而解。“此水不胜谷气”三句，即申释其汗解之理；“与汗共并”者，言湿与汗共并而出也；“脉紧则愈”者，以湿邪之脉濡，濡为无力之象也，脉紧则脉有力而不濡，为湿气已解，正气已复之候也，故曰“脉紧则愈”。“发烦”之“烦”字原文作“狂”，从陈本改正。

尤在泾曰：“此‘阳明’风湿为痹之证。《金匮》云‘小便不利，大便反快，又湿病关节疼痛而烦，是也。‘奄然发狂’者，胃中阳盛，所以怒狂生于阳也。‘濈然汗出’者，谷气内盛，所以汗出于谷也。谷气盛而水湿不能胜之，则随汗外出，故曰‘与汗共并’，汗出邪解，脉气自和，故曰‘脉紧则愈’。上条中寒，不能食，所以虽有燥屎，而病或‘固瘕’；此条胃强欲食，所以虽有水湿，而忽从汗散。合而观之，可以知阴阳进退之机。”

二百零九条：阳明病，欲解时，从申至戌上。

本条预测“阳明病”欲解之时辰。

解曰：“阳明病”将解之时，每在其气旺之时，从申至戌为“阳明”正旺之时，正旺则邪退，故病至其时而解也。

柯韵伯曰：“申酉为阳明主时，即日晡也。凡称欲解者，俱指表而言，如‘太阳’头痛自止，恶寒自罢，‘阳明’则身不热而恶热也。”

尤在泾曰：“申酉戌时，日晡时也。‘阳明’潮热，发于日晡。‘阳明病’解，亦于日晡。则申酉戌为‘阳明’之时，其患者，邪气于是发；其解者，正气于是复也。”

舒驰远曰：“申酉戌，‘阳明’之旺时也。凡病欲解之时，必从其经气之旺。以正气得所旺之时，则能胜邪，故病解。乃‘阳明’之潮热独作于申酉戌者，又以腑邪实盛，正不能胜，惟乘旺时而仅与一争耳。是以一从旺时而病解，一从旺时而热潮，各有自然之理也，学者识之。”

二百十条：阳明病，不能食，攻其热必哕，所以然者，胃中虚冷故也，以其人本虚，故攻其热必哕。

本条言“阳明病”胃中虚冷不可攻之戒。

解曰：“阳明病”，不能食，则其胃有寒邪也。如二百零六条“不能食，名‘中寒’”，二百零七条“‘中寒’，不能食”是也。胃有寒者，以苦寒剂攻其热，则胃中更寒，必变为呃逆。哕者，呃逆也。所以然者，胃中虚冷故也。以其人本有胃中虚寒之病也，攻其热，所以必哕。

成无己曰：“不能食，胃中本寒，攻其热复虚其胃，虚寒相搏，故令哕也。经曰：‘关脉弱，胃气虚，有热不可大攻之，热去则寒起’，此之谓也。”

“阳明病”只有实证、热证，无虚证、寒证。凡胃肠有虚寒者，不易成为“阳明燥热病”；凡言胃中虚，胃中冷与“中寒”，皆为“太阴病”。曰“阳明病”者，殆以脾胃相关言也。应深切注意，凡有“阳明”之主症，方可认为“阳明”的正病，否则不免有误。万不可认有“阳明病”三字，即可与下剂，及发生不良反应而始悟，则晚矣。

二百十一条：阳明病，脉迟，食难用饱，饱则微烦，头眩，必小便难，此欲作谷疸，虽下之，腹满如故，所以然者，脉迟故也。

本条言胃寒、脉迟者，不可下。

解曰：脉迟者，为体温不足，血行迟缓之候，其人必中有寒也。食难用饱者，以胃中有寒，消化不良，饱食则滞，而为腹满、烦眩也。胃肠虚寒，则吸收功能减退，水气停滞，而为小便难也。水气与食腐交郁，则发为“谷疸”。此属肠胃虚寒湿滞不化证也，纵有“阳明”之腹满证，不可用苦寒攻下；虽与下之，必腹满如故。如何知其下之必腹满如故？以脉迟知之也。

本条为“太阴病”之“阴黄证”属寒湿不化所致。此处称为“阳明病”，为“太阴”“阳明”相关言欤。

方中行曰：“迟为寒，不化谷，故食难用饱；谷不化则与热搏湿郁而蒸，气逆而不下行，故微烦，头眩，小便难也。瘅，黄病也；‘谷瘅’，水谷之湿蒸发而身黄也。下之徒虚胃气，外邪反乘虚陷入，所以腹满仍旧也。”

程郊倩曰：“‘阳明病’脉迟，迟为寒，寒则不能宣行胃气，故非不能饱，特难用饱耳。饥时气尚流通，饱即填滞，以故上焦不行，而有微寒、头眩证；下脘不通，而有小便难证；小便难中包有腹满证在内，故作‘谷疸’者，中焦升降失职，则水谷之气不行，郁黦而成黄也。曰‘谷疸’者，明非邪热也。下之，兼前后部言，‘茵陈蒿汤’‘五苓散’之类也。曰腹满如故，则小便仍难，而疸不得除可知；指出脉迟，欲人从脉上悟出胃中冷来。”

二百十二条：阳明病，法当多汗，反无汗，其身如虫行皮中状者，此以久虚故也。

本条言“阳明”无汗肤痒之因。

解曰：“阳明病”，法当多汗，所谓濈然而汗出也，今反无汗，所以如虫行皮中状而作痒，以正气久虚，不能助之外出，怫郁于皮下，引起皮下淋巴细网发炎而为痒，与二十六条之痒同一意义。

魏荔彤曰：“‘阳明病’，法当多汗，今反无汗，但见身如虫行皮中状者，此邪热欲出表作汗，而正气衰弱不能达之也。”

汪琥曰：“按此条论，仲景无治法，常器之云‘可用桂枝加黄蓍汤’，郭雍云‘宜用桂枝麻黄各半汤’，不知上二汤皆‘太阳’经药，今系‘阳明’无汗证，仍宜用‘葛根汤’主之。”

二百十三条：阳明病，反无汗，而小便利，二三日呕而咳，手足厥者，必苦头痛；若不咳，不呕，手足不厥者，头不痛。

本条言虚寒头痛。

解曰：“阳明”有经病与腑病，应有汗，今反无汗，知其热无从放散也；而小便利，知其热不在内也；经二三日而呕、咳者，其热邪循经气向上冲逆也。手足厥冷，非热深厥冷之谓，以有外寒也；外寒束而热上壅，所以必苦头痛矣。若不咳，不呕，不厥者，知其无外寒，热邪亦不循经气向上冲逆也，故不头痛。

章虚谷曰：“此辨‘阳明伤寒’之变证也。‘阳明’本自汗，故以无汗为反；因寒邪外闭，未曾化热故也。若小便不利而无汗，又为湿闭；今小便利，故为寒闭也。至二三日寒邪内侵肺、胃，故呕而咳。四肢皆禀气于胃，寒遏胃阳，故手足厥冷；经气因之上逆，则头痛，然‘太阳’头痛在项后，‘阳明’头痛在额前。若不呕，不咳，不关肺、胃，则手足不厥，而经气不逆，故头亦不痛矣。”

二百十四条：阳明病，但头眩，不恶寒，故能食；若咳，其人必咽痛，若不咳者，咽不痛。

本条言胃热咽痛。

解曰：“阳明病”，但头眩而不痛者，热度高而血压上升所致；不恶寒者，热盛也；“阳明”经病而腑不病，故能食也。若见咳者，则因咽部有干燥、紧张等感觉而咳，咳甚则黏膜潮红充血，其人所以咽痛也。若不咳者，则咽部未受刺激，故不咳，咽亦不痛。

程郊倩曰：“‘阳明’以下行为顺，逆则上行，故‘中寒’则有头痛证，‘中风’则有头眩证。以不恶寒而能食，知其郁热在里也。寒上攻能令咳，其咳兼呕，故不能食，而手足厥；热上攻亦令咳，其咳不呕，故能食而咽痛；以胃气上通于肺，而咽为肺府之门也。夫咽痛惟‘少阴’有之，今此以咳伤致痛，若不咳则咽不痛，况更有头眩不恶寒以证之，不难辨其为‘阳明病’之郁热也。”

二百十五条：阳明病，无汗，小便不利，心中懊侬者，身必发黄。

本条言“阳明病”发黄之原因。

解曰：“阳明病”，无汗，则热不得外越；小便不利，则湿不得下泄；于是热与湿交蒸而为瘀热，郁于胸中而为懊侬，郁于肌肤而为“黄疸”，此“阳明”湿热发黄也。

柯韵伯曰：“‘阳明’，法多汗，反无汗，则热不得越；小便不利，则热不得降；心液不支，故虽未经汗、下，而心中懊侬也。无汗，小便不利，是发黄之原；心中懊侬，是发黄之兆；然口不渴，腹不满，非‘茵陈汤’所宜，与‘栀子柏皮汤’，黄自解矣。”

黄恭照曰：“身无汗而小便自利，则热得下泄，不发黄也；小便不利而身自汗出，则热得外越，不发黄也；今身既无汗而又小便不利者，必发黄。”

二百十六条：阳明病，被火，额上微汗出，小便不利者，必发黄。

本条言“阳明”被火发黄之原因。

解曰：“阳明病”，再加之以火攻，其热益炽，纵有额上汗出，不能尽泄其瘀热，加以小便不利，火攻破坏之血细胞与血中之瘀浊亦不得下泄，瘀热郁蒸，必发黄矣。

本条发黄之理与上一条同，与下文“茵陈蒿汤”条亦同。

成无己曰：“‘阳明病’，则为内热；被火，则火热相合而甚；若遍身汗出而小便利者，热得泄越，不能发黄。今额上微汗出而小便不利，则热不得越，郁蒸于胃，必发黄也。”

程知曰：“‘太阳’发黄，由寒郁湿，湿不得解，‘阳明’病黄，由湿瘀热，热不得越。故宜分经论治。”

《金鉴》曰：“‘阳明病’无汗，不以‘葛根汤’发其汗，而以火劫取汗，致热盛津干，引饮水停，为热上蒸，故额上微汗出而周身反不得汗也。若小便利，则从燥化，必烦渴，宜‘白虎汤’。小便不利，则从湿化，必发黄，宜‘茵陈蒿汤’。”

二百十七条：阳明病，脉浮紧者，必潮热，发作有时；但浮者，必自汗出。

本条言“阳明病”潮热自汗之脉。

解曰：“阳明病”，脉浮紧者，浮为热溢于外，紧为实结于里。肠中结实，则作潮热，潮热发作有时，如潮汐之有定时。如脉浮而不紧者，里未结实，只热溢于外，蒸发津液，而为濈然自汗出。“必自汗出”原文作“必盗汗出”，不合理，遵陈本改正。

成无己曰：“浮为在经，紧为里实，脉浮而紧者，表热里实也，必潮热发作有时。若脉但浮而不紧者，止是表热也，必盗汗出。盗汗者，睡而汗出也。‘阳明病’里热者自汗，表热者盗汗。”

尤在泾曰：“‘太阳’脉紧为寒在表，‘阳明’脉紧为实在里，里实则潮热发作有时也。若脉但浮而不紧者，为里未实而经有热，经热则盗汗出。盖杂病盗汗为热在脏，外感盗汗为邪在经，《易简方》用‘麻黄’治盗汗不止，此之谓也。”

此条之脉浮紧，不能视为“太阳伤寒”之浮紧，尤氏之说是也。以脉论病，实有种种不可能者。以证合脉，求其原理，则不致误。《金鉴》、周氏、陈氏以紧脉为寒解，则囿于习识，失之远矣。

二百十八条：阳明病，口燥，但欲漱水，不欲咽者，此必衄。

本条言“阳明病”欲衄之前驱症状。

解曰：“阳明病”，体温上升，血液沸腾，热充于上，头部诸黏膜干燥，故口燥而欲漱水；但热皆充于上而胃中不干燥，故漱水不欲咽。若其热不解，则上部充血愈甚，最薄之鼻中黏膜微血管必破裂而为衄。

成无己曰：“‘阳明’之脉起于鼻，络于口；‘阳明’里热，则渴欲饮水；此口燥，但欲漱水，不欲咽者，是热在经而里无热也。‘阳明’气血俱多，经中热甚，迫血妄行，必作衄也。”

柯韵伯曰：“此条但言病机，不及脉法、主治。宜‘桃仁承气’‘犀角地黄’辈。”

二百十九条：阳明病，本自汗出，医更重发汗，病已瘥，尚微烦不了了者，此大便必硬故也。以亡津液，胃中干燥，故令大便硬。当问其小便日几行，若本小便日三四行，今日再行，故知大便不久出；今为小便数少，以津液当还入胃中，故知不久必大便也。

本条言从小便之减少以测大便将行之义。

解曰：“阳明病”本有濈濈自汗出证，医更重与发汗，如其病已稍瘥，尚有微烦不了然者，此为大便必硬故也。以屡汗亡其津液，致胃肠中干燥，故使其大便硬也。此时如欲攻下，必当先问其小便之次数一日几行，若本先一日行三四次者，今仅再行，知其大便不久即出，可以暂缓攻下，以小便之次数减少，则水分已预蓄于肠中，能自润其燥结，不久必得便下也。

“不了了”，为不甚舒适也，言病尚未退清楚也。“津液当还入胃中”，非膀胱之水再还入胃中，系肠中自留水气为润便之用，属生理之自然功能，古人从治效体会，乃有此说法。“胃”，指肠言。

“阳明病”有濈濈自汗，水分向外蒸发，故肠中干燥便硬，不应重汗。今言重汗者，或许初为“太阳中风”，表证未罢，“阳明”尚未结实，而与重汗，所以“太阳病”解而其病已瘥，尚微烦不了了，即为“阳明”里结之候，故可攻下。“伤寒”不下嫌迟，必审其已燥结，无法自下，而后攻之；其有自下之可能，每缓待其自解；以下可去邪，亦伤正气，非至不得已时，不可猛攻。

方中行曰：“‘瘥’，小愈也，‘以亡津液’至‘大便硬’，是申释上文；‘当问其小便日几行’至末，是详言大便出不出之所以然。盖水谷入胃，其清者为津，粗者成渣滓之为大便者，干燥结硬而难出也。按二便者，水谷分行之道路，此通则彼塞，此塞则彼通。小便出少，则津液还停胃中，胃中津液足，则大便润，润则软滑，此其所以必出可知也。”

程郊倩曰：“汗与小便皆属胃汁所酿，盛于外者必竭于中。凡‘阳明病’必多汗，及小便利必大便硬者，识此，发重‘阳明’汗必并病之‘阳明’也，所以病虽瘥，尚微烦不了了。所以然者，大便硬故也。大便硬者，亡津液，胃中干燥故也。此由胃气失润，非关病邪，胃无邪搏，津液当自复，故第问小便日几行耳。本小便日三四行，指重发汗时言；今日再行，指尚微烦不了了时言。观一‘尚’字，知未瘥前病尚多，今微剩此未脱然耳。故只需静以俟津液之自还。盖‘攻’之一字，与病相当，是夺燥气以还津液；稍不相当，即是夺津液以增燥气。故知燥气有邪燥、胃燥之不同，若二燥俱未全，而误行攻法，则滋湿生寒，阴邪来犯，害益难言矣。”

二百二十条：伤寒呕多，虽有阳明证，不可攻之。

本条为“阳明证”而呕多者不可攻之戒。

解曰：“伤寒”呕多者，其病在下而未全下，虽有“阳明”之身热、自汗、腹满，不可攻之。

呕为“少阳”主症之一，“太阳”亦有呕症。总之，其呕多者，非“太阳”即“少阳”，虽有“阳明”症状，必为“太阳”或“少阳”之合病。“太、少”皆不可攻，以病邪有上越外出之势，攻之反使邪陷于下也。故曰不可攻。

成无己曰：“呕者，热在上焦，未全入腑，故不可下。”

周禹载曰：“呕属‘太阳’，呕多尚在上焦也。设‘阳明’腑证兼见，竟行攻下，将在表之邪，乘虚内入，在上之邪，因之下陷，几何不至于危殆矣乎！

况‘少阳’经证，亦有喜呕者，尤当从和而不从下也。”

沈明宗曰：“恶寒发热之呕属‘太阳’，寒热往来之呕属‘少阳’，但恶热不恶寒之呕属‘阳明’，然呕多则气已上逆，邪气偏侵上脘，或带‘少阳’，虽有‘阳明证’，慎不可攻也。”

二百二十一条：阳明病，心下硬满者，不可攻之，攻之，利遂不止者死，利止者愈。

本条为心下硬满者不可攻之戒。

解曰：“阳明病”，心下硬满者，不可以“承气汤”攻之，以“阳明”可攻之病灶在腹腔肠中也，其在心下，病尚在于胃中，未可攻也。攻之，则伤及无辜，正气被削，利遂不止而死；如正气得复，利止者，则愈。

心中硬满，病在“少阳”，“陷胸汤”“大柴胡”皆可攻下。此言不可攻者，指“承气汤”也。“阳明病”为燥矢结肠中，见腹满为主症，心下硬满，病虽在胃，但非燥矢热结，故不可以“承气”攻之。

成无己曰：“‘阳明病’腹满者，为邪气入府，可下之。心下硬满，则邪气尚浅，未全入府，不可便下之。得利止者，为邪气去，正气安，正气安则愈。若因下利不止者，为正气脱而死。”

汪琥曰：“或问‘结胸证’同是心下硬满，又属可下，何也？盖‘结胸证’心下硬满而痛者，为胃中实，故可下。此证不痛，当是虚硬虚满，与‘半夏泻心汤’之心下痞硬略同，故云不可攻也。”

黄坤载曰：“心下‘痞’者，‘太阴’之证；‘太阴病’腹满而吐，自利益甚，下之必胸下结硬是也。‘阳明’之病而见‘太阴’心下硬满之证，阴盛阳弱，故不可攻之；攻之，脾阳陷败，利遂不止者死；阳回利止者则愈也。”

陈修园曰：“止在心下，尚未及腹，止是硬满而不兼痛，此‘阳明’水谷空虚，胃无所仰，虚硬虚满，不可攻之。若误攻之，则谷气尽而胃气败，利遂不止者死。若其利能自止者，是其人胃气尚在，腐秽去而邪亦不留，故愈。”

二百二十二条：阳明病，发热，面含赤色，不可攻之。攻之，小便不利者，必发黄也。

本条为有表热者不可攻之戒。

解曰：“阳明病”，身发热而面含赤色者，其热在表层，不可攻之。攻之则热下陷而为瘀热，其小便若不利者，则陷下之瘀热无出路，必郁蒸而为黄也。

发热，面赤色，为热邪怫郁于表层，故不可攻。攻之而发黄，乃为小便不利，热不泄而与湿交结所成也。本条遵陈本改正。

周禹载曰：“湿气素盛之人，一兼外邪，面色必赤，以热邪夹之上升也。

况‘阳明’行身之前，有不见于面者乎？其人津液素亏，必不结硬；设或攻之，则热必内陷，而发黄之患不免；兼之膀胱亦伤，水道不行，吾知其黄症未除也。”

黄坤载曰：“表邪外束，郁其经热，则面先见赤色，此可汗而不可攻。以面之赤色是经热而非府热，则毛蒸汗泄，阳气发越，面无赤色；攻之则阳败湿作，而表寒未解，湿郁经络，必发热色黄，小便不利也。”

二百二十三条：阳明病，不吐，不下，心烦者，可与调胃承气汤。

本条言“阳明”未经吐下而心烦之治法。

解曰：“阳明病”，邪热在胃，未经吐下而心烦者，为邪热郁蒸也，可与“调胃承气汤”微溏之，以解其热。

“阳明病”必至腹满，便秘，潮热，谵语，乃可大攻下。仅有心烦，则为热在胃中，未至肠中燥结程度，故先以“调胃承气”调之。其曰不吐不下者，示未经吐下，非虚烦之烦也。

成无已曰：“吐后心烦，谓之内烦；下后心烦，谓之虚烦。今‘阳明病’，不吐，不下，心烦，即是胃有郁热也，与‘调胃承气汤’以下郁热。”

周禹载曰：“此‘太阳经’入‘阳明腑’候也。未经吐下，忽然心烦，则其烦为热邪内陷之证，与‘调胃’下之，庶热去而烦自止耳。然不言‘宜’而言‘可与’者，以若吐后则肺气受伤，若下后则胃气已耗，其‘不可与’之意已在言外。虽然，‘调胃’亦有在吐下后可与者正多，且又戒未极吐下者反不可与。岂仲景自相反耶？但吐下后可与，必有腹满、便硬等证也；不吐下者反不可与，必有干呕、欲吐等证也。总之，大法无定，立说无方，惟深明其理，而后可以经则为常，权则为变耳。奈何世之学者，徒务一部六书，竟不深讲仲景之道。悲夫！”

山田正珍曰：“患者呕吐而心烦者，‘少阳柴胡证’也；下利而心烦者，‘少阴猪肤汤证’也。今不吐不下而心烦，乃‘阳明’热烦；但未至潮热、谵语、便秘、腹满、大渴引饮诸候，故先与‘调胃承气汤’以解内热，盖一时权用之方耳。成无已诸人皆谓未经吐下而心烦也，其说颇凿，不可从也。”

本条之脉证、舌证：脉当滑数；舌当红而苔薄黄。

本条之针法：

间使丅　合谷丅　足三里丅　内庭丅

二百二十四条：阳明病，脉迟，虽汗出，不恶寒，其身必重，短气，腹满而喘，有潮热者，此外欲解，可攻里也。手足濈然而汗出者，此大便已硬也，大承气汤主之。若汗多，微发热恶寒者，外未解也，其热不潮，未可与大承气

汤。若腹大满不通者，可与小承气汤，微和胃气，勿令大泄下。

本条辨“阳明”可攻之症状。

解曰：“阳明病”，其脉当大，今脉虽迟，似不可以攻之；但其汗出，不恶寒，表证已解；且因里热蒸灼，其身已重；气短而喘，腹满，潮热等，皆里已热结之候；汗出虽为外欲解，而里证已急，可攻里也。若其手足濈然汗出连绵者，此内热已甚，大便已硬也，可以“大承气汤”攻之。若汗多遍身，有发热恶寒之证者，则表未解也，尚不可攻；若其热未成腹满、便秘之潮热，更未可与“大承气汤”。若其外已解，而腹满，大便不通，虽未成潮热，已不可不下者，则以“小承气汤”微下之，消其满而和其胃，勿可令其大泄大下也。

脉迟非“阳明病”之正脉，亦为不可下之脉候，本条乃用“大承气剂”攻下，与迟脉不合。以“虽汗出”之“虽”字逼上，舍脉从证，则文义可通矣。然“阳明”里实有热而脉迟，真伤寒脉都迟也。

本条分数节体认，虽脉迟而有腹满潮热者，可以攻；攻分轻重，以手足汗出、大便已硬而潮热者，方可用“大承气”；腹满、便硬而无潮热者，只可用“小承气”，不得用“大承气”；若汗多、恶寒，有表证者，为外未解，“大、小承气”皆不得用。曲折循环，指示无遗。

山田正珍曰：“按‘手足濈然而汗出者’，谓由腹背至手足末濈然汗出也，盖承上文‘汗出’二字而言；若身无汗，惟手足有汗，则于手足之上当有‘但’字，可见头汗出而身无汗者也。成无已以为但手足汗出者，误。”

汤本氏曰：“由发端称‘阳明病’观之，则本条之病证，为有胃家实及身热、汗自出、不恶寒、反恶热之证已明。再加‘虽汗出而不恶寒’一句，实为蛇足，殆于行文之必要上不得已耶？脉迟，为里实之应。其身必重者，与表证之身重异。胃家实，即因消化管内有充实之病毒，以里水压出于外表也。若于此等症状，加以短气，腹满而喘，有潮热者，为外证已去者也。由手足濈然而汗出者，系大便为里热夺去水分而已硬化之症，故由‘大承气汤’主治之。然汗虽多，而微有发热恶寒者，为外证未解所致，故用‘大承气汤’为不适，而当用‘桂枝汤’者也。又假令脉迟，汗出，不恶寒，身重，短气，腹满而喘，手足濈然而汗出，大便已硬，然不潮热者，尚不可与‘大承气汤’。若此证而不潮热，惟腹部大膨满，大便不通者，可与‘小承气汤’。但须慎其用量，以微利为度，勿令大泄致损体力。”

成无已曰：“阳明病脉迟，若汗出多，微发热恶寒者，表未解也。若脉迟，虽汗出而不恶寒者，表证罢也。身重，短气，腹满而喘，有潮热者，热入腑也。四肢为诸阳之本，津液足，为热蒸之，则周身汗出；津液不足，为热蒸之，其手足濈然而汗出；知大便已硬也，与‘大承气汤’以下胃热。经曰：‘潮热者，实也。’其热不潮，是热未成实，故不可便与‘大承气汤’。虽有腹大满不通之急，亦不可与‘大承气汤’；与‘小承气汤’微和胃气。”

方中行曰：“脉迟，不恶寒，表罢也。身必重，阳明主肌肉也。短气，腹满而喘，胃实也。潮热，‘阳明’旺于申酉戌，故热作于此时，如潮之有信也。手足濈然汗出者，脾主四肢而胃为之合，胃中热甚，而蒸发腾达于四肢，故曰此大便已硬也。‘承气’者，承上以达下，推陈以致新之谓也；曰‘大’者，大实大满，非此不效也。枳实泄满也，厚朴导滞也，芒硝软坚也，大黄荡热也，陈之推新之所以致也。汗多，微发热，恶寒，皆表也，故曰外未解也。其热不潮，胃中未定热，‘阳明’信不立也。‘小承气汤’，以满未硬，不须软也，故去芒硝，而未可致大下之戒也。夫胃实一也，以有轻重缓急之不同，故‘承气’有‘大’‘小’‘调胃’之异制，汤有每服、少服之异度，盖称物平施由义之谓道也。然则窃三益而滥称‘承气’者冒也，恶足与语道哉！”

陈逊斋曰：“三‘承气汤’之用法，须先知‘满实’二字之程度，满者，热盛而气机障碍也；实者，结而有燥屎也。有满而不实者，有实而不满者，有满实兼有者。三‘承气’皆以大便为主，故三方皆不去大黄。‘小承气’有朴、枳而无芒硝，治满而不实；‘调胃承气’有芒硝而无朴、枳，治实而不满；‘大承气’有朴、枳亦有芒硝，治满而且实。今人不知其理，但云‘大承气’为重剂，‘小承气’为轻剂，然则‘调胃承气’又是何剂乎？其空而无当，抑何可哂！”

本条之舌证：舌苔老黄而厚，或焦黄厚，燥裂。

本条之针法：

大肠俞丅　小肠俞丅　足三里丅　支沟丅　承山丅　太冲丅

上六穴合用，可通大便，特不及药剂之确实。针与药各有利弊长短，吾人择特效而速者用之。

大承气汤方

大黄四两（酒洗）　厚朴半斤（炙，去皮）　枳实五枚（炙）　芒硝三合

右四味，以水一斗，先煮二物，取五升，去滓，纳大黄，煮取二升，纳芒硝，更上火微煮一两沸。分温再服。得下，余勿服。

本方之主症：

东洞翁本方定义曰：“‘大承气汤’，治腹坚满，或下利臭秽，或燥屎者（凡有燥屎者，脐下磊砢，肌肤必枯燥）。”

《方机》本方之主治曰：“发潮热而大便硬者。”

又:“腹满难解者。”

又:“腹满而喘，两便不通，一身面目水肿者。”

又:“潮热谵语，大便硬，或有燥屎者。”

又:“腹满痛而大便不通者。”

又:“大便不通，烦而腹满者。”

又:“目中不了了，睛不和，大便硬者。”

又:“自利清水，心下痛，口干燥者。”

又:“胸满，口噤，卧不着席，脚挛急，咬牙者。”

又:“腹中有坚块，而大便不通者。”

又:“痘疮，腹大满而二便不通，或谵语，口干咽燥者。”

又:“食滞，腹急痛而大便不通，或呕利者。”

又:“痢疾，谵语，或腹满痛而不能食者。”

《类聚方广义》本方条曰:“凡痼毒壅滞症，其人腹中坚实，或硬满而大便难，胸腹动悸，或喜怒无常，或不寐警惕，健忘怔忡，或身体不仁，或战曳瘫痪，筋挛骨痛，或言语謇涩，缄默如偶人，饮啖倍常，或数十日不食不饥，变态百出，不可名状，世或称为狂，或称为痫，或称为中气、中风、或称为心脾之虚者。能审其脉状、腹证，以与此方，再交用‘真武汤’‘附子汤’‘桂枝加苓术附汤’‘桂枝去芍药加蜀漆龙骨牡蛎汤’等，并兼服‘七宝丸’之类，宽猛并行，犄角以攻，则可回疲癃于健全，救横夭于垂绝。”

又:“脚气，胸腹硬满，一身浮肿，胸动如怒涛，短气而呕，二便闭涩者，冲气所致也，非此方不能折冲迅剧之势，荡涤结涩之毒。”

又:“脚气症，其人胸中跳动，心下硬，短气，腹满，便秘而脉数者，其状虽似缓症，然决不可轻视，必有不测之变，宜早用此方，驱除郁毒，则不致大患而治。执匕者毋忽诸! ”

又:“痘疮，麻疹，恶热，腹满，烦躁，谵语，黑苔燥裂，不大便而渴，或自利臭秽者，死在须臾，宜此方。”

又:“痿躄，腹有坚块，便秘，口燥，脉实而有力者，非此方不能治；与‘附子汤’‘真武汤’等替换互用亦佳。”

又:“治痢疾，如大热，腹满，痛如锥刺，口舌干燥或破裂，大便日下数十行，或便脓血者。”

又:“治狂症，如大言詈骂，昼夜不眠，饮啖过常，胸腹满而大便不通者。”

又:“治疝积留饮，如痛不可忍，胸腹烦满，心下坚硬，二便不利，或时吐黑物者。”

又：“急惊风，心下坚，腹满，口噤，肢体强急，脉数实者，亦宜此方。”

又：“破伤风，其暴剧者，举体强直，直视不语，胸腹硬满，二便不利，若是者，死不旋踵，用此方可挽救于垂危。若不能服者，宜‘紫圆’。”

又：“平居便秘，腹满，上逆者，或冒酷暑、邪寒，或鲸饮、过食，以致眼目昏暗，赤目四起，忽然失明。”

又：“患者饮食无味，或午饭后频吐白沫，或嘈杂刺胸，或食物停触胸膈作痛，或食后恶心，懊侬不安，或得吐反快，腹里坚韧有癥块者，膈噎之渐也。当乘其精气未衰，疾苦未深，严绝世事，慎戒酒色，专诚静养调摄，以此方柔和弦韧，削平癥结，灸五椎至十四五椎不怠，则必不致成大患而治。‘消石大圆’‘大黄硝石汤’亦可选用。”（“大黄硝石汤”即“大承气汤”）

《伤寒蕴要》曰：“大抵下药，必切脉沉实、沉滑、沉疾有力者，可下也。再以手按脐腹，硬者或叫痛不可按者，则下之无疑也。凡下后又解者，再按脐腹有无硬处，如有手不可按，下未尽也，复再下之。若下后腹中虚软，脉无力者，此为虚也。”

《卫生宝鉴》曰：“治发狂，因触冒寒邪，失于解利，因转属‘阳明证’，胃实，谵语，本方加‘黄连’。”

《理伤续断方》曰：“‘大成汤’一名‘大承气汤’，治伤损瘀血不散，肚腹膨胀，大小便不通，上攻心腹，闷乱至死者，宜急将此药通下瘀血后，方可用损药（损药即‘小承气汤’）。”

《古今医统》曰：“‘大承气汤’，治癫狂热壅，大便秘结。”

《伤寒绪论》曰：“患者热甚，脉数实，登高欲弃衣，狂妄骂詈，不避亲疏，盖阳盛则四肢实，实则能登高也，用‘大承气汤’治之。”

《仁斋直指方》曰：“热厥者，初病身热，后发厥，其人畏热，扬手掷足，烦躁，饮水，头汗，大便秘，小便赤，怫郁昏愦，盖当下失下，血气不通，故四肢厥冷，所谓热深则厥深，下证悉具而厥逆者是也，与‘大承气汤’。”

《小青囊》曰：“‘大承气汤’，治舌四边微红，中央见灰黑色，此由失下所致，可用本方退之。又治舌现黄色而黑点乱生者，其证必渴而谵语。又治舌见灰黑色而有黑纹，脉实者。”

《明理论》曰：“承，顺也。‘伤寒’邪气入胃者，谓之入府。府之为言，聚也。胃为水谷之海，荣卫之源，水谷会聚于内，变化而为荣卫。邪气入于胃也，胃中气郁滞，糟粕秘结，壅而为实，是正气不得舒顺也。《本草》曰：‘通可去滞，泄可去邪’，塞而不利，闭而不通，以汤荡涤，使塞者利而闭者通，正气得以舒顺，是以‘承气’名之。”

《内台方义》曰："仲景所用'大承气'者二十五证，虽曰各异，然即下泄之法也。其法虽多，不出大满，大热，大实，其脉沉实滑者之所当用也。"

应下之诸症：

舌白苔渐变为黄苔：邪在膜原，舌上白苔；邪在胃家，舌上黄苔，苔老变为沉香色者。白苔未可下，黄苔宜下。

舌黑苔：邪毒在胃，黄腾于上而生黑苔，有黄苔老而变焦色者，有津液润泽者做软黑苔，舌上干燥者作硬黑苔。下后二三日黑皮自脱。

又有一种舌俱黑而无苔，此经气，非下证也。妊娠多见此，阴证亦有此，并非下证。下后，里证云云，舌上黑者，苔皮未脱也，不可再下。务再有下证，方可下。舌上无苔，况无下证，误下，舌反离离黑色者，危，急当补之。

舌芒刺：热伤津液，此疫毒之最重者，急当下。老人微疾，无下证，舌上干燥，易生芒刺，用"生脉散"生津润燥，芒刺自去。

舌裂：日久失下，血液枯极，多有此证；又热结旁流，日久不治，在下则津液消亡，在上则邪火毒炽，亦有此证。急下之，裂自满。

舌短、舌硬、舌卷：皆邪气腾，真气亏，急下之，邪毒去，真气固，舌自舒。

白砂苔：舌上白苔干硬如砂皮，一名"水晶苔"，乃自白苔之时，津液干燥，邪虽入胃，不能变黄，宜急下之。

唇燥裂，唇焦色，唇口皮起，口臭，鼻孔如烟煤：胃家热，多有此证，固当下。唇口皮起，仍用别证互较。鼻孔煤黑，疫毒在胃，下之无辞。

口烦渴：更有下之证，宜下之。下后邪去胃和，渴自减。若服花粉、门冬、知母以冀其生津止渴，殊谬。若大汗，脉长洪而渴，未可下，宜"白虎汤"，汗更出，身凉，渴止。

目赤，咽干，气如喷火；小便赤黑，涓滴作痛；小便极臭，扬手掷足，脉沉而散：是皆内热之极，下之勿辞。

潮热、谵语：邪在胃，有此证，宜下，然又有不可下者。

善太息：胃家实，呼吸不利，胸膈痞闷，每欲引气下行，故然。注：泰山曰："太，已甚之义也。"刘奎曰："古人所谓长太息者，即此之谓也。"及叹息之声，长呼之气也。因气不舒畅，一呼气则每觉宽松故也。兹改为呼吸不利，引气下行者，尚不甚真切。"此说良是。

心下满：心下高起如块，心下痛，腹胀满，腹痛按之愈痛，心下胀痛。以上皆胃家邪实，内结气闭，宜下之，气通则已。

头胀痛：胃家实，气不下降，下之，头痛立止。若初起头痛，别无下证，未可下。

小便闭：大便不通，气结不舒；大便行，小便立解。误服行气利水药，无益。

大便闭，转屎气极臭：更有下证，下之无辞。有血液枯竭者，无表里证，为虚燥，宜蜜煎导及胆导。

大便胶闭：其人平日大便不实，遇疫邪传里，但蒸作极臭，状如黏胶，死至不结，但愈蒸愈黏，愈黏愈闭，以至胃气不能下行，疫毒无迹而出也，不下即死。但得黏胶一去，则下证自除而愈。

协热下利、热结旁流：并宜下。

协热下利者，其人大便素不调，邪气忽乘胃而入，忽作烦渴，一如平时泄泻稀粪，色不败，但焦黄，此伏邪传里，不能稽留于胃，至午后潮热，便作泄泻，子后退热，则泄泻亦减，次日不作潮热，则利亦止，病亦愈矣。若潮热不除，利不止者，宜“小承气汤”，以撤其余邪，则利自止。

热结旁流者，以胃家实，内热壅闭，故大便先秘结，续下纯臭水而痢，全然无粪，日必三四次或十数次，宜“大承气汤”，得结粪，则利立止。服汤而不得结粪，仍下利纯臭水并所进之汤药者，因大肠邪胜，而失其传送之职，邪犹在焉，病必不减，宜更下之。

四逆、脉厥、体厥：并属气闭，阳气郁内，不能四布于外，胃气实也，宜下之。下后反见此证者，为虚脱，宜补之。阳证而脉阴，身冷如冰者，为体厥。

发狂：胃家实，阳气盛也，宜之下。

小承气汤方

大黄四两　厚朴二两（炙，去皮）　枳实三枚（大者，炙）

上三味，以水四升，煮取一升二合，去滓，分温二服。初服汤，当更衣；不尔者，尽饮之；若更衣者，勿服之。

本方之主症：

东洞翁曰：“‘小承气汤’治腹满而大便硬者。”

《方机》曰：“‘小承气汤’治腹满大便不通者。”

又：“汗多，大便硬，谵语者。”

又：“发潮热，大便初头硬，后必溏者。”

又：“微烦，小便数，大便硬者。”

又：“下利，谵语者；大便不通，哕而谵语者。”

《类聚方广义》本方条曰：“子炳曰：‘大小承气汤’二方，实则本为同症证，若去芒硝，譬之钝刀，遂不可用云。甚哉，子炳之未达也！夫方有大小者，以病有轻重缓急也。凡长沙之方，虽一味之去加，亦各殊其旨，而各异其用。是故医之临证，必详审其轻重缓急，而后慎密处方，使合长沙之矩度，施投不谬，可期着手成春。若粗心浮气，遇事武断，其不杀人者几希。可不慎哉！”

《医学纲目》曰：“‘顺利散’（即本方），凡消谷而善饥，曰‘中消’者，治热在胃而能食，小便亦黄，微利，至不欲食为效，多不可利。”

《入门良方》曰：“‘小承气汤’治痢之初发，精气甚盛，腹痛难忍，或作胀闷，里急后重，数至圊而不能通，窘迫甚者。”

《伤寒绪论》曰：“‘少阴病’，手足厥冷，大便秘而小便赤，脉沉而滑，为‘小承气汤证’。”

《幼科发挥》曰：“‘三化丸’（即本方之丸），去胸中宿食，菀莝之热。”

《小青囊》曰：“‘小承气汤’，治痘与冷饮食伤及腹痛甚者。”

二百二十五条：阳明病，潮热，大便已硬者，可与大承气汤；不硬者，不可与之。若不大便六七日，恐有燥屎，欲知之法，少与小承气汤；汤入腹中，转矢气者，此有燥屎，乃可攻之；若不转矢气，此但初头硬，后必溏，不可攻之，攻之必胀满，不能食也，欲饮水者，与水则哕。

本条为以“小承气”探便硬与否之法。

解曰：“阳明病”，潮热，其大便已硬者，可与“大承气汤”；不硬者，热未结实，虽有潮热，不可与之；此为用“大承气汤”之常法。若不大便已有六七日，未见潮热，或已潮热而手足无濈然汗出，恐有燥屎而未能断定，欲知其大便已硬与否，可少与“小承气汤”以试之。若汤入腹中，转矢气者，此有燥屎也，乃可与“大承气汤”攻之；若服汤后不转矢气者，此则大便已在直肠者虽硬，在肠间者未必硬而尚溏，全部未结实，亦不可攻之，攻之必使肠中成虚寒，而为腹满不舒，消化力减退而不能食也；欲饮水者，与水亦作哕逆矣。

“失气”为“矢气”之误，俗语“放屁”，为肠中浊气壅积向下排泄而出之气体。“与水则哕”以下，为衍文，遵陈本不录。

方中行曰：“此以潮热转矢气次第而详言之，以决当下之候也。转矢气，乃放屁也。胀满，药寒之过也。哕，亦寒伤胃也。复硬而少者，重下故也。末句重致叮咛之意。”

程知曰：“上条曰外欲解，可攻里，未可与‘承气’，曰可与‘小承气’微和胃气，勿令大泄下；此条曰可与，曰不与，曰乃可攻之，曰不可攻之，曰少与‘小承气’，曰以‘小承气’和之，慎不可攻，多少商量慎重之意。故惟手足濈然汗出，大便燥硬者，始主之以‘大承气汤’。若‘小承气’，犹是微和胃气之法也。”

二百二十六条：夫实则谵语，虚则郑声；郑声，重语也。

本条言谵语、郑声之别。

解曰： 夫“阳明”实，则燥屎结于肠，热毒蒸于上，使大脑知觉神经发生错乱而为谵语。夫正气虚，精神意识必见恍惚，脑神经时明时昧而为郑声；郑声者，重叠反复而语也。

谵语与郑声皆为脑神经错乱之病，惟一则为实，一则为虚。谵语每发于高热之中，神知为热熏蒸而妄言乱语，有声有力，是为实证，泄其热，即可清苏而愈。郑声则起于汗下后，精力不健，神志不清，每以家庭琐事作二三语反复重述，音低气微，呼之则醒，转即昏迷，是为虚证。谵语死者少；郑声活者无。

成无己曰：“《内经》曰：‘邪气盛则实，精气夺则虚。’谵语由邪气盛而神识昏也，郑声由精气夺而声不全也。”

《金鉴》曰：“谵语一证，有虚有实：实则谵语；‘阳明’热盛，上乘于心，乱言无次，其声高朗，邪气实也；虚则郑声，精神衰乏，不能自主，语言重复，其声短微，正气虚也。”

二百二十七条：谵语，直视，喘满者，死；下利者，亦死。

本条言谵语之死证。

解曰： 谵语为实证，清其热大多可愈。但谵语而兼直视、喘满者，则不特大脑之意识变病，其视神经、动眼神经、滑车神经亦受波及而为直视，最主要之延髓部分亦受波及而为喘满，被毒之区扩大，即不可收拾矣，故死。或谵语而见下利，亦死者，以谵语多便结，下之即可愈，今下利而不愈，非热毒之重，即下脱之虚，亦死。

成无己曰：“直视，谵语，邪胜也；喘满，为气上脱；下利，为气下脱；是皆主死。”

喻嘉言曰：“此条当会意读，谓谵语之人，直视者死，喘满者死，下利者死，其义始明。”

程效倩曰：“直视，谵语，尚非死证，即带微喘，亦有‘脉弦者生’一条；惟兼喘满，兼下利，则真气脱而难回矣。”

二百二十八条：发汗多，若重发汗者，亡其阳，谵语，脉短者，死；脉自和者，生。

本条言重汗成谵语与辨谵语生死之证。

解曰：发汗已多而热不解者，其津液必耗，若重发其汗，则津液之耗散更甚。出汗是散热之主要意义，是可知热之不能由汗出而解，病邪不能很简单地由汗而解除，毒素有所依附，因汗多而脱水，有酸碱中毒症之表现，神经发生纷乱之谵语。若谵语而脉短者，为血液浓缩，流通血量减少，以致周围血液循环衰竭，故曰必死。如脉不短者，不死。"脉自和者"对上句"脉短者"而言，意指不短也；若作缓和之脉解，误矣。安有脉和缓者病谵语，谵语者脉犹和缓耶?

舒驰远曰："亡其阳，'阳'字有误，应是'阴'字。何也?病在'少阴'，汗多则亡阳；若胃实之证，但能亡阴，不能亡阳。"

方中行曰："汗本血之液，阳亡则阴亦亏。脉者，血气之道路，短则其道穷矣；故亦无法可治而主死也。和则病虽竭而血气未竭，故知生可回也。"

汪琥曰："谵语者，脉当实大，或洪滑为自和；自和者，言脉与病不相背也。病虽甚，不死。若谵语脉短为邪盛正衰，乃阳证见阴脉也，无法可施。"

二百二十九条："伤寒"，若吐，若下后，不解，不大便五六日，日晡所发潮热，不恶寒，独语如见鬼状；若剧者，发则不识人，循衣摸床，惕而不安，微喘，直视；脉弦者生，涩者死。微者，但发热，谵语者，大承气汤主之，若一服利，止后服。

本条言吐下后发谵语之生死辨。

解曰："伤寒"，若吐，若下后，伤其津液，致热不解而成"阳明病"，不大便者五六日，至日晡时发潮热，不恶寒，谵语如见鬼状；若吐下而伤其津液过甚者，则其热愈亢盛，热之熏灼脑神经也亦愈重，故病势亦剧，而为不识人、循衣摸床、惕而不安、微喘、直视诸危证。此时患者之脉若弦者，与症状相符合，犹有生路，以证属实热，脉弦为神经与血管皆紧张，亦属实候，实则可下也。若其脉涩者，涩为阴虚血少之候，正气已不足，不任攻下，正虚邪实，所以脉涩者死也。如病势微者，但发热而谵语，可以"大承气汤"下之。若一服大便利，则热已外泄，即止服，以吐下既伤其阴于先，再多下亦能重伤其阴也。

微者，指病势微重，即"若剧者"一语以上之症状也。"若剧者"一语以下之症状，亦是用"大承气汤"，能否得生，胥视其人之体气如何而定，下之而仍死者固多也。盖微喘，直视，已具上条谵语、直视、喘满之条件也，所恃者仅百分之一脉弦而已，危矣危矣！

柯韵伯曰："吐下后不解，病有微剧之分。微者是邪气实，当以下解。剧者邪正交争，当以脉断其生死：弦者是邪气实，不失为下证，故生；涩者是正气虚，不可更下，故死。”

二百三十条：阳明病，其人多汗，以津液外出，胃中燥，大便必硬，硬则谵语，小承气汤主之。若一服谵语止，更莫再服。

本条言谵语用“小承气汤”下后而止者，不可再服。

解曰：“阳明病”，其人汗出过多，以致津液外出，胃肠中因而干燥，于是大便硬结，硬则谵语，亟宜下之，与“小承气汤”。以其汗多液燥，“小承气”虽可下其热，亦能伤其阴，但谵语，便硬，又不可不下，故俟其一服谵语止，目的已达，即停服不再与。

张路玉曰：“多汗，谵语，下证急矣。以其人汗出既多，津液外耗，故不宜大下，但当略与‘小承气汤’和其胃气。”

周禹载曰：“其人多汗，胃中之津液大出，更不问小肠之水道通利，总之以有限之藏，不足供外越之用也。故始而燥，既而硬，既而谵语，皆因多汗。惟‘小承气’足以去其邪，止其谵语也。”

本条之脉证、舌证：脉当滑数，或沉滑；舌当黄厚燥裂。

本条之针法：

间使丅　曲池丅　承山丅　支沟丅　内庭丅

二百三十一条：阳明病，谵语，发潮热，脉滑而虚者，小承气汤主之；因与承气汤一升，汤入腹中转矢气者，更服一升；若不转矢气，勿更与之。明日不大便，脉反微涩者，里虚也，为难治，不可更与承气汤也。

本条言谵语之难治。

解曰：“阳明病”，谵语，发潮热，其脉滑而虚，里热尚未实也，虽有谵语潮热，未可攻下，先以“小承气汤”试之，探其有无燥矢；因与“小承气汤”一升，汤入腹中转矢气者，有燥矢也，可更服一升以下之；若不转矢气者，是无燥矢，勿更与之。至明日仍不大便，而脉且变为微涩，是里气虚也，虚则不可下，是以不可与“承气汤”。但谵语、潮热为邪实，脉微涩为正虚，正虚邪实，既不可攻，又不可补，所以曰难治也。

原文谓“脉滑疾”，脉滑疾为里实，当然可下，毋所用其怀疑，以‘小承气’作试探，亦不至脉变微涩。逊斋改‘疾’为‘虚’，与文义乃合，从之。

二百三十二、二百三十三条：阳明病，谵语，有潮热，反不能食者，胃中必有燥屎五六枚也；若能食者，但硬耳；宜大承气汤下之。

本条以能食与否决定用“承气”之法。

解曰：“阳明病”，谵语，有潮热，下之条件中缺硬满一证耳。但不言患者有硬满证，于是以能食与否决定之。反不能食者，胃肠中必已有燥屎五六枚，可以与“大承气汤”下之，以有燥屎，所以不欲食也；若能食者，但硬耳，即非“大承气汤”之证。

“大承气汤”指“……五六枚也”之下，为倒句法。

张路玉曰：“此以能食不能食辨燥结之微甚也。潮热，谵语，皆胃中热甚所致；胃热则能消谷，今反不能食，此必热伤胃中津液，气化不能下行，燥屎逆攻于胃之故；宜‘大承气汤’，急祛亢极之阳，以救垂绝之阴。若能食者，胃中气化自行，热邪不盛，津液不致大伤，大便虽硬，不久自行，不必用药反伤其气也。”

山田正珍曰：“‘反’当作‘烦’，因声近而误。所谓心中懊憹而烦、胃中有燥屎者可攻。烦躁发作有时者，此有燥屎；烦不解、腹满痛者，此有燥屎；皆可以征矣。凡‘伤寒’，谵语，有潮热者，固应不能食，岂得谓‘反’乎？《金匮》‘产后病’篇曰：‘病解能食，七八日更发热者，此为胃实，“大承气汤”主之’。可见病之未解，乃不能食，此为其法也。成无己谓胃热当消谷引食，殊不知胃热消谷，本以内因之病言之，而与‘伤寒’外邪入胃者毫不关涉，可谓牵强矣。燥屎五六枚者，以腹诊言之，此证诊其腹，则必有粪块五六枚应于手也；如是者，宜以‘大承气汤’下之。若其不烦且能食者，但硬而已，与‘小承气汤’可也。‘大承气汤’一句，当在‘也’字下，而在于此者，乃平论属辞之法耳。《金鉴》以为错置，非也。”

本条之脉证、舌证：如二百三十条。

本条之针法：如二百三十条。

二百三十四条：阳明病，下血，谵语，此为热入血室，但头汗出者，刺期门，随其实而泻之，濈然汗出而愈。

本条为热入血室之治法。

解曰：“阳明病”，胃肠热毒亢盛，肠中毛细血管破裂而下血，谵语，恐系门静脉部分之门静脉瘀血，故曰热入血室。热蒸于内，而但头汗出，以其热与谵语，而无便硬、腹满之证，故不与“承气汤”，但刺“期门”，随其瘀热之实证而泻之，疏通其内脏气机，濈然[①]汗出而愈。

“阳明”下血，当为肠中郁热过甚，一部分之微血管破裂出血，同时肝静脉以腹腔有郁热，上肠系膜动脉之血栓或血塞，门静脉不及回流，致使肝静脉亦发生瘀血，血瘀熏脑，遂为谵语。此与肠中有燥屎之谵语不同，故刺“期

① 濈然：汗出的样子。

门”，以疏通门静脉与解腹腔之气机；静脉疏通则谵语止，血分散则肠部之血压减而出血止，腹腔之气机疏通，生理之自然驱邪功能恢复，而汗出病解矣。

“阳明”下血，血出在肠，原不得曰热入血室，古人以刺“期门”而可愈，遂认其为热入血室而名之也。

成无己曰：“‘阳明病’热入血室，迫血下行，使下血，谵语。‘阳明病’发汗多，以夺血者无汗，故但头汗出也。刺‘期门’以散血室之热，随其实而泻之，以除‘阳明’之邪，热散邪除，荣卫得通，津液得复，濈然汗出而解。”

张隐庵曰：“此言‘阳明’下血，谵语，无分男女，而为热入血室也。下血者，便血也。便血则血室内虚，冲脉任脉皆起于脉中而上注于心下，故谵语，此为血室虚而热邪内入。但头汗出者，热气上蒸也。夫热入血室，则冲任气逆而肝藏实，故当刺肝之‘期门’，乃随其实而泻之之义。夫肝藏之血，充肤热肉，淡渗皮毛，濈然汗出，乃皮肤之血液为汗，则胞中热邪共并而出矣。”

柯韵伯曰：“血室者，肝也。肝为藏血之脏，故称血室。女子血用事，故下血之病最多；若男子，非损伤则无下血之病。惟‘阳明’主血，所生病其经多血多气，行身之前，邻于冲任，‘阳明’热盛，侵及血室，血室不藏，溢于前阴，故男女俱有是证。血病则魂无所归，必神无主，谵语必发。要知此非胃实，因热入血室而肝实也。肝热心亦热，热伤心气，既不能主血，亦不能作汗，但头有汗而不能遍身，此非汗吐下法可愈矣。必刺肝之募，引血上归经络，推陈致新，使热有所泄，则肝得所藏，心得所主，魂有所归，神有所依，自然汗出周身，血不妄行，谵语自止矣。”

二百三十五条：汗出，此为风也；谵语者，以有燥矢在胃中；此表虚里实故也，须下之，下之则愈，宜“大承气汤”。过经乃可下之，下之若早，语言必乱。

本条为有表证者不可早下之戒。

解曰：汗出者，此为外有风也。谵语者，以有燥矢在胃肠中也。汗出此为表虚，谵语乃为里实，里实须下，下之则谵语可愈也，宜‘大承气汤’。但有表证，必俟其内入‘阳明’，表证已解，乃可下之。下之若早，则表邪内陷，使里热愈甚，致语言必乱。

“太阳”有汗出，曰“中风”，方书谓伤风之表虚自汗。“阳明”亦有汗出，方书称谓“阳明”里实，濈濈自汗。本条曰风，曰表虚，乃指“太阳中风”自汗，阴汗外出，当有恶风、头痛等症状，文中从略耳。如言谵语谓有燥矢，当有腹满不便症状，皆从略也。“阳明病”虽里实，兼有表证，当先解表，然后攻下，故曰：“过经乃可下之。”原文错乱，遵陈本改正。

成无已曰："胃中有燥屎则谵语，以汗出为表未罢，故云风也。燥矢在胃则当下，以表未和，则未可下，须过'太阳经'，无表证，乃可下之。若下之早，燥矢虽除，则表邪乘虚复陷于里，为表虚里实，胃虚热甚，语言必乱，与'大承气汤'，下却胃中邪热则止。"

二百三十六条：伤寒四五日，脉沉而喘满，沉为在里，反发其汗，津液越出，大便为难，表虚里实，久则谵语。

本条言里热误汗而成谵语之证。

解曰："伤寒"四五日，见脉沉而喘满，沉为主里，喘满为里热壅滞，气机不宣，其病在里，故曰沉为在里。里热壅滞，法应清理化滞，反发其汗，则津液越出于外，肠中干燥，大便燥结而难下，津液外出为汗而表虚，大便燥结而里实，久则热愈重而为谵语矣。

张路玉曰："'伤寒'四五日，正邪热传里之时，况见脉沉在里之喘满，而反汗之，必致燥结、谵语矣。盖燥结、谵语，颇似'大承气证'，此以过汗伤津，而不致大实满痛，只宜'小承气'为允当耳。"

程郊倩曰："'伤寒'四五日，脉沉而喘满，沉者，大而沉也；虽喘满尚带三分表证，然脉沉已为在里，宜从并病例小发其汗，而反正发其汗，以致津液越出，大便为难，当时未必谵语，迨喘满去而表虚，大便难而成实，久则谵语矣。夫实则谵语，自是'大承气汤证'，而乃缺其治者，以此实从带表而来，尚有微甚之斟酌也。"

二百三十七条：三阳合病，腹满，身重，难以转侧，口不仁而面垢，谵语；发汗则谵语甚；下之，则额上出汗，手中厥冷，遗尿；若自汗出者，"白虎汤"主之。

本条为"三阳合病"谵语之治法。

解曰："三阳合病"：腹满、谵语为"阳明证"，身重难以转侧为"太阳证"，口不仁而面垢为"少阳证"。如发汗则津液伤而热愈重，谵语必更甚；下之，则阴脱于下为遗尿，阳越于上而为头汗出，手足厥冷；若未经汗下以前，其自汗出者，则表邪可乘自汗而解，以"白虎汤"专清其里热治之。

此证似湿温，身重难以转侧，湿着"太阳"肤表，运动神经麻痹也。腹满、谵语，肠中湿滞交阻，热熏于脑也。口不仁，为舌苔厚腻不知食味，感觉滞钝也。面垢，为湿热郁蒸，皮肤增加排泄也。若发其汗，则湿去而热愈盛，势必使谵语更甚。若下之，则阴脱于下而遗尿，阳脱于上而额汗，所谓湿家下之，额上汗出，微喘，小便利也。若自汗出者，则湿有出路，但以"白虎"清其热，不则为"白虎加术汤"治之。

本条之脉舌证、脉证：脉必濡数；舌当淡黄厚腻。

本条之针法：

肩髃丅 曲池丅 外关丅 间使丅 大杼丅 中脘丅 足三里丅 丰隆丅 内庭丅

二百三十八条：二阳并病，太阳证罢，但发潮热，手足漐漐汗出，大便难而谵语者，下之则愈，宜大承气汤。

本条为“太阳阳明并病”，“太阳”已罢而谵语之治法。

解曰：初为“太阳阳明并病”，继即“太阳”表证自罢，但发潮热，是热归“阳明”也。手足漐漐汗出，便难而谵语，纯为“阳明”结实之证，下之去其热自愈，宜“大承气汤”。

程知曰：“并患者，一经病多，一经病少，有归并之势也。‘太阳证’罢而归并‘阳明’，但手足漐漐汗出，是大便已硬也，与‘大承气汤’以下胃热可也。”

柯韵伯曰：“‘太阳证’罢，是全属‘阳明’矣。先揭‘二阳并病’者，见未罢时便有可下之证，今‘太阳’一罢，则种种皆下证矣。”

本条之脉证、舌证：如二百三十条。

本条之针法：如二百三十条。

二百三十九条：阳明病，脉浮而紧，咽燥口苦，腹满而喘，发热汗出，不恶寒，但恶热，身重；若发汗，则燥，愦愦及谵语；若加烧针，必怵惕烦躁不得眠；若下之，则腹如故，小便难也。

本条言阳明病脉浮紧，误与汗、下、烧针之变。

解曰：“阳明病”，其脉浮而紧，如浮数有力，里未结实之候也。以其咽燥口苦，腹满而喘，发热汗出，不恶寒，但恶热、身重，知之也。治应着重发热汗出，不恶寒，但恶热一点，与“白虎汤”治之；若认浮紧为表证，而发汗，原有汗出是为重汗，则津液愈涸，里热愈炽，必变为烦躁谵语、愦愦心乱诸证矣。若与烧针，则火毒更伤于阴液，使神经益不宁静，必变为怵惕烦躁不得眠之证矣。若与下之，则里未结实，徒伤肠中水液，必变为小便难，伤其消化力而为腹满如故耳。

二百四十条：阳明病，心中懊憹，舌上胎者，宜栀子豉汤主之，若渴欲饮水，口干舌燥者，白虎加人参汤主之。若脉浮发热，渴欲饮水，小便不利者，猪苓汤主之。

本条为“阳明”热在上中下三焦之治法。

解曰：“阳明病”，身热，汗出，不恶寒，而兼心中懊憹不舒，舌上有薄苔者，其热在上焦也，宜以“栀子豉汤”清胸腔之热；若兼口渴欲饮水，口干而舌上燥者，是热伤中焦津液，宜以“白虎加人参汤”清热养液法治之；若兼脉浮，发热，渴欲饮水，小便不利者，是下焦膀胱有热，宜以“猪苓汤”清热，育阴利小便法治之。

本条原文为三条，从陈本合为一条。

本条之脉证、舌证：同八十四条、二十九条、七十七条。

本条之针法：同八十四条、二十九条、七十七条。

猪苓汤方

猪苓（去皮） 茯苓 阿胶 滑石（碎） 泽泻各一两

右五味，以水四升，先煮四味，取二升，去滓，纳下阿胶烊消，温服七合，日三服。

本方之主症：

东洞翁本方定义曰：“治小便不利，或淋沥，渴欲饮水者。又治小便不利，便脓血者。”

《类聚方广义》本方条曰：“治淋病点滴不通，阴头肿痛，少腹膨胀而痛者；若茎中痛，出脓血者，兼用‘滑石矾甘散’。”（汤本氏注：不必兼用“滑石矾甘散”，方亦无考）。

又妊妇七八月后，有牝户焮热肿痛，不能起卧，小便淋沥者，以三棱针轻轻刺肿处，放出瘀水后，再用此方，则肿痛立消，小便快利。若一身悉肿，发前证者，宜‘越婢加术汤’。”

《尊水琐言》曰：“满身洪肿，以手力按其肿，放手则按处忽复起胀，肿胀虽如是其甚，然未曾有碍呼吸，气息亦如平日，是‘猪苓汤证’也。更有肿势如前，腰以下虽满肿，臂、肩、胸、背无恙，呼吸仍如寻常者，是亦可用‘猪苓汤’，不必问其渴之有无也。”

二百四十一条：阳明病，汗出多而渴者，不可与猪苓汤，以汗多胃中燥，猪苓汤复利其小便故也。

本条示“猪苓汤”之禁。

解曰：“阳明病”，产热功能亢进，各组织之水分易于蒸发，故汗多出而渴者，其水液之消耗已甚，纵有小便不利，不可与“猪苓汤”，以汗多胃肠中之水分已燥，“猪苓汤”复利其小便，则更燥也。

喻嘉言曰：“‘阳明’主津液故也，津液充则不渴，津液少则渴矣。故热邪传入‘阳明’，必先耗其津液，加以汗多夺之于外，复利其小便夺之于下，则津液有立亡而已，故示戒也。”

周禹载曰："渴而小便不利，本应用'猪苓汤'，然汗多在所禁也。此与'伤寒'入府，不令溲数同意。盖邪出'阳明'，已劫其津，汗出复多，更耗其液，津液曾几，尚可下夺耶？当以'白虎加人参'去其热，则不利小便而津回自利矣。"

二百四十二条：脉浮而迟，表热里寒，下利清谷者，四逆汤主之。若胃中虚冷，不能食者，饮水则哕。

本条为表热里寒之治法。

解曰：脉浮为表热，迟为里寒，故曰表热里寒。里寒者，肠中消化不良也，故下利清谷，宜"四逆汤"回阳温经，促进其功能以治之。若胃中有虚冷，其消化功能即衰弱，食欲不振，不能食者，如再与水饮之，则胃冷愈甚，引起横膈膜之痉挛而作哕逆。

柯韵伯曰："脉浮在表，迟为在脏，浮中见迟，是浮为表虚，迟为脏寒；未经妄下，而利清谷，是表为虚热，里有真寒矣。必其人胃气本虚，寒邪得以直入脾胃，不犯'太少二阳'，故无口苦咽干，头眩项强之表证，然全赖其表热，尚可救其里热。"

章虚谷曰："哕者，近世名呃逆，或空呕亦名哕，比呃逆为轻，皆由其人本元内虚故也。更当验之：若胃中虚冷不能食者，饮水则哕；如不哕则非虚寒，其不能食必有所因矣。"

本条之舌证：舌当质淡，苔白。

本条之针法：

下利清谷灸神阙、天枢、足三里。

哕灸膻中、巨阙，针劳宫。

二百四十三条：脉浮，发热，口干，鼻燥，能食者，则衄。

本条言"阳明"衄血。

解曰：脉浮，发热，其血与热皆趋于表层；而口燥鼻燥，且可知其血与热趋于前头面，血热沸腾，口中津液被灼而干，鼻中黏膜被蒸而燥，骨节部最薄之血管冲破而衄。其能食者，热在上，不在胃也。

舒驰远曰："热病得衄者则解；能食者胃气强，邪当自解，故曰能食则衄。俗谓'红衣伤寒'不治之症，何其陋也？'太阳'发衄者，曰'衄而解'，曰'自衄者愈'，以火劫致变者，亦云'邪从衄解'；即以阴邪激动营血者，尚有'四逆汤'可救，安见衄症皆为不可治乎？大抵俗医见衄，概以寒凉冰凝生变，酿成不治，故创此名色以欺世而逃其责耳。"

二百四十四条：阳明病，下之，其外有热，手足温，不结胸，心中懊侬，

饥不能食，但头汗出者，栀子豉汤主之。

本条言“阳明病”下后虚烦懊憹之治法。

解曰：“阳明病”，下之后，其结实已去，而余热未尽，散漫于血液之中，时向外溢，故其四肢自温，而曰外有热也。此系下后之余热，非表热误下之实热，故不“结胸”。但以余热在胃中欲解，乃有心中懊憹，饥不欲食之证。其头汗出者，热向上涌也，故以“栀子豉汤”清其余热以治之。

章虚谷曰：“此即‘阳明’余邪未尽，而无燥屎者，下后有形实邪已去，则无胀满之证矣；尚有无形热邪散漫，故外有热而手足温；并非误下邪陷，故不结胸；而但心中懊憹，邪热肆扰，故饥不能食，其热由胃上蒸而出头汗；故以‘栀子豉汤’轻泄涌吐，使邪从上散也。”

本条之脉证、舌证：脉当虚数；舌当质红，苔薄。

本条之针法：

间使丅　太渊丅　陷谷丅　太溪丅

二百四十五条：阳明病，发潮热，大便溏，小便自可，胸胁满不去者，小柴胡汤主之。

本条言潮热有非“阳明证”之治法。

解曰：发潮热，似“阳明病”结实之下证，但其大便溏，小便自可，则非“阳明”结实矣；观其胸胁满不去，当属“少阳病”；其潮热为有定时之热，亦当属“少阳证”矣。“少阳”以“柴胡”为主方，故以“小柴胡汤”治之。

方中行曰：“潮热，‘少阳’‘阳明’之涉疑也；大便溏，小便自可，胃不实也；胸胁满不去，则潮热仍属‘少阳’明矣，故须仍从‘小柴胡’。”

喻嘉言曰：“潮热本胃实之候，若大便溏，小便自可，则胃全不实，更加满不去，则证已转‘少阳’矣；才兼‘少阳’，即有汗下二禁，惟‘小柴胡’一方，合表里而总和之，乃‘少阳’一经之正法。故在‘阳明证’中，见‘少阳’一二证，亦取用之，无别法也。”

钱天来曰：“此‘阳明’兼‘少阳’之证也。邪在‘阳明’而发潮热，为胃实可下之候矣，而大便反溏，则知邪虽入而胃未实也；小便自可，尤知热邪未深。胸胁满者，邪在‘少阳’之经也。盖‘阳明’虽属主病，而仲景已云‘伤寒中风’有‘柴胡证’但见一证便是，不必悉具。故凡见‘少阳’一证，便不可汗下，惟宜以‘小柴胡汤’和解之也。”

本条之脉证、舌证：脉当弦；舌当薄黄或薄白。

本条之针法：

间使丅　章门丅　足临泣丅　阳陵泉丅

二百四十六条：阳明病，胁下硬满，不大便而呕，舌上白苔者，可与小柴胡汤，上焦得通，津液得下，胃气因和，身濈然而汗出解也。

本条言不大便有非“阳明证”之治法。

解曰：“阳明病”，胃中有热，影响三焦水道阻塞，津液流通不畅而为胁下硬满。水不下行，则不大便；水气上逆，则作呕；胃中有热而未实，故舌上仍白苔。病之症结在水道阻塞，胁下硬满，故以“小柴胡汤”以疏通胸膈。上焦胸腔之水道流通，津液即得下润，而胃气因和，呕者可止，不大便者可通；腹腔之机转一变，正气即壮，与邪热交争，即可濈然汗出解矣。

本条与上条俱为“少阳病”，而非“阳明病”。上条潮热，本条不大便，仲师恐人误认为“阳明病”，故举出以辨之。胁下硬满，呕，舌上白苔，皆为“少阳”之症状；其不大便，即系“少阳”三焦水道阻塞，正气郁窒，不能发挥其通便所致，与肠中燥热结实不大便者不同。故水道一通，“少阳”枢机开转，“阳明”里气、“太阳”表气皆得通达，故外得汗出而里得便下，病邪悉解无余。

方中行曰：“此承上条而言，即使不大便而胁下硬满在，若有呕与舌苔，则‘少阳’为多，亦当从‘小柴胡’。上焦通，硬满开也；津液下，大便行也；百体皆受气于胃，故胃和则身和汗出而病解。”

喻嘉言曰：“‘上焦得通，津液得下’八字，关系病机最切。风寒之邪挟津液而上聚于膈中，为喘，为呕，为水逆，为‘结胸’，常十居六七。且是风寒不解，则津液必不得下，倘误行发散，不惟津液下，且转增上逆之势，愈无退息之期矣。此所以和之于中而上焦反通也。”

本条之舌证：如上条。

本条之针法：

章门⊤　上脘⊤　内关⊤　承山⊤

二百四十七条：阳明中风，脉弦浮大，而短气，腹满，胁下及心痛，久按之气不通，鼻干不得汗，嗜卧，一身面目悉黄，小便难，有潮热，时时哕，耳前后肿，刺之稍瘥。病过十日，外不解，脉续弦者，与小柴胡汤，脉但浮，无余证者，与“麻黄汤”。若不尿，腹满加哕者，不治。

本条言“三阳合病”之证治。

解曰：“阳明病”兼“太阳”“少阳”之外证，曰“阳明中风”。其脉：弦为“少阳”，浮为“太阳”，大为“阳明”；而短气、腹满、鼻干、目黄、潮热、小便难，为“阳明证”；胁下及心痛、时时呕、耳前后肿，为“少阳证”；不得汗，为“太阳证”。久按之气不通，为腹满、短气，按之更甚也。嗜卧，为热甚昏蒙也。刺之稍瘥者，用针治之稍愈也。病过十日，如里证已解而外未解，其脉弦者，则病偏重于“少阳”，与“小柴胡汤”和之，过十余日，加脉但浮，无腹满、胁下及心痛等症者，则病邪有外向趋势，以“麻黄汤”汗之。若过十余日，诸症如故，小便不利，腹之全部膨满，则为里气不通，加之哕逆不已，其胃气已败，邪实正虚而不可治矣。

本条自病过十日以下，不叙症状，但具脉证与方，词意含糊，使人难解，注家皆阙疑焉。

尤在泾曰：“此条虽系‘阳明’，而已兼‘少阳’，虽名‘中风’，而实为表实，乃‘阳明’‘少阳’邪气闭郁于经之证也。‘阳明’闭郁，故短气，腹满，鼻干，不得汗，嗜卧，一身及面目悉黄，小便难，有潮热。‘少阳’闭郁，故胁下及心痛，久按之气不通，时时哕，耳前后肿，刺之小瘥。外不解者，脉证稍平而外邪不去也。病过十日而脉续浮，知其邪犹在经，故与‘小柴胡’和解邪气，若脉但浮而无‘少阳证’兼见者，则但与‘麻黄汤’发散邪气而已。盖以其病兼‘少阳’，故不与‘葛根’而与‘柴胡’；以其气实无汗，故虽‘中风’而亦用‘麻黄’。若不得尿，腹加满，哕加甚者，正气不化而邪气独盛，虽欲汗之，神不为使，亦无益矣，故曰不治。”

《金鉴》曰：“‘中风’传‘阳明病’，‘太阳’未罢，脉当浮缓，今脉弦、浮、大。弦，‘少阳’脉也；浮，‘太阳’脉也；大，‘阳明’脉也。脉既兼见，证亦如之。胀满，‘太阴阳明证’也；胁下及心痛，久按之气不通快，‘少阳证’也；鼻干，‘阳明证’也；不得汗，‘太阳证’也；嗜卧，‘太阴证’也；面目悉黄，‘太阴证’也；小便难，‘太阳府证’也；潮热，‘阳明里证’也；哕逆，胃败证也；耳前后肿，‘少阳证’也，短气，气衰证也。凡仲景立法无方之条，若是此等阴阳错杂、表里混淆之证，但教人俟其病势所向，乘机而施治也。故用刺法，待其小瘥。若外病不解，已成危候。如过十日，脉续弦不浮者，则邪机已向‘少阳’，可与‘小柴胡汤’和之，使‘阳明’之邪从‘少阳’而解。若脉但浮不大而无余证者，则邪机已向‘太阳’，当与‘麻黄汤’汗之，使‘阳明’之邪从‘太阳’而解。若已过十余日，病势不减，又不归于胃而成实，更加不尿、腹满、哕甚等逆，即有一二可下之证，胃气已败，不可治也。”

柯韵伯曰：“本条不言发热，看‘中风’二字，便藏表热在内。‘外不解’即指表热而言，即暗伏‘内已解’句。‘病过十日’是‘内已解’之互文也，当在‘外不解’句上。‘无余证’句接‘外不解’句来。刺之，是刺‘足阳明’，随其实而泻之。‘小瘥’句，言内证减，但外证未解耳，非刺耳前后，其证少瘥之谓也。脉续弦者，向之浮大减小，而弦尚存，是‘阳明’之脉证已罢，惟‘少阳’之表邪尚存，故可用‘小柴胡’以解外。若脉但浮而不弦大，则非‘阳明少阳’脉。无余证，则上文诸证悉罢，是无‘阳明少阳证’，惟‘太阳’之表邪未散，故可与‘麻黄汤’以解外。所以然者，以‘阳明’居中，其风非是‘太阳’转属，即是‘少阳’转属，两阳熏灼，故病过十日，而表热未退也。无余证可凭，只表热不解，法当凭脉，故弦浮者，可知‘少阳’转属之余风；但浮者，是‘太阳’转属之余风也。若不尿、腹满、加哕，是接‘耳前后肿’来，此是内不解，故小便难者竟至不尿，腹部满者竟不减，时时哕者更加哕矣，非刺后所致，亦非用‘柴胡’‘麻黄’后变证也。”

本条之舌证：当为黄厚苔。

本条之针法：

短气腹满：足三里　承山　内庭

胁下及心痛：大陵　章门　阳陵泉

鼻干不得汗：合谷　经渠

身黄：至阳　膈俞　腕骨　公孙

小便难：中极　阴陵泉

潮热：大椎　间使　支沟　承山

时时呕：内关　巨阙

耳前后肿：液门　小海

二百四十八条：阳明病，自汗出，若发汗，小便自利者，此为津液内竭，虽硬不可攻之，当须自欲大便，宜蜜煎导而通之，若土瓜根及大猪胆汁皆可为导。

本条言大肠干燥便难之治法。

解曰：“阳明病”，不大便，而自汗，或与发汗，其小便自利者，皆足使肠中津液愈涸，故曰此为津液内竭。其大便虽硬，不可攻之，攻之肠中则愈燥也，当须待其自欲大便而下。若与药治，宜蜜煎导法通之，或用“土瓜根方”，或“大猪胆汁”灌肠，皆可为之导出。

本条以不大便，故而曰“阳明病”，其实为慢性便秘，无潮热、腹满、硬痛等症状，不得误会作一般之“阳明病”看。

成无己曰：“津液内竭，肠胃干燥，大便因硬，此非结热，故不可攻，宜以药外治而导引之。”

张路玉曰：“凡系多汗伤津，及屡经汗下不解，或尺中脉迟弱，元气素虚之人，当攻而不可攻者，并宜导法。”

柯韵伯曰：“本自汗，更发汗，则上焦之液已外竭；小便自利，则下焦之液又内竭；胃中津液两竭，大便之硬可知；虽硬而小便自利，是内实而非内热矣。盖'阳明'之实，不患在燥，而患在热，此内既无热，只需外润其燥耳。连用三'自'字，见胃实而无变证者，当任其自然而不可妄治。更当探自欲之病情，于欲大便时，因其势而利导之；不欲便者，宜静以俟之矣。此何以故？盖胃家实固是病根，亦是其人命根，禁攻其实者，先虑其虚耳。"

本条之脉证、舌证： 脉当少力；舌当苔厚，不焦裂，或正常而燥。

本条之针法：

大肠俞丅　小肠俞丅　支沟丅　承山丅

上四穴疏通肠之经络，促进其蠕动力而通便，此法有效，虚甚者亦有不效。

蜜煎导法

蜜七合，一味，纳铜器中，微火煎之，稍凝似饴状，搅之勿令焦着，欲可丸，并手捻作挺，令头锐，大如指，长二寸许。当热时急作，冷则硬，以纳谷道中，以手急抱，欲大便时乃去之。

本方之主症：

东洞翁曰："治肛中干燥而大便不通者。"

土瓜根方

方阙。

大猪胆汁方

大猪胆一枚，泻汁，和醋少许，以灌谷道中，如一食顷，当大便出。

本方之主症： 直肠干燥而大便不通者。

《类聚方广义》"蜜煎导"条曰："'伤寒'，热气炽甚，多汗出，小便自利，津液耗竭，肛中干燥，硬便不得通者，及诸病大便不通，呕吐而药汁不入者，老人血液枯燥，大便每秘闭，及小腹满痛者，均宜此方。用蜜一合，温之，以唧筒射入肛中为捷径。"

王肯堂曰："凡系多汗伤津，及屡经汗下不解，或尺中脉迟弱，元气素虚，当攻下而不可攻者，并宜导法。但须分：津液枯者，用蜜导；热邪盛者，用胆导；湿热痰饮固结，用姜汁麻油浸栝楼根导。惟下傍流水者，导之无益，非'大承气'峻攻不效，以实结在内而不在下也。至于阴结闭塞者，宜于蜜导中加姜汁、生附子末，或消陈酱姜导之，此补仲景之未逮也。"

《丹溪心法》云："凡诸秘服药不通，或兼他证，又或老弱虚极不可用药者，用蜜熬，入皂角末少许，作丸以导之。冷秘，'生姜丸'亦可。"

黄坤载曰："'土瓜根汁'入小水筒吹入肛门，大便立通。"

汪讱庵曰："'猪胆汁'寒胜热，滑润燥，苦能降，酸善入，故能引入大肠而能之也。"

二百四十九条：阳明病，脉迟，汗出多，微恶寒者，表未解也，可发汗，宜桂枝汤。

本条言"阳明病"有表证未解者之治法。

解曰："阳明病"，其脉迟缓，汗多而微恶寒者，为表未解，纵有"阳明"里实，先可发汗，宜"桂枝汤"以治之。

成无已曰："'阳明病'，脉迟，汗出多，当责邪在里，以微恶寒，知表未解，与'桂枝汤'和表。"

方中行曰："迟者，缓之变，汗出多，微恶寒者，风邪犹有在表者，故曰表未解也；可发汗，宜'桂枝汤'，谓仍须解其肌，则入胃之路自绝也。"

章虚谷曰："此言'正阳阳明中风'之证治也。'太阳中风'，必有头痛而脉缓，今标'阳明病'者，发热自汗，而无头项强痛也。脉迟与缓相类。微恶寒者，以汗出多而腠疏，表邪未解也，故宜'桂枝汤'解肌以发汗。盖下条无汗为'伤寒'，此条有汗为'中风'也。"

本条之舌证：舌当红，苔薄，微黄而燥裂。

本条之针法：

风门⊤　合谷⊤　复溜⊤

二百五十条：阳明病，脉浮，无汗而喘者，发汗则愈，宜麻黄汤。

本条言"阳明病"脉浮无汗出而喘者之治法。

解曰："阳明病"，其脉浮者，则其热犹在表；无汗而喘者，汗腺不开，其热迫于肺也，宜先发汗，与"麻黄汤"，表解再可议下。

方中行曰："浮者紧之转，邪向外也；无汗而喘者，寒邪在表，未全除也；故曰发汗则愈，言当仍从解外也；宜'麻黄汤'者，言当散穷寇于境外也。"

汪琥曰："无汗而喘，但浮不紧，何以定其为'阳明病'，必其人目痛鼻干，身热不得眠，故去'阳明病'也。"

程效倩曰："条中无一'阳明证'，云'阳明病'者，胃已实而不更衣也。'阳明'之脉必大，今却兼浮迟；'阳明'之证不恶寒，法多汗，今尚微恶寒，无汗而喘：是府中虽是'阳明'，而经中全是'太阳'，仍从解肌发汗例，治以'桂枝''麻黄'二汤，经邪散而府中之壅滞亦通矣。"

柯韵伯曰："此'阳明'之表证、表脉也，二证全同'太阳'，而属之'阳明'者，不头项强痛故也。要知二方专为表邪而设，不为'太阳'而设，见'麻黄证'即用'麻黄汤'，见'桂枝证'即用'桂枝汤'，不必问其为'太阳’‘阳明’也。若恶寒一罢，则二方所必禁矣。”

本条之舌证：当如上条。

本条之针法：

合谷丅　经渠丅　足三里丅

二百五十一条：阳明病，发热汗出，此为热越，不能发黄也。但头汗出，身无汗，剂颈而还，小便不利，渴引水浆者，此为瘀热在里，身必发黄，茵陈蒿汤主之。

本条言发黄之理与治法。

解曰：“阳明病”，发热而汗出，为里热能越出于体外，故不能发黄。但头汗出，身无汗，至颈而止，则热之越于外者极微，然而犹可从小便中分解而出；若小便复不利，则热无从泄，而里热愈炽，必渴饮水浆以自救矣。热郁于里不得泄，致发急性胃炎或十二指肠炎，必致成为血清性黄疸，而身发黄矣，以“茵陈蒿汤”治之。

本条言发黄之理，在身热头汗出，剂颈而还，小便不利。若身热汗出者，热有出路，即不发黄；若身热小便利者，亦不发黄，以热之燃烧残余，可从溺泄也。汗与小便皆失利，热无从出，即郁蒸成黄。试观发热之小便，其色皆黄赤，热愈重则色愈浓，此即体温越过正常以上，血细胞之衰老者即破坏死灭，血红蛋白与血细胞分离；热愈高，则破坏愈多，此类破坏者即从肾脏分泌，入膀胱排出；如肾脏发生障碍，分泌功能减退，此类物质不得排出，经过肝脏，分离之血红蛋白与胆汁合化，于是胆液渐增，遂溢入血中而为全身金黄。茵陈蒿为利水消黄之品，栀子为清血热之品，大黄为逐瘀热之品，三味合组，遂为治黄之专剂。

山田正珍曰：“‘阳明病’，发热汗出而渴者，‘白虎加人参汤证’也；若发汗多而不渴者，此为有燥矢故，为‘大承气汤证’。二证俱不能发黄，以其热发扬也。‘越’犹言‘发’，‘剂’犹云‘限’。”

尾台氏曰：“‘剂’与‘齐’通，齐，限也。剂颈而还者，谓颈以下无汗也。《玉函》‘茵陈蒿汤’条亦作齐颈。《列子·汤问篇》曰：‘不知际畔之所齐限。’观是，其义可知矣。瘀者，以淤从病也。淤为淤泥。《说文》曰：‘淤，淀滓浊泥也。’钱潢曰：‘淤，留蓄壅滞也。’盖饮食之垩浊，留滞于内，壅阏而作热，更与邪气搏结，郁燠熏灼而作渴；若无汗，小便不利，则沸郁蒸腾，必致发黄，犹麹柏入库，则发黄也。但热属瘀热，故虽饮水浆，与‘五苓’‘白虎’之专欲冷水者，其病情自不同。”

程郊倩曰：“头汗出，身无汗，剂颈而还，足征阳热之气郁结于内而不得越，故但上蒸于头，头为诸阳之首故也。气不下达：故小便不行。府气过燥，故渴饮水浆。瘀热在里，指无汗言。无汗而小便利者属寒，无汗而小便不利者属湿热，两邪交郁，不能宣泄，故罨而发黄。解热除郁，如以茵陈、栀子清上，大黄涤下，通身之热得泄，何黄之不散也。"

尤在泾曰："热越，热随汗而外越也。然越则邪不蓄而散，安能发黄哉，若但头汗出而身无汗，则热不得外达；小便不利，则热不得下泄；而又渴饮水浆，则其热之蓄于内者方炽，而湿之引于外者无已；湿与热得瘀郁不解，则必蒸发为黄矣。'茵陈蒿汤'苦寒通泄，使病从小便出也。"

本条之脉证、舌证：脉当濡数或洪数；舌苔当黄厚而腻。

本条之针法：

大椎丅　身柱丅　至阳丅　脾俞丅　腕骨丅　公孙丅

茵陈蒿汤方

茵陈蒿六两　栀子十四枚　大黄二两（去皮）

右三味，以水一斗，先煮茵陈，减六升，纳二味，煮取三升，去滓，分温三服，小便当利，尿如皂角汁，色正赤，一宿腹减，黄从小便去也。

本方之主症：

东洞翁本方定义曰："治一身发黄，心烦而大便难，小便不利者。"

《方机》本方之主治曰："治发黄而小便不利，渴欲饮水者。"

又："发黄而小便不利，腹微满者。"

又："寒热不食，头眩，心胸不安者。"

《勿误药室方函口诀》本方条曰："此方为治发黄之圣剂。世医于黄疸初发时，即用'茵陈五苓散'，实非，当先用此方，令其下后，乃用茵陈五苓散。'茵陈'专治发黄，盖有解湿热及利水之效，故《兰室秘藏》之'拈痛汤'，《医学纲目》之'犀角汤'，亦用此品，惟不限于发黄。栀子与大黄相同，有利水之效，方后云尿如皂角汁状，即以此故。后世所用'加味逍遥散''龙胆泻肝汤'等之栀子，皆以清热利水为主。但用此方治发黄，当以'阳明'部位之腹满及小便不利为主。若心下有郁结者，用'大柴胡加茵陈'反有效。"

钱天来曰："茵陈性虽微寒，而能治'湿热黄疸'及'伤寒'滞热之通身发黄，小便不利。栀子苦寒，泻三焦火，除胃热时疾黄病，通小便，解消渴，心烦懊侬，郁热结气更入血分。大黄苦寒下泄，逐邪热，通肠胃。三者能蠲湿热，去郁滞，故为'阳明'发黄之首剂云。"

《瘟疫论》曰："按茵陈为治'疸'退黄之专药。今以病证较之，黄因小便不利，故用山栀除小肠屈曲之火。瘀热既除，小便自利，当以发黄为标，小便不利为本；及论小便不利，病原不在膀胱，乃系胃家移热，又当以小便不利为标，胃实为本。是以大黄为专功，山栀次之，茵陈又其次也。设去大黄而服山栀、茵陈，忘本治标，鲜有效矣。或用‘茵陈五苓’，不惟不能退黄，小便间亦难利。”

二百五十二条：阳明证，其人善忘者，必有蓄血，所以然者，本有久瘀之血，故令善忘；矢虽硬，大便反易，其色必黑，宜抵当汤下之。

本条言“阳明证”之蓄血与治法。

解曰：“阳明证”，身热，不恶寒，灼血成瘀，瘀毒刺激知觉神经，发生错乱而为善忘（喜忘即善忘），故曰必有蓄血。“所以然者”，为释善忘之原因，其人本有久瘀之血，故今善忘，《内经》所谓“气并于上，血并于下，乱而善忘也。”“阳明病”，其矢虽硬，而血有碱性，易于润泽，故大便反易；因有瘀血混杂，其色必黑；宜“抵当汤”，下清瘀血，善忘乃可痊愈。

王肯堂曰：“邪热燥结，色未尝不黑，但瘀血则溏而黑腻如漆，燥结则硬而黑晦如煤，此为辨也。”

方中行曰：“善忘，好忘前言往事也。志伤则好忘，然心之所谓志，志伤则神昏，神昏则血滞，所以知必有蓄血也。大便反易，血主滑利也；黑，血色也。”

张隐庵曰：“‘太阳’蓄血，验其小便；‘阳明’蓄血，验其大便；不用‘桃仁’而用‘抵当’者，以久瘀故也。”

柯韵伯曰：“瘀血是病根，善忘是病情，此‘阳明’未病前证，前此不知，今因‘阳明病’而究其自也。夫为‘阳明病’，则大便当硬，而反易，此病机之变易见矣。原其故，必有宿血，以血主濡也。血久则黑，火极反见水化也。此以大便反易之机，因究其色之黑，乃得其病之根，因此前此有善忘之病情耳。‘承气’本‘阳明’药，不用‘桃仁承气’者，以大便易不须芒硝，无表证不得用桂枝，瘀血久无庸甘草，非虻虫、水蛭不胜其任也。”

本条之脉证、舌证：脉当沉数而细；舌当红中事紫。

本条之针法：

间使⊤　大陵⊤　后溪⊤　血海⊤　三阴交⊤　太冲⊤

二百五十三条：阳明病，下之，心中懊侬而烦，胃中有燥矢者，可攻。腹微满，初头硬，后必溏，不可攻之。若有燥矢者，宜大承气汤。

本条为下后而烦，可攻不可攻之辨。

解曰：“阳明病”，心中懊侬而烦（懊侬为说不出的不舒服，亦即说不像的苦痛之意），当是胃家实热熏蒸不宁之候，应以“承气”下之。“承气”有三，用“调胃承气”抑“大、小承气”，是必审其大便硬与否；如有燥矢者，可用“大承气”攻之；若腹微满，则肠中未全结实，必初头硬而后溏，不可攻之，宜以“小承气汤”微下之；若有燥矢者，则以“大承气汤”攻之。

本条俱以“下之”为“下后”解，则下后而心烦懊侬，当为虚烦，宜“栀子豉汤”；容或下而未净，则所余无几，宜以“调胃承气汤”缓下而和之，或“枳实栀子豉汤”加大黄和之，无须亟再与攻下也。

本条之脉证、舌证：脉当数大；舌焦黄厚裂者宜“大承气”，黄厚而燥者宜“小承气。”

本条之针法：

间使丅　支沟丅　足三里丅　承山丅　内庭丅

二百五十四条：患者不大便五六日，绕脐痛，烦躁，发作有时者，此有燥矢，故使不大便也。

本条言腹痛烦躁为有燥矢。

解曰：患者不大便五六日而见绕脐痛者，以燥矢结于横行结肠也。燥矢有浊热，故烦躁郁闷不舒。有燥矢者，每至日晡烦热加甚，故发作有时。此有燥矢在肠中，故使不大便也。

方中行曰：“患者，谓凡有病之人，证犯有如此者，则皆当如此而治之之谓，非独以风寒之病为言而已也。此诀又辨凡有胃实之大旨。”

程郊倩曰：“攻法必待有燥矢，方不为误攻。所以验燥矢之法不可不讲，无恃转矢气之一端也。患者虽不大便五六日，矢之燥与不燥，未可知也；但绕脐痛，则知肠胃干，矢无去路，滞涩在一处而作痛。烦躁发作有时者，因矢气攻动，则烦躁发作，又有时伏而不动，亦不烦躁；而有绕脐痛者，断其不大便当无差矣，何‘大承气汤’之不可攻耶？”

二百五十五条：患者烦热，汗出则解，又如疟状，日晡所发热者，属阳明也；脉实者，宜下之；脉浮虚者，宜发汗。下之与大承气汤。发汗宜桂枝汤。

本条辨“二阳并病”之治法。

解曰：患者烦热，汗出则热解，但又如疟状，至日晡时复发热者，是属“阳明证”也，但以其烦热汗出如疟状，似属“太阳”，遂审之于脉，如脉实者为“阳明”，宜下之；脉浮虚者为“太阳”，宜发汗。下之以“大承气汤”，发汗宜“桂枝汤”。

成无已曰：“虽得‘阳明证’，未可便谓里实。审看脉候，以别内外；其脉实者，热已入腑，为实，可与‘大承气汤’下之；其脉浮虚者，是热未入府，犹在表也，可与‘桂枝汤’发汗则愈。”

尤在泾曰："烦热，热而烦也，是为在里，里则虽汗出不当解，而反解者，知表犹有邪也；如疟者，寒热往来如疟之状，是为在表，表则日晡所不当发热，而反发热者，知里亦成实也；是为表里错杂之邪，故必审其脉之浮沉，定其邪之所在，而后从而治之。若脉实者，知气居于里，故可下之，使从里出。脉浮而虚者，知其居于表，故可汗之，使从表出。而下药宜'大承气汤'，汗药宜'桂枝汤'，则天然不易之法矣。"

本条之舌证：舌薄黄或薄白者，宜发汗，与"桂枝汤"。舌苔厚焦黄，宜"大承气汤"。

本条之针法：

发汗：外关　合谷　足三里　上巨虚

宜下：支沟　足三里　承山　内庭

二百五十六条：大下后，六七日不大便，烦不解，腹满者，此有燥矢也，所以然者，又有宿食故也，宜大承气汤。

本条言下后烦不解而腹满之治法。

解曰：大下之后，病邪应退，而六七日复不大便，烦热不解，腹仍满者，此又结有燥矢也，所以然者，又有宿食结实故也，宜"大承气汤"复下之。

方中行曰："烦不解，则热未退可知，腹满者，则胃实可诊，故曰有燥矢。"

周禹载曰："既曰大下，则已用'大承气'，而邪无不服，是用之已得其当矣。若尚有余邪复结于六七日之后，则前此之下未为合，则何不成'结胸'与'痞'等证乎？仲景推其缘故，乃知今日仍有燥矢者，则前日所下者本宿食也；宿食例中，不问新久，总无外邪，俱用'大承气'则六七日前大下既不为误，后邪复归于胃，烦满腹痛，则六七日后之大下自不可少。不明其理，必致逡巡而不敢下矣，又何以涤胃热乎？"

舒驰远曰："此证虽经大下，而宿燥隐匿未去，是以大便复闭，热邪复集，则烦不解而腹为满为痛也。所言有宿食者，即胃家实之互词，乃'正阳阳明'之根因也。若其人本有宿食，下后隐匿不去者，固有此证；且'三阴寒证'，胃中隐匿宿燥温散之后而转实者，乃为转属'阳明'也。予内弟以采者，患腹痛作泄，逾月不愈，'姜附'药服过无数。其人禀赋素盛，善啖肉，因自恃强壮，病中不节饮食，而酿胃实之变，则大便转闭，自汗出，昏愦不省人事，谵语狂乱，心腹胀满，舌苔焦黄，干燥开裂，反通身冰冷，脉微如丝，寸脉更微，殊为可疑。予细察之，见其声音烈烈，扬手掷足，渴欲饮冷，而且夜不寐，参诸腹满、舌苔等证，则胃实确无疑矣。于是更察其通身冰冷者，厥热亢极，隔阴于外也；脉微者，结热阻截中焦，营气不达于四末也，正所谓阳极似阴之候。宜急下之，作‘大承气汤’一剂投之，无效；再投一剂，又无效；服至四剂，竟无效矣。予因忖道，此证原从‘三阴’而来，想有阴寒未尽，观其寸脉，其事著矣。竟于‘大承气汤’中加附子三钱，以破其阴，使各行其用，而共成其功。服一剂，得大下，寸脉即出，狂反大发。予知其阴已去矣，附子可以不用，乃单投‘承气’一剂，病势略散；复连进四剂，共前计十剂矣，硝、黄各服过半斤，诸证已渐而愈。可见‘三阴寒证’，因有宿食，转属‘阳明’而反结燥者，有如是之可畏也。”

本条之脉证、舌证：脉当实大；舌当苔裂焦黄厚。

本条之针法：

支沟⊤　承山⊤　足三里⊤　内庭⊤　曲池⊤　间使⊤

二百五十七条：患者小便不利，大便乍难乍易，时有微热，喘冒不能卧者，有燥矢也，宜大承气汤。

本条言大便乍难乍易有燥矢证。

解曰：患者小便不利，以水蓄肠中，故大便乍易；因有胃热，水液复涸，故时而大便乍难；“阳明”之热时而外越，则为身有微热；热向上涌，则为喘为冒；若燥热不解，则不能安卧。凡此皆以有燥矢在肠中未净也，宜“大承气汤”下之。

张隐庵曰：“此承上文大下后亡津液而言，患者小便不利，致大便乍难乍易者，津液内亡，则乍难；小便不利，而津液当还入胃中，则大便乍易；时有微热者，随‘阳明’气旺之时而微发热也。喘冒大便者，大热之气逆于上而不能下；不能卧者，胃不和则睡不安，此有燥矢也。宜‘大承气汤’上清喘冒，而下行其燥矢。”

陈逊斋曰：“此节病理不易明了，中外注家均无满意之解释，盖乍难乍易，纵非先硬后溏，毕竟尚未全实，安得指为燥矢而处用‘大承气’乎？窃谓大便乍难乍易，是体内肠黏膜干涸，集中他处水液以为救济之故；小便不利即体内预留水分之表现；体内之蓄水多，故便易；蓄水不足，故便难。此与‘阳明’里实大便难而小便数者正不同也。迨体内之救济力消失，蓄水由少而竭，由是大便之易者渐渐变难，大便之难者渐渐变硬；再进一步为有定时微发潮热；又再进一步为腹满而喘息；喘息而不能安卧，则大便已渐硬矣，故曰此有燥矢也。宜‘大承气汤’，是用‘大承气’乃在燥矢结实之后，非用在乍难乍易之时也。如此解释，岂不心安理得？”

本条之脉证、舌证：脉当沉滑；舌当厚黄焦裂。

本条之针法：如上条。

二百五十八条：食谷欲呕者，属阳明也，吴茱萸汤主之。得汤反剧者，属上焦也。

本条辨呕与治法。

解曰：食谷欲呕者，属胃中虚寒，不能消化，复逆上而欲呕也。胃为“阳明”，故曰属“阳明”也。如服“吴茱萸汤”后而呕反剧者，则非胃有虚寒，乃为胃热上逆于上焦也。

山田正珍曰：“‘阳明’二字，本当作‘中焦’，乃对下之‘上焦’句。王叔和不知文法如此，妄谓中焦则为‘阳明’胃腑之位置，遂改为‘阳明’者耳。食谷欲呕者，为胃中虚寒而饮水瘀蓄故也。吴茱萸温中，生姜逐饮者，职是之故。按‘太阳下篇’云：‘伤寒，胸中有热，胃中有邪气，腹中痛欲呕吐者，“黄连汤”主之。’由是观之，可知属上焦者，乃胸中有热之谓，当与‘小柴胡汤’者也。观前一百五十四条，指‘小柴胡汤’以为治上焦之方，可以征矣。”

方中行曰：“食谷欲呕，胃寒也，故曰属‘阳明’，言与恶寒呕逆不同也。茱萸辛温，散寒下气；人参甘温，固气安中；大枣益胃；生姜止呕。四物者，所以为‘阳明’安谷之主治也。上焦，以膈言，亦戒下之意。”

喻嘉言曰：“此辨呕有‘太阳’亦有‘阳明’，本自不同。若食谷欲呕，则属胃寒，与‘太阳’之恶寒呕逆，原为热证者相近，正恐误以寒药治寒呕也。然服‘吴茱萸汤’转剧者，仍属‘太阳’热邪，而非胃寒明矣。”

本条之脉证、舌证：脉沉微或小弦，为胃寒；脉浮数或滑，为上焦热。舌淡而苔白，为胃寒；红而薄白，为上焦热。

本条之针法：

上脘⊤　内关⊤　足三里⊤

不分寒热，三穴皆可止其呕。

吴茱萸汤方

吴茱萸一升（洗）　人参三两　生姜六两（切）　大枣十二枚（擘）

右四味，以水七升，煮取二升，去滓，温服七合，日三服。

本方之主症：

东洞翁本方定义曰：“治呕而胸满，心下痞硬者。”

《方极》本方之主治曰：“食谷欲呕者。”

又：“吐逆，手足厥冷，烦躁者；干呕，吐涎沫，而头痛者。”

又：“呕而胸满者。”

又：“脚气上攻而呕者，若水肿而呕者。”

《类聚方广义》本方条曰：“哕逆有宜此方者，《外台》曰‘疗食讫醋咽多噫’云。”

又：“霍乱不吐不下，心腹剧痛欲死者，宜先用‘备急圆’或‘紫圆’，继投此方，则无不吐者，吐则无不下者，已有快吐下，则苦楚脱然而除，其效至速，不可不知。”

《勿误药室方函口诀》本方条曰：“此方下降浊饮以为主，故治吐涎沫，治头痛，治食谷欲呕，治烦躁吐逆。《肘后方》云：治吐酸嘈杂，后世医以治哕逆，凡危笃之症，审浊饮上溢而用此方时，其效殊难数计。吴崑加乌头用之于疝，此症自阴囊上攻，刺痛，有哕等，要以上迫为目的。又久腹痛，吐水谷者，于此方加沉香取效。又霍乱后之转筋，可加木瓜，亦大效。”

《餐英馆治疗杂话》曰：“《伤寒论》有‘吐利，手足厥冷，烦躁欲死者，“吴茱萸汤”主之’，就证上观，虽与‘四逆汤证’同，然‘四逆汤证’，吐利而元气飞腾，手足厥冷，烦躁，元阳欲脱；故手足厥冷，无脉，由腹底有冷之气味，腹亦软，心下无特别寒者。‘吴茱萸’之目的，虽曰手足厥冷，然不恶寒，并冷自手指之表；‘四逆证’则冷自手指之里，亦烦躁。‘吴茱萸汤证’，心下必有痞塞之物，当以此为目的。是故气血向上下往来之经脉闭塞，致手足厥冷。此症于《伤寒论》虽不及脉，夫两症之脉均绝，否则亦至沉微沉细之类也。辨脉症虽同，顾有冰炭相背。夏月霍乱吐泻之症，间有吐利后，手足厥冷、烦躁等症者，世医以见吐利，疑为虚寒症，连进‘四逆’‘附子’‘理中’等药，而反增烦躁；不知心下既膨满痞塞，证非虚寒，当用‘吴茱萸汤’。盖以‘吴茱萸汤’之苦味压心下之痞塞，阴阳通泰而烦躁已，厥冷回。此余新得之治法，只以心下痞塞为标准，由手足之指表发冷为目的可矣。此症除黏汗者为脱阳，非‘附子’不治。若以夏月而出汗者，虽出而仅薄汗，则为‘吴茱萸汤证’。”

《肘后方》曰：“一方（即本方）治人食毕噫醋及醋心（即食后吞酸嘈杂也）。”

《圣济总录》曰：“‘人参汤’（即本方）治心痛。”

张元素曰：“‘吴茱萸汤’其用有三：去胸中之逆气满塞，止心腹感寒疠痛，及消宿酒。”

二百五十九条：太阳病，寸缓，关浮，尺弱，其人发热汗出，复恶寒，不渴，但心下痞者，此以医下之也。如其不下者，患者不恶寒而渴者，此转属阳明也。小便数者，大便必硬，不更衣十日，无所苦也；渴欲饮水，少少与之，但以法救之。小便不利而渴者，宜五苓散。

本条辨“太阳病”转为“痞”或转属“阳明”或转为“停水”之意。

解曰：“太阳病”，其寸缓，关浮，尺弱，为病在表之候也。其人发热汗出，复恶寒，为病在表之证也。不渴，但心下“痞”者，此必以医下之故也，盖表证不下，不致转为“痞”也。如其不为医下者，患者不恶寒，则表证已解，而渴与“痞”则为“阳明”里热已实，可以下之矣。若其小便数者，则水液前趋，大便必硬，不更衣十日，而无腹满硬痛之苦；虽不更衣，则又不可攻下。其渴欲饮水，则少少与饮之；但审病气之所在，如心下“痞”，不恶寒，以“泻心汤”法救之；若其人发热汗出，复恶寒，小便不利而渴者，则为胃有“停饮”，宜“五苓散”解表化水以治之。

本条需分四节：“此以医下之也”为一节，言“太阳病”表证而转成“痞”，必为下之所致，当以“泻心汤”治之。“此转属阳明也”为一节，言“痞”非由误下，不恶寒而渴则为“太阳”传入“阳明”，当属“承气证”矣。“但以法救之”为一节，言“痞”而渴，虽转属“阳明”，无腹满、痞痛、潮热之苦，仍不可用攻下，但照“痞”之治法救之。“宜五苓散”为一节，言“太阳病”复兼“停饮”，宜“五苓散”治之。

《金鉴》曰：“但以法救之，当是‘若小便不利’，方与上文‘小便数’下文‘渴者’之义相合。”逊斋亦以为然，加“小便不利”四字，文义遂畅明。

成无己曰：“‘太阳病’，脉阳浮阴弱，为邪在表，今寸缓，关浮，尺弱，邪气渐传里，则发热汗出，复恶寒者，表未解也。传经之邪入里，里不和者必呕，此不呕，但心下‘痞’者，医下之早，邪气留于心下也。如其不下者，必渐不恶寒而渴，‘太阳’之邪转属‘阳明’也。若吐，若下，若发汗后，小便数，大便硬者，当与‘小承气汤’和之。此不因吐下发汗后，小便数，大便硬，若是无满实，虽不更衣十日无所苦也。候津液还入胃中，小便数少，大便必自出也。渴欲饮水者，少少与之，以润胃气，但审邪气所在，以法救之。如渴不止，与‘五苓散’是也。”

方中行曰：“以表证与脉在，故知‘痞’为误下之所致。以表除而作渴，故知转属‘阳明’。十日无所苦者，津液偏渗而致干，非热结也。以干而渴，故与水而宜‘五苓散’。”

喻嘉言曰：“寸缓，关浮，尺弱，发热汗出，复恶寒，纯是‘太阳中风’未罢之证。设非误下，何得心下‘痞结’耶？若不误下，则心下亦不‘痞’，而‘太阳证’必渐传经，乃至不恶寒而渴，邪入‘阳明’审矣。然‘阳明’津液既随湿热偏渗于小便，则大肠失其润，而大便之硬与肠中结热自是不同，所以旬日不更衣，亦无所苦也。以法救之，去其湿热，救其津液，言与水及用‘五苓’，即其法也。按‘五苓’，利水者也，其能止渴而救津液者，何也？盖胃中之邪热既随小水而渗下，则利其小水，而邪热自消矣，邪热消则津回而渴止，大便且自行矣，正《内经》通因通用之法也。《本论》云汗出多而渴者，不宜用‘猪苓汤’重驱津液。此段乃有汗仍渴，但汗出不至于多，而渴亦因热炽，其津液方在欲耗未耗之界，故与水而用‘五苓’为合法也。今世之用‘五苓’者，但至水谷注偏于大肠，因之利水而止泄，至于津液偏渗于小便者，用之消热而回津者则罕，故详及之耳。”

本条之舌证：舌当为苔白或微黄。

本条之针法：

第一节：合谷　内关　外关　风门　巨阙　足三里

第二节：大椎　曲池　内关　巨阙　足三里　内庭

第三节同第二节。

第四节：合谷　外关　中脘　中极　阴陵泉　足三里

二百六十条：阳脉微而汗出少者，为自和也；汗出多者为太过。阳脉实，因发其汗出多者，亦为太过。太过为阳绝于里，亡津液，大便因硬也。

本条言发汗不可太过。

解曰：寸口脉弱者，为“中风”脉候，其汗出少者，其风邪去而病自和也；如汗出多者，能伤阳气，能亡津液，是为太过。寸口脉实而有力者，为“伤寒”脉候，因发其汗而汗出多者，亦为太过。以太过，则使体温放散过多，为阳绝于里，且亡津液，腹腔水分过少，大便因硬也。

成无己曰：“脉阳微者，邪气少；汗出少者，为适当，故自和；汗出多者，反损正气，是汗出太过也。阳脉实者，表热甚也；因发汗，热乘虚蒸，津液外泄，致汗出太过。汗出多者亡其阳，阳绝于里，肠胃干燥，大便因硬也。”

方中行曰：“‘微’以‘中风’之‘缓’言，‘中风’本自汗，故言汗出少为自和。‘和’对‘太过’言，谓未至太过耳，非直谓平和。‘太过’者，以其失于不治与凡治之不对，致汗不已者言也。‘实’以‘伤寒’之‘紧’言，‘伤寒’本无汗，故曰因发其汗；发而出之过多，则与自出过多同一致，故曰亦为太过。自此以下，乃总结上文以申其义，‘阳绝’即亡阳，盖汗者血之液，血为阴，阴主静，本不自出；所以出者，阳气之鼓动之也。故汗多则阳绝。岂惟阳绝？亡津液，即亡阴也。识者最宜究识。”

读本条即知无论自汗、发汗，总不可使之过多。过多之结果，非使其体温低落，成为心脏衰弱（方书称亡阳），即使水液排泄过多而为津涸液竭，阳亢便燥，成为亡阴。应存戒惧。

二百六十一条：脉浮而芤，浮为阳，芤为阴，浮芤相搏，胃气生热，其阴

则绝。

本条言阴绝。

解曰：脉浮为阳热盛，溢于表也，故曰浮为阳。芤为阴血不足，不能充于里也，故曰芤为阴。热盛于外，血虚于里，产热功能亢盛无制。热盛则胃肠津液为涸，邪实正虚，故曰浮芤相搏，胃气生热，其阴则绝也。

芤脉按之中空，为血不足，不能充于脉管之候，亡血家有此脉，阴虚贫血者亦有此脉。脉浮而芤，即阴虚血不足者得感冒而为热病之脉也，阴虚有热则阳亢，即产热功能易于亢进，而血液更易于枯燥矣。胃属里，胃气生热，言里热盛也。其阴则绝，言血枯燥也。原文“阳绝”为“阴绝”之误。

方中行曰：“浮为气上行，故曰阳。芤为血内损，故曰阴。胃中生热者，阴不足以和阳，津液干而成枯燥也。”

二百六十二条：趺阳脉浮而涩，浮则胃气强，涩则小便数，浮涩相搏，大便则难，其脾为约，麻仁丸主之。

本条言脾约。

解曰：足之“趺阳脉”浮而涩，“趺阳”即“冲阳”，候胃气之脉也。“趺阳脉”浮，为胃肠有热之候，故曰浮则胃气强。“趺阳脉”涩，为胃肠阴液不足之候。肠中阴液不足，则大便燥而硬，大便硬者必小便数，故曰涩则小便数。胃中有热，肠中液燥，则大便燥结，故曰浮涩相搏，大便则难。其原因则在吸收作用过强，肠中水液悉为吸收，但复约束不布于各组织，俱由肾脏分泌入膀胱而为小便，故曰其脾为约，以“麻仁丸”润燥通便以治之。

《内经》言脾之作用为“脾主为胃行其津液者也”，“饮食入胃，游溢精气，上输于脾，脾气散精，上归于肺，通调水道，下输膀胱，水精四布，五经并行”，于此可知中医所云之脾，即指小肠吸收饮食之精微作用与肠中润泽作用。吸收作用过强，则大便燥实，又复约束所吸收之水液不敷布于五脏，专行于膀胱，致大便燥而不得下，遂称之曰“脾约”，此为一般注释者所公认之理。

方中行曰：“‘趺阳’，胃脉也，其脉在足趺上动脉处，去‘陷谷’三寸，又曰‘冲阳’，一名‘会元’。浮为阳盛，故主胃强。涩为阳虚，故小便数。约，约束也。胃为脾之合，脾主为胃以行其津液，胃强则脾弱，脾弱则不能为胃行其津液以四布，使其得以偏渗于膀胱，为小便数，大便干而胃实，犹之反被胃家之约束而受其制，故曰其脾为约也。麻子仁能润干燥之坚，枳实、厚朴能导固结之滞，芍药敛液以辅润，大黄推陈以致新，脾虽为约，此之疏矣。”

喻嘉言曰：“门人问‘脾约’一证，胃强脾弱，脾不为胃行其津液，如懦夫甘受悍妻之约束，宁不为家之累乎？曰：何以见之？曰：仲景云‘趺阳脉浮而涩，浮则胃气强，涩则小便数，浮涩相搏，大便为难，其脾为约’，以是知胃强脾弱也。余曰：脾弱当即补矣，何为方中反用大黄、枳实、厚朴乎？子辈日聆师说，而服笥从前相仍之陋，甚非所望也。仲景说胃强，原未说脾弱。况其所谓胃强者，正因脾之强而强。盖约者，省约也。脾气过强，将三五日胃中所受之谷省约为一二弹丸而出，全是脾土过燥，致令伤胃，胃中之津液日渐干枯，所以大便为难也。设脾气弱，即当泄，岂有反难之理乎？相传为‘脾约’不能约束胃中之水，何反能约束胃中之谷耶？在‘阳明’例中，凡宜攻下者，唯恐邪未入胃，大便弗硬，又恐初硬后溏，不可妄攻；若欲攻之，先与‘小承气’试其转矢气方可攻，皆是虑夫脾气之弱，故尔踌躇也。若夫脾弱一证，在‘太阳’即已当下矣，更何待‘阳明’耶？子辈传会前人，以‘脾约’为脾弱，将指吴起之杀妻为懦夫乎？有悖圣言矣。”

又问曰：“今乃知‘脾约’之解矣，触类而推，‘太阳阳明’之‘脾约’与‘少阳阳明’之胃中躁烦实，大便难者同是一证，此其所以俱可攻下耶？余曰：是未可触类言也。因难之曰：邪热自‘太阳’而‘阳明’而‘少阳’，为日既久，烁其津液，大便固当难矣，其在‘太阳’方便之始，邪未入胃，何得津液即便消耗，而大肠燥结耶？且‘太阳’表邪未尽，又何不俟传经，即急急润下而犯‘太阳’之禁耶？门人不能对。因诲之曰：‘脾约’一证，乃是未病外感之先，其人素惯‘脾约’，三五日大便一次者，及至感受风寒，即邪未入胃，而胃已先实，所以邪至‘阳明’，不患胃之不实，但患无津液以奉其邪，立至枯槁耳。仲景大辨‘太阳’禁下之例，而另立‘麻仁丸’一方以润下之，不比一时暂结者，可以汤药荡涤之也。倘遇素成‘脾约’之人，亦必经尽方下，百无一生矣，故因子而畅发之。”按喻氏释“脾约”之义，固未能合乎实理，而胃强脾约之解，则理由充分，因录之。

本条之舌证：舌当正常。

本条之针法：

脾俞⊤　三焦俞⊤　大肠俞⊤　次髎⊤　足三里⊤　承山⊤　三阴交⊤

麻仁丸方

麻子仁二升　芍药半斤　枳实半斤（炙）　大黄一斤（去皮）　厚朴一斤（炙，去皮）　杏仁一斤（去皮尖，研作脂）

右六味，为末，炼蜜为丸，桐子大。每服十丸，日三服，渐加，以和为度。

本方之主症：

东洞翁本方定义曰：“治平日大便秘结。”

《方函口诀》引闲斋曰："治老人之秘结最佳。然本方虽和缓，究属攻破之剂，尝见有误用致死者。老人血液枯燥而便秘者，得大剂'肉苁蓉'辄通利；若用本方，虽取快一时，不旋踵而秘结益甚，不可不知。"

二百六十三条：太阳病三日，发汗不解，蒸蒸发热者，属胃也，调胃承气汤主之。

本条言"太阳病"转属"阳明"之治法。

解曰："太阳病"已三日，与发汗而热不解，蒸蒸然发热者，其表热已转属于阳明也。胃指"阳明"言。然已入里，其肠中当结实，以"调胃承气汤"下之清其热。

成无己曰："蒸蒸者，如热熏蒸，言甚热也。'太阳病'三日，发汗不解，则表邪已罢。蒸蒸发热为甚，与'调胃承气汤'下胃热。"

钱天来曰："蒸蒸发热，犹釜甑之蒸物，热气蒸腾，从内达外，气蒸湿润之状，非若翕翕发热之在皮肤也。"

程郊倩曰："'太阳病'三日，经期尚未深也。何以发汗不解便属胃？盖以胃燥素盛，故他表证虽罢，而汗与热不解也。第发热如炊笼蒸蒸而盛，则知其汗必连绵濈濈而来，此为大便已硬之徵，故曰属胃也。热虽聚于胃，而未见潮热、谵语等证，主以'调胃承气汤'者，于下法内从乎中治，以其为日未深故也。"

本条之脉证、舌证：脉当滑数；舌当黄厚。

本条之针法：

曲池丅　支沟丅　足三里丅　承山丅　内庭丅

二百六十四条：伤寒吐后，腹胀满者，与小承气汤和之则愈。

本条言吐后胀满之治法。

解曰："伤寒"吐之后，胃肠之气机上逆不和，而为腹胀满者，与"小承气汤"之枳、朴降其逆气，从下而化和之则愈。

本条原文为"调胃承气汤"，逊斋则改为"小承气汤和之则愈。"其言曰："吐后腹部胀满，是病不在胃而在肠，病在肠而吐在胃，两不相涉，故吐者自吐而患者是病也。原文但言腹胀满，既无潮热、谵语，又无濈濈出汗，足徵满而未实，大便尚未硬。依上文腹大满不通，可以'小承气汤'微和其胃气，勿令大泄下之治例。本节之病当用'小承气汤'。'调胃承气'似不中与，缘'调胃承气'仅有攻坚化软之硝、黄，并无消除胀满之朴、实故也。"

本条之脉证、舌证：脉当滑；舌当黄厚。

本条之针法：

天枢丅　气海丅　足三里丅　承山丅

二百六十五条：太阳病，若吐，若下，若发汗，微烦，小便数，大便因硬者，与调胃承气汤。

本条言“太阳病”，吐或汗、下后转属“阳明”便硬之治法。

解曰：“太阳病”，或吐或下或发汗后，表证已解而里热结实，微烦即为里热之徵，小便数，知其肠中水液前趋，而大便化硬，但无潮热、谵语之“大承气证”，与“调胃承气”下其硬便即愈。“若”作“或”字解。

本条原文为“小承气”，逊斋以枳、朴可消满而不能化硬结，故改为“调胃承气。”其言曰：“本节之症以大便硬为主，小便数为造成便硬之主因，汗吐下则助成便硬之结果。‘小承气’可以消胀满，不可去便硬，当是上节‘调胃承气’之互误。”

本条之脉证、舌证：如上条，无大变动。

本条之针法：

支沟⊥　足三里⊥　承山⊥　内庭⊥

二百六十六条：得病二三日，脉弱，无太阳柴胡证，烦躁，心下硬，至四五日，虽能食，以小承气汤少少与微和之，令小安。至五六日，与小承气汤一升。若不大便，小便少者，虽不能食，但初头硬，后必溏，未定成硬，攻之必溏。须小便利，矢定硬，乃可攻之，宜大承气汤。

本条言脉弱者，必待矢硬乃可用“大承气汤”攻之。

解曰：得病二三日，其脉弱，无“太阳”之表证，亦无“柴胡”之半表半里证，烦躁为里热甚，心下硬为胃府亦热结，至四五日，大便不行，虽能食，以脉弱不可攻，以“小承气”少与之，微和其胃气，使之小安。至五六日，若仍不大便，与“小承气汤”一升。若仍复不大便，至六七日，乃可以攻矣。但小便少者，知水将留于肠中，虽不能食，已成腹满，亦不过初头硬耳，后必为溏，未必定皆成硬也；故攻之必溏。必须待其小便自利，则矢定硬，乃可攻之以“大承气汤”。

山田正珍曰：“于‘承气汤’之上脱一‘小’字，当补。四五日与五六日皆不大便之日数，故下文承以不大便者六七日句，古文错综之妙乃尔。否则‘至’字无所承当。不大便而能食，为其矢硬而不燥之候。若不大便而不能食，乃为硬而且燥之诊。得病二三日而脉弱者，其热之炽甚也可知，非‘太阳柴胡’之证。烦躁而心下硬者，其邪已入于里甚明。谓不大便至四五日者，其人虽能食，然当以‘小承气’少少与微和之，俾可少安也。少少也者，不过三四合之谓，对于一升而言。若少少与之而不得矢，延至五六日者，乃可以‘小承气汤’一升与之。虽然，若小便少者，虽不大便至六七日，且不能食者，攻之必令人溏。当俟其小便数而矢定硬后始可攻之，宜用‘大承气汤’。”

方中行曰：“‘太阳’不言药，以有‘麻黄’‘桂枝’之不同也。‘柴胡’不言证，以专‘少阳’也。凡似此为文者，皆互发也。以无‘太少’，故知诸证属‘阳明’。以脉强故宜微和。‘至五六日’以下，历叙可攻不可攻之节度。”

程郊倩曰：“得病二三日，指不大便言。弱者，大而弱也；病进矣而脉不进，肠胃虽燥而血自少也。虽表邪尽去，无‘太阳柴胡’证，里邪告急，有烦躁、心下硬证，正不可恣意于攻之一字也。此句以上，截作一头，下面分着两脚。能食者，以结在肠间而胃火自盛也，先以‘小承气汤’少少与之，和胃中之火，令少安，后以前汤增至一升，去肠中之结。既是‘小承气’矣，而又减去分数，接续投之，以弱脉之胃禀素虚，而为日又未久也。然而何以不需至四五日后，以小便已利，不必需也。若前证不大便六七日，小便总是不利，则肠虽结而胃弱不能布水，水渍胃中，故不能食，非关燥矢在胃不能食也，攻之虽去得肠中之结，早已动及胃中之水，硬反成溏也。须小便利者，先行渗法也，水去而硬乃定，故可攻以‘大承气汤’。其不用‘小承气汤’者，以为日已久，弱脉不可久羁也。”

本条之舌证：当如上条，或舌质较淡些，以正气之不足也。

本条之针法：如上条。

二百六十七条：伤寒六七日，目中不了了，睛不和，无表里证，大便难，身微热者，此为实也，急下之，宜大承气汤。

本条言热病目不了了者应急下之法。

解曰：“伤寒”发热六七日，患者两目视人不甚清楚，视其睛似昏蒙不和，虽无表证之恶寒、头痛，亦无里证之潮热、腹满，大便虽难而不硬，身虽热而微，“阳明”之证似不重，但热毒伏于里者殊剧，故曰此为实也，应急下之，以救其阴，宜“大承气汤”。

本条属急性热病，其热伏于里而不显于外，无烦躁、谵语之外证，不识者往往被其蒙过，以为病不至重，其实崩溃在即。盖目者，精明之所寄也，病之安危即以两目决之。两目通于脑，百病以脑病为最危，目不了了，睛不和，即为脑病至重之外候，其热毒已入于脑，非急下降其血压，清其热毒，不能救其危急也。

成无已曰：“《内经》曰：‘诸脉者皆属于目。’‘伤寒’六七日，邪气入里之时，目中不了了，睛不和者，邪热内甚，上熏于目也。无表里证，大便硬者，里实也；身大热者，表热也；身微热者，里热也。《针经》曰：‘热病目不明，热不已者死。’此目中不了了，睛不和，则症近危恶也，须急与‘大承气汤’

下之。”

汪琥曰：“不了了者，患者之目视物不明了也。睛不和者，乃医者视患者之睛光或昏暗或散乱，是为不和。”

《金鉴》曰：“目中不了了，而睛和者，阴证也；睛不和者，阳证也。此结热神昏之渐，危恶之候，急以‘大承气汤’下之，泻阳救阴，以全未竭之水可也。”

本条之脉证、舌证：脉当洪数或沉郁；舌当苔薄黄，质暗。

本条之针法：

十宣放血　委中放血　足三里丅　承山丅　内庭丅

二百六十八条：阳明病，发热汗多者，急下之，宜大承气汤。

本条言“阳明病”已结实，发热汗多者，应急下之。

解曰：“阳明病”不大便，里热结实，热气外蒸，发热而汗多者，津液有立竭之危，急下之以存其阴，宜“大承气汤”。

发热汗多原为“白虎汤证”，想必大便不解，肠中结实，热向外蒸而汗多，其苔必焦刺燥裂，脉则实大弦数，不急下其积热，有立变谵语、昏厥之阴证。若苔薄而红者，则又属“白虎证”矣。

喻嘉言曰：“汗多则津液外渗，加以发热，则津液尽随热势蒸达于外，更无他法以止其汗，惟有急下一法，引热势从大肠而出，庶津液不致尽越于外耳。”

本条之脉证、舌证：已述于上，舌苔焦黄厚。

本条之针法：

支沟丅　承山丅　足三里丅　内庭丅　复溜丅　三阴交丅

凡用“大承气汤”者，用针通便效果不及药剂确实，当以药为主，针作辅助乃可。如上条之目不了了，刺“十宣”“委中”放血，可立降血压，较药则迅速多矣。

二百六十九条：发汗，不解，腹满痛者，急下之，宜大承气汤。

本条言腹满痛而发热者应急下之。

解曰：发汗，热不解，病已入里矣；腹满而且痛者，肠中已结实且发炎也，急应下之。如迟延不攻，将成溃疡，则无法挽救矣。

程郊倩曰：“发汗，不解，津液已经外夺；腹满痛者，胃热遽尔迅攻；邪阳盛实而弥漫，不急下之，热毒里蒸，糜烂连及肠胃矣。”

方中行曰：“发汗，不解者，失之过度也；腹满痛者，胃不和也；急下之，满去则痛止也。”

本条之脉证、舌证：当如上条。

本条之针法：除委中放血以解其郁毒外，应即与汤剂攻下。

二百七十条：腹满不减，减不足言，当下之，宜大承气汤。

本条为腹满不减之治法。

解曰：腹满为胃实，“腹满不减”，其积亢实于肠中也；“减不足言”，虽减亦微，不足言为减也；当下之，其满乃得消，宜“大承气汤”。

成无己曰：“腹满不减，邪气实也。《经》曰：‘大满大实，自可除下之。’‘大承气汤’下其满实。若腹满时减，非内实也，则不可下。《金匮要略》曰：‘腹满时减复如故，此为寒，当与温药。’是‘减不足言’也。”

喻嘉言曰：“‘减不足言’四字，形容腹满如故，见满至十分，即减去二三分，不足以杀其势也。”

程郊倩曰：“下之而腹满如故，即减去一二分，算不得减，下之不妨再下，必当以减尽为度也。”

本条之脉证、舌证：脉当沉滑；舌当黄厚燥裂。

本条之针法：同二百六十八条。

二百七十一条：阳明少阳合病，必下利；其脉不负者，顺也；负者，失也；互相克贼，名为负也；脉滑而数者，有宿食也；当下之，宜大承气汤。

本条言“阳明少阳合病”从脉以决其顺逆之意与有宿食之治法。

解曰：“阳明”与“少阳”合病，两热交蒸，“阳明”肠中发炎，“少阳”胆热下溢，所以必致下利。如其脉弦大，则两不相负，其病必顺。如大而不弦，或弦而不大，乃为偏胜，不胜者谓之负，负者失其势也。如脉大，为“阳明”胜，胜则侮其所不胜，曰贼；如脉弦，为“少阳”胜，侮其所胜曰“克”；故曰互相克贼，名为负也。如下利，脉滑而数者，滑为有食，数为有热，故曰有宿食也，当下之，宿食清而利自愈，宜“大承气汤”。

成无己曰：“‘阳明’土，‘少阳’木，二经合病，气不相和，则必下利。‘少阳’脉不胜，‘阳明’不负，是不相克，为顺也。若‘少阳’脉胜，‘阳明’脉负者，是鬼贼相克，为正气失也。《脉经》曰：‘脉滑者，为病食也。’又曰：‘滑数则胃气实。’下利者脉当微，今脉滑数，知胃有宿食，与‘大承气汤’以下除之。”

柯韵伯曰：“两阳合病，必见两阳之脉，‘阳明’脉大，‘少阳’脉弦，此为顺脉；若大而不弦，负在‘少阳’；弦而不大，负在‘阳明’。是互相克贼，皆不顺之候也。”

林澜曰：“此节是三证在内，‘大承气汤’只治得脉滑而数，有宿食之证，非并治上两证也。其脉不负者，虽下利而脉未至纯弦也，不言治法。陶华谓常以‘小柴胡’加葛根、白芍治之，取效如拾芥是也。负者，脉纯弦也。土败但见鬼贼之脉，不必治矣。盖虽同是‘阳明’之合病，而有入经在府之殊，安可以在经之际，概归之‘承气’乎？”

本条之舌证：以舌苔黄厚燥或舌中心或根部有厚苔一块为有宿食之候。

本条之针法：可照上条。

二百七十二条：患者无表里证，脉浮数者，虽发热六七日至七八日，勿下之。假令已下，脉数，不解，不大便者，有瘀血，宜抵当汤。若脉数，不解，而下不止，必协热而便脓血也。

本条为从脉证知有瘀血之治法。

解曰：患者无“太阳”之表证，亦无“阳明”之里证，而脉见浮数，发热六七日至七八日不已者，为瘀血之候也；瘀血与“阳明”里热之证不同，不可以“承气汤”下也。假令已下而脉数，不解，大便下后即止，不复再下者，以瘀血未去也，宜“抵当汤”攻瘀。若下后而脉数，不解，便下不止，必使瘀血协同便下而下，成为脓血也。

本条原文有“消谷善饥”，与瘀血不涉，理不可解，故随陈本改正。

陈逊斋曰：“瘀血病既非‘太阳’表证，亦非‘阳明’里证，故曰无表里证。瘀血在人体中往往障碍血液循环而发潮热，其热辄一周不退，有夜间发热三四小时者，有日间发热二三小时者，故曰发热六七日至七八日。瘀血病之脉搏，在热退时多沉涩，在发热时必浮数，故曰脉浮数。瘀血病与‘阳明’里实者不同，故不可下。下后其瘀血决不因下而消除，故脉数，不解。然不可下而下之，必有两种变化：其一，下后其利自止，大便不溏泄者，则瘀血仍蕴结未去，可以‘抵当汤’攻其瘀血；其二，下后利遂不止，大便频数者，则瘀血必协同肠胃间发炎下利之物而泄出，成为下利脓血之病，当以‘白头翁汤加桃仁苏木’治之云。”

本条之舌证：有瘀血者，舌色必红中带紫。

本条之针法：不下利者，可按照一百四十条。

下利脓血者：命门　小肠俞　中膂俞　合谷　关元　足三里　阴陵泉　三阴交

二百七十三条：伤寒，发汗已，身目为黄，所以然者，以寒湿在里不解故也。以为不可下也，于寒湿中求之。

本条言寒湿“黄疸”。

解曰：“伤寒”，发汗已后，一身面目悉黄，所以然者，以寒湿在里，阳虚不得化湿，湿郁不解而为黄也。寒湿久郁之黄只可温而不可下也，故曰以为不可下也，当于治寒湿病中之法治之。

“黄疸”有阳黄、阴黄。阳黄为热不得越，破坏血细胞，分离血红蛋白，致胆液激增，溢出而为黄。《方书》谓湿热郁蒸而成，其黄如橘子金黄色而明润，可汗，可清，可下。阴黄谓十二指肠部发炎，波及输胆管，黏膜发生肿胀，胆汁不入于肠中，渗入血中而为黄。《方书》称谓寒滞郁滞而成，其黄黯淡，以体温不足，血行滞缓，故无阳黄之明润，治法只有温化。王海藏曰：小便利者用“术附汤”，小便不利者用“五苓散”。喻嘉言谓用“四逆汤”加茵陈。柯韵伯谓用“真武”“五苓”辈。

成无己曰：“《金匮要略》曰：‘黄家所起，从湿得之。’汗出热出，则不能发黄；发汗已，身目为黄者，风气去，湿气在也。脾恶湿，湿气内著，脾色外夺者，身目为黄。若瘀血在里发黄者，则可下，此以寒湿在里，故不可下，当从寒湿法治之。”

程郊倩曰：“‘伤寒’病系阴邪，发汗已，阴邪宜解矣，即不解，亦不当见身目发黄之病，所以然者，以其人素有湿邪在里，表寒虽经发汗，而其为阴湿所持者，终在里而无从解散也。发汗后之寒，久当变热，虽有热邪，不可下也，以为寒湿郁蒸之热，非实热也，仍当于寒湿中，责其或深或浅而治之可也。”

二百七十四条：伤寒七八日，身黄如橘子色，小便不利，腹微满者，茵陈蒿汤主之。

本条言阳黄之证治法。

解曰：“伤寒”七八日后，热无出路，郁极发黄，身黄如橘子色，小便复不利，热愈难泄，积滞不下而腹微满，以茵陈利尿化黄，栀子清血消炎，大黄驱热逐实以治之。

程知曰：“此驱湿除热法也。‘伤寒’七八日，可下之时；小便不利，腹微满，可下之证；兼以黄色鲜明，则为三阳入里之邪无疑，故以茵陈除湿，栀子清热，用大黄以助其驱邪。此证之可下者，犹必以除湿为主，而不专取乎攻下，有如此者。”

柯韵伯曰：“‘伤寒’七八日不解，阳气重也；黄色鲜明者，汗在肌肉而不达也；小便不利，内无津液也；腹微满，胃家实也；调和二便，此‘茵陈’之职。”

本条之脉证、舌证：脉当滑大或濡数；苔当黄厚而腻。

本条之针法：

至阳丅　膈俞丅　曲池丅　腕骨丅　足三里丅　阴陵泉丅　公孙丅

二百七十五条：伤寒瘀热在里，身必发黄，栀子柏皮汤主之。

本条为瘀热发黄之治法。

解曰："伤寒"身黄，因有瘀热在里，湿热交遏而致发黄，所谓"溶血性黄疸"，以"栀子柏皮汤"主之。

本条亦为阳黄，不用"茵陈蒿汤"者，以小便利、腹不满也，只需栀子清瘀热，黄柏去湿热，甘草解瘀毒可矣。

本条之针法：

至阳⊤　膈俞⊤　脾俞⊤　腕骨⊤　三阴交⊤　公孙⊤

以膈俞、三阴交、公孙三穴祛瘀热，余穴则祛黄也。

栀子柏皮汤方

栀子十五个（擘）　甘草一两（炙）　黄柏二两

右三味，以水四升，煮取一升半，去滓，分温再服。

本方之主症：

东洞翁本方定义曰："治身黄发热心躁也。"

《类聚方广义》本方条曰："眼球黄赤热痛甚者，洗之有效，又胞睑糜烂痒痛及痘疮落痂以后眼犹不开者，可加枯矾少许洗之，亦妙。"

二百七十六条：伤寒身黄发热者，麻黄连轺赤小豆汤主之。

本条言身黄有表证之治法。

解曰："伤寒"身黄而发热者，有表证也，宜"麻黄连轺赤小豆汤"清热化黄解表治之。

方中行曰："此'黄疸'之有表证而里不实者，故以发表为治。"

本条汤方原文互错。西仲潜曰："此二条证方互错，瘀热在里，理不宜发表，必是'栀子柏皮汤证'，身黄发热即为表候，殆即'赤小豆汤证'"云云，此说甚是。

《金鉴》曰："本条用'麻黄汤'以开其表，使黄从外泄，去桂枝者，避其热也，佐姜、枣者，和其营卫也，加连翘、梓皮以泻其热，赤小豆以利其湿，共成治表实发黄之效也。"

本条之脉证、舌证：脉当浮而弦或小弦数；舌当薄白而质红或紫。

本条之针法：

至阳⊤　阳纲⊤　合谷⊤　外关⊤　腕骨⊤

以外关、合谷清热，至阳等三穴祛黄。若身热甚者，再加大椎、曲池。

麻黄连轺赤小豆汤方

麻黄二两（去节）　赤小豆一升　连轺二两　杏仁四十个（去皮尖）　大枣十二枚（擘）　生梓白皮一升　生姜二两　甘草二两（炙）

右八味，以潦水一斗，先煮麻黄再沸，去上沫，纳诸药，煮取三升，分温三服，半日服尽。

按：无梓皮，以桑白皮代之。潦水即雨水所积于小池沼中之水。

本方之主症：发黄无汗发热者。

《类聚方广义》本方条曰："疥癣内陷，一身瘙痒，发热喘咳，肿满者，加蝮蛇有奇效。生梓白皮采用不易，今权以干梓药或桑白皮代之。"

小 结

病藏于中，证形于外，所以"太阳伤寒"为脉浮，头项强痛而恶寒。"阳明病"则为胃家实，身热汗自出，不恶寒，反恶热。以此为提纲，"太阳"主表，"阳明"主里。但"阳明"亦有恶寒，因为病的发热是毒素刺激神经中枢，是一种自卫之生理功能。在发热之初起，体温中枢之调节发生变化，使产热量增加，有关散热的功能都加以抑制，于是皮肤血管收缩，竖毛肌收缩，汗腺不分泌，因此皮肤温度降低，患者常有寒冷的感觉，或甚至发抖。体热产生迅速增加，继而血液的温度直接刺激，大脑皮层接受高热的刺激，转向加强散热中枢的活动，于是皮肤血管扩张，全身肌肉舒松，汗腺分泌汗液。这时患者感觉不恶寒而反恶热，同时感觉精神不安而烦、口渴等。因为体温升高之后，虽然产热和散热趋于平衡，但此时保留在体内的热量仍比正常多，所以体温保持在高水准上；必须经过医生找出发热的根本原因而设法解除之，或经过一个时期休息之后，机体发生机转而解除之。本篇一百九十八条所言，即此理也。古人都是叙述实践工作中的体验事实，故文虽简略，义实相同。

外感病，夹食者很多，所以有"太阳阳明""正阳阳明""少阳阳明"之分别。"太阳"主表，发汗后，内部组织水分因此缺少，消化系受到影响，所谓发汗脾约是也。病无别经的见症，纯属消化道肠胃有病，所谓胃家实者，即"正阳阳明"因利小便而耗散水分。大便燥结，不容易通，所谓"少阳阳明"也。因胃肠道难免积有废物残渣，故各病最易转属"阳明"。

"阳明病"有"中风"，有"中寒"。若能食者，名"中风"；不能食者，名"中寒"。能食者，消化功能无障碍，只有发热和濈濈然汗出之见症，"阳明"经病而脏腑不病也。不能食者，内脏神经抑制和内脏的自动功能受阻碍，所以但头眩，不恶寒，故名"中寒"。若头痛，发热，恶寒，为"太阳"表证，而非"阳明"的证候。因此，程郊倩说："'阳明'经病，不一之病也，前不必有所传，后不必有所归，在表既无头痛、恶寒，在里又无燥坚、里实之证。"

“阳明病”之诊腹是很重要者，腹满和硬满在心下和腹部，若在心下则先辨痛与不痛，按之濡和硬的分别，参以旁证；腹部硬和满的，知其胃肠间有无燥结，再参以小便之利与不利，脉之搏动，舌苔之厚薄润燥，以定三“承气”之适合证。胃肠症状之表示在舌上者，很有助于诊断，现在巴甫洛夫学说也提及：“因为舌内满布着接受味觉刺激的感受器，所以不正常的状态（指消化管）就使得味觉颠倒，以至消失。味觉消失则为造成不食的原因。这样，消化管就能安静。我们知道，安静是很重要的抵抗疾病的手段。因此，我们说这是来自有机体内部的自身治疗反射。”中医向来临诊以视舌为要，虚实验诸舌形大小，舌苔有无；寒热验诸舌质之色浅深；津液验诸舌液润燥；食滞验诸苔之厚薄。

现在科学昌明，黄疸病证造成因素大多可以明了，其为肝胆之排泄与血液循环中胆色素之关系。近代西医内科学，分成阻塞性黄疸，又分为内部阻塞或外部阻塞、中毒及发炎性黄疸，溶血性黄疸。古代如仲景先师在《伤寒论》中所言，亦有各种不同症状的黄疸，有胆盐对心脏的遏制而产生心搏徐缓，故有脉迟、食难用饱等消化症状；神经症状之头眩、微烦，上腹部不适，或肝肿大，汗腺闭塞，则血液循环及淋巴流回流不畅，神经末梢受刺激而产生如虫行皮中状者；胃炎或十二指肠炎黄疸，即因饮食无度，富有脂肪，冷热过度，腐败变坏等中毒性发炎，或因病原体介血行经输胆管，致胆汁郁滞，或惹起肝实质和间质之变化，所谓“阳明病”，发热，瘀热在里，身必发黄，“茵陈蒿汤”治之。茵陈蒿为治发黄之圣药，栀子除胃热时疾，通小便，“大黄”荡涤肠胃郁滞积热，古法配合之妙用如此。古代分黄疸为阴黄和阳黄。黄如橘色，亦即黄色鲜明者，为阳黄；黄如黯酱或黄色不明润者，为阴黄。

肠出血和肠阻塞，胃之神经痉挛或胃肌弱等，所以有“阳明病”之蓄血症。大便秘结不行，有黑色大便，古代早已发明灌肠及润导，如“猪胆汁灌肠”及“蜜煎导法”，肠液枯之脾约“麻仁丸”，治瘀血毒之“抵当汤”或丸等。

总之，消化系统病之属于阳性者，名之曰“阳明病”。但亦须分虚实寒热，亦有因感冒而惹起胃肠症状者，或有胸膜和腹膜发炎者，所以有“太阳阳明”“正阳阳明”“少阳阳明”之别。古代未有今日精密之科学方法，将病证综合分析，难免有混而不清。在当时的社会历史条件下有这样的叙述，可知我国古代医学之卓越矣。

辨少阳病脉证并治法

二百七十七条：少阳之为病，口苦、咽干、目眩也。

本条为“少阳病”之提纲。

解曰：“少阳病”之症状，为口苦、咽干、目眩。口苦为胃中有热，其苦味质由食管上溢于舌也；咽干为咽头黏膜干燥也；目眩为视物昏乱也。此皆属于上部器官发炎，热性向上之所致。中医称之曰“少阳三焦”相火不潜，火气上升，或肝胆之火上升。以“三焦”属“少阳”，胆亦配“少阳”，故“少阳病”之范围颇广，其主症则为口苦，咽干，目眩，呕，胸胁痞满，往来寒热。口苦，咽干，目眩，即为肝胆之热；胸胁痞满，往来寒热，呕，即为“三焦”之热。所称肝胆之热，非指肝胆之实质热病，简言之，为神经性之热病。中医初不知有神经，凡属神经性之病变，如癫狂谵语，痉挛眩晕，统称肝病；属于急性热性者，则兼胆言之，每谓肝风夹胆火上逆或肝阳上升；属于慢性阴性者，则称肝虚或肝阴不足。“三焦”之范围则更广，不特油膜与淋巴系统而已，一切腺体之分泌作用亦属之。统而言之，凡属神经系统、淋巴系统、腺体作用等所起之热性病，悉可属于“少阳病”门之中。

柯韵伯曰：“‘太阳’主表，头项强痛为提纲；‘阳明’主里，胃家实为提纲；‘少阳’居半表半里之位，仲景特揭口苦、咽干、目眩为提纲。盖口、咽、目三者，不可谓之表，又不可谓之里，是表之入里、里之出表处，所谓‘半表半里’也。苦、干、眩者，人所不知，惟患者独知，诊家所以不可无‘问法’。”按柯氏之言“少阳”为“半表半里”之意，指“太阳病”之热发在表层，主表；“阳明病”之热发在胃肠，主里；“少阳”介乎其中，病显于胸腔者多而言之。

《金鉴》曰：“口苦者，热蒸胆气上溢也；咽干者，热耗其津液也；目眩者，热熏眼发黑也。此揭‘中风伤寒’邪传‘少阳’之总纲。凡篇中称‘少阳中风伤寒’者，即具此证之谓也。”

南涯氏曰：“少者，微少也。阳气盛于里位者，谓之‘少阳’。口苦、咽干、目眩者，此其候也。曰口，曰咽，曰目，皆里位也；曰苦，曰干，曰眩，皆热气上进所致也。气稍盛于里，而不能畅达于表者，此为阳气微少之状，因名曰‘少阳’。”

汤本氏曰：“不论‘伤寒’‘中风’及其他诸病，凡有口苦、咽干、目眩之自觉症者，概可目为‘少阳病’，而依‘少阳病’诊断法所揭之大纲治之可也。

然咽干、目眩二症，不必‘少阳病’始有之，故不可视为准据。惟口苦一症，苟确实而无疑义，方可据为主目标，其他二症则仅为副目标耳。而苦、干、眩三症，当目为‘半表半里’所有炎症之余波上达于口腔、咽头、眼皮者也。”

二百七十八条：少阳中风，两耳无所闻，目赤，胸中满而烦者，不可吐、下，吐、下则悸而惊。

本条言“少阳中风”不可用吐下之法。

解曰：“少阳病”，口苦、咽干、目眩而汗出者，为“少阳中风”，其热在上，听神经发炎为两耳无闻，眼球之结膜发炎为目赤，胸部淋巴管发炎为胸中满而烦，凡此皆属于神经系与淋巴系之病，即所谓“少阳之病”，不可以吐下法治之，盖病不在肠胃也。否则引起水饮而为悸，伤其阴液而为惊。

耳聋，目赤，胸满烦，俱为“少阳证”；“少阳病”不可吐、下，亦不可汗者，因其病多偏于神经系方面故也。神经之力量为统一整体之生理活动之协调的主要负责者，神经细胞则全赖阴液为涵养，汗、吐、下皆直接伤津液，间接使神经失去力量，故常人于大汗、大下后，往往发生精神疲劳，即因神经暂时受汗、下之影响而减低活动力量之表现。“少阳病”既偏重于神经系方面之症，故于汗、吐、下三法为不适合，只有和解一法，以“小柴胡汤”为主方，以柴胡、黄芩为主药。柴胡为疏通淋巴，俾水道流通，黏膜之干燥者得以润泽，各部组织之缺水者得以滋养；黄芩为清热降血压之要药，《方书》谓其下气能清肝胆之火。下气即降血压，清肝胆火即消神经之炎与热，故“少阳病”得之而安。以其非汗剂，亦非下剂，乃称和解之剂。

成无己曰：“‘少阳’之脉，起于目眥，走于耳中，其支者下胸中贯膈。风伤气，风则为热。‘少阳中风’，气壅而热，故耳聋，目赤，胸满而烦。邪在‘少阳’，为‘半表半里’。以吐除烦，吐则伤气，气虚则悸；以下除满，下则亡血，血虚则惊。”

二百七十九条：伤寒，脉弦细、头痛、发热者，属少阳，不可发汗，发汗则谵语。此属胃，胃和则愈，胃不和则烦而躁。

本条言“少阳伤寒”不可发汗，发汗则转属“阳明”。

解曰：“伤寒”，脉弦而细，弦为“少阳”之脉，细为“阴虚”之脉。头痛为热升于上也。发热为“少阳”之热也。病属“少阳”，虽有头痛、发热，不可发汗，发汗则阴液更伤，神经失养而愈热，热则转属“阳明”，故曰此属胃，如胃气和而无积滞者则易愈，如胃中预有积滞不和者，则发汗之后液燥热增，积滞亦化浊热，两阳相合，其热愈甚，则为烦躁。

本条之头痛发热，非“太阳病”，亦非“阳明病”，以脉不浮不大也。只呈弦细脉形；弦细为“少阳脉”，故称属“少阳”。当有口苦、咽燥之症，此未言及耳；发热亦必为热多寒少之热，头痛当在两侧，或为偏头痛，文中亦未言明耳；临床上固皆如此也。

喻嘉言曰：“‘少阳伤寒’禁发汗，‘少阳中风’禁吐、下，二义互举，其旨益严。盖‘伤寒’之头痛、发热，宜于发汗者，尚不可汗，则‘中风’之不可汗，更不待言矣。‘中风’之胸满而烦，似可吐、下者，尚不可吐、下，则‘伤寒’之不可吐下，更不待言矣。脉弦细者，邪欲入里，其在胃之津液已为热耗，重复发汗而驱其津液外出，安得不谵语乎？”

柯韵伯曰：“‘少阳’初受寒邪，病全在表，故头痛、发热与‘太阳’同，与五六日而往来寒热之‘半表’不同也。弦为春脉，细则‘少阳’初出之象，但见头痛发热，而不见‘太阳脉证’，则弦细之脉，断属‘少阳’，而不可作‘太阳’治之矣。‘少阳’少血，虽有表证，不可发汗，发汗则津液越出而相火燥，必胃实而谵语，当与‘柴胡’以和之，上焦得通，津液得下，胃气因和。若加烦躁，则为‘承气证’矣。”

汤本氏曰：“今总括以上三条而解释之，则凡属‘少阳病’，不问其由‘太阳’转入或自然发生者，均有胸腹二腔之界限部间脏器组织生有炎症，其余波则迫于上部，于是照例呈口苦、咽干、目眩之象时，或耳聋、目赤、头痛，且波及外表而发热。若病不在表，则脉不浮；病不在里，则脉不沉；此病位介在二者之中间，故脉亦准之而在浮沉间，因呈弦细之象，故当严禁汗与吐、下也。”

二百八十条：本太阳病，不解，转入少阳者，胁下硬满，干呕不能食，往来寒热，尚未吐、下，脉弦紧者，与小柴胡汤。

本条言“太阳”转属“少阳”之治法。

解曰：本为“太阳病”，因不解，热邪转入“少阳”；三焦淋巴管发生炎肿，而为胁下硬满；淋巴管肿大压迫胃脏，引起胃气上逆而为干呕不能食；三焦油膜之水道阻塞，内外之气不融和而为往来寒热。“少阳病”不可吐、下，尚未吐、下以前，病情无变化，其脉弦紧者，与“小柴胡汤”。

原文为“脉浮紧”，《金鉴》改为“沉弦”，《活人书》为“弦紧”，以“弦紧”为较妥。

尤在泾曰：“本‘太阳’脉浮、头痛而恶寒之证，转为胁下硬满、干呕不能食、往来寒热者，‘太阳’不解而转入‘少阳’也。尚未吐、下，未经药误，脉虽沉紧，可与‘小柴胡汤’以和之，以证见‘少阳脉证’而从证治也。或曰‘脉沉紧’连‘尚未吐、下’看，言尚未经吐、下与脉未至沉紧者，知其邪犹在经，可与‘小柴胡汤’和之，亦通。”

本条之舌证：舌质当红，苔薄黄。

本条之针法：如一百零五条。

二百八十一条：若已吐、下、发汗、温针，柴胡汤证罢者，此为坏病；知犯何逆，以法救之。

本条言“少阳证”不可吐、下、发汗、温针，否则必成坏病。

解曰：“少阳病”不可吐、下、发汗，若已经误吐或误下、误汗、误温针，发生变病，“柴胡汤证”则已罢，所有之变病，即为逆治所变之坏病，当以其所变之症状，而测知其所犯何逆，依法治之。

二百八十二条：三阳合病，脉浮大，上关上，但欲眠睡，目合则汗。

本条言“三阳合病”。

解曰：“太阳”“少阳”“阳明”合病，其脉浮大，浮为“太阳”之脉，大为“阳明”之脉，上关上则言脉由尺上关而直上，盖弦而长之脉也，亦即“少阳”之脉，具此脉型，谓为“三阳合病”。以脉弦长，可知病仍偏乎“少阳”，神经受热熏蒸极重，呈衰弱疲劳之情状，故但欲睡眠。寤则精神稍充，神经稍得休息，勉力维持其功能；寐则神归于内，大脑皮层神经即呈抑制，而不能抑制汗腺之开放而汗自出，故曰“目合则汗”。

成无已曰：“关脉以候‘少阳’之气，‘太阳’之脉浮，‘阳明’之脉大，脉浮大，上关上，知‘三阳合病’。胆热则睡。‘少阴病’但欲眠睡，目合则无汗，以阴不得有汗。但欲眠睡，目合则汗，知‘三阳合病’，胆有热也。”

二百八十三条：伤寒六七日，无大热，其人烦躁者，此为阳去入阴故也。

本条言“少阳”传“阳明”。

解曰：“伤寒”已六七日，外无大热，知其外证已减，而其人烦躁，则里热已重，此为外邪已入于里。阳指外，阴指里也。里为“阳明”，外为“太阳”，本条列入“少阳”篇中，当论“少阳”，此为阳，指“少阳”也。

成无已曰：“表为阳，里为阴，邪在表则外有热，六七日邪气入里之时，外无大热，内有躁烦者，表邪传里也，故曰‘阳去入阴’。”

丹波氏曰：“表邪入于里阴而躁烦者，盖此‘阳明’胃家实而已。”

二百八十四条：伤寒三日，三阳为尽，三阴当受邪，其人反能食而不呕，此为三阴不受邪也。

本条言“少阳”不传三阴。

解曰：“伤寒”三日，一日“太阳”，二日“阳明”，三日“少阳”；三阳尽，应传“太阴”“少阴”“厥阴”之三阴。今者病已三日，三阳为尽，三阴当受传，但其人反能食而不呕者，则“太阴”不病，三阴不受邪也。

本条袭《素问·热论》之说。“伤寒”一日传一经，事实则绝不如此，不可信也。但能食而不呕，为胃气和也；胃气和者，纵有病必不重，且能自已，当然不致再传。

二百八十五条：伤寒三日，少阳脉小者，欲已也。

本条言“少阳”欲愈之脉也。

解曰：“伤寒”三日，“少阳”脉弦紧，而变为小者，可知病欲已也。大则病进，小则病退，一定之理也。

“三阳证”之脉，浮紧、洪大、弦滑、促数，皆为血行或神经紧张之候，如脉见小，即知血行趋于和缓，神经归于和平，病邪进行之势已退，即有若干外证，已属强弩之末，即将已也。

二百八十六条：少阳病欲解时，从寅至辰上。

本条言“少阳病”解之时。

解曰：“少阳病”欲退之时，每在寅时至辰时之间，其理不可得，其事实亦无徵，留以阙疑并待证。

成无已曰：“《内经》曰‘阳中之少阳，通于春气’，寅、卯、辰，‘少阳’木旺之时也。”

小 结

病之不属于表和里者，名之曰“半表半里”，亦既无“太阳”之表证，又无“阳明”之里证，介乎“太阳”“阳明”二经之间者，称之为“少阳”。《内经》上说：“太阳为开，阳明为阖，少阳为枢，如户之枢，司开阖者也。”六经各有提纲，“少阳病”之口苦、咽干、目眩为提纲。口苦、咽干、目眩之症，既不形于外，又不病于里，他人不得而知者，惟患者乃自觉。古人以三焦与胆属之“少阳”，后世又以肾系命门相火属之于“少阳”，证之现代解剖生理，很明显地指示着我们，口苦是味觉，目眩是视觉，咽干是腺体分泌不足，这系列之症状都属于神经系统之调节失常。第二百七十八条之“少阳中风”，两耳无所闻，目赤，胸中满而烦者，不可吐、下，吐、下则悸而惊。仲师很明确地指示着胸中满而烦并非脏腑有病，若误犯吐、下，则发生精神不安之惊悸，是又一系列的神经性之症状。所以我说凡属神经系、淋巴系（包括腺体作用等）发生发热性疾病，又与血液循环关联，因此联系着有关脏器如肝、胆、脾、胰、内分泌等的作用。

“少阳”非表病，故脉不呈浮象，又非里病，脉亦不见沉象，因此，脉象表现于两者之间，呈为弦细之象，所以不应该用汗、吐、下三法。如“柴胡桂枝汤”之发汗及“大柴胡汤”之泻下亦所禁忌，只宜“小柴胡汤”之和解。本为“太阳病”，有头项强痛，发热，恶寒，继而为转入“少阳”，胁下硬满，咽干不能食，往来寒热，尚未吐、下，脉沉紧者，与“小柴胡汤”。所以“太阳病”之发汗，有“麻黄”和“桂枝”之分别，而“伤寒中风”有“柴胡证”，但见一证便是，不必悉具。因为“柴胡证”有往来寒热，胸胁苦满，默默不欲饮食，心烦喜呕，这是“柴胡证”之确证；但其中之尤确者，为胸胁苦满一证，因为往来寒热，默默不欲饮食，心烦喜呕，不是“少阳病”所独有者；但必须与心下痞硬及心下硬满为鉴别。

若已误犯汗、吐、下、温针，“柴胡汤证”已解除，而疾病未愈，因此说为坏病。不言症状，即不知其误犯何法。以法救之，此又随证施示之指示，亦即说明误犯吐、下则悸而惊，误犯发汗则谵语，以上是辨证不确而误治。

“少阳”既然是“半表半里”，所以在“太阳病”中有“少阳病”的见症，“阳明病”中有很多“少阳病”的见症，亦有“三阳合病”者，或者表证已渐解除，里滞未去和躁烦不已者，是阳已去而邪入阴故也。如果其人反能食而不呕者，或“少阳”脉小者，为欲已也。

辨太阴病脉证并治法

二百八十七条：太阴之为病，腹满而吐，食不下；若下之，必胸下结硬，自利益甚，时腹自痛。

本条为“太阴病”之提纲与不能用下之戒。

解曰：“太阴病”之病证，为腹满而吐，食不下，自利；若再下之，必为胸中硬满、自利益甚、时腹自痛之症。

“太阴”，《方书》指脾，“脾主运化，脾主为胃行其津液”。运化为消化作用，行其津液为吸收作用，二者皆为胃肠功能。故“太阴脾”实指胃肠之功能，“太阴病”即胃肠之功能病。其病因属于热、属于实者，则谓“阳明病”；属于虚、属于寒者，则谓“太阴病”。腹满而吐，“阳明”“太阴”皆有之。“阳明”为实与热，“太阴”则为虚与寒，以胃肠虚寒，食物不化，浊气积滞而为满，胃中水液上涌而为吐，吐则食不下，胃有寒饮，亦不思食，肠中不吸收而为自利。若下之，必使胃肠益形虚寒，水饮愈不能化而为胸下硬满。自利者，利更甚，利甚则肠之蠕动更甚而为痛，且因寒之刺激而腹时痛，故“太阴”不可攻下。盖“太阴病”之症结为胃肠虚寒，消化功能衰弱，治当温化，不宜攻下，适与“阳明病”相反。

山田正珍曰：“三阴诸证，多属平素虚弱之人所病，故传变早而兼并速（中略）‘太阴’者，谓‘少阴’之邪转入于里者也。寒邪在里，则脏腑失职，以是腹满而吐，食不下，自利益甚，时腹自痛也。吐也者，有物由胃中反出也。食不下者，胃脘不肯容受也。时腹自痛者，谓有时腹自痛也。时者何？因得寒而痛，得暖则止也。自者何？以内无燥矢也。盖‘阳明’之腹满痛，由于内有燥矢，故非得寒而发，亦非得暖而止，此可见两者之不同也。苟不下，‘时自’二字后亦有论曰：腹泻时痛者，属‘太阴’也，其义益可明矣。若下之也者，谓粗工一见腹痛，即以为‘阳明’之满痛，遽妄攻下之之意也。殊不知此满痛，固属虚寒所致，与‘阳明实热证’大有攻救之别。必致胸下结硬，胸下结硬者，以里虚益甚，而心气为之郁结故也。前第一百四十四条曰：病发于阴而反下之，因而作‘痞’，即此之谓也。”

汤本氏曰：“此腹满虽与‘阳明’之腹满相似，然与彼之属阳实证者异。以此为阴而虚者，故惟腹壁膨满挛急，而内部则仍空虚无物，按之无抵抗且无热者也。又吐食不下者，虽似‘少阳柴胡汤’之证，然与彼之由于阳热者异，盖为胃肌衰弱之结果，停水而后致也。自利益甚，不仅亦因肠肌之痿弱，以致停水。下之必胸下痞硬者，以此等虚满，若误为‘阳明’之实满而泻下之，必致心下痞硬之意，此乃戒误下之辞也。”

二百八十八条：太阴中风，四肢烦疼，脉阳微阴涩而长者，为欲愈。

本条言“太阴中风”欲愈之脉候。

解曰：阴病原为虚寒湿不化，复中风邪，成为风湿。风为阳邪，行于四肢，所谓风淫末疾，而为四肢烦疼。如脉轻按则微，重按则涩而脉形长者，则为风湿俱去之候，为欲愈也。

烦疼，则疼之甚，反侧安置极不舒适，难于形容之词也。风有数义：一谓病之起于急暴者，如中风、急惊风、缠喉风、马脾风等；一谓神经性之疼痛或搐搦，如头风、痛风、风湿痛、慢惊风、鸡爪风等；一谓细菌性之传染病，如伤风、破伤风、厉风、鹅掌风等；一谓感冒发热有汗者，如本论之“三阳中风”。本条之“中风”即作“三阳中风”之风解，实际则指神经性之疼痛。凡是神经性疼痛之风湿病，每多起于四肢，以四肢为活动关节，神经易受摩擦，易于产生炎性渗出物，故痛风必起于四肢。

脉阳微，为不浮，风气去之候也。阴涩，为不濡，湿气去之候也。阳微阴涩，不得作血虚气滞观，以其脉虽涩犹长也。长为气治，即血和之候，故涩脉为湿邪已去。

二百八十九条：太阴病，欲解时，从亥至丑上。

本条言“太阴病”解之时间。

解曰：“太阴病”将解之时，每在亥时至丑时上。

柯韵伯曰：“夜半后而阴隆为重阴。”又曰：“合夜至鸡鸣，天之阴，阴中之阴也。脾为阴中之至阴，故主亥子丑时。”

二百九十条：太阴病，脉浮者，可发汗，宜桂枝汤。

本条为“太阴中风”之治法。

解曰：“太阴病中风”，四肢烦疼而脉浮者，可发汗，以“桂枝汤”治之为宜。

“太阴病”为腹满而呕，食不下，自利，宜“理中汤”辈，不宜发汗。本条虽有脉浮，亦不能凭之与发汗剂。但下文明白指用“桂枝汤”，由汤以推测，当属上条之“太阴中风证”，为发热头痛，四肢烦疼，无腹满而呕、食不下、自利诸症。

无腹满而呕、食不下、自利之“太阴”主症，只有四肢烦疼，何以称为“太阴病”？曰:《方书》称脾为“太阴”，称脾之领域曰“脾主肌肉”“脾主四肢”“脾主运化”，则腹部与肠胃与四肢部皆其领域。腹主里，四肢主外。彼腹满而呕与自利，“太阴”之里病也。四肢烦疼与身重，“太阴”之外证也。外证脉浮而发热肢疼，因曰“太阴中风”，古人之立意，大概如此。

本条之舌证：舌苔当为白腻或薄白。

本条之针法：

大椎丅　风门丅　肩髃丅　曲池丅　外关丅　合谷丅　经渠丅　风市丅　阳陵泉丅　昆仑丅　内庭丅　行间丅

轻症只取大椎、外关、合谷、昆仑四穴。

以上诸穴直接疏通四肢气血，以解烦疼，退热发汗已寓其中矣。

二百九十一条：自利不渴者，属太阴，以其脏有寒故也，当温之，宜服四逆辈。

本条言自利不渴，宜用温剂治法。

解曰：自下利而不渴者，为肠中有寒湿，失去吸收功能也。寒则自利，湿则不渴，此属“太阴病”，以其脏有寒故也。脏指胃肠，胃肠有寒，当温化，宜服“四逆”“理中”诸汤。

成无己曰：“自利而渴者，属‘少阴’，为寒在下焦；自利不渴者，属‘太阴’，为寒在中焦。与‘四逆’等汤，以温其脏。”

二百九十二条：伤寒，脉浮而缓，手足自温者，系在太阴；太阴当身发黄；若小便自利者，不能发黄；至七八日，虽暴烦，下利日十数行，必自止，以脾家实，腐秽当去故也。

本条言“太阴”转属“阳明”，能自利者则愈。

解曰：“伤寒”，脉浮而缓，手足自温，浮为“太阳”表证，缓为“太阴”湿证，浮而缓为“太阳”表邪转入“太阴”之候，故曰“系在‘太阴’”。热与湿交合，当熏发成黄，故曰“‘太阴’当身发黄”。若小便利者，则湿从小便去，不能发黄；至七八日，热郁于中，虽见暴烦，其下利日十数行，则热邪从便下泄，热清必利自止，此以脾家正气充实，能驱病毒外出，肠中腐秽当去故也。

二百九十三条：本太阳病，医反下之，因而腹满时痛者，属太阴也，桂枝加芍药汤主之；大实痛者，桂枝加大黄汤主之。

本条言“太阳”误下转属“太阴”之治法。

解曰：本“太阳病”，无下法之理，医反下之，伤及无辜，因而腹部受下剂之刺激而失去温化作用，致腹满，寒主挛急而时作腹痛；腹满时痛属“太阴证”，故曰“属太阴也”。“太阳”表邪未解，主“桂枝汤”，腹挛急作痛，主“芍药甘草汤”，故与“桂枝加芍药汤”主之。若腹部兼有积滞，受下剂之攻动而大实痛者，则“桂枝加大黄汤”治之。

本条分两节：“桂枝加芍药汤”属“太阳太阴证”，“桂枝加大黄汤”属“太阳阳明证”，其列入“太阴”者，有腹满时痛一证为“太阴证”也。

东洞翁曰：“腹满时痛者，即拘急而痛也，因直腹筋之挛急过甚，且形腹壁膨满也。大实痛者，不独直腹筋之挛急而已，并为肠内蓄有病毒也。”

成无己曰：“表邪未罢，医下之，邪因乘虚传入‘太阴’。里气不和，故腹满时痛，与‘桂枝汤’以解表，加‘芍药’以和里。”

喻嘉言曰：“大实大满，宜从急下，然阳分之邪初陷‘太阴’，未可峻攻，但于‘桂枝汤’中少加大黄，七表三里，以分投其邪，与‘大柴胡汤’同其义也。”

本条之脉证、舌证：上节脉当浮弦，舌当白苔；下节脉当浮大或浮迟，舌当白厚或淡黄厚。

本条之针法：

上节：合谷⊤　外关⊤　天枢⊤　气海⊤　足三里⊤

下节加：支沟⊤　承山⊤

桂枝加芍药汤方

桂枝三两　芍药六两　甘草二两（炙）　生姜三两（切）　大枣十二枚（擘）

右五味，以水七升，煮取三升，去滓，分温三服。

本方之主症：腹满时痛而有“太阳”表证者。

《方舆輗》曰：“‘桂枝加芍药汤’，此其人宿有癥癖痼瘕，兼有痢疾而引起固有之毒，而因之腹痛者，主用之剂也。假令因宿食而腹痛，吐泻已后腹尚痛不止者，此由于固有之毒，盖‘桂枝加芍药汤’者用于痢毒不甚强；只感痛甚，或痢毒既解而痛不止之类，皆因其固有之毒也。有固有之毒之人，其腹拘挛或有块者，又毒为剧痛不止者，‘桂枝加芍药大黄汤’主之。”

桂枝加大黄汤方

桂枝三两　芍药三两（旧本作六两，误）　甘草二两（炙）　生姜三两　大枣十二枚（擘）　大黄一两

右六味，以水七升煮取三升，去滓，温服一升，日三服。

本方之主症：“桂枝加芍药汤”兼有停滞肠中者。

《方舆輗》曰：“此方痢疾初起有表证腹痛而里急后重不甚者用之。此表证比‘葛根汤’等为轻。又有痢疾初起，则用‘桂枝汤’等，而腹痛少强者，适用此方。亦有用于痢中为调理者，其痛剧时，先用以和痛而制之也。”

二百九十四条：太阴为病，脉弱，其人续自便利，设当行大黄、芍药者，宜减之，以其人胃气弱，易动故也。

本条言“太阴病”脉弱者，应用大黄、芍药者宜减用之诫。

解曰：“太阴”为病，原为腹满、自利；其脉弱者，为“太阴”虚寒，正气不足之候。其人续自便利，即“太阴”虚寒，消化力弱，续作自利。简言之，为平素易便溏泄之人，设其病当用大黄、芍药者，宜减少其分量，盖以其人胃气素弱，易于攻动其便也。

本条承上条之意而设，“太阴病”本属虚寒证，宜温补，不宜攻破，上条因用大黄、芍药，恐人以此滥用，故提出脉弱者宜少用之，其立证处方之严乃如此，学者于此等处当深志之。

程郊倩曰：“前条之行‘大黄’‘芍药’者，以其为‘太阳证’误下之病，自有浮脉验之，非‘太阴’为病也。若‘太阴’为病，则脉不浮而弱矣。纵有腹满、大实痛等证，其来路自是不同，中虚气寒，必无阳结之虑，目前虽不便利，续自便利，只好静以俟之，大黄、芍药之宜行者且减之，况其不宜行者乎！诚恐胃阳伤动，则洞泄不止，而心下痞硬之证成矣。虽复从事于温，所失良多矣。胃气弱对脉弱言。易动对续自便利言。‘太阴’者，至阴也，全凭鼓

动为之生化，胃阳不衰，脾阴自无邪入，故从‘太阴’为便，指出胃气弱来。”

小 结

太阴病之提纲为腹满而呕，食不下；若下之，必胸下硬满、自利益甚。这一系列之症状都属消化系胃肠功能病。呕吐是一种比较繁复之反射动作，这一动作要包括胃、食管、腹壁及膈等几方面活动之配合，有时还要十二指肠上部帮助。就是胃或消化管之其他部分，如咽、食管、十二指肠等部分，受到刺激时，传入神经即速报告中枢神经，于是传出神经即引起膈和腹壁之猛烈收缩，胃之幽门紧闭，贲门松弛，于是胃内容物被挤迫而出口腔。有时十二指肠发生逆蠕动，把肠内物倒退于胃。这一反射动作之主持为呕吐中枢，譬如食物过饱，烟酒和药物之刺激，都能引起呕吐，亦是一种自卫之生理功能。

如果照《内经》上说，“太阴”经脉所过之处，入腹属脾络胃，上膈挟咽，连舌本，散舌下，复从胃别上膈，注心中；“阳明”之脉，循喉咙，入缺盆，下膈属胃络脾，所以说脾与胃相为表里。考其病能表现：“阳明”之登高而歌，弃衣而走，属于阳性者；“太阴”之腹胀善噫，得后与气，则快然如衰，身体皆重，属于阴性者。所以仲师将胃肠消化管等之病，分成阳性与阴性。核之现代科学，管理内脏之神经为交感神经系统，兴奋和抑制互相拮抗以调节之。因此，调节失去平衡即有病态表现。

因此，“太阴病”之脉证为阴性者多；消化液分泌不足或肠胃蠕动缓慢，影响体温之产量，往往发生血流量之不足，引起四肢烦疼，脘腹不舒，或膨满，大便自利溏泄。消化液对于消化及吸收有很大作用，所以胆汁排泄不畅则皮肤发黄。胃肠胰液之分泌不足，食物之消化发生障碍，肠壁之吸收因此减少，各部组织之营养亦随之而缺乏，肠管内之水分多从大便排出，小便因之减少。中医说湿阻，即水分不吸收，神经得不到营养，易患风湿病之疼痛。

医者错误地认为阳性的实证，用攻下药，所以胸下硬满、自利益甚、腹部膨满、胃气弱、食不下等一系列之消化障碍和消化不良，应该以强壮兴奋剂与之。仲师之《伤寒论》的分类极详，为中医之证候学的经典。

辨少阴病脉证并治法

二百九十五条：少阴之为病，脉微细，但欲寐也。

本条为“少阴病”之提纲。

解曰：“少阴病”之症状，其脉为微细，而神倦则但欲寐。

按“少阴病”为神经系循环系呈衰弱状态，《方书》称为阳虚。神经系衰弱，则精神不振，倦怠欲寐；循环系衰弱，则心脏运血无力而为脉微细。此为“少阴”之本证。

“少阴”之本证为虚寒，颇多变为热患者，但为虚热而非实热；所谓阴盛格阳，真寒假热，或表热里寒，或上热下寒，此为“少阴”之变病，认证不确，动关生死。且神经、循环两系之功能衰弱关乎全身机构，不若“太阴”虚寒限于消化系一部之胃肠，易于恢复功能，故“少阴病”多死症，当再三注意焉。

山田正珍曰：“‘但’字之下，脱去‘恶寒’二字，当补之。何则？‘但’也者，示只此而无他也。观‘但头汗出而余无汗’‘不恶寒但热’及‘温疟者，身无寒但热’等语可见矣。夫‘少阴病’岂得以‘但欲寐’一证尽之？若以‘但欲寐’谓‘少阴病’也，则所谓‘太阳病’十日以外，脉微细而嗜卧者，亦得名为‘少阴病’乎？是有阙文也可知。‘但恶寒’者，所谓无热而恶寒者是也。故‘麻黄附子细辛汤’条云‘少阴病，始得之，反发热’，‘通脉四逆汤’条云‘少阴病，反不恶寒’，是可见矣。夫无热而恶寒者，即为‘少阴’之本证。凡外邪之中人也，其人属实热者，即发为‘太阳’；属虚寒者，即发为‘少阴’。虽寒热不同，然均为外感之初证。故‘太阳篇’辨之云：‘有发热恶寒者，发于阳也；无热恶寒者，发于阴也’；此二‘发’字，即示其初证也。今邪从虚寒而化，故其脉微细，但恶寒而欲寐，当与‘麻黄附子甘草汤’，而微发汗也。”

张路玉曰：“此言‘少阴’之总脉总证也。盖‘少阴’属水，主静，即使热邪传至其经，在先之脉虽浮大，此时亦必变为沉细，在先之证虽烦热不宁，此时亦必变为昏沉嗜卧。但须辨出脉细沉数、口中燥为热证，脉沉微细、口中和为寒证。以此明辨，万无错误矣。”

二百九十六条：少阴病，欲吐不吐，心烦，但欲寐，五六日，自利而渴者，属少阴也，虚，故引水自救；若小便色白者，少阴病形悉具。小便白者，以下焦虚，有寒，不能制水，故令色白也。

本条言“少阴病”上热下寒之证。

解曰：脉微细但欲寐之“少阴病”，复有欲吐不得吐、心中烦之症者，乃上焦浮有虚热也；热则气逆而欲吐，但胃中空虚而无所吐出，故欲吐不吐；胸中虚热扰乱不宁，故为虚烦也。但欲寐，为神经衰弱不振奋，“少阴病”之本证也。经五六日复自利而渴者，则下焦有虚寒也；渴则为上焦有热，欲饮水自润也。属“少阴”者，以欲寐自利属“少阴证”也。虚故引水自救者，言上焦阴虚有热，渴欲引水自救也。若小便色白者，为下焦虚寒不化也。“少阴病”形悉具者，言“少阴病”本为虚寒，但上焦有热似不属“少阴”，今小便色白，则虚寒之证已显，“少阴”虚寒虚热之病形悉具矣。小便白者以下，言小便白色之理，以下焦阳虚而寒，寒则不能化水，故令色白也。

本条之症状，欲吐不吐、心烦而渴为上焦有虚热，自利、小便白为下焦有虚寒，成为上热下寒之阴阳两虚证状。不能制水，言肾阳虚而不化也。小便白，言小便清白无黄色也。

程郊倩曰：“烦证不尽属‘少阴’，故指出但欲寐来；渴证不尽属‘少阴’，故指出小便白来；结以下焦虚有寒，教人上病治在下也。盖上虚而无阴以济，总由下虚而无阳以温也，二‘虚’字皆由‘寒’字得来。”

二百九十七条：患者脉阴阳俱紧，反汗出者，亡阳也；此属少阴，法当咽痛，而复吐、利。

本条言“少阴”汗出、亡阳，则为咽痛、吐、利。

解曰：患者脉阴阳俱紧者，寒邪束缚之候也。寒邪束缚，不当有汗，反汗出者，则为亡阳。亡阳则阳虚，为“少阴病”之本证也，故曰此属“少阴”。“少阴”汗出过多，则咽喉之黏膜干燥而为咽痛（咽喉为“少阴”之领域）。阳虚则“少阴”之虚寒愈甚，故复吐、利也。

“少阴病”本为整个功能衰弱，阳虚者则寒愈甚，下寒者则上愈热，故咽痛为上热，而中下焦之虚寒乃更甚而为吐、利，吐、利愈甚，则咽痛亦愈甚，此际应亟用温药，《方书》所谓引火归原之法。虽然咽痛实热者居多，“少阴”咽痛则为虚热。实热咽痛，宜清宜泻，亦有宜散者；虚热咽痛则反是，宜温宜降，误用则变证立见。其分别点，则在痛而不肿，肿而不红，脉则虚数无力或微细，舌则润而不燥，红而不绛，初学无经验，每作实热治，误矣。

成无已曰：“脉阴阳俱紧，为‘少阴伤寒’，法当无汗，反汗出者，阳虚不固也，故曰亡阳，以无阳阴独，是属‘少阴’。《内经》云：‘邪客少阴之络，令人嗌痛，不可内食，“少阴”客甚，是当咽痛而复吐、利。’”

周禹载曰：“脉至阴阳俱紧，阴虚极矣。寒邪入里，岂能有汗？乃反汗出者，则是真阳素亏，无阳以固其外，遂至腠理疏泄，不发热而汗自出也。圣人特垂训曰此属‘少阴’，正用‘四逆’急温之时，庶几真阳骤回，里证不作。否则阴邪上逆，则为咽痛，为吐；阴寒下注，而复为利。种种危候，不一而足也。”

二百九十八条：少阴病，咳而下利、谵语者，被火气劫故也，小便必难，

以强责少阴汗也。

本条言“少阴”火劫发汗，必谵语、小便难。

解曰：“少阴病”里气虚寒，水饮不化，饮邪上逆犯肺则为咳，下趋则为利，咳而下利，即“少阴病”之证也。如发谵语者，被医用火气劫汗，重伤阴液，神经失养，火毒犯脑所致也。劫夺阴液以为汗，则小便亦必难，所谓强责“少阴”汗也。

“少阴病”原为阴阳两虚之证，阴虚为津液不足，阳虚为体温不及。汗可亡阳如上条，亦能伤阴为谵语、为小便难，以火劫汗，则更甚矣，故“少阴”以汗为禁。

谵语为“阳明”实证，属热毒犯脑；此则属“少阴”虚证，为火毒伤阴。

唐容川曰：“咳而兼下利，惟寒水乃有此证；寒水之症，自无谵语，而今忽有谵语者，被火气劫发其汗，心神飞越，无所依归，故发谵妄之语也。汗出则膀胱之水外泄，故小便难。是小便之难本非热证，而谵语亦非热证，皆劫汗，神飞越之所致，勿误认为‘阳明’热证之谵语也。”

《金鉴》曰：“‘少阴’属肾，主水者也。‘少阴’受邪，不能主水，上攻则咳，下攻则利。邪从寒化，‘真武汤证’也；邪从热化，‘猪苓汤证’也。今被火气劫汗，则从热化而转属于胃，故发谵语；津液内竭，故小便难。是皆由强发‘少阴’之汗故也。欲救其阴，‘白虎’‘猪苓’二汤，择而用之可耳。”

二百九十九条：少阴病，脉细沉数，病为在里，不可发汗。

本条言“少阴病”脉细沉数者不可发汗。

解曰：“少阴病”，脉本微细，以心脏衰弱无喷射力也。今脉细沉而数，为心脏衰弱至将脱之候，以心功能已无力喷射，血行不能达于远处，所以脉见细沉；其兼数者，心脏欲尽最后之努力，增加搏动维持血运也。故其病属内脏之虚弱，不可发汗。

“少阴病”之脉数，俱为心脏衰弱之候，衰弱愈甚，其数亦愈甚，若以脉数为热，而汗之清之，立见虚脱而死。初学无经验，能不审慎？其辨别处，在数之有力无力，有根无根。“少阴”脉数悉无力，重按则虚，且无伦次，所谓虚数，无根之数是也。

薛慎庵曰：“人知数为热，不知沉细中见数为寒甚，真阴寒证，脉常有一息七八至者，但按之无力而散耳，宜深察也。”

三百条：少阴病，脉微，不可发汗，亡阳故也；阳已虚，尺脉弱涩者，复不可下之。

本条言“少阴病”不可发汗，亦不可下。

解曰：“少阴病”，其脉微，原为阳虚，心脏无力，不可发汗，发汗则体温益低，所谓亡阳故也。阳已虚。言其阳气虚也。尺脉弱涩者，尺主下焦，弱主气不足，涩主阴不足；下焦阴气不足，不可下也，且阳已虚者，复不可下也。

“少阴病”，阴阳两虚，只有温补之法，无汗、下之理。但“少阴篇”中有“麻”“附”“细辛”之汗剂，亦有“大承气”之下剂，此非“少阴”本证，为其兼证，非汗非下不能解也。

方中行曰：“微者气不充，故曰无阳；无阳则化不行，故汗不可发也。尺以候阴。弱涩者，阴血不足也，故谓复不可汗。盖‘少阴’脏寒，其官作强，有出无入，有虚无实，有补无泻，所以汗下皆不可行，而反复叮咛，以示禁止如此。”

周禹载曰：“‘少阴’本无发汗之理，今禁发汗者，恐人用‘麻黄’‘附子’‘细辛’之属也。况其脉既微，则阳虚已著，即不用表药，尚有真阳外越之虞，况可汗之而伤其阳乎？夫阳虚者阴必弱，纵使邪转‘阳明’之府，势所必下者，亦不可下之而伤其阴也。然则不可汗用‘四逆加人参汤’，不可下者用‘蜜煎导’，不知有合治法否？”

三百零一条：少阴病，脉紧，至七八日，自下利，胸暴烦，手足反温，脉紧反去者，为欲解也，虽烦，下利，必自愈。

本条言“少阴”自利转属阳证则自愈。

解曰：“少阴病”，脉微细者见脉紧，乃阳虚而有寒邪缚束也。至七八日而自下利，为正邪溃决之候，其为躁扰肢冷，则属正气不支之自下利。若为胸中暴烦，手足反温者，则属正气恢复，病邪崩溃之候。正气恢复，则阴证转阳，寒证转热，所以暴烦而手足温；寒去则脉紧亦去，病将解矣，故曰脉紧反去者，为欲解也。故虽烦与下利，为阴证转阳，必得自愈也。

阴证转阳，寒证转热，为正气恢复，能起抵抗作用之候，病有转机之谓。三阴病皆属虚寒，亦即正气衰弱，无阴无阳，故无烦热、手足温诸证；如见烦热，尤其为手足温一症，知其心脏气力已强，能运血至于末端也；是虚者转实，寒者转热，生机勃发，所谓阴出之阳则生矣。本条原为“少阴阳虚证”，兼以脉紧，不啻雪上加霜，阴寒愈甚，经七八日之过程，正气忽然恢复，阴证猝转阳证，所以有暴烦发生；其最重要一点，即在手足反温；知其阳气已回，病必自愈。如暴烦而手足不温，乃为心脏将绝，作最后之挣扎现象，救犹不及，安能望其自愈？

本条原文为“脉暴微”，亦可解，陈本改为“胸暴烦”，与下文之虽烦作呼应，义较清晰。

成无已曰："'少阴病'，脉紧者，寒甚也。至七八日传经尽，欲解之时，自下利，脉暴微者，寒气得泄也。若阴寒甚，正气虚而泄者，则手足厥而脉紧不去。今手足反温，脉紧反去，知阳气复，寒气去，故为欲解。下利、烦躁者逆。此正胜邪微，虽烦、下利，必自止。"

三百零二条：少阴病，下利，恶寒而蜷卧，若利自止，手足温者，可治。

本条言"少阴"，下利、手足温者可治。

解曰："少阴病"，虚寒、下利，较脉微细、但欲寐为更重，其阳气之虚可知矣。恶寒而蜷卧，其阳气之虚与畏寒之甚，更可知矣。若利能自止而手足温者，则阳气已复，为可治。

本条所言之可治，犹在手足温一点。利自止，不能必其可治。胃肠生机已绝，其利亦止。是必利止、手足温者，乃为阳回正复，方可谓其得治。

沈明宗曰："手足温者，乃真阳未离，急用'白通''四逆'之类，温经散寒，则邪退而真阳复矣，故曰可治也。"

三百零三条：少阴病，恶寒而蜷，时自烦，欲去衣被者，可治。

本条言"少阴"发烦热者可治。

解曰："少阴病"，恶寒而蜷，阳虚极也；时自烦者，其人胸中阳气动也，即体温中枢功能将起作用也；欲去衣被者，热欲外达也；此为阳气有回复之机，故曰可治。

喻嘉言曰："自烦欲去衣被，真阳扰乱不宁，无大汗出，阳尚未亡，故可治。"

三百零四条：少阴中风，脉阳微阴浮者，为欲愈。

本条言"少阴病中风"欲愈之脉。

解曰："少阴中风"，为脉微、欲寐、恶寒而发热也。其脉阳微，为"少阴病"之本脉，阴浮为足部之脉浮；主里气尚足，欲向外透发之候，故谓为欲愈。

阴浮都谓尺浮，亦合，尺亦主里。总之，阳微为血不充于外，正气不能达于表层之候；阴浮为血液尚充，有欲出达外之候。

成无已曰："'少阴中风'，阳脉当浮，而阳脉微者，表邪缓也；阴脉当沉，而阴脉浮者，里气和也。阳中有阴，阴中有阳，阴阳调和，故为欲愈。"

三百零五条：少阴病，欲解时，从子至寅上。

本条言"少阴病"欲愈之时间。

解曰："少阴病"，欲解之时，每在子至寅时之间。

成无已曰："阳生于子，子为一阳，丑为二阳，寅为三阳；'少阴'解于此者，阴得阳则解也。”

三百零六条：少阴病，吐，利，手足不逆冷，反发热者，不死；脉不至者，灸少阴七壮。

本条言“少阴”，吐、利、发热者生。

解曰：“少阴病”，内为虚寒，肠胃功能失去温化力量，而为上吐下利，其人手足不逆冷者，阳气未至十分衰弱也。“少阴病”，有阳则生；反发热者，则正气已起抗拒作用，驱阴寒外出，更不死矣。如吐，利，而脉不至者，为阴寒过甚，四肢之脉管闭塞，故灸“少阴”七壮，以通其脉。

灸“少阴”七壮，有云灸“太溪”，应加灸“气海”为是。

成无己曰：“经曰：少阴病，吐、利、躁烦、四逆者死。’吐、利、手足不厥冷者，则阳气不衰，虽反发热不死。脉不至者，吐、利暴虚也，灸‘少阴’七壮以通其脉。”

程郊倩曰：“‘少阴病’，吐而且利，里阴胜矣；以胃阳不衰，故手足不逆冷。夫手足逆冷之发热，为肾阳外脱；手足不逆冷之发热，为卫阳外恃；前不发热，今反发热，自非死候。人多以其脉之不至而委弃之，失仁人之心与术矣。不知脉之不至，由吐、利而阴阳不相接续，非脉绝之比。灸‘少阴’七壮，治从急也。嗣是而用药，自当从于温，苟不知此而妄攻其热，则必死。”

三百零七条：少阴病八九日，一身手足尽热者，若热在膀胱，必便脓血也。

本条言热在膀胱，必便脓血。

解曰：“少阴病”，八九日，一身手足尽热者，为正气已盛，阴寒化热；若其热在膀胱，则膀胱因热过甚而发炎，细血管破裂而流脓血。

古人以肾为“少阴”，为相火之源，脉微细，但欲寐，谓肾阳衰弱，或相火不足，或命门火衰，总以大剂温肾壮火。大致八九日中，肾与膀胱被药物刺激而发炎，蓄之既久，遂一身尽热，化脓破血；如外疡之成脓以前，往往发生高热，脓血外泄，热即自解。

三百零八条：少阴病，但厥，无汗，而强发之，必动其血，未知从何道出，或从口鼻，或从目出，是名下厥上竭，为难治。

本条言“少阴病”头部五官出血为难治。

解曰：“少阴病”为阴阳两虚之证；体温不足为阳虚，故四肢厥冷；阴液不足为阴虚，故无汗。医者见厥冷无汗，认为表证，而强发其汗。阴液不足，无化汗资源，势必动其经血，强使血管扩张，管壁薄者即破裂出血。但不知从何道而出，或从口鼻，或从目出者，是名下厥上竭。下厥指手足厥冷，上竭指口鼻出血。厥冷宜温，出鼻宜清。温则碍上，清则碍下，治此失彼，是为难治。

程郊倩曰："'少阴病'，但厥，无汗，阳微、阴盛可知，只从'少阴'例治之可耳。奈何强发之犯所禁乎？夫汗酿于营分之血，阳气盛方能酿，故阴经无汗，总因阳微。乃强发之，汗疲于供，自是逼及未曾酿之营血以苦应，下厥上竭，生气之源索然矣。难治者，下厥非温不可，而上竭则不能用温，故为逆中之逆耳。"

三百零九条：少阴病恶寒，身蜷而利，手足逆冷者，不治。

本条言"少阴"下利、手足冷者，不治。

解曰："少阴病"本属阳虚，恶寒身蜷，其阳气之衰微可知；复加下利，其脾胃之气渐竭可知。所望者，其胃气不绝也，能如三百零二条，"得利止，手足温"，阳气来复，可冀不死。若手足逆冷，则其阳已无自复之能，病必不治矣。

手足逆冷，其肢冷由指端向上，冷至腕踝，冷至肘膝，逐向上逆而冷也；过肘膝即不治。以指端距心脏最远，且为动脉支之末梢，心脏衰弱，喷射力由大渐微，血不及指端则指冷；继不及掌跖，则掌跖冷；喷力愈微，血行愈近，则腕髁，而肘膝，由下逆上，冷亦由下而上，故曰逆冷。

三百一十条：少阴病，吐，利，躁烦，四逆者，死。

本条亦言"少阴"之死证。

解曰："少阴病"，内脏虚寒，上吐下利，正气不支，躁烦不宁，津液涸竭，四肢逆冷，血行将绝，气败，液涸，血停，如何不死？

躁烦如三百零三条，"欲去衣被"，为阳气复，故不死。躁烦、四逆，为阳不复，故死。一生一死，即系于阳气之复与不复。

方中行曰："阴寒，吐、利而至于躁烦，津液内亡而成枯竭也；加之四肢厥逆，脾土败绝也。"

张路玉曰："此与'吴茱萸汤'条不殊。何彼可治而此不可治耶？必是已用温中不愈，转加躁烦，故生死耳。"

三百一十一条：少阴病，下利止，而头眩时时自冒者，死。

本条亦言"少阴"之死证。

解曰：脉微细、但欲寐、下利之"少阴病"，其下利自止，而头眩时时作眩冒者，此为正气不复，心脏已无力输血上达于脑，脑部发生贫血也；其下利自止，乃肠胃之津液已竭，利无可利，所谓胃气已竭，正气已散，欲作虚脱之候也；故无法可救而死。

如三百零二条"利止，手足温"，乃为佳象。利止而手足不温，时作眩冒，乃为死候。临床无经验，见利止而认为转机，认为乐观，受其蔽矣，安知不旋踵而去也。

方中行曰："头眩，俗谓昏晕是也。诸阳在头。然则下利止而头眩者，津液内亡，而阴已虚竭，阳无依附，浮越于外而神气散乱，故时时自冒也，死可知矣。"

喻嘉言曰："下利既止，其人自可得生，乃头眩时时自冒者，复为危候。盖人身阴阳相为依附者也，阴亡于下，则诸阳之上聚于头者纷然而动，所以头眩时时自冒，阳脱于上而主死也。可见阳回，利止，则生；阳尽，利止，则死矣。"

三百一十二条：少阴病，四逆，恶寒而身蜷，脉不至，不烦而躁者，死。

本条言"少阴病"见不烦而躁者，死。

解曰："少阴病"，四逆，冷至肘膝也；恶寒而身蜷，阳虚至极也；脉不至，心脏将停也；不烦而躁，心胸中已无阳气，大脑知觉神经渐失作用，仅余小脑中之运动神经尚呈将绝之虚性反射不安，其死则在转瞬之间。

古人以烦属阳，躁属阴，每曰阳烦阴躁。烦为胸中烦热，反复不宁，属知觉神经不安之候，不显于外。躁则扬手掷足，上下不安，属运动神经不宁之候。不论三阳三阴证，见躁者，无不死。虽曰有阴无阳，盖亦神经垂绝时之虚性反射作用，如灯光油尽将灭之忽明，转瞬即灭也。

三百一十三条：少阴病六七日，息高者，死。

本条言"少阴病"呼吸短促之死证。

解曰："少阴病"，经六七日，呼吸短促，肺气已失其自然翕张振阖之力，非竭其全力不能将空气吸入，于是呼吸激动喉间痰而有声，名曰"息高"。"息高"者，死。

一呼一吸，谓之一息。"息高"，呼吸之音高也。平人呼吸无声息。有声息者，喉间有痰激动为声也。其证有虚实：实者为风寒外束，肺气不宣，声如水鸣，如曳锯；虚者为阳虚无化力，液聚为痰，阻于气道，声则辘辘，垂死之候也。

方中行曰："息，呼吸气也。叹声曰息，言叹息之声高至散漫，无接续生息之意。盖阳气欲绝，故其声息如此。"

三百一十四条：少阴病，脉微细而沉，但欲卧，汗出不烦，自欲吐，至五六日，自利，复烦躁不得卧寐者，死。

本条亦言"少阴病"之死证。

解曰："少阴病"，脉微细而沉，心脏衰弱之候也，亦阳虚之徵也。但欲卧，神经亦呈衰弱不振之状也，即神倦气疲之象也。汗出而不烦，为气脱亡阳之兆也。自欲吐，胃气作虚逆也。至五六日，自利，中下焦之气亦不固而脱也。复烦躁，阴液亦告竭也。不得卧寐者，即三百一十二条之所谓躁也。躁扰不宁，即不得卧寐。阴阳上下皆脱，安得不死。

方中行曰："脉微沉细，但欲卧，'少阴'之本病也。汗出而不作烦热，无阳也。欲吐，经中之邪不退也。自利，脏病进也。更复烦躁不得卧寐者，阳欲绝而扰乱不宁也。"

程郊倩曰："今时论治者，不至于恶寒、蜷卧、四肢逆冷等证叠见，则不敢温。嗟呼！证已到此，温之何及？况诸证有至死不一见者，则盍于本论中之要旨，一一申详之。'少阴病'脉必沉而微细，论中首揭此，盖已示人以可温之脉矣。'少阴病'但欲卧，论中又已示人以可温之证矣。汗出在阳经不可温，在'少阴'宜急温，论中又切示人以亡阳之故矣。况复有不烦、自欲吐，阴邪上逆之证，则'真武''四逆'诚不啻三年之艾矣。不此绸缪，延至五六日，在经之邪遂尔入脏；前欲吐，今且利矣；前不烦，今烦且躁矣；前欲卧，今不得卧矣。阳虚已脱，阴盛可知。其人死矣，医者尚不知为何病，或曰'阳证见阴脉宜死'，或曰'阴阳两感不治'，或又曰'此传经热邪，前此失下，而成不治之坏病'。倘有一人语之以'少阴失温'，必且哄然曰：'其人不手足厥冷，不恶寒蜷卧，而且烦躁如是，不得卧如是，何阴证之有？子妄矣！'噫嘻！吾见其人矣，吾闻其语矣。因悟仲景一片婆心，历历诸死证，盖不啻舆尸以谏也。"

三百一十五条：少阴病，始得之，反发热，脉沉者，麻黄附子细辛汤主之。

本条言"少阴伤寒"之治法。

解曰："少阴病"始得之，言病初起也。反发热者，"少阴病"为阳虚，正气弱，不应有发热而发热者，故曰"反"也。脉沉者，"少阴"里寒之脉也。此阳虚者，外感"伤寒"之证也，以"麻黄附子细辛汤"发表温里两治之，亦即"少阴病"之正方也。

"伤寒"初盛，正气未弱，即起抵抗作用，而发热、恶寒、脉浮者，谓"太阳病"，正气已虚，不能起而抵抗，但恶寒、不发热者，谓"少阴病"，即此条是也。此条有发热，故曰"反"。但虽发热，其脉不浮，正气仍不能鼓动血行向外以抗拒，终必成为"少阴证"也。用附子强心生温壮阳气，麻黄发汗驱外寒，细辛温经止头痛。本证为外感"伤寒"，文中虽未及无汗、头痛、恶寒，但"伤寒"必有头痛、发热、无汗、恶寒，方中用麻黄、细辛可知也。"少阴"不可发汗。此用麻黄、细辛发汗者，不犯禁耶？曰：此为"少阴"外感寒邪，非"少阴"阳虚不支之自病，外感"伤寒"非兼解表不可也，特不可单纯发表耳。何以不用“麻黄汤”加附子或“桂枝汤”加附子？曰：此无喘，不用杏仁；无自汗，不用桂枝也。且“麻”“桂”二方之脉，为浮，为浮紧，气血不弱，皆充于表层；此脉沉，为气血弱，未达于表层，无须桂、芍之和营卫药也。

程知曰：“三阴表法与三阳不同，三阴必以温经之药为表，而‘少阴’尤为紧关，故用散邪温经之剂，俾外邪之深入者可出，而内阳亦不因之外越也。”

程郊倩曰：“一起病便发热，兼以阴经无汗，世医计日按证，类能恣意于麻黄，而所忌在附子。不知脉沉者，由其人肾经素寒，虽表中阳邪，而里阳不能协应，故沉而不能浮也。沉属‘少阴’，不可发汗，而始得即发热，属‘太阳’，又不得不发汗，须以附子温经助阳，托住其里，使其阳不至随汗而升，其麻黄始可合细辛用耳。”

本条之舌证：舌当质淡，苔薄白。

本条之针法：

关元丅 合谷丅 经渠丅

麻黄附子细辛汤方

麻黄二两（去节） 细辛二两 附子一枚（泡去皮，破八片）

右三味，以水一斗，先煮麻黄，减二升，去上沫，纳诸药，煮取三升，去滓，温服一升，日三服。

本方之主症：

《医贯》本方条曰：“有头痛连脑者，此系‘少阴伤寒’，宜本方，不可不知。”

《医经会解》本方条曰：“若‘少阴证’脉沉、但欲寐，始得之，发热、肢厥、无汗者，为表病里和，当用正方以缓汗之。”

《张氏医通》曰：“暴哑声不出，咽痛异常，卒然而起，或欲咳而不能咳，或有痰，或清痰上溢，脉多弦紧，或数疾无伦，是大寒犯肾也，‘麻黄附子细辛汤’温之。”

《勿误药室方函口诀》本方条曰：“此方解‘少阴’之表热。一老人咳嗽吐痰，午后背脊洒淅恶寒后微似发汗不止，一医以为阳虚之恶寒，与‘医王汤’（即补中益气汤），无效，服此方五贴而愈。”

《方舆輗》曰：“余壮年时，四条街越后屋利兵卫男，年甫五岁，病痘初发，与‘葛根加大黄汤’，自第三日放点，至四日而痘皆没，但欲寐，绝饮食，脉沉热除，宛然‘少阴病’状也。因劝转就他医，病家不听，强请治之，为再往细诊，沉脉之中，犹觉神存，乃作‘麻黄附子细辛汤’使服之。翌日，痘再透发，脉复，气力稍振，是起胀贯脓顺候也，结痂而愈。惟此儿无热毒，为寻常之痘耳，因多用‘葛根加大黄汤’，使发汗过多，大便微溏，故有此变。此并为余初年未熟之咎也，然幸儿未夭折，得免其父母之讥谴，亦可云幸矣。”

三百一十六条：少阴病，得之二三日，麻黄附子甘草汤微发其汗，以二三日无里证，故微发其汗也。

本条为“少阴”之微发汗证。

解曰：“少阴”外感伤寒，发热，恶寒，无汗，脉沉，得之二三日，以“麻黄附子甘草汤”微发其汗，以二三日尚无吐、利之里证，故可微发其汗也。

本条承上条而设。上条为“少阴病”之始得，本条则已得之二三日，故其脉证无大变化，此不用细辛者，其头痛或较轻也。逊斋谓上条头痛有痰饮，本条无痰饮云。

周禹载曰：“此条当与上条合看，补出‘无里证’三字，知上条原无吐、利、躁、渴里证也。前条已有‘反发热’三字，而此条专言无里证，知此条亦有发热表证也。‘少阴证’见，当用附子；‘太阳’热见，可用麻黄；已为定法。但易细辛以甘草，其义安在？只因得之二三日，津液渐耗，比始得者不同。故去细辛之辛散，益以甘草之甘和，相机施治，分毫不爽耳。”

本条之脉证、舌证：当如上条。

本条之针法：如上条。

麻黄附子甘草汤方

麻黄二两（去节） 甘草二两（炙） 附子一枚（炮，去皮）

右三味，以水七升，先煮麻黄一二沸，去上沫，纳诸药，煮取三升，去滓，温服一升，日三服。

本方之主症：

东洞翁本方定义曰：“治‘麻黄甘草汤证’（喘急息迫，或有汗或无汗）而恶寒，或身微痛者。”

三百十七条：少阴病，得之二三日以上，心中烦，不得卧者，黄连阿胶汤主之。

本条言“少阴”阴虚烦扰之治法。

解曰：“少阴病”，得之二三日以上，见心中烦不得卧者，乃“少阴”阴虚之证也。阴虚生内热，故上焦热郁而为烦；阴虚神不宁，故神经失养而不得卧：以“黄连阿胶汤”治之。芩、连、芍清热止烦，阿胶、鸡子黄养阴安神，为“少阴”虚烦不寐之专方。

阴虚者，指血浆与各组织液体不足言也。阴虚生内热者，为血浆不足，血细胞拥挤，循环上易起摩擦作用而发生内热也。且血质中含有铁质，易吸收氧气，发生燃烧，血浆缺少，分解此项之燃烧热即感不足，于是热不易分解亦成为内热，中医所谓水不济火者是也。脑神经感水液之不足，复受内热之刺激，于是起虚性兴奋作用而为心烦不得卧也。芩、连清心胸中之热，白芍清神经中之热，阿胶、鸡子黄滋阴养血、安神除烦，则兼而有之。

本条之脉证、舌证：脉当细数；舌当质红而光，或微有薄苔而燥。

本条之针法：

间使丅　太溪丅　涌泉丅

上三穴为降血压、引热下降之义。

黄连阿胶汤方

黄连四两　黄芩一两　芍药二两　鸡子黄二枚　阿胶三两

右五味，以水五升，先煮三物，取二升，去滓，纳胶烊尽，小冷，纳鸡子黄，搅令相得，温服七合，日三服。

本方之主症：

东洞翁本方定义曰："治心中悸而烦不得眠者。"

《方机》本方之主治曰："治胸中有热，心下痞烦而不得眠者。"

《类聚方广义》本方条曰："治久痢，腹中热痛，心中烦而不得眠，或便脓血者。"

又："治痘疮内陷而热气炽甚，咽燥，口渴，心悸烦躁，清血者。"（清即圊也）

又："诸失血症，胸悸，身热，腹痛微利，舌干唇燥，烦悸不能寐，身体困惫，面无血色，或面热潮红者均效。"

尾台氏曰："'淋沥证'，小便如热汤，茎中焮动而血多者，用'黄连阿胶汤'有奇效。"

《勿误药室方函口诀》本方条曰："此方即柯韵伯所谓'少阴'之'泻心汤'，治病陷于阴分，上热犹不去，心烦或虚燥者，故吐血、咳血、心烦不眠、五心热而渐渐肉脱者，凡诸病已久热气浸淫于血分而成诸症者，毒利腹痛，脓血不止，口舌干燥者等，治之皆有效。又有用于'少阴'之利下脓血者，然与'桃花汤'有上热之别可辨，又活用于痔泻不止，痘疮烦渴不寐者，亦有特效。"

《医宗必读》曰："'黄连阿胶汤'亦名'黄连鸡子汤'，治温毒，下利脓血，'少阴'之烦躁不得卧。"

三百一十八条："少阴病"，得之一二日，口中和，其背微恶寒者，当灸之。

本条言“少阴病”之轻证可灸之法。

解曰：“少阴病”，脉微细，但欲寐，得之一二日，口中和者，内无热也；其背恶寒者，寒甚微也；病不甚重，当灸之自愈。

成无己曰：“‘少阴’寒热，则口燥舌干而渴；口中和者，不苦不燥，是无热也。背为阳，背恶寒者，阳气弱，阴气盛也。经曰：‘无热恶寒者，发于阴也。’灸之助阳消阴。”

尤在泾曰：“‘少阴’中寒而背恶寒者，口中则和；‘阳明’受热而背恶寒者，则口燥而心烦。一为阴寒下乘，阳气受伤；一为阳热入里，津液不足。是以背恶寒虽同，而口中和与燥则异，此辨证之要也。”

汪琥曰：“此条仲景不言当灸何穴。常器之云当灸‘膈俞’‘关元’穴，‘背俞’第三行；郭雍云此有错字，当是灸‘膈俞’‘关元’穴也，‘膈俞’是‘背俞’第二行穴。按‘膈俞’实系‘背俞’部第二行穴。然常器之所云第三行穴者，当是‘膈关’，非‘膈俞’也。《图经》云‘膈关’二穴在第七椎下，两旁相去各三寸陷中，正坐取之，‘足太阳’脉气所发，专治背恶寒、脊强、俯仰难，可灸五壮。盖‘少阴’中寒，必由‘太阳’而入，故宜灸其穴。又‘关元’一穴在腹部中行脐下三寸，‘足三阴’任脉所发，可灸百壮。常器之所谓灸‘膈关’者，是温其表以散外邪；灸‘关元’者，是温其里以助元气也。”

本条背恶寒当灸之，应灸“大椎”七壮，无须“关元”。四肢冷者则灸“关元”。“大椎”为背部神经枢纽，灸“大椎”，背可立温；“膈俞”亦可，但无“大椎”所及之范围大也。

本条脉经无“附子汤”，逊斋谓此证时间不久，证又不重，灸可已之。“附子汤”治阳虚骨节痛，本证无痛，毋庸此方。言之有理，从之。

三百一十九条：少阴病，身体痛，手足寒，骨节痛，脉沉者，附子汤主之。

本条言“少阴”阳虚兼湿而为骨痛之治法。

解曰：“少阴”虚寒之证而身体骨节痛者，复兼湿也，即湿着骨节中不得化，神经受其刺激而为痛也。手足寒者，阳虚体温不足也。脉沉者，心脏衰弱也。手足寒、脉沉为“少阴”之本证，体痛、骨节痛为“少阴”之兼证，以“附子汤”温经驱湿治之。

“少阴”虚寒，《方书》称曰“肾阳不足”，亦颇有理。肾脏主分滤血中杂质，如水分、尿素、残废物质。肾之分滤功能减退即属肾阳不足，此类尿素残废物质不被滤出，即渗出血管之外，留着关节之间，结成如玻璃碎屑之硬物，关节活动时，与神经发生摩擦，遂作疼痛，中医名之曰湿着关节，亦曰风湿痛，亦曰痛风。“附子汤”之附子能促进各组织之功能与增加新陈代谢之交替力量，为本方之主品，苓、术助利湿，芍药通血痹，人参补正气，合成温经补虚化湿之剂，为筋骨痛而发寒不发热者之主方。

成无己曰：“‘少阴’肾水而主骨节，身体疼痛，肢冷，脉沉者，寒盛于阴也。身疼，骨痛，若脉浮，手足热，则可发汗；此手足寒，脉沉，故当与‘附子汤’温经。”

方中行曰：“肾主骨，寒淫则痛，然则身体痛，手足寒，骨节痛者，‘伤寒’也。沉为在里，是故‘附子汤’者，温里以散寒之要药也。”

本条之舌证：舌当质淡苔白或白腻。

本条之针法：

肩髃丅　曲池丅　外关丅　阳陵泉丅　阳辅丅　昆仑丅

附子汤方

附子二枚（炮破八片）　茯苓三　两人参二两　白术四两　芍药三两

右五味，以水八升，煮取三升，去滓，温服一升，日三服。

本方之主症：

东洞翁曰：“‘附子汤’治身体挛痛，小便不利，心下痞硬或腹痛者。”

又曰：“‘附子汤’方，是去‘真武汤’之姜而加参者也。观‘真武汤’条，有心下悸、头眩、身瞤动诸症，然则此汤证亦有脱证也明矣。”

《方机》本方之主治曰：“脉微细，其背恶寒者。”

又：“身体痛，手足冷，骨节痛，脉沉者。”

又：“身体痛，小便不利，心下悸，或痞硬者。”

《类聚方广义》本方条曰：“治水病，遍身肿满，小便不利，心下痞硬，而身体亦痛，或麻痹，或恶风寒者。”

三百二十条：少阴病，下利便脓血者，桃花汤主之。

本条言“少阴病”下利脓血者之治法。

解曰：“少阴病”下利而便脓血者，言身不发热，体虚弱而兼便脓血也，以“桃花汤”温中固脱之法治之。

便脓血者，为肠中血管破裂与黏腻物混杂而下也。此证非“少阴病”一起即如此者，先为肠中发炎腐化，经若干时日，正气虚而不支，热度消失，而后下利脓血，与西医所言之肠窒扶斯经二三周后，发生肠出血一症相同，系一种“伤寒菌”潜伏肠中，至正气不支时，即溃决而为下利脓血而死。初起大多具有发热头痛之“太阴证”状，亦有始终不发热不头痛者，是在其人之抵抗力如何而已。不发热者，即中医所称之“少阴病”也。亦有由痢疾而起者，初则正气未弱，其炎性症状如发热，腹痛、后重、灼热等，尚能显出，追神经之知觉反射逐渐消失，所谓正气消沉，一切炎性症状即无形自灭，但肠已失去收摄作用，渗出物仍源源而下，成为下利脓血不已之“少阴病”，简言之，即成为虚脱性之下利，往往陷于不治。“桃花汤”之赤石脂即为收摄肠之虚脱。干姜必须炮黑。一面促进肠吸收功能之恢复，一面借炭质弥补肠之腐坏面，减少其渗出量。粳米必须炒黄，以补养胃气，并借其炒黄之香味以兴奋肠胃之神经，助其机转，所谓醒脾快胃是也。此方不特可治便脓血，于久痢不止者皆有良效。

成无己曰：“‘阴明病’下利便脓血者，协热也。‘少阴病’下利便脓血者，下焦不约而里寒也，与‘桃花汤’，固下，散寒。”

《金鉴》曰：“‘少阴病’诸下利用温者，以其证属虚寒也。此‘少阴’下利便脓血者，是热伤营也。而不迳用苦寒者，盖以日久热随血去，肾受其邪，关门不固也，故以‘桃花汤’主之。”

本条之脉证、舌证：脉当微细；舌当质淡黄腻。

本条之针法：

命门丅　三焦俞丅　中膂俞丅　长强丅

炎性已消失之便脓血，灸“命门”特效，为余屡验之秘法。

桃花汤方

赤石脂一斤（一半全用，一半筛末）　干姜一两　粳米一升

右三味，以水七升，煮米令熟，去滓，温服七合，纳赤石脂末，方寸匕，日三服，若愈，余勿服。

本方之主症：

东洞翁本方定义曰：“治腹痛下利，便脓血者。”

《方舆輗》本方条曰：“此方用于下利之久不止者，便脓血而痛在小腹者甚良，盖脓血痢有阴证阳证之别，阳有‘柏皮汤’与‘白头翁’加‘甘草阿胶汤’证，阴有‘桃花汤’证。前之‘柏皮汤’条下，所谓如粗瓣之‘桃花赤禹’者，痛在小腹，此本为里证，及痛在小腹，而今已成为里寒肠滑等云云，即‘桃花汤’之阴证也。以是痢疾痛在小腹者，纵里有热，亦以赤石脂及鸦片之类止之为良。若此时热势大衰，无渴，惟脓血甚者，宜用‘桃花汤’。其利脓血不甚而下利尚不止者，宜‘赤石脂禹余粮汤’。此时若于彼阳证之‘柏皮汤’证误用此阴证之‘桃花赤禹’，则更令腹满痛，或为肿，或为块，或为痿蹇鹤膝等，宜存细辨别无误，是余所试验者也。后阅本事方，见此事已载，宜并看之，此汤之在本事方用为丸，余尝试之，然其效较钝，故当从论用汤。此方为异常难饮之药，故宜服其轻剂。”

又曰："痢疾经久而如阴证，其痛在大腹者，为'理中''四逆''白通'等之所治，不可'赤''禹'之类。又经久而无肠滑，惟下真脓血者，为'桃花汤'之正证，寻常之下血无脓无痛，以是可别下重而有里寒者，不可概以是证为热。盖痢有始终无痛者，此当决定其治法，当逐毒，抑止利；其当止者，则有后重及遗尿者也，故有后重且遗尿者，当遏止之。然大概阳证，赤物多而白物少，里寒之'赤石脂证'多带白物，是所谓肠滑而无后重者也。"

《类聚方广义》本方条曰："按干姜之分量甚少，可疑。《外台秘要》载阮氏'桃花汤'为赤石脂八两，粳米一升，干姜四两，余多用此方。吴仪洛曰：'服时又加末方寸匕者，留滞以固肠胃也。'痢疾累日之后，热气已退，脉迟弱或微细，腹痛下利不止，便脓血者，宜此方。若身热，脉实，呕，渴，里急后重等证犹存者，当先随其证，以疏利之剂驱逐热毒，荡涤肠胃。若执腹痛下利，便脓血之症，用此方及'禹余粮汤'等，犹之钥门养盗，其变宁可测乎！学者思之。"

《勿误药室方函口诀》本方条曰："此方在《千金》用为丸，至极便利。脓血下利，非此方不治。若有后重，则非此方之主，当用'白头翁汤'。若用于后重而有大腹痛者，则有害。又此方与'赤石脂禹余粮汤'有异，病专在下焦者可称肠滑，宜'赤石脂禹余粮汤'。"

三百二十一条：少阴病，二三日至四五日，腹痛，小便不利，下利不止，便脓血者，桃花汤主之。

本条亦言"少阴病"，"桃花汤证"。

解曰："少阴病"由二三日至四五日，阳气不复，则虚寒愈甚，腹中痛，即阴寒频作收引也。小便不利，肠失温煦，已无吸收作用也。肠因寒之收引，蠕动不已，则下利不止。便脓血者，肠中早经腐化，经多日之潜伏，肠功能消失，无固摄之力，与腹痛蠕动之频作，败血糜腐，遂溃决而下，故以"桃花汤"亟止之，然而危矣。

便脓血，有炎性者居多，"桃花汤"必待炎性消失而后可用。若痢下肛门热灼，腹部按之蒸手且拒按者，只可用"白头翁汤"，若进"桃花汤"则为关门捉贼之法，是速其死矣，临床必审察确实。

钱天来曰："二三日以至四五日，阴邪在里，气滞肠间，故腹痛也。下焦无火，气化不行，故小便不利，且下利不止，则小便随大便而频出，不得储蓄于膀胱，而小便不得分利也。下利不止，气虚不固，而大肠滑脱也。便脓血者，邪在下焦，气滞不流，而大便伤损也。此属阴寒虚利，故以涩滑、固脱、温中、补虚之'桃花汤'主之。"

汤本氏曰："腹痛由于肠之糜烂面为病的产物所刺激之故；小便不利，为下利不止之结果，亡失体液所致；下利不止，则因肠管麻痹所致：故用温性收敛剂之本方以治之。"

本条之脉证、舌证：如上条。

本条之针法：如上条。

三百二十二条：少阴病，下利便脓血者，可刺。

本条言"少阴病"便脓血可用刺法。

解曰："少阴病"，下利便脓血者，可用"针刺"治之。

下利便脓血之证，有疫毒性之下利，有热带病之下利，有"伤寒"肠出血之下利，有肠穿孔之下利，皆有便脓血之症状。疫毒性者，有寒热、头痛、腹痛、里急后重之症状，当刺"曲池""合谷""太渊""大肠俞""小肠俞""足三里""食窦""三阴交"等穴。热带病之下利，为无寒热、无重坠、时轻时重之症状，宜针"三焦俞""小肠俞""中膂俞""天枢""气海""合谷""足三里"诸穴。肠出血有热有不热，无后重腹痛，血色紫黑，与粪混杂，宜灸"命门""三阴交"诸穴。肠穿孔有热有不热，无后重而有痛，痛限一处而不移，每在少腹，血色鲜明，灸"隐白""三阴交"，不止者不治。"少阴病"下利脓血，当有恶寒、脉微细、但欲寐之虚弱现象，照三百二十条针治。

三百二十三条：少阴病，吐剧，手足厥冷，烦躁欲死者，吴茱萸汤主之。

本条言"少阴病"吐之治法。

解曰："少阴病"，有吐、利证，此则吐而不利，寒饮凝聚于上也。寒饮凝聚，阳气遏伏，欲升不得升，是以烦躁欲死而吐且剧也，以"吴茱萸汤"大温寒饮治之。

本条原文为"吐利"，与三百一十条之证相同。彼为不治之证，此则可治，显有错误。陈本改为"吐剧"，与"吴茱萸汤证"亦合，从此。吴萸大辛大热，能破寒结，温胃降水，人参补偿吐伤之胃气，生姜止呕，大枣和胃，为专治胃有水毒而吐之圣剂也。

尤在泾曰："此寒中'少阴'，而复上攻'阳明'之证。吐、利、厥冷、烦躁欲死者，阴邪盛极而阳气不胜也，故以'吴茱萸汤'温里散寒为主；而既吐既利，中气必伤，故以人参、大枣益虚安中为辅也。然前条云'少阴病'吐、利、烦躁、四逆者死，此复以'吴茱萸汤'主之者，彼为阴极而阳欲绝，此为阴盛而阳来争也，病证相同，而辨之争与绝之间，盖亦微矣。或曰：先厥冷而后烦躁者，阳欲复而来争也；先烦躁而四逆者，阳不胜而欲绝也，亦通。"

郭白云："四逆而烦躁者，不问其余证，先宜服'吴茱萸汤'；四逆而不烦躁者，宜先服‘四逆汤’；四逆、下、利、脉不出者，先宜服‘通脉四逆汤’。此三者，治‘少阴’之大法也。尤氏之阴极而阳欲绝主死，以阴盛而阳来争主生，都是空话。从何而知为阳争为阳绝？总以指出实在，庶可以启示学者。凡属‘少阴’之死证，其两目必无神，瞳孔每散大，面色沉黯，一片阴霾气象，是为阳欲绝之候，故死。目虽常合，启视有神，面色虽淡，含有精神，言语虽懒，声出有音，是为阳气潜藏，可与寒争，则不死。如此指示，则为实在。”

舒驰远曰：“吐、利、厥冷，纯阴无阳，加之烦躁，恐其阳欲亡而阴将竭，利未止，阴尚在也，可用吴萸以下其逆，人参、姜、枣温补脾胃，重用附子以急回其阳，则了无余义。不然，恐延至阴尽，不可为矣。”

本条之脉证、舌证：脉当沉微；苔当滑白。

本条之针法：

膻中丅　上脘丅　气海丅　足三里丅

三百二十四条：少阴病，下利、咽痛、胸满、心烦者，猪肤汤主之。

本条为下寒上热，下利咽痛之治法。

解曰：“少阴病”下焦虚而为下利，利则水液不得上升，则上部干燥，黏膜失润，而起炎症，咽头黏膜干燥发炎则咽痛，胸壁内膜干燥发炎则胸满而心烦，虽属黏膜发炎，不能用消炎之药，非实热也，润其燥足矣，以“猪肤汤”治之。

程郊倩曰：“下利虽是阴邪，咽痛实为急候，况兼胸满、心烦，谁不曰急则治标哉！然究其由来，实是阴中阳乏，液从下溜而不能上蒸，故有此。只宜‘猪肤汤’润以滋其土，而苦寒在所禁也。”

张虚谷曰：“咽痛有虚实迥殊，其喉不甚红肿，而‘帝丁’下垂者，肾经虚火，用‘猪肤汤’等法。倘已误服凉泻而虚甚者，须‘桂附八味’引火归原。若喉赤肿，其‘帝丁’反曲而缩者，风火闭于肺胃，用‘麻葛’大发其汗，佐苦寒泻火。或肿甚气塞欲死者，用刀刺出其恶血，但可刺喉旁，不可伤‘帝丁’，伤‘帝丁’即死也。”

本条之脉证、舌证：脉当虚数或微数；舌当光润。

本条之针法：

鱼际丅　液门丅　涌泉丅

猪肤汤方

猪肤一斤

右一味，以水一斗，煮取五升，去滓，加白蜜一升，白粉五合，熬香，和令相得，温分六服。

本方之主症：咽喉痛而不肿，脉微数者。

三百二十五条：少阴病二三日，咽痛者，可与甘草汤；不差者，与桔梗汤。

本条为咽喉痛之治法。

解曰："少阴病"阴虚证，二三日咽头黏膜发炎红肿而为痛者，可与"甘草汤"消炎止痛法治之。如服"甘草汤"而不效者，当为喉头有痰热交阻之故，与"桔梗汤"开肺驱痰治之。

方中行曰："咽痛，邪热客于'少阴'之咽喉也。'甘草'甘平而和阴阳，故能主除客热。'桔梗'甘苦而任舟楫，故能主治咽伤。所以微则以'甘草'，甚则以'桔梗'也。"

柯韵伯曰："但咽痛而无下利、胸满、心烦等证，但甘以缓之足矣。不差者，配以'桔梗'，辛以散之，其热微，故用此轻剂耳。"

本条之脉证、舌证：当同上条。

本条之针法：如上条。

甘草汤方

甘草二两

右一味，以水三升，煮取一升半，去滓，温服七合，日二服。

本方之主症：

"得效方"曰："'独胜散'（即本方）解药毒、蛊毒、虫蛇诸毒。"

《外台秘要》曰："'近效'一方（即本方）疗赤白痢日数十行，不问老少。"

《锦囊秘录》曰："'国老膏（即本方之膏），一切痈疽豫期特发者，服之能消肿逐毒，使毒气不内攻，其效不可具述。"

《圣济总录》曰："'甘草汤'治热毒肿，或身生瘭浆。"

又："治舌卒肿起满口塞喉，气息不通，顷刻杀人。"

《类聚方广义》本方条曰："凡用'紫圆''备急圆''梅肉丸''白散'等未得快吐、下，恶心、腹痛、苦楚闷乱者，用'甘草汤'则吐、泻俱快，腹痛顿安。"

孙思邈曰："凡服汤呕逆不入腹者，可先用甘草三两，以水三升，煮为二升，服之当吐；然服而不吐者尤佳。俟消息既定，更服余汤，即流利不更吐，此为急迫溃闷之症，与半夏、生姜之所治，病情不同，宜注意处置之。"

桔梗汤方

桔梗一两　甘草二两

右二味，以水三升，煮取一升，去滓，分温再服。

本方之主症：

东洞翁本方定义曰："治'甘草汤证'有肿脓或吐黏痰者。"

又："吐黏痰如脓者主之。"

方机本方之主治曰："咽痛者。"

又："咽中肿不能饮食者。"

又："肺痈、痈疽、诸肿有脓者。"

《圣惠方》曰："治喉痹肿痛，饮食不下，宜服此方，服后有脓，则脓出则消。"

《和剂局方》曰："'如圣汤'（即本方）治风热毒气上攻咽喉，肿塞妨闷，及肺壅咳嗽唾脓血，胸满振寒，咽干不渴，时出浊沫，气臭腥臭，久久吐脓，状如米粥，又治'伤寒'之咽痛。"

《业桂亭医事小言》曰："肺痈出《素问》《灵枢》，有曰：'隐隐痛者肺疽也，上肉微起者肺痈也。'当此病始发时，与风邪之咳嗽无异，牵引于膈，而每咳作痛，其痛隐隐在左右肋骨间。张戴人谓'仅在左胁'，与余所见不合，寻常咳嗽亦有牵动胁肋者，故不用意细辨，必误。此证发音粗，干咳犹似麻疹之咳，浊唾甚臭，中如米粥者，痰皆似脓，骤莫能辨，故必投水观之，凡脓沉而形散，凝于底有如米粥，间有带血者，腥臭甚。《医灯续焰》曰：'试肺脓法，凡人觉隐痛，咳嗽有臭痰，吐在水内，沉者是痈脓，浮者是痰。'其人言语，气息亦臭，臭气自觉，膈间作痛，有强有弱，有背脊亦隐隐作微肿者。张戴人谓'微有寒热，自汗盗汗，有如痨瘵'，此语尤切。其症，脉浮洪，或大数，或滑数等，皆可治（中略）。此症要以桔梗为主药。"

三百二十六条：少阴病，咽中伤，生疮，不能语言，声不出者，苦酒汤主之。

本条为咽喉生疮者之治法。

解曰：脉微不发热之"少阴病"，咽头发生溃疡生疮，如喉癣、喉疳、喉痈等，语声不出者，以"苦酒汤"消炎杀菌法治之。

成无己曰："热伤于络，则经络干燥，使咽中伤，生疮，不能言语，声不出者，与'苦酒汤'以解络热，愈咽疮。"

唐容川曰："此生疮即今之喉痈、喉蛾，肿塞不得出声。今有用刀针破之者，有用巴豆烧焦烙之者，皆是攻破之，使不壅塞也。仲景用生半夏，正是破之也。余亲见治重舌敷生半夏立即消破。即知咽喉肿闭，亦能消而破之也。半夏为降痰要药，凡喉肿则痰塞，此仲景用半夏之妙，正是破之，又能去痰，与后世刀针、巴豆等法，较见精密。况兼鸡清之润，苦酒之泄，真妙法也。今人喉科，大半是此汤余意。”

本条之脉证、舌证：脉微数或弦细；舌薄黄或根部有苔。

本条之针法：

炎性重者针少商。

出血针鱼际、液门、天鼎。

炎性不重者针鱼际、液门、照海。

苦酒汤方

半夏（洗，破如枣核大）十四枚　鸡子一枚（去黄，内上苦酒，著鸡子壳中）

右二味，纳半夏，著苦酒中，以鸡子壳，置刀镮中，安火上，令三沸，去滓，少少含咽之，不差，更作三剂。

本方之主症：

《方机》本方之主治曰："咽中肿，水谷不下者。"

《类聚方广义》本方条曰："按'半夏散'之服法，亦云少少咽之，盖咽中肿痛或生疮者，肿必及于会厌，故多咽则必伤咽，令少冷之而徐徐含咽，不仅令药汁易下，亦所以浸渍疮处，是以外治寓于内治之法，用意最密。张子之术，诚可谓委曲周详者矣。"

《金鉴》曰："半夏涤涎，蛋清敛疮，苦酒消肿，则咽清而声出矣。"

三百二十七条：少阴病，咽中痛，半夏散及汤主之。

本条为咽痛兼有感冒之治法。

解曰："少阴病"，咽中痛者，用"半夏散"及"汤"主治之。

本条以"咽中痛"三字用"半夏散"，极简略，只可从方剂上推及其所主症状。"半夏散"有桂枝，当必有外感风寒，然则此咽中痛为外感寒邪之咽喉加答儿，加答儿即发炎之意也。其人必有发热形寒之兼证，以半夏攻破炎肿处之痰结瘀结，甘草解毒止痛，桂枝解散外邪。

柯韵伯曰："此必有恶寒欲呕证，故加桂枝以散寒，半夏以除呕，若夹相火，则辛温非所宜矣。"

《伤寒杂病辨证》曰："咽痛者，谓或左或右之一处痛也。咽中痛者，谓咽中皆痛也，甚则痰涎缠于咽中不得息，或咽中伤而生疮，滴水不得下，若不急治则必死，即俗所谓之'急喉痹''走马喉风'者，皆云其速也。其证属于'少阴'，盖'少阴'为里之本，咽喉为里之窍，其位深且急也。是故虽有一二表证，若见咽痛之一候，法当急救其里；若徒攻其表，则愈攻而愈剧，遂使咽喉紧闭腐烂，致谷气绝而毙。本论不载于‘太阳’而举之于‘少阴’者，亦有深意存焉。”

又曰：“‘甘草汤’‘桔梗汤’治咽痛，‘半夏散’及‘汤’治咽中痛。‘半夏苦酒汤’治咽中伤而生疮，则皆咽痛为主者也。盖咽痛本有轻重之分，轻者未必肿，重者必大肿，以是咽痛不肿之轻者为‘甘草汤’，其大肿之重者为‘桔梗汤’，但不肿，或涎缠咽中而不堪痛楚者，为‘半夏散’及‘汤’与‘苦酒汤’也。”

唐容川曰：“此言外感风寒客于会厌，干‘少阴经’而咽痛。此证余见多矣，喉间兼发红色，并有痰涎，声音嘶破，咽喉颇痛，四川此病多有，皆知用‘人参败毒散’即愈，盖即仲景‘半夏散’及‘汤’之意也。”

本条之脉证、舌证：脉当浮数；舌当红而苔白或薄黄。

本条之针法：

少商出血：合谷丅　商阳丅　天鼎丅

半夏散及汤方

半夏（洗）　桂枝（去皮）　甘草（炙）　以上各等分

以上三味，各别捣筛已，合治之，白饮和服方寸匕，日三服，若不能散服者，以水一升，煎七沸，内散两方寸匕，更煎三沸，下火令小冷，少少咽之。

本方之主症：

东洞翁本方定义曰：“治咽喉痛，上冲急迫者。”

《勿误药室方函口诀》本方条曰：“此方宜于冬时中寒，咽喉疼痛者，虽有发热、恶寒，可治。然此证冬时为多。又后世所谓阴火喉癣证，上焦有虚热，而喉头烂，痛苦不堪，饮食不能下咽，用‘甘桔汤’及其他诸治喉痛之药无寸效者，用之一旦而有效，古《本草》载有桂枝治咽痛之效，合半夏之辛辣，甘草之和缓，而其效尤捷，此古方之妙用也。”

三百二十八条：少阴病，下利，白通汤主之。

本条为“少阴病”下利之治法。

解曰：“少阴病”，脉微细欲寐，复兼肠中虚寒而下利者，以“白通汤”温里散寒治之。取姜、附以扶阳散寒，振奋肠中功能以止利；取葱白活泼组织，温通上下气血。为治“少阴病”下利腹痛之主方。

方中行曰：“‘少阴病’而加下利者，不独在经而亦在藏，寒甚而阴胜也。治之以干姜、附子者，急胜其阴，则寒自散也。用葱白而曰‘白通’者，通其阳则阴自消也。”

《金鉴》曰：“‘少阴病’但欲寐，脉微细，已属阳为阴困矣，更加以下利，恐阴降极，阳下脱也。故君以葱白大通其阳而上升，佐以姜、附急胜其阴而缓降，则未脱之阳可复矣。”

本条之脉证、舌证：脉当微细；舌当淡白。

本条之针法：

神阙丅　天枢丅　气海丅　足三里丅

白通汤方

葱白四茎　干姜一两　附子一枚（生用，去皮，破八片）

右三味，以水三升，煮取一升，去滓，分温再服。

本方之主症：

东洞翁本方定义曰：“治下利腹痛、厥而头痛者。”

《活人书》曰：“病有谵语，有郑声，郑声为虚，当用温药，‘白通汤’主之。”

三百二十九条：少阴病，下利，脉微者，与白通汤。利不止，厥逆无脉，干呕烦者，白通加猪胆汁汤主之。服汤，脉暴出者死，微续者生。

本条言“少阴”下利为厥逆干呕而烦之治法。

解曰：“少阴病”，下利，脉微者，与“白通汤”。若其下利而四肢厥冷无脉者，则其阴寒愈甚，阳气欲绝，内温不能达于四末，心脏已无力运血及于肢端矣。其犹干呕而烦者，则为阴寒格阳于上，即神经功能行将垂绝，作最后之虚性兴奋挣扎也，《方书》谓之虚阳烦扰，及应回阳强壮心脏，以“白通加猪胆汁人尿”以救之。姜、附强心生温，葱白温通上下，人尿、胆汁则除烦止呕。如服汤后，脉暴出者，为正气外脱，则死；其脉微续而出者，则为心功能渐复，可生也。

成无己曰：“‘少阴病’，下利，脉微，为寒极阴胜，与‘白通汤’复阳散寒。服汤，利不止，厥逆无脉，干呕烦者，寒气太甚，内为格拒，阳气逆乱也，与‘白通汤加猪胆汁汤’以和之。《内经》曰：‘逆而从之，从而逆之。’又曰：‘逆者正治，从者反治。’此之谓也。服汤，脉暴出者，正气因发泄而脱也，故死；脉微续者，阳气渐复也，故生。”

尤在泾曰：“‘少阴病’，下利，脉微者，寒邪直中，阳气暴虚，既不能固其内，复不能通于脉，故宜姜、附之辛而温者破阴固里，葱白之辛能通者入脉引阳也。若服汤已，下利不止而反厥逆无脉，干呕烦者，非药之不中病也，阴寒太甚，上为格拒，王太仆所谓寒太甚，热必能与远性者争雄，异气者相格也。故即于‘白通汤’中加人尿之咸寒，猪胆汁之苦寒，反其佐以通其气，使不相格而适相成。《内经》所谓‘寒热温凉，反从其病’是也。脉暴出者，无根之阳发露不遗，故死。脉微续者，被抑之阳来复有渐，故生。”

本条之针法：

神阙丅　天枢丅　气海丅　足三里丅

白通加猪胆汁方

葱白四茎　干姜一两　附子一枚（生用，去皮，破八片）人尿五合　猪胆汁一合

右三味，以水三升，煮取一升，去滓，纳胆汁、人尿，和令相得，分温再服，若无胆亦可用。

本方之主症：

东洞翁曰：“治‘白通汤’而厥逆、干呕、烦躁者。”

《餐英馆治疗杂话》“白通加猪胆汁汤”诀曰：“大吐泻后，无何，面色眼彩，全属虚寒微冷，其冷发自指里，全与虚寒证无异，心下有膨满烦躁之证，夏月霍乱亦间有之，脉微欲绝，或全绝，世医于此症，虽知用‘附子’‘理中’等回阳之药，然忘治心下之膨满，故无效。此时用此方，其效十倍于‘参附’‘理中’。夫大吐泻之后，何故心下痞塞乎？究其病源，因大吐泻而脾胃暴虚，虚气与余邪搏结，聚于心下，故用此方。而以附子、干姜回阳，以猪胆汁压痞塞，以葱白温下元，用镇压下行之人尿以引肾中欲飞腾之阳气归源。一方而四能备，仲景之制方，其精妙也如此。如何世医之熟视无睹乎？此方不惟治霍乱吐泻之证，如中风卒倒、小儿慢惊，其他一切暴卒及脱阳之症，皆建奇效。虽然，无目的则不能用，要知以心下为目的，俾一方之作用所在而施，是为至要。今只举其一隅耳，灵机应变，存乎其人。”

三百三十条：少阴病二三日不已，至四五日，腹痛，小便不利，四肢沉重疼痛，自下利者，此为有水气，其人或咳，或小便利，或下利，或呕者，真武汤主之。

本条为寒湿病之证治。

解曰：虚寒证之“少阴病”，二三日不解，延至四五日，胃肠水湿凝滞而为腹痛，膀胱水湿凝滞而为小便不利，四肢水湿凝滞而为沉重疼痛，肠中水湿不化而为自下利，此皆为水湿之气不化所致也。其人有水气，或冲逆于肺而为咳，或有小便利者，或者大便不利者，或有呕者，凡属虚寒而水气不化之病，统可以“真武汤”治之。以姜、附回阳散寒，苓、术化水利湿，芍药行血通痹，则小便不利者得苓而利，大便自利者得术而止，四肢重痛者得芍而已，所有虚寒得姜、附而化矣。

尾台氏曰：“《玉函》作‘小便利’，或‘小便自利’。按‘或下利’当作

‘或不下利’，否则与上文‘自下利’之语不应。且‘或’以下之四症，亦皆本方之所治也。”

成无己曰：“‘少阴病’二三日，则邪气犹浅，至四五日，邪气已深。肾主水，肾病不能制水，水饮停为水气。腹痛者，寒湿内甚也。四肢沉重疼痛，寒湿外甚也。小便不利、自下利者，湿胜而水谷不化也。《内经》曰：‘湿胜则濡泄，与“真武汤”，益阳气，散寒湿。’”

方中行曰：“腹痛，小便不利，阴寒内甚，湿胜而水不行也，四肢沉重疼痛，寒湿内渗，又复外薄也。自下利者，湿既甚而水不行，则与谷不分清，故曰‘此为有水气’也。或为诸证，大约水性泛滥，无所不至之故也。‘真武’者，北方阴精之宿，职专司水之神，以之名汤，义取主水。然阴寒甚而水泛滥，由阳困弱而土不能制伏也。是故术与茯苓燥土胜湿，芍药、附子利气助阳，生姜健脾以燠土，则水有制而阴寒退，药与病宜，理至必愈。”

本条之脉证、舌证：脉当沉微；舌当淡白。

本条之针法：灸水分以“气海”“脾俞”为主体。其他膀胱病取“中枢”“阴陵泉”。大肠病取“天枢”“足三里”。胃病取“中脘”“足三里”。肺病取“太渊”“足三里”。随证加取，不失上列三穴即可。即专取三穴而灸之，亦收良果。

真武汤方

茯苓三两　芍药三两　生姜三两　白术二两　附子一枚（炮）

右五味，以水八升，煎取三升，去滓，温服七合，日三服。

真武汤加减法

若咳者，加五味子半升，细辛、干姜各一两。若小便利者，去茯苓。若下利者，去芍药，加干姜二两。若呕者，去附子，加生姜，足前成半斤。

三百三十一条：少阴病，下利清谷，里寒外热，手足厥逆，脉微欲绝，身反不恶寒，其人面色赤，或腹痛，或干呕，或咽痛，或利止，脉不出者，通脉四逆汤主之。

本节言“阴盛格阳”之证治。

解曰：“少阴病”，下焦虚寒而为下利清谷，里寒愈甚，则阳愈外越而为外热，手足厥冷，脉微欲绝，心脏衰弱已极之候也。身反不恶寒者，即虚阳为里寒格拒于外也。其人面色赤，即阳格于外之表现；或腹痛，为里寒之收引现象；或干呕，为虚阳上逆之象；或咽痛，为虚火发炎之象；或利止而脉不出者，其肠中蠕动功能已失，心脏更无力输血达及脉管也。危险已达于极度，亟须以姜、附强心生温，参、草扶中滋液以救之。“通脉四逆汤”即姜、附、参、草四味也。

本条为内脏虚寒已极，血温已不能达于下部，血压尚勉力支持，于是将血温压送上部，所以面现赤色而不恶寒。黏膜中之水分，因其组织中之细胞活力已失，不能促进蒸发，所以咽头反形干燥而作痛。血温奔向上方，胃气亦引之向上，所以时作干呕。腹腔既失温煦，即无水液滋润，所以时起挛急而腹痛。此时若以其不恶寒而面赤，认为热证，凉剂下咽，真阳立去矣。即服“通脉四逆汤”，亦须脉渐出，乃得生路，暴出仍是死亡。

山田正珍曰：“此亦‘少阴’兼病‘厥阴’者也。寒邪太盛，阳气虚脱，盖‘四逆汤证’之一等深剧者。‘反不恶寒’四字，对于‘少阴病’言之。此证虽外有发热，然非表有实邪，乃后世方书所谓无根虚火泛上者也。以此汤救其虚脱则瘥。‘或’字以下即所兼之客证，‘里寒外热’四字，说其因，非说其证也。观是，虽为‘四逆汤证’之加倍剧甚者，然究其穷极，要不出该汤之证，而急迫虚脱均不外剧甚所致，故亦如‘四逆汤’之主药甘草以复心力，同时并治下利清谷、手足厥冷、腹痛、干呕等证。”

喻嘉言曰：“下利里寒，种种危殆，其外反发热，其面反赤，身反不恶寒而手足厥逆，脉微欲绝，明系群阴隔阳于外，不能内返也。所言其外反热而不恶寒，真阳尚在躯壳，故可招之即至；然必通其脉而脉即出者始为体征，设脉出太迟，恐其阳已随热势外散，又主死矣。”

周禹载曰：“同一脉微，同一下利、厥逆、烦呕，所异者发热、面赤、咽腹之痛与否耳。乃一加胆、尿而脉暴出者死，一与‘通脉四逆’而脉即出者愈，相去天渊，此其故不可不深思也。仲景但揭言之以推生死之法，未及详言之以启后学之悟者，正欲后学之深体斯言，冥心定志，料于察病之先，决于服药之后也。今‘少阴病’先与‘白通汤’，不但利不止，反而厥逆、无脉，干呕而烦，一切阳药先已拒格不入，内之阴寒已极，证复厥逆、无脉，外之阳气又亡，则其阳不在外，不在内，骎骎乎一线几绝矣。尔时引阳助彼阳春，虽云脉出，其实复也。复元气于无何有之乡，铢积锱累而渐起；设暴，不知和盘托出，毫无蕴蓄耶，故主死也。若里寒外热，反不恶寒，面赤色者，虽有下利、厥逆、呕痛种种寒证，而其阳尚在躯壳之间。更思其人阴至格阳于外，虽外之为热属微，阳犹未至立散，则内之真阳有根。然其阳既内非尽出，外不立亡，可以一招立至；尔时饮以‘通脉四逆’，招其外亡返于旧舍，虽曰‘即出’，犹云归也；不瞬息而神即守舍，故曰愈也。学者设不于前证对看，生死同参，将眼前佛国反作苦海无边矣。”

本条之舌证：如上条。

本条之针法：

涌泉×

通脉四逆汤方

甘草二两（炙）　附子大者一枚（生用，去皮，破八片）　干姜三两

右三味，以水三升，煮取一升二合，去滓，分温再服，其脉即渐出者愈（非若暴出者之自无而忽有，既有而仍无，如灯火之回焰也）。面赤色者，加葱九茎。腹中痛者，去葱，加芍药二两。呕者，加生姜二两。咽痛者，去芍药，加桔梗一两。利止，脉不出者，去桔梗，加人参二两。

本方之主症：

东洞翁本方之定义曰："治'四逆汤证'而吐、利、厥冷甚者。"

《方极》本方之主治曰："吐，利，汗出，发热，恶寒，四肢厥冷，脉微欲绝，或腹痛，或干呕，或咽痛者，'通脉四逆汤'主之。"

《类聚方广义》本方条曰："'通脉四逆汤'比诸'四逆汤'其症远重。'面赤色'以下为兼症。'其人'之下疑有脱字。"

《霍乱治略》曰："下利甚，呕而腹中水鸣，或腹痛，小便不利，四肢痛，或挛痛者，可用'真武加半夏汤'。下利不止，厥冷，烦躁，四肢转筋，腹拘急，面青肉脱，眼凹声嘶者，'四逆汤'治之，随症而有时可用'四逆加人参汤'。下利转筋益甚，厥冷过臂膝，精神衰弱，脱汗缀珠，脉微细或沉伏不见者，宜'通脉四逆汤'。前症而心胸气闭，干呕甚，或发呃逆者，宜'通脉四逆加猪胆汁汤'，此证多死。若下利、干呕共止，厥冷，烦躁，转筋自汗，呃逆不止，小便不利者，宜'茯苓四逆汤'，此证亦多死。虽然，用此方而小便通利，大便之色带黄者，诸证渐退，可望回生。"

三百三十二条：少阴病，四逆，其人或咳，或悸，或小便不利，或腹中痛，或泄利下重者，四逆散主之。

本条言"少阴病"四逆之变证与治法。

解曰：脉微细，欲寐，恶寒，四肢厥冷，为"少阴病"，今以其四逆手足冷，亦称之曰"少阴病"。其人或咳，为淋巴水道阻塞，水饮犯肺作咳也；或为悸，水饮停于上焦冲动也；或小便不利，水饮停于下焦也；或腹中痛，水气壅塞于腹膜中也；或泄利下重，肠作发炎也。皆可以"四逆散"疏通淋巴水道治之。

本条从方剂推其病证，为三焦淋巴阻塞，血行循环不利；肢冷四逆，非心脏衰弱所致，乃血循环失畅之故。或咳，或悸，或小便不利，或腹痛，为水道壅阻关系；泄利下重，为血行不能达于肢末，内郁而引起炎症使然。"四逆散"

之柴胡即疏通三焦之郁，枳实破三焦之结，芍药通血之痹，以三焦阻塞者，血行无不郁滞也。本条诸证之症结即在“少阳”三焦之失和，故本方以柴胡为主药。此证应列入“少阳病”中，殆以其四逆而列入“少阴病”欤？但“少阴”之四逆为阳虚，此则为阳郁不达，虚实相去悬殊也。

汤本氏曰：“‘少阴病’，脉微细而欲寐者是也。‘四逆’也者，为四肢厥逆之意。全文之义虽未有此情状，‘或’以下之证者为本方之主治。然本方证非真正‘少阴病’，本方亦与‘少阴病’主方‘四逆汤’异，以少热药之干姜、附子，故无治阴证之能力。师名本方证曰‘少阴病’，四逆，方名亦曰四逆，虽似矛盾，然有深意存焉，因欲示本方可治类似‘少阴病’寒厥之热脉也。即以里有极热，阻止血流，令人四肢厥逆，虽呈阴证之外观，然与阴证之四肢厥逆，内外共厥冷者有异。盖表虽厥冷，而里则有热，成此表寒里热之象，故当不为表之阴状所眩惑，而立时治其里热，斯为古今之常法，亦即寒热二厥之别。师以本方证虽原为阳热证，然有时不无因热极而呈类寒厥之热厥，故特称本方证曰‘少阴病’，‘四逆’云云，不载于‘少阳篇’，而揭于‘少阴篇’，以示此点也。虽然，实际上遇此等证甚稀，故本方当不拘‘少阴病，四逆’五字，而以左记之腹证为主目的，又以‘其人或咳’云云之师论及各家所说为副目的，而运用之。”

本条之脉证、舌证：脉当沉弦兼数或弦郁；舌当质红，苔薄黄或白燥。

本条之针法：四逆，取十指尖刺出血，或针“外关”“阳辅”“解溪”。咳者，加“太渊”“尺泽”“中脘”。悸者，加“上脘”“气海”“足三里”。小便不利，加“中极”“足三里”“阴陵泉”。腹中痛者，加“天枢”“气海”“足三里”。泄利下重者，加“合谷”“三焦俞”“天枢”“足三里”“三阴交”。

四逆散方

甘草（炙） 枳实（破，水渍，炙干） 柴胡 芍药

右四味，各十分，捣筛，白饮和服方寸匕，日三服。咳者，加五味子、干姜各五分，并主下利。悸者，加桂枝五分。小便不利者，加茯苓五分。腹中痛者，加附子一枚（炮令坼）。泄利下重者，先以水五升，煮薤白三升，去滓，以散三方寸匕纳汤中，煮取一升半，分温再服。

本方之主症：胸胁痞闷，热不发于外者。

《类聚方广义》本方条曰：“治痢疾累日不止，胸胁苦满，心下痞塞，腹中结实而痛，或里急后重者。”

《蕉窗方意》解本方条曰：“是亦‘大柴胡汤’之变方，其腹形专凝聚于心下及两肋下而甚强，且及胸中，并两胁亦拘急甚，惟实热少，故不用大黄、黄

苓，惟用缓和心下与两胁下之药为主。至论本症者，今未之见，且文章与正文俱无，恐为后人所作，然于全体之腹形与心下肋下之状况，能体会至精，则四逆厥亦可以此药治之。真‘少阴’之四逆厥，脉状、腹候等亦大异。又疫兼痢，而甚至谵语烦躁、发呃逆等症，用陶氏‘散火汤’之类而无寸效者，用本方即可奏效，不必用呃逆之药。又心下肋下胸中拘急甚，而除以上之明症外亦有发种种杂症者，是决不可为其所现之证所惑。以余多年之经验，此药治种种异症疫症以及杂病，而如响斯应者不可胜数，殊稀代之灵方也。”

三百三十三条：少阴病，下利六七日，小便不利，咳而呕，渴，心烦不得眠者，猪苓汤主之。

本条为“少阴病”阴虚下利、小便不利、心烦失眠之治法。

解曰：“少阴病”为脉微细、但欲寐，其下利是肠中复缺乏吸收水分力也。经六七日之下利，胃肠功能愈衰惫，水在胃肠愈不被吸收，不能上输敷布，于是膀胱缺水而为小便不利，上焦缺水，肺叶干燥而为咳，胃中停水而为呕，水不上济而为渴，上部神经失润而为心烦不得眠，治之以“猪苓汤”。阿胶滋养神经，除烦安眠，滑石利水止烦，二苓、泽泻则促进肾脏之分泌而利小便，减少肠中之水而利自止。

汤本氏曰：“谓‘少阴病’者，脉微细，但欲寐，且下利也。然本方证亦有下利，且心烦不得眠，类似于阴病之但欲寐，故师假以本方证为‘少阴病’，是本方当列于‘少阴篇’。但本方证实非阴病，而为阳病，则本方亦非热剂而为冷剂也。本条不举小便不利，是因已述于前略之。其下利与呕皆由小便不利所致也。又渴者，为有湿热，而心烦不得眠亦由湿热侵入头脑也。”

成无己曰：“下利不渴者，里寒也。经曰‘自利不渴者属“太阴”，以其藏寒故也’。此下利、呕、渴，知非里寒；心烦不得眠，知协热也；与‘猪苓汤’泄利小便，分别水谷。经曰‘复利不止，当利小便’，此之谓欤。”

周禹载曰：“病下利而兼咳呕与渴，心烦不卧，何取于‘猪苓汤’耶？不知证见下利，则小便必不利矣；证见渴，则已移热于膀胱矣。且咳、呕者，必有水饮停积，其势并趋大肠，漫无止期，不得不以‘猪苓’分利前窍，而下利可已，呕、咳与渴亦可已矣。心烦不眠，以本汤亦用阿胶故也。况此汤独汗多、便燥者宜禁，今下利、无汗，岂非所宜乎？”

唐容川曰：“此方主下利，全是引水复行故道，入三焦膜中，使从小便出，则不流走肠间而利自止矣。凡利不止者，仲景言皆利其小便，此必小便不利；水不入于膜中，则膜中‘少阳’之火上逆为咳为呕；膜中无水则不能化气生津，是为口渴；阴津不上交于心，则烦不得眠；皆因水不入膜，不能化津，小便不利故也。用猪苓、茯苓从脾以利水，然不引水人于膜中，则利亦无功。故先用滑石色白入肺，以导水上源，使入膜中也。继用阿胶秉阿井伏流之性，使其复归故道。再用泽泻生于水中者，以引水气归根。水既引归膜中，而二苓乃渗利之，化其质为气以上升，是为津液。津液上升，则渴、咳、呕、烦自止。此等精义，岂易知哉！”

本条之脉证、舌证：脉当微数；舌当质红，苔白。

本条之针法：

间使⊤ 天枢⊤ 中极⊤ 阴陵泉⊤ 三阴交⊤

三百三十四条：少阴病，得之二三日，口燥咽干者，急下之，宜大承气汤。

本条为虚弱者里实之急救法。

解曰：“少阴病”，得之二三日，见里热炽灼、口燥咽干者，用急下存阴之法，以“大承气汤”下之。

“少阴病”为正气虚弱之证，禁汗亦禁下，此用下法而且曰“急下之”，此必里有实热，非“少阴病”而似“少阴病”也，即所谓大实有羸状者是也。文中只言口燥咽干，极尽简略，令初学者有惘然之感。吾人当于症状中不得其要领时，只有从方剂上求其所以然之理。此证当是平素虚寒有便秘之证，及积滞既久，静脉中蓄毒已甚，回流郁塞，脉更见微细，肠中蓄热，既不能从血行运至肢末，只有郁结于中而不能显之于外，及至口燥咽干，其内之津液已将涸竭，非急下不足以救其津液。所谓“少阴病”者，实非“少阴病”也，乃虚弱者之里实证也。

汤本氏曰：“本条以下三证，以俱有‘少阴病’之外观，故师以‘少阴病’三字冠之，然实非‘少阴病’而为‘阳明病’。何则？若真为‘少阴病’，口中必和，但今则不然，反口燥咽干也。”

周禹载曰：“口燥而不云渴，咽干而不云痛，其热邪悉盛于胃也。然胃热炽盛，则当汗出而不汗，当下利而不利，知其津液垂尽之象，稍迟顷刻，必至立槁，故宜‘大承气’下之也。用下之所以迟回审顾者，专因外邪传入，恐有未尽耳。若既转‘少阴’，复见‘阳明’实证，又何顾忌哉！下‘阳明’之邪者，所以救‘少阴’之水也。”

张路玉曰：“按‘少阴’三急下证：一属传经热邪亢极，一属热邪传入胃府，一属温热发自‘少阴’。皆刻不容缓之证，故当急救欲绝之肾水，与‘阳明’急下三法同源异派。”

本条之脉证、舌证：脉当沉迟；舌当苔厚燥裂。

本条不可针。此证用针灸无效，以正气虚而有燥矢者，针难于使之自动机转也。

三百三十五条：少阴病，自利清水，色纯青，心下必痛，口干燥者，急下之，宜大承气汤。

本条为胃热壅实之急下法。

解曰：不发热欲寐之“少阴病”自利清水，色纯青，为肠中燥结，正虚不能推动，但热已结，欲寻出路，乃为热结旁流之一证。其心下必痛者，胸下当横结肠之部分中有燥矢压迫大肠而作痛也；口干燥者，其中液已涸也；当急下之，以“大承气汤。”

“心下”当作“胸下”，色纯青，《金鉴》言：“下无糟粕，所下皆污水也。”

本条之脉证、舌证：当如上条。

本条亦不可针。

三百三十六条：少阴病，六七日腹胀不大便者，急下之，宜大承气汤。

本条言阴虚腹胀不大便者之急下法。

解曰：“少阴病”，六七日不大便，腹中结实作胀，有不可不下之势者，则急下之，以“大承气汤”。

腹胀不大便，当有硬痛拒按、烦渴诸症，否则不致用急下之法。

陈逊斋曰：“‘少阴’之急下症，仲景未言脉象，窃意其脉必沉或微弱，因气血已集中于里故也。‘大承气证’，其脉多沉，前文阴脉微者下之而解，即此理也。是则所谓‘少阴病’者乃‘阳明病’而见‘少阴脉’耳。”

张路玉曰：“‘少阴’之证，自利者最多，虚寒则下利清谷，虚热则下利脓，故多用温补。传经阳邪内结，则自利清水，温热病则自利、烦渴，并宜下夺清热，此以六七日不大便而腹胀，可见邪热转归‘阳明’而为胃实之证，所以宜急下也。”

本条之脉证、舌证：当如前条。

本条亦不可针。

三百三十七条：少阴病，脉沉者，急温之，宜四逆汤。

本条言“少阴”虚寒脉沉者当急温之法。

解曰：“少阴病”，其脉沉者，里寒甚也，急温之，以“四逆汤”。

“太阳”之里寒在肠胃，以“理中汤”温之，主在干姜；“少阴”之里寒属心脏与神经之不振，关乎全身，以附子强心壮神经为主药。同属里寒，其不同如此。

吴人驹曰：“脉沉须别虚实及得病新久，若得之多日及沉而实者，须从别论。”

尤在泾曰：“此不详何证，而但凭脉以论治，曰‘少阴病’，脉沉者，急温之，宜‘四逆汤’，然苟无厥逆、下利等证，未可急与温法。愚谓学者当从全书会通，不可拘于一文一字之间者，此又其一也。”

三百三十八条：少阴病，饮食入口则吐，心中温温，欲吐复不能吐，始得之，手足寒、脉弦迟者，此胸中饮实，不可下也，当吐之；若膈上有寒、干呕者，不可吐也，急温之，宜四逆汤。

本条言有寒饮在胸中者可吐，不在胸中者不可吐。

解曰：神气不振、不发热之“少阴病”，饮食入口则吐，以胃中有寒饮也。心中温温，言寒饮在胃之上部刺激胃壁作异常之不舒也。欲吐复不能吐，胃气欲驱寒饮外出而无力冲之使出也。始得之手足寒、脉弦迟者，言初得病即手足冷也。“少阴病”原为阳虚体温不足者，复有寒饮，阳气更不能及于肢末也。脉弦为有饮之候，迟为有寒之候，此胸中饮实也。胸中指胃中，寒饮在胃不在肠，故不可下也，当吐之。若膈上有寒气、寒气上逆作干呕者，有寒无饮，不可吐也，当温之，宜“四逆汤”。

本条从陈本以“饮”字移在“胸中”下，义较显明。

周禹载曰：“此条于‘少阴’寒中有虚实之分，入口即吐，原未下咽，况欲吐不吐，仍是‘少阴’本证，兼之始得之时而四肢即寒。于何见其为实乎？惟察之于脉。而迟中见弦，则其所滞于中者无疑矣。不得已而因高越之，亦‘少阴’之变法也。若胸中无滞，而寒饮上留，证见干呕，明系阴邪上逆，则吐法又在所禁。温以‘四逆’，仍归‘少阴’正治也。”

黄坤载曰：“入口即吐者，新入之饮食；心中温温欲吐复不能吐者，旧日之痰涎；此先有痰涎在胸，故食入即吐，而宿痰胶滞，故不能吐。温温者，痰阻清道，君火郁遏，浊气翻腾之象也。手足寒者，阳郁不能四达也。阳衰湿旺，是以脉迟，土湿木郁，是以脉弦。此胸中邪实，不可下也；腐败壅塞，法当吐之。若膈上有寒饮、干呕，则土败胃逆，不可吐也，当急温之，宜‘四逆汤’。”

本条之舌证：舌当淡而苔白厚。

本条之针法：

膻中 ⊤　巨阙 ⊤　中脘 ⊤　足三里 ⊤

三百三十九条：少阴病，下利，脉微涩，呕而汗出，必数更衣，反少者，当温其上，灸之。

本条言“少阴”下利、呕而汗出之治法。

解曰：“少阴病”，下利，肠有虚寒也；脉微涩，微为阳虚，涩为阴虚，阴阳皆虚之候也；呕而汗出，胃气逆而阳气虚也；数更衣，言下利也；反少者，阴液将涸也；当温其脐上，灸之。

“温其上”应有“脐”字，上吐下利，灸“中脘”有特效，针亦效。

方中行曰“灸‘百会’”，《脉经》云“灸‘厥阴俞’”，常器之云“灸‘太冲’”，郭雍云“灸‘太溪’”，皆非经验之言。自“中脘”至“水分”取一穴皆效，再灸“足三里”效更大。服“四逆汤”亦效。

小　结

“少阴病”之脉微细，很明显地指示出血液循环之变化。调节循环之反射，当然分兴奋与抑制两类，兴奋是属于阳性者，抑制是属于阴性者。心跳变慢变弱，血管舒张或松弛，血压下降，即阴性的表现。各部组织缺气，才发现精神不振、但欲寐的状态。血液循环虽然由于心脏与血管的组织特性，但血液中的化学成分为辅佐中枢神经系统的调节，所以延脑的循环协调中枢，尚受呼吸中枢及存在于丘脑下部较高级的脏腑活动中枢的影响，最重要的当然为大脑皮层的控制。因此，血液循环的繁复有如此之多的关联，全身各部的功能和作用都有或多或少的影响，“少阴病”之动关生死，即此故也。

脉之搏动强弱、大小、浮沉等，一方面固然是心脏的血液量输出和搏动力之表现，但血管的弹性与舒张力亦是重要的因素，因此联系到整体的功能和作用，如二百九十七条之“患者脉阴阳俱紧，反汗出者，亡阳也，此属‘少阴’，法当咽痛而复吐利”。“俱紧”二字，顾名思义，为血管之强度，血行于脉道之中，因此手指直觉力感觉脉与肌肉划然分明。紧者，不涣散之义，中医之谓紧脉乃寒邪束缚，故不当有汗；现在反汗出，体温调节中枢失却控制，散热量多于产热量，水分同时丧失，以至咽干觉痛，刺激胃肠道，才发生吐、利。此类病证多发生于虚弱、贫血及腺病质者，形成外假热、内真寒、上假热、下真寒之症状。

用火热劫迫“少阴”发汗，发生咳而下利、谵语、小便不利等。津液不足为阴虚，体温不足为阳虚；强迫发汗，乃致劫液伤阴，汗多亡阳；水分为汗而丧失，小便自然难矣。肠部吸收力量弱，才发生下利，血液酸碱度不平衡，乃发生神经症状之谵语，呼吸不畅而为咳。所以“少阴病”不可火灼迫汗。“少阴病”本为阳虚心力衰弱，脉现微弱，不可发汗；脉现弱而涩，亦禁攻下。

“少阴病”之机转为本下利而手足不温，若利止而手足转温的为可愈。如上吐下利，手足不冷而反发热，为不死之证；脉若不至，可灸“少阴”七壮，以通其脉。如外部一身手足都热，若内部热在膀胱，则必便脓血，这并不是“太阳病”，而是“少阴病”，因药物刺激发热，或转肾炎，或为膀胱发炎，遂致病下脓血，如斑蝥毒物可致肾脏发炎而溺血。

“少阴病”之难治与不治之症，如三百零八至三十四条之逐条症状。如强发其汗而口鼻衄者，不能误认为红汗之衄血，这是下厥上竭，为难治之症。手足厥冷而不转温，更以恶寒蜷卧而利，或吐、利、躁烦，或灸“少阴”而脉仍不至，或下利止而头眩，时时欲冒者，或息音高者，此为昏睡而鼾，或喉间痰声辘辘而不吐，这是将绝之时的呼吸，或始起脉微，但欲寐，汗出不烦，自欲吐，延至五六日，反增自利、烦躁、不得卧寐者，都是病转不治之症。

“麻黄附子细辛汤”“麻黄附子甘草汤”，为发表温里之剂，一因初感，或有头痛等症，故用细辛；病已二三日，阴液渐耗，故用甘草代细辛。“阳明”之实证，烦躁、不得卧者，或大渴而脉洪大者，为“白虎证”；“少阴病”之心烦、不得卧，亦为胃不和而津液干燥，不可用“白虎”，而以“黄连阿胶汤”以滋养阴津。由此观之，可谓分析之精且详也。

下利便脓血，大多为实证转虚，为日久不愈之症，故用“桃花汤”。但“桃花汤”必待炎性已消，肠中溃疡不愈，乃以涩滑、固脱、温中、补虚之“桃花汤”。若炎性甚盛时，反有害而无益，必致肠部糜烂加剧而穿孔。如三百二十三至三百二十七条之因虚弱而发生咽炎，各随症状之轻重而施治。如“猪肤汤”之滋润黏膜，“甘草汤”则解毒消炎。咽喉毒甚而肿痛，或声门水肿，则“苦酒汤”；咽中痛者“半夏散”及“汤”可治。吐剧而无咽痛，手足厥冷，则病不在上；又不下利，则病不在下。为上不得升，下不得通，阳郁遏伏于中，故以“吴茱萸汤”，温胃降水，生姜止呕，人参以补偿胃液。

总之，“少阴病”为功能衰弱，或贫血，或腺病质患者居多，故用药多强壮兴奋之剂或滋阴降火之剂。如“白通”“真武”“四逆汤”等为强壮兴奋剂，黄连、阿胶、猪肤、甘草等为滋阴降火药。但三百三十四至三百三十六条用“大承气汤”，则是虽见“少阴”之脉，口燥咽干，腹胀不大便，或心下痛，是为胃肠结实之症，有不得不下之趋势，否则不致用急下之法，是亦有故无陨之义。或如汤本氏之意，实非“少阴病”而为“阳明病”，因“少阴病”，口中必和，今反口燥咽干也。又如周禹载之意，“阳明”之实邪不除，反累“少阴”之水分干涸，亦救阴扶阳之另一法也。医之难，即在于斯。

附：

陶节庵“升阳散火汤”方

生白术二钱　茯神一钱　甘草一钱（炙）　当归一钱五分　白芍一钱五分（桂酒拌）　陈皮六分（多至一钱）　麦冬（去心）二钱　柴胡七分　黄芩一钱（酒炒）　生姜二片　大枣二枚（擘）

水煎，不拘时热服，取微汗。有痰加半夏（姜汁炒）。大便燥实，谵语，发渴，加大黄。泄痢加升麻，倍白术。

辨厥阴病脉证并治法

三百四十条：厥阴之为病，消渴，气上撞心，心中疼热，饥而不欲食，食则吐蚘，下之，利不止。

本条为“厥阴病”之提纲。

解曰：“厥阴病”之为证，消渴，上焦有热也；气上撞心，热气上冲也；心中疼热，胸腔起炎症也；饥而不欲食，胃有虚寒也；食则吐蚘，胃寒兼有蚘虫也；下之，利不止，肠中有虚寒不任攻下也。

统观“厥阴”提纲各症，“心中疼热”以上皆为上部有热，以下皆为有寒，成为上热下寒之证。

舒驰远曰；“此条，阴阳错杂之证也。消渴者，膈有热也。‘厥阴’邪气上逆，故上撞心。疼热者，热甚也。心中疼热，阳热在上也。饥而不欲食者，阴寒在胃也。强与之食，亦不能纳，必与饥蚘俱出，故食则吐蚘也。此证上热下寒，若因上热误下之，则上热未必即去，而下寒必更加甚，故利不止也。”

汤本氏曰：“‘厥阴病’为阴证之极，病毒迫于上半身，而尤以头脑为最，遂现消渴、心中疼热之症。且虽感空腹，然不欲饮食，强食则时吐蛔虫；误泻下之，则下利遂致不止。一言以蔽之，阴虚证而上热下寒之剧者乃是也。”

元坚曰：“‘厥阴病’者，里虚而寒热相错证是也，其类有二：曰上热下寒，曰寒热胜复。其热俱非有相结，而以上热下寒为之正证。盖物穷则变，是以‘少阴’之寒极而为此病矣。然亦有自阳变者，‘少阳病’误治最多致之，以其位稍同耳，更有自‘阳明病’过下者。其为证也，消渴，气上撞心，心中疼热，饥而不欲食者，上热之征也。食则吐蚘，下之利不止者，下寒之征也；是寒热二证一时并见者，故治法以温凉兼施为主，如‘乌梅丸’实为其对方，‘干姜黄连黄芩人参汤’亦宜适用矣。寒热胜复者，其来路大约与前证相均，而所以有胜复者，在人身阴阳之消长与邪气之弛张耳。其证厥热各发，不一时相兼，故治法，方其发热，则用凉药；方其发厥，则用温药。调停审酌，始为合辙，倘失其机，必为偏害矣。此‘厥阴病’要领也。要之，上热下寒与寒热胜复，均无所传，其唯阴阳和平，病当快瘳焉。”

“三阳证”皆为实，皆为热。“三阴证”皆为虚，皆为寒。“太阳”之热在表，宜发汗。“阳明”之热在里，宜攻下。“少阳”之热在半表半里，汗、下皆非，宜和解。“太阴”之寒在胃肠，可谓在里，宜温中。“少阴”之寒在全身，可谓在表，宜大温。“厥阴”则反是，寒与热每错杂互见，有上热下寒，有上寒下热，有寒多热少，有热多寒少。如“少阳”之在半表半里，但“少阳”有偏于表，有偏于里；此则有偏于上，有偏于下耳。治则寒热并用，观“厥阴病”主方之“乌梅丸”，寒热酸辛皆有，药虽复杂，盖病亦复杂，为六经病中最复杂而最难治者。所谓厥者，尽也。病至于此，即为出生入死之关头。正气为阳，偏胜则生；邪气为阴，偏胜则死。所谓得阳则生，得阴则死，阳生阴杀是也。诚如元坚氏所云：“寒热胜复，在人身之阴阳消长与邪气之弛张也。”夫阴阳消长即指正气盛衰。邪气弛张即指病毒进退，正盛病退，正衰病进，为自然之理。但“厥阴病”上热下寒为其本证，既等于“少阳病”之在半表半里，其阴阳必两得其平，易于从中和解，所谓“厥阴”从中治也。病之偏寒固非，偏热亦非，以其本身已虚极，病有偏胜，总非衰弱者所能任也。

唐容川曰：“‘厥阴’阴尽阳生，恐其阴有余，亦恐其阳太过。惟得其和平，合于中见‘少阳’之气，则无病，故从中见之气化者，谓得中见‘少阳’之冲气，则化其偏而为和耳。”

三百四十一条：厥阴中风，脉微浮，为欲愈；不浮，为未愈也。

本条言“厥阴”中风，从脉形以辨其欲愈未愈。

解曰：“厥阴”中风，脉微见浮者，为偏于阳也；阳生阴杀，故为欲愈也。不浮为正气不支，气血不能驱病外达，故为未愈也。

“厥阴证”之脉为微细欲绝。汤本氏所谓阴证之极，亦即正气虚极之候。正气偏胜，即心脏有力，各功能尚可支持，鼓病毒由内以出外层，所以脉见微浮之象，有向愈可能。若不浮，则其正气之不能振奋可知；正虚邪盛，如何得愈。

成无己曰：“经曰：阴病见阳脉则生。浮者，阳也。‘厥阴’中风，脉微浮，为邪气还表向汗之时，故云欲愈。”

尤在泾曰：“此‘厥阴’经自受风邪之证。脉浮为邪气少，浮为病在经，经病而邪少，故谓欲愈。然必兼有发热、微汗等候，仲景不言者，以脉该证也。

若不浮，则邪着阴中、漫无出路，其愈正未可期，故曰不浮为未愈。”

三百四十二条：厥阴病，欲解时，从丑至卯上。

本条言“厥阴病”解之时。

解曰：“厥阴病”欲解之时，每在丑时至卯时之间。

“三阳”“三阴”病，皆有病欲解之时，其理尚未明。但病之死者，外感热性病每死在夜半后黎明时分，慢性病每在午后申、酉时分，殆与气压上有关系。若“六经”病必在某时解，亦难证实，姑录前人之说为此释。

唐容川曰：“‘少阳’者阳之初生，于一岁为初春，于一日为平旦。人身‘厥阴’一经，风气治之。阳动阴虚，往往厥热互胜，必恰合中见‘少阳’之气，则为平和无病。此节从‘丑至卯’，恰是平旦，为‘少阳’司气之时。‘厥阴’至此时，则借其冲和之气而愈，正是从中见之气化也。”

三百四十三条：厥阴病，渴欲饮水者，少少与之，愈。

本条言“厥阴”消渴，以少少与之饮为法。

解曰：“厥阴病”消渴症，为上焦有热也。但“厥阴”每为上热下寒，上热欲饮，下寒则不能化，故以少少与之饮，以解其渴，免多饮妨害下寒。

丹波氏曰：“消渴乃‘厥阴’中之一症。曰‘愈’者，非‘厥阴病’愈之义，仅是渴之一症得水而愈也。”

尤在泾曰：“‘厥阴’之病，本自消渴，虽得水未必即愈。此云‘渴欲饮水，少少与之，愈’者，必‘厥阴’热邪，还返‘阳明’之候也。热还‘阳明’，津液暴竭，求救于水，少少与之，胃气则和，其病乃愈。若系‘厥阴’，则热足以消水，而水岂能消其热哉！”

三百四十四条：诸四逆厥者，不可下之，虚家亦然。

本条言四肢冷者不可下。

解曰：“四肢”厥冷者，为阳气微弱，即体温中枢功能减退，可温，不可下也。虚家指素体虚弱者，亦不可下。此条四逆不可下，虚家不可下，乃指一般者而言，非绝对不可下也，“少阴”三急下症，即其例也，总以参合病情为是。

成无已曰：“四逆者，四肢不温也；厥者，手足冷也；皆阳气少而阴气多，故不可下。虚家亦然，下之是为重虚。《金匮玉函》曰：‘虚者十补，勿一泻之。’”

张隐庵曰：“此节申明‘厥阴’不可下也。夫四逆者，冷至肘膝；厥者，冷至腕踝。‘少阴病’四逆而厥，‘厥阴病’亦四逆而厥，故曰‘诸四逆厥’。夫四逆厥者，咸借生阳之来复，故不可下之。虚家亦然者，谓气血两虚之家亦不可下，又不独‘厥阴’为然也。”

柯韵伯曰："热厥者有可下之理；寒厥为虚，则宜温补。"

三百四十五条：伤寒，先厥，后发热而利者，必自止，见厥复利。

本条言"厥阴"转阳，虽利自止。

解曰："厥阴伤寒"，先厥后发热，谓先见手足厥冷，继后厥愈而发热也。此为由阴转阳之候，即正气胜复之象。其下利必能自止，以肠中虚寒，水分不吸收而为下利也，转发热则虚寒已退，肠之吸收功能当恢复，故可自止。如再见厥，又为阳消阴长，故复利也。

陈逊斋曰："夫阴阳胜复，原有定理，阴寒而厥，阳复而热；于是有先寒后热，先热后寒；热太过为有余，热不及为不足；更有但寒不热，而为危绝之证。其所以从阴变阳，从阳变阴，皆可于此得消长进退之机矣。彼'厥阴'与'少阴'相始终，固母子关切之至者也。彼'少阴'始得反发热，是最初有发热之证，而不见先厥。'少阴'八九日，一身及手足尽热，是最后亦有发热之一证，而不复厥利。同一阴寒在里，而'厥阴'独异何哉？盖'厥阴'阴之尽，更居'少阳'之里，阴尽则阳生，乃气之退极而进也。经曰'阴气逆极，则复出之阳，阳胜则热矣'，是以有先厥后发热之证。厥为寒，利亦为寒，厥与利相同而至。发热则阳复，阳复则经脉顺接而手足热。吾身阳气积中发外，未有在里之阳不复而能发热于外者。于其外之发热，而知其利之必自止，理自然也。然既热则不当再厥，且不当复利，而又见厥复利何哉？不知阳气之复，有复而太过者，亦有复而不及者；太过如痈脓便血之类，不及如见厥复利之类。盖'厥阴经'阳气极微，寒邪深入，若其人本原不大虚，则能正复邪除，无太过不及之患；若其人阳气素弱，则阳虽复而不能久，热虽发而不能继，当其稍进则发热，稍退又厥利矣。然阳复而不能继，则阴胜而阳仍衰，不可与'少阴'同日语也。良以'厥阴'之阴寒更甚于'少阴'，'厥阴'之阳气更微于'少阴'，故'少阴'既变热，无复寒之症，而'厥阴'则有之；此'厥阴'进退消长之机，而亦'少阴''厥阴'厥利之所由分也。"

三百四十六条：伤寒，始发热六日，厥反九日而利；凡厥利者，当不能食，今反能食者，恐为除中。食以索饼，微发热者，知胃气尚在，必愈；恐暴热来出而复去也。后三日脉之，其热续在者，期之旦日夜半愈。所以然者，本发热六日，厥反九日，复发热三日，并前六日，亦为九日，为厥相应，故期至旦日夜半愈。又三日脉之，而脉数，其热不罢者，此为热气有余，必发痈脓也。

本条言发热与厥利之日数相当者则自愈。

解曰："厥阴伤寒"，始发热六日，继即变为四肢厥逆而下利；计有九日，反较发热六日者多三天。凡为厥利者，其人必内有虚寒，当不能食；今反能食者，恐为“除中”之症也。食以“索饼”试之，如食后微热者，知其胃气尚存，必能愈也。欲其微有热，而不欲暴热出者，深恐暴热外出，阳气随之而去也。若暴热已去，再后三日诊之，其热续在者，可期以夜半丑时至明旦卯时“厥阴”气旺之时可愈。所以知其愈者，以其本先发热六日，继厥九日，又复发热三日，并前之发热六日，计发热亦九日，与厥利之九日适相应合。厥九日，热九日，阴阳寒热平均无偏胜，故期至旦日夜半愈也。又复三日诊之，其脉数，其热不已者，此为热气有余，阳偏胜也。热胜则血液被灼，必为疡证而化为痈脓也。

本条从陈本改数字，义较显。“除中”者，谓久不能食，至将死时，忽然要食，食已不及一时而死矣。中医名曰“除中”，谓虚则求实之义，以胃神经之功能将绝时起一种虚性反射，俗谓回光返照，一霎时即过是也。不识者每以患者欲食为胃气已醒，认为向愈之象，讵欣喜未已，患者命已告绝。本条“今反能食”之“反”字，可知已不食久矣。反能食，恐为“除中”，故以“索饼”试之。“索饼”者，今之所谓面条也（以小麦粉和水打薄，切成细条之面食，现在市上大多以铁机制造）。胃中得食，食物之含水碳素起燃烧作用，体温要增高半度，四肢要温和一些，此为生理上之正常作用，亦知其胃中之功能尚存，所谓胃气尚在。《内经》云：“有胃则生，无胃则死。”胃，即胃气也。若食后忽作暴热，亦为胃气之转变；暴热久而不灭，其阳气不亡，则不死；若暴热不久而消灭，则为阳脱于外之热，不久则死，所以恐其暴热来出而复去也。脉之，即诊其脉也。厥利九日，发热九日，期其夜半愈，可见“厥阴病”之阴阳寒热必得平均而后可愈，偏胜则非所宜。但热胜于阴而为痈脓，其证固未见，其理亦甚勉强也。昔年随侍先君治外疡流注、流痰等，起初每有形寒脉微，两手不和，经数日而发热，再若干日而成痈脓，与此颇类似，然属疡症，无有言其为“厥阴病”者。

程效倩曰：“‘伤寒’始发热六日，脉必数而阳胜可知，厥反九日而利，不复发热可知，盖阳极而阴气未复且胜也。此九日内当不能食，今反能食者，恐为‘除中’，食以‘索饼’。不发热者，自是胃阳在内消磨水谷，中气尚在，故可悬断其愈。但愈必俟证热，恐热来而复去，与九日之厥期不相应，犹非真愈。后三日脉之，而数脉尚在，知其热必不去，可与之决愈期矣。虽然有首尾，而计日不差，亦谓之阴阳平等，故愈。愈后仍脉数，仍发热，此邪阳反胜，而阴血必伤，厥应下之之法，可用于此三日内矣。不知下而致热气留连于肉腠，则痈脓之发必不免耳。”

三百四十七条：伤寒，脉迟，六七日，而反与黄芩汤彻其热。脉迟为寒，今与黄芩汤，复除其热，腹中应冷，当不能食，今反能食，此为除中，必死。

本条言“除中”。

解曰：“厥阴伤寒”，脉迟，下利，其为里寒已极明显。经六七日而反与苦寒之 “黄芩汤”去热，不知脉迟为寒，其阳气已微，复与“黄芩汤”除其热，是增其寒而丧其阳。其腹中必冷，冷则胃气无化力，当不能食，今反能食者，是胃虚欲求救于食也，此必“除中”，“除中”必死。

山田正珍曰：“‘伤寒，脉迟’句下当有‘发热’二字，庶与下文反与‘黄芩汤’而彻其热之句相应。盖‘黄芩汤’本治‘太阳’‘少阳’合病之方，岂可用之无发热者乎。‘彻（徹）’与‘撤’通（《韵会小补》）：撤，注云‘直列切，除去也，经典通作彻’。‘除中’也者，谓中气为所翦除也。‘除中’而反能食者，以胃气将绝，引食以自救故也。是以譬诸富者暴贫，强作骄奢，以掩一时之耳目，不祥孰甚，不死何待。《易》曰：‘枯杨生华，岂得久持哉。’”

汪琥曰：“脉迟为寒，不待智者而后知也。六七日反与‘黄芩汤’者，必其病初起，便发厥下利。至七日，阳气回复，乃乍发热而利未止之时，粗工不知，但见其余热下利，误认以为‘太’‘少’合病，因与‘黄芩汤’彻其热。彻，即除也。又脉迟云云者，是申明除其热之误也。成氏云：‘除，去也；中，胃气也。言邪气太甚，除去胃气，胃欲引食自救，故暴能食也。’”

三百四十八、三百四十九条：伤寒，先厥后发热，下利必自止。而反汗出，咽中痛者，其喉为痹。发热，无汗，利必自止。若不止，便脓血。便脓血，其喉不痹。

本条言先厥后热之变证。

解曰：“伤寒”，先见四肢厥冷而下利，后发热，则阴证转阳，其下利必自止。而反汗出、咽中痛者，则为化热太过，症状复偏于热，其热向外向上发泄。向外则出汗，向上则咽中痛。咽痛者，其咽喉部起炎性症状，故曰其喉必痹。若仅发热，无汗，则为厥去阳回，阴阳平均，故自利可止。若不止，则其热仍偏胜，不向外泄而向下趋，肠中化热发炎而便脓血，故曰必便脓血。便脓血者，其热在肠不上冲，故其喉不痹。

成无己曰：“‘伤寒’先厥而利，阴寒气胜也。寒极变热后，发热，下利必自止。而反汗出，咽中痛，其喉为痹者，热气上行也。热发无汗而利必自止，利不止必便脓血者，热气下行也。热气下而不上，其喉亦不痹也。”

三百五十条：伤寒，一二日，至四五日，前厥者，必发热；前热后厥者，必厥深热亦深，厥微者热亦微。厥应下之，而反发汗者，必口伤烂赤。

本条言先热后厥者为热厥与其治法。

解曰：“伤寒”一二日，乃至四五日，如先前即四肢厥冷者，后必厥去阳回而发热。若先前发热而后四肢厥冷者，则为热厥；其厥愈深者，其热之深伏者愈甚；其厥之微者，其热亦微。夫热厥应用下剂，泄其郁热；若反与发汗，则伤其津液，势必热向上涌而为口伤赤烂矣。

“前厥者”，言先前肢冷形寒也，为体温不能外达，迨至四五日之久，心脏之力渐复，体温向外冲出，生理机转必起变化而发热，手足乃得温和与内温平均。若先前发热而后厥者，为内有里实，血液趋于内方，成外寒内热之象。其四肢愈冷者，其内热亦愈重，所谓热深厥深也，与四肢寒而内不温曰寒厥者迥异。寒厥宜温，热厥宜下，下温相反。初学无经验，易被其蔽。诊断法从腹诊与舌诊上最易看出，胸下中脘至脐之部，初按似热，久久不觉其热高，与常温相似者为寒厥，久按觉掌下热灼者为热厥；舌质如常或较淡者为寒厥，舌质红绛糙老者为热厥；苔虽厚而润者为寒厥，厚而燥裂者为热厥。稍与分析，虚实寒热判然。

成无己曰：“前厥后发热者，寒极生热也。前热后厥者，阳气内陷也。厥深热深，厥微热微，随阳气陷之深浅也。热之伏深，必须下去之。反发汗者，引热上行，必口伤烂赤。《内经》曰：‘火气内发，上为口糜。’”

柯韵伯曰：“其四五日来恶寒，无热可知。手足为诸阳之本，阴盛而阳不达，故厥冷也。‘伤寒’三日，三阳为尽。四五日而厥者，三阴受邪也。阴经受邪，无热可发。阴主脏，脏气实而不能入，则还之于腑。必发热者，寒极而生热也。先厥后热，为阳乘阴，阴邪未散，故必复发，此阴中有阳，乃阴阳相搏而厥热，与‘厥阴’亡阳者迥别也。欲知其人阳气之多寡，即观其厥之微甚；厥之久者，郁热亦久；厥之轻者，郁热亦轻。故热与厥相应耳。若阳虚而不能支，即成阴厥而无热矣。热发‘三阳’未入于腑者可汗，热在‘三阴’已入于腑者可下。阴不得有汗，而强发之，此为逆也。阳虚不能外散而为汗，必上走空窍，口伤烂赤，所由至矣。然此指热伤气而言，若动其血，或从口鼻，或从目出，其害有不可言者。下之清之，谓对汗而言，是胃热而不是胃实，非三‘承气’所宜。厥微者当‘四逆散’，芍药、枳实以攻里，柴胡、甘草以和表也。厥深者，当‘白虎汤’，参、甘、粳米以扶阳，石膏、知母以除热也。”

尤在泾曰：“‘伤寒’，一二日至四五日，正阴阳邪正交争互胜之时，或阴受病而厥者，势必转而为热，阴胜而阳争之也。或阳受病而热者，甚则亦变而为厥，阳胜而阴被格也。夫阳胜而阴格者，其厥非真寒也，阳陷于中而阴见于外也。是以热深者厥亦深，热微者厥亦微，随热者之浅深，而为厥之微甚也。夫病在阳者宜汗，病在里者宜下，厥者热深在里，法当下之，而反发汗，则必口伤赤烂。盖以蕴隆之热而被升浮之气，不从下出而从上逆故耳。”

三百五十一条：伤寒病，厥五日，热亦五日，设六日当复厥，不厥者自愈。厥终不过五日，以热五日，故知自愈。

本条言厥热相等者能自愈。

解曰：“伤寒病”，厥者五日，后发热亦五日，设发热至六日复厥者，则偏于厥，尚不能即愈，如热退不复厥者则愈矣。厥终不过五日，以热亦五日，厥热相等，故知其自愈。

成无己曰：“阴胜则厥，阳胜则热。先厥五日为阴胜，至六日阳复胜，热亦五日，后复厥者，阴复胜，若不厥为阳全胜，故自愈。经曰：‘发热四日，厥反三日，复热四五日，厥少热多，其病为愈。’”

方中行曰：“厥五日，热亦五日，阴阳胜复无偏也。当复厥，不厥，阳气胜也。阳主生，故自愈也。”

三百五十二条：凡厥者，阴阳气不相顺接，便为厥。厥者，手足逆冷是也。

本条言厥之原因与症状。

解曰：凡厥者，为功能失调，内外之气机不平均，所谓阴阳之气不顺接也。阴阳指内外言也。血温伏于内而不及于外，便为厥。所谓厥者，手足逆冷也。

厥有“暴厥”“昏厥”，为脑病，如中风、惊痫等；有“厥冷”“逆厥”之为血行病，即四肢逆冷。逆冷有三：一寒一热，心脏衰弱，血温不及肢末，称为阳虚者是也；一为汗出过多，体温迅速发散，不及补充，称为亡阳者是也；一为吐、下，水分消失过多，血液浓厚，循环失畅，称为阴寒直中者是也。三者皆为寒厥。如为热度过高，水液蒸发，血液浓厚不能畅行，与内藏有积滞，血液集中于内者，称为热闭，即热厥是也。寒厥宜温，热厥宜凉，治法悬殊。

山田正珍曰：“阴阳之气不相顺接者，血气否塞，不能升降之谓也。谓天地不交否者是。尝考荷兰解剖之书，人身血行之道有二：其一起于心脏，顺行周身，是谓动脉；其一起于动脉尽处，受动脉之血而逆行，还入于心，是谓静脉。更出更入，如环无端。然若一有否塞，则出者不入，入者不出，厥逆于是发，脉道于是绝，遂至于死。然则所谓阴阳二字，盖动脉、静脉是也。”

三百五十三、三百五十四条：伤寒，脉微而厥，至七八日，肤冷，其人躁，无暂安时者，此为脏厥，非若蛔厥也。蛔厥者，其人常自吐蛔。今患者

静，而复时烦，此为蚘厥。蚘上入膈，故烦。须臾复止。得食而呕又烦者，蚘闻食臭出，其人当吐蚘也。蚘厥者，乌梅丸主之，又主久利。

本条言“蚘厥”证治。

解曰：“伤寒”脉微而厥，其阴寒已显著，至七八日而肤冷，不特阳不回，其阴寒且更甚矣。于是不得阳和，自主神经之抑制与兴奋调节不平衡，于是发生动荡而躁扰不安矣。若其人躁扰无暂安时者，则为脏寒发厥，非为蚘厥也。蚘厥者，其人常有吐蚘之症。今患者时静而复时发烦，此脉微而厥，当为蚘厥，以蚘上入于膈而冲动，故烦；蚘下即安，故须臾复止。得食而呕又烦者，以蚘闻食气复作蠕动，因而复烦，蠕动太甚，因而作呕，蚘亦随之吐出，故曰蚘闻食臭出，其人当吐蚘也。蚘厥之症，为“乌梅丸”所主治，此丸亦能治久痢。

本条言“蚘厥”，兼及“脏厥”，以厥而且躁，“蚘厥”如此，“脏厥”亦如此也。“脏厥”为“附子理中汤”主治，“蚘厥”为“乌梅丸”主治。病理不同，方治不同，恐人误认，特举其异以别之。“脏厥”之躁为无暂安时，“蚘厥”则时静时烦，以此为别。

成无己曰：“‘脏厥’者死，阳气绝也。‘蚘厥’虽厥而烦，吐蚘已则静，不若‘脏厥’而躁无暂安时也。患者脏寒胃虚，蚘动上膈，闻食臭出，因而吐蚘，与‘乌梅丸’温脏安虫。”

喻嘉言曰：“脉微而厥，则阳气衰微可知，然未定其为‘脏厥’‘蚘厥’也。惟肤冷而躁无暂安时，乃为‘脏厥’。‘脏厥’用‘四逆’及灸法，其厥不回者死。若‘蚘厥’则时厥时烦，未为死候，但因此而驯至胃中无阳，则死矣。”

程郊倩曰：“脉微而厥，纯阴之象，征于脉矣。至七八日尚有肤冷，无阳之象，征于形矣。阴极时发躁，无复阳经，是以扰乱无暂安时也。此是‘少阴脏厥’，为不治之症，‘厥阴’中无此也。至于吐蚘为‘厥阴’本证，则‘蚘厥’可与阴阳不相顺接者，连类而推也。烦则非躁；须臾复止，则非无暂安时；只因脾脏受寒，蚘不能安，故因胃中阳气而上逆，始而入膈则烦，继而食则呕且吐也。‘乌梅丸’破阴以行阳，于酸辛入肺药中，微加苦寒纳逆上之邪阳，而顺之使下也。名曰安蚘，实是安胃，故久利亦止。”

《医宗金鉴》曰：“‘伤寒’脉微而厥，‘厥阴’脉证也。至七八日不回，手足厥冷而更通身肤冷，躁无暂安之时者，此为‘厥阴’阳虚阴盛之‘脏厥’，非阴阳错杂之‘蚘厥’也。若‘蚘厥’者，其人当吐蚘，今患者静而复时烦，不似‘脏厥’之躁无暂安时，知非脏寒之躁，乃蚘上膈之上也，故其烦复须臾止也，得食而吐又烦者，是蚘闻食臭而出，故又烦也。得食蚘动而呕，蚘因呕吐而出，故曰其人当自吐蚘也。'蚘厥'主以'乌梅丸'，又主久利者，以此药性味酸苦辛温，寒热并用，能解阴阳错杂、寒热混淆之邪也。"

本条之舌证：舌质红中带紫，舌苔或黄或白而润，或有红点，下唇内有紫络与白点。

本条之针法：

肝俞 | 期门 | 中脘 × 气海 × 间使 × 足三里 | 中封 |

以"肝俞""期门"疏通内脏之交感神经与加强门脉回流，防止发生瘀血。"中脘""足三里"降胃气。"气海"疏通下焦气血。"间使""中封"则疏通肢末之气血。于虫则无法处置，须借药物。针书中有"地仓"一穴，云可杀虫，其实效则及于有蚘而流涎之证，要止涎而不能杀蚘。

乌梅丸方

乌梅三百个 细辛六两 干姜十两 黄连一斤 当归四两 附子六两 炮蜀椒四两（炒去汗） 桂枝六两 人参六两 黄柏六两

右十味，异捣筛，合治之。以苦酒渍乌梅一宿，去核，蒸之，五升米下，饭熟，捣成泥，合药令相得，内臼中，与蜜，杵二千下，丸如梧桐子大，先食饮，服十丸，日三服，稍加至二十丸，禁生冷、滑物、臭食等。

本方之主症：蚘厥、蚘痛、久利。

《类聚方广义》本方条曰："反胃、噤口痢，间有宜此方者，用生姜汤汁送下为佳。"

《勿误药室方函口诀》本方条曰："此方之'蚘厥'为冷厥。烦痛发作而止，轻证惟起时有厥。柯琴氏云：'不仅治"蚘厥"，为一切"厥阴"之主方。'又'厥阴'，寒热错杂之证最多，故除'茯苓四逆汤''吴茱萸汤'之外，运用此方而奏效者多。别无蚘虫之候，胸有刺痛者亦用之。又于反胃之坏证，以此方用'半夏干姜人参丸'料送下，有奇效。又能治久下痢。"

《方舆輗》本方条曰："吐蚘之症，先哲有论，或取之寒，或取之热，其治法由此丸分出。虽似各有确见，然窃维此药一寒一热，错综成分，此即立方之妙旨。余故常守旧规，仍旧贯，不为一味之去加，屡得巧验。兹举一二证之，河道屋某，年二十有余，久患虫积腹痛，易医数人，不治，上呕下泻，羸困颇甚，余以此丸为料，用之十余贴而得全安。然以此丸为料用之，不载于书，又世医亦不见为之，顷读陈复正《幼幼集成》，用'乌梅丸'方末十分之一以水煎之亦可，此说先获我意。"

雉间焕曰："反胃之症，世医难其治，此方速治之，实奇剂也。"

《内科摘要》曰："'乌梅丸'治由胃府发咳，咳而呕，呕甚则长虫出。"

《圣济总录》曰："'乌梅丸'为产后冷热剂，治久下不止。"

三百五十五条：伤寒，热少、厥微，指头寒，默默不欲食，烦躁，数日小便利色白者，此热除也；欲得食，其病为愈；若厥多而呕，胸胁烦满者，其后必便血。

本条言内热外厥之伏热证。

解曰："伤寒"热少，厥亦微，因微故指头寒而已；内有热而不重，故默默不欲食与烦躁而已。数日后小便利而色不黄，此内热已除也。内热除则胃和，欲得食则其病已愈也。若厥多，则热亦多，所谓热深厥深。热多则上逆，故呕。胸胁热甚，故烦满。热郁既甚，则血管破裂而便血。

成无已曰："指头寒者，是厥微、热少也。默默不欲食、烦躁者，邪热初传里也。数日之后，小便色白，里热去，欲得食，为胃气已和，其病为愈。'厥阴'之脉挟胃贯膈，布胁肋。厥而呕、胸胁烦满者，传邪之热甚于里也。'厥阴'肝主血，后数日热不去，又不得外泄，迫血下行，必致便血。"

周禹载曰："此条分两截看，一轻一重，始为了然。不然，断无前轻者后忽重之理。"

按：两截者，"其病为愈"为上截，"若厥多而呕"以下为下截，本条遵陈本加"多"字。

三百五十六条：患者手足厥冷，言我不结胸，小腹满，按之痛者，此冷结在膀胱关元也。

本条言"厥阴"下寒之证。

解曰：患者手足厥冷，言我不"结胸"，谓胸中宽畅，上焦无病也。但小腹满，按之痛者，下焦有寒也。寒气凝滞，腹满挛急，故痛。以满痛在小腹，当"关元穴"之分，故曰冷结在"关元"也。

《金鉴》曰："小腹满，按之痛，小便自利者，是血结膀胱；小便不利者，是水结膀胱；手足热，小便赤涩者，是热结膀胱；此则手足冷，小便清白，知故是冷结膀胱证也。"

三百五十七条：伤寒发热四日，厥反三日，复热四日，厥少热多，其病当愈。四日至七日，热不除者，其后必便脓血。

本条言热多厥少之变证。

解曰："伤寒"发热四日，厥反三日，是先热后厥，为热厥也。厥三日复热四日，是热已外发，且厥少热多，正气已胜，病当愈也。但热四日而热不除，继至七日，是热太过也，太过则便脓血。

柯韵伯曰："'伤寒'以阳为主，热多当愈；热不除为太过，热盛厥微，必伤阴络，医者当于阳盛时预滋其阴，以善其后也。四日至七日，自发热起至厥止而言；热不除，指复热四日。'复热四日'句，语意在'其病当愈'下。"

三百五十八条：伤寒厥四日，热反三日，复厥五日，其病为进；寒多热少，阳气退，故为进也。

本条言厥多热少为阳退病进。

解曰："伤寒"先厥四日，后阳回发热三日，先厥后热为寒厥，热回当愈；今热又去而后厥五日，则阳不敌于阴，正气不能复，不但不愈，且病进矣，故曰"其病为进"。以寒多热少，则阳气退，阳气退即正气衰，病当加甚，故为进也。

陈平伯曰："上条以热多而病愈，本条以厥多而病进，注家皆以热多正胜，厥多邪胜立论，大失仲景本旨。如果热多为正胜，当幸其热之常在，以见正之常胜，何至有过热便脓血之变。且两条所言，皆因热深，非由寒甚，发热与厥，总是邪热为祸，有何正胜邪胜之可言。乃仲景以热多为病愈，厥多为病进者，是论病机之进退，以厥为热邪向内，热为热邪向外，凡外来客热，向外为退，向内为进也，故热多为病邪向愈之机，不是病邪便愈之候。所以纵有便脓血之患，而热逼营阴，与热深厥逆者，仍有轻重，若是厥多于热者，由热深壅闭阳气不得外达四肢，而反退处于邪热之中。复申之曰'阳气退、故为进'，盖厥多热少，因阳气退伏，不因阳虚寂减，于热深之病机为进也。此虽引而不发之旨，然仲景之意自是跃如。奈何注家不能推测，反将原文蒙晦耶！"（陈修园谓此说未免矫枉过正）

按：其言两条皆因热深，非由寒胜；以本条亦为热深，实误。先热后厥为热厥，先厥后热为寒厥，此不易之理也。

三百五十九条：伤寒六七日，脉微，手足厥冷，烦躁，灸厥阴，厥不还者，死。

本条言厥不还者死。

解曰："伤寒"，六七日，脉微，为正气衰，心脏弱也。弱者血温不达肢末而为手足厥冷，神经失温煦则躁扰不安，灸"厥阴"以治之。灸之，手足仍不温者，为心功能无法恢复，当死。

成无已曰："'伤寒'，六七日，则正气当复，邪气当罢，脉浮、身热，为欲解；若反脉微而厥，则阴胜阳也。烦躁者，阳虚而争也。灸'厥阴'以复其阳，厥不还，则阳气已绝，不能复正而死。"

张令韶曰："灸'厥阴'，宜灸'荣会''关元''百会'等处。荣者，'行间穴'也，在足大趾中缝间；会者，'章门穴'也，在季肋之端，乃'厥阴''少阳’之会。‘关元’在脐下三寸，‘足三阴’经脉之会。‘百会’在顶上中央，‘厥阴’‘督脉’之会也。”

沈丹彩曰：“可灸‘太冲’二穴，在足大趾下后二寸陷中，灸三壮。”

柯韵伯曰：“‘厥阴’，肝脉也，应春生之气，故灸‘五俞’而阳可回也。”

按：张令韶所取之穴较是，亦非经验之谈，当以多灸“神阙”为是。

三百六十条：伤寒发热，下利，厥逆，躁不得卧者，死。

本条言厥、利、躁不得卧者，死。

解曰：“伤寒”发热、下利、厥逆，则其热为外之假热，所谓浮于外之虚阳；下利、厥逆乃为里之真寒；寒甚于内，残热皆浮于外，故躁扰不已而不得安卧，当死。

程知曰：“‘厥阴病’但发热，即不死，以发热则邪出于表，而里证自除。若外发热而内厥逆，下利不止，躁不得卧，则发热又为阳气外散之候，而主死矣。”

张路玉曰：“下利而手足厥逆者，最为危险，以四肢为诸阳之本故也；加以发热躁不得卧，不但虚阳发露，而真阴亦已消尽无余矣，安得不死？”

三百六十一条：伤寒，发热，下利至甚，厥不止者，死。

本条言下利、厥不止者，死。

解曰：“厥阴伤寒”发热，病已转阳证，利当自止。今下利不但不愈，反为至甚，其厥且不止，则其发热为阳浮于外之假热，热已则阳气消失而死。

周禹载曰：“厥利止而发热，为阳复；若仍厥利者，为阳脱也；阳既绝，则虽不烦躁而亦主死矣。”

三百六十二条：伤寒，六七日不利，便发热而利，其人汗出不止者，死，有阴无阳故也。

本条言内寒外热，汗下不止者，死。

解曰：“伤寒”，六七日不利，忽发热而利，其人复汗出不止，则内为阴脱，外为阳脱，不死何待。盖厥利为阴寒甚，出汗为亡阳，阴阳两脱也。

“伤寒”，六七日不利，指脉微，手足厥冷，而不利也。便发热，即知六七日中无发热证也。寒厥发热不当利，利则知其热为假热，其汗出乃为亡阳，真寒假热，再加亡阳，安得不死？

周禹载曰：“阳复发热，虽利且止；格阳发热，利汗兼至；阴内盛则不固其津而下脱，复逼其阳而外散耳。”

三百六十三条：伤寒五六日，不结胸，腹濡，脉虚，复厥者，不可下，此为亡血，下之死。

本条言脉虚而厥者不可下。

解曰：“伤寒”五六日，不“结胸”，上焦无病也；腹濡，濡者软和，下焦亦无病也；脉虚，全体功能衰弱之候也；复厥者，心脏无力运血也。虚寒如此，不可下也。此为亡血者，言血虚不运也，下之立死。

成无己曰：“‘伤寒’，五六日，邪气当作里实之时，若不‘结胸’而腹濡者，里无热也；脉虚者，亡血也；复厥者，阳气少也；不可下，下之为重虚，故死。《金匮玉函》曰：‘虚者重泻，正气乃绝。’”

周禹载曰：“‘伤寒’，五六日矣，胸无结聚，腹不硬满，更无烦躁、下利等证，似乎阳回可解；乃复见厥不回者，知阴血素亏之人，即不下利，而已为亡血，故使阳气不布，大便枯涩，仲景恐人误认为‘热入血室’燥结，或重竭其阴，故有下之致死之戒也。”

三百六十四条：发热而厥七日，下利者，为难治。

本条言厥过七日下利不已者为难治。

解曰：发热而厥，为热于外而寒于内，厥过七日，病过一候当退；乃复下利者，肠胃之气已败，正气无恢复之望，故为难治。

喻嘉言曰：“厥、利与热，不两存之势也。发热而厥七日，是热者自热，厥、利者自厥、利，两造其偏，漫无相协之期，故虽未现烦躁等证，而已为难治。盖治其热则愈厥愈利，治其厥、利则愈热，不至阴阳两绝不止矣。”

三百六十五条：伤寒，脉促，手足厥逆者，可灸之。

本条言厥逆脉促者可灸。

解曰：“伤寒”脉见促，促为疾数之候，气血有向外之势，手足不应见厥逆。见厥逆则为里寒阳越之候，急当灸之以引其阳内返。

喻嘉言曰：“‘伤寒’，脉促，则阳气跼蹐可知，更加手足厥逆，其阳必为阴所格拒而不能通，故宜灸以通阳也。”

常器之曰：“可灸之，当灸‘太冲穴’。”

按：常氏只知“太冲”为“厥阴经”之“输穴”，补必取“输穴”，以“厥阴病”为“厥阴经”之病，根本已误。即以“厥阴经”论，以五行承制理，“太冲穴”属土，补“厥阴”当取“曲泉”，亦不当补土以伐肝。究竟非经验之言，亦无深切研究之语。灸当灸“神阙”助心脏输血之力，以解四肢之厥，但取“神阙”亦不可，当随灸“涌泉”，引血下趋，脏复而心力强，阳可不致外越。

三百六十六条：伤寒，脉滑而厥者，里有热也，白虎汤主之。

本条言热厥之治法。

解曰：“伤寒”，脉滑而厥，滑为内热之候，厥为外寒之象，此为热厥，以血与热集中于里，虽外见四肢冷而非里寒也，故以“白虎汤”治之。

程郊倩曰：“脉滑而厥，乃阳实拒阴之厥，‘白虎汤’凉能清里而辛可解表。故当舍证而从脉也。”

柯韵伯曰：“脉滑而厥为热厥，脉微而厥为寒厥，阳极似阴之证全凭脉以辨之。然必须烦渴引饮，能食而大便难，乃为里有热也。”

《金鉴》曰：“‘伤寒’，脉微细，身无热，小便清白而厥者，是寒虚厥也，当温之。脉乍紧，身无热，胸满而烦厥者，是寒实厥也，当吐之。脉实大，小便闭，腹满硬痛而厥者，热实厥也，当下之。今脉滑而厥，滑为阳脉，里热可知，是热厥也。然内无腹满痛不大便之证，是虽有热而里未实，不可下而可清，故以‘白虎汤’主之。”

本条之舌证：舌当质红而燥，或薄白苔而燥。

本条之针法：

曲池丅　合谷丅　液门丅　足三里丅　行间丅　足临泣丅

三百六十七条：手足厥寒，脉细欲绝者，当归四逆汤主之。

本条为寒湿之治法。

解曰：患者手足厥寒，为外有寒邪束缚也；脉细欲绝者，为寒湿阻于四末也；以“当归四逆汤”治之。

手足厥寒，脉细欲绝，明明为心脏衰弱，产热功能减退之证。何以知其为外寒束缚，湿阻四末？曰：从汤方而知之也。如为阳虚，心脏衰弱，产热功能减退，当用“四逆汤”，不当用“当归四逆汤”也。“当归四逆汤”为“桂枝汤”去生姜，加当归、细辛、通草，“桂枝汤”为温通血管驱寒之剂，当归为行血之品，细辛为逐水之药，通草为利湿之味，合而为除寒湿之剂。用是方，即知其手足之厥寒与脉细欲绝，为寒湿阻于肌表四末，血温不能外达，其证当有头痛、肢肿或痛之证。

和久田曰：“此为平素气虚者，因外邪袭人，存于心胸，正气为之压抑，由是四肢厥逆，脉细欲绝；如以此方排除胸间之寒邪，导下水气，舒畅正气，则厥寒复温，脉带阳气而愈矣。与三味之‘四逆汤’之别，彼为已在内而现下利清谷之证，故于四肢亦曰厥冷，冷属于内，与寒之由外感受者异。故寒属于外，此证在心胸间，腹内当未显变，故特变文而书厥寒，所以示异也。细谓脉之如无幅之丝，故曰欲绝，示将断也。”

郑重光曰：“手足厥寒，脉细欲绝，是‘厥阴伤寒’之外证；‘当归四逆’是‘厥阴伤寒’之表药也。”

本条之舌证：舌质当正常而有白滑苔。

本条之针法：

本条未言症状，依方推测，当有头痛、肢痛或肢肿，可取“风池”“上星”“肩髃”“曲池”“合谷”“外关”“阳陵泉”“解溪”诸穴针治。

当归四逆汤方

当归三两　桂枝三两　芍药三两　细辛三两　大枣二十五个　甘草二两（炙）　通草二两（即今之木通是也。今之“通草”名“通脱木”不堪用）

右七味，以水八升，煮取三升，去滓，温服一升，日三服。

本方之主症：为四肢厥冷、头痛。肢节肿或痛者。

《类聚方广义》本方条曰：“治疝家，发热恶寒，腰腹挛痛，腰脚拘急，手足寒，小便不利，兼治消块。”

又：“治妇人血气痛，腰腹拘挛者。”

又：“治经水不调，腹中挛急，四肢酸痛，或一身习习如虫行，每日觉头痛者。”

《勿误药室方函口诀》本方条曰：“此方虽为治‘厥阴’表寒之厥冷药，然本为‘桂枝汤’之变方，故为‘桂枝汤证’。凡血分之闭塞者，用之皆有效。故先哲不仅以之治‘厥阴病’，若寒热胜腹之手足冷亦用之。又加‘吴茱萸生姜汤’可为后世疝积之套剂。阴癞之轻者亦用此方治之。”

《方舆輗》曰：“‘当归四逆汤’治纯血证，凡专下血便者用之。‘伤寒’之下血，虽为险症，然与痢之下血不涉，可以此汤愈之。”

和久田曰：“腹皮拘挛，以‘桂枝加芍药汤’与‘小建中汤’之腹状，且有左脐傍‘天枢’上下挛痛者，则似‘当归芍药散’‘当归建中汤’之证；有右之少腹腰间结聚，手足冷而脉细无力者，是为‘当归四逆汤证’。按此方去‘桂枝汤’方中之生姜，而代之以细辛，更加当归、通草，增大枣者也。其证为下焦之寒气上迫心下，正气为抑塞，不充见于表，不及四肢，血脉涩滞，而无駃流之势者是。细辛能散中焦之冷气，排除抑塞胃口之水气；通草能引其水，以利小便，以通关节，以导阳气；余则和血脉，滋达正气。是为‘桂枝汤’之旨意，不可不知。但以当归为主，芍、甘二味和之，能解腹中之结血挛引者也。”

《百疢一贯》曰：“休息痢有由疝来者，则亦能用‘当归四逆’等治之。黑便与血交下者，用‘当归四逆汤’极有效。”

又：“五更泻为‘当归四逆’与‘真武’等所治，如用而无效者，死症也。”

《幼幼集成》曰：“‘当归四逆汤’治小儿血虚体弱，寒邪伤荣，以致眼目翻上，身体反张，盖‘太阳’主筋病故也。”

《伤寒六书》曰：“‘伤寒’‘少阴病’，但厥无汗者，强发之，必动于其血，或自耳目口鼻中出，名曰下厥上竭，难治；又咽喉闭塞，不可发汗，发汗则吐血，气欲绝，手足厥冷，蜷卧而不能自温；又脉弱者，不可发汗，发汗则寒栗不能自还，并‘当归四逆汤’主之。”

清川玄道曰：“‘冻风’者，俗名冻疮，又名冻瘃者是也。《外科正宗》云：‘冻风为肌肉寒热，气血不行而肌死之患也。’查‘冻风’之治法，诸家虽有种种，非不无效，然从未如此方之神效者。余壮年西游，至远州见付驿，访古田玄道翁，翁固笃信仲景氏者，‘伤寒’无论矣，即其余一切杂病，亦莫不以《金匮》《伤寒论》为范本。余见翁之治冻风也，用‘当归四逆汤’，奏效甚速。余叩其故。翁曰：‘《伤寒论》厥阴篇不云乎，手足厥寒，脉细欲绝者，当归四逆汤主之。’余因大有所得，别后殆三十年，凡治‘冻风’每用此方，必见效。庚辰二年，数寄屋町，吴服商上总屋吉兵卫之妻，年三十许，左足跗趾中趾紫黑溃烂，由踵趺以及脚膝，寒热烦疼，昼夜苦楚，不能寝食。一医误认为脱疽之类，虽种种施治，然更无效。主人因仓皇邀余。余诊之曰：‘旧年常患冻风否？’曰：‘患之久矣。’余曰：‘是决非脱疽类，乃冻风也，全由误治至此。’乃与‘当归四逆汤’，外贴‘破敌中黄膏’等，凡一月余而痊愈，此‘冻风’之最重者也。如平常之紫斑痒痛，前方仅用四五贴，即时奏效，捷如桴鼓，不其神哉。”

又曰：“用此‘当归四逆汤’，于《伤寒溯源集》《伤寒论注》以下之诸注家，疑方中无姜、附，而虽有区区论说。然余谓是皆拘泥于‘四逆’之方名，而误其病候也。盖厥寒为寒在表，其候为外冷而自觉寒；厥冷为寒在里，厥候为冰冷而人不自觉者也。夫手足厥寒，脉细欲绝者，由‘太阴’所分歧也。‘太阴’第二条云：‘自利不渴者，属“太阴”，以其脏有寒故也，宜服“四逆”辈’，是由‘太阳中篇’第十条‘小青龙汤’所分歧也。由是观之，则‘当归四逆汤’为‘桂枝汤’加减之方，专在外发寒邪，非如其他‘四逆汤’专救里寒之剂，奚怪方中无姜、附子。余岂好诽谤古人哉，要当祖述仲景师之方剂，而能活用之，可治万病之一端也。”

三百六十七条：若其人内有久寒者，宜“当归四逆加吴茱萸生姜汤”主之。

本条言寒湿而兼素有停饮之治方（本条与上条为一条）。

解曰：其人手足厥冷，脉细欲绝而复有久寒者，久寒指停痰宿水在胃中，以“当归四逆汤”加吴茱萸、生姜治之。

本条接上条而来，从加吴茱萸、生姜二味上，可以推测其人当有呕逆。以吴茱萸温胃逐水，专治胃有寒饮之呕吐，生姜亦止呕之良药也。

和久田曰："久寒为水毒之寒，乃下焦之虚寒、疝毒、宿饮之类，阻碍胃口，抑塞阳气，妨害饮食克化之利者是也。此证但言久寒，因证不详，虽或有指吐、利之说，然今据余实验，或宿饮停滞于中焦，或吐酸、吞酸等证者，或冷气冲逆而迫心下，攻胸胁，干呕，吐涎沫者，或腹痛，或吐、利，或转筋，妇女积冷血滞，经水短少，腹中拘挛，有时迫于心下胁下，肩背强急，头顶重痛之类，概为久寒所致，除其脉证而外，更得手足寒与脉细者，用此方无不有效。不仅一吐利之证，且吴茱萸、生姜、细辛戮力以排胸膈之宿饮停滞，开胃口、散冷气、下冲逆而利其用云。"

本条之脉证、舌证：当如上条。

本条之针法：照上条加灸"中脘""足三里"。

当归四逆加吴茱萸生姜汤方

当归三两　桂枝三两　芍药三两　细辛三两　通草二两　甘草二两（炙）大枣二十五枚　吴茱萸二升　生姜半斤

右九味，以水六升，清酒六升，和煮取五升，去滓，温分五服。

本方之主症："当归四逆汤"有呕逆者。

《方舆輗》本方条曰："内有久寒者，在男子为疝气，在妇人为带下之类。此等病如痛引脐腹腰胯之类者，用此汤甚良。《戴氏证治要诀》载此方曰：'治阴㿗大如斗，诸药无效者'，然余惟以之疗一切疝瘕。若夫㿗既至大，则犹蚍蜉之撼树，岂此方之力所能敌哉。"

又："治产妇恶露绵延不止，身热痛头，腹中冷痛，呕而微利，腰脚酸麻，或微肿者。"

《类聚方广义》本方条曰："治'当归四逆汤证'，胸满呕吐，腹痛剧者。"

《方技杂志》曰："水㿗，以针取水，是为上策，有一度即治者，亦有二三度而不治者。肠㿗，不可针，当用'当归四逆加吴茱萸生姜汤''大黄附子汤''芍药甘草汤'之合方等暖小腹为佳。"

三百六十八条：大出汗，热不去，四肢痛而拘急，又下利，厥逆而恶寒者，四逆汤主之。

本条言汗出、拘急肢痛与下利厥逆之治法。

解曰：大汗出而热不去，四肢痛而拘急，为内有虚寒，阳气外越也，宜"四逆汤"急温其寒。又下利厥逆而恶寒者，亦属内寒，亦为"四逆汤"之主治。

本条分两节，"四肢痛"为一节，"又下利"以下为一节，共为"四逆汤"

主治。大汗出为亡阳，热不去为虚阳继续外越；阳外越则内寒甚，汗外泄则阴液涸，于是四肢痛而拘急也，故以“四逆汤”生温回阳治之。若以大汗出而热不去，作实热“白虎汤证”视之，则失之远矣。此证总以脉证、舌证作标准，可不致错误。下利、厥逆而恶寒，阴寒之证显然无疑。

本条原文从陈本“内”改“而”字，“内拘急”当指腹内拘急，病理固合，不及四肢拘急痛之多。今之转筋症即四肢拘急而痛也。

方中行曰：“大汗出，阳虚而表不固也；热不去，言邪不除也；内拘急、四肢疼者，亡津液而骨属不利也；下利、厥逆而恶寒者，亡阳而阴寒内甚也；‘四逆汤’温以散寒，回阳而敛液者也。”

陈平伯曰：“大汗，身热，四肢疼，皆是热邪为患，而仲景便用‘四逆汤’者，以外有厥逆、恶寒之证，内有拘急、下利之候，阴寒之象，内外毕露，则知大汗为阳气外亡，身热由虚阳外越，肢疼为阳气内脱。不用姜、附以急温，虚阳有垂绝之患，其辨证处，又只在恶寒、下利也。总之仲景辨阳经之病，以恶寒、不便为里实，辨阴经之病，以恶寒、下利为里虚，不可不知。”

舒驰远曰：“大汗出者，真阳外亡也；热不去者，微阳尚在躯壳也；内拘急者，阴寒内结也；四肢疼者，阴邪侵入关节也；兼之下利、厥逆而恶寒，在里又纯阴也。合而观之，亦属阳虚与阴盛并见。法宜生、熟附子并用，更加黄芪、白术以助后天之阳，庶乎有当。单用‘四逆’，于法尚欠。”

本条之脉证、舌证：脉当微细；舌当质淡，苔白。

本条之针法：

神阙×　天枢×　关元×

灸此三穴，二节病证皆可救治，同为里寒，功能不振也。

三百六十九条：大汗，若大下利而厥冷者，四逆汤主之。

本条言厥、利、汗出之治法。

解曰：大汗为亡阳，大下为亡阴，阴阳两脱，故四肢厥冷，此为寒邪直中之证，亟以“四逆汤”回阳救治，迟则不及。

陈亮师曰：“汗而云大，则阳气亡于表；下利云大，则阳气亡于里矣。如是而又厥冷，何以不列于死证条中？玩本文不言五六日，六七日，而但云大汗，大下，乃阴寒骤中之证。凡骤中者，邪气虽盛，而正气初伤，急急用温，正气犹能自复，未可急称死证。不比病久而忽大汗大下，阴阳脱而死也。故用‘四逆’胜寒毒于方危，回阳气于将绝，服之而汗利止，厥逆回，犹可望生。”

本条之脉证、舌证：脉当沉细或伏；舌当淡而苔滑。

本条之针法：照上条。

三百七十条：患者手足厥冷，脉乍紧者，邪结在胸中，心下满而烦，饥不能食者，病在胸中，当须吐之，宜用“瓜蒂散”。

本条为痰厥之证治。

解曰：患者手足厥冷，以有寒痰结于胸中，阳气抑遏不能达于肢末故也；脉乍紧，言脉乍见紧急也，以寒邪紧束血管，血运不畅，血管壁起紧张之象也；脉紧肢厥，皆为邪结在胸中使然。胸中寒痰凝结，阳气郁遏，乃为满为烦。饥不能食者，以病在胸中，阴塞贲门之部，故胃中饥时食不下也。当须吐去其胸中之寒痰，则阳邪得舒，脉紧肢厥皆可立解，吐剂宜用“瓜蒂散”。

方中行曰：“‘乍’，忽也。言非‘厥阴伤寒’，乃虚寒之邪自内而作，故曰邪结在胸中。邪亦以痰言，所以胸中满而烦也。饥不能食者，痰涎涌上，逆而塞膈，气窒而食不通也。病在胸中，宜‘瓜蒂散’以吐胸中之邪。”

周禹载曰：“脉乍紧，则有时不紧，而兼见之脉不一，意在言外。惟胃有寒饮，遏抑阳气，推外证与脉，知邪滞于高位。其心下满而烦，饥不能食，惟痰聚上焦，物不得下，知病在上，更无疑矣。用吐之后，胃气上升，津液旁达，吾知手足之温，脉之和缓，心胸豁然顷刻如故，用吐法者勿以厥冷为顾忌也。”

本条之舌证：舌当薄白而滑。

本条之针法：按照一百八十一条。

三百七十一条：伤寒，厥而心下悸者，宜先治水，当服茯苓甘草汤，却治其厥。不尔，水渍入胃，必作利也。

本条言厥而心悸之治法。

解曰：“伤寒”，厥而心下悸，寒兼停水两病也。当先治其停于心下之水，以“茯苓甘草汤”，水去悸止，却治其厥。如不尔者，停水渍入胃中，必作厥利之重症也。

心下悸为水停于心下使然，与厥并作，视何者为急，如重厥者，仍以治厥为先，宜“四逆汤”。或厥水合治，以“真武汤”，此先治水，殆厥症不重耳。

《金鉴》曰：“此先水后厥之治也。盖停水者必小便不利，若不如是治之，则所停之水渍入胃中，必作利也。此症虽不曰小便不利，而小便不利之意自在；若小便利，则水不停，而厥悸属阴寒矣。岂宜发表利水耶？”

汪琥曰：“厥而心下悸者，明系饮水多，寒饮留于心下，胸中之阳不能四布，故见厥，此非外来之寒比也。故法宜先治其水，须与‘茯苓甘草汤’，而治厥之法，即在其中矣。盖水去则厥自除也。不尔者，谓不治其水，则水渍下入于胃，必作利也。”

魏荔彤曰：“此‘厥阴病’预防下利之法，盖病至‘厥阴’，以阳升为欲愈，邪陷为危机。若夫厥而下利，则病邪有陷无升，所以先治下利为第一义。无论其厥之为寒为热，而俱以下利为不可犯之证。如此条厥而心下悸者，为水邪乘心，心阳失御之故，见此则治厥为缓，而治水为急。何也？厥犹可从发热之多少，以审进退之机；水则必趋于下，而力能牵阳下坠者也。法用'茯苓甘草汤'以治水，使水通而下利不作。此虽治水，实治本也。若不治水，则水渍入胃，随肠而下，必作下利。利作则阳气有降无升，厥利何由而止，故治厥必先治水也。"

本条之脉证、舌证：脉为小弦；舌有白苔。

本条之针法：

巨阙×　水分×　阴陵泉×

三百七十二条：伤寒六七日，大下后，寸脉沉而迟，手足厥逆，下部脉不至，咽喉不利，唾脓血，泄利不止者，为难治，麻黄升麻汤主之。

本条为寒热错杂上溃下泄之治法。

解曰："伤寒"六七日，表邪未解，经大下后，热邪内陷，表寒仍在，故寸脉沉而迟；血温因上集于咽部，故四肢厥冷，下部之脉亦闭止；热集于咽，乃发炎溃烂而唾脓血；肠中则因下而虚寒，为下利不止。综观此证为外有寒束，咽有郁热，肠有虚寒，内外交攻，寒热错杂，是以难治，以"麻黄升麻汤"治之。

本条之舌证：舌质当正常，有白黄腻或灰黄腻苔。

本条之针法：

外关⊤　合谷⊤　经渠⊤　少商⊤　商阳⊤　天鼎⊤　中脘|　天枢×　足三里|

以"外关""合谷""经渠"治表寒，"少商""商阳""天鼎"治喉症，"中脘""天枢""足三里"治泄泻。

麻黄升麻汤方

麻黄二两半（去节）　升麻一两一分　当归一两一分　知母、黄芩、葳蕤各十八铢　石膏（碎绵裹）白术　干姜　芍药　桂枝　茯苓　甘草（炙）　天门冬（去心）各六铢

右十四味，以水一斗，先煮麻黄一两沸，去上沫，纳诸药，煮取三升，去滓，分温三服，相去如炊三斗米顷，令尽汗出愈。

本方之主症：表证无汗，兼咽喉溃烂而肠中虚寒下利者。

《金鉴》曰："下寒上热，若无表证，当以'黄连汤'为法，今有表证，故复立此方，以示随证消息之治也。升麻、葳蕤、黄芩、膏、知母、天冬乃升举

走上清热之品，用以避下寒，且以滋上也。麻、桂、干姜、归、芍、甘草、茯苓、白术乃辛甘走外温散之品，用以远上热，且以和内也。分温三服令尽，汗出愈。其意在缓而正不伤，彻邪而尽除也。脉虽寸脉沉迟，尺部不至，证虽手足厥逆，下利不止，究之原非纯阴寒邪，故兼咽喉痛吐脓血之证，是寒热混淆，阴阳错杂之病，皆因大下夺中所变，故仲景用此汤以去邪为主，邪去而正自安也。”

三百七十三条：伤寒四五日，腹中痛，若转气下趋少腹者，此欲自利也。

本条言转气下趋少腹为欲利。

解曰：“伤寒”四五日，腹中痛，若转气下趋少腹者，乃肠管发生蠕动也。蠕动则便下，故曰此欲自利也。

肠中痛，指肠管发生急剧蠕动，若欲利之先兆；腹肌挛急作痛亦曰腹中痛，但无转气下趋少腹症状。此为腹肌痛与肠管痛之分辨。

汤本氏曰：“本条之意，为自罹‘伤寒’后，经四五日，腹内疼痛，水鸣由上方而下趋于下腹部者，为必当下痢之先兆也。‘附子粳米汤’证虽如山田氏说，然此汤与‘生姜泻心汤’不但有痛不痛之差，更宜加有阴阳虚实之别也。”

张路玉曰：“腹痛亦有属火者，其痛必自下而上攻；若痛自上而下趋者，定属寒痛无疑。”

魏荔彤曰：“此重在预防下利，而非辨寒热也。玩‘若’字‘欲’字，可见其辨寒邪者自有别法。”

三百七十四条：伤寒，本自寒下，医复吐、下之，寒格，更逆吐、下，若食入口即吐者，干姜黄连黄芩人参汤主之。

本条为下寒上热之治法。

解曰：“伤寒”本有寒在下焦，医以其有热而吐之，病不已，又复下之，致下寒益甚，热格于上，致上热则吐，下寒则利；若食入口则吐者，则胃中有热格拒中焦，食入口立被吐出也，故以“干姜黄连黄芩人参汤”主之。

本自寒下，言本有肠胃虚寒之病。言“伤寒”当有发热之证，医者乃用吐法，吐之热不去，乃复下之，致胃因吐而液干，热乃益甚，肠有寒复下之，寒乃益甚，成为上热下寒之证。芩、连即以清上热，干姜即以温下寒，人参补偿正气受吐下之损失也。文中未言发热，从用芩、连上可知必有热度。

《金鉴》曰：“经曰‘格则吐逆’者，吐逆之病名也；朝食暮吐，脾寒格也；食入则吐，胃热格也。本自寒下，谓其人本自有朝食暮吐寒格之病也。今病‘伤寒’，医见可吐可下之证，遂执成法，复行吐、下，是寒格更逆于吐、下也。当以‘理中汤’温其‘太阴’，加丁香降其寒逆可也。若食入口即吐，则非寒格，乃热格也。当用干姜、人参安胃，黄连、黄芩降火也。”

本条之脉证、舌证：脉当小弦，或寸浮尺弱；舌当质淡苔黄。

本条之针法：

间使⊥　巨阙⊥　中脘⊥　天枢×　气海×　足三里×

干姜黄连黄芩人参汤方

干姜、黄连、黄芩、人参各三两

右四味，以水六升，煮取二升，去滓，分温再服。

本方之主症：治上热下寒上吐下利者。

东洞翁曰：“此方治心中烦悸及心下痞硬而吐、下者为主。”

《方机》本方之主治曰：“治下利，心下痞硬，干呕者。”

《类聚方广义》本方条曰：“治胃反，心胸郁闷，心下痞硬或嘈杂者，兼用‘消块丸’。”

又：“骨蒸劳热，心胸烦闷，咳嗽干呕，或下利者，宜此方。”

《勿误药室方函口诀》本方条曰：“此方治膈热而吐逆不受食者，又用半夏、生姜及诸呕吐之止药而毫无寸效者，有特效。又治噤口痢。”

三百七十五条：下利，有微热而渴，脉弱者，令自愈。

本条言下利自愈之脉候。

解曰：下利有微热而渴，为热不甚重也。其脉弱者，为热已去神经缓和之候也，故能自愈。

方中行曰：“微热，阳渐回也。渴，内燥未复也。弱，邪退也。令自愈，言不须治也。”

柯韵伯曰：“发热而微，表当自解也。热利脉弱，里当自解矣。可不服药而得其自愈也。”

三百七十六条：下利，脉数，有微热，汗出，令自愈；设复紧，为未解。

本条言下利自愈与不解之候。

解曰：下利，脉数，数为热；有微热，热不甚也。汗出，则热可解也，热解则利自愈。假设脉复转紧，则神经又趋紧张，利当不止，故为未解也。

程郊倩曰：“下利，脉数，寒邪已化热也。微热而汗出，邪从热化以出表，故令自愈。设复紧者，未尽之邪复入于里阴之下，故为未解。盖阴病得阳则解，故数与紧可以定愈不愈，即阴阳胜复之下利亦当以此脉断。”

三百七十七条：下利，手足厥冷，无脉者，灸之不温，若脉不还，反微喘者，死。

本条言厥利脉绝微喘者死。

解曰：下利，手足厥冷，里寒极矣。无脉者，心脏搏动将绝，血已不能及肢末也。亟当灸之，以救其垂绝之阳。若灸之而不温，则心脏已无挽回，若脉不还，已成当然事实。反微喘者，为气脱也，立死。

成无己曰："下利，手足厥逆，无脉者，阴气独胜，阳气大虚也。灸之阳气复，手足温而脉还，为欲愈。若手足不温，脉不还者，阳已绝也；反微喘者，阳气脱也。"

三百七十八条：少阴负趺阳者，为顺也。

本条言足上有脉者顺。

解曰："少阴"脉为"太溪"脉，"趺阳"脉为"冲阳"脉，如"太溪"脉小，"冲阳"脉大，为"少阴"脉不及"趺阳"脉大，为负，此为顺也。

"趺阳"为候生死之脉，"趺阳"有脉则生，主心脏输血力强，血能及于最远之处也。言"少者阴"，不过以之作陪耳。"太溪"为骨窪，凹而深，其脉不易得，按之似小，其实与"冲阳"脉相等，以"冲阳"脉之骨高而平，易按似大耳。注家以先后天为解。在生理上则并无分别也。

三百七十九条：下利，寸脉反浮数，尺中自涩者，必清脓血。

本条言下利尺涩者清脓血。

解曰：下利，脉数为热利，寸脉反浮数，为热盛也。尺中脉涩者，肠中有血瘀也。热盛血瘀，瘀必被灼腐败，随利而下，故曰必便脓血也。

成无己曰："下利者，脉当沉而迟，反浮数者，里有热也。涩为无血，尺中自涩者，肠胃血散也，随利下必便脓血。'清'与'圊'通，厕也。"

唐容川曰："便脓血者，即今之痢疾也。"

笔者按：《金匮》《伤寒论》所称便脓血皆是痢证，本证即红白痢。

三百八十条：下利清谷，不可攻表。汗出，必胀满。

本条言寒利不可发汗。

解曰：下利清谷为胃肠虚寒，法当温化，不可攻表；攻表发汗，则伤其阳，即发散体温，于是虚寒愈甚，胃肠之消化攻能愈形不振，肠胃之内容物积滞，发生浊气，所以腹胀且满也。

山田正珍曰："下利清谷，为里寒甚，当与'四逆汤'温之。虽有表证，然不可发汗；汗出则表里俱虚，中气不能宣通，故令人胀满，亦'四逆汤'证也。"

舒驰远曰："下利清谷，虚冷之极，里阳已自孤危，误汗未有不脱者也，胀满亦云幸矣。故一切腹痛呕泄之证，严戒不可发汗。"

三百八十一条：下利，脉沉弦者，下重也；脉大者，为未止；脉微弱数

者，为欲自止，虽发热，不死。

本条为从脉以辨下利之轻重。

解曰：下利，其脉若为沉弦者，沉主里，弦主挛急，为里急后重之候，故曰下重。下利，若脉大者，大为热盛，大则病进，故为未止。下利，若脉微弱数者，微弱为缓和之候，亦热退之候，微弱数为正气未虚之候，故为欲自止，虽有发热，里气已缓和，故不死。

下利身热者，原为禁忌，所谓肠澼身热者死；但其脉必急促，此为微弱数，虽热不甚，故为不死。

三百八十二条：下利，脉沉而迟，其人面少赤，身有微热，下利清谷者，患者必微厥。所以然者，其面戴阳，下虚故也。

本条言"戴阳"证。

解曰："厥阴"下利，里有寒也。脉沉而迟，寒之厥也。其人面稍赤，阳戴于上也。身有微热，阳越于外也。下利清谷，肠胃虚寒也。里热渐甚，则必微厥。所以然者，以其面现"戴阳"，知其下焦虚寒甚也。

"戴阳证"为面赤绯红，似有热象，但其四肢则微厥而冷，脉则微细欲绝，两足尤冷，亦有下利者，此系内真寒外假热之象，为心脏已衰不堪，而血压尚有余力将血温压送于上，所以面呈赤色，阴虚之体，多见此证。《方书》谓为"孤阳飞越，顷刻即亡"，原文有"汗出而解"，不知误尽多少苍生。以虚阳外越，最忌出汗，一片阴寒，所剩此一线微阳，能急用"通脉四逆汤"大温其里，或可十救一二，若视为阳气怫郁于上宜小汗之，'麻桂'下咽，转瞬即毙矣。兹从陈本将"郁冒汗出而解"删去，后之学者，不致再被其误矣。

三百八十三条：下利，脉数而渴者，令自愈。设不差，必清脓血，以有热故也。

本条言下利热不解必清脓血。

解曰：厥阴下利，每多虚寒，如脉数而渴，则已化热，可以自愈。设不差，为热化太过，太过则肠中腐化，必清脓血，所谓有热不解之故也。

张隐庵曰："此重言以申上文之意，言圊脓血之因于热也，下利，脉数而渴者，承前两节而言，其一乃下利，脉数，令自愈；其一乃下利，有微热而渴，令自愈。设不差，必圊脓血者，言当愈不愈，必热伤包络而便脓血。又申明所以便脓血者，以脉数而渴，内有热故也。"

柯韵伯曰："脉数有虚有实，渴亦有虚有实，若自愈，则数为虚热，渴为津液未复也。若不差，则数为实热，渴为邪火正炽矣。"

三百八十四条：下利后，脉绝，手足厥冷，晬时脉还，手足温者生，脉不

还者死。

本条言下利脉绝，得还者生，不得还者死。

解曰：“厥阴”下利后而脉绝，手足厥冷，阳气暴脱也。如经一周时而脉复手足温者，阳气回复也，故能生；脉不还者，其心功能无恢复之望，当死。

晬时，一周时也。此指寒邪直中之下利，水分顿失，血液浓厚，不能畅通于肢末，故见脉绝厥冷，其生气尚未至十分衰弱，故经周时，犹有脉复希望。若属久利而脉绝厥冷，则早无生望，岂有周时后再望其回生之理。

喻嘉言曰：“厥利无脉，阳去而难返矣。然在根本坚固者，生机尚存一线，经一周时脉还手足复温则生，否则死矣。此即在前条用灸之意，所以不重赘灸法也。‘少阴’下利厥逆无脉，服‘白通汤’，脉暴出死，微续生。‘厥阴’下利，厥冷脉绝，用灸法，晬时脉还者生，不还者死。可见求阳气者，非泛然求之无何有之乡也，必两肾之中有几微可续，然后藉温灸为鸾胶耳。”

柯韵伯曰：“此不呕不烦，不须反佐，而服‘白通汤’，灸‘丹田’‘气海’，或可救于万一。”

三百八十五条：伤寒，下利日十余行，脉反实者，死。

本条言下利脉实者死。

解曰：下利为里虚，脉当微缓，日十余行，其正气已弱，脉应见虚，而脉反实者，可知其神经仍复紧张，利无已时，非死不已。

其脉反实，亦为利下阴液耗损过分，心脏勉力加强搏动输血，脉亦见有力，总之，虚弱症与久病见之者皆非良兆，所谓脉不应患者死也。

郑重光曰：“脉实则胃气失和缓之状，而真藏之脉独见，邪盛正脱矣。”

三百八十六条：下利清谷，里寒外热，汗出而厥者，通脉四逆汤主之。

本条言下利里寒外热之治法。

解曰：下利清谷，里寒甚也；里寒外热，虚阳越于外也；汗出而厥，阳将亡也；亟以“通脉四逆汤”救其垂绝之阳。

张隐庵曰：“此下利而涉于‘少阴’也。‘少阴篇’云：‘少阴病’，下利清谷，里寒外热，手足厥逆，脉微欲绝，身反不恶寒，‘通脉四逆汤’主之。在‘少阴’言‘四逆汤’，又主‘通脉’。此言下利清谷，里寒外热，汗出而厥，乃下利而属于‘少阴’，故亦以‘通脉四逆汤’启下焦之生阳，与上焦之血脉相通于内外也。”

本条之脉证、舌证：脉当微细欲绝；舌当淡白。

本条之针法：灸神阙，不拘壮数，以脉见有神，四肢温和为止。

三百八十七条：热利下重者，白头翁汤治之。

本条言热利之治法。

解曰：热利而见里急后重者，以“白头翁汤”治之。

本条述症状极简略。“白头翁汤”证，必痢下腹痛后重，赤白相间，肛门灼热，或有身热，脉多滑数，舌多灰黄。其病灶在大肠，涉及直肠，肠中炎肿，分泌渗出物特多，如脓如血，刺激肠中神经，蠕动不已，所以见腹痛欲便；而直肠口之括约肌挛急，阻碍排泄，所以见重坠，而欲便不得；肠中发炎，所以见肛门灼热，或发热。“白头翁汤”为热利之主方，白头翁止痛和血缓解挛急，连、柏清热化毒，秦皮止血止痢，对证下药，功效立见。在经验上，连、柏加倍，一半炒焦，功效更大。

本条之脉证、舌证：脉当滑数；舌当黄腻。

本条之针法：

曲池⊤　合谷⊤　大肠俞⊤　中膂俞⊤　白环俞⊤　足三里⊤

白头翁汤方

白头翁二两　黄连　黄柏　秦皮各三两

右四味，以水七升，煮取二升，去滓，温服一升，不愈，更服一升。

本方之主症：治热利下重而无表证者。

东洞翁本方定义曰：“治热利下重而心悸者。”

《方机》曰：“胸中热而心烦下利者，‘白头翁汤’主之。”

《方舆輗》本方条曰：“热利下重即后世所谓痢症，此方可用于痢之热炽而渴甚者。‘白头翁’为解痢热之著名药，盖痢与‘伤寒’之热大异，非‘白虎’辈之所能治，惟用黄连、黄柏、白头翁之类能治之。他家虽云用‘黄连解毒汤’或三黄加芒硝等可治，予每用此汤而奏奇效，是由于‘白头翁’治痢热之殊效也。盖此汤之所要者，热虽强而非下剂也。”

《类聚方广义》本方条曰：“热利下重，渴欲饮水，心悸腹痛，此方之主治。”

又：“貉丘芩先生曰：‘余常有经验，时痢疾流行，无不婴患者，其症每大便肛门灼热如火，用此方而多有效。’余奉此说，果确奏功焉。”

又：“治眼目郁热，赤肿阵痛，风泪不止者。又为洗蒸剂亦效。”

三百八十八条：下利，腹胀满，身体疼痛者，先温其里，乃攻其表，温里宜四逆汤，攻表宜桂枝汤。

本条言下利兼有表证之治法。

解曰：下利，腹中胀满，有虚寒不化也；身体疼痛者，兼有外感寒邪也。凡有表证兼虚寒之里证并发者，必先温其里而后解表，此不易之定法，温里宜用“四逆汤”，攻表宜用“桂枝汤”。

本条与一百条同，可合观之，其脉证、舌证大致相同，针法亦同。

舒驰远曰：“下利腹胀满，已自阳虚而阴凑矣。身体疼痛者，阴邪阻滞经脉也。法当助阳理中，温醒脾胃。并无‘太阳’表证，不可妄用此法。”

按：其说亦是，因虚寒而身体疼痛者，其脉必沉迟或沉弦。若脉为浮紧浮弦，有恶寒之症状者，确为表证。诊病必四诊合参，乃无大误。仲师条文，每言证不及脉，言脉不及证，且皆简略，解者遇方证不合发生疑问处与叙证简略处，当从方以推求其所以然之理，不得信口指摘。

三百八十九条：下利，欲饮水者，以有热故也，白头翁汤主之。

本条言下利欲饮水之治法。

解曰：下利欲饮水者，以有里热故也。此亦热痢，故曰“白头翁汤”主之。

下利口渴，不可即指为热，不可即视为“白头翁汤证”，上热下寒之下利亦作渴，协热下利亦作渴。必有腹痛后重，下利脓血而渴者，乃为“白头翁汤证”。

山田正珍曰：“下利饮水，多是内有热邪所致，间亦有津液内竭而然者，或大汗后，或大下大吐后，或痘疮灌脓后，往往有之，概以热邪所致，非也。又因所饮之冷热，以辨其虚实，亦非也。”

三百九十条：下利，谵语者，有燥矢也，宜小承气汤。

本条言下利谵语有燥矢者之治法。

解曰：下利而谵语，不特肠中有热，且有燥矢也，宜“小承气汤”攻其燥矢，则利与谵语皆解。

下利而谵语，未必一定有燥矢，必有脉滑大，苔黄焦厚，腹有硬结可按得，乃可云有燥矢。虽然，下利用“承气汤”亦多，非皆有燥矢而后用之。凡热性下利，其肠中必有积滞，与炎性渗出物之蓄积，用荡涤之法，清其蕴积，如夺寇粮，去其凭依，易使热邪解退也。

若下利谵语，其脉细数，其目无神，语声不扬者，乃为“郑声”，死症也。

丹波氏曰：“按少阴篇云：‘少阴病’，自利清水，色纯青，心下必痛，口干燥者，急下之，宜‘大承气汤’；辨可下篇云：下利，心下硬者，急下之，宜‘大承气汤’；下利，脉迟而滑者，内实也，宜‘大承气汤’；下利，不欲食者，有宿食也，当下之，宜‘大承气汤’；并与此条证同。”

尤在泾曰：“谵语者，胃实之征，下利得此，为有燥矢，所谓利者不利是也。与‘小承气汤’下其燥矢，矢去藏通，下利自止。经云：‘通因通用’，此之谓也。《金匮》治下利，按之心下坚者，与‘大承气汤’，与此同意，所当互参。”

《金鉴》曰：“下利里虚，谵语里实，若脉浮大，证兼里急，知其中必有宿食也。其下利之物又必稠黏臭秽，知热与宿食合而为之也。此可决其有燥矢也，宜以‘小承气汤’下之。于此推之，可知燥矢不在大便硬与不硬，而在里之急与不急，便之臭与不臭也。”

本条之脉证、舌证：脉当滑大或沉滑；舌当苔厚焦黄燥裂。

本条之针法：

曲池⊤　间使⊤　支沟⊤　大、小肠俞⊤　三焦俞⊤　足三里⊤　承山⊤　内庭⊤

三百九十一条：下利后，更烦，按之心下濡者，为虚烦也，宜栀子豉汤。

本条言下利止后之虚烦治法。

解曰：下利止后，更烦者，下热积于上也；按之心下濡者，谓不痞不硬，无痰湿间阻也；故其烦为虚烦，宜“栀子豉汤”。

下利止后，更烦，其下利必由医治而止。虽止，或有余热未净，或由下剂伤其胃阴，或苦燥伤津，以致更烦。若由自止，必清热而利始止，决无更烦之理。

山田正珍曰：“凡‘伤寒’发汗、吐、下后，诸证皆去，但心烦者，是大邪已去，正气暴虚，而余热内伏故也。心下濡者，下后无物也。是虽言虚烦，其实非真虚，亦唯一时假虚而已，‘栀子豉汤’以解余热则愈。”

尤在泾曰：“下利后更烦者，热邪不从下减，而复上动也。按之心下濡，则中无阻滞可知，故曰虚烦。香豉、栀子能澈热而除烦，得吐则热从上出而愈，因其高而越之之意也。”

本条之脉证、舌证：当与八十四条同。

本条之针法：与八十四条同。

三百九十二条：呕家，有痈脓者，不可治呕，脓尽自愈。

本条言呕吐痈脓者不可治呕。

解曰：素有呕吐痈脓之人，不可治呕，当治其痈，脓尽呕自止。

呕脓必为胃或十二指肠之溃疡，如胃痈；呕为排出痈脓之自然作用，如止其呕，则脓不得出，抑亦无法可止。只有消炎化脓之法，脓尽自然不呕。毋专治其呕。

《金鉴》曰：“心烦而呕者，内热之呕也；渴而饮水呕者，停水之呕也；今呕而有脓者，此必内有痈脓，故曰不可治呕，但俟脓尽自愈也。盖痈脓腐秽欲去而呕，故不当治。若治其呕，反逆其机，热邪内壅，阻其出路，使无所泄，必致他变，故不可治呕。脓尽则热随脓去，而呕自止矣。”

三百九十三条：呕而脉弱，小便复利，身有微热，见厥者，难治，四逆汤主之。

本条言呕之难治症状。

解曰：呕而脉弱者，胃气呕伤之候也；小便复利，下焦阳亦虚也；身有微热，见厥者，阳浮于外，阴胜于里也，为难治。以“四逆汤”温里扶阳治之，止呕非急务，胃阳得复，呕自止也。

成无已曰：“呕而脉弱，为邪气传里；呕则气上逆，而小便当不利；小便复利者，里虚也；身有微热，见厥者，阴胜阳也，为难治，与‘四逆汤’温里助阳。”

方中行曰：“脉弱虽似邪衰，而小便复利，则是里属虚寒也，故曰见厥者，难治。以身有微热也。故虽厥，可以‘四逆汤’得救其阳之复。”

喻嘉言曰：“呕而脉弱，小便利，里虚且寒；身有微热，证兼表里；其人见厥，则阴阳互错，故为难治。然不难于外热，而难于内寒也。内寒则阳微阴盛，天日易霾，故当用‘四逆汤’以回阳，而微热在所不计也。”

本条之针法：

中脘×　神阙×　足三里×

三百九十四条：干呕，吐涎沫，头痛者，吴茱萸汤主之。

本条为胃有寒饮而呕之治法。

解曰：干呕，吐涎沫，胃有寒饮也；头痛者，饮毒上攻头脑也；以“吴茱萸汤”温化水毒，和胃止呕。

汤本氏曰：“干呕，吐涎沫，与食谷欲呕者及呕而胸满者同，皆由水毒由下方迫肺胃所致。然头痛为此毒更上迫而侵头脑之剧症，故师不揭诸‘太阴’‘少阴’篇，而载之于‘厥阴篇’，以示此意也。然此头痛，据《续医断》曰：证之有主客，犹物之有主客也，治其主者，则客者从之。故治法宜分主客，主者先见，而客者后出。故吐而渴者，以吐为主；满而吐者，以满为主。‘桂枝汤证’有头痛，有干呕；‘吴茱萸汤证’亦有头痛，有干呕。但‘桂枝汤’以头痛为主，干呕为客，故头痛在首；‘吴茱萸汤’以干呕为主，头痛为客，故头痛在末。凡为客者动，而为主者不动云云。准是以观，此头痛不过客证已尔，而干呕实为主症，故可以之与其类证鉴别也。”

程郊倩曰：“吴茱萸佐生姜而辛散，则头痛可已；人参佐大枣而温补，则吐沫可蠲。添薪接火，火升而水自降也。”

本条之脉证、舌证：脉当细弦；舌当淡而白滑。

本条之针法：

上星|　百会|　中脘×　足三里×

前二穴止头痛，后二穴止呕吐。

三百九十五条：呕而发热者，小柴胡汤主之。

本条言呕而发热之治法。

解曰：呕而发热者，三焦水道阻塞，压迫胃府而为呕，阻碍内外交通之气机而发热也，以“小柴胡汤”疏通三焦，诸证皆可愈也。

呕而发热，为“柴胡汤证”之一。有“柴胡汤证”之一者，即可用“柴胡汤”，参阅一百一十三条。

舒驰远曰：“此证必兼口苦、咽干、目赤，否则方内当去黄芩。”

本条之脉证、舌证：脉当弦；舌当薄白。

本条之针法：

间使|　合谷|　中脘|　期门丅　足三里|　足临泣|

三百九十六条：伤寒，大吐大下之，极虚，以其人外气怫郁，发其汗（复极汗出者），复与之水，因得哕，所以然者，胃中寒冷故也。

本条言“虚哕”。

解曰：“伤寒”，大吐大下之后，中气虚极，虚阳浮越；医者不知，以为其面赤发热为外气怫郁，遂发其汗，致复大汗出，于是中气益虚，气不化液，口中干燥；医者复与之水，因而得“哕”；所以为“哕”者，胃中因汗、吐、下而虚冷故也。

本条原文“以其人外气怫郁，复与之水”，理不可通，因照陈本改正。“哕”为“呃逆”，得之于大吐大下大汗之后，属胃气欲脱之恶候，方书称为“胃败”，十难救一。如病起于暴，元气未至十分衰惫者，可以“理中汤”“吴茱萸汤”救之。

尤在泾曰：“‘伤寒’，大吐大下之，既损其上，复伤其下，为极虚矣。从有外气怫郁不解，亦必先固其里，而后疏其表，又复饮水以发其汗，遂极汗出，胃气重虚，水冷复加，冷虚相搏，则必作‘哕’。‘哕’，呃逆也。此阳病误治，变为寒冷者，非‘厥阴’本病也。”

《金鉴》曰：“物出无声谓之吐，声物并出谓之呕，声出无物谓之干呕。干呕者，即‘哕’也，以其有哕哕之声，故曰‘哕’也。论中以呕为轻，以‘哕’为重，盖以胃中有物，物与气并逆，所伤者轻；胃中空虚，惟气上逆，所伤者重故也。‘哕’与‘三阴证’同见者，为虚为寒；与‘三阳证’同见者，为实为热。虚寒者，‘四逆’‘理中’‘吴茱萸’等汤；实热者，‘调胃’‘大、小承气’等汤；择而用之，勿谓‘哕’者胃败不可下也。世有谓‘哕’为‘呃逆’‘吃逆’‘噫气’者，皆非也。盖‘哕’之声，气自胃出于口，而有哕哕之声，壮而迫急也。‘呃逆’之声，气自脐下冲上出口，而作‘格儿’之声，散而不续也。夫所谓‘呃逆’者，即‘平脉篇’所谓‘䬪[①]’。‘䬪’者，气噎结而有声也。观‘呃逆’之人，与冷水即时作格，‘哕’则不然，自可知也。‘吃逆’‘噫气’者，即今之所谓‘嗳气’也。因饱食太急，此时作嗳，而不食臭，故名曰‘吃逆’也。因过食伤食，过时作嗳，有食臭气，故名曰‘噫气’也。‘哕’‘䬪’‘嗳’‘噫’俱有声无物，虽均属气之上逆，然不无虚实寒热轻重新久之别也。甚至以‘咳逆’为‘呃逆’者，殊不知‘咳逆’即今之所谓喘嗽也，兹乃与‘呃逆’混而为一，皆不考之过，而得失利害系焉，不可以不辨。”

三百九十七条：伤寒，哕而腹满，视其前后，知后部不利，利之即愈。

本条言“实哕”。

解曰：“伤寒”，“哕”而腹满者，下焦之气郁滞也。视其前后，知后部不利。前为小便，后为大便。小便不利为膀胱水滞而少腹满；大便不利为肠中燥矢结实而腹满；二者皆影响于胃气之不得降，于是上逆而为“哕”。利其不利，则下焦通畅，胃气下降而“哕”自愈也。

陈修园曰：“夫‘伤寒’至‘哕’，非胃中败绝，即胃中寒冷，然亦有里实不通，气不得下泄，反上逆而为‘哕’者。《素问·玉机真脏论》曰：‘脉盛，皮热，腹胀，前后不通，闷瞀，此为五实。身汗得后利，则实者活。’今‘哕’而腹满，前后不利，五实中之二实也，实者泻之。‘前后’，大小便也，视其前后二部之中何部不利，利之则气得通，下泄而不上逆，‘哕’即愈矣。”

小　结

《内经》上说，“厥阴，两阴交尽也”，“厥阴为阖”，三阳三阴，至此经为尽。在病证上云：“厥阴”为阴阳错杂之证。故“‘厥阴’之为病，消渴，气上撞心，心中疼热，饥而不欲食，食则吐蚘，下之，利不止。”消渴为膈热，热迫气逆而上撞心，热甚则疼，胃中嘈杂而饥。正常之饥饿为胃内空虚时，胃猛烈收缩时之感觉。病中饥饿，往往为胃蠕动不均匀，失却抑扬升降之节奏性。

① 䬪（yē）：“噎”的异体字。食物塞住了咽喉。

故一时有饥饿之感觉而不欲食、强食即吐。若医者误认为积滞而攻下，则利不止。由此以观，“太阴”之寒在胃肠，“少阴”之寒在全身，“厥阴”则错杂不定，有上热下寒，或上寒下热，有热多寒少，或寒多热少。“少阳”之“半表半里”，有偏于表，或偏于里。“厥阴”则有偏于上，或偏于下，有消长胜复之错综复杂。所以吉益南涯云：“‘阳明’与‘厥阴’之病均是暴急者也。厥起上行，直在内位，外不循气，四肢厥逆，此为阴气暴剧之状，因名曰‘厥阴’。阳气明实，故曰‘阳明’，而不曰‘明阳’也。‘厥阴’者，厥而有阴状，故曰‘厥阴’，不曰‘阴厥’也。”因此，“厥阴病”之辨证不易，用药更不易，“乌梅丸”之寒如连、柏，热如附、桂，错综成方。后世医者不明其组成之理，不知“乌梅”有杀虫与菌之效用，又有赘肉腐蚀作用，伍以蜀椒，为杀虫之药。连、柏为消炎杀菌，佐以强壮兴奋神经之桂、附、人参，细辛、当归之调和血行，干姜与蜜之和胃止呕，一方而几美全备，即是立方之妙旨。

六经惟“厥阴”为最难辨，故亦最难治疗。如三百四十六条之辨别“除中”现象，因为厥利应当不思饮食，今反能食者，恐其为“除中”。除为除去之义，中为消化之功能。病邪太甚而消化功能衰竭，忽而神经调节使之兴奋，故骤然暴食，中医所谓胃将绝而引食自救，稍隔时间，神经亦无控制能力，则食已而死矣。此条恐其为“除中”，故试之以饼，食后微微发热，知消化功能尚能发挥作用，体温中枢产热以供热能，故知非“除中”而为病退而抵抗力恢复。如三百四十七条之脉迟下利，脉迟为心脏搏力迟缓，血液输出量不足，下利为肠部之病。医者反以苦寒之“黄芩汤”，消化功能更形衰退，于理当不能食，今反能食，可以肯定其为“除中”，必死。

“厥阴病篇”之先厥后发热、前厥者必发热、前热后厥等，但不等于西医之所谓休克，为四肢不温而厥冷之意义。体温不能达于四肢而感觉寒冷，心脏血液输出量不足，四肢之手足动脉离心较远，皮肤温度因之降低。又由于血压低于正常，所以先厥后发热为阴证转阳，下利必自止。心输出量已恢复，血压亦升。惟咽中痛为喉痹，为阴液不足。因为下利伤津液，如果发热、无汗为阳回，利当自止；若不止，必便脓血。其热不外散，仍滞于里，故肠中黏膜毛细血管受热迫发炎充血。因为本下利，则消化本有阻滞，故便脓血。其喉不痹者，因热甚于下而不甚于上。

病证与脉必相应，脉微而手足不温，此为阴证。至七八日，手足之温度未回，而皮层反冷，除手足之外亦不温矣。患者之精神反暴躁而无片刻安宁者，为“脏厥”；因为温度不向外放散，产热量亦不足，中枢神经纷乱而失却控制，其暴躁不宁为垂死之挣扎，决非蚘厥，因为蚘厥之暴躁有时静止，且其人常自吐蚘。故“脏厥”为功能衰竭，蚘厥为肠寄生虫骚扰绞痛而躁；蚘厥为实证，脏厥为虚证。

胃肠症状之赤痢、疫痢、细菌痢、阿米巴痢或急性肠炎等，往往手足厥冷，脉见虚性脉，大多影响迷走神经，故汗腺、唾液分泌亢进，心动因之徐缓，肠部膨满等。古人无神经之观念，故归之于“厥阴经”，所以“厥阴病”多下利，便脓血，又有热深厥亦深，热微厥亦微。但实证亦有手足厥冷者，故亦有用“承气”与“白虎汤”及“白头翁汤”，如三百六十六条之脉滑而厥，脉滑为阳脉，腹不满亦不痛，更不大便，脉滑既为阳证，是热极似寒，胃肠无积滞，故不满不痛，更不下利，所以不可下而只宜清，所谓外寒内热。因此舍证凭脉，以“白虎汤”。如三百九十条之下利，谵语，有燥矢者，必以诊腹而得确定之，故不言脉而言证，故用“小承气汤”以下之。所谓通因通用也。如三百八十七条及三百八十九条，只言下利之属于热重者，用“白头翁汤”。下利而手足厥冷，无脉，脉因灸而还则生，不还则死。此为功能已衰竭，大汗大下后之厥，宜“四逆汤”回阳救急。如三百七十条之手足厥冷，脉乍紧者，是本非紧脉，可知为食管胃肠痉挛，黏液绞痛，酸症，故曰病在胸中，当吐之，宜“瓜蒂散”。呕家有痈脓者，不可治呕。心烦而呕是内热，渴而饮水呕者。贲门痉挛或绞窄之呕，水不得通也。今呕而见脓，可知其内有痈疡，故不可治呕，宜消炎清热，决非抑制呕吐中枢即可愈者。治呕则脓积不去，反生他患矣。

“哕”与“呃逆”，《金鉴》论之似颇详：“物出无声谓之吐，声物并出谓之呕，声出无物谓之干呕。干呕者，即哕也。”又云：“世有谓哕为呃逆、吃逆、噫气者，皆非也。盖哕之声，气自胃出于口而有哕哕之声，壮而迫急也；呃逆之声，气自脐下冲上出口而作格儿之声，散而不续也。夫所谓呃逆者，即‘平脉篇’所谓䭇。䭇者，气噎结而有声也。”《灵枢·刺节真邪》：“䭇不得息。”《素问·宝命全形论》：“病深者其声哕。《灵枢·口问》：“谷入于胃，胃气上注于肺，今有故寒气与新谷气俱还入于胃，新故相乱，真邪相攻，气并相逆，复出于胃而为哕，补手太阴，泻足少阴。”所以三百九十六条为“虚哕”，三百九十七为“实哕”。因此，读《伤寒论》，无一经不具虚实寒热者也。《厥阴》终而提出一“哕”，即指示六经之证，都具阴阳寒热虚实表里。所以《伤寒论》之辨证论治最精，皆含定律之意义，证之大小轻重缓急，网罗无遗，如能悟得其真谛，则万病之治，如示诸掌矣。

附：《伤寒论》总结

我们读了经典医学的《伤寒论》，到此已告一结束。我们对《伤寒论》的“六经”是怎样看法？怎样来研究？《伤寒论》的性质是什么？其治疗法则是根据什么呢？

古代经典医学是从临床实践中积累起来的经验，无细胞病菌的观念，根据日常生活中体验到的，是以整个身体与四周环境以及时令气候互相关联的观念。因为关系复杂，更有依存关系问题，处理证候与治疗之间更错综繁复，不得不以分类法来归纳。所以依其病势、病位，做出“三阳”“三阴”的六类证候群，同时设适应的治法，把各种类型的证候群确定具体治疗之指标。因此，“六经”各立证候一条，提揭一经的纲领。

按机体反应性质分类：凡一切临床病理现象在表现功能亢进、兴奋、激动、强盛，谓之阳性证候；功能衰退、阻抑、宁静、微弱，谓之阴性证候。如患者发热、烦躁、精神兴奋、不欲衣被、口渴等，都是阳性表现；如患者发热不显著，默默不欲食、精神萎靡、嗜寐、口不渴等，都是阴性表现。

按其部位分类：病理现象在机体表面的情况、气候突变的刺激（因感染病菌或病毒的刺激）而引起；病变发生或表现在机体浅表部（包括周围神经与血管）呼吸道上部黏膜的功能异于正常。在临床表现的症状，如怕冷、头疼、身体痛、咳喘、鼻涕、发热、有汗或无汗、脉浮。脉浮是轻按则可触知，故知血液循环旺盛的表示，病未深入，抵抗力正与病邪搏斗，所以谓之表证，即是“太阳病”。

病变为自觉症状多于他觉症状，如口苦、咽干、目眩、胸胁苦满、寒热往来、脉搏弦细。弦为筋脉拘急，从中直过，挺然指下，如按琴瑟弦；细等于小的意义，比之微脉清楚而较大。弦细之脉小而有弹性，不若浮脉之轻按即得，又不若沉脉之重按乃得。这一系列的表现，既不属于表，又不属于里，所以谓之“半表半里证”，亦即为“少阳病”。

功能紊乱在机体内部，发现消化系统的病变，如腹满而痛不能按，大便秘结或溏泄，发热，口渴，脉滑或涩，不恶寒、反恶热，谵语，得之于饮食不节或气候因素引起的消化不良，所以谓之里证，亦即“阳明病”。

消化系统的病变，其性质属于阴性表现之腹满而吐，不欲食，食不下，便泻，时腹自痛，不若“阳明病”之实证按之更痛，此则按之得热觉安，脉沉细，身无大热，谓之“太阴病”。

循环系统的功能衰弱，手足不温，脉微细，精神萎靡，但欲寐，谓之“少阴病”。

神经系统的虚性烦躁、昏迷，排泄系统的大便泻、小便不利、手足厥冷、脉迟或微，谓之“厥阴病”。

按其机体反应力的强弱，可以分成“虚证”和“实证”。机体反应力衰弱或衰竭，其原因可由于机体本质上的缺损或反应太过而引起，身体素弱或久病、大汗、大吐、大下、大出血之后，语言无力，喜卧，疼痛部喜按，神思恍惚，脉搏无力或芤大等，这都是“虚证”的表现。若机体反应力强盛，呈持续的斗争活动性，身体的显著发热，疼痛部不可按，大便不通或燥结，脉搏有力或数，大渴，大饮，小便短少色赤，谵语等，这都是“实证”的表现。

按其机体反应调节平衡性分类：机体反应表现着衰减，如恶寒，怕风，衣被虽多不觉热，不渴，喜热饮，呕吐清涎，大便鹜溏，小便自利而清，面色苍白，肢端厥冷，口唇及指甲发绀，脉搏紧，舌苔白等，谓之“寒证”。若机体反应表现着亢奋，如体若燔炭，蒸蒸而汗，口渴，喜凉饮，大便燥结，或便黏腻色红黄夹杂，面目潮红，口唇干燥，狂言，烦躁，甚至越垣登高，脉搏数而有力或浮大，舌苔黄或深黄及焦黑，或舌质红等，谓之“热证”，更甚谓之“火证”。

《伤寒论》的作论思想，根据患者的整体，亦即认为身体是不独内部各脏器组织联系，与周围环境及时令气候也有着互相关联的完整统一性。所以认为发病的原因有三种：一种是内因，各部器官系统间存在着互相联系和制约的内部关系；一种是外因，居处环境、饮食营养、精神刺激、气候时令的变化；另一种是不内外因，既不属于内伤，又不属于外感，如房室、金刃、虫兽等伤。我们的身体既然是一个统一整体，为了适应内外环境的刺激，能产生外现性应答性的活动。那么统一整体由于各种原因，失去功能的平衡而引起内在环境的紊乱，以致失去对外部环境的适应，同时失去健康，就叫疾病，甚而至于死亡。

《伤寒论》的理论不限于局部，综合几个症状，分成各种类型的证候群，谓之病证。就是用四诊来鉴别机体产生的应答性活动程度。譬如现代内科学之流行性感冒，有单纯性、呼吸器型、胃肠型、神经型、偻麻质斯样、中毒型，《伤寒论》有中风、伤寒、温病、风温、热病等。核之现代症状，如表证常见于急性传染病；半表半里证常见于亚急性传染病；里证常见于急性传染病的极期与恢复期、慢性传染病及非传染病。由于外部刺激引起内部功能纷乱的病变，或由于内部病变的刺激又引起另一内部病变，以致形成很复杂的病证，所以《伤寒论》是一部经典证候学著作。

各种不同类型的证候群是确定具体治疗的指标，根据这种指标来调整或协助机体的功能。因此，证候群及其各个组成的单独症状，在《伤寒论》的证候治疗体系中并非直接的治疗对象。由于一定类型的证候群反映着一定的病理生理现象，反映着机体生理功能与疾病因做斗争的一定动向，根据证候群的表现，可以决定和布置适应类型的治疗，其中也包括原因治疗。

《伤寒论》的辨证论治，非但不以直接消灭某一种或几种症状为治疗之终极目的，而且还运用引起某种类似临床症状之病理生理现象来治疗疾病。最显著的例子就是用发汗、催吐或导泻等疗法，排除或消灭致病的原因，使全部证候随疾病的治愈而消失。例如："伤寒"，脉浮，发热，无汗，不渴者，其表不解，用"麻黄汤"；渴者用"五苓散"；大渴饮水无表证者，用"白虎加人参汤"。二百二十四条之"阳明病"，用"承气汤"下之。三百七十条"厥阴病"之邪结在胸中，以"瓜蒂散"吐之。

针灸疗法，是一种刺激疗法，以经络为对象，以调整经络之失调为目的。一切疾病的发生，由于机体受内在因素或外在因素的刺激而引起有关经络失去其平衡，此时予以适量的针灸刺激，即可使其发生调整作用而复归于平衡，病候亦随之消失。针灸疗法的优越性即在于此。例如：一百八十六条"太阳""少阳"并病，心下硬，颈项强而眩者，当刺"大椎""肺俞""肝俞"，慎勿下之。三百三十九条之"少阴病"，下利，脉微涩，呕而汗出，必数更衣，反少者，当温其上，灸之。

最后，我们觉得现在有许多疾病尚无特效的原因治疗。古法的辨证论治，亦即证候治疗有着一定的现实意义和实用价值。针灸疗法在现阶段是正在迅速发展的医疗技术，以前只凭经验来治疗疾病，现在学习了巴甫洛夫的机体统一完整性的生理基础学理，对于针灸疗法的理论认识，提供了新的启示，如能进一步研究，和古经络学说互相印证，互相丰富，将为整个中医学做出更大贡献。

参考文献

肘后百一方（肘后备急方，晋·葛洪撰）　〔梁〕陶弘景（字通明）

诸病源候论　〔隋〕巢元方

千金要方　〔唐〕孙思邈

千金翼方　〔唐〕孙思邈

外台秘要　〔唐〕王焘

古今录验方	〔唐〕甄立言
第二古今录验方	〔宋〕虞世
伤寒类书活人总括（附仁斋直指方）	〔宋〕杨士瀛
伤寒指微	〔宋〕钱乙
苏沈良方	〔宋〕沈括
三因极一病证方论（简称三因方）	〔宋〕陈言（字无择）
伤寒发微论	〔宋〕许叔微
伤寒明理论	〔金〕成无己
伤寒心镜	〔金〕张从正（字子和）
儒门事亲	〔金〕张从正
伤寒标本心法类萃	〔金〕刘完素
伤寒直格方	〔金〕刘完素
医学启源	〔金〕张元素
洁古家珍	〔金〕张元素
伤寒辨惑论	〔元〕王好古
伤寒蕴要	〔元〕吴绶
伤寒论辨	〔元〕朱震亨
丹溪心法	〔元〕朱震亨
圣济总录	〔元〕大德重校本
卫生宝鉴	〔元〕罗天益（字谦甫）
读伤寒论抄	〔元〕滑寿（字伯仁）
医经溯洄集	〔明〕王履
古今医统大全	〔明〕徐春甫
古今医统正脉全书	〔明〕王肯堂
证治准绳	〔明〕王肯堂
伤寒六书	〔明〕陶华
医学六要	〔明〕张三锡
医林集要	〔明〕王玺
医宗必读	〔明〕李中梓
医学纲目（四十卷）	〔明〕楼英
医学纲目	〔明〕黄武（字维周）
伤寒论条辨	〔明〕方有执
内科摘要	〔明〕薛己

景岳全书	〔明〕张介宾
证治要诀	〔明〕戴思恭
温疫论	〔明〕吴有性（字又可）
锦囊秘录	〔明〕冯兆张
本草纲目	〔明〕李时珍
尚论篇	〔明〕喻嘉言
伤寒折衷	〔清〕林澜
医宗金鉴	〔清〕吴谦（原稿）
伤寒悬解	〔清〕黄元御（字坤载）
伤寒说意	〔清〕黄元御
伤寒贯珠集	〔清〕尤怡（字在泾）
伤寒来苏集	〔清〕柯琴（字韵伯）
伤寒论注	〔清〕柯琴（字韵伯）
伤寒论直解	〔清〕张令韶
伤寒绪论	〔清〕张璐
伤寒缵论	〔清〕张璐
张氏医通	〔清〕张璐
伤寒论后条辨	〔清〕程应旄（字郊倩）
伤寒论三注	〔清〕周扬俊（字禹载）
医学心悟	〔清〕程国彭
医学源流	〔清〕徐大椿（字灵胎）
兰台轨范	〔清〕徐大椿（字灵胎）
内科摘要	〔清〕俞应泰
伤寒补例	〔清〕周学海
医门棒喝	〔清〕章楠（字虚谷）
伤寒论条辨续注	〔清〕郑重光
伤寒论本义	〔清〕魏荔彤
证治大还	〔清〕陈治
伤寒分经	〔清〕吴遵程（字仪洛）
伤寒六经定法	〔清〕舒驰远
幼幼集成	〔清〕陈复正
南雅堂医书	〔清〕陈念祖（字修园）
伤寒论集注	〔清〕张志聪（字隐庵）

伤寒论辨证广注	〔清〕汪琥
伤寒论金匮要略浅注补正	〔清〕唐宗海（字容川）
本草备要	〔清〕汪昂（字讱庵）
伤寒论述义	〔日本〕丹波元坚（聿修堂丛书）
伤寒广要	〔日本〕丹波元坚
伤寒论集成	〔日本〕山田正珍
皇汉医学	〔日本〕汤本求真
百大家合注伤寒论	吴孝槩
伤寒论今释	陆渊雷
中国医学大辞典	谢观
中国药学大辞典	陈存仁
伤寒注释	陈逊斋
中国医学史	陈邦贤
生理学	蔡翘
生理学大纲	吴襄
中华医学杂志（中国古典医学证候治疗的一般性规律）	朱　颜
医务生活第一卷第五期（有机体内在环境与外在环境的统一性，1951 年 9 月 55 页）	金光天
中医杂志四月号（我对伤寒论的认识）	赵锡庠

医论医话·民国时期医药期刊发表论文

目 录

《针灸杂志》发表论文

合谷穴胜过阿司匹林①

承淡安

浦东水电厂工人朱某（其名已忘）致书本社，谓其老母齿痛，已起三十余年，数年前时发时愈，中西医药，总不能收全功。今年愈发愈勤，今岁自春二月至斯，已有七月，其痛日夜不止，饮食则可稀饮，不可咀嚼，痛苦万分，医药罔效，求有无特殊治法，苟能可治，当扶母求治之云云。淡以其所述病痛未详，嘱其详观齿痛，有无蛀孔，及牙痛属上下爿之第几枚，绘图说明，当指示治疗此症之经穴，可以请就近之针医依我之指示针治之，必有功效，症属小恙，不须跋涉来此。信去数日，朱某迳扶母来，年老龙钟，盖七十有四岁矣，精神萎疲，呻吟不止，时已过午，尚未进餐，内子恐其晕针，给予阿司匹林二片，希其暂时止痛，稍进稀饭，再施针治，药服后有半小时，未见轻快，勉强进水面半碗，微时为之检查痛处，乃非齿痛，下牙床与舌下作痛，齿皆完好，老年齿不豁，实为稀有，其先天根本之气强可知，按其脉虽细而有神，舌色亦正，则痛之病因，确难诊断，无怪中西药物无效也，余心亦怦怦，知无止痛之把握，盖病理不明，无从下手。阿司匹林治一切痛不拘其病属寒热虚实，凡痛投之必止，虽不能根治，亦可苟安五小时。今如石投大海，应响毫无，朱某谓中西医药物皆无效，信然，则吾有何能，可立止其痛，不禁暗暗捏一把汗，彼既数百里驰涉而来，且复信谓属小恙，其将如何解嘲，然必为之针治乃可，乃聚精会神，为之针合谷二穴，两穴并下针，全体精神贯注针上，用先泻后补之法，频频捻运，患者本属呻吟渐觉其声由低而微，由微而默，望其面色，已成开展，双眉不复紧锁矣，因知其痛已止，问之果然，曰尚有些微隐痛否，嫣然谓曰，绝不觉得，痛已尽失矣。遂为出针，不复刺他穴，与彼坐谈一小时余，竟不复痛，余心之戚戚者，复为欣欣矣，自度不负其斯行，抑亦幸矣。

①《针灸杂志》民国二十二年10月10日，第1卷第1期，专载，2。

针灸医话①

淡安

经穴针灸之学，为我国特独之学术，无所不治，无所不疗，实超越任何一切之治疗法，往往一针甫下，沉疴立起，能治药石之所不能治，起刀圭之所不能起，每呈不可思议之功效，每著意想不到之奇绩，万病一针之名称，洵不愧焉。惜乎今日研习者少，大好学术，竟将湮没不彰，可胜慨哉。

常考奇经八脉，手足三阳三阴经络，六百五十二穴，以及百数十之经外奇穴，窃叹发明者之必非尘世凡人，否则何以有如此之准确灵效耶。盖前人对于人身构造，尚未十分清晰，遑谈解剖，居然能定出十二经络孔穴，有条不紊，非生而神明者，曷克臻此。

就今日解剖学上观察，所谓手足三阳三阴经络者，乃人身之动物性神经与植物性神经之干枝。所谓孔穴者，乃神经之末梢部分，或适在神经之干枝部分。所谓神经，即我中医之所谓气道，其神经之作用，即称之为气。譬每部神经发生障碍，即失其功能，而发生他种作用，而呈病态，若以微针在适当之某部刺之，增加或减轻其某部神经之压力，则某部之功能，立即恢复，而病态立失，考其原由，乃一种物理作用。故针术治疗，可称为一种物理疗法。

在今日科学昌明时期，谓一切疾病，往往含有一种微菌，如霍乱为一种虎列拉菌，痢疾为阿米巴菌、痢疾杆菌，各种痨瘵有各种痨瘵结核菌，他如伤风伤寒，无不有菌，然而灸法往往有垂毙之霍乱泻痢痨瘵等而能奏效之，岂不神秘也哉。然无足怪，灸法能使白细胞增加，并能促进血液之运行，白细胞有歼灭细菌之能力，促进血液之运行，即迫动生机，即我中医之所谓回阳急救法，故灸术之疗法，可称为亢进疗法。

常考针灸学术，在金元为最盛时代，关于针灸书籍之著作亦最多，降至清季，以针鸣时者绝少，至今日更无闻矣。揆其原因，厥有数端。针灸治疗，首要按穴准确，失之毫里，差以千里，前人之针灸书籍，对于治疗，因多混统，宜针宜灸，都不注明，至于经穴部位，更为语焉不详，所绘图考，错谬尤多，是以学者苦之，遂生经穴难明之叹，而废然放弃矣。拙编《中国针灸治疗学》，首先解决此难题，经穴用黑点人身而摄影之，丝毫不爽，每穴详述其部位，解

①《针灸杂志》民国二十二年10月10日，第1卷第1期，杂著，11。

剖、主治、手术、摘要等，条理显明，一索即得，此一端也。医者因经穴难明，惮于穷究，遂以宜于壮体，不宜孱弱，或针灸能泄气等词，危人听闻，而病家不敢尝试矣，此二端也。今日之针灸家，类多贩夫走卒不学无术之徒，既不研究其病理，复不考正其经穴，仅凭前人一二之遗法，妄刺妄焫，令人痛苦难堪，而畏莫敢前矣，此三端也。前清阶级观念最深，每以理发修足之流，为人挑惊针痧，遂以业贱而贱其人，并能起人生死之学术亦贱视之而不顾矣，此四端也。具此四端，毋怪此万能之医术不行矣，可慨也夫。

针灸治疗，其施术时，病家每感痛苦，虽具有捷效功能，总使人有畏惧之心，鄙人每欲弥此缺点，行运金针，使患者不感痛苦。研究数载，始得有一种手术，确能减少其痛苦，或至于无，今将其心得，编入拙编之《中国针灸治疗学》一书中矣。

近年针灸家，每每在针梗上用艾团烧之，即名曰灸，完全失去灸法之真义。考针书曰，灸无灸疮者不愈，灸必数壮，每炷为一壮，炷如麦粒大，即艾炷之形如麦粒长，而粗细如之，可无疑矣，是直接置于穴上而焫之，决非置于针柄上者。彼所谓灸者，乃温针耳。

运针补泻之法，前人每分男女而异其手法，实则大谬不然，前人惑于阴阳之说，遂有男左女右之分别，考男女生理，除生殖器乳房喉管构造外，原无二致，安能为泻作补，以补为泻，而反其常也。又曰，顺而随之为补，逆而夺之为泻，又曰，捻之九七数为补，八六数为泻，又曰，三进一退为补，三退一进为泻，或有用提插法者，七或九提插为补，六或八提插为泻。各说其说，而莫衷一是矣。鄙人研究数载，于迎随进退上，能分出一些补泻，余者多非真义，彼是以为是者，以阴阳空泛无据之说作依旁耳，所谓补泻之真义，简言之，乃增加或减轻该部神经之压力手法也，无所谓迎随，无所谓进退，于拙编《中国针灸治疗学》一书中，已详为说明之，于此不赘。

用科学观察来整理人身之十二经络，已知为神经之干枝，夫脑神经有十二对，脊椎神经有三十二对，人身十二经络，实已包括此四十四对神经中，今欲以孔穴来分析某穴属于何对神经，固可为之分析而立一表格，然于吾人治疗记忆上，不如依照前人假定之十二经络之为愈，盖简便切要，适于应用也，故拙编对于经穴，仍以十二经为纲领。

头部疾患，往往病左治其右，右者治其左，前人知其然，而不知其所以然，或有以从阴引阳，以左右分阴阳而附会解释之，实则头部之脑神经，都自右至左，自左至右，互为交叉，故针疗亦须如此也。中国之治疗，确可侈言任何各国所不能及，惟对于医疗上理论，则多半错误，凡有不能解释其病理者，则请出阴阳五行来负责，此所以为外医所诟病而轻视之也。

一切疼痛之症，无论其为火郁、寒凝、痰阻、气滞、食伤、创伤，皆属知觉神经之为病。火也，寒也，痰也，食也，悉为诱因而已。中医治疗，最得神髓，郁则发之，寒则温之，阻则通之，滞则疏之，食伤则导之化之，去其诱因，痛无不愈。然用针灸治疗，更称绝对特效，审其病灶之所属经络，及其诱因之为寒为热，无不针到病解，远胜迂缓之汤药治疗多矣。

同志孙君晏如，于针灸经穴之学，寝馈已久，心得甚多，常讨论针刺之原理，谓人身有电气，四肢经络百骸，悉为电气流行之场所。针为金属，最易引电，连针捻拨，能引电气达于病灶，以去其所苦。此意实有见地，与愚之认经穴为神经干枝，不谋而合，更觉相得益彰矣。何以言之，考人身实蓄有电气，试以两手心擦之，即发生焦灼之势力与硫臭，虽然物体互擦，俱能生电热，惟人身血肉之躯，最易感引。经穴为神经之干枝，神经网布周身，有如电线，苟此线有障碍，即失其效用，针能引之输之，故可达其病灶而去其痛苦。

电气由于两物摩擦而发生，因明而推之于针之治效。固孙君谓针能引电，窃意针刺经穴中，即行捻拨手术，夫捻拨即系针与筋肉行摩擦法，发生轻微之电，借神经之纤维传达病灶，使该部之神经兴奋或安静，故痛苦失。或有传达于病灶之反向而彼之痛苦如失者，则当以物理杠杆之理解释之矣。譬以某部神经为一杠杆，甲端为重点，丙端为力点，中端为支点，经穴传达压力于某部位作为力点，使受重之端得其平衡，而痛苦若解矣。韩夫子曰：凡物不得其平则鸣。窃意人身经络脏腑之气化，不得其平则病，针灸砭石，使其平也。吾人之行动举止，喜怒爱恶，皆脑神经之主宰。神经分动物性、植物性两种，动物性神经分布人身躯壳，以司运动与知觉；植物性神经分布内脏，使五脏六腑发展其功能。故人身五脏六腑四肢百骸之病，无不攸关乎神经之作用。上节已述经穴为人身干枝，则针刺之能统治万病，良有以也。

今之针家，每以针刺穴中，于针柄上围以艾团而燃之，虽失前人灸法之本意，然颇著效果，助针力之不及。大概痰湿阻滞神经，成为慢性之症，非针不能散其痰凝，促其血行也，金属传热最速，热力由针柄传入深部，直达病灶，似较之徒以艾灼皮肤之为愈矣。盖不特无灸疮之苦，且收速效之力也。

尝考针书，针者不及灸，灸者不及针。简言之，于一穴中不能针灸并施，愚则临证应病，针灸未尝不并施，从未发生意外不幸事。前贤既有是说，必含有意义，间常思之，殆前人治疗，素不研究清洁与消毒之法，且前人制造器械，无现时精细，即所用之针，必较今之毫针为粗，以之刺穴，其针孔大而污物易入，或针刺后而即继之以不清洁之艾灸，难免有危险不幸之事发生。污物流着筋肉，不过发生溃疡而疼痛，若侵入血管中，则不堪设想矣。古人之针不及灸，慎也。于灸之后，局部已伤，表皮复有污物，灸而再刺，其弊更甚于刺而后灸，灸不及针，亦慎也。今之针细如毫，针复注意清洁，针而再灸，可无虑焉。

考人身酸痛麻木，及不能行动，固已知为神经之为病矣。夫酸痛麻木，乃知觉神经之为病；不能行动，乃运动神经之为病，二者固不相侔也。痛、病之浅者，酸则较重，麻木则更深重矣。

针难出穴之种种[①]

承淡安

1. 运针入穴，每有一时不能提出，患者且感痛苦。揆其原因，有数点筋肉发生强有力之痉挛，将针吸住，每当针入穴内，略加捻动，即欲提出，觉内有吸力，不能拔出（注意，患者毫无痛感），以指按其局部，觉甚坚实，此为该部筋肉，因针之刺激而发生痉挛，将针吸住故也，古贤谓之邪气太盛是也。解之之法，于针穴之上下，以爪切之，切线约各长四五寸，约经三四分钟，复持针略加捻运，即可顺手而出。

2. 针有缺痕，纤维缠绕难出。用针最宜审慎，应用之针，必得详细检查，针身有无损伤，有无斑蚀，有者悉宜剔去，万不能用。以浑光圆滑，绝无伤损，斯为良品，谨谨保藏，每日拭擦。如运针入穴，左右捻旋，及欲提出而不得，患者感到易常痛苦，必属针身有损，筋肉之纤维缠绕于损处，当斯时也，即捻动针柄，左右同旋，俾筋肉之纤维退离，于左右回旋之中，将针身时时试向外提，如久不得脱，只称用力拔出之可也。注意此针，以后不能再用，免蹈覆辙。

3. 患者不慎，姿势移动，针丝屈曲。凡针筋骨之隙之穴，切嘱病家万不能移动姿势。略微偏折皆不可。故在未针之先，患者或坐或伏，其姿势必使之固定，然后下针，针入须臾，而欲出针，觉针身不能转动，亦不能拔出，此弊最易发现于针柄灸艾之后。因针柄灸艾，至少有五分钟之留针，患者不耐久持，无形中微有移动，而深入筋骨之间之针丝屈矣。每当灸止而欲出针则不得矣，取出之法，惟有使病家不可再动，审定其屈势，固执其针丝之露于皮外者，缓缓用力拔

①《针灸杂志》民国二十二年12月10日，第1卷第2期，杂著，26。

出之，切不能勉强捻动，勉强捻转，必至针断于内，医者最当注意者也。

统括针之不能拔出，其原因不外三点，其辨别法如下。针能捻动，但不能拔出，患者不感痛苦，属第一点。针能捻转，拔出时甚痛，属第二点。针不能捻转，拔出时甚费力，属第三点。明其原因，取出之法有适从矣。

年未满二十灸命门有绝子之恐解①

古人以命门为相火之地，少壮之夫，相火易炽，肾元易伤，故先圣有血气方壮戒色之文，警惕后人，无他，以吾人年逾二八，情窦初开，欲火甚炽，苟命门再灸，不啻抱薪救火，其势虽不燎原，而肾阴必涸，强阳无制，精乃外流，精外流（遗精之类）阴愈涸，阳愈强，生殖之力，不绝自绝矣。故命门之灸，不独未满二十者宜禁，即年届不惑而阴虚相火甚者，亦当顾忌。若元阳衰弱者，灸命门实为疗治捷径，不能以年齿之多寡而固之也。

经外奇穴之研究②

承淡安

经外奇穴之名称，多至五十余，本篇则仅及其半，依照拙编《中国针灸治疗学》第二篇经外奇穴摘要所有各穴编次为之。以余出国，关于中国之针灸书籍，仅带拙编一册，故其他诸名称，不能完全追忆，暂略而不谈，异日归国，当检齐其所有名称而续成之。（淡安附识）

【膏肓】

位置：穴在第四与第五椎之间，外开三寸，适当肩胛骨之下，有僧帽筋、菱形筋，有横颈动脉下行支与背椎神经后支之分布。

主治：肺痨、痰饮、虚弱之特效穴。

取法：令患者端坐，背脊正直，两手在胸前交叉相抱，手掌按于肩端（左手按右肩，右手按左肩），固定不能移动，医者乃于其四五椎之间以指按定，

---

①《针灸杂志》民国二十二年 12 月 10 日，第 1 卷第 2 期，社友成绩栏，63。

②《针灸杂志》民国二十四年 2 月 10 日，第 2 卷第 3 期，专载，经外奇穴之研究，1。

《针灸杂志》民国二十四年 4 月 10 日，第 2 卷第 4 期，经外奇穴之研究，7。

《针灸杂志》民国二十四年 6 月 10 日，第 2 卷第 5 期，经外奇穴之研究，13。

《针灸杂志》民国二十四年 8 月 10 日，第 2 卷第 6 期，经外奇穴之研究，18。

循背肋骨移向外行三寸之处，以指端用力重按，患者觉前胸或肩臂发生痛感，即是穴处。

疗法：初病轻症，则用针法，针入五分深，捻拨之势向下，使酸楚之感向下行，待患者有两分钟之酸感，然后出针，再针足三里以应之（酸感亦宜向下）。病已久者宜用灸，壮数之多寡，取决于患者脉搏之迟数。每分钟脉搏八十至九十之间者，可灸七壮；九十至百之间者，灸五壮；百至百十之间，灸三壮；百十至百二十之间者，其病难愈，灸止三壮。脉之至数愈多，其病愈深。书中每谓灸百壮者，非一次灸百壮，系间二三日继续灸治至百壮之多也。本穴灸后，必灸足三里三壮以应之，医家宜注意而不能忽者也。

【患门】

位置：本穴在背部五六椎之间，去脊外开一寸五分左右，有僧帽筋、菱形、荐骨中筋、肩背动脉、背椎神经之后支与散布心脏膈膜之交感神经。

主治：本穴为全身虚弱羸瘦无神之特效穴。

取法：用毫不伸缩之麻绳一条，命患者直立，以绳之一端，齐患者足大趾之端，沿其足底之中央循后足跟上行，经腨胫之后方，直上至膝腘中央委中穴处截断。即以此绳之端，于患者之鼻尖素髎穴处并齐，沿鼻中隔直上，经印堂、上星、百会、脑户、大椎直下，绳之尽处用墨点记（当用绳量时，令患者端坐，手按两膝，不稍移动），复用绳折叠，于鼻中隔下，人中穴处起，分开沿至口角两边，成人字形，即就口角处剪断，以此绳就背部之点墨处，两边平均分开，成一字形，两端尽头即是患门穴，去脊一寸五分左右。

疗法：本穴皆用灸法，每灸五壮或十壮，间三日灸一次，继续至三十壮。

【四花】

位置：本穴部位适当五六七三椎之四围，有僧幅筋、脊骨脊柱筋，上部有肩胛背动脉之分支、背椎神经之后支联系于心脏膀膜，下部有肋间动脉之分支、背椎神经之后支，而联系于肝脏脾胃之交感神经。

主治：本穴为虚劳羸瘦全身衰弱之特效穴。

取法：令患者端坐，头直平视，医者以一细绳一条环其颈项，后与大椎相平，前与结喉相并，两绳头乃并齐下垂至胸之鸠尾骨尖处剪断。然后将绳移转至背部，绳之中心在大椎者，移在结喉之处，并结喉之绳移平大椎，成一对换方向，而两绳头即就大椎处相并下垂，适在第六椎之间，绳头到处，用墨点记，至是取穴工程已尽其半。另以细绳一条作两折由患者之人中起，分向两边，与口角并齐剪断，即以此绳之中心，就背脊墨点处左右分开，两端尽处，亦用墨点志，仍以此原绳中央就两侧之墨点上下分开，两端用墨圈记，计脊骨左右共有四圈，即是灸穴。

疗法：本穴亦只灸不针，每灸三壮、五壮、七壮，视其病之轻重为增减（参观膏肓条），间三日灸一回，灸后亦当灸三里与关元以应之。

【骑竹马灸】

位置：本穴在背脊九椎之旁，有僧帽筋、润背筋、背长筋、肋骨举筋、尾骨脊柱筋、后肋间动脉支、背椎神经之后支，通入肝脏之交感神经。

主治：本穴为痈疽疔疮发背一切无名肿毒之特效穴。

取法：以竹片条一根，自患者之臂腕肘中尺泽穴起，量之中指端中冲穴止，截断备用，然后命患者裸其身，骑跨于竹或木之杠上，命两人抬起，患者之足约离地五分上下，腰背挺直，左右使人扶定。即以量得之竹片，沿其背脊下端竖立杠干上，贴近尾闾，上端适在背脊之九椎上下，用墨点记，两旁各开一寸即是灸穴。

疗法：本穴用灸法. 以二十壮至三十壮为度。

【腰眼穴】

位置：本穴在第四五腰椎即十六、十七椎之间，外开三寸八分之腰部凹陷处，有大腰筋、腰脊神经之分布。

主治：本穴为肺痨、虚劳羸瘦衰弱、肾亏腰痛之特效穴。

取法：患者裸体伏卧，两足直伸，两手掌相叠，上承头额，两肘尖与胃平，如是腰背平直，腰部左右，显出二凹陷，即是正穴。

疗法：本穴可针三四分，灸十一壮。

注：本穴一名遇仙穴，又名癸亥穴，相传为必须癸亥日子时方可施术者。

【金津，玉液】

位置：本穴在舌下之表层，即舌系带左右之两条舌下静脉也，在左者曰金津，在右者曰玉液。

主治：本穴为治舌部红碎之特效穴，舌肿、口疮、消渴亦能愈。

取法：令患者张口，舌尖舐上颚，以箸横其舌下，使舌固定不动，然后施术。

疗法：择定舌下两边之最粗静脉（即青紫色之筋）以针锋点破之，即流出紫黑色之血，其病即愈。

注意：本穴与海泉同在舌下，主治功效大致相同，施术专在刺出血，但宜留意，不能断其血管。故取此二穴之针，针身宜粗，约倍毫针，针锋宜锐，手术要速，一点即出，庶不误事。

【机关】

位置：本穴在耳垂之直下一寸之间，下颚骨鸟嘴突起之微上端，有咬嚼筋、外颚动脉之分支、颜面神经之分支，与下颚神经之分布。

主治：口噤不言语，颜面痛，颊肿齿痛。

取法：本穴即颊车穴，以指沿耳垂直下约一寸部位按定，微向前移动按摸，有一骨罅处是穴位（即上颚骨与下颚骨之关节处）。

疗法：口噤不语灸五壮；颜面痛颊肿齿痛，用针入三分，捻二三分钟。

【百劳】

位置：本穴在项之大椎道上二寸外开一寸，有项夹筋、后头动脉、项神经。

主治：颈项瘰疬有效。

取法：以头部之同身寸法，从大椎骨直上向发际量取二寸，向左右各开一寸是穴。

疗法：本穴专灸瘰疬，每灸七壮，过七日再灸七壮，连灸三次，疬消无形。

【肘尖】

位置：本穴在肘外大骨之端尖，有三头膊筋之筋腱、肘关节静脉纲、尺骨神经之分布。

主治：瘰疬、疔疮、无名肿毒等有效。

取法：屈其肘，点取其肘尖之处。

疗法：每灸七壮至十五壮，三日或七日一灸，累灸至百壮。

【通关】

位置：本穴在中脘旁五分，有直腹筋、横腹筋、斜腹筋、上腹壁动静脉支、肋间神经支。

主治：胃不消化，五噎膈气，胸闷喘息。

取法：先取中脘以胸之同身寸法，外开五分即是（即肾经之阴都穴也）。

疗法：上述主病，以针法有效，约入一寸深。

注：书载本穴下针有四效之说，并非虚诞。该部适属胃囊上为直腹肌，直通少腹，针则鼓动胃之蠕动，饮食为化，则一效见；直腹肌受刺激起微挛应响肠部之蠕动，则二三效见；四效则包括一二三效之征象是也。

【直骨】

位置：本穴在乳头之下一寸余，适当第五第六肋骨之间，直对乳头，去正中线为四寸，有大胸筋、内外肋间筋、肋间动脉、胸廓神经、肋间神经。

主治：咳嗽、胸肋痛有特效。

取法：仰卧，以指按乳头，向下一肋间即是。老妇之乳房下垂者，必自锁骨下起，以指按摸至第五肋骨下乃准。

疗法：本穴之左一穴，为心尖之搏动部，禁针。右穴可针五分深，宜用灸三壮或五壮。

【夹脊】

位置：本穴之部位在第七椎之上下间，有僧帽筋、荐骨脊柱筋、肋间动脉支、脊椎神经之后支。

主治：霍乱转筋。

取法：命患者合面卧，伸两手着身，以绳横牵两肘尖，当脊间绳下两旁一寸，即是灸穴。

疗法：霍乱转筋灸百壮。

【精宫】

位置：即志室穴，有方形腰筋、阔背筋、腰动脉支。本穴在十四椎旁三寸，且位置在腰椎神经后支。

主治：梦遗失精，男女阴茎阴门诸病。

取法：以腰围之同身寸法，取十四椎，旁开三寸点穴。

疗法：治梦遗阴部诸病灸七壮。

【足太阴，足太阳】

位置：此二穴在足后跟部，足太阳有长腓筋腱、腓骨动脉支、浅在腓骨神经，足太阴有阿喜利斯筋腱、长屈踇筋、后胫骨筋、腔骨动脉支、胫骨神经支。

主治：难产，胞衣不下。

取法：足太阴在足内踝之后陷凹中，即太溪穴，足太阳在足外踝之后陷凹中，即昆仑穴。

疗法：妇人逆产手足先出，刺足太阴穴，针入五分深。胞衣不下，刺足太阳穴，针五分深。

【鹤项】

位置：本穴在膝盖骨之正中尖上，有股直肌胫骨肌之筋腱、胫骨神经、股神经之散布系。

主治：两足瘫软无力。

取法：患者坐板上，两足直伸，点取膝盖之正中。

疗法：在膝盖正中灸七壮。

【足小趾尖】

位置：本穴在足小趾尖外侧，有长总趾伸筋附着部之外缘、趾背动脉支、趾背神经支。

主治：妇人难产。

取法：取妇人右足小趾之端，即爪甲之侧边，至阴穴微上处。

疗法：妇人难产灸三壮，艾炷如麦粒大。

【中魁】

位置：本穴在手中指第二节骨尖上，有伸指总筋、桡骨神经支布达。

主治：五噎，膈气，翻胃。

取法：以中指屈而取其第二节之尖。

疗法：即在中指二节之端灸五壮或七壮。

【大、小骨空】

位置：大骨空在大拇指第二节骨尖端微前，小骨空在小指第二节骨尖端微前，有屈指筋与指静脉，桡骨尺骨之神经支。

主治：目内障，流泪，眼癣，翳膜。

取法：大指弯曲，取其第二节骨尖，稍上一分。小指亦弯曲，同样取其第二节骨尖，微上一分。

疗法：治上述诸症，灸七壮。

【痞根】

位置：本穴在背脊第十二椎旁即胃仓穴之外侧，有阔背筋、后肋间动脉、肋间神经之分布。

主治：痞块之特效穴，亦能治常习性便秘症。

取法：取准十二椎、十三椎之间，外开三寸五分，以腰围之同身寸法推算之。

疗法：痞块在右灸右穴十四壮，在左灸左十四壮。

注：经外奇穴之研究，前篇已完，后篇尚有数十余穴，均于三卷杂志续全之。

经外奇穴之研究①

承淡安

【神聪】

位置：本穴共计四穴，在百会穴之左右前后，各相去百会一寸，为浅颞颥

①《针灸杂志》民国二十四年10月10日，第3卷第1期，经外奇穴之研究，21。

《针灸杂志》民国二十四年11月10日，第3卷第2期，经外奇穴之研究，23。

《针灸杂志》民国二十四年12月10日，第3卷第3期，经外奇穴之研究，25。

动脉、后颈动脉、大后颈神经之领域。

主治：头风目眩、风痫狂乱。

取法：以百会为中心，向前一寸为前神聪，向后一寸为后神聪，向左或向右各开一寸为左右神聪。

疗法：头风目眩，属于上虚，宜各灸三壮至七壮；风痫狂乱属于阳盛，宜针二分。

【发际】

位置：本穴在前额之正中适在神庭穴下五分，眉心之直上三寸，有前头动脉与前头神经。

主治：头风眩晕疼痛，经久不愈。

取法：从眉心直上，发际边线点取穴。

疗法：前额痛或如重压不舒者，灸三壮。

【阳维】

位置：本穴在耳翼之后，适当耳根耳软骨之中央。

主治：耳聋雷鸣。

取法：以耳翼折向前面，当耳根之正中，耳软骨凸起之处取穴。

疗法：《千金翼方》谓治耳聋雷鸣，灸五十壮。

【当阳】

位置：本穴当目瞳子直上，入发际一寸，有浅颞颥动脉之前支、上眼窝神经之分支。

主治：风眩、目昏、鼻塞，又治虾蟆瘟。

取法：从瞳子直上，临泣穴再上一寸取穴。

疗法：目昏花灸三壮，虾蟆瘟则于此穴部之络上刺出恶血。

【耳上穴】

位置：本穴在耳上入发际处，有颞颥筋及颞颥神经。

主治：瘿气。

取法：耳翼之上之发际，适当率谷之下。

疗法：《千金要方》治瘿气，同风池各灸百壮。

【明堂】

位置：本穴在前额正中入发际一寸，即上星穴也，有前头动脉与颜面神经及三叉神经。

主治：前头痛（前额神经痛），鼻孔闭塞，多涕。

取法：从眉心直上四寸，即入发际一寸（用头部直寸法）。

疗法：灸五壮或七壮。

【印堂】

位置：本穴在两眉之中间，俗名眉心，有三叉神经与颜面神经之分支，与前头静脉。

主治：专治小儿急慢惊风（呕吐背反张），久年头风欲呕。

取法：两眉之中间，鼻正中之上方。

疗法：急性之呕吐背反张，以三棱针刺血；慢性者灸五壮，炷如麦粒。

【唇里穴】

位置：本穴在下唇之里，适当承浆穴之内面，有下齿槽神经之分布。

主治：马黄，黄疸。

取法：揭开下唇，取其正中唇内膜与齿龈交接之处。

疗法：以三棱针点刺三通。

【夹承浆穴】

位置：本穴在承浆之两侧各开一寸，有下颚皮下神经与下唇动脉之分支。

主治：马黄，急疫，唇疔，瘟疫，面颔肿。

取法：承浆横开一寸取之。

疗法：针二分，灸二壮，或以三棱针点刺出血。

【燕口】

位置：本穴在口吻两旁，有外颚动脉及颜面神经之颊支。

主治：狂疯骂詈，狂邪鬼语，小儿大小便不通。

东渡归来①

去秋冬渡，今夏归来，计驻东时日八月余，关于彼邦教育文化、政治建设、民族精神，影像甚深，令余五体投地，心悦诚服。简而言之，该国人民，五岁以上者，无不识字，其最低程度为高小毕业。商店职员，居家仆役，在大学毕业者，大有其人。学校林立之外，各种展览会、讲演会，可谓无月不有、无日不开，其政体虽为君主，法令却非独裁，故政治修明，日臻隆盛，以言建设，则举凡声光电化，衣食住行，海陆空防，无不积极设备改良，尤以交通道路之建设，令人赞叹不置，而民众之守礼貌，重信义勤俭耐劳，尤为深佩，惟

①《针灸杂志》民国二十四年8月10日，第2卷第6期，论文，137。

性多狐疑，气量狭窄，不无可护之处，然正以此而有长足之研究，充分之进步，一事一物，绝不放其模糊过去。我中国，诸葛武侯之得其大意，陶渊明之不求甚解，不知误尽多少学子，中国不欲图存则已，否则必以日为镜鉴，强迫教育，尊崇礼教，努力生产建设，能如此，庶乎有望（编者按：此非砭中崇日，故作危言，学者眼光，完全根据事实，并无政治或其他作用，读者幸勿误会）。

去年黄花初绽之时，偕杨君克容，乘轮东渡，先抵长崎，关于针灸学术之首触眼帘者，为广马场上侧某町之名灸市招，为一宽约一尺五寸、长二尺五寸之长方木板，绘一背形，画灸点数处，上书“家传名灸”悬于檐下，不啻商店家之市招，日人名曰广告牌。后巡礼长崎市街，见有此广告牌者甚多，惟不见单以针名者，询之杨君至戚，谓书家传名灸者，皆为有特效之古法灸，甚少用针，乡人信之甚笃，其以针灸二字共名者，悉为学校出身，其灸法则为另一派别矣。

杨君入长崎宇和川针灸学院研究，此院为关西唯一之针灸治疗院，学生众多，病房亦大，每日求诊者颇众，的为一教学并进之研究场所，凡学有根底于此实习临床，最为适合。院长宇和川先生年逾耳顺，和蔼可亲，教人学习，惟讲疗法，不谈玄理，每谓针灸学理深微玄奥，举世无人可以解释，与其谈似是而非之学理，毋庸讲切合实用之疗法云，此老谈话颇见忠实。余留长崎数日即往东京，为明了彼邦针灸教学方法与便利讨论学理起见，入东京高等针灸学院甲种研究科，每日上课三小时，科目为解剖、生理、病理、诊断、经穴、针学、灸学、消毒等课程，院址不甚大，有讲室五，讲师十一，学员则冠全国各针校，院长坂本贡，为一忠厚长者，对外人颇诚恳亲切。余以言语上关系，每有所询，期期艾艾词不达意，往往至无法谈话时，用笔墨书写，院长与各教员，并不以为忤，且乐与解释，口谈笔书，不厌其详，深佩其教学精神。日本针校，就所知而往参观者，东京二所，大阪三所，西京一所，福冈一所，校址以大阪之明治针灸学校为最大，设备亦较完善，院长为山崎良斋，自设灸疗院一所，营业异常发达，最小者为东京之东京针灸学校，校长猪又启严，以其认为最得意之金刚流中风预防灸赠示。尚有东京盲人技术学校，教授针术与西洋按摩术毕业后，即为按摩技士，立即可以开业。凡在针灸学校本科毕业者亦可自由开业，在甲乙种普通科毕业者，则须受警视厅之考试合格，方准开业。各学校俱设有本科，而在本科肄业者甚少，以其时间须有四年也，在甲种普通科者为最多，研究科则须普通科毕业后加入。日人信仰针灸医甚深，故针灸医特多，几无一街巷，不设有针灸医院一二。余谓日本医院之多，首推齿科医院，其次为产科，针灸医院可列入第三位，惟设备甚简单，两国之回向院，在东京名最高，就诊者，日有数百人，余亦曾往受中风预防之灸，在上午九时，已挂去百四十八号矣，可见日人信仰力之深，每在公共浴室洗澡，其背部十人中七人有灸痕，然皆属商人、工人，在教育阶级者甚少，盖已醉心欧化，与我国之新智识阶级类似，但不如国人之盲目加以排斥耳。

日本之针术，无疑为我国所传入，观中山忠直君汉方之研究，谓钦明帝二十三年八月，吴人知聪以其药书与明堂图东渡，即为针灸入日本之最初时期，其后日人纪河边几男至朝鲜，学针术以归，于皇极天皇元年归国，即得针博士位，盖日之宫内省典药寮，设有针师、针博士、针生三品职，与医师、医博士、医生相并列，可见日人之特殊重视，嗣以学习不易，曾一度衰退。距今四百年前日人入江赖明，从军朝鲜，从明人吴林达学针术，受秘传而归，开入江派之流。出云大社之神官名吉田意休，于永禄初年往明，从杏琢周学针法以归，称为吉田派，于是又复归至盛。在德川时代有衫山和一者出，为当时之针科名手，且发明管针法，解决下针困难，从而游者益多，名闻朝野。德川幕府（注）命氏设针治讲习所，其门人三岛安，在各大都会复增设讲堂四十五所，于是针术风靡一世。至明治维新，受政治打击，与汉方几同归于尽。民国十八九年，我国政府卫生部受西医余某等之掀动，订立之管理中医中药规则（西医余某所拟呈者）即直抄日本之取缔汉医法令，但日人善悟于欧战时感受德国西药来源断绝之苦，医事上发生极度困难，皇宝元老，复鉴于维新之后，人民死亡率增加，恍悟汉医之不可废且有大价值，于是禁止汉医法令无形取消，针术亦随而复活。

灸法亦由我国传去，当初只应用于痈疽、疔疖、瘰疬诸症，仅为外科所常用。在四百年前室町时代，信浓之隐士名良心者，自朝鲜东渡，传入穴灸法与和气、丹波两家，渐开内科方面之灸法，然医家施灸于内科者殆无，民间疗法则盛行。百年前，名灸家后藤良山出，集民间之实验灸法，更从古书而对照之，吟味而研究之，遂使灸法成为内科之根本疗法，提倡“百病皆为一气之留滞”之名论，于是灸道于俄顷之间，兴行全国，至今而不少衰。

日人富研究性与进取性，事事不甘落人后，以标新立奇为荣，以一针之微，以其针柄之形稍为改变，即自成一流派，或以金银质之不同，针尖之圆锐关系，即自名为某流派，因此乃有杉山流、杉山真传流、吉田流、大久保流，不下十七八流，实际上治病则一，取穴则一，徒以形式微异即自名一流，眩奇夸新，未免无聊。即灸法亦有二三派别，小炷多壮，大炷少壮，按压与不按压，即以此而分为流派。凡针灸之流派，不知者以为每派必另有其特殊异法，一经探究，无不为之哑然。

下针方法亦分三派，捻针、打针、管针。今日最流行者为管针，次为捻针，打针已不甚行。管针下针不痛，但极不便利，行使手术，颇感麻烦，但指力不充者，与妇女、小儿之畏针者采用之则甚佳。日之名针家俱用捻针法下针，与我国相同，虽下针有微感，但应用便利自在，实为下针法中之最佳者。打针法以槌打下，利于短针，不宜于长针，其法甚行于昔时，今日采用者，十不获一矣。

日人自侈针灸术已改良进步，脱离岐黄遗法，自成东方一新术，完全为科学化矣，关于经穴，日文部省重行订定改正，实则悉照我国《医宗金鉴》订正，其以前所谓未改正者之书之图，无从购得，其理论悉根据神经之功能作用，其疗法，本乎神经之分布区域，取穴因此依其某种病症采取某穴治，俱能以科学解释。关于十二经络之玄论，已废弃不谈，但为记忆上之便利，仍以十二经为系统穴法寸法，经外奇穴等，未有变更，于阴阳原络等说，只字不言，简言之于穴法寸法经穴名称之外，切实指定主治各病，与我国书为一致，但少博汛，各病取穴，即本乎此。

我国针学每重补泻迎随之说，遵爪切循努之法，彼方则以针刺之目的定十种之手术，所谓目的者有三：一曰制止法，凡生活功能之异常亢进，筋肉神经之异常兴奋，腺分泌与血液灌溉旺盛等，与以镇静缓解之方法；二曰兴奋法，适与上条相反，凡各种功能减退者，使之增进，发挥力量之方法；三曰诱导法，则专对于炎症充血性瘀血性之病苦，揆隔局所医治之方法。本此三法，采定十种之手术，曰单刺、检捻、雀啄、屋漏、置针、间歇、回旋、随针、乱针、震颤等十种手法，简单有理，绝无我国名称之玄妙、神秘，此类手术之详细说明，当于本志三卷中发表之。又有杉山真传流派，其手术有百种之多，名目频繁，不切实用，作者盖为矜奇眩异而立也，我国某社曾译之，视为秘宝，反令读者无所适从。

日语不娴熟，考察一切，总不能满意，虽每往各大埠针校参观，与会晤其校长讨论学理时，随带舌人，转辗陈述，颇觉麻烦，不能尽意为憾，且以初会，不能作长谈，仅于寒暄推崇之外，提出关于经穴上一二点之疑问为质，无不辞为神秘难解，以常与坂本、二木、杉田、高桥、田中诸教授过从，遂少拘谨，彼等亦乐与相谈，依其讲义而谈针理，娓娓动听，以诱导法之隔部取穴询之，反复辨难，俱相与大笑，谓为神秘，常告以中国治病取穴与贵国截然少同，彼多主局部，我都重远道引诱反射，彼方取穴多而少效，我国采穴少而效敏云云。彼等似乎不甚信任，某日在实习室，其院生增山忠藏君患齿痛，余即乘机告以中日疗法之不同，中法仅取合谷一穴，可以立止，同院生三十余人怂恿试验，当时在两分钟内立止其痛，且为一手一穴，“左取右”，教授与院生无不惊奇（所用之针为我国制者）。

日人对于十种传染病，禁止针治，讲义亦缺其治法，曾告坂本、高桥二君，中法针治有特效，不应禁止，彼等惊为奇谈，询我取穴法而一一录记之，谓遇有机会当一试针，此语在余离东京之前一周，本社书图赠与之夜，院中初不知余为一医者，至是而真相大白，因此于离东时，设宴欢送，馈物甚多。

日人以技术进步，所用之针，其细如发，粗细分有十号，其最粗者犹不如我民间所用之粗，因此下针非用针管下法，则甚困难，针治时在患者确无甚痛苦，但效果甚微。余初见即疑之，及观彼等治效，所测果不误。每一病症，从未见有在二三次之针治即收效者，大都总在十次以上，其继续治疗在半年以上者甚多，余深叹其病家信仰之坚，医者自信之深，彼等见余一针一穴止牙痛于顷刻，惊为奇事，余告以针细则刺激力微，所以不能收捷效之理由，以草茎与竹枝、木杵击水成波之理喻之，彼等认为理由充足，于是余所带之针一索而尽。曾以此针细无效之事，询问杨生克容之成绩，果得覆书，谓归国即采用日针成效皆无，信誉尽失，正莫名所以，得余书，始恍然悟，改用本社之针，前周得其书，谓改针后成效大著，否则疑及针灸本身为无效矣。

日人信仰灸术更深，乡农更甚，同院生告我乡人每于暑天，不论有病无病，皆喜请医生施灸一次，可免暑中不疲劳、不受病云，余笑云此不啻为防疫之灸，询以灸在何处，亦不甚了了，大约在脾俞、胃俞之间云。

福冈有一灸医名高田喜多，门庭如市，其灸法与普通不同，余以诊病为辞，特往参观，医者须发已斑，彼为人诊察后，于应灸之穴，用墨圈点，即另往灸席，由其助手施灸，入其室烟雾蒸腾，患者皆裸体横陈，由其助手执太乙神针式之灸条压灸，可云中国之太乙神针灸，惟无药气与按压不熄，余私以手探之，松软不结实，不啻为一艾条，故不熄灭，灸后可向彼买一灸条自灸，余见患者有购二三十条者，其灸法不用布隔而用纸隔，热度不甚强，反觉舒适，余观此种灸法，较温灸法为良，后于浅草亦见一卖解医用此灸病。

日本之温灸院亦到处皆有，各针校中，亦附设此课，据教授云，温灸无痛苦、无瘢痕为其优点，费时费料效少，则太不经济，家庭自己治疗，则颇适用，若做正式疗治，不逮古灸法多矣。温灸之发明者为后藤道雄博士，据灸疗界之研究，除取其温暖性外，无可取，其所得之作用，无直按灸之有大伤性作用，所谓蛋白体疗法者是，即赤色素、白细胞之增加，免疫性、抗毒素之旺盛等皆无，故已不如初发明时之盛矣。

又有一种小儿针者，以十数针贮于一有弹簧之铜管中，腰部装一握手之柄，持此柄在皮肤部轻轻槌击，针尖以弹簧力刺点皮肤，不甚觉痛，专于五六岁以下之小儿不能行针刺者，此利用小儿之皮肤知觉过敏，传导迅速，但在皮肤刺激，即能传至中枢，闻教授言，功效与成人之刺针不相上下。

又有所谓最新发明之热针者，寓针灸于两用之中，在大阪关西针灸学校见之，长崎宇和川针灸学院亦有之，以铜皮做成漏斗状，置一柄，尖端在下，大口向上，有螺旋橡皮盖，用时中贮沸水，又有一式，盖有孔，可贮火酒而燃之，铜身甚热，即于穴上按点之，谓可收治疗之功，但采用者甚少。中山忠直先生，讥为针灸之外道，无聊者以此盗名欺世之所为云。

余此次东行八月余，凡彼邦之针灸学术，大都收诸行箧中，于灸术方面，尚属我中国嫡派遗法，亡于海外者久矣，今日余得揣之还归故国，爰与诸同志共保之，发扬之，再为我病藜用，一俟秋凉，余当给一应用图解，分赠诸君应用之，其他关于日人之治疗特效法，悉纳入编排之针灸治疗秘籍中，于此作一简单之报告。

注：德川幕府指德川将军时代，政权操于将军之手，天皇等于傀儡，有名无实。

从针灸立场说到本社创办经过及以后之方针①

承淡安

夫欲负存亡之责，必先明趋势之理，吾于针灸之递代兴衰，审之久矣，筹之熟矣，请推而论次之，我国古代无方药，赖以治疗疾患者，厥惟针灸而已。《灵枢·九针十二原》云：余子万民，养百姓而收租税，余哀其不给，而属有疾病，余欲勿使被毒药，无用砭石，欲以微针通其经脉，调其气血，营其顺逆出入之会，令可传于后世，必明为之法，令终而不灭，久而不绝，易用而难忘。此《灵枢经》黄帝问于岐伯之言也，据此以推，则针灸当始于黄帝时代，乃后人有以《内经》为战国时人所作，假托黄帝岐伯之名以取信，而《灵枢》则专详针灸，故又有《针经》之名，吾谓其中所言，能缀合今古，可以垂训万世。黄帝岐伯，纵属托词，亦何害乎，如云收其租税，虞其不给，是古圣王以民为重之意也，而属有疾病，勿使被毒药，无用砭石，则知毒药之易伤肠胃，

① 《针灸杂志》民国二十四年10月10日，第3卷第1期，论坛，157。

砭石之不能统治一切之症矣，欲以微针通其经脉，调其气血，营其顺逆出入之会。微针者，即今所用之毫针是也，经脉可通，气血可调，内外顺逆均可治，则针之可以独立以统治万病也明矣。

又考《素问·血气形志》曰：病生于脉，治之于灸刺。此所谓灸刺者，即针刺也。《素问·异法方宜论》曰：其治宜灸焫，故灸焫亦从北方来。此则谓以艾火燃烧而灸之也，凡阴寒停滞凝固不通者，艾灸为宜，北方寒水之病为多，故相宜也。由此言之，针灸相辅而行，决无不可愈之症，是以《灵枢》首篇黄帝即以是为问，而使岐伯推而演之，且必令终而不灭，久而不绝，易用而难忘。作者用心，亦良苦矣。吾想作者果为战国时人，则针灸之术，必盛行于当代。考扁鹊秦越人，亦战国时人也，其所作《难经》，详于针灸，又多由《内经》脱胎而出，则知扁鹊时代，又必较《内经》作者为后。扁鹊治病，亦多用针灸，如治虢太子之尸厥，取三阳五会之穴，是用针也，用五分之熨，是亦灸之意也。由《内经》作者之时代，而至于扁鹊时代，可谓吾国针灸治疗之极盛时代矣。

神农尝百草，始有药物，伊尹因之，作为汤液，然斯时汤液犹未盛兴，则知针灸亦尚未凌替，至后汉张仲景作《伤寒论》，用六经六气之法，统一病名，而方剂之学，由是大兴，针灸之术，渐以凌夷矣。宋仁宗时，又以为针灸绝学，不可湮没，遂下诏命尚药御王惟德撰《铜人针灸图经》，其铜人今犹存在，自仁宗提倡之后，当时之能针灸者，如丘经历、王纂、许希、王尧明、王执中、刘元宾、窦汉卿等，皆名闻朝野，盛极一时。呜呼，上有好者，下必有甚焉者，此之谓也。风气无常，随人事而转变，有一二人好古，则千百辈皆思力追前哲，共冀复兴。有一二人好仁，则千百辈皆思利济斯民，共襄善举。盖运会转旋，世道隆替，不患人才之不振，患学术之不明，不患风气之无常，患开通之无自也。由宋迄清，以至民国，方剂之学大兴，针灸衰微极矣，业中医者，问其学之所自，莫不曰穷研《灵》《素》之旨，阐伐《难经》之秘，而实则《内》《难》之精华，惟针灸经络府俞穴道而已，学者不明此二书之真谛，敢曰穷研阐伐乎。

古之医家，无不明经络穴道，以《内》《难》之经穴，即古代之生理学也，仲圣集方剂之大成，《伤寒论》中，经络府俞，无不息息相关，且有不少用针用灸之处。今之医家，惮于穷究而忽略经穴，更以《灵枢》为《针经》，竟废而不肯寓目。噫，医家尚且如是摒弃，无怪普通人瞠目不知针灸为何物，闻所未闻，见所未见，以针为针（简），误灸为灸（错），种种简错，致失本义者，此针灸失传原因。先自医家始，不研究，不努力，不提倡，不普遍，而逐渐乃湮没无闻也，湮没无闻，故稀奇怪异之事乃生。尝观江湖卖解之流，挟其粗劣之技，谓为传自异人，穿肠透腹，夸炫于人，人少见而神之，睹其危而奇之，复因其稍有效验而信之。此辈赖以糊口者，不过得针灸之末技而神其说以欺人耳，其能取效者，是足证斯术之功能也。方今中国之业针灸者，非江湖走卒，即发匠贩夫，此辈不知学理，唯利是图，每有下针之后，即加以恐吓要挟，以遂其欲，每至一处，不能久留，以诈欺人，实自失计。此种行动，给予社会人士之恶劣印证而遭鄙视，不知术本清高，业之者，多不学无术之鄙夫耳。以针灸之本身立场而论，针灸究竟有无用处，应否令其消灭，吾亦可以简单说明之。

夫西洋科学，不是学术唯一之途径，东方学术，自有其江河不可废之故。何也？凡能持之有故，言之成理者，即成一种学术。西洋科学，能持之有故，言之成理，东方学术亦能之，而针灸学术之神奥，却有不能言之尽成理者，此由古书晦涩，后人不能通之，非其本身不通也。针灸至今日虽极衰微，毕竟尚能存在，其所以能存在者，为治病有效验之故也，若问其治病何以能有效，却不能道出。不能道出，是即针灸家之大缺点。针灸书如《针灸大成》《针灸集成》等，徒事博杂，无不囫囵吞枣。值此科学时代，谁肯抱神秘之诚信而不求学理，道不出理，何能使众人谅解而深信。此譬之饮食，乃使人健康，一般人却不明何故能使人健康，虽不明何故，却不会废饮食。针灸有实验而无学理，亦犹知饮食而不知健康之道也，然既不识不知，却不得敷衍过去，即须将古书晦涩之理，细加考证，诠释明白，必也理论与事实相呼应，自己明白，使人皆明白，此即谓之科学。吾向秉此旨，整理针灸，吾国国医界，苟能共负责任，努力进行，则古代绝学，复兴有望，针灸前途，定可乐观也。日本，本一小国，种族同我中华，自窃得我国之针灸，即提倡之，整顿之，于是针灸医生遍全国，针灸书籍亦日累月增，我国之针灸书籍，反不能及彼之精确，究其实在，则皆近年来收买我国之《铜人》《千金》《外台》《资生》诸书，译而翻印，遵其古法，释以新理，绘以精图，突飞猛进，可谓极科学之能事矣。其术之辗转传授，浸润全国，至今日则针灸学校林立，政府奖励有加，风气所尚，其盛如此。而其所收之效果，则以小民族而成最强盛之国家，而我神农黄帝之子孙，开化最早之邦国，乃反瞠乎其后，岂不愧哉。吾每鉴他人之先我，悯绝学之就湮，所以孳孳汲汲，闭门穷究者十余年，继乃创设学社，公开讨论，再则赴日本以资借助，今更扩办讲习所，冀造成多数物理疗法之专才，数十年经历，未尝稍懈，牺牲精神与才力，苦心孤诣，志之所向，未可以厚非，本社创办之动机如此，以提倡复兴绝学为宗旨耳，至本社创办之经过，其中惨淡经营之历史，兹更详述之，以为热心斯术者告。忆民国十七年，任职于苏州中医专校，为生理针灸教授，所编《针灸讲义》，悉用新法整理之，神秘不可思议者节去之，讲义之编制已定，乃该校以经费不支而停办。民国十八年，途迁设诊所于望亭，因鉴针灸界人才太少，斯道将成绝学，遂于诊务余暇中，将前编针灸讲义稿绩成，一再修改，始告竣事，延至二十年春间乃付梓，即于是年出版，名曰《中国针灸治疗学》，计一厚册，并另绘人体经穴挂图四幅，以资学者之对照。出版后谬蒙医界同人，赞勉有加，但吾之所志，深以为未足。盖针灸学上之名词术语，较其他学术为多，而且古奥难明，必欲使斯术昌明，必须借群众研究之力，良以一人之智慧有限，众人之力量无穷也，遂发起设立研究社，名曰"中国针灸学研究社"，与医界同人，互相研究，其时参加发起者，皆为望亭部分之医界同道，蒙推为社长，使主持一切，而开支经费，由个人独力维持之，凡购买拙编之治疗学经穴图者，即负责指导研究，于是远方负笈而来参加者甚多。民国二十一年，徙社址于无锡南门，以通商大埠，利于谋进展，且以锡地风景特殊，众乘学员于苦攻力学之余，亦得以遨游山水，潇洒襟期也。民国二十二年，以体力衰弱，稍事休养，即于药炉茶灶间，将所编之治疗学，重加订正，再版付印，并绘制新式人体经穴挂图，编撰经穴摘要歌及注释《百症赋》，一一出版。自是之后，凡购买拙著者，俱纷纷要求通函研究，吾以好学者之诚恳请求，不能弃之不顾，且以为千里以外，道途迢迢，经济能力，屡多阻碍，不欲因此而灰远方好学者之心，故于是年即开始招收通函研究社员，而结果加入通函科者，问难析疑，借飞鸿之往返，进步迅速，更日异而月新，较之徒借师傅，墨守成法，相对斯须，务在神秘者，真不可以同日而语也。此后社员之治验纂录，及社员对于针灸之研究议论，连篇累牍，滚滚而来，不忍弃置，途编辑而刊行之，即于是年十月十日起，每两月出版一册，颜曰《针灸杂志》，从此学术公开，研究者日见增广，社员一得之长，皆可以露布无余，声息互通，实多禅益，数千年势将就湮之学术，从兹放一线曙光矣。民国二十三年，会将本社创办经过情形，并订定详细简章呈报中央国医馆请求备案，不久即邀批准，又会将所出版之书图刊物，分别呈请"内政部"及"政府"请求注册或登记，亦蒙颁发执照及登记证章。本杜之保障，赖以巩固，提倡国粹，挽回漏卮，盖亦当道明公所深许也。是年要求前来实习者，益形踊跃，然吾之志愿，犹未已也，彼日本针灸之昌明，究何法以致之，其学校之设备若何，教授之章法若何，吾必欲证实之而后可，故于要求实习者，悉辞覆其暂缓来社，即于秋间东渡扶桑，考察彼邦之成绩，礼失而求诸市，似非问道于盲也。东行之后，社中事务，悉付与谢君建明赵君尔康处理之。留东八月余，虽短短期间，却无日不兢兢业业于针灸中求进步，如参观针灸学校之设备也，收买各校之讲义也，或与针灸名家交换意见也，或伪病而往名家受诊以观其施术之伎俩也，或搜罗书肆中之名作品也，凡有关于针灸消息者，虽远千里，必往探之。日人思想灵敏，才力过人，其针灸穴道，毫无异于我国，而针灸器具，则加以改良之装饰，外表美观，遂取得社会之信仰，推而至于欧美医家，获此术者，均以为创自日人，不知实自我中华输入，经彼爱护培植，始克臻此也。民国二十四年夏，由日归国，睹国事日非，江河日下，天灾人祸，贫病交迫，嗷嗷群众，何以挽救病亡，且夫药价之昂，医金之贵，而农村破产，衣食尚嫌不足，岂有医药之余资，故一有疾病，即束手无策，悲号动天，贫苦小民，朝夕不保，我国劳工多而富族少，故政府屡欲为农村谋幸福，而我医界，苟能减少贫病之一份负担，即是为贫病谋到一份利益，此简捷万能之针灸绝学，更待提倡者也。于是趁归国之时，认为彼邦之足资采择者，悉实行之，将社务扩展，将原有之实习班，改为针灸讲习所，招考学员，即于九月一日正式上课，聘请广西名针师罗兆琚氏，及现代医学家张锡君氏，谢建明，又邱茂良、赵尔康、沈砺庭诸氏，共同担任社务。迁社址于西门，房舍清雅高轩，颇适合于学员研究用功之居处，较之创办之时，内外表观，俱有不少改进之处，此又私心聊足以自慰者也，当添设讲习所之计划时，有以为须称针灸学校者，又有以为须称中国高等针灸学院者，众议纷纭，莫不以虚名为急务，而吾则殊不以为然，夫实至名归，又何必斤斤于此中计较。若徒拥学校学院之美名，慕名者固众矣，吾恐金玉其外败絮其中，反不能获至深至美之效果也，是以即议定名称为中国针灸学讲习所，仍附属于中国针灸学研究社中，不求名之大，学员之众多，但求学员之能努力求学，得到真实本领，可以向各方推展，以至于全球普遍，此则针灸之名实所由归也。社中所有之通函研究科，仍照原续办，盖此为便利好学者业余之研究，而不致荒废其职务，其有不能十分明了者，届时如欲再行加入讲习所研究，得以通函研究社员之资格，而减去其学费之半数，是通函研究之办法，先筑社员以基础之学也，实则通函社员之成绩，竟有驾乎一般不用功之实习社员之上者，此无他，精诚所至，铁可炼针也，又查《针灸杂志》中之作者，通函研究社员为最多，其功效卓著，获到政府及地方人士之信仰与奖赏者不可胜数，此皆证据确凿，可以证明者，海内之士，不妨以之为副业，踊跃参加研究，而提倡之。有志者，其兴乎。本社开办之经过，既如上述矣，更有不能已于言者，此后之方针如何，各社员所负之使命如何，当表明之。

本社求扩展之计划，大可约为六端：①“将讲习所扩成大规模之研究院。”盖现在讲习所速成班中之学员，非但具有高深之医学根基，且多为老社员及已行医数年者，故三月毕业之期限，能朝夕苦攻不辍，亦可以尽针灸之能事，但吾志将来必拟扩大，将短期毕业时间，改为长期，所招学生，亦不须先有医学，以中国人有医学常识者少，有此规定，足为求学者之阻也，招生定额，亦可稍多，所授学科，先注重普通医学，如此庶可望造成中国最高尚之针灸学府，更可望养成多数物理疗法之专才，事实允许，必积极努力为之。此其一。②“设一最高尚最完善之针灸疗养院。”使毕业学员中之优良者主持之。本来针灸治病，一针一艾，最为简单，固无须若何之设备，此为平民言之则诚然，若于针灸取信方面言之，则又有未尽然者，资产阶级之习惯，崇尚欧化，非有充分设备，不足以使其来归，又况尊荣之体，病多慢性，亦宜注重养息者，此皆赖有大规模之病院，始克有济，或以为针灸乃为贫苦谋利益，何须取信于少数之尊贵人，不知千载就湮之绝学，欲复兴之，实非容易，君子之德风，小人之德草，草尚之风必偃，盖言在上者能提倡，在下者乃益坚其信仰也。同时更须设立贫民针灸养病院，对于平民，不取费用。此种计划，势非目下所能成功，然以吾之目光察之，政府苟能助成此种计划，于国于民，必多裨益也。此其二。③“多设立分社。”无论任何社员，均可请求设立分社，为斯术宣传阐扬，义务与权利，二者公开，社员苟能诚心合作，自可以收事半功倍人我两利之效。此条即日可以实行，社员均可向本社请求依章办理（注：拟订之分社简章已付印，印出后函索者即寄）。此其三。④“多设分诊所。”种种之口头宣传，不若事实昭著之成效，苟能以斯术治病，获良好之效果，得到社会相当之印象，自可以夺其他治疗方法之席矣，故宜多设分诊所，亦由学员中之有成绩者选任之，由近而及远，渐可以风行矣。此其四。⑤“社员可以受聘外埠为针灸专门教师。”自本社开办以来，屡有要求派学员前往指导及诊疗疾患者，如海防陈君、广西马君及某中医专校等，吾以业务烦冗之故，未克分身前往，故此后本社人才济济，凡有欲聘请者，本社可以毕业社员中择成绩之优良者介绍之。此其五。⑥“征求多数女学员，以便服务女界。”吾中国四万万人（此为清末调查所得数目，今尚不止此），男女各占半数，若男医多而女医少，妇女界必感不便矣。妇女之隐疾甚多，每因男女之攸分而羞于启齿，男医亦不便深究而免轻薄之嫌，殊不知差之毫厘，失之千里，问症不详，治疗岂能丝丝入扣。况针灸之学，不独问病时难以启口，即探经取穴时，妇女之不开通者，不知以疾病为重，每因羞涩而不愿执行，考古法针刺时，必须解衣褪裤，取其准确也，今科学昌明，可以隔衣针刺，但仍难免妇女之隐秘不言。苟妇女学习针灸，则种种困难，可以免除，妇女界大感便利矣，妇女们欲自立乎，何不速来研究此清高之职业。此其六。

凡此种种，皆本社此后求进展之方针，吾愿针灸之与本社，如鱼之与水，不可须臾离，更愿诸学子与本社打成一片，共具研究之真诚，庶可以推广而无有极时，众社员所负之使命，亦如是而已。兹者莘莘学子，萃集一堂，研究思潮，一日千里，管子有言曰："夫民别而听之则愚，合而听之则圣。"研究之道，亦犹是也。吾从事于此，黾勉不遑，筹备设置，经之营之，吾之责任也；始以热忱，继以毅力，有始有终，吾之志愿也；尚秋实不尚春华，崇学理兼重实验，吾之宗旨也。今日为本社学子，异日为国家良医，此则非独吾之希望如是，亦中国之大幸也，值此讲习所开学之始，及本社迁移改革之时，故翔其实而记之。

灸科学①

承淡安

心性末梢之运动神经传播之，使其部之血管扩张，血液之灌溉旺盛，促进病的产物渗出物之吸收，故治浮肿及其他知觉之异状疼痛、痉挛麻痹等，使其治愈为目的。例如坐骨神经痛，在其神经之径路施灸之，以使其镇痛，或于筋肉偻麻质斯等之病痛处直接施灸是也。

反射法：与直接刺激不可能之内脏诸器官，与其他深在之病变，在生理学上应用反射功能以使其治愈为目的，在解剖学的关系，求其神经干或神经支之相当要穴，与以间接之刺激，其刺激从中枢间神经传达至远心性神经之方法。例如对于胃之痉挛在胸椎之两侧施灸，子宫疾患在腰椎之两侧施灸是也。

诱导法：对于患部之充血、炎症或瘀血等之发生，从患部远隔之部施灸，刺激其部之血管神经，于兹诱导其血液，促其血行，调节神经之变常为目的之方法是也。例如脑充血症，在肩部或四肢之末梢施灸，使其部之毛细血管扩张，以使减少脑之血量；或如子宫功能之亢进，因而疼痛，在腰椎或荐骨之两侧，或肢施灸，使其部之血管扩张，下肢动脉之特殊在子宫循行之血管，使起异状，以达其治愈之目的是也。

【灸痕化脓之理由与处置法】

灸者，与皮肤以火伤，其部发生痂皮或水泡，后起瘙痒之感，故患者往往搔破外皮，遂致化脓菌侵入，成为灸痕化脓。又化脓度之多少，虽由施灸前后消毒之完全不完全，大概用大艾炷时，容易化脓，尚有夏季之施灸时，化脓之

①《针灸杂志》民国二十四年11月10日，第3卷第2期，灸科学，15。

发生较多，因汗与其他部之化脓菌易流入灸痕也。而其化脓容易脓成之理由为火伤，在皮肤惹起炎症，不拘多少有若干之分泌物产出，贮留于痂皮之下，虽仅少之机械的操作，亦容易使其痂皮与健康皮肤之境界部发生破坏，化脓菌侵入之机会乃多。于小灸之场合，化脓之成，比较少些，炎症性之产出物亦仅少数，容易干燥，肉芽之形成亦速之故也。灸痕若化脓之时，其处置法，命患者向药店配取硼酸亚铅华软膏，于该部涂布之，能迅速治愈。

备考：我国之针灸医家，从现行限定消毒药以外，虽如何之药品，不得指示或使用，如斯不属极端之矛盾耶，但因灸而化脓时，则当然由术者出而处置，以明其责任。

【灸痕化脓之预防法】

艾炷之大者，除特别之场合外，以小炷施术为愈，若在以强刺激为目的者，虽小炷用壮数过多，其结果与中灸或大灸之壮数少者，无大差异，而化脓乃为稀有之事，虽然，灸炷重续时，必接置于同一点上，否则，艾炷虽小，灸痕则大，且易发生水泡，而水泡在施灸后立即发生者甚少，大多经过二三日发生，故连日施灸之时，得防止水泡发生，且在施灸后二三日于灸痕上发生痒感之时，于斯时须尤为注意，不可搔破，若搔破时，须于其部充分消毒，否则容易化脓，其他在灸痕化脓之预防法，施灸后，立即以盐水或白莲之液汁涂布，亦能防止之。

【灸痕之洗涤法】

凡施有痕灸之后，不拘大小，其部留有瘢痕，且有时在施灸后而起疼痛，其处置法如下。

1. 赤葱皮与薄荷二味作汤，时时淋洗，灸痕之周围一两寸以内冲洗，立时感觉畅快而湿润。

2. 灸痕之黑痂不退时，桃皮、柳皮二味等分煎之，如前述之法淋洗之。

3. 灸痕若成溃疡之时，桃皮、柳皮、胡桃灰等分煎之，时时淋洗，则良肉之生长迅速，自然而愈。

4. 灸痕异常疼痛，不能忍受时，前记两味之外，更加黄连，四味等分煎而洗之，其疼痛立即消散。

针灸治疗秘笈自序 ①

承淡安

余每览越人入虢之诊，取三阳五会，而已非常之疾，心窃羡之，由是而致力针灸者，垂二十年，曩岁曾以所得编成《中国针灸治疗学》一书以问世，嘤鸣求友，欲天下之怀绝技者，有以响应也。针灸为古代绝学，夫人而知之矣，其理之神奇，诚所谓仰之弥高钻之弥坚者也。乃自拙编《治疗学》出版以来，遂引起社会人士之注意，以为若针灸之神秘，仍未尝不可以科学方法加以整理，于是远方踵门求学者有之，质疑问难、函牍往还者有之，更有敏捷者，继吾宣扬之后，为著书立说发挥尽致者亦有之。遂令千载就湮之术，盛于宋而重光于今，剥极必复，天之道也。以吾之观察，针灸之术，向之不能振兴，足以滋人之疑惑而不易解者，则以古书巧立名目，五花八门，经穴部位，参差互现，或泛而不切，或简而不赅，或语焉而不详，或玄虚而不实，学者因此中辍，而习者日少，式微之道，有由来矣。夫欲射之中也，必先睹其的，欲斯术之复兴也，必先知其弊，吾向秉阐幽发秘之旨，尽脑力所思，有所得即公告于世人，故每与学者函件往返，盈篇累牍，先探讨其学理，继给以实验之凭，学者恒因此而奏奇功收信仰，更尝有古代遗法，流于湖海，而为同学所发现，举以告闻者，屡于《针灸杂志》中披露，虽一鳞一爪，亦难能可贵，吾料将来此种遗法，向之认为失传者，必渐可以网罗尽净，集腋以成全裘，收获之功，当与日俱进。然吾之所志，不如是而已耳，以阐明学理为总归，不以收藏遗法为能事。甲戌之秋，曾以学理问题，东渡扶桑，考察针灸，因得与彼邦名手，交换学术，此行虽未足一年，而已遍游各地，见其针灸学校之多之备颇足以为典型，尤以灸法一门，我国几已绝迹，而彼邦因人士之信仰，其术之改进更有足多者，今吾愿尽以所得贡献于国人，虽曰借助他山，实则重归故土。盖日人之针灸，本自我国输入，经若干时间之整理，乃成物理疗法之特长，竟得与科学万能齐名，而盛传于欧亚各国矣。今夏归来，爰将东渡心得及历年所获治验，与夫治疗学之所略，前人之神秘不可解者，悉纳于此编公开之，欲以启古人之秘笈而公诸世界，故颜曰《针灸治疗秘笈》，非作者以秘法自矜，亦非欲读者守秘勿宣，惟冀以此编一得之长公告同志，则与笔者之微旨庶几近矣。习针灸者，当以“生理解剖”为特要之基础学，不明生理，则不识病之所由来，不识解剖，则不知

---

①《针灸杂志》民国二十四年12月10日，第3卷第3期，论坛，189。

取穴之所在处。若徒以古法授受相传，其不愈传愈失者几希矣，况病态万端，治法岂能胶执，但照古书之某病取某穴，依样葫芦，此我国医学之无进步，仅能保守古人之遗型，亦以基础学识欠缺，生理解剖之学不精也。故本编上卷偏重人体组织功能上之学识，其次为经穴治要，即十二经孔穴与主治之法也，将古书之繁复者删之，而切以实用，间亦附于注释，以明其治要之所在。古书每于穴之主治，不啻数十病，而上下三四穴，又莫不悉同，此最易陷人于五里雾中，吾于此等处当详其异同，以指迷焉。下卷为针灸手术上所应有之学术，与治病之纲要，针与灸之特效疗法，不明针与灸之学理，则不独手术难精，即古人之神秘遗法亦难窥破。故下卷首即注意于此，博采众说学理，冶于一炉，以期学者对针灸有相当认识，将古人遗法，分条注释之，所有手术，则不求其详而道之。其次于治病之法，则提纲挈领以明之。以中医之病名，多至万千，漫无系统，然而得其指归者，亦不过数条，吾即以此数条，使万病皆有归纳，学者得此纲要，亦可应用无穷矣。编末为各病针灸治疗遗法，中多特效良方，聊以备参考取法之一格焉。本编虽不敢称为巨著，然已竭尽诚思，条分缕析，学理治疗，详述无遗，学者倘能循此阶梯，可以直窥轩岐之堂奥。然而学问之道，义理无穷，时代车轮，进行不绝，今日认为新义，明日即成黄花者亦有之。作者于此编仍未敢自是自满，深愿与学者共立于时代车轮之上，为不绝之研究，谋不绝之进行，以期达到无上之价值，是编为继《针灸治疗学》之后而作，将来更能继是编而作者，非独心之所愿，且可以占学术之有无新进取也。

给诸同学①

淡安

韶光易逝，讲习所开课迄今，转瞬已经三月，速成班授课，已告一结束，同人等统计授课二百四十余小时，学科分七门，编发讲义有八百余页，在同人等固已竭尽绵薄，而诸学子亦多因远道自动前来，故皆能有志竟成。针学前途，又造就如许专才，较之创办学社之初，私里聊足以自慰矣，然犹有不能已于言者，特述之以为速成班此次卒业诸君告。

梓匠轮舆，能与人规矩，不能使人巧。吾侪授课，亦只能与同学诸君以规矩耳，临床应用，犹期诸君之心灵手敏，各运其巧思焉。夫同一病也，患者有男女之分，职业之异，环境不同，苦乐悬殊，且有寒热之偏胜，虚实之逆从，

①《针灸杂志》民国二十四年12月28日，第3卷第4期，论坛，195。

施针施灸，宜补宜泻，未可一概而囫囵也，必也审慎周详，心细如发，取穴如处方，务必丝丝入扣，行针如投壶，要使枚枚中的，洞见症结所在，治百人而百人愈，如诸葛武侯之用兵，知彼知己，百战百胜，则非特诸君之无上荣誉，亦为针道前途大放光明也。苟不然者，处理浮躁，从事草率，病情未明，即行取穴，揉掐未竟，遽尔下针，气未至而针已出，灸未足而炷已熄，既不能收效于顷刻，反留遗患于将来，从此病家必将视如畏途，甚至从而摧毁之矣。夫一人倡之，百人和之，其成其败，直指顾间事耳，可不慎乎哉。

又有言者，间尝谓医者之开业，欲冀其业务之发展者，有三大要素焉，一曰天时，二曰地利，三曰人和。顺之则业务易昌，逆之则门可罗雀。天时者何，如夏秋之间，疾病滋多，或初春季冬，天时反常，疫症盛行之时，斯时开业，问津者多，英雄有用武之地，正可展其怀抱也。然天时不如地利，地当要冲，水陆便利，往来辐辏，人皆注目，其影像深入于各个脑海，固不必限于繁盛市缠而后可也。但天时地利，犹不如人和，待人以忠诚和平，视患者如一家人，以恳挚之态度，应付病家，慰藉患者，毋自夸张而言过其实，勿诋毁他医而妄加月旦，更勿以患者之贫富穷通男女幼而分轩轾，能如是则病家无不心悦诚服，而乐为介绍矣。

虽然，此犹指业务上应有之常识与态度而言也，就前途之进展计，于人和一项，固未可懈弛，然业务已臻上乘矣，苟傲慢自得，忽略诊视，如此未有不抵于败者。学问之道无穷，学非干禄，而禄在其中，是以求学之欲固不可满，更不可因业务之发达而傲忽也。病之愈也有其理，症之变也亦有其理，天时环境，无不影响于病变，饮食男女，不能调护，亦无不增变其病象，故在有研究之价值，处处有观察之必要。朝乾夕惕，毋怠毋荒，庶几学问可以言进步，业务可历百年而不衰矣。书云，业精于勤，勤则不匮，此之谓也，由此言之，又有不能不为诸君告者三。

一曰毋轻易许人。患者之心理，无不急于求愈，而医者之本意，亦无不欲手到病除，故孟子谓是乃仁术，唯恐伤人者也。然病有急慢性之分，体有老壮弱之别，有一药而愈、一针而起者，亦有必须经年屡月而始愈者，此由于患者之是否注意摄生，及抗体之强弱与否而定，往往病家就医，辄询之医者，此病诊治几次可愈，而医者亦辄漫应之曰，几日可愈，或几诊可治，轻易许人，以示若有把握，而患者亦信以为真。噫，此诚大误。苟如期而愈也，则医者同侥幸而获名。若至期而病依然也，医者将何以为辞，从此丧失患者之信仰，其影响业务前途，孰得孰失耶。故凡遇此类患者之询问，切不可轻许其时日，虽有十二分之把握，仅可许其必能治愈，且详告其摄生之道，与忽视养生之利害，使其知所警惕，自然可收事半功倍之效矣。

二曰毋危言骇人听闻。忆有病头痛或肠痛或咳嗽吐血者，举疾首蹙额而诣余诊所就治，诊察之后，询余曰，此症如何，余每率直告以此普通之感冒，或肠胃不和，因食因寒之所致耳，毋庸忧虑焉。彼则曰，此病已经某中医诊治，谓将成脑膜炎也，盲肠炎也，肺痨已入第几期矣，或曰此病甚危，即将发生坏症，幸遇余，或可挽救，否则后患有不堪设想者。因心甚疑惧，特取决于先生耳，先生何言之若是其轻易耶，其愚我乎。余为之剖析上所言种种病症之特有症状，并告其病之非险恶也，有信而释然受治而去者，有仍疑信参半，终戚戚于怀者，其经济之充裕者，或再就他医以求鉴别，其经济困苦者，则悒郁不欢。若死神之将临，胆绥而神衰，其症状之不增变也几希。噫，医者之危言以骇人意志，乱人听闻。计诚得矣，病而愈也，可示其医术之高妙；病转剧也，则已预言在先，正可夸示其诊断之神明，可谓无端不利，无往而非宜矣。安知利于己者，必不利于人。彼患者果危也，尚须安慰之，使不知其病之危。恐丧其神守也，神气沮丧，则病更加剧，此不待智者而后知也。今非重症而以危词恐之，是促丧其神也，欲增变其病也，彼医者曾见及之乎。或者曰，医者之危言耸听初非欲增其病也，欲邀重酬耳，不幸而中其言，则为留卸责之余地耳。噫，为自利计，而有此鬼蜮伎俩，其如道德何。若患者稍有医识，即洞烛其奸，欲为自利反不得利，徒见其心劳而力绌耳。吾闻之，欲其事业之永固，当从真诚中做去，未闻以巧诈克享永业者，幸诸君子明此旨而勿蹈之乃可。

三曰毋因循贻误病家。医虽小道，其责至重，其任至巨，患者之生命，系乎医者之三指，或其一家之生命，系乎此患者之一身。故医者所得至微，而所负至重，苟吾人尽其心智，为之初诊、二诊、三诊。其痛始终无动静者，当缓辞之，使其另就他医，或征其同意，另请他医会诊，万不可贪图酬金而因循贻误。盖学问之道无穷，三诊而无动静者，或诊断之不确，学识有所不逮耳，若再因循迁延，安知其不发生病变也乎，小之多延时日，荒废患者之职业，大之则累其生命，抱恨终天，我虽不杀伯仁，伯仁因我而死，为图区区之诊金，而贻人以伊戚，试问于心安乎。呜呼，滔滔者，天下皆是也，吾愿与诸君共勉之。

铜人经穴图考序①

承淡安

淡安自日本得铜人腧穴像数帧归，镂板付梓，欲以饷国人之好针灸学者，

①《针灸杂志》民国二十六年1月10日，第4卷第4期，论坛，1。

将为之序。辄废笔叹曰，物有珍宝于数千百年前，徒以人事递变，风霜兵燹，浸淫剥蚀，或残缺而不全，或淹埋于地下，或则流离远徙，以入于深山大泽，海外穷岛中，几于泯没无闻，使后世之人虽知之而不得见，或见之而且不知者，岂少也哉。即如铜人腧穴像为吾国宋仁宗时尚药御王惟一奉诏所僎，阐明经络，铸为铜人，其数凡二，一置翰林医官院，一置大相国寺仁济殿。嗣以国都变迁，东西移易，迭经元明清三代，均置于太医院中，视为国家重器。及清叶庚子之祸，乘舆远引，联军入京，历代宝藏，被劫一空，铜人亦于是时沦入东瀛，不可复见。即铜人经穴图数帧，于东京市中亦不易获睹，是岂特国宝之失，其关于国学之消长为何如乎。余今幸而得之，固可喜也，然亦可忾矣。吾尝见夫富贵之家，其子弟罔知稼穑之艰难，耽于逸乐，珠玑玉帛，不知珍惜，其将自濒颠覆也已难免矣。而又慢藏诲盗，宵小垂涎，一旦窃乘，无力抗拒，遂令祖宗所蓄，悉归荡然，可胜叹哉。今吾国之大鼎珍彝奇巧瑰丽之物，因国势之不竞，远涉重洋。贪夫之嗜利，沦于异域者何可胜数。甚至《永乐大典》、敦煌秘藏，亦为外人捆载以去，什袭而藏。其贵重不可以金钱计其值，其损失亦非算数所能谕其量。如能辗转而得一钞叶，获一印版，则惊喜逾于合浦之珠还也。轻于固有之日，而重于复归之时，人情大抵然欤。然苟非其所关者重，所益者大，亦何至颠倒之若是也。吾故于此像之来复，不能不益为珍重，印而布之，期国人能从此研求，以有裨于针灸学术，且更广为搜求，使斯学能重明于当世。非特为国医辟其奥域，且为世界医林放一异彩，使举世咸知中华国粹虽被攘窃，而自有其真，光被四表，终不可掩也。吾同志其勉之哉。

民国二十五年秋承淡安书于江苏澄江龙砂山麓之蛰庐

《新著中国针灸外科治疗学》序①

承淡安

罗子兆琚，年长于余而谦抑过之。吾社初设，即不耻下问，纳贽为友。关于针学问题，借飞鸿之往返。穷原竟委，研讨无遗。吾即心仪其人，知为有志之士。迨《针灸杂志》刊行，按期投稿，悉皆精心之作，明白晓畅，启发来者匪浅也。因知其抱负远大，志在阐扬国粹而造福人群，与吾心不谋而吻，遂

①《针灸杂志》民国26年3月10日，第4卷第6期，论坛，1。

益钦敬之。乙亥之夏，余自东瀛归，创设针灸讲习所，即电聘为讲师。罗子不惮关山遥越，辞别高堂，捐弃诊务，远离乡井，冒暑而来，赞襄擘画，建议颇多，其热忱为何如哉，尤可佩者。授课之余，则管臣在握，挥写不辍。其为斯道之努力，诚为我社同人所不及。今夏罗子以其新辑《外科针灸治疗学》稿见贻，检其内容，将外科病症，分门别类，罗列靡遗，并注明其病因症状，继则示以针灸疗治之法，又附药石助治以殿其后，简明切要，深中肯綮，为我医界辟一新途径，为我人群谋一新解除痛苦之法焉。吾侪生逢末世，虽不能如圣贤之立德立言，为社会标榜，为后人楷式，亦应尽所知以贡献于群众，斯不负天之生我。罗子斯辑之成，其贡献于社会群众乎。罗子诚有心人也，今为之剞劂行世，并撮数言以序之。

民国二十五年岁在丙子菊有黄华之月承淡安书于澄江龙砂山麓之蛰庐

与陈伯范论针法①

承淡安

淡安夫子大人函丈，夙仰盛名，识荆愿切，所以于去春摒挡行装，从游无锡，冀附门墙，面聆训诲，何期事与愿违，适值我夫子困于二竖，养疴旋里，拜见缘悭，怅惘曷极，斯时屡欲造府叩问痊安，而社中诸师友咸谓病已就痊，缓日即可到社，无庸投拜，以扰我夫子之清神，是以未亲道范。光阴荏苒，速成班期满，闽南风云紧张，家信频催，骊歌遂唱，归来后河山修阻，虽曾屡函同学，查询吾师病况，而复函类多语焉不详，顷阅《针灸杂志》第三届同学研究会摄影，始悉我夫子早已喜占勿药，欣忻无似，惟念前后两届同学，均得亲受我师耳提面命，何其幸也，而生则千里从游，未谋一面，又何缘之悭也，兴念及此，良用憾焉。生厕身医界，于针灸一道，醉心有年，今虽蒙社中诸师谆谆训导，而微妙之理，犹未十分明彻，谨陈于后。伏乞夫子俯鉴愚忱，详为晓谕，使久悬不决之疑团，得以涣然冰释，庶针灸术得以顺利进展于闽中，此当为吾师所乐为，而受恩感戴者，亦非生一人已也，倘得吾夫子亲笔赐函晓谕，则尤为荣幸，生当视同拱璧，世袭珍藏。盖以千里从游，未闻謦咳，得亲笔权作面授耳，兹将问题罗列于下：①补泻手法。针灸书多郑重言之，惜多语言不

①《针灸杂志》民国二十六年4月10日，第4卷第7期，论坛，1。

详，未能畅明其义，观赵师尔康多用平补平泻法，辄能奏效，则补泻二字，似系针家神秘之术语矣，而吾师特异聪明，不囿邪说，于补泻以新学理解释之，言简意赅，令人五体投地，但谓经脉之外，有上下不同，补泻之法，亦左右迥异，此不能无疑焉。盖针为圆形，左转右转，理无二致，其作用之异，何至若此，且补泻既为兴奋与制止，则其分别当在强弱刺激之间，另以捻针左右为说者，岂别有深意耶。②书中多言先泻后补、先补后泻者，其意义何在。其手法是否前者入针时，先用强刺激，将出针时，施以轻微之刺激，后者入针时，先用轻微刺激，出针时，施以强刺激，或系施针之第一次、第二次为先后。③杂病穴法歌。师言放水最好，放水针何处有出售，其形状若何，入放水针之尺度，是否如入毫针一样。以上之三点，希我夫子拨冗赐复，不胜盼祷之至。肃此并请铎安。

福建陈伯范谨禀

复函

伯范仁棣大鉴二月二十八日，得读大札，即草草布复，以免悬望久，欲依所问一一置答，苦于事冗未果，更兼病体初复，尚不能久坐握管，今者春暖阳回，体气稍舒，连朝阴雨事务略疏，乘此余暇以了积愫，今按条疏释如下。

1. 用针补泻之定义，原对病之症状而施一种适当之手术而言，病之症状众多，不越乎虚性、实性两种。虚性者施以适当之手术而使之复其正常，乃名此手术曰补，实性者施以适当之手术而使之复其常轨，乃名此手术曰泻。故泻与补乃为一种之手术方式，非若服药之有补泻也。

补泻手术之方式古来名家各立其说，絜其总意不外囿于阴阳男女经络上下，而分其左右捻拨之法，揆之情理实乃大误。盖阴阳者，四时寒暖，午前午后，时间上之代名词耳，男女者仅生殖系之构造微有不同耳，经络上下在今日未可认为确切不移之学，故仆以强弱刺激而分之，不敢强不知以为知而盲从，古人今后亦不欲再言补泻，其关于如何刺激之法已详于拙编《针科讲义》中，足下已经读过于此不用再述。

仆谓古人手术方式不合情理，然其效果则皆彰彰显著，载之于书册，刊之于史乘，且从之者未尝不收捷效，则又何说曰此非手术之适合病情也。仆在讲堂屡为诸生言之，针之有伟效乃包含物理、心理、哲理三者而成，物理疗法非有心理、哲理之运用，不易彰心理、哲理之运施，非助以物理之感应不易显轻重强弱之刺激，乃属物理疗法仅占三者之一耳，凭此一点决不能收惊人之伟效，必借暗示法（心理）之得，当与双方精诚（哲理）之联系，于是相得而益彰矣，针臂痛而复射刺躄脚而能行，岂偶然哉。古人捻针左右之分，其自信力之坚决即有发挥其心力于指上之，可能加以暗示之相孚乃收捷效于俄顷，彼只知得力于其左捻右旋之法，遂下其肯定之词，如何为补，若者为泻著书立说，父子相承师徒相授，知其然，未知其所以然。于是手术方式之不同，而自成为一家派别出而立论异矣，故后世之人遂如坠五里雾中，莫知适从，固无怪足下之疑而有此问也。

至于左转右转之法，在手术中亦为重要之一，但不能目为补泻之要法，更不可以其经络上行下行而另有分别，不论何部概以头胸背腹为中心，四肢为枝末，施针手法欲其感应之辐射力（即酸楚感觉）向上向中心散布，悉用右转之法。欲其感应之辐射向下向枝末散布，悉用左转之法。在左转右转之中其指力之偏向亦常，依左右之关系而有偏重偏轻之分。如在左转而指力不偏向左者，效亦不显，右亦如之此，当注意者也。用针之秘亦尽于此矣。

2. 所谓先针后补等法，诚如足下所云，先用强刺激，而后用轻刺激法也。就足下之所问，似尚未明用此方法之所以然与其适应之症状，兹更为足下一申述之。凡强刺激之手术，能使瘀血或停滞之排泄物可以鼓动而放散之，能使神经疲劳，而失其兴奋亢进之力量；凡轻刺激之手术，能引血集中，能使神经活泼。基此原理，凡衰弱患者，而有瘀血或排泄停阻而致之症状，则此法适应之。盖去阻碍物必使用强刺激法，但能令神经过分疲劳，必再用轻刺激法以济之，即俗所谓先泻后补理也。如久患者因瘀血或排泄物之障碍过久，必先以轻刺激法引新血集中，与其障碍物混合融解而后以强刺激法散之，此即俗所谓先补后泻理也，足下所谓第一次第二次为先后者非也。

3. 放水针西药房中有出售，其针中空另有一针附于内是谓针心，当放水针刺入之后即以针心抽去之，水即由针孔而出，刺入之长度一二寸不等，总以斜刺于皮下为合法。

上答三条，信笔书来，不免重文叠字，未经引申，其义恐语焉不详，足下举一反三，细求其道可矣，此复顺候春祺。

承淡安手复三月廿四日

其他医药期刊发表论文

针灸医话（续）①

针灸治疗，其施术时，病家每感痛苦，虽具有捷效功能，总使人有畏惧之心，鄙人每欲弥于缺点，行运全针，使患者不感痛苦，研究数载，始得有一种之手术，确能减少其痛苦，或至于无，今将其心得，编入拙编之《中国针灸治疗学》一书中矣（按：拙编《中国针灸治疗学》3月15日出版）。

近年针灸家，每每在针柄上用艾团烧之，即名曰灸，完全失去灸法之真义。考针灸书曰，灸无灸疮者不愈，灸必数壮，每炷为一壮，炷如麦粒大，则艾炷之形如麦粒长，而粗细如之，可无疑矣，是直按置于穴上而焫之，决非置于针柄上者，彼所谓灸者，乃温针耳。

运针补泻之法，前人每分男女而异其手法，实则大谬不然，前人惑于阴阳之说，遂有男左女右之分别。考男女生理，除生殖器、乳房、喉管构造外，原无二致，安能为泻作补，以补为泻，而反其常也。又曰：顺而随之为补，逆而夺之为泻。又曰：捻之九七数为补，八六数为泻。又曰：三进一退为补，三退一进为泻，或有用提插法者，七或九提插为补，六或八提插为泻。各说其说，而莫衷一是矣。鄙人研究数载，于迎随进退上，能分出一些补泻，余者多非真义，彼是以为是者，以阴阳空泛无据之说作依旁耳。所谓补泻之真义，简言之，乃增加或减轻该部神经之压力手法也，无所谓迎随，无所谓进退，于拙编《中国针灸治疗学》一书中，已详为说明之矣，于此不赘。

用科学方法来整理人身之十二经络，已知为神经之干支，夫脑神经有十二对，脊椎神经有三十二对，人身十二经络，实已包括此四十四对神经中。今欲以孔穴来分析某穴属于何对神经，固可为之分析而立一表格，然于吾人治疗记忆上，不如依照前人假定之十二经络之为愈，盖简便切要，适于应用也，故拙

---

①《杏林医学日报》1932年6月，总第28期，21–23。

编对于经穴，仍以十二经为纲领。

头部疾患，往往病左治其右，右者治其左，前人知其然，而不知其所以然，或有以从阴引阳，以左右分阴阳而附会解释之，实则头部之脑神经，都自右至左，自左至右，互为交叉，故针疗亦须如此也。中国之治疗，确可侈言任何各国所不能及，惟对于医疗上理论，则多半错误，凡有不能解释其病理者，则请出阴阳五行来负责，此所以为外医所诟病而轻视之也。

针灸医话（三）①

一切疼痛之症，无论其为火郁、寒凝、痰阻、气滞、食伤、创伤，皆属知觉神经之为病。火也，寒也，痰也，食也，悉为诱因而已。中医治疗，最得神髓，郁则发之，寒则温之，阻则通之，滞则疏之，食伤则导之化之，去其诱因，痛无不愈，然用针灸治疗，更称绝对特效，审其病灶之所属经络，及其诱因之为寒为热，无不针到病解，远胜迂缓之汤药治疗多矣。较之西药徒用麻痹神经剂，求暂时之快者，更无谕矣。

同志孙君晏如，于针灸经穴之学，寝馈已久，心得甚多，常讨论针刺之原理，谓人身有电气，四肢经络百骸，悉为电气流行之场所。针为金属，最易引电，连针捻拨，能引电气达于病灶，以去其所苦。此意实有见地，与愚之认经穴为神经干支，不谋而合，更觉相得益彰矣。何以言之？考人身实蓄有电气，试以两手心擦之，即发生焦灼之热力与硫臭，虽然物体互擦，俱能生电热，惟人身血肉之躯，最易感引。经穴为神经之干支。神经网布周身，有如电线，苟此线有障碍，即失其效用，针能引之输之，故可达其病灶而去其所苦。

电气由于两物摩擦而发生，因是而推之于针之治效。固孙君谓针能引电，窃意针刺经穴中，即行捻拨手术，夫捻拨即系针与筋肉行摩擦法，发生轻微之电，借神经之纤维传达病灶，使该部之神经兴奋或安静，故痛苦失。或有传达于病灶之反向而彼之痛苦如失者，则当以物理杠杆之理解释之矣。譬以某部神经为一杠杆，甲端为重点，丙端为力点，中部为支点，甲端因受重力，遂失其平衡而发生痛苦，若于某部（作为支点）经穴传达压力于某部（作为力点），使受重之端得其平衡，而痛苦解矣。韩夫子曰：凡物不得其平则鸣。窃意人身经络脏腑之气化，不得其平则病，针灸砭石，使其平也。

---

①《杏林医学日报》1932年7月，总第29期：12–14。

吾人之行动举止，喜怒爱恶，皆脑神经为之主宰，神经分动物性、植物性两种。动物性神经分布人身躯壳，以司运动与知觉。植物性神经分布内脏，使五脏六腑发展其功能。故人身五脏六腑四肢百骸之病，无不攸关乎神经之作用。上节已述经穴为人身干枝，则针刺之能统治万病，良有以也。

今之针家，每以针刺穴中，于针柄上围以艾团而燃之，虽失前人灸法之本意，然颇著效果，助针力之不及。大概痰湿阻滞神经，成为慢性之症，非针不能散其痰凝，促其血行也。金属传热最速，热力由针柄传入深部，直达病灶，似较之徒以艾灼皮肤之为愈矣。盖不特无灸疮之苦，且收速效之力也。

尝考针书，针者不及灸，灸者不及针。简言之，于一穴中不能针灸并施，愚则临证应病，针灸未常不并施，从未发生意外不幸事。前贤既有是说，必含有意义，间尝思之，殆前人治疗，素不研究清洁与消毒之法，且前人制造器械，无现时精细，则所用之针，必较今之毫针为粗，以之刺穴，其针孔大而污物易入，或针刺后而即继之以不清洁之艾灸，难免有危险不幸之事发生。污物流著筋肉，不过发生溃疡而疼痛，若侵入血管中，则不堪设想矣。古人之针不及灸，慎也。于灸之后，局部已伤，表皮复有污物，灸而再刺，其弊更甚于刺而后灸，灸不及针，亦慎也。今之针细如毫，针复注意清洁，针而再灸，可无虑焉。考人身酸痛麻木，及不能行动，固已知为神经之为病矣。夫酸痛麻木，乃知觉神经之为病，不能行动，乃运动神经之为病，二者固不相侔也。痛，病之浅者，酸则较重，麻木则更深重矣。

针刺治效之研究①

望亭承淡安

药物治疗，某药只适应某病，而不能统治百病，中西皆同，而一针一艾之微，竟有可疗治百患者，甚至效如桴鼓，其学理之安在，至今日尚未有正确之发明。前贤有言，经脉者，所以能决死生、处百病、调虚实。所谓经脉者，指人身之十二经脉与任督诸脉，谓人身之气血，俱循此经脉以流行。《内经》有云：营气之道，纳谷为实，谷入于胃，乃传之肺，流溢于中，布散于外，精专者行于经队，常营无已，终而复始，是为天地之纪。故气从太阴，出入手阳明，上行注足阳明，下行至跗上，注大指间，与太阴合，上行抵髀，从脾注心

①《杏林医学日报》1934 年 1 月，总第 47 期：12-15。

中，循手三阴出腋，下臂注小指，合手太阳，上行乘腋，出䪼内，注目内眦，上巅，下项，合足太阳，循脊下尻，下行注小指之端，循足心，注足少阴，上行注肾，从肾注心，外散于胸中，循心注脉，出腋下臂，出两筋之间，入掌中，出中指之端，还注小指次指之端，合手少阳，上行注膻中，散于三焦，从三焦注胆，出胁，注足少阳，下行之跗上，复从跗注大指间，合足厥阴，上行之肝，从肝上注肺，上循喉咙，入颃颡之窍。其支别者，上额循巅，下项中，循脊入骶，是督脉也，络阴器，上过毛中，入脐中，上循腹里，入缺盆，下注肺中，复出太阴。此营气之所行也，逆顺之常也。又曰卫气之行，一日一夜五十周于身，昼日行于阳二十五周，夜行于阴二十五周。故五十度而复大会于手太阴矣。其谓人之病也，手太阴肺脉，是动则病肺胀满，膨膨而喘咳，缺盆中痛，甚则交两手而瞀，是谓臂厥。咳，上气，喘喝烦心，胸满，臑臂内前廉痛，厥，掌中热。气盛有余则肩背痛，风寒汗出中风，小便数而欠；气虚则肩背痛，寒少气不足以息，溺色变。手太阳[①]大肠脉，是动则病齿痛，颈肿，目黄衄衄，喉痹，肩前臑痛，大指次指痛不用。气有余则当脉所过者热肿，虚则寒栗不复。足阳明胃脉，是动则病洒洒振寒，善呻，数欠，颜黑，病至则恶人与火，闻木声则惕然而惊，心跳动，独闭户塞牖而处，甚则转上高而歌，弃衣而走，贲响腹胀。狂疟温淫汗出，鼽衄，口㖞唇疹，颈肿喉痹，大腹水肿，膝膑肿痛，循膺乳气街股伏兔骭足外廉跗上皆痛，中指不用。气盛则身以前皆热，其有余则消谷善饥，溺色黄；气不足则身以前皆寒栗，胃中寒则胀满。足太阴脾脉，是动则病，舌本强，食则呕，胃脘痛，腹胀，善噫，身体重，体不能动摇，食不下，烦心，心下急痛，溏泄，水闭，黄疸不能卧，强立股膝内肿、厥，足大指不用。手少阴心脉，是动则病嗌痛，颔肿，不可以饮[②]，肩似拔，似折，耳聋目黄颊肿，颈颔肩俞肘臂前后廉痛。足太阳膀胱脉，是动则病冲头痛，目似脱，项如拔，脊痛腰似折，髀不可以屈，腘如结，腨如裂，痔疟狂癫疾，头囟项痛，目黄泪出，鼽衄，项背腰尻腘腨脚皆痛，小指不用。足少阴肾脉，是动则病饥不欲食，面如漆柴，咳吐则有血，渴之而喘，坐而欲起，𥆨𥆨如无所见，心如悬若饥状，气不足则善恐，心惕惕如人将捕之，口热舌干，咽肿上气，嗌干及痛，烦心，心痛，黄疸肠澼，脊骨内后廉痛，痿厥嗜卧，足下热而痛。手厥阴心包络脉，是动则病手心热，肘臂挛急，腋肿胸胁支

---

① 太阳，应该是“阳明”。

② 不可以饮：此处有阙文。当有手太阳小肠脉病候。

满，心中澹澹大动，面赤目黄，喜笑不休，烦心心痛，掌中热。手少阳三焦脉，是动则病耳聋，浑浑焞焞，嗌肿喉痹，汗出，目锐眦痛，颊肿，耳后肩臑肘臂外皆痛，小指次指不用。足少阳胆脉，是动则病，口苦，善太息，心胁痛，不能转侧，甚则面微有尘，体无膏泽，足外反热，头痛，颔痛，目锐眦痛，缺盆中肿痛，腋下肿，马刀侠瘿，汗出振寒，疟，胸胁肋髀膝外至胫绝骨外踝前及诸节皆痛。足厥阴肝脉，是动则病腰痛，不可以俯仰，丈夫㿉疝，妇人少腹肿，嗌，面尘脱色，胸满呕逆，飧泄，狐疝，遗溺，闭癃。任脉为病，男子内结七疝，女子带下瘕聚。督脉为病，脊强反折。又曰，邪之客于形也，必先舍于皮毛，留而不去，入于孙脉，留而不去，入于络脉，留而不去，入于经脉，内连五脏，散于肠胃，阴阳俱盛，五脏乃伤。

综上前贤所述，人身之生活运用，无不系乎十二经气血之流行。凡百病疾，亦无不系乎十二经脉气之太过不及，即外感六淫之侵袭，亦无不由皮毛而入孙络而络脉而经络也。读经刺缪刺巨刺诸论，迎随补泻诸法，即可悟得刺法之大要，而知治十二经脉之气太过不及发生诸病之总纲矣。观乎此，针刺之有特殊功效者，其即流通十二经脉气血之流行矣。然窃有疑焉，每见残手断足者，其运动虽失自由，而精神气魄，依然不变，并不以经脉之残绝，致气血之流行不能衔接，而危其生命，且也。20世纪，科学昌明，学术先进，西医擅解剖，绝不得所谓十二经之痕迹，然则前人十二经络之说，已根本动摇，而针之能流通十二经脉气血之说，则亦不能成立矣。因是旁考生理解剖析识，吾人之意识举止运动，无不系于神经之作用，其总枢悉统于脑。人脑分大小二枚，大脑主知识作用，小脑司运动总键。脑有神经十二对，举凡声色香味触法，无不系乎十二对脑神经之作用，苟损其一，则五官之功能立受影响。脑之下为延髓，内脏功能之神经根焉。如肺之呼吸，心之输血，肝之制胆汁，肾之主分泌，脾之主造白细胞，脾胃之蠕动，汗分泌，血流行，二便排泄，在布属于内脏神经之功能作用也。延髓之下为脊髓，有脊椎神经三十一对，人身筋肉之触觉，四肢之活动系之。于是知我中医数千年认为人身之生活运用系于十二经之气血运用者，即西医所谓神经也，而针刺效用之理，或可得而知矣。神经密布周身，有似电网，四通八达，无不相连，苟一经偶受阻滞，病态立即发生。针刺者，意即刺激神经，兴奋神经，促进或减缓血液之运行，亢进或静止内脏之分泌与蠕动，及排除神经之障碍，而恢复其常态也。故一针之微，万百疾病，皆得而治焉。同道孙君晏如，曾告我曰，昔者某西医博士，谓人身有电，针为金制，传电最易。针丝与肌肉摩擦，即发生轻微之电流，疏通神经，复其常度，病态于是乎消失，是说也，则针刺效用之理，更进一解矣。

别兮东京[①]

去秋东渡扶桑，到了今年夏天方始回到祖国，在日本先后计有八个月，虽然说不到什么心得的话，但是一切的一切，已足使我时时想念着。也或许是我底脑海中，对于日本的印象太深刻了！

繁华的东京，我已竟同他赋着骊歌。可是坂本先生的笑容、大和民族的灸痕……我何尝有一刻的忘记呢！还记得我将要出国的时候，畏友张锡君先生曾经临别赠言般地写了一篇文章（《中国针灸之在日本》，发表于本志）来送我，鼓起了前进的决心，不顾一切地向日本跑。现在我是已经回来了！此行虽然不能像我理想般的美满，但是我这次开办中国针灸学讲所倒也借光了不少。就拿着这一点来报告张锡君先生，再由他来转告读者吧！

事实的开始是这样的：去年黄花初绽时，我和杨君克容，在上海乘轮东渡，过我第一次的航海生活。目的地固然是在日本人文荟萃的东京，但是长崎是必经之路，我既然是来考察，当然各地都要观光观光，所以在长崎就登了岸。第一个就发现了针灸医生的看板。什么称为看板呢？原来就是一块宽约一尺五寸、长约二尺五寸挂在檐下的长方木板，上面画了一个背形和灸点数点，并且写了“家传名灸”四个字，如果在中国，就好算商家的市招了。在长崎的街市上，巡礼了一回，发现像这种看板很多，但是并没有专门写针的。后来问起杨君的至戚，据她告诉我说：“写家传名灸的，都是有特效的古方灸，极少有人用针，在日本的一般乡下人都非常信仰他。所有挂针灸二字的，都是学校出身，那其他的灸法，又是一派了。”

杨君因为有亲戚的照拂，所以就在长崎宇和川针灸学院研究。这个针灸学院，在关西是第一把交椅，学生颇多，病房很大，每天来求诊的也很多，的确算得是一个教学并进的研究场所。倘使已然学有根底，再到此地临床实习，确是非常合宜。他的院长宇和川先生是已然六十开外的人了，和蔼可亲，教人学习，只讲疗法，不谈玄理。他时常是这般说：“针灸的学理，深微玄奥，举世有哪个人能解释它，与其谈似是而非的学理，还是讲点切合实用的疗法，直接了当。”我当时也听到他这般告訴我，很觉得此老颇有胆量，敢吐出这些老实话！

在长崎小驻了几日，就乘车向着我抵达的目的地（东京）进行，因为要想

① 《光华医药杂志》1935 年，第 3 卷第 1 期，85–88。

彻底明了他们的教学方法和着讨论学理起见，特地进东京高等针灸学院的甲种研究科，重度着过去学生时代的风味。它是每天上课三小时，科目有解剖、生理、病理、诊断、经穴、针学、灸学消毒等课程，和我现在所办的中国针灸学讲习所学课程相同。但是在寸金地的东京，院址并不甚大。有五个教室，十一位讲师，学员则冠于日本全国的针灸学校。院长坂本贡，他的针灸术，在日本很负时望，系针灸界中威权者。他为人很和蔼，待人很诚恳，的确是一个忠厚长者。我因为初到日本，对于日本话没有十分的熟悉，所以在会话时，艾艾期期，词不达意，时时要发生间隔。因为会话都非熟习不可，何况是日本语都从着鼻子里发着音，并且时时吃字的呢！在我的是苦了！弄到无法谈话时，想出技法，就是笔谈。好在院长和各教授，并不以为怪，而且乐于解释，口讲指划，不厌其详，这种教育精神，的确是难能可贵了。何况他尚且是对我们外国人（对日本人称）呢！

日本的针灸学校，我所知道而特地去参观过的，共有七所（这是指我个人所晓得并且去参过的说）：在东京有二所，大阪有三所，西京有一所，福冈有一所。校址要算大阪的明治针灸学校最大，设备也较为完善，院长是长崎良斋。他的名望很好，所以他同时设立了一个灸疗所，业务是异常发达。校址最小的要算东京的东京针灸学校，它的校长启严氏，曾经将他个人认为最得意的一本著作《金刚流中风预防灸》送给我，颇有一读的价值。以外尚有东京盲人技术学校，教授针术和按摩术，等到毕业后，即为按摩技士，立即可以开业。在日本的医师法规，凡是在针灸学校本科毕业的，可以自由开业。在甲乙种普通科毕业的，则必须经过官厅的考试，及格后方准开业，他考试的科目，在锡君兄的《中国针灸之在日本》的一文里曾经说过，不再赘述。但是在日本学针灸的，读本科的很少，因为它的修业期需要四年，所以在甲种普通科的人，比较多些。所有进研究科的资格，是必须要普通科毕业。日本人对于信仰针灸医的观念很深，所以针灸医生特别多。街头巷尾，多有着针灸医院的设立；车马所过，时见着针灸医生的“看板”，迎风飘摇着（附注：在日本的医院，以齿科医院为最多，其次为产科，针灸医院可列入第三位），可是他们的设备，都是很简单，两国的回向院，在东京的名望要算最高，每天门诊，终有几百人。我为了考察的关系，特地亲自请他行中风预防灸。去的时候是在上午九时，已竟挂去了一百四十八号，它的盛衰，不难想到！同时也可以证明日人对于针灸信仰力之深；而且我每天在公共浴室里面洗澡，发现他们背部有灸痕的，可说在十个人之中倒有七个人，他们都是些商人和工人，如果在教育阶级的，倒少些了！因为他们也醉心着欧化，满腔的崇洋心理，和我国的知识阶级相类似，但是不像我国新人物盲目式地加以排斥罢了。

以前所说的，不过是说了一班的商人和工人对于针灸的信仰罢了！还没讲到日本的乡农。乡间农民每到暑天，不论有病无病，都要请医生施灸一次，他们的观念以谓是“暑天施灸一次，可以不致疲劳和不生疾病”。同我们中国人在伏天行温针的意义差不多。这种行灸，可算得等于实施防疫工作？或许也是受了以前神秘说的影响（参观张锡君的《中国针灸之在日本》）。但是如何灸法，我是没有看见，是由许多同学告诉我的。我曾经问他们灸在何处？他们的回答也不十分清楚，大约是在脾俞胃俞之间，可惜我不能亲眼目睹，来解决这个疑问，确是值得回忆的一件憾事！

日本的针灸术，无疑地由我国输入，锡君兄的《中国针灸之在日本》的第一章里，已竟写得很明白。中山忠直的《汉方医学之新研究》里也曾经说：“钦明帝二十三年八月，吴人知聪，以其药书与明堂图东渡，即为针灸入日本之最初时期。”（见拙译《汉方医学之新研究》，载于《光华医药杂志》）后来日人纪河边几男到朝鲜学习针术，在皇极天皇元年归国，得到针博士的学位。因为在当时日本的宫内省典药寮的组织，是有针师、针博士、针生三品职，和医师、医博士、医生相并列，足证日人对它的特殊重视，但是因为学习的不易，曾经有一度的衰退。离开现在四百年前，日人入江赖明，从军到朝鲜，从明人吴林达学习针术，得到秘传，回国后开入江派之先声。出云大社的神官名叫吉田意休的，在永禄初年的时候到中国，从杏琢周学针法而归，这就是吉田派。从此针术又盛极一时。在德川时代，有一个称为杉山和一的，是当时的针科名手。他曾经发明管针法，来解决下针的困难。因此从他学习的，是非常之多，好算得是名闻朝野。当时德川的幕府，曾经命该氏设立针治讲习所，这是日本针灸学校的先河。他的门人三岛安一，在各大都会设立讲堂，有四十五处之多，当时的盛况，不难想见。直到明治维新，受政治力的打击，和汉方几乎同归于尽！还记得在民国十八九年的时候，我国政府的卫生机关，受了余某等掀动，所订立的管理中医中药规则（即由西医余某所拟呈的），就是向着当时日本取缔汉医的法令直抄。他们在那时所受的压迫，或许并不亚于我们现在的中医界吧！但是他们却先我而解除了（我们还没有呢）！他所以复兴的原因是这样：一方面因为西药都是要仰仗着外国供给，在平日固然是已经就受了经济侵略的苦处，欧战时西药的来源断绝，更弄得医事上发生极度的困难；一方面也觉得维新以后，卫生虽然进步，西医虽然普遍，可是人民的死亡率，随着时代而增进！人民生命的统计，反跟着时代开倒车！他们是没有痰迷了心，所以立刻就觉悟了！他们觉得汉医不独不可废，并且还有绝大的价值，于是禁止汉医的法

令，在无形中取消，针术亦随之复兴。（未完待续）

别兮东京（续前）①

八个月中的流水账，一般针灸的小影像！

1. 针灸的派别　日本人富有研究性和进取性，事事不甘落后，大抵以标新立异为荣。以一针之微：他们拿针柄的形状稍微改变了一下，就成功了一个流派；或者因为金银质的不同，针尖的圆锐关系，就自名为某某流派。所以杉山流啦，杉山真传流啦，吉田流啦，大久保流啦……不一而足，竟有十七八流之多！实际上治病是一样，取穴也没有二致！不过因为形式的微异，就自名为流，眩奇夸新，未免出于无聊！他们的灸术，亦分有二三个派别：什么小炷多壮啦，什么大炷少状啦，有的主张按压，有的废弃按压。他们的派流从此多了！他们针灸的流派，在不晓得内容的人们，终以为他们或许另育其特殊异法，哪里知道一经探究，不过尔尔！怎不为之哑然呢？

2. 下针分三派　他们下针的方法，也分三派，就是捻针、打针和管针。在当下最流行的要算管针了，其次是捻针，打针已不甚流行。管针的特长是下针不痛，它的短处是不便利和手术麻烦。如果妇女和小儿怕痛的用之最宜（因为下针迅速，能减去破皮时的痛觉）。指力不充的医生，用之亦很适当。在日本有名的针家，都是用捻针法下针，和我国相同。虽然是下针时略有痛感，但是应用时便利自在，实在是下针法中最佳的。打针的方法，是用小槌打下，只能利用短针，不宜于长针。在以前的日本，的确颇盛行，现在仍应采用的，已经寥寥无几了！

3. 科学的整理　日本人对于针灸的学术，自从科学整理后，已竟脱离岐黄的遗法，而成一东方的新医术了。他们对于经穴，是由日本文部省重行订定改正的［编者按：日本的文部省等于我国教育部。但是他们的文部省，是提倡针灸术而特地请专家来考证的；我们的教育部，是不准中医列入教育系统的！针灸是中国的国粹，但是日本尚且代劳来改进；国医也是中国的国粹（针灸当然包括在内），但是我们教育机关是主张取缔的！真正从何处说起！］，实则都是照我国的《医宗金鉴》订正的！可惜以前没有改正的书和图，无从够得，不能来证实他们以前的错误。现在他们的理论，完全根据神经的功能作用；他们的

---

①《光华医药杂志》1935 年，第 3 卷第 2 期，52–53。

疗法，完全本于神经的分布而取穴（取穴时都是依神经分布区穴的关系而主张某病取某穴），都是拿科学来解释。关于十二经络的玄论，已经束诸高阁；但是在记忆上的便利起见，仍旧拿十二经做系统的穴法寸法；对于经外奇穴等，并未变更；可是对于阴阳原络等说，已经只字不提了！简言之：在穴法寸法和经穴名称以外，终是很切实地指定主治各病，和我国的医书相一致，但是并不博汎。各病的取穴，也根据于此。

3. 三目的和十手术 我国的针刺，每重补泻迎随之说，遵爪切循之法。在日本是拿针刺的三种目的，定十种的手术。它的目的如下。

（1）制止法：凡是生活功能的异常亢进，肌肉神经的异常兴奋，腺分泌和血液灌溉旺盛等，与以镇静缓解的方法。这种方法，就称为制止法。

（2）兴奋法：此法却与上条相反对。凡是各种功能减退者，使之增进，系发挥力量的方法。这种方法，就称为兴奋法。

（3）诱导法：这是专门对于各种炎症的充血性和是瘀性的病苦（编者按：静脉的充血称为瘀血，动脉的充血称为充血。实则同是充血，不过在静脉和动脉的分别罢了）揆格局所医治的方法。这种方法，就称为诱导法。

关于三种目的，已竟说其大概，还有十种手术的名称如下：单刺、检捻、雀啄、屋漏、置针、间歇、回旋、随针、乱针、震颤。这十种手法很简单有理，绝不像我国名称的玄妙、神秘。此类手术的详细说明，因为很占篇幅，只得在专门研究针灸学术的《针灸杂志》里发表（编著按:《针灸杂志》系无锡中国针灸学研究社主办，有名针师谢建明、罗兆琚、邱茂良三君编辑，本志刊有广告，可索阅）。此外，尚有杉山真传流派，他们的手术有几百种之多。名目频繁，不切实用，始作俑者无非矜眩异而已！我国某社，曾侈译之，视为秘宝，反令读者无所适从，殊失科学化之精神也。（未完）

别兮东京（续完）①

1. 一显身手 我因为日语不大娴熟，对于考察一切，总不能满足我个人的欲望。虽然每次出去参观各针灸学校时，都是靠着我带去的舌人转辗陈述，但是在讨论学理的时候，因为舌人并不谙针灸术，颇觉麻烦。同时因为和各校长或教师初次见面的关系，又不能作长时间的谈话，只得在寒暄之外，略为提出

---

①《光华医药杂志》1935 年，第 3 卷第 3 期，54–56。

关于经穴上的一二疑问，可是他们都以为是神祕而不回答我。在我校里的坂本、二木、杉田、高桥、田中诸教授，因为时相过从的缘故，所以也不拘谨了。他们倒也很愿意和我谈谈，依据了他们所编的讲义而说到针灸的学理，的确娓娓动听；但是问到引诱法的隔部取穴，互相辩难之下，彼此相顾一笑，都以为是神秘难解。我时常告诉他们："中国治病取穴，和贵国有些不同，贵国多注重局部，我国确大多注重在远道引诱（反射作用），贵国取穴多而少效，我国采穴少而效捷。"他们不独惊异，同时似乎表示不信任模样。我想非小施薄技，断难取信于他人。有一天同学增山忠藏，忽然患起齿痛，我想时机来了，立即告诉他们中国和日本疗法的不同，中法只需取合谷一穴，可以立止。经过三十多个同学的怂恿，于是不得不一显身手，果然在两分钟里面使他的痛苦全失。但是我所针的不过一手一穴，就是他左痛而我取右。在场的几位教授和许多同学，无不惊奇异常，但是我要附带报告的一件事，就是所用的针，是我在中国带去的。何以中国的针比日本针容易奏效，待在下面再说。

2. 庐山真面目　日本人对于法定的十种传染病，一向禁止针治，所以在讲义上也无一字提起。我曾经常告诉坂本、高桥二教授说：各种传染病，中法针治亦有特效，不当予以禁止。他们惊为奇谈，特地问起我什么病取什么穴，一一地记录下来，当时告诉我，待有机会当一试之。这句话是在我离开东京的前一周，我拿我们社里（指中国针灸学社）图书送给他们的一夜，他们起初并不知我本来是研究针过的，到这时候真相大白。承他们的情，当着我离别东京的时候，欢宴了我好几次，同时也送给我许多的纪念品。

3. 弄巧反成拙　日本人因为技术的进步，所用的针，细得像头发一般，他们认为最粗的，还不及我们民间所用的粗。因此下针的时候，苟使不用管针法则甚困难。它的长处，是在患者不感觉痛楚：它的短处，是在不能于顷刻起效。当我一见之后，当时就发生了疑义，后来看见他们治疗，所得到的结论，仍旧是和我所推测差不多，每一个病症，总没有看见他们二三次就能收效，大都总在十次以上，他们继续治疗，都在半年以上的很多。幸而是在日本，如果在中国的话，恐怕二三次不见效就要去请教西医了。病家信仰之坚，医者自信之深，在我们中国恐怕难得遇到，他们自从看见了我一针一穴立刻见效之后，都惊为奇事。我告诉他们针细的刺激力微，所以不能捷效，同时拿草茎和竹枝木杵击水成波之理来譬喻，他们认为理由充足，但是我个人所带的针，却一索而尽了。

4. 高田氏之灸　在福冈有一个灸科医生高田喜多，颇负盛名，门庭如市，他的灸法和普通不同，我特地装着患者模样，前去参观。这位高田医生的鬓发，已经斑白。他为人诊察之后，在要灸的地方，用墨圈点，由他的助手去灸，他自己又跑到别处看病。当跑进他的医室时，烟雾蒸腾，患者多是裸着体横卧，他们所用的灸条，和我们中国的太乙神针差不多，不过药气和按压不熄，我私自用手探之，松软而并不结实，不啻是一艾灸，所以不至于熄灭。经他灸过以后，可以向他们买了灸条自行灸治，我看见有许多患者买到二三十条。它的灸法和我们太乙神针所不同的地方，就是不用布隔而用纸隔，热度不甚强，很觉得舒服。这种灸法，的确比温灸高明得多，后来我在浅草也看过一个卖解医生用这个方法。此外再有温灸（在日本民间的流行）小儿针、热针等，因为时间局促的关系，只得结束不谈。他日有暇，再来写点告诉国人。

汉方医学之新研究（续）——洋汉医学价值之比较①

中山忠直　著

承淡安　译

西洋医学——“所谓学理”之假面：谓洋医学详尽学理乃是误解。

在今日崇拜西洋医学已达极点之时，欲出而唱不可不复兴汉方之论调，必受若干之非难，盖皆目汉方为旧式医学，未开化医学，毫无理论，不足为训，无理论之治疗，决无优等之理由也。因此，余述汉方治疗理论之前，请先反省体味西洋医学之价值，且于此务先使“洋方详于理论”之迷信，攻之粉碎而后可。

于历史上考察东西医学之理论方面，何者为洋方，何者为汉方，类似之说明，颇感困难。若就今日之现状而区别之，固两者之相距颇遥远，兹以简单或切近之方法言之，洋方与汉方之术语不同耳。余即于此，以普通之常识先进余之议论。

所谓洋方医学详于理论之迷信者，不特洋方医之理想如是，我汉方医亦复如是，每谓学理当取自西洋，治疗取自汉方，非明显地已陷于思想之矛盾耶。何以言之，从汉方之治疗，于所取之结果尚未定，但亦不外从汉方之学理，因学理之与治疗，如楯之两面，见其一面不见其二，若取西洋之学理，势不得不取西洋之治疗法，若从汉方之治疗，须有西洋学理之否定行动乃可，不取其治

①《光华医药杂志》1936年，第3卷第3期，53。

疗，只取其学理，徒为思想之矛盾而已。然考其矛盾之焦点，亦自有其原因，汉方之所谓学理，所谓术语，混同归于一点，彼西洋医学，其基础原根于生理解剖，基础医学之发达，颇有使人敬服之处，如生理现象与病理现象之说明，于术语上之便利，势必从西洋医学，因便宜上之关系，汉方医者不复取汉方原有之言辞而取西洋医之术语矣，因此之故，乃有理论须从西洋医之错觉发生。

医学者，一言以蔽之，即疾病治疗之学术，彼有学说有系统组织之医学，从外观似乎伟大、高深，而应用于实地之治疗，若所得之效果不充，则其充全之价值乃无，西洋医学之学理似群，治疗则甚幼稚，即可知西洋医学之学理，实为模糊不明之证据。

理论与实际，务须平行，仅有理论，而不合实际，徒成其成别致之理论而已。（未完）

汉方医学之新研究（续）——试验管式之洋方理论①

中山忠直　著
承淡安　译

西洋之哲学，有机械观之机，以其以宇宙与人体用机械之组织式视之也：因此西人之人生观之基础，其思想即根于机械主义之上，而医学方面之理想，怎浸润于机械主义之中，印就其所用之洋方，于神秘玄妙之身体，怎为试验管式而管理之。为胃酸过多症，投以加里性之药物；胃酸不足症，与以酸剂。淀粉消化不良者，投以消化剂；蛋白质之不化者，与以百布圣。凡于人体有病，无异试验管式之反对投药而使之中和。安知人体有生理之功能，对于所投之药，有立即起反应之可能，及从黏膜中分泌之分量能增加。若胃酸过多症与以加里性之药物制止之，则胃立即起多量之胃酸而制胜加里性之药物。胃酸过多症非惟不得治，且因之而增重，其组织渐成为弛缓。又为消化剂与百布圣之连用，亦使淀粉与蛋白质之消化功能不振。

如膀胱结石、胆囊结石，只以切开手术而取去其结石，结石虽去，立即再生，如痔核、痔漏用切除烧灼等法，病苗去而不久复生。如子宫之脱垂，于局部以器械插入，仅求目前之支持，完全以机械修缮之心得而施于人体而已。

---

①《光华医药杂志》，1936 年，第 3 卷第 4 期，43–44。

如盲肠炎之疗法，洋方汉方，适正反对，洋方置以冰囊，使其局部冷却，与以阿片吗啡等涂布止其疼病，于内盲之治疗，制止肠之蠕动即粪便之膨胀，亦不使之通过盲肠部，与以秘结性之药剂，其目的，避免一切刺激，使局部安静为主。猝视之其理其法，颇为适当而有条理，但不数月或数年，其残存之硬结有再发之虞，更有甚于此者，即于盲肠部之肠壁切开而除去之，其愈后之不死亡者几希。

又如自家中毒及新陈代谢病，与肠管内之发酵腐败作用，于皮肤上发生不少之皮肤病，如寻常性痤疮、酒渣鼻、疖疮、毛囊炎、急慢性荨麻疹、肛周湿疹、慢性苔藓、痒疹等，洋方对于于此等症多从外面与涂布药之使用，汉方则根本从肠方治疗，于肠内所生之毒菌使之死亡，或自家中毒之毒素为之扫尽，外方之症状，不治而自愈矣。

又如神经系统之治疗，仅以解凝剂沃剥，镇静剂臭素，而各病最后之疗法，如为亢奋性者，与以吗啡，沉衰性者，与以樟脑制剂，于局所病症之治疗，每多施以手术，故病菌不得为完全之杀灭，致再三再四之复发。总而言之，洋方对于人体，每视为如机械之构造而不重视，且过于姑息，仅于局所与以对症之治疗，实未尽善之法也。（未完）

汉方医学之新研究（续）——洋医学病因论之偏狭①

中山忠直　著

承淡安　译

每有以汉方古籍中无细菌学之说而即视为野蛮，余则以细菌学开拓之运命，偶然为西人所发现，对汉方古书，亦引为遗憾。但以其无细菌学之说，而即视为野蛮，其思想未免错误。盖不论何者之新汉方医，关于细菌之存在，与其为病因之一部分之事，未当否定也。若新医方医，否定细菌学说，始可谓其迷信太深，今乃异常赞成是说，而尤讥其不知细菌学之理想，亦可以休矣。

卫生学一部分之基础，立于细菌学上，为疾病未来之预防，应有尊敬重视之心理。所谓医者之目的，在乎不须用医，合乎上工治未病之大道也。故汉方医尊重卫生学之心理，决不次于洋医，且真理无国界，以汉方对于卫生学，原

①《光华医药杂志》1936 年，第 3 卷第 5 期，44–45。

因医学，为冷淡不注重而讥之，直不明真理之所为也。

西洋医学，对疾病原因之研究，诚是令人敬畏，但过誉之，批评之，能视为绝对之黄金殿堂否耶，彼研究病原孜孜汲汲之结果，虽得病原体，而已陷入谬误之境地，盖认病原体为疾病之全部原因也。

凡疾病之原因，大别有二，即外因与内因是也。所谓外因，与病之发生于直接之力量上，当须别为理学的原因、化学的原因、病原寄生物的原因三类。

理学的原因，即机械力、势力、电气、气压、音响等之理学，因诸种力量之强度刺激，为发生疾病之原因是也。所谓化学的原因，即因药物或毒物，食物等之化学作用而起之病因是也。而病原寄生物的原因，除上述二者之外，大部属之，其门类颇为复杂，总之为病菌及寄生虫之类所起之病之总称是也。

上述之中，病原寄生物的原因所起之疾病，果仅为外因之关系耶，抑有其他之别因耶。试观一都市、一乡村，霍乱、伤寒、流行之时，非常重视卫生者，亦有感受之发者，其看护与同居之家族，亦有不感者，何也？最著名之例，可霍发现霍乱细菌及霍乱之病原体，彼即主张，如人类误食此类细菌时，无论何者，必立即发生霍乱病证云。倍替可夫欧尔氏（译名）则反对此说，谓有强壮之体魄，苟单饮此类细菌，而无诸种不卫生之诱因，必不发生此类病症，且欲证明其说之无误，自饮纯粹培养之霍乱细菌。结果，倍替博士仅发生轻微之下痢，绝无如霍乱之有关生命危险之症状发生，此即绝妙之佳例。然世多以精神作用力解释之，完全错误矣。实彼之体质，对于霍乱菌之感染素因不具，即所谓具有先天免疫质者是也。（未完）

汉方医学之新研究（续）[①]

中山忠直　著

承淡安　译

又如军队、舰船、工场、学校等之大宗宿舍，其例则更多，如遇有传染病时，其饮食物中，含有平等之传染病毒，平等同量摄取之，其传染病之爆发，则各各不同，有完全不发患者，有严重者，有轻微者，有易于治疗者，有不易于治疗而死者。治疗方法虽同，结果非常相异，盖因各人身体素质之不同，乃

①《光华医药杂志》1936 年，第 3 卷第 6 期，38–39。

有等差之成绩也。故伤寒症之治疗，仅以流动物与稀盐酸为疗治药品，患者之同患者对于自身抵抗力之增进受约束，欲使剧症传为轻症，则不能矣。虽洋方有种种之解生药、水治法等试用，结果仍属不良，而血清疗法、代克辛疗法，亦知幼稚无伟效。俗谚招中等医生治病，其所得之价值，与不招医生同，对于伤寒症请洋方医师，与无医师为同样云云。于斯点，可知汉方之手段为详尽，且有特别之战术，但庸医误用方术之处亦有，固不能作一概论也。

夫斯类之病症，其起也，有外因与内因相互而发生者。今日之洋医学，于病原之研究，仅及其半面而已，大半依然未明。要知所以成为内因者，以关于体质、年龄、男女、职业等之一般素因也，各人之体质与素因，因有种种不同，病症之现象乃有差异，彼西洋医，如何知此素因，故其对于素因之理论缺乏矣。

然于汉方，对于素因之理论说明，虽同样之病名，以其症状不同之处，投药方法即不同，总以其实象为标准，故素因之弱点，可云已攻破矣。《伤寒论》一书，非应付此等病症最得意之书耶。余思病之发现，与利用身体之素因为治疗，其治疗法之发现，在今日当为另一问题矣。

因病原体之发现，乃有预防法发明之端绪，亦成为治疗法研究之端绪，如少数病对于血清之成功，虽然病原体已发现，而于治疗法仍在五里雾中者固甚多也。汉方无对于病名绝对投药之法，只有对于病症之投药主义，故对于病原体之明与不明，无大关系。盖以一定之病型，病势病状为目标，因此对于病证有具备必能治愈之处方。略举其例以示之，如某汤之名称，其主症状，不问即可推知如何，如何之症状，某汤主之，苟其病症与汤相同，即可征服，此我数千年之实验所得，流行至今，不稍退化，种种方术，明载于医与学典之书籍中，可检而得也。

伤科秘方①

承淡安

【大便伤血方】

桃仁二钱，归尾二钱，地榆三钱，炒槐米三钱，钻地风三钱，血余三钱，丹桂三钱，荷米三钱，木香一钱，甘草二钱，滑石二钱。

水煎服，如血不止，加大蒜头一两。

---

①《幸福杂志》1934年，第5期，84–86。

【背部伤煎方】

羌活钱半，防已二钱，五加皮三钱，独活二钱，归尾二钱，绿脂二钱，川芎二钱，桂枝一钱，丹皮二钱，毛姜三钱，桑寄生二钱，延胡索二钱，木瓜二钱，牛杜仲二钱。

大便不通加生大黄钱半，火麻仁钱半。小便不通加木通三钱，车前子二钱。

【大腿环跳伤煎方】

川牛膝三钱，钻地风二钱，五加皮二钱，刘寄奴三钱，秦艽二钱，紫荆皮二钱，川玉金钱半，骨碎补四钱，穿山甲三钱，归尾一钱，红花一钱，木瓜三钱，松节一两。

【腰伤煎方】

杜仲三钱，没药二钱，红花一钱，补骨脂二钱，全当归二钱，甘杞子二钱，刘寄奴三钱，金毛狗脊三钱，大生地三钱，骨碎补三钱，木耳灰四分。

【止血祛瘀方】

归尾二钱，乳香一钱，没药一钱，木香一钱，续断一钱，泽兰一钱，乌药六分，川芎八分，苏木八分，甘草七分，桃仁二钱，生地一钱，木通七分，茶叶二钱，侧柏叶二钱，川连二钱，姜三片。

煎汤，冲童便一杯，陈酒一杯服。

【跌打损伤发热方】

防风一钱，苏梗钱半，干葛一钱，前胡钱半，茅术八分，桔梗八分，羌活一钱，陈皮四分，川芎四分，香附二钱，细辛二分，甘草五分。

水煎服，出汗妙。

【金刀伤疗法（亦苏）】

龙眼核剁去光皮，其仁研极细，掺创口即定痛止血，西平氏云此药在西秦巴里坤营中救愈多人。按龙眼核治金刃伤之功效甚验。查《本草纲目》及别集俱未记载。可知世间有用之材，自古迄今，淹没不可胜记矣，惜哉惜哉。

白带与难产之特效疗法①

承淡安

读《光华》二卷七期，有妇女专号之出刊，征求论文与良方，诚先得我

①《光华医药杂志》1935 年，第 2 卷第 9 期，9–11。

心。妇女为民族之主要素，其健康与否，直接影响种族之繁衍，不特关于子女体格之健全否也。今日国内之妇女多病，其主因故属缺少运动与清洁，并荣养之不良，而形成普遍之病征，则为白带。古谚有之，十女九带，可见其病之多。至若难产一症，于今日尤为数见不鲜之事。读者俱系名医，洞明医理，作者不再泛论其病因与证象，而将诊疗心得，涂写成文，直接贡献于同道，间接介绍与妇女，使顽固之带病，危险之难产，得以一扫而尽，则作者之所企盼也。去国日远，握椠久疏，读者毋以不文而忽之。

在特效疗法未写之前，更有一言不得不告者，中国民众，缺乏医学常识，尤以妇女为最甚，此由于教育之未普及，故其缺乏医学常识，未可与以苛责，吾同道既负司命职责，不可不与可能范围中灌输之，使其知所趋避与调护，亦上工治未病之旨也。

带病妇女既少重视，因之带病而专求治于医者，十不得一，而医者亦大都忽视，注重于其胃病、肝气、肺疾、月经等之主讯，舍其本而求其末，往往屡治屡愈，屡愈屡发，终鲜根本解决。此无他，带病之诱因未除也，吾同道知所求其本乎。

夫带病之起因多矣，有湿，有寒，有湿热，有气滞，有肾虚，种种不一，而结果则影响于全体之衰弱，所谓异途而同归。于是肺痿、心悸、脏躁、胃气、脏腑诸病，为之蜂起，今欲以一特效方而统治其种种不同原因所发生之带病，未免夸妄，即非医家所不能深信。我同道亦必大惑谓不然者，故于此亦不得不简单以说明之，所谓无徵不信，不信则不从也。

作者所欲言之特效疗法，非药石汤丸之剂，乃灸治法也，以药石而能统治种种不同原因之病症，举世尚少发现，更须待乎将来，在理想恐亦难有事实，惟一丸之艾，一针之微，确可疗百病，起发疾，《内经》《甲乙》肇其网绪，《千金》《外台》详其治要，古圣先贤，诚未欺人，惜今之学者，舍明灯而求萤火耳。

当今科学昌明，灸治之理，益见显然，经穴之道，愈形重要，日人槛田、原田、时枝、青地、后藤诸医博士，对于针灸之理，穷年累月之研究，颇多阐明，其大要，一言以蔽之曰，灸有增加全身抗毒素，得达驱除疾病，臻进健康之作用。余再为之补充一语，以部位之关系，直接影响其病态之治疗。此即为简单之说明，欲详言原理，非本题之范围，但作者甚愿诸君作详细之讨论，俾斯道之日臻光明。兹言本题之特效方法。

1. 先言带病治疗法　上述带病之原因固有种种，其疗法则仅一方，而效如桴鼓，应手奏功，其理即基于全身抵抗力之增加，与部位之关系直接影响其巢穴，为自然之治愈。

三角灸（二点）、中极（一点）、命门（一点）、肾俞（二点），以上共六点，以精制艾绒如米粒大，各点灸七壮，轻症灸一周愈，重症三周愈，久年百治不效者，一月之内必愈。米粒大之精制艾，灸时仅有微热，绝无痛苦，亦无起泡溃烂之虞。

说明：三角灸之取法，以坚韧之纸条，量患者之口，自左口角至右口角之横径为一折，计三折，做成一三角形，然后使患者平卧，以一角置于脐之正中，其他二角，即陈列脐之两侧，此两侧之角，即为灸点（左右各一）。中极穴，在脐下四寸（注意有孕者忌灸）。命门穴之取法，使患者直立，以一竹竿或木杆，在其面前直立，高与脐平，切一表记，然后移植于患者背后，靠近背脊，其表记所至处，即为命门穴（这在第十四椎下中央）。肾俞穴，即在命门穴之两旁，各开一寸五分。

注意灸穴取定之时，以墨点记，灸时再以墨润之，艾炷即不下坠。第一壮灸毕，不必去其灰烬，即以第二艾丸附上可也，至四五壮，略去其灰，完毕时，以棉花轻拭去其灰即可。灸毕，经过六小时即可入浴，但于灸处不能擦破其浮皮，如偶尔擦破，翌日仍可于破处灸之，必不溃烂。古书言灸无灸疮不愈者，系大艾炷，即今之打脓灸，百病只灸一次足矣，其效有惊人伟大，但患者多不忍一时之痛苦畏惧不敢受，于今几失传矣。

2. 次言难产特效疗法　难产之原因，有因于胎位之不正，或因骨盘之狭小，然在横生倒产、手足先出等种种欲下不下之时，在西医必施手术。中国稳婆之能者，可不施手术，苟取下列各穴之灸治，可安然产下，时间至多一时左右，每多在二十分间产下者，其理则不属于上述之抵抗力，为部位上之一种反射力，所谓物理疗法中之自然疗法也。

右至阴穴，灸七壮。合谷及三阴交各灸三壮。

说明：右至阴穴，在足小趾外侧爪甲角。合谷，在手之虎口两歧骨（即大指掌骨与次指掌骨之间）间。三阴交，在足之内踝骨直上三寸之处。

带病与难产之治疗方法，平淡简易功效则宏，难产需只一次受治，姑不具论。带病有需一月者，至少亦需一周间，但医者一次施灸之后，其他可以自宅依样施疗，至愈而止。苟超过治愈十日或二十日之灸治，可杜再发之虑。方药中有如是简易省费之方乎，幸读者诸君，速行与起，共研究此简效宏之治法。

编者按：本篇作者承淡安同志，对于针灸术，研究功深，创办中国针灸社于无锡南门湾头上，从游者甚多，斯篇系其忠实杰作，尤属可珍！尚祈研究斯道者，勿忽略视之。

承淡安先生演讲录①

敝人既乏学识，又鲜经验，今从无锡来苏，承王慎轩先生介绍演讲，惟毫无预备，只得随意与诸位谈谈。吾国医学，发明最早，自神农尝百草以著《本经》，黄帝明阴阳而作《内经》，发明医理，迄今垂五千余年，然考《本经》与《内经》二书，实为后人之著作。盖农黄时所传下者，不过一种民间单方，经后世人之收集，而编成一部《本经》。此乃吾医从经验得来之药物学。《内经》一书，伪为黄帝与岐伯问答之辞，其实亦为后医经验之记载，但医以治病为贵，而治病之法，首推针灸与药物，《内经》之精华在针灸，《本经》之精华在药物，是二经者，可谓中医治疗法之始祖也。敝人对于药物一门，甚少心得，惟于针灸一学，略有研究。针灸疗病，乃吾医最初发明之法。在上古时代，金属尚未发明，一切用具，多为石器，故治病乃用砭石做针，彼时人民智识未开，欲望极淡，绝鲜七情之病，仅有六淫及筋骨经络方面之病，用砭石刺之，能使气血流通，其病即愈，及后文化渐进，由砭石而发明金属之针，然学针灸，必先明十二络及穴腧之地位，则以《内经》所说之学，最为详细，故《内经》必须读熟，此为学医之根本。然《内经》十二经络之学说，即由砭石经验所得，并非人身布有十二经八脉，不过假定以分配而已，至于中医五行生克之说，造成玄空之理论，西医遂以为攻击之焦点，中医尤不能研究维新，敝人以为此乃中医进化中止之焦点。现在社会文化日益演进，若吾中医仍凭此玄空之理论，因循而不改进，则必至失败而无立足之余地，今先知先觉之士，鉴于中医前途黯黑，有被淘汰之危，故设立学校学社，研究新颖之学，阐明真理，以冀国粹得以保存，贵社唐慎坊、王慎轩二位先生，对于中西学术，融会贯通，指导诸位同志。将来各同志学成之后，再培植后起，则中医方可立足，将来中医之复兴，责在诸位。故敝人极希望诸位以大无畏之精神，发奋上进，为国医增光，为社会服务，庶几不负诸位学医之初衷。再有一点贡献给诸位，即是针灸之学术。针灸学确为中医之必修科，不可忽视，何也？观仲景《伤寒论》中，亦有刺风池、风府、期门等法，可见仲景虽长于汤药，亦借助于针灸，然伤寒论中用针灸者，寥寥数条，而汤药却占百分之九十九，此又何也。盖针灸治病，刺入人肤，终不免受些痛苦，以致人多畏惧，稍一谈及，俱摇手咋舌，

① 《国医学社纪念刊》1934年，第期，23–25。

宁死不受，是以针灸之应用虽妙，而盛行实难，反被汤药所胜过。虽自晋唐以来，迭经皇甫氏等，极力提倡，终不能胜过汤药，此针灸所以衰败之最大原因也。兼之明末汪石山攻讦甚力，言针灸有泻无补，宜于经络，不宜于脏腑，更不宜于虚弱之人。汪氏为医界名人，故人民颇为信仰，从此针灸之学，又受极大之打击，以致更形衰败。其实汪氏之言非也，敝人以为针灸与汤药可以并行，因无论何病，多属于神经之失常，神经有动物性及植物性之分，动物性神经散布于躯壳，主运动知觉，植物性神经散布于五脏六腑。如肺之合闭，而为一呼一吸，是即肺部神经之功能。心脏之搏动，而为一伸一缩，亦即心部神经之力量。肝主制造胆汁，内藏葡萄糖，营养身。脾主制造体液，产生白细胞，抵御病菌，亦皆神经之作用。简略言之，肠胃之消化，肾脏之分泌，五脏六腑之工作，五官四肢之知觉运动，均为神经之能力。假如神经失常，即起病态。如肺之呼吸，必须肺脏主呼吸之神经平衡，则不生疾病，若不平则成喘急，所谓万物不得其平则鸣。无论五脏六腑之病，皆神经之不平，而生病态，欲纠正其不平，端赖治疗之功。治疗法之最佳者，当推汤药与针灸，但汤药必须经过肠胃之消化吸收，再由血循环以运输于全身，经过许多周折，而始发生效力，惟针灸则有直达病所之力量。如肺脏之神经因虚弱而不能关合，以致呼吸短促，针灸能直接刺激神经，以恢复其应有之功能，此即虚者补之也；或肺脏之神经受炎性病之压迫，以致呼吸喘急，针灸能直接消退炎症，以解除其压迫之病变。再如瘀血痰食之压迫神经者，针灸亦能将其压迫解散，神经恢复，则病自愈。故针灸直接解除病痛，似较汤药略胜一筹也。针灸对于血液方面之清洁增减，虽无直接辅助之力，然却能间接使其增减，因血液之产生，亦赖神经之作用。针灸既能刺激神经，则神经兴奋，又能增加血液之产量。又如血液不洁，或传染细菌等，针灸虽不能直接清之杀之，却能兴奋神经，使其增加清血杀菌之力。故无论疟痢霍乱采用针灸之法，确有特效，因能增进人身抗毒之力。此乃敝人之经验，故针灸学乃中医极重要之学术，如遇药物不及救疗之病，则可采用针灸之救济，希望诸位于针灸之学，切宜格外注意焉。

针灸在治疗上之价值①

20 世纪中国之医疗家，大别分为中西两派，中医侧重汤液治疗，历千载如

①《国医求是月刊》1941 年，第 1 卷第 1 期，65–66。

一日，无其他之改进。西医则由药物内服疗法，进而行注射治疗，近今又趋重于紫光电、太阳灯等之电泡与生理疗法。彼医疗锐进，尚感治疗之穷，未能应付万病。而功效万能之中国针灸学术，中医界明知其有伟大功能而不与提倡。中国之西医界，追逐欧美医之后，步趋未遑，固无暇顾及祖国之精粹，大好学术，湮没不彰良深可惜。今摘述针灸在治疗上之功能，以见其价值之一斑。

伤寒：西医名为肠道传染病，至今尚未发明特效疗法，中医则自诩善治伤寒，每日以自傲者。仲景《伤寒论》一书，为外感六淫之专书，医者奉为金科玉律之圣经，为汤剂之规则。然书中行用针刺之法有数进，足见针刺能助汤药之不及，仲景亦曾言之矣。昔仲叔微治妇人伤寒入血室，如结胸状谵语，处以小柴胡汤，不应而叹曰，若有能针刺者，病当愈。观此针灸之于伤寒，其重要为如何。治伤寒不外汗吐下和四法，针无不可立致，其功效之迅捷，远非药石所能及，往往一一针下，沉疴立起，呈不可思议之奇迹，令人惊叹不止焉。

中风：西医谓为脑充血，中医则为厥阳暴逆，或肝阳上升，俱为险恶之症。西医除安静其神经外，无治疗方法，中医虽有镇逆息风、填窍诸治法效果，盖亦迟缓。若施以灸针往往得获神效，百会一穴，实为治中风之捷径，一针甫下，其疾若失者有之。

肺痨：中医名曰传尸痨，西医名曰肺结核，亦为医界束手之坏症。苟初起有善灸者，于膏肓、肺俞、鬼眼、三里穴等频施之，较之汤药注射人工气胸术之效多多焉。

痹痛：一切五痹疼痛，施以汤药，功效迟缓，西医注射电疗，功力之稍佳，总不如针刺之捷效。故民间患是症者，仍多就针医受治之。

外疡：外疡之险恶也，莫如疔，识合谷等穴立能平之。外伤之难愈者，莫如痔漏，局部灸法能愈之，远非药物与其他手术所及其万也。

霍乱：霍乱急症也，亦危症也，善针者竟能十全，固无须乎盐水之注射与樟脑针之强心，故针灸之于霍乱，中国民众殆无不知之。其他如迎香之治目疾，少商之治喉症，合谷之治齿痛，大椎之治疟疾，三疗疗脚气。计中脘疗胃病，期门治胸骨病，阴交治阴治难产，皆应手奏效，捷于桴鼓者。昔秦越人刺维会起虢太子之尸厥，徐文伯刺合谷、阴交下妇人之胞胎，狄仁杰刺脑后而鼻瘤坠，甄权刺臂臑而臂痛祛，史册所载，医家所谈至若散见于历代名医之治案者，更不胜举矣。

针灸之治效，已略如上述，则其在医疗上之价值，远胜于汤药无疑，亦更非紫光电、太阳灯之迂缓治疗所能企及，毋怪东西各国有设专研究者也。

医论医话·新中国成立后医药期刊发表论文

目 录

《针灸杂志》复刊发表论文

《针灸杂志》复刊词①

这本《针灸杂志》，停了有十三个年头，今天又得和诸位同好相见了，可是面目已经改观，是壮健、是瘦弱，要让诸位去评定了。

像唱戏一样，角儿出场，一定得报名，将他以往的功绩念上一遍，于是续唱下去、演下去。这次本志复刊，似乎也得重提几句：本志创刊号是民国二十二年十月十日出版的，即在拙者独立创办中国针灸学研究社两年之后。那时的编辑任务，亦由拙者单独主持；出刊的目的，有这样几句话："本刊的发行，就是来介绍研究针灸术的真理和阐扬其学术，直接是谋针灸术的复兴，间接是解除民众病苦。"当时因限于财力和文稿的缺乏，定两月一期，未有间断。出至第六期后，拙者到日本去做进一步研究和考察针灸真理，将这编辑任务，交给我们针灸实习班的一位毕业同学谢建明君主持。青出于蓝而胜于蓝的谢君，从第二年七期起，即将本志改为月刊，内容益见精彩，各地高明的同道，都为本志写稿，在中西医药刊物中，独树一帜。自出刊以来，从未脱过一期。二十六年夏天，中日事变，卢沟桥发动战争，战火蔓延到上海，八月份期刊出版后，同仁星散，本刊也就停顿下来。后来谢君在常德病故，拙者则在该年10月撤退到成都，中国针灸学研究社业务，因未假手他人，也就从此停顿，仅在拙者家乡华墅设立一个办事处，借此和社友同志们作通信联系之转运站而已。外间有以为我们在无锡继续开办的，那是误会，这是另一个人假借本社名义干的事，特地在此附带声明。

拙者在成都时，受当地学者的要求，讲授针灸学术。当时学习的人亦不少，那时会想将本志在后方刊行，终究因为抱病而未实现。1947年冬，负病回到故乡，决定择居苏城。第二年春季，部署初定，即与老同志邱茂良君，筹划复社，同时也准备将本志复刊，可是又因国事未定，币值日贬，各地邮路，亦

①《针灸杂志》复刊1951年第1期，1。

时通时阻，无法实行复刊工作，深累同好，时来问讯。

今日政治革新，全国邮路畅通，物价稳定，币值巩固，并受政府开始建设，百废俱举之感应，我们也应该继续以往停顿的工作了。全国卫生会议决议，中西医应站在同一个地位，不得鄙视中医，尤其对于针灸术更加重视，各地的中医学校、中医进修班，纷纷增加针灸一课，我们的本志，也是复刊的时候了。

本志终于在今天复刊了，依旧是一贯的宗旨：介绍研究针灸术的真理和阐扬其学术，直接是谋针灸术的复兴，间接是解除民众病苦。

于此，再得申说，针灸是古老的，已有四千余年的历史，现在来谈复兴，这不要误会是复古。我们要共同来研究与探讨，将他的真理寻找出来，理论要合乎科学，治验要完全真实，从科学研究而再发明新的治效，由治效研究而再进步，更要使针灸技术普遍地深入群众。这是我们最终目的，也就完成了拙者的愿望。

末了，还得将本志创刊号内的几句写出来：“但是一二人之学识有限，见闻不周，必集思可以广益，借助他山可以攻错；希望各地同志，群策群力来培植这朵针灸之花，使它光荣灿烂，在医疗席上占一重要地位，社会民众心里都印上针灸万能的影子。”对！本志停刊了十三年，多数读者已经淡忘了，渴望再见的也不少，拙者和诸位失去了联系如许之久，一贯地希望诸位来共同灌溉这朵再生之花。拙者虽又长了十三年，经验上、学识上，固然也增多了不少，一定要拿来献给诸位。诸位在这久远的岁月中，也一定比拙者的进步多，心得更多，希望拿来本志发表，大家交换，大家研究，更要大家来推行。这朵针灸之花，自然会欣欣向荣，开遍大地，由两月一期恢复为一月一期，也不难的了。努力吧！同志！！

于此，再得将本志今后的编排，要与诸位讨论。以前的编排，还是继续成规，拙者的意思，我们同志的成分，中医占42%，商占24%，学占21%，农占6%，工占4%，其他占1%。从这数字上看，对于卫生常识、医学常识，能够知道的，除中医教学成分外，其他农工商，恐怕知道的不多；再就占多数的中医，于人体生理解剖及细菌、和合于科学的病理，恐怕知道的也是少数；针灸治病术，固然只要知道穴位和针与灸的方式，及某种病状的针治，或灸治，此外，也应该知道人体的构造和各种组织机能，及病症的认识与其病理，细菌消毒预防等。

因此，在本志中添辟一栏“医学常识”，内中包括卫生常识、细菌、解剖、生理、病理诊断。这一类，以简明扼要为原则。其次，针灸治效的报道，也是重要的。第一是证明针灸的效能，引起大众来采用；第二给同学作针灸治疗上的参考，互相传达，增加信心。从前本志有这一栏，不过，选择上不够严格，希望以后的治效报道，一定要很详明，病人的性别、年龄、住址、体质强弱，病的症状，病的以往经过，用针灸治疗的穴位、方式，以及一次二次……的治疗结果，均须作详细的报道。本社以前收到同志的治效报告相当多，终嫌太简略、太含糊，不能发表出来作同学的观摩，只可作他的成绩考核。此后诸位同志的治验，一定很多，要诸位不惮麻烦地记录下来。我们要分出两种来写：一种是遇到奇特或严重的病症，或经中西医久治不效的病症，不管针或灸治后的效能如何，一定要详细记录，交我们来发表，共同研讨。另一种是普通的病症，当由针或灸治而收效，可用简略记录，但姓名、年岁、住址却不能遗漏，我们可作统计的报道，以便将来作为标准的治法，这点是要请同志们注意的。最后，还想辟社友消息栏，我们特地将最近重行登记的社友和字号新社友的通信录作一次公布，希望社友就近联络，组织修习小组，共同研究、讨论，合力推广针灸学术，进步一定相当快，成绩一定相当大。这项工作报道，就在社友消息栏发表，作为其他社友的借鉴，

诸位，拙者的思想有限，你们如再有要改进的问题，可于下期提出商讨。再见！

看捉痨虫记①（上篇）

捉痨虫法，见于《针灸大成》②一书中，云于癸亥日亥时于腰眼穴灸之即有痨虫吐出或泻出云云。

昔先父在日，曾问之，云不知；询若干针灸医，无有知者。殆失传矣，或属于欺世之事，行之不效，而不复传亦未可知。嗣悉所谓痨，即结核病，世之肺结核病，俗皆称痨病。肺结核，系结核菌筑巢于肺中，如何能于腰眼穴灸而得之，又必于癸亥日亥时灸之，灸时且不能为人知，此理诚不可解。不能为人知，显然为江湖术士愚人之所为，遂亦置之不深究，第影于脑中者将三十年。今年初夏之某日，有一吴君来本诊所痔漏科再诊查。吴君有肛门漏管，属结核性之重症，并有咯血咳嗽病。去年秋在痔漏科医治一管，犹有一管无法通而未能收口，每逢大节则咯血甚。时拙者有心绞痛症，停诊已年余矣，对于彼

① 看捉痨虫记：全文共分上、下两篇。上篇出自《针灸杂志》复刊，1951 年第 1 期，29。下篇出自 1951 年第 2 期，20。

②《针灸大成・卷九・捷要灸法》记载："鬼眼穴：专祛痨虫。令病患举手向上，略转后些，则腰上有两陷可见，即腰眼也。以墨点记，于六月癸亥夜亥时灸，勿令人知。"

之肺病，未与诊治，彼亦不知拙者能治肺病。吴君在痔漏科医治肛漏，先后有数月，新春后即未来，故相见甚熟。询以半年来，贵恙如何，因涉及彼之咯血咳嗽，在一位苏北来之某针灸医师处针治有三月余矣，出示其手，针痕累累如贯珠，并云咳嗽大愈，精神亦好，谓某医能捉痨虫，外县来此请捉者亦有。拙者闻之，如闻九天纶音，如得发现奇珍消息，那时遗忘已久影于脑海深底之一点疑问，突然得到确实解答，心中之愉快，真要起来作雀跃二百，巨跃三百光景，亟问之曰，足下亦请其捉过否，曰捉过一次，某医云须捉三次，即可完全愈矣。以机不可失，必须得其究竟，因询以何时可捉，如何捉法，彼一一详述无遗。询以捉时有无旁人参观，盖此点最关重要。想不准参观，也是枉然。幸其回答，旁边有人参观，一种得而复失之无谓疑虑，遂又释然。即续询之曰，足下将为第二次之捉否。答曰当然要去，又问之曰，第一次捉后，有无特殊显著感觉，曰无甚感觉；因告之曰，到了那日，愚必造府请与偕往一观，彼领首应允。诸位同志，那日拙者心中之快乐，真是难以形容，拙者虽日发心绞痛数十次，知病无治法，将不久于人世，静待死神之光降，凡百皆心灰意阻，独于针灸之术，凡有特殊效法，无不以传告于同志，以之去救治病苦为乐事。今日之肺病，到处皆是，中西医皆告束手，人之患者，鬼为邻，可计日而待之，果此妙法有大效，以之传告诸同志，由同志之实验，再传告于各当地诸医，人人皆得而治之，救活之病人，可得而计耶。当日与吴君有一小时之问答，虽心绞痛发有二次，未放松一步，追问到底，到是日同去为止。（如何捉法，痨虫样子，一一于下期作详细报告。）

看捉痨虫记（下篇）

5月28日即农历四月十二日，值癸亥，晚饭后即约同志王君共往参观捉痨虫，驱车先至吴君家中，约其领导，讵已先去，乃于灯光稀微中按址寻去。其时商店皆闭户落门，路少行人，幸车夫熟识门面，至则双门紧闭，叩门数次，始有人启门，经询明无误，言称特来灸治痨虫，始得放人，引领至内室，灯光辉煌，有男女十余人，围集在室内东北角，吴君则卧在一椅上，衣纽解开，询以捉否，曰尚未，穴则已点，视之为阳关穴。因往众人围集之处观之，靠墙置有一榻，一女子，伏卧榻上，旁一二十余岁之医生为之灸治，灸点果在腰部阳关穴处，下填生姜艾炷如龙眼核大。拙者伫立未久，忽老者询问曰：来者何人？来者何人？拙者因欲观其究竟未及回答，而吴君即告之曰，是亦一针灸医生，老者声更严厉，曰：快来此间谈话，快来此间谈话，连连催促。另有二人，殆为其中职员，即走来询问曰：你是何人？拙者只得退出到老者之前曰：老先生大概为此间医师，闻名已久，今日冒昧前来，参观向往已久之捉痨虫法，事前未先征求同意，谨乞恕原，敝人某姓某名住某街，因久病未来拜候，甚为抱歉。老者闻得姓名，即立转其语调曰：原来某君，久仰久仰，吾因终日应诊，未来候教，歉甚歉甚。即令人置茶，离座而至病塌前去，似不愿与我谈话矣，但余岂能放去时机，因询曰痨虫果能捉得否，彼应曰有，惟见风即长大飞去，必须立投柴灰中。余又询曰：老师，痨虫捉到，何不设法置入玻瓶中，送给西医检查。用显微镜视之究为何物，捉去之后，病体果是好转，此种神术，亟应公开，献给社会人士，或广传门徒，使世间痨病绝迹，其功德超越神农黄帝之上，芳名必流传万古矣。老者顾而言他，曰：余足迹遍大江南北，天津汉口广州，无不遍及，凡针灸之有名者，亦无不投贽请教每到一处，亦从不悬壶而求诊者靡集……其时该女子已灸毕，询问痨虫捉到否？有几条？闻有人答曰，没有没有。吴君闻声起立往灸，老者即宣布时间已过，不能再灸。盖彼迁怒吴君，引余参观之故，余知不能再留，即谓老者曰，今为九点五十分，亥时未过，万不可因余之故，而不为人治，余亦得申明，因病停针将两年，决不用老先生之方法为人灸治，请放心可也，即告辞而出。

翌日，复往访吴君，知老者甚不高兴，不肯与灸，经其他之人劝说，始得灸治，询以痨虫捉到未，曰不知，意颇怏怏，因道歉而别。

读者诸君：所记皆为事实。老者之态度容量，不与评论。第未亲眼见到痨虫，深引为憾。缘将吴君详告之一段情形写出，亦能得其概况，可以依法试为：穴道为阳关，用墨点记，灸时伏卧；切生姜二片（每片约市尺一分厚），艾丸五六枚，如龙眼核大小。初灸用姜一片，置穴上，上安艾丸一枚，灸之；燃毕再加一丸；如觉灼热难忍，立即呼痛，医者即将另一片生姜，垫于先置之一片底下，仍继续灸治；复觉灼热难忍，立即呼痛，医者即停灸；将姜片取起，即有形如细发、长三四分之褐色物一二条或二三条附在第二片之姜片上，亦有附在第一片之姜片上者，云即痨虫，必须投入灰中。吴君讲来，头头是道，亲眼见过云。

诸君：天下事，颇多不可思议者，如四缝穴挑疳膨，西北方有所谓羊毛疔（腹剧痛行呕吐）背上挑出如羊毛状物而病愈，至今尚未明其原理。老者之捉痨虫，彼既不受酬，又何必作伪，彼年逾六十以上，当有因此而治愈之经验。吾人固不必信其必能捉到痨虫，但此灸法无不良反应，不妨虚心接受。今之患肺病者正多，可以试治。在癸亥日亥时为之，即非癸亥日亥时亦为之，以探其究竟，辨别其真伪。诸君试过之后，经过一段时间，观察其病之进退，向本社作忠实之报道，集多数之结论，果有效验，则向中西医界宣布，俾可采用与研究国计民生，皆有利赖也。

二十年哮咳气管支炎[①]用念盈药针治愈之一例

念盈药针，与诸位同志，有些生疏，于此先来介绍，顺便答复南通镛生同志之问。拙者的针灸治病学术，是父亲于晨夕间传授的，关于有效方法，皆秉其数十年的经验中体味出来的，书本上是没有记载的。他的心，是仁慈的，见到被灸的人当时的苦痛情形，往往与病人约定要灸五穴，每穴五壮或七壮的，临时总灸了二三壮，每穴三五壮就终止了（那时没有细艾绒，最小炷如黄豆大，故甚痛而起泡）。用隔姜灸、雷火针灸，或是效力不足，或是反应太大，总觉得不合适。他老人家经数年的变更，用中和而效大、反应不强的几种药物，做成药条使用，效果极合他的理想。于是，每灸辄用，收效至速，病无痛苦。父亲已亡故了二十年矣，他名乃盈，字梦琴，为了纪念父亲传给拙者的生活技能，就用他所定的药针方，取名念盈药针，作为纪念。

言归正传。1950 年 9 月 2 日上午，一位五十余岁的姥姥，面苍白而不高，气喘嘘嘘地进了诊所，时时咳呛。将姓名、年龄、住址登记之后，就询问她的病历，一面诊按她的脉搏。据她的叙述是：

得病在二十年以上，无法追忆确定的时间了。当初每逢二分二至的大节令，或是气候大转变的时候，就要发生数天，吃几服药也就好了，有时候不服药，也会好的。最近五六年来，每次发的时候，到向好的时候，由五六天而增加到十余天，逐渐增加，就去服药，也不觉得有缩短发生的日子，所以不再去服药。从前听得有什么好方法，或者是西药房买的咳嗽药，差不多知道了，总要在发的时候试一下，也有当时好一些，结果是还不好。去年和今年，一发总是两个月以上，歇不久又发起来，所以弄到如此的狼狈不堪。从前是一个很肥胖的身体，前三年还不算瘦，今年连食量也大减，益发瘦了下来。先生，我最痛苦的就是咳呛，白天还好些，那天还没有大亮的时候，那一阵的咳呛，实在受不了，至少要拿半碗稀黏痰咳了出来，才能轻松一些，说来有些羞人，咳到不断的时候，连小便都会咳将出的。先生，你能将这劳什子的病治好吗？

拙者那时诊得的脉搏不数，唇舌色泽极淡，询之食最不算太少，还能睡

① 《针灸杂志》复刊，1951 年第 1 期，60。

下去，仅侵晨[①]不能平睡，喉头虽有嘶嘶的哮音与时时咳，从其两目有神上推测，收效还快，许以可愈，必需每日来诊。再要取她的同意，告诉她有两种方法，都可使你的病断根：一个是用艾在背上烧，是要痛而且要起泡的，三天之中，一定可好，七天之内，一定断根；还有一法，是不痛的，也不会起泡，就是慢了一点，七天见大好，说不定要三个星期或四个星期能断根。你自己考虑定了，愿意接受哪一种，我们就替你治。她说：我病了二十年以上了，也不在乎多上十天八天，那烧的痛苦是受不了的，就用不痛的方法吧！

于是开始用念盈药针黄字号，取天突、膻中、肺俞、督俞四个穴位灸治，每穴熏灸的时间四五分钟，看她白净的皮肤上有了直径一寸半方圆的红晕，问她熏得肉里觉得已经热了，就移灸他穴。在熏灸天突穴及膻中的时候，有烟飘到她的鼻孔，刺激了引起咳嗽，用一纸板，障在颏下阻烟直上。在这样灸治了三天，对于咳呛好了大半数，嘶嘶的哮声也稀了，饮食也似乎有味一点。又灸了三天，咳呛好了十分之八，哮声是听不到的了，食量还是如此。她喜欢极了，说就是服药，也从没有这样迅速的，这次已发了有近一月的时日，照往常数次，再有一个月可以慢慢轻松下来，哪有这样快的好方法。她又说：当背上灸的地方，热气好像向肉里钻进去，又散开了，那种舒服真好受。

因为她喉中没有哮声，只灸肺俞和灵台三点。饮食是恢复健康的主要因素，一定要增加她的食量，助她迅速向愈，于是开始熏灸足三里。果然两天之后，食量也称增多一些了，咳呛几乎没有了，面上的气色也转变，走进诊室来，总显出高高兴兴的样子，走出去时看她脚步变得迅捷而活泼，的确是好了。大约有十天了吧？她问。这样能算是好透了，不过，要不要再发，我很担心，到底能断根吗？我告诉她：好了就算好了，什么称为断根。她就急起来了，说：那就不会断根了。先生，你说灸三四个星期可以断根的呀！我看她的面容，很是不安的样子。我说：你不要急，还不到两星期哩！就是你现在病已好了，还要替你继续多灸一二星期，你要故意去吹些风，吃些生冷，试上一试，没有发病，就算真正好了，将来发不发，要看自己的保养方法了。你如果以为病脱了体了，生冷腥腻滥吃，寒暖不当心，操劳太过分，就是没有病的也会有起病来，所以，我说病好了，就算好了，实际上没有断根不断根的话，你保养得好，病不再发，就算断了根。她接着问，那么可以不要再灸了？我又告诉她：这又不尽然，你还得再要灸一二星期，好使有病的地方加强一些力量，

① 侵晨：疑为“清晨”。

比如种花种菜，给它多加些肥料一样，好肥壮一点，生长也快些。她听了很同意，这样又灸了两星期，精神体力为近三年来所没有，她真高兴极了。时常介绍些病人来，经过了两个节候没有发病。这位病人的姓名是谢王氏，年51岁，住在苏州养育巷二百五十五号。

膝关节炎针愈经过（中医名鹤膝风）①

11月2日下午，正在执笔设计经穴图解如何着手的时候，家人进来报告说：一位解放军同志在会客处要看你。我放下工作出去，一大一小坐在那里，大的起立招呼，小的坐着不动，面上也无表情，暗淡而少精神的样子。询问之下，他们是弟兄俩，不过，他们的面貌没有相同的地方，大的那位，申述来意，是要我替他弟弟治病。我是下午不诊病的，社中往来的事件，与须推行及编写等事件，都在下午工作。但是他们既然来了，不能使他们废然而返，开了诊室门，请他们进去谈谈，谁知大的起来，将小的抱了进去。我就问：两脚不能行动吗？请坐了谈，想问一个明白，决定是什么一类的病，有无把握，不好随便登记下来。小的是不说话，完全大的开口。

大的说：我这个弟弟名王全发，淮阴五里镇住，害的是鹤膝风（他在说的时候，随手将他的弟弟裤管褪上去，露出两颗两端细、中间粗的膝）。他起病的原因是去年冬天，由苏南回到苏北淮阴去，在船上坐了六七天，天气冷，受尽了寒风的砭刺，还在途中沉了船，下身的棉衣打湿了。到家的时候，两个脚踝有些不活动，就请医生治疗。他有好几天，脚好了，两膝就疼肿起来，一天天肿大，无法下地步行了。当时请医生诊治，也注射过多少药针，病只有进行着，但并不快，亦曾用过针灸治疗。可以说，附近的有名医生，是请全的了，很多人说，只有成为残废的了，看着无法医治，所以今夏又带到苏州来，已经针治过几次，还没有得到什么进步的影像，后来有人说，先生是高手，故而请先生诊治，看他有无痊愈可能。于是为他诊治脉舌，与常人无异，亦没有心悸、头晕现象，检查腿部，两膝皆浮肿，上下腿骨之关节不显，重按乃得，而且作痛，膝盖骨按之有弹性，上下腿皆细，浮肿部略有微热。病人年仅十二，上生②肌肉亦瘦，病已半年余，经过中西医治疗无效，因此不敢夸口。乃告之

①《针灸杂志》复刊，1951年，第1期，62。

② 上生：当作“上身”。

曰，病之是否能愈，在于病人之恢复力如何，斯时不能断定此病之是否能愈，且病已久，必须借药物扶助，比较易生为力，我愿尽所有力量，为之医治半月，如能见功，则继续诊治，如经半月而病依然，则另请高明。其兄亦计穷力竭，抱试试之心，即允曰可。于是开始针治，取穴阴市、内外膝眼、阴阳陵泉，悉用旋捻提插、不轻不重、不疾不徐之运针法，称为平补平泻法的手术。又开了一张阳和汤的药方，是熟地五钱、鹿角霜三钱、麻黄五分、炮姜五分、白芥子一钱五分，是一张含铁质钙质的强壮剂，又是帮助淋巴吸收的利尿剂，是治鹤膝风的好方子。这样嘱他两天服一剂药，每天上午来针一次，限定半月再商议。于是每天由他的大哥抱来，到第五天，肿已减退些，痛亦大减，有时参用委中、承山、昆仑。第十天后，肿是显著减轻，关节的轮廓现了出来，按之亦不发痛，可以扶着立上一立，不过左股内侧肌挛急作痛，到晚上更痛，按之肌坚硬。于是加针了血海三天，不再感痛。十五天忽忽满了，当然病好了一大半，可以跑上几步路，精神也好了许多，不用说，要继续针下去。但是，改了两天针一次。据病人告诉，起初针是没有大酸痛，现在下针，就感到大酸痛，传到脚背上去，大概针了二十五次，能在大门外，步进诊所，要经过四重门一个天井。计服了十五剂药方，总算完成了这个使命。

还要补叙一件事，在针治二十天左右，两膝每晚出汗，他的大哥询问是好是否。我医此病前后十数人，都是初起或不到一月的病，总是针五六次就好的，没有遇到这样的久病，膝上出汗也没有遇到，从病理上推想，他那里的组织是疏通了，一定是好的现象，就在那出汗的几天，进步相当快，浮肿完全消去，关节著明，看不出曾有患病的样子。

拙者按：上篇是灸的治验，本篇是针的治验。我忠实报道，没有过甚其事的渲染，不过觉得噜苏一点，好像浪费了许多油墨纸张。其实，中间含有许多指导没有开业经验的同志，如何应付病人，不仅是报告治疗方法，希望诸位去体会一下，直说了，就觉得少味。

肺病针灸治疗法①

【前言】病经医师诊查，宣布系是肺病，无不心惊胆寒，合家为之惴惴不安。其实，肺病无死症，毋庸忧虑；亦是死症，忧虑则更甚。何以言之如此矛

①《针灸杂志》复刊，1951 年，第 2 期，22。

盾？盖有理由。拙者在川中八九年，教授针灸学术之余，所诊治之病，多数为肺病，其次为胃肠病，已有相当经验。有病至肺叶孔洞而萎缩，心脏易位，音哑喘促而得愈者；有饮食行动如常，仅有少许咳血而不治者。其结论完全系于环境之良善与否。今日患肺病者之多，实为环境所迫成，故环境第一、医治第二。病家每以能否痊愈为问，每答以汝之环境合乎条件，即能痊愈。古人称肺为娇脏，以风寒燥湿，皆易荐侵；忧郁愤怒，皆易激犯，故肺病之造成极易。治疗之道，亦须针对其成因，乃得发生治效。

考查肺病之因，多承新医知识之灌输，知都为结核杆菌从空气中吸入肺脏，附着而成原发结节，其周围接近之淋巴管与腺发生变化，病菌即侵入其中，蔓炎肺叶各部，甚至入血，蔓延各脏器。初因结核菌之毒素刺激而生免疫反应，得不治而愈，第因天时人事之失调，影响体力之衰弱，抗病力之减低，重再感染，因原得之免疫性关系，使结核菌形成限于一局部发展，且不使其迅速扩大。于此可以知道，能保持生活之正常，则体力不衰，抗力不减，仍可得以治愈，或使之无法扩展，并非如洪水猛兽之一发不可收拾也。故发现肺病之后，应立即做对症之调治。所谓调治，实非易为，有足够之条件，则至重之症状，亦得转危为安。无适当之条件，则至轻者，亦难免趋于不治之途。所谓条件，即良善之环境，生活经济优裕，居室空气阳光皆足，周遭无人事烦扰，清静无为，是为最适合调治肺病之条件。若生活必恃劳作，无法休养，或人事烦恼纠纷，精神痛苦，纵使种种医治，亦费力多而收效缓。故肺病之调治，完全系乎环境之良善与否也。

【医治】第二为医治方面，中西医法，各有不同，关于用药物，用气胸及抽去肋骨等，不属于本刊范围，不与涉及，只就历年用针灸治疗之经验所得，公布与吾针灸同志，作为参考试行，以其收效实高出于一切疗效之上，分别述之于次。

针灸治疗，悉为对症治疗法，亦可云为局部疗法，以其不影响全体，故无用药之有顾忌，与症状性质之必须分别，故针灸方法简单，只需依照症状，从其缓急而为对症之医治。

1. 肺病症状，以发热为最易消耗精力，故西医名消耗热，视热之进退，断病之轻重，任何医法，皆以设法清热为先，针灸治疗，亦不例外。

2. 盗汗亦为肺病中之重候，易伤津液与心力，止汗亦属首要。

3. 喘促已达肺病严重时期，其体气虚弱已极，补气平喘，亦为重要。

4. 饮食为营养之采纳，食欲不振，体力愈惫，抗力愈衰，增强食欲，亦为要图。

5. 失眠则心烦神疲，不能宁静，精神消耗至巨，安神定志，亦属重要。

6. 咳嗽固为肺病主症，而呛咳最易伤肺，润气降逆，治必兼顾。

7. 咯血易使心理起恐慌，大量咯血，于体力损伤亦大，止血为最先要图。

8. 遗精影响肺病之进行亦巨，兼有此症者，必附带医治之。

肺病之主要症状，计上列八点。贫血、疲劳、消瘦为必然之过程，不能视为证候。他如结核菌已侵入脑部为头痛，侵入喉头为喉痛与失音，侵入肠膜为腹痛便泄，亦是对症施治法。针、灸原为两种不同性质之刺激疗法，究竟用针用灸，则从病者之脉搏舌色上分别为之，有一定之标准。

【标准】

1. 脉搏。每分钟不足九十至者，宜多灸。每次可取穴八点，每点可用绿豆大之艾炷五枚至七枚左右。脉搏每分钟在九十五至左右者，每次可取穴六点至八点，可用绿豆大之艾炷三枚至五枚。脉搏在百至以上至百十至者，每次取穴四点或六点，艾炷如小麦粒大者三枚至五枚，灸点宜在腰部以下与四肢部。脉搏在百十至以上者，取穴至多四点，只宜在四肢之部。

2. 舌色。舌尖红绛，或兼中有裂纹，为津液不足，阴亏（内分泌或血糖不足）之征，灸点不宜在胸背部，更须小炷，且不宜壮数多。舌色每多薄白苔，为肺脾湿重（肺弱多痰，与消化不良），肺脾二俞，要多灸。

3. 用针。胸腹背部诸穴，皆用补法（轻刺激法）；四肢诸穴，皆用疏法（不轻不重之刺激，疏法为淡安针法之一）。概不可用泻法（重刺激法），以免发生晕针。脉搏在百至以上之人，更宜轻刺激而且针不宜久，微感酸痛，即须出针。

4. 经灸或经针之后，往往发生疲劳，必须停止针灸一二日，使之疲劳恢复一些之后，再与针灸，而且必须注意前次经针灸后之疲劳程度如何。假使疲劳增加过甚者，灸点与艾炷必须酌量减少，针灸与刺激之程度，亦必须减少与减低。若初施针灸，所得之反应良佳，并不感到疲劳，亦须停止一日。二次针灸，仍照前法，经过第三、四次之治疗，所得效果甚好，始可以将艾炷略增，或针刺激之时间加长一些，在持续治疗十次以上，亦必停止三四日与以休息，而后继续施治。

在脉搏九十至以下，舌尖不红绛之症状下，以艾灸之收效为大；脉搏在百至以上，艾灸多适用于四肢。关于用针以治肺病，从三十年之经验所得，收效比艾灸迅速，立可使症状减轻，但不持久，对于肺脏部分之因结核所成之创伤，其恢复远不如艾灸之力量宏。拙者对于脉搏在百至以上，潮热、盗汗、食少、体疲、呛咳、痰多，多数皆用针治。必待其各种症状减轻，体力精神，皆有好转，脉搏降至九十至以下，仍须借灸治收功。于此亦须得说明者，在用针灸治疗之时期中，亦兼用药物为助治。在脉搏九十至以下者，则纯用针灸治之，盖针灸所收之效果，仍为其本身各组织之资源所产生，等于自力更生，及至全身精力，被结核菌毒素消耗过甚，恢复之资源贫乏，必须借外援物资补助，故在脉搏九十至以上，每兼用药物为助，视症状之需要与之。拙者所尝用者，皆为简单有效之药物，当另附录也。

【各症状之取穴与针灸应用】

1. 止潮热。宜在潮热发生前一小时或二小时之中，取陶道针、间使针、太溪针为主，甚则加涌泉针、曲池针、血海针、三阴交针，为辅助（如兼治其他症状，辅助穴即不用）。

2. 止盗汗。宜在晚上（下午九时）取阴郄灸为主，后溪灸、照海灸为辅助。拙者每在病人穴上用墨点记，将艾炷做好如小麦大者，每穴三枚，给与病家，使其在晚上自灸之。

3. 平喘促。肺病至发生喘促，其精力已相当匮乏，病亦严重，中医所谓肾虚不能纳气（即生殖腺荷尔蒙已匮乏），取气海针灸、关元针灸、足三里针灸为主，肾俞针灸、丰隆针灸为辅，气海、关元以小炷，能多灸为妙。如脉搏在八十至左右者，则肺俞灸、脾俞灸、肾俞灸，再灸足三里、丰隆，有相当伟效。

4. 食欲不振。中脘针、足三里针、然谷针。

5. 失眠。肺俞针、心俞针、中脘针、足三里针、隐白针、厉兑针。诸穴必须在下午五时后针之有效。

6. 呛咳。天突、肺俞、上脘、气海、太渊、丰隆，视脉搏之多寡，而用针、用灸皆可。若仅有咳嗽，脉搏在九十至以下者，肺俞、督俞、足三里三穴，灸之可痊愈。

7. 咯血。尺泽针、鱼际针、足三里针，三穴为主，皆用略重之刺激。咯血必咳，须兼治呛咳。

8. 遗精。心俞针、肾俞针、三阴交针，三穴用补法（轻而且久之刺激）。

其他如咽喉痛，取液门、鱼际、天鼎、廉泉、太溪、照海，可酌量针之；大便泄泻，则脾胃俞、天枢等灸之；头痛，取风池、风门、昆仑等，针之。

以上针灸治法，如能配合适当之调养，其收效之速，实超一切治法之上。以肺俞、督俞直接刺激其中之交感神经而加强肺本身之力量；心俞、肾俞、气海、关元，有直接刺激加强内分泌荷尔蒙刺激素之作用；脾俞、中脘、足三里，有加强胃运动及肠吸收之作用；鱼际、尺泽、太渊，反射肺脏，有收缩肺部血管之性能；阴郄、后溪，大概有强心收缩汗腺之特性，每用辄验；厉兑、隐白，有引血下行，安静神经之作用；然谷与公孙相近，同为反射胃脏，复有促进胃蠕动之作用，较公孙穴效为优；天突之刺激，对于交感神经支之在肺者，或起抑制作用，如是揣测，当待研究神经专家证明；丰隆，因反射线路与肺胃脏有关，使肺胃脏之痰涎随其引下性而减少产生与增加化力。至于因艾灸治之轻微性火伤毒素之刺激，而精神振奋、新陈代谢作用增加，与加热蛋白之产生，增加抗力作用有关。艾灸治肺病，确比针术为良。第火伤毒素之刺激，有时因刺激点之反射关系而不适宜其所反射处之病灶，反而发生不良反应者，故用艾灸有考虑之必要。

不论用针、用灸治疗肺病，绝对不能存速愈之心，亦无速愈之理。每见报载之感谢广告，将病症描写至相当严重，各医师已束手无策，经某医师诊治，服其药数剂而大效，不一月而健康胜常。此类虚伪宣传，在一二年之前，时常看到，实为自欺欺人。所谓痊愈，必经X光诊查，确见瘢痕钙化，投影清晰，乃可言愈。拙者治肺病结果完好者，最重者心脏移位，呼吸急促，脉百三十余至，热高40℃，咯痰约150mL（有一大茶杯），失音，泄泻，如成都周式衡先生之最重肺病，经治一年半；轻者肺部仅有十分之一之瘢痕，至少经治四十余日而检查云愈。吾人万不能以症状消失而认为已愈。

关于药物之辅助，经数十年之经验心得，潮热轻者小柴胡汤加当归，重者秦艽扶羸汤；食欲不振者以鸡内金末三分，一次服食；失眠则用酸枣仁汤；咯血吞服三七末；喘促用坎杰[①]或紫河车研末为丸服；盗汗初尝用浮麦大枣煎汤服，去年得一方用陈棉花子饼四两煎汤服，效倍增；呛咳用琼玉膏慢慢含咽。平常服百部、甲珠、陈皮、牡蛎、鸡金、白及，六味研粉，每次服二钱，一日二次，继续不辍，至愈为止。

答袁文轩问针术何以能治传染病[②]

问：疟疾、伤寒、痢疾、喉症等，西医检查，均认为有菌，但经用针灸能全部治愈。我认为很奇，毫毛似的针，一下能穿死几个菌虫呢？病既全愈[③]，菌虫当然全部消灭。请指示针灸能消灭菌虫原理何在？

答：你的意思，有因细菌或原虫的感染所成的病，如疟、痢、伤寒等病症，你确实针好了不少这样的病，怀疑一针能穿死几个细菌或原虫，而使病竟能痊愈？你的怀疑是对的。像你这样怀疑的人，在我们同志中一定也很多，尤

① 坎杰：中药名，即脐带。

②《针灸杂志》复刊，1951年，第3期，47。

③ 全愈：即“痊愈”。

其受过科学洗礼的人更不相信针灸能治病的。你提出这个问题，确是有很多人要急于知道的，但本人所知有限，还在不断地追求他的真理，惜乎受经济能力的限制，不能具备科学仪器的真实检查，只凭着我们中医推测伎俩，去推测它一些理由。现在我的解释如下：

《内经》上说的“邪之所凑，其气必虚。”邪就是指的病原菌，气就是指的抗体。某种病原菌侵袭人体，酿成某种疾病，一定是那个人的抵抗某种病原菌的抗体不足的关系，所以传染性的病症，有人传染，有人不传染，有人传染而病轻，有人传染而病重，种种不同，就是各人的抗体多寡的关系，中医称气虚、气盛，就是指此。气盛的，就是抗那种病原菌的素质（抗体）强，非但细菌不能为病，还要被消灭。气虚的，就是抗那种病菌的抗体弱，病菌得以繁殖而为人病。但是，人身的抗体，不是固定的，随时有增减性的，气候、情绪、运动都有关系，尤其是情绪的影响最大。如《内经》上说的“惊则气乱”“恐则精却”“怒则气逆”“悲则气消”等，皆是使抵抗力减低的因素。那么，抗体的来源如何呢？我就佩服古人的说法：“精”“气”“神”为人身三宝，精足则气旺，气旺则神昌，神昌则百邪不侵。精是什么？就是现代所谓的各种内分泌荷尔蒙；气是什么？就是现代所指的各组织的机能与抗体；神是什么？就是各组织能力的表现。内分泌荷尔蒙，它有刺激各组织发挥其性能的力量，所以精足则气旺，这是中医对人体生理病理的一种观察推测法。观察推测，是笼统性的，没有像用科学方法，可以分析得至精至微的。针刺治各种传染病，不是直接杀菌，是刺激组织，也就是刺激与该组织有关的孔穴，使该组织加强力量，产生抗体，去消灭病菌。我的观察，针的刺激与内分泌的刺激，有同样的效用。此外，如引去发炎部分的充血，解除因病毒刺激而起的痛苦，如头痛、呛咳、筋骨痛、呕吐、下痢等，使精神体力得以休息，得以产生抗体，扑灭病菌，等于抚养生息，安内攘外。这是我对于针刺能治传染病的看法，但是理想的，没有科学根据的。有所根据的，只有摆在面前的古今以针刺治愈传染病的验案，若要在科学实验室中寻出它的原理，我暂时不能。

我对于普及针灸疗法的意见①

【前言】

中国人民革命在毛主席和中国共产党的正确领导下，已获得了全面的胜

①《针灸杂志》复刊，1951年，第6期，1。

利。在这伟大的胜利基础上，我们医务工作者要全心全意为劳动群众做好卫生保健工作，以适应广大农村的迫切需要。可是在农村卫生医药还未普遍建立机构之前，只有普及针灸疗法，较易达成任务。因为针灸医疗，最经济简便，最效又最迅速，因此，特提出有关普及针灸治疗及对现行针灸医生之进修与改进的建议，希望有关领导机构采取实施。谨将提要分条说明如下。

1. 针灸在医学历史上的优良传统　针灸在祖国的医学历史上，一向就树立着面对农村、深入群众、为广大劳动人民服务的优良传统。因为针灸治病的工具和方式，是一种单纯性的物理疗法，不用任何药品，专用一针、一艾来治好各种毛病的。方法很简单，也不花费病家的经济，就是教学上也极其便利，治疗范围又广，所得的效果，也是很好而很快的。因此，极适合劳动人民的需要，且为工农群众所热烈拥护，真值得我们注意重视和普及到广大农村里去。

2. 针灸在临床经验上的珍贵实例　针灸治病，在社会上的舆论方面，虽然有多数人夸大地说“万病一针”，也有少数人批评地说“针灸不是万能的”。但头脑新鲜的我们，决不会相信这两句话，我们喜欢实事求是，要把理论与实践结合。我们单拿现行各家针灸的临床实验，证明针灸不单是擅长治疗一般神经系疾患，如“偻麻质斯”关节炎酸痛（普遍称为风）一类的病症。针灸确是统治各种内病外症，连流行性传染病都有力量治好的。我从上述各类病症中扼要地提出几个有特效治疗的实例，来证实它的功效。针灸大椎、间使、后溪，可治各种疟疾；针灸肺俞、膏肓、尺泽等，可治肺结核（肺痨）；针灸尺泽、内关、中脘、天枢、委中、承山、十井，可治霍乱；针灸中脘、天枢、足三里、内关、脾俞、公孙，可治胃肠病；他如合谷、下关治齿痛；太阳、风池治头痛；太阳、攒竹、睛明治目疾；上星治鼻疾；委中治腰痛；承山治横痃；灸百会治脑贫血；灸涌泉治脑充血；气海、关元治子宫痛；合谷、三阴交、太冲、至阴治难产；肩井、肺俞、足三里、丰隆治支气管炎；至阳之治黄疸；少商之治喉症；十井之治痉厥等，都是“施之临床而有验，放诸四海而可征”的实验例子。

3. 针灸在治疗效能上的基本原理　人体的生活现象，无不为神经所支配所管制。凡百病症，纵然多数为病菌所侵袭，或因化学的、机械的、精神的创伤而造成的，可是无不与神经发生着直接的或间接的影响，使它或起兴奋，或为衰弱，或竟失效的现象，于是人体生活现象发生反常而成为疾病。针灸疗法，其基本原理，就是利用钢针（酸痛刺激）、艾灸（温热刺激）的物理刺激，引起神经的本身力量，调整人体各组织的生理变化，及促进血液产生一种抗体，去刺激各单位的生活细胞，自觉自愿地行动起来，发挥他的自卫和自然疗能，增加抗病力量，扑灭病原，排除毒素，达到保健防疗任务，增进了广大人民的莫大幸福。

4. 关于提倡针灸学术的初步计划

（1）奖励专门研究，发明针灸原理。中央全国卫生会议指示我们“发掘古代临床经验”。至于针灸治疗的临床实验，已获得了事实上的证明，可是，针灸治愈各种病症的真理，还待发掘。在过去，因为没有得到很好的科学利器的帮助，也没有做到专门的研究，同时也因为重视针灸学术和提倡针灸学术的人实在太少了，几乎使针灸学术陷于埋没失传的地步，现在我们正在大力开展国家的卫生建设事业的时候，奖励专门研究，发明针灸原理的这项措施，是必要的。

（2）奖励著作出版，普及针灸学说。中央全国卫生会议早已号召我们，要切实“交流经验，互相学习”。我们要贯彻和实现这一个原则性的指示方针，就必须多多奖励著作出版针灸书籍，及各种定期或不定期的刊物，尽量发挥各人的经验学识的优秀才能，充分交流，在每个学术机构和每个医药卫生工作者之间，以及每一个人民都能明白针灸学理与针灸治疗的常识，使针灸学术重新在新中国的社会，起着伟大的治病活人的功用。

5. 关于现行针灸医生的进修和普及针灸医学教育的初步方针

（1）请中央卫生部编订针灸进修教育方案及进修教材，指令全国各大行政区、各省市，首先开办针灸进修教育，造就基本教育人才。结业后，回到各省市县开办针灸进修班，使针灸学术和针灸医生走上新的科学道路，在整个卫生事业上和保健工作上起着更大的作用。

（2）由针灸进修班结业医生，就各所在地区，开办针灸普及进修班，教育中西内外各科医工人员学习针灸治疗，使每个医生学会了针灸技术之后，尽量采用针灸疗法，尽量节省病家经济，尽量缩短病程，减少病人痛苦，早日恢复健康。一方面增加了广大劳动人民的生产力量和建设力量，一方面使针灸学术的本身，由提高而普及，由普及而发扬光大于全世界。

6. 对于乡镇上和乡村里有很多针痧医生也有加以进修教育的必要　因为这些针痧医生，不但人数很多，而且也的确是经常对农村，为广大劳动人民服务的。在目前病人多、医生少、药物贵、卫生设备最不完全的乡村环境条件下，还需要争取他们的。但是，为了更好地保护广大劳动人民的健康和生产力量，也要使旧的针痧医生，走向新的卫生建设道路，就必须给他们一个进修教育的机会。

7. 要达到针灸科学化，必须设立针灸研究院和针灸实验医院　要求得针灸治病的真理和针灸疗能的科学实验，必须要有现代化和科学设备的研究院和实验医院。这也是今日我们新中国的卫生事业上一个值得重视的问题，须请政府卫生部做出具体的计划来实施的。

8. 结论　针灸科学是我们中国历史尤其是医学历史上最宝贵的遗产，也就是世界医学历史上最先发明的物理疗法，是无逊于任何治疗方法的优良技术，可是，一向被埋没在旧的封建社会里，失去了提高进步和普遍发展的机会，是件莫大的遗恨，这对人民的健康方面来说，也损失了一支强大的保健力量。现在我们的新中国已经强盛起来了，跟着胜利的发展，新民主主义社会里各项建设事业需要我们大家来做。我们医务工作者，是担负着国家卫生建设事业责任的，我们要知道，提倡针灸学术与开展生建事业是分不开的，推广针灸治疗和保护人民健康是不可分离的，希望大家团结起来，一致努力本位工作，完成我们卫生建设的光荣任务。

在苏南卫生建设委员会上的发言①

各位首长、主席，各位委员们：

昨天听了管主任的讲话，了解了苏南一千三百余万人，中间负责保健工作的西医只二千余人，中医只七千余人，感到对于卫工人员太少，尚不能适应人民大众的迫切需要，必须大力展开培养医工，使每一个乡区有一保健院，做防病与治疗的工作，方能达到卫建的完成。管主任这一个指示，是绝对正确的。我们卫工人员，一定要遵循这一指示而努力，不论行政、技术两方面的新老中西各科的工作人员，团结起来，交流经验，互相学习，与培养更多的卫工人员，达成每一乡区，有几位卫工人员的保健院。但是乡区工农有病无医在迫切要求卫工人员中，我们要迅速开展培养卫工人员的工作。

因此我有一些建议提请讨论，就是中医学遗产之一——针灸疗法，一向不为人所重视，可是很得到劳动群众的热烈拥护。兹举一个事实来说明：上海八仙桥、祝家桥有两位姓杨、姓陆的针灸医师，每天二三百号，其他日诊百号左右的也多，十九是工人。在我住的苏州，尢姓、袁姓两针灸医师的门诊，也每天百余号，十之八九是乡区上来的工农。因为它的疗法是很经济，不要吃药注射，简便而且速效，每有一针见效的治验，这并不是夸大，而是实际情况。最近北京妇幼保健局朱局长，她是西医出身而精研针灸疗法者，出版一本《新针灸学》，中间有一段说：她在一个医院和一个门诊部实验针灸效果，其结论是经针灸治愈的占百分之六十五强；药材方面统计，从 1946 年春到 1948 年秋的

①《针灸杂志》复刊，1951 年，第 6 期，5。

两年半中，不仅兴奋剂、镇静剂药类很少用，吗啡一类之止痛剂几乎没有用过，就是补血强壮药亦用得极少，因为针灸有促进血细胞增殖、加增抗力的关系。还有一段说：解放山东济南时，冀南区民兵担架队，支援前线，其中一队的医生只懂用药不会针灸，有一队的医生懂用药，亦会针灸，兼用针灸治疗的一队，化药费十三万元多，另一队则化药费四十多万元，药用完了，还请了针灸医生去帮助治疗，这都是针灸有巨大治效的事实证明。就我所办的针灸研究社来说，每天得到外埠社友的治验报告，总有好几件，其中有不少沉疴宿痼，种种医治不效的而收了效，那是很多，未能详述。就举我社门诊部所治一个会厌麻痹（咽头阻塞），滴水不下，用皮管通入胃中，灌些流汁维持了三四天生命，因为经济不许可开装假口，才请教到针灸，竟能当时收效，一周痊愈。我提出这一系列的针灸治效的原因，是热烈希望我们整个做卫建工作者不但不宜忽视它，而且要迅速地采用它，广泛地推行它，大力地培植它，借以贯彻管主任的英明指示："迅速培养医工数万名，来应大众的迫切要求。"我因此又联想到，不论中医西医，非一个短期间所能培养成的，至少要两年以上的学程，但是针灸的实际应用技术，就可在一年或几个月中可以完成的，因为它有比其他一切医疗的特殊点，而且治病，不需要有极详细的诊断，他是完全对症治疗，不论病因的，并且他的效用，对于预防也有相当作用，不是纯粹治疗。其所及范围也是非常广泛的，百分之六十有绝对效用，百分之四十有辅助药疗效用，不论急性慢性病症，都可以采用或作辅助，或作主治皆可。为了他治病的简单，若要造成这类迫切需要的技术卫工人才是极容易达成任务的。我故就肤见所及，提请讨论并供参考。

答复李翟宏同志的一封公开信①

（附原信）

1. 我觉得《中国针灸学讲义》的内容太陈旧了，自从朱琏同志在《人民日报》发表文章以后，宜兴有好几个西医想学，但一看到这一本书就摇头，他们认为把针灸埋没在古医学里，基本上就不会有新发展，这话你们认为如何？所以我现在有一个要求，希望《中国针灸治疗学》能再版，一扫过去之旧习，将不科学的完全删去，病原、病理、症状、助治，完全采用新说，取穴还以承社

① 《针灸杂志》复刊，1951 年，第 6 期，7。

长经验为主，经穴以经验神经说明主治，譬如高桥中枢施术点。将无效的或书说有效而实际亦无效的提出来，让大家来讨论增删。

2. 我觉得杂志中空洞文字太多，验案太简单，有许多还可以不登，文字头尾处太多，譬如三期中灵台治疗必须研究，就占去一页篇幅，到结果不过一个治病经过情形而已。

3. 出版书籍尽量减少陈说，采取科学，如大麻疯治疗法，则完全采用古说是不妥当的，治法亦很危险。我社社员不入医工协会的很多，若使用直接灸法，而至溃腐，经医工协会知道批评是不小的，宜兴就有一个同道，因此而就被卫生当局斥责，以上三点均请答复。

敬礼

宜兴西珠巷 43 号李翟宏上

翟宏同志：

你对我社书籍杂志所提出的宝贵批评与启示，基本上是完全正确的。我们除了对你的关心我社及针灸前途的热忱，致以衷心的感谢外，我们诚意接受你的批评，并参照你的意见去求改进，而且已经这样逐渐改进了。的确，针灸医学这门珍贵的古老遗产，必须要重新整理，从古老的医学形式里面解放出来，与科学结合起来，才有它的光明前途，否则是不会有多大发展的。我社在第五期杂志上向社员们介绍几种新医基本知识的参考书籍，新近编印了三辑《针灸医事常识问答》，即是正在逐步要求改进的事实表现。

不但现在，过去廿年来，我社即抱定研究改进推广针灸学术的宗旨，正是从这一观点而出发的。奈因客观的限制，致不克把我社的进步理想付诸实践。因此，一般关心我社和关心针灸学术的同志们，往往只看到我社过去出版的书籍内容不脱旧医的形式的一面，于是乎便认为我社是不求开展，不求进步，实在是对我社的实际情况还没有作深入的了解的缘故。

不单是你的西医学者是如此，一部分受过高深的科学教育者、科学工作者、新医工作者，以至于卫生行政工作者，大都的观感均是如此。所以我社就在刊物上作一个公开的解答，好让关心我社与针灸学术的同好们能得到全面的了解和认识，从而更宝贵更正确适合指导。

先从《针灸学讲义》说起：这本书的前身就是现已绝版的《中国针灸治疗学》，是在 1931 年出版的。当时编印这本书的动机，即是想把针灸医学公开介绍出来，打破中医历来闭关自守的偏向，让大家去学习研究推广应用，以谋改进。在那时候，一面因本身是中医，没有受过高深的科学教育，而针灸又是中医科目中的一科，根本上没有科学理论做根据，所以只有用中医一贯的学识做基础。另一方面，这本书的介绍对象主要是当时的中医师，他们也是绝大多数没有受过高深科学教育的，所以也只能用中医一贯的学识为基础而编述。当时不这样做，便不适合他们的胃口，既不能引起他们的学习兴趣，更无法使他们乐于试用而推广研究了。这本书的内容比《针灸学讲义》还要更古老些，现在我们已把它绝版而不再重印了。可是因为过去它培养出这门针灸人才，解除了许多人的病苦，最近一年中所收到依照此书方法学习成功的治验报告，即有数千则保存着。人民对它还有深刻的印象，更有不少的人为它的绝版而惋惜！可见得古旧的学理是不会影响实际治效而减低其本身应有的价值的！

但是我们并不是以此自满，不思改进。早在廿年前将这本书出版之后，即觉得它学理是不合科学，必须改进，所以社长特地到日本东京高等针灸学院去修习，研究针灸科学理论，回国后即改办针灸讲习所，采用日本科学教程，加授生理解剖、病理、细菌、消毒等新医理论科目，造就新的针灸医疗人员，以求逐步改进，与科学结合起来。

《针灸学讲义》亦在这时改编，其中《针科学》《灸科学》两编，就是完全采用日本针灸讲义的说法而编述的，但《治疗编》和《经穴的主治》，则仍沿用中医的基础学理，这还是为了适应当时的情况而出此。因为当时一般中医和社会上一般人，对于中医的常识名词是有传统的，一知半解，对西医的常识与名词，大多数是难以理解的。讲习所课堂讲授，可以当场解释，对远道凭书本学习的，便不能不照顾他们的实际情况。所以只得以半新半旧的形式编写，这是受着旧社会的限制所致，现在看这本书，当然是不合时代了，所以我们已经在另编一部新的针灸书，等出版后，现有的这本《讲义》又要作为绝版货了。

或者有人问：你们为什么偏要迁就中医？何不以西医为主要的对象？早向他们介绍岂不早得改进了吗？实际上并不这样简单，在旧社会里的西医界，对中医的看法是认为绝对不科学的，基本上就是主观歧视，而且他们认为针灸连药都不服，刺上两针，烧上数粒艾，便会把病治好，不认为是故弄玄虚，也认为是幼稚勾当，甚至也认为是江湖上一套把戏，不屑一顾的。在这种主观下而欲他们肯接受研究，岂非天真的想法？现在人民自己的政府，对这门学术已经重视了，提倡了，自从朱琏局长发表了论文以后，才引起新医同志们的特别注意，这是新时代的好现象，真值得为针灸前途庆幸的。我社自应循着工作的新方向与步骤去求发展，并愿与西医界建立起必需的联系，从而奠定发展科学理论的基础。

至于改进的问题，须有步骤去进行，绝不是一蹴而就的事。祖国古老的针灸学说，在形式固然不合时代，但在实际应用的治效上，却有其不可抹杀的功效。社长在日本看他们的针灸治疗，完全是采取科学的方式，根据神经分布而取穴，但是取穴多而收效微缓。反过来应用中国十二经络循行的旧方式去取穴治疗，反而是取穴少而收效捷速。兹举一个明显的例子：合谷治牙痛，在中国针医都知道的，但从神经分布的科学学理去解释，是说不通的，手部与牙齿有什么关系呢？应该在面上刺激三叉神经分布处的穴道才对呀！但是实际效果，却不是这样的。事实是如此，还有什么方法去说明十二经络循行定规不如神经分布的合理呢？现在应该用科学的观点去研究十二经络循行的学理真义所在，将它的形式改进而适合科学，却不可以因为它是中医旧说，连研究的工作也不做一做，就一口先否认了它的存在价值。事实上现在的神经分布的学说，在针灸方面并不能完全解释得通的。因此，我们也就不能对旧的学说完全弃舍了，而牵扯到科学论调上去，这须等到研究出有系□[①]有充实内容的科学理论来，足以代替旧的学理的时候，大家自然会采取更合理的新学说。这也是当时改编《针灸学讲义》不完全舍弃旧学说的主要因素之一。

再检讨《针灸杂志》，在初复刊时，合乎理想的稿件实在太少了，所以不免有些空洞文字太多的缺点。从第四期起，即逐步予以改善，将切合实际的验案之类增多，空洞的理论尽量减少。如朱琏局长和鲁斐然博士的论文，及刘民英同志、黄学龙同志的稿件，确是适合于时代性的，可是这类文字就我社的范围来说，是不可多得的。因为在我社社员研究针灸的百分之九十以上是中医，他们的科学素养是不够的，如要他们写些合乎新医口味的文稿，也是不可能的；我们又不便多转载针灸范围以外的新医文字，致失本刊的主旨，所以只有逐步去改进，过去的缺点，决不让它永远地存在。

至于《大麻疯针灸特效疗法》一书，原是客稿，我们替原著者况同志出版，其出发点是介绍这一疗法，希望麻疯症猖獗的地区予以研究采用，以期有裨于麻疯患者恢复健康的切身利益；因为药物疗法对此病症还未有特效疗法发明，今况同志凭他过去的治验资料写成这本书，寄请我社印行，实在是充分地表现出他的为人民服务的热忱，我社为照顾到广大病患者，遂乐于替他出版发行。这是希望大家对此书的治效，予以应有的重视和试用，是不必专在理论上的新旧问题特加指摘。因为这本书根本是介绍在群众实践中的积累疗法，而不

① □：底本缺漏一字，疑为“统”，即“系统”。

是发挥某种学理的著作，只要治验是正确的，学理上作进一步的研究改进，有待于科学医师帮助的了。

关于直接灸的问题，古人原有“灸无灸疮不愈”的指示。日本人研究针灸，完全用科学理论做根据的，他们也有打脓之灸。所谓灸疮，所谓打脓灸，正是说明要烧至溃烂生脓，而后发生效果才显著，并且日人通过科学试验，证明直接灸能增加抗体血清等等，对人体的健康和卫生是绝对没有妨碍的。但是在没有针灸实际经验的人看到在好肉上烧得溃烂生脓，真觉得野蛮、不人道、不卫生，这也难怪他们对此没有了解。试看医院施行外科大手术时，没有见识过的人看了，何尝不大惊小怪。现在大家看惯了、听惯了，也就平淡无奇了，不是一样么？我们对于不需直接灸烂的毛病，当然不必去烧烂，但遇非此不效的病，也不能因噎废食，绝对不用。以我们的经验证明，对于慢性病，确是灸的效果来得大，而且迅速，尤其麻疯这一类的病，著者已屡屡说明要多灸，病毒愈深，愈要多灸得溃烂，病态也愈见好转。事实经验已然如此，又何必多所顾虑呢？只要对于灸疮局部注意消毒，防护周密，从未发生过什么不良的后果，事实是如此，并且夸大其词，亦非曲为况同志作辩护。

我社公开了这封信，一方面是向你作一个答复，一方面也使大家了解我社的实际情况，并不是在基本上不求改进，同时也恳切地希望亲爱的读者同志们，关心针灸学术的同志们，给我社更多的正确批评与指导，帮助我社进步！得到更大的发扬，更好地为人民大众服务，这是我社今后热烈企望的！

此致

敬礼

整理针灸学术基本要点①

【前言】中国针灸学术在这一伟大的新时代里，到了今日自己的祖国新民主主义社会，正常胜利开展和平建设事业欣欣向荣的时候，随着时代、社会发展、进化的形势，已经走上了新兴的和世界的道路了。这是值得我们自己骄傲的事情。不过，这还是我们针灸学术走向科学化的发足起点，应该是要化骄傲为勇敢，向光荣的前途跃进一步。我们要知道，现在我们祖国河山以及千万事

①《针灸杂志》复刊，1952年，第1辑，1。

物的现象，都改变成新的面貌了，为着开辟祖国新民主主义社会走向社会主义社会工业化道路上客观条件的需要，一切都要重新整理与改进。针灸学术为中国数千年医学历史上宝贵的遗产之一，在针灸学术的本质上存在着一些优缺点的问题，我们必须站在科学立场上，确立新观点，严格地予以批判的接受，发扬优点，改正缺点，重新整理起来，成为一门精密完美的针灸科学而发扬光大。可是，如此艰巨的工作，单靠我们少数的针灸家是做不起来的，必须团结多数的医学家、卫生家、生理学家、科学家、文化艺术家和爱好研究针灸学术的全体同志，大家共同合作来干，才能把这项研究改进工作胜利完成。这里，把我个人的意见主观地写在下面，提供大家作为参考资料吧！

1. 考正经穴之部位　针灸物理刺激疗法，在临床实施手术治病的根据，便是依照针灸医学历史文献上由古人厘定的十四经穴系统，按经取穴之传统方法。但此十四经穴之规划与分布，那是历代先进医学家各抒经验发明，整理贯穷起来，求得在临床施治及教学法则上有所准绳而假设。如果就这样一系列的十四经穴联络网之纵横面来讲，既然在人体生理解剖上找不到经穴的迹象，似无加以讨论之必要。但这许多系统性的经穴，一个个都是从原始的和历代的先进医学家经过不可计数的临床实验所发明积累起来的珍贵收获，每一个经穴都建立在活生生的整个人体生理组织上面。经穴的索网跟生理的组织关系是分不开的，而且针灸治疗上所针着的和灸着的不是另外一件东西，而正是被着许多经穴外部面的整体生理组织呀！在这上面来行施针灸物理的刺激，当然会发生一种治病救人的作用。不过，在古人因为受限于时代环境物质条件上的限制得不到科学的帮助，只好先来创造针灸经穴治病保健的事实、图谱和想象的说明，针灸学术就在这一个发展阶段上停滞下来。现在已经到了科学昌明的时代了，所有在过去历史上遗留下来的未竟事业，我们后起的人应该负起继往开来、发扬光大的责任，整理前人的余绪。首先，将全体经穴部位，根据人体生理解剖全部组织内容，如每一经穴所处部位，是假设在什么肌肉、筋膜、血管、神经、脏、腑上面，各就上列生理组织器官，了解各个生理情况，分别浅深，抉择去留，重新考正，加以精彩显明的图说，删繁就简，取精用宏，这项整理工作是十分艰巨而必要的。

2. 确定每穴主治病症　关于这许多经穴中，由先进经验记录遗留下来的，每穴主治若干病症，当然有他临床实验的价值，而且是很完备的。可是因为：第一，年代隔得太远了，在这个历史过程中，由于时代的变迁，有些记载难免失实。第二，古人对每一病症的处治方法，总是些主观的直觉诊断，以意会之、想象得之的推论。对任何一病任何一个治程中的经过病情，都没有详细的记录，简单疏漏，很不够具体。古人对于临诊记录既如此的片段，那么，对每一穴道何以能够主治某些病症的理由，当然因为“知其然，不知其所以然”之故，而写出些构玄虚设的记载，确也难怪，实在因为时代关系，我们应该原谅古人。今天我们有了科学的帮助，来整理针灸学术，就必须将古人的经验重新通过一番科学的实验，把每穴主治病症的实验百分比例，不惮烦琐地加以浅显的新的说明，使今后的针灸医学家，在临证取穴施治时，有了正确的依据，对针灸治疗的实施上是很有帮助的。

3. 确定全身有效孔穴 在古人遗留下来的许多图书上面，厘定人体全身正穴三百六十四个（奇穴不算），在这许多孔穴中，有些穴是禁针禁灸的，有些穴是平常不习惯应用的，也有些穴应用了效验不显著。日常惯用而有效的孔穴，大概只有百二十个左右。为了要在针灸治疗上把握决定性之效验，并求得在教学上精确便捷起见，应即删去有关禁用、不习惯用和效率不显著的孔穴，将常用有效和特效的孔穴，明确保留，并加以式别、图考和说明，更好地把这些孔穴系统地组织起来。

4. 针术在人体生理上和病理上起的作用 针术的发明，根据古代历史记载的陈说，为原始社会劳动人民在劳动斗争时的创伤经过发现，因创伤肌肤治愈病患的无数次实例中创造起来的。到了中古时代，十四经穴建立以后，就用十四经脉学说，推演针术治疗上如何见效的理论。像这些过去认为“条条道路通长安”的针灸医学，到了今天，再也说不过去了。在最近的 60 年代里，由于国际社会科学的进化，赖国内外许多进步医学家和科学家们研究改进针灸学术的不断努力，重新建立了针灸医学上的现代学说，根据他们通过科学实验，发掘出来的一套真理论说，包括所谓物理刺激说、神经感应说、人电传达说、异常分泌说，这许多宝贵精新的结撰，当然都合乎科学逻辑的，谁也不能否认的。但科学的进化是日新月异而迈无止境的，我们必须怀着不知餍足的心理，向着这条会经科学武器开辟的光明前途赶上前去，作进一步的深切了解。针术施用在人体的皮肤肌肉组织方面，在健康生理上到底起的哪些作用？是否也有预防疾病和延长生命的可能？在患病的生理上到底起的哪作用？怎样能够以针术的疗法治愈各种各样的病症？我们为着要创造新的经验和发明新的真理之故，对于古代学说和现代学说都有加深研究的必要。

5. 灸术在人体生理上和病理上起的作用 灸术的发明，同样也是原始社会劳动人民在劳动斗争取火燃烧时的火伤经过发现，因火伤肌肤治愈病患的无数次实例中发明出来的。灸术从这个时候起，在各个世纪的医学文献上，很少有述及灸术原理学说的记载，因为灸术在人体经穴上面安置艾壮灸的时候，只有热感而没有酸感的，所以连“欲以微针通其经脉，调其气血，营其逆顺出入之会”的一类文字都勿“令可传于后世”了。这倒很好，知之为知之，不知为不知，干干脆脆，宁缺毋滥。所以我说：灸术正似个天真的赤子，没有被古代唯心学派披上玄学的外衣，实事求是，某穴灸某病好了，直到这个20世纪的60年代里，才和针术一道，身受着科学的洗礼，露出它新鲜的面貌。根据国内外医学家和科学家们运用科学方法改进针、灸的实验记录，认为灸术在某些穴位上获得灸治的效果，不但在健康生理上确有免疫长寿的奇迹，而在不健康的生理上，和针术一样，也有它治病救人的作用。所谓温养细胞，强壮组织，产生加热蛋白，促进激素、抗生素等之产生，这些灸术治疗学上的新发现，值得我们来重视，还须在这些新鲜的经验基础上，加强研究，求得更多更好的疗效与真理，让这一门针灸学术传遍全球，成为全世界人民保卫健康的力量。

6. 针灸各种技术操作，在人体生理上与病理上起的作用　针灸的治疗效能与针灸技术操作上的关系是分不开的。大概地说，一部分效能发生在针灸的本身，一部分效能是发挥在技术操作方面的。就古人十四经脉气血来讲，针的酸重感觉称为得气，不觉酸重，称为不得气。因此，在针灸施术上，就有补法、泻法、平补平泻法，更有迎而夺之、随而济之、以经取之、五行生克等说；后世更有三十六法、十二秘诀等离奇怪诞的纷说；晚近各家，又从古说补、泻、平补平泻三法扩而充之，确定接近科学的各种技术操纵的动作。针术方面，分单刺、旋捻、雀啄、屋漏、间歇、震颤、置针、乱针术等数种，又将上列针术，规划为兴奋、亢进、制止、低降、反射、诱导等数种作用。灸术方面，则有药绒灸、温器灸、直接灸、隔姜灸、隔蒜灸、温针灸及艾壮之大、小、紧、松等各种不同方式的灸法。这许多针、灸的方法方式，施用在人体生理组织部分，随着针灸物理刺激（包括灸术在内）的浅深强弱力量的不向，根据古今医家积累经验所得而制定的方法，虽然好像是言之成理，施之有验，放诸四海而皆征的了。我想，光就这些说法，仍然不够充分的，还须我们大家作进一步的研究，求得针灸技术操作下对生理上与病理上各种机能变化实际情况观之充分了解。

7. 每穴之感应线及反射点　感应线的发现，就在医生临床施术的时候，把针头刺进病人身体皮肤肌肉里面，病人自觉针下肉里发生酸重感觉，有规律地向某条路线酸去。好比针在臀部环跳穴里，立刻酸到足小趾头，这就是感应线最显著的现象。所谓反射点，就是针与病灶相距较远之孔穴，影响病灶，使病灶的痛苦立刻消失而痊愈，或使他有好转的倾向，因而恢复了健康。好比针手上的合谷穴，立刻止住了牙痛。像这几种例子是很多的。而这个建立在神经系基础上的“点”和“线”，在针灸临床施术上是最基本的。无论是在治疗和诊断上，都能起着正确性和决定性作用的中要关键，同时也就是古人积累无数次临床经验厘定十四经穴的主要原因之一。今天，我们研究针灸学术，应该重视这两个在施用针灸消灭病魔的防治战线上占有重要地位的经穴“点”“线”，很好地予以明确起来。

8. 针灸在治疗上之新发现 针灸疗法应用之广泛与功效的伟大，固已一致公认了，而且有时还能收到意想不到的效果，在针灸治疗学上创造了很多出奇制胜的新纪录。例如某甲素患胃肠病，迁延不能愈，忽又起了关节痛，医者诊断，认为先治关节痛，而后再治肠胃。结果，关节痛治好了，而原来的胃肠病，同时亦随之未治而自愈。往后，医生复援引某甲验案，以治某乙同样病症而效果相同，于是此经验普遍施用于多数相同的病人而收效正确。这种实例，就是针灸学上新的发现，也就是针灸学上新的收获，是值得我们留神研究和记载的。

9. 每穴的处方决定 针灸治疗上处方配穴问题也很重要，每一孔穴的主治性质虽然跟每一药味的主治性质有所不同，但用穴用药的原则是一致的，同样要根据病情的轻重、虚实、寒热、主病、合并症、生理抗病力的趋势、病理进退型的机转，经过详细诊断对上列情形有了充分了解之后，才好配穴处方，应取何穴、应用何术、应针应灸，给针灸治疗阵线上，决定了克敌制胜的策略，这也是我们研究学术、实施治疗时都应该注意的实际问题。

10. 培养针灸技术人员 提倡针灸学术，推广针灸治疗，加强卫生建设，保护人民健康，需要大量的工作干部。因此，训练旧人员，培养新人员，不但为今日针灸科学化的基本措施，也正是开展国家社会主义现代化建设事业上的一个中心环节。在中央人民政府卫生部领导下，设立针灸研究院、针灸实验医院、针灸专科学校、针灸进修学校，聘请全国针灸专家，参加上项教育、研究和医疗工作，奖励全国针灸专家，在各级卫生部领导下，设立研究社、实习班、实验诊所，发行图书，出版刊物，交流经验，互相学习，集思广益，普遍提倡，发扬学术，福利群众，使中国针灸疗法和苏联组织疗法，在今日新时代社会里普遍推行于全世界，在全世界人民面前，获得一样的重视与信仰。

【结论】关于整理和改进中国针灸学术上的问题似乎太多了，事实上恐怕不止这几点吧？那么，这里边所谈到的，只好是片段中的片段了，同时又是出于我个人主观的意见，闭门造车，焉能合辙，不中用的地方一定很多。我想，请全国爱好研究针灸学术同志们，多多提出各人珍贵意见，用多数人的目光，选定一个整理针灸学术的具体方案，然后在卫生部的领导下，实施完成这个针灸科学化的历史任务！

其他医药期刊发表论文

关于整理中国针灸医学与推行针灸疗法的意见①

针灸疗法，为中医学中的一个科目。从古代相传至现在，经过数千年的历史，其中的沿革，变更当然也很多，历代以来，每一个针灸家，各有各的心得与经验，虽然是各有见地，但整个的针灸医学，无论在学说上、治法上、技术操作上，就未免有些分歧，如果不加以整理，使之统一，在学习时便会有许多困难。

其次，古代医家，由于时代的限制，没有现代的科学仪器，来帮助解决一些困难的问题，只凭推测想象虚构了一些理论，因此整个的中医学说中，便有许多落于玄虚空洞的地步，针灸当然也不能例外。所以我们现在要提倡针灸、推行针灸，那么对针灸医学，便有一番整理的必要。

对于整理针灸医学，我的意见，认为应当分整理旧学和掘发新知两方面。而且必须先把旧的整理好了，对于掘发新知才有所根据。

1. 整理旧有的针灸医学　关于整理旧有的针灸医学方面，我认为有下列各点。

（1）统一穴位。穴位即刺激点，针灸疗法，全凭这种刺激点而发生疗效，恰如内科的药物。因此对于穴位的准确，是针灸疗法中首要的问题。在古书中，多数的穴位，固然是说法一致的，但是也有不少穴位，各有各的说法。《内经》与《甲乙经》便有不同处，《千金》《大成》《集成》《金鉴》等亦时有互异。例如肾经在腹部的一线，有作去中行五分的，有作去中行一寸的。太阳背部第一线，有作去中行一寸半的，有作二寸的。又如期门一穴部位，便有十几种的说法。因此，我们必须要搜集多家的意见，征集大家临床的经验，或者根据生理解剖的特点等，各方面的参考证实，来确定一个比较合理的部位，使之统一。

---

①《针灸医学》，1954 年，第 15 辑，1。

（2）统一各经所属穴位。对于古人的经络学说，在解剖上虽然没有根据，但在临床应用上，仍然有些价值。在目前对它没有正确的认识与解释以前，似乎尚可暂时保留着，因此，对各经络所属穴位，也就有统一的必要。在古书中，各经络的循行起止，时有出入，穴位的隶属，亦常有不同，例如：迎香穴有属于大肠经者，有属于阳明经者……，这点我们也必须参考多种的文献，与临床针刺的感应作用等，把它加以整理，使之统一。

（3）简化各穴的主治病症。各个穴位，固然能治疗多种病症，但是古书的记载，太嫌烦杂，而且有许多重复之处，这样不但是学者难于记忆，也很不易了解它的真实作用，因此必须采集多数人的意见，根据临床实验，对每个穴位，做出简单而明白的说明，并且用新旧的病名对照，以求新旧医都能明白了解。

（4）规定各穴可刺的深度。每个穴位，各有其可刺的适当深度，必要如此，才可刺到应刺的神经，否则过深过浅，便会减少或失去疗效，甚至发生不良反应。然而在古书中，各家所说不同。虽然针刺的浅深，应该随病人的肥瘦强弱等而临时活用，但若各家说法根本无标准，相差过远，也是不相宜的。因而造成了一般的开业针灸医师，操作上的不一致，有的在腹部或胸背部等内脏所在也有针进几寸深，以致发生医疗事故的，也有只刺进皮肤，以致效果不显著的，这样都可以失去针灸疗法的意义与真实的作用。因此必须根据解剖部位，来做出统一的深度标准，对刺针的方向与角度，也可以加以明确的规定。

（5）操作手法的统一。在同一穴位，用针刺激时，可以医治数种不同性质的病症，其原因即在操作手法的不同，得到各异的效果，因此操作手法，是针刺时的重要关键。历代古书，对此问题，亦极重视，但也各道其是。其中以《内经》所说较为简约，以《大成》所说最为复杂。如果把各家的针法，完全搜集起来，那真是五花八门，无所适从，所以我们必须先凭临床实验，把它归纳起来，暂时分别切实有用的几种针法。

（6）灸法种类的规定。灸法在《内经》中，似乎单只讲灸几壮，没有任何其他灸法的记载。后世逐渐分别，有直接灸，隔姜、隔蒜灸，隔饼灸，太乙神针、雷火针等灸，更有豆豉、泥土等几十种的方法。虽然同样利用温热的刺激，但这几十种的灸法中，有些似乎没有什么意义与必要的，尽可能废去一些，以免名目繁多，徒乱人意。

（7）有效疗法的征集。针灸有不少的特效疗法，许多开业医师，大多会几种，散在民间者，可能也很多。如湖州某医师的灸治肺结核病，沈阳吴张二医师的针刺聋哑，又如治疟疾、治瘰疬、治牙病等，均有真实而迅速的疗效。这种特效疗法，价值很高，应该设法把它征集起来，最好能用奖励发明的办法，便容易征集。

以上各点，只是对旧有的针灸医学加以整理，初步除去部分玄虚空洞、全无意义的理论与方法，作去芜存菁的整理以后，第二步再通过临床实验，加以证实，最后则才由科学家、新医学家来研讨其真实理由，这就是下面所说的掘发新知方面的事。

关于掘发新知方面，那就是通过上述的两个方法与步骤。

2. 临床实验的观察　通过临床实验，可以观察到下列各个问题。

（1）穴位。对每个穴位，通过临床实验，可以证实它的疗效，这样可以解决若干歧义说法。同时全身穴位有三百多个，加上奇穴，便有加倍的数字，其中可能有些是重复的，有的是没有疗效价值的，通过实验，便可删繁就简。另外，根据神经的分布，有些很有意义的刺激点，而古书中反而没有记载的，也可通过实验，新立起来；对于经络学说，也可通过临床实验，细细地观针刺时的感应传达路径，来肯定或否定它。

（2）取穴处方。临床诊治时的处方，有的主张精简疏针，有的主张针刺很多的穴位，各有各的主张，如果通过临床实验，确定了哪种方法最为妥当，把它规定下来，这样可以免去某些不必要的刺点，简化医疗手续，减少病者痛苦。

（3）对古人治法的实验。古人所遗各病的治疗方法很多（包括针法与灸法），同一个病，也有几种治疗方法。这些治法疗效价值，当然是有差异的，通过临床实验，不但可以拣出某种方法最好，并可以得到改进的机会。

上列的临床实验，必须条件具备的医院，收容足量的病员，有重点有计划地实验，才可得到一个正确的结论。得到结论以后，这才把数据提交专家去研究它所以然的真理。

关于如何作进一步研究的具体方法问题，那是有待专家们去做出决定。不过在原则上，我的看法是：第一，可以根据神经解剖和生理学，来解决一些有关刺激点的问题；第二，应根据巴甫洛夫的学说，来发掘针灸疗效的真理。这样便可将过去陈腐的学理，变为焕然一新，使整个的针灸医学，走上科学化的光明道路上去，从而得到发扬光大。

3. 如何推行针灸疗法　目前全国人民对于针灸的需要是很迫切的，所以推行针灸疗法是很必要的。可是目前针灸医生，在整个中医数字中的比重并不高，也就是说数量太少，供不应求，据我所听到的各个医疗机构都要想添聘针灸医师，可是就无处可找。所以要推行针灸疗法，首先就要解决人才的问题。我对于这个问题，特提出如下的意见。

（1）原有的针灸医师，加以适当的训练。在原有针灸医师当中，无论在思想上、技术上，颇不一致。所以必须加以适当的训练，使他们的思想与技术有所提高，这样便可以分配工作。

（2）中医进修班和学校中，增加针灸科的课目。有了中医学基础的同志，学习针灸是比较省事的。一般来说，只要经过三至六个月的学习，便可成功，这样对于目前针灸医师恐慌的问题，便可很快得到适当补充。

（3）新医展开针灸疗法的学习。新医同志学习针灸疗法，不但进步快、成功易，可以解决目前针灸医师缺乏问题。同时我们对他还有另外的要求，那就是掘发新知的任务。因为他们有良好的科学知识，可以运用科学眼光，来批判分析旧的针灸医学，并且可以根据科学的道理来掘发有关针灸的新学识，作为今后改进和发扬针灸疗法的领导者。

根据上列的方法，在短期间内，便可造成许多优秀的针灸医疗人员，很快地走上工作岗位，来替广大人民服务。在城市中，可以分任一部分的医疗工作，减少公立医院拥挤现象，在农村中起的作用更大。

所以我个人对于针灸医学的看法，归纳分作三点：第一，就是整理旧的针灸医学，无论在理论方面与临床操作方面，使它初步趋于一致；第二，运用临床实验的方法，通过科学器械的检查，来证实针灸的疗效，做出比较肯定的结论；第三，是要求科学家、医学家们，把得到的结论，作进一步的研究，得到正确的理论解释。通过了这三个步骤以后，那么这个古老的针灸医学，可能成为一个真正科学化的新医学。

最后我认为针灸医学，不但在祖国中可能起了很大的医疗作用，对祖国的生产建设方面有所裨益，促使社会主义社会早日来临，将来在世界医学的地位上，也会得到重要的一席，对全世界人民有所贡献。这个光荣而又艰巨的任务，希望我们全国的医工同志们努力地担当起来。

建议卫生工作者积极地学习针灸疗法①

江苏省中医学校　承淡安

针灸疗法在新中国成立后短短的几年当中已经得到很大的发展，学习针灸的人是越来越多了，应用针灸的范围是越来越广了，关于针灸的学习、论文的

①《江苏中医》1956年，第S1期，9-10。

发表和治疗成绩的报道也逐渐增加了。总而言之，针灸是已被重视而走向新生的阶段了，这是与党和政府的英明领导分不开的。

为了响应政府的号召，贯彻中医政策，使中医学遗产得到整理和发扬，更好地为社会主义建设事业服务，我们认为在卫生工作者的队伍中掀起一个普遍学习针灸的高潮，让更多的人掌握针灸疗法的知识和技术，向更多的方面去推广应用，在目前来说，是有重大意义的。现在分为五点阐述如后：

1. 学习针灸可使我们更深刻地理解《内经》的学说　大家都知道《内经》这部书是祖国古代医学的总结，也是后世医学的典范。我们要整理中医学遗产，就必得先将《内经》搞通。《内经》的内容有绝大部分是讨论针灸的。固然《灵枢经》几乎全是针灸家言，《素问》里面涉及针灸的也不少。根据“异法方宜论”的记载，古代五方人民由于生活习惯、饮食嗜好、风土气候等不同的关系，其常发的疾病类型及其适应的疗法也各有不同。除了西方地区适用药物疗法外，其余四方则适用砭石、微针、灸焫、导引、按跻等疗法。审此，可知针灸疗法和接近针灸的疗法是曾在广大地区盛行的。因此，《内经》的内容，无论在理论方面或在治疗方面，绝大部分都与针灸疗法有关，尤其是经络学说更为针灸疗法的主要内容。因为研究针灸可以帮助我们了解或体验《内经》某些部分的学说，所以为了更深刻地理解《内经》，我建议大家学习针灸疗法，这是第一点。

2. 学习针灸可使我们更好地结合巴甫洛夫学说来理解祖国的医学　针灸学可以和巴甫洛夫的学说结合起来。因为针灸的治疗手段也是直接刺激神经，这和巴甫洛夫学说所研究的对象是相同的。近年来针灸学者多采用巴氏神经学说解释针灸的医疗作用，这是可以理解的。可是巴氏学说还很年轻，还有待于丰富；中医学说很古老，有些部分还未能用现代科学解释清楚。学习巴甫洛夫的学说对于研究和理解中医学是有帮助的，不过在现阶段还不可能生硬地把两种学说结合起来，假使那样做，就容易发生错误。针灸疗法与巴氏高级神经活动学说都是以神经系统为物质基础，它们两者之间是可以互相发明和互相丰富的。假使我们在学习巴氏学说的同时研究针灸疗法，使针灸疗法的理论得到巴氏学说的印证，然后再进一步运用巴氏学说来研究和理解中医学，那就可能有些便利。因此，我们主张为了更正确地运用巴甫洛夫学说来研究和理解中医学，不妨在学习巴甫洛夫学说的同时学习针灸学，这是第二点。

3. 从实际应用的疗效方面来说，针灸疗法是最值得推广的一种疗法　大家都知道，针灸疗法的应用范围很广泛，其疗效亦非常卓越。翻开《内经》也好，《甲乙经》也好，《千金》《外台》也好，《针灸大成》也好，都可以看出针灸疗法所能治的疾病是多方面的。只是由于过去长时期在封建社会制度的影响和限制之下，其应用范围才逐步地缩小到挑惊、挑痧的小圈子里面，而被人认为是一种“雕虫小技”，卑不足道。自从新中国成立以来，一经政府提倡，不过几年之间就顿发光芒，得到广大群众的信赖。根据报纸杂志的报道，针灸的应用范围已经大大地推广了，治疗成绩亦经大大地提高了，且有很多为他种疗法无法解决的疾病，试用针灸疗法居然收到肯定的效果。例如：《中医杂志》1955 年 12 号徐祥麟报告了腹水水肿四例，内中包括肝硬变一例，居然都经针灸治愈；癫痫三例，亦全部治愈；外伤疼痛三例，亦获著效。又 1956 年 4 月号孟海山同志试治患经 7 ～ 10 年之久的手足搐搦症四例，均以曲泽两穴治愈。又如沈阳某卫生所及江苏省中医学校某医生用针灸治疗聋哑都收到很大的效果。这些成绩固已相当卓越，但可能只是针灸疗法一部分潜力的表现。如果我们能够扩大队伍，有更多的人掌握了这门学术，推广运用到更多的方面去，一定可以发出更大的光辉来，更好地为人民服务，这是第三点。

4. 从经济观点来说，针灸疗法是很值得推广的 针灸疗法还有一个优点，就是极简便而又极经济。这种疗法虽然理论深奥而疗效卓越，但要学会它并不需要过长的时间，应用起来也不需要多少设备。在大规模地开展国民经济建设的今天，现有的医药设备既然赶不上形势发展的需要，那么，提倡扩大针灸医生的队伍是有其一定的意义的。因为培养高级医务人员，增加药物的供应，添办卫生医疗设备，都不是短期内所能满足需要的。假使学习针灸的人多了，就不难弥补这种缺憾。同时，对于社会主义建设的完成，时间、资金和劳动力的很好的发挥和利用是有其积极意义的。如果能在各地医疗单位尽可能地推广针灸疗法，不但能够为国家节省大量的使用于医疗设备的资金，并且能够提早恢复患者的劳动力而有利于生产建设。这是针灸疗法值得提倡的第四点。

5. 我们一定要保持针灸疗法的光荣传统，不允许落在世界水平的后面 我国针灸疗法早在唐代就传到日本，彼邦在近代科学发展以后，对于针灸疗法也不断地运用科学方法加以研究和整理，并设立了许多研究机构，在应用治疗上也很为普通。最近又有“知热感度测定法”的发明，在诊断方面具有很大贡献。法国亦早在 17 世纪研究我国针灸学，现在巴黎有针灸学会及金针工作者协会等组织。据曾留学彼邦的人士说：“法人研究针灸者很多，并有不少的有关针灸的著述。”以医学著闻于世界的德国，最近亦将我国针灸学译成德文加以研究。苏联科学院对我国针灸的疗效极为注意，并派专家来我国进行研究，这些事实足以说明我国针灸学术早为东西各国所重视，主要原因是针灸的疗效已在某些国家的学者和群众当中树立了相当高的信仰。鉴于各国都在大力研究我们祖先遗留下来的这门科学，我们相信，在不久的将来，针灸疗法一定会在世界医坛上大放异彩。我们现在正向科学进军，要在十二年内赶上世界先进的水平，决不允许再让这一宝贵遗产落在世界水平的后面了。这是我们强调积极学习针灸的第五点。

因此我建议医务卫生工作同志们，能积极地学习针灸疗法，更好地保障人民健康，为祖国建设事业服务。

关于针灸界应该首先学习研究经络学说的意见①

承淡安

近来，针灸疗法的发展，大有一日千里之势，不但是应用的面在大大地推广，而所取得的成绩，也是斐然可观。在医疗阵线上，它正日益发挥着卓越的作用，并显示出了它的伟大价值。从这方面的趋势看来，针灸疗法在临床方面的应用分量，将会超过药物疗法的应用分量，正是大可预期的。

然而，针灸在应用方面虽已呈现如此的蓬勃气象，而理论方面，却还是恬寂无声，这是两不相称的。为了更进一步提高针灸疗法和整理、发扬针灸医学，对于针灸医学理论的学习、讨论，实有催马加鞭之必要。

谈到针灸医学的理论，广义而言，针灸为中医十三科之一，故全部中医的理论体系，都是针灸的理论基础，都应该学习研究。若就其中显得与针灸更密切相关而为针灸界所必须首要着手学习研究的，则为经络学说。

因为经络学说，数千年来，一直是针灸疗法的指导原则。就是今天，尽管无人讲求经络学说，但是我们在临床应用和医疗法则上，还是以古人的经验记录为依据，基本上也就是没有脱离以经络学说为指导的范畴。所以说经络学说是针灸医学的理论基础中之重点基础，谁曰不宜？因此，我们针灸界就不能不把学习、研究经络学说作为业务理论学习的首要之务。

但是，目前针灸界对于经络学说的态度，还存在着不同的看法与见解，有的人认为它是先圣垂示的医疗大法，若舍此不由，则无从发微阐幽，登峰造极；有的人认为它立论玄虚，毫无解剖根据，应该改从神经学说立说论治，方能切于实际合乎科学。这两种说法，固然各有其理由，不过，各走极端，则均非正确的治学态度。这种观点上的分歧，也就是研究方向上的分歧，当然不利

---

①《中医杂志》1957 年，第 1 期，24–25。

于祖国针灸医学的整理和发扬。

我们应该认识到，经络学说既然是数千年来指导着针灸疗法而行之有效，而且在中医理论体系中，占有相当重要的分量，其中岂无真谛？何况在实际临床中，依据经络学说，取穴施治，的确比依据神经学理取穴施治的效果更优越，前者不但具有取穴少而收效速的优越性，并且还能解决许多后者所不能解决的问题！

作者起初用针灸疗法作为药物疗法的助治时，是以《针灸大成》的古老医疗法则为依据的。因见其效果很高，所以便放弃药物治疗而专行针灸。后来受了新医解剖生理知识和日本新派针灸理论的影响，一度转变而采用新的一套理论方法。采用之初，未尝不感到轻便时新，可是较诸以往用老法施治的效果，总觉不如。碰到一些比较曲折为难的疾病，往往无计可施，仍要转借重古法以谋解决。于是方悟古法之可贵，而复走回经络学说的老路。

作者于此，已经三十年的临床体验，深深体会到经络学说之所以能指导针灸疗法而行之有效，并成为中医理论体系中重要一环，历数千年而不替者，绝非偶然，决非古人之向壁虚构。因而也决不会因其无现代解剖根据而降低其实际意义与价值。

不过，经络学说，既是数千年前所发明建立，则其论据、论点和形式，当然要受历史条件的限制，而在某些地方与现时代发生一定的距离，是事实所必然。

也正是因为它既有其实际价值，又与时代有某些距离，所以才需要加以整理和改进。

欲谈整理和改进，就必须首先统一观点，统一方向，进行系统的学习、讨论，有所深入理解。现在这一步尚未做到，只是一味地尊经崇古。不许变易古说一字的人，我们只能称之为死执教条的保守者；一味地弃旧骛新，不许谈及古说一字的人，我们只能称之为割断历史的冒进者。所以说这两种态度，都非正确的治学态度。

另外，还有两种人：一种是明知经络学说有真谛，但怕遭时忌物议，畏而不敢谈，也采取些新学说迎合时宜；一种是不懂经络学说，又不肯去虚心专研，便只好在时新论调上打圈子，粉饰排场。最近，巴甫洛夫学说更为这些人大开方便之门，抄袭套用，好像形成一时的风气了。

这两种人的态度，好像是比前面两种人的态度婉转些，但实质上也和前面两种人一样，对于整理改进针灸医学，是有害无益的。作者也曾犯过第一种的毛病，现在回想，实不应该，附此检讨。

伟大的苏联生理学家巴甫洛夫的学说，我们不仅要学，而且要好好学，因为巴氏学说的发明，确实使我们医学界在思想认识上提高一步，并为医学的研究工作，指出了新的途径，是我们学习的课程之一。所以我们对于引用巴氏学说，并不反对。我们所反对的是生硬结合，随意乱套。

我们要认识到，巴氏学说是新兴的高级神经活动学说，而不是专门为结合中医或针灸而设的。我们要学习它来改进我们的中医学，就应该先把中医学理论和巴氏学说分别研究透彻，然后在应该结合之处再结合，可能会通之处再会通，这样才能完美无缺，有利无弊。现在我们对于中医学理论尚无研究，对于巴氏学说也未学习彻底，怎能够肤浅地见到它们有可相通之处，竟尔自作主张，把巴氏学说当作中医学理论代替品来看待，予以生硬的结合，甚至干脆专门搬弄名词，东来一个“兴奋”，西来一个“抑制”，横一个“兴奋灶”，竖一个“反射弧”。这除了造成医学上的新型八股而外，只有把中医学和巴氏学说弄得驴唇马齿，不伦不类，两败俱伤。我们反对的，就是这些。

我们针灸同志在今天，只有老老实实地先从经络学说学习、研究起，再进而研习整个的中医理论。一方面以巴氏学说来明确认识，明确方向，互相丰富，互相提高。一方面还须结合临床，积累经验。然后才谈得上逐步地整理和改进中医学，使它以新的自然科学的姿态发扬于新的世界。

作者对于经络学说和中医理论的看法，与应该以什么态度来进行系统的学习、研究，提出如下的意见。希望借此抛砖引玉，让同志们接济上来，展开讨论！

“经络”问题不能从解剖的角度去理解①

承淡安

针灸疗法已受到普遍的重视了，而作为针灸疗法的重要基础的“经络”问题，却没有被普通重视起来。有的人还以为“经络”在解剖上无迹象可寻，所以认为是玄虚之谈，主张予以扬弃。

按照古书中所说“经络”的循行路线来讲，确无解剖上的迹象可寻。但是“经络学说”既能数千年来指导中医针灸应用于临床而行之有效，可见它决非古人所向壁虚构，贸然遽谈扬弃，是不够妥善的。

①《中医杂志》1957 年，第 4 期，200。

中医学是着重于通过实际临床的观察体验，以求对于生活体的生理病理的机制变化的规律关系，进行探索与阐明。所以一向重视“气化”而不死守于尸体解剖的迹象之中。因而我们对于“经络”问题，从解剖的角度去求理解作品评，是不够恰当的。

“经络”的发现，可能是源出于“气功”。因为做“气功”的过程中，能有打通任督诸脉的自觉景象发生。当任督诸脉被打通了以后，即能发生健体延年、治疗疾病的作用。所以“经络”与医学的结合应用是极其自然的。同时，“经络”既为“气功”过程中所发的生理现象，则又有什么“玄虚”可言？针灸的发明，是生活过程中与疾病做斗争的经验累积，开始不会有什么理论指导。必定是在把“经络”现象逐步地结合临床经验以后，才逐步发展创立了完整而有系统的“经络学说”，来作为实践的理论基础。这虽是推想，但却有很大的实际可能性。“经络学说”既然是这样发展起来的，则我们要从近代解剖的角度去求理解作品评，岂非南辕北辙？

再从实际临床方面说，行针时的针下酸胀感传路线，常常是不与神经分布情况一致的。如针“足三里”可以酸胀上达入腹，甚至直达胃脘，针“内关”有时会酸胀达于胸腋，甚至胸骨部亦有感觉。再如日本长滨善夫著的《经络之研究》书中，系对一个有特殊针响的患者做十四经循行全面实验的具体介绍，其实验结果表明针响传导的区域，绝大部分是与古书所说的“经络”循行路线相符合的。这是从客观实验事例和针下感传情况说明“经络”问题并非玄虚之论，但又不是能从近代解剖上能求得正确理解的。又如“三里”治胃肠诸病，“合谷”治面口诸病，这是众所熟知的已肯定的治疗经验，这也是根据“经络学说”为指导的。又如以“颊车”“耳门”等局部孔穴治疗牙痛，往往不如根据“经络”取穴以“内庭”“合谷”治疗牙痛的效果大。这是从以经取穴的治效来说明“经络”是有其实际意义，而不是从解剖的角度上所能理解的。而且，目前尚未建立起一套完美的新的中医理论体系以代替旧的一套，遽尔将旧的又是行之有效的理论一脚踢开，则将以何为依据而论诊施治？岂不是反而回到了远古无理论指导单凭经验的原始状态？这对于提高医学，对于保护人民健康，又有什么利益？

所以我对于“经络”问题，一向主张应该重视，应该先行系统学习，不能遽谈放弃。这并不是提倡复古，实在是恐怕急求进步的人，没有正确理解问题，先存轻视古代医学遗产之心，妄谈放弃，反而造成真正的复古，陷中医学于倒退。而主张放弃“经络学说”者，又都以无解剖依据为最大的理由。所以就这一问题谈一谈个人的意见，说明“经络”问题是不能从近代解剖的角度上去理解品评，以致阻塞系统学习之门路，是于发扬中医学遗产的工作不利的。

“中医研究工作中的几个问题”的观点有问题①

承淡安

《健康报》501、505两期连续刊载的“中医研究工作中的几个问题”一文，从其愿望上看来，似乎龙伯坚先生对于中医研究工作很关心，但从其观点方面来看，却有问题。为了搞好中医研究工作，试提出我的个人意见。

西医进行中医研究工作，首先应该明确这一个前提，就是中医和西医的理论体系不同，治疗的规律和方法也不同。既然是做中医研究工作，就不能不正视中医的特点，不能不学习中医的理论。

中医治疗的特点是根据中医理论体系应用“四诊、八纲”来“辨证论治”。要根据证候群并参酌患者的体质、生活情况，以及时令、气候、地域等客观然后定出处理方法，不是用一病一药或一病一方的办法去对付的。所以有许多疾病，在查不出病因、定不出病名，西医无法施治的情况下，中医往往能治疗得效，就是凭这“辨证论治”的规律处理的结果。而“辨证论治”又是以中医的理论来作根据的。因此，只有首先通过对中医理论的“系统学习”，才能掌握“辨证论治”的规律而实际应用于临床，然后才能真正去肯定疗效，才能进一步做研究工作。龙先生显然没有领会到这一点，所以单纯地用西医的观点来对待问题，因而把中医学理论的研究问题，剔出了中医研究工作之外。认为中医研究工作的中心工作，就是肯定疗效工作；认为中医的理论体系，应该在肯定疗效以后再去找起来；认为找理论根据的工作“不怕没人做，我国的医学家会抢着做”，全世界的医学家也会抢着做；而且认为“只有疗效肯定了，关于理论体系的争论，全部都会迎刃而解”。这些，在我们中医看来，实在是本末倒置，而且也把历代祖先在医学方面的辛勤创造看成太轻易不足道了。从这里可以看出龙先生可能在思想上已有了根本否定中医学理论存在的倾向了吧？否则，何以主张从头去“找”理论根据呢？

龙先生从这样的思想观点出发，所以他认为：“具体做中医研究工作的人员的条件，必须是具有高度科学水平的第一流的西医专家，曾经做过西医研究工作的才能做中医研究工作，否则是不会有成绩的。”主张：“中医研究院和全国

①《中医杂志》1957年，第5期，225。

高等医学院校都应当建立一批专题研究医师的名额……输流在全国范围内聘请有特殊专长的中医，来院作专题研究的工作，也即是肯定疗效的工作，将某一专题研究完毕后，仍回原工作岗位……”总而言之，龙先生的意见是：中医研究工作应该以西医为主体，中医不过是在供给经验方面应其驱遣而已。而其从事中医研究工作的人员的条件，唯一的是要具有西医的高度水平，而不是具有中医理论基础。

试问，具有高度科学水平的西医专家和世界医学专家们，如果不具有中医理论基础，如何能全面理解中医学？如何能掌握中医的治疗规律？这样的做法，欲求其肯定疗效恐怕也不可能，如何能做中医研究工作？龙先生却肯定他们会抢着做，并且只有这样的西医专家才能做出成绩来。如果真的如此，唯一的做法只有用“曾经做过西医研究工作”的办法来将中医学“研究”得支离破碎，面目全非。我们是不需要这样的“中医研究工作”的。

我们并不反对用现代科学方法整理中医学遗产，我们要知道科学本身也是不断向前发展的。现代科学，在目前还不是已经能够完全解决一切问题。所以中医学中尽管有许多还不能以现代科学解决的问题，决不能因这一点而一概否定不予研究，只想借科学二字来概括一切、衡量一切的办法，本身就是不科学的！

龙先生对于中医研究工作似乎是热心的，他也曾说过“接受祖国文化遗产应当是有什么就接受什么”，这又是正确的。只是对于中医学的实质精神还没有那么多领会，因而在具体做法方面的想法就不对头了。这当然是观点上的错误，不堪设想，让这种想法发展下去，是会走上“废医存药”的危险的道路的，所以我着重地提出这一点，供给大家讨论参考。

医论医话·**未刊手稿**

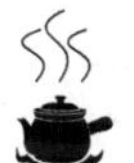

目 录

一年来的教务工作和今后的任务①

我校自从1954年下半年开始筹备，1955年3月13日正式开学，至今已有一年了。一年中的主要任务，为提高中医质量，进行了对现在中医的进修；为培养针灸医事人才，进行了对在职西医和开业中医的针灸专修。

在一年的建校工作中，由于我们缺乏经验，当然会碰到不少困难，但是我们毕竟在全校的教、职与同学们等共同努力下，并在领导坚持原则正确的支持下，都迅速地突破困难，克服了一切问题，促使学校工作进行得非常健康，顺利开展。

现在我们的进修工作已经进入一个阶段结束时期。第一班已办理毕业了，第二班在不太长的时间内，也要继续地结束了。今天是一年的校庆和本校改校名的庆祝纪念，也可说是办理毕业式的典礼。在这个含义中，让我们把一年中的有关教务方面一些情况来做一个小结吧。

1. 本校一年来培养学员的数量，以及学员的一般情况　在进修中医学员方面，共办了两期的医科班，每一班人数为六十人（现届毕业的），第二班五十六人（在本年暑假前要毕业的），原有五十八人，因为医学水平与健康情况不佳，转入针灸专修班学习，已结毕回县了。总共进修中医学员一百十六人。

在针灸专修方面，也办了两期，以在职西医干部为主要对象，第一期四十三人，第二期五十人，总共专修针灸学员九十三人。

同时举办了一期（本市）开业医员的业余针灸学习班，人数为六十三人（也在本月底结业）。

医科进修班两班的学员，都是由各县考选保送的，也是来自各地的开业中医。由于地区的不同，传授教师的不同，形成学术水平上参差不齐，有很多同学曾经过王斌式的中医进修，也有许多同学没有学过经典学说的，因此，对中医学的认识是很模糊的，在思想上也存在着或多或少的轻视经典、自鄙的医学观点。所以在初来校时，对学习上的要求很不一致，有的要想学些新的理论，以为就可以使中医科学化了，也有的很想学些实用的经验。当时，由于教务部门未能及时掌握这些情况，以致在《内经》教学开始授课时，所有这些形形色

---

① 油印稿，未刊。

色的思想情况，就很明显地暴露出来，甚至于提出换教师和停止讲《内经》课的要求。经过发现这些突出问题以后，我们通过了解研究，进行反复地思想教育，并经过几次厅领导上正确的指示“从正确的正视经典医学为发扬古典学说的原则认识上，进行动员批判和分析”后，才扭转了这个偏向的发展，不过从总的方面来说，学员们的学习态度，从开学一直到现在，虽在《内经》课上发生了一些弯路思想，对于学习情况是在基本健康的情况下进行的。

对于针灸专修方面来说，也有同样的情形。由于程度和认识观点上的不同，而且是些西医的关系，他们起初对中医的古老学说，观点上就有些不习惯，也有部分同学会提出要求在课程内容穿插些西医的理论解释，当然所有这些学术思想情况在我们的教学过程中是难于避免的，但也不难于解决的。总地说来，我们的教学基础上完全是在非常健康的状态中成长起来的。

2. 对于教学课程的安排、教材的编写、教研室的组织

（1）进修班的课程，实际授课时间：经典医学课 882 小时，基础、预防医学课 336 小时，政治课 119 小时，共计授课时间 1337 小时。课程内容包括内经、伤寒、金匮、方剂、药物、诊断、医史等及内、妇、幼各科的配备和物理诊断、巴氏学说等，共有 21 种医学课程。

（2）针灸专修课程的内容，完全以针灸学术为主，针科学、灸科学、经络经穴学、治疗学及针灸沿革史。第一期专修，系以一个月试办总结，认为能够抓紧时间，认真学习，并不需要三个月的进度，所以在第二期就试用以两个月的学习时间来进行，结果很好地完成全部的课程和实习，成绩也很好。主要问题是所参加学习的学员都已具备医学基础，所以专一学习一门针灸课，就比较容易了。就是业余学习班的课程也是一样，因为是中医比较西医来学习中医，则更容易熟练接受了。

我们对业余班的学习，是利用夜班进行的，以不妨碍开业人员的业务，而能真实结合到业余学习的意义的。

我们对课程的安排，在开始期中，由于我们对教学经验不足，因此在中医进修课程上是采取西医基础学与中医经典学并驾齐驱的方式进行安排的，其实颇失于恰当。所以在开始的一个阶段中，造成了同学们的不少思想影响，意偏向到侧重西医课的研究，而放松了对切身必要的经典课。这个偏向的主流，严格说就等于王斌式的进修中医方法，从中发生了许多矛盾和原则上的抵触。与其说是同学们的学术思想问题，倒不如说是教学课程安排缺乏经验过失。通过这个经验教训，同时感谢领导上坚持原则的正确，迅速地把这个学术思想倾向完全正确地主力在经典医学方面，在必要时，增加一些预防医学课程，由而防止了“重现在轻经典”的主观现象。

关于教材的编写工作，因为本校的专职教师不多，很多课程系由校外医师来分别担任。因为非专职的关系，那么对于课程的安排和教材的编写，必须服从校外兼课教师的时间，所以对工作进度的要求就很难于按照原定计划进行，以教材的编写体系来说，由于中医课程尚没有一套完整的教科书，当然讲义的材料内容就必须由教师们各自负责，同时，准备时间不够充分，而编写的本身上又是一件艰难的事，因此只好采取边写边印边备课边教授的方式，在这些客观事实困难情况下，也就很难达到既完整而又适应和不重复的要求，更难于做到教材课程系统化了。

我们对于这些问题上做出许多必要措施和初步整理的具体计划，为照顾到教师的精力，在去年下半年，校方发动组织部分同学参加编写计划，在各科教师的指导下，也开始编写了些教材。一面由编写的同学进行助教试教工作，本着互学互教的精神，基本上获得了一些成功。当然所写的讲义不能算是完整的系统，所存在的缺点还很多，还有待于今后去努力改进与充实。

但是这个全面发展的行动，有益于学术的钻研兴趣，有益于学术思想的团结，并有助于教师与同学之间、同学与同学之间的密切合作，确能把研究学术的精神完全建筑在教师指导、同学钻研的良好基础上，由而提高教学兴趣，提高主动自动的研究观念，这可以说是教学工作和研究工作中的主要一环。

其次，我们在开始教学的同时，就建立了教研小组，主要推动了对经典课程的研究探讨、教材的处理和教学方法方式上的改造。这个教研组的组成，不但以现在的教师为主，并大胆地吸收了优秀的同学参加。根据不同的课程，分别组成各科的教研小组，每组由教师一个负责领导。通过教研小组工作近一年来的事实证明，在这种师生混合组织形式下，非但在师生间没有产生不良的影响，相反地促进师生间的关系，而做到敬师爱徒的具体表现。在学术问题上，通过教研组共同研究后，更能得以进一步地深入而达成学术认识统一性，对问题的结论也更接近于客观事实的要求。由于充分发挥教研力量，就初步完成了内经、伤寒和诊断等讲义的类编工作，至少能够对经典理论深入一步。

再在教学方法上来说，老师们平素所擅长的是临床经验，教学方法上都缺少实际经验，在初次接受教学工作当中，不可避免会存在一些缺点。譬如在教课时掌握不住课程中心，教学重点在突出，尤其对古老学说在言词表演上的具体困难。为了切实推进教学效果，克服缺点，曾在去年夏季进行了教学方法的学习，在发挥教研小组力量下，老师们认真地重视这个学习，由而获得了一定的成绩。例如李老师通过教学改进学习后，就设法绘制了许多的模型图表，来做讲课的补充材料，使那门枯燥无味的经络经穴课颇能引起同学们的探索兴趣，而对这课加强了收获因素。

3. 对于成绩的收获 略。

4. 工作的体会与今后任务的重要性

（1）建校已经一年，在各方面都获得了一定的成绩，在课程与学术思想也建立了一定的基础。我们体会到，这些具体收获是与厅领导上坚持政策的正确性和大力的支持是分不开的。我们取得初步成绩的同时，更应该继续不断地再作进一步的努力。对已毕业的同学来说，从此回到实践中去，实际地行动进来，贯彻中医政策，为发扬中医学加强自己的责任心，要尽情地贡献出自己的力量来。

（2）我校为培养中医人才，在保证提高质量的前提下，虽然已经超额完成一年上级给予我校的任务。我们不能认为满足了要求，目前社会主义改造、各项事业的发展，诚有一日千里之慨，医学卫生事业千万不能满足现实的要求。以本校来说，已经批准改为正式的中医学校，当前十分重要的任务，摆在我们面前。为了给国家培养出更多的中医人才，怎样来保证做到又多又快又好又省，所以我们今后的任务，必须采取积极行动，除了正式认真培养五年制的中医基本人才外，做好巡回教学、函授教学，积极培养师资人员，为国家教育出更好更多的医疗人员，在发扬中医学和保卫防治责任上，创造出新生的力量。

（3）教材方面，略。

（4）在针灸医学学术研究方面，要求开展学术统一指导研究，贯彻经络学说，进行经穴统一正确规定的研究工作和技术统一操作规定的研究工作，为发挥正确针灸疗效而树立教学指导作用。

新内经①

江阴承淡安　编著

《内经》一书，卷帙浩繁。医家虽奉为圣经，大都节其中适于实用者读之。今世流行之版本，有李中梓之《内经知要》、薛生白之《医经原旨》、汪昂之《灵素类纂》、陈修园之《灵素集注》等书。李氏之编，失之过略；陈氏之本，

① 原高藏于湖南中医药大学针灸博物馆，仅见一册，内容为“藏象（部分）”，估计可能有3～4册。

尚嫌其繁；薛汪二氏者，较切实用。因取汪氏本，就其原文而再参入各家注解与己意焉。

自来注《内经》者，以唐容川之释为新颖切实，但仍多曲意附会，所引经文，亦不及十。爰就其义而增之补之，与近代所发现之生理组织，述其概要，补充于藏象各条之下。于此可以相互引证，读者不致迷入于五里雾中。因名之曰《新内经》。

一、藏象

《素问・灵兰秘典论》

心者，君主之官也，神明出焉。

淡按:《灵兰秘典》为《素问》第八篇。黄帝问于岐伯，说明脏腑之功能，以其末有帝乃择吉日良兆而藏灵兰之室，以传保焉之文。故以《灵兰秘典》为篇名。

张注：心者位居南而灵应万机，故为君主之官。清静虚灵而主藏神，故神明出焉。

唐注：人身知觉运动，无一不本于心。故百体皆为之臣而心为君主也。西医言人心，只是顽然一物，不能司知觉运动。其司知觉运动者，全在脑髓。尝割兔脑，剜其脑之后筋则身缩，可知司运动者，是脑后筋。剜其脑之前筋则叫号，可知司知觉者，是脑前筋。以此拟人，亦无不然。予谓西医此说非也。人身破一皮、拔一毛，无不痛缩叫号者，何必剜脑气筋而身缩叫号哉。盖西医之髓而不知髓是何物。《内经》云：肾主髓，髓者肾精所生。肾与心，原互为功用。髓筋通于心，乃肾交于心。肾足则髓足。髓筋入心，以水济火。真精内含，则真光外发，神明于是出焉。心属火有光，髓属肾水能收引光气。心神上注于脑髓，则光气相照而事物晓然。

淡按：心为运血之器，其脉管布全身，无微不至。一身组织，端赖血养，乃得生存。苟血运有阻，小则病而重则死矣。心居中央，百脉归朝，故曰君主之官。古代以君为一国之主，主明则下安而天下昌，主不明则其宗大危而国乱矣。故以君喻心，为至高无上之器官。心脏搏动调和，则血运流畅，体无病而精神爽、智慧明，故曰神明出焉。容川以脑为释，则穿凿附会矣。世人固以注意记忆曰用心、记心。此心字完全为脑之作用，但不能依之来释本节也。

处此新时代，为医者不明生理，往往于病态认识不清，医疗每发错误。爰将脏器组织，述其大要而附入之，以明其实质究竟。

附：心脏之组织、构造、功能（图 103，图 104）

1. 心之地位 心位于肺脏左右两大叶之中间而稍下，微偏于左侧之胸腔中。其基底与第四胸椎（神道与身柱穴之间）相对。其尖则在五六肋之间，适当左乳房之内部。心脏之下即为横膈膜。古人以鸠尾穴不可妄针者，以横膈膜受刺而猝缩，激动心尖也。设为刺中心者非也。

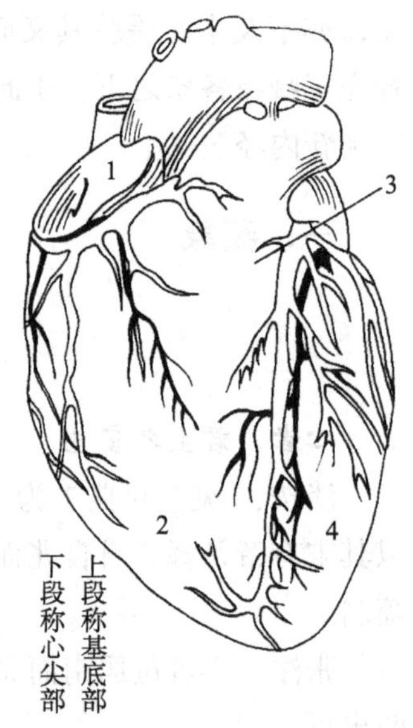

图 103 心脏之组织构造功能

1. 右心房部；2. 右心室部；3. 左心房部；4. 左心室部

2. 心之形状 心大如拳，形如圆锥，亦如莲萼。其心尖端下垂而微向前。基底在上而微倚后脊。基底四周有白油膜包裹之，名曰心囊，即心包络也。当基底之上方两侧，有耳状形之肉微高起，中空盛血，名曰心耳，亦称心房。在左者曰左心耳或左心房，在右者曰右心耳或右心房。

3. 心之重量与长度 心重六两左右，长四寸一分至四寸九分，阔二寸九分至三寸七分，等于本人之拳大。

4. 心之组织 心由筋肉构成。心房肌之纤维甚薄，有纵行与横行两种。心室肌之纤维则厚，亦有纵横两种筋肌。心脏中空，其内外皆有一层薄膜，在外者曰心外膜，内者曰心内膜。外膜之在基底部分者甚厚，成为心囊，中藏水液，即淋巴液也。

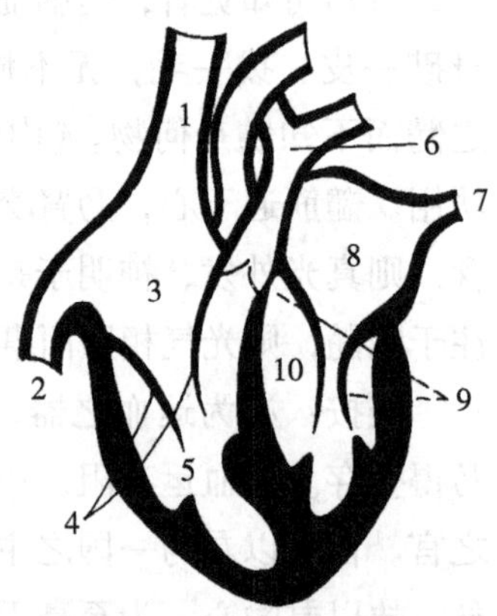

图 104 心脏纵切面图

1. 上大静脉；2. 下大静脉；3. 右心房；4. 三尖瓣；5. 右心室；6. 肺动脉；7. 肺静脉；8. 左心房；9. 二尖瓣；10. 左心室

5. 心之内容构造 心脏内部分为左右二大腔孔，中间各有瓣膜隔开，成为四部。即第二项所述之左右心房与心室也。隔开腔孔之瓣膜，绝不相同。在左腔孔中间者为二瓣，名曰二尖瓣，亦曰僧帽瓣。在右腔孔中间者为三瓣，因名之尖瓣。

6. 心基底上之脉管 心基底之上有脉管七本，其名称如下：①大动脉，由左心室通出。

②左肺动脉。③右肺动脉。二者皆由右心室通出至肺者。④上大静脉。⑤下大静脉。二者皆通入右心房者。⑥左肺静脉。⑦右肺静脉。二者皆由肺交通左心房者也。属动脉管之壁，厚而坚韧；属静脉管之壁则薄而相接。

7. 心瓣膜之作用　心腔孔中间之尖瓣，不仅将心腔孔隔为二部，其主要作用，则在使血不逆行。此项瓣膜，轻倚于心室之壁，心室内血液充满之时，其压力即作用于瓣下，使瓣起腱索伸张，瓣缘会合，使心室心房之交通隔阻，故血液只可由心房入心室，不能由心室回流入心房。

肺动脉之基部，复有三个半月形之囊状瓣，与心室隔开。其囊底向右心室，故血液由右心室入肺脏时，无其妨碍；如血向右心室回流，则三囊填满而互为倚接，以阻塞其血之逆路。

8. 心之运动作用　心腔孔之肌壁，一缩一弛[①]，互为交替，鼓动血液之循环。吾人左乳之处，按之觉跳动者，即心脏起收缩作用，心尖激而上举也。其收缩工作，分房收缩与室收缩。当心房之血充满时，即起收缩作用，压开瓣膜而血液流入心室。心室之血液充满时，起收缩作用，压开动脉内之半月瓣而流入动脉，此为心之作用。吾人生命之得维持，即借此项之动作不停。

研究心脏之动作，约分三期：①房收缩；②室收缩；③休息。当心脏之起一收缩，脉管之搏动即应之一搏。其休息，脉搏亦随之止歇。血液之能运动周身，即借心脏搏动之力。大约经二十七次之收缩，血液即可流转周身，为时约二十三秒钟耳。《内经》为血气流转周身一昼夜五十营者，误也。

肺者，相傅之官，治节出焉。

马注：肺与心皆居膈上，经脉会于太渊，死生决于太阴。故肺为相傅之官，佐君行令。凡为治之节度，从是而出焉。

陈注：位高近君，犹之宰辅。主行荣[②]卫阴阳，故治节出焉。

唐注：心为君主，肺在心外以辅相之。心火恐其太过，则肺有清气以保护之。如师傅之辅助其君也。故称相傅之官。究其迹象，则因心血回入于肺。得肺气吹出血中浊气，则复变红而返入于心。在《内经》乃营血与卫会于肺中之说。又即相傅之官所司职事也。西医则云回血返入肺中，吹出血中碳气，则紫色退而变为赤血，复入于心。肺是淘汰心血之物，此即《内经》肺为相傅之义。但中国不名碳气，只名浊气也。心火太过则气有余，而上逆下注。心火不

---

① 弛：底本为“池。”依据文义当作“弛”，即“弛缓”。

② 荣：同“营”，下同。

足则下泄，上为饮咳，皆不得其制节之故也。惟肺制心火，使不太过，节心火不使不及，则上气下便，无不合度。

淡按：心既稍为君主，肺脏傅翼心上，如宰傅之佐翼君主，因以相傅之官为喻。原无深意，治节亦就相傅两字而来。若究肺之功能，是否配称治节出焉？亦有可通之处。肺之主要功能为呼碳吸养[①]，调节全身体温，血液之清浊，大部在肺中变换。苟肺之功能失职，为溃为痿，则呼吸不利，血中浊气无由尽泄，养气亦绝端不足，于是体温低而心脏弱，百病从集矣。如肺气清肃，则血液清洁，心脏乃安，体温调节则卫强荣谐，疾病自无矣。设之治节，亦无可非议也。关于肺之真实生理，则分述于下。

附：肺脏之组成、构造、功能（图105）

1. 肺之地位 胸腔中除去心脏与大血管、食管之地位，悉为肺脏所填满。故肺在胸腔之中，与胸腔之大部分，上端连于胸廓之上口，下及于横膈膜。

2. 肺之形状 肺为左右两部。左部稍长而小（为心脏偏左之故），分为两叶。右部略短而大，分为三叶。两者皆成椎形。尖端向上达于锁骨中，名曰肺尖。下部载于横膈膜上，名曰肺底。固肋骨腔构成扁圆形。肺脏之前侧后三面，亦成穹窿形，贴于胸壁，名曰肋骨面。肺之内侧面有大裂孔，名曰肺门，为气管、血管、神经等出入之所。

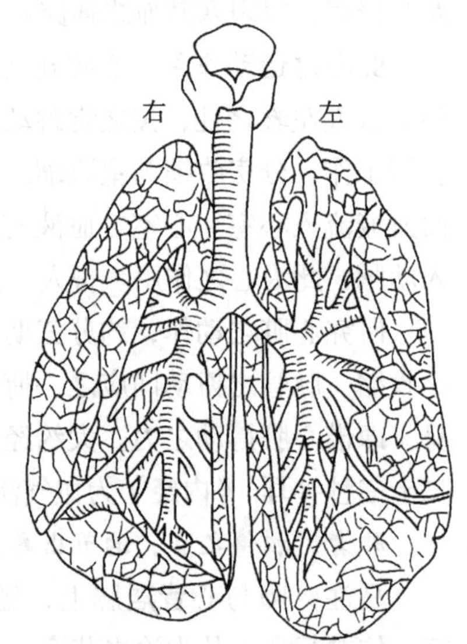

图105 割开肺之前面一部以示肺内部之气管情状图

3. 肺之组成与构造 肺体轻而质松柔，沉之于水则浮，按压之则弹复如故，因名其质曰海绵样质。实则属于一种之葡萄状腺体，色带灰赤色而有纹理，与气管支等构成疏松中空之脏器。

4. 肺之内容 肺脏之内，主要者为气管枝[②]。其他则为血管、淋巴管、神经等。气管枝分而复分，如树之枝。至末端成为最细之气管枝。每一末末梢包有一群肺泡，如树枝之叶片然。肺泡为一种之扁平细胞所组成，外面包有弹性之

① 养：依据文义当作“氧”，即氧气。下同。

② 枝：应为“支”，即气管支。下同。

结缔组织，故具有伸缩作用，以营呼吸焉。

5. 肺脏内之血管　体循环之静脉血，由右心室入肺动脉而进肺门，于是此肺动脉愈分愈细，密布于肺脏各部，卒成毛细管网而绕络于肺泡。肺泡与毛细管之壁至薄，因此肺泡内吸入之养气与血液中之炭气，于此作交换作用。血液乃成为新鲜之动脉血，流入肺静脉中，出肺门而入走左心房，过左心室入大动脉，而流布全身。

6. 肺之动作　一呼一吸，乃为肺之动作，亦即肺之主要功能。吾人生长于空气之中，氧化作用，不可或息。吸空气中之氧气，而输于体内。一以发生燃烧作用而造成体温；一以洗涤血液，使污浊之血，成为新鲜之血。而血液中之碳酸浊气，则借肺之动作而呼出体外。新陈代谢，交替不息，血流乃得健运，人体乃得生存。

肝者，将军之官，谋虑出焉。

陈注：肝气急而志怒，故为将军之官。主春生之气，潜发未萌，故谋虑出焉。

唐注：凡人身之阴阳，阴主静，静则有守；阳主动，动则有为。肝为厥阴经，乃阴之尽也，故其性坚忍而有守。厥阴中见少阳，阴尽阳生。胆火居于肝中，阴中含阳，阳气发动，故能有为，谋虑从此而出。所以称将军之官，故肝气横者敢为狂乱，肝气虚者，每存惧怯。

淡按：中医自汉唐以至清季，无不墨守陈说，固[①]由于解剖不讲，亦成见太深。方隅自守，外来学术，绝不研究。至神经功能，认为肝脏功能。自古至今，少有为之较正者。神经功能，变化极速，其发也暴，其止也捷。盛则痉挛疼痛，弱则痿废不振。他如知觉活动，运筹思考，靡不发自神经也。古人既以神经功能为肝之功能，乃有本条之产生。盖将军之性，气刚而暴，为神经病变之暴发也。将军之为，运筹决胜，如神经思想之运用也。至于肝脏本身功能，中医书中，无有一及之者有之。惟近数年之新行本始，读者研究中医旧籍，凡见有以肝阳、肝阴、肝气、肝血等为言者，皆指神经之功能变化也。药物中以平肝、泄肝、补肝等为言者，皆为补益或镇静神经之品也。中医病理学识，沿袭既久，中人已深。一时欲为较正，实无异一齐人诲之，

① 固：应为“故”。

众楚人咻之[①]。虽欲得而不可得矣。吾人惟有默识于心，随俗应变耳。于此将肝脏之功能述之，可知其概要。

附：肝脏之组成、构造、功能（图 106，图 107）

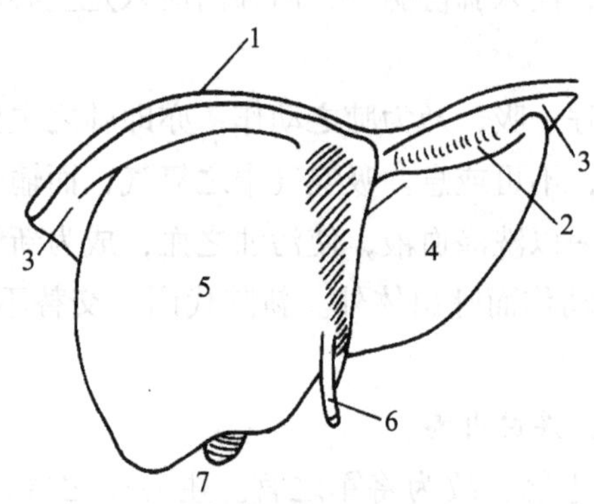

图 106　肝之前面图

1. 横膈膜；2. 韧带；3. 三角韧带；4. 左叶；5. 右叶；6. 圆韧带；7. 胆

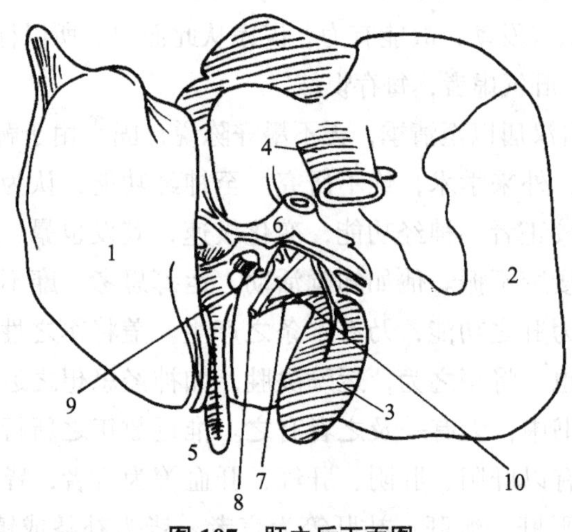

图 107　肝之后下面图

1. 左叶；2. 右叶；3. 胆；4. 下大静脉；5. 脐静脉之飞物；6. 门脉；7. 胆囊管；8. 输胆管；9. 肝动脉；10. 肝管

---

① 一齐人诲之，众楚人咻之：语出《孟子·滕文公下》，原文为："一齐人傅之，众楚人咻之。"即一齐国人来教导，很多楚国人来干扰。比喻势单力孤，观点或意见支持的人很少。

1. 肝之地位　肝脏为人体内最大之腺体，位于腹腔之最上部，在膈膜之下面，偏于正中线之右，占有右季肋部及上腹部（接触于胃十二指肠右肾之部）。《内经》谓肝生于左者，非也。

2. 肝之形状　肝脏全体为暗褐赤色。因地位之关系，上前面成凸形，密贴于横膈膜之下与腹壁。后下面因脊柱胃脏之关系而成为凹形。下缘极不整齐。全脏因提肝韧带之关系，分左右两大部。在左者曰左叶，在右者曰右叶，右叶倍大于左叶。胆囊附焉。

3. 肝脏之重量　肝体最大，横径自八寸至一尺，直径五寸余。成人之肝重三十七两至四十五两，约合成人全体重量四十分之一。

4. 肝脏之组成构造　肝脏之全体为似骰子形之细胞所组成。外被固有膜一层。中间则有神经血管排泄管充填于肝细胞内。此类物质之进出，悉在右叶后方之肝门中出入。神经随血管分布。血管即肝动脉与门脉。门脉入肝脏之内，即分歧四出，为肝小叶之分界，组成毛细管网而充填肝细胞中。排泄管即肝细胞分泌胆汁之微细胆道，渐合渐粗，而连于叶间，称叶间胆道，沿血管出肝门而成为肝管，通于输胆管而开口于十二指肠。

5. 肝脏之功能　肝脏之功能有二：①取舍营养分之作用。凡血液在肠中吸收已消化之物质，经肝脏而入心脏，然后分配于全身。为血液中所吸收者，未必皆属生活所需要。于是不需要者，即于肝脏中摄出而排除之（变为尿素由膀胱与皮肤排出）。②化学作用。即肝脏将某种原[①]素，成为胆汁。分泌胆汁，无时间断。其每日分泌量为二十余两。用之有余，即贮于胆囊中。又将淀粉在消化管中所变成之糖，变成肝脏粉及制造破坏红细胞形成尿素防毒素，以调节血液循环。方书每以肝主疏泄为言，或以肝喜条达为定，虽属于神经之一种需要功用，如以此节为之释，亦似相合。

胆者，正中之官，决断出焉。

马注：胆为肝之腑，谋虑贵于得中，故为中正之官而决断所出。

陈注：胆秉刚果之气，故为中正之官。有胆量，则有果断，故决断出焉。

唐注：西医言苦肝汁，乃肝血所生。中国旧说皆谓胆司相火，乃肝木所生之气。究之有是气乃有是汁，二说原不相悖。惟西医言人之惧与不惧，不关于胆，而又不能另指一所，实未知为中正之官故也。盖以汁论，则胆汁多者，其人不惧；以气论，则胆火旺者，其人不惧。太过不得乎中则失其正，是以有敢

① 原：应为“元”，即元素。

横暴之人；不及者，每存惧怯，亦不得为中正也。胆气不刚不柔，则得成为中正之官，而临事决断。以肝胆二者合论，肝之阳藏于阴故主谋，胆之阳出于阴故主断。

淡按：医者意也，几成为中医学研究病理处方之出发点。如仓颉之造字，出发于象形会意。一部中医学，所讲学理，可谓皆从会意中出来。如本篇之某某之官，某某出焉，无一不自会意中来也。结果大部能合乎科学，不亦异哉。方书于脏腑经络，皆不言其实质，只言其气化。所谓气化，悉从默观静察中得来。其实皆是神经与精神两种之复杂现象。《内经》一书，即就此复杂现象而为之归类，为之配合，以说明病发之缘由。俾治疗得有依据，得有法则。用意至善，后之人未能体此意旨，入乎正确途径，始终不越出其范围，致少进步。贻今日西医之识，深可惜耳。按胆汁一物，为主要消化饮食之原素，与体内消毒之主力。此汁作用减退，则食难化而毒不消，百病于是丛生。《内经》有十一脏皆取决于胆之文，实有见地，中正之官，确合其旨。至于决断出焉一句，乃属理智关系，与胆无涉，而以果敢胆略目之，乃从胆字之义而附会之耳。兹述胆之构造作用于下，即知胆之究竟。

附：胆之构造、性质与功能（图 108）

1. 胆之形体性质 胆为黄褐色之液质，有囊贮之，名曰胆囊。形如茄子，居于肝下面之一裂罅内。胆囊长三寸余，可分颈体底三部。内容充实时，其底越出肝之前缘，触于前腹壁。体较粗大，颈则细小，与肝管相吻合，做成输胆总管（图 108）。与胰管相合，开口于十二指肠。胆囊之组织为肌纤维所成，其里膜为黏液膜，胆液色黄褐而透明，味苦而有麝香气，其含量除水分外，为胆汁素、脂肪、黏液质盐等成分。此汁之成，由肝细胞将某种物质制造，由排泄管输送而来，具消化消毒之大作用。

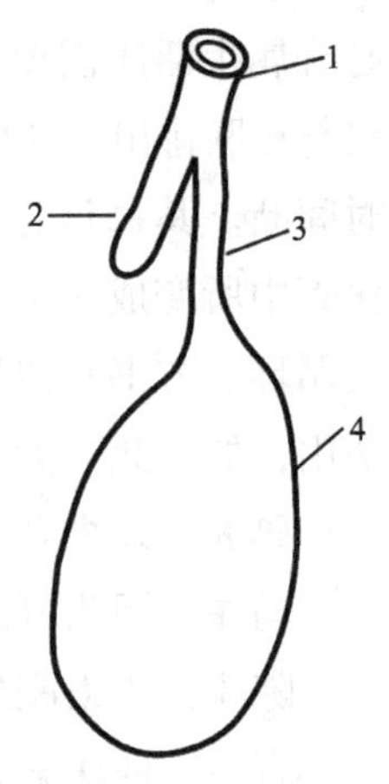

图 108 胆囊图

1. 输胆管；2. 肝管；3. 胆囊管；4. 胆囊

2. 胆汁功能 吾人所用饮食之脂肪，悉借胆汁之消化而得吸收；淀粉亦借胆汁而成为糖分；小肠得之则促进吸收功能，并发生蠕动作用，将糟粕尽量下降。其他杀灭细菌、消化毒质，亦为其重要功能。

膻中者，臣使之官，喜乐出焉。

唐注：膻即胸前膈膜，周围连着胁脊，以遮浊气。膈膜名膻，而居膻之中者，则是心包络。旧注以膈为膻中，不知膈遮浊气，只是上焦一大膜耳。不能代心宣化，何得名臣使之官。惟心包络，则相心布令，居于膻膈之中，故名膻中。属相火，又主血。以血济火，则和而不烈，故主喜乐。心忧者，包络之大不宣也。心过喜者，包络之火太盛也。西医言心上半有夹膜裹之，即包络之谓也。但西医不知包络所司何事。

淡按：膻中指心包，即今之所谓心囊，亦属一种腺体。先贤谓其附在心上，代心行事。心之志为喜（在五志条再释），于是有此附会，谓臣使之官，喜乐出焉。

脾胃者，仓廪之官，五味出焉。

陈注：脾胃运纳五谷，故为仓廪之官。五味入胃，脾为转输以养五脏气，故五味出焉。

唐注：各脏腑各名一官，惟脾胃两者合名一官，何也？盖胃主纳谷，脾主消谷，二者相合而后成功。故脾与胃统称仓廪之官，言脾胃主消纳五谷也。而又云五味出焉者，盖五谷备具五味，一入胃中，即化为汁液，从脾之油膜散走达五脏。出焉者，出脾胃而达诸脏腑营卫也。胃不纳谷，则五味不入。胃属阳宜燥之。脾不化谷，则五味不能达于各脏，脾属阴宜滋之。

淡按：脾胃主纳谷，名曰仓廪，此为象其容物之义而来。五味之出，则就其消化作用而来。胃之消化力强者，饮食悉化而下降，腐化之气不上升，舌之味神经清净而知觉敏锐。苟胃有停积，浊腐上升而为苔，味神经为之蒙蔽而食欲不振矣。患者之口苦口淡，与胃之消化力，大有关系也。五味出焉，确属可信。

附：胃之组织、构造、功能（图 109，图 110）

1. 胃之部位形体 胃为肌肉质之囊，上连食管，下连小肠。自左至右，长约八寸。一部分在腹之前壁，适当横膈膜之下；一部分横于肝之左叶下方。全体成为牛角形。其阔端则偏于左，名曰贲门极；狭端偏于右曰幽门极。食管入胃之点，在距贲门极二三英寸之处。其孔曰贲门，适当脊柱左边第八、第十之胸椎处。前当第六肋胸骨端之后面，为肝左叶被覆之狭端。以一孔交通于肠，谓之幽门。

2. 胃之构造 胃由四层之膜组织而成。其质最厚，由三种不随意肌纤维组织而成：外组为纵纤维，自贲门纵走至幽门，外为浆液层，分泌水之浆液，以润泽器官之表部。第二层为肌肉层，中组为环状纤维，环绕胃之全部，幽门处较厚；内组为斜纤维，此等筋纤维，专主收缩作用。第三层为结缔组织层，其质疏松，有扩张与收缩两种之作用。第四层为黏液层，组织甚厚，中具无数之腺体，能左右移动，起分泌腺液作用，与搅合食物等之蠕动作用。

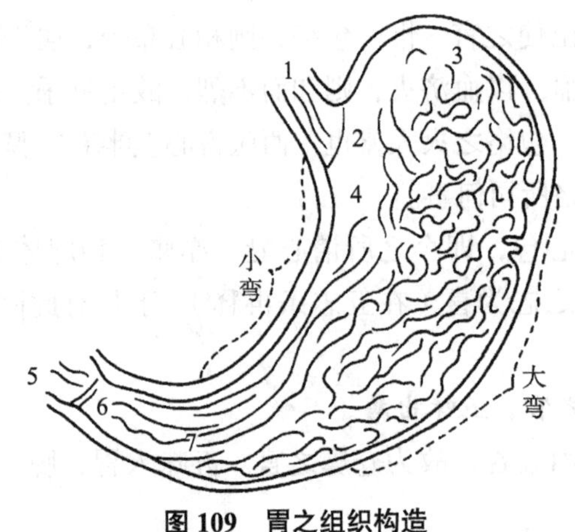

图 109　胃之组织构造

1. 胃上口；2. 贲门；3. 胃底；4. 贲门部；5. 十二指肠；6. 幽门瓣；7. 幽门部

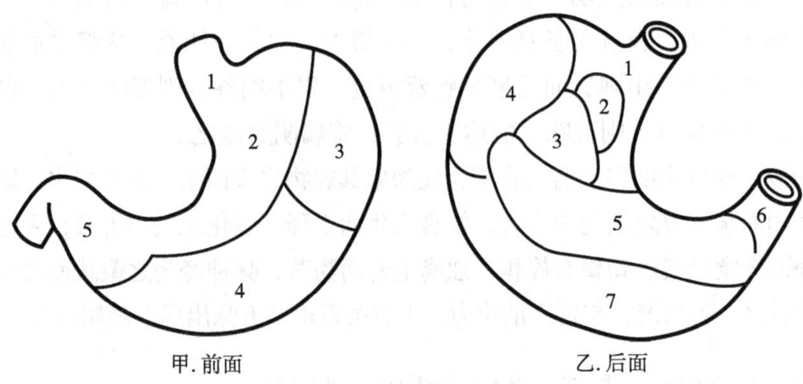

图 110　胃与他脏之接合图

甲：1. 食道下端；2. 肝脏面；3. 横膈膜面；4. 游离面；5. 十二指肠端

乙：1. 贲门；2. 副肾面；3. 肾脏面；4. 脾脏面；5. 膵[①]脏面；6. 幽门；7. 结肠面

3. 胃之主要功能　胃之作用，乃在消化。其工作则分两重为之：一为机械之消化，一为化学之消化。

（1）机械之消化工作。厥为吸收与运动二者。但胃之吸收力极微，仅少量之蛋白质，主要工作则在运动。一为环动，使胃内之食物由贲门端沿大弯而至幽门，复由小弯而至贲门端之运动。使食物在胃中运转，与胃液尽量混拌，而起化学作用。二为蠕动，即自贲门部挨次收缩，由上而下，将食物压降出幽门

① 膵，即“胰”，和制汉字。

而入小肠。大约每间十分钟十五分钟起，此项收缩一次，送食物之一部入小肠。

（2）化学之消化作用。当食物入胃，胃神经受食物之刺激，血液来集，胃中之腺体即起分泌作用，产生胃液素与食物混合，起消化作用，蛋白质分解而成百布圣[①]（淀粉脂肪不能消化）。因此食物成为乳糜状态，而入于肠中。乳糜之性质为厚乳状之酸性液，具有恶臭。其成分为半溶解之淀粉食物与小球形之未消化脂肪与已溶解之蛋白质。

附：脾之组织、构造、功能（图 111）

淡按：中医所称之脾，谓其形如圭，主运化物质。实即则西医所说之膵脏。脾状如圆形（图111），在左胁第八九肋之下。疟如病即属脾脏肿大也。脾属一种腺体，其内分泌则由淋巴管、血管散布全身，为制造白细胞与淋巴液之大本营。

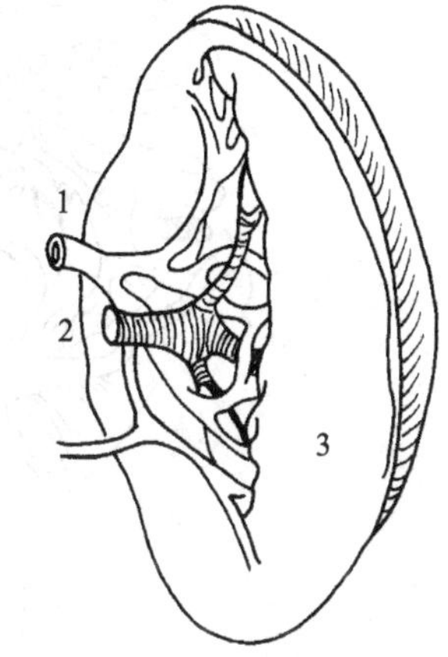

图 111　脾脏图

1. 脾动脉；2. 脾静脉；3. 脾脏

附：膵脏之组织构造功能（图 112，图 113）

1. 膵脏之形体　膵形扁平狭长，色紫赤，横于胃后。当第一腰椎之高度齐，后面对向下行大动脉。其长度约七英寸。右端较大，嵌入十二指肠之凹窠中，名之臼头。左端小而微尖，有如舌长，称之为尾。

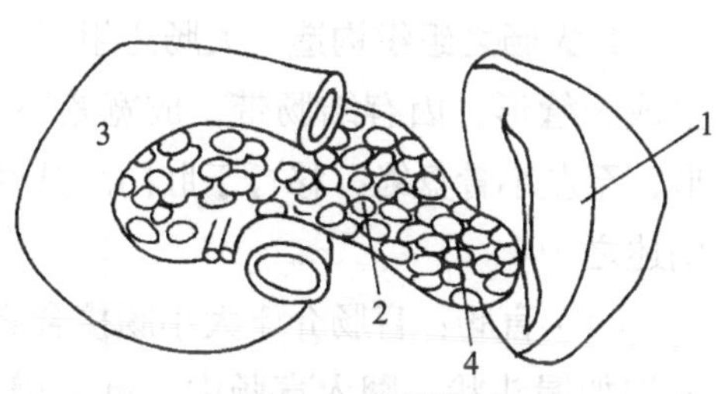

图 112　膵脏图

1. 脾脏；2. 胰脏；3. 十二指肠；4. 胰尾

2. 膵脏之组织与功能　膵系葡萄状腺体所组织，腺内有多数小管，集合而成一大管，名曰胰管，会合输胆管而开口于十二指肠。膵腺之主要作用，则在分泌胰液，为最重要之消化液，分解淀粉、乳化脂肪、溶解蛋白，功用伟大。

大肠者，传道之官，变化出焉。

唐注：变化出三字，谓小肠中物至此，精汁尽化，变为糟粕而出。其所以能出之故，则赖大肠为之传导。而大肠所以能传导者，以其为肺之腑，肺气下

---

① 百布圣：即 pepsin，胃蛋白酶。

达，故能传道。是以理大便，必须调肺气也。

淡按：饮食经胃与小肠消化之后，进入大肠则变为糟粕而出，此即大肠之功能。《内经》谓为传道之官，变化出焉，确合。

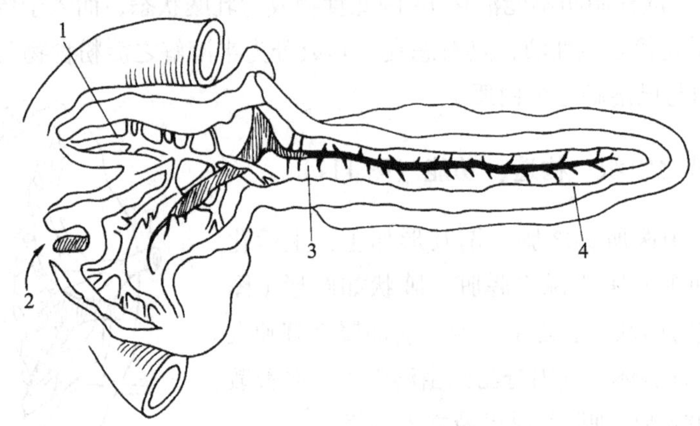

图 113 膵脏之剖面

1. 副胰管；2. 胰管开口部；3. 副胰管；4. 胰尾

附：大肠之组织与功能

1. 大肠之组织构造 大肠之组织，同于胃脏，惟肌肉层少一层斜肌耳。中空成长管形，因有结肠带，成宽紧不等状。大肠起于右肠骨窝，上行做成弓形，至左小骨盘终，移行于肛门。其经过分为三部，曰盲肠、结肠、直肠。分别述之。

（1）盲肠：盲肠介于大小肠接合之部，长九寸余，位于右侧肠骨窝。回肠末端如漏斗状，翻入盲肠中，有一瓣曰回肠瓣，使内容物输入至大肠，不得逆流退入回肠。盲肠成短圆锥形，其后左壁有一小支肠，曰虫样垂。亦有一小瓣，与盲肠分界，曰阑尾瓣。中医名曰阑门，即属之。虫样垂在盲肠之下部，为悬于腹内之一细管。其长度因人而异，最长者有六英寸。于人类生理上有何作用，尚未发现。在草食动物，常发达而为消化器。人类如误将食物窜入其中，或受机械损伤，或细菌侵入，即发生炎症，而引起盲肠炎。年老者，此管即闭塞云。

（2）结肠：结肠始于盲肠之上部，终于直肠之上端。全长四十三寸余。全形如马蹄铁状，其排列乃如方形之三边。在右腹侧者曰上行结肠。至第九肋端部，乃向左曲而横行，曰横行结肠。经胃弯十二指肠之前，至左腹上方，复曲向下行，曰下行结肠。至左肠骨窝，移行于S状结肠①（约长二寸）而达直肠。

（3）直肠：直肠为大肠之末端，约长四寸余。起始于荐首之上缘，下端开口于肛门。其构造稍异。当膀胱之后部，女子子宫之后部，蒙有浆膜一层。该部之肌纤维亦特别强固坚厚，形成肛门括约肌。

2. 大肠之功能　大肠主要之功能，一为蠕动排便，一为吸收。蠕动之主宰，乃在大肠神经。神经有两种：一为禁动神经，舍于下腹神经中，为制止大肠之运动；一为激动神经，即尻首神经之一部，专能促进大肠之蠕动，起排便之作用。大肠亦能吸收，惟所吸收者为食糜中之尿份而已。

小肠者，受盛之官，化物出焉。

张注：小肠居胃之下。胃之运行者，赖以受盛而万物之所化者，从是出焉。

唐注：盛，音承，贮也。小肠上接于胃。凡胃所纳之物，皆受盛于小肠之中。西医云小肠通体皆是油膜相连。其油膜中，皆有微丝血管与小肠通。胆之苦汁从微丝血管注入肠中，以化食物。脾之甜肉汁，亦注入小肠化物。而物所化之精汁，即从膜中出小肠而达各脏，故曰化物出焉。

淡按：已消为糜烂之食物，由胃下趋小肠。小肠受之，即开始其摄取菁华作用，而输入于淋巴管，上行化而为血。《内经》所谓之中焦受气，取汁变化而赤是为血，此即小肠之主要功能。谓其受盛之官，化物出焉，深合近代学理。

附：小肠之组织与功能（图114）

1. 小肠之组织构造　小肠之组织与胃同，惟肌肉层则两层，外层薄而纵行；内层厚而环形；中为结缔组织层，里为黏膜层，有横皱襞，遍生毛状突起之绒毛。小肠计分三部，曰十二指肠、曰空肠、曰回肠，分别述之。

（1）十二指肠为小肠之上端，当第一腰椎之右侧起始，于胃之幽门部向后行，至右肾折而下行，继复左折，终乃移行于空肠。其全经过略如马蹄铁形，膵部即嵌入蹄身内。其长度等于十二指之横径，故名十二指肠。其肠壁之构造略同于胃内面之黏膜，呈天鹅绒状。在下降部之后壁，有输胆管及膵管之开口部，为副膵管之开口部。

① S状结肠：现名乙状结肠。

（2）空肠续于十二指肠之下，其黏膜与十二指肠相等。以孔后此部空虚，故名空肠。

（3）回肠接于空肠之下，并无境界可分。惟空肠内腔，皱襞较厚，血管较多耳。回肠曲折回于下腹腔中，上左右三方俱为大肠所包围，下方则在膀胱之后。

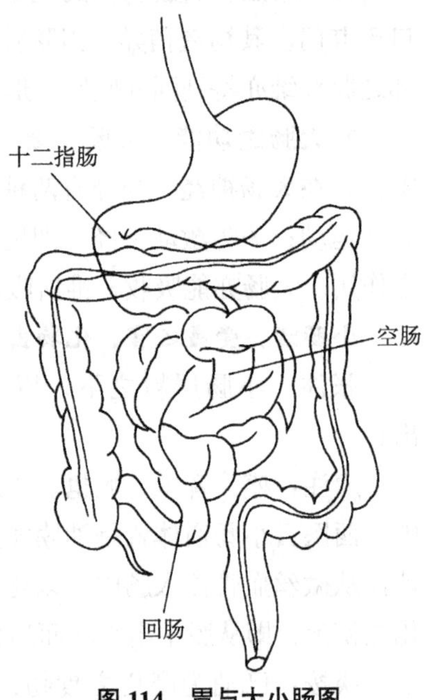

图 114　胃与大小肠图

2. 小肠之功能　小肠主要之作用则为消化，消者使食物消磨成为极细之乳糜，化者吸取乳糜中之营养物质。兹分述如下。

（1）消磨之方法，即为运动。运动分蠕动与摆动。蠕动系肠壁之环状肌发生收缩作用，使由胃入肠之食糜，逐渐由十二指肠输送至回盲瓣而入大肠。摆动则属肠壁纵行肌起收缩作用，使食与小肠中之消化液混合，经化学作用成为液状之乳糜。不论蠕动与摆动，并非继续不辍，其间平均约每分钟动十次，每次约五秒钟。

（2）吸取营养之方法，乃在肠中绒毛之端之微血管与其间之乳糜管，吸收最强之部分，则在十二指肠与空之部，以其处绒毛特多也。微血管吸取水分中之盐类与蛋白质，乳糜管则吸取脂肪之菁华。

肾者，作强之官，伎巧出焉。

张注：伎，多能也。巧，精巧也。肾藏志，志立则强于作用。能作用于内，则伎巧施于外矣。

唐注：人之才智，均出于脑髓；人之筋力，均出于脑气筋。盖髓者肾精所生，精足则髓足。髓在骨内，髓足则骨强，所以能作强，而才力过人也。精以生神，精足神强，自多伎巧。

淡按：张注仅就字义讲，唐注已得生理之端倪，尚有未合。作强之强字，应作强壮健体之强字解，伎巧当属智慧问题。《素问·上古天真论》曰：男子二八肾气盛，天癸至，精气溢泻。《灵枢·本神》曰：肾恐惧而不解则伤精，精伤则骨酸痿厥，精时自下。《素问·金匮真言论》曰：北方黑色，入通于肾，开窍于二阴，存精于肾。《素问·六节藏象论》曰：肾者主蛰，封藏之本，精之处也。由是以观，《内经》皆以精藏于肾。肾强者，其精必足，精足者，其神必充。精神充足，身体安得不强。细考《内经》所指之肾，属一种荷尔蒙内分泌腺。此腺为发育之元素，健脑之要质，脑力体力之消耗，全赖此腺之内分泌以补充。故此腺发达者，体强而思想灵敏。作强伎巧，盖指此腺之力也。

附：肾之组织、构造、功能（图115，图116）

1. 肾脏之组织构造　肾有二，附于脊柱之两侧，由第十一胸椎至第三腰椎之部。男子右肾较低左肾五分。女子左右肾均较男子低五分余。前面及侧面被有腹膜，形似蚕豆，外像凸而内像凹。质滑而硬，色带赤褐，长约四英寸，阔二英寸半，厚一英寸半。重三两左右。先端连接副肾。

凹像之中有深长之沟，名曰肾门。血管输尿管，悉由肾门出入。凹陷之处，填有蜂窠组织与脂肪组织。试剥除此等组织，即可见下列三管：①肾动脉，自下大动脉分支，供给鲜红血于肾脏中者。②肾静脉，集循环于肾脏毛细管内之血液，直接达于下大静脉者。③输尿管，从肾脏输尿于膀胱者。

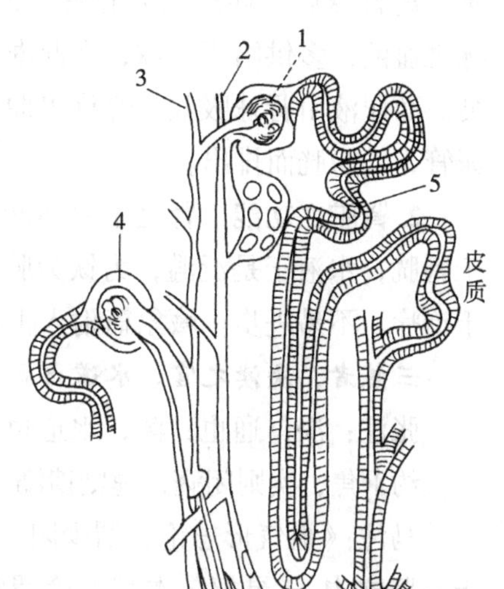

图115　肾之泌尿图

1. 肾球上之毛细管；2. 叶间静脉；3. 叶间动脉；4. 肾球；5. 细尿管

剖其内部，见输尿管开口于具有多数短阔突起之腔，腔成漏斗状，是曰肾盂。而其分支则曰肾盏。再视肾之实质，可分内外二部。外部曰皮质；内部曰髓质，呈纤维状，色带灰白。髓质非真为纤维，系由无数之细管集成，列为圆锥形，有八至十八枚，各圆锥体之尖端，朝向肾盂，上有多数细孔，即细管之开口处。试挤此截断之肾，即有少许水液滴入肾盂。此项细管，即为细尿管，此管始于球状膨胀部，是曰肾球。由球生管，羊肠迂曲，走皮质中直下而入髓质。

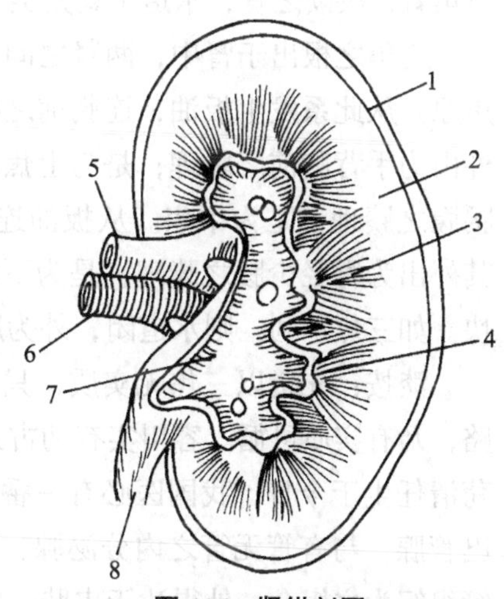

图116　肾纵剖图

1. 皮质；2. 髓质；3. 肾小管；4. 椎体；5. 肾动脉；6. 肾静脉；7. 肾盂；8. 输尿管

每肾球由有肾动脉之小枝分为环状毛细管，充塞球腔，毛细管再集成小静脉。离肾球后，环绕细尿管壁，而经髓质运入肾静脉。于此可知，来自肾动脉之血液，多供给于肾球，在此淅离水分而入静脉，此项静脉，已无尿之成分矣。而尿液由肾球吸收，经许多曲折而入髓质中之细尿管，再经肾盂而运于输尿管，入膀胱而排出。

2. 肾脏之功能 肾之主要功能，在分泌尿液。苟肾不分泌，则水液不得入于膀胱，水液于是泛滥，为饮为肿之病成矣。研究针灸，如不明生理组织，则于治疗，不易进步。藏象篇附入生理学识，盖有用意于其间也。

三焦者，决渎之官，水道出焉。

张注：决，通也；渎，水道也。三焦下俞出于委阳，并三阳之正，入络膀胱。约下焦，实则闭癃，虚则遗溺。三焦主气，气化则水行，故为决渎之官也。

马注:《血气形志论》谓少阳与心主为表里者，言三焦心包络为表里也，居于右肾之中。《灵枢·本脏》篇谓肾合三焦膀胱，言右肾合三焦，左肾合膀胱也。故三焦在下部之右，为决渎之官，水道所出。

唐注：焦古作膲，即人身之隔膜，所以行水也。今医皆谓水至小肠下口，乃渗漏入膀胱，非也。《医林改错》，西医均笑斥之。盖自唐以后，皆不知三焦为何物。西医云，饮水入胃，胃之四面，皆有微丝血管吸出所饮之水，散走膈膜，连于连网油膜之中，而下入膀胱。西医所谓连网，即是膈膜，及俗所称网油，并周身之膜皆是也。网油连着膀胱，水因得从网油中渗入膀胱，即古所名三焦者，决渎之官，水道出焉是矣。

三焦之根出于肾中，两肾之间，有油膜一条，贯于脊骨，名曰命门，是为焦原。从此系发生板油，连胸前之膈，以上循胸中入心包络，连肺系上咽，其外出为手背胸前之腠理，是为上焦。从板油连及鸡冠油，著于小肠，其外出为腰腹之腠理，是为中焦。从板油连及网油，后连大肠，前连膀胱。中为胞室，其外出为臀胫少腹之腠理，是为下焦。人饮之水，由三焦而下膀胱，则决渎通快。如三焦不利，则水道闭，外为肿胀矣。

淡按：先贤以三焦无实质，只有气化。自容川以三焦为油膜，为行水之道路，乃有实质可循。容川实有功古人，惜其未能脱却古人窠臼，无王清任胆大。苟清任生于今日，我国医必有一番大革新也。考三焦不独为油膜。凡人身之淋巴管腺，与有管无管之内分泌腺，悉属之。体内水分流行，确由淋巴管皮下结缔组织为之媒介，外得达于皮肤，内可入于脏腑。《内经》称为决渎之官，水道出焉，盖即指出。容川谓水道由膀胱出，仅知其一。古人无解剖，而有如是认识，暗合科学，宁非怪事。

附：淋巴结、液、管之作用

有一种附属于血管系统中，亦为人身重要器官之一，名曰淋巴管。沿静脉而行，其系统名曰淋巴系统（图 117）。其渗出于各组织间之一种无色透明液体，名曰淋巴液。食物在肠间制造而成之白色不透明液体，名曰乳糜。乳糜与淋巴液俱为淋巴管吸收，输送于血管中，以营养各组织。

淋巴管系分两大管：一为胸管。凡腰部身半以下之淋巴干，及肠胃间之淋巴干，左颈左锁骨部之淋巴干，皆统属于胸管。二有淋巴总管。凡右颈右锁骨右气管支之淋巴干属之。

淋巴系之中，处处皆有结节，或圆或椭圆，谓之淋巴结。在主要之器官周围多有之。其最多部分，在颈颌腋胯之间，其作用为产生淋巴新球（即白细胞）。

淋巴液之作用，为介绍[①]血液中之营养物于各细胞、各组织。

淋巴管之构造，与毛细血管相同，富于吸收力。故其作用将外界毒质吸收而介绍于血液中，亦能吸收身中之脂肪，以营养各组织。

膀胱者，州都之官，津液藏焉，气化则能出矣。

张注：膀胱为水府，乃水液都会之处，故为州都之官。水谷入胃，济泌别汁，循下焦而渗入膀胱，故为津液之所，

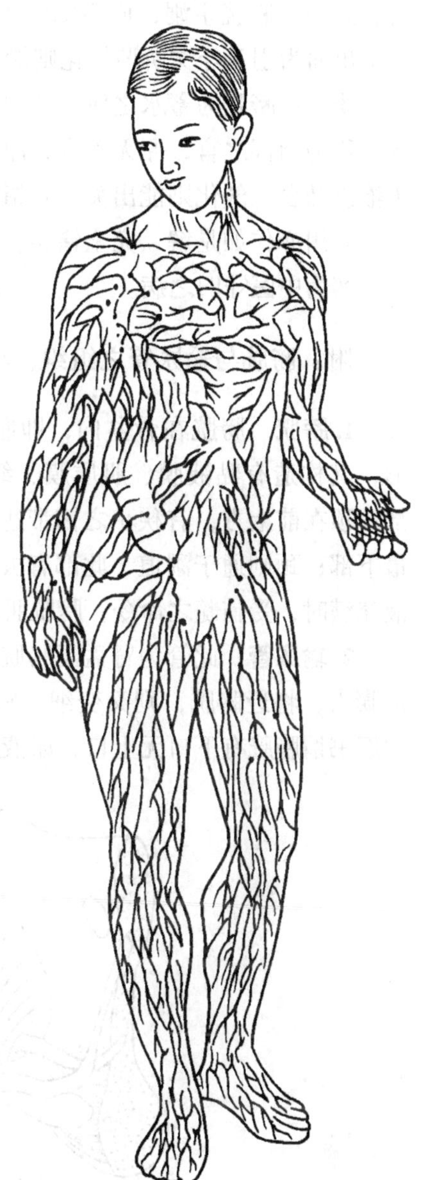

图 117　全身淋巴管系图

---

① 介绍，即输送之义，下同。

气化则水液运行而下出矣。

唐注：凡人饮食之水，无不入于膀胱。膀胱如人身之洲渚，故曰州都之官。人但知膀胱主溺，而不知水入膀胱，化气上行，则为津液。其所剩余质，乃下出而为溺。经文所谓气化则能出者，谓出津液，非出溺也。

淡按：膀胱为蓄水之所。此项水液，大多属身体中残余物质居多。以其蓄水，称为州都之官，原无不合，津液藏焉一句，应移入三焦条下为合，否则作水液讲乃合。气化则能出矣，乃指膀胱括约肌之开合作用。诸医皆作化津液上升，容川亦作如是解，完全错误。试问已入膀胱之水，何从逆行而上。曲解经文，实为中医守旧之病。

附：膀胱与输尿管之组织、功能（图 118）

1. 膀胱　膀胱在骨盆内，即耻骨联合与直肠之间。其形在空虚时为卵圆形，其构造有黏液膜、肌质膜、纤维膜三层组织。全体分体、顶、颈、底四部：顶在前上方，有狭小之韧带达于脐；体为圆形，为膀胱之中部；底在体之最下部；颈则通于溺道，此部有极韧之括约肌，防止尿液之下流。迨膀胱中尿液充满时，受脑髓之命令，膀胱肌起收缩、压开括约肌而排尿于体外。

2. 输尿管　此管为肾盂至膀胱之细管，长约十二英寸，前后稍扁，愈下则愈膨大，将近膀胱，则又变细，斜通于膀胱之内下方。其构造组织与膀胱同，中医书谓膀胱有下口无上口，尿液悉借气化而出入者，非也。

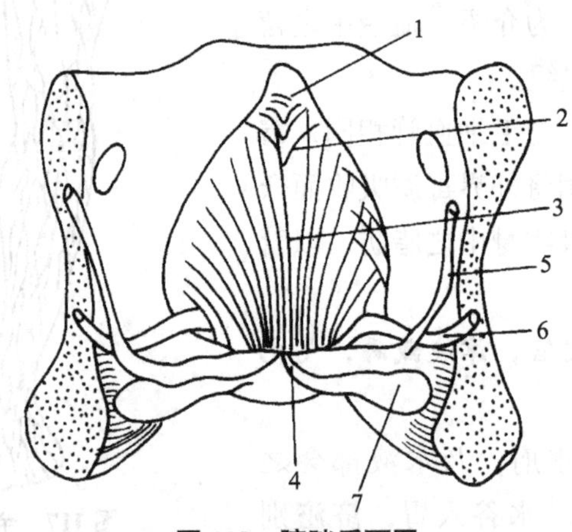

图 118　膀胱后面图

1. 韧带；2. 顶；3. 体；4. 底；5. 输精管；6. 输尿管；7. 精囊

凡此十二官者，不得相失也。

马注：凡此十二官者，上下相使，彼此相济，不得相失也。

淡按：人身脏腑，虽各具功能，但皆成为连锁状态，分工合作，各不能偏。不偏则和，和则不病。偏则不和，不和则病。《内经》有邪之中人，其气必虚。虚者，其功能有失也。诚哉！脏腑之不得相失也。

为便于熟诵计，将每节原文重录一通：

心者，君主之官，神明出焉。肺者，相傅之官，治节出焉。肝者，将军之官，谋虑出焉。胆者，中正之官，决断出焉。膻中者，臣使之官，喜乐出焉。脾胃者，仓廪之官，五味出焉。大肠者，传道之官，变化出焉。小肠者，受盛之官，化物出焉。肾者，作强之官，伎巧出焉。膀胱者，州都之官，津液藏焉，气化则能出矣。凡此十二官者，不得相失也。

《素问·阴阳应象大论》

东方生风。

淡按：本篇专论天地之阴阳，以应人身体象。故曰“阴阳应象大论”。自来医家治病，悉取法于阴阳。习中医者，甚重视此篇。按读本文，中多玄奥，于病体变化，亦颇多说明。

爰随文采取各家注之近理者及己意而诠释之。

唐注：东方于卦为震，于时为春，阳气发动而阴应之，遂生风气。风气者，乃春生无形之气也。

淡按：风为空气之流动激荡而发生。东南西北，各方皆有风生，不必定皆生于东方。按科学家言，地心吸引力与月球吸引力，互相吸引，海洋之水，因吸而动荡，因动荡而生风。海洋在我国之东南，热带又在我国之东南。海洋风来，常有暖性湿性。吾人得之感舒和，草木得之以滋荣。古人观天地气候之变动，察人类以万物之消长，以彼例此，互为参证。于是有天地为一大天地，人为一小天地之论。本篇东方生风，即从观察体会中得来。下文皆作如是观，即全部《内经》亦可作如是观。

风生木，木生酸。

马注：东方生风。风鼓则木荣，故风生木。木之性曲直作酸，故木生酸。

淡按：古人以季候配五方。以春应东。春在冬后，水冰地拆，草木不荣。春多东风。春风至而季候暖。《礼记·月令篇》所谓东风解凉，以其含暖性湿性也，草木得之以滋荣，于是认为风生木，木之果实都是带酸，因曰木生酸。

酸生肝，肝生筋，筋生心

马注：人身之肝属木，木性属酸。故酸生肝，诸筋者皆属于肝，故肝主筋，木主生火，故筋生心。

淡按：天食人以五气，地食人以五味。五气影响于脏腑功能之运用，五味亦影响脏腑生活之消长。古人以五气五味配合脏腑，颇有见地，未可全非。酸生肝之肝，上节已说明凡属神经之功能变化，悉属于肝。此点务须明白。以后关于《内经》所言肝之生理病理，皆可了解。微酸之味，能助消化，能缓和神经之虚性兴奋。如中医所称肝脾不和之神经性消化不良，与神魂不安之意识神经虚性兴奋之失眠，或称为血不养筋之运动性神经虚性兴奋之疼痛等，治以山楂、萸肉、酸枣、白芍等之微酸性药品，即可缓和之。酸生肝者，即就实验观察中得来也。诸筋者皆属于肝，以肝病每见挛急，关节屈伸不利，乃意会为筋，属肝之所生也。容川以筋之发生皆在肝之提肝韧带之余气，实为无稽。彼视《内经》为圣经，不敢訾议，于是曲为解释，有意附会。中医之少进步，今人不及古人，皆缺革命精神也。五脏中以心之组织为筋纤维，有类于筋，与他脏迥异。筋生心，殆见其构造组织乃附会及之欤。

肝主目。

张注：肝气通于目，肝和则目能辨五色矣。

淡按：肝厥阴之脉，上入颃颡，连目系，上出额与督脉会于颠[①]。故每谓肝开窍于目，或肝气通于目，肝主目等词，盖指肝之经气言也。肝之病为神经系之病，目系即视神经也。

附：目之构造

1. 眼之构造 眼球在颜面上部之眼窝内，具有肌肉、血管、神经、脂肪组织。前面护以上下眼睑，大而能动，抑扬开合，调节光线。两眼睑之裂隙，形成眦裂，在内曰大眦，在外曰小眦。其游离缘，生有睫毛，在上者有三列，粗而上曲，在下者则一列，细而下弯，其作用则为防虫类尘埃侵入眼中，并与眼睑作遮强光之用。

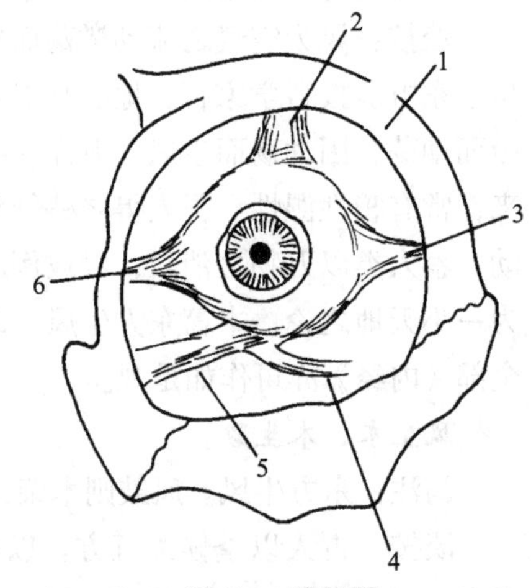

图 119 眼肌图

1. 眼上斜肌；2. 眼上直肌；3. 眼内直肌；4. 眼下斜肌；5. 眼下直肌；6. 眼外直肌

眼睑内面，被有结膜之黏膜。色红而多血管，覆于眼球之前面，分泌泪液，以

---

① 颠：同“巅”。

濡润眼球。此项泪液，出自泪腺。腺在眼睑之外上方，大似扁桃，有十五条排泄管，各开口于小眦之上部。借眼睑之运动，运至全眼球，以为濡润之资，复由下睑之两小管而入泪管，降于鼻道之前侧，如因烟雾或情志之感动而泪液激增，不克悉运入泪管，于是溢出眼睑，而珠滴颊上矣。

眼球之能转动，乃在眼球肌之功力平均。眼球肌有六类（图 119），四为直肌，二为斜肌，为分述之。①上直肌：在眼球上方，形扁而平，有动眼神经之上支分布。收缩时使眼球向上。②下直肌：在眼球后下方与眼下窝间，有动眼神经之下支分布。收缩时使眼球前部向下方。③外直肌：在眼球外侧，形扁而长，外旋神经分布于是。收缩时转眼球向外。④内直肌：在眼球内侧，动眼神经之下支分布于是。收缩时转眼之前部向内。⑤上斜肌：在眼窝之上内方，形细长似圆柱，附着于眼球之后部及外部，滑车神经分布于是。此肌收缩时，使眼球之前斜向外方及后方。⑥下斜肌：在眼窠前部，形细而长，动眼神经之下支分布于是。此肌收缩时，眼球之前面向上后复向下方。

2. 眼球之构造 眼球由三层组织所成（图 120），外层为巩膜及角膜，中层为脉络膜及虹彩，内层为网膜。此外复有三种屈光体（水状液、水晶体、玻璃体液）。①巩膜：色白而不透明，系强韧之纤维膜。除眼球前面六分之一外，余均为巩膜所包裹。中医名曰白眼，属肺金。②角膜：角膜接续巩膜，覆眼球之前部，特较他部隆起。清而透明，内无血管，使光线易入。中医名黑眼，属肝肾。③脉络膜：为黑色之膜，居巩膜内层，中含色素细胞，及血管神经等。当此层在角膜周缘之下，变成多数之隆线，名毛样体，前部即为虹彩。④虹彩：系环状薄膜，内含色素，多寡分量，随人种而异，即同一人种，亦有些许差异。膜之组织，具有环状辐状两种纤维，环状纤维能使虹彩缩小，辐状纤维能使虹彩放大。中间有一圆孔，即为瞳孔。孔之放大缩小，即缘虹彩之收放。⑤网膜：为最细致之薄膜。在脉络膜内层，由视神经纤维蔓延而成，其后面之正中有凹稍带黄色，名曰黄斑，亦称中心点，即为感光最速之所。⑥三种屈光体：虹彩后面有透明固体，名曰水晶体。其组织层之包裹，如洋葱状，由支带

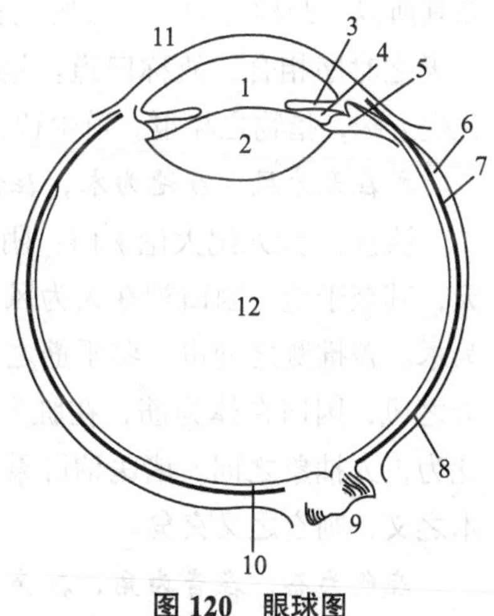

图 120 眼球图

1. 前房；2. 水晶体；3. 虹彩；4. 后房；5. 毛球体；6. 单膜；7. 脉络膜；8. 网膜；9. 视神经；10. 中心凹；11. 角膜；12. 玻璃体

圆转之。虹彩与前面之角膜间为空隙，名前房。充满水液，名水状液，水晶体以后之眼球全部，谓之后房，充满透明体液质，名玻璃体液，此三种液质皆为屈光之用。

3. 眼球之作用 眼之主要作用为感光辨物，其各部之主要作用，等于摄影机。可以之代表说明之。巩膜等于镜箱，角膜如镜头，脉络膜等于镜箱之内层及避光之黑布，虹彩等于光圈，网膜如镜箱后之摄影玻版。黄点即为已对准之影点，水晶体如凹玻璃，水状液、玻璃体液等于凹玻璃之折光作用。影像色彩于角膜透入，经水晶体之折光，对准网膜黄点而显影，由网膜之视神经传导于脑，而留其永久之影像。关于近视远视，则由水晶体之位置前后，与黄点距离之关系。斜视则由于黄点之位置不正，青盲则由眼压之增加，使水状液发生变化关系。斗鸡眼则为眼球肌之关系。

其在天为玄，在人为道，在地为化。化生五味，道生智，玄生神。

张注：阴阳变化之道，其在天为玄。玄，幽远也。玄生神。神者，阴阳不测之谓。是以在天为六气，而在地为五行也。其在人为道。道者，阴阳五行不易之理也。道生智。智者，五脏之神志魂魄，因思虑而处物。是以人之五脏生五神、化五志也。其在地为化。物生谓之化，化生万物而五味之美，不可胜极也。

淡按：文化学术，随时代而演进。古人见自然之现象，与身体发育病变之情状，无法知其究竟，于是以气候时序阴阳变化来推测，天之气候转变，无法知其所以，乃称之为玄。气候虽有转变，确有定则；人生饮食居处，亦有定则，与天之时序相合，故称曰道。地上生物之消长，亦随时序而荣枯，故名曰化。化生五味，指物之味也。道生智，指人之慧也。玄生神，言天之不可测也。

神在天为风，在地为木，在体为筋，在脏为肝。

淡按：《天元纪大论》曰：阴阳不测谓之神。风行善变，不可测度。其行于天，其至于地。因曰神在天为风，草木因风而摇撼，亦因风而生长，因曰在地为木。盖推测之词也。鉴乎筋之能伸屈，象地之木，筋病瘛疭之起多仓卒，象天之风，因曰在体为筋，在脏为肝，亦以在肝病之多卒暴与经脉之多挛急也。此为古人抽象之词。诸医谓肝秉风木之气而生，筋连于骨，骨属肾水，乃水生木之义，则玄之又玄矣。

在色为苍，在音为角，在声为呼。

淡按：既以肝象木，木之色为苍。苍，青色也。肝之病，每见青色，因曰在色为苍。

张注：角为木音，和之长也。肝之病多神经紧张，如疼痛痉挛，或恼怒郁气，于是每发为号叫狂詈，因曰在声为呼。

在变动为握，在窍为目，在味为酸，在志为怒。

淡按：握，指运动神经所司也。目之用，视神经之所司也。古人言肝之用，即神经之作用，上文已言之矣。

酸为木之味，怒为肝之志。志属情志，为精神与神经之联系作用，肝主神经，精神上受剧烈刺激而愤怒，神经即受其影响，血循环亦为其变动，肝脏本体亦为之波及。肝之志为怒，即为此也。

怒伤肝，悲胜怒。

张注：用志太过，则反伤其体矣。悲为肺志，以情胜情也，可以已怒。

淡按：怒则神经紧张，静脉回流迟缓，肝脏之叶肿胀而肝伤矣。悲则移其情志他注，夺其气也。喜也，恐也，皆能已之，不必以悲胜之。古人之为如此言者，盖持其以阴阳五行分配脏腑之成见也。

风伤筋，燥生风。

张注：能生我者，亦所能伤我也。燥属西方之金气。四时五行之气，有相生而有相制也。

淡按：本节亦从病候观察而得。体痛瘛疭之病，每谓为风，其结果有病废者，此风伤筋之所由来也。燥生风者，一从生制而推测及之；一从医治之结果而推测得之。

酸伤筋，辛胜酸。

张注：能养我者，亦能伤我也。辛为金味，故能胜酸，金胜木也。

淡按：微酸能助消化而滋养神经。过酸则能使筋肉挛急而为痛痹。酸之伤筋，盖亦从实地观察而得。辛之胜酸，亦从实地观察而得。如辛酸两味相合，则辛者不辛，酸者不酸。就筋肉挛急疼痛之医治言，如桂枝、芍药、附子等，皆有辛味也。以五行生制解，近于玄矣。

南方生热，热生火，火生苦。

张注：南方主夏令，故主火，夫火生热。令以在天之热而生火，正阴阳不测之变化。火生苦者，炎上作苦，火主苦味也。

淡按：热带在中国南方，时至夏令，中亚经纬线偏南近赤道线，故气候炎热。古人乃以热配南方。热为火之甚者，苦为火之烬余。悉是观察尝试而来，并无深意。

苦生心，心生血，血生脾，心生舌。

张注：苦，心之味也。味为阴，脏亦为阴。故味生脏。血乃中焦之汁，奉心神而化赤。故血者神气也。由本脏之所生，而生及相生之脏，为血生脾。心气通于舌，心和则能知五味。故舌乃心之主也。

淡按：古人以味之苦者入心，谓其能清火也。按苦味有清洁血液之作用，有降低血压之能力，有促进绒毛细胞等之吸收力。心者，运血之器，亦统血之所。苦味，与血与心脏有如是关系，故曰苦生心。血并不生于心。中焦受气，取汁变化而赤是为血。《内经》早有明文。此言心生血者，盖为血运于心故也。血之生脾，则就五行生克而来，不合实际。若谓脾生血则近似矣。舌为心之苗，以其色赤而灵活，故以之配心耳。

附：舌之组织作用

1. 舌之构造 舌色红润，为随意肌组织而成，富于神经。故知觉锐敏而灵动活泼。分舌底、舌缘、舌背（面）、舌根四部，为言语音声之机，辨味之器。舌底为舌尖之下方有系带联系下颚。带之两侧为舌腺，即金津、玉液之部。舌缘为舌之边部。前部名曰舌尖，为不整之边形，富神经多味蕾。舌背即舌面，上层黏膜中多乳头，味神经分布其中，为辨味之要具。舌根为舌之最后部，上即会厌，为食物入咽之要道。

2. 舌之作用 于调节发音外，复拌搅食物与唾液混合，为食物消化之初步工作。一方向硬颚压迫，送食物下咽至胃。

其在天为热，在地为火，在体为脉，在脏为心。

淡按：本条与上文“在天为风，在地为水”条意义相同，为推测之词。地上之火如天气之热，体中之脉与心亦如天之热、地之火。血集于皮肤表层则外热，集于内层则内热。血之所至，即热之所至。因此以脉与心应天之热与地之火也。

在色为赤，在音为徵，在声为笑。

淡按：火之色为赤，心与血与舌之色亦为赤，乃有色赤入心之语。徵，尖音也，由舌抵齿而发，以心与舌有尖形，即以此配之。心之情志为喜，喜则发声为笑。心为运血之器，喜乐为精神之愉快表现，与心之血运有巨大关系。故西医有每日大笑三次，可以益寿延年。

在变动为忧，在窍为舌，在味为苦，在志为喜。

淡按：喜之情志之变动则为忧。诗曰“我心忧伤”[1]者是。在窍为舌，在味为苦，在志为喜，释同上条。

喜伤心，恐胜喜，热伤气，寒胜热，苦伤气，咸胜苦。

淡按：喜之情志起剧烈变动，心肌扩大而不收缩，有立刻死去者。所谓暴

① 我心忧伤：出自《诗经·小雅·小弁》：“我心忧伤，惄焉如捣。”

喜伤阳，即喜伤心也。心有喜乐，以事物恐之，喜意即失。热伤气者，以热则多汗，水分之排泄过多，血液枯燥，精神疲倦，所谓热则气泄是也。寒可胜之。苦伤气者，苦味过重，可以败胃。胃为消化之腑，胃伤不化，则血之资源竭矣。咸胜苦，张注谓咸为水味，故胜苦云。

中央生湿，湿生土，土生甘。

张注：中央主土而灌溉四旁。故生湿。

马注：湿气熏蒸，浊者下凝。故湿生土。

张注：土主稼穑。稼穑作甘。

唐注：中央，阴阳交会之所。阴属水，阳属火。水火交会而生湿气，为长夏之令，以化生万物。央者，阴阳二字，双声合为一音也。盖天阳地阴，上下相交；南热北寒，水火相交。遂蒸为湿云。

甘生脾，脾生肉，肉生肺，脾主口。

淡按：方书谓甘以养脾。五谷之味皆甘，为养生之素。脏腑各有功能，但皆联系不能有所失职。心为君主，似最重要。如无脾胃消化吸收营养，亦不能维持其功能。方书谓脾胃为后天之本，生命之源，良有以也。五谷味甘，为脾消化而吸收，输布各脏，谓之生脾，原无不可。方书谓脾主肌肉。消化力之强者，其肌肉丰腴；脾胃不健者，肌肉枯燥。肌肉之于脾胃，关系如此，因曰脾生肉。肉生肺者，则以五行生化而推及之。脾主口者，则以所消化之水谷，由口而入而推及之。如下节肺主鼻者是。

附：筋肉[①]之组织、功用

1. 肌肉之种类 人体筋肉约占体重之半，总数有四百余块，形状大小各有不同，大别之可分为两类。

（1）随意筋：筋之具有横纹借腱为媒介，而附着于骨，得随人意而运动，名曰随意筋。

（2）不随意筋：亦名平滑筋，或内脏肌。以其不具横纹，专构成内脏或血管等器官，不能任意运动也（心肌亦有横纹但不随意运动），因曰不随意筋。

2. 随意筋之外形 四肢之随意筋，大抵两端尖细，有白色之坚韧物，曰腱。中央肥大，色赤柔软，曰筋肚。两端之腱，普通均间隔关节，各附着于一

① 筋肉：系无数筋纤维之集合体，随意筋之纤维细而长，具有横纹，故曰横纹筋。内脏肌之纤维呈纺锤形，不具横纹，故曰平滑肌。

个骨上。其近身体中心之一端，名曰起端。他端名曰终点。筋肉收缩之时，终点被牵引而与起点互相接近，于是关节形成弯曲，而运动起矣。

3. 筋肉之名称 可因其动作形状部位方向等之关系，可分为下列五类。①关于动作者，如内转筋、屈筋、伸筋。②关于形状者，如二头筋、三头筋、僧帽筋。③关于部位者，如额筋、臀筋、足蹠筋。④关于筋纤维之方向者，如直筋、斜筋。⑤关于目的者，如与关节做同样运动者，曰协同筋；引起反射作用者，曰拮抗筋。

4. 筋肉之分部名称与运动之大略 筋肉之区分为头筋、躯干筋、上肢筋、下肢筋。各部名称之大略如下。

（1）头筋之主要筋分三类：①颞颥筋，在头之两侧，牵引下颚，不使下坠，以供咀嚼之用。②咀嚼筋，在下颚部，司食物咀嚼及言语翕张收缩等作用。③胸锁乳嘴筋，在颈之两侧，使头之左右转动。

（2）躯干筋之主要筋分六类：①大胸筋，在乳之上部，胸之两侧，牵引上膊于前方之用。②三角筋，在两肩之上部，形如三棱，牵引上膊作上举之用。③斜腹筋，在腹之下部两侧，紧缩腹腔之用。④僧帽筋，自脊部之中，达于肩胛部，为牵引肩胛骨向脊柱之用。⑤阔背筋，广伸背部中央线之两侧，为牵引上膊骨向后方之用。⑥大臀筋，在二臀之部，为大腿外转之用。

（3）上肢筋之主要筋分四类：①二头膊筋，在上膊之前侧，使屈曲前膊之用。②三头膊筋，在上膊之后侧，引申前膊之用。③屈指筋，在前膊之前侧，有四腱，使各指屈伸之用。④伸指筋，在前膊之后侧，使各指直伸之用。

（4）下肢筋之主要筋分六类：①大股筋，在股之前部，屈曲躯干于前，或举足向前之用。②二头股筋，在股之后部，直立及伸足用之。③缝匠筋，在腰部至膝下（腰膝后内侧），为下股内转及下腿屈曲之用。④腓肠筋，在下腿之后侧，有内外二头。其筋肚颇发达，为屈足向后用之。⑤比目鱼筋，在下腿之后下侧，与腓肠之下方，使足直伸向后用之。⑥足趾伸筋，在各趾间上方，趾之伸张用之。

其在天为湿，在地为土，在体为肉，在脏为脾。

淡按：本条与上文“在天为风、为热”两条意义相同。为推测比喻之词。

在色为黄，在音为宫，在声为歌。

淡按：亚洲人面色为黄，消化功能无病则黄明，有病则黄滞。以色黄为脾功能强弱之泽表示良是，但指皮色之本色言。若黄疸病之黄则非是，然而中医仍谓脾之湿热湿寒病，盖中心赤、肝青、脾黄、肾黑之说也。宫音大而和。以口张舌在中，脾配中央又主口，即以五音之宫配之。歌则有所思而发。下文为脾之志为思，故以歌配脾。

在变动为哕，在窍为口，在味为甘，在志为思。

张注：气逆于肺胃之间则为哕。胃之上，肺之下，脾之分也。故脾气变动则为哕。

淡按：《内经》以脾胃为消化器。久病不食，称为脾绝。久病每见哕而死，故以哕为脾之变动。

在窍为口，以其为饮食进胃之门户也。味甘五谷之味也，已释于上。其情志为思者，由思虑则减少饮食，而推测及之也。所以有下文思伤脾之条。

思伤脾，怒胜思，湿伤肉，风胜湿，甘伤肉，酸胜甘。

淡按：思为脑神经之一种作用。但久思则其注意力偏于一点，往往忘其一切。日常生活中最重要者，则为饮食。久思则饮食之欲不振。所以《内经》有思虑伤脾之说也。思则注意力集于一点，他部之运用力不振，于是有思则气结之说，使之怒则可激动其注意点而移注他处。所谓怒则气越。气之结者，因越而散。怒胜思者，即此意也。湿伤肉者，因湿着不化则体为之重也。风胜湿者，言风有疏散之性，使其着者得其散也。甘伤肉者，多食甘味则中满，中满则肢体亦感重着也。酸胜甘，殆为中和之意。张注酸乃木味，故胜土之甘。

西方生燥，燥生金，金生辛。

张注：西方主秋金之令，故其生燥。因气而生形（燥生金），因形而成味（金生辛）。

淡按：中华民族发源于黄河西北，逐渐向东南扩展。在战国时，东至黄海，南至浙闽，西至川陕，北至冀晋。《内经》所指西方，当在川陕，地属高原，风多气燥，因曰西方生燥。山多金属，遂谓燥生金。金生辛者，金属含辛味也。

辛生肺，肺生皮毛，皮毛生肾，肺主鼻。

淡按：物之有辛味者，有刺激神经、扩张腺管之作用，《内经》所谓以辛散之。肺之气宜宣散，即肺气管支宜疏通无阻。辛味具有上述能力，所以有辛生肺之说也。

肺主呼吸，吸清气呼浊气。皮毛亦有呼吸能力，且得排泄热气与浊垢，助肺之不及。苟皮肤汗孔闭塞，热气浊垢不能向外排泄，于是齐向肺部奔集，酿成肺炎，即《内经》之咳逆上气。肺与皮毛有如是关系，故有肺生皮毛，肺合皮毛之文。皮毛有排泄水液与浊热之功能，与肾之排泄尿液功能相同。西医以二者通列排泄系统中，可见其有联系关系。皮毛生肾，可以沟通。惟本篇所有之生字，不能同生长之义讲。古人囿于字义，转成玄奥。

肺主呼吸空气，鼻为气之出入门户，乃曰主鼻。

附：皮、毛与鼻

1. 皮（图 121） 皮分表皮与真皮两种。表皮在最外一层，干燥而透明，名曰角层。表皮之下，乃为真皮。中为神经末梢与血管淋巴管，若损伤之即感疼痛而出血。吾人言皮，每称皮肤，实则肤为皮下之肥肉，名结缔组织，富脂肪，助皮之活动。

皮中含有腺体两种：一为汗腺，屈曲而达于表皮。一为皮脂腺，专润泽真皮，及滋养毛发。皮上常有一种组织，即皮脂之排泄。

皮肤之作用有二：一为包裹筋肉。一为助呼吸作用，排泄碳气与水分。其碳气之排泄量，约合肺之排泄量二百二十分之一。皮脂之排泄。由地位而名称不同：在眼角出者曰眼脂，中医名曰眵；在耳中者曰耵聍。

2. 毛 毛发之构造，分毛根、毛干、毛囊三部。根与囊俱在皮中，干则呈露皮外。其作用在头部，为防止寒热打扑之损伤；在耳鼻，防止虫类尘埃之侵袭；在眼部，保护视器；在腋窝等处，则减少摩擦之力也。

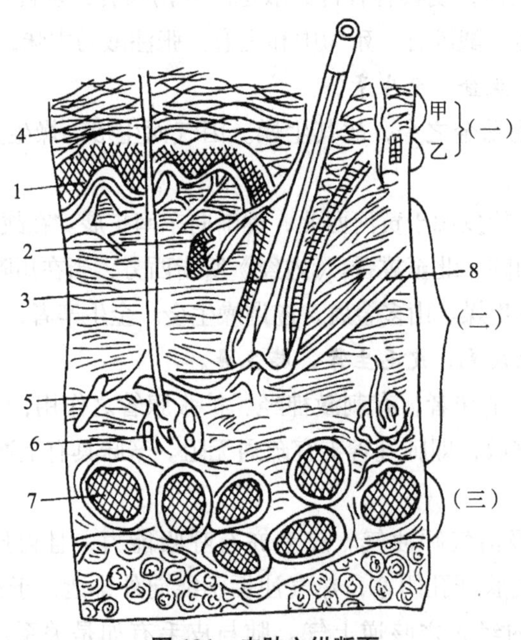

图 121 皮肤之纵断面

（一）表皮（甲：角层，乙：发芽层）;（二）真皮;（三）皮下结缔组织（1. 乳头;2. 皮脂腺;3. 毛发;4. 汗腺之排泄管；5. 血管；6. 汗腺；7. 脂肪；8. 主毛筋）

3. 鼻（图 122） 鼻多认为呼吸出入之要道，故曰肺开窍于鼻。实则为嗅觉主要部分。居颜面之中央，分内外二部：外部为长三角形之隆阜，其下方分鼻翼与鼻尖，其外部之构造，为硬骨软骨外皮；内则为鼻腔与黏膜。黏膜之上部为嗅神经之分布处，专司嗅觉之作用。

鼻腔由软骨（在前部者）与硬骨（即后部之锄骨）之中隔分而为二。后方由两个鼻后孔而通于咽之上部，再经咽而达喉。鼻腔壁覆有平滑肌，内含无数黏液腺细胞与纤毛细胞，其纤毛能时时颤动，作扫除黏液及空气中吸入之尘埃。

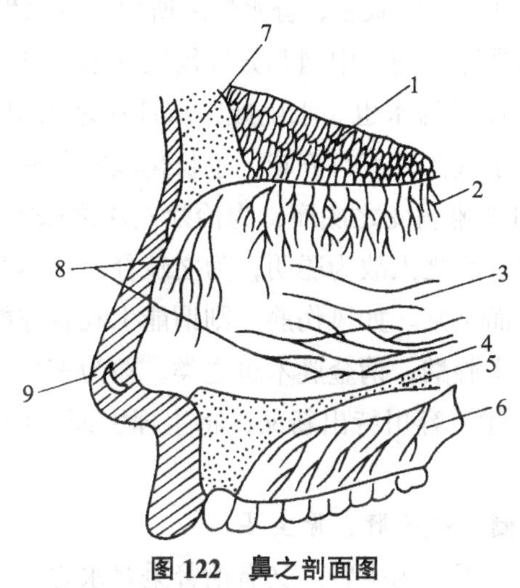

图 122　鼻之剖面图

1. 嗅叶；2. 嗅神经；3. 上鼻甲介；4. 中鼻甲介；5. 上颚骨；6. 齿神经；7. 额骨；8. 知觉神经；9. 鼻软骨

其在天为燥，在地为金，在体为皮毛，在脏为肺。

淡按：本条与上文“在天为风、为热、为湿”三条之义。同为推测之词。

在色为白，在音为商，在声为哭。

淡按：肺主呼吸气。肺之吸气量大者则气强，吸气量小者则气弱。气弱者则面色白。诸医解为金色白，犹差一黍。商为高音，声清而扬。哭则肺布叶张。故以商音与哭声配之。

在变动为咳，在窍为鼻，在味为辛，在志为忧。

淡按：肺之呼吸不顺，则液聚为痰。痰欲出乃为咳。因曰变动为咳。下两句已释于“辛生肺，肺主鼻”条下。在志为忧者，以忧则伤气，肺主气也。

忧伤肺，喜胜忧，热伤皮毛，寒胜热，辛伤皮毛，苦胜辛。

淡按：肺气宜宣。所谓宣者，即肺气管通畅，则呼吸利而血液清。参阅“肺之功能”条即明。忧则气结，肺气受其影响。试观多忧多虑者，每成肺病。古人谓忧伤肺者，盖从经验观察中得来也。喜则气散，可以愈其结也。热则呼吸速而汗易泄，津液伤，皮肤为之不仁，因曰“热伤皮毛”。寒可解热，故能胜之。辛可疏通气管，过则助热伤肺，而为肺痿叶焦，皮肤枯索。辛能助热，苦则泄热，故可胜之。如姜桂附之辛热，芩连之苦寒可以制之。

北方生寒，寒生水，水生咸。

马注：北方主冬，冬时阴气凝冽，故北方生寒。寒则水气濡润，故寒生水。水性润下作咸。凡物之味咸者，皆水气之所生，故水生咸。

淡按：本条亦为推测之词。中国北方气候较其他三方为寒。寒生水者，由观察空中水蒸气因寒而凝为水也。水生咸，从江河之水中试有咸味而言之也。笔者始终认定古人之于气候、五行五味、生长化收藏种种之说，皆从尝试观察抽象而来。原以说明脏腑病变之次序，为治疗立法之张本。如一加二为三,三加四为七，原不必解。后之人故为聪明，为之疏释。如本节之首条，谓东木之气而生肝，秉某之气而生某。如风伤筋，则谓能生我者亦能害我。酸伤筋，谓能养我者亦能伤我。辛胜酸，谓金胜木也之类。益为玄妙。自古迄今，释《内经》者，可谓千篇一律。容川特出新义，将生理引证，仍不能跳出前人范围。此道诚不易研究也。

咸生肾，肾生骨髓，髓生肝，肾主耳。

淡按：肾有咸味，因误为生肾。又有谓肾秉寒水之气而生，是指肾者主蛰封藏之本而来。总是取意之义。实则古人之言藏象功用，并不全指脏之实质。大部指其作用。每与气并称，如心气、肝气、肺气、肾气。本条之肾生骨髓，盖从肾虚者多脊骨不利，思想不充上推测而来也。一部《内经》皆作如是观。其推测有合理者，有不合理者，是在吾人之取舍耳。

《内经》所指之肾，在“肾者作强之官”条已释明。为一种生殖素腺体，其分泌力与量足者，则体强而髓足脑充。此种生殖素之作用，《内经》谓之肾，亦曰肾气。明乎此，本条皆可明了矣。肝，上文已言之，为神经系。肾主耳者，则从耳形如肾，与肾虚者多耳鸣上观察而来也。

附：耳之构造、功能（图 123）

1. 耳之组织构造　耳分外耳、中耳、内耳三部。分别言之。

（1）外耳：由耳翼（耳壳）、听管（外耳道）、鼓膜三部分所构成。耳翼为突出于头之部分，形态奇特，略似贝壳，前连颜面，质强韧而有弹力。与听管相连。外覆皮肤，内为软骨与结缔组织。

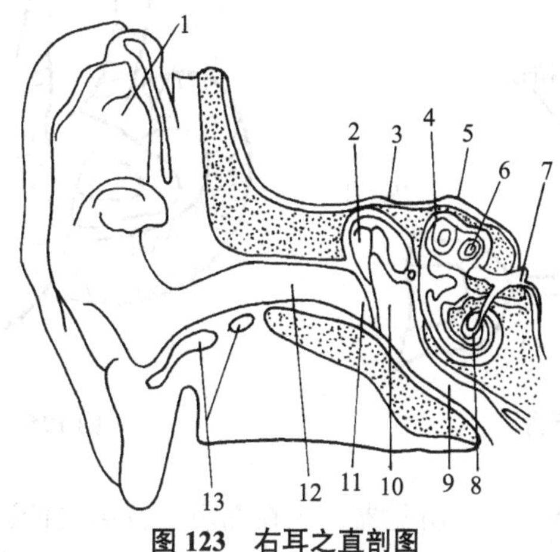

图 123　右耳之直剖图

1. 外耳；2. 听小骨；3. 中耳；4. 半规管；5. 内耳；6. 听神经；7. 内淋巴囊；8. 蜗牛壳；9. 耳管；10. 鼓膜；11. 鼓室；12. 外耳道；13. 外耳道软骨

（2）听管：为八分长之微弯曲管，内狭而外窄。外方三分之一部为软骨，内方三分之二为硬骨。近外口被有丛生之毛，内则有耵聍腺，分泌黄色液体，味苦而似蠵，与毛同为阻止尘埃虫类之侵入。听管之内为鼓膜，质薄而灰白色，形近椭圆，由一层之肌质膜而成。

（3）中耳：鼓膜之内，即为中耳，称曰鼓室，为颞颥骨之扁圆腔孔。内壁有二孔：在上者名卵圆窗；在下者名正圆窗，俱通于内耳鼓室之内。有三块听骨，互以关节面而相连系（图 124）：①锤骨，为听骨之最大者，柄部附着于鼓膜；头部附着于砧骨之一端，与砧骨面相接。②砧骨，位锤骨之内，形如臼齿。③马镫骨，酷似马镫，外连砧骨，内附于卵圆窗，为声浪震动鼓膜时，鼓膜再以其震动，由锤骨、砧骨、镫骨传之内耳。

（4）鼓室：周围闭塞。因外气与内气之压力不得平均，于是复有通咽之一管，名曰欧氏管，贯通空气，以平均其压力。

（5）内耳（图 125）：内耳又名迷路，为含有液体之骨管迷路，更分为两部：一曰骨质迷路，一曰膜质迷路。此迷路之构成，为蜗牛壳与三半规管。蜗牛壳，形似蜗牛之壳，为一菲薄之膜，中藏淋巴液。三半规管，为膜质之半圆圈环形，中亦为淋巴液，传声之要液也。二者皆属骨质迷路。当骨质迷路之内部，为膜质迷路。除淋巴液之外，含有无数之听石，为收音之主要组织。听神经即分布于迷路诸部。

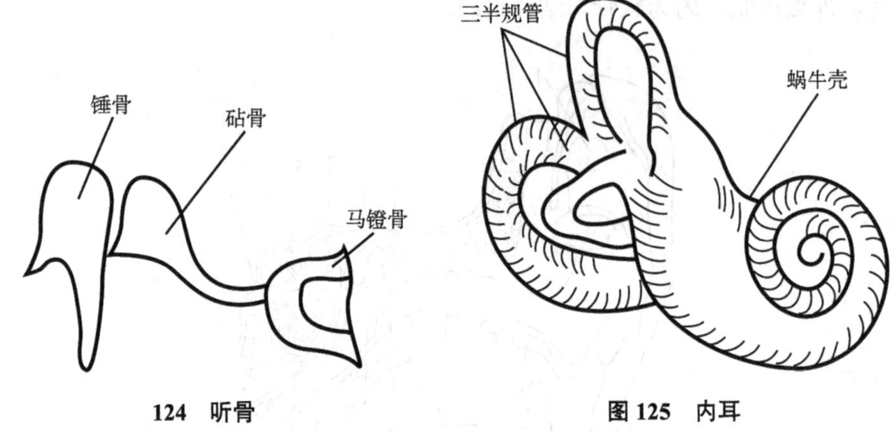

124　听骨　　　　图 125　内耳

2. 耳之主要功能　耳为听觉器，主在闻声。音声之传递，全在音浪。其入于耳也，先集于耳壳。反响于听管，激动鼓膜，膜乃颤动。传于听骨，经磴骨激动卵圆窗，即波动淋巴液。于是听石及神经收取此音波而传于脑，发生音觉。

其在天为寒，在地为水，在体为骨，在脏为肾。

淡按：本条如上之四条，同为抽象之意。其关系已释于上条之下，于此可以不释。

附：骨之组成、名称、作用（图 126，图 127）

1. 骨之组成构造　骨之主要成分为胶质与石灰质所结合。其外面色白而强硬，被有薄膜，即结缔组织膜，称为骨膜。其中包含神经血管甚多。骨之长形者，两端名曰骨端，大多有关节面。内层之骨质有多数小孔之组织如海绵状，名之曰海绵质，有红色之骨髓。长骨之中段内层成管状之细长空隙，称曰髓腔，藏有带黄赤色多脂肪之骨髓。

2. 骨之类别　骨因其性质之不同，可分为软骨、硬骨二种。如头骨上下肢等，皆为硬质，称为硬骨。软骨则散在体内各处，如鼻、气管、肋骨、胸骨、关节处，以及耳翼、听骨、脊柱骨间、耻骨联合等之软骨，有弹力性，易曲而难折。硬骨则少弹力而易折断。因软骨之成分为动物质，硬骨之成分为矿物质。

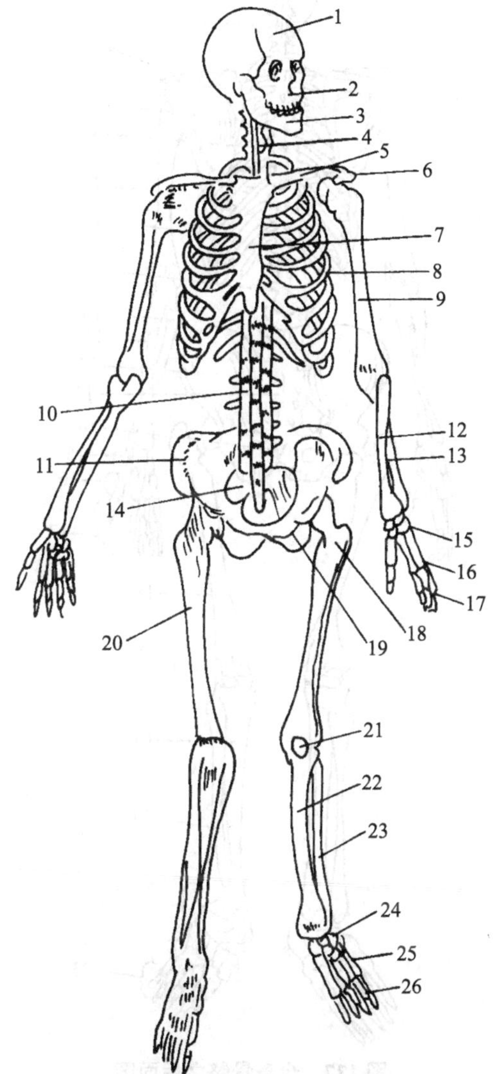

图 126　全身骨骼之前面图

1. 前头骨；2. 上领骨；3. 下领骨；4. 颈椎；5. 锁骨；6. 肩峰突起；7. 胸骨；8. 肋骨；9. 上膊骨；10. 腰椎；11. 肠骨；12. 桡骨；13. 尺骨；14. 尾骨；15. 腕骨；16. 掌骨；17. 指骨；18. 大转子；19. 坐骨；20. 大腿骨；21. 膝盖骨；22. 胫骨；23. 腓骨；24. 跗骨；25. 跖骨；26. 趾骨

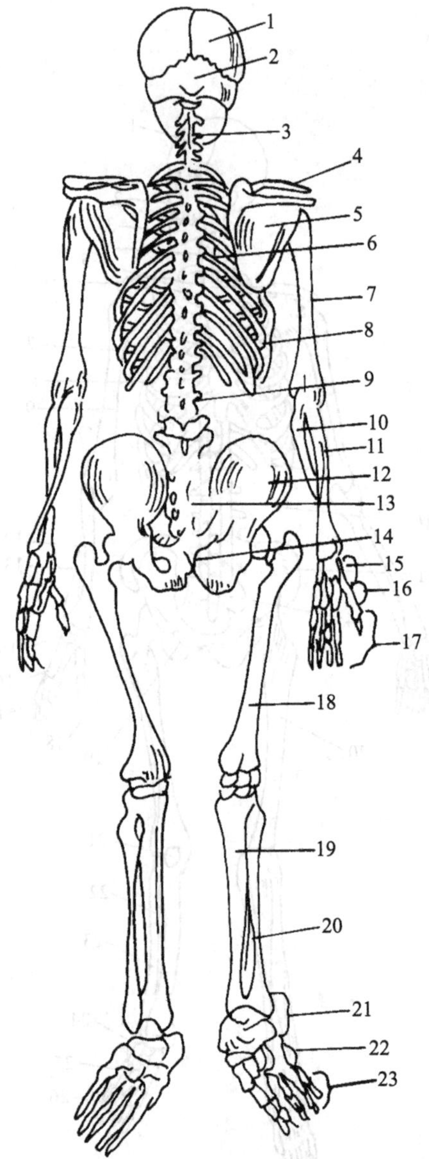

图 127　全身骨骼之后面图

1. 颅顶骨；2. 颅底骨；3. 颈椎；4. 锁骨；5. 肩胛骨；6. 胸椎；7. 上膊骨；8. 肋骨；9. 腰椎；10. 尺骨；11. 桡骨；12. 肠骨；13. 骶骨；14. 尾骨；15. 腕骨；16. 掌骨；17. 指骨；18. 大腿骨；19. 胫骨；20. 腓骨；21. 跗骨；22. 跖骨；23. 趾骨

3. 骨之形状　骨之形状不一，区而别之，可分三类。①长骨，又名管状骨。骨之形状是圆柱形，中空。上肢及下肢之骨属之。②扁平骨，骨之形状扩展如板，内外二面硬，中间夹以海绵组织。头部及躯干之骨皆属之。③头骨，骨之形状甚为短小。足跗、腕骨等属之。

4. 骨之个数　骨之枚数，通常约计二百枚，分四大部分。①头部：颅骨、面骨。②躯干骨：胸骨、肋骨、脊柱骨。③上肢骨：肩带、膊骨、臂骨、腕骨、掌骨、指骨。④下肢骨：臀骨、股骨、髌骨、胫骨、踝骨、跖骨、趾骨。

5. 头骨（图 128，图 129）　头骨分两种：包拥脑髓者曰颅骨，亦曰头盖骨；支架颜面者曰面骨，亦曰颜面骨。

颅骨之数八：额骨（1）；枕骨（1）；顶骨（2）；颞颥骨（2）；蝶骨（1）；筛骨（1）。

面骨之数十五：鼻甲骨（2）；泪骨（2）；鼻骨（2）；锄骨（1）；上颚骨（2）；下颚骨（1）；颧骨（2）；口盖骨（2）；舌骨（1）。

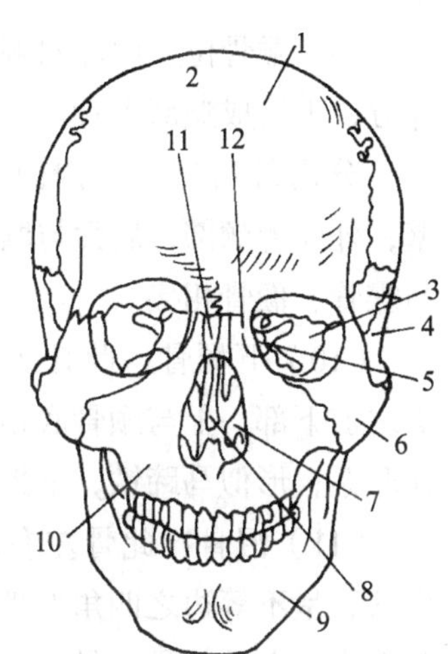

图 128　头骨前面图

1. 前头骨；2. 后顶骨；3. 蝶骨；4. 颞额骨；5. 筛骨；6. 颧骨；7. 下鼻甲骨；8. 锄骨；9. 下腭骨；10. 上颚；11. 鼻骨；12. 泪骨

（1）额骨位于头之前部。形如贝壳，构成头之全壁。后与顶骨相接；前与泪骨、颧骨、上颚骨相接；下与蝶骨、筛骨相接。

（2）枕骨亦名后头骨。位居头颅之后，亦成贝壳状。内面陷凹，外面澎[①]隆，下部有大孔。侧与颞骨接，上与顶骨接，下与颈椎合。

（3）蝶骨：此骨如展翅之蝶。位于头盖内之前下方。与八枚之颅骨、七枚之面骨相联结。前方为筛骨、颚骨、额骨、颧骨、颞骨、顶骨，下方为锄骨、上颚骨等相接。

（4）顶骨有左右两块。居于头顶两旁。其形扁，几似四角形，呈贝壳状。前与额骨接，后与枕骨接，侧与颞骨接，下与蝶骨接。

（5）颞颥骨本骨亦名颞骨，有左右二块。居于头颅之两旁。后接枕骨，内接蝶骨，上接顶骨，前接颧骨。

（6）筛骨：此骨只有一枚，如骰子形。有两行之小孔，如筛因以名之。居鼻梁之上内方。

（7）上颚骨有两块。据[②]颜面之中间，呈不规则之方形。内与泪骨、筛骨

① 澎：同“膨”。
② 据：同“居”。

相接，上方与颜骨相接，侧方与颧骨相接，下为齿槽，牙齿附焉，后与下颚骨相连。

（8）颚骨此骨又名口盖骨。在颚之后方，有二块，为不正之小板状。骨与上颚骨、筛骨、蝶骨、下鼻甲骨、锄骨相联结。

（9）颧骨位于面部两侧。在上颚之外方，为构成颊部主骨。呈不正之四角形，分内外后三面。内面做成眼眶外壁，外面为颊部，后面与颞骨相接，上与蝶骨、额骨相接。

（10）下颚骨：此骨无对。位于颜面之前下部，上与颅骨底相连，与关节作联系，形似马蹄铁，下齿附列其上。

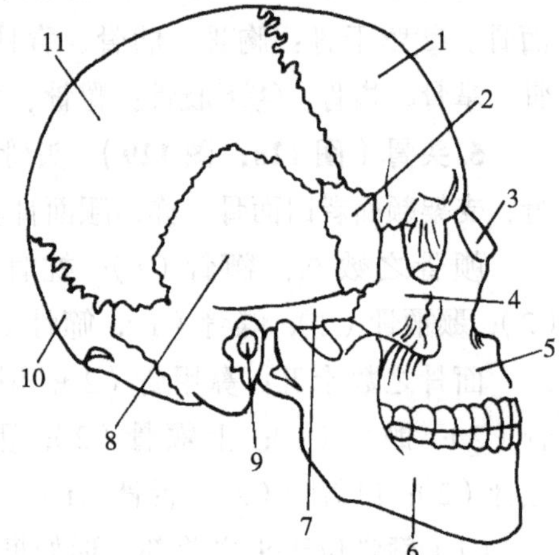

图 129 头骨右侧图

1. 前头骨；2. 蝶骨；3. 鼻骨；4. 颧骨；5. 上颚骨；6. 下颚骨；7. 颧骨弓；8. 颞颥骨；9. 外耳道；10. 后头骨；11. 颅顶骨

（11）泪骨：此骨左右两块，形小而薄，呈不等边之四角形骨板。居于眼眶壁内，上接额骨。骨有一管，为泪管之居处，而通于鼻者。

（12）下鼻甲骨：计左右二块。居鼻梁之内，与上颚骨、泪骨相接。

（13）鼻骨：左右各一块。系扁平形，在面中央，相连做成鼻梁。上接额骨，外接上颚骨。

（14）锄骨：只有一枚。系一犁形薄骨，成长方形，构成鼻中隔之后下部。上部较宽，接于蝶骨之下部。下端呈锯齿形，接上颚骨。

（15）舌骨：此骨游离于下颚骨之后下方，呈马蹄铁形，为舌之根部。

6. 躯干骨 躯干骨由脊柱、肋骨、胸骨构成。分次述之。

（1）脊柱：在距[①]躯之中心。自侧方观之，形如弯弓。成于多数之短骨，是谓脊柱。每一短骨，称之曰椎。椎有真假之分。真椎，指椎之在颈胸腰之部而言，以其能屈伸也。假椎，指骨盘部而言，以其不能屈伸也。

真椎共有之形状：椎前方强厚之部曰椎体，以上下二面与上下位之邻椎互相接合。两侧向后延伸之部曰椎弓。体与弓间有最大之孔，曰椎孔，此孔顺连而成縱长管。谓之脊柱管。脊髓所藏之处也。弓体间两侧各突起之骨曰横突。上下亦

---

① 距：同“居”。

出突起，曰关节突。各脊椎互相重叠而形成关节。自弓中向后，亦出突起，曰棘突。上下叠积如屋瓦。此为脊椎通有之形状。但脊椎以其所处之部位不同，分为颈椎七枚，胸椎十二枚，腰椎五枚，以及四五枚之尾椎。形态亦有差异。

①颈椎：共七枚。棘突较小，自第二棘突至第六棘突。分叉成两齿，第七颈椎则不分歧，而特大隆起，因名隆椎。针书名之曰大椎骨者，即此第七颈椎也。第一颈椎成环形，曰名寰椎。上接头颅之枕骨。第二颈椎体部有齿突向上突起，入寰椎中，其状如枢，因名枢椎。

②胸椎：共十二枚。因与肋骨相关节，于横突之前面成凹面。

③腰椎：共五枚。其形较大，椎孔甚大，棘突成水平位置。

④荐骨：共五枚。乃脊椎骨中之最大者。在十六岁至三十岁之间自下向上，结合成为荐骨。其形略如三角形，上端大者曰基底，与第五腰椎相接；下端尖狭曰尖端，与尾骨相接。前面光滑，成骨盘之后壁；后面粗糙，为诸筋附着之点。二面各有四对相当之孔，曰荐骨孔。荐骨两侧各具有颇大之平滑面，与左右髋骨相关节，形成骨盘。

⑤尾椎：有四五枚，呈三角形。为脊柱之下端，与荐骨之尖端相接。第一节尚成脊椎形，微有变相之关节突。其下则仅呈单纯骨片，微有移动性。至老年则完全。

（2）肋骨：肋有十二对，分肋骨、肋软骨两部。肋骨弯曲如弓状，后端膨大，与椎突之凹面相关节。居于中央者最长。上下均逐渐短小，与脊柱一部及胸骨全部共围成胸廓。以其联结之关系，分为两种：①真肋。自第一肋至第七肋骨，前端接肋软骨，而该软骨直接连合于胸骨，故名真肋。②假肋。第八肋骨之下，前端亦接肋软骨，但此软骨与邻软骨为介，而间接连合于胸骨，故名假肋。③浮肋。第十一、十二两肋，仅具肋骨，不与胸骨软骨接，故曰浮肋。

（3）胸骨：本骨为近于长方之扁平骨，分三部：①剑柄。以胸骨全体成剑形，上部一骨如剑柄，故名之。②剑身。胸骨之体如剑之身，因名剑身。③剑尖。胸骨之下如剑之尖，因名剑尖。在幼年时为软骨，至衰老乃成硬骨与体相合。

7. 四肢骨　四肢骨分上肢骨与下肢骨两部。

（1）上肢骨：分肩胛带于固有上肢骨。

肩胛带成于二锁骨与肩胛骨。肩胛骨为三角状之骨，位于胸廓之后上外部，左右各一。其长约自第二至第七肋骨，以肌肉固定之。当肩胛骨之上，曰肩胛棘。其外上部向上弯出，曰肩峰，与锁骨相连处也。锁骨系短管状骨，位于上胸廓之上端，左右各一，略呈 S 字形。内端接胸骨，外端接肩胛骨，以支持上肢。

固有上肢骨，分上膊骨与前膊骨。①上膊骨，左右各一，为管状骨。上接肩，下接前膊。②前膊骨，计有二，曰尺骨、曰桡骨。尺骨，亦系管状骨，左右各一。位于前臂之小指侧。桡骨，为细状之管状骨，亦左右各一。位于前臂之拇指侧，与尺骨并列。上与上膊骨成关节，下与手骨成关节。手骨分腕骨、掌骨、指骨三部。腕骨共有八枚之不规则小骨，排成二列。彼此相结之面，互为关节，微能运动。

其排列法：上列为舟状骨、月状骨、三棱骨、豌豆骨；下列为大多角骨、小多角骨、钩状骨、头骨。

掌骨系五块小管状骨，自拇指起，名曰第 1、2、3、4、5 掌骨。

指骨即掌上出之指，除大拇指为两节短管状骨外，其余四指皆为三节。

（2）下肢骨：分髋骨与固有下肢骨。

①髋骨：系由肠骨、坐骨、耻骨所合成。三骨在幼年时均系软骨接合，至怀春期，遂瘉[①]合为一骨。肠骨[②]为髋骨之上部。坐骨为髋骨之下部。耻骨为髋骨之前部。

②固有下肢骨：分股骨、膑骨、腿骨、足骨。股骨又名大腿骨，为人身最大之管状骨。上端接肠骨，下端接膑骨。膑骨又名膝盖骨，呈卵圆扁平心形，在上下腿骨之前面。腿骨又名下腿骨，左右足各二枚，即胫骨与腓骨是也。胫骨又曰胻骨，亦曰成骨。次于股骨，居于小腿内侧。上接股骨，下接足骨（内踝即其下端）。腓骨又名辅骨，较胻骨细弱，上下端俱接于胫骨。足骨又分三部，曰跟骨、跖骨、趾骨。跟骨位于足跟部，由七个短骨而成。排为二纵骨，内列距骨、舟状骨、第一楔骨、第二三楔骨；外列为跟骨、骰子骨。此七骨中，仅距骨一枚，与胫骨相接。跖骨有五，与掌骨相同。趾骨与指骨亦相同，特短耳。

在色为黑，在音为羽，在声为呻。

淡按：水之色，非黑，因深乃为黑。有肾患者，面亦呈黑色，其理尚不得解。或腺液缺乏，某种质地关系。羽音为低音。有肾患者，其音每低而微。肾主骨。有骨患者，每为呻吟。

唐注：呻，伸也。肾气在下，故声欲太息而伸出之云云。此亦肾虚、精神不振之状态。

---

① 瘉：应为“愈”。

② 肠骨：现名为“髂骨”。

在变动为栗。在窍为耳。在味为咸。在志为恐。

淡按：体寒则为栗，筋骨无力亦为栗。生殖腺分泌不足，体成衰老现象。或一时分泌功能停止，即起寒栗。方书所谓肾阳不足，或命门无火。所谓命门，盖指生殖腺言也。在变动为栗，恰合肾之变动。在窍为耳，在味为咸，已释如上。在志为恐者，以恐惧影响于此项腺体之分泌也。

恐伤肾，思胜恐，寒伤血，燥胜寒，咸伤血，甘胜咸。

淡按:《灵枢·本神》篇恐惧不解则伤精。精伤则骨酸痿厥、精时自下。此言肾伤之征象。恐则生殖腺分泌萎缩，神经失其资源痿废而死。其有大恐而猝死者，可见精神之刺激与脏器之功能有巨大之变化。思可生恐。思得理解，恐惧自失也。寒伤血者，血得寒而流不畅也。燥有温性，可以胜之。咸伤血者，咸有使组织泌出液质与使血液之浆质干燥。故曰咸伤血。试观多食咸味之后，即发生口渴。甘能胜之，以其有滋润组织之能也。

为便于学员之诵读本文。将本节之原文再汇于下。

东方生风，风生木，木生酸，酸生肝，肝生筋，筋生心。肝主木，其在天为玄，在人为道，在地为化，化生五味。道生智，玄生神。神在天为风，在地为木，在体为筋，在脏为肝，在色为苍，在音为角，在声为呼，在变动为握，在窍为目，在味为酸，在志为怒。怒伤肝，悲胜怒，风伤筋，燥生风，酸伤筋，辛胜酸。

南方生热，热生火，火生苦，苦生心，心生血，血生脾。心主舌，其在天为热，在地为火，在体为脉，在脏为心，在色为赤，在音为征，在声为笑，在变动为忧，在窍为舌，在味为苦，在志为喜。喜伤心，恐胜喜，热伤气，寒胜热，苦伤气，咸胜苦。

中央生湿，湿生土，土生甘，甘生脾，脾生肉，肉生肺。脾主口，其在天为湿，在地为土，在体为皮毛，在脏为脾，在色为黄，在音为宫，在声为歌，在变动为哕，在窍为口，在味为甘，在志为思。思伤脾，怒胜思，湿伤肉，风胜湿，甘伤肉，酸胜甘。

西方生燥，燥生金，金生辛，辛生肺，肺生皮毛，皮毛生肾。肺主鼻，其在天为燥，在地为金，在体为皮毛，在脏为肺，在色为白，在音为商，在声为哭，在变动为咳，在窍为鼻，在味为辛，在志为忧。忧伤肺，喜胜忧，热伤皮毛，寒胜热，辛伤皮毛，苦胜辛。

北方生寒，寒生水，水生咸，咸生肾，肾生骨髓，髓生肝。肾主耳，其在天为寒，在地为水，在体为骨，在脏为肾，在色为黑，在音为羽，在声为呻，在变动为栗，在窍为耳，在味为咸，在志为恐。恐伤肾，思胜恐，寒伤血，燥胜寒，咸伤血，甘胜咸。

《素问・五脏别论》

马注：别如也，此乃五脏之另是一论，故名篇。

脑、髓、骨、脉、胆、女子胞，此六者，地气之所生也，皆藏于阴而象于地，故藏而不泻，名曰奇恒之腑。

马注：此六者属阴，乃曰地气之所生也，皆所以藏阴而象乎地。盖藏垢纳污者，莫如此。六者主藏而不泻，此所以象地也。其藏为奇，无所与偶，而且有恒不变，名曰奇恒之腑。

淡按：脑为大小脑，髓为脊髓，脉为血管，骨为骨体，胆为胆囊，女子胞为子宫，此六者皆深藏于内。古人以内为阴，地为阴，故有以地气所生藏阴象地为喻。藏而不泻者，盖以地为喻，地有藏而不泻也。古人于体脏剖析不明，乃有此似是而非之文。奇恒之腑，如马注所云，别于传化之府而言也。古人于体脏组织，粗知大略，乃多错误。于兹为之分别此六者之组织概要于下，读者可于此得知生理组织情状，为研究病理之基础焉。

附 1：脑髓之组织、作用

脑髓为身体最大之神经中枢，系脑脊髓轴之上部，充满颅腔，其质柔软，其形似卵，随年龄与生活状态而异。其重量，男性成人之脑重三十两至四十五两，女性较轻三四两。与体之比重为一比四二。

1. 脑之外面包三层内膜，分述如下：①软脑膜：直接被于脑髓之表面，为动静二脉之毛细管密集之部，专营养脑髓者也。②蜘蛛膜：在软脑膜之外，为透明软薄之浆质膜。③硬脑膜：在蜘蛛膜外，为坚强之纤维质，外面粗糙，密贴脑壳之内面，除去三层脑膜之外，即露出脑之本质。

2. 脑组织计分三部：一为大脑充填颅腔之前上部，其重量占全脑八分之七；二为小脑，在大脑后部之下方；三为延髓，在脑之前下方，连续脊髓。分别述之如下：

（1）大脑：大脑之前后直径为五寸一分余，左右径为四寸五分弱。上面穹窿，中央有深沟，分脑为左右二部，曰大脑半球（图 130）。试剥除脑膜，则呈白色之髓质。脑膜则呈灰白色之皮质。大脑之表面多皱裂，名曰回转。在大脑纵沟之底部，有连接各半球于横径之弓状白色部分，名曰胼胝体，为哺乳动物所特有。

大脑皮质在神经中枢中最高尚之部分。凡有形无形之发动感受，俱归其掌管。故大脑之回转，无非为扩展其面积而增加其作用。故动物愈高等者，其回转也愈多。

（2）小脑：小脑在延髓背面，大脑之后下部，形扁而近椭圆，有多数之平行细沟。中为白质髓体，外为灰白质之皮质。

（3）延髓：延髓为连接脑与脊髓之部分。形似锥体，长约一寸。其纤维互相交错，不易竹裂。中央为空心管，前后各有深裂，分延髓为左右两部，当中心管之周围为灰白质，由神经细胞及纤维索而成，外层则为白质，正与脑之组织相反。

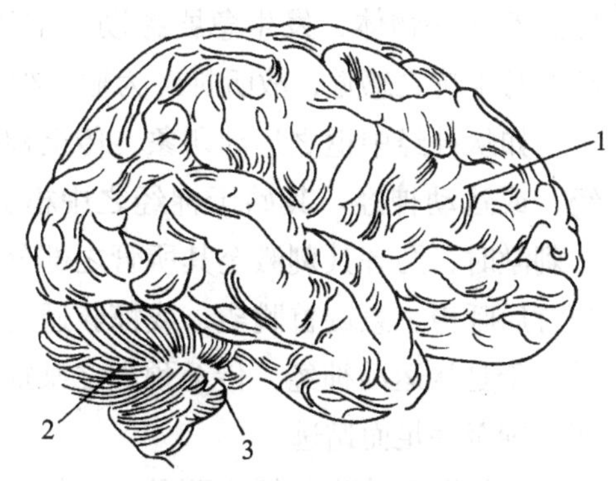

图 130　大脑半球之侧面

1. 大脑；2. 小脑；3. 脑桥

附 2：脑髓之功能

大脑主宰意识、记忆、知识、意志及情绪作用，而其精神则宿于皮质中。凡大脑半球之大小，与回转之多寡繁简，适与动物之智慧成正比例。脑有种种之智慧区域，每一部发达，即于某项工作有特长，吾人称之谓其某种天才，即系每部脑中枢特殊发达故也。

小脑主调节全体之肌肉运动，如小脑损伤，则运动发生障碍，步履蹒跚矣。

延髓主宰咀嚼、咽下、眼睑开合、喷嚏、咳嗽、呼吸、心搏动等，稍有毁损，呼吸顿绝，其重要较大小脑为尤甚。

附 3：脑神经之组织、作用

兹述脑神经之前，先言神经之分类（图 131）。

神经由神经纤维所汇成，无发动神经刺激之权力，只有传导已生之刺激，沿其纤维或至或去其所联系之神经中枢。反之，神经中枢，大半有神经细胞所集成，有发生刺激与管理刺激之权力，以流电池与电线为譬，则易于明了。神经中枢为流电池，神经则属电流之电线。电池发电，沿一电线而去，再由他线回返电池，以为巡回。因此，一线为由中枢传导刺激而去者，一线为往返刺激至中枢者。由传导刺激至中枢者曰输入神经，亦名求心性神经，或知觉神经。凡能感触、感光、感音，以及味、温、冷与一切之经验感觉，悉属此经之传导。例如一物体，发生急剧振动，空气传之于耳，再由听神经接受，传之于脑，乃生响之感觉，故听神经为输入神经，或知觉神经。

如从神经中枢之运动印象，传至神经纤维，则曰输出神经，亦名远心性神经，或运动神经。其始于神经之中枢，其终于神经之纤维。发动则由中枢受一刺激时，乃齐其刺激至其所管之部分（如腺血管筋肉纤维）使之缩或弛，如闻背后呼声，急旋首眺望，或惊骇遁逸，即此声之振动传至脑时，脑起骚动刺激，于是从运动神经，传至颈支之某筋肉而回旋至手足而遁逃。

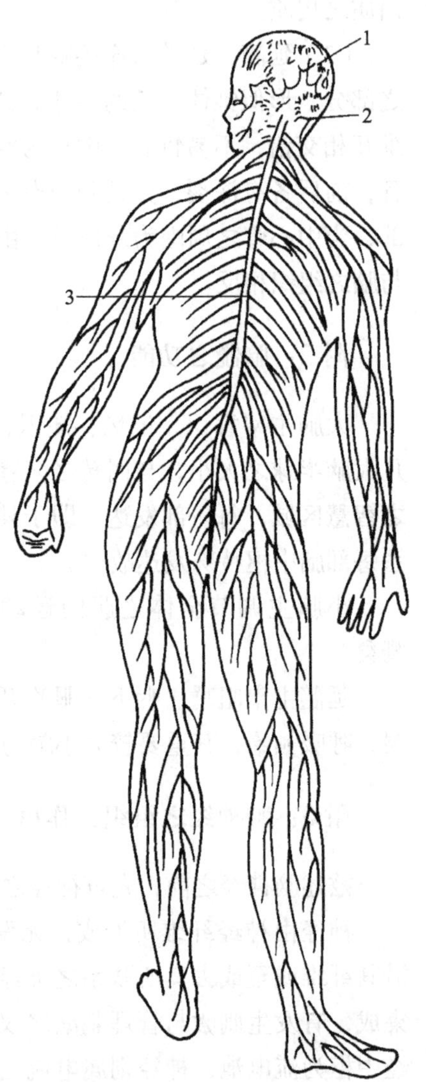

图 131　全身神经分布状态图

1. 大脑；2. 小脑；3. 脊髓

神经既分输出与输入两种（即知觉神经与运动神经），但大部分两种性质组合成一支。独立性质者，只知觉神经中之听神经、视神经、嗅神经三对，余者皆为知觉纤维与运动纤维相合而成，故能传导两方之刺激。

神经性质之分别既明，乃言脑神经（图 132）。

脑神经从脑之下面发生，由前至后，共分出十二对神经，以通于五官头面，为感觉与运动之主要组织。兹述其概要于下。

第一对嗅神经，出自大脑半球之前部，将至筛骨时，分出数支。从筛骨孔中而出，分布纤维于鼻中隔及侧壁，至上部之黏膜。主香臭气息之感觉。

第二对视神经，起于视交叉，而前外方走入眼窠，分布于眼球之网膜。主光线色彩之感觉。

第三对动眼神经，起自大脑内侧脑桥之前端，入眼窠分两支，上支分布于上直筋及提上眼睑筋；下支分布于内直筋，及下斜筋。主眼球之活动。

第四对滑车神经，起自大脑下，起至眼窠之内侧，分布于眼之上斜筋。主眼球筋之活动。

第五对三叉神经，起自脑桥之侧部，由前后两根所成，前为运动根，后为知觉根。系脑神经中之最巨者，而其分布亦最广。计分三支：第一支分布于眼球及鼻腔；第二支分布于上颚及牙齿；第三支分布于下颚及口舌。而运动根则分布于咀嚼之筋肉。主眼球皮肤下颚筋肉舌齿之知觉与运动。

第六对外旋神经，起于脑桥与延髓之间，向前上方而分布于眼之外直筋，主眼球之活动（眼中计三四六三对神经分布）。

第七对颜面神经，起自延髓之上部外侧，分布于颜面之筋肉。主颜筋之运动。

第八对听神经，亦起于延髓之上外侧，入内耳道，分布于半规管及蜗牛壳，主音声之感觉。

第九对舌咽神经，起自脑桥之下端，分布于舌之乳头，咽之黏膜，主味觉及舌咽之知觉与运动。

第十对迷走神经，起于延髓之上外侧，沿颈动脉而下抵臀部，分布于咽喉、气管、肺、心、食管、胃、脾、肝、肾、十二指肠等部。主喉、心、食管、胃、肝、肾、脉管等之知觉运动。其分布区至广。

第十一对副神经。起自延髓下部，出枕骨之大孔时，分为两支：一支合迷走神经而下，一支向颈部分布。主颈背之运动。

第十二对舌下神经，起自延髓之下端，分布于舌之肌肉。主舌之运动。

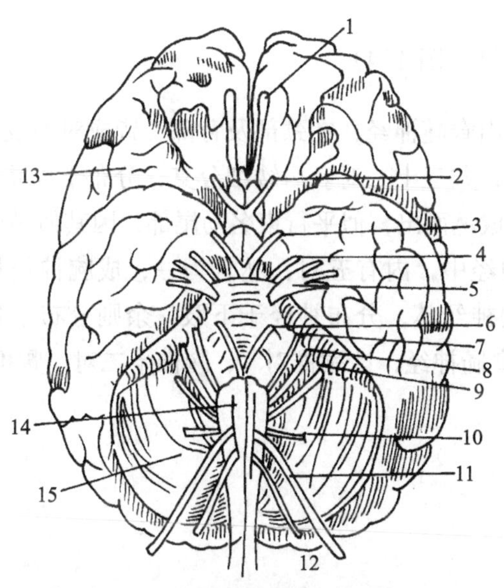

图 132　脑底面与脑神经起始部图

1. 嗅神经；2. 视神经；3. 动眼神经；4. 滑车神经；5. 三叉神经；6. 外旋神经；7. 颜面神经；8. 听神经；9. 舌咽神经；10. 迷走神经；11. 副神经；12. 舌下神经；13. 大脑；14. 延髓；15. 小脑；16. 脊髓

附 4：脊神经与交感神经

脊髓为神经质之长圆柱，由枕骨大孔径达第二腰椎，末端附以长丝，由结缔组织所成，附于尾骶骨全部，容于脊髓腔内。自延髓至第一腰椎，长约十八英寸，粗如小指，其构造亦如延髓之前后各有深沟，其他则如脑髓。外面被有软脑膜，得血液之营养，外为极薄之蜘蛛膜，再外为硬脑膜。俱不直接触于脊柱腔，其间另有一层脂肪组织之膜被覆，致脊柱弯曲而不受伤。关于髓质，则与延髓相同。白质在外，灰白质在内，中心亦为管状之孔。灰白质适当管孔之外，在管孔之两侧，成为前后之突出，形成前角与后角。从后角出神经索，成脊髓神经之后根。前角亦出神经索，成脊髓神经之前根。合并成神经干，出脊椎孔而再分布于全身各部，司知觉与运动。（图 133）

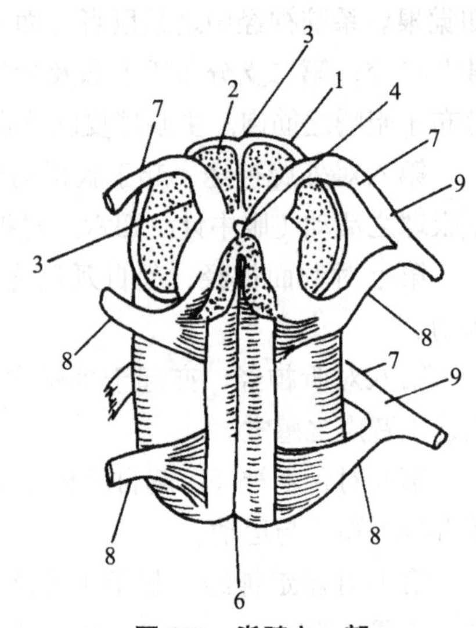

图 133　脊髓之一部

1. 皮质；2. 白质；3. 灰质；4. 中央管；5. 前裂；6. 后裂；7. 前根；8. 后根；9. 神经根

附 5：脊髓神经（图 134）

由脊髓左右分出脊髓神经，在颈部及背部，皆成对而发。经椎骨间各侧之孔而出。此等神经，共三十一对。后缕细分支，分布于皮肤及随意肌。在脊髓下端之脊髓神经，成丛而出，似平行束名马尾部，因其似马尾之毛故也。

三十一对脊神经中，内有五对，丛合为一，成腕神经丛，分布神经于上肢；复有四对成腰神经丛，分布神经于下肢，余则分布于颈及躯干之诸器官（注，三十一对之脊髓神经，计颈椎对[①]、胸椎十二对、腰椎五对、荐骨五对、尾间一对）。

① 颈椎对：应为“颈椎八对”，底本缺漏，据“脊髓神经根图”补。

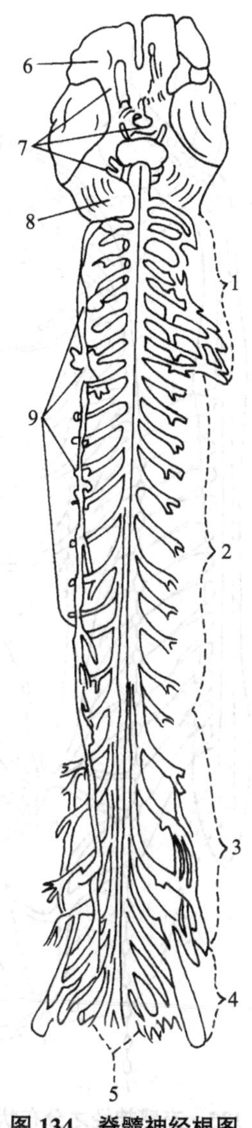

图 134　脊髓神经根图

1. 颈椎神经 8 对；2. 胸椎神经 12 对；3. 腰椎神经 5 对；4. 荐骨神经 5 对；5. 尾闾神经 1 对；6. 大脑；7. 脑神经；8. 小脑；9. 交互神经

附 6：交感神经及脊髓神经

交感神经系在腹腔背面脊柱之两侧，成交感神经节，为中枢于是分布交感神经于胸腔、心、肺、胃等器官及全身之血管，更与全身之脊髓神经及脑神经连络。（图 135）

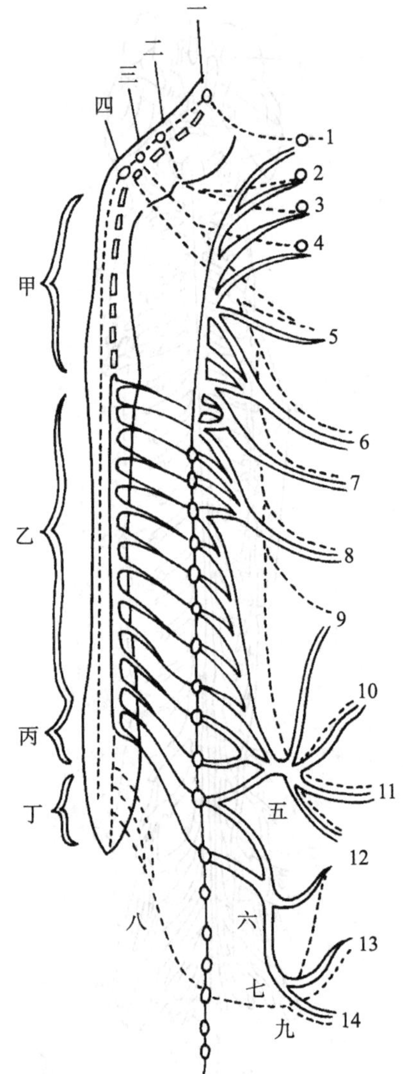

图 135　交感神经之分布状态

甲：头部脊髓；乙：胸部脊髓；丙：腰部脊髓；丁：荐部脊髓

一：动眼神经；二：颜面神经；三：舌咽神经；四：迷走神经；五：内脏神经丛；六：肠间神经丛；七：下场间神经丛；八：骨盆神经；九：骨盆神经丛

1. 眼；2. 泪腺；3. 颚舌腺；4. 舌下腺；5. 头部咽喉血管；6. 气管枝；7. 肺；8. 食道；9. 心脏；10. 胃肝脾诸脏；11. 肾脏；12. 小肠及结肠；13. 结肠及直肠；14. 膀胱及生殖器

1. 交感神经之功能　交感神经之主要作用，为使内脏及血管之不随意筋与腺体等，发生运动，并与全体神经作连络。故诸器官有病，他器官全蒙其害。此名之所由起也，其纤维亦分知觉、运动两种。知觉纤维分布于黏膜及内脏，运动纤维分布于内脏及血管之平滑筋。若断此神经，则该部之血液循环顿生障碍；若受刺激则可推进内脏之运动。于此可以推知针刺治病，功效原理之一种。

2. 脊髓神经之功能　据医学实验之结果，前根神经索为输出纤维组织（即运动性神经），后跟神经索为输入纤维组织（即知觉性神经）。后根受损时，则其神经所分布之部分，有运动而无感觉；前根受损时，则其所分布之部分有知觉而无运动；如前后根俱损，则其所分布之部分知觉与运动俱归消灭。

3. 脊髓之功能　此项之功能，经多数学者之试验，计有两种：一曰反射，二曰自动。

（1）反射作用身体各部之动作，不必定随意识之指使，例如闪光忽映面前，眼睑自闭；针刺指端，自会退避；刺激性气体窜入鼻窍，立即喷嚏等。总以受刺激不借意识神经之命令，而起之反动，即曰反射作用。脊髓即为反射之中枢，系脊髓之灰白质独具之权力。白质仅为传导刺激而已，如瞳孔放散、膀胱闭锁、直肠收缩及射精等，皆属反射中枢之主要作用。

（2）自动作用除反射作用外，复有自动作用。其与反射作用，相异之处：一则因来自末梢之知觉刺激而始兴奋（名曰反射），一则不受刺激而自行兴奋（名曰自动）。此自动之中枢有二：一曰发汗中枢；二曰血管收缩中枢。

附 7：骨

骨之构造、种类、名称，已在上文“肾生骨髓”条列述，可参观之。于兹述骨之成分，以补上述之不及。

骨为有机物质及无机物质混合而成。所谓有机物质者，系生胶组织，故骨具有弹力性。所谓无机物质者，以磷酸钙为最多，碳酸钙、磷酸镁、氯化钠次之，其他更有矽酸等，故骨有强固不朽之性。二类互为调济，得全效用。考老人之骨所以易于折断者，系骨中富有石灰质，缺乏弹力性所致也；小儿之骨易于弯曲者，系骨中富有胶质，柔软而易曲所致也。

附 8：脉

脉指血脉，即血管是也。血管分动脉管与静脉管。在上文“心者君主之官”条已启其端，于兹再补述其组织构造、分布之情状。（图 136）

1. 动静脉管之组织 向管不问其为动脉静脉，皆由内外中三膜而成。

（1）外膜：动静二脉俱相等，为包血管之结缔组织层。

（2）中膜：动脉混有弹性纤维与平滑筋纤维。动脉管愈大，则此类纤维愈增，愈小则愈少。以弹性纤维具伸展性，使血管有弛张余地也。静脉只有筋纤维，而弹性纤维极少，血管壁亦薄。此为相异之点。

（3）内膜：内膜系扁平之纺锤形内皮细胞所集成之薄膜，凡动静脉之毛细管，只具此膜，于外膜中膜皆不备。

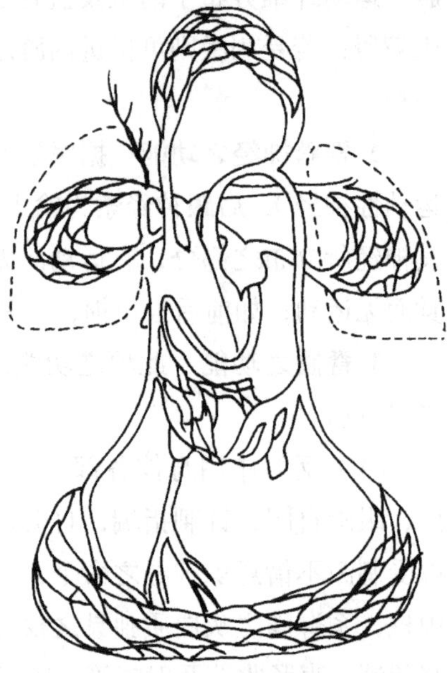

图 136 血液循环系及心脏之模型

2. 动静脉管之分布地位 动脉管常居深处，隐隐寓有保护之意。盖动脉管破伤，则有出血不止之虑也。

静脉管则逼近体面，呈苍青色，得由皮肤而纵其所至。倘以手指压其一管，背其进行方向而推之，则血液退流，充塞瓣囊（静脉管中有半月瓣），阻截交通而生肿胀。然阻止血液通臂静脉之一本，对于循环无纤介之影响者，以静脉管密布如网，互相连络，血液能舍此路而由他，故能于一定之时间，仍通过心脏。

3. 动静脉之系统 血液循环所经之血管系统，由动脉、毛细管及静脉所成。大动脉出心脏后分为支脉，分而复分，愈分愈细。卒成发状之细管，曰毛细管，排为网状，管壁至薄，易渗液体。血液循环时所受之变化，主在斯管。迨血液过毛细管网后，为细微静脉所吸收，细静脉愈合愈大，终开口于直接入右心房之大静脉。总称此动脉管曰动脉系，静脉管曰静脉系。

（1）动脉系（图 137）：此系指由左心室之大动脉至动脉毛细管之部分而言，其名称随所至之处而异，兹仅举其主要者言之。大动脉左心室起，向上方行，曲为弓状，曰大动脉弓。左颈动脉，及左锁骨下动脉，皆附弓上。而无名动脉又分为右颈动脉，与右锁骨下动脉二支。大动脉弓沿胸腹左方下降，曰腹腔动脉，分出胃动脉、肝动脉、脾动脉。胃动脉、上肠间动脉及下肠间动脉，至第四腰椎之部，分出内肠骨动脉，及外肠骨动脉，前至臀部，后至足部。

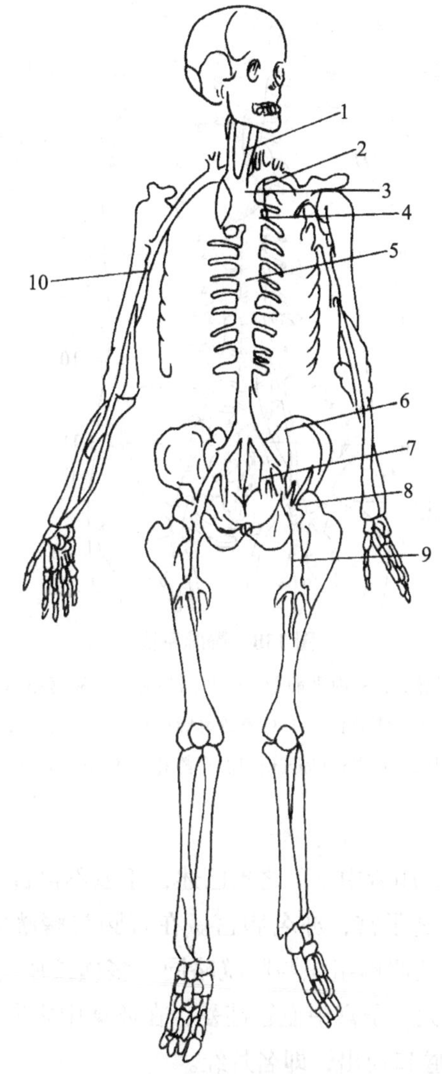

图 137　动脉系图

1. 颈动脉；2. 锁骨动脉；3. 无名动脉；4. 大动脉弓；5. 下行大动脉；6. 肠骨动脉；7. 下腹动脉；8. 外肠骨动脉；9. 股动脉；10. 上膊动脉

（2）静脉系（图 138）：此系由动脉血散布各部至毛细血管后，回入静脉血管，还流右心房之大血管。其主要者为上大静脉，及下大静脉。上大静脉合左颈静脉，左锁骨下静脉所成之左无名静脉，与右颈静脉、右锁骨下静脉所成之右无名静脉为一管，归入右心房。下大静脉则合外肠骨静脉，内肠骨静脉、肾静脉、肠间静脉、门脉、肝静脉为一管，亦归入右心房。

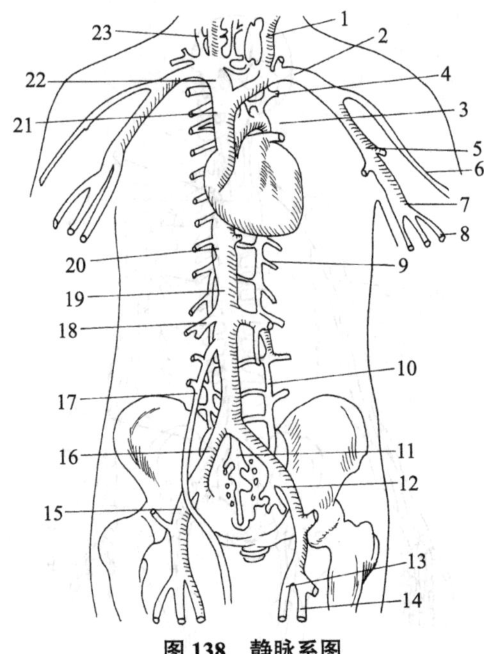

图 138 静脉系图

1. 内颈静脉；2. 锁骨下静脉；3. 内乳静脉；4. 肋间静脉；5. 腋窝静脉；6. 颈静脉；7. 上膊静脉；8. 贵要静脉；9. 奇静脉；10. 上行腰静脉；11. 中荐骨静脉；12. 下腹静脉；13. 大腹深静脉；14. 股静脉；15. 外荐骨静脉；16. 纵隔静脉；17. 内精阜静脉；18. 肾静脉；19. 下大静脉；20. 肝静脉；21. 上大静脉；22. 无名静脉；23. 外颈静脉

附记：胆在上节“胆者中正”之条已述，于兹不再言。

女子胞，即女子之子宫，亦名胞宫。在直肠与膀胱之间，其形如倒置之梨，开口于膣腔中。其肌肉组织与膀胱略同，多横纹肌与斜纹肌。成孕之后，能随胎儿之生长而扩大。子宫中血管甚爰，在卵巢中之卵子成熟之期，发生破裂一次，血液排泄由膣口而出，即名月经。

胃、大肠、小肠、三焦、膀胱，此五者，天气之所生也。其气象天，故泻而不藏。此受五脏浊气，名曰传化之腑，此不能久留，输泻者也。

马注：此五者属阳，乃天气之所生也，盖天主变化。五者泻而不能藏，此所以象天也。此则受五脏之浊气而传化之，名曰传化之腑。惟其为传化之腑，所以不能久留诸物，有则输泻而出也。

淡按：古人以动者为阳，静者为阴；上者为阳，下者为阴。上五者为传化饮食之糟粕，藏之动者也，亦如天之雨雪雹霰，有下而无上，故曰其气象天，天之所生也五脏之浊气与糟粕，由此排泄，因曰传化之腑。

魄门，亦为五脏使，水谷不得久藏。

马注：魄门者肛门也。肺藏魄，肛门上通于大肠，大肠与肺为表里。故亦可称之曰魄门，亦为五脏之使。水谷下此，亦不能藏者也。

所谓五脏者，藏精气而不泻也，故满而不能实。六腑者，传化物而不藏，故实而不能满也。

王注：精气为满，水谷为实。藏[①]但藏精气，故满而不能实。

张注：水谷充实于内而不得久留，故实而不能满。

淡按：五脏者，心肝脾肺肾也，古人谓藏精气之所。精气不能外泄，外泄则失守而阴虚，阴虚则无气，无气则死矣，故宜藏而不可泻。但精气，古人认为无形之气化，非有形之质。故能满而不能实。六腑者，即上条之胃、大肠、小肠、三焦、膀胱、魄门也。古人谓为传化浊气之所。浊气久留，则为胀为热。可泻而不可藏，以其有糟粕之实质不可久留，故曰实而不能满也。

本节之原文：脑、髓、骨、脉、胆、女子胞，此六者，地气之所生也，皆藏于阴而象于地，故藏而不泻，名曰奇恒之腑。胃、大肠、小肠、三焦、膀胱，此五者，天气之所生也，其气象天，故泻而不藏，此受五脏浊气，名曰传化之腑，此不能久留、输泻者也。魄门亦为五脏使，水谷不得久藏。所谓五脏者，藏精气而不泻也，故满而不能实；六腑者，传化物而不藏，故实而不能满也。

《素问 · 宣明五气》

马注：此篇宣明五脏之气，故名篇。

心藏神。

张注：两精相搏谓之神。是神乃阴精所生，而藏于心焉。

淡按：神藏于心。其理已于本编首句“心者君主之官，神明出焉”条下申释。可参阅之。于兹在[②]补充前释之不足。夫精神魂魄意志，皆为脑神经健全、与思想知识之充分。两层表现，与生理组织，亦有相当联系。或因某项生理不健全，而影响于脑之功能。或因脑之意识紊乱或集注，而影响于生活变化。古人观察此类不可捉摸之思想活动变化，与生理生活之影响所起病态，乃有本篇之五脏、五恶、五液之推测文字。《内经》有两精相搏谓之神，恰合神之义。

---

① 藏：即脏腑。

② 在：按文义当作“再”。

两精者，先后天之精气也。先天之精气，《内经》名曰肾气，即生殖腺内分泌也。后天之精气，《内经》名胃气，亦名谷气，饮食所化之精微也。两种精气，相互发生作用，则思想清明，体气强健，血行和畅。其显于外可得而见者，即为精神。其藏于心者，已释本编首句，不庸再赘。

肺藏魄。

张注：并精而出谓之魄。魄乃阴精所生，肺为阴脏，故主藏魄。

淡按：方当有神不守舍，魂魄为之不安。盖指神经意识失其作用，则智慧失其聪明，运动失其常规。魂梦颠倒，智慧神经之不宁也。躁扰不安，运动神经之不静也。智慧之灵，可以谓之魂。运动之灵，可以谓之魄。所谓灵者，神经意识之潜于内者也。今之谈精神科学者，谓人身意识有显在意识（亦曰显在精神）与潜在意识（亦曰潜在精神）。讲佛学者有八识，讲道学者有三魂。八识三魂，潜在意识之显示也。潜在意识者，吾人即谓之灵。魂为灵之知觉性。魄为灵之运动性。阴阳和平，灵即潜而宁静，失平则病，灵即为之不安。所谓神不守舍，魂魄为之不安也。古人以魂藏于肝，魄藏于肺。魂主动为阳，昼游于目而为视，夜归于肝而为寐。魄主静为阴，伏于肺而为力，出于手足而为扰。肝为阴脏，肺为阳脏。古人以魂藏于肝、魄藏于肺者，得阴阳相济之道也。

肝藏魂。

张注：随神来往谓之魂，肝为阳脏，故主藏魂。

淡按：魂为潜在意藏之智慧性，已述如上条。寐则多梦，即潜在意识，来往神经休止，时之活动也。神经不和即魂梦不安，《内经》所谓“上盛则梦飞，下盛则梦坠，甚饱则梦与，甚饥则梦取”，是也。言其藏于肝者，肝之变，即神经之变，肝指神经作用，余已肯定之矣。

脾藏意。

张注：心之所忆谓之意。心生血脉，血生脾。故心之所之之意，藏于脾也。

淡按：意者，忆也，思虑也，亦属于大脑神经之意识作用。惟其专心致志，着于一事一物，而考之虑之，必影响于脾胃之消化作用，与吸收作用。于是则悗乱而四肢不举，所谓思虑伤脾也。意与脾有如是之关系影响，故古人就事实之观测，而曰脾藏意。

肾藏志，是为五脏所藏。

医论医话·译著序文

目　录

《经络之研究》译本自序

经络一称经脉，我国经络学说，在最古的一部中医经典著作《内经》中，已有很详细具体的记载，整个《内经》书中的理论体系，就是建立在阴阳五行、十二经络的基础上的。

十二经络不但是把人体的内脏器官作了总的归纳，并且从它的脉气盛衰和分布的情况，而表现出生理病理的变化，表现出各器官互相之间的关系，从而结合到诊断与治疗上而做出适应的处理。所以十二经络学说，实在是古代医学中生理病理之基础，也是从整体观念出发的治疗准则。我们看到《内经》中，“经脉者，所以决死生，处百病，调虚实，不可不通”这几句话，可见它在中国医学中是具有相当重要意义的。

所以历代以来（清末以前），学习中医的无不熟悉经络学说，凡是中医的著作方面，也没有不以经络为立说之基础的。例如汉代建立药物方剂法则的医学大师张仲景，他就说：“凡欲和汤合药，针灸之法，宜应精思。必通十二经络，知三百六十孔穴。荣卫气血，知病所在，宜治之法，不可不通。”宋代的朱肱《活人书》中指出：“治伤寒先须识经络，不识经络，如触途冥行，不知邪气之所在。”元代朱震亨《心法》中，有着十二经见症的撰述，将所有的病症，分类于十二经络中。明代张三锡《医学准绳六要》说：“脏腑阴阳，各有其经，四肢筋骨，各有其主，明其部以定经，循其流以寻源，舍此而欲知病之所在，犹适燕而南行，岂不愈劳而愈远哉。”方书云“不读经络，开口动手便错”，诚确论也。世人以经络为针灸家书，皆懵然罔究，妄举妄谈（下略）。喻嘉言《医门法律》中，也定出规律一条：“凡治病不明脏腑经络，开口动手便错，不学无术，急欲求售，医之故也。”这许多从事于方剂治疗的大名医，如此重视经络学说，就是考据药物的大家李时珍，也著有《奇经八脉考》。他的药物编制中，也结合着经络的说法。

总而言之，自有文字记录起，至清代末年前，凡是医家，不论在治疗方面、著述方面，无不结合着经络学说来作为诊断和治疗以及说明病变等的依据，这是无可否认的事实。

近百年来，由于帝国主义文化侵略的影响，产生了崇外思想，偏向于西医的发展，把祖国几千年来的历史医学的珍贵内容和它的伟大成就完全不顾，断章取义地以中医的阴阳、五行、六经等学说为不符合科学，因而把中医学说一概抹杀。影响所及，使我们学习中医的同志，也对着经典基础学说，发生了怀疑而放弃了学习。至于经络学说，则除了少数学习针灸的中医以外，更少有人再去留心深究的了。

再看一看近代针灸界对于经络学说的看法又是如何？最近二十年来，因为日本的科学医家们研究针灸的疗效原因，重心放置在机械的神经学说方面。所谓神经纤维损伤的变质说、电气交流的变化说、黑特带反射说、物理刺激的促使神经功能亢奋或减退说，以及提高活体生理功能和对抗疾病抗力的基础，由知觉神经的兴奋，掀起了交感神经的功能亢进而影响造血器官促成生理现象等说。于是针灸的疗效归纳到神经所引起的兴奋、制止、诱导等几方面，而以神经分布为基础。迨至大正时期文部省制定人身一百二十孔穴，竟全然废弃了经络学说。因此，我们的针灸医家，也逐渐对经络学说发生了怀疑，单纯地转向神经解剖方面去探讨刺激点，而将经络学说视为无足轻重了。

译者对于经络之说，始终是认为有存在之价值。从实际的临床观察、针下的感传径路和疗效方面的表明，确实很多部分，是与古代经络学说相一致的。从感传径路来说，在腹腔部取气海、关元等穴位，被针者多数感觉有直线样的酸或麻或电掣样的特殊感觉，直达阴茎端或耻骨部分；也有人感到直上颈窝。在背部正中线上，如大椎、陶道、至阳等穴，多数是直线向下感传，也有人向上感传，这或说是脊髓的传导。然而，在它两旁的膀胱经线上取穴，也有直线向下的，针足三里、阳陵泉，则经常直线传到第三、四足趾，有时针足三里也会直线感传到上腹部的中脘旁边；针足趾上的临泣穴曾发现过直上到后头耳侧。在与同道的经验交流讨论中，他们也常遇到此种情况。如果用神经分布的状况比拟，是不符合的。用经络的分布来印证，则可以完全相合，或部分相合。

再从治疗方面来说，手部的合谷穴，能治三叉神经第三支的下颚齿痛。足背部的内庭穴，能治三叉神经第二支的上颚齿痛。足小趾的至阴穴，能治三叉神经第一支的头目痛。又如拇指端少商穴，或足踝下的照海穴，能治咽喉部的炎症。下肢的足三里和公孙穴，能治一切胃病。上肢的大陵、内关穴，能治胸腔部的病苦。肺部病取手腕的太渊，大肠病取手足部分的合谷、上巨虚等，都是经常实验而收效的穴位。像这样病灶所在和针治所在，部位远隔而有显著疗效的情况是非常多的。这里仅举一些例子而已。这些情况，是难以神经的联系方式去解释的。如从古人的经络关系上去探测和解释，却可能得出比较能解释的结论来。

译者虽然始终认为经络学说有其存在与研究的价值，但由于近年来科学医家们对于中医理论视同敝履，而译者在临床上所得到的一些体验，又是一鳞半爪的片断事例，没有得到整个有系统的证明足以去说明；同时，自己也多少受到一些西医学识和日本针灸学说的影响，因而对于经络学说，也只不过是常似默契于心，只是常常和师友同道们作些口头上的探讨，希望共同在治疗实践中，注意积累经验，以期能打破经络学说之谜。而在文字写作方面，却未曾有所谈及，因恐遭受陈腐落后的攻击，以致影响经络学说的研究，其实这种顾虑，今天看来，也是多余和不正确的了。

现在看到了这本书的内容，却是通过实验研究的证实，使我三十年来所期望揭破的经络之谜，得到了我所未能彻底解答的具体解答。所以赶快把它翻译出来，提供医务同志们，作为研究参考的资料。

我们当然不能认为这本书就是研究经络学说的最完善的结论，但由此可以给研究经络学说的工作提供了一份新颖的资料，也证明了古经络学说，决不是如一般科学医家所认为是玄虚不足道之产物。同时，我们看到日本人对于我国古代经络学说，有如此的研究发明，我们更不能不自知奋勉。值兹党和政府重视中医学遗产，整理中医药学的伟大时代中，通过这本书来帮助我们，共同进一步发掘古经络学说的精髓，使它在现代科学医学中发挥更大的作用，则对于祖国医药学，以至于世界医学，对于祖国人民，以至于全世界人民的保健事业，都是有利的。

1955年3月于南京

《经络治疗讲话》译本自序

经络学说者，针灸医学之司南也。自《黄帝内经》而下，数千年来，凡历代针灸名家，无不奉之为医途之舆梁。及其东传于日本，彼邦针灸耆宿，群起精研，颇多阐发。惜乎明治维新以后，竞逐时髦，改用神经分布之说，转而影响于吾国针灸医界，亦有新旧之派分。然而日本学者，固极富于研究之精神，而又善于择取菁英者也。最近一二十年之中，其国真知硕学之士，益复讲求经络学说而卓著辉煌焉。

本间祥白先生，乃日本近代之针灸大家，于我国古经络学说，极深致力研究。此编所述，盖其用谷井先生与T君假名，就经络治疗作问难之讲录。举凡经络、脏腑、营卫、气血、阴阳、表里、虚实、寒热之要旨，以及五行之生克、四诊之精微、治症之大纲、补泻之要点，诸有关经络问题之基本学识，均有所概述无遗。而其问对之词，复浅明易晓，初学者读之，亦可循序渐进，渐窥经络治疗之门奥也。余喜其深入浅出，甚有裨于系统学习祖国古典医学者之借助，故译出以响同好，亦使鄙弃经络学说为玄虚不足道者，观于日本学者之备极推崇，而可以知所返矣。

1956 年秋

《针灸真髓》译本自序

日本针灸家代田文志所著《泽田派见闻录针灸真髓》一书，已经译出和读者见面了。

泽田健先生是日本近代针灸界有数的名医，一生致力于研究我国古代以阴阳、五行为指导原则的医学典籍。对《素问》《灵枢》《难经》《十四经发挥》等学说，钻研不遗余力。在本书中，也随处可以看到先生钻研古籍的迹象。泽田先生在这方面的造诣，是极其深刻的。正因为如此，先生对于中医学术的优越性，倍加推崇服膺，并进而大声疾呼，以复兴东方医学为己任。

本书作者代田文志，是先生的入室弟子，也是日本现代的名针灸家。书中所述先生治病时和患者应对问话的情况，以及先生讲解内脏病变及其功能，可称纤屑无遗，使读者对于先生当时诊病讲学之情，有如身临其境。

因为泽田先生是一个虔诚的佛教徒，而又生活在资本主义的社会环境里，环境限制了他，因此，思想上存在着一些缺点。在这本书上，也有很多处流露和反映出来。实践告诉我们，接受学术和思想的时候，应该有所批判。所以当读者读到书中有以经穴生理，附会到道家佛语方面的时候，应该批判地吸取其合理的内核，而扬弃其佛道玄说的神秘外衣（例，“阳脘会”应作中脘、阳池。疏导三焦乳糜管的解释，而不应盲从“真一至，阳脘会，真一司灵”之道家玄说。此地不多举例，希望读者举一反三）。必须这样，才能够使我们吸收到泽田先生更精粹的东西，而不致为假象所迷惑。

又因泽田先生是古典医学的力行者，生平对古典医学推扬甚力，但因崇信太过，产生了对西医的偏见。先生门人代田文志深敬先生，对于先生有所非论西医的言辞，也或多或少地笔之于书。其实西医亦有西医的长处与经验，岂可一概加以非议。译者为保持原书精神，除有一小部分攻击西医太甚，及与针灸无关的道家玄说，因对读者毫无用处，已予删节外，对非论西医之处，虽然是照译出来，但是泽田先生的这种大醇小疵的偏见，必须予以指出。读者可以不受他的偏见的影响，取其所长，舍其所短，这是我们学习的主要原则。

1957 年 1 月

《知热感度测定法针灸治疗学》译本序

人身之经络，调则治，不调则病。针灸之功，所以调其不调，而使复其治也。故《内经》云:“经脉者，所以决死生，处百病，调虚实，不可不通。”又云:“凡刺之道，必通十二经脉之所终始。”然经络学说，虽为针灸之基础，而寖废不讲，亦已久矣。滑伯仁故有“针道微，而经络为之不明”之叹也。

余固不敏，窃尝留意于此。常慨古籍之辞旨深微，浅测莫窥其远，虽或间有所会于心，而终未能尽宣其奥，欲令初学者，遽能明经络虚实之变，而治必中的，戛乎其难矣。

近观日本赤羽幸兵卫所发明之“知热感度测定法”，则能以极简易之方法，测知经络变动之情况，得明悉疾之所在，依此取穴施针，故每能动中机会，而其捷如响，无怪乎风靡于其全国，并能传播及远，备受德、法诸国针灸学者之推崇研究也。

赤羽氏了此书中，除将知热感度测定法和盘托出，并附皮内针法及天平现象之说明。读者依书实施，虽在初学之人，亦可确知经络病变之所以，俾利于做适应之治理，而迅图其功。盖其测定之法，极为简易而客观，至易掌握者也，尤有进者，此法之原理，既基于经络之平衡，是则古经络学说之价值，得此法而印证益真矣。倘能进而求之，或可为研究整理经络学说，新辟其道途，而作针灸科学化之先声也。岂非针灸界之伟绩欤？故急命焕慈为奋译出以响国内同道，并为之序焉。

1955 年 11 月于南京

附一：承淡安自传

前　言[①]

先师承淡安先生自传写于1954年夏，时先师即将出任南京中医学校（应为江苏省中医进修学校）校长，不顾心脏病严重，力疾操觚，费时累月，写成数万言之自传，以付姜氏师母嘱门人杨福祥着手整理。曰："适当时可予以出版，使承门弟子更了解我的为人。"

《自传》正文十五章，附录两章。正文以朴素的语言，基本上按照顺序自叙生平学习与工作的经历。我们可以从中看出先师的一生是光辉的一生，是自甘淡泊、艰苦奋斗的一生、是为弘扬祖国针灸医学事业做无私奉献的一生。附录两章，并非插曲，而是至关重要的。其第一章写婚姻问题，是突出事业的成就得力于贤内助姜氏师母。其第二章写与赵涉讼问题，是写分裂主义者给事业造成的损失。先师常说"择人不严，自贻伊威"，引为憾事。

《自传》写作至今已36年，先师仙逝亦已33年，限于人力、物力、财力，迄今未能公开发表。当兹盛世，祖国针灸医学不断发扬光大，先师志士传薪之功绩，已得到国内外医务工作者的肯定。受组织人力，将珍藏数十年之《自传》整理校勘，付印于世，以偿先师生前之宿愿。

受业门生杨福祥于杭州

1990年4月

一、家庭出身

我出生于江苏省江阴县东乡华墅镇。华墅是全县一个大镇。镇上姓承的只有两家，一家在镇东，做鲜果菜行业；我家则在镇北的小街上，祖父及父亲都是医生。我出世时，祖父早已谢世，祖母还在。我到成年十六岁的时候，从母亲的训示中，知道我家的身世，特别是父亲一生艰难困苦的经历，给予我性格上形成温情懦弱与对事业的拘谨负责，是有着极大的影响。

我祖名凤岗，业医，专治小儿病及麻痘，在当地颇具威信，生四子一女。

① 依据俞中元主编《承淡安》校对。

吾父名乃盈，行四，十三岁即丧父，依长兄读书。未半年，即往邻镇顾某酒店为学徒，常受长嫂辱骂，预断其不能卒业。因而勉力学满三年后得吾外祖母之支援，投顾山周东庄名外科周某医生门下，半工半读三年，乃返家完婚，自谋生计，与二位兄长分期供养老母。初出行医，业务清淡，常于深夜外出数十里，挑贩时菜到邻镇变卖搏取微利。吾母则纺织至深夜乃息，勤俭力作，始免饥饿。冬春二季则随二兄（名爵廷）外出种痘（旧式痘苗），跟随三年，二兄始允许其独自种痘，并诫其不许在三十里方圆痘区行业，条件极苛，吾父惟命是从，不与较也。为人治病，亦不计报酬，并经常登门访问患者，如是经过二三年之努力，人家见其医治负责，又小心谨慎，业务渐有发展。平时居家则手不释卷，咿唔读诵（内外科等书），从不作无谓之应酬。以后又向儿科缪怀仁学推拿，又向邻居陈居才学针灸，因此毕生以外科、幼科、种痘、针灸行其业。我之平生乐于治疗疾病，钻研业务不以为苦，不好外出，实深受吾父之影响也。

吾父性情非常善良，自己经济非常困难，却对贫患者不取诊金，有时还暗中济助几个小银元给病员家中。待人亦至诚恳，人家有所委托，总是尽力完成。自奉非常俭约，顺养老母、敬爱兄长、和睦亲邻，均极尽心尽力。三位兄长对吾父过去虽多苛待，然吾父毫不怀怨，彼等后来境遇不好时，吾父反曲尽照顾，此点对我的性格亦深有影响。吾父生我及妹弟三人，从无怒骂责打之事。他文化水平大约相当于现在初中程度，说话率直，不喜交际，业务技术是好的，理论是不足的，地方上对他的印象是一个好先生。吾父业务虽年年在进步，因为所接触的都是劳动群众，资金不计有无，所以经济仍很拮据，家庭生活一半由我母亲纺织劳动所得以作补助。

吾父于五十四岁时，因辛劳过度得胃溃疡病亡（其时我年三十三岁），还负二百余元之债。

我母亲名李巧珍，我外祖母是开豆腐店的，只生二子一女。我母亲从小即被许配给我父亲。外祖母的家教很严，一丝不苟。我母受了外祖母之熏陶，虽是文盲，对人应接，亦会咬几句书本上的话，态度很严肃。我从来没有听到她大声说笑过，从没有听到她高声责骂过子女。她帮助父亲，勤俭持家，总是纺织到深夜，艰苦操劳，从无怨言，对子女爱护备至，见我们有荒废学业，或者懒惰情形，就不愉快。她至六十八岁去世。

我妹比我小三岁，读二年私塾后即帮助母亲纺织生产，二十岁归同乡张姓商人。我弟名启棠，小我十一岁，父母勉力培养到交通大学土木科读书，父亡时尚离毕业期二年。以后，他求学、订婚都由我负责，后以性格不同、业务不同，各居一方，会面甚少。

我亲生一女慧芬，今名为奋，年已三十四岁。毕业于成都华西大学药学系，原打算研究中药方剂，后在家中学习针灸。至三十一岁，始与邻居梅焕慈结婚。

我在成都时，由学生杜练霞（今在重庆市卫生部门诊所）介绍，领一甫生三天之男孩抚养，取名蜀君，今年已十七，在苏州伯乐中学初中读书。

二、我的童年

听我母亲讲，我生之时，家庭经济非常困难，父亲行医收入极微，母亲日夜纺织卖钱补助家庭，没有时间抱我，就将我放在织布机旁。我除了饥饿时哭泣外，从不叫喊啼号。到了三四岁时，除外祖母外，见到亲戚或外人来，我总是回避，亦不肯随父亲到人家家里去做客，怕叫人，又怕人逗笑。大概在六七岁时，有一次到外祖母家去，她老人家给我一捧年糕片，我已接在手中，这时，舅母在旁开玩笑，“你来了，还没叫人呢！怎的糕片到手了？”我难为情地将手内的糕片，向地上一撒，返身就走。这件事后来常被他们引为笑谈。

三、求学时期

我在虚年龄六岁时，在左邻方先生家启蒙认方块字。八岁时，方老先生死了，又到姓查的先生家读《四书》，到十二岁时，读完《礼记》《左传》《幼学琼林》等三十余本书，在十二岁的下半年，进入本镇公立澄华小学插三年级班，历年考试成绩均在前五名，颇得校中王彦孟、夏麟奇、钱晓联三位老师器重。十六岁高小毕业去投考南通师范，没有考取。想进江阴南菁中学，以家庭经济不继，即留校中当助教，教初小一二年级生。翌年由夏麟奇老师介绍到布业商人李梓安先生创办的振华小学当教员，认识了同事陶显墀，他现在南京永利布厂为图书管理员。

四、学医经过

十九岁父亲要我学医，跟镇上一位内外科医生瞿简庄先生学习。瞿老师知道我家庭经济困难，就没有收取学费。因为相距不远，所以往返走读。学习了三年，读完《灵素类纂》、陈修园注的《伤寒》《金匮》和王孟英《温热经纬》、汪昂《汤头歌诀》《本草从新》。当时因记力强没有下苦功死读，但至今都已遗忘了。瞿老师医书读得多，而且熟，古典书亦读得多，但是个非常拘谨、文质彬彬、讲礼貌的人，讲话时总是期期艾艾地咬文嚼字，往往听他读了半天，还不能知他用意所在。他的古典语句我往往听不大懂。加之我无口才，怕讲错，所以怕与他接谈。后来我三伯父的小女配他的幼儿，师生又成了亲谊，他至今尚健在，我与他常有往来。

我二十一岁时的秋季，镇上来了一位外来的西医，哄动一时，那时报纸上常有中西医学函授学校和催眠术、灵子术等招生。我总是喜欢要份章程来看看，都想去学一下。心里总是想：中药、西药都会用，又会用催眠术等治病法，替人家治病，看一个，好一个，这多么好啊！然而家庭经济又如此困难，如何向父母开口要钱呢？于是就想办法攒钱，那时家中收入支出没有记账，为家里购买物品私拿了十文、廿文，数字大的就多拿几个，积了年余，才得几元钱，参加上海马化影的大精神医学研究会办的函授精神治疗法。

在二十二岁的初冬，父母为我完了婚，那时我想学西医和灵子术的心还非常炽盛，得了爱妻的同意，将她陪嫁饰物典卖了一部分，参加了上海汪泽办的中西医学函授。

翌年，二十三岁，上海西医周星一招实习生，得到父亲同意，爱妻又典卖了部分衣服，完成了用西药和注射的实习。同时又去学习了朝鲜人办的灵子术。在这个学医阶段中，只要听到有什么新奇的，又快又好又灵的治病方法，总想去学一下，独对父亲的针灸、挑痧、推惊的治疗方法认为是不科学的。我想，小儿的病，不外感冒或者停食，两者为最大之主因。替他去推拿，激动之，使其大哭大叫，感冒出身汗自然热退惊定；又食伤后按摩胸腹腔，帮助肠胃蠕动向下方，呕吐、泻利自然就会好的，所以“推惊”实在没有什么大道理。我那时学了些西医皮毛，认为针灸不过是在人身上乱挑乱刺毫无道理，是一种野蛮行为。后来，我的业务做不好，效果不大，看到父亲以针灸治病很有效；自己害了一场腰痛和失眠，治了几个月，中西药都吃到，一点不生效，结果是由父亲用针灸治好，于是转而绝对信服针灸，才开始学起针灸来，那时是1923年的秋后了。

五、初入社会

1921年初冬，我虚岁廿三岁，实足年龄是廿一岁，由上海回到家里，带了些普通注射针剂，随着父亲行起医来。一面跟着父亲在冬末春初的季节里，到农村帮助种痘，一面行医。那时看农村经济状况不良，穷苦人多，我很高兴替人义务诊病，开廉价的药，连续几年，养成了不用贵重药不用多味药的习惯。

但是那时我有不肯自我宣传与毛遂自荐的固执个性，我徒然为病员诊过一二次，如病还未好，总不肯先开口询问，而要他先开口，有还要我诊治的表示，我才为之诊治。我到有钱人家去看病，亦不会虚伪应酬，曲意逢迎，因此业务不易开展。这种性格，到现在还是一样。我怕应酬，所有相识的亲戚熟人，没有必要的事情，不随便走动，不懂得什么叫联络感情，去发展业务。因此，我没有要好的朋友和得力的亲戚。

六、社团政治

自1921年至1924年，我在家随父行医，并向父亲学习外科和幼科。1923年因腰痛与失眠由父亲用针灸治好了，于是开始学习针灸，先读《针灸大成》。在那年，地方设立了同善社，说是讲孔孟之道，修身养性，教授坐功，可以健体祛病，轰动一时。地方上多数人都参加，我那时抱着好奇心理，要学学他们健身治病的方法，因此亦跟着父母去参加了。那时用小学里的名字，叫承启桐，行医时名字叫承淡安。参加同善社后，跟着坐功，希望将我多年治不好的遗精病医好。但却信心不坚，断断续续，没有进步，未到半年，亦就懒得去走动。

就在这年的冬天，我的胞弟启棠、堂弟启明和过去小学里的同学姜甲生（号君辰，现在北京全国合作总社当负责人），他们在外面读书，寒假回家，联络几位过去同学夏元才、黄炎照等十个人组织秘密小团体，分成CP、CG两组。我那时参加CG一组，有几本小册子大家偷偷摸摸地传观。记得有一本是马克思《资本论》，传观一年。他们在寒假、暑假回来，总是在同善社里一间不大有人走动的起坐室里秘密开会。因为各人父母只知儿女们要求健强去学坐功，而不知道我们在开秘密会议。

1925年春季，我在距家八十华里名叫北国的市集上设诊所，租住张姓的房屋，房主是做蔬菜鲜鱼的称手，其子名张浚源，比我小几岁，和我还接近，他与地方上青年颇有联系。这年冬季，帮助父亲出门种牛痘时，堂弟启明已在乡师毕业。到离家五里的乡村小学教书，常约我等到邻镇周庄乡下陈家桥去开会，许多人的名字、住址都不介绍，有一次遇到张浚源亦在其内。所谈的都是如何联络青年、农工掀起暴动、烧杀地主等事。因此知道好几起镇上发生的事情。

1926年冬天张浚源和几个面熟而不知名字的人连日到镇上开会，要我和当地几位同志负责去地方上办的商团中借余粮，在邻镇后塍发动烧街。后来地方有人怀疑到我们弟兄，我们觉得不能再住在家中，就同张浚源去苏州，住城内饮马桥他的姑母家，开会时总是听说要发动农民，要组织暴动，常提到陈独秀、瞿秋白，我那时根本不懂得为什么要这样做？CP、CG到底是怎么回事？现在想起来我那时是不自觉地跟着走，太幼稚了，但觉得CP、CG的领导工作是做得细致、严密的。

1948年在苏州设怀安诊疗院，经常在报刊杂志发有广告。某日晨，前中央国医馆副馆长兼农林部参事陈郁来访，他是喜欢学习针灸的，那年在渝面谈三四次，他知我体弱，曾将其“全身按摩法”亲抄一份寄往成都给我，并赠长诗一轴。此后未再通讯，一别已近十年矣。此次为送其女到东吴大学读书，见我广告，乘间来访，并告他在卫生部任某职（已忘），主持中医有关部门事务。中医即将检定，将来有关针灸方面问题要向你请教云。不几日，当时中央卫生署寄来某委员证书（其名已忘）一件，大概是陈郁所办的，我以后除将姜怀琳中医鉴定事，曾函请其帮忙外，即与之失联系。关于卫生署某委员之事，根本不放在心上，所以亦想不起是什么名称了。

七、苏州办学

1926年冬，我同张浚源到了苏州，借住饮马桥张家。复经其介绍，在城北小学当校医兼做写刻钢版油印等事。校长叫顾蓉川，听说后来被反动政府杀害了。其他教员名字已忘，现在只知道有姓华的任苏州市聋哑学校校长（名字已想不起）。

我在城北小学工作了三个月，得到爱妻支持，迁至苏州皮市街设诊所开业，认识了邻近伤科医生季爱人。由季爱人介绍，参加了吴县中医公会，因此与会中郁惠伯、张仁先、祝曜卿几位公会理事相识。在会中的月刊上常常投稿，因此颇为他们所器重。

堂弟启明在家乡活动被捕，那时的侦缉长是邻镇人，知他是我父之侄，念其年幼（那时只十七岁），就释放了他，他来苏州寄居在我处。仍由张浚源介绍，与苏州教育界中人往来，旋在吴县属乡间当教员。未几又被捕，关在苏州监狱两年，期满释放。后又被捕，在1939年春就义于镇江。我得其就义当日之明信片通知，见字迹语句一丝不乱，想见其当时镇静而慷慨之状。那时我经济窘迫，正在万分困难中，又不敢向家中报告，快函其姐夫共谋收尸，未得赞同，以此迁延未果，至今引为憾事。

我在皮市街开业之后，堂弟与张浚源时来小住，但不谈他们的工作，我则专事于业务，也不了解情况。

1928年夏与中医季爱人、祝曜卿、朱藕令、杨汉章，共办苏州中医学校于王枢密巷，不满一年，因经费困难而停办。

爱妻亦于是年（1929年）病故。学校停办后，设诊所于北寺塔附近横街（街名已忘）之同乡人张广荣家中，其时有浙江义乌人傅某（名已忘）、句容陈大元随我学医。

八、搬迁望亭

1929年暑期，与杨汉章合设诊所，有两位医校学生随着学医。因为诊务不好，学生实习机会少，后由一病员介绍往离苏州四十华里之望亭站詹荣森邮政代办所设分诊所，业务甚好。即于初冬迁至望亭下塘刘姓家。

1930年与同乡姨夫表妹姜怀琳结婚。

1931年秋完成《中国针灸治疗学》，申明为读者解答书中问题，保证学会，引起各地很多读者来望亭当面学习，我亦放弃中西药物治疗，专用针灸治病。是年初冬，先父病亡，幸出售图书籍，所得甚丰，堪以治丧。但是过去办丧的习俗是不许铺张，拟以三百元治丧费购买图书捐赠当地学校，却为母妹及族人反对。

九、办社的经过

1932年到望亭学习针灸的人多起来，其时赵安生（即赵尔康）经表兄李润清介绍，亦来我处半工半读。因为房屋不够，就于春节迁社至无锡南门外湾头上，李同泰药铺的房子。其时房屋八大间，经常有十多个学生实习，学习期限两三个月。

上午做针灸门诊，下午讲课。是时得与南通孙晏如先生通讯，甚佩其学识丰富，初版之《中国针灸治疗学》即请其增订。

1933年，邱茂良来实习，在无锡方面，只有内科、喉科医生，闻名来访，以此相识，从而知其学识渊博，甚钦敬之。此外为印刷关系，与锡城印刷所往来。所中经理的姓名现在想不起来了。办社二年中函授及实习学员均渐增加，除赵安生长期为助手外，又考取张茂甫为书记员。

十、赴日学习

1932年到1933年，推行针灸学术。学员日多，自己感到学识不够。由友人告日本有针灸学校，于是想往日本学习。

即向丝厂中的朝鲜人技师补习日语，这时实习生中有一福建闽谭人杨克容，其舅父在长崎开设四海楼饭店，于是相约同去。

其时不懂什么出国手续，亦未和别人商量。

就在1933年秋末，将社中编写“社员教学问题解答”的任务委托实习学员谢建明，他是南昌中医学校毕业的高才生。又将门诊实习委托给赵安生，收发纪录的任务委托给张茂甫。安排妥当后，偕学员杨克容买轮船票赴日。舟抵长崎，因无护照，不许登陆。由杨克容舅父作保，始行上陆。他叫我们到东京，先往神田区中国青年会，见张镜清管事，请他安排。

我往东京后，由张管事介绍，往白山区某宿舍——入明治大学之留学者多寓此。每日往青年会补习日语，共两个月。过了新年，由青年会介绍入新宿区的东京高等针灸学校。校长是坂本贡，有教室三间，教员五人。因听课困难，阅读亦非易，仍由张管事介绍一福建人谢某（名字已忘）作翻译。学习约半年，校中知我为针灸行家，赠以两年毕业博士文凭以归。我不习惯于应酬与交际，同寓数十人，除朝夕相见予以颔首外，无所交谈，仅与谢翻译一起到过神户、横滨、箱根、热海、日光参观针灸学校与游览名胜。七月返国。

在日本的观感是，该国封建思想深厚，轻视女权，而其勤劳刻苦，重视“义务劳动”，则令人钦敬（祥按：祥随师数年，知师在日本针灸高等学校时，曾将在锡校撰著的图书、针具赠送该校。有一次校中一同学患病，众皆束手，赖师一针治愈。坂本贡对他十分器重，并令其夫人与师合影，这是日本最崇高之礼节。坂氏让师优游日本及日人占领下之朝鲜。坂对他说可到处游览，每说何时欲归则回国云，故师得暇可以游览名胜。某次登长白山，气候突变，同行者劝师速返，师以难得登山，总想住一夜，坚不下山。当夜大雪，次日师冒雪下山，寒冷刺骨，从此种下风湿性心脏病之病因）。

十一、针灸讲习所

1935年自日本返国，与谢建明、张锡君谋，创办中国针灸讲习所。所有课程，除照日本办法以外，增设“内经”“医论”二科，聘广西学生罗兆琚、浙江邱茂良，以及有医学基础而能针灸者为助。

过去无锡苏州办医学事业给我的教训是，无相当经济基础，则不能持久，但心想发扬推广针灸非办校不可，于是罄我所有，将两千元为开办费。其时张锡君毕业于镇江的医政学院，并任中央国医馆某职，乃与筹商，乃请张锡君，罗兆琚、谢建明、邱茂良，沈君庭、赵安生连我七人为合作办社人。我以个人资金作为七人公办，并不要他们出资，就以两千元作垫之资本，膳宿由社供给，每人每月只取三十元工作费，皆无薪给。

我那时想，这两千元如果用完，不能维持，此款由我独负；如果社中从售得书图、针具中所得，除维持办校之外每学期犹有盈余时，则取十分之五为奖励金，其余则作为扩展公积金。当时意图分工合作，希望能各尽其力，共谋发展，各人把办校作为自己的事业看待。对外一切交际由张锡君担任接洽，秘书文书由谢建明主持，我则专主业务建设方面。

半年经营，进展迅速，外埠通函学员激增，来校学习者亦多。续开二班。校中添聘教师顾子静西医，侯敬舆名中医，汤义方中医，曹哲夫老中医，锡校高才生李春熙、程树、陈士青为助教师，又请中央国医馆馆长焦易堂、副馆长陈郁、中委彭养光、无锡县长陈育初，以及教育局长、卫生局长、当地实业界商人薛鸣剑等为校董。许多校董照片在《针灸杂志》月刊“学生毕业专号”上刊出。其实我却都不认识，亦没有邀集过开一次会，都是张锡君一人口头去联系，送一张美丽的聘书而已，医后我又由张锡君关系，得到中央国医馆之编审委员名义。到了1948年，亦由于这个关系挂了一个卫生署的某委员名义（具体称号已忘），那时认为荣耀，而实际上只负一个空名，未编亦未审，亦从来没有参加过实际工作。

校中为了请得焦易堂等任名誉董事，张、谢二位要我去南京请他们一次客。我最怕应酬，但为学校前途计，只得勉强去了，住的是最高等级的旅馆，即今日之安乐酒家。在太平洋饭店请了两桌客，客人都不认识。焦、陈二位馆长及彭中委陪坐了十多分钟即离去。那种官僚气十足和来客的派头，我实在看不惯，内心厌恶，一言一动受着拘束，真是难受。席散之后，如释重负。

1936年元旦，印了很多推扬针灸的册子，准备携往镇江，出席那时的全国中医代表大会，去做推行针灸宣传工作。该会就是反对反动派政府取缔中医的政策而由中医界召集的会议。但临行前二晚，发生大腿疼痛，不能步行，而未能前往。

以后腿痛日甚一日，全身关节发炎，丝毫不能活动，中西医均束手，无法止汗和止痛。云南女生张德辉劝吸鸦片，说能止痛，果然吸了鸦片。那时的烟禁，外紧内弛，恐为地方知道敲诈，故离校返乡调养。半年余边吸烟毒，边服戒毒药品，得不上瘾。

于是年初冬，闻校中业务废弛，心甚焦急，其时只能起坐，不能直立，即扶病到校整理，亲作表率，被抬往课堂上讲课，于是各教员始不再荒怠。

考核成绩赵尔康负责门诊治疗，最不称职，将他调往发行股。他认为失去面子，不顾学校前途，以合作公约上无更调职务一条为借口，拒不接受调动，我亦心悔择人不严，自贻伊戚，嗣径其他几人谴责，赵始不得已服从调配，平息风波。

此后即行扩充添办两年毕业之本科改为针灸专门学校，添设图书馆、针灸疗养病房等，并于1937年春末，动工添建七间三层三楼与大礼堂，将所有公积金、扩建金及我两年来的图书版税金，全部投入建筑。讵料暑期之后，因抗战发生，未能开学。数年来为发扬推行针灸之建设竟然就此结束。

十二、抗战以后

1937 年秋末，上海抗战已三月，沿京沪线一带的城市频受轰炸，校中所有人员多数回家，仅我一家与事务员张茂甫、发行股的赵尔康与王姓炊事员三家未走。那时我虽能勉强行动，而体力羸弱，不能多受惊吓，即将校事付张、赵二人，告诉他们，能守则守，到紧张时只有放弃。我即避居家乡，以后听到上海大场失守，国民党军队大量后撤，估计在镇江以东无险可恃，万一敌人到来，我以过去曾留学日本的关系，地方上决不会放过我，不出去与敌寇接触。因此我坚决不从母意，将仅有三百元钞币拿了两百元偕姜怀琳夜冒寒雨，乘小舟西行。

抵常州，闻青阳港已失陷，即到镇江乘最后一班车抵南京，中途未停，直往芜湖。至芜湖时，市上受日轰炸，已呈混乱现象，即乘木船拟往樟树谢建明、沈君庭家再作计较。经九江，到达南昌樟树，则君庭已赴乡间，建明则去常德矣。乃投谢建明家向其父借得三百元，经赴长沙转常德。其时谢建明患伤寒甚剧，不久病亡。我乃往桃源一学生名聂志超家中住下，才告歇息。

十三、后方行动

我从 1937 年初冬由家乡出发往后方暂避日寇，仅携带一些针具与一本《针灸治疗学》，打算以教学行医维持生活。

在桃源聂志超家暂住，以行医为生。翌年春，应桃源医家之请，开三个月针灸讲习班，以体力未复，日讲二小时课。嗣后张锡君由重庆来信，谓国医馆长焦易堂病左臂不能举，久治不愈，到处探我行踪，欲请针治。我遂有入川之意。

故于讲习班结束后，我即由沙市赴渝。时为 1938 年 6 月中旬，居大梁子某旅馆（名已忘）每日为焦氏针治。陈郁副部长、农林部参事彭养光中委均于此常相见面。彭、陈过去均喜欢研究针灸，无官僚架子，接谈亲切，我不受拘束。又在焦馆中得见前黎元洪的秘书饶凤璜。彼时为重庆后方救济中医院院长。他邀我往医院工作。由张锡君、陈郁等介绍，又得识闻名已久陈邦贤、沈仲圭，及云南白药厂之曲焕章等。其后政界、银行界有痼疾来针治者日多。彼等且组织三十余人要我讲授针灸课。

为彼等治病，我不以为苦，但与彼等周旋应酬甚苦，又值天暑，大病经年之后尚未复原，焦易堂手臂不举之病已治好。

为避喧嚣，乃托词转赴成都，在女生赵志强家暂住，得其帮助，设立诊所于西玉街，旋即设针灸义务指导班，夜间上课二小时，一月毕业，收回图书针具费十元，接着开四班，以川西各地来学者为多。1939 年春，更有原非医务工作者而学习针灸的人来求学习，因设针灸讲习班，每期三个月，收学费三十元，今日在成都中医院之薛鉴铭、渝市第二中医院之戴念方、渝市卫生部中医门诊所之杜练霞，均为这一班的学员。此数位与我至今经常通讯联系。

是年秋，以成都频受轰炸，即迁往离蓉二十里之大面铺学生薛鉴铭家中居住，继续举办讲习班兼行医。

1940 年初夏，应前南京市中医讲习所主办人陈逊斋之召去广安，在其校中授针灸课。我过去曾闻其名，既见之后，知其学识渊博，健谈善文，深为钦佩，讲课毕返蓉。初冬接石羊肠何天秀、俞大魁二青年医务工作者之邀，设三个月之针灸讲习班。

1941 年春，接德阳青年李玉钤、莫文安暨老中医谢玉堂等筹设中医讲习班之聘，任针灸、内经课教师。嗣后该班伤寒教师他去，又邀我继讲伤寒课，得各学员之助，编成《伤寒针方浅解》一书，即现在印行之《伤寒新注》之原稿。

1942 年夏，接前无锡针灸社通函社员刘伯芬之约，同当地医家数人（名已忘）之邀，办一讲习班，留居一年，因爱人姜怀琳多病，转返成都，托学生薛鉴铭代为赁屋居住。初寓卫玉桥，以租金太高，迁往东二道街。是年，妾华梅棣亦从家乡来此居住。姜怀琳向黄济川学习痔瘘科。我除行医以外，并在四川国医学院任针灸科教授，院长为四川省国医馆长曹叔实，初不相识，任课期间仅相见过两次。

1944 年，一住三年，入川九年。1944 年春，得家书，悉母病严重，颇欲归里，但亦不愿做敌伪顺民。后得吾弟启棠来信，知张浚源已变节，任江阴伪县长，要我与彼通讯，请其制止赵尔康在家乡翻印我著的经穴图，冒名招收学员之行为。因不齿张之变节事敌，与通讯，并决意不作归里省亲之计，自此即未得再见母面，心殊不安。是年秋后，心脏病复发剧烈，复屡受房主迫迁。其迫迁目的在于大幅加租，因限于市政条件，只有以收回自用为名，无理取闹于我。我一时又难觅新居，精神十分痛苦。后因治愈简阳养马河镇酱业商人黎琅轩家属之病，得其帮助，迁往其镇上作养病之计。该地虽系一小镇，而傍山依水，风景优美，民风淳朴，人皆务农，殊适我之性情。一住三年，不感厌倦，其间并在附近县属，举办针灸学习班三次，多属青年医务工作者。

日本投降后，复员人员多，交通困难，故延至 1947 年开始成行返里。屈指计算，在川九年，行医、教学之外，并无成就。但在川西北一带培植了三四百名针灸学员，差甚无愧。然事过境迁，至今多失联系。养马河只有徐敬臣一人，现为简阳医界代表。每年有二三次讨论针灸问题之信件往还而已。

十四、苏州复社

1949年冬，决意返家，道经重庆，住学生戴念芳家，托代办船票等事，顺便问候阔别已久之张锡君、候敬舆、沈仲圭、陈逊斋四位。他们在渝已有经济基础，有久留之意。我恐其破费招待，寒暄之后，径行辞别，不告驻留地点。

回至无锡，景物已非，因之黯然不快。痛恨日寇侵略者的罪恶行为，亦痛恨政府腐败，致国事日非。

以历年备受播迁不定之苦，决心自置固定住宅。访得苏州房价低廉，乃与弟合购苏州司前街83号住宅一所。其时心脏病时剧时缓，恐不永年，乃与弟商量，用子侄之名立契，以免将来麻烦。

迁苏州后，我以体弱多病，不拟再图复社，只助姜怀琳发展痔瘘科业务，于1948年春设怀安珍所，同时将战前针灸社印行剩余之针灸图书数百件出售，作为日用之助，修缮房屋之资。售书广告刊出后，过去社员纷纷请复社，并有外埠学员来苏学习，颇为感动，乃商请邱茂良来苏共同进行。邱君亦抱发扬针灸之志，欣然来苏，共策进行。无如当时政府腐败，币值日贬，交通多阻，外埠函购图书寄程动辄经月，购买人按售价寄款，汇到时，已贬值不足十分之一，买卖双方，均多损失，循至工作者伙食开支难以为继。是时虽复社，工作无法发展，邱君建议暂停进行，俟机再举。

1950年，全国交通恢复，社会秩序物价均趋稳定，乃于年底再谋复社，挽学员王野枫、张德馨二人襄助，进行复社及《针灸杂志》复刊等。时工作进行等于初创，呈准苏州卫生局备案后，即于1951年开始工作，又因经济不足，不能遽邀邱茂良来社。只与其函牍相商，终于在共同筹划下，克服困难，规复社务。《针灸杂志》亦如期复刊，每双月出刊一期。后又将社章向苏南行署、上海华东卫生部备案，皆久久未得具体核复，而社务则日趋发展。乃先后聘黄学龙、孙晏如、郑卓人为副社长，并曾聘工作事务人员数名。年底又陆续邀邱茂良及旧学员陆善仲来社共襄社务。乃采取过去以社养校之办法，为举办针灸学校、针灸实验院以奠定基础。但当时认识水平低，不动心的侦测，只顾按照旧规章办事，埋头工作，除案例申请备案外，与政府缺少联系，而当时华东苏南政府当局对针灸亦无明确认可与重视，因此工作上不能放手进行。

1952年，我心脏病渐剧，社务方面即改变为从实际治疗与研究着手，停止吸收新社员。经向职员宣布此意，并拟照过去无锡办社方法，以发行图书盈余作事业经费，职员方面则按薪给提供奖励金，全部职员均同意。入夏以后，一病几殆，往上海养病半年，社务都由职员共理，年终结算，盈余按工商之旧例，只口头约言比例分配。至1953年春，病稍愈，返苏州新宅养病，得悉去年营业盈余，除纳税及提存少数公积福利外，均作比例分配，并未多提创办事业之经费，大失我之本意。再三与职工商酌，另行提存事业经费，备作建院校之需，这个意见除邱王二人同意外，未获全体同意，我听其所为，暗恐自己口头约言未善，而感同志难得，又造成第二次错误。从此对社中营业事务不再愿过问，愿将针灸社无条件赠予职工办理，但是苦无人接受，此时心情深感苦闷，无法自解。秋后体力渐复，便与邱、王等少数同志专事门诊工作，诊余将《针灸讲义》重加修订，并拟具初步研究工作计划，呈苏州卫生局核示，俟核准复，即设置观察病床廿张，吸收病员，从事研究治疗工作。对于发行营业，不再过问，而报告久久未复，心情殊抑闷。直至1954年夏，晋省开会，政府要我参加办医院等工作，并得政府允许，将针灸社停办。从此摆脱工商企业之沉重包袱，实为快心。

十五、光荣任务

1954年6月上旬，首次来宁参加省中医代表大会，遇到江阴县中医代表马泽人中医师，他告诉我说："你已被选为江阴县的人民代表，我们医界已将贺函发出了"云云，我得此消息，心弦为之一震，左右思维，实难自信。我平素不爱社会活动，且离乡多年，除幼年随小学教师往江阴县参观成绩展览，及廿多岁时，去家族中之丧二次外，一直未曾去过家乡，除亲戚外，很少相识我的人，此次如何被当选为人民代表，是否有误？诸多问题闹得一夜未曾睡好。后向曹鸣皋告明此事，曹说："既然江阴县医界有贺函发出，不会有误，此是光荣任务，当代表后也无特殊负担，实际工作就是做人民与政府的桥梁，不必多所顾虑。"回苏后果然接到江阴的贺函，复接到省人代会通知，又于七月间二次晋省出席会议。会间更体会到党和政府听取人民意见，为人民办事的真诚。而各位首长的亲切态度，尤其使我感动，加强我为人民服务的热忱。同年九月，正式到省中医院工作，十一月，受任为中医学校校长。这一校长的职务，使我背上了新的思想包袱。过去虽办过针灸学校，教过学生，但过去是私办的，时代不同，方式、方法也不同。现在这个学校，是培养中医师，负有培养省中医界新生力量，负有发扬中医学的重大任务。我无论从学术修养和办事能力上讲，对于主持负有这样重大任务的学校职位，是无论如何也不相称的。又加上疾病缠身，无法和健康人一样，坚持工作，那时校务完全由副校长主持。所以学校取得的所有成绩，完全是靠副校长的领导与上级的支持，而我在一年半的时间中，可说是一无贡献，而上级对我的病体却特别照顾，有许多会议都不通知我，使我尸位素餐了一年多，实在内心有愧。1954年冬，参加了中央第二届政治协商的会议，荣幸地和毛泽东同志握手谈话。1955年夏天，中国科学院又任我为学部委员，这一连串的光荣事件，更使我又高兴，又惭愧，永远不能忘怀。

附录：婚姻问题

我小时由舅父介绍，与其三妹所生的长女吴玉梅订婚。嫁未三年，生一女名慧芬，后改名为奋。玉梅患肺病于1928年病亡。亡前要我与其姨妹姜怀琳续婚，冀其女不受后母虐待。怀琳与我相近，常来探视姊病，我对其温淑之印象不坏，故双方对亡妻之言均表示同意。其时我在苏州与祝曜卿、季爱人等办中医学校，妻死之年，因经费不足而停办。我初迁北寺塔横街同乡人张广荣家。与眼科医生杨汉章合设诊所。杨病聋而诙谐。有前皮市街之邻居某女，常伴其母来诊病，每来必话家常，不即去。去后，杨即向我开玩笑，并在房主人张广荣前说我有意于某女，以为笑谑，张信以为真。此讯辗转传至我家乡，我未知也。既而迁至望亭行医，以中馈无人，托亲友去姜家谈婚事，遭到拒绝。谓我在外，品德不良，实际嫌我家贫。

我父闻我在外品行不端，写一封自怨自艾的长信，自责修德不足，生此恶劣之子云云。我自有知识以来从未受过父母责骂，看信后愤激之余，即断小指寄回以明志，借以说明我不做品德不端、有辱门楣之事。后来有人问我小指如何没有了？总以幼时生疔割去为答，此事除亲友外，甚少有知其中真相者。

姜怀琳个性亦强，既悉我断指盟誓，品德无方，便不顾父兄之议，毅然来归，愿与我同共甘苦，我于1931年完成《中国针灸治疗学》与开始办社时一段穷困时期，均得其帮助不少。她因操劳过度，发生小产，仍无休养，体力暗损渐致多病，一连七年，未有生育。

我父亡后，即迎母到无锡居住，老人抱孙心切，见怀琳不育，体质单弱，乃嘱纳房中侍女华梅棣为妾。既而征得各方同意，即纳华为第二爱人。未几抗战发生，我与怀琳往后方，而华梅棣则侍母家乡，至1943年，来川共居。

先师针灸大家承淡安医师年谱编余赘言

1974年甲寅

先师承公淡安幼承庭训，从先太师乃盈公学儿科、外科及针灸，又从名中医瞿简壮先太师游，深入堂奥，尽得其所长（瞿太师于先师逝世时挽云："我老尚苟延，青胜于蓝，胡为乎先我而逝；君病竟不起，冰寒于水，久矣哉舍君安归。"亦孔子恸颜回也），先师青年时曾参加革命地下工作，壮年即致力于阐扬中医及针灸学术研究。1928年在苏州创办中医学校，为中医界办校之首创。1930年，专以阐扬中医学遗产针灸为心愿，东渡扶桑，考察针灸学术，入东京高等针灸学校，甚得校长坂本贡器重，获博士文凭并携归《十四经发挥》，回国倾其所有投入办社办校。旋而抗战军兴，锡校陷于停顿，遂偕师母姜氏夫人西行入川。在川九年，继续培养不少针灸人才。胜利复回苏州复社。1954年，任南京中医学校校长。先师一生以发扬针灸绝学为己任。曾拟设立针灸实研院机构，从事研究工作。今日江苏针灸实验院之成立，承师之力也。1952年，我曾经陪师妹为奋赴江阴扫墓，见师故居，仅平屋三楹，当时有这样感觉，茅屋出公卿，信不诬矣。

先师平易近人。教学循循善诱，从不保守。见人之善，即称扬不已，待人接物谦抑和蔼，对门人情如父子。曾记温岭石圹同学壮定来，卒业辞行旋里时，先师与之相对默然久之，泪珠几夺眶而出。平时对学生关怀无微不至，饮食起居方面十分注意，如伙食必富营养，夏季必使午睡，逢节日常亲自下厨动手做几只名菜与学生共享。学生临走时，每人送金针一套及书图等。祥在苏从学三年目睹师之治学精神，深受感动。师每日寅时三点起床，答覆外地学员信件，解释疑难问题，批阅稿件，七点早饭，八点上门诊，十二点午饭，下午讲课二小时，由下午五时起到深夜十二时，手不停挥编写书本或翻译医籍，或为学员解答问题，数十年如一日。祥兄妹均抗战前锡校学生，祥亦于是时从师所编之《中国针灸学》中研习，略有心得。抗战八年中能得心应手为乡人义诊，从临床实践，增进技术。常云："我一草一木均为老师栽培。"虽然各人志趣不同，但与我同调之同学，当亦不甚少。先师所编著之《中国针灸治疗学》杀青之后，是书不胫而走，洛阳纸贵，吸引了国内外爱好针灸学术者不下万余人。继而创办针灸学研究社、针灸专门学校，轰轰烈烈，桃李遍天下，菁莪乐育诲人不倦，以阐扬绝学培育后一代针灸人才为毕生事业之精神寄托。而日寇侵华，事业为之中途停顿，锡校为歹徒侵吞，徒手入川，千辛万苦，而行医教学数十年如一日。祥追随先师有年，谬受青睐，师于 1954 年出任南京中医学校时，作《自传》数万言，命师母保存交付祥，誊写整理。不久师以积劳成疾志以殁，祥不才感念师不能自已，岂能让先师一生事迹湮没不彰，兹从先师《自传》中编为年谱，以供修近代医学史之参考云尔。

附二：承淡安日记

目　录

旅日日记（1934～1935年）

1934年10月27日：由无锡出发往上海，此行在锡城诸师友皆瞒起，否则无聊之践别送行诸繁文，将不胜烦扰矣。

1934年11月4日：到日本第四天，在往东京的火车上，即午夜背痛，醒起坐待天明。

1934年11月13日：入学见儿童仍如故，裸其足至膝，单布短裤，上身则绒绳袄、厚呢袄不等，跳跃如常，似无寒意，殆已养成习惯矣。吾已着厚绒裤尚觉寒极。

1934年11月16日：三七路车往来车辆繁行之区，皆有红绿警灯，往来无不依规行止，绝不纷乱。驾车者之技巧又娴，余往东京已十日，未闻有受车辆撞伤或弊死者……路上行人遇有车辆亦颇镇定，由车避人，非人避车，故犯事者甚少。东京市上汽车多如鲫，皆以营业送客者，取价甚低，三五角即可，不比上海动辄至少一元，有又所谓小帐陋习。

1934年11月23日：读书不能熟记，更为进步之障碍。

1934年11月24日：中国历年来人才之丧失者不知凡几，抱有真才者，遂不敢问世，良材埋没不为世用，国之不国，无待言矣。此种情势苟长此以下，诚亡无日矣。言念及此，不禁悚然。

1935年11月26日：接杨克容书，言已入长崎某针灸学院，院长许以一月中尽授其术，心颇快感。吾道能以吾之提倡而复中兴，吾志已足矣！晚餐后，隔室刘君邱君来闲谈，所谈皆中医之特殊技能，各出其所闻所见，吾又得到几种特殊医法，快甚！

1934年11月29日：邱君欲办中国古画展，少一售票员，承淡安推荐旅店女佣夏子，孰知老板以夏子不能做此事为辞，承即明告以十天为期，供膳外复给五元，彼乃色然以善，立变断然拒绝之语气，而作商量之语调，以不宣此间人名为条件而允许之。于此可见日人绝不以感情情理为前提，苟有利可图，事无不可为。

1934年12月11日：面对国民党五中全会的不团结，当此国难临头之秋，为政者，当不能捐除成见，合作谋国是，前途之危，诚不可设想！小民何辜，而有此政府？回顾敌国（日本）政治建设，蒸蒸日上，真欲放声一哭！

1934 年 12 月 23 日：得家书，借知医生登记，以余有平素介介不欲求人数语，触动公会委员之妒忌，不与保证云云，分明欲与为难，孰知吾何畏彼哉！虽然处世之道，谦和为贵，余实介介不与人同流，故不得地方人士和乐，虽无损于毫发，但一旦事故发生，影响立至。上之数字者本不应书，余固不后悔，借以言处世之宜谦和为是也，但谦近乎伪，为余深恶，惟有取其和乎。

1935 年元月 3 日：读《管子》后：夷吾之荐贤，桓公之礼士，管仲之复兴国策，令人泥首心佩。以中国之大，管仲之材不为不有，惜为民牧者无桓公之能爱贤若渴，亦无夷吾之能让贤耳。今之世惟权利之是争，富贵之掠夺，所谓厩有肥马，野有饿莩，宰相肥而天下瘦，国之衰乱岂偶然哉！今之为政者，如能分其酒食微逐，与为美人御马之暇，略翻古人之经济政治名书，中国庶乎有望。

1935 年元月 4 日：看街头广告宣传后：当今商战时代，广告已为商业进行之先锋，其费用几占货品之半或且倍之。中国货品不能畅销，一端固为货品之不改良，税律之繁重，而言行术之不研究，亦为一大重因也。

1935 年元月 6 日：看报载四川刘文辉通电全国宣布独立后：中央办事多乖舛，毋怪乎民怨载道，古人有言曰：得民者昌，失民者亡。自有政府以来，其所措施，无一得民之欢心者，各新盐法、减赋税，大会之所决民之所欢者，则延不实行，长此以往，实非政府之福。

1935 年元月 11 日：听友人讲费时追逐女生之事：中国青年，苟不改易途径，专向学问大道迈进，国之前途根本可危！今日军阀之互哄，不足虑也。今之学界，以求学不忘恋爱，恋爱不忘求学为口号，诚大误特误也。学问事业是无限，而光阴有限，岁月有限。时光易逝不再来，其时间费于恋爱之途者，学问之途不能兼顾，焉可以言二途俱进也！

1935 年元月 15 日：谈住处伙食极差：今但以饭菜克扣，未免算盘找错矣。盖住此者大都以其饭食太恶而搬出，且每餐时有烦言，此老不悟，将来失败无疑。

1935 年 2 月 3 日：阴历除夕：今日星期天，又是阴历除夕，遥想家乡芸芸众生，挣扎今日之难关，虽然皆得过去，备受苦痛者当必在百之九十九也。世界世界，民生苦乐不均，终必无安定澄平之日，颇似空气之寒热不调剂，乃发生动荡、风生波浪，呈为不平鸣矣！

1935 年 2 月 16 日：近日体益疲惫，小溲总带黄色，似有内热，所为疲劳物质积蓄太多，其因当属缺少运动，坐读时间太多矣。吾体好静而不好动，动则气促肢酸，竟视动为畏途矣！虽然亦自知调节之法……行之半月余矣，体力仍不如前，则吾百思不得其解矣，岂近来苦读所致耶？然则不能读乎，语言之了解将从何入手耶？难哉难哉！吾亦惟有抱我初衷，为此术而牺牲，其他不暇计矣！若欲保其体，只有放弃怀抱，优游山水间，此种遐想，未始脑海中无丝毫留影，但时机未至也。天乎！能助我体力，少则五年，多则十年，为此术而奋斗，果子成熟，吾即退休，从事于乡村教育建设，终我天年。天乎天乎！其能鉴吾衷而助其体力耶？

1935 年 2 月 18 日：收弟信，知其得子，但以牙龈毒不治而殇，旧法有此症者，挑破之即无害，彼西医主张不挑破，而至不治，惜哉！民间疗法，系积数千百年几万万人之经验而来，此症凡年老妇人无不知之，彼西医何知，使儿枉死，深堪痛恨！

1935 年 2 月 20 日：共事者万不能有些微裂痕，往往以些许芥蒂陷于破裂，循之全功尽弃者有之。

1935 年 2 月 24 日：日本朋友见余身体虚弱，谓余太用功少运动，闹成神经衰弱，劝余多出散步。噫！余何尝不想外出散步，但我留学日期短促，何来余暇也！安逸寻乐谁不想，但一思所负之使命，则如芒刺之在背，片刻不得安也。

1935 年 2 月 28 日：自十余日来，体气远不如昔，腰背痛而小便黄，精神萎靡，恶寒，在上课时昏昏欲睡，总勉力强忍，呵欠频频……明日天如暖和，拟即往诊查，如果为神经衰弱，或动脉硬化，则吾离世之日颇近也，当如何努力成我志望？孔子曰：朝闻道夕可死矣。吾曰吾志朝偿，则夕死无憾矣。吾于体颇抱怨观，于事业尚不愿消极也。呜呼！天能假我以年乎？

1935 年 3 月 4 日：医生诊断余病主要为神经衰弱，谓宜静养与服药双方并进，乃可见效云云。吁，服药余本不怕，静养安有余暇？自晨起至睡眠，无一分之休息，当感流光之易去，而事不稍懈。今须余舍一切事而不为，不能也。今时何时，余岂可以贪生而息其天职耶？《出师表》有鞠躬尽瘁死而后已，余亦惟有竭其残喘而后已！

1935 年 3 月 11 日：关于经穴的本质，从无线电波之长短思索：神经之说不过占几分之几，未可作为真理，今来倡人身电波说，数千年之哑谜，或可以打破矣。思之思之，吾当详思之，若此理得明，吾志偿矣！

1935 年 3 月 19 日：前之腰背痛、精神萎靡等病复经药治加灸治，不但丝毫无效，似有加重之势，实不能责医之无能，余亦为医，自知太不知爱，自早之外，在此一周中何尝有若干休息，起身六时，睡眠十二时，起身后，非口读，即手书，脑神经非至睡眠，不与其休养，奈何病痛之不增加也。余固知不应如此，但事务之层层压下，实无法诿避。

1935年3月23日：听说靖国神社内的宝物殿内，绝无粉饰，亦无他物，仅陈列几部四书五经，称之为国宝。噫！中国之经书，被（中国）新学家早已弃之毛厕，彼则奉之为宝，虽富有万王之意愚民，然使人民知礼义，明耻羞，乃可使国平，知耻近乎勇。中国今之一败涂地，不知耻也！不知耻则勇无所寄，故五分钟之热度永不解脱矣。余思民不必教之勇，只需教之以知耻，国之强可立而待也。

1935年3月24日：今日之青年，学未足而志已满，才未充而愿望大，好高骛远，结果东西碰壁，一筹莫展，此等劣性实为教育之最大不良点，都是不提出指导，青年前途实堪忧也。

1935年3月26日：借诊病之际，与日本名医中山探讨针灸理论，两人皆从实际出发，赞同旧说，认为针灸理论与西医理论不能相通。

1935年3月28日：由煮鱼未能加酒除腥想到万事万物不能单独成立，必须相助，乃得滋生，成形成器，成事成业也。

1935年3月29日：天乎，如能助我事业之成功，患难之人，亦可得到若干之（金钱）资助！

1935年3月30日：完成《汉方之研究》一书的部分翻译工作，供国内的《光华医学》（？）发表。

1935年4月1日：不论理论方法如何尽善尽美，而人的问题不解决，仍是一无办法。所谓人的问题，非仅为才的问题，根本为品德问题。虽有大才而无品德，如车之无轮，欲行而不可得。

1935年4月5日：病经吃药灸治皆未见好转。

1935年4月12日：同在日本留学的邱君（邱不为），曾向承淡安先生借款贰百元，久不能还，现拟回国，惜无旅费，承淡安先生得知后第二天，即致书邱君，告以有家款至，或可略移若干以成其行……彼言我慷慨，我何尝能慷慨，惟人有互助义务，在患难中不可不量力相助耳。

1935年4月15日：上午冒雨赴邮局领得款四百元，晚上被邱君移去百三十三元，连前结付贰百元，说明到申后即汇还。人类有互助之义务，彼滞留东京已数月，已囊空如洗，有行不得也。余熟知之而不与援手，心所不忍。援手是尽我互助之职，还款是尽彼之责，将来结果如何，尚不能测，惟有观其后耳。

1935年4月30日：（中西）医术须相互交换，从事攻击，实非学者态度……虽言之有理，亦当以商榷讨论之词，出言和而缓转乃可。

1935年5月1日：流光如驶，一月又已过去。回顾五月来，自觉无甚进步，而韶光不再，思之忧心如炙，盖体力不健全，学无进步，所定之计划，日近一日，正不知将何以应付……今日入浴剃发，觉脸颐略瘦，无前之丰满。而一入浴，发脱甚多，自顾已达秋令，叶飘飘坠，去冬不远。余年犹壮，而体已入暮景。余固不畏死，但患业之不成耳，故月日如流，每感不安，苟学业有相当进境，则余心慰也。

1935 年 5 月 11 日：日针细之一至三号，实太过细，应用上深欠便利，虽不伤筋肉神经，有其特长，反之其刺激力之薄弱乃其特短。天下事有利必有弊，能利多弊少则可以称良品矣！

1935 年 5 月 17 日：《汉方之新研究》中有枇杷散之方，著者盛称其功效之大，惟未述如何施用。承淡安拟于此书译毕，意欲一询究竟。然就其文字而测其（作者）为人为一傲骨娇性之人，且大言之不惭之徒，一意扬己之长，抑人之短。对于汉方之祖国，处处设法避免，牵强附会谓出自印度，显存轻视汉人之心。谢君谓如去必无好果。余谓为学术计，即受其无理，亦所甘受，如为个人之事，余必不去。前者为事业，余宁多费金钱，远往他处购取。余之性情与常人异，有利于学术公众者，牺牲亦不惜，为自身利益宁死不就人。

1935 年 5 月 23 日：旧式（中医）概不正式讲解，上言者，在临证时指示一点，如有疑问能随时解复，已寥若晨星。

1935 年 5 月 31 日：在书店看到《现代医学字典》，共二十七册，既备且详。余固不习西医，但欲知世界医学之真状，为中医作沟通之备，则不可缺少。

1935 年 6 月 1 日：连日载北支之风云日急，令人气愤异常。叹国人之无能，任外人之蹂躏，而一无抵抗，行见大好山河，不久将为东三省之续，彼为政者，将何以对国人？河北省政府以一纸之恐吓，迁保定矣，于学忠罢免矣，预计不久之将来，黄河以北不复吾有矣！呜呼！中国之英雄何在？岂国内竟无人乎？以中国之大而曰无人，其谁信耶？政度不改，以资格为前提，虽有大智慧者，亦无从脱颖而出。中国果无人乎，以重重之魔障，特不得出耳。苟为政者，纳贤下士，必有大能者出为国用。吾常与人谈，无不以资格问题之故，使蹇额摇首。以恶魔之资格问题不打破，中国永无振兴之一日。而今日出版界之多磨人志气之书特不禁止，青年之沉陷于深渊亦永不得出，我政府何尝一见及之也。

在日之病：①背痛如断；②遗精；③目赤；④喉燥欲裂；⑤每日凌晨，两足酸楚特甚，持续数十分钟。

1934 年 11 月 8 日至 12 月 24 日：在东亚预备学校（青年会馆？）插班学习日语，每天上午学习三小时，从早九时至十二时，未有一天旷课。下午温课。

1935 年元月 7 日至 5 月 26 日：在学校学习针灸。

承淡安日记（1954年）

1954年9月5日：晨八时到站（南京）。院方陪同参观全院房屋。下午共同再莅医院，重行考虑布置门诊室，决定针灸内科二室交换。讨论中西医双重诊断、门诊病号多少、医务人员若干、如何分配初步商计等作。晚饭后，继续讨论，至九时而散。散会后，与某某、某某再行讨论双重诊断之许多顾虑问题，决定明日再作反复讨论。

1954年9月8日：近日面部手足日渐浮肿，大概未忌盐故，体亦劳倦。请邹老处方服药。下午讨论院章及名项规则。歌赋效穴，自上月底起为之归类，每日有暇即整理，至今晚初步始毕。

1954年9月9日：下午开会，讨论院章制度及筹备事宜。会议将终时，我提出目前正筹备辩论开幕事，无暇顾及其他，而且房屋还无着落，不如待门诊开门之后，工作上了轨道，再共同来筹备学校。顺便请示学校先办内科抑或针科。得复为内科六十名、针科四十至六十名，同时进行云。会上指示通知老邱（茂良）于十五前报到，并带诊室应用品及所有针灸图书各二份云。晚餐后写信给邱。

1954年9月10日：面仍浮肿，请邹老改方。

1954年9月12日（星期天）：上午将吴绘经穴图，按穴做好肺、大肠二套，每套皆须改绘，下午做胃经一图，骨骼大错，竟费了三小时寻出差错，必须改画。经中山东路新华书店购了巴氏学说书四种、疾病手册、心脏病、病理学，计七本，花去了四万五千元。

1954年9月13日：我想再写些针灸之适应证，贴在挂号室，备病员参观。

1954年9月16日：吕（炳奎）部长特来与曹主任会见，借知吕部长为工作起见，调任卫生厅长，噫，要改变方针，确定中心目标，以研究中医学术为主要方向，办研究院、医学院、实验医院为主要任务等。暂时以开办门诊室为开端，因涉及何日能开放门诊，余以为人员未全至，药物未来全，恐在二十五日后或可开幕。

1954年9月18日：来此后，饮食关系与工作关系，浮肿时轻时增，随开会多少而进退。今日久坐，足消复肿，而心绞痛次数，则有增无减。近日服药至十五次以上，黎明前必痛醒，穿衣、大小便、谈话、有紧张性者必痛，如此下去，如何是好？

1954年9月20日：上面暂时规定了我们先来三人的工资分，我觉得多了点，不应在邹（云翔）之上。我发生害怕，如此体气，工作做不好，怎样交代。如果给我比半数还少的数字与小职员名义，那么按劳取值，倒心安得多，这样反觉得精神负担了。

1954年9月22日：确定针灸适应证。

1954年9月25日：李科长来，召集我们工作汇报，并讨论一些未完成问题，并定开幕日期为29号，应诊日期为10月4日云。开幕与国庆应预作准备。

1954年9月26日：闻华东中医座谈会，原定九人，改为六人，此间叶（桔泉）与我去。我在李科长前表示不参加，满身是病，在此少行动，犹日感疲劳，午夜心痛而醒，睡眠常不足，加以耳减聪，手逆冷，记忆差，开会记录不全，一切条件皆不够，如每出必带一记录带一内侍，殊不方便，且令人瞩目，意为架子不少。

1954年9月27日：半夜翻侧，腰疼更甚，不动则不痛，似为右腰部一管道不通的关系。今晨起床，非常困难，约余十分钟左侧右侧，配准了角度始得起立，起立之后犹有微痛，至学习下来，还未解散……李科长来…提及赴上海开会事，我仍主不去。近来疲惫甚，而（华东中医座谈）会又是此间开诊期，针灸室人力本不够，我走则更感不支，我要负责任，所以感到焦虑。晚上继续开会至十时余，讨论门诊挂号与限额，大费研讨，得不到很好办法，以地方小难于满足群众要求也。

1954年9月29日：下午二时半，医院门诊部行开幕座谈会，假座对面工农某某会……过去见来宾满座，已开始致辞，讲话者皆各部首长，以及各大医院院长等。我与叶（桔泉）为最后讲话。

1954年10月1日：午夜腰部痛醒，即闻雨声淅沥……三时余，又被外面之乐声振醒，至是乃不能寐矣。九时与邱（茂良）君订好针室手术符号。

1954年10月2日：上午开会，讨论研究事，内科分消化、循环、呼吸、泌尿、妇、幼，由各内科医生自由认定。神经科则皆须学习，并请专家谈巴（甫洛夫）氏反射学说，另外业务学习以病为单位，诊断、治疗、病理，结合门诊分任之。此外外药研究，由樊、周、叶等专任。针灸科则编辑精简针灸手册，针灸学理研究，由我与邱共任之……今天面与手足又浮肿起来，大概

二十九、三十疲劳过甚之致与。

1954年10月3日：上午开会报告医务、药房、护士等之工作分配，及研究部之各科认定，其中以研究部之各科自学与业务研究与方药编著为最繁重，可谓欲望甚大，要求甚高，在诊病与学习之后，实少精力为之，而且学识亦不够，将来必无大收获，即有亦是拾人唾余，并不能结合实际。我始终则认为舍办病床从实际中去研究外，其他都未能切合实在的……盖吾人之学力，中医学识本身，仅可做到此一地步，但是在门诊上要做出好成绩来，总是困难，中医学术之研究，舍病床观察作根据外，不能进行研究。

1954年10月4日：今日省中医门诊部开诊，因往申开会，未作正式去参加。为有余暇，去作指导，护士实习皆初次登台，动作非常生疏。** 则如初出茅庐，取舍不得，观其应诊三名，无一合度，我非常不放心，当时即摘邮其应改正者三点，交邱于晚上于之一谈。十点钟与叶（桔泉）君乃往车站赴上海参加华东中医代表座谈会，并被推选进主席团。

1954年10月5日：我以昨晚陈忠来谈话太多，睡眠不稳，三点半心痛而醒，转辗不能入睡，乃起床预备发言稿……晚间有一位万 ** 先生特闻名来访黄学龙与我。此公博学多才，在申报活动，此一会谈，新闻极多，具见天下之大，奇才之多，能不虚心学习也。闻有位温今麟先生能按脊而诊出病候，亦奇才也，择暇不当请求之。

1954年10月8日：我们中医，在现时，要分二点看，认识方面是进步的，处处往靠拢科学的道路上走，如论治疗技术上讲，是退步的，如纯以中医药去治病，可说是没有二十年前之中医强，这是无可讳言的。

1954年10月9日：上午小组讨论如何整理研究中医药与新医交流经验，各人意见都注于治法、诊断、方剂、药物方面，避开医书整理，以治法为当前所急也，此中有以古今验方整理入手，以其为中医之结晶，有以单味入手，可以看出其疗效之焦点也。我则以统一病名，将治法诊断上之术语予以明确说明，结合生理、病理，方剂亦明确主治病候，药物明确其实效，能结合新理者最好，但则可为次要耳，中医基本上与以整理好，则交流教学，皆有大用。

1954年10月10日：往访温今麟按摩医师，经其按脊，所得结果，我病皆经查出。此君经验诚足，据其言须四五月乃得收效。

1954年10月12日：午夜痛醒，起而解手，自此不时发痛，至天明计六次，天明一次计二十余分钟，疲甚，上午大组向主席团汇报，即请假不去……盖近二十年之中医，确随时代前进，谋中医科学化，但一般仅从药物方面做工夫，而未能结中医学理同时共进，以致脱节，新旧不能混合，就中医学理言，中医有进步，由中医治疗言，则退步殊多。今日三四十岁之中医，满口化学与生理等之新名词，治病成绩，稍重者用西药，如与六七十岁之老名医较，治效成绩则不逮远甚，无他，中医旧理未能与新理结合也……下午体愈疲，肿愈甚。请杭州名医叶老先生诊病，谓我阴虚是假，阳虚是真，心肾阳衰，必须通阳，但不宜散，更不宜阴药，中宫痰浊非阳不化，我以前服药用远志、枣仁、菖蒲、牡蛎，皆不合宜云。

1954年10月13日：下午为经验交流会，上半部由我主持。将近散会时，胸闷不堪，恶心欲吐，会议还须继续，即请病先归。

1954年10月15日：晚餐后九时，心痛大发，冷汗遍体，为三年来未有之大病，熬忍不已，只得由野枫在心俞、内关打上三针而止，痛程在十八分钟。

1954年10月16日：清晨心痛复发，较昨晚稍减，但比既往为甚，由（姜怀）琳按摩甚久，服药至五粒乃止。今日晚餐毕，又发大痛，较昨晚更甚，针亦无效，旋用热水袋温暖而始解，计二十五分以上。如此情况，颇感畏惧，日来脉搏间歇较密，繁剧之事未至，所有工作甚轻，体力已不能支，今后要去应诊，筹备进修学校，将何以支持？奈何，奈何。

1954年10月18日：连日心绞痛发作时间长而且剧，请邹老处方，我欲到外面去配，邹、江二位谓可开药单自配之，乃交药房，午睡中闻有人在图书室中言：三七二十万一两，我今配之剂，即三七一味，已化去公家四万八千元，我想家中尚未有，可以寄来还给公家。

1954年10月19日：近四日内，每日大痛一次，精神疲惫不堪。昨进邹老方后，似乎痛时较轻，而今晨仍发二次，一在二时，一在六时，皆用热袋而缓解。同事叫我休息静睡数天，但痛过即无事，看着门诊室如此忙，如将老邱拖坏则如何，因此上下午仍去帮忙。傍晚整理来信，提出答复意见，交文书处去复，盖上面指示，我可省却许多时间。

1954年10月20日：半夜心痛发时仍长，约有十五分钟以上，惟痛势无前二次之重，计吞药十二粒而止。今日去应诊，许多患者要求预约，粥少僧多，无有应付，依病情确须间日针治，无奈挂号困难，每有患者经贰次挂号而不得，前四五日针之功效亦失，此点不改善，病家得益者必不多。

1954年10月21日：今晨痛发三次，一次转筋，痛度已转低。

注：这段时间一般白天处理诊务，晚上开院务会议会（星期一、五），或进行业务学习（每星期二、四）。每次学习由一个专题研究组进行讲座（某病的组织、生理、病理、诊断、鉴别诊断，然后由老专家谈方剂治疗）。

1954年10月23日：半夜未发病，甚喜。起床时特别谨慎，先预服一粒药，而后去大便，一面由华梅棣按摩，殊心痛仍发，痛亦渐剧，乃饮开水，不能止痛，药丸已经三粒，乃用热水袋捂，又复不止，再饮水仍不止，于是起身，请邱来针，一面痛而吐水，将饮下二杯之水夹着痰涎呕出，并夹鲜血数口。及邱来时，痛因呕而渐止矣。恐其再发，即针心俞二针，交注射恩托同一针。

1954 年 10 月 24 日：昨晚针过心俞、内关，并服邹老煎剂，今晨心痛未发，在大便时虽有欲发之象，经按摩与服药即时平下，维持整日，针效兼药效不得而知，今晚当仍维续针治之。吴基厚来后，共有五位针师，应排定值班序次，于是邀集商讨，我与邱做六节，其他做八节，除我管诊断外，他们四位轮流作诊断工作。

1954 年 10 月 25 日：数日（心痛）轻减甚多，缘何而效，尚不知，会当连针与服煎剂，如能渐愈，我还可多做一些工作，报效党国之重视中医。（其时还患重听，多数会议报告不能尽听）

1954 年 11 月 1 日：下午值班诊病，突召集开会，讨论教育方针，如何编制讲义，如何讲课，确定谁编谁写，编些什么，讲些什么，所得结论为：学员学历以开业者为限，用考试方法吸收二三十名，时间一年。上期为基础医学，下期为中医学与临床实习，中医学以诊断、药物、医史、方剂为独立课，内外妇幼针灸正骨为应用科，每科材料由本院同人负责编写与讲授，用活页办法，各人本其所长，随意认定为之。如有不足，则向外临时聘请作专题讲授之。

1954 年 11 月 2 日：连日整天工作，晚上开会，劳倦过甚，心痛又增，右目不舒，大有赤目复发之势，又值阴历十月，晴暖如春，最易复发。门诊中有一位慢性肾炎，已住院二年，西医回却无法治者，来此针治与服药。我为实验计，禁其服药，先针六次，无效再服药。已针三次，其不治之背痛已除，浮肿亦减，可能为之不药而愈。又一为糖尿七八年之妇女，日打因苏林，由内科转来，服中药亦不效，反而糖分增多，经我处方后，口渴收效，彼信心不坚，我劝其继续再针，定有把握。暂不去销假上工，近日连针数次，已见大效，不特中药停服已久，而因苏林注量亦减，糖分日少，面色亦转红而润活矣。此二病如痊愈，为开诊来之重大收获。

1954 年 11 月 3 日：目疾经日舔数次，阻止发展，虽不羞明大痛，总有些微一舒，一经看书写字，即痛感增加，连日整天工作，疲劳之至，心痛频发且剧，如此下去，则痛之可畏，何以抵止？上午非我值班，病员有四十号左近，天寒衣服穿脱费时，如不去帮助记录，必至赶不上中餐，而且他们立而工作，易于疲倦，我则不去共甘苦，未免使他们有劳逸不均之感，影响疗效。但愿领导上能鉴及此，早聘数人来。

1954 年 11 月 4 日：下午仍往工作……虽非我班期，以号数增了 20 名，操作实有不及，非去帮助记录（诊断、处方等），腾出一人去针不可。

1954 年 11 月 5 日：夜来右目刺痛，赤目势必酿成，则一月之内不能工作与阅读，将奈何？必使其抑制下去乃好，于是请邱注射恩托同一针……今晚开第二次医教会议，讨论各科教学钟点与各科名称，议论不一，尤以教材问题偏新偏旧而不一致。我实无能，不敢为人师，几位亦只自进修班中出来，或看过一些新医（书），于学理未必有深入研究，于中医亦少深切研究，所有者仅为一些治疗经验而已，又何况平时业务不甚多，经验亦未必多，仅从书本上看得一些新验方疗法，并非实际运用过，如此才学，要在既经进修与中医相当有研究者之前为教师，诚如曹老所言，亦中亦西，反而实为不中不西，好高骛远，而无实际学力，如何乃可？政府提倡中医，以中医亦有良好之治疗效果也，此良好之治效，建立于中医之旧学理上，中药中方之说明其说理亦结合于旧学理上，在中药中方未有新科学彻底解释之前，中医旧学理未得新理解释之前，欲以科学检验所得去配合中方中药，恐有格格不入之势。试问今日中医中方之治效，较之二十年前之中医治效，其进退为何如？以一知半解所得之新医学，偏欲将旧学理一脚踢去，我不知其可。我在前二次会上，听到以百部根熬膏治气管炎，即为一例，未经实用，偏信书本，以之为教材，有何所得。噫，办医院易，办学校难，苟有真经验真学力者来办，也就不难。

1954 年 11 月 7 日：此外，（门诊患者）病皆慢性，一切方法，与先进方法皆已做过，神经灵敏程度减低甚多，欲求速效，实感困难……关于中医观点，首先要从中医学理整理，若认中医只有经验，而学理不合科学，乃大错误，中医学理之整理，必从巴氏学说，以唯物辩证法为出发，以之根据去研究中医理论，乃可成为中医科学化之中医理论，如仅取中医经验，余皆采用西医学说，则势必造成中医西医化，中医原有学理完全失却。现在中药之治效，完全站于中医学理之运用。

1954 年 11 月 17 日：晚上开教育筹备会，由李科长主持，并聘到一位军医大医师尤昆同志来任副校长。会上讨论中医教材编制法，各位都将顾虑地方与编制困难情况陈述出来，与暂时拟定之编法，经李科长再申述教育目的，为提高业务水平，更好为人民服务的宗旨下，只要将各人的经验实事求是地讲给他们就好了，新旧（医学）能否汇通为次要问题。尤副校长亦以实事求是，尽管将实际有效治法传播出去，不必一定要说出所以然，学理不明者甚多，以组织疗法之生物原刺激素至今未得出学理为例，如是，则吾人之顾虑可以减少一大部分。但以此方针去编讲，于规定之钟点一定不能达到预定，先确定钟点配材料，如材料不够必捡拾一些未经实验之生疏品进去，先写好了教材，就可定出确定之钟点，要就材计划。虽然可先定计划，总难免有取材困难之感也。

1954年11月19日：今晚未开会，与曹、邹谈教育问题，俱感到大有困难，应该从发扬中医固有学识，提高学员对中医认识，增高疗效，中医数千年来的治疗经验完全站立于《内经》《伤寒》《金匮》《神农本草经》几本书上面，这几部书是中医的基础，舍却这基础就不能治病，对这几本基础书的认识得多，他于治病的效果就多，认识得少，治病的效果就少。历代名医，无不从这几部基础医学上得的力，现在中医治效成绩，凭良心说，能及得前二三十之中医否，这就是仅从《汤头歌诀》《医学入门》《温病条辨》《温热经纬》等走了捷径的关系，与受了新医的理论摇动，对中医固有的高级医学书籍未有深切研究的关系。毛主席提倡中医，要发扬中医，使中医科学化，我们必须认定为什么要发扬中医，就是中医有治效的好成绩，六亿人口的增加就是中医的保健工作的成果，有着他不可磨灭的治病效果，所以最近有西医学习中医的口号。就从这两个问题上去看，中医治效有着这样的成绩，试问这个成绩建立在什么地方，那不是建立在中医固有学识上面，虽然可以说由于中药有效的关系，但是没有中医学说来作根据，这一个治病处方如何下笔，拿什么药来医治病症？虽然有许多民间单方，劳动人民也会拿去治他的经验病，好像我们中医是用经验单方的总汇，似乎比一般劳动人民有着几个单方拿去治病一样，所知的单方多一些少一些罢了。像这种看法的人，恐怕相当多，这是一个大错误，如果照这样的看法，那么中医的学识与技术，根本没有高下，学识二字，根本不要，只要记住几个死方就好了！恐怕绝不是如此的吧？一般以为神农本草经都是劳动人民从经验中得来的，这个看法是对的，但也不尽然。神农尝百草，一日而中七十二毒，有着这个说法，神农当然是委托之名，实在就是劳动人民，但是尝百草一日而中七十二毒之说，是有意义的，就是医家凭了他对病的认识，而去找寻他对所认的病去取适当的药草，所以在一日而中七十二毒之传说。古代医家，对病的认识，他就有一套的认识辨别方法，从几千百万年的经验传统中定出规律，拿环境、生活对于人体生理的影响来说明病的起因与变化，制成医家治病的准绳，《内经》就是中医的生理病理学，也就是中医的治病处方规则的开端，《伤寒》《金匮》则直接为治病的法则，所以《神农本草经》《内经》《伤寒》《金匮》是中医的基础医学，内中虽然有许多玄学，但并不使那几部分减低其价值。发扬中医，提高医疗，非从这几部书上再进修一下不可。但是先得说明，我并非复古，也非保守思想，在我的主观看法，要使中医科学化，这是一个决定性的方向，和实行社会主义社会是分不开的。但是实现社会主义社会之前，必须要提高爱国精神，使国家富强起来，可以抵制非社会主义的社会侵袭。我们中医科学化，也是一样，要走向科学化之前的一段过渡时期，必定先要提高疗效，通过了临床实践，确定了每病的效方，于是用科学方法去研究其真理，得出了科学的结论，才算完成了中医科学化。那么提高疗效，必先将中医固有的学识，重行再作更详细的认识，也就是从那几部基础医书作进一步的研究不可。再就汉代的方剂与后代的方剂比，愈后则愈多，书籍亦愈多，然而唐宋起到清代，没有能脱离那几部基础医书的。所以我的主观，必先再将那几部书再学一遍，深入研究一遍，一定对于治病效果要提高一步，能将治病方剂通过了临床实践，确定每一病的成方，于是作科学研究，也就可对中医学识理论有了解释，从此更改为新的名词也好，保留也好，总是能以科学理论去解释得到了，也就成为科学名词，于是中医科学化，乃可完成。如果先要用新医科学之理来结合中医，我举一例，新医的子宫内膜炎、子宫外膜炎、子宫颈炎、子宫实质炎，试问中医哪一方是治子宫内膜炎的，或外膜炎的或实质炎的等。在中医则不论其为什么什么炎，而仅以小腹痛等症状，从其脉舌外候等分别寒热虚实气血以定方剂，而收治效。若以某炎某炎而定方剂，在目前几年中是无法下手的，一定要从其收效的方剂，来确定是某炎的方剂，否则放弃了虚实寒热气血，单以某炎某炎处方剂，是无法处方的。如果以某炎某炎为名，而处方时仍凭着寒热虚实气血用药定方，那诊断还是某炎某炎为客，寒热虚实气血为主，那么这个为主的学说，暂时就不能废弃，也就是有再学习基础学说的必要。

1954 年 11 月 21 日：本身中医而认为中医学理为不科学而陈腐，只认为药效与经验而已，试问不根据旧学理，处方从何而来，药效从何而生?

1954 年 11 月 24 日：近数日心痛频发，体力不振，药物几达十五粒以上，且屡用热水袋为助，否则不易平止下去。晚会，李科长来宣布委任会，我负学校领导工作，叶公付之。我早知上面已预定，日觉此事艰巨，亦曾在首长前表示过数次，皆未得首肯，常惴惴不安，自问学浅才薄，更以多病，实有不胜，深望另请贤能，让我专心做研究工作兴趣最浓。今正式令下，正使我局促难安，但又无法拒辞，只好当场要求同仁协助，做好此一工作。我还要求不离诊所，贯彻我实验工作，了却心愿。

1954 年 11 月 25 日：夜间心痛二次，起床连痛三次，精神痛苦，诚不知如何得了——我不能看了同事整天忙不开不去帮忙，他们亦可以对患者敷衍了事，刺上几针，薰上一薰，就粗率完毕，有谁知道我为患者负责，不能不去帮忙，也就是不愿他们粗率。假如他们来不及应诊，常常吃冷饭，势必引起问题，我为防止起见，如何可以不去助他们一手。

1954年11月30日：下午在诊室解决了一位乡妇的预约过期的复诊，我念其为着特殊情况与筹钱再挂号及路远关系，竟打破了门诊上的定规，另一方面看法，我是犯了温情主义的错误，我也自己知道，但欲想避去，假装不闻不问，良心上总不安定，思想斗争数次，终于出去犯了院规，替她解决了困难，逐即在护士方面先承认为温情主义，让他们去反应。

1954年12月3日：我对针灸工作之研究，益感兴趣，二十年来欲作此项工作而苦无机会，虽亦做门诊，皆以安定机会少，到苏州后总算安定了，又是一场大病，三年未能应诊，今年上半年总算做得一些，亦以修改旧讲义而未能专心，满望新编本出版之后，以全力来做研究工作，又有省召之事，当初认为这是可以实现我二十年来之理想。今上方教我作教育工作，要迁到学校去住，实使我失望万分，待有机会，我要向上级请求留院工作，随时到校了解些情况，未知能如我愿否。我将准备明春亲自动手针治，领导学院展开学习。噫，不如意事常八九，一生做事，每多掣肘、转折，其命也耶？

1954年12月5日：近日爪上健康圈更减缩将至于无，精神亦感到抑郁不畅，一切皆觉得无意义，屡图振奋，总是打不起精神，自己亦不知缘何而起，两腿行动酸重滞钝，髋关节似强硬状态，天寒之故与耶，抑生理上又将起病耶，愈想愈怕，但求无疾而终，一瞑长逝。

1954年12月9日：近二日睡眠不甚足，每在中夜醒后要很久再入梦，未到五时复醒，不能再入睡，就是睡着也是半睡眠状态，在鼾声中听到鼠子啮物声，因而到近午时眼睛干涩，昏昏欲睡，呵欠连连。

1954年12月10日：上午写了一封长信给老梅（焕慈），劝其夫妇早谋正轨生路，或者学好俄文翻译亦可（前面曾申请工商执照，未获批准）。晚上开学校筹备问题会，及聘请教师事，此段情况，我不能记出，厅长有持平之议。曹老提出两位——其出发点要有文稿或著作，竟忽视了经验。苏北提出诸位，则不待商讨而通过，当时情况，忘却共同讨论精神，认为怪事。

1954年12月12日：就是我推荐人，必须学、才、德三才并重，缺一不荐。举贤不避亲，因情感关系而推荐，决不为之。

1954年12月13日：江苏省政府为行将赴北京参加全国政协会议的委员的送行，我深深感到党和政府对我这个才短学浅之人而如此重视，实在不解。在会上皆是博学之士，相形见绌，感到不安，继而自慰，政府重视我必有原因，大概是对针灸学术推行二十余年造就近万名的学员之故，为国家为学术做了一些事业关系，想到此处，人各有其长处，各位博学我不能及，我的技术他不及我，这样恍然，政府之兼收并采，要专长之士起来为国为民拿出其所存力量去为人民服务，为建设社会主义社会而努力，那么我只要无一切顾虑努力为学术去工作，报答政府之以最大光荣给我就是了。

1954 年 12 月 15 日：今日除报到处签到外无他事，午饭后往西总布胡同晋谒任公，与谈针灸能治多种病，当中央重视中医学，群众扭转了对中医看法，逐渐多向中医求治疗，因而引起中药供不应求且有脱节难维之势，市上已发生很多种中药无货供应，成为目前在发扬中的一个重大问题。如果政府再来一个号召，中西医必须学习针灸，一切病症能可用针灸医治者尽先用针灸治疗，必要用中药时始用中药，如是可以节约一部分中药，解决一部分问题，而且也减轻了病员服药负担，推而广之，节省好多外汇。任公首肯，谓尽管提出云。

1954 年 12 月 16 日：下午开预备会，报告筹备经过和这次开会程序、分组等事，未满一小时即毕。

1954 年 12 月 17 日：九时开会，李德全卫生部长为召集人，推选组长，还是李部长当选，赵树屏司长与颜福庆为副，一中一西，秋色平分，到会者中医有施今墨、孔伯华、石筱（管？）山，得皆认识……下午三时继续开会，我在第三人发言，最先备述我推行针灸学术情况，二十余年无甚成就，并指出原因，次言那时为纯技术观点犯了错误，但那时即认清针灸有发扬至外国之预测。新中国成立后朱局长发表其针灸实验所之成绩，有种病可治，令我感到无比兴奋。今年又发表为可治三十一种之多，可见针灸之应用广泛——中医经政府号召之后，扭转了一般人之重视，而中医病号突然增加，遂造成药物供应上之严重问题，从此转入正文，说明针灸与服药治疗有相差不多之效果。再从华东谭主席之指示而转上请政府再来一个号召，中西医学习针灸可以解决药荒之一部分问题，而好处正多，一一推衍出处，最终重复申明加强培养针灸技术人员之必要。而结束这一讲话之后，李部长即发言，表示意见很好，决付研究，全场二十五位中西医亦一致认为有研究付致执行之必要，才是休息。中央人民医院院长钟来问学习针灸应看何书，即以新针灸学告之，在休息中纷纷谈论针灸之效验。晚上西医（姓陆）来为我诊病，竟要我进医院，不许参加大会，认为病况相当严重，我但求其反映会上，不参加小组讨论，已就好了。

1954 年 12 月 18 日：今晨去早晨遇毛处长，他说昨晚医生关照不参加开会与少会客，及饭由他们送上楼云，我说大会必须参加。早餐后又来一医师为宋大夫，与昨晚之陆大夫对我病展开讨论，为决不可再劳动与兴奋脑筋，再三劝我不参加开会。他知我要参加晚会，话中劝我不去，我来何事，将何以所得回去报告，彼劝我少说话，少应酬，皆是今晨毛处长去关照医生而使之来劝我者，盖我之请假函退回必为毛处长事，今见医生如此注重，必有顾虑。医师再三劝我进医院做全身检查，昨晚对陆大夫表示到南京去检查，今晨宋大夫亦劝我去检查，我无意轻此，自知有病，即处处注意，若知之更详，精神上徒增负担，好在我既抱定鞠躬尽瘁于中医学术，死亦无恨矣，一切不畏，生死听其自然了。

1954 年 12 月 19 日：晚又有郭局长来诊病，维傅秘书奉正、副部长之命来看我病况，深切关怀。副部长还托秘书询问有无另外意见反映，决为照办。被催数回，乃以亲由患者口述中有部分大厂家之医务所为存一些怀疑中医态度，不承认工人指定中医治疗，在卫生领导上未免还未彻底，此外部分有技术的医家因未参加联诊等，还得不到公费医疗的工作，亦值得研究者。

1954 年 12 月 21 日：今日为全国政协第二届一次全国政协委员开会之日期，为我终生难忘之一日。三时去开会，毛主席致辞后选举主席团与秘书长，随即毛主席绕会场一周与委员含首或握手问候，我亦趋前与之握手，祝毛主席健康，并告以名为针灸医生，时主席边向前看，未注意我言，旁有二位伴者说：你是针灸医师？主席闻之即立定向我言，你是针灸的，哪里人，是苏州的吗？我答以是苏州来的。主席又问你叫什么名字，我说叫承淡安。主席即说：是大大有名的针灸专家。我笑谢之。休息时，招待者来慰问能久坐否，对我病甚注意，我答尚可，精神愉快不觉疲劳。第二次休息，又来问，并要否开水，连我吃开水不吃茶亦知道。至第三次休息，一定要我离席回去，我亦力不能支，仍从之返饭店。座上在休息时与傅部长、施今墨、赵司长等谈些中医问题。

1954 年 12 月 22 日：上午未去开会。昨晚医师检验有腹水状，脚因坐久肿较甚，坚嘱弗去参加会议，因此未去，心跳似较过去为重，心痛来此仅发二次较轻，药则仍预服防止之。

1954 年 12 月 23 日：上午医师来检查，检查血压谓二百多，与我所说者相仿，询以实数不肯言，我知在二百二十五度以上，恐我害怕而含糊不说，询以舒张压多少，则言很奇怪，下面为零，询其义，谓瓣膜闭锁不全，血向下流不停之征云。余遂不再询，是好他会说我听，不好决不肯多说。告以我不畏死，自己病自己知，我毫不以病为虑，但愿血管破裂时，一蹶而亡，若为半身不遂，半死半活则苦矣。

1954 年 12 月 24 日：继往梅博士家为其夫人福芝芳视右眼瞤动，已八年余，历经所有治疗，皆为改善而未根治，我亦无把握，许与试试而已。晚餐为施老请客，席间请教其教材问题，认为非新编不可，原本恐少有人能讲云。

1954 年 12 月 25 日：今日上午往访鲁（之俊）、朱（琏）二位，请教其办学经验。蒙朱局长详加指示，完全用照发式教材类专题报告，偏重经验，指示扼要，一日三小时，下等则分组讨论上午之记录，往往能各抒心得，反而充实教材关于中医先经验后理论补充，基本科则先理论而后实验（临床），科学基础，则须大要，不必求高深，重运用不重空理，培植对象与作用，使之成为骨干。畅谈两小时，因下午须出席大会即匆匆而返。下午大会闭幕，先通过简章而后选举，至五时选毕，晚饭后八时开票与通过宣言作闭幕式。

1954 年 12 月 26 日：下午五时茶会，全体摄影，我站第二排，一切皆有指定。晚餐政府宴客。

1954 年 12 月 27 日：下午出席政协常务会扩大会议，讨论兵役法，至六时而散，因体疲不堪，忘却中医学会晚宴，累其久等。

1954 年 12 月 28 日：又往会陈邦贤、赵玉青，征求教材意见。晚餐后即整顿行装，备明晨出发。（在京期间为民革骆副部长、郭泰祯夫人、梅兰芳夫人、林涤非太太、李乙万太太、梁漱溟诊病）。

1954 年 12 月 30 日：至苏州，细雨蒙蒙，不复有雪。下车统战部许科长用车来接，深觉不安。

1954 年 12 月 31 日：下午五时赴高干招待所之会，将大会情况作择要介绍，中西医界人士尤、陈、黄皆被邀。

承淡安日记（1955 年）

（在苏与朱襄君、沙星垣、高幼常、萧见龚、俞伯平、王慎轩、祝曜卿等联系较多）。

1955 年 1 月 4 日：我以中医进修教材问题为询，蒙将上海在筹备中情况见告，主事者为章巨膺君，因为即请其用电话联系约下午去访谈。午后三时赴上海十一人民医院晤章君，彼以诊务关系，边谈边诊，他将暂定之教学简章见示，与再进修之目的为培养师资，至五时半而返寓。其间参观其针灸室，操作等方法相殊，于以见针术之统一操作等似有必要。

自早至晚，不时作痛，每痛甚久，将如何是好。过去天寒与痛，似无影响，今则异常畏寒，口鼻略受冷气即痛，大小便排出些热气亦痛，多咬嚼食物即痛，而且怔忡不已，此间气温较宁略高，尚如此勤痛，若到宁去，不将更痛？这如何是好呀！

1955 年 1 月 10 日（晴寒）：早上七时半，动身上车站。寒风刮面如刺。站上仅有备客候车坐櫈数张，早为捷足所占。离开车尚有半小时，立着等车，寒冷更甚。

上车后车皮太少，拥挤无座位。过无锡始得到儿童车中就坐。盖已疲惫不堪矣。坐着，即沉沉睡去，过镇江乃醒。满山遍野一片白雪。抵南京站，已近三时。走出站外，路旁堆雪如山。据述有三四尺雪，冷气逼人，较苏更甚。云为零下十三、四度，甚至十七度，为近十余年来所未有云。为免路上受寒，雇一汽车进城，抵院中已四时矣。满园厚雪，无不皆喊太冷。

晚上开教材会议。我乘间报告京、沪所得的教材资料，作一汇报，供作参考资料。

1 月 11 日：昨晚拆看各地来信至十一时乃睡，久久不能成眠。

早晨则昏昏欲睡，但已打钟，不能不早作起身，但为心痛之累，服药按摩温暖背部，弄至八时始乃离床，苦矣苦矣。

早餐后，与邱讨论针灸专修课程。作初步确定，作教学六周、实习八周。

开始写各地复信。又为林树人病与曹老商讨处方问题。请邱为熊棠作膏方。本日做出复信为三之一。

明日召开中医药学术研究会筹备会第二次会议。午后三时各委员络续到达。

晚上由吕厅长召开准备会，至九时半而散，决定开会程序。明日九时开始，由厅长报告第一次筹备会后之工作报告，下午反映各地中西动态与存在问题；后日上午由我报告京沪两地的教材资料与讨论教材意见，下午讨论下届会期、与委员人选及何时正式成立、与如何开展等工作和刊物问题等。

1月12日（晴寒）：此间寒甚，夜晚失眠，早虽倦极欲睡，为庆儿吵闹，为防止心痛发作，就床进餐，增加体温，结果仍痛。

上午开中医药学术研究会第二次筹备会。由厅长主持，报告部分中西医还未打通思想情况与省中医之水平差距甚多等等，和今后如何去打通思想提高水平方法，着重联诊方面进行。

下午继续开会，讨论修改之组织草案，逐条研究，颇多重行修订之处，原拟将校章修订。时已过五时，移至晚上继续开会，研究进修学校草案，至九时只讨论一半，定明日续行研讨而散会。我以整日开会，体力不支，在会场勉强支持，几次欲吐，皆竭力忍住，回至房中，喘呕频呈，吐出腻痰甚多乃舒。

1月13日（阴寒）：上下午连续开学术研究委员会座谈会。上午讨论学校课程等，下午汇报各地中西医药情况，发言皆热烈。晚餐后由厅长总结指示：

主要要认识发扬中医须从中医基本学理上认识清楚，要研究明白，使之有系统，然后可以提高中医水平与治效，新知仍须吸收只可作为中医学理之对照而结合之，不能单纯从发掘验方效方而自满。此外多联系，从联诊方面去推进，自学，加强学习重要书本等共十三项，另作记录在板纸簿上。

1月14日（晴寒）：连开两天会，精神过于兴奋与疲乏，致成夜不成睡而肢体疲劳，卧不安枕，两目羞涩而不能入梦，子夜过后还是如此。将近三时左右渐恍惚如半睡眠状态，自己能听到鼾声，亦能听庆孩梦呓声。如此情况，难怪白天精神不振，早上与午饭后想多睡一些，而扩音器与庆孩叫嚣，无法能安然睡着，以此终日像昏昏沉沉。

早上请委员乘车回去，送之门外而别，即时将各地信件一一复出，至傍晚乃毕。晚上与邱谈些北京参观针灸实验所之见。本拟与吴基厚等讨论针灸专修班之教课事，适吴之外出，只好期于明晚，但不知有无他会相阻。

今晚市府有报告，领导上体念我病，未通知我去，我则极愿出去一听，增多学习经验也。

与李科长谈李春熙事，必须请来相助，针灸室原来人员不足，再要分出讲课，实在不能。蒙允再打电报去请，或派专人去请云。

1月15日（晴）：连日胸部压重，时作恶吐黏痰，大量吐出之后，略觉舒畅，不久仍是恶心欲吐，唾液分泌特多，与五二年病症加剧时的情况相同，造成此因，大概连日过劳所致，抑为吃了施老药方所致。明日星期，我睡他一天，能否好些，如仍是那样，则停服施药二三天试之。

上午到邀贵井校中参观筹备情况，与樊老、尤校长谈谈课程与教师订定等情况，伤寒、金匮、内经三主要课，总觉钟点太少，解剖、生理等课觉得太多。在目前，提高中医水平，首重中医学说理论，将疗效提高之后，再求其科学真理。此时之基础医学虽要，只需得其大纲即可，中医真理之研求，固须科学理论去对照与结合，但要置在疗效提高与确定之后，总要三年五载之后，乃后开始进行，即用药物作动物试验。我认为动物与人体性质不相同，只可作为参考，一定效用相同，恐怕未必。

下午将外地来信一一答在，外出购《新针灸学》，二处皆不得。

1月16日：今日晴而寒，天尚未明，即感胸部压重，呼吸急促而醒，比即心脏作痛，但不甚重而持续甚久，服药三粒而止。不久又痛，只有持续服药，又未便唤醒梅棣来按摩，如此严寒，能忍着不去使动人为是也。天明之后，扩音机持续广播操与歌曲，我眼涩欲睡而不能安眠。胸闷心烦，至感不舒，满拟好好睡一天，未能如愿。中饭后亦为播音戏剧而未能睡着。

上下午写了两封信，一致为奋，嘱其好好锻炼身体；一致刘宁鲲，允其指点针术上之问题，兼愿为证明关系。盖其主要愿望欲成立师生关系取得一资历也。此人在望亭开展针社时，确为社员，往来询问，学习甚勤，早已能运用针灸为人治病，所苦者资历不足，我允为证明可以满其愿乎。

1月17日（星期一）：上下午将人民出版社交来审查的《针灸学习法》一本，上下看过一遍，无特出好处而简略异常，无可取之处。

饭后往针灸室做了京沪所见针灸操作法传达，并将甲状腺肿的特针法传达，嘱以后遇此病症试用之。

上午，彭某来访，谈起张羽朋之针理针法，能滞在体内涌起，说来真实如验。我将信将疑，果有此事，则古人所云气血在周身流转，有研究之要。

我会写信给树人，请其自行试之，彼正患喘息之症也。

复回复出外埠信件四封，问病谋事求学，相遇一二十年之同道，会寻求而来，可谓无孔不入矣。

晚上参加政治学习，并与吴、邱讨论针灸教材如何编写。

1月18日（晴寒）：背肋胀痛殊甚，稍一运动好似闪气作痛，恶心呕疾，略为减少，小便仍然不多，心脏跳动有间歇。如此下去将如何。自回宁之后，尚未去看病，焦急焦急。

上午将人卫审阅之稿整理好，下午交梅发出。我以胁胀背强，只有静坐，观之报纸。

晚上时政学习，我发言之后，即先退席，背胁甚胀，早作休息也。

1月19日（晴）：气候略转暖，晚上大概脚部太暖关系，走泄一次，早上疲乏不堪，昏昏欲睡，但要去听《实践论》讲题，勉力起床，不顾一切进大半碗饭即备车而去。

讲师为南大副院长，语音有一二成听不懂。因讲时有教授法，在重点方面每能多述一二遍，勉可领会。我以记忆不强，听过就忘，记录上每有脱节。总的说来，我又得着一些社会科学学说，我今后必勉力参加学习，充实知识。

下午参加政协座读，各发表北京政协的感想，大家都有很好发挥。我以不善言辞及健忘关系，又是因病，大部未去参加，也说不出什么，仅将兵役法的女同志发言，说明爱国思想提高，及与毛主席握手时"知我是苏州去的"，惊奇主席之伟大，以及卫部首长之一再吸收意见等，深信建设能相当顺利，其他照顾老、病之饮食，以见政府照顾之周到云。散会已六时半，我以淡食故，未去参加宴会，先辞归。

1月20日（晴）：今日上下午参加省府会议，听取张敬礼、陈遂衡二委员之北京工商座谈会之传达，我以心痛频作，未做记录，主要为改造私营工商业。

下午为通过二次省人代大会日期与议程及推锁（当作"推荐"）经济建设公债委员会名单，复后听取政府报告上年灾区之各项数字，与最近对灾民之救济及抢救在冰雪中被困之打柴农民与渔民。

近数日，心悸增加，时作恶吐，究竟心脏能否支持下去，对我工作不起变化，拟过春节要求首长准许去彻底检查一下。上午在省府遇吕厅长，告以校中须添聘几位教师，作为时医师有脱课时作后备，并请聘王慎老来，我的名位让他，我愿在针室工作，我只知实事求是，不讲名位高低，当时将朱君之信呈阅。

1月21日（晴）：今日气候较暖，早晨以恶痰而感疲乏，到八点才离床。虽然痛未大发作，而悸动不已。上午勉将襄君、晏如、爱人、慎轩诸信复出，下午为某社写稿，总不能成章，而心脏忡动时作，每作有吐意。晚饭后即就寝。

1月22日（星期六）：今日小除夕，院中同志有部分回去过春节，针灸室中有周、李二位，我以室内减少二人即去参加，好在病号不多，我未诊数人，即由室中同志辞退。

八时往见厅长，以省人代即将召开，我不知所代本县或医界，应如何去尽我责任，特向首长请示，可早作准备。我以近十年中被心脏病拖住，体力不强，有志努力而体力不支，徒呼负负，所有时政学习过去少有参加，因此感到政治水平不够，一切不懂，不能不去请教先进也。承厅长与我指示，并相当关怀我病，不要我多做具体工作，我感觉政府对我愈好，我的精神愈苦。

1月23日（大除夕）：今日为甲午年之大除夕，天破晴朗。旧说，最怕盖腊底，要影响农事。今年腊底不盖，又是厚雪三尺，迄未融净，明年丰收可以预卜。

今晨连痛数次，晚上又未睡好，为听报告，不能不早起赴会。会场为南京会堂，由陈鹤、高一涵二政委传达周总理之在政协会上政治报告，由八时半至十二时一刻而散。

下午得陆小仓书，以夫子授业称，我以不敢当谢之。盖非事实。徒拥师生之名，违反实事求是之旨，非我所为也。覆书缓谢之。虽一时使他不高兴，但可免将来许多纠缠。

夜饭老邱请客，饭后与他商定门诊室值日办法。

1月24日（元旦）：今日为乙卯年的元旦日，此间休假三天，欢度春节。我于七时离床，以连续心痛，背部多摩易于催便，不能不起而大便也。

天候阴而气压低，以邱来吴、李亦来，谈天消磨至午。

午餐后无事而沉闷，往夫子庙游逛，路上游人阻塞，车不能至庙区，只好步行，摩肩接踵，颇感乏力。路过某剧场，乃为觅坐休息，故购票进去。演出者为魔术，有力技、幻术、古典技、巨型技，中以力技最有意。演者之肌肉发达，得未虽见，前见油色有如此者，疑为过度，今所见者，有过之无不及。另有水晶球一术，颇饶意味，能将各人所写之姓名与问题，各入信封中，被一一持而焚之，即在晶球中一一呼出其名，答其所问，而写者未有起而说不合者，此亦奇矣。

傍晚下雨，一般售要货者失望矣。

1月25日（阴雨）：昨晚请沙星垣将我写的《针灸为什么能治病》参加意见，复请其修改。我对巴氏学说尚未弄清，彼有相当研究，非请其观过不可。自经其修整，觉得条理上完整一些，神经的反射性，我未提到，自觉不能圆其说，经其一指明则了然矣，于此可见，一学理未经深入研究，欲以引用，每有扞格之处。上午将修整稿誊清，竟废了一上午。

昨晚下雨，延至午前乃停。下午为李君未得调令即来，上面要其回去取介绍书，我深觉此举皆是犯着急性症所致，亦是我不明公家用人情况所引成，我总以为既得上面同意，此间工作亟待要人，开学在即，讲材尚未准备好，一旦开学不能推行工作，如何是好，因此去信邀在春节前到，不然调令与人在途中交差。今虽其回去取介绍信，要多辛劳一趟，是我之过。诚恐其情绪上有问题，颇感难于措辞，但为组织上规律计，又不能作破坏例子，亦只好与李君妥商，自认错误。在上级方面，首先认犯错误。总而言之，我热忱太过，负责心太重，而又不能细心考虑，覆不了解公家规章，致造成此次错误，虽然犯错亦是得一教育。

1 月 26 日（晴寒）：昨晚为了李君事，自责做事性急，造成令人远道往返一次，研究上级必欲其回去一走，并非无其他办法，但为免今后再发生同样事故，不得不如此做。一面亦给我以教训，使性急病下一针砭。但又自讼起来，大脑皮层竟会起思想斗争，本来体衰力弱，痼疾不疗，精神上异常痛苦。发病时之痛苦亦甚难受，而不惜此躯者，所为何事，往返自讼，结果还以服从为党的纪律，不能不守，决计待天晴为李君购票，请其有劳一趟。

今晨屡作剧痛，昨日精神上与思想刺激上不无有些影响。纵然我已决心请我一行，自己亦以明了错点，而刺激之伤痕不能，故屡痛不已欤。

今日气温较寒而日朗风和，即于上午购好车票，偕李出游玄武湖，第以情志不畅。自去冬迄今，在北京在上海，总提不起兴趣。虽一时感到目前种种国家建设的成就，令我遥想再经五年十年，更将璀璨光辉，但刹那间自感体衰多病，虽有所为皆无能力去做，又复索然。今日眼看群众不论老少，不论男女，皆兴高活泼，健康有朝气，自觉不如意与怅然若失。我本无出游之心，亦无出游之力，第念她终年待我，不辞劳悴，不出怨言，值兹春节，不能不偕之出游，聊慰其心。李君初到南京，亦应乘假期导游一次，以尽先到地主之谊。玄武湖之风光，我未能体会，无可记述，心不在焉，过眼云烟，一无影入脑际也。

1 月 27 日（上午晴）：上午参加门诊室，有四十余天不做这工作，许多病员都换了面貌，少数还面熟一些。为了诊断与处方，要从上面开始看起，方才知道他病的经过，因此很费着时间，没有诊着几位。但是，有好几位针治了好多次不效的病，给他们一个新处方，凭着我过去的经验或凭着我主观的理想，一面与邱作初步商讨，他不反对就定了下去。

本拟于上午到校中走一趟，看看课程等布置到如何程度，因为针室里少了周、李两位，不能不去帮助，待明日再去学校。而樊教务长来了，讨论中医课程有了变更，厅长指示可廿小时的医经成了问题，《内经》中能讲的只占十之一二，多数如习天运气与道家学说是不能用的。这一改变似在教学上有问题，不能不早作研究。西医病理药物之除却亦是不可，减少必须，取消不会，中医课程中应再加温病一课，巴氏课亦增了过多。拟于翌日同往见首长能作最后决定。

赵志强有信来，病尚未愈，上次嘱其服银耳虫草，力有不能，情况至为可怜。我初到川中，得其助力不少，我虽有馈赠，仍不能坐视。虽汇拾万元，嘱其配姜黄当归粉服，此为我理想之方，如能收效，此间同患者多，亦可有助于同患者也。

1月28日（晴）：今日比较暖和，阳光终日甚好。

上午赴校，与游先往访时逸人君，询其《内经》增加钟点意见，认为数字过多。旋赴省厅，樊老已在，即与李科长作商讨将课程重新修改，确定后再向厅长请示，当蒙首肯而返。

下午有华东顾问苏联同志患肩端前侧痛，为之诊断，由邱君施针。

晚听还御慢谈，印象殊佳。一般政府供应物资充足，医界对反解问题展开讨论而有认识，私商一致认为要集体经营，农村卖粮工作较前年合理，多数从算细账出发，灾区救济工作亦办得很好，群众对政府确为关心人民的思想认识都提高。

1月29日（晴）：上午在针室中视察。有一久年鼻炎症，仅取迎香一处，恐其不足，为之介绍闻鼻药。一睾丸下坠症，应加灸百会。正拟向吴君提建议，适毛文委偕其弟来诊关节炎，刺可抚彼就此。另一姓林的病员，上次许久下针无感应，今日仍由其针再试之，上肢微有感应，下肢仍如上次无感应，我自试捻其三里一针，则有感应，此点颇可研究。

下午尤怀玉夫妇来，伴往参观各诊室，继邀其吃湖南粉条，与之交换各针法，请教其神经病之针法，取穴大都类同，新病较多，效果尚可，六个月以上者较困难之。

次与邱谈研究针灸事，非有病室不可；如能创一专门病院，收获必多。惜乎要稳步前进，不免岁月易逝，“出师未捷身先死”之感耳。

晚上在人民大会堂春节联欢晚会观谭富英、裘盛戎之京剧，仅觉嗓音嘹亮之外，无特殊好感。秋江一剧之船上动作毕肖，且含舞蹈姿势，觉得异常美感。进场时满怀一观名角杰作戏剧，以不懂情节与唱词，颇失望。

1月30日（晴）：是不是昨天请尤怀玉吃湖南粉，吃了些咸味或其他原因，致今晨接连大痛了三次，连吃了药五六粒。

上午刘和鹏来访，他因支气管发生结核已休养了两年，仅维持原状，还是长期休养下去，结核侵入支气管中，当检查时据说将手足绑了起来为之，相当痛苦之。

另有南京交通学校教授陈耀发持张仲甫的信来访。张为杭州张近记店主，现已歇业在家，原为前社社员，意欲重理旧学，到此见习。我以其人豪爽致函苏州赠其《新编本》一册。

下午去参观水泊梁山模型展览，计八幕，人物用木刻雕，布景则以竹木纸版油漆等材料，相当生动。惜乎体型甚小，如用放大镜看，恐无此细致。继听王少堂说《水浒》，纯熟有趣，惜以扬州语，不易懂。继则参观罗马尼亚画片展览与新华的年画展览及美术手工艺展览。从年画中可以看出近年工农业之发展猛进，其有相当教育意义。工艺品，各种各样，无不精妙，既经政府重视与展览，我想定要鼓舞起许多艺术作家的兴趣与精神，不久必有更多之进步，盛哉。中国人民之伟大，亦共产党领导与教育之成功。

1月31日（晴，星期一）：上午有王公仆送来橘柑一大提，有十余斤。我与此人不认识，仅以学生张国勋诊之介，特由简阳来此针其消化系病。彼亦西医在卫生院工作者，理应明了医院规章，不许有馈赠，我待其去时仍交其爱人带去。此例如破，则踵之者大有人在也。

上下午皆往诊室助诊。近日天气转暖，诊者较多，上级与领导者则不闻不问，还望能拨出时间作编写工作，太不应该，好在晚会时政学习上一致起反映，我愿徐浩能向上反应，早得解决乃可。

今日大概劳倦关系，痛数增多。

2月1日（晴，星期二）：黎明时，绞痛发作，连续不已。至六时半起床，计发作四次，白日又发作三次，是否逢春节会批、昨日过劳之过，心悸亦异常不安，想去医院检查，又恐有痛苦，进去之后，即失自主，因此犹豫不决。

下午参加针室，晚上业务学习，学习"喘息"。听医师介绍喘息原因，云为乙酰胆素着于气管中所产生，分析极详尽，第不及记录，听过即忘，至深怅憾，希望能油印出来大家学习，则进益至多。每周有一次，一年之后，可胜读十年之书。我虽久坐，竟忘其疲。

2月2日（晴）：子夜三时睡醒，未几即胸部压重而痛，与过去之绞痛略异，以臂痛不甚也，服药二粒而止。不久复痛，痛即服药，止而再痛，计至七时，共痛五次而甚久。嗣饮糖汤而解。本日至晚发作有十一次多，且打Entodon 一支。

下午罗广文政委来谈，同往北京开会之董宋珩，患心脏破裂而亡，初为冠状动脉硬化，以有糖尿病故，外无动脉硬化症状，故未知其有动脉硬化，死后解剖乃知。此老年63，同平时其体力比我好得多，仅知其有些微气管炎症而已，不图竟激变而亡。人事无常，不禁感慨万千。而我病如此，良足警惕，决待孙、李二位到后，入院检查，与以适当之调治，长此下去，至有不及挽救之一日。我总觉任务未了，无以对群众中爱好吾道者。

2月3日（晴，星期四）：大概昨日注射了一针Entodon之故，今晨仅有微痛，上午在针室工作，精神尚好。

下午往校中与由、樊二位谈谈，询问筹备到如何情形。校中今日开始修葺，内部教室、实验室布置大致就绪，科学教师亦已聘定，樊老将教学大纲亦已编好，只待学员试卷到来评选矣。

晚上学习巴氏学说，一时不易了解其许多术语，而且听过即忘，求知欲不倦人家，而记忆与理解则无法进及人家，所苦者即在于此耳。

李春熙君已来，心乃大定。他来我可减轻些工作，于体力休养有大助也。

2月4日（晴，星期五，立春日）：今晨亦好，未有大痛，上午参加门诊，下午做好昨晚的巴氏学说复习。

今晨突然因呕痰而鼻出血，我认为很好，颈部有了破损血管，可能发生脑充血时，它那里先发生影响先行破裂，也可减轻脑部压力，鼻出血后，即请沙医师打Entodon一针，今日除下午呕吐作痛未发作。

2月5日（星期六，晴风）：上午陪李春熙到卫生厅报到，继又转校中去报到，商洽暂住院中编写讲义，到开学时迁往校中。

与李科长会谈中，提起朱襄君要求聘来助我，我直言不讳，并在叶老前亦言之，我为搞好工作计，非为偷懒计也，我血压超越二百二十五度以上，血管又复硬化，多用脑力势必溢血，于公于私，两无所利也。

近日怔忡殊甚，尤以入夜上床以后，昨晚以怔忡不已，不能入睡，至午夜二时还未入梦，胸闷如压，心悸如拳，虽不作痛，感受颇苦。

晚餐后为卓人写介绍见赵树屏司长函。又汪镛生函，一请其一卜吾病竟如何，果有晦，还事休息，拟入院检查，又有顾忌，如医认为要长期休息，则任责可否辞却，否则无以谢政府，愧负多多，如需休息二三月者，还可于将来多努力图报之。

2月6日（阴雨）：黎明觉胸口压重而醒，醒来气急促，只好坐起约半小时而平，室外风声呼呼，过六时又复睡下，恍惚似睡着，至八时，侄孙金寿偕其舅母来，我始起床。

窗外雨声淅涩，原拟乘今日休假去看京剧，因雨只好打消计划，遂将抽屉扫除一下，无谓信件，悉入字簏。下午将十五号讨论“月经痛”题弄好。

金寿舅父系党员，十五年前即做革命工作，今在军大任秘书云。金寿自容小毕业即以家庭经济未能升学，亦未去学习技术，只在同里某女处学针灸。今来宁要在我处学习或做些工作，倒是一难题。一个青年，有田不会种，学习手工无机会，学医文化太浅不可能，只有着其放弃学医计划，用功苦读，再升中学，我来尽力帮助经费，舍此别无图。苟能思想觉悟提高，能刻苦耐劳，不择职业，有机即钻，钻得之后，即抱定意志不变，行行出状元，自然有成功之一日。

2 月 7 日（星期一，阴雨，元宵）：今天为乙未年的正月十五元宵日，天气寒而小雨蒙蒙，上午做了二小时门诊即退出。拟上下午各做二小时，结果下午至五时而退，以邱为应酬首长等，我无法离开也。

浦化人，主任为其弟立人介绍来我院工作，虽请苏州祝部长将立人简历寄卫生厅，因久不得复，嘱去询问。前日已往卫生厅，询得似将加以考虑，我不得不具复化人，为免有误会计，将当时谈话情形中某项问题略去未告。

今晚测验时政，计填充题八，我有二题不能答，一为二月十四之某纪念，一为 55 年之与某二国之建立外交关系。问答题三，只择其二，大概多数对，第三题难答，即 1955 年之政府主要工作也，大概一为经济建设公债，一为兵役法，未知是否。

2 月 8 日：午后去听吕部长报告，要卫生干部学习中医政策，批判了王斌的文章，说明了中央的对中医政策，强调了西医学习中医必须经典入手，中医必先温四书入手，理由相当正确。

散会后，即往安乐酒家报到出席省人民代表大会。

晚上学习业务“肾脏炎”。

2 月 9 日（星期三，阴雨）：上午到校，适李科长不在，讨论下午邀请南京医卫方面的专家座谈，吸收些他们对我校教学方面的意见作为参考，适政协亦于下午开会，电报必须出席，经考虑分量之中，决定不去参加，即于电话中说明不能出席原因。

下午偕叶老去校开会，计邀请十六名，不意多数往北京，亦有患者，今有事九者，来者仅三名。经过开会，斿校长（当作“由校长”）说明本校方针与教学对象之外，我说明了发扬中医，固然首先要温习四课，加强中医学理认识与运用，提高疗效，总结成果，乃付诸科学研究得出真理，乃能与现代医学会流，而成为真正的科学化中医，再进一步成为独立的新医，因此必须要在温故之中有知新的必要，这样必须有专家来帮助，而且此次办校是史无前例，无参考的摸索进行，毫无教学经验，亦要请诸位专家来给我们提供意见，做好教学工作。叶老介绍校方课程，厅长继续说明了学习中医的温故必要。谈话很长，以后由三位专家提供了意见。我们得到了一些收获，假使来宾更多，我想一定还有很多宝贵的意见，可作教学改进，这一会议实在有很大意义的。

晚餐在曲园，后即参加业务学习，讨论肾脏炎治疗。安乐亦有电找开会，为校会亦未能去。

2 月 10 日（星期四，阴雨）：上午出席省人民代表大会第二次会议，我仍荐推为主席团，去年原班未动，是我感觉到不要又要发言。后来在休息时遇见张敬礼代表，问他昨天政协开会的情形，他就说讨论发言的问题，你也指定在内，可以早作准备云。我听了果不出所料，大会昨天发言，这又要费一些脑经（现作“脑筋”）了。后来想起李春熙有时间，请他弄一下吧，也就定了心，静静听着管主席的报告，半年来的工作确有着相当的成就。在去年大水中与洪水做斗争，坚持着四个月，终于战胜了它，使全省农产还是较前年增产，这表示了政府的领导时相当好的，而且无论那一项都有成就，较之过去反动政府的无能，像去年的洪水不知要搅成什么样子了，无怪乎人民衷心的爱戴。

下午小组讨论，决定了从各项进行讨论。先就农业方面进行讨论，我听了一部分病员与梅棣从乡间带来的消息，和在苏州听到修脚陆阿三的传闻，和这次金寿带来的消息，与王问祥老婆带来西，徐浩同志对梅棣讲的统统关于统购销后的一部分感到缺粮，再看到今天报告文件上关于农业方面的文字，和今年工作任务，要农业加强生产等的指示，我就首先发言。今年是五年建设计划的第三年，重点建设的一年，任务相当巨重。农业增产相当重要，所以必须要使农民生产情绪要提高，我们做代表的应该将上面政策向下传递与教育说明，下面对政府的要求与认识也要反映给政府。我以毫不顾虑，凭知无不言、言无不尽之意，就将政府统购销的政策时相当正确的，但是群众有一部分发生卖了食粮就没有吃的情形说了出来，可能是下层干部没有做好工作，只顾完成任务，而不顾人民实际情况，这是使他们情绪要起着不良影响的，发表了意见。后来听到其他代表的发言，说这种现象时很少，多数一致赞好这一政策的，都欢欢喜喜完成了任务，但也不否认部分地区有一部分的，但有他的原因，我已记在记录上。最后得到一个结论，各代表不完全绝对否认，主要原因领导干部未能做好教育，引起了顾虑，多数还是装穷叫苦。我觉得我的发言，但凭一面之词，也是不对，所以我又表明了我的观法，以后要注意教育，虽是少发生不满意也是影响视听的，说以做好为宜。

散会出来，异常寒冷，在下微雪。

饭后又约厅长电，要我预备发言稿，其时我看了李君代写的不堪惬意，我正在自写，约有八万字，我再交邱看过，请其再为补充一些。

2月11日：上午在安乐酒家开小组讨论，我对政府报告认为正确，以中医方面的开展具体情况为发言，并对1955年的对中医认为亦说明是对的。

下午为大会发言，计先作发言者为十五人，一致对半年来的政府工作报告认为满意，对今年的任务亦一致认为可以完成，亦必须完成，在自己岗位上做好工作为出发点，中间亦各从其工作上说明了工作情况或指出缺点而谋改正。

晚上为主席团扩大会议，各民主党派、民主团体经过协商，反复讨论，提出了省长、副省长、委员等候选人五十二名。经江政委说明了五十二名的额定意义，并介绍了每一候选人的简历，于是开始由各列席人发表意见。钱舜老首先发言赞同，以后陆续发言者甚多，大都是知道各候选人的经历、与品德学问的，就提出来介绍，说多数发言人的口述中，知道各民主党派与民主团体的提出的人选，个个是对党、对人民、对学校有着相当的巨大贡献而具有代表性的，所以，在会上一致的赞同这个候选人名单。到散会归院已十一时矣。

2月12日：上午仍往省代会听大会发言，计二十二人发言，其中有属专区，有属团体的代表，意义多数与昨天会上所发者一个指标。其中以陈鹤卿院长以自我批评过去受了杜威的实用主义的毒害，一度订出他的错误教育经过，他到新中国成立以后受到了苏联的马克思唯物辩证与毛主席的实践论的教育而得到了拯救。这一发言是在前后发言中一个最突出而最起作用的有教育意义的发言，真是大教育家，才有这样的讲话。

今晨即有微雪飘散，及至散会出来，屋面已白，雪花纷飞。下午三四时，愈下愈密。前周听护士发言，南京天文台报告还要下次大雪，真有应验，好在立春未久，气候还未转暖，草木萌芽现象还未发动，大概不致会有影响。

下午休会，大雪纷飞，拟往安乐去洗澡，气温太寒不敢去。

晚饭后偕春熙去观京剧《三岔口》。武术无李少春等角，并不逗人发笑。此剧要武丑做得好，可以博数次哄堂大笑。《大探二》小出连演，还是第一次看到，紧凑而唱繁，旦、净、须皆迟敲，我以宋鸣啸起徐延昭有无石音，似较王琴生之须生为佳。返寓正十点半。

2月13日（晴寒）：上午出席省代表主席团会议，通过了省主席、委员等名单，与1954年工作报告决议及三篇宣言。

下午出席选举至五时余散会。晚为宴代表于南京饭店。我以淡食又以寒冷未去。及至院门，知孙君晏如来已久，即偕往曲园进晚餐，并谈些针灸上问题，复送其返卫生厅而返。

2 月 14 日（晴寒）：为孙老的工作名义问题，特往校中与由、樊二老商讨。结论以针灸教学主任相异，旋往卫生厅，与李科长商定工作处所，亦以校中为定。

下午开会讨论阅卷问题。结论：①照顾地区；②政治与学术并重；③阅卷人确定时、樊、叶、孙、由等处理之。

2 月 15 日（晴寒）：大概为了连日开会，近三天中的特别异样的怔忡实在有些吃不消。每一冲动，脑亦为之震动，每自散会下来，则呕吐痰涎，坐在那里，则连连冲击。早晨则面部浮肿，今日更甚，不得已再注射 Entodon，加了一针维生素，臀部注入时胀痛异常。

上午本定去参加阅卷工作，为了与孙老、李君讨论针灸教材等问题，乘邱在楼时间，四人开一小会，总算决定了课程担负人选与实习指导人选，总算解决了过去的顾虑。当有余时去看了两本樊老选出的佳卷，一为如皋张国才，一为江都许济群，所答皆能中式。

下午开教材编辑讨论，结果以中医病名为主体，在每病之大纲中，不采取西说，而于讲述材料中，能与西医少作对照者则涉及之。

听会讨论院校方面对将要召开的省级党代表大会上的提要。我首先提了四个：①校中为了经费所限不能多添图书，能否为了学术发扬与研究的工作上而充实材料，用实报实销制。②院方为了满足病员的煎药送药的要求，与药物节约上面应加速做改良剂型工作，如为房屋、人才关系，可否请党支援解决。③针灸预约已在一千号以上，如何去解决这一群众的渴望治疗。④针灸室为了要做好工作，应充实人员，过去屡次请求而未见进行，为了经济与人员限制关系，可否请党设法。最后讨论如何学习中医政策时，我首先发言要端正态度，主要展开批评与自我批评，揭发缺点，才能搞好工作。

下午写了六封外埠复信。其中一件答复赵玉青的梅花针与七星针的问题。

2 月 16 日（晴）：近日来特异之心跳，时作时止，发作重时引起恶心呕痰涎，气急致喘，过去二年前之大病前奏即是如此，果正要如此演进下去，如何是好。决意去医院检查一次，早作防范之计。即往门诊室做了两小时，为几个久针无效的病员，另作处方后，在十点半时往卫生所挂号，介绍至直属医院诊视。

午后二时，人民大会堂有俞部长报告当前局势与禁止原子战争的签字运动号召会议。本拟去参加，而胸闷不舒，怔忡时作，遂打消去听的打算，往直属医院诊治。因去时已晚，挂约 25 号，约等至三点四十分始入诊室，复经详述经过病况等足有一小时。初诊为无锡口音之谢医师，看去年未三十。谢医师做了听诊后去请来一位年老的医师来会诊，未有肯定，拟再请一位老医师来，及去请后，正有事阻，于是约明日午后再诊视。噫，过去我亦进过二次医院门诊，其气势之盛，傲岸态度，令人不敢接近。今则如此审慎周详，恐无党的领导不会如此。诊毕出来，已五点半钟，即在外就餐而归院，即往小组会上坐了半小时，以背痛退席。

2月17日（阴）：上午将编写教材病名与编写意见写好，拟于下午送与校中由、樊二位作参考，因听见樊老声音在楼，即送往作讨论参考，此举是我尽我责，采用与否，原无成见。经樊老阅看之后，并无表示，只言编写困难，学不一致等等，其态度无商讨表现，他原无要我参加任何意见之意，这是我在前天会上所得决议而自动提供作大家讨论资料而已，并无成见强调等意。在前天会上，亦只有他的说话，但听说意见与过去未到校中去时的意见判若两人，非过左即是过右。我深佩改变之快有如此，自愧无能，雅不顾空负无名，屡向上级表示真意，未得许可，实引为憾事。所谓一切要以民主精神共同团结，搞好工作，绝不可有个人英雄主义，这亦是徒有口号而已。下午叶老伴我往医院检查，经易大夫替我详细听诊之后，认为主动脉瓣闭锁不全是无疑的，心脏肥大也无疑的，原因何在，必做详细检查，而休养两字与北京所谈者无少异，但我不愿在医院中休养。此次要检查，因为心悸有异常感，呕痰涎如过去病重前情形，非早作预防，亦因校中针灸课程与实习方法等皆已部署就绪，故定心去检查，且离开学尚有十二天，检查出来还能去参加开学工作也。

2月18日（阴）：黎明前痛过二次，因此疲乏好睡，至八时孙、李二位来看我，始行离床。并与他们谈好了上面暂定的工薪数字，俱表示为发扬祖国学术而来。九时与邱等商决了经穴分寸，后往厅中与李科长汇报学校方面的针灸教学实习等已商决定计划情况，和我对内科教材编写的意见。科长又问到有无其他意见，就将前天在会议上提出四项意见，重述了一遍，我想他早已知道的。将各处信件清复出去。

下午进院，住二十号床位，竟不许离床活动。晚饭五点，饭药皆冷，对我颇不适合。

2月19日（晴）：夜间量温四次，影响人的睡眠，早晨心痛二次，早餐粮食二块，大便在床上解放颇不习惯。上午有好几位医师来诊，似有实习者在内。先后抽血三次，第三次来抽，大概技术不好，并未抽到，徒增苦痛。我要建议，几须血化验，当由医师决定后一次抽足，免得无端受痛。

下午又大便一次，由梅来处理比较好些，而且经她洗涤，舒适一些。

2月20日（晴寒）：昨晚有低温袭击，半夜醒来寒甚，而心痛连发二次，复大便一次，是晚梅送庆庆赴苏州，备受寒风，盖亦苦矣。

上午心跳异常，适为星期，医皆外出，否则可听得其怔忡情况。

下午二时，梅已于苏州回来，我想再过三五年，船只发达，收费低廉，则来回不消半小时矣，她连说新杨妻拜寄娘事，人心伪诈，不觉长叹。

今日心跳特甚，至夜九时乃不缓作，惜乎医不在院，否则正可一听其真像也。

床上换了自己的被，暖和甚多。

2 月 21 日（晴寒）：今晨七时梅即来，传述昨晚李科长话，使我安心休养，不问外事，并不要看书，并为我设法迁鼓楼，由梅伴宿，其关怀至可佩也。

今日心跳甚好，易大夫来会诊，据说眼底检查尚好，无动脉硬化现象，心痛是有神经性的，此时尚难肯定，摄影与心电动尚须数日得做云。

下午叶院长来安慰好好休养。

报载自三月一日要变更币制，恢复过去之园角分，复以纸型大小、色泽图案分之，亦为便利之良政，亦人民所渴望已久者，惟改革为见，以物价与过去做比例，物价要高一倍以上，我想一定能逐步下降的。

白日多睡，夜间辗转不成眠，再为心跳之震动，差不成眠，又无电灯，不可能看书，烦甚。

2 月 22 日（晴寒）：夜来睡眠不熟，护士来看过五次，完全知道。黎明时反眠涩欲睡，而早餐已来，不得不将就进食。一夜未痛，经多嚼硬壳饼而痛发。复以便意频频，久候二娘不来，只好请护士帮助为之，因用力太多又痛一次。

上午易大夫偕两实习者来诊，又检查血压，我告知小便情况，当即为两实习者讲解，我亦听到一些新知，学习必须如此，结合实际乃有进步。百闻不如一见，百读不如一闻也。

下午三时梅午餐来，云往鼓楼看房间，厅中已经收拾好，只要我向此间请办转院手续。据说房间不大，但有暖气，可以住家属作伴，饭药皆热，这对病员之优点，第无此间清静为美中不足。

2 月 23 日（晴寒）：昨晚吃（八时）两片罗密那儿，即合目待梦，而久久不能成眠，护士来探视二次，我皆闭目无语，至午夜二时后恍惚睡着，到五时又醒，有欲发作心痛之感，即预服一丸防止之。

十时医来会诊，说今日转往鼓楼，那边条件好些，同时徐正要来，知由厅中来主持。

下午一时半，才转鼓楼 287，有暖气设备，床位亦比较舒适，由李凤大夫来诊，嘱休息一天做心电动，此间饭药皆热，招待方面较好。

服药无异，徐同志又来看望一次。韩世荫又来看过，因谈及针灸室的负责问题，其成果掌握在操作人手中，而责任则在处方人肩上。我对此想不到好办法，他说明了此间的情况，颇有可采之处，我当熟筹一妥善法，交老邱去与他们讨论执行之。

李医师为我诊过，竟以一等休养之外加一不会客，其郑重远过于直属，使我怅罔。我目的在检查知道了究竟情况，自己决定如何调理，徒以不动而作消极休养，实不赞同。

2 月 24 日（晴）：心痛未发，睡眠尚好，晨醒之后，两腿酸楚异常，由梅按摩后转舒。

上午吴锡成内科主任医师来诊听一次。

下午我复书了两封信，并写了一份针灸室改进计划书，病员与针者要负责一贯制。为照顾针者吃力，定出休息廿分钟。写好之后，因有打钟休息关系（内科亦适用此法），与院中规章有冲突，先交李科长斟酌，再由老邱与他们讨论进行之。

2 月 25 日（晴）：上午抽血试验，直属医院抽过数次，等于白费，抽血时因皮管扎甚紧，颇感痛苦。好在先提建议，所有须验者做一次抽去，否则要多刺几针。

下午做心电动，其时心跳甚平，脉搏良好。我觉得要在变动时做，较能看出病况。近日卧床不行动，变动甚少，最好让我劳动一下，待其变动而做。

傍晚测验血压，打出意料之外，150 / 30mmHg，连查两次皆如此。过后思之，今昨两日出汗太多，吃了两次颠茄片，有无关系。又连日掐涌泉，擦小腿可能有关系。卧了七天也有帮助，否则必不如此，故而有此成绩，休养有益，可以无疑。

2 月 26 日（阴雨）：昨晚微有失眠，心痛未发，晨倦。

上午下床照心脏片三张。

下午得汪镛生书，并赠老子《道德经》。书中含义与近代思想不切近。为了本身却病延年计，吾亦早知此项大道理，但为社会进化，为人民利益计，则不能以恬淡虚无之态度为之。

《道德经》看了上篇，文奥义深，难于句读，完全不懂，非有讲解，不能领其义也。傍晚闻雨声滴沥，今日星六，院中人不能外出寻娱乐矣。

2 月 27 日（晴）：昨晚下雨，今日晴朗，例假日可以出游以舒一周之工作紧张。我固卧床不能出去，但甚为工作同志感到欣快也。

上午多汗，将《道德经》下篇看完，其间自有至理，无欲无求，民至老死不相往来，以安居乐业为务。这种思想只可在那时可有，现在是不适用了。

下午老邱来访，与谈针灸室改进计划，并闻孙、李二位今日迁往校中，开学计在三月十五日。

又闻叶院长荣膺副厅长职，这对中医改进上有帮助。第以主张用单方简方，在我看去尚有商讨之处。

傍晚量血压，仍在150/20mmHg，大概不会再有减低，年龄上亦差不多矣。闻血检查尚好，无不良状。

2月28日（阴寒）：昨有低温预报，气温果降，下午有雨。今日吴主任来诊查，他说高血压系主动脉瓣闭锁不全关系，所以上高下低，今下面能升高，则上必下降，与一般的高血压不同。

下午检查眼底，据说无动脉硬化现象。今日取消忌盐，改为低盐饮食。

时光不再来，过一天少一天，而事业无进展。眼看了1955年的2月，平白地过去了，检查二月份做点什么，毫无所得，急煞，愧煞。

1955年3月1日（晴寒）：今日为1955年之3月1日，星期二。自进医院已逾十日，有关检查大都做过，所得报告，只血规正常，康华氏反应皆阴性，眼底无动脉硬化现象，血压初为高等，已降至某一大，其他还无所知，惟心痛已有一周未发，休息过有进步。

下午得市卫局推为中医中药展览筹备员，3号下午要开会，此举殊有意义。第以病亦能去奈何，当写些建议送去。

终日卧床，恍兮惚兮，无可记者。

3月2日（晴寒）：午饭后，吕、盛二厅长来访。诸承照顾，颇感不安，坐谈约二十分钟而去。三点半徐、陈二主任亦来候，带有李科长候函。他们如是重视，皆嘱好好休休养，莫急于工作，反使我感到惭汗。盖工作未满半年，毫无成绩，乃蒙如许重视，岂不愧煞。

夜饭略增少许，食后殊不舒服，大概吃了几小块排骨亦有关系。

3月3日（阴雨）：卧在床上听窗外雨声，帘滴如注，自朝至晚未有停时。我想大雪之后未久，田中当灌，不需雨水，如雨量过多，可能损及麦田。

上午陈院长冒雨来访，甚感谢之。

今日午后，市卫局召开中医中药展览筹委会，我病不能去，乃写了些意见请叶老带去转达，彼亦筹委也。

3月4日（雨寒）：连夜雨声，气温甚低，床上被薄不暖，蜷作一团。午夜梦回，因寒冷不易睡着，侵晨微感心痛，服药即止。

下午叶、樊二老来访，借知设一陈列中医药室，开幕时供来宾参观，知中医之有来与宝藏之不乏也。我任校长，在此卧养，未能参加工作，实有愧赧，诚不知上级要我负此虚名则恁。我一向以实事求是自励，不论在任何人之前稍微做一些假装是不愿，亦不会装假的。知之为知之，不知就是不知。我对这一个校长职务，实在不懂办校的方法与学识，上面要我担负着，我也自感为明我没有这个才能，请求另外选人，不知当我谦虚呢还是别有用意，总是不答允我的要求，实在不解。虽然我在厅长前请示给我指明出具体工作，我好准备与学习，搞好工作，不要空负虚名，使我内愧。所得指示，一切有××代筹，不要我去做实际工作，高兴去看看，有意见就提提。这种指示，我实在不了解上级对我的意思。我为此点感到苦闷，我为要做到名实相称，听了曹老意见，得一相当助手，可以早晚顾问，与拟具计划等，而上级又不依我请求，实意在哪里，实想不出。但求无愧我心的毕生作为座右铭者，今不能矣，遗憾终天，其难免乎。今闻开学在即而我卧在此，愧甚愧甚。

3月5日（寒）：夜来人含，添得毛毯一条，又觉压重，拾点以后，才得睡着。今晨醒来，仍感寒冷，视窗外屋面皆白，夜半又下雪，毋怪如此冷也。

上午量血压为120/80mmHg，我不信，使之再量，还是如此。数天之中，如此升降悬殊，其中大有研究。前周每日检查，自243mmHg下降为150/（24→28→20）mmHg之后，停了四天再量，为170/50mmHg。其日为遗精之后，又是量前适在写一封长信，不知与遗精及略用脑有无关系。今日量前四十分钟，吃了膏滋一杯，附桂草胶囊四枚，此二种皆强心品，对于血压有无关系，值得注意。要定期试量，即可证明。

今日报上有篇“骄傲自满会绊倒人”的文章，内容记庄铭耕的自满表现，值得警惕与学习的。

晚上李大夫来，就请问他血压今天大降的问题，也说不出所以然。于是重量，所得结果为173/34mmHg，与上午大不相同，弄得莫名其妙。

3月6日（晴）：昨晚失眠，心动殊甚，想请医生来听，终以天寒劳人不妥。

黎明熟睡中又发生遗泄而醒。

上午又量血压170/34mmHg，无有进展，体则疲极不堪，早餐后即睡去至十一时半才醒。

下午写信给灵鹭，请其将十种针灸书寻出寄南京，赠校中陈列。

3月7日（寒）：昨晚想起下星期日学校行开学礼，我岂负此虚名，能不参加典礼，因此东想西想的决定请徐浩同志来，向此间医务处交涉十号出院，先练习行走数天，可去参加十三日之开学礼。

今日中午着梅带信徐来。下午二时徐偕邹、江二位来，因听意见请徐去医务去说明十日出院，徐去后未再来。

姜老因感半身上下肢无力觉麻来住院，大概为脑栓塞症，七十五岁之老者，可以退休矣。犹坚持工作，其生爱劳动，令我愧不相及。

今晚血压140/34mmHg，此昨降30℃，可能吞服四颗补丸之故。明日停服试之，以究真相。

3月8日（雨寒）：昨报载有降温与大风消息，夜间果雨而较寒。

阅健康报淮北工人医院斗争重患者，致加速患者死亡事。可见主观之误事，引为警惕。又读某批判王斌论文，得到阴阳五行的观法，增加了谈助不少。

下午医务处来言，卫生厅不允我出院，开学他们有安排，不用去参加，与梅来言者，十三号准我出去参加典礼，毕即仍回原处休养之语，完全不对头。大概是此间不许。我悔不流动检查，当我入院原打算检查完毕知道心脏情况，决定如何休养即可，并不打算住院休养。今来得去不得矣。

3月9日（晴）：上午徐浩主任来找吴主任医师有所商谈，未晤而去，我从侧面知为我拾三号暂时参加开学典礼事。

下午由校长来访，言决定十三号下午二时行开学礼。只邀请各单位来参加约七八十人，言我能去最好，作三五分钟之谈话，我当然允其所言。

由去不久，吴主任来看，亦谈十三日开会事，云预早下床走走，如无不良情况，可以告假半天去参加。他去后，我即下床走动，感觉腿脚虚飘，确实不济，事前必须练习之。

3月10日（晴）：上午起床半小时，下午起床一小时，咯痰甚多。苏州寄到书图，即拣了数本送医校去作为礼品。

今日写家书一封，附老王书，告知无事。

南京科普开成立分会，邀出席参加，我对科学无认识，真觉愧汗。前年邀为筹备委员，适病在上海，致函谢之。今在南京，适病在鼓楼。两次邀请均在病中，何其巧鄢。

3月11日（阴）：上午下床，去看候姜老之高血压症，左手不举，舌微强，左足能动，系轻微之脑栓塞症，血压已下降，情况已好转些矣。

卓人有序言寄到，觉后段过赞，反感愧汗，拟删去一些。他也多事，还代传李副委长写序，脱不了过去好名的作风。

3月12日（雨）：张继逑同志来访，略谈校中布置情况与许多同学情绪，并告知明天行开学礼的布置，要我准备报告筹备经过。我已预备发言腹稿，对于筹备方面因未多参加工作，许多不清楚，转请张君电由校长来一次，询明之后可说，否则不免搂不拢。

下午由校长冒雨而来，承示一切筹备情况，如设备、教员等方面，后谈些教材编制。

3 月 13 日（晴寒）：昨晚为打今日开学典礼的报告腹稿，用脑较多，未能好好睡着，天尚未明，即已苏醒。原本每天要睡至七时后始醒，可见用脑力之弊，而且痰涎上涌，吐出黏痰甚多。

上午疲甚，检查血压，比前二日升高廿度。下午等不及卫生厅车子，即备车往校，厅长已在，他的车来，我已离院只数分钟，而车到时间到有半小时，可见我性急得不应该。有二十余日卧床不下地，虽然前、昨两日试下低练习走跑一下，究竟不行，感到两腿疲软，上重下轻，有些飘飘然。

校中布置四个室：图书、医史、药物、针灸；三部：化验室、实验室、解剖室。在中医校中有此布置已不易。可见一切由政府去做，易于办到；过去私人要办，绝难做到这样。

二时后，来宾陆续到，我十九不熟识，皆是由、樊二同志及厅科长等在招待，我诚内愧徒负校长名义。

二点半举行开学仪式。来宾人数不多，一为假期，二为科普开会，到者只五十余名。由校长主持会议，我先报告筹备经过及课程重经典医的部分原因说明，及针灸班速成教法。我无讲话技术，想好了的，还是七零八落，只说出六七成，而临时扩充的所谓即景生情的话，虽然临时能提到一些，恐上下不接、虑转不过身，就不敢穿插进去。所以古人对言语也是一门技术。我是因脑力衰退，学不好了。近来为了努力学习讲话，总是参加每个学习会，半年来的体力衰退、病的增加，多半在勤习上面。

其次吕厅长致指示。来宾中有空军校、中医学会、药学专家、中医院时教师等，学生代表二人，觉得他们讲得流利。虽然都是些普通应酬话，似乎拣来就是。如果我去说，照此重复一遍也说不像，讲话诚不易为也。我对讲话学习，认为苦差事，要我在诊疗室专心工作与研习，再烦也不怕。性相近也。

接近五点散会，复行拍照。地方小，百六七十人挤在一起，颇不舒服。

会后与孙、邱等讨论些针灸课布置与进行办法，复询樊老课程事与加速设分诊所针灸实习事。后即乘厅长车而返院，已感疲惫不堪。在当时不觉劳倦，精神亦佳，讵一经停下，即两腿大疲，口腻痰涌，气短欲绝的样子。可见虚性兴奋之不能持久也，再检血压反而降了十度，大概上午打讲话腹稿紧张关系。

这样看来，用脑过度亦易引起血压上升欤。

3 月 14 日（晴）：昨日参加开学，精神一度感紧张与行动勉强支持之故，夜卧床上，两腿发生颤抖甚久，心跳加速，而睡眠亦不稳，时为他室病员之叫喊声惊醒。未及天明即醒，而疲乏无神，头昏昏然，喉咙又痛，至午饭时勉强起床。

下午写了两封信，一致焕，探问其母近体康健情况，一致振羽托函港友代买几本新针灸书，充实见闻。

3 月 15 日（晴）：晚上仍未睡好，两腿时作颤抖，精神殊萎。上午昏睡，连说话都像无力，心痛自黎明前起至午联发六次，五次最强，经三分余钟才平。

下午邹、江二老来劝我往鼋头渚休养，我不赞同。我工作仅有半年，未有成绩即病入医院，给我公费，已极优待，安能与劳苦功高之高干比较，上级能允我自费休养一些时间，则心安理得，我必休养半年看情况。

今日血压 170/53mmHg，比较又高了起来，左手与面部有浮肿。下午精神较好，看了两段《发挥》。

3 月 16 日（晴）：上午昏然好睡，面常浮肿，小便不多，是否为饮食连吃两顿麦面关系。今日大便毫无臭气，色带酱色而溏。梅谓海参关系，我想再试血压，可能要降。大便奇臭，可能刺激血压升高。后试之，较昨降 10mmHg，160/43mmHg，是否有关系，要连吃几天海参，连续检查乃知。

下午有名苏姓之者来访，云自国外学得按摩，初为大学教授，今因年老移职，拟将其所学并研究中国之推拿等。颇有心得，愿著书以广传，特来访候，要求签名，并出示朱琏及卫生部书励其努力进行。此人于科学知识尚有研究，惟其行动，似有问题。书尚未写好，即到处求人签名，有何作用，我不堪其纠缠，为书数语而去。噫，天下人之品性有如动植各物之种种不同。他之所为，我不能也，亦不愿也。

3 月 17 日（晴）：大便臭气量少。今日之量血压者为新来实习生，操作不熟，云血压 140mmHg，下面多少说不出，可能不正确。

报载有大风低温，起自傍晚。午后五时半果然大风，气温骤降。

3 月 18 日（晴）：今日余风未息，气温未复，早晨因冷而心痛一次。

院中于十六号开始卖公债。我关照梅棣去认购贰佰元，一次缴足，免得逐月扣除麻烦。

上午亦是好睡，不知何以如此疲乏，夜来并未失眠也，而且已四日未下床，不应有此现象。

《十四经发挥》错简甚多，拟为重校而请以参之骨肉名称及字义。此书有相当价值也。起床略复之后，作为一项计划列入日常工作中。

孙老晏如来访，略谈颈部穴位分寸之难准。我谓头有大小、手有长短，人各不同，尽信书则不如无书，经穴之在人身，可依而不可依焉。经线在目前不能废，依据点而配之，穴则依经线而配之。参穴取经，古有明示，亦以分寸之不尽同也。

3月19日（星期六，雨）：今日阴而小雨。下午李春熙君来谈经穴编写事，令我不甚明白。开始写稿已四十天左右，孙者亦言治疗稿来不及写，日夜赶作，李亦说来不及，我则意为早已弄好矣。盖我早与讨论数次，编写不必详，宜要多笔记，易于使学者能深入也。因阅李稿，大背原意，请之删去解剖、主治二项。中医本无解剖，只有部位；取主治皆中医名称，他们不懂，要讲则时间不许，也不合用。只要于取法之外，将一部常用穴与某病有经验过之实效去谈，切合实际，否则劳而无意。李甚首肯，询之课程编排，还未一致。我示以经穴治疗交互上，比较双方有利。闻孙老多采用经典书，以时间短、不切用，还是多谈经验。托李转告作为参改，不知其接受否也。

3月20日（降雨）：昨自李君去后，觉得要去校一趟，关于经穴上课的布置，未与李谈到，孙君所笔者亦可看看，当面参些意见较确定。后因医生来，认为最近日有心痛，以不劳为是。今晨气候阴寒，出门不合，乃起致书校中。针灸课建议经穴、治疗交替编排，并要备用点穴示范者，并函李君教以经穴上课程序与进度预定，使梅在十时左右将两函送校。噫，处事殊难，医家出生资产阶级，又皆旧知识分子，封建遗教，多少还存在一些，团结互助行动，总比工人要差一步，即使已打破个人英雄思想，至少还存着不肯批评人家，有自扫门前雪作风，尤以文化较高者，更有此种缄默行动。老子所谓知者不言、言者不知也。我深恨此种行动，但无说话技术，不会去打通同道思想，眼高手低，还是徒然。

3月21日（雨）：无事记。

3月22日（晴寒）：卓人为我编作序文，寄来已近旬日，尚未来函催复，并告李公已为写好题词云。我觉此举是他多事，我为名累已久，不愿多负虚名，但又不可不具函谢其盛情，乃起床将序中有过赞越过事实者改去之，诚诚恳恳，实事求是，乃合正道也。来信有将我调京息，我于信中告以心愿，在自己本岗位上努力，今之所有名义皆非我所能，亦非我所愿，我要讲才职相称，按劳受酬，今拿了高级酬资，而无贡献，无实际工作，徒使我精神不安，所谓受之有愧。他要能明白我意，即不再生望我进京之心了。

3月23日（晴）：彭潜虎君来谈其受卫局考试事。意要为书证明学员，查

（梅信语），我将谢之，不符事实之事，我不能为也。及谈话中，我一再励其潜心应考，可无问题，坐听好消息到，劝其不必听友语往申开叶。顺便询其空针代针情况，据云肺疽确有臭气在针中挑出云。

晚上医来诊查，即以此针可放出肺疽臭气告医师，希其有机试用而证之，果有，不特多一疗法，在生理上又得一新发明也，于学术于患者皆有益。

血压不知何故又上升，178/48mmHg，其与五味酸有关系耶，心痛亦日发，今日有三次发作，精神紧张也有问题。

3月24日（农历三月初一）：今日起床理发，略为走动。并去看姜老左手已失却动作能力，为时有二周，此非脑栓塞，当为轻度脑出血矣。75老者，恐不易恢复矣。

3月25日（晴）：今午梅得其家中书，其父嫂今日要来宁。下午三时果到，因知乡间情况，对食粮供应不足，干部还未能真实做好供应。

吴主任医师允我出院休养。

得寄出《新编本》，人卫已排著156页，计廿六万字，那是删去了很多。

省人卫写信来问《伤寒针方》要否修改，否则发排，我想修改一下好。十五年前作品，有不合现代者，免受批评。批评亦是有的，自己缺点非经他人检查，不易发觉也。傍晚将一肺脓疡患者试彭君所述之空针。未能如其所说。当请其来亲试之，以定真伪。

3月26日（晴，星期六）：今日得省厅最速件，于午后召开省协商委会医卫号委员的提名协商座谈会。我当去函请假。

彭君地址不知，我请邱转寄。不知他能否，否则试验机会失去矣。

3月27日：今日阴有微雨，梅欲陪其父至中山陵园，恐不成矣。

约彭君来打空针头。九时即到，经过两足打后，皆无臭气与气出，谓病将好，待再有初起者试之。

前约李春熙来访问校中情况，针科学员反映还无课室，情况尚好云。我提须二日经穴示范，因天寒未举行，建议“经穴”“治疗”交换上，亦未实行。写钢板人不及而笔者亦不及云。进修班中灌云学员暴死一人，为时仅不足小时，系脑大出血。晚上梅亦讲其姪婿某年廿七岁，今年正月与来客耍麻将牌，突感头昏胀痛，未及半小时即死去，年青人有脑血管劈裂而暴死者实为数闻。今日血压170/38mmHg。

3月28日（晴，星期一）：今日血压160/33mmHg，医家言算是稳定。如相差30～40mmHg，则不算好云。

今日医院为出证明书，给全休三个月。我想回苏将“经络篇”译出发表。

于今日新旧医之看法上有扭转未重视《内经》之思想观法，于治疗取穴上及疗效上亦有大转变。我想乘此休养中完成之，不知领导上能否允我回苏休养。

我想在回苏前，与针灸班做一次报告，将我生平对针灸上之体会谈谈，使他们研究之。下午睡醒后即起讲话稿，免得临时思索，挂一漏万。

3月29日（阴雨）：我拟于下午至校与针灸班作一次针灸报告，见雨淅沥不止，至未刻猛不止，遂辍想。

梅父等乘车返锡，欲赠些食品又虑途中有阻作罢。

昨日报载法参会已无修正通过了《巴黎协定》，此种违反了人民意志胡为，其后果可想。今日民主国家阵容之盛，岂资本国家所能比，他们所恃者为核子武器，安知苏联亦早有制造，绝不会因此吓倒也。

亚非国家会议下月亦将开幕。我国代表团已组成，钱惪亦为团员之一，我龙砂之光也。

3月30日：下午二时往校中与针灸班同学讲指力之必要、练习及一般的用针治疗纲要，计二小时。继与孙老等作教学商讨。返经中医院，请邱、吴二位每周去作一次报告，以针灸方面之重要点为主。返鼓楼已近六时矣。气短音微，疲惫不堪矣。检查血压比上午高十度。

3月31日（星期四）：上午去看厅长，直接向他请了四十六天假。同时见到了叶老，已由北京回来，去了二十六天，几乎天天在开会。还会到了黄竹斋，依然雄健，非常钦佩。闻全国防疫会议中有十五位中医，一反过去宫墙高深无立望之苦。古人有言：本之不立，何以能久。国粹之被轻视，伪政府时期可云史无前例，今则推陈出新、百花齐放，亦可谓史无前例。一者失之，一者得之，崇本与不崇本，岂无因欤。

下午出院，分别访问夏莱蒂与时逸人。夏往上海，由孙人女同志接谈，他们拟不加审定即排版，我坚决不许，让我再看一遍再作修改一次，然后交别人审过再定付印与否，如此约定而别。继往看时老，病感冒在家，询其上课情形，他认为每周六节太劳一些，对伤寒、金匮恐有不及，意思冀调整一些。我则建议讲义宜精简，讲时多补充，让听者多写笔记，多讨论，恐其累，略谈即辞出。

按本月份全住在鼓楼医院中，终日卧床，睡着时多，血压之降皆在此举。此外读熟了《十四经》，看了两种杂志和往校做了一次报告，及针灸室改进计划。此外无足道者。

4月1日：下午往校与樊老谈时君之意见。我现知其对课程连日讲授体力不胜、任课又多、编写不及等等，不能不预早准备也。

院中针灸室，校中针灸课，再与邱商谈。

关于中医药展出事，复与周组长商讨。关于针灸部分，由我与韩世荫君分任之，复请邱襄助。一切部署，我可定心离去也。

4月2日：四点即起身，上车站，不久即开车。见两旁淹田尚未全部透出，栽麦者甚少。围岸则有大批修理加高加固者，此后定能一劳永逸，不复有水淹之事矣。

抵家已正午。合家皆健，可喜也。

4月3日：下午与朱君商谈（昨去住约来），为我参订十五年前所编之《伤寒针方浅解》。蒙其许可，快甚。先将太阳上篇与之，先请其看一遍，决定须修整者有多少，可以斟酌酬金也。

焕慈将社中欠款付我一千七百元，余须再经二月可以提还去。

4月4日：今日梅亲家到，内弟媳亦来，共计亲戚来者大小计九人，济济一堂，甚为热闹。盖皆治病而来，二痔一关节炎。我乘众亲皆集，且皆久违，特具菜响之，所费达三十余元。

4月5日（清明）：今日清明，应该回家扫墓，但因体弱不能去，心中殊怅怅。大家都出去游览，我则坐守以报纸旧书消此永昼。

4月6日：上午将九针式样画好，并用米面粉做成模型，交付铜匠去做。

去卫局见余局长，将张维泽委托之葛可久照片请杨同志寄宁。

又去尤宅见皞民先生，商借老式铜人图未得，参观了明版《针灸问对》与湖南陈寿田之《经穴图考》。

旋往马景老处借得铜人图四帧。

前与赵讼而将原图呈高院为证，其收据偏觅不得，无法可取出矣，可惜。

下午王荫论来，谈木渎医务情况，讬介绍其妻进医校，谢之。

4月7日（晴）：由院校转到之各地来信计有七封，完全回复出去。

襄君得约来，我以体力不支不能过分用脑，将《针方浅解》请其修改，将来出版与其参订名义，酬则以1/4与之。盖我先问其此书要改者多否，云极少，故以上项之数商之，彼坚决不受酬，只有到将来成印时按酬与之。第我以约期五月底为完成，不知能如望否耳。

4月8日（晴）：天晴转热，精神日爽，翻寻道去积件，关于法院收据，仍无下落。

九针模型做来，仅为理想之物，是否如此，究未看见。砭石针，去年琳在上海某展览中看见，拟就其所说样子，找一块黑色石做一枚。

4月9日：晴而热，园中紫玉兰全开，色极幽静，如紫袍冠带，有富贵气派。而三株山茶花一白一淡红一粉红，皆次第盛开，各有象征，可比之少女，只有艳丽而无紫玉兰之巍然庄严。

连日译看日人《经络研究》。过去所习之文法完全忘却，都有不懂，翻检辞典，又费时间，亦无此闲静，直截了当请教老师，彼读我写，再拟对照整理。吾素以针响放散与疾病刺点上，始终承认经络学说而不赞同废弃，但无法提出证明。只有默然，不敢提出反对。今以此证明文件或可一校盲从新说者之弊矣。我近日虽感怔忡有加重之势，但为学术计，是此重彼轻，所以于身体如何，暂不理会。

4月10日（晴）：上午来祝君躍卿来访。他知我回苏养病，彼精神殊健，畅言苏州市医界动态，卫局即将医师进修班，一校过去之西医课程，纯为苏州几位中医巨子出讲中学各科，彼任诊断之课，并代妇科，言中极表兴奋，盛誉政府之重视国学之政策。

下午与躍遍寻道去之高院收文据，未得寻出而体为大疲。几张经穴图之第一帧皆在存案中，不得收据，恐不能去取，亦不知院中能否寻得，深为可惜。关于赵之往来纠缠信件则皆发现，我以淡然处之，心中毫无异感。

4月11日：欲取回与赵讼之经穴图原稿及日画，往法院市法两处查问，知所有伪法院之档案已移往省院，且对未省决之案件证物都存于经办人之办公处，未必归档，我首件尚未审过，可能已不存在，姑致函省院档案组查询之。

所制九针式样，并做成古老颜色，斑驳锈蚀，不知合格否，待送往南京后于会上请审查决定之。

4月12日：今午敬六老叔来，藉知乡间情况，又得一证实食粮不足要求情况。但看新华今日报载，有某乡民闹缺粮，买豆饼吃，竟于某日闭门大做其馒头，复藏有食米二百余斤，如是虚虚实实，令人捉摸不定。我想一部分装缺粮者也有，实际不够者也有。乡干部因见何装，名遂连真缺者亦为何装，则此部分人要求供应成问题矣。敬老对粮食供应，颇不满意。我以报载之假装缺粮者告之，真缺者要受其影响。此外，告以政府之政策与国际之形势，对于粮食节约不能不定有处理之策。下层干部偏差不免有之，第迟早会受上面纠正之。

我将苏州所闻所见之买面情况与华市之口粮重订函告卓人，征其意见，能否转达上面，调查究竟，果属实际情况而非假装，为加强生产，不能不重作考虑也。

4月13日：苏市操陶生来，阔别将廿年，已不认识，亦追想不起。他知我回苏，因便来省候，谈其针疗成绩。关于针之感传，颇有合乎，经络路线。因嘱其以后必做详细记录，可供研究，并告以改用26、28号针，增加效果。询其该区情况，与别地大致相同。彼主针法随呼吸而进针、转针，其感传有半数可以掌握云。此语不能无据，我虽有一时期特注意为之，有合有不合，遂中辍至今，今得此诉，当使邱、吴等注意为之。

4 月 14 日(星期四)：上午翻寻经穴图片等，足足费了半天，检取了日铜人像与我点的经穴照。下午交雪鹭去裱，并查出日铜人共有三具：陈列于上野帝宝博物馆，据谓丰太阁征朝鲜时取回。其源是我国出品，怎么到了朝鲜。我曾听过庚子拳教事[①]八国联军入城，铜人具被日取去云。但提不出证据。总之，还是我国宝物是无可置疑的。珍珠八宝等流失于外，于学术于民生并不稀奇可惜。我认为像此类有关学术之古物，遗留于外，才是相当可惜的。

4 月 15 日：近日朝起，总是面浮手肿，心痛发跳次数增加。研究原因，情绪与脑力劳动，尤以精神情绪之变动影响更大。连日听了病痔者之乡间情形，感触至多。昨复得正从书，其处每人半斤九两米，无不嫌少，民间情绪颇有烦言。我想此等干部只从奉令节约方面着想，不从生产影响着想，更不知时势如何。大家从事于前方要加强台湾解放、后方要努力生产支援，提高爱国情绪。虽然可从教育上努力，无如眼前饥饿，绝非徒以口头教育所能满足要求的。纵然一时在思想上发生作用，恐一经饿火来渐即行消失。我深为不能完成国家生产计划要有大影响，我将如何乃称尽职，至感焦烦。报国有志，其力微薄，徒唤奈何。

今日得钱师书教我息心养病之法，深中肯綮。我就不能息心为苦，所负职责，才力不作，辞聘不可，只有努力学习，努力工作，求无损越，自朝至晚，脑海中无不在计划如何能做好工作，诚可谓战战兢兢，岂能偷息一时，教我息心，我亦知息心能疗病，且此病亦非息心不能治。第环境不能息心奈何。

4 月 16 日：为修改《伤寒针方浅解》事，上次托朱君代修，我不能再伤脑筋。苏人社要为出版，我以在此西医学习中医、与提高中医技术两方面，本书是有其价值。第以十五年前之作，与时学识有相违之处，不能不修改一些。为在返宁之前拟带一部分去，特往访朱君。与之一谈，促其加紧为之，并告以削去一部分日人之验案，减少出版上之负担。

上海振嫂偕二患者来，借知其厂工作减半，对于支出上起了问题。闻其去年终，为管理不善次布上大吃亏，银行贷款在五千元左右，深为之忧念。

4 月 17 日：近日气温殊低，阴雨连绵，心痛日发六七次，血压久不量，恐甚高，怔忡时作，中有间歇现象，可以推测到也。

前接韩函，中医药展出部分之物件要在廿号前弄好。我所负者，必须赶快

① 拳教事：即义和团旧事。

送宁，使其于准备上还须添置者可早作计划。上下午将应展各件检出，使梅一一按次用针线固定纸板上，我复按件写好简单说明附贴着，以体力不足，时作时辍，一整天只做好了针具与痔核。

在整理中，对员针又发生了怀疑。重查《内经》说法，亦难看出其整体形象。当与韩信中提出，请其教会上再讨论定之。

4 月 18 日：昨日工作未完部分之图书，在书橱中取日文本三种，针一付，图三种，我社之人体图、针灸期刊四件，皆附与说明，统费了二天工夫，总算初步弄好，待明日决定专送或寄去。

4 月 19 日：瞿师由乡来，七十八岁之老者，精神行动比我要好上几倍，面容似较前年所见略胖。此来以我要请其指示一部分奇经上问题也。初到请敬老叔伴同谈天，我将图书、针具要装箱付邮。适有卫局笪君由上海转苏，为中医药展事过苏，採正骨照片、痔片等，顺便来访我。因此讬之带宁，付交韩君，一件任务，略告一段落，心胸为之一舒。午饭后即卧息半天。

4 月 20 日：节近谷雨，牡丹盛开时也。我回苏将三周，前天访朱算出了阊门。今日天晴，闻培德堂之牡丹最多，全苏冠一，饭后即乘车出阊门，到达目的地，大失所望。牡丹早已换了蚕豆花了，以附近农民不知爱护，堂中大员不敢得罪，任人乱折，以致枯死。此行亦是我鲁莽性急，事前未打听清楚，想着去看，立刻动身，乃有此失。而且沿途所见，新象殊劣，阊门景德路人民路往来老多农民，提篮携筐，凡售吃食店摊，皆有排列。归往朱鸿兴面馆吃面，竟无虚座，皆是农民，与听闻者无二。此种情况，荒时费钱，虽属他们多顾虑与无计划，究竟领导者之未能做好工作，我不信政策是要人吃不饱的。节约粮食是必要，领导者说苏联一要困难时期，每人只四两黑面包，以此举例，当然每天三次粥较四两黑面包有霄壤之分矣。但是城乡供应不一样，就不能使农人心服也，且在苏联那时之效果如何，今日我国之情况，是否那时苏联之情况，此有值得考虑比较者。今日新华报载，镇江地委会议，对于农田水利计划及合计社等等计划皆未完成，或徒有计划，认统销压力大。其所以如此之癥结何在，可能得出结论。以目前苏城情况言，农民皆为求食进城，或外出寻野菜叶等等，所有工夫皆耗费在寻食上，且对自力生产之粮而不能存食，其思想要使不模糊，如何可能。我想镇江地委会议上之收得情况，能赶快从焦点上速谋解决，于今年生产上可能不受影响。闻有将稻种已吃去者，实不应该。

4 月 21 日（晴寒）：上午将连日所见闻之农民缺粮事起草，拟报告省方，着人调查是否实际缺粮，应谋解决免误农事，我现为人代，当尽职责，即非人代亦当提出意见也。

又得邱信，校中部分课，学员表示不满，已另换教授。余心为之焦急不安，当时恶心作吐。虽厅长已安排妥帖，总属事前未有深切考虑所致，余之无能亦难辞咎。

前日社论有各机构再作整编之论。苟所处机构亦有整编运动，我必首先提请受编遣散。盖病体难复，才能又弱，滥竽其间，徒耗公币，于心颇不安也。

4 月 22 日：右目突然发炎，殆为昨日因校课问题焦灼与失眠所致。于是闭目不看书报，与瞿师谈奇经脉法，请其指示。彼谓此非能者指点，不能知其法，与之研究数回，竟不得解。拟回宁后询之时老、邹老，不知能释其义否。

今日报载省政协于昨日成立大会，叶老当选为主席团，果不出所料。上次提名会我以病未出席，预料邹、叶、曹三位中必有居其一者，叶老当选最为适合，亦我中医界一光荣事也。

4 月 23 日：惠省长钧鉴：淡安此次回苏养病，经戚友口中所传与亲目所睹者，大都为乡镇及农材，多数感觉食粮供应不足。淡安以其影响五五年度生产计划及支援解放台湾任务至大，故不避冒昧谨将闻见所及据实上达（其详另纸陈明），希望能迅予调查，果为乡镇方面部分干部未能切实执行政策或误解政策致造成偏差，时似必须立予纠正，转瞬春作方兴以免影响农事，此致敬礼（呈事略）。

此信于今晨请李君抄写发出。我现为人代不能不将此上达以尽我责，近日目疾复作，体亦觉疲，不能多工作。

4 月 24 日：目疾不能多阅读，终日静卧。乡间来人言，竟不能听，可能有些不确，追询之则云听人传说如此也。

下午王慎老来谈些苏州医生进修事办法，课程除巴氏学外皆中医课，对象皆为非正式之开业医而经过进修者，如此教者易于满足学员之望，他亦赞同办五七年之高中生专习办法。

4 月 25 日：瞿、姜二老今日回乡。目疾不能阅读。

4 月 26 日：拜耳之般尼西林，打后有痛感。

4 月 27 日：怀冰来访，谈些教学事。目疾无进退。

4 月 28 日：近日微雨霏霏，气候仍寒。早晨离床前后痛发次数总有二三次，饭后呕吐频作。

4 月 29 日：躍兄来略谈，进修学课上的四诊问题，我提供一些教学意见。

赴叶盛之约往司前街为之诊治查痉症。

目疾略退，畏风未退。

4 月 30 日：恶疾时作，痛则略少，殆多睡之故。食量则减，怔忡仍有。今晨睡中大汗，目红退而模糊较清，寒冷之感已无，此次目疾未猖獗，皆在多睡不看报不阅读关系，否则无此迅速告退。

本月份除设计仿制九针与搜集展出针灸书图外，无可记述。

5月1日：今日为国际劳动节，梅为等皆在家。

5月2日：汉口徐鉴泉同志下访，畅谈针灸上种种问题，从消毒、经络、工具、方式、今日如何寻统一研究发掘等等，约三小时，对我所提意见认为有共同研讨之必要。我以精神兴奋，边谈边痛，竟去药六枚，谈后疲乏不堪。而文伯夫妇来谈些乡间情况。

5月3日：气候转晴暖，我还是怕冷，棉衣仍不能脱却。天热则多作恶，天冷则多作痛，体气如是。如何能上工，虚化公币，衷心不安。勉强工作，体力不支，病痛增重。真是左右两难也。假期将满，而病态依然，久未量血压，不知升降如何，就自觉方面，可能有增无减，精神上至不安定也。

5月4日：梅亲家回申，老伯母即将来，甚合愿望，彼孤独无依。去年接来原拟终养于此，彼以旧习惯束缚，坚决不允许。今志能发心再来，正可奉养其至老，了却过去心愿。

5月5日：表弟踏青来，阔别已四年余矣。彼在地方任合作社长，屡闻人言，成绩至佳。他年壮力富，思想又前进，其成绩之佳，毋待言也。三伯母亦由其伴来，年近八十之老妪，体气仍健，惜耳觉已失，与之谈话甚觉费力。表弟社中设有生产布厂，据云一日三粥出品未减，彼谓皆系思想问题。由三饭改为二饭而一饭时，颇有反应，经屡次开会教育说明理由，今三粥而无问言，伟哉，教育。我常云，此次闹供应，干部教育工作做得不够所致，缺粮者不能云无，但决无如许之多，大都盲目蠢动。苟教育工作做好，决不如是也。

5月6日：岳丈突于乡间来，八十老人体健如恒。我对之又敬又怍，我体之弱，究为何故？自问饮食起居色欲皆甚注意，星者每谓八时术惠，舍此实无理解。昨今两日来者皆为高龄，皆体健如恒，对之实觉愧怍。

假期将满，病仍依然。中华医学会有征为会员意，转来入会表格一张，皆是西医科目。虽有征求中医参加之决议，但表格无中医学科事项，我除姓名籍贯外，无可填者，并以病体不耐劳，当该会会员，在医术界上至为光荣，弟无贡献，徒失其会员意义，亦不能符该会期望，徒占虚名，反而可耻，决计不去参加。今年在正月得卫付部员之鼓励，一时心动。近两个月来，体力虚弱，且知心瓣膜闭锁不全，无再合希望节劳少动，或可对一部分工作勉可支持，而延残喘。多职多劳，如不支而倒下，公私皆损，决辞不参加。

5月7日：今日整译《经络之研究》。

5月8日：谈王慎老交来从巴甫洛夫学说，证明仲景学识“伤寒六经证治的基本原则”，文中云费了七个月时间而得出总结。读过一遍，基本道理是有的，具体则未也。文中末段以各方剂之兴奋性、抑制性去说其疗效，不免似是而非，近于附会。虽然，将近七千字之大文章亦不易写，看人挑担不吃力，我还是钦佩他的前进与好学，我不如远甚。

5月9日：回苏休养，明日已假满，病体依然无好转。皆劝我续假一二月，我想即得领导上许可，亦未必即能好转，还是回省。果不能支持，可以再请假。

今日将“各经络在四肢特定部位之意义”译出，开始写“经络之确认。”

5月10日：今日已假满须返宁。照病情论，并无进步，或不如前，由痛五六次间作呕吐胸闷，原拟请假，但以针灸班将毕业，我曾保证可以学成。前闻讲课上有些问题，虽已解决，究竟不知，必须去实地了解也。原拟再将我所体会心得与他们尽情吐出，作为将来实地参考，必须去宁一次。进修班闻亦有问题，虽有由、樊二老在，亦不能不知其情况，能供一得之愚亦应为之责也。八时动身，为、焕同行。至终点为二时零，免得烦扰医院，直往大明暂宿一宵。晚餐在曲园，电邀邱、孙、李共餐，藉询院校情况。

5月11日：上午进院，访叶院长，询些校中状况。下午往校与樊老谈时余。为焕乘夜车赴京。

5月12日：以旅途劳顿，复有所感，体气不舒，昨痛九次吐二次，今晨即连痛五次，大吐一次。徐主任来通知今日为吕厅长报告（卫生行政会议），意欲去听，而精神不支，未能去。下午往鼓楼检查，复做心电动，据吴大夫诊查，心力衰弱，仍须静养，血压为186/30mmHg，较前为高，意料中事也。近半月中，乡间亲戚不断，听闻皆为打击情绪之事，而问病访候则无日无之，精神体力两面打击，血压痛吐自然要增。但到此之后，眼看个个壮健，人人工作紧张，反观自身，惭怍益甚。而校中师资缺乏，不能使学员满望，未不能负政府期望，衷心焦灼。本拟今晨去见厅长，知为卫政会议，要十四号结束，须待结束之后去见，比较有接谈时间。校中如能加聘一二位专任讲师，或不至手忙脚乱。

5月13日：上午由校长来谈校中二班的情况颇深，并提出由五问题要我向厅长请示。

下午去卫生厅打公费介绍信，并写钱今阳、赵玉青等信四封。

厅长来谈半时许而去，要我过了20后再去休息。

晚饭后，赴校听针灸班之汇报。

5月14日：晨痛殊长，冷则要增，保温又要起皮疹，热则易恶，直是废物矣。下午复往诊视，无何变化，仅嘱静养，无其他疗法。此言诚是，但任务所在，如何能静耶，乘间阅得心脏向左右扩展，心尖向左腋移动，断语未得尽阅，可见势在进展中，就近半月来之自觉，亦知有进无退也，亦只有听之而已。

5月15日：今日星期，上午连痛连吐继续数次，疲惫不堪。恍惚睡至十一时而精神稍复，所约之孙、李二位近十二时而止，同进午饭后，讨论针灸班问题及与再补充课程等约三小时。我以脑筋紧张，边谈边吐，以当客未便大吐，以十滴水压制之。近二十余分钟后，仍然想恶，他们走后即大吐始快，略卧片时，已晚饭时矣。乘餐后精神略佳，译经络三条。复与叶院长谈，告以近日病状，实不能工作，表示请长假，免误校事。

5月16日：今日痛吐连续数次，上午倦睡。下午译了四条经线。晚饭后去校向针灸班答复了一些问题，以时间短，择要多谈些，余则约略过去。关于操作上之进针、出针方面，消毒方面，比一般问题反复多谈一些。

5月17日：下午参加听取院中各组工作报告，后对针灸室提供一些改制针具、提高效能与工作量一些意见。

晚上参加小组学习，举告十二经络已为日人发现，乘研究国医精华学说之时，应将十二经络取出作为目前学习目标，对改进取穴等亦与指示。

5月18日：今晨大痛，连续不已，请沙医师打了一针碘剂，约至八时渐平。

李科长来谈了一些对校方问题。

下午浴后倦极，晚饭后精神大振，乃将第一篇绪论写出。正在收笔入睡，被科长主任来看见，以为不早休息，告知我疲则息，神清则作，息多作少，若日夜休息，则思渐起伏反而不好，如疲则安然睡去，神清操作则有寄讬，比醒着乱想为佳。

5月19日：全日疲乏不堪，整日静卧，拟养之精神，晚间可去上课。傍晚饮大量浓茶，神气较增。七时去校，将针灸操作要领，反复向学员说明。最后介绍目疾治验五则。讲述时气常不续，每作断续，而汗则湿透外衣。

5月20日：今晨即大饮浓茶，食量略增。上午静卧，樊老来谈乃起。下午为实习生事及为明日出席省人民委员会习些校方材料。

5月21日：黎明虚汗甚多，疲乏不堪。晨痛时间殊长，原拟出席省委会，无力去出席。因写一告假信，请叶院长带去。

昨日为实习生之实习问题，此间病员不满意此事，另谋在校方实习，将计划编拨。今晨学员不同意，由、樊、李三位皆来计议处理法，仍允在院方多设法而定之。我拟于下一再在此事谈谈，他们以西医学习眼光来观察此事，自然不同。而樊老一味迁就学员而不结合此间实际情况，其间或有意不支持我建议，亦未可知。

下午往鼓楼诊疗，唐医师为此病捨静养无办法，此为老实话。本来二三月之休养，有何大效用。

5月22日：今日星期，自早至晚，静卧一天。

5月23日：上午去见厅长，讨论校事，并请假休养。领导对我病问题殊为关切，许以无定期将息，对校院方面不做具体工作，只需提些意见。我以虚坐名位贻误公事，于心不安，领导则谓勉强工作，弄坏身体，更非所宜。噫，政府如此重视，将何以图效耶。

下午得北京科学院电，添谓四学部加强科学领导，聘为学部委员。我对科学知识至为浅陋，诚可谓问道于盲，我不愿虚居名位，拟去电推辞。经樊、由二老言，万不可推，惟因病不能劳，可以请假云。我颇以为非，应实事求是，病为一回事，无此才能亦为一回事，无才而虚坐名位，能不内愧？我想请示厅长决之。晚上去讲些慢性支气管炎、喘息及渗出性膝关节炎治法。

5月24日：北京中国科学院四学部成立大会（物理数理化学部）（生物地质学部）（技术学部）（社会科学部），决请病假，叶老来邀同行。虽路上有卧铺而七日会期，即听而不发言，亦难支持，却之。

拟回苏城，特约李询问校中情况及针灸班情况，与委孙今说“经络学说”给学员及讲义修改等，听闻皆未进行，以门诊号增加，无暇及此，那么将原文交油印处照写油印。晚间谈一二小时，即解决矣。

嘱李对学员多鼓励，以歌诀几篇（百症、玉龙）等介绍他们读，及多练习指力。

同事之间多团结，切不可犯打击人家、提高自己这一作风，尤其不可在学员面前批评谁对谁不对（指同事），背后评语，往往因误传而引起意见，影响团结，X对我有关之语，戒自觉才力不如他，所语是有部分对的，我不怪也。

5月25日：近二日睡时较多，复打 Entodon 及吃净淡，早晨之肿与痛略减。

上午李科长来谈些薪的问题，于休养期中照常发给等，我请其关照会计处按照常例为之，破坏规章不可也。而且我素以不劳而获为耻，并将蕴于心中之意表明，希求领导另请能者，我病而才不足，有误期望，实不安也。

下午厅长来慰病，拟为请一记室，减轻工作，意甚善，告以在物色中，厅长慰勉有加，我颇不安，非不愿有所贡献，而病频发，力不从心，徒唤奈何。

晚上樊老至，谈些针灸班结业办法。我校方面，我将上面意见与添教员即教员到计之如何培植几位经典师资事告之。我想去苏之及，如教师到，可以请其布置也。

5月26日：今晨大痛，又打了一针。下午往医院复诊，拿些止痛药。另外在本院药房中购着四两朝鲜别直（高丽参），原本拟请朱子深替我打听一下南京有无别直，他回言院中在门上收得一些在飞机上烧坏的参，如果要可向徐主任说一声分些，价却便宜，但有烟大气，我姑取四两试试。读了今天胡风给其反党集团的信摘要，此人诚恶毒凶险，文艺界一致声讨要清洗他，这是应当而必要的。

5 月 27 日（星期五）：上午睡了半天。下午去观了盖叫天的舞台艺术。新中国成立后第一次观电影，摄影技术，较过去大不同矣。尤以新闻片之拖拉机耕地，得见了真象，国家建设之进步，与日而异，前途诚无量也。

5 月 28 日：上午梅、为由京回，极言青岛风景之美，与僧纯明之针技。

下午往偕游玄武湖。对学校工厂等之青年团体之游园者，皆有活泼、愉快、健壮之精神，非常欣赏。他们生长在毛泽东时代，真是幸福，国家之建设与进步，皆寄托于此辈青年肩上。我看了他们的活泼精壮，较园中盛开的花更可爱，同时生着幻想，我如少了三十年，不是同他们一样呀。今则心有余而力不足，不禁自叹，命运之不及他们。

5 月 29 日：今晨回苏州，沿途春麦皆熟，部分已有收割，秧针初冒，田野风光，又无一样。

回家门已过午时，疲甚，见院中花叶繁茂，桐已成荫，惜尔不能在此过暑，为之怅然。

5 月 30 日：友人言，苏剧如何美化，乃偕琳于晚后往观之。剧为朝鲜古装之《春香传》。描写打破贫富贵贱之封建思想自由择婚，与爱情之忠贞不渝，女的备受官僚压迫而不屈，男的不辞艰巨而营救其爱人。剧情并不紧张而有美化之感，较之越剧胜多矣。

5 月 31 日：昨吃鳝鱼面之故欤，大便突然溏泻五六次，因而疲甚，痛次亦增，终日静卧而已。

6 月 1 日：今日为儿童节，新华报有两张儿童照片。他们生长在毛泽东时代，真是幸福，如窗外花草，瑄研可爱。我们已成过去，日落西山，虽亦有晚霞绚烂，可是转眼黄昏矣。

6 月 2 日：近二三日，每痛总在十分钟左右，非化药三四粒不能止。面部较肿，虽朝午静睡，并无劳动而竟如此，吾病殆无望尔。昨晚开始灸治，试行一周看如何，苟不减，拟往申看叶君用气功试之。

6 月 3 日：曹老年近八十，精神殊足，来实半小时，意在带些衣服去南京。

下午去花卉走马看花，去年未买之害羞，如有虽重价亦要买一盆，走遍全花市未见，连特殊之月季亦无。

6 月 4 日：眼与经络，开始译写。

下午去看小淘气，未得。

6月5日：无特殊可记。晚看黄精秋《蝴蝶媒》。

6月6日：午后大痛不已，吴克庆来谈尤针事。老尤进针不痛，子为峰则痛，效亦不如。询故，告以熟练中另有功夫在也，多方警之，似信不信。

6月7日：徐主任来访。陪观姜医生治漏法。

人言有初期肺病，左关特弦，以平肝方与之。

6月8日：为中华医总会审查“针灸治愈结核性脑炎”一稿，告以症状消失、不能云已痊愈，其消失症状之因有三，不能全功归于针术，必须再做脊液培养试验与细胞等检查决定之。

下午在裕园散步十分钟。

6月9日（大雨）:（空一页）。

10月25日：第一个五年计划报告，必须认识发展国民经济的第一个五年，诚要使人民的今日幸福生活、文化政治提高一步为目的。

第一个五年计划，是马列主义及苏联的方法结合我国的革命的成绩而施行的。①发展工业的第一个五划和新生活的计划：第一五划，按照预定去创造五划（新生活）；第一五划，大量的七万万两黄金值去建设；第一五划中心，进行新的延续。②第一个五划是社建的指针。

11月18日：下午二时在某文化局讲题“工业问题（二）”。①原有工业在第一个五年计划中的位置与作用，主要得做好完全基本建设，改变落后的状况。首先要依靠原有工业，才能完成第一五年计划的生产任务。第一年要增加98.3，第二年再加一倍，原有工业要负7%，故任务很大。②工业生产中：甲：技术增高，质量改进，品种增加，一一与以进步，在提高技术增进质量，必须有一个统一的技术标准。乙：工业专业化，主要专则精，精则简，成本低而质量后。丙：提高管理水平，主要负责而不致有无为的浪费时间、人力、经济等等。

江苏省手工业者有八十万人，产值占总产量的25%，人民所购买者占70%～80%，故手工业者在目前生产中占有主导地位，所以必须与以改造与扶持。①中医代表会议定二月份开，进行社会主义觉悟提高，如何去为农业合作社去服务，如何与农业社订合同，如何防止血吸虫病，发扬中医政策。中央七年以内要培养五十万中医。第三工作三月份开防治吸血虫病防治会议，由县长、专署长等参加。②准备订今年大事的计划，分季度计划、年度计划：进修学校在第一季度中应设定中医门诊部，给学员实习机会，亦证明所学有用。针灸专修班再继续开办。针灸研究班亦要开办。第二季度推行新针灸法。③开办中医本科。正备举办函授中医，先择几个重点试行。先开始试办巡回教授针灸学习指导。第一班要毕业，毕业之后应如何利用学员去做好发扬中医学工作，应有早作计划好。

承淡安日记（1956年）

1956年3月1日：下午接校中送来内经讲义稿，要审查，即与开始详审。

1956年3月10日：上午列席省政协分组会议，首先提了三个建议：①医疗机构应改变星期一为例假，使星期日为例假的人有机会看病而不妨害其生产。②利用城市业务清淡医生，下乡为农社服务。③艾灸条应由医药公司照原方制备，供应农社需要。

1956年3月12日：上午为苏联友人治病八名。（第一次为苏联人治病，后每星期一三五前去）。

1956年3月15日：下午休睡，疲惫不堪，政协大会请假未去。

1956年3月16日：上午出席卫生厅中西医结合座谈会，提议建针灸实验医院。

1956年3月19日：上午去AB大楼应诊国际友人，今日为第四次，多数有好转，他们信心有，尤以一个脑炎后遗症之痴呆者得到大好转，引起了他们的兴趣。下午应诊中医院，行将怠忽的热测七针，我再为之鼓动起来，将几次无效之病员仍就原穴使他们改变与注意操作手法，得到疗效提高，使他们认为操作第一，取穴第二。

1956年3月20日：上午往鼓楼医院理疗室了解紫红外线的作用，并实地参观，我想用利用红外线的光热设法改造代替灸治之故。

1956年3月21日：上午往AB大楼应诊，初诊拾名，复诊十九名。

1956年3月23日：上午应AB大楼之诊，初诊九名，复诊二十九名，初诊者未及施治。

1956年3月28日：上午AB大楼应诊，一位苏联女医师向我学习针灸（库茨聂佐娃,34岁）。下午中医院应诊，晚饭前疲甚，午饭亦吐出，心痛剧发。

1956年3月29日：昨晚心痛时作，今晨疲不能兴，至十时乃起床。下午校中举行校庆会，改校名，二班毕业，三班开学，疲乏不堪，归即睡。

1956年4月4日：上午睡眠（晚盗汗两次，面肿，心痛悸频作），AB大楼肝肿者半月中体重增三公斤。

1956年4月20日：上午往木匠营三七八巷访二病员，一为子宫癌，一为周身关节炎，吴汇老皆过甚其词，皆未治愈，书之不可全信，可以见矣。

1956 年 4 月 29 日：整天静睡，心痛大发特发，气促如喘。

1956 年 5 月 5 日：心痛频作，体疲不堪，睡一上午，省政协听报告事请假不能去。下午勉力去应诊。

1956 年 5 月 8 日：上午勉去就校诊，心悸频作，脉搏不规整，殊觉不舒。

1956 年 5 月 9 日：心痛又增，脉搏极不规则，静睡半天，下午勉去应诊。

1956 年 5 月 10 日：上午勉去应诊，至十时左右，颇难支持，又不能离，幸病员不多。

1956 年 5 月 19 日：面肿肢惫，绞痛子夜频作，逼得继续注射，勉去应诊，午后睡了半天，较有精神。

1956 年 5 月 28 日：近日心痛频作，疲乏不堪，上午勉强应诊。

1956 年 5 月 30 日：上午应诊，突来通知今晚要为三班针灸专修班作报告，午睡未足，勉起草讲稿，频写频痛，三小时未写三千字，将大纲录一下，晚上连谈二足小时，气促又痛，归家疲乏，呕吐不已。

1956 年 6 月 3 日：今日气候突热，加以连日疲劳，尤以做了两次报告，伤气过甚，益形疲劳。

1956 年 6 月 4 日：晚上因天热，汗流不止，受凉头痛，终夜失眠，力不起坐，乃与请假（全省卫生技术人员代表大会）

1956 年 6 月 9 ～ 16 日：这一星期，天气变异，精神异常疲倦，心跳很不规则，起床之后早行晨餐，之后复睡，觉精神略爽，即起来写自传，约一二小时又感倦怠，再睡，一天要睡三四次。

1956 年 6 月 21 ～ 30 日：十日之内去军医学校做了二次报告……将分校门诊总结，都有效果，尤以高血压最显速，以上面未与支持，病员不多，几乎新病员由老病员得效后介绍来者。上级对我虽然照顾，而我不能如理想去实现计划，深感苦闷。天气阴雨而闷热，体气殊劣，心痛频作，曾去上级方面申请易地避暑。

1956 年 7 月 7 日：今晨乘车赴（无）锡休养，名为休养，兼为高干做些治疗。

1956 年 7 月 11 日：昨晚热甚，几过午夜睡熟，今日仍热，由梅执扇，我将单某之大作审阅，条条有问题，专事抄袭，不分优劣，好像垃圾桶亦称著作，为之一叹。

1956 年 7 月 16 日：开始为休养员诊病，皆采用太极灸法，计诊十二位。